口腔种植软硬组织增量

Bone and Soft Tissue Augmentation in Implantology

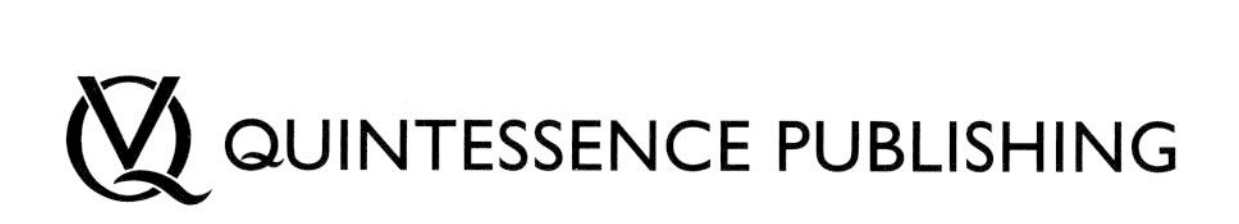

Berlin | Chicago | Tokyo
Barcelona | London | Milan | Mexico City | Paris | Prague | Seoul | Warsaw
Beijing | Istanbul | Sao Paulo | Zagreb

（德）福阿德·库里（Fouad Khoury） 主编　　宿玉成　主审　　张　健　主译

Bone and Soft Tissue Augmentation in Implantology

口腔种植软硬组织增量

自体组织移植技术

编者：
R. Gruber, Th. Hanser, Ph. Keeve, Ch. Khoury, J. Neugebauer, J. E. Zöller

北方联合出版传媒（集团）股份有限公司
辽宁科学技术出版社
沈　阳

图文编辑

杨　帆　刘　娜　张　浩　刘玉卿　肖　艳　刘　菲　康　鹤　王静雅　纪凤薇　杨　洋

This is the translation edition of Bone and Soft Tissue Augmentation in Implantology
By Fouad Khoury

著作权合同登记号：06-2021第191号。

图书在版编目（CIP）数据

口腔种植软硬组织增量/（德）福阿德・库里（Fouad Khoury）主编；张健主译. —沈阳：辽宁科学技术出版社，2023.6

ISBN 978-7-5591-2984-0

Ⅰ. ①口…　Ⅱ. ①福…　②张…　Ⅲ. ①种植牙—口腔外科学　Ⅳ. ①R782.12

中国国家版本馆CIP数据核字（2023）第067001号

出版发行：辽宁科学技术出版社
（地址：沈阳市和平区十一纬路25号　邮编：110003）
印 刷 者：凸版艺彩（东莞）印刷有限公司
经 销 者：各地新华书店
幅面尺寸：210mm × 285mm
印　　张：45
插　　页：4
字　　数：900 千字
出版时间：2023 年 6 月第 1 版
印刷时间：2023 年 6 月第 1 次印刷
策划编辑：陈　刚
责任编辑：苏　阳　杨晓宇
封面设计：袁　舒
版式设计：袁　舒
责任校对：李　霞

书　　号：ISBN 978-7-5591-2984-0
定　　价：998.00 元

投稿热线：024-23280336
邮购热线：024-23280336
E-mail:cyclonechen@126.com
http://www.lnkj.com.cn

主译简介 Main Translator

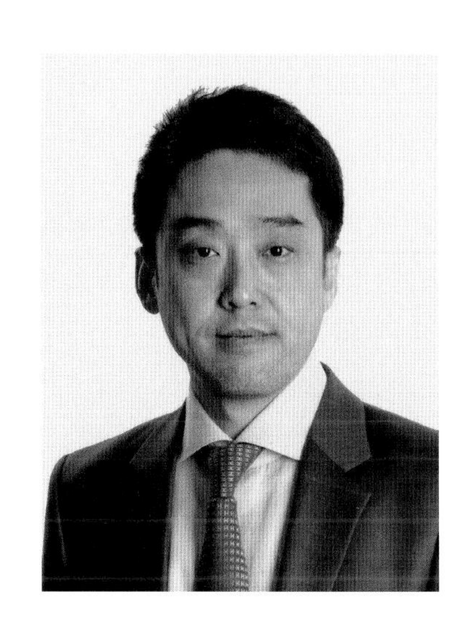

张健，男，医齿学博士，天津市口腔医院（南开大学口腔医院）副院长，教授，主任医师，研究生导师。中华口腔医学会口腔种植专业委员会常务委员，天津市口腔医学会口腔种植专业委员会主任委员，国际口腔种植学会专家组委员，国际牙医师学院（ICD）院士，天津市口腔医学会常务理事。《CIDRR》杂志中文版特邀编委，《JOMI》杂志中文版编委，《中国口腔种植学杂志》编委，《现代口腔医学杂志》编委。主编《数字化口腔种植外科技术》，主译《口腔种植临床问题解决方案》《口腔种植自体骨移植基础与要点》。

译者名单 Translators

主　审

宿玉成

主　译

张　健

参　译（译者均来自天津市口腔医院）

王艳颖　韩　静　杨　晶　王庆福

孙晓迪　董昱靓　李朝阳　李笑班

吴建楠　顾　客　王非凡　张　硕

李晋蒙　应怡倩　高小添

中文版前言 Preface

软硬组织缺损位点的种植修复一直是种植领域的热点和难点，也是任何时候都需要我们回归初心、不断努力，并通过可靠的技术来解决的临床问题。而现阶段，当我们重新思考和讨论如何从快速发展的种植诊疗向新的诊疗模式进行转变的过程中，做好软硬组织增量显得尤为重要。

由于在生物学基础、外科技术的敏感度以及材料等方面尚存不足，复杂的组织缺损和重建在临床上仍然存在很大困难与争议，而Fouad Khoury教授的自体骨技术一直是备受关注和热议的骨增量方法。该技术从骨生物学的基础角度出发，利用自体骨片技术创造足够的成骨空间，在空间内植入自体骨屑加速成骨速度，从而克服传统块状骨移植的血管化速度缓慢、吸收量大的缺点，部分病例的长期随访展示了可接受的骨吸收率。

《口腔种植软硬组织增量》一书通过精美的手术照片与翔实的病历记录，充分展示了利用自体软硬组织重建缺损的临床优势。书中内容涵盖了从骨再生的生物学基础、各类骨增量流程的诊断和计划、软组织的处理到种植体支持的临时修复与永久修复，以及骨增量过程中的风险因素与并发症。希望这些基于生物学原理的临床知识和长期经验，能帮助医生在软硬组织增量方面为患者提供尽可能好的治疗。

诚然，各种复杂骨增量技术的运用在稳定性、材料选择、技术难度及可推广方面仍需要总结和改进，这也是我们团队翻译本书给广大医生参考、借鉴与讨论的原因，同时也希望激发国内医生能够提出属于我们自己的原创技术和理念。

尽管译者团队秉持“信、达、雅”的翻译原则，同时也尽量忠实于原文原意，但是由于水平有限，难免出现翻译的不妥与错误之处，恳请同道批评指正。

感谢参与本书翻译的每一位译者。大家都在繁重的临床工作之余进行反复的推敲、修订才使本书得以出版，感谢每一位译者的付出！

2023年4月28日 于天津

序言 Foreword

种植修复缺失牙是一种常见且被广为接受的治疗方式。种植体的成功、长期稳定同周围骨和软组织的质与量直接相关。当缺乏足够的骨量而无法保证种植体植入时，人们已经提出了多种骨增量方式和应用材料来改善种植位点的骨量。虽然目前没有哪一种技术或生物材料适合所有的临床情况，但自体骨仍然被认为是移植材料的金标准，而本书就是很好的例证。

Fouad Khoury教授是口腔外科学和种植学领域的世界知名专家，他既是才华横溢的临床医生又是鼓舞人心的教师。Fouad Khoury教授现任德国奥尔斯伯格Privatklinik Schloss Schellenstein医院的主席和主任，同时担任明斯特大学口腔颌面外科专业的教授。

Fouad Khoury教授是一位杰出的外科医生，他的职业生涯致力于开发使用自体骨对缺损牙槽嵴进行骨增量的创新技术。他在骨生物学方面的知识促进了骨块劈开技术的发展，这也被称为“Khoury骨片技术”。这种创新的技术已被充分证明是一种可预期的三维重建上下颌骨的方法。Fouad Khoury教授对自体骨重要性的看法促使他开发了其他骨移植技术，如骨柱技术和骨盖技术。他的临床理念同样强调，良好的软组织管理对成功骨增量的重要性。

本书介绍了一些常规治疗技术以及临床医生可能遇到的一些最具挑战性的病例。

Fouad Khoury教授组建了一支由备受尊敬的学者和临床专家组成的团队来完成这本书。全面理解骨生物学是制定临床决策的重要基础。Reinhard Gruber教授出色地阐述了骨再生的生物学和自体骨的独特特征，为本书奠定了基础。本书接下来的章节由Thomas Hanser博士、Philip Keeve博士、Charles Khoury教授、Joerg Neugebauer教授和Joachim Zoeller教授编写，包括诊断和治疗计划、软组织处理、自体骨取骨、种植体支持的复杂上部修复、风险因素及并发症等临床主题。这些操作以清晰准确的方式被很好地记录下来，配有高质量的照片和大量的参考文献。其中许多章节涉及跨学科治疗，这对于处理复杂的病例至关重要。

Fouad Khoury教授是我在牙科领域遇到的最慷慨、最谦逊的老师之一。几十年来，他不仅体贴地治疗患者，而且在课堂和会议上与世界各地的学生、临床医生分享他丰富的知识及经验。他还致力于记录和长期追踪他的病例以科学地支持他的治疗理念。本书只是他毕生致力奉献于教学的一个例子。

多年来，我非常荣幸能以同事和朋友的身

份认识Fouad Khoury教授。我们都认为自体组织对于可预期的增量和长期效果至关重要。

我要感谢并祝贺Fouad Khoury教授及其合编者的贡献和这一成就。这本出色的著作将为学生、教职员工以及临床医生对患者进行种植治疗时提供宝贵的参考。我们十分幸运，Fouad Khoury教授及其团队在本书中分享了他们的专业知识。

Craig M. Misch, DDS, MDS
口腔颌面外科和口腔修复私人诊所
佛罗里达州萨拉索塔市Misch种植牙科
密歇根大学牙学院临床副教授
阿拉巴马大学伯明翰分校牙学院临床副教授
宾夕法尼亚大学牙学院临床副教授
佛罗里达大学牙学院临床副教授
2021年5月

第一版序言
Foreword of the first edition

在面对骨量宽度、高度均充足的常规病例时，口腔种植已经发展成为一种高度可预期的临床治疗方式。然而，并非所有患者都符合这种条件。即使是骨量不足以支持常规种植体植入的患者如今也希望，甚至期待，改善功能获得更好的美学效果。

这本杰出的图书精心地呈现了口腔医生在日常病例和一些最困难的病例中的治疗技术。Fouad Khoury教授是口腔颌面外科顶尖的临床医生之一。他是真正的天才。他对骨移植的每个临床细节都非常了解，而且他的技术极具科学性。他是一流的临床医生和天才教师的罕见结合。

编写本书，Fouad Khoury教授得到了一群优秀的教师和学者们的协助。他们非常出色地分享了他们的知识和经验。以清晰、准确的方式描述了治疗程序，每章末尾都附有大量的参考文献。此外，许多章节还涉及跨学科的治疗，这一点特别值得称赞，因为许多临床医生治疗患者时往往被束缚在本专业的方法中。我们应该记得时不时抽身出来，将治疗视为一个统一的整体，而不是一系列的治疗步骤，虽然这些步骤也很重要。

Fouad Khoury教授是我认识的最具创新精神的外科医生之一。几十年来，他一直致力于为患者寻求新的、具有创造性的治疗方法。他还非常愿意与世界分享这些创新成果。本书只是他毕生致力于教学的一个例子。

我们应该祝贺Fouad Khoury教授及其合编者做出的杰出努力。这是将毕生工作记录在纸面上供我们所有人查看、思考，最重要的是用于治疗我们的患者。通过与我们分享各种行得通或行不通的想法，Fouad Khoury教授及其团队真正推进了牙科事业的发展。我们对他们所有的辛勤工作表示感激和感谢。

Dennis P. Tarnow, DDS
纽约大学牙学院牙周与种植学专业主任、教授
2006年

前言 Preface

种植体支持的口腔重建是当今口腔修复学的一个重要分支。自20世纪60年代初第一篇基础研究的发表以来，材料和技术方面都有许多改进，特别是在组织增量领域。患者对极致美学效果和功能重建的要求不断提高，即使在复杂的解剖条件下也是如此，这促进了不同术式的发展，这些术式现今可以满足几乎所有患者对修复效果的期望，那就是不仅能够模拟天然的解剖形态，而且提供了更好的长期结果。

在过去的30年里，不同的技术和材料被用来重建牙槽骨缺损，如自体骨、异体骨或同种异体骨移植物。尽管异体、异种和同种异体材料结合引导组织再生技术在进步，但与自体骨相比，可重复性和远期效果的可预期性仍然有限，自体骨仍是金标准。异种移植物和同种异体移植物，尤其是块状移植物的主要问题是其血运重建能力差。这会导致在污染的口腔环境中偶尔出现早期、晚期并发症和失败。

与其他骨替代物相比，自体骨的优越性已经在生物学、免疫学甚至法医学上得到证实。由于移植物的形态，自体骨具有额外的机械（皮质骨）和成骨（松质骨）特性，允许早期再血管化和功能重建，并发症发生率低，这是任何同种异体、异种或异质材料所无法比拟的。

通过更好地了解骨愈合的生物学过程，包括细胞相互作用、血供和骨改建，并结合外科手术的一些改进，现如今为几乎所有患者提供种植体支持的修复已经成为可能。即使在严重骨丧失的情况下，也能以一种安全和可重复的方式重建牙槽骨，因此，按照修复设计，可以进行安全正确的种植体植入。植入再生牙槽骨种植体的长期效果与植入非移植骨的种植体的成功率相似。

在过去的30年里，针对口内供区获得的移植物，人们对不同技术进行了改良，并取得了可预期的长期结果。这些技术涵盖了几乎所有的情况，从局部取骨的微创骨移植到极其复杂的上颌和/或下颌骨的三维重建。

这是我本人主编的第三本关于口腔种植骨增量的书。第一本英文版于2006年出版，第二本英文版于2009—2010年出版，译本超过10种语言。本书重点展示了由我们团队长期记录的我们医院在过去30年中开发和改良的技术。

第1章讨论了骨增量过程中骨再生的生物学基础，第2章描述了骨增量流程的诊断和计划。骨增量结合软组织处理是一个非常重要的课题，对植骨术的成功有很大的影响。出于这个原因，第3章在本书中扮演着特殊的角色，展示了不同技术每一步的重要细节。本书的中心主题和最重要的部分是第4章，关于下颌块状骨移植的诊断、固定、收集技术和外科程序，从少量骨缺损的微创植骨到严重三维骨丧失的大量植骨，所有的技术都是用大量的临床图片一步一步展示，便于理解。不同技术的长期效果，甚至有长达27年的随访，将以影像学和临床照片的形式呈现出来。此外，本书专门使用一个章节的篇幅来介绍口外区域取骨，为口内取骨量不足的情况提供了新的临床思路。第6章主要讲解通过骨痂牵引法来实现垂直向骨增量和改善种植位点高度。本书包含一个专门的章节，聚焦修复理念，用于治疗具有复杂修复体并结合广泛骨增量的患者，该章节还逐步解释了从临时修复到最终修复的过程。最后一章讨论了可能的风险因素及并发症，并结合植骨术解释了如何处理这些风险以及如何预防或治疗并发症的可能性。

在本书中，我想为那些有兴趣扩展他们临床技能和科学背景的人介绍我们基于生物学原理的临床知识以及我们的长期经验，以便在骨增量和软组织增量方面为他们的患者提供尽可能好的治疗。

致谢

首先，感谢我所有的合编者，感谢他们出色的配合和高质量的工作。另外，我要感谢我所有的校友，不仅感谢他们在治疗复杂病例中的帮助，还要感谢他们准确记录包括高质量临床图像在内的病例的长期效果。我要特别感谢我的同事——Thomas Hanser博士，感谢他的友谊与坚定不移的忠诚。在过去的26年中，有大约38名来自不同国家的研究生与住院医师参与到我们的口腔外科项目中，这些作为同事与住院医师的校友包括：Friedrich Pape博士（奥尔斯伯格修复科主任，承担了本书大部分上部结构的修复工作）、Frank Spiegelberg博士、讲师Arndt Happe博士、Alessandro Ponte博士（意大利都灵与瑞士卢加诺）、Klaus Engelke博士、Stefan Bihl博士、Frank Berger博士、Jochen Tunkel博士、Luca de Stavola博士（意大利帕多瓦）、Pierre Keller博士（法国斯特拉斯堡）、Herman Hidajat博士、Jenny Schmidt博士、Sçerif Küçük博士、Frank Zastrow博士、Joel Nettey-Marbel博士、Ayoub Alsifawo博士（利比亚）、Alexander Friedberg博士、Ingmar Braun博士、Stefano Trasarti博士（意大利泰拉莫）、Romain Doliveux博士（法国里昂）、Marco Vuko Tokic博士（克罗地亚）Thuy-Duong Do-Quang博士（荷兰）、Jan Jansohn博士、David Wiss博士

（奥地利维也纳）、Michael Berthold博士、Elisabeth Schmidtmayer博士、Philip Keeve博士、Valentin Loriod博士（法国贝藏松）、Erik Faragó博士（匈牙利布达佩斯）、Christopher Schmid博士、Andrea Savo博士（意大利罗马）、Oliver Dresbach博士、Kathrin Spindler博士、Alexander Zastera博士、Sarah Römer博士和Jan Wildenhof博士。特别感谢我的前同事——Carsten Becker博士，感谢他在模拟图形的数字化转换方面的帮助，并提供了出色的外科手术技术的插图（见第3章）。还有Tobias Terpelle博士，感谢他对第7章的巨大贡献。此外，我还要感谢奥尔斯伯格Privatklinik Schloss Schellenstein医院的全体工作人员，感谢他们过去30年中的帮助与忠诚。

同样感谢明斯特大学口腔颌面外科候任主任mult. Ulrich Joos教授与现任主任Johannes Kleinheinz教授的科学支持。

我衷心感谢Quintessence出版社的全体工作人员，特别是Horst W. Haase博士、Christian Haase先生、Johannes Wolters先生与Anita Hattenbach女士，感谢他们多年来的支持与耐心。还要感谢Avril du Plessis女士的出色校对与编辑，以及Ina Steinbrück女士的完美排版。

最后，最重要的是感谢我的妻子Michaela和我的孩子Chantal、Elias与Chérine，感谢他们的爱、巨大的支持与无尽的理解。

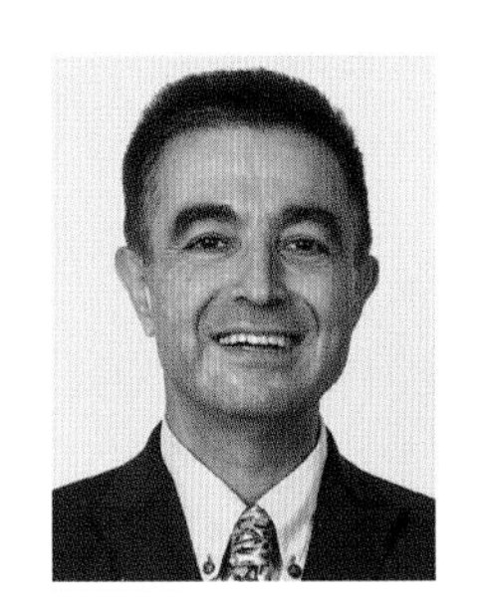

Fouad Khoury
奥尔斯伯格
2021年复活节

主编及编者 Editors and Contributors

主编

Fouad Khoury, DMD, PhD
Director
Privatklinik Schloss Schellenstein
Olsberg, Germany;
Professor
Department of Cranio-Maxillofacial Surgery
University Hospital Münster, Germany

编者

Reinhard Gruber, DMD, PhD
Professor and Chair
Department of Oral Biology
School of Dentistry
Medical University of Vienna, Austria

Thomas Hanser, DMD, M.Sc.
Deputy Director
Privatklinik Schloss Schellenstein
Olsberg, Germany;
Senior Academic Lecturer
Department of Postgraduate Education
Goethe University Frankfurt, Germany

Philip L. Keeve, DMD, M.Sc.
Private Office for Periodontology and Oral Surgery
Hameln, Germany

Charles Khoury, DDS, DES, CES, M.Sc.
Professor
Department of Prosthodontics
School of Dentistry
St. Joseph University, Beirut, Lebanon

Joerg Neugebauer, DMD, PhD
Professor
Steinbeis University Berlin, Transfer-Institut, Management of Dental and Oral Medicine;
Senior Academic Lecturer
Interdisciplinary Department for Oral Surgery and Implantology
Department of Craniomaxillofacial and Plastic Surgery
University of Cologne, Germany;
Senior Oral Surgeon
Group Office for Implantology, Dr. Bayer and colleagues, Landsberg am Lech, Germany

Joachim Zoeller, MD, DMD, PhD
Professor and Chairman
Interdisciplinary Department for Oral Surgery and Implantology
Department of Craniomaxillofacial and Plastic Surgery
University of Cologne, Germany

目录 Contents

扫一扫即可浏览
参考文献

1

骨增量过程中骨再生的生物学基础

Biology of bone regeneration in augmentative procedures

Reinhard Gruber

1.1 引言

牙科再生性治疗的关键在于生理、病理以及药理环境下对骨生物学的功能理解，准确地说，是对骨发育、骨塑形、骨改建以及骨再生的功能理解。骨生物学还描述了Wolff定律（形态适应功能）背后的细胞和分子调节机制，该定律后来被Frost的力学调控理论进一步完善[44]。骨生物学是一种对哺乳动物进化至关重要的分子和细胞系统。骨骼，除了作为连接肌腱、肌肉以及保护骨髓的框架之外，还储存着钙和磷酸盐，这些钙和磷酸盐可以通过脐静脉输送到胎儿体内，胎儿出生后通过母乳被新生儿摄取吸收。骨形成细胞和骨吸收细胞与位于骨基质中的骨细胞、为各自骨源细胞提供支持的血管以及最初来源于免疫系统的细胞协同配合，理解骨形成细胞和骨吸收细胞之间微妙的相互作用，为医学进步提供了重要信息。

在骨生物学的背景下，经典通路下的细胞间通信就如同一场演唱会，需要精心编排一样。这条通路大致可以分为局部调控和系统调控。局部调控包括通过细胞质连接或信号分子的释放与相应靶细胞上的特定受体结合进行细胞通信。系统调控指的是内分泌系统，将激素或生长因子通过血液释放并输送到身体其他部位的靶细胞。试想所有不同层级间的分子、细胞、组织和器官互相协同达到动态平衡，是多么令人不可思议！从更广泛的意义上说，这种动态平衡不仅是通过骨改建维持着组织稳定，也是损伤后体内恢复动态平衡的机制，即骨再生。然而，以动态平衡为目标的微妙的细胞和分子机制对外界变化非常敏感，如绝经期女性类固醇激素水平下降，不仅会促进骨改建，而且会导致其失衡，最终引发骨丧失和绝经后骨质疏松症。骨骼尤其是小梁骨的机械完整性迅速受损，使得椎骨和髋部的脆性骨折成为该疾病的临床特征[107]。绝经后骨质疏松症是阐释骨的动态平衡如何经历分解代谢的转变，以及由年龄相关的变化，逐渐引起骨丧失的发展过程的典型代表例子。

然而，本章主要聚焦于为自体移植物结合提供一种解释，并在分子和细胞水平上探讨这种治疗方法的临床成功率。本章侧重于骨增量，旨在补充从组织学和生物力学分析中获得的有关骨再生的基本信息。

成骨细胞形成骨组织[40]，破骨细胞吸收骨组织，这是一个公认的事实[12,121]。骨细胞很重要，因为它们调控着骨改建[33]。血管同样也很重要，因为它们为骨组织更新提供骨细胞来源，特别是作为成骨细胞和破骨细胞前体细胞的传输介质[78,134]；这些前体细胞也是炎症反应的关键因素，因此与一些病理状态（如炎性骨溶解）等相关[55,84]。在此背景下，本章将讨论一些经典问题，如自体移植物被认为具有“骨引导、骨生成和骨诱导”作用的证据[98]，以及移植物吸收的可能机制。

1.2 参与骨改建的细胞

骨组织中有3种特征性的细胞类型，负责骨的形成、维持、改建和修复。然而，骨生物学和骨代谢包括一系列复杂的相互作用，涉及许多因素，包括本章没有描述的生长蛋白和许多相关的其他因素。本章的主要目的是介绍关于骨形成细胞（成骨细胞）和骨吸收细胞（破骨细胞）基本功能的最新研究进展，并特别关注骨细胞及其在维持骨结构中的重要作用。

1.2.1　成骨细胞

这些细胞来源于多能间充质干细胞，通过激活骨形态发生蛋白超家族部分成员的多种转录因子[62]形成[81,99]。成骨细胞呈层状存在于骨表面。在所有活跃的骨形成部位，它们负责产生细胞外基质（类骨质）和随后的矿化过程。成骨细胞是极性细胞，基质从其面向矿物质的一侧排出。类骨质的产生停止后一些成骨细胞留置在细胞外基质中，并分化为位于骨陷窝中的骨细胞。一方面脑颅骨[21]，包括下颌骨（除下颌髁突外）、上颌骨以及部分锁骨，是由膜内成骨形成。这是一种没有软骨期的直接骨化，通过中胚层和外胚层细胞分化而来的成骨细胞聚集形成骨基质。另一方面，四肢和躯干骨通过软骨内成骨的方式成骨。软骨细胞产生暂时的软骨支架，在第二阶段成熟并肥大。在第三阶段，软骨基质矿化。最终，血管化形成，带来破骨细胞（或破软骨细胞），导致钙化软骨基质的吸收。随后，分化的成骨细胞形成骨基质取代软骨支架，将来形成长骨的骨小梁结构[91]。

成骨细胞可以产生3种类型的骨：编织骨、初级平行纤维骨和板层骨。这3种类型之间的差异与胶原纤维的排列方向有关。在编织骨中，由于类骨质的迅速沉积和矿化，纤维呈三维随机分布排列（图1–1）。与成熟的板层骨相比，更具弹性的编织骨由于矿化水平低，且胶原纤维缺乏特定的方向，而稳定性较差。在成年人中，成熟的板层骨是在愈合过程中产生的，并且它是唯一能够在没有原有矿化组织的情况下形成的骨。编织骨在血管之间和血管周围形成脊状和根状结构（图1–2）。初级平行纤维骨的特征是胶原纤维的分布排列比编织骨更加平行，通常在骨膜和骨内膜骨贴合过程中产生，其力学性能和编织骨一样弱。板层骨是一种纤维排列有序的矿化组织。胶原纤维分布在厚度为3～5μm的平行层中。与编织骨相比，类骨质生成缓慢（每天1～2μm），形成明确的矿化前需要大约10天。板层骨需要由成骨细胞在预先存在的骨表面形成，这意味着它与编织骨不同，不能桥接间隙。

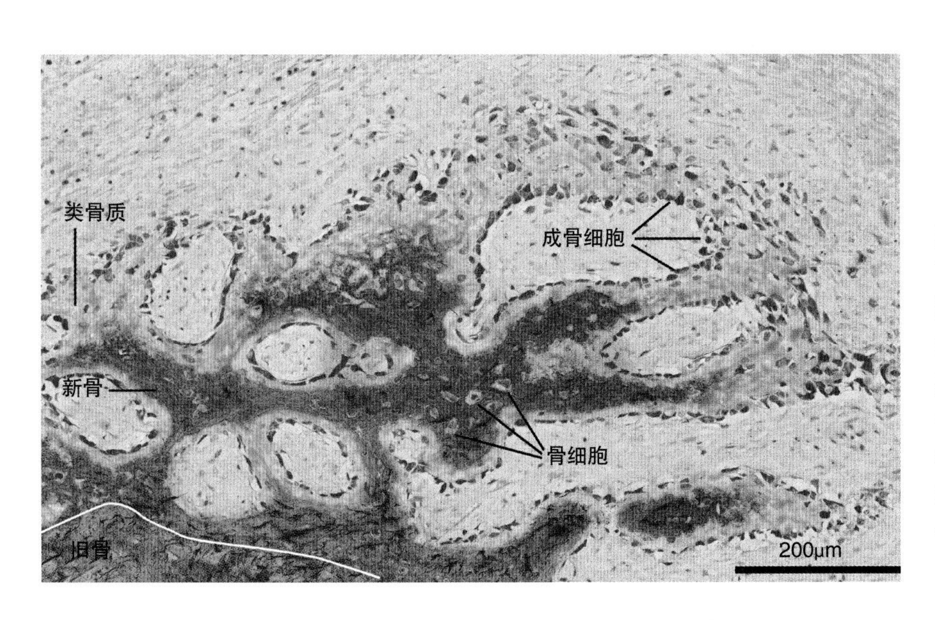

图1–1　成骨细胞在宿主骨表面生成新骨。骨形成发生在现存骨的表面（粉红色）。新骨（深紫色）由接缝状排列的成骨细胞包围，排列成骨性结构。类骨质（几乎未被染色）是尚未矿化的骨。新骨形成的方向可以通过延伸到缺损区域的新骨来预测（图片所示为猪骨）。

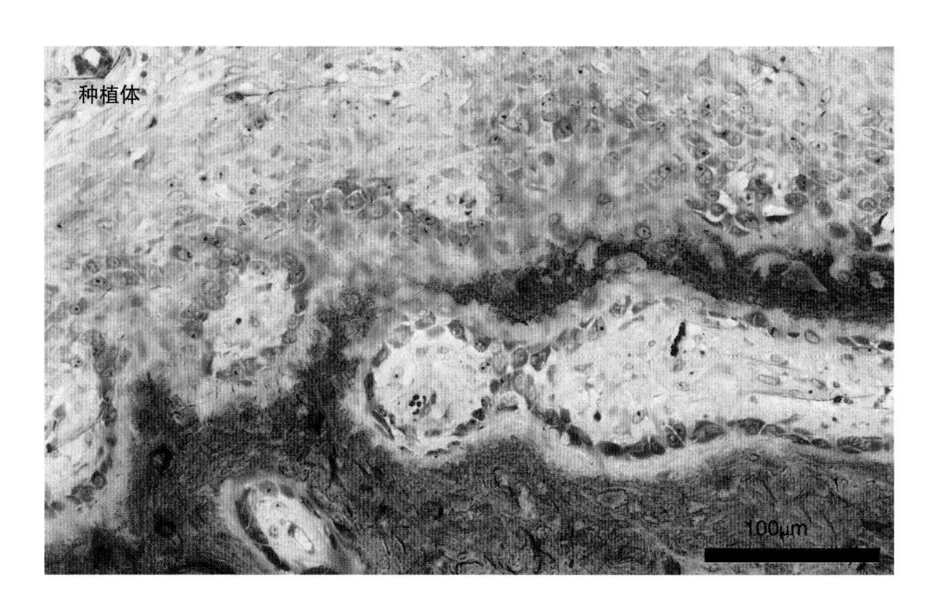

图1-2 骨形成早期的成骨细胞接缝。骨形成是成骨细胞活动的结果。图中以成骨细胞为主，可见未矿化的骨（类骨质）（图片所示为猪骨）。

当类骨质生成不活跃时，成骨细胞可以分化为骨被覆细胞。这种特殊的构造决定了成骨细胞在骨表面扁平分布，在骨和细胞外空间之间形成了一层屏障，可能与离子交换有关。骨被覆细胞还可能通过两种机制参与骨吸收：第一种是由于细胞收缩和随后引起的骨表面暴露产生骨吸收；第二种是由破骨细胞激活因子的直接分泌造成骨吸收。

1.2.2 骨细胞

骨细胞的特点是代谢比成骨细胞慢，细胞质膜伸长将骨细胞彼此连接，并通过细胞间质与表面的细胞相连，在矿化组织中形成三维微管网络，这在骨单位中尤其值得关注（图1-3）。这种细胞网络使营养物质和离子的扩散成为可能。通过微管系统的扩散极限大约为100μm，这也是皮质骨中骨单位和小梁骨中骨小梁束的平均宽度。控制效应细胞（破骨细胞和成骨细胞）的骨细胞[7,10,33]具有较长的寿命，因为它们嵌在矿化基质的骨陷窝中，并通过贯穿小管的树突状结构连接。这种横跨整个骨骼相互穿通连接的密集网络也连接着血管和骨骼表面的细胞，如被覆细胞、成骨细胞和破骨细胞。最近的研究表明[15]，1mm^{3}的骨含有20000～30000个骨细胞，每个骨细胞具有100个树突状结构，半径约为70nm。整体骨骼内经过计算大约存在400亿（10^9）个骨细胞，具有20万亿（10^{12}）个连接，树突的总长度达到20万千米。腔隙小管网络的表面积约为200m^2，体积约为40cm^3。骨细胞不仅通过树突状结构相互连接，而且通过周围的液体将它们与整个循环相连通。显然，骨细胞注定在局部和全身水平上参与调控骨稳态。如骨细胞几乎是唯一产生骨硬化蛋白的细胞，骨硬化蛋白是一种无翅基因相关整合位点（Wnt）信号通路的抑制剂[129-130]。在骨过度生长的情况下该分子功能就显而易见了，如由颌面骨骨硬化蛋白表达丧失引起的硬化性骨化病和分泌丧失引起的van Buchem病[128,130]。去除骨硬化蛋白的小鼠模型也显示出全身性高骨量，以及牙槽骨和牙骨质增多[77,82]。骨细胞也是生理性骨改建和病理情况下（包括卵巢切除[45,94]、继发性甲状旁腺功

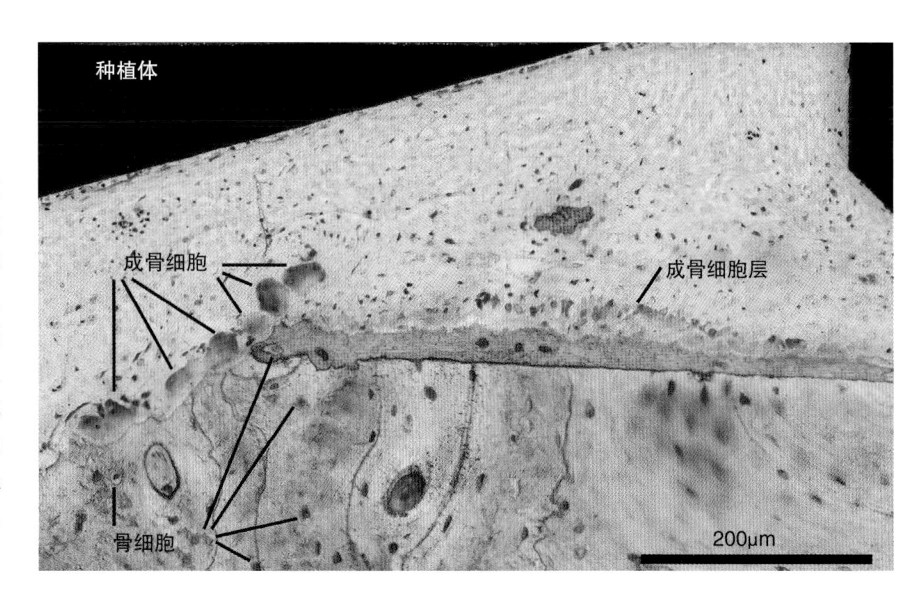

图1-3　破骨细胞（骨吸收细胞）、成骨细胞（骨生成细胞）和骨细胞。破骨细胞是多核细胞，专门负责骨吸收。在这张来自图1-7的细节图中，成骨细胞接缝处正在生成新骨，同时相邻的破骨细胞正在吸收邻近的骨。成骨细胞下方可见骨样接缝。骨细胞嵌在骨组织中（图片所示为猪骨）。

能亢进[140]或糖皮质激素过量[92]）所需的RANKL的主要来源。缺乏骨细胞来源的RANKL的小鼠甚至能抵抗悬尾实验造成的骨丧失[93]。最近，骨细胞来源的RANKL被认为与炎性骨溶解[51]和正畸中牙齿移动有关[109]。因此，骨细胞在生理和病理情况下调控着骨生成和骨吸收，主要通过分泌骨硬化蛋白和RANKL的表达来实现。

1.2.3　破骨细胞

破骨细胞和成骨细胞在骨改建过程中相辅相成——成骨细胞是骨生成细胞，破骨细胞是骨吸收细胞（图1-4a和b）。因此破骨细胞专门破坏钙化组织。造血细胞，特别是单核细胞系的造血细胞，是具有分化为破骨细胞潜力的前体细胞的来源；相反，它们会发育成免疫系统中的巨噬细胞或树突状细胞。大约20年前，随着RANKL-OPG系统、激动剂和相应拮抗剂的引入，驱动破骨细胞生成的分子特征被发现[23,61,118]。去除RANKL[73]或相应受体RANK[38]的小鼠模型会发生严重的骨硬化病，表现为缺少骨髓腔和牙齿未萌出。相反，缺乏RANKL-OPG的小鼠会患上暴发性骨质疏松症[14,111]。RANKL被认为是破骨细胞形成的“瓶颈”。成熟破骨细胞的特征是有一圈封闭区，被广泛折叠的“褶皱边缘”包围，可以将破骨细胞固定在矿化骨表面，该处的质子（用于降低pH）和蛋白酶（用于消化胶原，主要是组织蛋白酶K）被输送到面向裸骨基质的部位[121]。破骨细胞被认为是“美骨者”[18]，而不仅仅是“食骨者”[27]，因为它们有利于骨的形成，也与造血系统包括干细胞龛和适应性免疫细胞相互作用。

破骨细胞的主要生理功能是参与骨改建。破骨细胞位于代表骨表面活跃吸收位点的Howship陷窝中，显示为抗酒石酸酸性磷酸酶（TRAP）染色阳性的多核细胞。嗜酸性细胞质中包含液泡，这表明了骨吸收的发生。在小梁骨中，在成骨细胞用新骨填充空间之前，破骨细胞的吸收通常不超过70μm。Howship陷窝是骨改建单元（BRC）冠层的一部分[35]。然而，在皮质骨中，基本多细胞单位（BMU）决定了骨改建的部位[106]。破骨细胞在皮质骨中产生隧

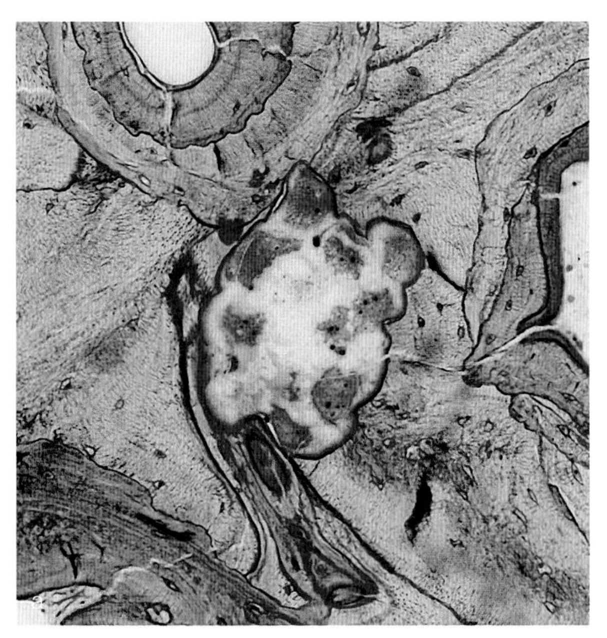
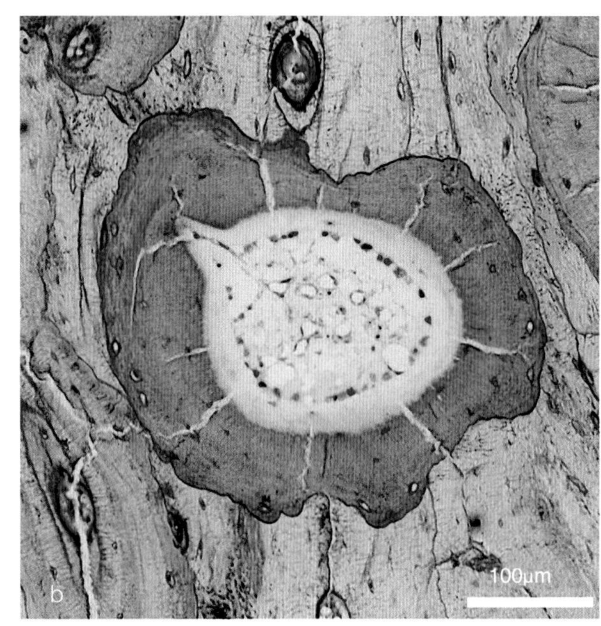

图1-4 基本多细胞单位（BMU）产生骨单位。BMU决定了骨改建的部位。（a）多核破骨细胞在皮质骨形成的隧道。（b）显示了活跃成骨的成骨细胞的特征，其外包裹类骨质层，正在重建骨单位的同心圆结构（图片所示为猪骨）。

道，被成骨细胞封闭在呈同心圆层状排列的新骨中，血管位于中心，最终在横截面显示出骨单位的特征性组织学图像（图1-5）。尽管这两个改建单位在结构上并不相同，但都有一个共同的交互原理：当破骨细胞骨吸收停止时，成骨细胞骨生成启动。前破骨细胞不仅对骨的更新和改建很重要，而且对骨的血运重建也很重要[137]，因此其很可能支持骨再生部位的血管萌发。

1.3 骨再生的生物学

骨再生是骨生物学的另一个重要部分。骨再生的完美之处在于不会形成瘢痕组织，这与成人的皮肤伤口愈合机制形成了鲜明的对比，愈合的皮肤伤口富含胶原基质但缺乏细胞。以上观点在关于骨再生尤其是骨折愈合[30,42]和伤口愈合[90,113,143]的很多综述中有所总结。这两种愈合都始于血凝块的形成，其中蛋白酶凝血级联最终形成凝血酶，凝血酶可以分解纤维蛋白原。纤维蛋白本身聚集成临时的细胞外基质，血小板在其中被激活，并与红细胞一起形成聚集体，释放出生长因子和其他分子，吸引中性粒细胞进入血凝块清理缺损区域。巨噬细胞稍后出现在血凝块中。纤维蛋白开始溶解，从而为肉芽组织腾出空间。肉芽组织的特征是可见伸入新生组织的毛细血管萌芽，并伴随有成纤维细胞的出现。入侵的细胞释放储存在血凝块中的纤溶酶原激活剂——裂解纤维蛋白基质的纤溶酶。同时，去除纤维蛋白原的小鼠模型可以进行骨再生[141]，而去除纤溶酶原的小鼠显示出骨再生受损[64]。这些发现突显了纤维蛋白溶解对纤维蛋白基质形成的重要性。

小鼠模型也有助于理解巨噬细胞在骨再生中的重要性，正如先前提到的它们在伤口愈合中的作用。损耗的巨噬细胞和经过基因改变消

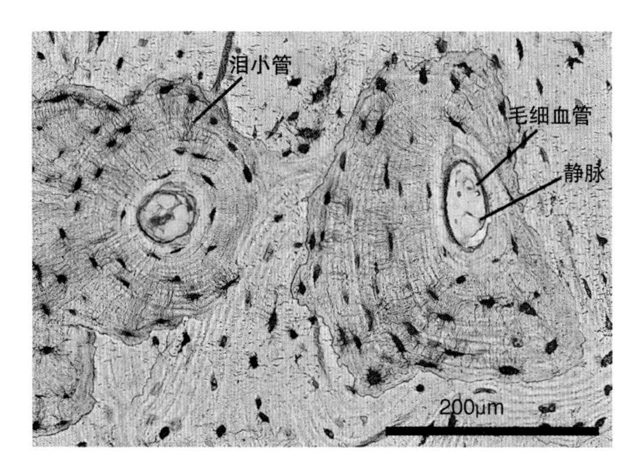

图1–5　骨单位和其中通过小管连接的骨细胞。骨单位是一个功能性的骨单元，可以在致密的骨中找到，它是由充满软组织的中央管和周围呈同心圆排列的薄层骨板组成。骨细胞通过小管相互连接。它们通过小管与中央管的被覆细胞连通（图片所示为人体骨，来自种植体取出样本）。

除活性的细胞最终导致骨再生包括膜内成骨受损。与骨折愈合中通常观察到的软骨内成骨相比，膜内成骨与再生牙医学关联性更强[95,135]。然而，巨噬细胞的作用并不局限于骨缺损的情况。如在骨改建过程中，巨噬细胞在成熟的成骨细胞上形成一个冠状结构，这表明它们通过邻分泌和旁分泌机制相互作用，而这一机制尚未被完全阐明[25]。这一基本原理在再生牙科学中的临床意义尚不清楚，但它为可能涉及生物材料的相关研究开辟了广阔的领域。小鼠模型也提供了证据证明骨再生至少需要短暂的炎症反应。如敲除TNF-α[24,48]和COX-2[142]会导致骨再生受损。此外，在缺乏骨形态发生蛋白2（BMP-2）的骨骼中，骨折愈合的初始过程似乎被阻断[125]，至少在体外，局部炎症反应可能调控着BMP-2的表达[46]。巨噬细胞在多大程度上参与了骨再生所需的炎症反应尚无研究。另外，这些观察结果的临床相关性应被谨慎解释。如止痛药在再生牙科中不应该被过分关注，因为它们不能完全阻断环氧化酶，而且止痛药的使用只是暂时的[49]。如在慢性炎症情况下，包括类风湿关节炎和溃疡性结肠炎，使用TNF-α抑制剂时，骨再生不会受到影响或危害[122]。因此，从基因敲除或表达增强的极端小鼠模型中得到的结论在临床上还需要更谨慎地解释。

小鼠模型也支持BMP-2在骨再生中的作用[125]。分子筛查方法揭示了诸多生长和分化因子，这些因子在骨再生，特别是骨折愈合过程中存在差异表达，这在骨形成中发挥着重要的作用[54]。如基于对骨硬化蛋白抗体和骨硬化蛋白敲除模型的观察，BMP-4[126]和BMP-7[127]对骨折愈合没有作用，但Wnt信号通路对骨再生至关重要[4]。Hedgehog信号通路在骨折修复过程中对成骨细胞也起着关键作用[6]。显然，正是大量局部和系统信号的协调相互作用驱使成骨细胞生成，从而推动了骨再生，但也有一些生长因子，如BMP-2，不仅有支持作用，而且对正常骨再生过程至关重要，因此它也可能是移植物结合所必需的因子。然而，考虑到免疫细胞、内皮细胞、骨细胞和破骨细胞在调控骨形成中的复杂相互作用，仍有众多分子机制亟待发现。

对缺损部位的组织学观察显示破骨细胞在损伤后几天就已激活，在猪模型中植入种植体后10天，成骨细胞的骨形成清晰可见[131]。新骨以大约每天10μm的速度快速地生长，并突入缺损区域。接下来，板层骨在编织骨的表面上形成，其总体上独立于破骨细胞，因此完全处于合成代谢阶段，直到骨改建开始。最后，编织骨和初级板层骨被次级板层骨取代，这是骨再生的最后阶段，再之后便进入骨改建阶段。

组织学观察有力地证实了新骨长入至血管丰富的区域，但并不接触血管[131]。从成骨细胞的3种选择（成为骨细胞、成为被覆细胞或死亡）上看，补充新的成骨细胞来驱动骨再生似乎是必要的。成骨细胞的密切接触表明血管是间充质祖细胞的来源，但证据尚不充足。最近，改进的小鼠模型已经支持了这一假设，如通过显示只有某种特定类型的内皮细胞（H型）与成骨前体细胞相关联，这些前体细胞类似于周细胞，但可能是一个不同的群体[78,134]。生长中的长骨，其血管富含成骨前体细胞，它们依照预设表达分化标记物Osterix[78]。然而，骨髓中的血管则不携带这一细胞群体。所以有理由认为，在（一定程度上）骨再生重现骨发育的前提下，这些成骨血管在种植体植入或骨增量后也会长入缺损部位。此外，Prx1-Cre小鼠模型支持骨膜作为成骨细胞的丰富来源。这些细胞可以在损伤后有效地促进软骨和骨的形成[41]。这些学说需要在高等动物上进一步证实，并确定其与临床的相关性。

如果全部假设是正确的，即这种携带成骨细胞的内皮细胞亚型的形成对于骨再生是必不可少的，那它们对于再生牙科学也是如此。然而，从异种共生实验的早期发现来看[22]，有良好的证据表明，血管提供了破骨细胞的前体细胞。实验中，骨髓受到辐射后，破骨细胞生成受到损害；然而，当受过辐射的血液与另一只活鼠的血液相连时，破骨细胞生成得到恢复，因此破骨细胞前体细胞需要通过血液循环来携带。总而言之，血管是成骨细胞和破骨细胞生成的关键，因此也是骨再生的关键。

1.3.1　种植体的骨结合

通过对小型猪[131]和犬类下颌[9]模型的临床前组织学研究，以及在临床对种植体稳定性的测量[108,132]，在第一周内，骨形成开始之前，种植体周围骨吸收占主导地位（图1-6）。这种早期的分解代谢过程是去除微损伤的坏死骨组织所必需的，坏死骨组织以死亡的骨细胞为特征。大约1周后，破骨细胞消失，留下一个亲骨

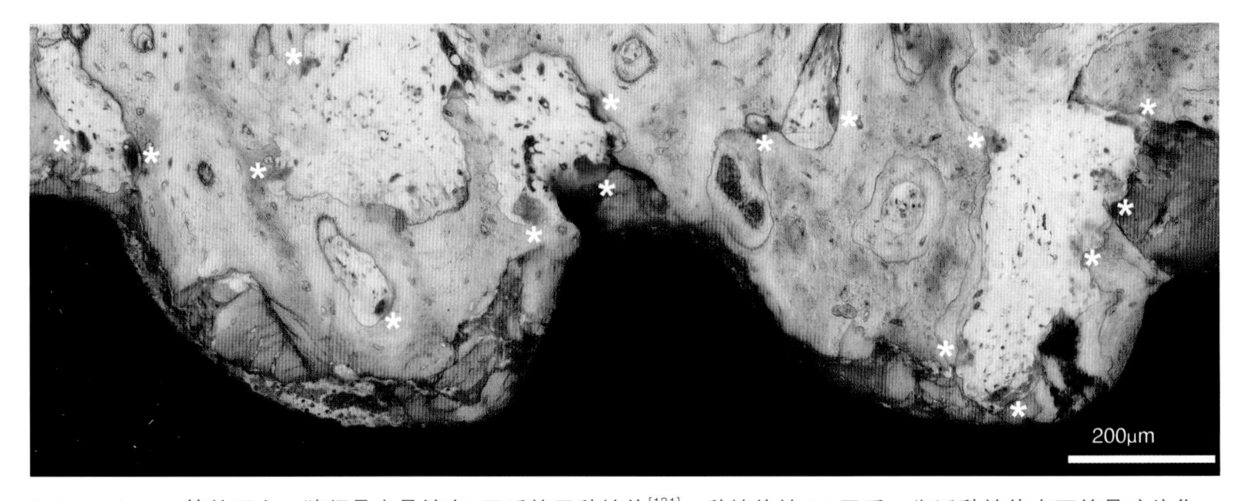

图1-6　Vasak等的研究，猪颌骨中骨结合5天后的牙种植体[131]。种植体植入5天后，靠近种植体表面的骨碎片化，被挤压并受到热损伤（暗粉色）。附近的骨细胞已经濒死或死亡。破骨细胞（白色星号）正在挖掘骨通道，从现有的骨小管（骨单元）中发起，到达并吸收受损的骨组织。破骨细胞即将到达种植体附近受损最严重的骨，并将很快吸收它。

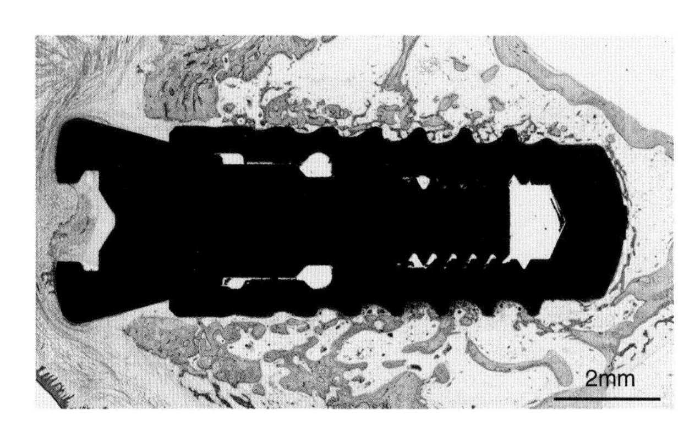

图1-7 Vasak等的研究，猪颌骨中骨结合10天后的牙种植体[131]。种植体植入10天后，脆弱的新骨小梁已经取代了受损的旧骨。新骨继续生长。一大批破骨细胞正在吸收剩余的受损骨组织。

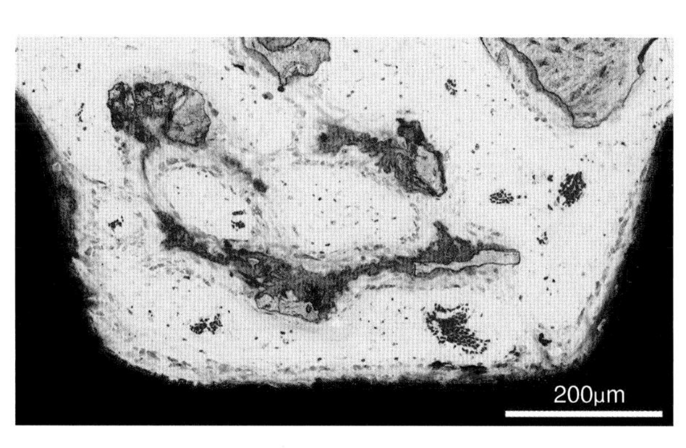

图1-8 Vasak等的研究，猪颌骨中骨结合10天后的牙种植体[131]。种植体沟槽中早期骨形成的动态情况。新骨（紫色）正在种植体表面以及未被吸收的旧骨碎片（浅粉色）上生长。红细胞（深蓝色）显示血管的存在。

性表面，新骨得以在其上沉积（图1-7）[9,131]。出现在局部骨组织和种植体螺纹之间的小缺损会被新骨桥接起来。这些相对较小的距离被称为跳跃距离[11]。初级编织骨的形成显示出典型的图像，新生的开放骨环中心可见血管（图1-8）。该图像支持骨形成所需细胞是来自新生血管的外周前体细胞的假设[78,134]。这块骨（编织骨）并未成熟[9]。接下来，编织骨将经历塑形和改建过程，形成更加强韧的板层骨。

骨塑形是指根据Wolff定律和Frost的力学调控理论，基于骨骼对生物力学刺激的反应进行的功能性调整[44]。我们现在开始了解固有骨细胞是如何感知机械动能并将其转化为生物信号的。这些信号短暂地打破了成骨细胞和破骨细胞的改建平衡；否则，骨骼解剖结构不可能发生变化[96]。随后，骨改建确保了骨质的保存和种植的长期成功。根据目前的假说，在负重过程中产生的坏死骨会被破骨细胞吸收，并立即被成骨细胞取代，这最初是由Frost提出的[44]，现在已经被证明与骨细胞的凋亡和坏死性死亡有关[65-66]。因此，骨结合不仅是由于骨再生而导致的从机械初期稳定性到生物学继发稳定性的转变[86]；它还需要通过骨改建来持续维持骨的质量。骨再生和骨改建不一定遵循相同的调控机制；如骨折早期愈合过程中的骨形成可以在没有破骨细胞吸收活动的情况下发生[50,85]，而骨改建严格基于破骨细胞和成骨细胞的交互效应[112]。骨结合也是如此，在移植物结合，也就是自体移植物的骨结合过程中也观察到了同样的情况。

1.3.2 自体骨移植

尽管长久以来人们一直将自体骨视为金标准，但这一说法仍需明确。骨移植可以追溯到1879年，当时一名3岁的男孩因为肱骨严重的骨丧失接受了同种异体骨移植[36]。如由Albee在1930年从整形外科角度所写的一篇相关综述，是具有借鉴意义的[2]。从开拓者时代至今，植骨的主要目的是实现临界性大小的骨缺损修复[103]。在种植牙科，从20世纪80年代开始，髂骨和下颌骨获取的自体骨移植物被用来恢复萎缩的上下颌骨[124]。当时，人们还将自体移植物的骨再生与骨替代物充填的骨再生进行了比较。

对猪下颌骨缺损的临床前研究有力地表明，2周后，在自体骨屑存在的条件下形成的新骨几乎是植入骨替代物成骨的2倍[16,59-60]；然而，这并不一定意味着自体骨屑支持骨形成。在同一模型中，当用来自骨磨、骨挠、超声骨刀、骨收集器等收集的皮质-松质骨块颗粒充填缺损，1周时的骨形成仅局限于缺损边缘，总共占新骨的3%～4%；在缺损中心没有观察到骨形成[100]。骨屑占据20%～30%的缺损区域，并明显被破骨细胞覆盖[100]。在2周后，骨形成增加，覆盖了20%～30%的缺损区，而在仅仅1周内，有20%～40%的骨屑被吸收[100]。移植物被吸收随后新骨形成的这一动态变化阶段将持续4～8周，总体上有所减缓。本书作者的研究支持了自体骨具有低吸收率和良好的成骨潜力这一特性。

1.3.2.1 骨盖技术

早在1987年，Khoury就报告了他使用骨盖技术进行下颌磨牙根尖切除术的临床数据[71]。在另一项研究中，他报告了在种植前和种植手术中使用这项技术的前瞻性数据[67]。骨盖是通过切割并取下部分下颌骨获得的皮质骨片（见第4章）。皮质骨盖也可以分成两半，用作骨性支架（由微型螺钉固定）将骨颗粒维持在原位，从而塑形植骨和种植位点（见第4章）。使用骨盖技术进行植骨，3个月后再暴露时，牙槽嵴平均宽度仅减少0.5mm，约为原先尺寸的7%，表现出良好的体积稳定性。

1.3.2.2 骨块劈开技术（SBB）

根据骨盖技术的原理，Khoury继续用MicroSaw（一种微锯）取得单皮质骨块，特别是从磨牙后区域[69]。这些骨块被纵向劈开，并用骨刮取器削薄，同时获得了大量的自体骨屑。然后用微螺钉将薄骨块固定在离牙槽嵴一段距离的地方，以重建有充足体积和厚度的牙槽嵴，特别是用于垂直向骨增量，并允许种植体后期植入在以修复为导向的位置。薄骨块与剩余牙槽嵴之间的间隙用刮取的自体骨屑进行充填。3个月后，在植骨区植入种植体[70,72]（见第4章）。愈合3个月后，暴露植骨区域，测量其高度和宽度。同时，用环钻在设计的种植位点处钻取骨柱，进行组织学和组织形态计量学观察（图1-9）。上颌后牙区进行三维垂直向骨增量时，垂直方向的平均骨吸收为3.9%，水平方向的平均骨吸收为7.2%。经过10年的观察，X线片上测得的平均垂直向骨吸收为8.3%。对种植体植入前取得的骨柱进行组织活检，可见大（图1-10a～c）小（图1-11a～c）不一的骨屑，现在已整合到新骨中。值得注意的是，骨表面没有被多核细胞占据，新骨形成明显，骨增量区为牙种植体的骨结合提供非常理想的条件。这解释了种植体在垂直向骨增量区域骨结合长期稳定的原因。

1.3.2.3 骨柱技术

少量植骨推荐使用骨柱技术。骨柱可以通过使用不同直径的环钻取骨，一般来说环钻平均外径为3.5mm、内径为2.5mm（见第4章）。骨柱搭配骨屑一起在种植体植入后同期进行骨增量。这种小梁骨柱用法类似于皮质骨板，为骨颗粒提供一个小的骨性框架，同样需要用微螺钉固定。愈合3个月后，暴露种植体和植骨区，测量植骨处宽度。术后3个月，完全位于骨弓轮廓内的骨柱没有吸收，而在大多数情况下，移植在骨弓轮廓外的骨柱会发生部分骨吸收[67]。与骨盖技术相似，3个月后，松质骨块

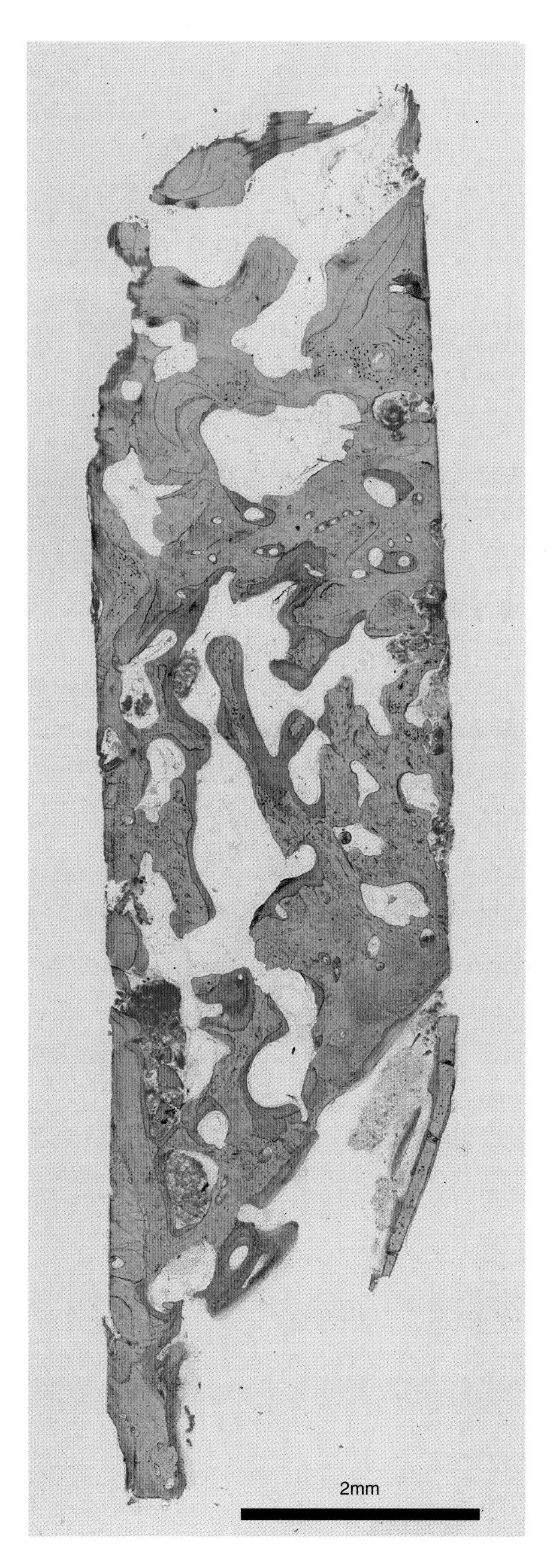

图1–9 SBB组织活检。薄骨块与剩余牙槽嵴之间的间隙被刮取的自体骨屑充填。3个月后在植骨区域植入种植体[70,72]。愈合3个月后取出拟种植部位的骨柱进行组织学检查。在本图中，新骨被染成紫色，而原有骨和移植的骨屑则呈粉红色。

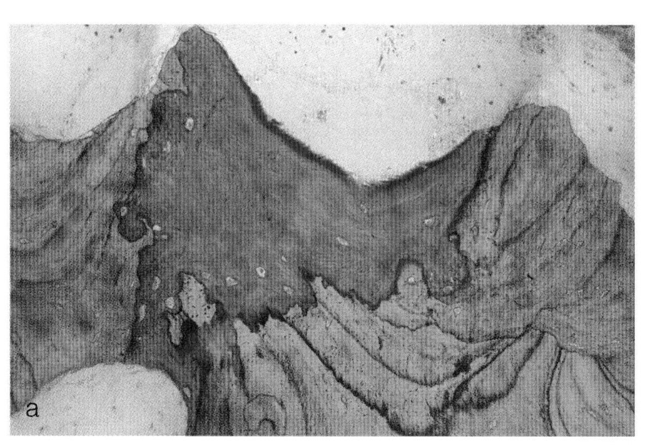

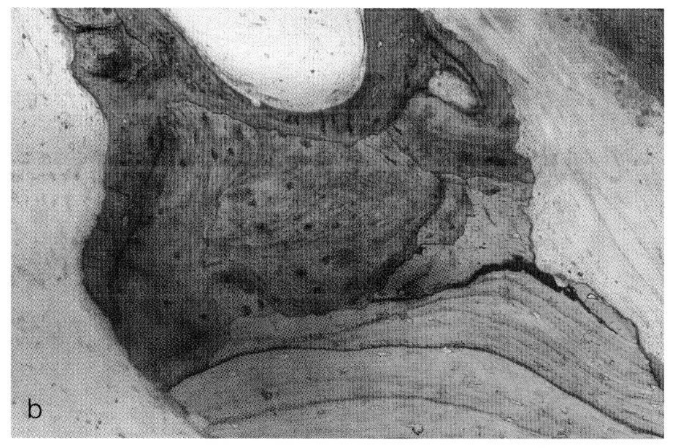

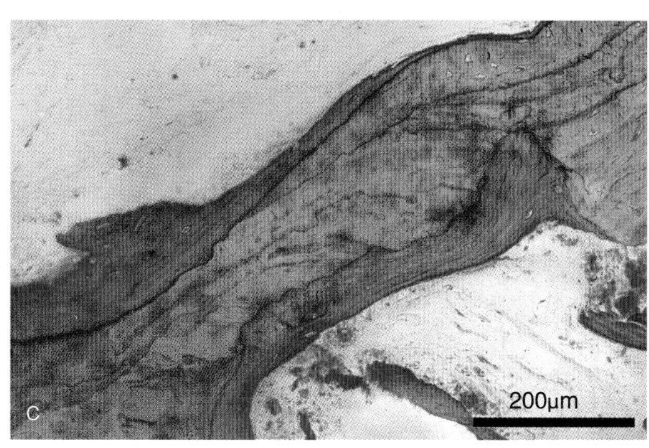

图1–10a～c 新骨在移植骨屑的表面形成。在SBB中，刮取的自体骨屑用于充填皮质骨块之间的空隙。3个月后，取出拟种植部位的骨柱。新骨呈紫色，移植的骨屑呈粉红色。注意移植骨的黏合线，这是先前骨改建的迹象。一部分骨陷窝中存在骨细胞，一部分是空的。

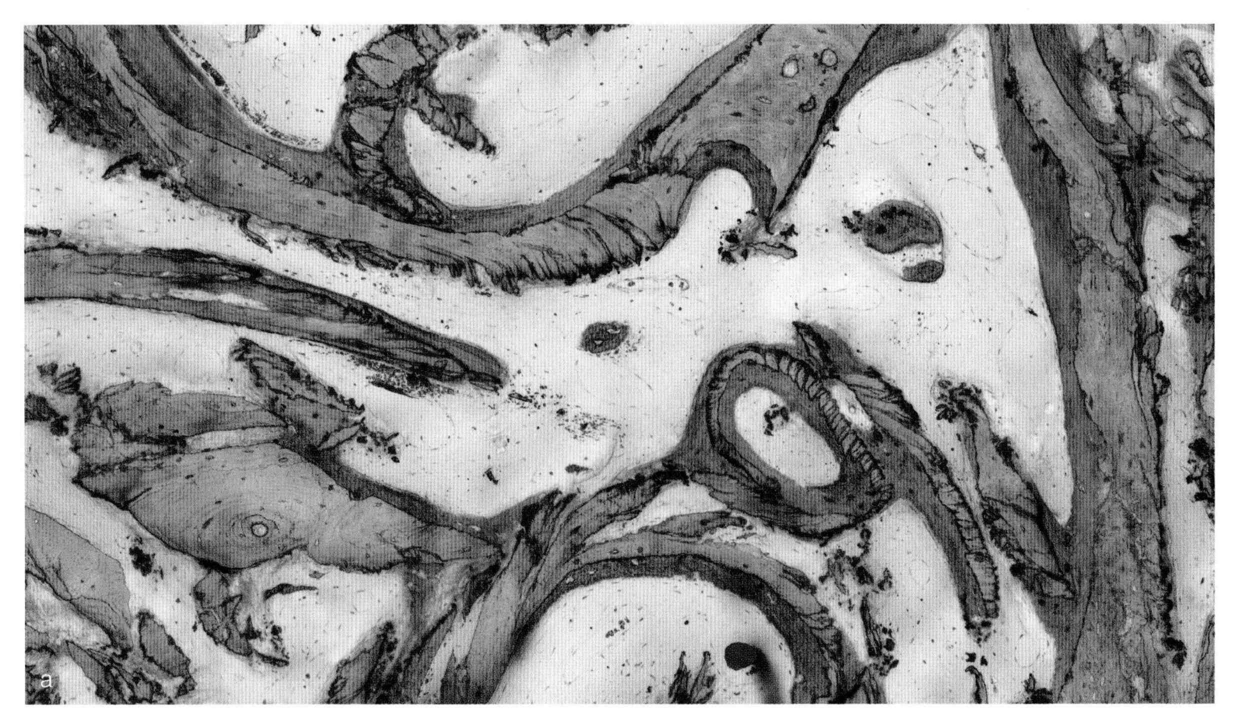

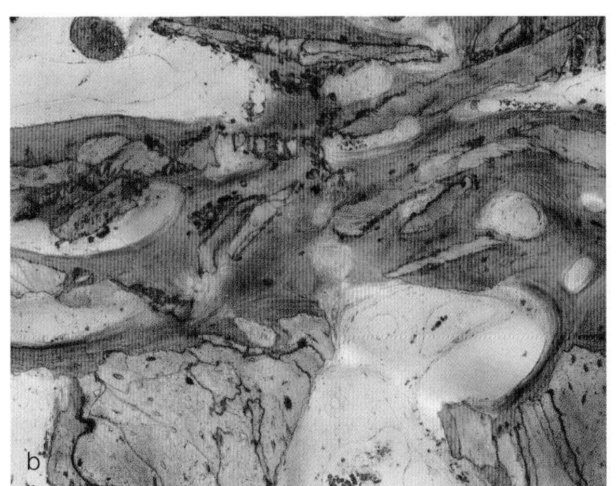

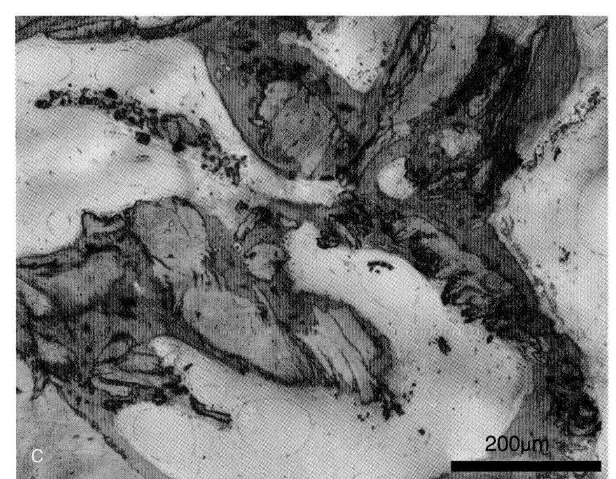

图1-11a～c 新骨在移植骨屑的表面形成。刮取的骨屑形态各异，甚至可能类似骨粉。在SBB中，愈合3个月后，骨屑被新骨覆盖，并且没有明显的吸收迹象。

植骨的区域平均宽度仅减少0.3mm，约为原来宽度的13%，再次显示出良好的体积稳定性。通过该方法我们可知，在临床情况下皮质骨板和松质骨柱的吸收率都很低，3个月后骨屑就可以与新骨很好地融合在一起[67-69]。综上所述，在特定条件下，自体骨移植允许甚至可能支持自然成骨过程。这一过程源自受区骨，也可能源自植入的自体移植物。另外，骨增量的体积保持相当稳定，3个月后吸收率为7%～13%。

拔牙后也会发生骨吸收，这在犬类模型[5]和临床病例[104]中均有报道。当唇侧骨壁过薄时，甚至有可能因为缺乏血供而完全吸收[26]。以下问题非常重要且值得思考：①为什么移植的自体骨会吸收？②为什么会部分吸收而非全部吸收，这是否取决于自体骨移植的大小和解剖结构？③为什么很难预测骨吸收的程度？

骨吸收的原因有很多，有些是已知的（如肌肉活动的影响），有些则尚未明确。在使用单纯自体骨移植进行上颌窦底提升术的情况下，6个月内骨体积可丧失约40%，这可能是由于呼吸对覆盖在移植物表面的上颌窦黏膜产生压迫和小梁骨无法抵抗机械力[31,47,101]，这与犬类模型中的发现类似[102]。在牙槽突裂患者中，移植的髂骨在6个月内同样骨吸收率接近40%[39,136]。在细胞水平上，前述的猪下颌骨缺损中，破骨细胞在1周内对自体骨片的吸收尤为明显[100]。如此看来，发生坏死的移植骨似乎容易发生骨吸收——类似于局部宿主骨区域，出现遭受疲劳损伤的微裂纹，被骨改建所取代[107]。

1.4 自体移植骨吸收

至少有一种机制调控着移植骨的吸收。一种可能的解释是骨细胞的功能，骨细胞在骨骼中无处不在，形成了一个连贯的网络[15]。骨细胞可以通过表达影响破骨细胞生成的主要激动剂——RANKL[118]来控制骨吸收细胞的形成[89,138-139]。此外，越来越多的小鼠研究表明，濒死的骨细胞显著促进破骨细胞的生成[120]。拔牙后、种植体植入、骨移植后早期移植物结合时，牙槽骨的吸收也可能与骨细胞有关。在所有情况下，骨组织都是与血管分离的，因此骨细胞通过被动扩散的方式获得的氧气和营养是有限的，甚至是不可能的。这造成骨细胞死亡，并通过相应分子机制促进相邻骨细胞RANKL的表达，进而启动破骨细胞的生成[65-66]。濒死的骨细胞释放的分子也可以通过C型凝集素受体增加破骨细胞前体细胞对RANKL的敏感性。重要的是，非负荷情况下引起的骨丧失也需要濒死的骨细胞通过RANKL的表达来增强骨吸收[17]。所以，骨吸收（在牙科中或许也是如此）与濒死的骨细胞相关联，不会进展失控。然而，有理由认为，濒死的骨细胞不仅可以短暂地推动破骨细胞生成与骨吸收，也可以通过新骨形成作为一种正常的骨改建生理反应促进这一补偿过程。因此，最初在种植部位[131]和植骨时[100]骨吸收会加速，随后成骨前体细胞被吸引，这些细胞在宿主骨、自体移植骨以及包括牙种植体在内的生物材料表面成为成骨细胞[131]。

在小鼠模型中，临床前研究通过巧妙的实验支持了这一假设，在这些实验中，分析种植床预备后骨细胞的凋亡，如钻针在截骨区周围制造出一个濒死和死亡的骨细胞区域[29]，该区域中骨细胞的凋亡随着植入扭矩的增加而增加[19]。在大鼠模型中，药物抑制细胞凋亡也可以减少拔牙时的骨萎缩[105]。因此，在钻头设计时应开发低侵入性钻头，以减少产热和机械摩擦，总体目标是保持骨细胞的活性[1,28]。在牛股骨中，测试钻温度可以达到47℃，特别是反复使用后[20]，这与使用聚氨酯泡沫块进行的实验相似[43]，该温度会导致大鼠模型中骨细胞损伤和RANKL的表达[37]。切割的能量被转化为热量[80]。通过钻孔产生的骨屑[80]可能遵循濒死骨细胞-RANKL表达这条轴线，在骨传导特性发挥作用前被破骨细胞清除。因此，为了保持骨细胞的活力，在植入种植体、拔牙以及移除骨移植物时，应特别注意非创伤性操作。如在游离腓骨或髂骨移植物植入时，大多数组织活检显示部分或全部骨坏死[58]。下颌骨重建后游离腓骨移植物也有少量萎缩[57,110]。这就衍生出一个问题：移植骨的存活需要多少有活力的骨?

1.5 自体移植物的骨传导特性

根据教科书，自体骨具有“骨传导、骨形成和骨诱导”的特性[3]。骨传导性是指能够在其表面形成新骨的特性[3]。因此，骨传导材料不仅可以作为临界尺寸缺损的骨再生的导轨，还可以作为骨增量的导轨。这也是一个术语，尽管不常见，它指的是植入物表面允许沉积新骨而不形成纤维层的特性[3,34]。因此，骨传导性首先需要一个表面。一旦移植的骨被部分吸收，剩下的骨表面就会再次具有骨传导性[100]。初始吸收期后残留的移植骨仍可作为引导夹板。因此在临床上，测量自体骨的大小时将部分吸收考虑进去是很常见的。在猪下颌骨缺损移植后的第一周，自体骨明显比骨替代物能更多地形成骨[16]，这仍然是一个引人思考的问题，但成骨细胞及间充质祖细胞青睐于由它们自身产生的矿化表面并不特别令人惊讶。综上所述，通过组织学方法可以证实自体骨具有骨传导特性。

1.6 自体移植物的骨形成特性

与异种骨、同种异体骨移植物以及合成的骨替代物相比，自体移植物含有存活的骨源细胞。根据定义，骨形成是指骨移植过程中携带的细胞积极参与成骨，即间充质系的成骨前体细胞在移植后分化为成骨细胞，形成新骨。大量的体外研究已经表明，骨移植物的组织块培养可以得到成骨细胞，特别是来自小梁骨，也可以来自皮质骨[56,115]。证明成骨能力的关键实验与异位移植有关。这项研究于20世纪70年代进行，当时Gray和Elves将同种移植物从髂骨[52]和股骨骨干[53]移植到大鼠的背部。2周后可见骨形成，骨形成主要来源于移植的骨内膜和骨膜细胞。而一旦移植物细胞被酶消化或煮沸去除，其成骨能力消失，这说明骨细胞不能取代表面细胞，骨基质不能单独诱导成骨。

在异种移植模型中，将5mm^{3}的人股骨近端颗粒化松质骨移植到免疫缺陷小鼠体内，这些小鼠接受了放疗，杀灭了巨噬细胞和自然杀伤细胞。8周后，人类骨细胞产生了新骨，而不是由宿主间充质细胞诱导成小鼠成骨细胞[13]。然而，考虑到巨噬细胞可以发展成破骨细胞，未经治疗的免疫缺陷小鼠的移植骨发生了吸收和坏死[13]。此外，在山羊模型中，将1cm^{3}股骨髁突的皮质–松质骨异位移植到椎旁肌中。12周后，块状移植物和相应的骨屑均显示异位新骨形成。经过冻融后，块状移植物维持较弱的成骨潜能，而相应的骨屑被吸收[75]，可能是因为仅有少数成骨细胞能在这种条件下存活[114]。山羊模型的临床前研究表明，移植的成骨细胞需要良好的营养环境才能促进骨形成[74]。小鼠模型进一步表明，在皮质骨移植模型中，位于跨皮质通道内的血管周围细胞有助于成骨细胞的形成和骨管的关闭[97,123]。

最近的证据进一步表明，至少在小鼠模型中，自体移植物获取和移植之间的时间间隔影响了其存活与成骨能力[119]。自体移植物获取后立即检测，几乎检测不到凋亡细胞，但在5分钟后凋亡细胞的数量增加了近2倍[119]。自体移植物从获取到移植之间的时间间隔也影响了移植后的成骨能力[119]。总体上，自体移植物具有类似于组织工程构建的成骨潜力，显示出异位成骨；但在小尺寸缺损结构中，在小鼠[79]和山羊[76]中只有20～70mm^3。然而，重要的是，原位移植并不能显示细胞疗法对缺损部位骨形成有任何益处[76]。因此，除了成骨细胞可以在移植中基本存活，并且是异位成骨细胞的来源之外，移植细胞对移植物结合的总体作用还有待研究。然而，我们进行的组织活检表明，新骨来源于移植的骨屑，新骨连接了移植骨颗粒之间的空间（图1–12）。

1.7 自体移植物的骨诱导特性

自体移植物假定的骨诱导作用是值得怀疑的。根据定义，自体骨移植的无限骨诱导作用只能通过骨骼系统外的异位骨形成来证明，而不仅仅是在骨内或骨上。骨诱导是指脱矿骨和牙本质基质都可以在植入后引发新骨形成，如植入大鼠的肌肉中[63]。这种脱矿骨基质最终导致骨形态发生蛋白（BMPs）的分离和分子表征。BMPs的分离需要5～20kg的骨来获得足够的蛋白来进行纯化测试，包括体外成骨分化和体内诱导成骨，这一点并不广为人知[8,83,133]。然而，没有证据表明在肌肉中移植骨片后形成异位骨再生；事实上，情况正好相反——骨屑被吸收，而宿主来源的成骨细胞没有诱导形成新骨[13]。

当骨移植物移植到比格犬的肌袋中时，会吸收迅速，而同种异体移植物和合成双相磷酸钙则显示出轻微的异位成骨迹象[87]。此外，在Wistar大鼠中，移植到肌肉中的皮质–松质骨骨块中的自体骨屑在6周后完全吸收[88]。如果原生骨屑具有无限诱导性，这意味着如果骨屑进入软组织，将在软组织内形成新骨。这种软组织异位成骨的副作用在临床上是不理想的。然而，有证据表明，至少在骨改建期间，破骨细胞从骨基质中释放TGF–β1，从而将间充质祖细胞募集到改建部位[32]。近期研究证实，骨酸解释放的TGF–β1是体外间充质细胞基因表达的主要调节因子[117]。此外，酸性骨溶解产物延迟了大鼠颅骨缺损模型中的骨形成[116]。基于以上结果，BMPs不太可能主要参与移植物的结合，TGF–β1支持了骨源细胞的迁移，自体移植物的骨诱导特性仍有待商榷，仅限于支持与骨组织直接接触的骨形成。

1.8 小结

总而言之，本书第4章概述的手术方式——骨盖技术、SBB和骨柱技术[67–68]，很好地反映了本章介绍的成功骨愈合的基本原则，即：

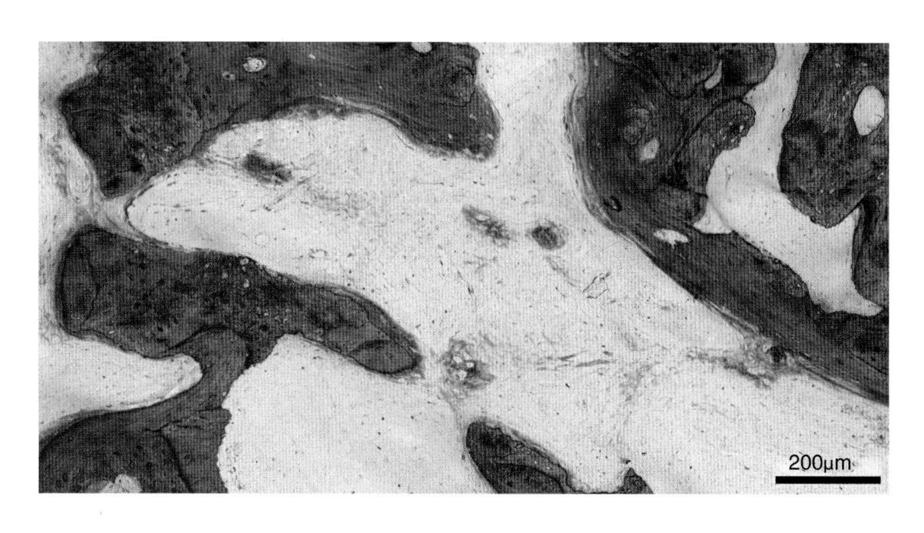

图1–12 移植骨屑表面新骨形成。在SBB中，3个月后，可以检测到新骨形成的愈合区域。未来骨形成的结构已经可以预见。尽管骨的来源尚未确定，但似乎骨的形成起源于移植的成骨细胞。

（1）自体移植物具有良好的骨传导特性，使得在其表面形成新骨。

（2）自体移植物一旦获取并立即移植，可以发挥其成骨特性，移植的细胞可能有助于骨形成。

（3）自体骨的骨诱导特性尚不明确，应避免在软组织部位异位成骨。

然而，自体移植物的吸收释放了可能支持移植物结合的生长因子。吸收的量可以通过把控一定的适应证进行临床控制，包括本书中介绍的生物学方法。

移植骨成功结合的先决条件是在血管化良好的区域内保持机械稳定，并以有活力的骨壁作为新骨形成的来源。由于金标准的定义应该主要依据临床表现，并针对不同适应证分别进行定义，而动物实验研究大多基于几周的短期观察，因此似乎有必要重新开始以前学者的自体骨实验研究工作，最终从分子和细胞层面对金标准的定义进行解释。

致谢

非常感谢Stefan Tangl博士和Toni Dobsak博士（硬组织和生物材料研究中心，Karl Donath实验室）提供的本章图片。

2

骨增量流程的诊断和计划

Diagnosis and planning of the augmentation procedure

2.1 引言

种植修复的目的是实现固定义齿或可摘义齿。因此，有必要根据患者个人情况及预期来制订治疗计划。通过兼顾手术、修复和加工技术，来实现功能和美学的恢复是十分重要的。手术难度取决于可用的骨组织和软组织。为了获得长期稳定的修复效果，在植入种植体之前和植入期间，保证足量的软硬组织都是必要的。为了达到最佳的效果，要制订详细的计划、进行无并发症的萎缩颌骨重建和以修复为导向的种植体植入，所有治疗环节均需进行规范的培训[93]。

从美学和功能的角度来看，种植体位置、数量和尺寸的设计是成功修复的必要步骤。要考虑后续修复程序，并评估可用骨量。目前，各种骨增量技术的应用已经实现了以修复为导向的种植体植入[81]。但在种植体植入时仍要准

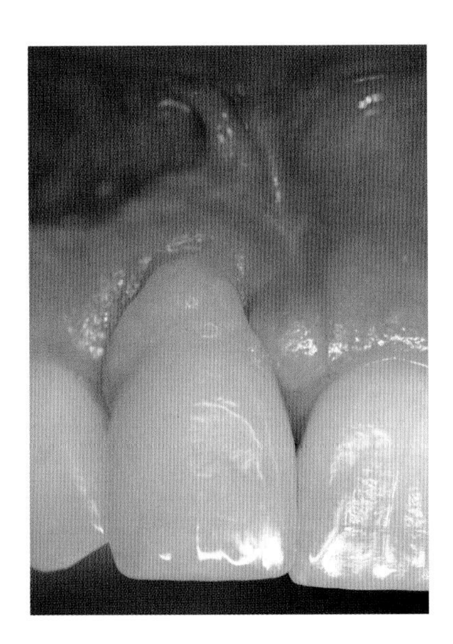

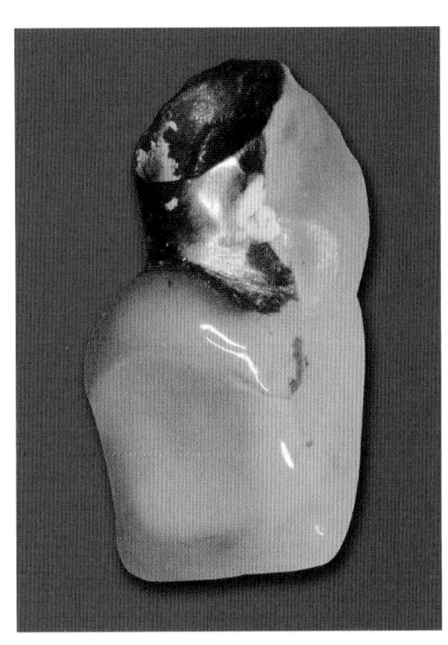

图2-1a 种植体植入到较深位置后牙冠较长，未考虑先进行分阶段的骨增量手术。

图 2-1b 非解剖式牙冠形态，限制口腔卫生的维护。

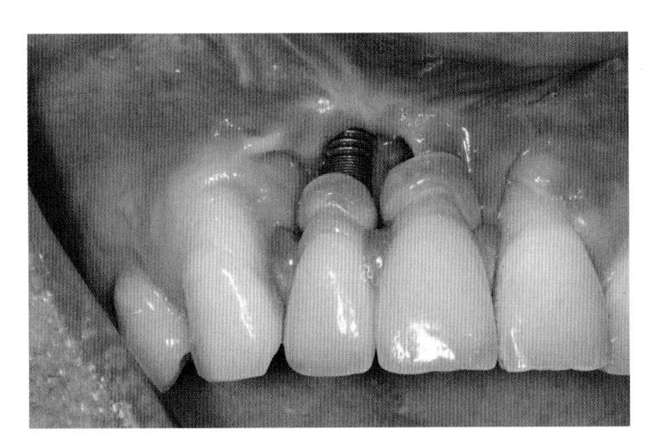

图 2-1c 上颌前牙区种植修复失败。

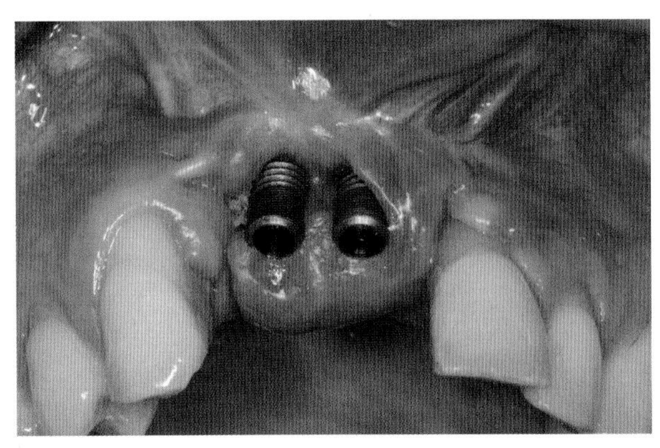

图2-1d 取下牙冠后的临床表现。

确评估解剖位置[44]，若种植体表面缺少骨组织覆盖，则很容易在修复完成后短期出现诸如种植体周围炎之类的并发症[29]。种植体位置欠佳将导致出现非解剖式的牙冠形态，从而影响美学效果（图2-1a～d）或者无法做到彻底的卫生维护（图2-2a～g），从而进一步限制了修复体的功能[94]。

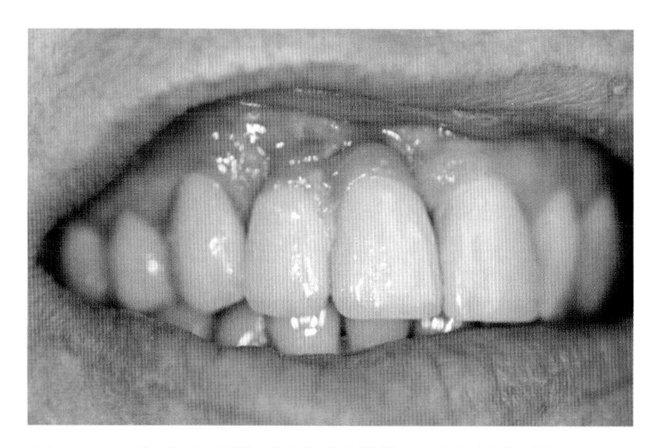

图2-2a 临床上不美观且不易维护卫生的修复体。

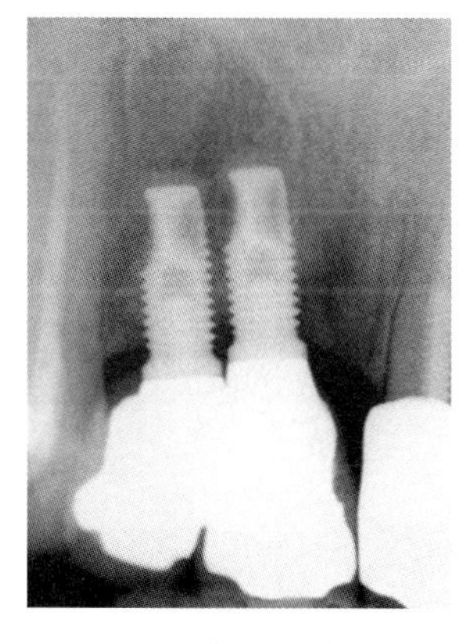

图2-2b 过小的种植体间距导致种植效果不理想。

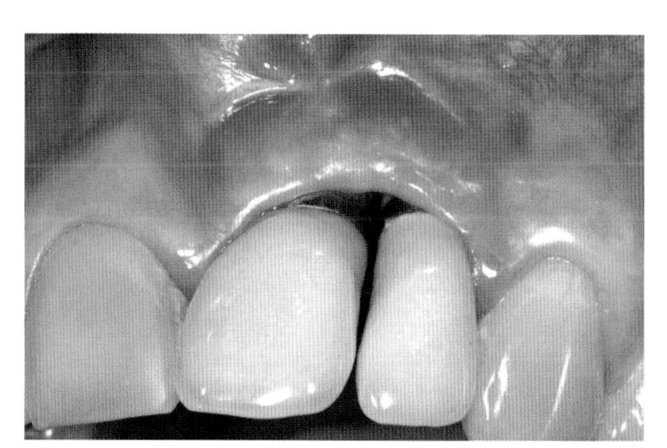

图2-2c 2颗种植体的直接接触阻碍了种植体间软组织的形成。

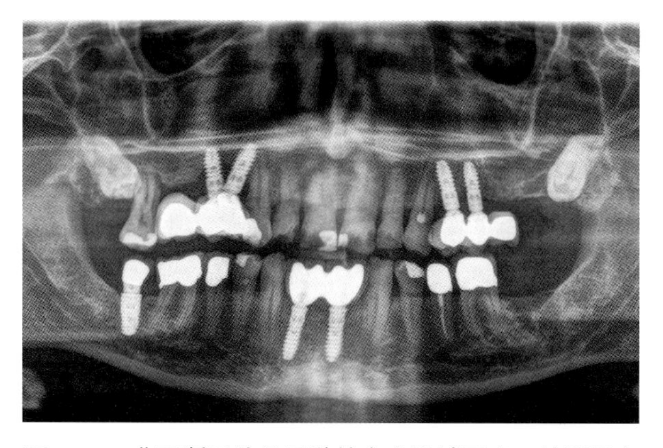

图2-2d 曲面断层片显示种植方案设计不当，特别是在右上颌，导致种植体周围骨丧失。

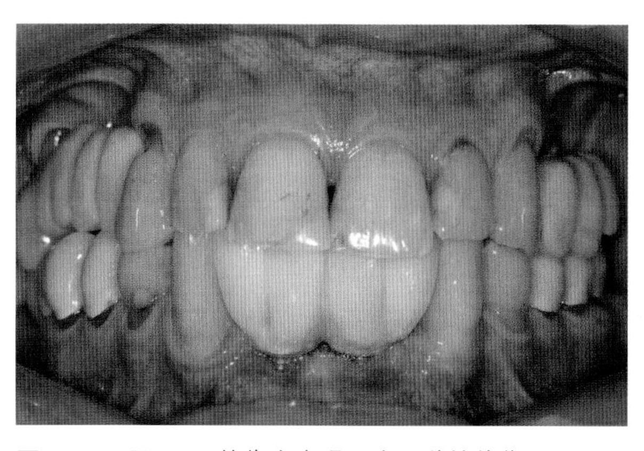

图2-2e 图2-2d的临床表现：由于种植体位置不当导致修复效果不美观且不利于卫生维护。

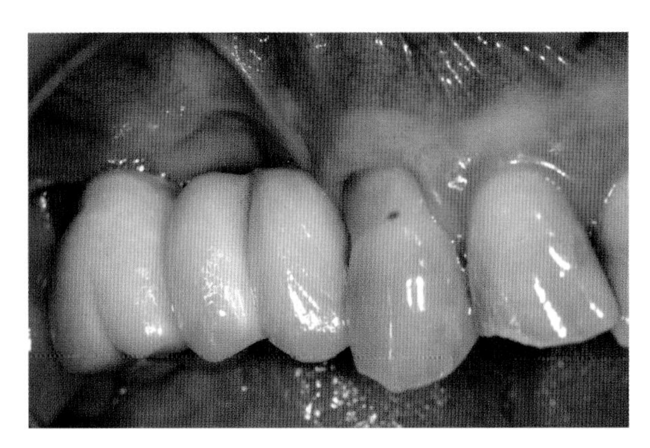

图2-2f 右上颌可能无法进行充分清洁。

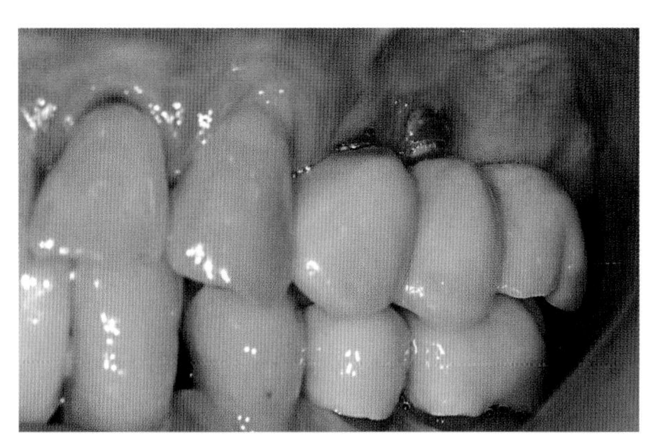

图2-2g 左上颌的临床表现：由于缺乏骨组织和软组织，可见种植体颈部暴露。

2.2 问诊

医生应根据患者的期望值和依从性明确治疗目标。从一开始就应详细说明各种可用的骨增量技术以及它们特定的适应证。此外为了避免额外的移植手术，还应考虑其他方法，如窄径种植体或超短种植体，以及倾斜种植体[69,77]。为了尽可能获得更好的患者合作意愿和满意度，仅仅解释术中和术后的风险是不够的。患者需要了解总体治疗时间、涉及的费用和其他可替代的治疗方案[77]。在明确种植修复治疗的要求和程序的过程中，一旦患者意识到所需治疗时间过长、材料费用过高、手术过程本身无法接受或手术风险增加，尤其是存在全身性疾病的情况下，患者最初的期望可能会发生变化。

对于牙槽嵴缺损的患者，初诊时详细说明整个治疗过程是非常重要的。为了提高患者的满意度，尽可能兼顾患者的期望和必要的治疗原则[8]。

对于治疗方案的选择，应特别关注患者种植修复的治疗目的，以便在长期、密集的治疗过程中实现良好的医患关系。牙齿脱落的原因和患者对牙齿脱落的态度可反映出患者的治疗目的（图2-3a和b）。修复体的设计也取决于患者的卫生维护意识。根据患者的口腔卫生状况，应在固定、半固定和可摘修复体之间进行选择。

2.3 既往史

除一般情况外，应在病史中明确患者的用药情况、是否有过敏反应、是否服用精神药物以及对使用抗生素的态度。特别是有些患者有排斥术后使用抗生素的倾向，这可能导致并发症的发生率增加，尤其是使用异种移植材料时。

2.3.1 尼古丁摄入量

尼古丁的摄入常会导致患者出现早期牙齿脱落。此时需要进行相应的固定义齿修复治疗[52]。经过口腔的烟草烟雾中含有有害物质的混合物，具有细胞毒性和致癌作用。这会导致软组织退化、灌流和血供减少，从而产生种植治疗的手术并发症或长期并发症，这一点与糖尿病非常类似[46]。

如果患者在不到40岁时出现全部或部分牙

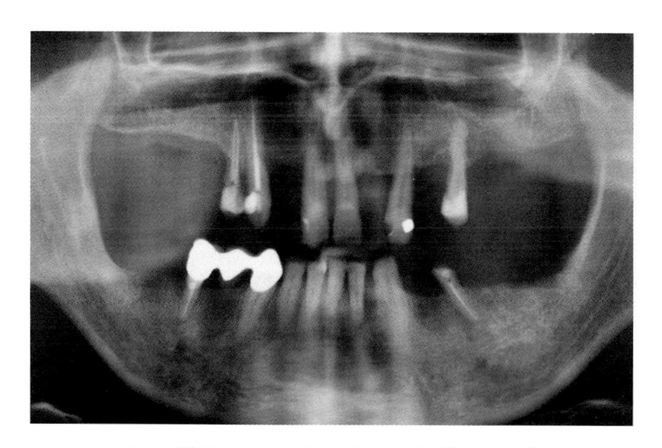

图2-3a 牙周情况差，上颌牙齿无法保留，咽反射明显。

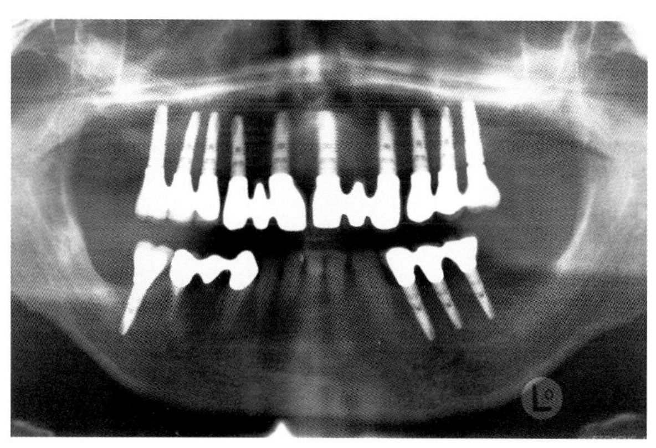

图2-3b 自体骨移植，牙槽嵴大面积重建后，采用三单位固定修复体（FPD）种植修复后的情况。

齿脱落并伴有明显或严重的牙槽嵴萎缩，则可以对患者白细胞介素-1（IL-1）基因多态性进行评估。其对吸烟者的慢性牙周病进展有协同作用。同时，这些患者发生种植体周围炎的风险也会增加[11,32]。为了阐明长期预后，现在可以简单地通过拭子测试，即基于聚合酶链式反应（PCR）的方法对IL-1突变进行无痛诊断，该方法已投入市场应用。

在大量摄入尼古丁（每天超过10支烟）的情况下，应避免使用大量异种骨替代材料与屏障膜进行骨增量，因为血供不佳，使创口更容易发生并发症，从而导致骨增量成骨效果欠佳[6]。

尼古丁的摄入不是骨增量手术的禁忌证，但患者应该意识到并发症的总体风险增加[3]。对于外科手术，重点应放在微创方法上，如隧道技术或前庭切口技术（见第8章）。

2.3.2 系统性评估

在系统疾病中，直接影响骨代谢的疾病仍然是种植治疗所面临的最大风险，特别是当需要进行骨增量时。大多数西方国家的患者都缺乏足够的锻炼，其中许多人由于激素分泌变化和高龄原因患有骨骼系统退化。目前，骨质疏松被认为是最严重的疾病之一，有锥体骨折甚至危及生命的风险[35]（图2-4a）。术前X线片中的软组织结构或骨吸收增加提示血液中胆钙化醇（维生素D3）水平较低[19]。在这种情况下，会在3个不同的阶段进行药物治疗[36]。对种植体植入风险最小且最有益的是钙和维生素D3补充剂。这种新型药物——锶制剂的应用，对骨代谢有积极作用，因为它可抑制骨吸收，促进新骨的形成。然而，在这种情况下，口腔黏膜区域可能出现不良反应，如果继续用药，可能导致种植体周围黏膜发生变化（图2-4b）。

2.3.2.1 抗吸收治疗

为了抑制破骨细胞活性，可以使用双膦酸盐或RANKL抑制剂进行抗吸收治疗[83]。在过去的几十年中，双膦酸盐药物的性能有了明显提高。此外，人类RANKL抗体Denosumab（Prolia）于2010年获批用于治疗绝经后骨质疏松症。作为一种皮下给药的药物，它扩展了个性化骨质疏松治疗的可能性，同时也干预了骨代谢[87]。

为了降低骨转移发生的风险，如在患有

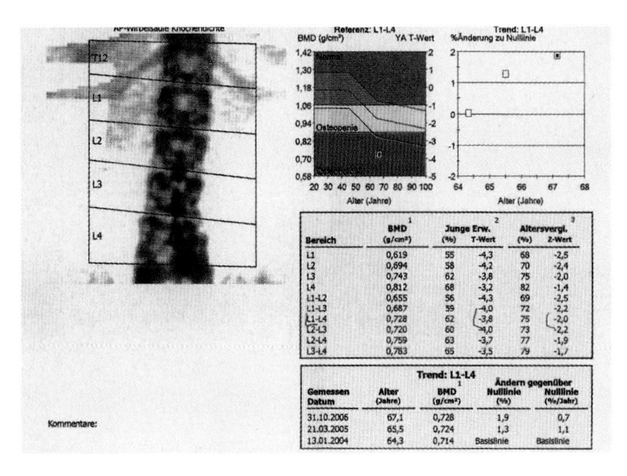

Bereich	BMD (g/cm²)	Junge Erw. (%)	Junge Erw. T-Wert	Altersvergl. (%)	Altersvergl. Z-Wert
L1	0,619	55	-4,3	68	-2,5
L2	0,694	58	-4,2	70	-2,4
L3	0,743	62	-3,8	75	-2,0
L4	0,812	68	-3,2	82	-1,4
L1-L2	0,655	56	-4,3	69	-2,5
L1-L3	0,687	59	-4,0	72	-2,2
L1-L4	0,728	62	-3,8	75	-2,0
L2-L3	0,720	60	-4,0	73	-2,2
L2-L4	0,759	63	-3,7	77	-1,9
L3-L4	0,783	65	-3,5	79	-1,7

Trend: L1-L4

Gemessen Datum	Alter (Jahre)	BMD (g/cm²)	Ändern gegenüber Nulllinie (%)	Ändern gegenüber Nulllinie (%/Jahr)
31.10.2006	67,1	0,728	1,9	0,7
21.03.2005	65,5	0,724	1,3	1,1
13.01.2004	64,3	0,714	Basislinie	Basislinie

图2-4a 对骨质疏松症患者进行骨密度测量，脊柱区域的骨密度值低于平均水平。

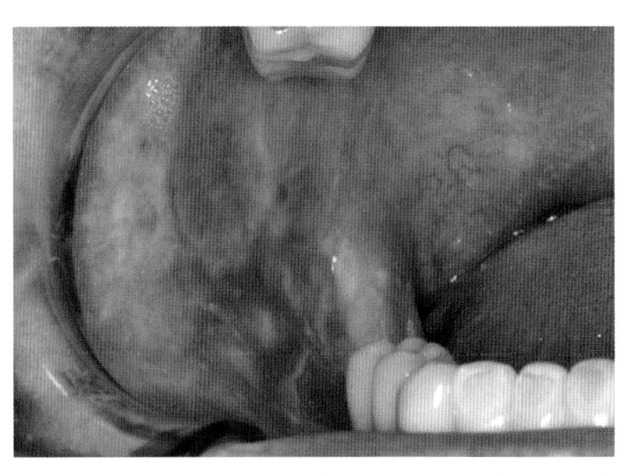

图2-4b 对骨质疏松症进行锶治疗（普特罗锶），口腔颊部和牙槽嵴的附着黏膜上出现口疮样病变。

乳腺癌、前列腺癌以及多发性骨髓瘤的患者中，给予高剂量的双膦酸盐进行治疗。对于这些肿瘤，每年都会持续观察到高发生率的新疾病（与抗吸收药物相关的颌骨坏死——ARONJ）[31]。通常，静脉注射双膦酸盐疗法，既可用于常规治疗也可用于姑息治疗，改善预后，降低了进一步的骨转移[31]。从而使发生骨转移的肿瘤生长，因此通过强烈抑制破骨细胞来阻止骨吸收，从而使肿瘤不在骨内生长。

由于骨代谢的变化，进行有创的牙槽外科手术时，建议在用药前进行仔细的牙科检查，避免口腔内发生骨坏死。

骨质疏松症是一种患病率随着预期寿命的增加而增加的疾病，尤其是在女性中。如果不进行治疗，会严重影响患者的生活质量。在德国，估计有630万人患有骨质疏松症，每年新发病例为88.5万[35]。双膦酸盐治疗骨质疏松症是通过每周一次口服摄入或每季度或每年一次静脉注射来进行的，从而使骨骼系统稳定。短期摄入双膦酸盐不会增加骨坏死的风险。在服用药物超过3年后，有证据表明骨坏死和其他常规药物副作用的患病率更高[80]。由于经典的开放性伤口愈合的感染风险极高，因此是绝对禁忌的，尤其是在拔牙后。此外，在其他牙槽手术后，观察到骨再生减少，并且可能发生感染，形成死骨的风险[31]（图2-5a和b）。

在这种情况下，几年前系统摄入双膦酸盐治疗肿瘤疾病或骨质疏松症是种植手术的绝对禁忌证。临床经验表明，需要重新评估这种禁忌证[16,25]。双膦酸盐药物会干扰骨代谢的生理功能，从而限制负责骨吸收和改建过程的破骨细胞的功能[89]。因此，必须重新评估需要依靠破骨细胞高活性以完成骨改建技术的适应证。在这种情况下，涉及自体松质骨移植的技术优于移植纯皮质骨或异种骨替代材料的技术，因为这些材料需要更高的吸收动力学才能实现植入部位的稳定[20]。

对于需要从几个月到几年不定期输液的肿瘤治疗，应避免植入种植体[31]。即使这些制剂以所谓“长效注射剂”的形式长期口服或静脉内给药，临界值也定为3年。为避免接受骨质疏松症治疗的患者出现双膦酸盐导致的骨坏死，建议应极其严格把控这些患者的骨增量和种植适应证[31,34]。

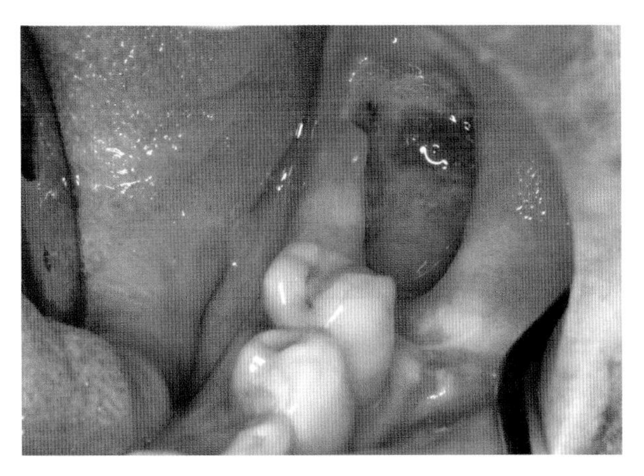

图2-5a 双膦酸盐引起的浆细胞瘤骨坏死伴多重耐药溶血链球菌定植。

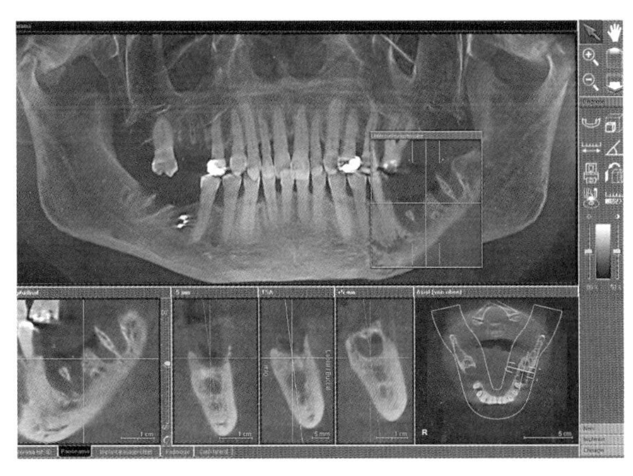

图2-5b CBCT评估因颌骨坏死（ONJ）而成为骨增量手术和种植治疗禁忌证的可用骨组织。

由于经双膦酸盐治疗的患者，其种植成功与否存在争议[42,87]，因此治疗的程度应根据患者的健康状况和口腔既往病史，视个人情况而定。

2.3.2.2 特异性抗体治疗

如今，许多抗体治疗已成功用于癌症治疗，甚至应用于晚期阶段，并且有时会通过持续给药以避免癌症进展。该治疗可以显著提高患者的生存率。虽然这些治疗并非没有副作用，但与常规化疗相比副作用较少。治疗方式包括给予大剂量可的松，用于稳定患者。然而，即使这种治疗只进行了很短时间，由于它们干预了钙平衡，因此也会对所治疗牙齿的预后以及术后骨愈合产生负面影响。因此应该特别注意肿瘤治疗、骨代谢和伤口愈合能力引起的牙齿丧失，因为患者可能正在进行抗吸收治疗[10]。

2.3.2.3 Albert Schoenberg病

Albert Schoenberg病是一种遗传性骨病，被称为“大理石样骨硬化症”显示出由破骨细胞功能的遗传缺陷引起的松质骨和常规骨组织的骨髓腔的大量压缩。牢固的骨附着，而同时没有充分的骨吸收，会严重压缩骨髓腔，以致几乎不可能有血管形成，于是骨头像大理石一样白。放射学上，类似于大理石的骨结构改变也被称为骨硬化症。它还表现出牙齿发育障碍，牙釉质发育不全以及牙冠和牙根畸形。高度硬化导致整个骨骼骨折的风险增加、骨愈合倾向差，因此绝对禁止种植或骨增量治疗[65]。在这种情况下，单个病例报告显示种植体植入后骨髓炎的风险很高[61]。

2.3.2.4 畸形性骨炎（Paget骨病）

畸形性骨炎（Paget骨病）是一种原因不明的慢性全身性或单发于骨组织的组织失调。好发于60～70岁的男性患者。该骨病与Albert Schoenberg病相反，皮质骨转变为细网状的松质骨，其骨髓腔充满纤维组织[15]。

除了风湿病外，还出现特征性的颅骨周长增加，在极端情况下表现为具有高颅盖、明显突出的颧骨、眼距增加和上颌骨扩张的骨性狮面（狮子脸）。影像学上呈现增亮和阴影表现，类似棉片状结构，受累骨常增厚。目前，一般通过使用上述的双膦酸盐，以静脉给药方式来稳定骨组织。由于骨代谢的改变，建议严格把控种植体植入及骨增量手术的适应证。短期病例报告显示了积极的治疗结果，然而仍缺乏长期研究[75-76,90]。如有必要，可进行数字化引导的截骨术，以改善修复体在塑形后牙槽骨上的固位。

2.3.2.5 药物治疗

目前，许多人通过自行服用药物来改善他们的身心健康。患者通常不会在既往史中提及这些药物，但是它们可能对种植治疗的结果产生影响。目前，尚未评估这些药物如何对种植治疗产生影响，并且许多患者认为他们的用药史与口腔医生无关。而使用质子泵抑制剂（PPI）治疗胃炎的患者，或使用5-羟色胺再摄取抑制剂以稳定抑郁发作的患者，其种植失败率更高[45]。对于这些患者，在进行种植治疗之前，应问清药物的使用持续时间和剂量[45]。

对于其他药物，如糖皮质激素和非甾体类抗炎药，其对种植治疗的影响尚存争议。然而，由于存在阻碍伤口愈合的风险，对于长期或高剂量应用糖皮质激素的患者，应询问其主诊医生对于停药期的建议。

2.3.2.6 心血管疾病

我们考虑的首要因素是患者是否因外科手术出现风险，而不仅仅考虑种植手术和骨增量手术的禁忌证。应通过围术期监测，减少甚至消除手术应激引起的术中心血管并发症[13]。根据患者的医疗保险制度，建议ASA Ⅲ级患者住院接受牙槽手术（表2-1）[47]。如果在门诊进行外科手术，则术后必须确保家庭护理到位。

表2-1 美国麻醉医师协会（ASA）体格状态分级（2014年10月15日由ASA批准）[40]

分级	定义	举例（包含但不限于以下内容）
ASA Ⅰ	全身健康	健康、不吸烟、不饮酒或少量饮酒
ASA Ⅱ	合并轻微系统疾病	轻微的系统疾病，没有实质性器官功能限制。如当前吸烟者、社交饮酒者、孕妇、肥胖、控制良好的糖尿病/高血压、轻度肺部疾病
ASA Ⅲ	合并严重系统疾病	实质性器官功能受限制；合并1种或多种中度到重度疾病。如控制较差的糖尿病/高血压、慢性阻塞性肺疾病、病态肥胖（BMI≥40）、活动性肝炎、酒精依赖或酗酒、心脏起搏器植入后、心脏射血分数中度下降、定期规律透析终末期肾病、孕龄＜60周的早产儿、心肌梗死、脑血管意外、短暂性脑缺血发作病史或冠状动脉疾病/冠状动脉支架植入（发病至今＞3个月）
ASA Ⅳ	合并严重系统疾病，危及生命安全	如近期（＜3个月）发生过心肌梗死、脑血管意外、短暂性脑缺血发作病史或冠状动脉疾病/冠状动脉支架植入，合并心肌缺血或严重心脏瓣膜功能异常、心脏射血分数重度下降、脓毒症、弥散性血管内凝血、急性呼吸道疾病或终末期肾病未进行定期规律透析
ASA Ⅴ	垂死的患者，若未进行手术则无生存可能	如胸/腹主动脉瘤破裂、严重创伤、颅内出血合并占位效应、缺血性肠病面临严重心脏病理性改变或多器官/系统功能障碍
ASA Ⅵ	已宣布脑死亡的患者，准备作为供体对其器官进行取出移植	—

在血管梗死疾病发生后的6个月内，绝对禁止进行种植修复手术。

2.3.2.7 出血性倾向

当需要抗凝治疗时，术中和术后很有可能存在出血的风险（图2–6）。抗凝治疗不是绝对禁忌证；然而，应根据适应证，权衡暂停用药或更换药物的风险与种植手术和骨增量手术的实施必要性[82]。当患者声称正在服用一种或多种所谓的血液稀释剂时，明确患者所用的药物是至关重要的。如果发生术后出血，了解确切机制很重要，并在适当情况下考虑药物的具体系统性治疗（表2–2）。一些疾病，如房颤和冠状动脉支架植入术，建议采用双重甚至三重抗凝治疗[78]。

应区分抗血小板药物（如ASS或P2Y12抑制剂）和抗凝药物（香豆素、肝素）。血小板聚集抑制剂本质上是预防具有心脏病发作风险的患者的动脉血栓形成，而抗凝药物除了预防适应证外，主要用于治疗心律失常、心脏瓣膜置换和深静脉血栓形成。最新研究进展为直接口服抗凝剂（DOAC/NOAC），它们被归类为凝血酶或Xa因子抑制剂。在患者检查期间也可以对抗凝治疗的程度进行检测。如果在患者腿或手上已经发现了陈旧的血肿，这表明抗凝治疗不当或控制不良。

相对罕见的先天性凝血障碍主要包括血友病A和血友病B以及von Willebrand–Jürgens综合征。当这种疾病存在时，凝血级联中的重要因子（主要是因子8和因子9）几乎不存在或无效，并且活性降低，严重时可不足1%。根据因子的剩余活性，可以通过替换适当的因子来进行手术[41,51]。

建议所有具有出血性倾向的患者咨询主诊

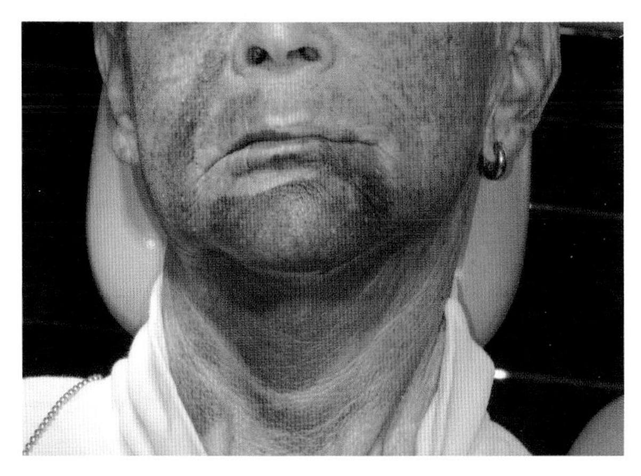

图2–6 常规服用阿司匹林的患者术后出现严重血肿。

医生，在医生指导下确定治疗方案，防止发生致命血栓栓塞并发症的风险。因此，患者应与主诊医生一起决定是否需要改为皮下肝素注射（“桥接”）或间歇性抗凝治疗。当使用替代药物时，不加控制地改变药物，减少以前的治疗剂量，则可能导致严重的并发症。为降低致命血栓形成的风险，目前口腔外科手术一般建议不要停止任何类型的抗血栓治疗，也不要使用肝素进行任何“桥接”，即使应用血小板聚集抑制剂，如氯吡格雷、普拉格雷、替格瑞洛或噻氯匹定也是不建议的。应通过局部手术来防止术后大量出血，如非创伤性方法、避免切割重要血管、使用局部止血剂以及使用加压板良好闭合创口（见第8章）。

2.3.2.8 糖尿病

虽然由单纯胰岛素缺乏引起的1型糖尿病在全球范围内的患病率仅为0.02%，但2型糖尿病的发病率正在迅速增加，尤其是在工业化国家的普通收入群体。几年后，预计这些国家的发病率将达到10%。

对于这些患者，除了移植手术或种植体植入后会出现伤口愈合障碍的风险外，种植体周围炎的风险也会增加[30,70]。在口腔中，由于毛

表2-2 抗凝药物的种类及剂量

分组	血小板聚集抑制剂		抗凝药物			
			香豆素衍生物	肝素	“非维生素K拮抗剂”口服抗凝血剂（NOACs）	
药物机制	**血栓烷合成酶抑制剂**	**P2Y12抑制剂**	**维生素K拮抗剂**	**抗凝血酶Ⅲ抑制剂**	**直接Ⅱa因子抑制剂**	**直接Xa因子抑制剂**
药用物质 ·商标	阿司匹林 ·ASS 双嘧达莫 ·Persantine	噻吩并吡啶 氯吡格雷[1] ·Iscover 普拉格雷[1] ·Efient 第三代 ADP受体抑制剂 环戊基三唑嘧啶 替格瑞洛[2] ·Brilique ·Possia 坎格雷洛[1] ·Kengrexal	苯丙香豆素 ·Marcumar Warfarin ·Cournadin 醋硝香豆素 ·Sinthrome	依诺肝素 ·Clexane ·Lovenox 舍托肝素 ·Mono-Embolex 达肝素 ·Fragmin 那曲肝素 ·Fraxiparin 瑞维肝素 ·Clivarin 亭扎肝素 ·Innohep	达比加群酯 ·Pradaxa	利伐沙班[3] ·Xarelto 阿哌沙班[3] ·Eliquis 依度沙班 ·Lixiana 贝曲沙班 ·Bevyxxa
解毒剂	经实验，无可用 去氨加压素 ·Minirin	[1]无可用 [2]抗体片段PB2452 ·Bentracimab	维生素K	硫酸鱼精蛋白	依达赛珠单抗 ·Praxbind	[3]Andexanet Alfa ·Ondexxya
药效时间	7～10天			1天		
出血风险	中		中到高 剂量依赖		高	
小型牙槽手术	无风险	无风险	INR＜2.5	最后一次服用后24小时	12～24小时休药期	
		无风险	INR＜3.5	最后一次服用后4～6小时		
中等口腔手术	无风险	无风险	INR＜3.0	最后一次服用后24小时 最后一次服用后4～6小时	12～24小时休药期	
复杂骨移植术	无风险	中等风险	INR＜2.5	最后一次服用后24小时	24～36小时休药期	
何种情况需住院	必须继续联合ASS、P2Y12H和/或NOAC，且不能减少为单药治疗		INR＞3.5无降低可能性	不允许暂停用药		
特殊情况	固定联合用药： ASS和Clopidogrel ·DuoPlavin				肾功能不全时停药时间延长	

细血管受损导致组织营养减少，故而糖尿病微血管病会降低口腔黏膜的再生能力。这通常会导致广泛的组织坏死，伴随骨增量区域暴露，移植骨部分或完全丧失[85]。

由于血液循环受到限制，骨结合种植体的软组织封闭虽然对于骨内种植体是可以接受的，但其在表面细菌定植期间可能已经受到干扰，从而使种植体周围的骨容易感染。该病的药物治疗是根据糖化血红蛋白或HbA1c的长期血糖值进行的，其值应低于6%，相当于急性血糖值为120mg/dL。如果该值高于8%，愈合并发症和牙周病的风险增加[80]，因此应严格把控适应证[54]。如果在疾病的发展过程中没有任何长期血糖值中断的迹象，则种植修复的预后良好[29]。一些研究表明，对患者进行适当的指导并进行良好的后期维护，采用分阶段手术进行骨增量并不会增加糖尿病患者的失败率[14,22]。

2.3.2.9 其他代谢性疾病

能否进行种植治疗会受到其他能够直接或间接影响骨再生的代谢性疾病的限制。这里应该注意甲状旁腺疾病，因为甲状旁腺功能亢进会导致骨骼中钙的储存减少，从而导致骨质疏松症[48]。

目前，糖皮质激素已可应用于若干自身免疫性疾病。可的松治疗可能会导致钙排泄增加，从而导致骨质疏松症或糖尿病代谢状况。这就意味着，在继发性皮质活动障碍（艾迪生病）的情况下，以及长期治疗的支气管哮喘、神经性皮炎、自身免疫性疾病（如克罗恩病）和溃疡性结肠炎的情况下，种植治疗存在一些风险[4,12]。然而，应根据个人风险状况，并考虑可的松治疗的时间和强度来决定是否进行种植治疗。

2.4 特殊检查

在制订种植治疗计划时，需要进行口外和口内的评估，以修复为导向对修复治疗的相关因素进行统筹。治疗不仅应优先考虑患者意愿修复缺失牙齿，而且要兼顾整个口腔系统的功能和美观。

2.4.1 基因检测

随着目前人类遗传学领域的发展，对于遗传发育疾病的信息也日益丰富。牙齿和牙周膜的发育不良主要与外胚层疾病相关[17]。外子叶发育的多个结构上发生疾病均可导致外胚层发育不良。除了头发、指甲和皮肤，牙齿也会受到影响。由于先天性缺牙或牙发育不全，在乳牙或恒牙列仅有很少的牙齿存在（主要为尖牙），并伴有一些未发育完全的牙齿（图2-7a～c）。在先天性缺牙中，口内存留的牙齿往往是过小牙，因此修复价值有限。由发育相关导致的牙齿缺失，其牙槽嵴也发育不良（图2-7d），虽然现存结构骨量欠佳，但骨密度致密。在制订修复计划时，必须特别注意现有的可用空间和生长方式，因此往往需要几年时间配合正畸医生进行预处理（图2-7e～n）[64]。

在非常罕见的常染色体隐性遗传病Papillon-Lefèvre综合征中，牙周病表现为严重的牙周炎，通常可导致4岁时乳牙早期脱落，14岁时恒牙早期脱落。这种特殊的牙周病表现为牙槽骨明显萎缩，需要预先进行骨增量手术[86]。

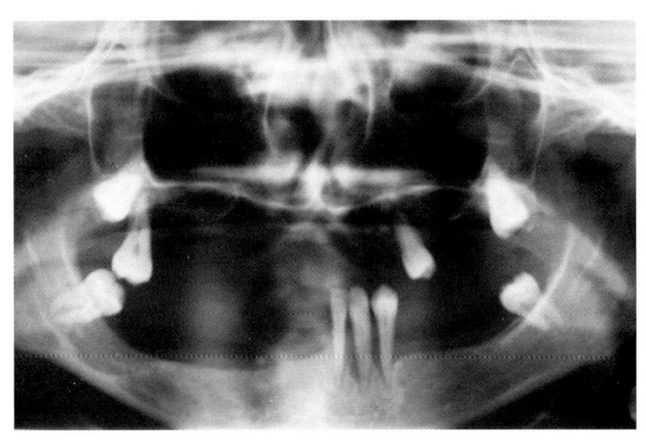

图2-7a 轻度外胚层发育不良的28岁女性患者的曲面断层片。

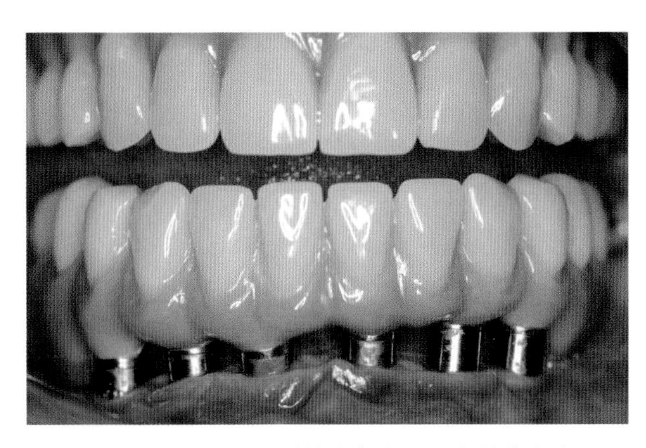

图2-7b 下颌骨植骨及种植修复术后12年的临床表现。

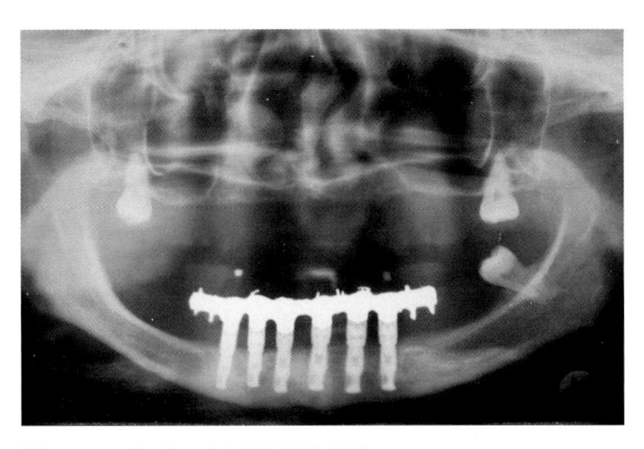

图2-7c 术后12年的影像学表现。

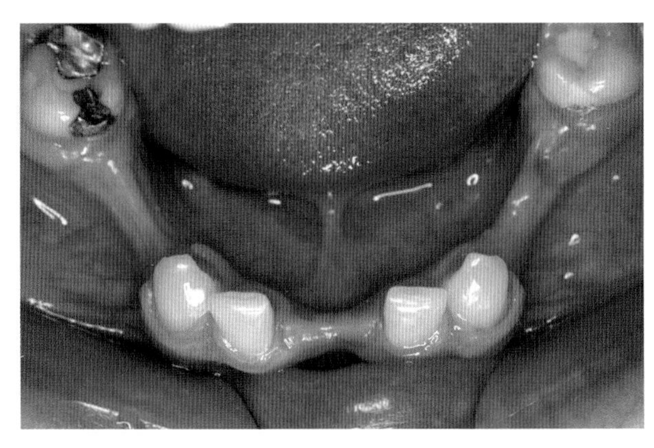

图2-7d 严重的骨萎缩伴牙发育不全。

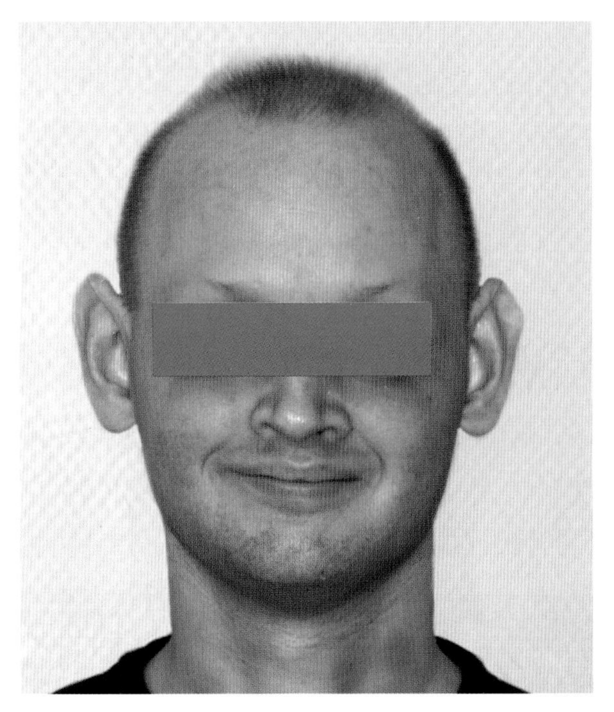

图2-7e 中度外胚层发育不良患者的典型表现。

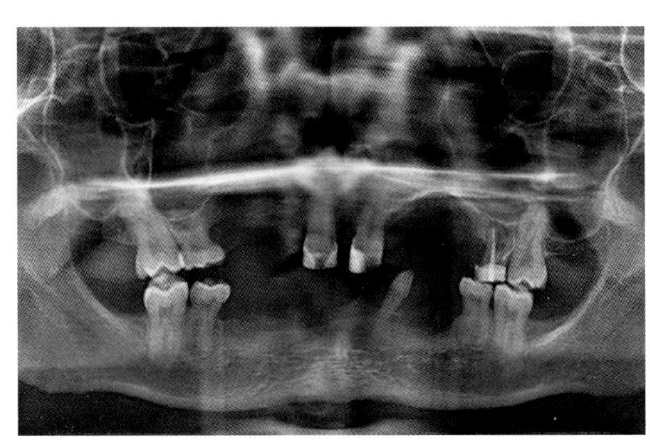

图2-7f 曲面断层片显示多数牙齿缺失。

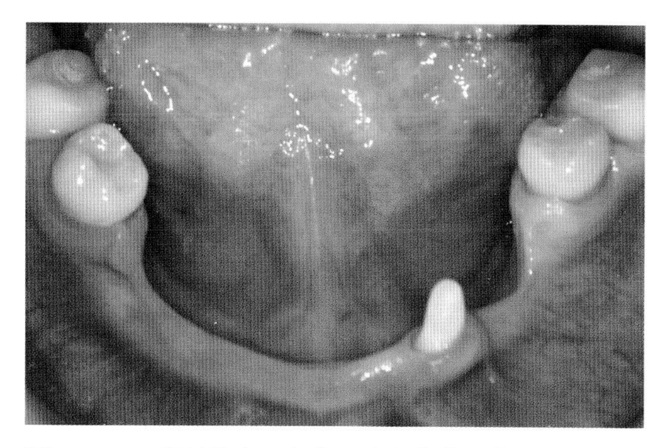

图2-7g 下颌骨发育不全伴严重骨萎缩的临床表现。

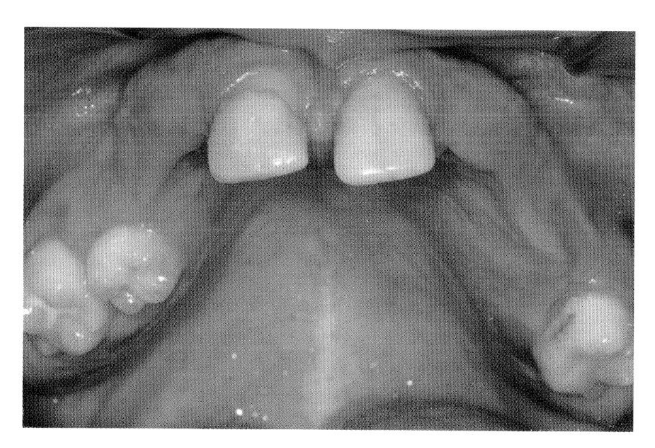

图2-7h 上颌的临床表现。

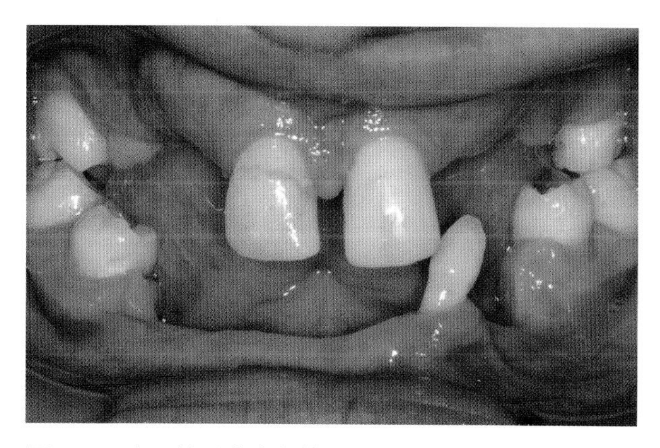

图2-7i 由于缺乏咬合支持，导致生理性垂直距离缺失。

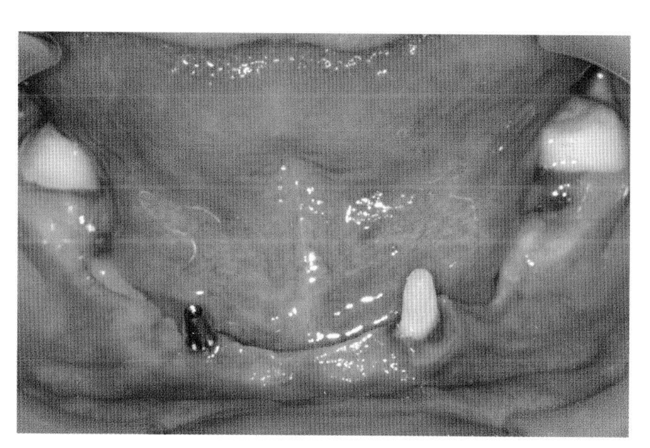

图2-7j 预备剩余牙齿以支撑固定临时修复体。此外，1颗临时种植体植入右下颌骨。

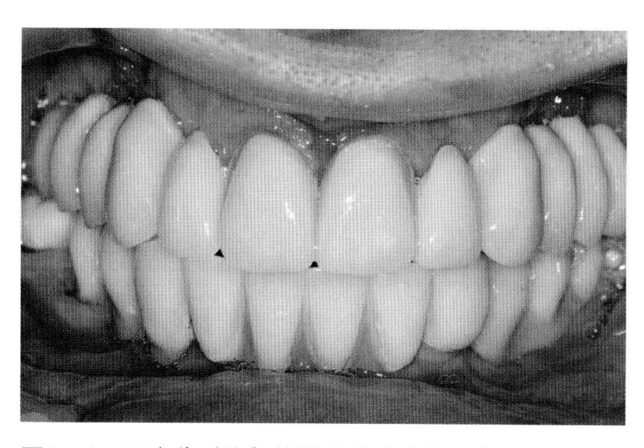

图2-7k 固定临时修复体用于重建垂直距离。

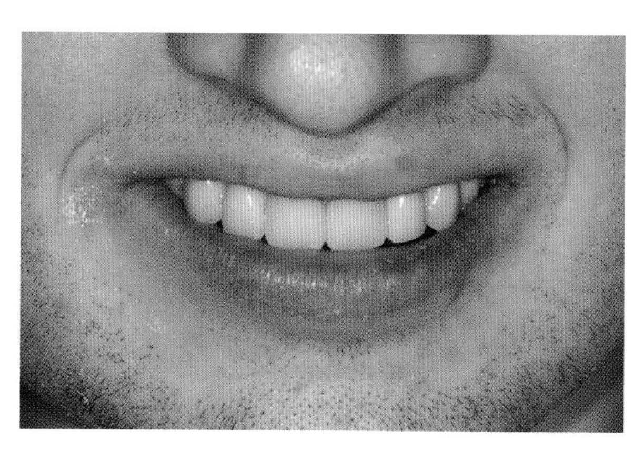

图2-7l 临时修复体提供了良好的唇部支撑，改善美观。

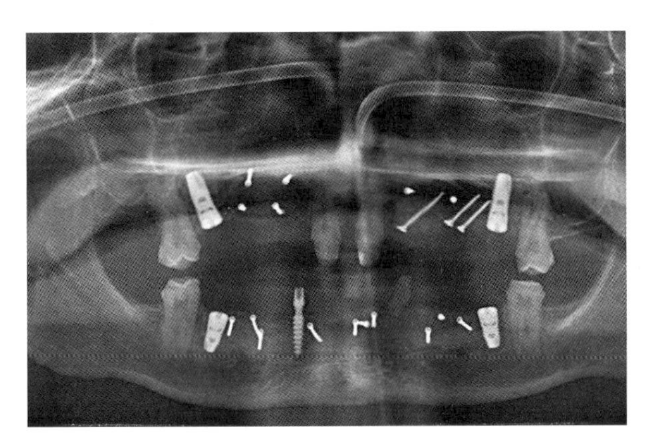

图2-7m 使用多个骨块进行骨增量。

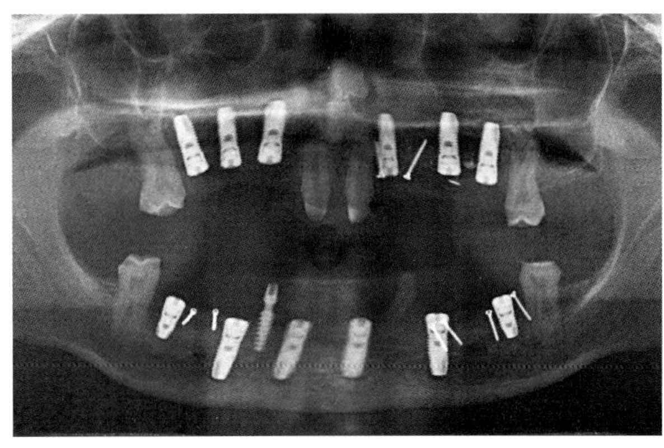

图2-7n 在移植骨内植入余下种植体后的放射学检查。

2.4.2 口外检查

在口外检查时，应当评估上下颌骨之间的相对位置关系。由于上下颌骨牙槽嵴位置变化的趋势不同，下颌骨发生离心性萎缩而上颌骨为向心性萎缩，患者可表现为明显的下颌前突，尤其是无牙颌患者。在这些病例中，必要的植骨术不仅可以恢复上下颌的垂直位置关系，而且还可以为未来的修复体确定牙槽嵴位置。在颌骨严重萎缩的情况下，由于垂直距离丧失，患者侧貌常表现为上唇部凹陷或面下1/3缩短；临床可见明显的颏唇沟加深；常伴发口角炎和口角区的白色念珠菌感染。

上唇的形貌特征影响上颌修复方案的选择，即采用固定修复体或可摘修复体。由于即使通过大范围的骨增量手术，也不能恢复整个牙槽突骨量，因此可通过设计较长的牙冠或使用带有粉红色龈瓷或树脂材料义龈的修复体来弥补。随着口周软组织张力的增龄性改变，这一问题在老年患者的表现并不明显。对于上唇较短的年轻患者，这一问题会导致不能接受的美学效果，此种情况建议采用可摘义齿修复。如果患者的上唇较长，可以通过试戴美学诊断模板决定选择固定还是可摘修复体（图2-8a～c）。对于骨萎缩不明显但长期牙列缺损丧失垂直距离的患者，通常有颞下颌关节（TMJ）的功能性不适。研究表明，患者对咬合支持区修复后及优化的咀嚼习惯变化难以接受，而无明显症状出现。经优化重建后的口腔系统，存在发生口下颌功能障碍的风险。在这些患者中，应在早期行功能治疗，以便在永久修复之前评估各种风险因素。在许多病例中，功能治疗可以在植骨后的愈合期间开始。如此一来，在进一步的治疗过程中，我们就可以避免将口下颌功能障碍的症状错误地归为植骨和种植治疗的伴发症状或副作用。如果由于退化的口颌系统和垂直距离的丧失而无法成功地进行功能性治疗，则应当延长种植体支持的临时修复体佩戴时间。临时修复体可以让我们在制作最终修复体之前，发现功能性障碍，并进行必要的咬合调整。

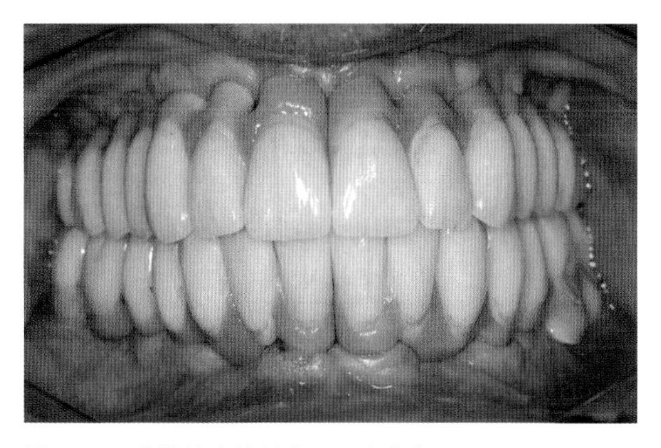

图2-8a 种植体支持的全口固定修复。

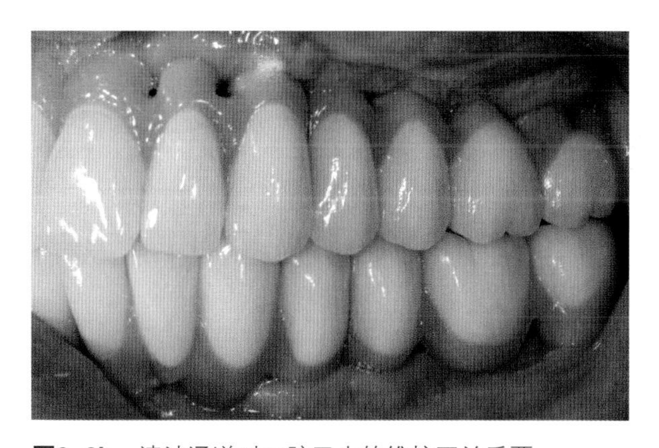

图2-8b 清洁通道对口腔卫生的维护至关重要。

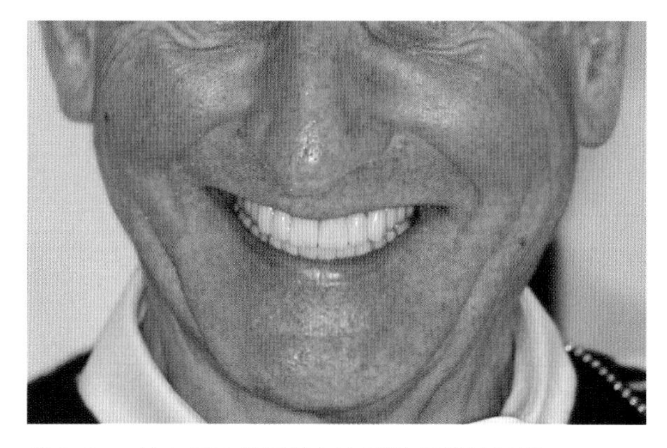

图2-8c 长上唇遮盖了粉红色龈瓷及清洁通道。

2.4.3 口内检查

除了咀嚼肌区的压痛点，开口型偏斜及TMJ区域的弹响和摩擦音都是颞下颌功能紊乱的表现。尤其对于牙列缺损患者，术前评估垂直距离是非常重要的。疑似存在牙槽骨萎缩并通过水平向和垂直向的骨增量来补偿，可能导致修复并发症的发生，如修复体缺陷，或者由于骨增量后的垂直距离不足而难以修复。因此，有必要在术前评估对颌牙是否伸长及是否需要调整对颌，避免丧失垂直距离（图2-9a）。

尤其是系统性发育不全的患者，常伴有深覆殆和乳牙滞留。这类患者的牙槽突并不随着年龄而发育。在此类病例的治疗方案中，除了通过植骨术重建牙槽骨外，还应该考虑升高垂直距离（图2-9b～j）。

2.4.3.1 软组织检查

软组织的质与量是进行植骨术的重要评估指标。薄龈生物型和瘢痕组织预示着较高的组织坏死及骨移植物暴露风险。尤其是经过多次手术后，有既往手术失败的情况下，软组织上出现血管化不良的瘢痕组织。特别是在使用生物材料进行骨增量后发生感染的病例中，异种骨替代材料留在结缔组织中，使翻瓣过程非常困难，并且组织血管显著减少（图2-10a～c）。因此，对于严重的瘢痕，最好在进行骨增量手术前至少2个月从软组织中清除所有的生物材料，并从腭部移植结缔组织，从而提高软组织的质量。隧道技术可以降低垂直向骨增量时发生组织坏死和骨暴露的风险（见第3章）。

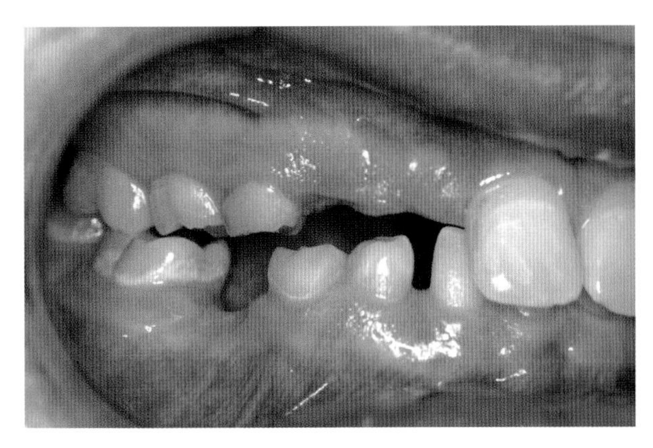

图2-9a 多数牙先天缺失伴牙槽突发育不良及垂直距离丧失。

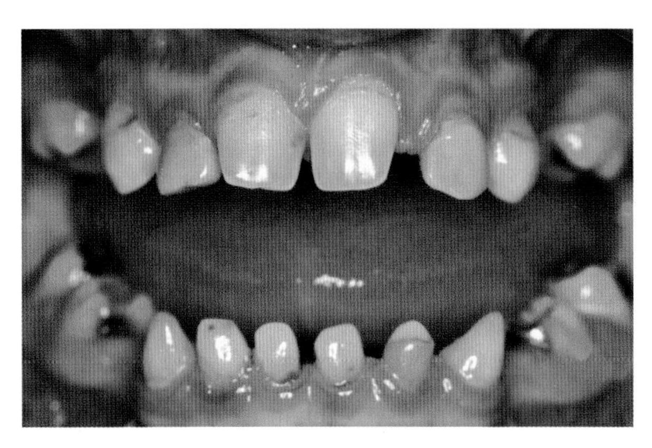

图2-9b 系统性发育不全合并乳牙滞留。

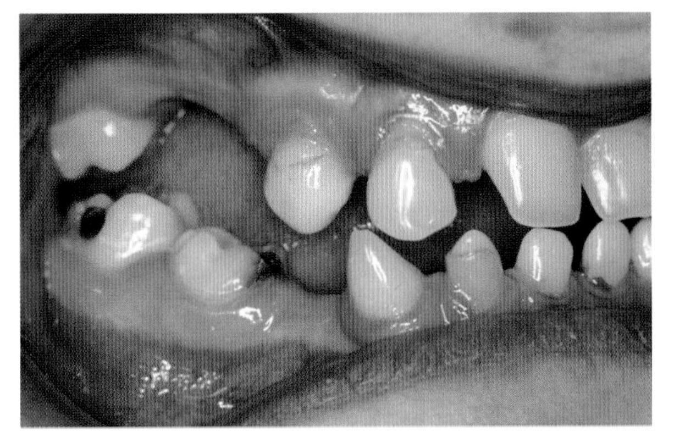

图2-9c 计划增加丧失的垂直高度。

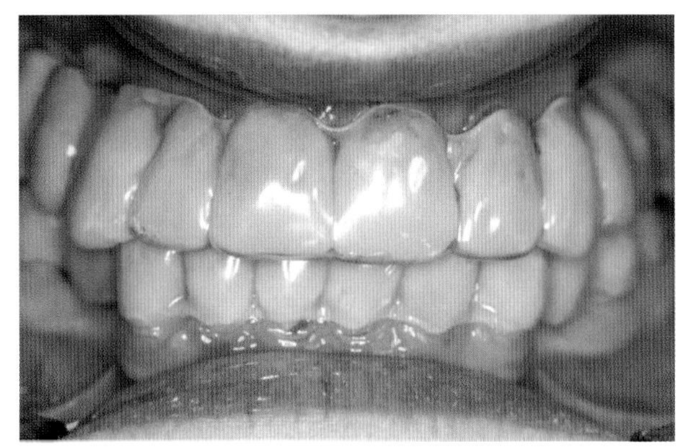

图2-9d 基于最终修复体形状制作真空成型殆垫抬高咬合。

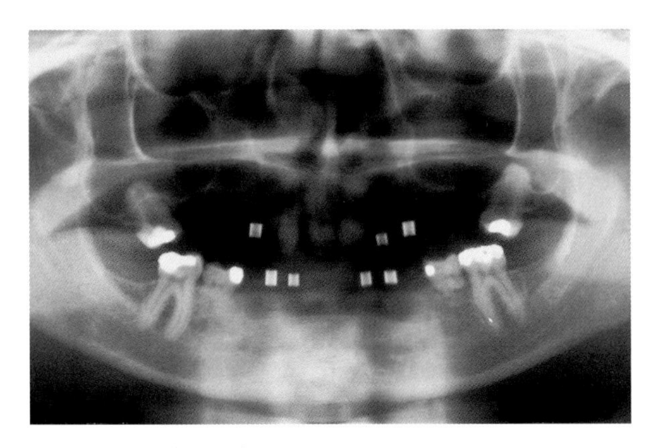

图2-9e 术前曲面断层片。

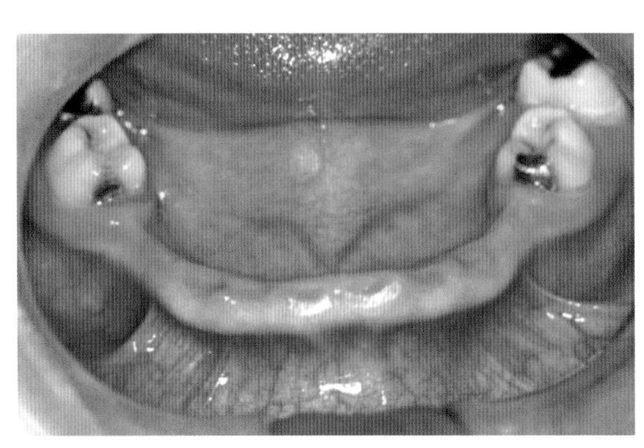

图2-9f 乳牙拔除后严重萎缩的下颌骨。

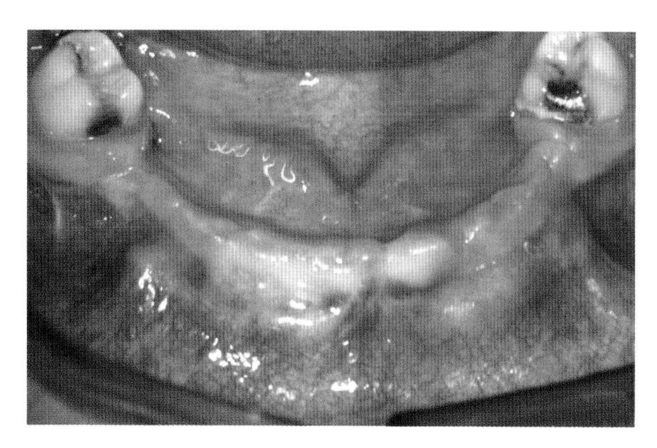

图2-9g　从颏部取骨进行骨增量术后的临床表现。

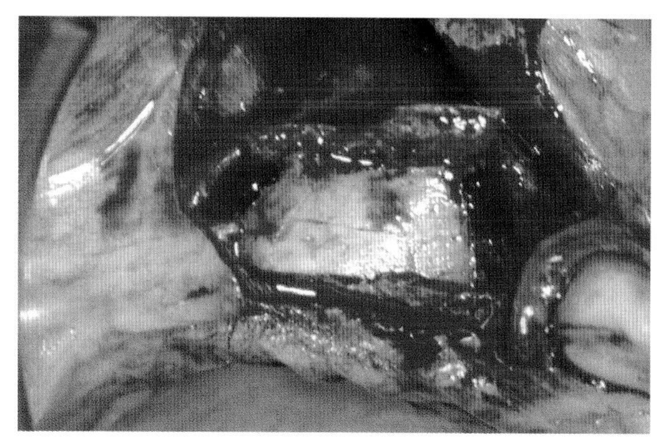

图2-9h　颏部取骨用于右上颌骨扩张成形术。

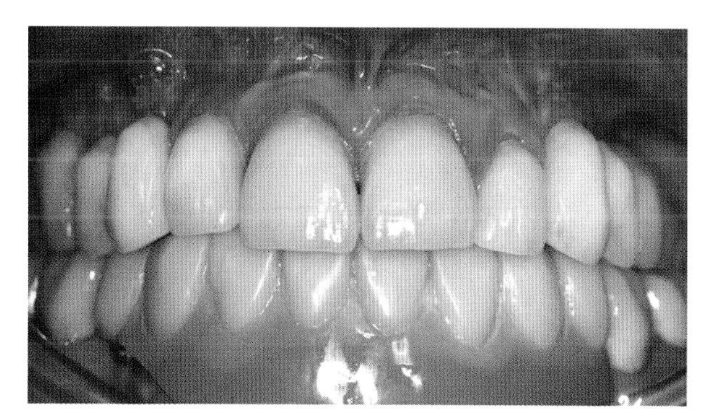

图2-9i　种植义齿修复13年后的临床表现。

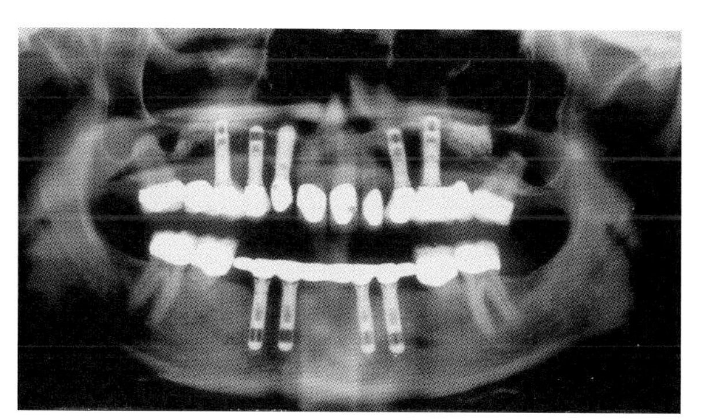

图2-9j　术后13年的曲面断层片。

软组织的状态也可能受到尼古丁摄入量增加的影响。此外，影响血液循环的系统性疾病，如未经控制的糖尿病，HbA1c值＞8%，可导致伤口愈合障碍[80]。因此，评估术区的软组织结构，考虑既往手术史或医源性因素是很重要的。在骨增量手术之前，应当进行系统性牙周治疗来消除炎症。

口腔黏膜的病变应当首先被明确，如白斑被认为是一种癌前病变[95]。在拔牙过程中被认为不明显的软组织变化，表面切除后可能会复发，应考虑巨细胞性龈瘤的可能性[74]。

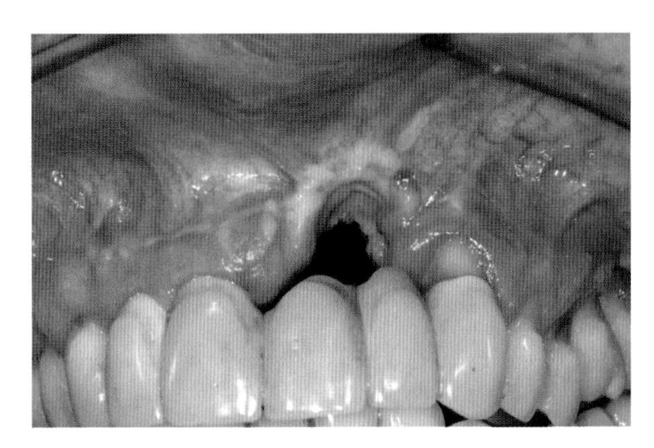

图2-10a 多次使用异种骨移植材料进行骨增量术后，形成较大的骨缺损伴严重软组织瘢痕。

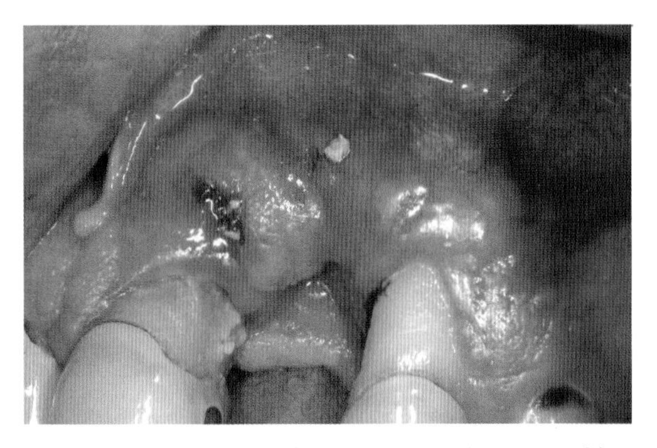

图2-10b 牛骨替代材料进行骨增量失败，部分材料从软组织排出。

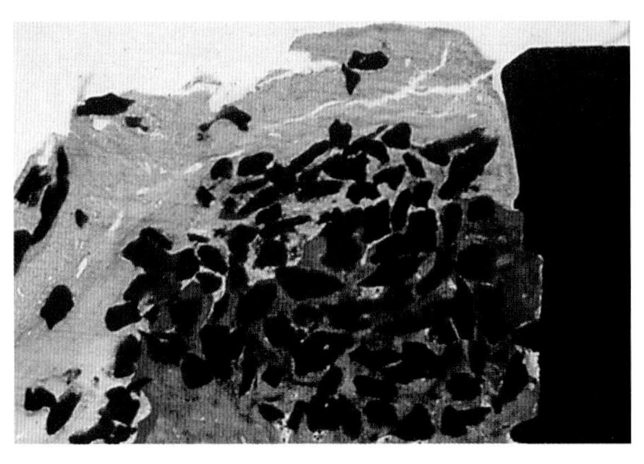

图2-10c 骨替代材料部分成骨，但在软组织区有明显浸润。

2.4.3.2 牙科检查

通过预先的龋病学、牙髓病学和牙周病学治疗手段，应当保证天然基牙维持在中长期稳定。若基牙预后不佳，应当慎重考虑是否在过渡阶段使用余留的基牙来固定义齿。抑或通过临时或永久种植体支持的即刻修复体增加患者的舒适度。

如果是由牙周病导致的牙齿脱落，便于清洁维护的修复体上部结构能在一定程度上降低远期发生种植体周围炎的风险，因为已有研究证明无牙颌患者发生种植体周围炎的风险更高[84]。

对于深覆聆患者，在进行骨增量手术前，应通过功能性咬合板的治疗来评估是否需要重建垂直距离。这可以防止修复过程中发生进一步的并发症。在确定理想的垂直高度后，应当遵从此高度，避免过度地进行垂直向重建导致颌间距离不足。使用诊断蜡型模拟修复效果有助于决策的制定，特别是外伤引起牙齿松动和骨断端移位导致的开聆使临床决策变得更加复杂（图2-11a～c）。

2.4.3.3 骨的结构

在骨重建区，特别是使用生物材料（异种或异体骨移植物）时，其骨质量一般认为是欠佳的。应用三维技术进行口内骨移植、髂骨单纯皮质骨条骨重建、压缩松质骨或牵引成骨，可获得与二类、三类骨相对应的有活力而稳定的骨床。根据骨质不同，及早发现功能障碍非常重要，以防止因磨牙症而导致的种植体过度负荷。

牙槽嵴测绘是确定骨体积的一种最初的简便手段。软组织的厚度通过带有橡胶止动片的尖探针测量。通过将这些测量值转移到分割模

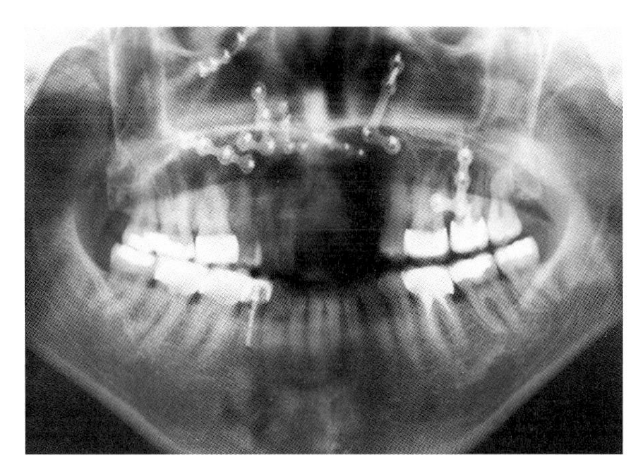

图2-11a 曲面断层片显示复杂面中部骨折经多次固定治疗的术后影像，以及前牙区遗留的明显骨缺损。

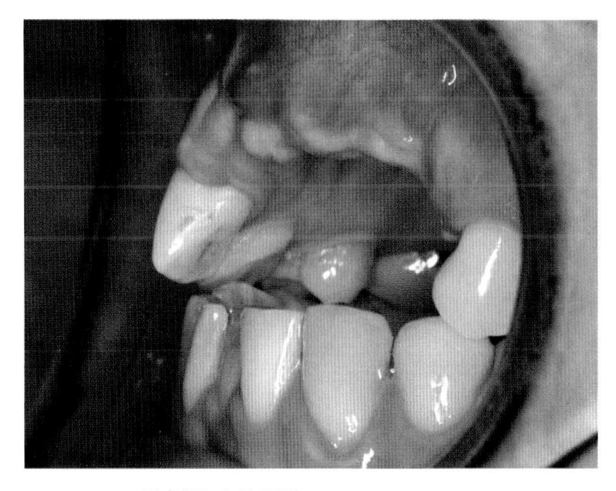

图2-11b 骨折导致的开秴。

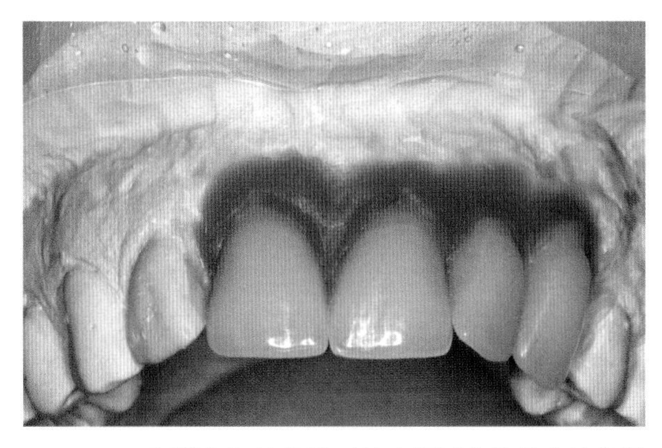

图2-11c 预期修复体的蜡型辅助规划自体骨移植的骨重建。

型上，即可以测量现有的骨体积（图2-12a和b）。这种诊断测量方法现在已很少使用，因为数字化诊断方法，如锥形束计算机断层扫描（CBCT）已经越来越普遍。在过往的临床应用中，经改良的卡尺并未展现出令人满意的测量效果，因此已不再在临床使用。

2.4.4 影像检查

在种植治疗中，尤其是在颌骨萎缩的情况下，放射学诊断能够提供很多关键信息用于判断治疗的可能性、需要的治疗范围以及确保治疗效果。放射学诊断为保护术区的解剖结构提供相关信息。除了对颌骨进行体积评估外，还可以对骨结构进行评估。

由于慢性感染，特别是经过多次牙髓治疗，如根管再治疗、根尖切除或其他感染，颌骨可见硬化性改变。一般来说，这些都与进一步的种植治疗无关，因为人体自身的免疫系统已经通过炎症过程治愈了感染；事实上，有时机体通过新骨的沉积发生过度的修复。这增加了骨密度和获得较高种植体初期稳定性的可能。另外，骨密度的增加使种植床的预备更加困难，在冷却不充分的情况下，会增加骨灼伤的风险。极少数情况下，有可能会发生局部的骨髓炎。

硬化性骨髓炎（又称Garré骨髓炎）是慢性细菌性感染性疾病，由持续存在的感染及机体自身抵抗力所引起。在微生物学诊断上，术中棉拭试验很少能检测到细菌生长。如果有持续性骨炎症状的病史证据，建议考虑用CBCT（图2-13）或骨骼放射性核素扫描来排除慢性亚急性病变。

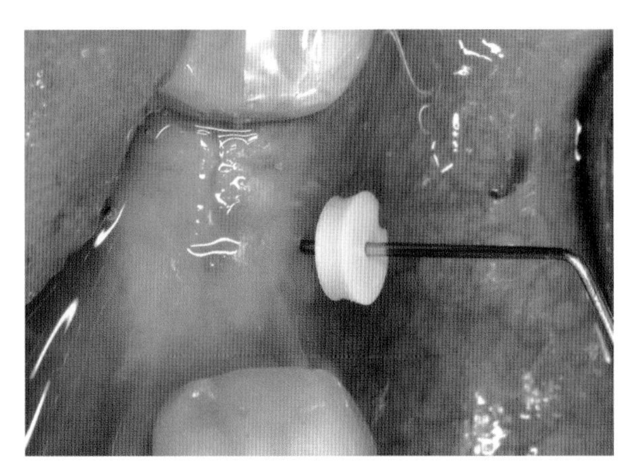

图2-12a 用带有止动片的尖探针测量黏膜厚度。

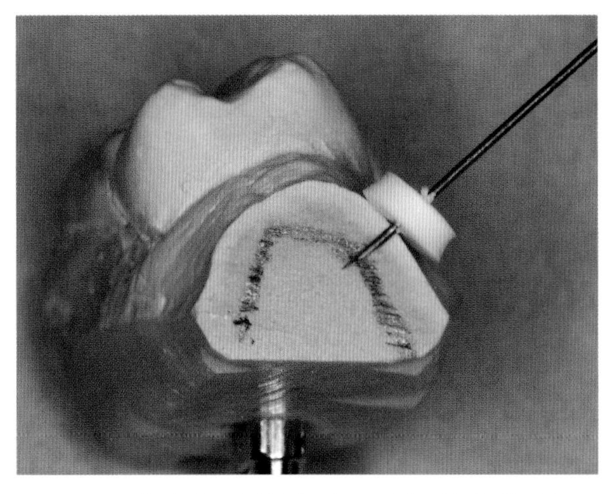

图2-12b 将黏膜厚度的测量结果转移到分割模型上。

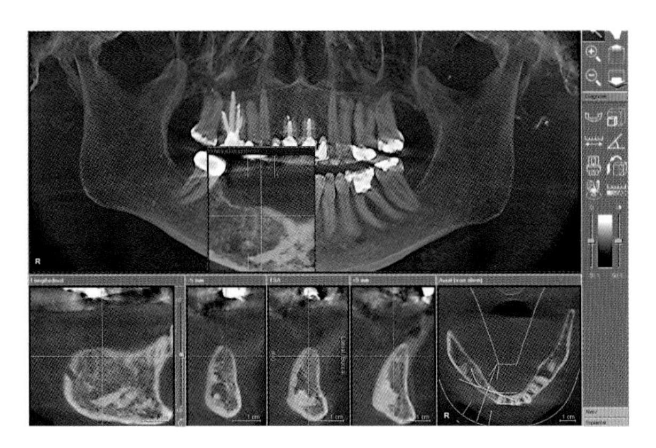

图2-13 髂骨移植骨增量术后发生种植失败，移除所有种植体后，缺牙处的下颌骨基底区域有明显的硬化表现。患者的病史表明，由于长期慢性感染曾进行多次根尖切除术，最后导致多颗牙齿拔除。

2.4.4.1 放射学检查技术

在治疗规划方面，牙科的所有放射学程序都是基于适应证来应用的，这取决于不同形式的种植修复治疗，从外伤后单颗牙缺失修复到严重萎缩上颌骨的重建。

根尖片

特别推荐使用根尖片来获得更清晰的牙齿、骨和种植体的细节。这种诊断技术特别适用于确定种植体或牙齿周围的骨丧失和龋损的检查（图2-14a和b）。如果计划进行骨增量，特别是垂直向骨增量手术，建议采用根尖片来检查邻牙区的骨结构。这一信息非常重要，因为垂直向骨增量受限于邻牙的骨组织水平。

当使用传统的根尖片时，平行投照技术比分角投照技术精确得多[73]。在平行投照技术中使用持片器系统可以稳定地定位，从而获得反映真实大小、精确的图像记录。即便如此仍然可能存在偏差或变形。因此，长度的确定应该通过早期（已经创建的）曲面断层片或CBCT来验证，以便为种植规划实现精确的长度测量。

通过这种检测方法进行广泛的治疗规划并没有被证明是成功的，因为它无法充分反映空间关系，而且由于投影技术的偏差，有可能对垂直向维度进行不正确的评估。通过根尖片来反映骨质量的信息有限。

种植治疗是一个长期的过程，需要定期随访，以评估个体种植体周围炎的风险。因此，除了规划手术程序的初步诊断外，对修复完成情况的记录也很重要。这些资料在将来的治疗过程中都是有必要提供的。尤其是在评估单颗种植体嵴顶区的骨水平时，根尖片仍显示出最清晰的影像信息。数字化存档允许在屏幕上同时对几幅图像进行比较评估，如评估种植体周

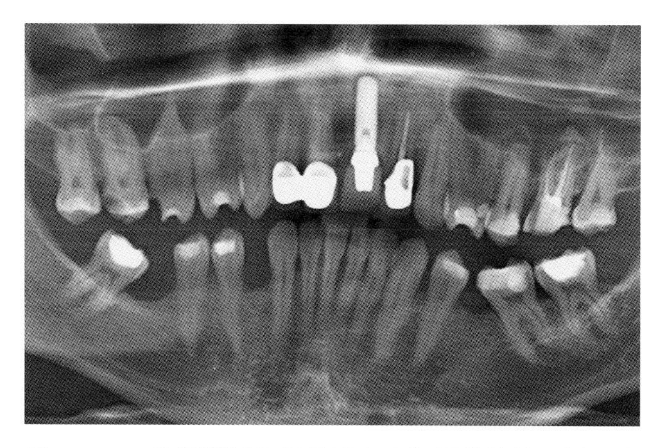

图2-14a 曲面断层片记录了左中切牙种植体，以及上颌左侧第二前磨牙和第一磨牙的一些根尖反应。此处很难观察到种植体周围病变。

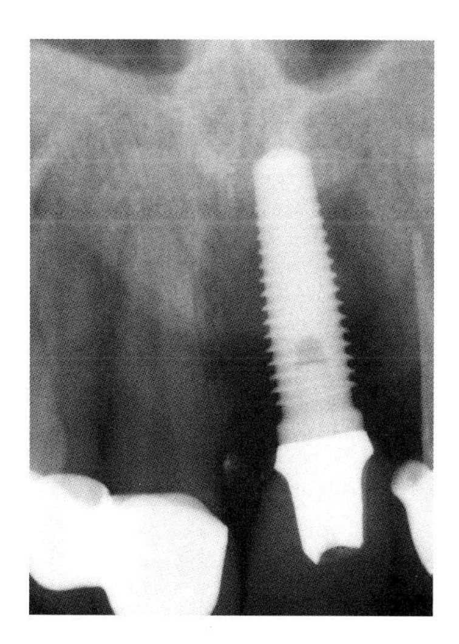

图2-14b 根尖片显示出严重的种植体周围骨丧失和邻近侧切牙的深龋。邻牙牙根表面仍有薄层骨质覆盖。

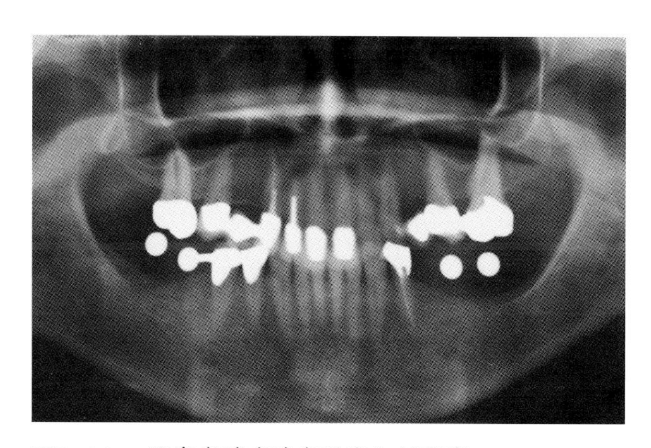

图2-14c 用参考球来确定垂直向骨高度。

围骨水平的变化。

曲面断层片

曲面断层片是一个提供有关牙列和骨体积一般信息的全景X线片，并能对敏感的解剖结构进行定位，如下牙槽神经、上颌窦底和鼻底。曲面断层片显示的解剖结构会产生15%～25%的放大率，不同公司品牌的设备以及患者在扫描时的位置都会影响这一数值。规划在邻近相关解剖结构的区域进行种植时，每个节段放置一个参考球，以便在外科手术区域获得最精确的测量结果（图2-14c）。借助于断层摄影术，能粗略地获得有关骨质的信息。其他设备还提供拟手术区的横向断层，最初是由Scanora设备实现的[5]。然而，由于这些断层是单独控制的，因此无法在外科规划软件中创建数据来进行进一步的处理。一项最新的技术发展是利用多层技术的全景X线片成像。通过一次标准扫描，获取大约4000幅原始图像，可以实现改变头颅位置或曲面体层曲线范围后的图像重建。由于获取了多个层面图像，提高了骨质结构的观察程度，提供了更多关于目的区域骨质质量的信息。

对于常规病例或中度萎缩病例的种植规划，曲面断层片提供了非常好的位置关系信息，因此通常不需要进一步的放射学诊断来辅助种植定位。

颅骨摄影

在半轴颅骨影像片中（放射线束呈后前方向倾斜37°），颅骨部分显像，如果体位摆放正确，可同时显示出颧骨和上颌窦结构。此图像能够用于评估上颌窦的横向范围。此外，在双侧对比中，它提供了关于异物或任何上颌窦

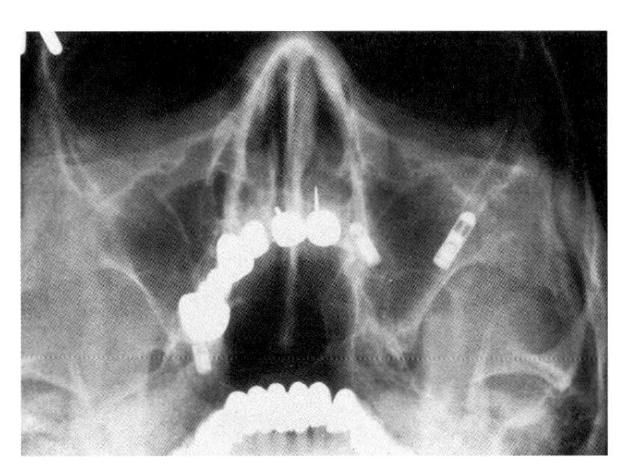

图2-15　鼻旁窦后前位片显示种植体进入左上颌窦内。

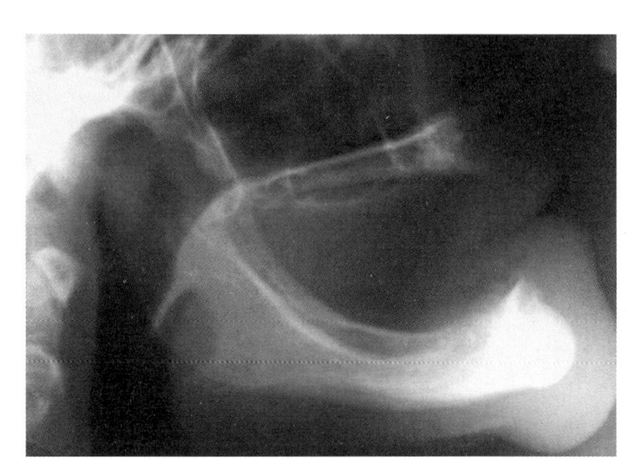

图2-16a　头颅侧位定位片显示颏部的可用骨量：由于上颌骨萎缩而导致下颌前突。

病变的信息。这张图片于最大开口位拍摄，X线束中心线自枕外隆突上方约10cm处射入，于上颌骨前鼻棘处穿出（图2-15）。

头颅侧位片是X线束于距离＞1.5m处从侧方中央经蝶鞍区投照的侧颅骨成像，主要用于正畸治疗中的头影测量。对于种植计划，该图像可提供关于上下颌在矢状向、切牙倾斜度及前牙区牙槽嵴方向的重要信息。通过用锡箔纸显示活动义齿的轮廓，可以确定与修复体重建相关的骨萎缩程度。

当计划从颏部取骨时，这种放射线片有助于术前确定联合区骨的形态和体积以及术后骨愈合的情况（图2-16a～c）。

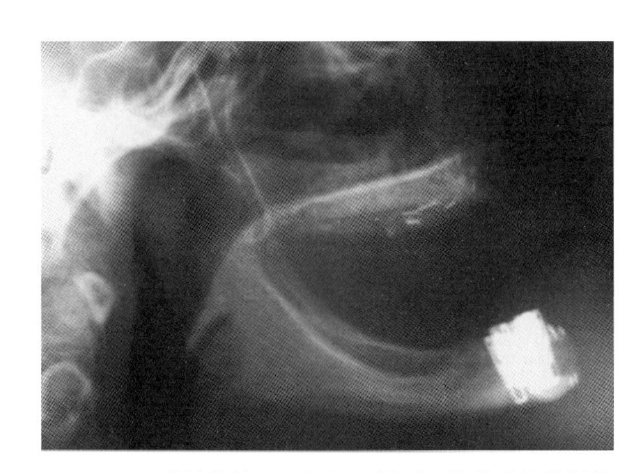

图2-16b　种植体植入及颏部取骨后覆盖钛膜的放射线片（见第4章）。由于上颌骨进行骨移植及下颌骨种植体的植入，矢状向上的差异明显变小。

计算机断层扫描

在医学领域中，对硬组织的诊断，计算机断层扫描（CT）是三维成像的金标准。医学CT提供三维图像，提供无失真、数值精确的空间诊断信息和规划，包括解剖结构的成像。如果对放射线阻射修复蜡型进行CT扫描，则能够以修复为导向进行种植治疗计划的设计。在进行计算机断层扫描时，X射线束被线状探测器接

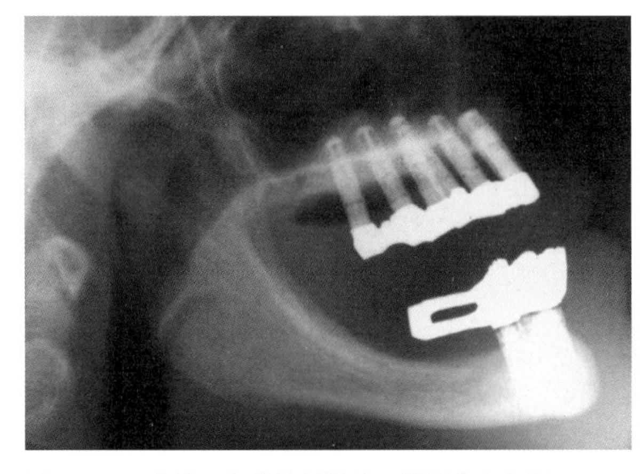

图2-16c　术后10年的放射线片，供区愈合良好。

收，这些断层是通过围绕患者旋转的辐射源和探测器来获得的。在初步的CT检查中，患者从进口处逐渐推进，所获取的断层数目和扫描的距离决定了它的分辨率[39]。

目前，一个连续的反馈信息会在螺旋CT上生成一个三维体积，然后以断层的形式显示出来。现如今，已有多种低剂量扫描的方案以减少原始剂量[91]。对于医学诊疗，软硬组织的观察是很重要的。因此，高放射剂量是必需的，这也限制了它在牙科领域的常规使用。

由于金属修复体会引起伪影，根据扫描的是上颌骨还是下颌骨，对患者进行仔细的定位是很重要的，这样才能使颌骨与光束路径平行。如果患者没有正确定位，伪影可能会限制图像在确定解剖结构方面的诊断价值。广泛的修复体，如由氧化锆陶瓷材质的局部固定义齿，可能会由于伪影而影响诊断的准确性。通过改变螺旋CT扫描的机架倾斜度，可以改变金属伪影的方向，从而提高扫描的可用性。然而，这需要一位训练有素且熟悉牙科相关知识的放射科医生。由于初始成本较高，并且需要放射科医生进行扫描，因此该诊断工具仅在放射中心提供（图2-17a和b）。

除了传统的放射断层重建，特殊的牙科断层扫描重建也是可能的，它可以提供垂直于全景X线片视图的截面影像（图2-17c～h）。对于牙科诊断，这些图像以DICOM格式输出，以便在各种浏览和设计软件中读取[1]。除了精确显示骨性结构外，螺旋CT在软组织成像方面特别突出（图2-18a～e）。虽然现代设备的辐射照射已经减少，但与CBCT相比，螺旋CT仍显示出更高的辐射曝光量[56]。

因此，如果有CBCT，则应避免使用螺旋CT进行植入前诊断、制作三维外科导板或导航程序[21,23,72]。

锥形束计算机断层扫描（CBCT）

除了螺旋CT，CBCT作为一种可连续采集影像图像的方法，已在牙科领域应用20余年[59]。目前，来自不同制造商的设备可以在口腔及颌面部区域进行三维诊断[66]。由于CBCT设备比CT设备便宜得多，因此在面向种植领域的牙科临床实践中，CBCT变得越来越普遍。

使用CBCT时，患者通常是站立或坐着的（只有少数设备需要水平体位，类似于螺旋CT）。X线束是锥形的，因此X线发生器在一

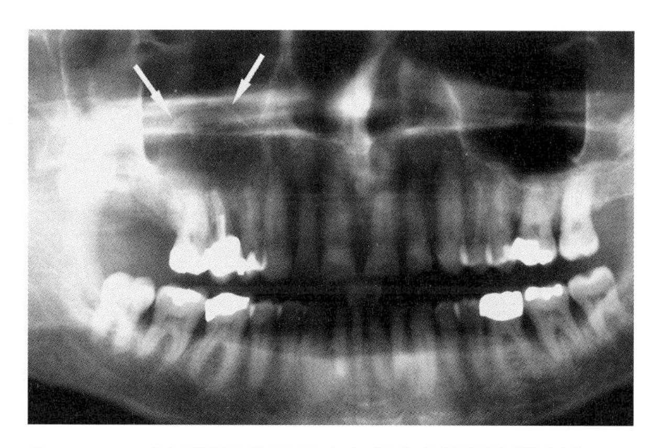

图2-17a 曲面断层片显示右上颌窦内疑似囊肿影像。

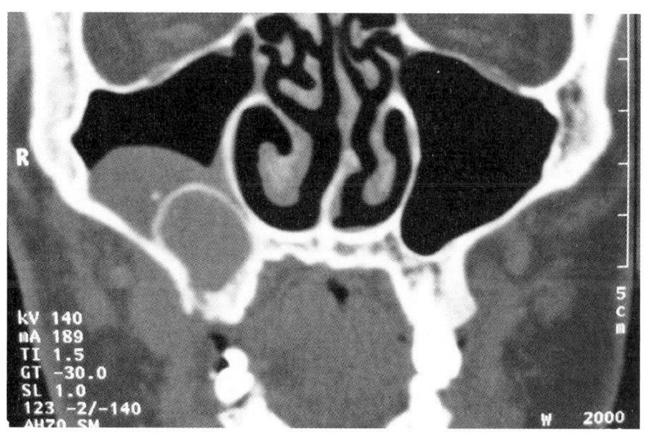

图2-17b CT扫描清楚显示右上颌窦的上颌骨囊肿伴上颌窦黏液囊肿。

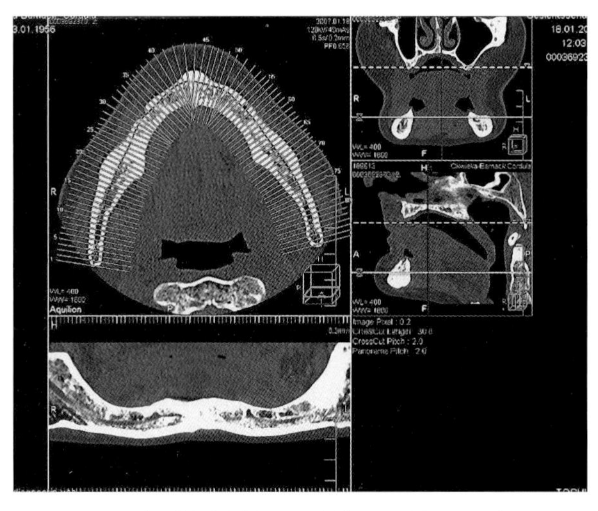

图2-17c 计划行骨增量手术的下颌骨CT图像：层厚1mm。

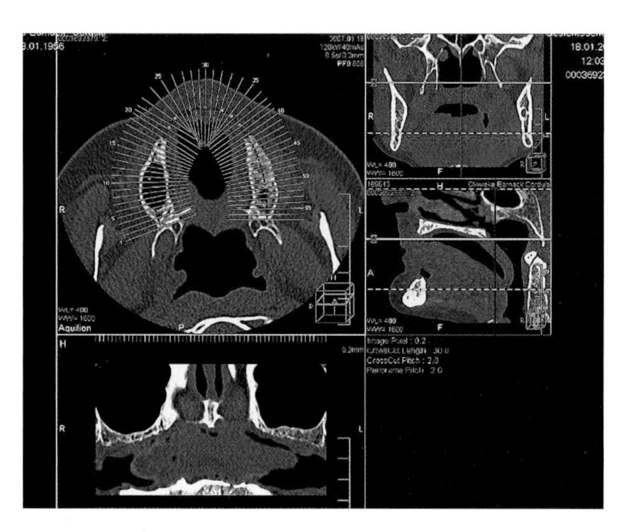

图2-17d 相同层厚的上颌骨CT图像。

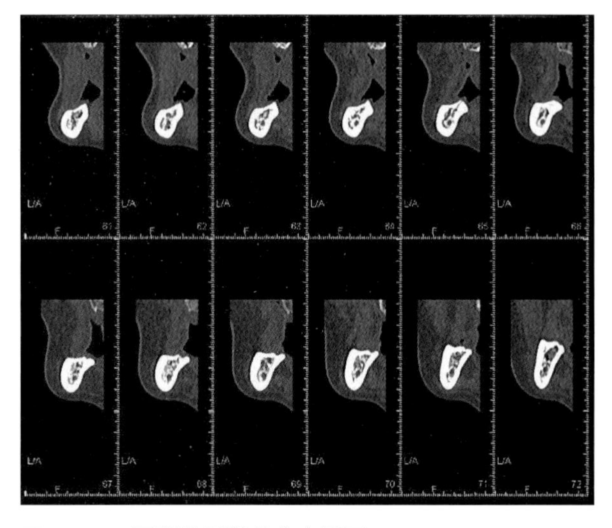

图2-17e 下颌骨后部的多个层面。

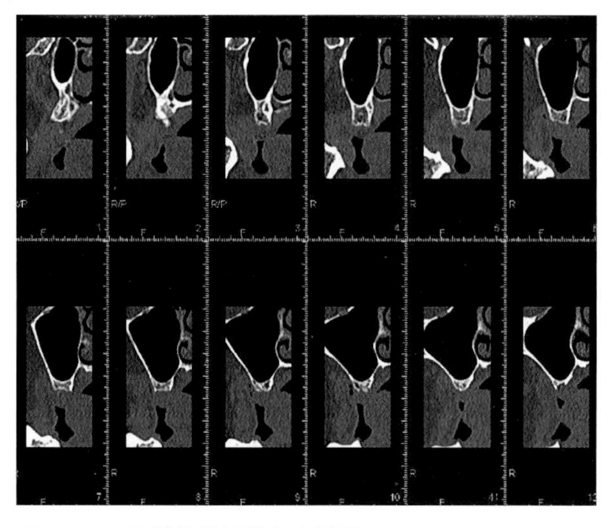

图2-17f 上颌骨后部的多个层面。

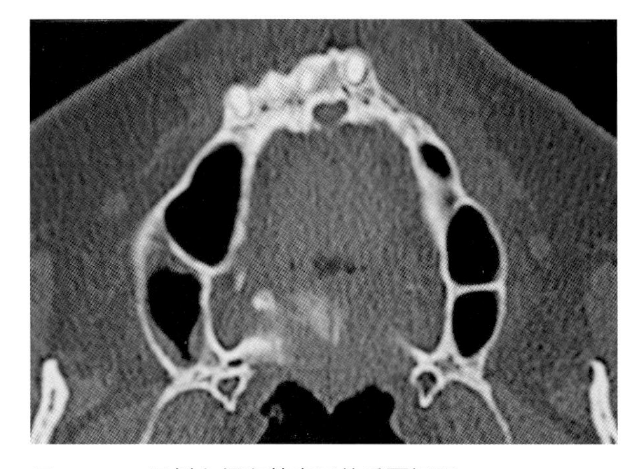

图2-17g 双侧上颌窦基底区的重要间隔。

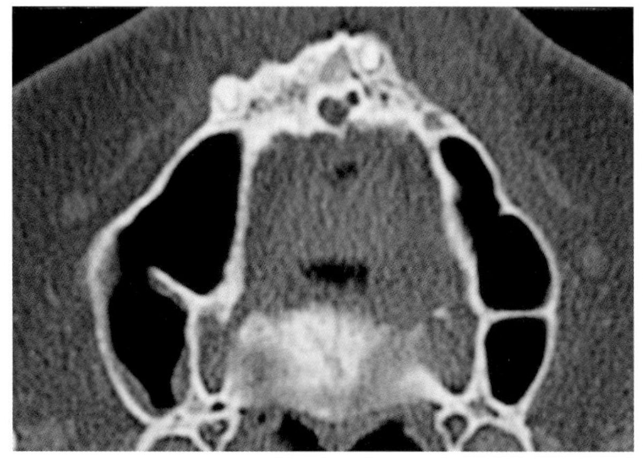

图2-17h 同个间隔在双侧上颌窦中部的表现。

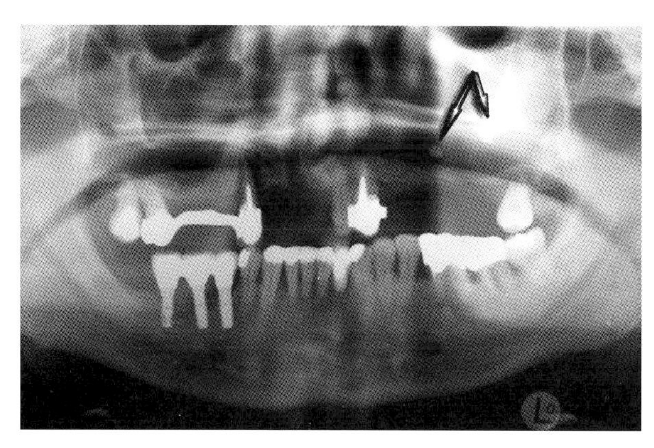

图2-18a 曲面断层片显示左上颌窦区的2个异物（怀疑是根管超充物）：在种植手术前诊断时偶然发现，无症状。

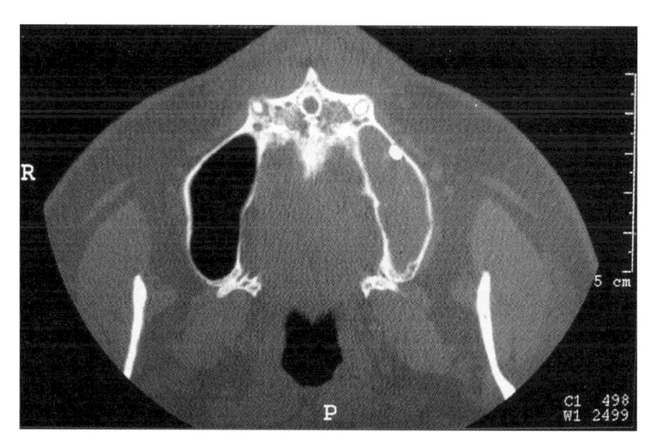

图2-18b CT图像靠下（尾）层面清晰可见一个圆形异物。此外，左上颌窦内充满阴影。

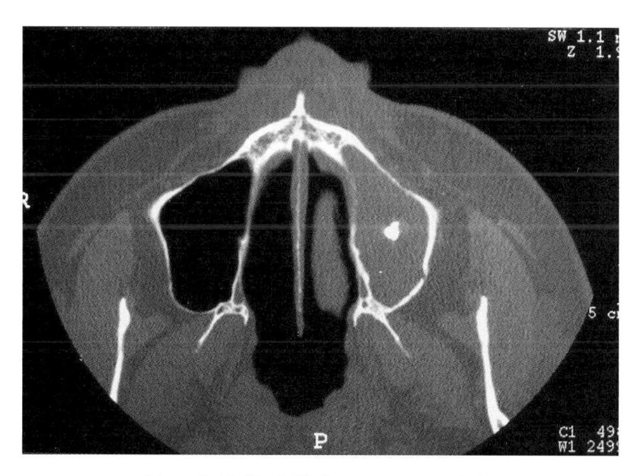

图2-18c 第二个异物在较高层面上也清晰可见。在这个层面上，左上颌窦内同样充满阴影。

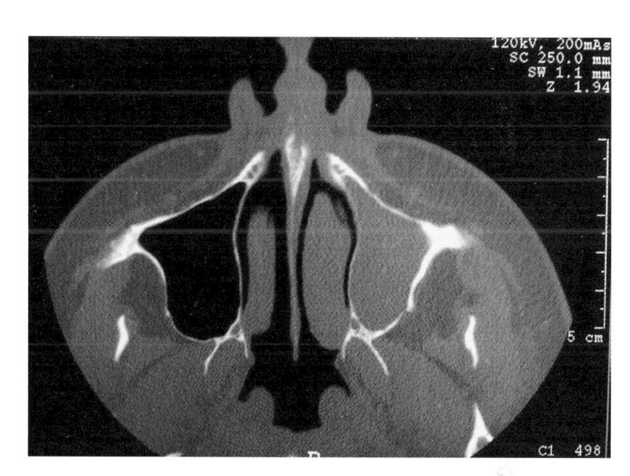

图2-18d 在这张图像中左上颌窦也是充满阴影，甚至在上段同样如此。怀疑是由根充材料引起的曲霉菌感染。

个水平围绕患者移动（图2-19a和b）。然后基于200～500多幅单个图像进行三维重建。采用的放射能和探测器的分辨率决定了图像质量、数据量大小和分辨率。根据探测器技术、视野、连续或脉冲射线曝光以及所使用的滤波器的不同，有效剂量可能会产生较大范围的变化（3～800μSv）。

由于CBCT的特定靶点——骨的高对比度成像，软组织结构只能在有限的范围内进行

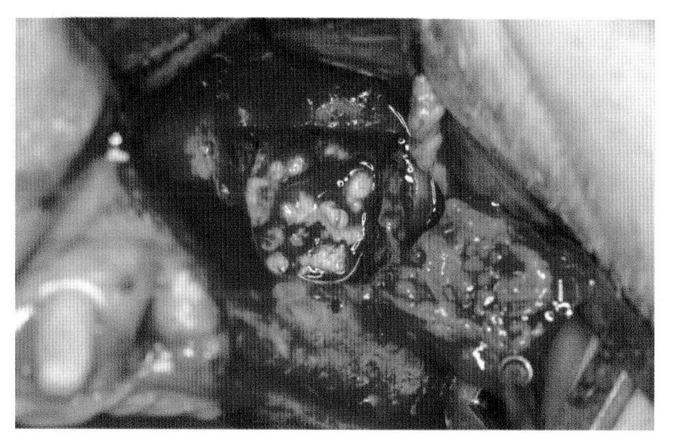

图2-18e 术中的发现以及术后的病理组织学检查，证实了疑似诊断。

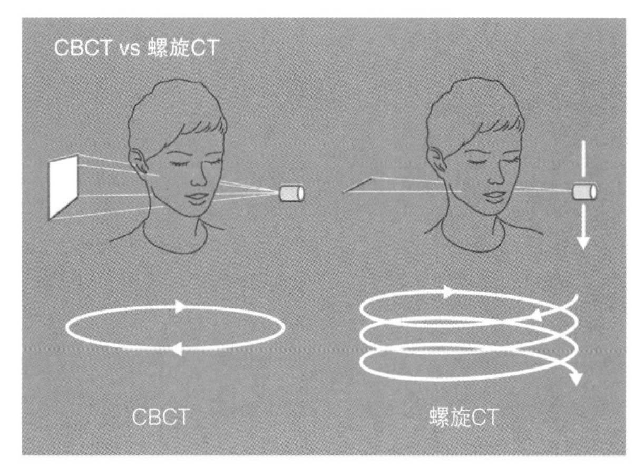

图2-19a 锥形束技术的工作原理：锥形的放射线束在一个水平面上旋转，与螺旋CT的放射线束具有呈线状运动的路径不同。

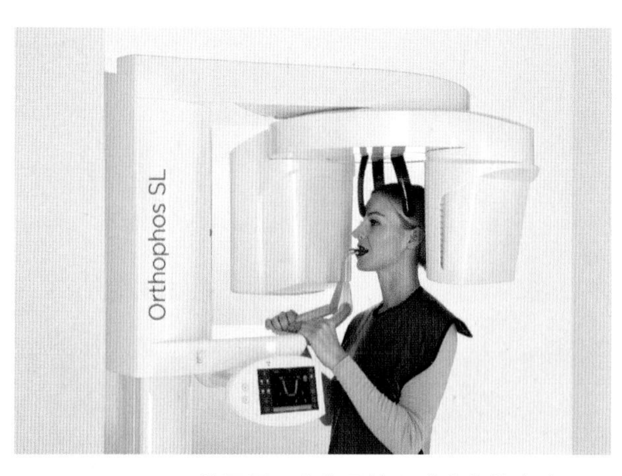

图2-19b CBCT装置用于定位呈站立或坐位的患者。

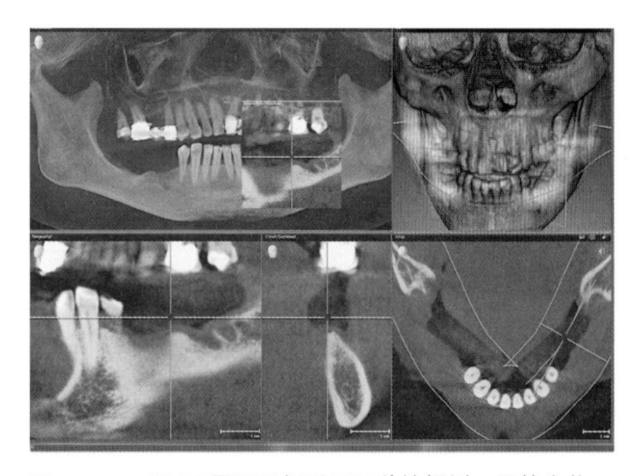

图2-19c CBCT用于下颌后牙区种植规划，用棉卷将口底可移动软组织与牙槽嵴分离。

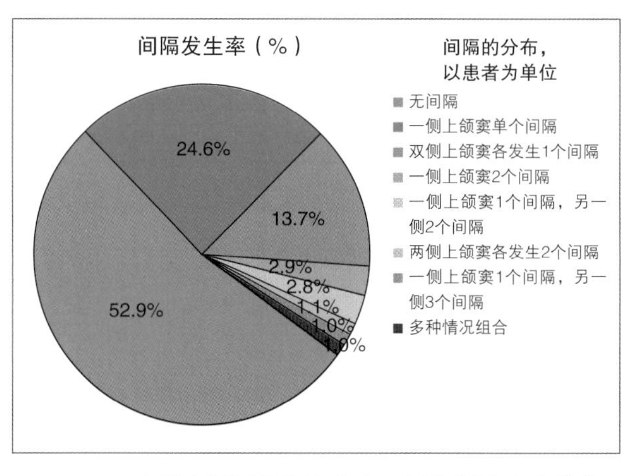

图2-19d 上颌窦间隔的频率分布，以每例患者为单位。

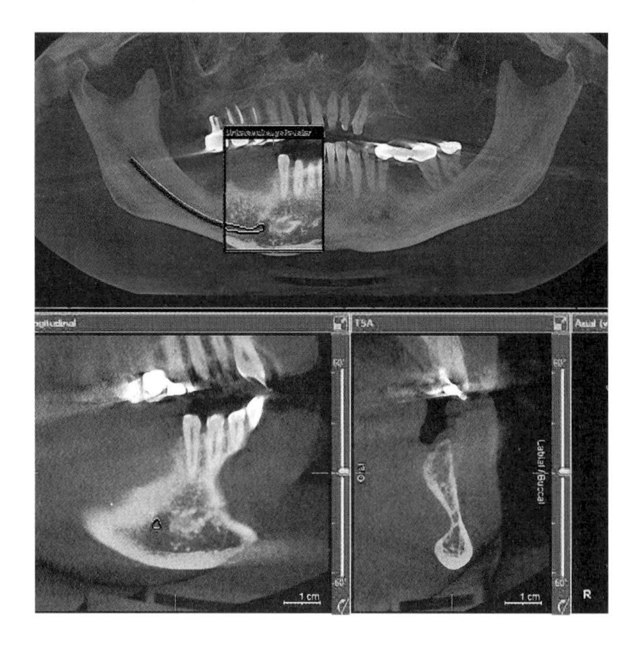

图2-19e CBCT显示下颌前磨牙区明显的倒凹。

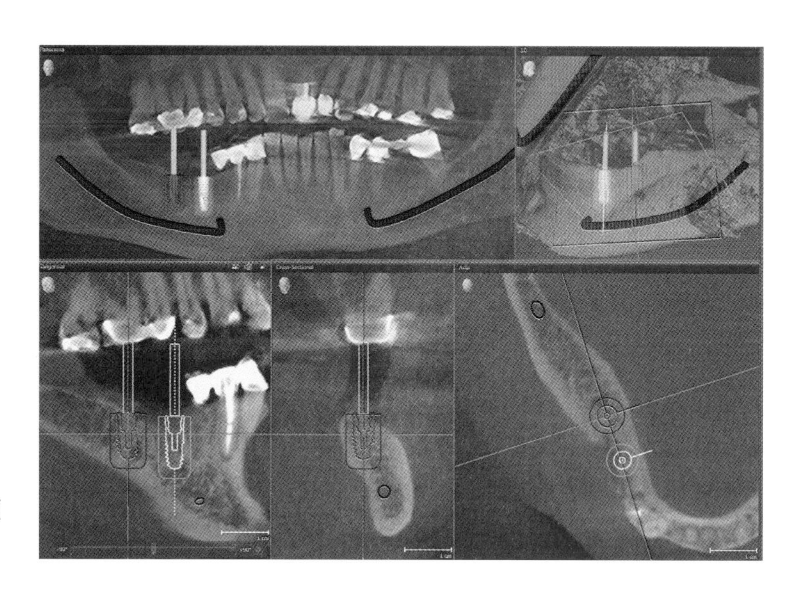

图2-19f　在三维规划中，CBCT显示下颌磨牙区的倒凹。

评估。软组织可视化程度较低的缺陷可以通过设计适当的诊断模板或额外放置棉卷将牙槽嵴的软组织与舌或口底组织分开来弥补（图2-19c）。通过特殊的重建算法可以优化诊断的有效性，因此与CT相比具有同样的诊断价值[59]。特别是通过自动三维体积重建的全景X线片视图可以用于牙科常规的放射学诊断[97]。

2.4.4.2　三维诊断的适应证

在使用任何放射学技术时，应当权衡电离辐射暴露的收益与风险[1-2]。因此，根据设备的类型，无论是螺旋CT还是CBCT，或是否采用图像增强技术，都应该选择合适的适应证[21,72]。在进行CBCT扫描之前，需要进行临床检查及评估可使用的放射图像，以确保患者的诊断或治疗收益大于辐射暴露的潜在危害。还应考虑到，儿童受辐射危害的风险是成年人的3倍，尽管大多数需要植骨术的患者年龄超过50岁，这个年龄的患者与30岁的患者相比，相对风险下降到30%～50%[23]。

研究表明，超过40%的患者的上颌窦黏膜发生无症状改变（如黏膜增厚、黏液囊肿）。每名患者至少有一个间隔的发生率为46.8%（图2-19d）[67]。三维诊断可用于检查下颌骨舌侧无法在曲面断层片上发现的倒凹区域（图2-19e）。这避免了种植床预备过程中的舌侧穿孔（图2-19f）。

对磨牙后三角的测量表明，颊侧皮质骨结构的厚度为3～4mm。下颌管在中度萎缩的颌骨中的位置通常距离牙槽嵴顶超过10mm以上，因此在正常情况下可获得足够的骨量。然而，在10.2%的病例中，神经位于颊侧浅层，与前庭区皮质骨板有非常密切的接触，取骨时需要非常小心[63]。

虚拟排牙

根据余留牙的数量及进行种植规划的软件，可以使用放射线模板或通过匹配计算机辅助设计/计算机辅助制造（CAD/CAM）数据来进行数字化诊断排牙，用以指导种植体植入[68]。通过数字化手段，可以相对简单地确定种植体植入的理想位置和方向，并通过外科导板定位（图2–20a～m）。如有必要，可根据手术导板在不同维度重建骨组织。

三维影像模板的构建参数

如果计划使用软件生成的参考导板进行种植体植入同期植骨，则建议将诊断排牙转换为影像模板。为了获取修复体牙冠的位置信息，必须在模板中制作放射阻射性的结构。这可以通过牙胶尖来完成，它代表了种植基台的理想轴向。使用这种方法时，种植规划不需要任何特定的软件。在分析了未来种植体的位置和轴向后，牙科技师将预留先锋钻通道代替牙胶尖的位置。

当牙冠部分用硫酸钡树脂制作时，会提供更多的方向信息。为了获得尽可能精确的组织信息，牙冠应该置于具有自然的解剖轮廓的软组织上。在扫描过程中就可以确定软组织的厚度。为了准确地确定种植体的位置，牙冠应在

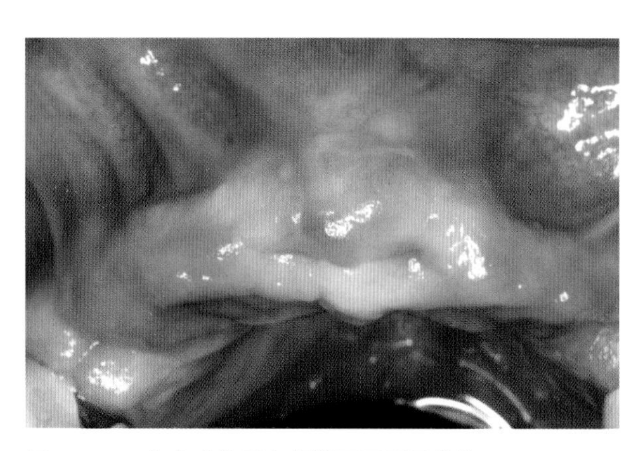

图2–20a　多次感染后上颌前牙区明显萎缩。

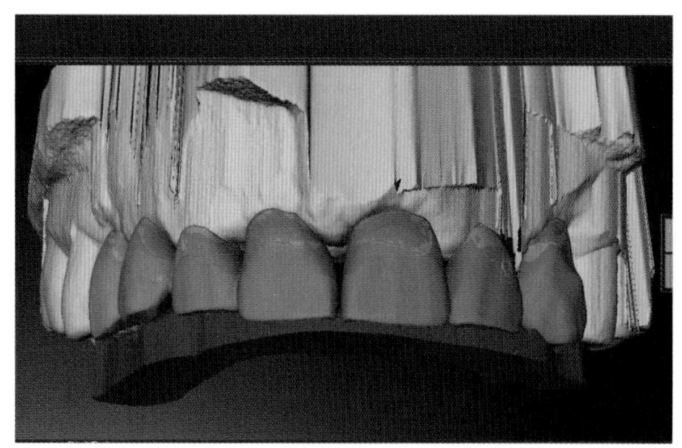

图2–20b　将数字化蜡型导入种植规划软件（Sicat Implant 2.0；Sicat，Bonn，Germany）。

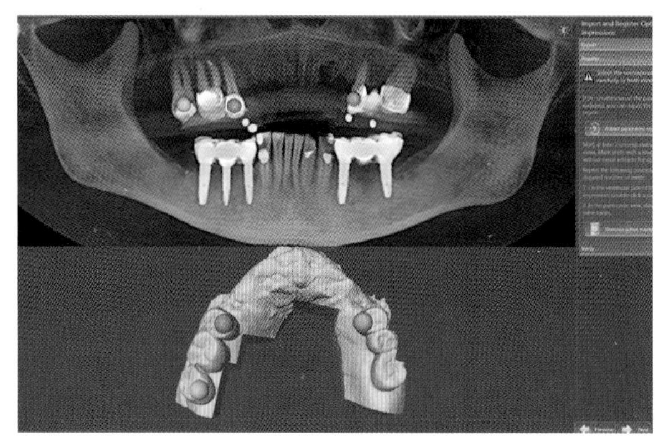

图2–20c　选择数字化模型余留牙上的标记点与CBCT相应的标记点以匹配数据。

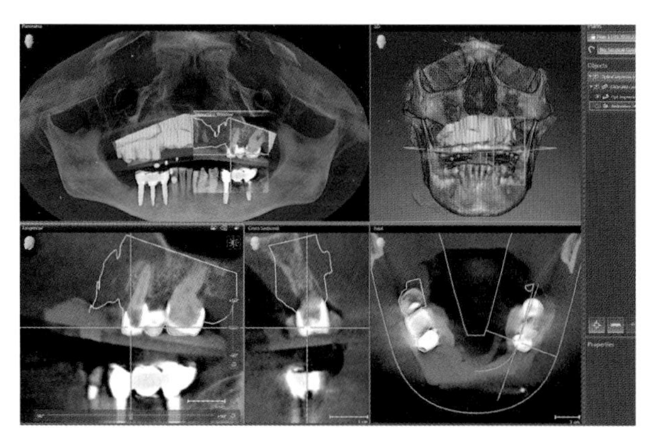

图2–20d　将光学模型上牙齿轮廓与拟合后数据中对应牙的牙冠进行配准。

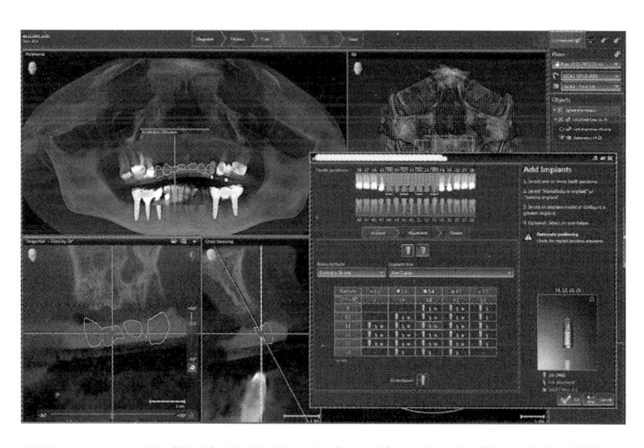

图2-20e 选择种植体的尺寸、基台和套筒，用于详细规划种植同期水平向植骨。

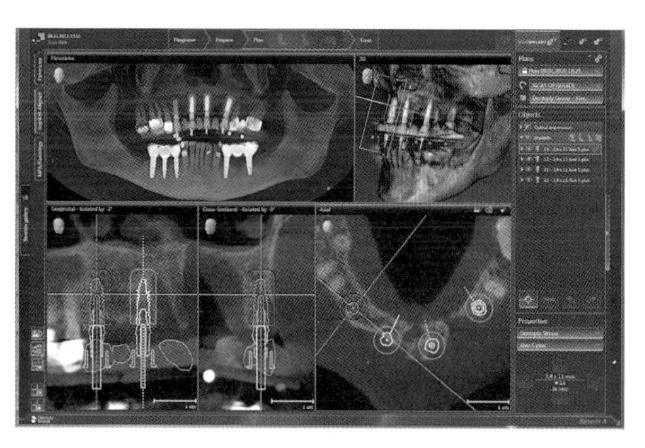

图2-20f 在上颌前牙拟种植区进行种植体植入及导环放置的数字化设计。

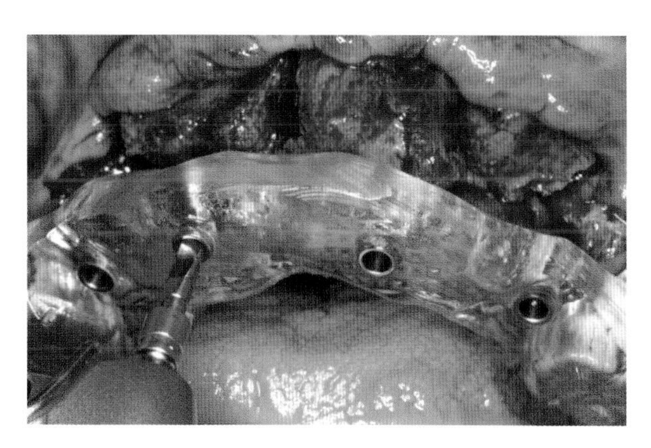

图2-20g 三维外科导板引导先锋钻预备（OptiGuide；Sicat）。

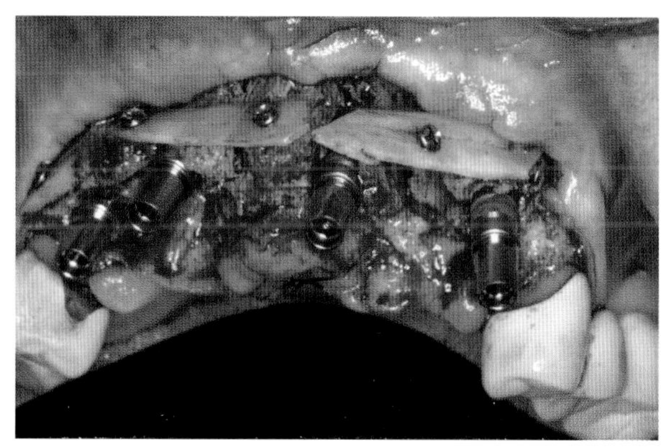

图2-20h 种植体植入（XiVE；Dentsply Sirona）同期行块状骨移植水平向骨增量。

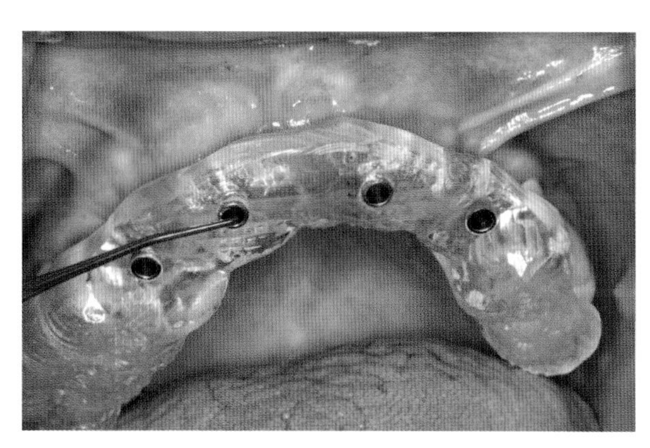

图2-20i 在二期手术时使用外科导板来确定种植体的位置。

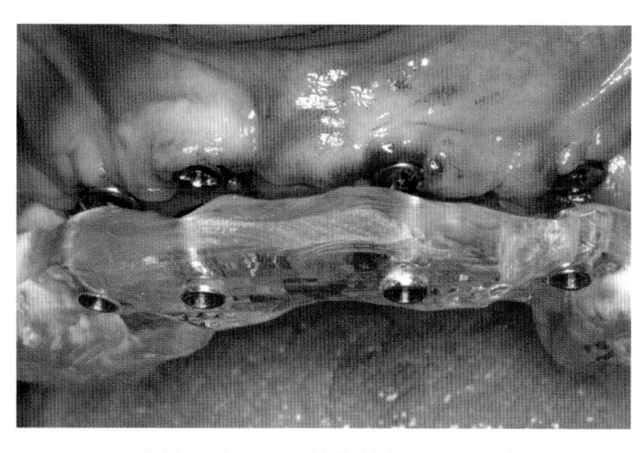

图2-20j 外科导板确定种植体的位置，行二期手术置入愈合基台。

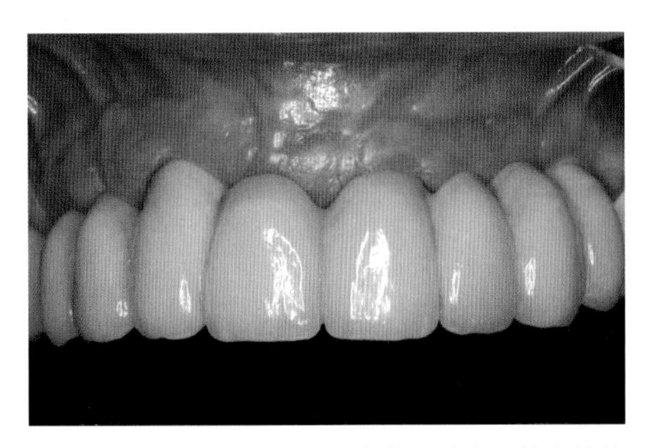

图2-20k 术后2年的最终修复体及稳定、健康的软组织。

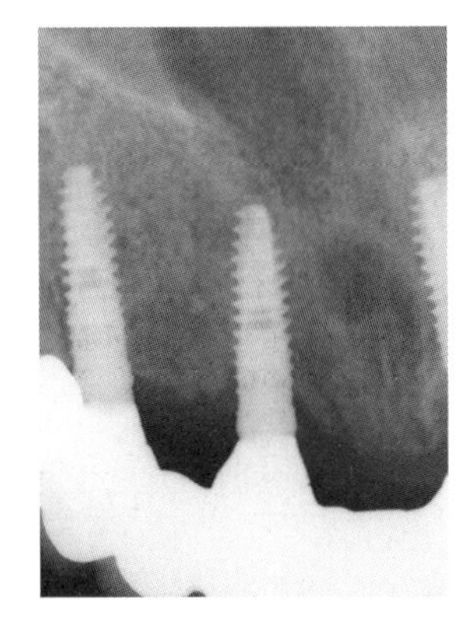

图2-20l 右上颌种植体的放射线片。

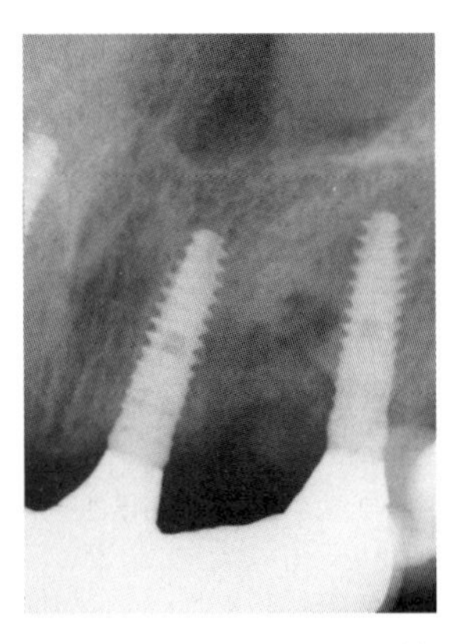

图2-20m 左上颌种植体的放射线片。

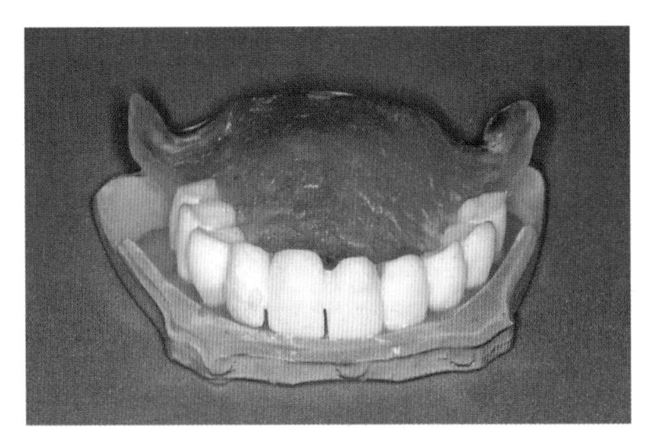

图2-21 上颌无牙颌呈牙齿形态的放射线模板及透射的基托。清晰分开的牙冠位于基托上方，从而间接确定软组织的轮廓。

黏膜水平处相互分离，局部可以缩窄到假想牙根的直径（图2-21）。如果必须使用黏膜支持式导板，建议在模板的基托和牙中掺杂不同浓度梯度的硫酸钡，使软组织可见，从而在图像中再现软组织轮廓和修复体方向。根据软件的不同，有时需要患者佩戴诊断排牙的修复体和单独对修复体进行两次扫描[27]。将这两次扫描进行拟合，使修复体得到最佳可视化效果，以便确定种植体轴向及骨移植的量。

2.5 植骨术式的选择

植骨术式的选择由多种因素决定，如骨萎缩程度、为修复体提供远期支持所需的种植体数目、颌间距离、对颌牙列和软组织情况等。

2.5.1 骨萎缩

当骨垂直高度＞10mm，水平宽度＞7mm时，通常不需要进行植骨术；然而，有时由于软组织情况或义齿修复计划，可能需要牙槽嵴重建。在特定的临床情况下推荐何种植骨术式取决于缺损的形态和解剖条件。

2.5.1.1 水平向骨萎缩

如果美学区骨宽度中度或严重不足，无垂直向骨缺损，其他区域剩余垂直向骨高度＞10mm，建议使用以下术式：

■ 在唇颊侧和/或舌腭侧骨板上存在部分骨缺损且剩余牙槽嵴顶宽度＞6mm的情况下，可以植入种植体，同期使用备洞期间收集的局部骨屑和骨柱进行植骨，盖不盖膜均可[37,49,92]。然而，使用这项技术很大程度上取决于笑线的位置，根据整体美学情况可能需要进一步的骨移植让种植体周围软组织的轮廓与邻牙的牙龈轮廓协调一致[43]。植骨同期种植或在移植物结合后进行种植，取决于缺损的形态以及种植体是否可以放置在骨弓轮廓内（见第4章）。骨撑开可以通过撑开拟种植部位的骨壁，增加种植体植入骨轮廓内的机会，在保存和增加剩余骨量方面发挥重要作用[62]。如果不能满足这些条件，建议先进行植骨，然后在3个月后植入种植体。

■ 在牙槽嵴宽度为3～6mm的情况下，可以通过扩张成形术或骨劈开术来进行上颌牙槽嵴骨增量。可以同期或分阶段进行，这取决于唇侧活动骨壁的稳定性。同期植入种植体还取决于将种植体置于骨弓轮廓内的可能性。此外，种植方向必须保证在牙齿轮廓内，这在骨劈开术中并不容易做到。为此，建议始终将骨劈开与腭侧骨壁撑开相结合，以使种植方向保证在牙齿轮廓内，并防止后期骨吸收和唇侧牙龈退缩。

■ 如果在此过程中颊侧骨壁活动度过大且厚度<2mm，建议将其从骨膜上剥离，并用块状骨移植物稳定颊侧骨壁。在下颌骨中，这一过程要困难得多，因为皮质骨缺乏弹性，难以形成“青枝骨折”。

■ 牙槽嵴宽度<3mm是分阶段手术的指征。在这种情况下，应采用骨块劈开技术（split bone block，SBB）（见第4章），将从下颌磨牙后区域获取的骨块移植到萎缩的牙槽嵴上，以实现种植体可预期的长期稳定的骨结合。通常在植骨术3个月后植入种植体。

2.5.1.2 垂直向骨缺损

垂直向骨缺损的治疗比水平向骨萎缩更为复杂，因为它们大多是与严重感染、创伤或牙发育不全有关的三维缺损。重度萎缩的颌骨或严重的骨缺损不仅会导致牙槽骨高度的丧失，还会改变颌骨的相对位置和咬合关系。因此，牙槽嵴重建的计划需要考虑改变的解剖结构和期望的修复效果。

在骨高度不足（<10mm）的情况下，建议进行以下操作：

■ 在美学区，尤其是前牙区，制订治疗计划时必须考虑邻牙的骨水平。原则上，垂直向骨增量只可能达到与覆盖邻牙牙根的骨相当的水平。在邻牙骨量部分缺失的情况下，必须与患者商议是否能接受最终修复体使用牙龈瓷，或者在植骨前拔除缺失牙槽骨的邻牙。在邻牙牙根有充足骨覆盖的情况下，可以计划使用SBB进行三维垂直向植骨，因为垂直向骨缺损通常是三维缺损（水平向和垂直向）。这种三维骨重建多数情况下可以使用从口内下颌磨牙后区获取的骨块，来完成前牙区至多6个缺失牙位的垂直向骨增量。在口内供区骨量不足的情况下，可使用来自口外供区（如髂骨）的骨移植物。

■ 在一些罕见的垂直向骨缺损病例中，剩余骨仍有>8mm宽的平台，无论位于哪个区域，可考虑采用“三明治”植骨或牵引成骨来代替三维骨重建。为此，需要至少6mm的剩余骨高度，使牵引器可以充分锚定在局部骨里，并且骨段可以移动。在相同条件下，牵引成骨也适用于整个下颌骨。由于牵引装置会造成的2～3个月的不便，患者对这种治疗的接受度是有限的。

■ 对于下颌后牙区垂直向骨缺损的病例，应根据临床情况和殆架上的模型检查对颌牙的伸长度和可用的修复空间（图2-22a～f）。如果有充足的颌间距离用于牙槽嵴的完全重建及后期的修复治疗，则可以选择三维骨增

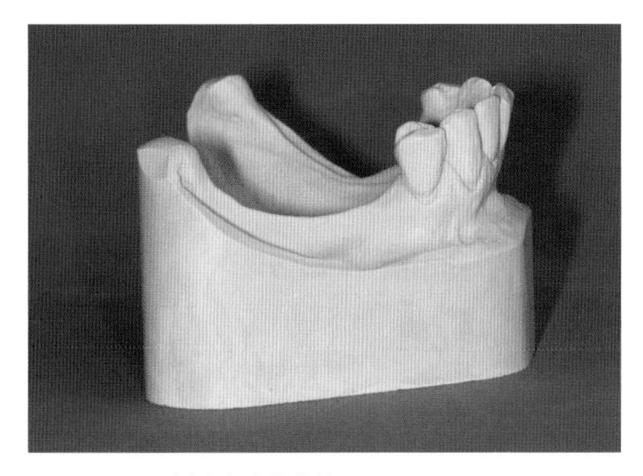

图2-22a 双侧游离端骨萎缩。

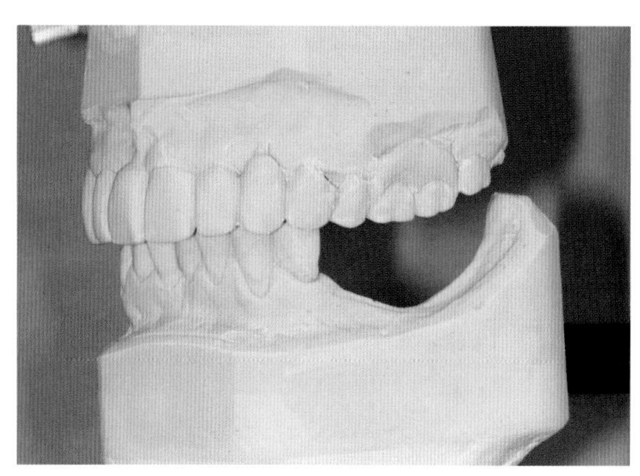

图2-22b 垂直向骨缺损的范围在殆架上清晰可见。

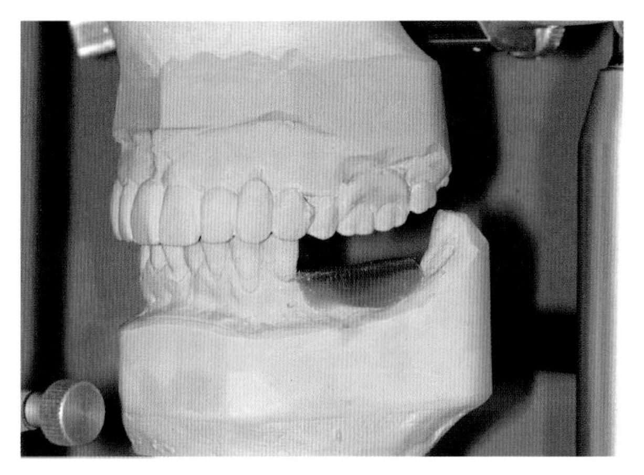

图2-22c 用蜡模拟所需的植骨量。

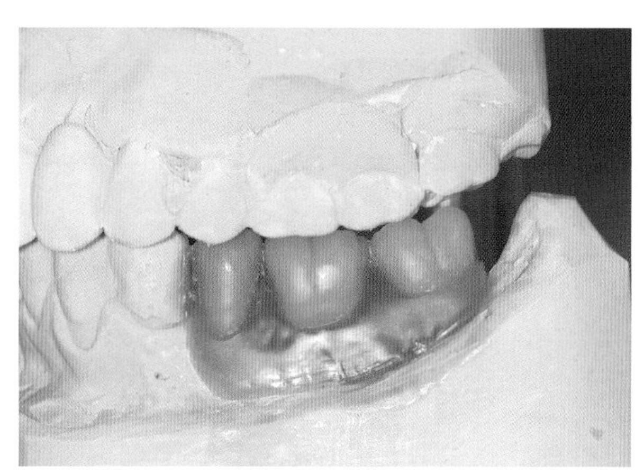

图2-22d 左下颌排牙蜡型，牙齿长度协调。

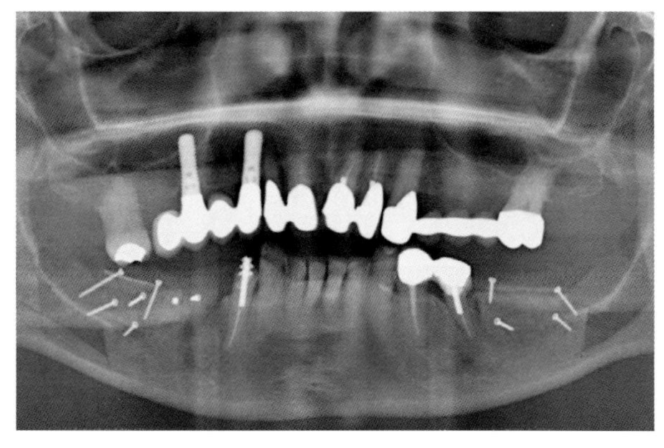

图2-22e 曲面断层片记录了双侧下颌后牙区的垂直向骨增量。右侧骨移植物非常接近对颌伸长的第二磨牙。

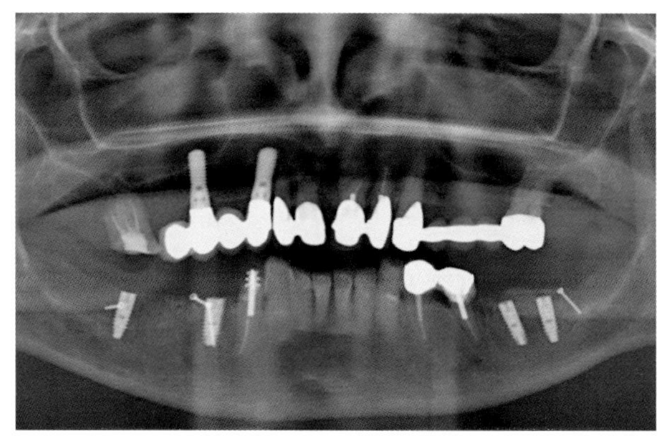

图2-22f 曲面断层片记录了减小移植物体积后种植体植入的情况。对伸长的对颌牙进行截冠并进行根管治疗。

量、“三明治”植骨或牵引成骨来恢复所需的骨量。如果颌间距离有限，且无法通过调磨对颌牙等方式进行矫正，那么可以考虑在植入种植体的同时进行下牙槽神经移位。

- 在上颌后牙区存在垂直向骨缺损的情况下，与下颌一样，也应检查颌间距离。如果有足够的颌间距离进行垂直向骨增量，则推荐使用自体骨块进行三维骨增量，同期行或不行上颌窦底提升术（图2-23a～d）。这一点很重要，这样才能使修复后的牙冠获得正常的尺寸，在这个区域不仅具有美学意义，而且便于进行卫生维护。当上颌后牙区存在严重垂直向骨丧失时，在未进行垂直向骨增量的情况下就植入种植体，则很难进行修复和清洁（图2-23e和f）。这将导致在短时间内便会发生种植体周围炎。如果颌间距离有限，应该在上颌窦底提升术同期或之后植入种植体。

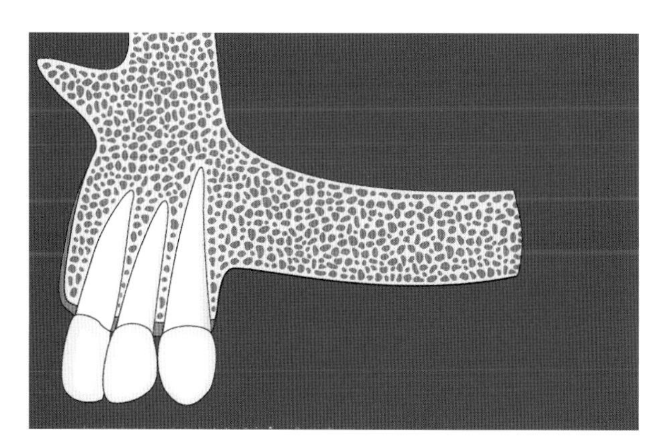

图2-23a Chiapasco等[18]Class C垂直向骨缺损示意图。

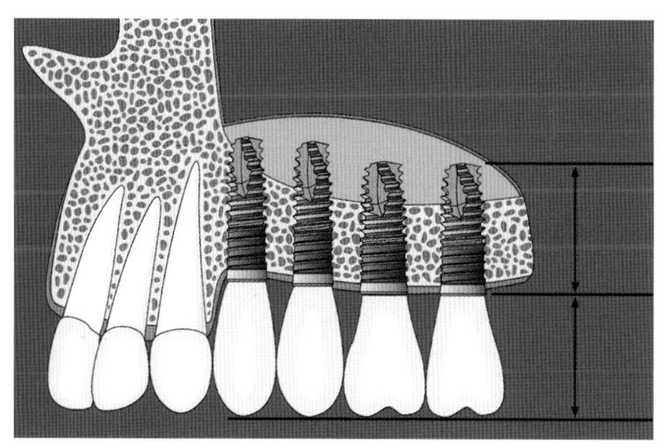

图2-23b Class C骨缺损上颌窦底提升术同期植入种植体，导致修复后冠根比不协调。

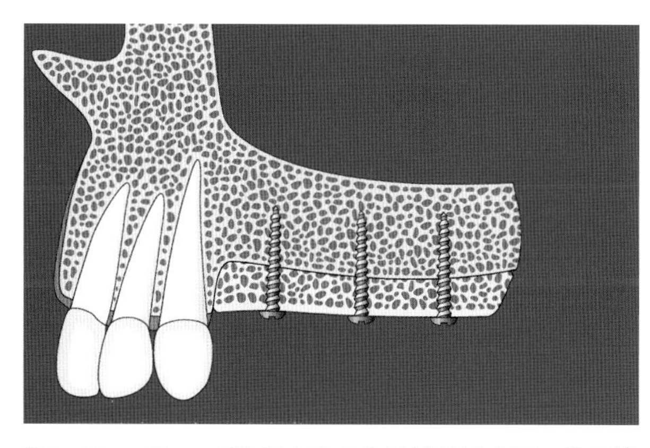

图2-23c Class E缺损中垂直向植骨的示意图，使牙槽嵴恢复至生理形态。

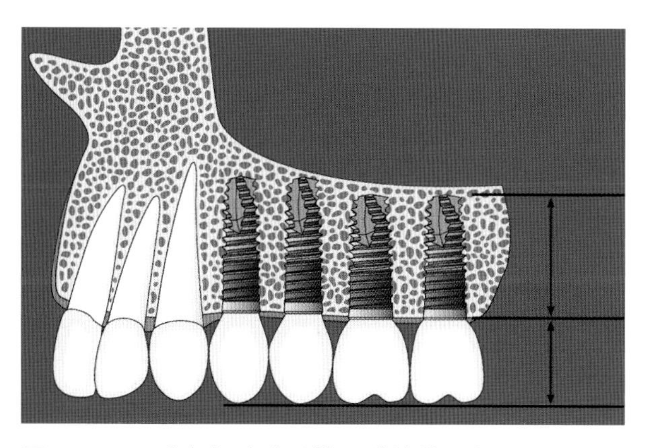

图2-23d 垂直向重建后植入种植体示意图，冠根比协调。

2.5.1.3 广泛的水平向和垂直向骨缺损

使用SBB可以获得足够的骨量，用于广泛的水平向和垂直向骨缺损的骨移植。由于此种技术将每个获取的骨块都分为2～3块，因此该技术的可用于骨移植的骨块数量成倍增加。对于某些外斜线骨量充足的患者，当采用SBB时，从单颗磨牙后区获取的骨块就足以满足大片区域的植骨（图2-24a～d）。如果需要更多的骨块，则可从双侧下颌磨牙后区取骨（图2-25a～e）。对于在上颌和下颌进行广泛植骨的完全口内骨组织重建，除下颌磨牙后区外，还可以从颏部及磨牙区获取移植物（图2-26a～h）。

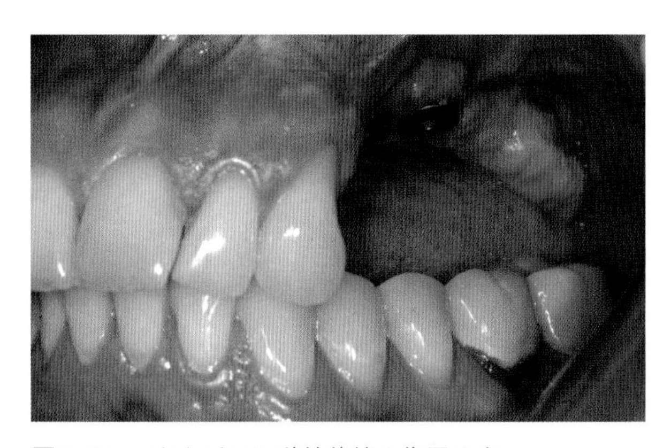

图2-23e 左上后牙区种植体植入位置不当。

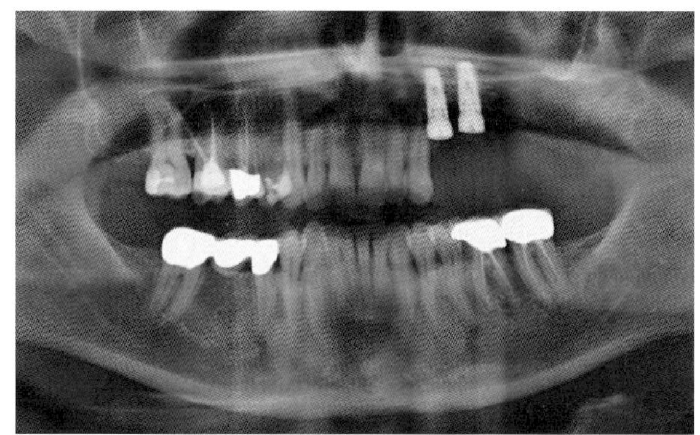

图2-23f 曲面断层片显示种植体位于极度偏向根方的位置。

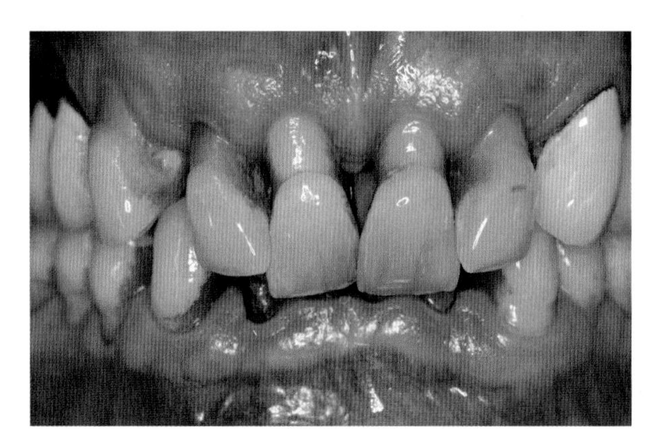

图2-24a 治疗前的临床表现：深覆𬌗和严重的牙周病。

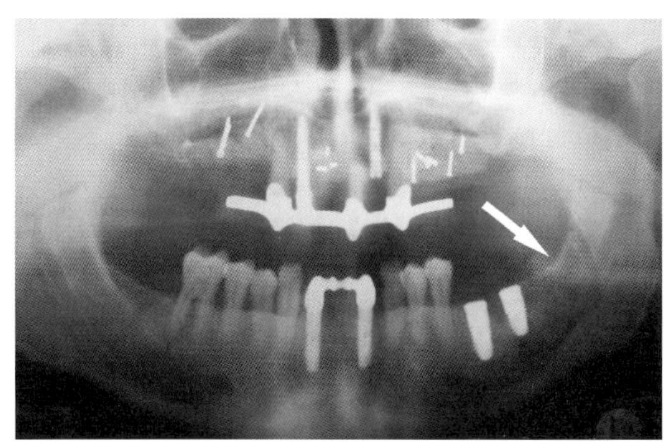

图2-24b 在牙周治疗，包括拔除无法保留的牙齿和临时固定修复后，用左下颌磨牙后区的骨块在上颌不同区域进行垂直向植骨。外斜线区骨量充足，只需要一个口内供区就足以进行整个上颌骨重建。

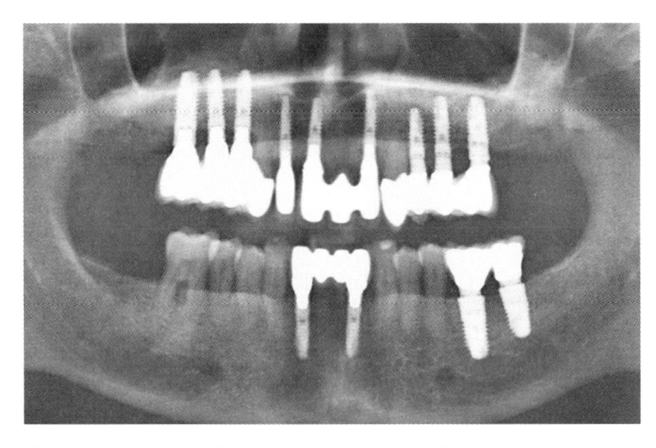

图2-24c　术后7年的曲面断层片，种植体周围骨水平稳定。

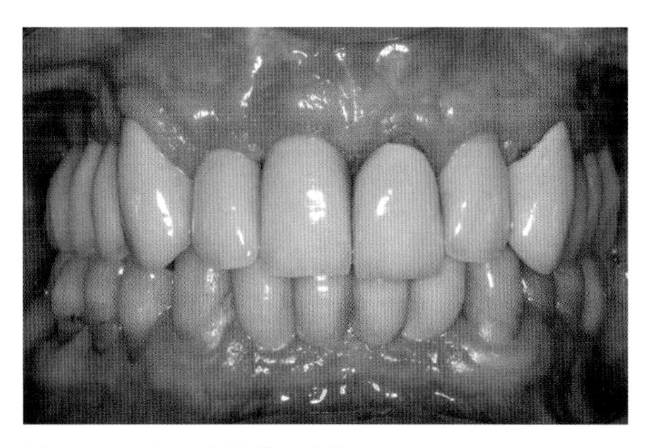

图2-24d　术后7年的临床表现。

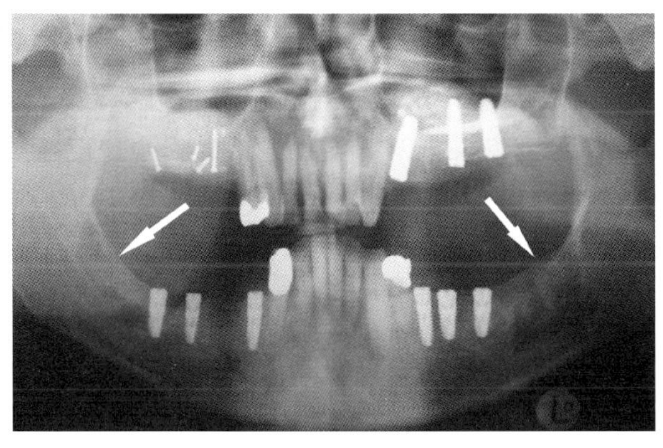

图2-25a　左右下颌骨磨牙后区作为2个供区，用于左右上颌骨的植骨术。

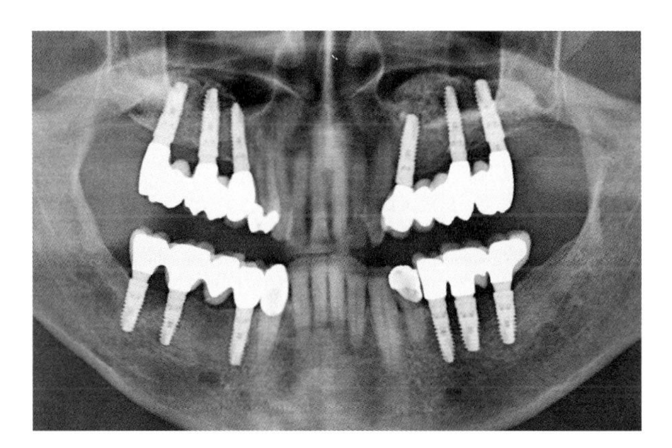

图2-25b　术后14年的X线片。

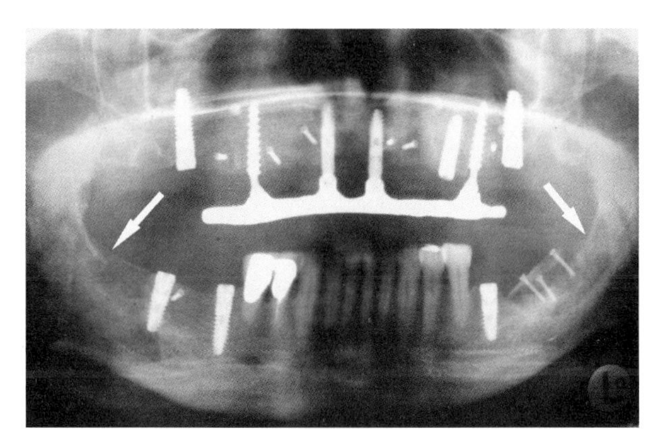

图2-25c　下颌双侧磨牙后区作为2个供区，用于上下颌骨的广泛骨增量。

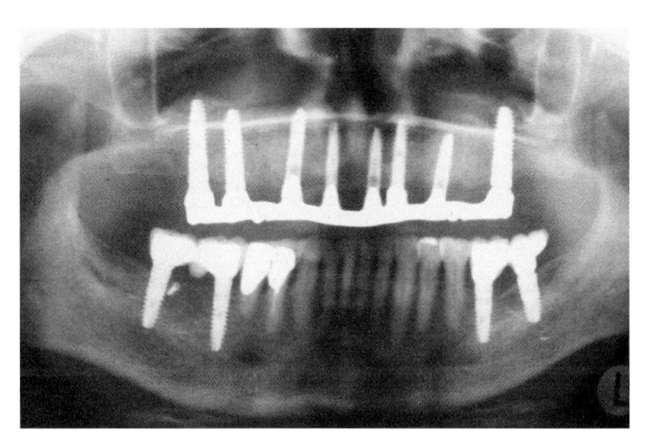

图2-25d　回顾植入种植体2年后的X线片，显示出良好的骨结合。

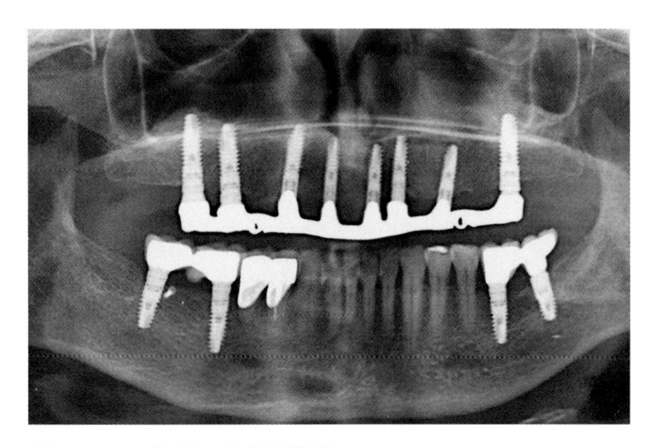

图2-25e 术后12年的X线片。

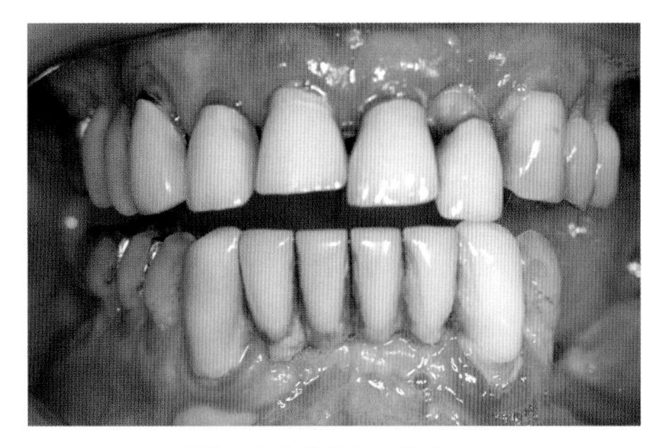

图2-26a 严重的牙周病伴多颗牙松动。

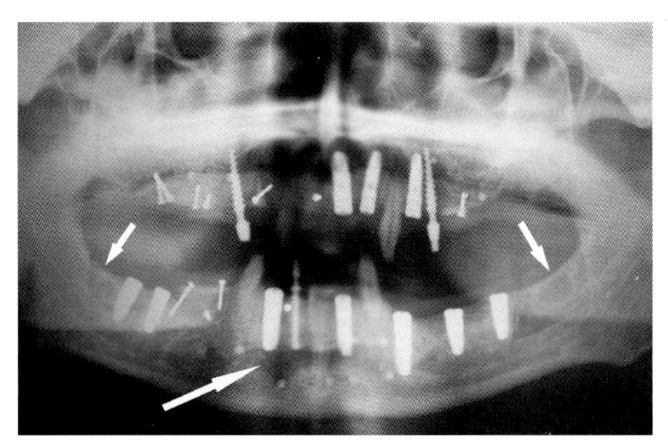

图2-26b 牙周治疗并拔除无法保留的牙齿后，上下颌进行多处植骨，并采用临时种植体支持的固定临时修复体。骨移植物取自颏部和左右下颌磨牙后区。

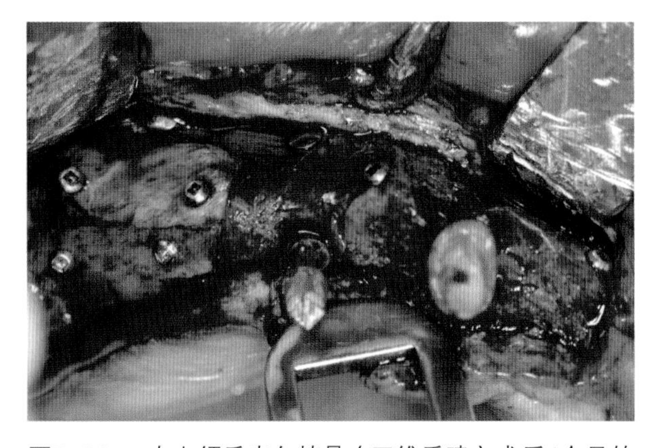

图2-26c 右上颌垂直向植骨（三维重建）术后4个月的临床表现。

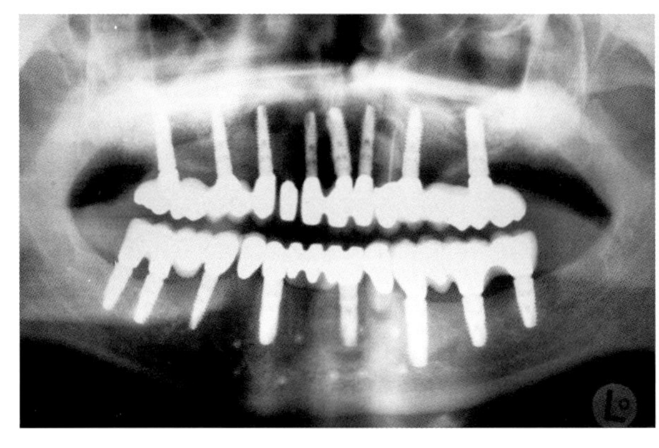

图2-26d 术后7年的X线片。

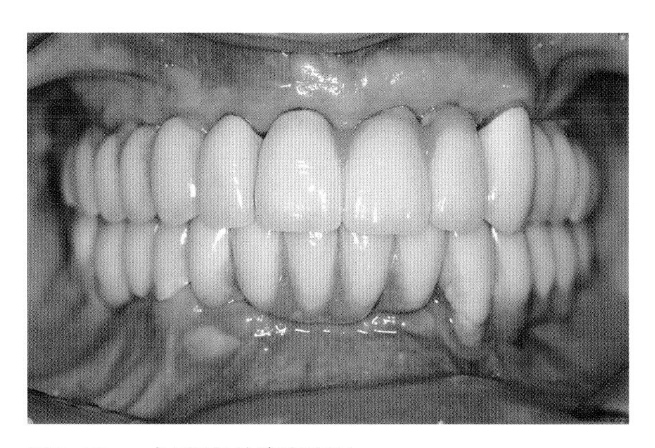

图2-26e 术后7年的临床表现。

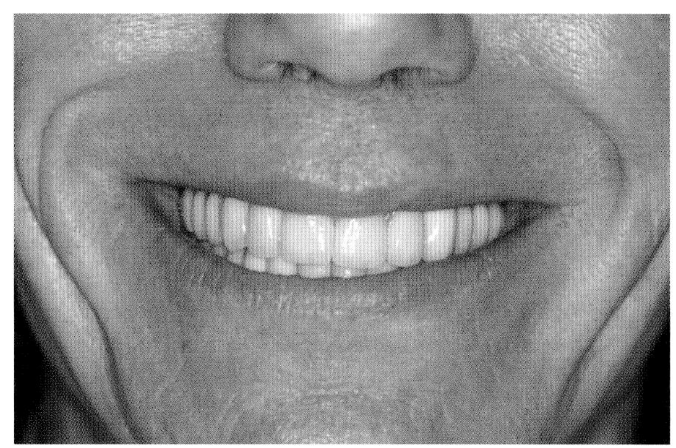

图2-26f 上唇较长，覆盖牙龈瓷和清洁通道。

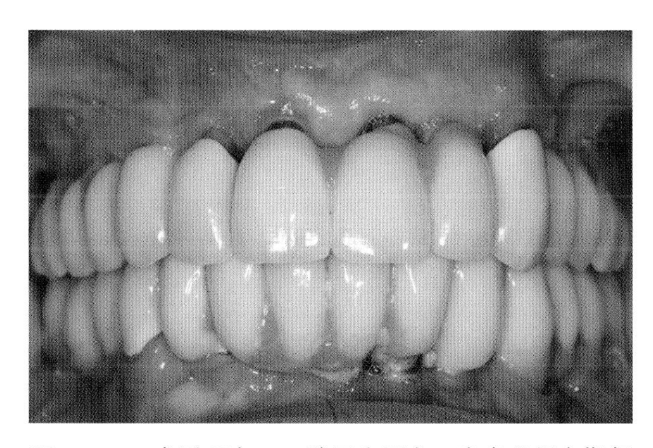

图2-26g 术后17年，口腔卫生不良：患者必须定期复诊，以帮助他保持良好的口腔卫生。

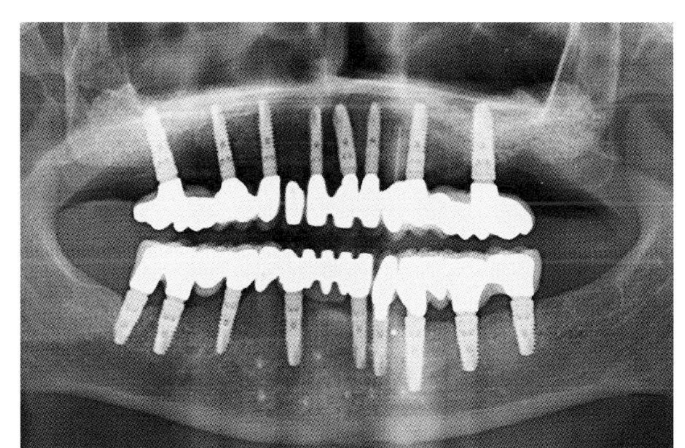

图2-26h 术后17年的X线片。

只有在特殊情况下，如广泛的垂直向骨缺损并伴有严重的软组织瘢痕和未经控制的吸烟史，才建议使用皮质–松质髂骨移植物，因为它具有很高的再生潜力。此外，如果在广泛缺损的情况下，下颌没有足够的骨量供获取，通常可利用骨量充足的髂嵴来重建不利型骨缺损（图2–27a～f）。

因此，合适的术式选择是由各种因素决定的，并取决于每名患者的个体情况。

2.6 小结

针对性的种植治疗需要对治疗的相关内容、患者的个体情况进行精确的调查，尤其是在存在严重骨丧失的情况下。基于对既往史和解剖结构的准确了解，医生可以为患者创造充足的牙槽嵴骨量，以植入种植体并实现合适的修复效果。不同的植骨方法的选择取决于软组织状况、缺损形态和患者的需求。在萎缩的

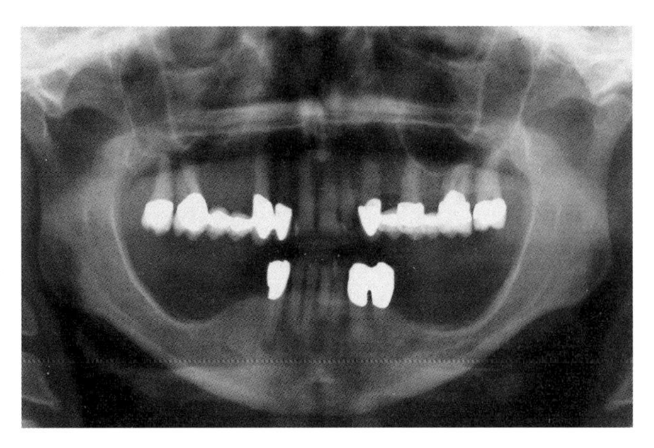

图2-27a 长期可摘义齿修复后，下颌双侧游离端出现明显萎缩。

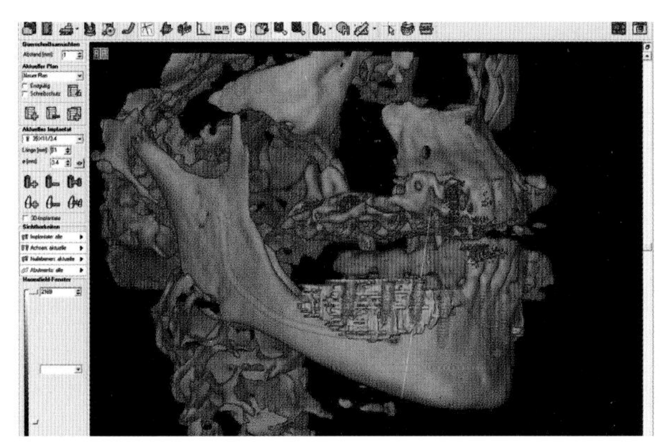

图2-27b 种植体植入下颌骨所需自体移植物的三维示意图。由于下颌骨外斜线的骨量较少，计划从髂嵴取骨。

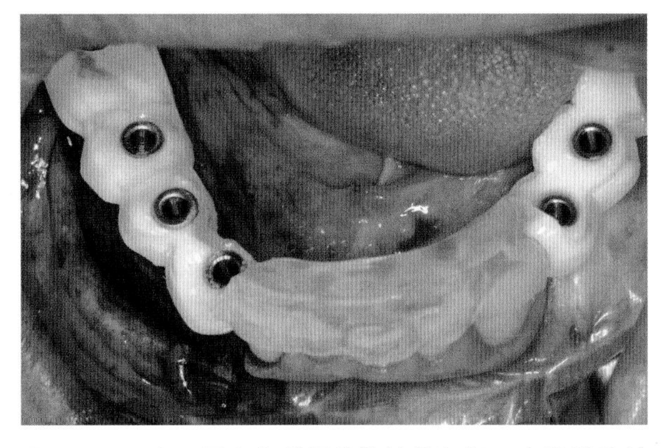

图2-27c 为了最大化利用移植的骨组织，在髂嵴移植进行垂直向骨增量术3个月后，基于CBCT数据设计外科导板。

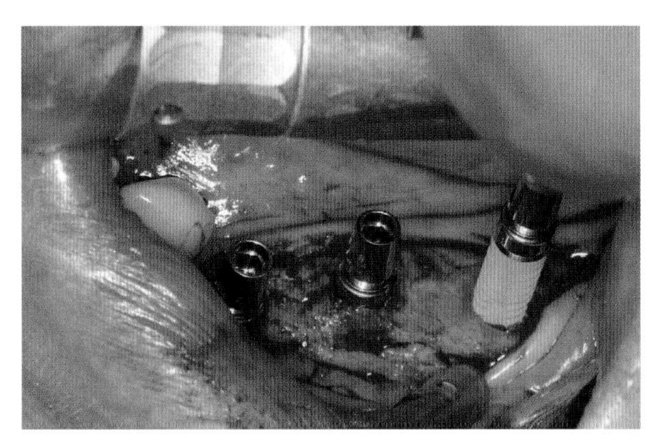

图2-27d 在左下颌完全再生的髂骨移植物中，植入3颗种植体。另外4颗种植体植入到植骨后的右下颌骨中。

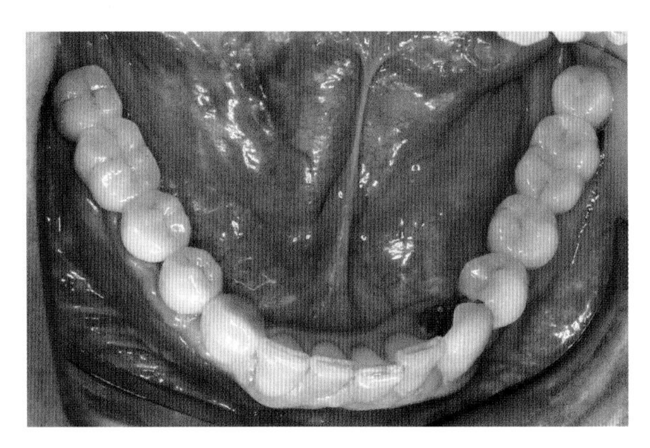

图2-27e 最终修复。

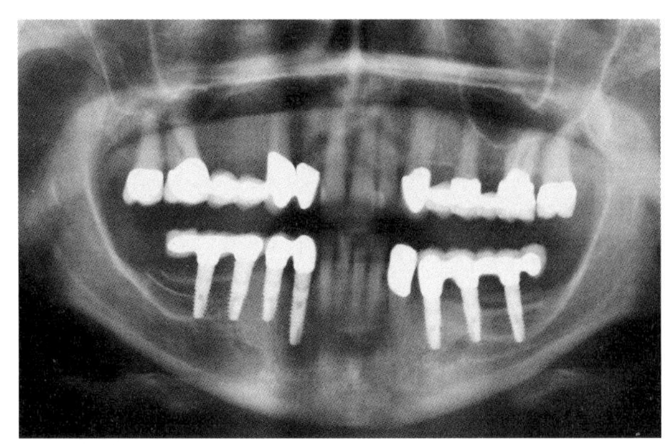

图2-27f 术后2年的X线片。

上颌无牙颌中，最终修复体选用可摘义齿比选用固定修复所需行的软硬组织增量的外科创伤更小。在这种情况下，植骨术的目标是为了获得足够用于植入种植体的骨量。在计划进行固定修复时，治疗目标除了植入种植体外，还应包括获得足量的软硬组织以保证美学修复的效果，形成协调的牙冠长度，获得足够的软组织量、良好的龈缘及龈乳头形态。

重要的是要特别注意美学区的重建。在某些情况下，需要进行术前正畸治疗以便在不损伤邻牙的情况下为对称的修复创造足够的空间，这一点并不总是很容易的。在这种情况下，当正畸治疗不能达到预期效果时，则需要与患者讨论替代方案（图2-28a～k）。

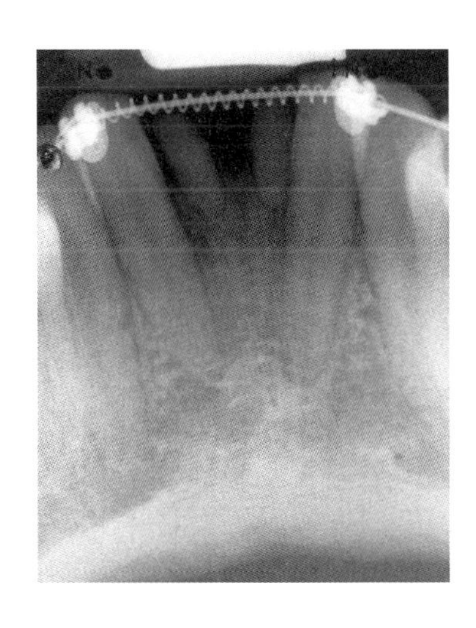

图2-28a 左右下颌缺失的中切牙处滞留的乳牙。尽管进行了多年的正畸治疗，但仍不能获得足够的空间容纳2颗种植体。

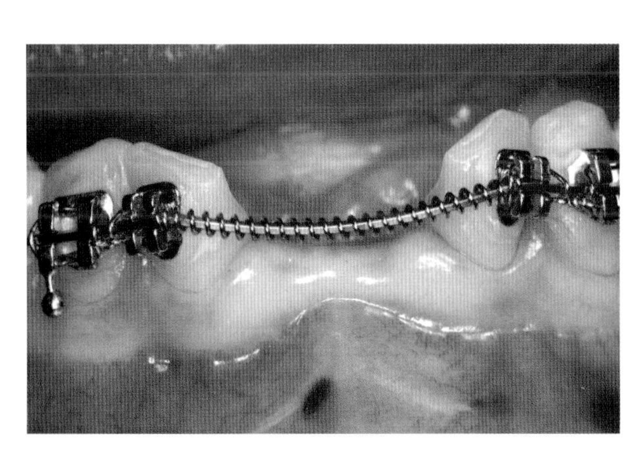

图2-28b 乳牙拔除后4周的临床表现。

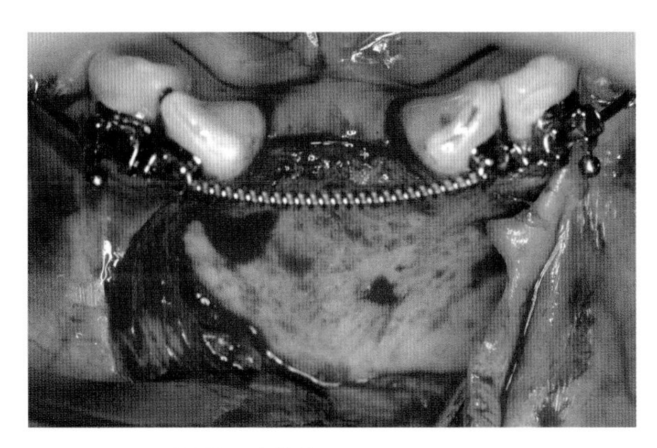

图2-28c 牙槽嵴严重萎缩。

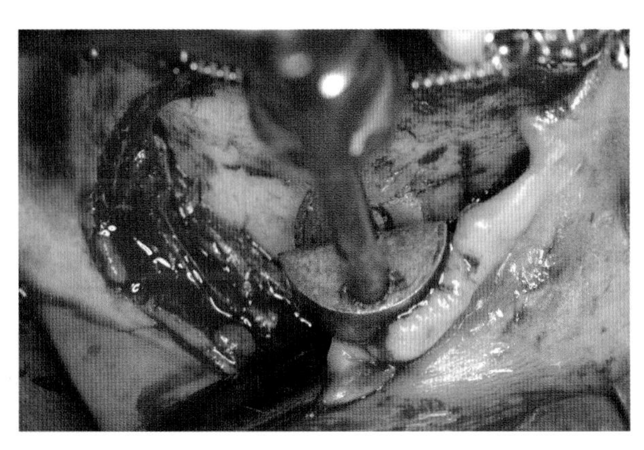

图2-28d 用微型锯从颏部根尖区切取骨块。

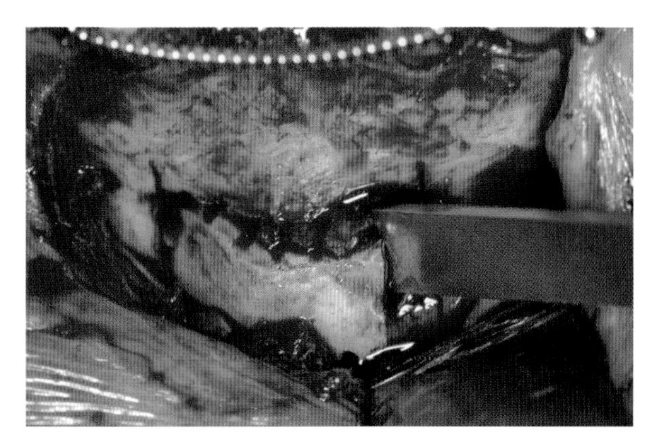

图2-28e 用薄刃骨凿取出骨块。

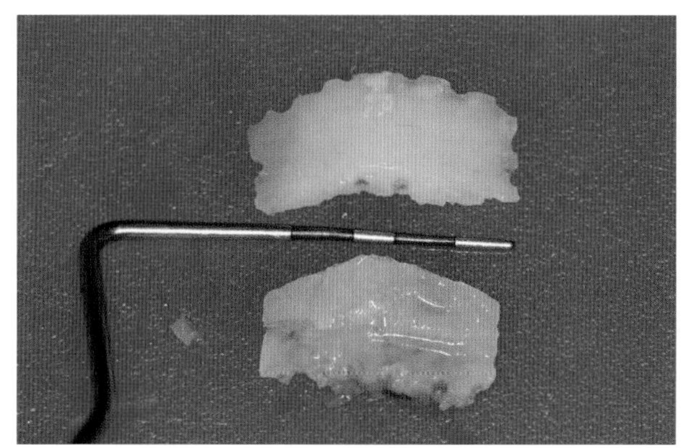

图2-28f 将骨块纵向分割成2个薄块。

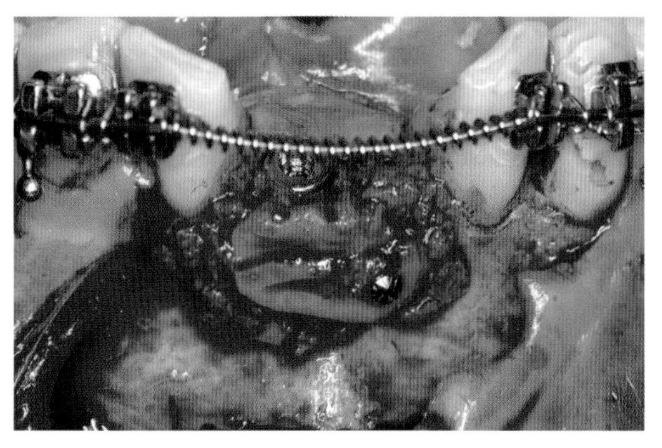

图2-28g 在骨撑开后植入1颗种植体，并在前庭一侧移植其中1个骨块，以支撑可移动且菲薄的前庭骨壁。

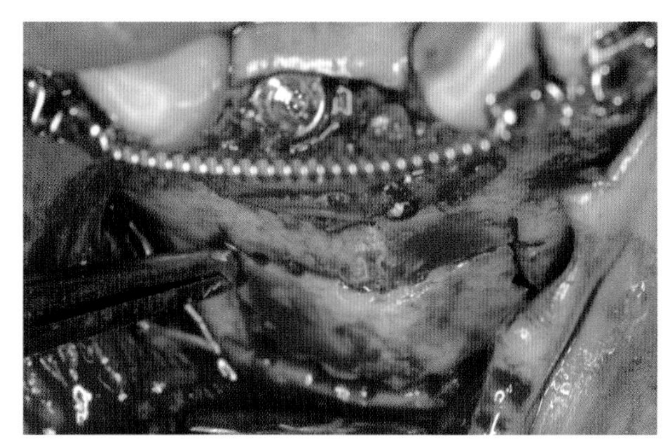

图2-28h 将第二个骨块重新植回其原始供区。

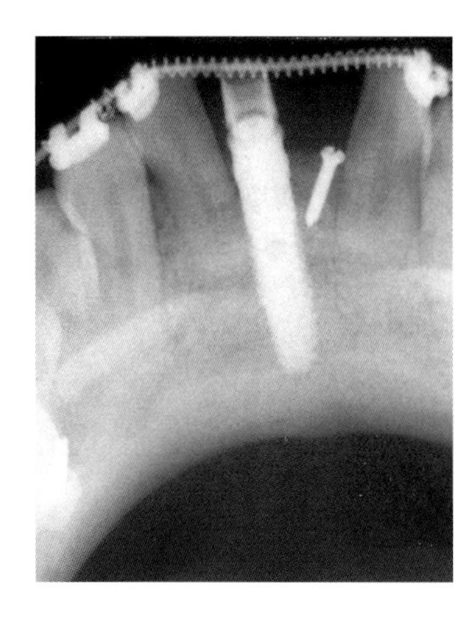

图2-28i 术后4个月的X线片。

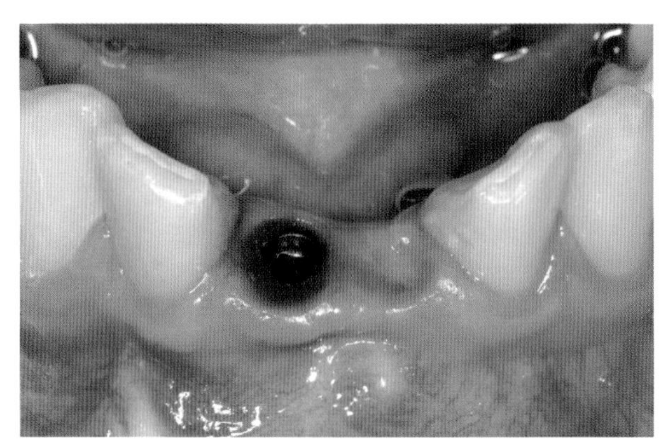

图2-28j 临时修复体成形软组织6个月后的临床表现。

即使在困难的解剖条件下，精确的术前诊断也能确保种植体的准确定位。特别是在垂直距离丧失的病例中，如在牙发育不全的情况下，治疗计划和外科导板必须由外科医生、修复医生和牙科技师组成的团队合作进行（图2-29a～y）。常规情况下，在二维放射诊断的基础上使用简易导板参考修复体方向就足够了。

使用三维成像，特别是辅助使用经处理具有阻射性的、由修复体结构转化而来的或数字化生成的修复方案，可以从解剖学和修复的角度进行详细规划[66]。

最后，在规划时所付出的努力越多，会回报以越少的修复和技工室/工艺并发症或问题。为了在广泛的移植手术后获得最佳的修复效果，种植体需要精确植入到理想位置。尽管进行了充分的术前诊断，但仍有必要密切关注规划的方案，以避免失败和并发症的发生[96]。

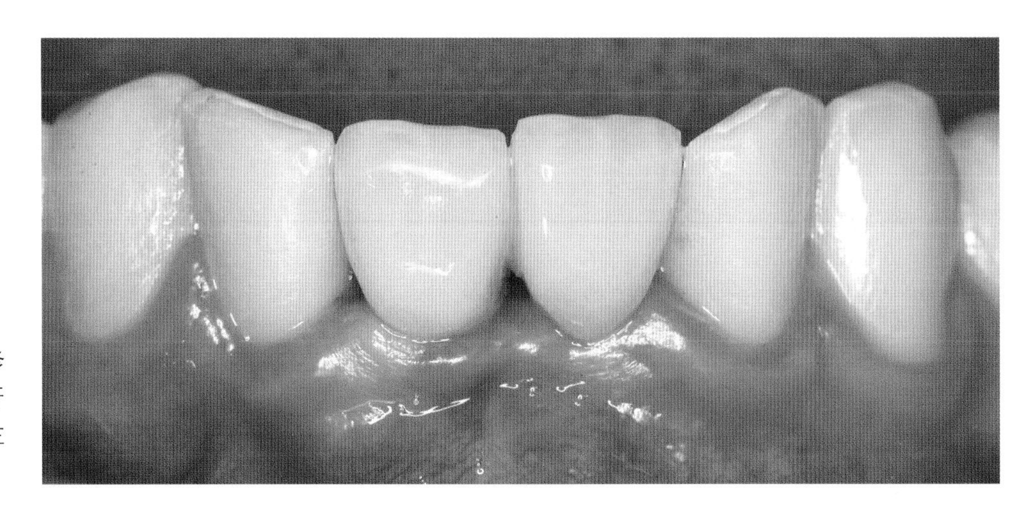

图2-28k 最终修复情况：右中切牙种植体支持的带左中切牙的单段桥。

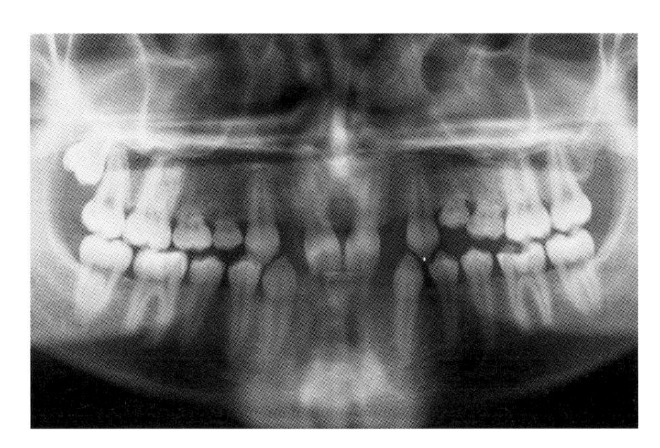

图2-29a 19岁女性患者上下颌骨多牙缺失。

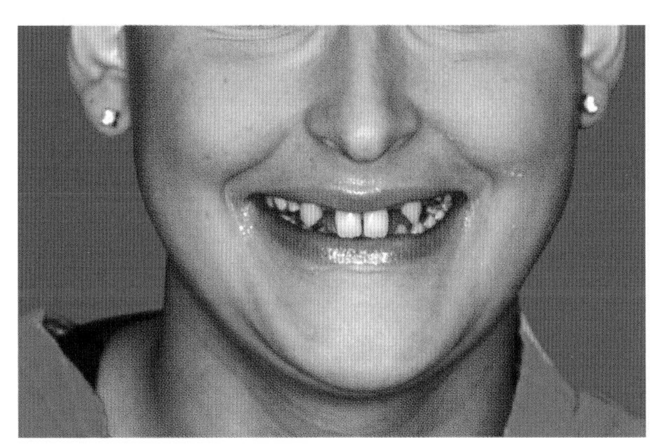

图2-29b 临床检查时患者表现为相对较高的笑线，且垂直距离稍不足。

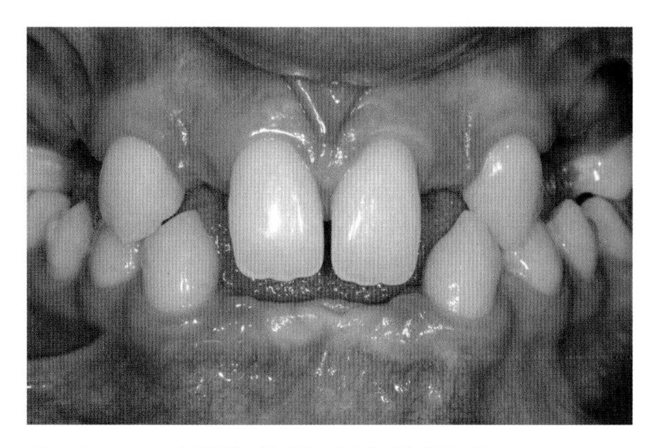

图2-29c 口内情况显示患者丧失垂直距离。

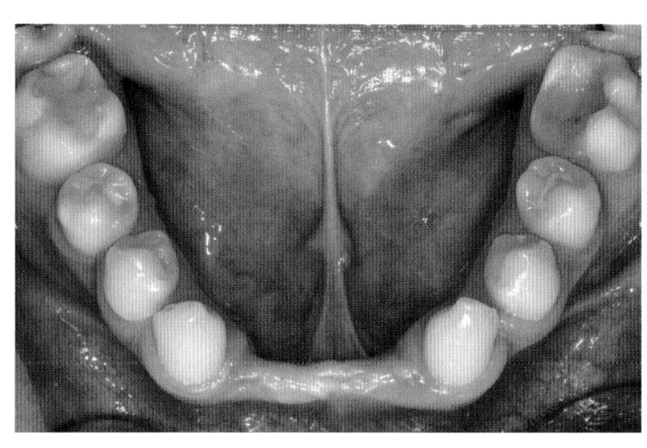

图2-29d 下颌前部牙槽嵴严重萎缩。

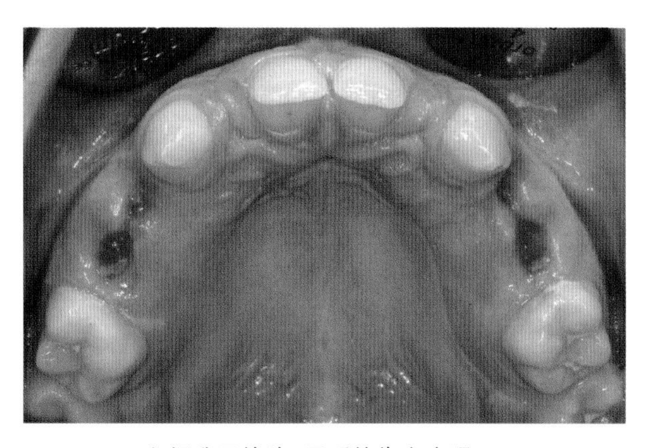

图2-29e 上颌乳牙拔除3周后的临床表现。

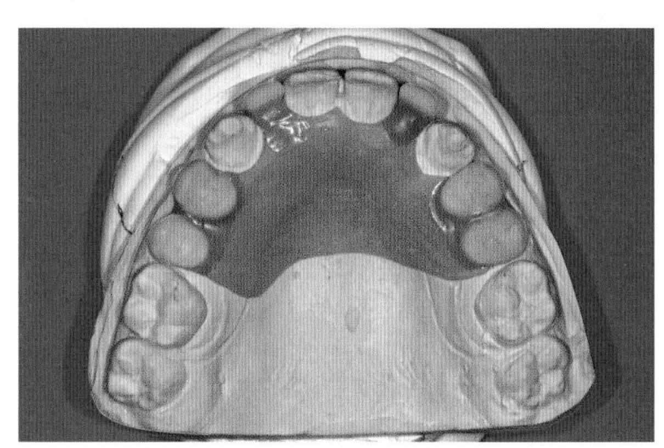

图2-29f 上颌诊断蜡型。

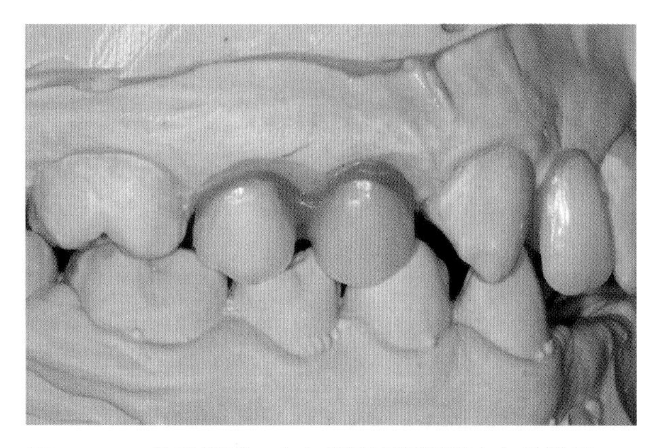

图2-29g 参照蜡型，右上颌骨不需要垂直向骨增量。

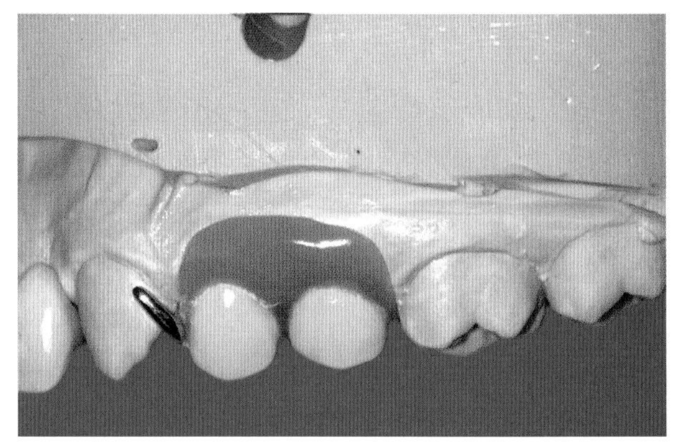

图2-29h 左上颌的蜡型显示出所需的垂直向骨增量程度。

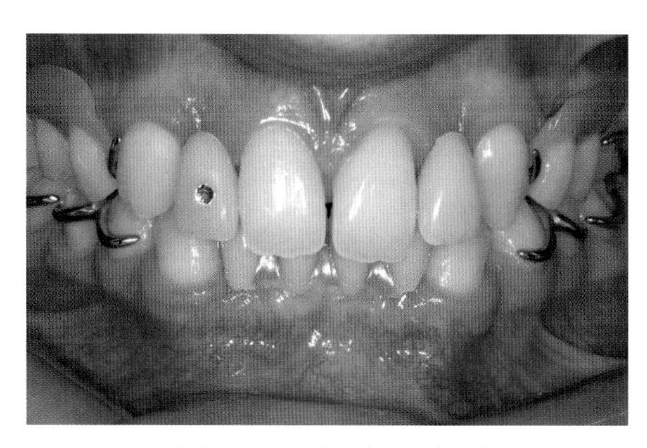

图2-29i 通过对剩余牙齿进行临时修复和复合重建，垂直咬合距离略有增加。

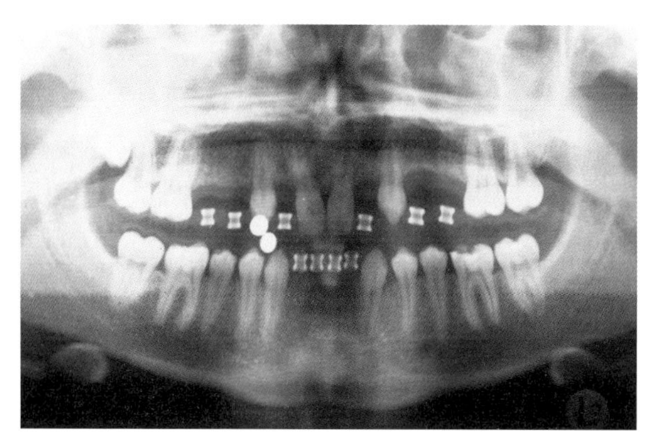

图2-29j 带外科模板的曲面断层片：左上颌前磨牙区的垂直向骨萎缩清晰可见。

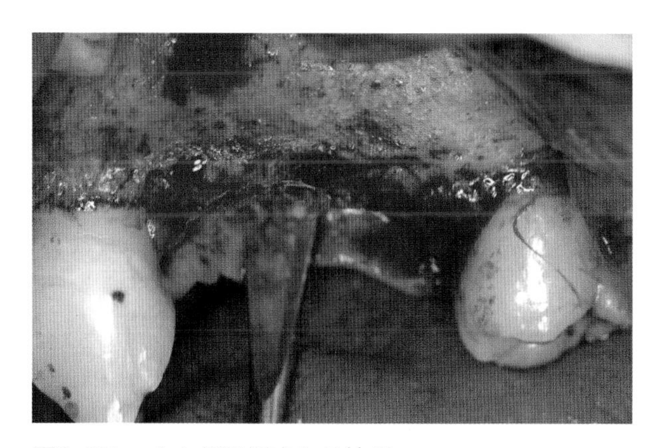

图2-29k 左上颌骨垂直向骨缺损。

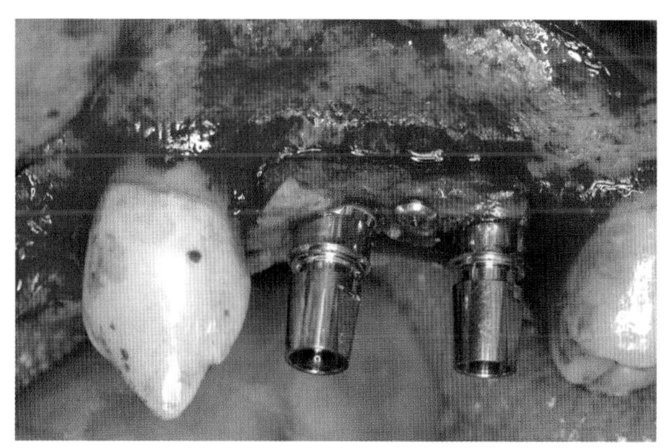

图2-29l 垂直向骨增量同时植入2颗XiVE种植体。

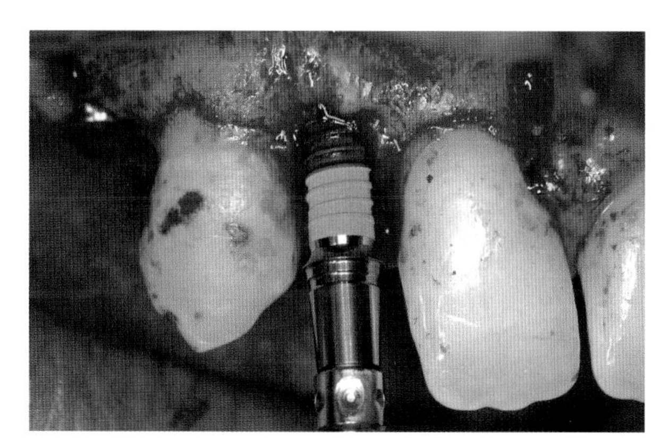

图2-29m 在右侧侧切牙区域植入直径3mm的XiVE种植体。

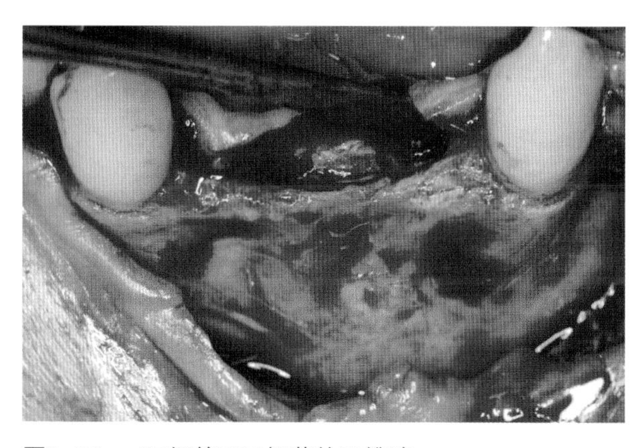

图2-29n 下颌前牙区极薄的牙槽嵴。

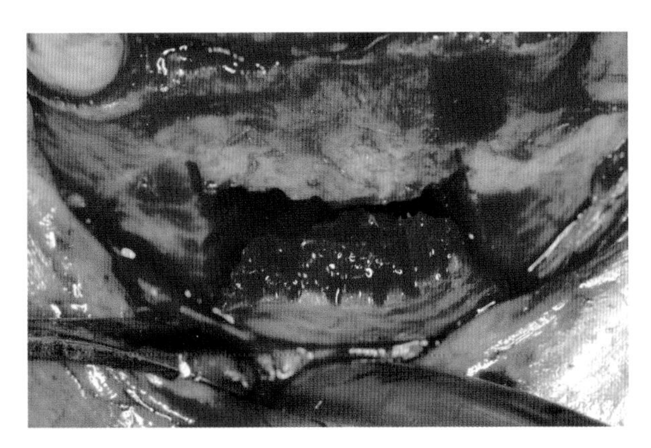

图2-29o 从萎缩牙槽嵴的根方取骨。

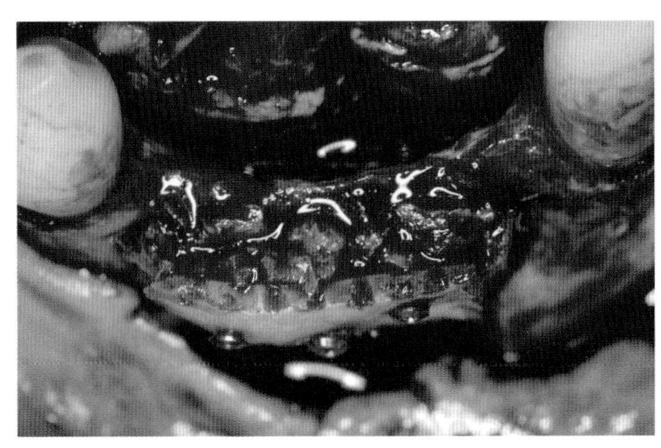

图2-29p 下颌前牙区骨块移植。

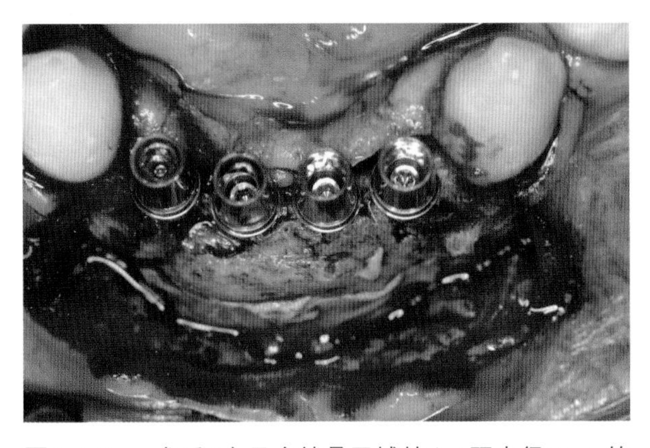

图2-29q 术后3个月在植骨区域植入4颗直径3mm的XiVE种植体。

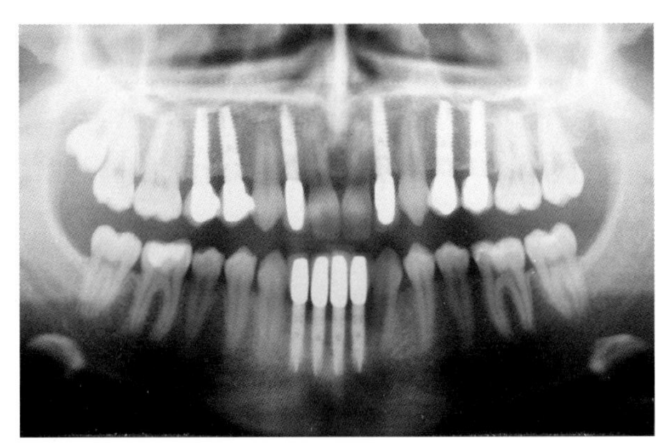

图2-29r 术后4年的曲面断层片。

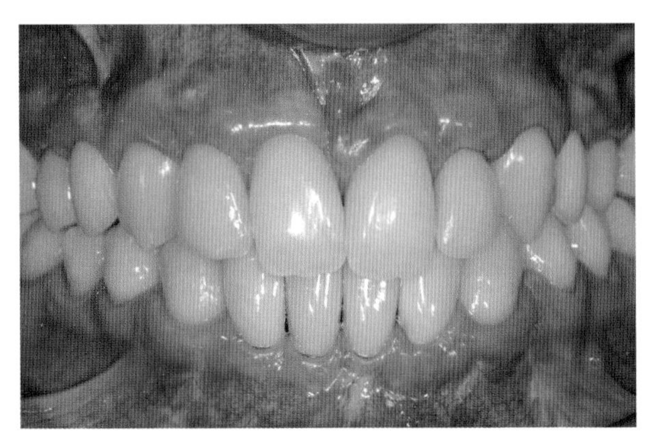

图2-29s 术后4年的临床表现。黏膜薄的区域（41和42）随后用结缔组织移植物进行增量。

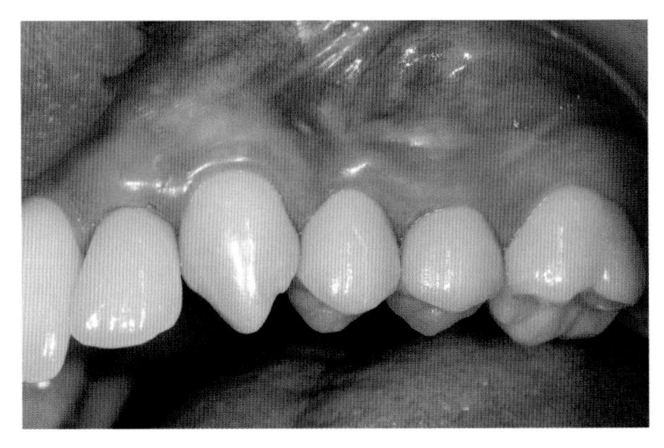

图2-29t 左上颌种植体修复后的临床表现。

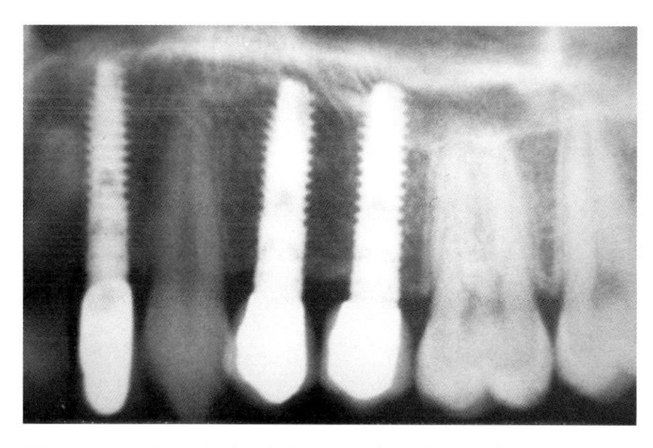

图2-29u　左上颌骨垂直向骨增量种植修复术后4年的X线片。

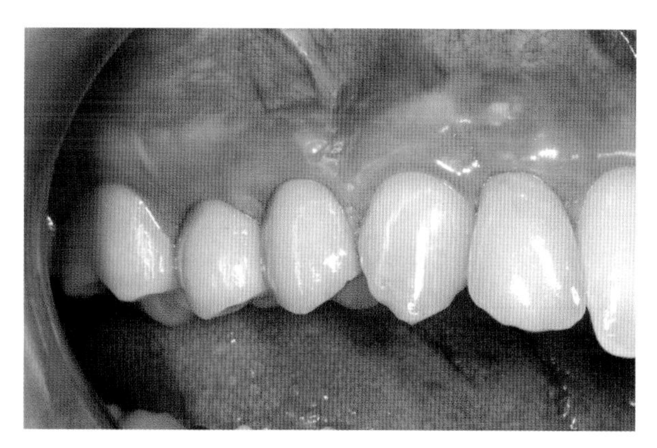

图2-29v　右上颌骨术后4年的临床表现。

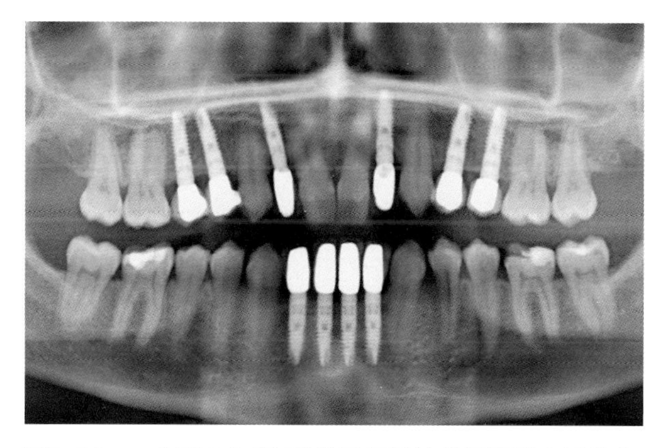

图2-29w　术后16年的X线片显示种植体周围骨水平稳定。

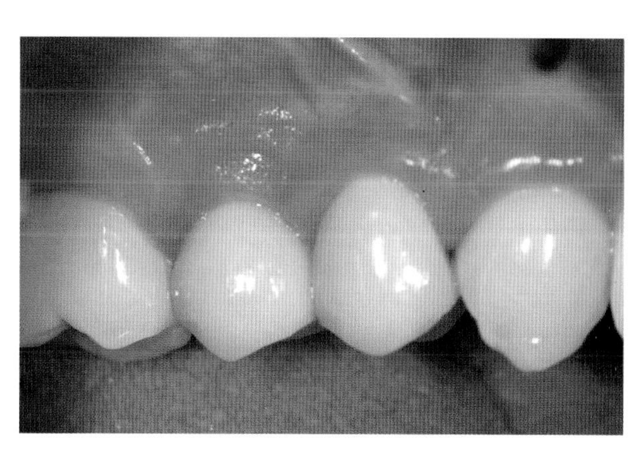

图2-29x　术后16年右上颌种植体修复后的临床表现。

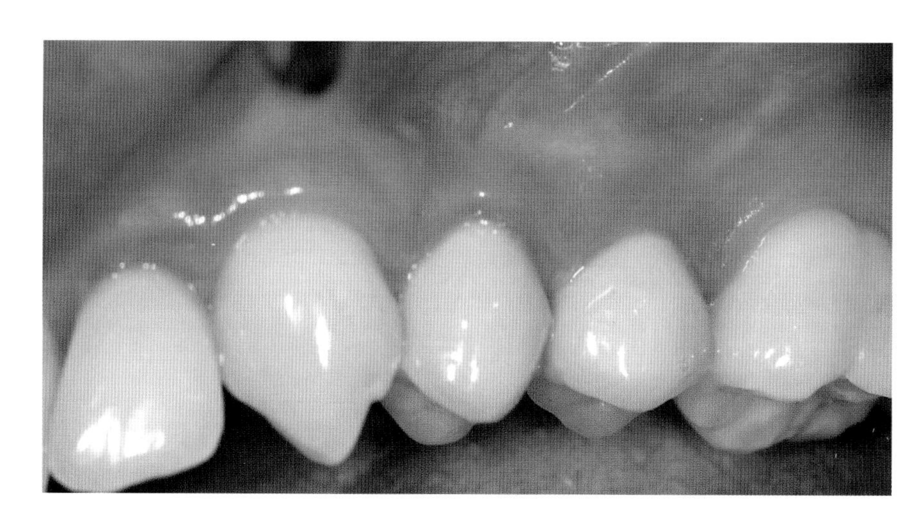

图2-29y　左上颌骨显示出相似的稳定性。

3

种植骨增量中的软组织处理

Soft tissue management and bone augmentation in implantology

骨增量术中、种植体植入同期、二期手术时软组织处理

Soft tissue management during augmentation, implantation, and second-stage surgery

3.1 引言

在现代种植学理论中，种植修复不仅仅是单纯的功能修复，其美学质量已变得越来越重要。最重要的是，患者认为种植体周围的软组织和上部修复体的形态才是种植修复的决定性因素[181]。

对于以修复为目的的种植美学来说，关注和保存现有的软硬组织当然是必不可少的。在很多现有软硬组织无法保存的病例中，不进行适当的软硬组织增量不可能得到良好的功能和美学效果。建议在几乎所有的病例中都要进行术前美学分析，以确保种植体在正确的解剖结构位置植入，且相对于邻牙及软组织而言呈现出最佳的效果。因此，软组织处理是实现组织增量整体效果的决定性外科干预手段。

Rosenquist提出[149]，决定软组织功能和美学的4个基本因素是：①角化龈的宽度和位置；②牙槽嵴唇颊侧的骨量和轮廓；③龈缘的高度和外形；④牙间或种植体间龈乳头的大小和形态。然而，美学效果往往在文献中记录不足，并且很少被作为衡量种植成功的标准[16]。尽管如此，在临床文献中，足够的附着黏膜和/或角化黏膜通常被常规讨论。

一项系统综述指出，在种植体周围角化龈宽度不足时，其菌斑聚集、牙龈炎症、牙龈退缩以及附着丧失增加，具有显著的统计学意义[115,147]。然而，必须要注意的是，当角化龈缺失时，探诊出血、探诊深度以及放射影像显示的骨丧失等参数可能会更差[115]。Keeve和Khoury在一项对77名患者共105个植入物平均8年观察期的研究中发现，在至少有2mm附着黏膜的种植体周围，菌斑聚集、黏膜退缩和炎症的发生率没有统计学差异[94]。

由于天然牙和种植体解剖结构的差异，种植体的钛或者瓷表面通常缺乏附着的嵴上纤维，可以预见种植体二期暴露后，穿龈部分不会形成很好的黏膜附着[158]。尽可能使种植体周围的黏膜稳定，至少可以确保更好的日常菌斑控制及减少其相关的炎症进程[178]。对于美观而言，在美学区角化龈是必不可少的（如考虑到软组织退缩），对于种植体的功能和美学方面的成功都至关重要。建议在一期手术或者二期手术时要形成足够宽度的角化黏膜或至少是附着黏膜。

软组织处理的另外一个重要方面是种植体周围黏膜的厚度。已有科学研究证明，黏膜厚度至少应为2mm[117]。一项系统性综述证实，较厚的种植体周围软组织（>2~3mm）可以有效地减少种植体周围骨组织丧失[171,178]。因此，不仅要保证种植体穿龈袖口附着黏膜的宽度，也要保证其厚度，尤其是在美学区，以获得理想的长期成功率。

种植体周围牙间龈乳头的大小和形状取决于解剖、外科以及修复因素。为了最大限度地减少种植修复治疗后的种植体近远中骨吸收，防止骨丧失，2颗种植体之间的距离应>3mm，种植体与天然牙之间的距离应>1.5mm[65,178]。

当牙槽嵴顶与修复体邻面接触点的距离＜5mm时，98%的病例会出现龈乳头。如果距离增加到6～7mm，牙间龈乳头的稳定性降低，分别有56%和27%的病例会存在牙间龈乳头[117]。

相邻种植体之间形成龈乳头的难度更大，只有牙槽嵴顶和邻接点之间的距离＜3mm才有可能出现[53]。种植体和天然牙之间则在垂直距离＜4.5mm时才可能形成龈乳头[152,175]。

然而如果是桥体，在牙槽骨和接触点之间距离达到5.5～6.0mm时，龈乳头高度是可预期的[152]。这些解剖学指数是必要的，但它们并不能保证手术后龈乳头就一定能形成[190]。

软组织处理是骨增量术中一个非常重要的因素，原因如下：①创口的初期关闭；②前牙区的美学效果，因为骨缺损也伴随着软组织不足；③功能方面，减少移植骨和种植体周围的肌肉活动；④保证种植体长期稳定性。在增量手术中，无论是骨移植还是引导骨组织再生术，无张力创口一期关闭是必不可少的，是移植物无菌愈合以及最终成功治疗的决定性条件。牙龈的质与量对于取得植骨区的一期愈合以减少组织坏死和植骨材料暴露的风险，以及植骨区的长期稳定是非常重要的。在很多情况下，骨增量之前提高软组织的质与量是非常关键的。

依据Rehrmann技术做骨膜减张切口，可以增加皮瓣的弹性，用水平褥式缝合或单纯间断缝合可以无张力关闭创口，而不存在像双层法外科程序中出现的张力。这种方法的缺点是在骨增量及种植体植入过程中，膜龈联合冠向移位，因功能或美观的需要进行第二次或者第三次种植体暴露手术[97]。因此，软组织处理在恢复软组织的功能和美观的协调方面起着决定性的作用。

3.1.1 软组织的解剖与血管化

了解牙周组织和种植体周围组织宏观及微观解剖结构是掌握软组织塑形及二期暴露手术原则的先决条件。下面将对不同的解剖结构做简要介绍。

3.1.1.1 牙龈

牙龈由牙龈结缔组织和覆盖上皮组成。牙龈表面除龈谷区域外都是角化组织。牙龈范围是从牙龈边缘到膜龈联合。这一层的宽度为1～9mm[23]，平均厚度约为1mm[52]，上颌前部最厚，下颌舌部最薄[5]。牙龈的宽度受牙齿位置的影响大[151]，且随颌骨生长变化[9]。因此，牙齿唇颊向的正畸运动可以相应地影响牙龈宽度[10]。

角化的复层鳞状上皮到达釉牙骨质界，并沿牙周膜方向进入约0.5mm生理深度的沟内上皮。口腔龈沟上皮在组织学上与牙龈上皮相似，但角化程度较低。在龈沟底部，龈沟上皮与边缘龈相连，并会在釉质表面形成1～2mm宽的上皮附着。龈沟上皮组织分层且有一部分未完全的角化[156]，具有很高的更新速度。每4～6天通过细胞增殖可完全再生一次。

如果相邻牙齿或种植体间的游离龈相邻，则形成非角化组织的龈谷[81]。龈谷区呈马鞍形，具体的尺寸和形态取决于邻面接触点。结合上皮的功能是保护下方的骨免受微生物的侵袭。这种接触反应区确保人体在对抗口腔微生物时的免疫反应远离牙槽骨。

附着龈一直延伸到膜龈联合，不会相对于牙槽突移位，结缔组织基质由胶原纤维组成，约占60%。胶原纤维在牙齿或种植体的牙槽嵴上形成纤维附着。胶原纤维以三维结构附着在牙齿上，对牙齿的位置有稳定作用，在根方牙骨质和牙槽骨中作为牙周组织的功能单位[66]。

牙龈上皮角化不是功能性磨损的结果，而是由下层结缔组织中的遗传因素决定的[91-92]。

3.1.1.2 种植体周围黏膜

种植体周围软组织的范围、形状和解剖结构取决于创口愈合，与种植体位置、种植系统和所用暴露技术有关。与天然牙周围软组织的临床特征相似[18,112,155]。

必须考虑的是，种植体与牙槽骨之间具有骨结合，而没有与支抗相关的生理活动性的牙周膜。因此，种植体周围结缔组织纤维在基台或种植体表面平行排列在嵴上区域，而不像天然牙固定在牙根牙骨质上[1-2,17-18]。种植体周围结缔组织胶原纤维比例较高，成纤维细胞比例较低，在组织形态学上与瘢痕组织非常相似[124,157]。

牙龈的血供来自牙槽间隔、牙周膜和口腔黏膜3个区域，但种植体周围结缔组织显示出相对较低的血管化水平。由于骨结合，来自牙周膜的血管不再存在，这意味着种植体周围黏膜的血供几乎完全来自骨膜内血管和少量骨内血管[19]。

骨面被覆一层薄薄的、富含胶原蛋白的结缔组织的非弹性层，即所谓的“骨膜”。除了成骨细胞、破骨细胞和相应的前体细胞外，骨膜还含有大量的血管和神经，这些血管和神经对新骨的再生具有极其重要的意义，在暴露手术期，只有在种植体覆盖螺丝上方骨膜才能去除，并尽可能小心地插入愈合基台。

特别是在种植体周围的软组织手术过程中，应着重考虑植入物周围瘢痕组织学，这些软组织缺乏纤维附着且周围黏膜血供较差，基于这些差异，种植体周围黏膜对于机械应力和微生物侵入的抵抗力降低，手术治疗后的愈合潜力也较差[116]。

3.1.1.3 生物学宽度

牙齿和种植体周围牙龈组织的特殊结构是一种独特的解剖结构，其上皮的完整性被中断。这涉及形成一个针对微生物冲击的上皮附着和针对机械冲击的结缔组织附着的组合，被称为生物学宽度[84]。

在天然牙周围，生物学宽度的垂直高度为2.04mm，其中结缔组织附着平均为1.07mm、上皮附着平均为0.97mm[66]。种植体暴露后，种植体周围也形成生物学宽度。种植体周围的结缔组织附着与天然牙相比非常稳定，宽度约为1mm，而上皮附着（也被称为长结合上皮）明显较宽[157]。长结合上皮通过半桥粒和基板与种植体或基台表面形成连接。

动物实验表明，无论一期手术是否暴露，种植体周围都可能会出现少量的垂直向骨丧失，种植体–基台连接处平均吸收为1.1～1.3mm[54–56]。在基台和种植体之间的微间隙中发现炎症存在与菌斑附着，而和连接方式相关。在接近嵴顶的位置上，可以发现一条生理性结缔组织条带，它可以保护牙槽骨不受四周炎性浸润的影响[54–55]。但是垂直向骨丧失仍然会发生，特别是在两段式种植体的情况下。骨丧失可以达到种植体与基台连接处根方约2mm[75–77]，此外，基台的材料对穿龈软组织也有影响[158]。

因此，无论种植体的设计如何，为了有利于保护性免疫反应，建议种植体周围的软组织在暴露后至少有2～3mm的厚度。同时，在种植体周围骨丧失增加的情况下，机体的反应更有可能出现[30,39]。

二期手术愈合帽的目的是根据平台转换原则改变生物学宽度的水平距离，从而确保种植体周围骨组织的保存[36,110]，应尽可能少地更换愈合基台，以尽可能减少对穿龈处软组织的损伤，从而进一步加强骨保留[1]。因此，骨保留应始终考虑生物学宽度，种植体类型也有关。从长远来看，如果没有硬组织的支持，对生物学宽度的侵犯将变得明显，并将导致不良的美学效果，如软组织凹陷和牙间龈乳头丧失。

3.1.1.4 软组织生物型

从临床的角度来看，牙周组织生物型可根据形态、轮廓和厚度进行分类。正常生物型、厚龈生物型和薄龈生物型是不同的[161]。厚龈生物型具有扁平的骨和牙龈轮廓，具有宽的角化龈，一般为方圆形牙齿，与较厚的颊侧牙槽骨壁相关[169]。因此，厚龈生物型很少观察到骨开裂或开窗。

薄龈生物型可以根据明显的扇形牙龈轮廓来确定，通常是尖圆形的牙齿形态和更窄的角化龈宽度。薄龈生物型的患者被归类为高风险患者，因为他们不仅有更大的风险发展为颊侧软组织退缩，而且有更大的风险发展为邻间软组织的衰退（如最小抵抗部[61,185]），这可能是多种原因（如创伤）的结果。薄龈生物型可以通过软组织增量技术转化为厚龈生物型，这样种植体周围的相关风险可以降到最低。

根据牙周探针的透明度，可以通过临床检查直接测量牙龈厚度及软组织生物型[49]。

3.1.1.5 附着龈和角化组织

牙齿周围角化龈的形成是一个由基板的基因决定的生物学发育过程，牙齿周围角化组织的形成是生物发育过程，因此始终存在，即使量很小。然而，在种植体周围我们必须使用适当的二期暴露技术产生角化龈。

1972年，Lang和Loe证明[106]，如果角化龈的宽度＜2mm，牙齿会出现更明显的炎症现象，这个阈值被认为是维持牙周健康的适当尺寸。Wennström和Lindhe[183-184]在动物实验中证明，在角化龈宽度足够和宽度不够的实验对象之间，炎性浸润、嵴顶骨质以及牙周附着丧失的发生率没有差异。

系统回顾发现，在角化黏膜宽度不足的种植体周围，菌斑积聚、黏膜炎症、退缩和附着丧失的发生率在统计学上更为显著[115,148]。然而，值得注意的是，角化龈宽度不足不会对探诊出血、探诊深度和放射骨丧失等参数产生任何明显的负面影响[115]。

尽管Keeve和Khoury进行了上述研究[94]，但大多数科学研究并不会对成功标准做评价，而是评价种植体存活率，基于这一点，仍然很难证明附着龈宽度增加是否有任何改善。作者强烈建议将附着龈的保存作为二期暴露技术的一个重要目标。组织的角化和由此产生的保护作用（防止牙龈退缩）是必不可少的，特别是从美观角度考虑，保证种植体周围组织呈现正常的淡粉色、点彩和角化表面，即“粉色美学”。

3.2 切口、缝合技术和软组织愈合的基础理论

软组织愈合最终目的是呈现良好的美学形态和功能恢复，其中包括以原始结构为模型的完整形态和功能的恢复。为了优化皮瓣愈合和移植物适应性，减少瘢痕，尤其是在美学区域，必须仔细考虑切口、皮瓣形成、创面边缘处理、缝合技术等。

根据适应证的不同，主要分为两种皮瓣设计：

- 全厚瓣：包括黏膜、肌肉层和骨膜。又被称为黏骨膜瓣，是口内手术（包括骨增量手术）中最常用的瓣。
- 半厚瓣：只有黏膜或者包含肌肉层。这种皮瓣要求术者有在肌肉上层的黏膜层的操作经验。在一些特殊手术中，骨膜被保留在骨面上，比如Kazanjian前庭沟加深术，骨增量塑形术（见第4章）或侧方入路骨增量术。

骨增量手术与种植体植入手术的切口和皮瓣设计必须遵守外科手术的一般规律，如下所述：

- 切口需要避开重要的解剖结构，如神经或重要血管，避免引起重要解剖结构的损伤（图3-1a和b）。
- 切口必须考虑血管的走行位置，一方面要保留皮瓣的最大血运，另一方面要避免术中过量出血（图3-1c和d）。
- 切口和皮瓣设计需为术者提供最佳的手术视野和操作空间。
- 切口必须提供广泛的皮瓣基底，以减少皮瓣坏死的风险。
- 切口和皮瓣设计应尽可能减少瘢痕组织生成，尤其是在美学区（图3-1e）。
- 非创伤性切口、皮瓣预备、无张力缝合是降低皮瓣坏死风险的重要因素（图3-1f）。

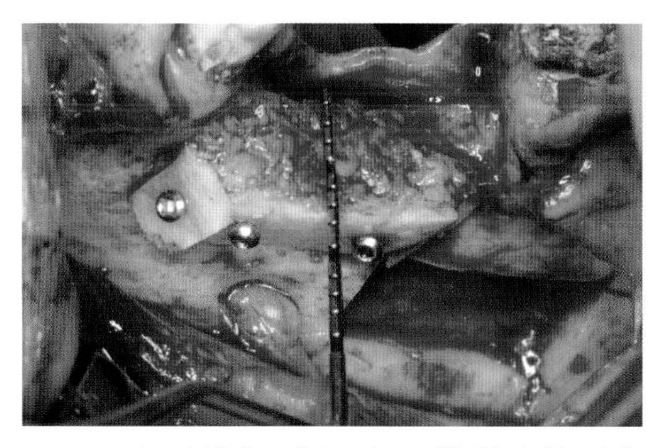

图3-1a 在下颌前磨牙或第一磨牙区域进行骨增量或植入种植体时，手术的首要步骤是暴露颏神经。

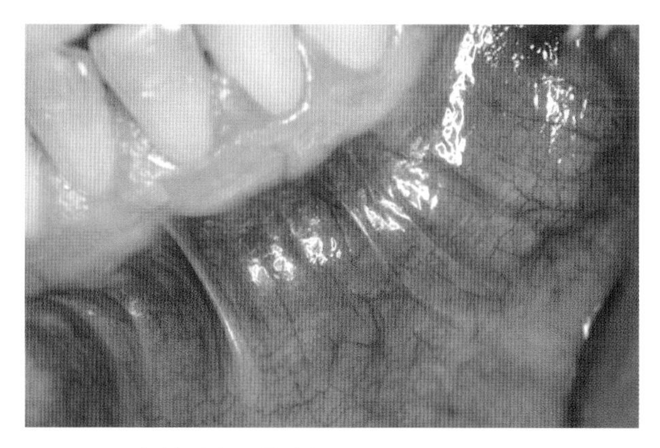

图3-1b 血管垂直于骨走行。

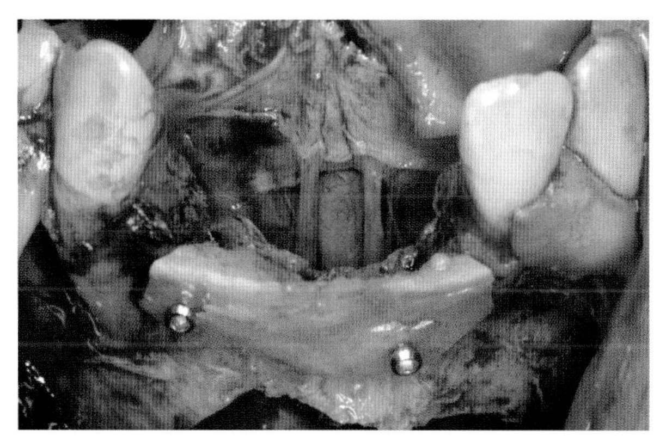

图3-1c 下颌前牙区舌动脉的重要分支。

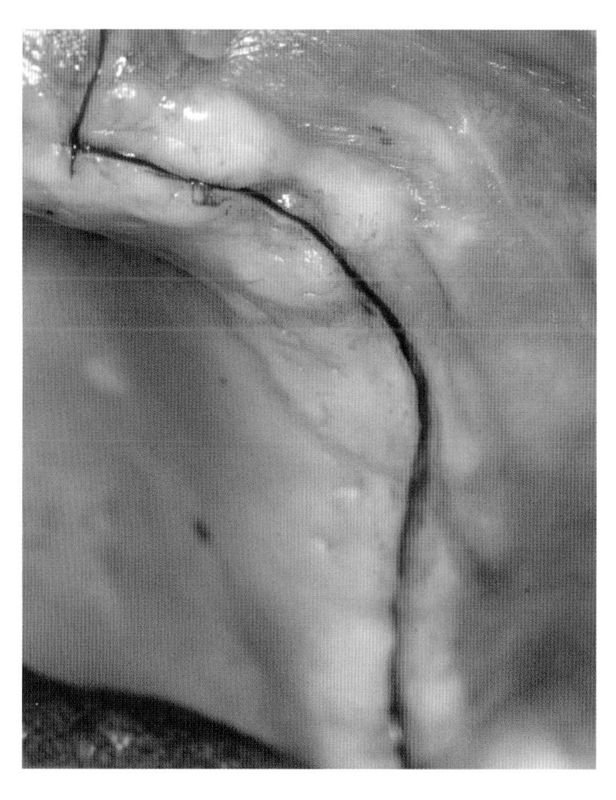

图3-1d 无牙颌牙槽嵴典型切口，附加系带处减张切口后行种植或者骨增量手术，保留了充足的血供以利于术后良好愈合。

在暴露手术中有两种伤口愈合过程。一期伤口愈合情况下，创口边缘准确复位，通过形成纤维蛋白网络直接关闭表面伤口层，纤维蛋白合成且新生血管生成。然而，只有在1～3周黏膜下层完全愈合后才能恢复组织的抗拉强度。相比之下，二期伤口愈合时，由中性粒细胞、白细胞和巨噬细胞决定的黏膜下肉芽组织生长覆盖软组织不连续的区域，直至伤口最终上皮化。

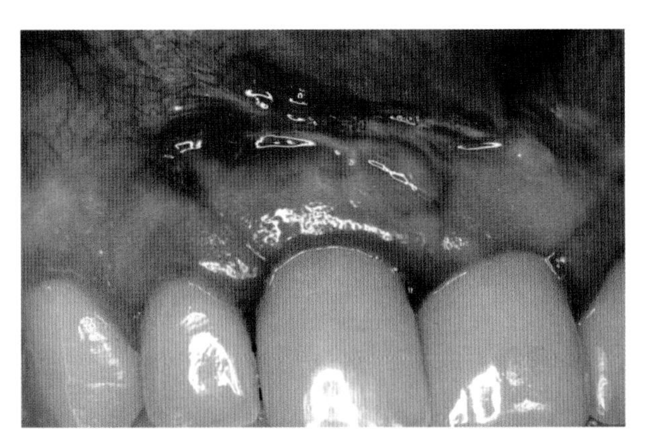

图3-1e 上颌前牙区水平切口（进一步行切除术）后密集瘢痕组织形成。

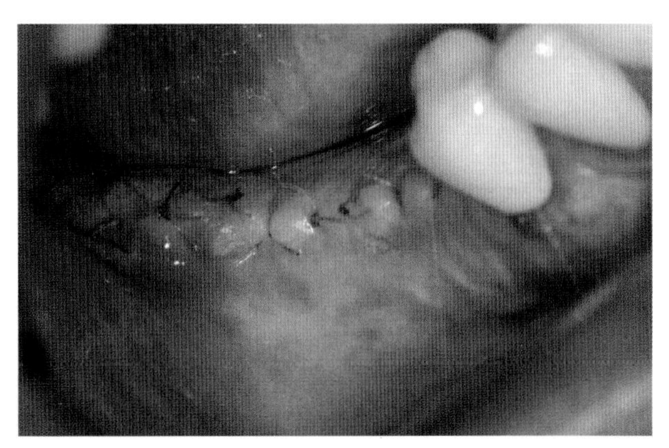

图3-1f 右下颌术后2周的临床表现：切口在嵴顶，用6-0单股可吸收缝线缝合。

3.2.1 细胞和分子愈合机制

创口愈合既涉及损伤组织的修复，也涉及损伤组织的再生。炎性愈合过程主要包括再上皮化、新生血管生成和结缔组织细胞的活化，并导致细胞外基质中蛋白质的降解和再生。这些过程的调控是由基质中的蛋白质与上皮细胞以及细胞因子与生长因子相互作用决定的。这3个创口愈合阶段完成后，结果要么是修复愈合形成瘢痕组织区域，要么是形成原始形态功能的组织精确再生区域。

3.2.1.1 炎症反应期（当天至第三天）

短暂的血管收缩和血凝块的形成是由血栓细胞与红细胞组成的血浆网络，随后血管通透性增加，释放细胞因子。血凝块中纤维蛋白原合成使纤维蛋白聚合，刺激创口边缘上皮细胞的移植和增殖。血小板还释放中性粒细胞和巨噬细胞的趋化细胞因子，如TNF-α和IL-1[79]。在淋巴细胞吞噬巨噬细胞进入组织之前，免疫反应通过吞噬、细胞介导的免疫反应和过氧化物来清除伤口的污染。淋巴细胞反应遵循各种微生物分子模式的特异性抗原呈递。

3.2.1.2 增殖期和成纤维期（第三至第十二天）

巨噬细胞表达的生长因子增强了成纤维细胞的增殖和迁移活性，导致胶原合成增加，并由VEGF和β-FGF触发新血管生成[168]。创口边缘的再上皮化恢复了解剖结构的完整性。整合素作为趋化因子的受体，与胶原和纤维连接蛋白相互作用，血小板的PDGF和巨噬细胞的TGF-β激活间充质细胞，从而形成肉芽组织[44,79]。糖胺聚糖、蛋白聚糖、腱生蛋白和血小板反应蛋白侵入细胞外基质，肌成纤维细胞分化促使创面收缩。

3.2.1.3 成熟期（第六至第十四天）

基质金属蛋白酶激发胶原溶解和合成来重组细胞外基质和肉芽组织。成纤维细胞期形成的Ⅲ型和Ⅰ型胶原，决定新生组织的拉抗强度和弹性。细胞膜上的整合素通过α-异源二聚体和β-异源二聚体蛋白巩固临时基质，使其能够重新上皮化。在此过程中整合素α5β1刺激细胞黏附和迁移，且通过信号通路对细胞生长起决定性作用[12,86,109]。

3.2.2 组织对缝合的反应

缝合材料属于异物，不可避免地会造成组织轻微的炎症反应，从而可能降低局部对感染的抵抗力。具体来说，针和线穿透软组织的位置，也可能是细菌入侵的位点[6]。

口内伤口愈合涉及较高的细菌污染风险，即所谓的“灯芯效应”。因此，应使用单股线尽可能地减少生物膜的形成。缝合材料必须具有较高的抗张强度、抗撕裂性能、良好的打结特性和较高的打结强度[174]。在此背景下，有研究表明，非创伤性显微外科技术的应用显著促进了皮瓣和伤口的愈合[25]。最大直径为0.01mm（≤6-0）的单股缝线，其表面的细菌定植水平较低[114]，能带来较小的炎性浸润，减少瘢痕形成。

术后14天拆除缝线时，上皮已经角化[159]，且缝线处稍有杆状和梭形细菌定植。为达到美观及良好的创口愈合，建议使用可吸收缝线进行分层缝合。然而，可吸收缝线代谢降解过程大约需要60天，如果在14天后能拆除，就尽可能去除。这种处理在双层创口闭合的特殊情况下是非常必要的，这使得患者的舒适度更高。缝针应具有11～13mm的曲线长度，并有向针尖锐化、抛光的三角形轮廓。针头应采用不锈钢制成，以达到可能的最佳稳定性，同时对组织造成最小可能的创伤（图3-2a～d）。

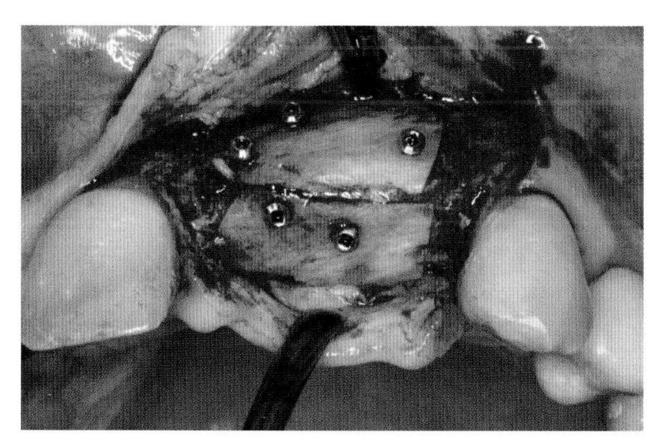

图3-2a 上颌前牙区植入骨块3个月后，在嵴顶同样位置做切口，附加尖牙近中减张切口。

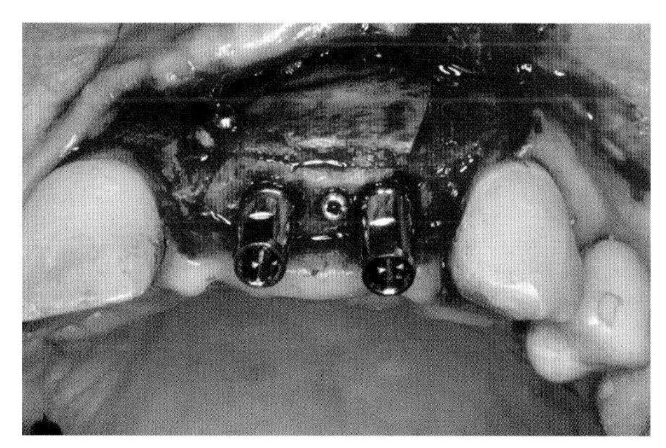

图3-2b 在移植骨块中垂直植入2颗种植体。

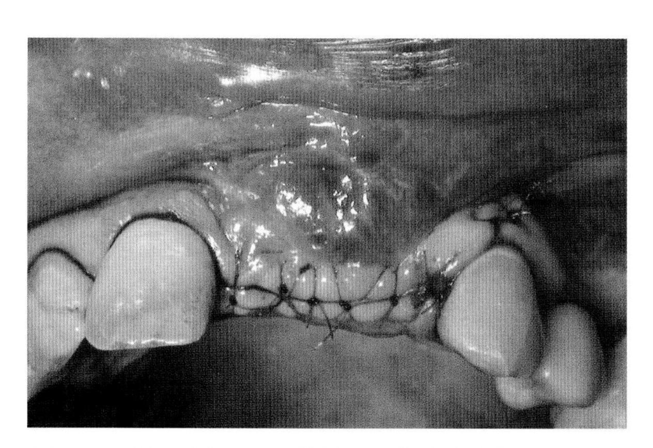

图3-2c 创口关闭用6-0单丝可吸收缝线缝合。

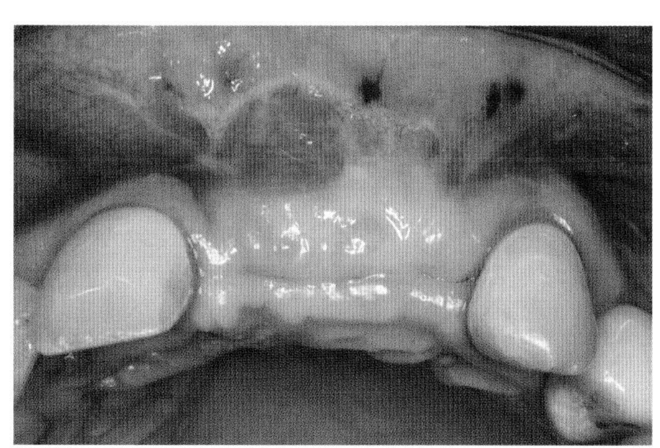

图3-2d 术后4周的临床表现。

3.3 器械

在软组织处理中，显微外科的概念已经被引入[46,189]。显微外科技术是借助于光学放大辅助设备、微型工具以及相应的微型缝合材料的外科手术。采用显微外科技术很好地完成组织的减创操作和理想的创口关闭。Burkhardt和Lang两位学者[25]比较了常规手术和显微外科手术，他们认为显微外科手术可以促进伤口愈合，且效果更可预期。

手术器械的握持部分形状应该是直径均一的柱形，且长度至少为16cm。在较长时间的手术中，这样的工程学设计会使术者在颌骨后端的操作更有优势。在握持位置设计圆形轮廓的划痕可以使术者更容易精确操作。

一方面，在双层解剖的情况下，可采用尖端尖锐、宽度足够的单刃15C号刀片，减少切口组织丢失；另一方面，也可采用双刃SM69微型手术刀。在挑选剥离子时，细长的设计最好。较大的剥离子只能用于皮瓣的无创性剥离。至少还要有一个解剖镊和外科镊。外科镊专门为显微外科技术设计。在没有唇部和肌肉牵拉的情况下，可以在无张力的情况下使用外科Cooley镊精细夹持脆弱的组织瓣及游离或带蒂的结缔组织瓣。如果用解剖镊对组织施加太大的力，脆弱的组织瓣会受到损伤或瘀伤。

当组织瓣很薄或者移植游离黏膜移植物时，解剖镊是无穿孔风险的非创伤性处理的最佳选择。对于缝线打结，解剖镊或者带有平面的外科镊都适合在抓取缝线时避免对缝线材料造成损伤。对于持针器的选择，除了要考虑针头的大小外，术者的经验及偏好起着决定性作用。针的尺寸有多种选择，但均需要细长形状的设计，这样才能确保可以适当穿过牙间区域。在口腔或者牙周手术中，虽然锁扣设计对控制针头旋转很有帮助，但是显微外科持针器通常也不配备锁扣设计。Castroviejo公司的持针器在设计上配备了柔和的锁扣。已证实尖头弯曲的微创剪刀，是实用的。

一些特殊的器械，如角度可调节的手术刀，可以非常灵巧地进入到口内各个区域进行手术操作（图3-3a和b）。

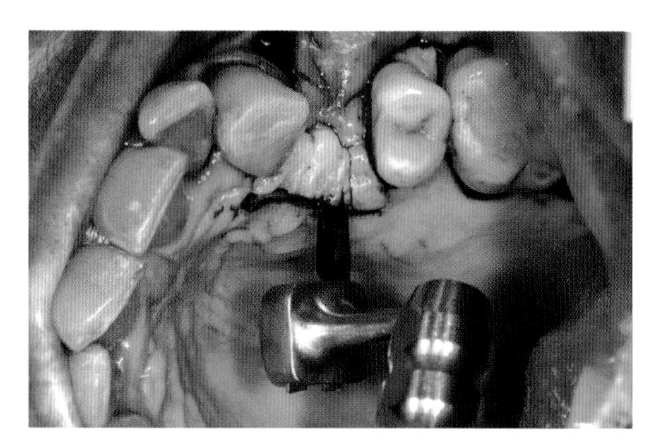

图3-3a 角形手术刀可以更好地从腭侧进入。

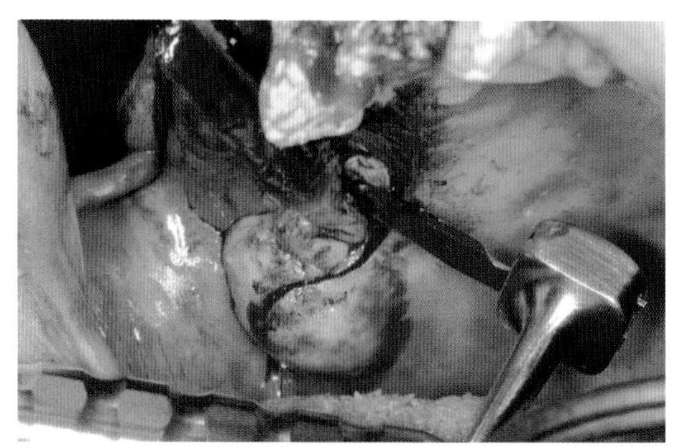

图3-3b 使用带角度的刀更容易实现上颌后牙区骨膜上皮瓣。

3.4 骨增量术前的软组织处理

炎性浸润或者拔牙创伤有时会导致软硬组织的明显损伤。尤其是软组织的质与量，包括其再生特性，在涉及感染生物材料或多次植入手术失败的情况下会受到严重损害。在这种情况下，骨增量前改善植入区域的软组织质量是一个有利选择，这会使得创口关闭更容易且更安全，尤其是需行垂直向骨增量手术时。在薄龈生物型的病例中，软组织手术更常见，因为得到改善的软组织对骨组织增量有保护作用，保证了较好的远期美学效果。

在薄龈生物型中牙周探诊可以透过组织被看见，通过牙周探诊可以轻易判别薄龈生物型，薄龈生物型也是牙龈退缩的易感因素。因此，从美学角度考虑，将生物型由薄变厚是合理的。可以通过游离龈移植和游离结缔组织移植实现，也可以通过腭部带蒂结缔组织瓣来实现（图3-4a～l）。旋转皮瓣可从颊黏膜或者腭侧作为供区，可制作上皮化或者去上皮化的皮

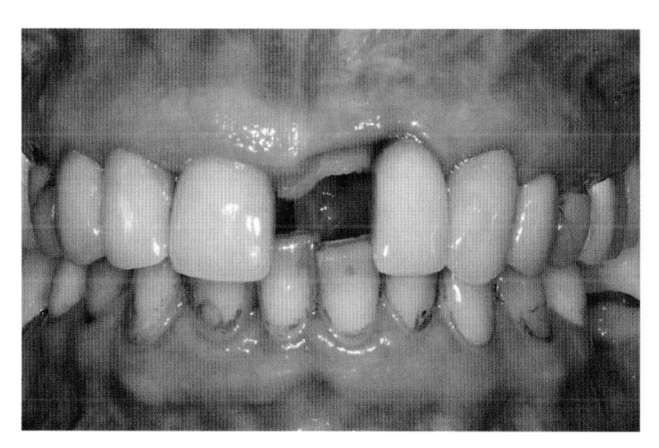

图3-4a 左上中切牙种植体取出后，美学情况差，左上侧切种植位点嵴顶骨和软组织丢失。

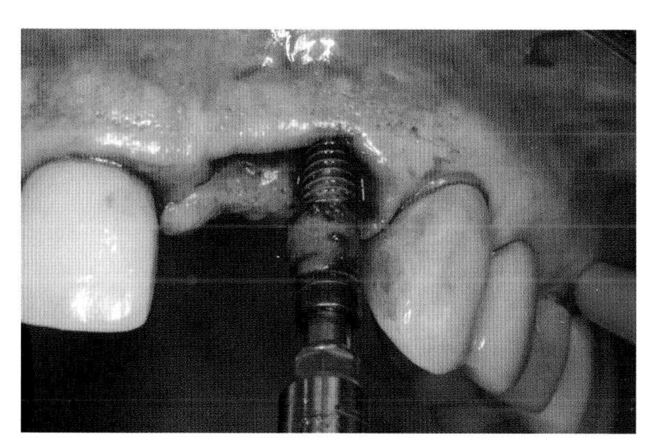

图3-4b 去除冠后，用BTI种植体取出系统（BTI，Vitoria-Gasteiz，Spain）取出种植体。

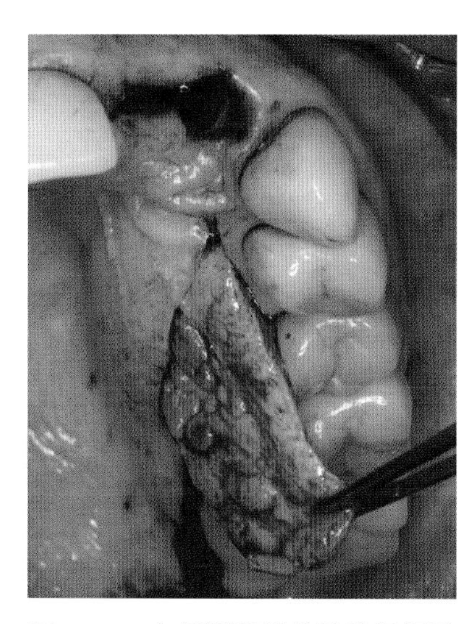

图3-4c 左侧腭部带蒂结缔组织瓣的制备。

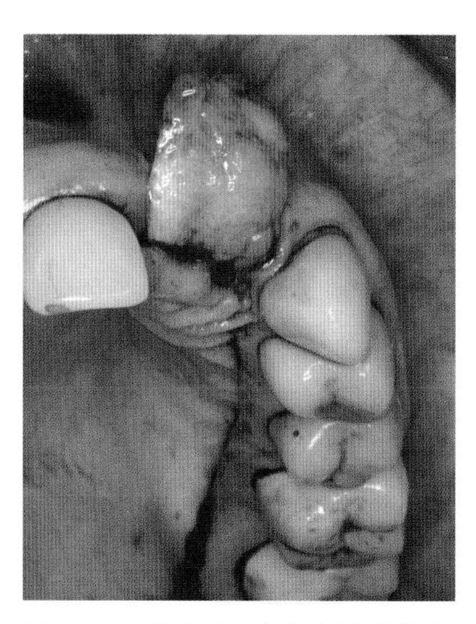

图3-4d 带蒂结缔组织瓣在软组织隧道桥下穿过，以覆盖缺损，提高软组织质量。

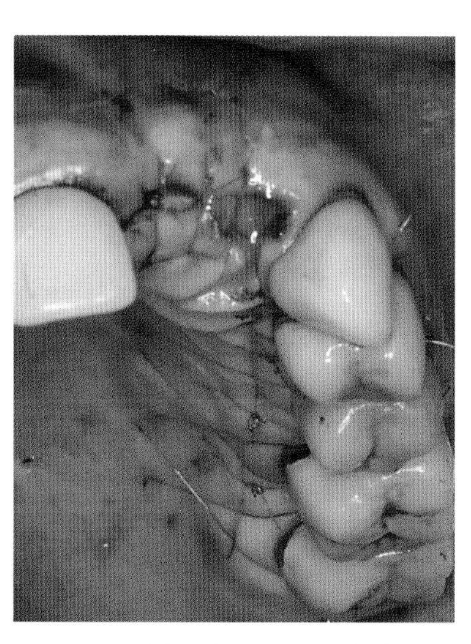

图3-4e 创口关闭用6-0缝线，无任何减张切口。

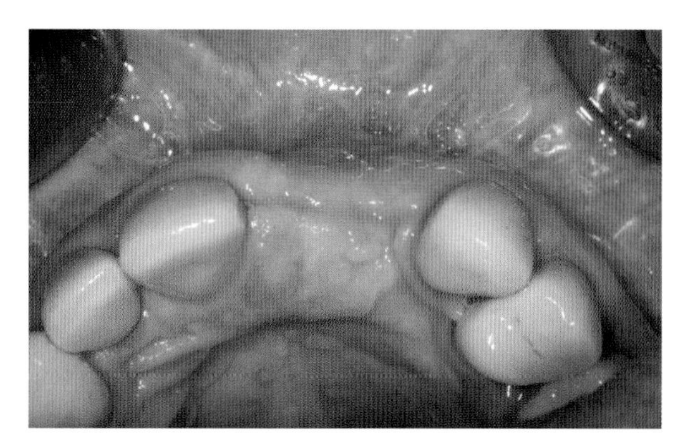

图3-4f 术后2个月的临床表现。

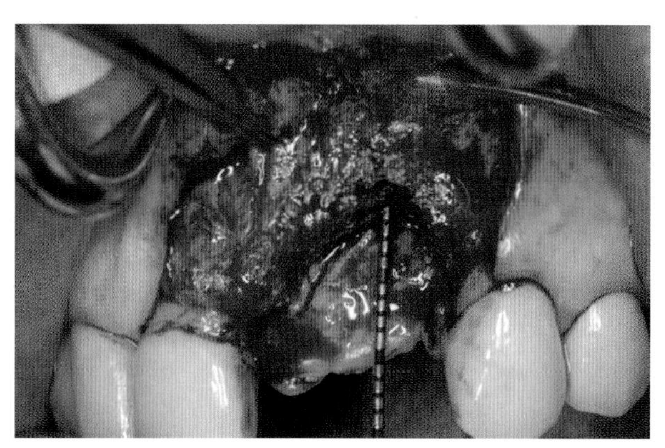

图3-4g 骨缺损的暴露。

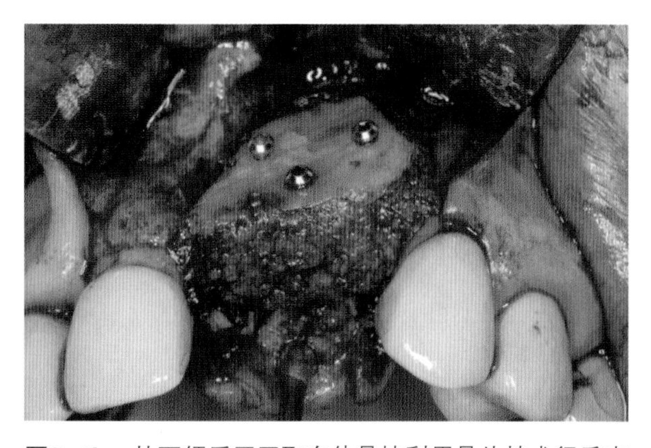

图3-4h 从下颌后牙区取自体骨块利用骨片技术行垂直向骨增量。

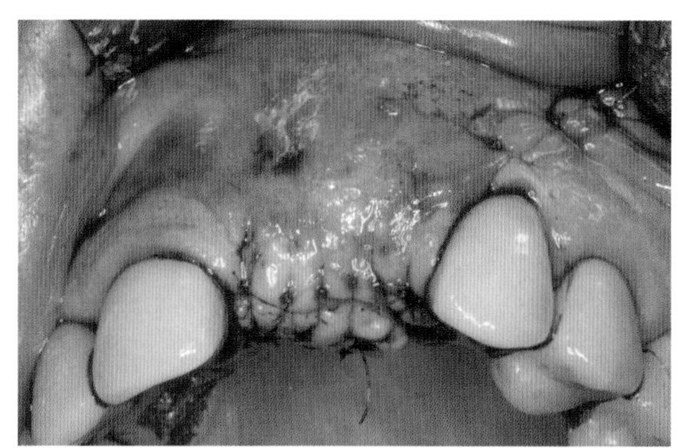

图3-4i 用6-0单股线缝合创口（创口闭合只需一个减张切口）。

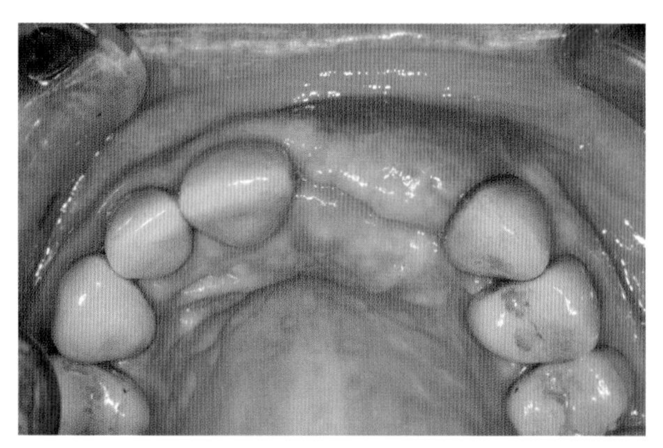

图3-4j 术后3个月的临床表现。

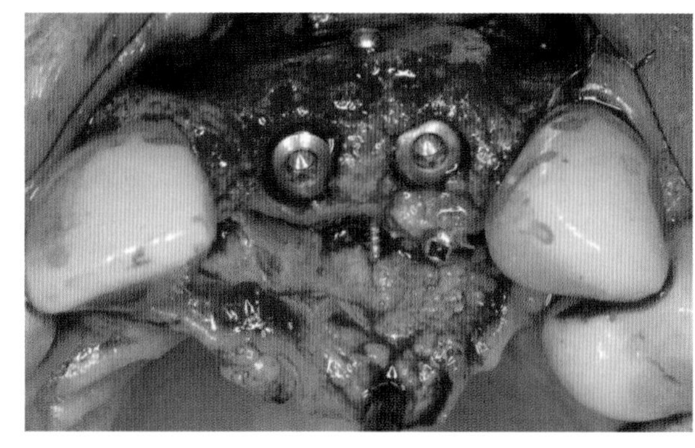

图3-4k 二次手术暴露骨面采用骨增量时相同切口：在骨增量区植入2颗种植体。

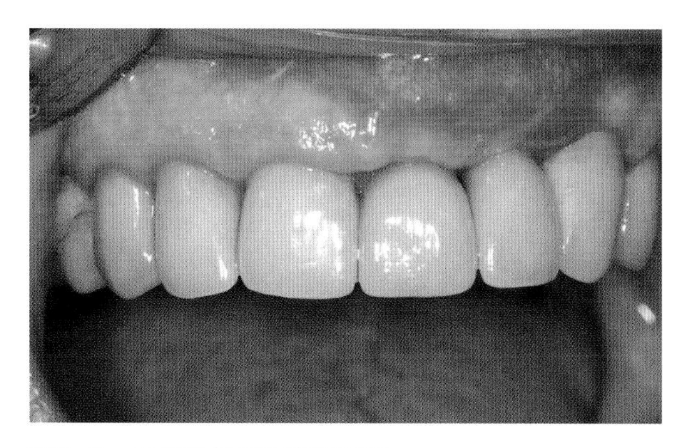

图3-4l　最终修复后的临床表现。

瓣。通过游离龈移植物或者结缔组织移植物，可以增加软组织的厚度和质量，同时也可以消除膜龈联合的移位。

3.4.1　骨增量前的切口设计

最开始的切口设计充分对于后期美学成功有重要意义。如果现有软组织较薄，建议设计严格的垂直切口，这样可以得到两个同样厚度的皮瓣边缘，从而优化创口缝合，达到愈合效果。不管在哪一个软组织处理阶段，切口设计

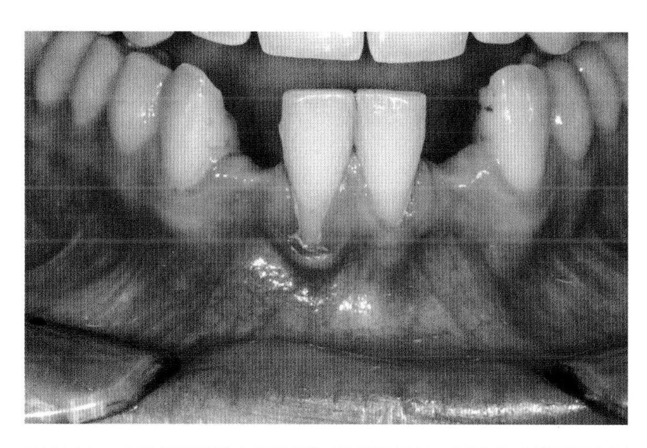

图3-5a　两侧下颌中切牙软组织退缩，同时下颌双侧侧切牙先天性发育不全。

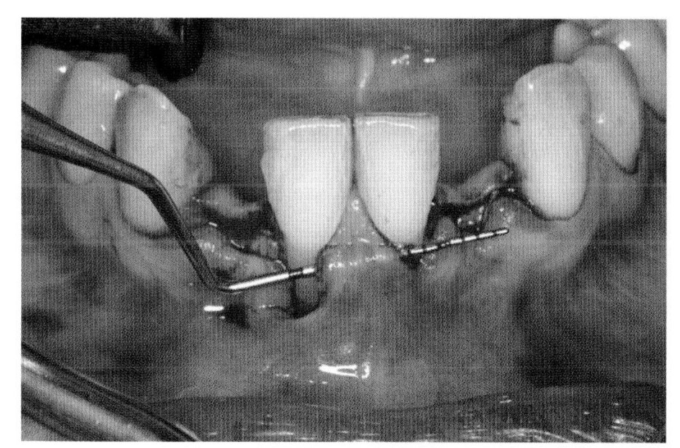

图3-5b　在侧切牙区制备半厚瓣，并在中切牙区颊黏膜上制备隧道。

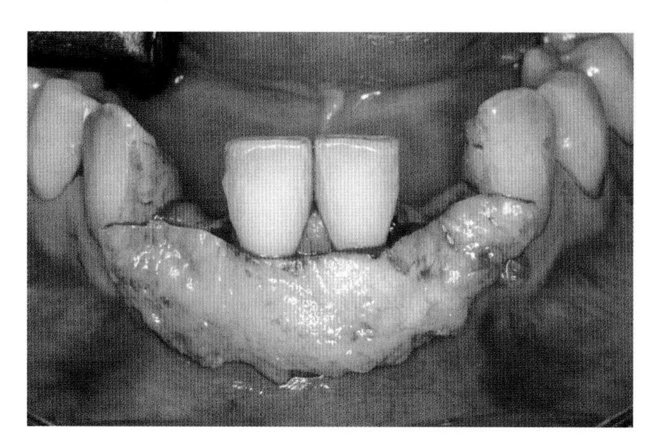

图3-5c　结缔组织移植物取自上腭部用于软组织增量。

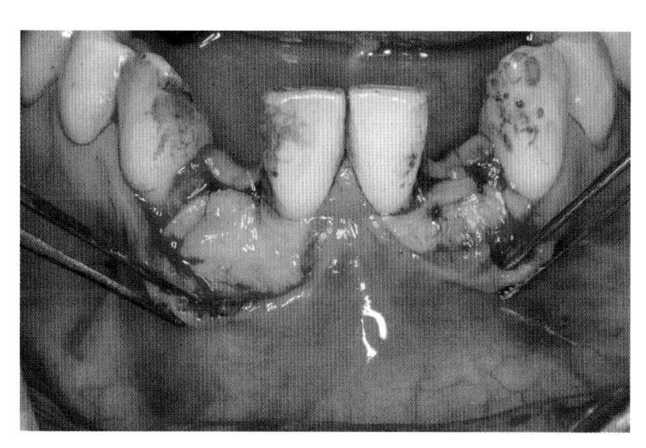

图3-5d　结缔组织移植物置于隧道黏膜下，在侧切牙区用6-0缝线固定。

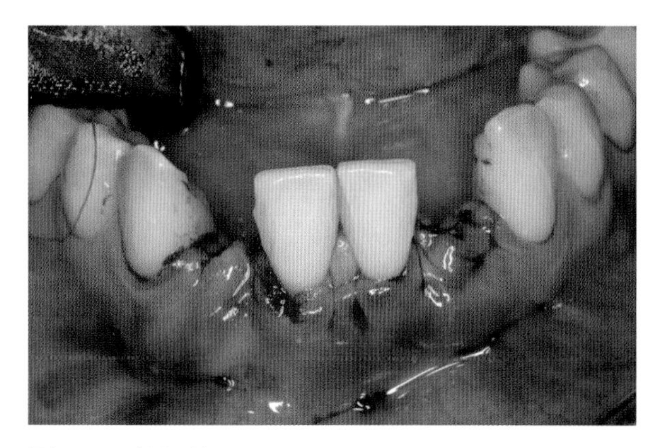

图3-5e 关闭创口。

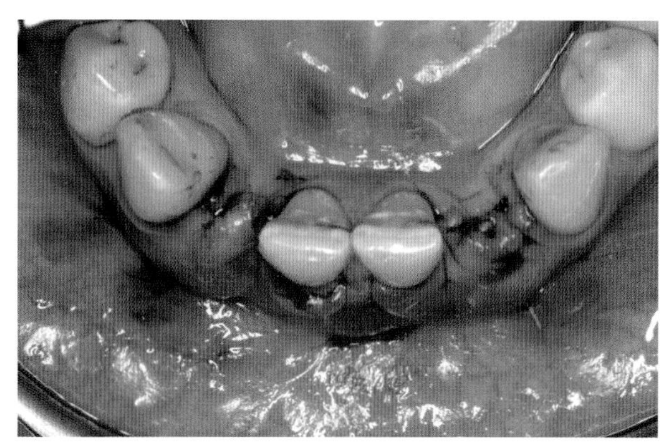

图3-5f 移植区殆面观。

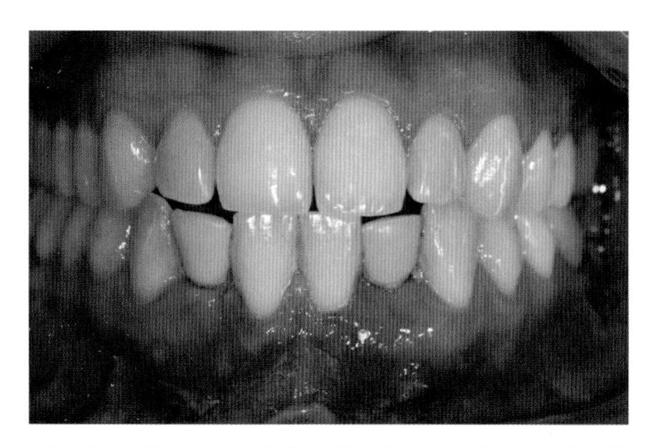

图3-5g 术后6周的临床表现。临时修复是用马里兰桥制作的。

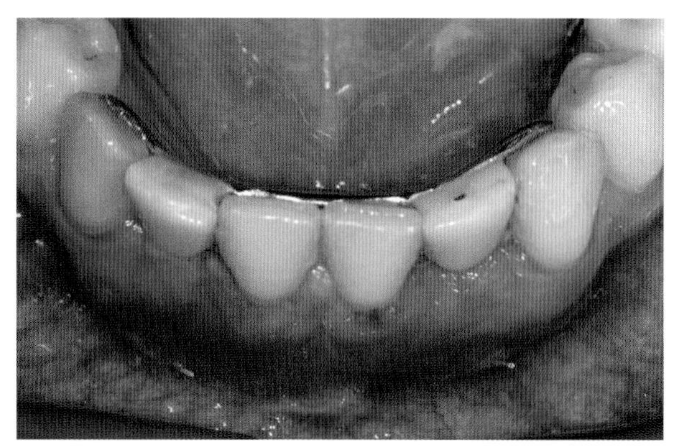

图3-5h 酸蚀粘接修复体的殆面观。

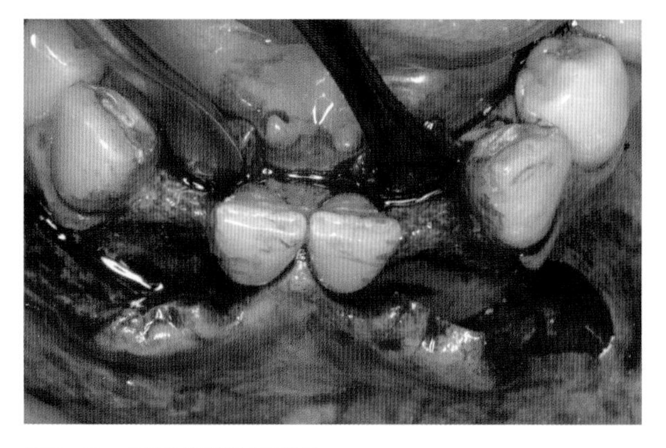

图3-5i 暴露萎缩的牙槽骨。

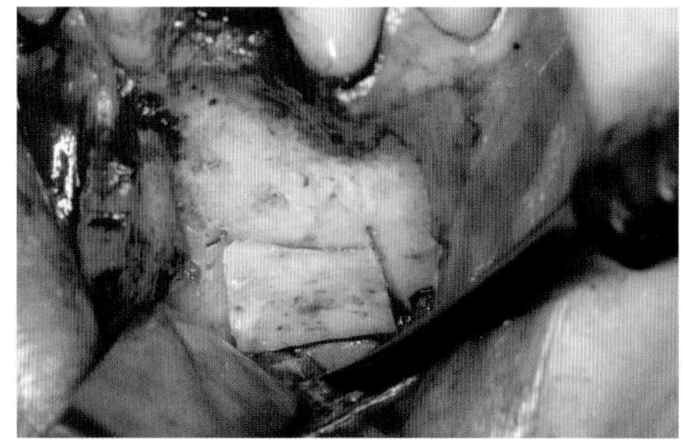

图3-5j 根尖下方取骨块。

必须确保足够的手术视野和可操作性，并且提供所需组织瓣的可移动性。做沟内切口时，刀片应直接在牙间接触点下方切割龈乳头，平行于牙体长轴，将整个牙龈纳入皮瓣中。在骨增量之前，都应该避免做牙龈边缘的减张切口，除非是要在黏膜内做辅助切口放置移植物。在骨增量之前，只应该使用黏膜瓣，也称半厚瓣（图3-5a～o）。如果骨头上留下一层薄薄的

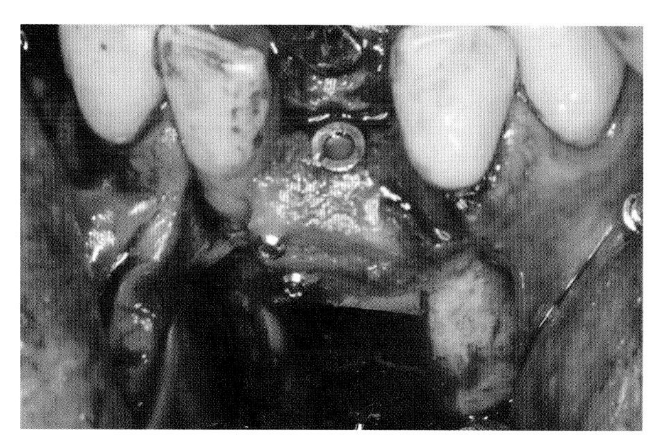

图3-5k 左侧植入骨块，同期植入种植体。

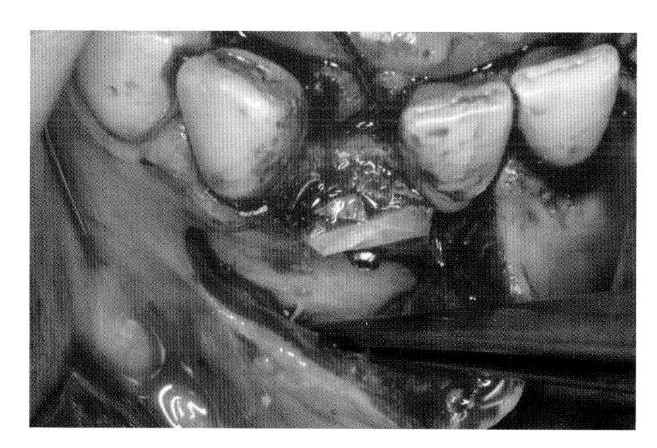

图3-5l 右侧植入骨块。无法同期行种植体植入。

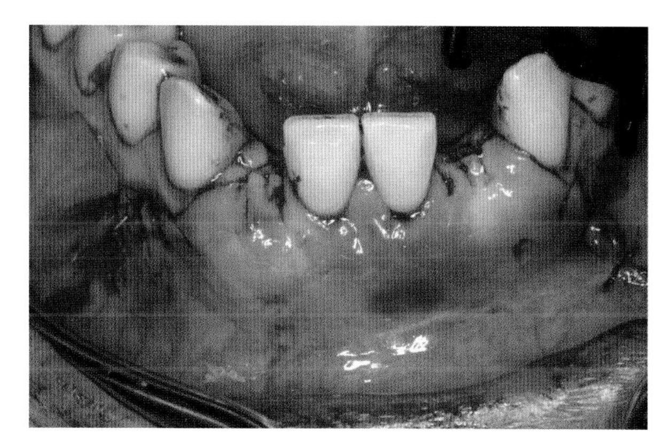

图3-5m 关闭创口。

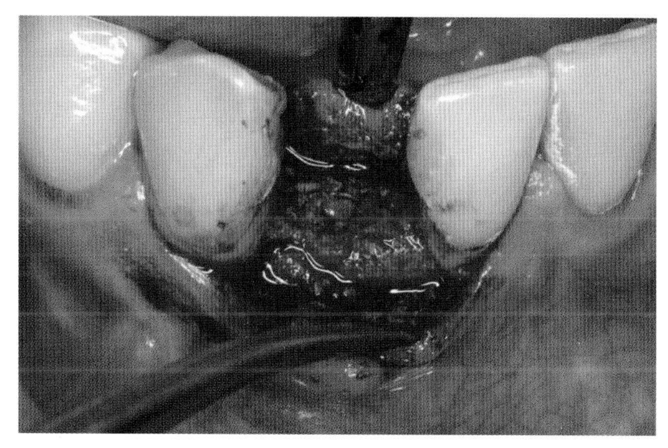

图3-5n 术后3个月，在右侧植骨区植入种植体。

结缔组织和骨膜，移植物因双层的血供会愈合得更好[134]。此外，与翻黏骨膜瓣相比，翻半厚瓣所发生的骨吸收会减轻[60,135,166,187]。但是有一种情况例外，当软组织增量手术同期需要去除异物时（如感染的生物材料），必须翻全厚瓣。

3.4.2 半厚瓣隧道技术

软组织增厚主要通过结缔组织移植物来实现。半厚瓣隧道技术是使用游离移植物恢复软组织厚度，尤其是在唇颊侧，完全排除了后期增量手术中移植物暴露的风险。从腭部取出游离结缔组织移植物后，打开受区移植床，从垂直黏膜切口开始，并用Partsch Raspatory或Kornman剪沿目标方向钝性分离隧道。隧道制备应为移植物大小的1.5倍，尽可能地保留解剖结构（图3-6a～e）。隧道以软组织缺损处为中心，必要时达角化龈区。如果角化龈很薄，

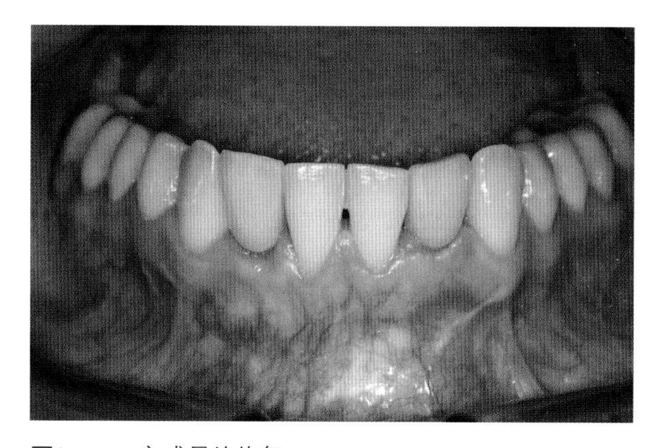

图3-5o 完成最终修复。

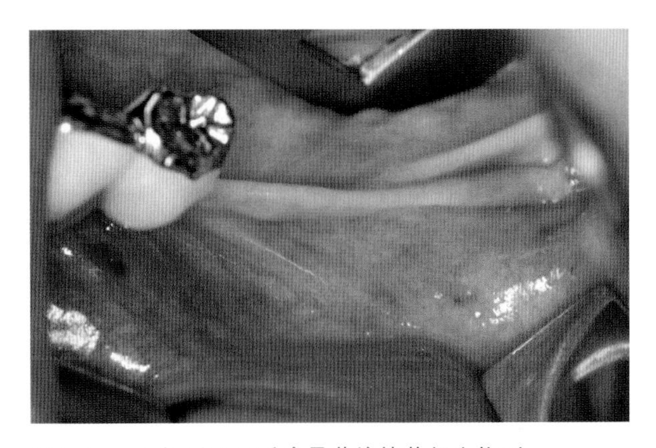

图3-6a 下颌后牙区重度骨萎缩伴薄龈生物型。

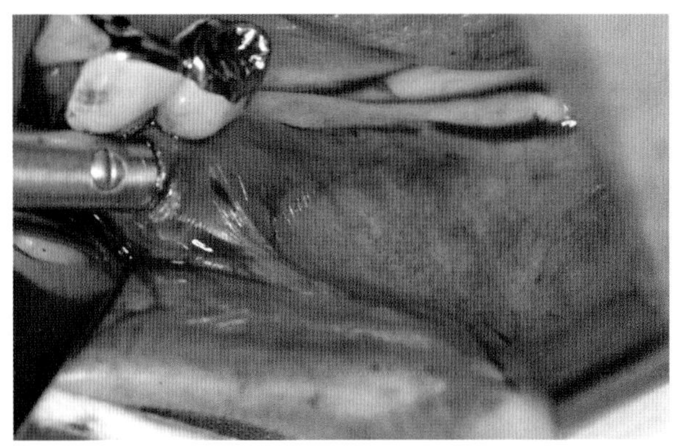

图3-6b 为软组织移植预备隧道。

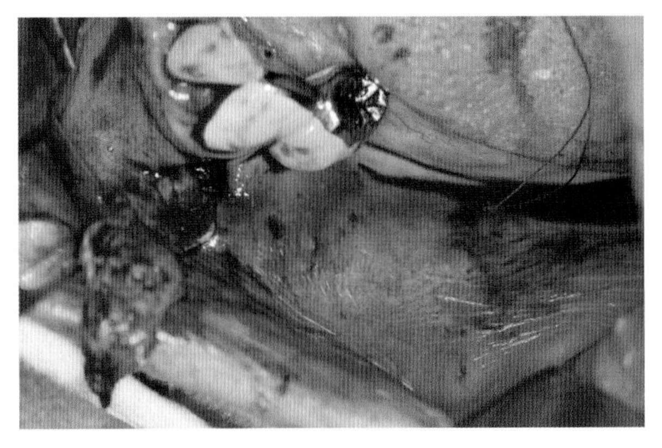

图3-6c 取自腭部的结缔组织移植物准备放置于隧道内。

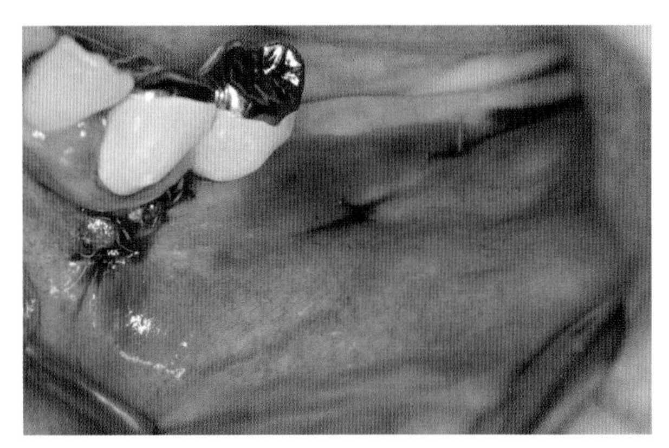

图3-6d 术后即刻的临床表现。

可能需要在膜龈交界处制备黏骨膜瓣避免穿孔。移植物在隧道远端悬吊缝合后牵引，然后褥式缝合固位。移植物至少需要两个褥式缝合固定在正确的位置，配合一些间断缝合以防止旋转移位，最终才能关闭创口（图3-7a～l）。

3.4.3 骨增量前游离结缔组织移植

结缔组织移植物主要从侧腭部获取，其他供区包括上颌结节和下颌后磨牙区。游离组织移植物可分为结缔组织移植物、牙龈移植物和移植物，最后一个是前两者的结合。

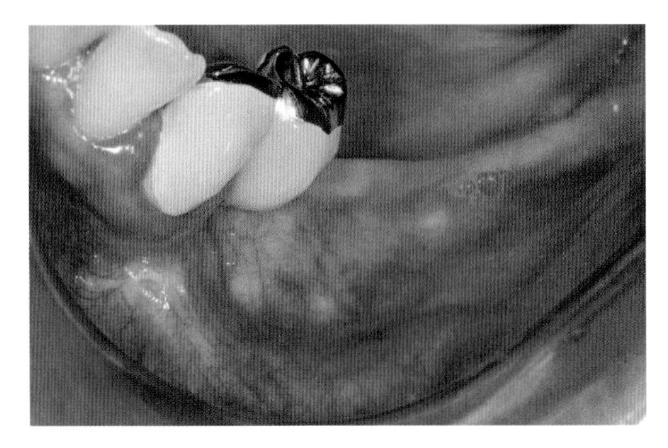

图3-6e 术后2个月的临床表现：植骨前软组织的形态得到了改善。

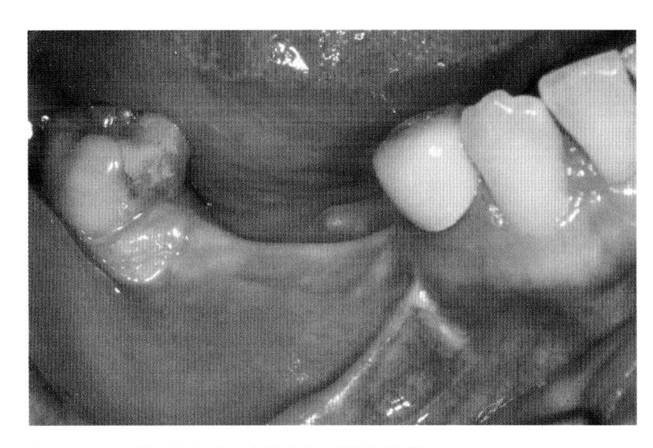

图3-7a 薄龈生物型伴右下颌骨萎缩。

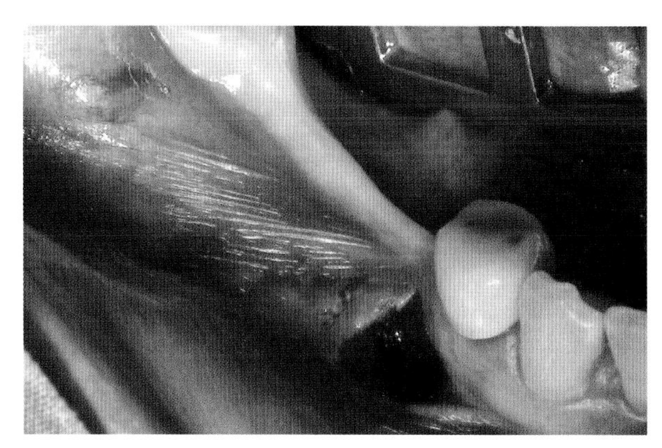

图3-7b 前庭侧准备隧道。

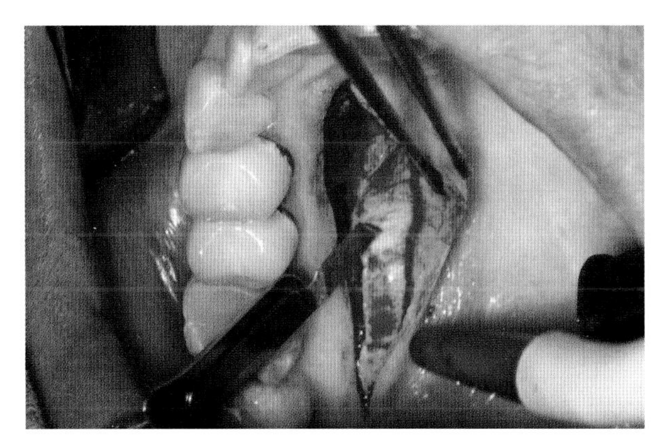

图3-7c 从右侧腭部获取结缔组织移植物。

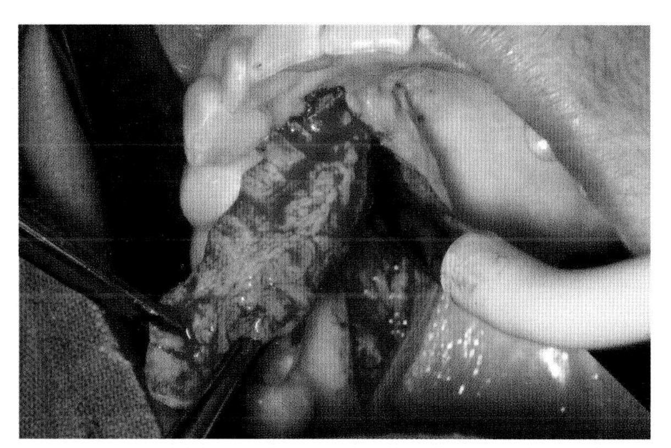

图3-7d 收集右腭部结缔组织移植物。

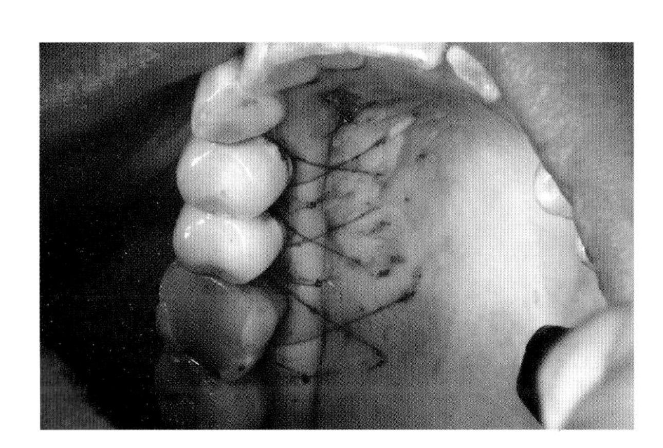

图3-7e 右腭部关闭创口。

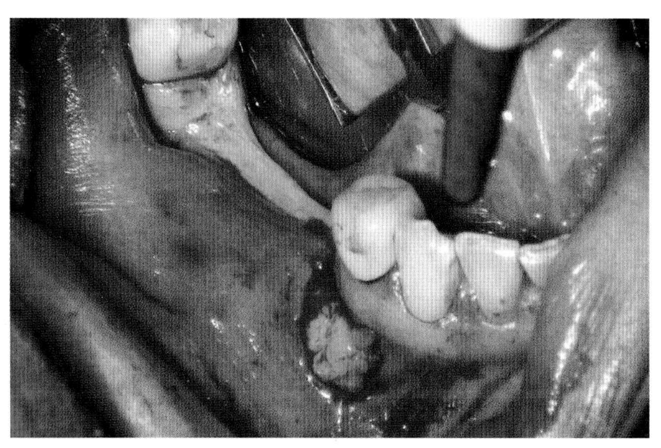

图3-7f 结缔组织移植物放置在预备好的隧道内。

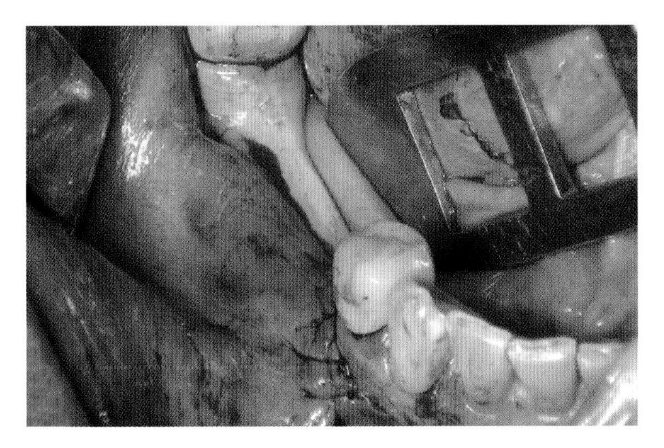

图3-7g 关闭创口。

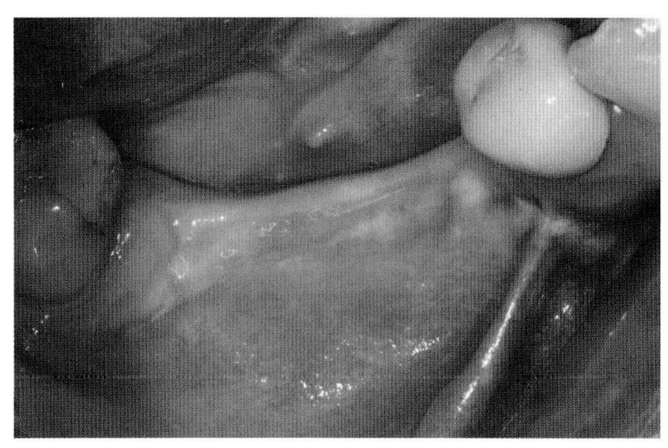

图3-7h 术后2个月的临床表现。

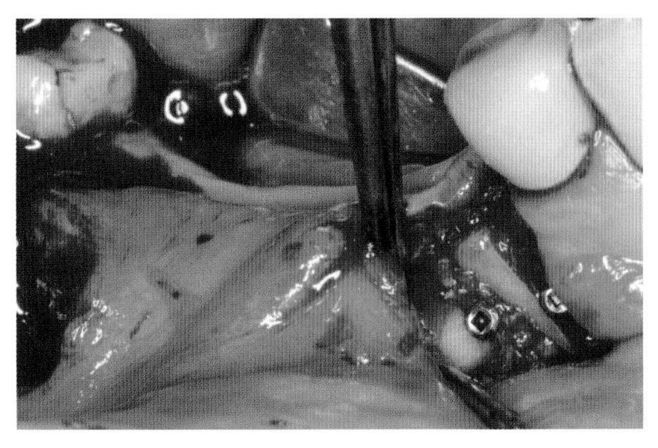

图3-7i 从隧道入路骨块移植。

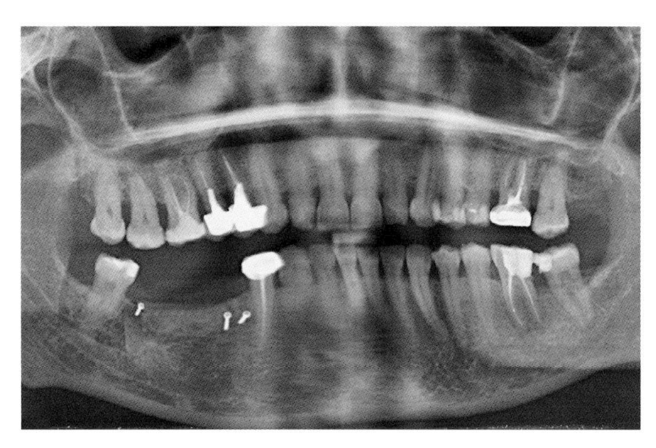

图3-7j 术后的X线片。

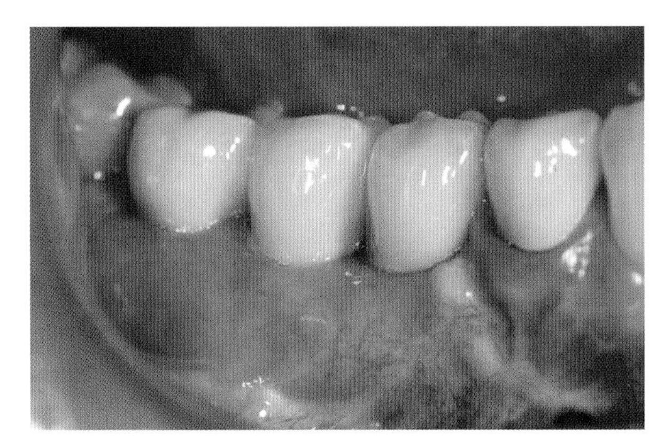

图3-7k 术后6个月的临床表现。

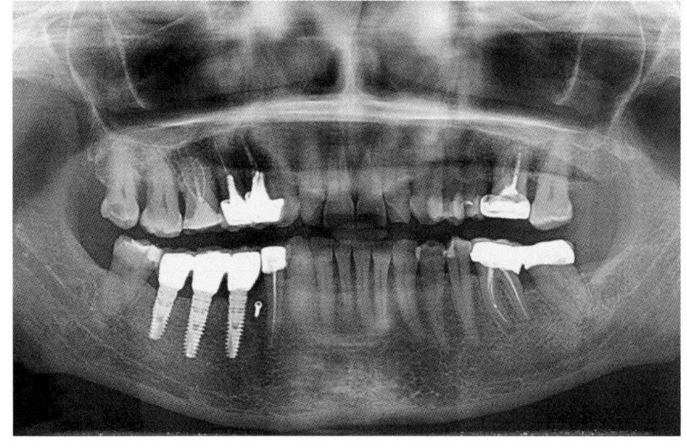

图3-7l 术后6年的X线片。

然而，由于前磨牙区的腭侧组织最厚，“侧腭”供区应进一步明确。根据患者的不同，上皮下组织移植物除了胶原结缔组织外，还包括脂肪和腺体组织（图3-5c和图3-7d）。

要保护腭动脉，它起始于第二磨牙、第三磨牙腭侧的腭大孔[101]，沿腭穹隆[142]在距龈缘12～14mm的平均距离水平向前走行[123]。在获取上皮下移植物方法中应优先考虑“单切口

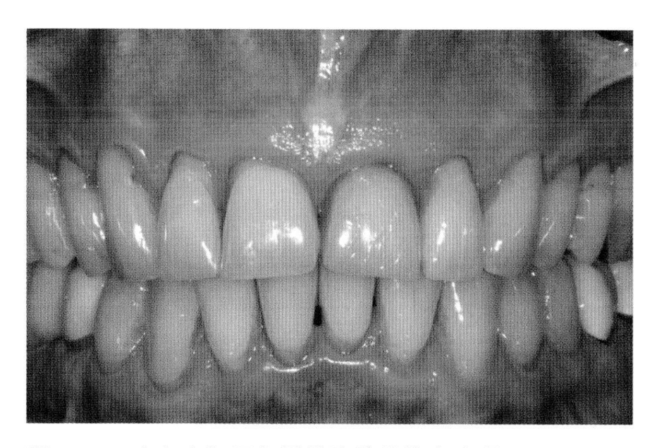

图3-8a　左上中切牙根折拔除前的临床表现。

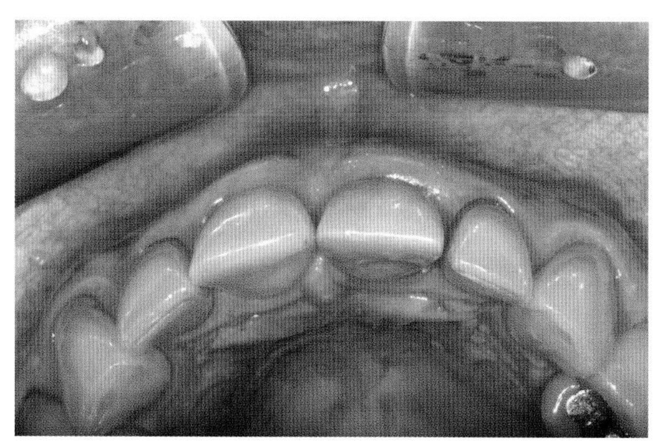

图3-8b　骀面观。

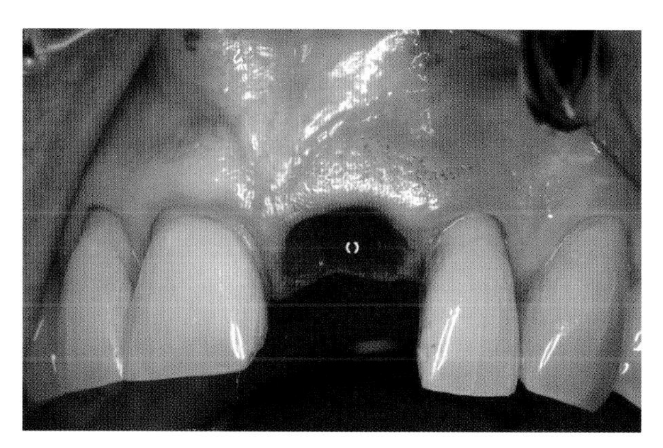

图3-8c　中切牙外伤拔除后的临床表现。

技术”[83,107]，因为这种技术可以改善术后愈合和降低患者术后不适感。这项技术需要首先在腭侧切开一个水平切口，然后锐性分离组织。取下移植物后创口边缘距最初的切口边缘1～1.5mm，有利于后期缝合时切口边缘的稳定。根据患者情况不同，决定是否需要钝性分离全厚瓣或者半厚瓣。钝性分离全厚瓣可以切取包含骨膜的更大、更稳定的移植物，代价是轻微增加了患者不适。对于缝合，建议使用连续悬吊缝合配合间断缝合，同时使用腭护板（图3-7e）。

如果需要含胶原比例高、脂肪和腺体组织较少的结缔组织，建议采用去上皮的结缔组织移植物。另外，上颌结节处可以作为第二供区。上颌结节处切取的软组织瓣呈楔形，且因其结构和形态特殊导致其收缩减少，再血管化困难。因此，上颌结节处仅仅作为第二移植物供区选择。

除自身组织特异性蛋白外，自体结缔组织移植物中还含有大量成纤维细胞，其中大部分成纤维细胞可提供早期血液循环及随后的血运重建，因此更有利于后期预后。

3.4.4　环切技术

如果没有急性炎症症状，则采用所谓的“环切技术”[90]——包含由结缔组织和上皮部分组成的联合移植物，也可用于关闭拔牙创口或取出种植体位点的软组织封闭。这项技术确保了颌骨内凝血块的最佳稳定性，并且它补偿了软组织的体积和角化。上颌最后一颗磨牙后方上颌结节处或者前磨牙腭侧的角化龈宽度足够，所以常常从这些位置获取软组织移植物（图3-8a～j）。上腭取软组织移植物时，可使用环钻来取移植物（图3-9a～l）。在从上颌结节获取移植物的情况下，保留中央上皮区域，两侧去上皮形成两条结缔组织，上皮保留直径与拔牙窝的直径相对应。采用隧道技术在拔牙窝颊舌侧制作半厚切口，切口尺寸应是结缔组

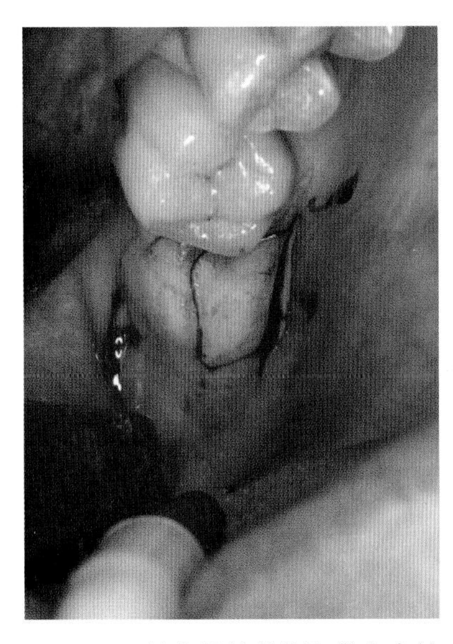

图3-8d 从上颌结节处取带上皮结缔组织移植物。

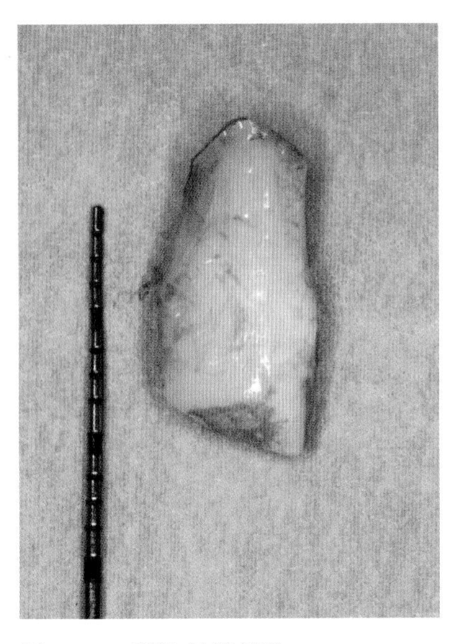

图3-8e 获取的移植物。

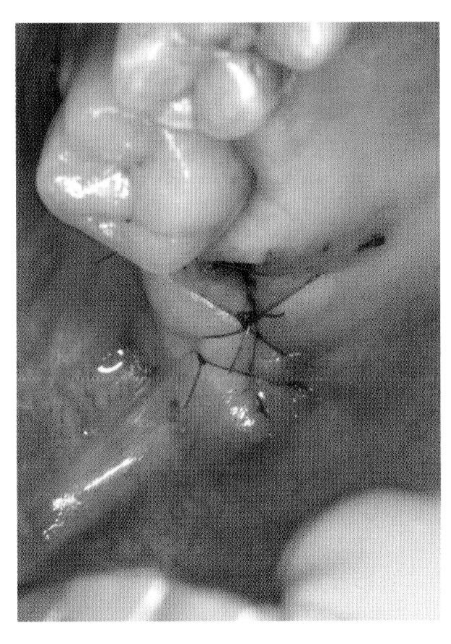

图3-8f 供区创口关闭。

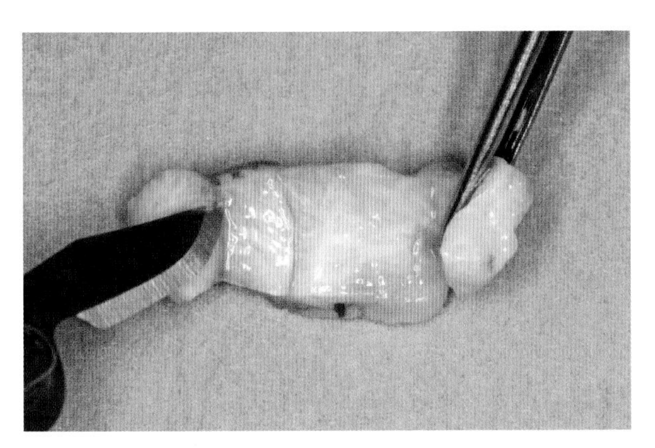

图3-8g 从中部切开两侧结缔组织，获得两端的结缔组织。

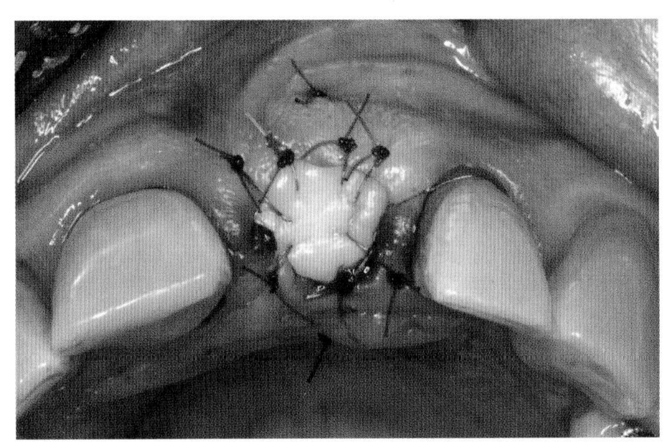

图3-8h 在颊侧和腭侧瓣下用缝线固定2个结缔组织翼，用上皮部分封闭拔牙窝。

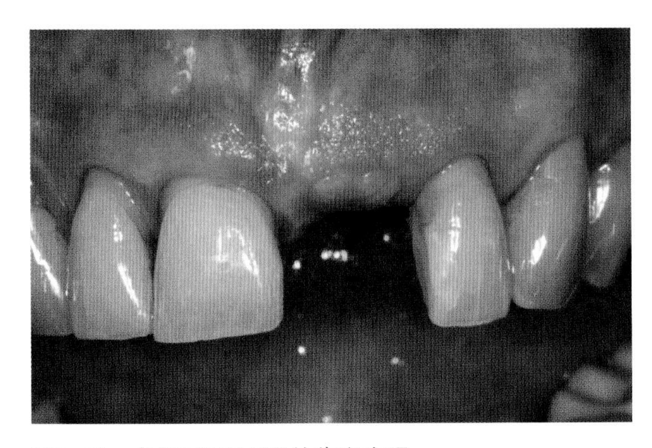

图3-8i 术后6周正面观的临床表现。

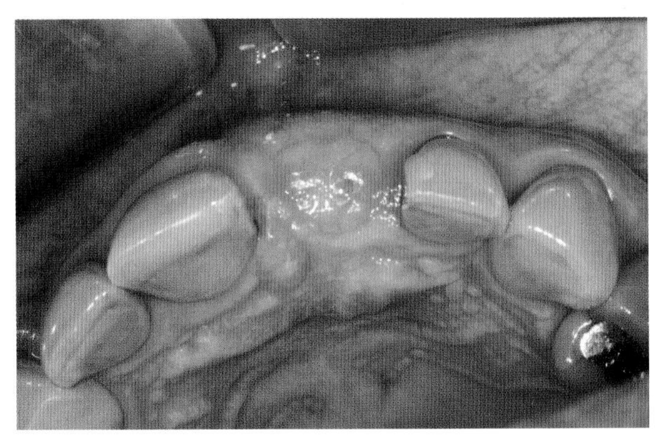

图3-8j 术后10周殆面观记录软组织稳定情况。

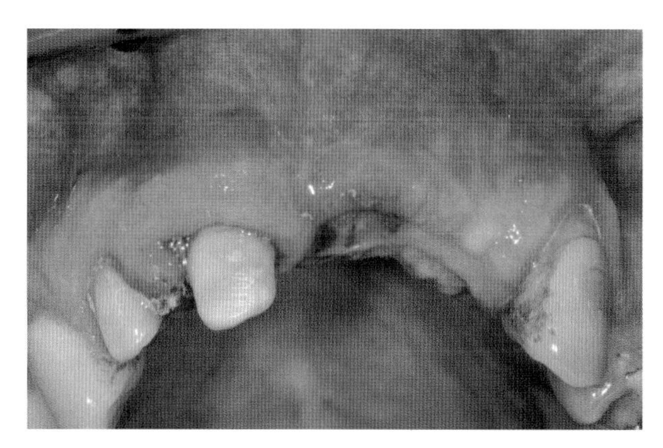

图3-9a 右中切牙因严重吸收需拔除。左中切牙和侧切牙已经植入种植体。

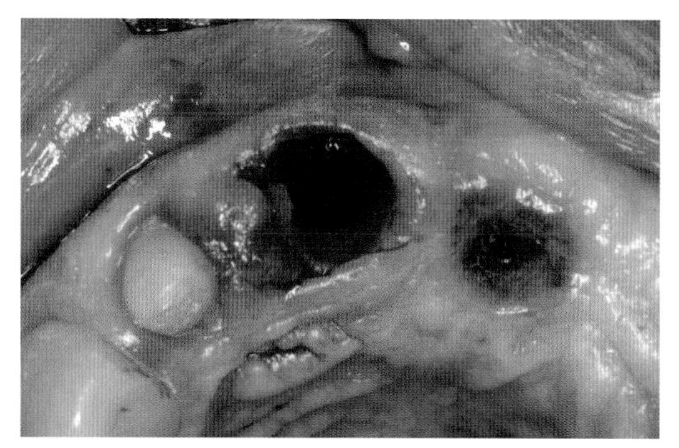

图3-9b 拔牙后的临床表现。

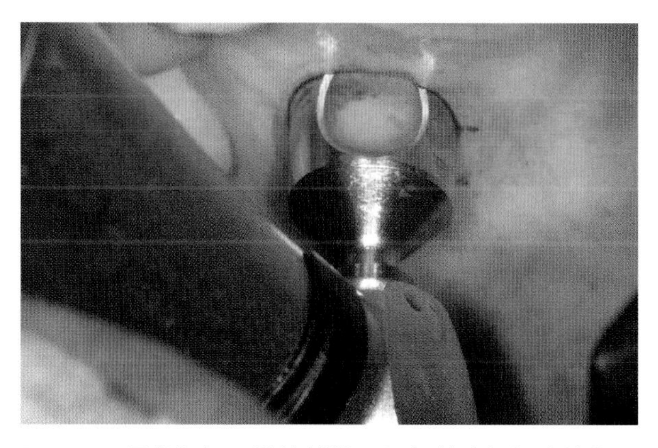

图3-9c 用软组织环钻从侧腭取上皮/结缔组织移植物。

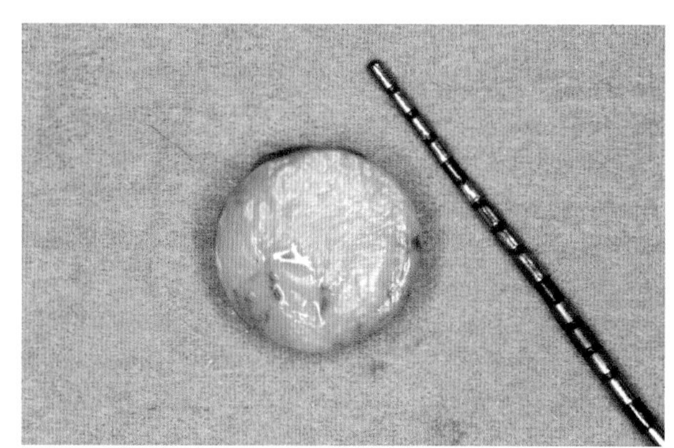

图3-9d 获取的软组织移植物。

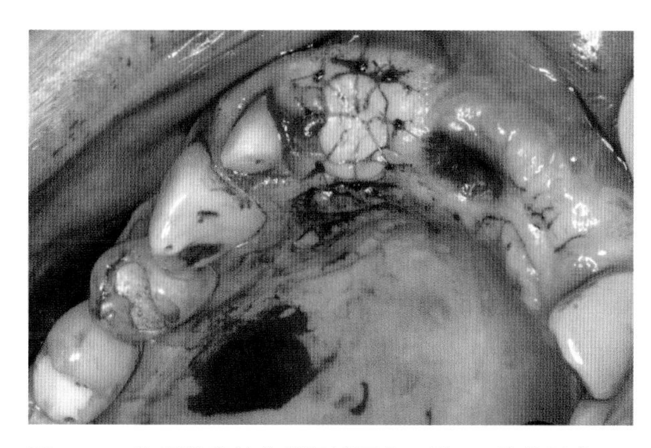

图3-9e 软组织移植物封闭拔牙窝，用6-0缝线固定。

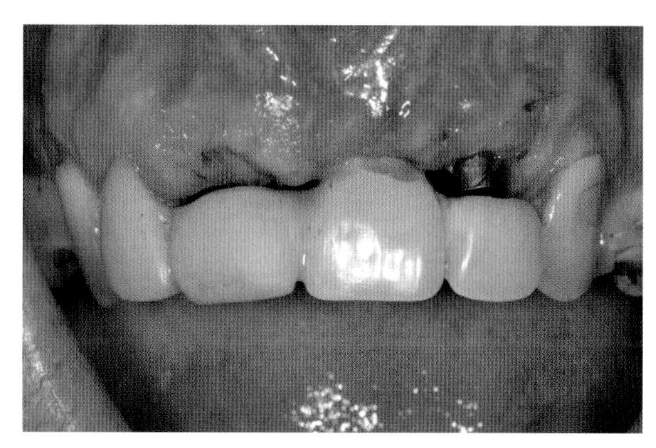

图3-9f 术后2周的临床表现。

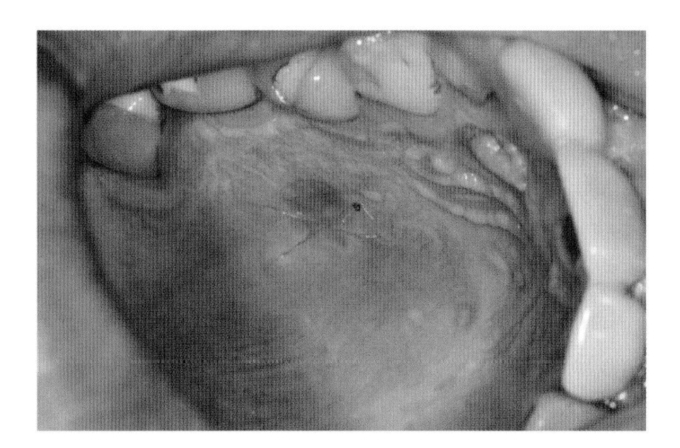

图3-9g 腭部供区术后2周。

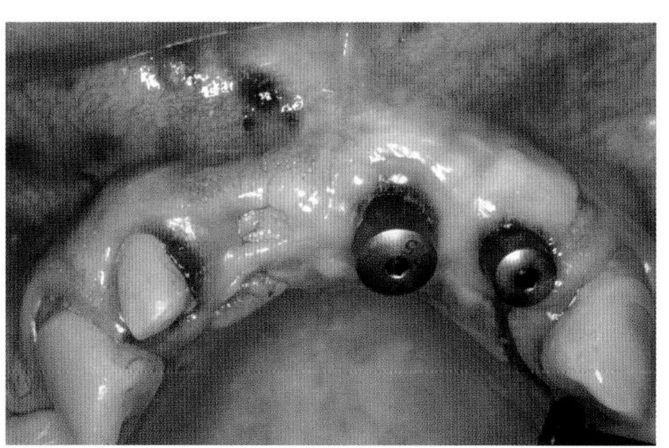

图3-9h 软组织移植术后2个月的临床表现，记录植骨术前良好的软组织质量。

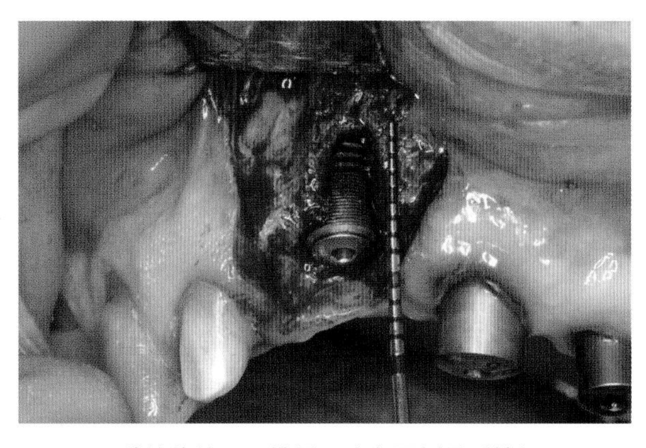

图3-9I 种植体植入牙槽骨。注意唇侧骨质缺损。

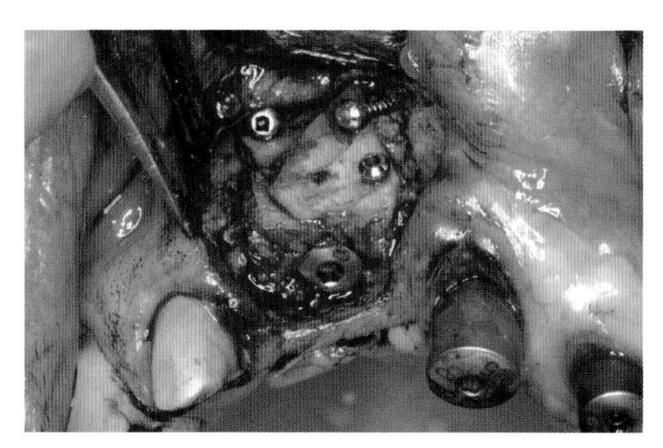

图3-9j 下颌骨块移植修复唇侧骨缺损区。

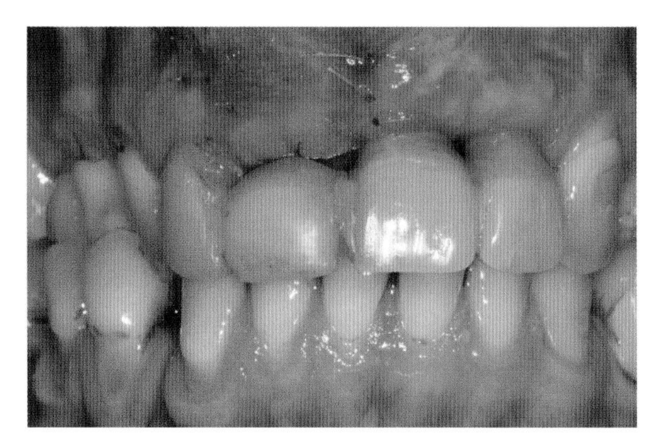

图3-9k 术后2周软组织愈合良好。植骨前的软组织改善，降低了组织坏死以及骨块暴露的风险。

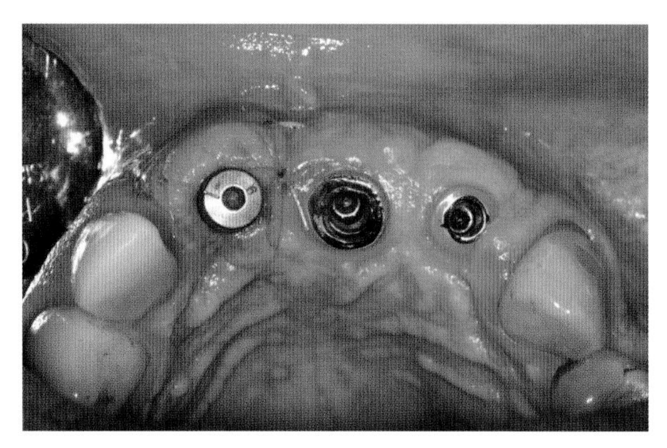

图3-9l 二期暴露后临床可见良好的软硬组织支持。

织带的2倍，在颊侧做悬吊缝合。对于最后的伤口护理，移植物的上皮区与周围的上皮区相适应。因此，带上皮的区域没有被辅助皮瓣覆盖，而暴露在口腔中，制备的半厚瓣确保了移植物的血运重建和扩散，以及颊侧嵴顶区域软组织厚度的增加。

3.4.5 腭侧带蒂结缔组织瓣

在拔牙或移植植入物后，骨组织和软组织的损伤可能会非常严重，特别是在骨增量手术失败的情况下，使用环切技术已不能确保所需的软组织体积。在这种情况下，立即植入腭侧带蒂结缔组织皮瓣后，也可以安全地实现拔牙窝覆盖。现有的软组织缺陷可以通过使用Rehrmann技术[163]或结缔组织移植物制备黏骨膜瓣来覆盖和修复[35]。由于解剖学的原因，腭侧带蒂结缔组织瓣只能用于上颌。从腭部带蒂软组织移植，保留了基础的血供，在以前经历过多次手术受植区域会有更好的预后，且比游离移植物的无任何血管连接更安全。从腭部旋转的厚度为2～5mm或更厚[96,170]的软组织移植物，几乎可以用在上颌任意区域，根据蒂部而定。旋转腭瓣可表现为上皮化或非上皮化，并可分为前蒂或后蒂[96]。

Khoury和Happe[96]首次提出腭瓣，最初打算用于卵圆形桥体[182]，作为一种包括软组织增量和即刻植入后创口闭合的软组织处理的技术[90]。在龈缘顶端距2～3mm处应用单切口技术，制备长切口、直切口、水平切口，可实现全旋转瓣，其优点已在文献中描述[50,83,108]。在这种情况下，带蒂皮瓣基部较窄，既保证了移植物内部的血流，又促进了与受区更无关的愈合[96]。理想状态下，皮瓣的长度不应该长于其基底宽度的2.5倍，且能无张力地缝合于受植区[47]。根据科学研究，在7～17mm范围内[141-142]，移植物的宽度取决于腭部的高度。游离结缔组织移植需锐性分离结缔组织和上皮层，其预留的上皮顶层厚度不应＜1.0～1.5mm，如果不能达到这一厚度，会导致供区坏死、有延迟愈合的风险，以及由此导致的更多的并发症的发生。如果移植物的长度和深度足够，则在蒂的根部分离骨膜，并用剥离子剥离至蒂端。如果需要覆盖牙槽骨或是在骨增量阶段，则骨膜也需要剥离。骨膜的覆盖保证了瓣的稳定性及与原解剖结构的一致性（图3-10a～v）。

作为替代手段，首先制备腭侧带蒂黏骨膜瓣，剥离后再将其修剪成结缔组织层（移植物），供区保留上皮层。腭侧瓣的旋转和受区的连接可以通过供区与受区的腭侧水平切口实现，也可以通过隧道技术制备黏骨膜隧道桥来实现（与Alain Romanos博士、Beirut博士交流得出）。第一种选择可以有更好的手术视野，结缔组织瓣的长度和厚度更容易把握；第二种选择是在受区保留完整的前腭组织，优点是能给予移植物更好的血管化，促进其更好的愈合（图3-11a～e）。

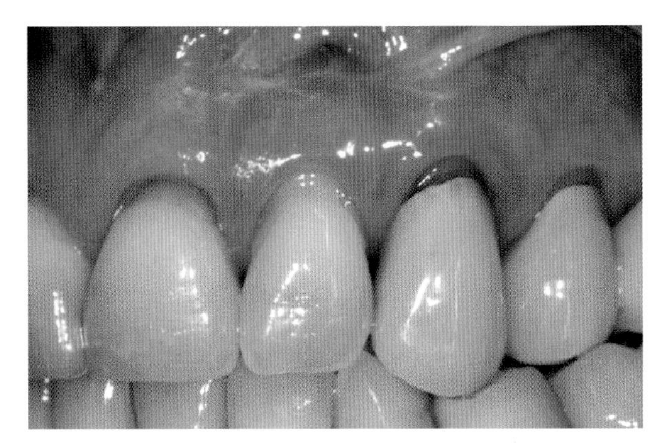

图3-10a 术前左上侧切牙及尖牙正面照，深牙周袋>10mm。

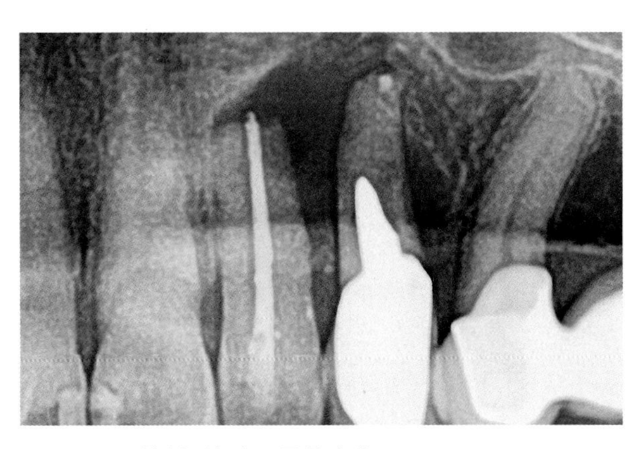

图3-10b 放射X线片记录骨丧失量。

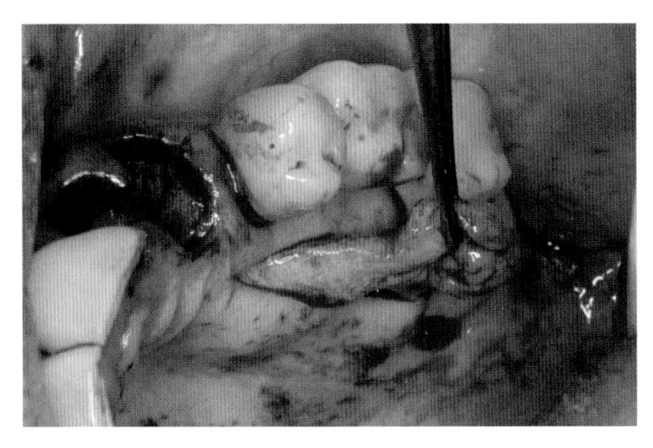

图3-10c 带蒂软组织瓣的制备用来覆盖拔牙窝。

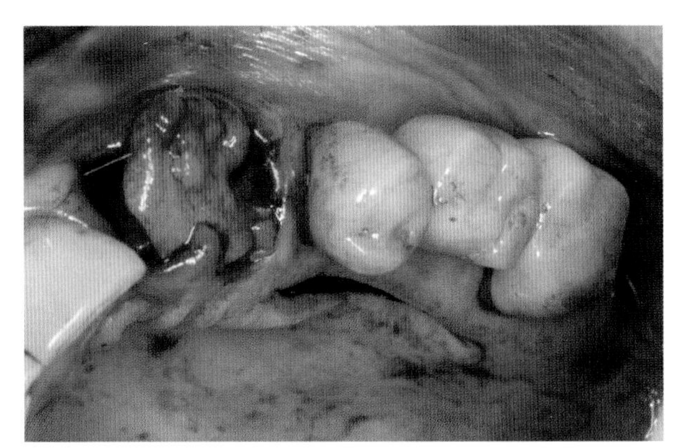

图3-10d 结缔组织瓣在软组织隧道桥下穿过用来覆盖拔牙窝。

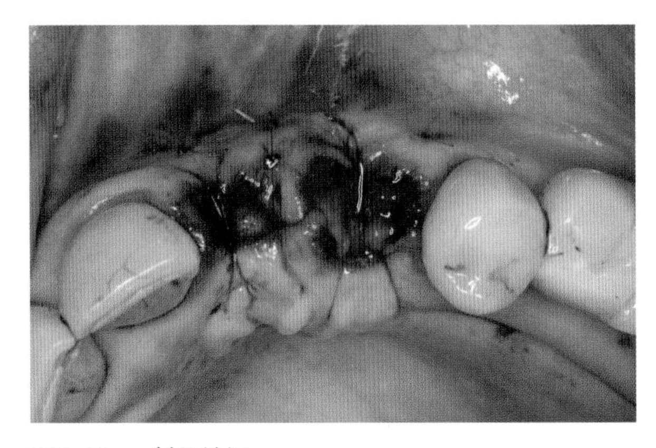

图3-10e 创口关闭。

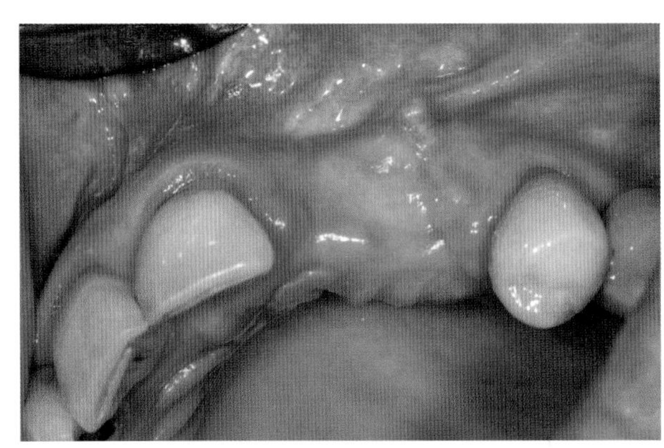

图3-10f 术后2个月的临床表现，观察到稳定的软组织状态，以备骨移植术。

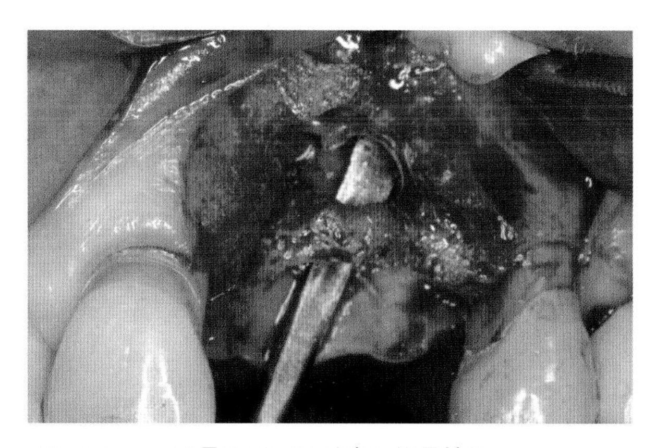

图3-10g 暴露骨面后可见重度三维骨缺损。

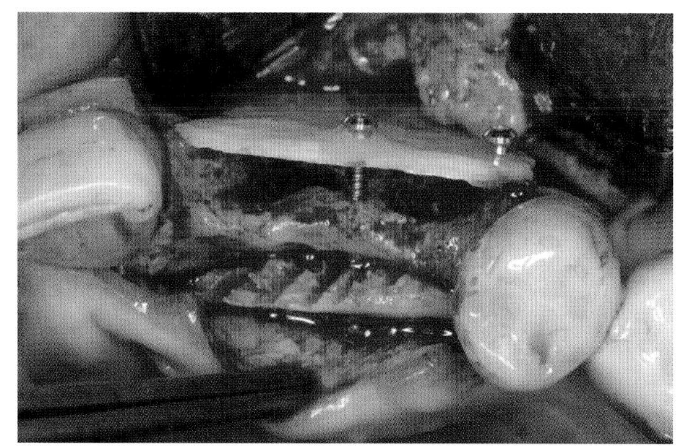

图3-10h 用下颌薄骨块重建颊腭侧骨壁。

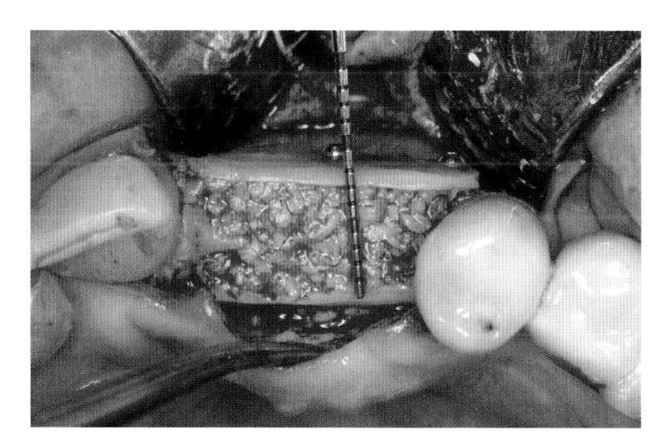

图3-10i 唇腭侧骨片间填满自体骨屑。

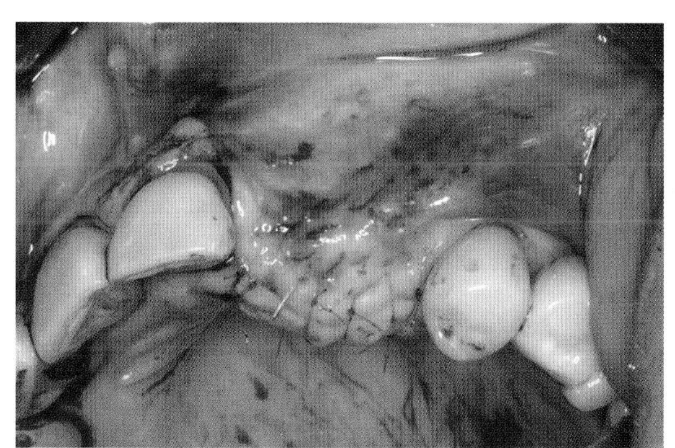

图3-10j 唇侧骨膜减张后软组织无张力缝合。

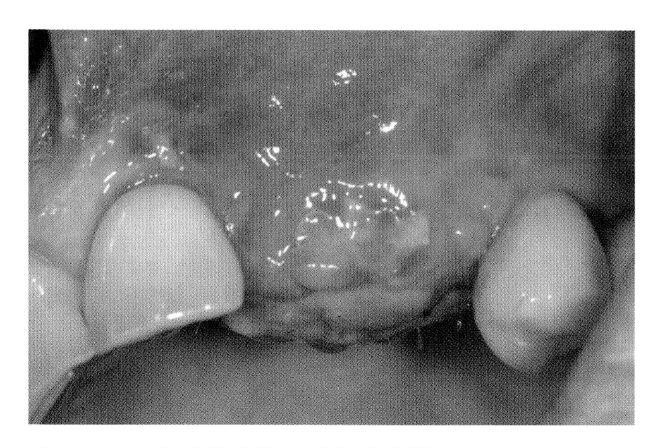

图3-10k 术后2周拆线后的临床表现。

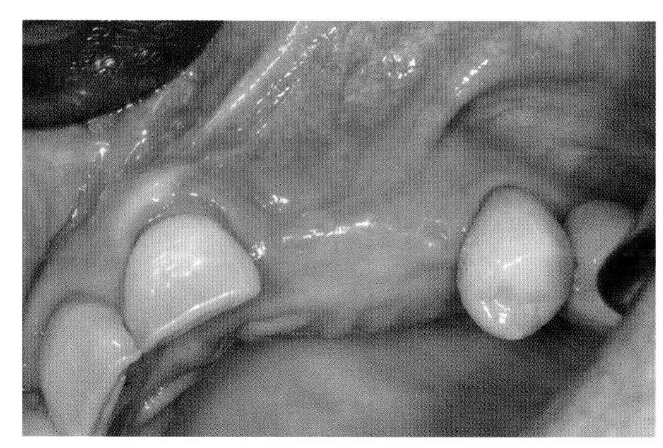

图3-10l 术后3个月临床显示轮廓稳定。

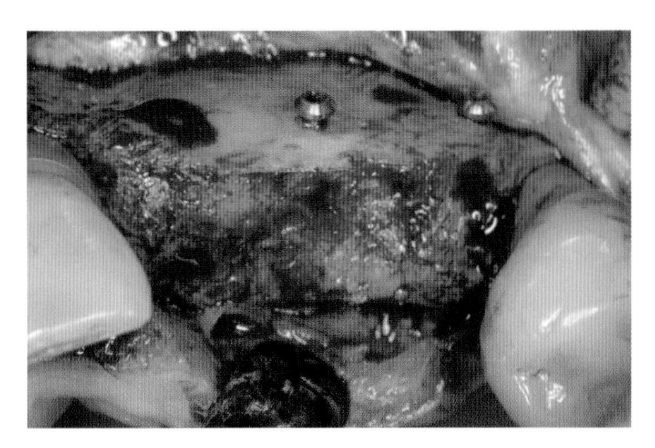

图3-10m 植骨术后3个月的临床表现。

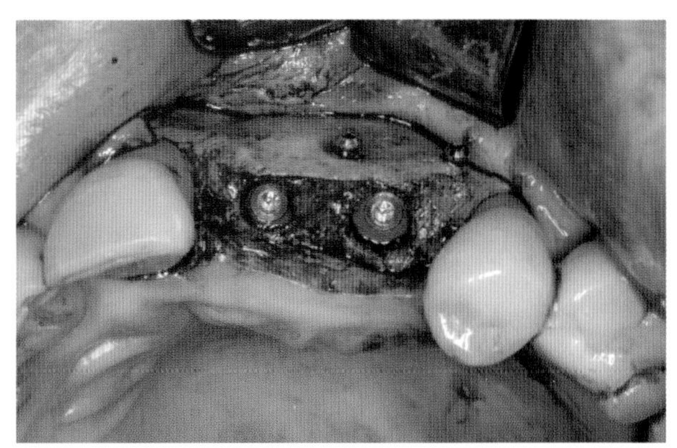

图3-10n 在植骨区中植入2颗种植体。

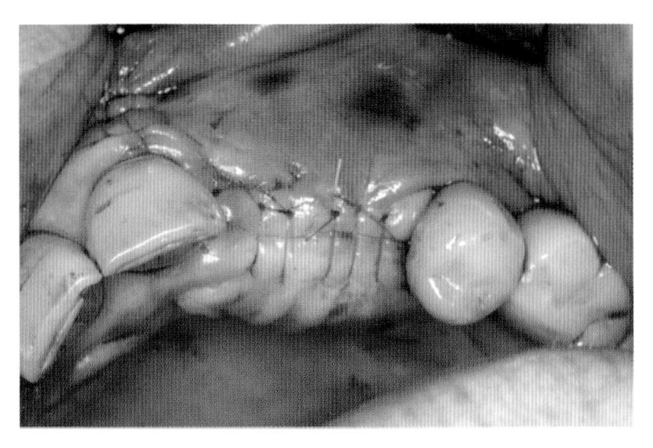

图3-10o 用6-0单股缝线和可吸收缝线关闭创口。

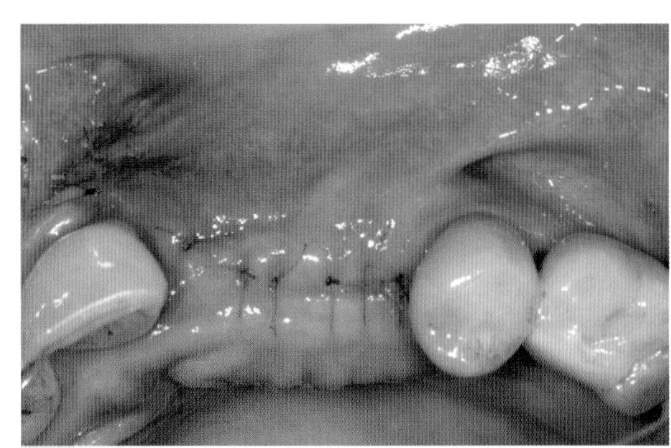

图3-10p 术后2周的临床表现。

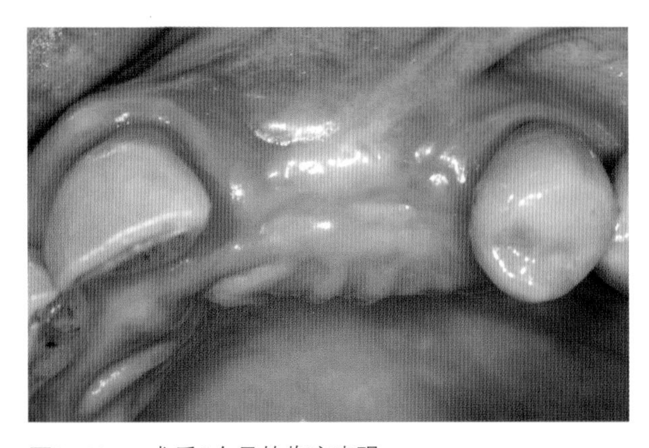

图3-10q 术后3个月的临床表现。

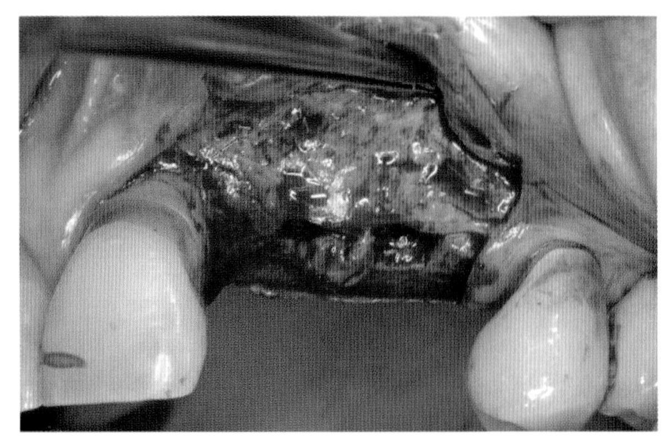

图3-10r 二期暴露同期根向复位瓣及龈乳头重建术。

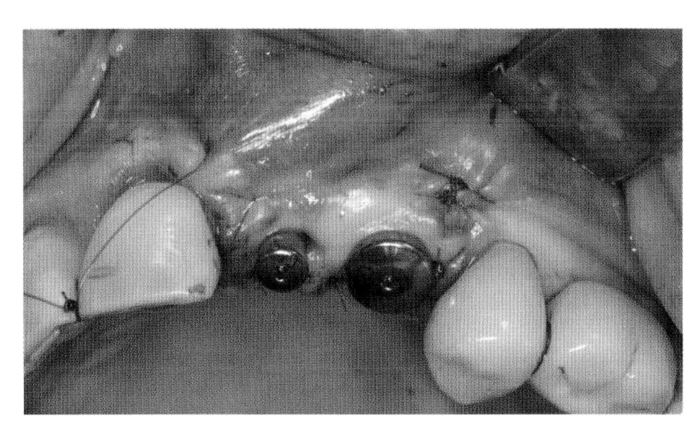

图3-10s　术后的即刻临床表现。

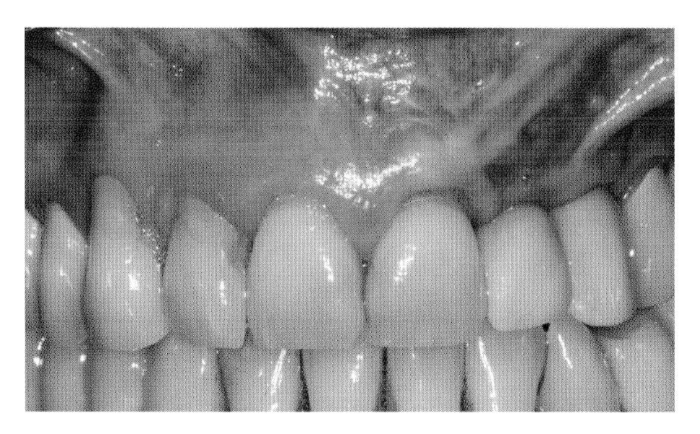

图3-10t　修复体戴入后的临床表现。

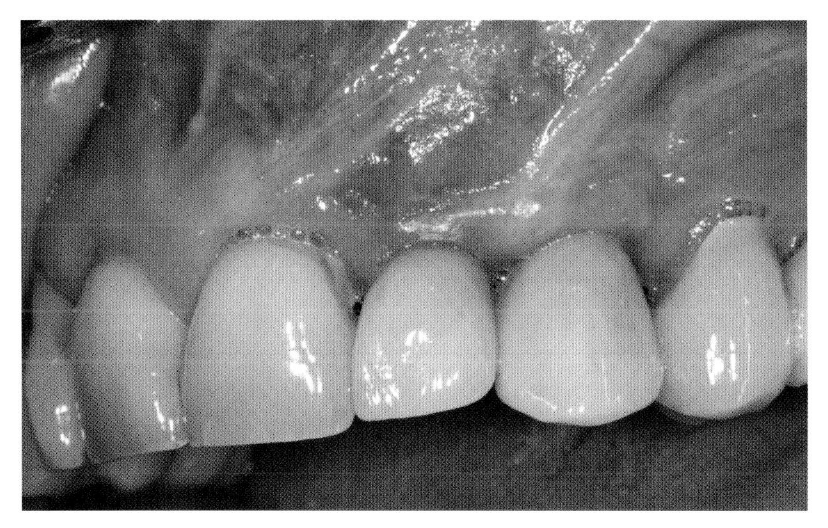

图3-10u　修复体戴入后侧面观，见组织形态良好。

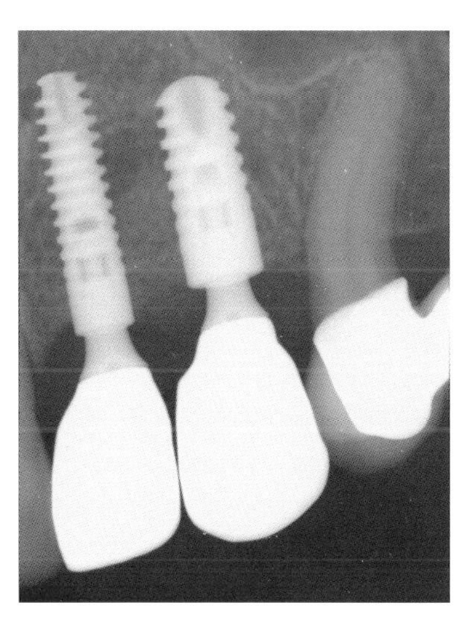

图3-10v　术后3年的X线片对照。

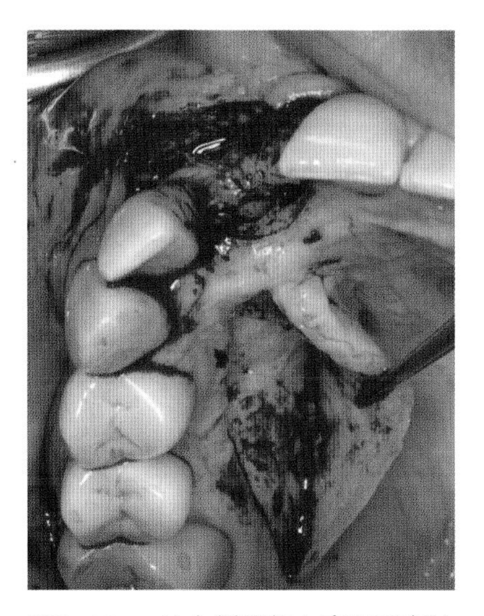

图3-11a　从右侧腭部上皮下剥离结缔组织。

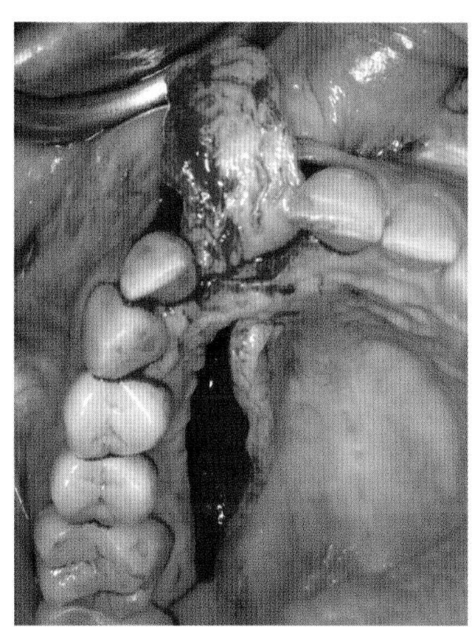

图3-11b　剥离腭侧带蒂组织瓣，使其在软组织隧道桥下穿过并覆盖移植位点。

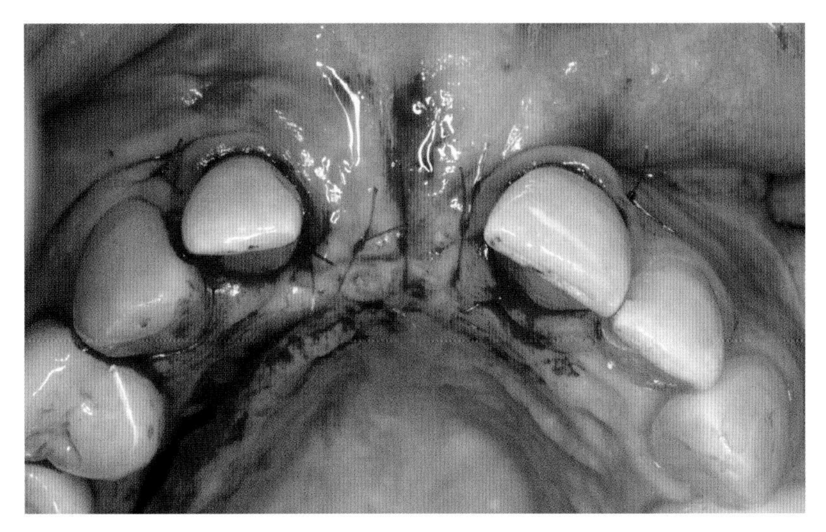

图3-11c 结缔组织上方关闭创口，无任何垂直切口。

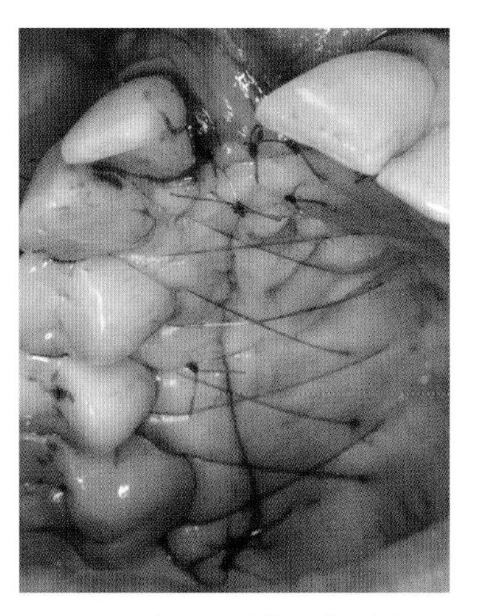

图3-11d 供区和移植区的腭侧观。

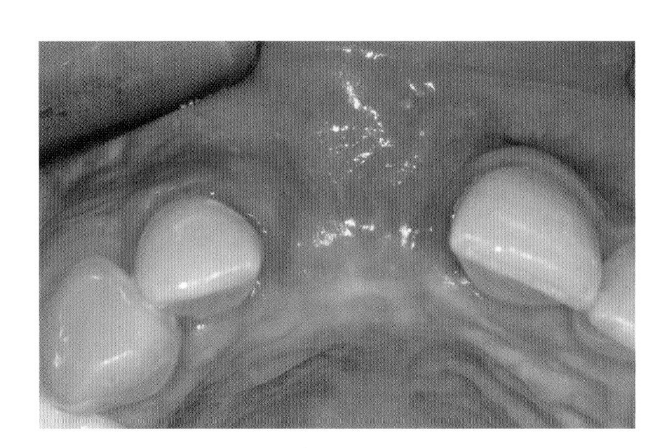

图3-11e 术后2个月的临床表现。

关闭术区时，像环切技术一样，用褥式缝合将移植物拉入并固定在颊侧已行半厚剥离的隧道内。移植物不需要完全覆盖术区，因为即使是游离结缔组织移植，也仅需要覆盖术区的90%，以简化愈合过程[188]。供区的缝合方法与游离结缔组织移植的缝合方法完全相同，一直缝合到旋转部位。

在有些病例中，可以将腭侧带蒂结缔组织瓣与前庭上皮旋转皮瓣结合：结缔组织瓣可以增加软组织的量，上皮瓣覆盖结缔组织保证额外的血管化（图3-12a～j）。

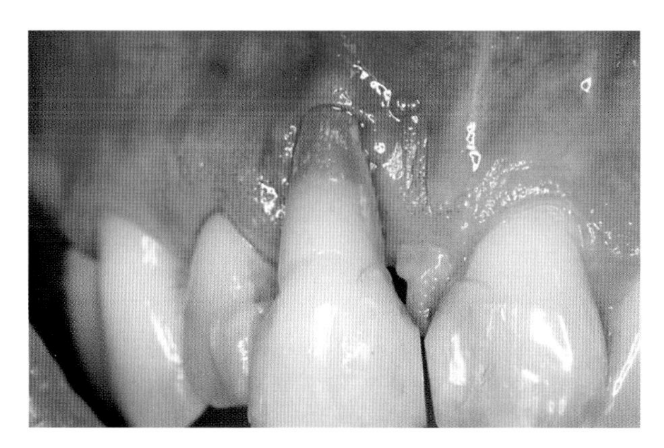

图3-12a　上颌中切牙位置的软硬组织缺损。

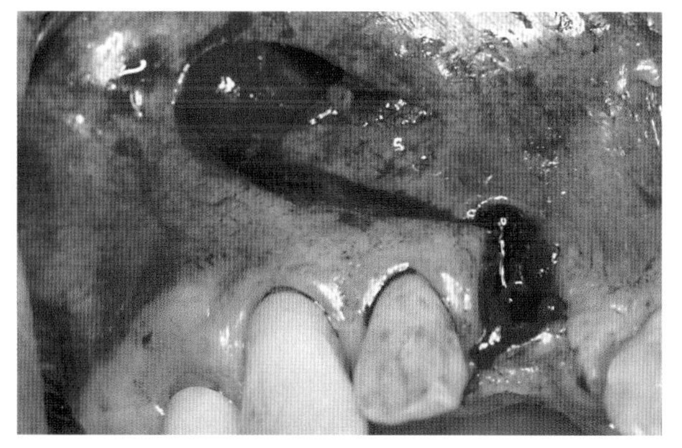

图3-12b　拔牙后即刻行前庭黏膜旋转组织转瓣关闭唇侧缺损。

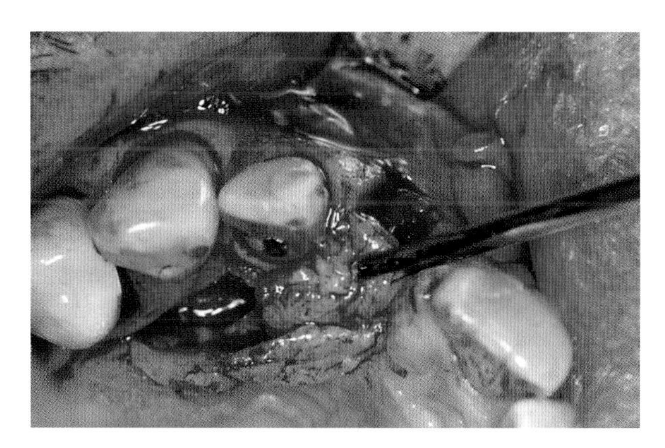

图3-12c　制备腭侧带蒂结缔组织瓣以增加软组织体积。

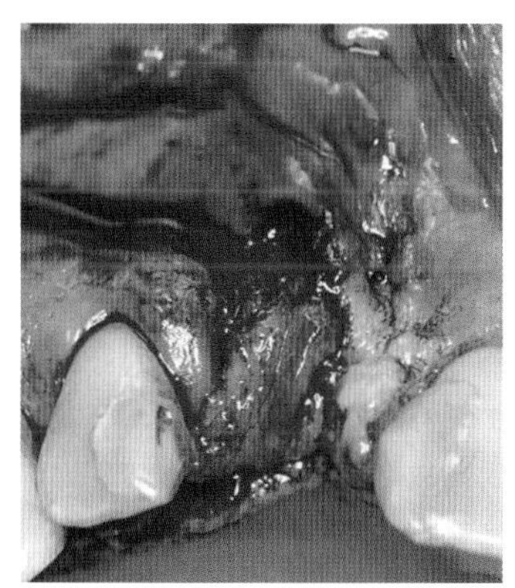

图3-12d　腭侧带蒂组织瓣旋转充填缺损区。

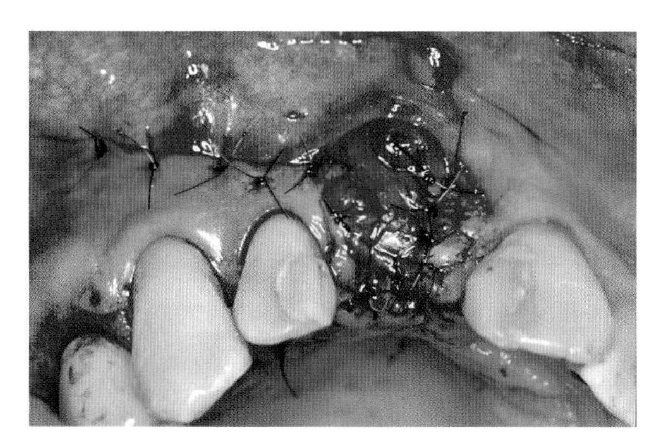

图3-12e　前庭黏膜瓣覆盖结缔组织瓣。

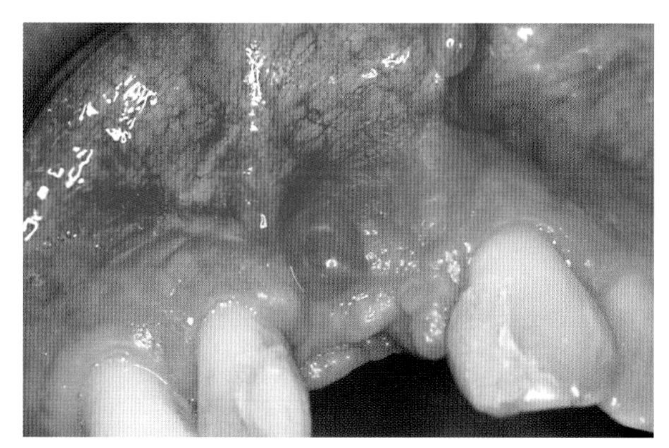

图3-12f　术后8周的临床表现。

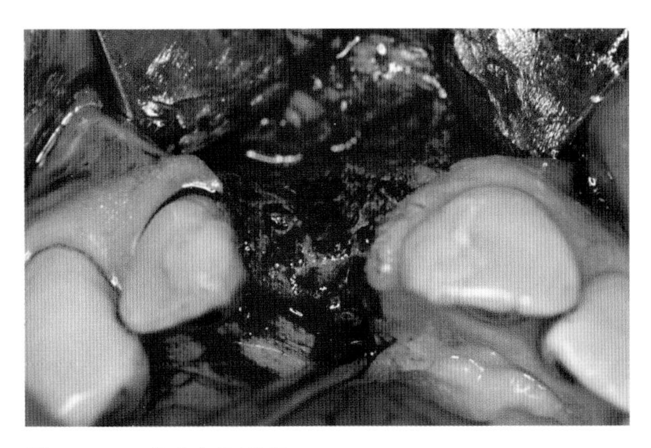

图3-12g 前庭侧骨缺损。

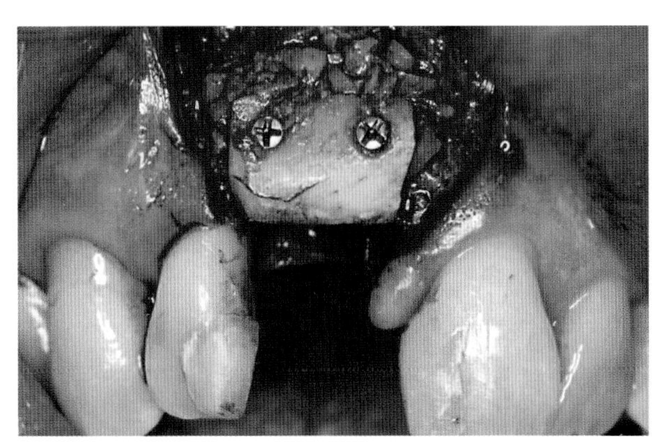

图3-12h 从下颌磨牙后区取骨块移植该区域。4个月后植入种植体。

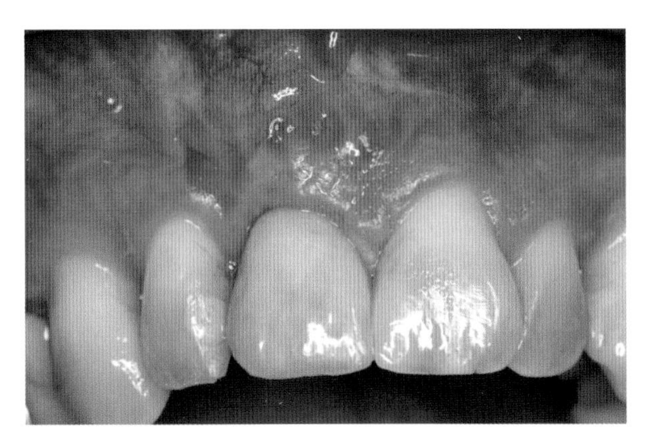

图3-12i 术后8年已修复种植体的临床表现。

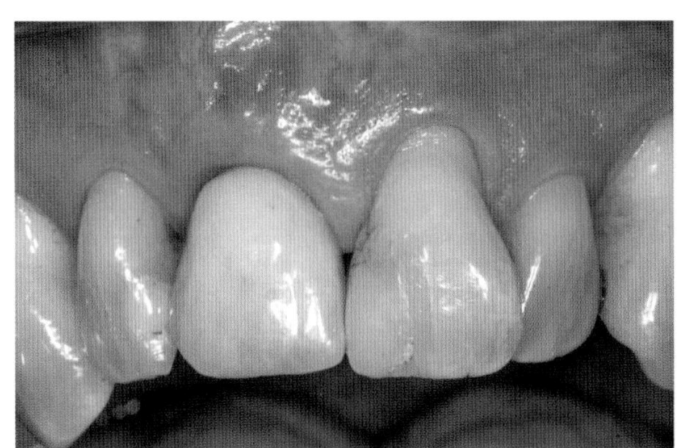

图3-12j 术后22年的临床表现。

3.5 骨增量和植入期间的软组织处理

一期创口闭合对骨增量成功起决定性作用[105,136]。手术的微创、精准的切口、翻瓣和无张力的创口关闭被认为是获得理想结果的必要条件[26,47]。创口闭合不全的问题可以用游离或带蒂皮瓣来解决。如果手术中断，用湿纱布使皮瓣保持湿润也很重要。

3.5.1 骨增量和植入时的切口

每例外科手术均涉及全厚瓣或半厚瓣的形成。不管是垂直向或水平向的切口，应该只做最必要的切口。植入种植体时需要直达骨表面的入路以获得正确的种植体位置。该入路可以通过嵴顶或前庭的水平切口实现。这两种切口类型在种植体的存活率或骨结合上没有显示出任何差异[82,136,153]，但是前庭切口会导致更明显的瘢痕。从解剖学角度看，前庭和口腔血管沿牙槽嵴顶中线精确分开，仅通过少数吻合口连

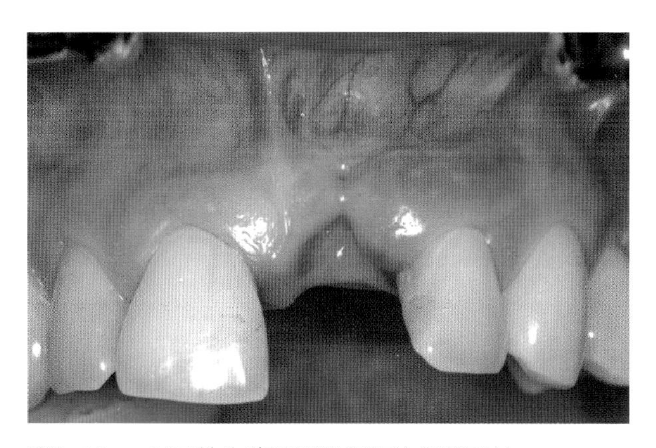

图3-13a　21牙缺失伴随硬组织和软组织不足。

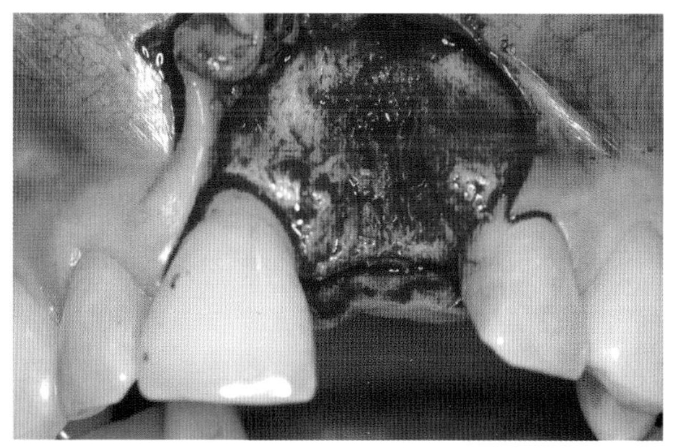

图3-13b　一个边缘的切口加上远中垂直切口足以暴露骨缺损和相邻突出的牙根。

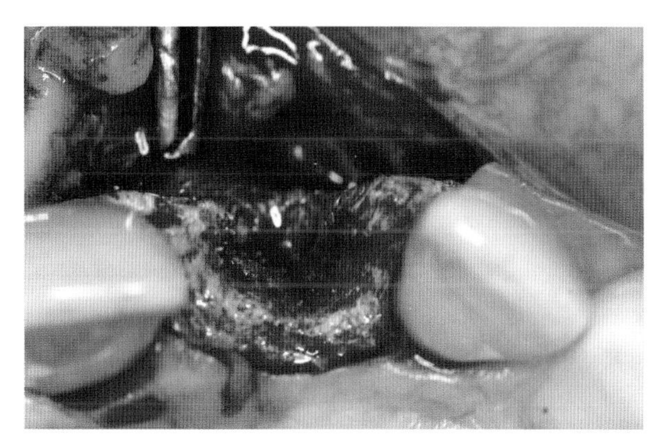

图3-13c　骨缺损的殆面观。

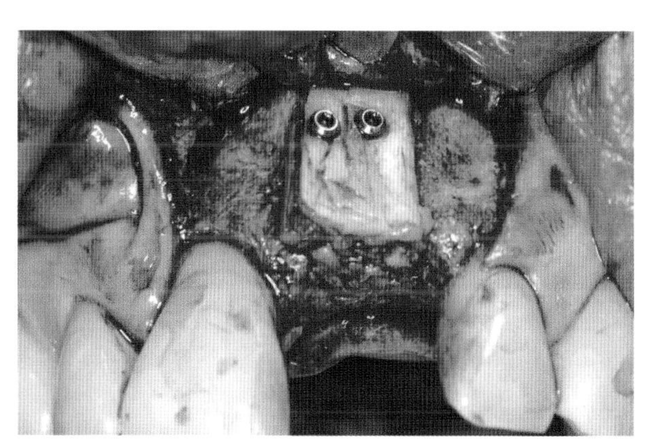

图3-13d　取自磨牙后区的骨块进行移植以重建颊侧骨壁。

接[100]。因此，为了取得长期成功，在下颌骨的手术中保留舌侧附着龈尤为重要[115]。切口应设计于合适的位置以确保缝合远离骨增量部位。然而，当使用纯自体骨时，伤口裂开或组织坏死的风险远低于使用异种材料作为膜或生物材料时的风险。这与初期愈合的生物学特性有关。骨增量后，复位皮瓣并做无张力方式缝合时，缝线的唯一功能是使两个伤口边缘贴合，而不是试图抵抗肌肉力量将皮瓣拉拽更长时间。皮瓣通过与下层组织黏附保持在该位置，如果下层组织是自体的，则发生功能性黏附。如果下面的表面是生物材料或膜，这种黏附将是困难的。因此，当使用外界的生物材料和生物膜时，创口边缘应远离骨增量区域，组织减张应加强。此外，应保证缝合的稳定性和缝合数量以补偿黏附不良。

松弛切口用于形成基底较宽的梯形皮瓣，有良好的血供，同时给手术部位提供最佳视野。为了防止龈乳头坏死或退缩，从沟内切口延伸的对角垂直切口不应终止于龈乳头区域或

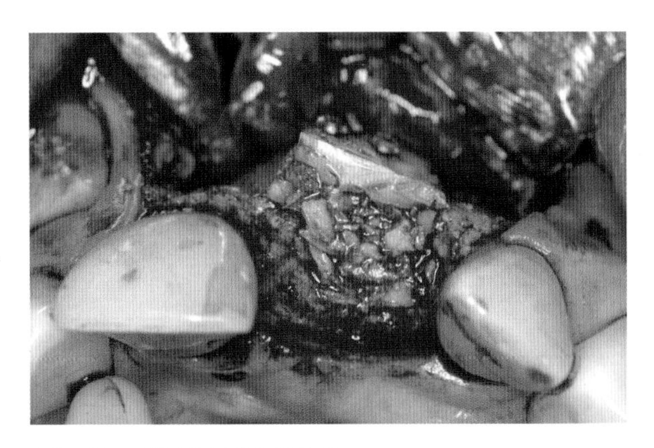

图3-13e 移植区域的殆面观。

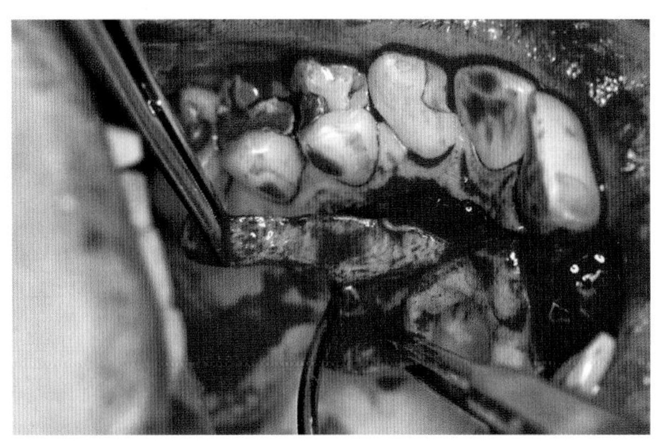

图3-13f 制备腭侧带蒂皮瓣，以确保在移植骨上实现双层闭合。

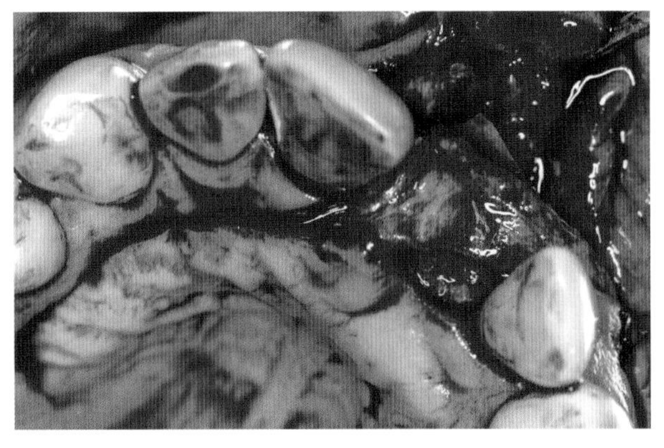

图3-13g 将带蒂皮瓣旋转到缺损处，确保在两层闭合附近增加软组织体积。

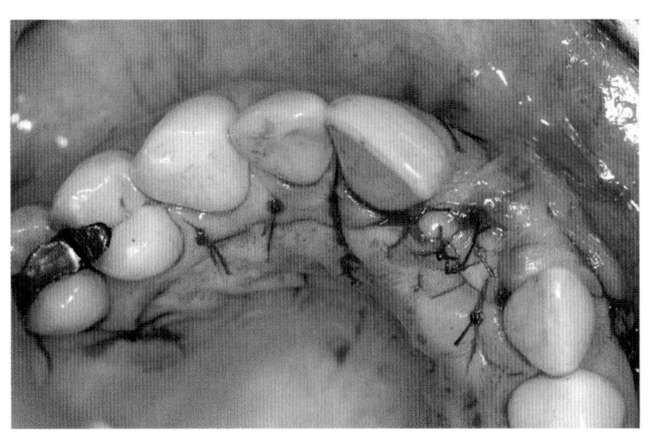

图3-13h 颊侧皮瓣剥离骨膜后覆盖移植骨和软组织。注意只有一个垂直切口。

前庭底部的牙龈边缘。更确切地说，它们应该从牙齿唇颊侧的1/3或2/3位置开始，并略超出膜龈联合处，因为长切口与短切口的愈合没有明显差别[47,136]。长切口给手术部位提供最佳视野并在手术过程中最大限度地减小组织张力。由于上下颌骨的血管是由后向前走行的，每个垂直松弛切口的预备需要非常谨慎，应尽可能避免。单个垂直切口通常足以提供术区视野。在上颌前牙区行骨增量时，出于美观原因，垂直切口通常应该延伸到第一前磨牙，将垂直切口放置在远中牙齿的牙龈近中1/3处。这种切口（切断骨膜后）使得覆盖骨增量区域的软组织闭合变得容易，因为皮瓣会向松弛切口相同的方向运动（图3-13a～m）。如果由于瘢痕组织，使用一个垂直切口无法获得创口闭合，则应在另一侧远中牙的牙龈近中1/3处做第二个垂直切口（图3-14a～f）。

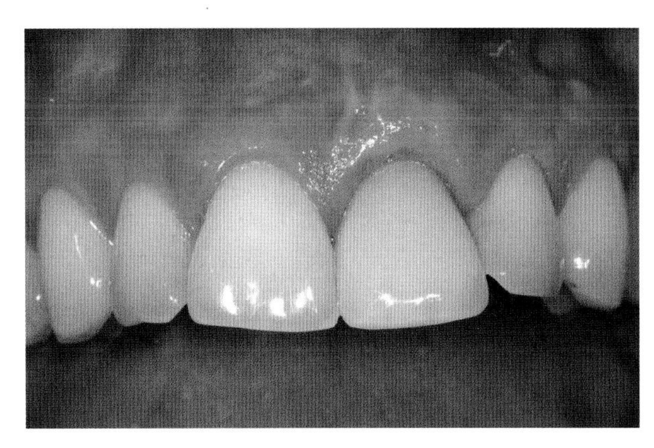

图3-13i 移植区域种植体修复后的临床表现。注意不存在不利的瘢痕组织。

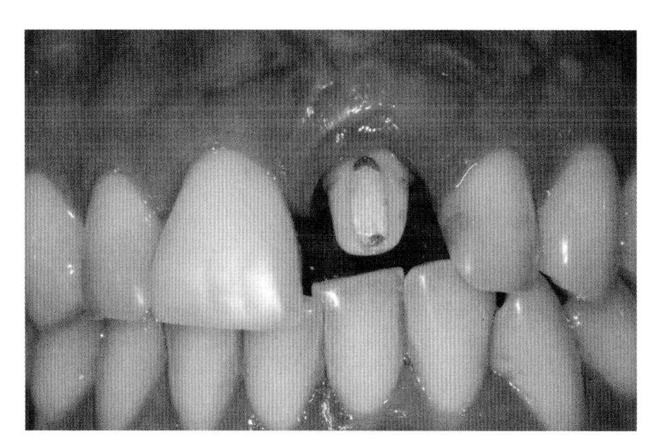

图3-13j 术后18年去除牙冠的临床表现。

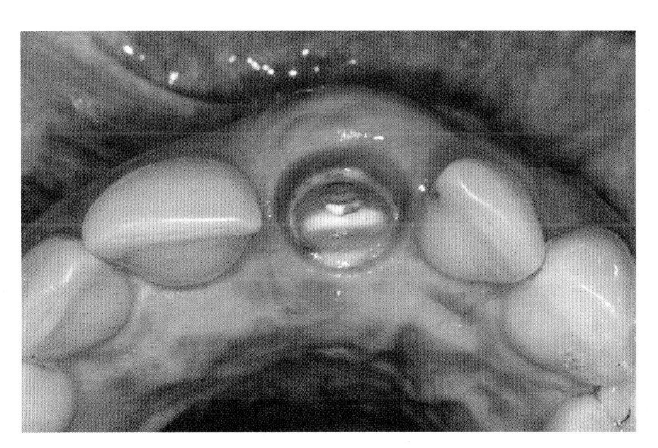

图3-13k 殆面观记录组织稳定性。

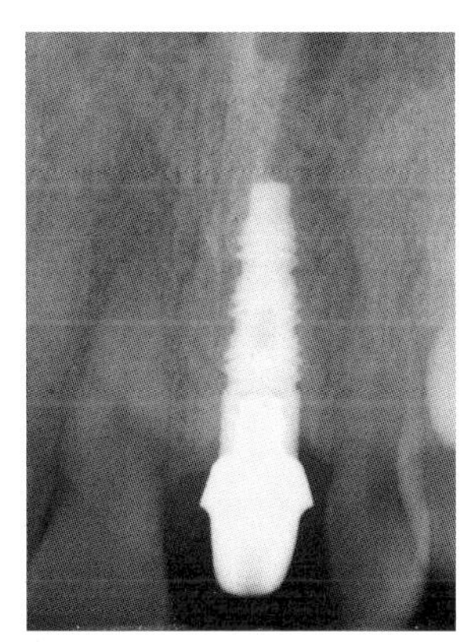

图3-13l 术后18年的X线片对照。

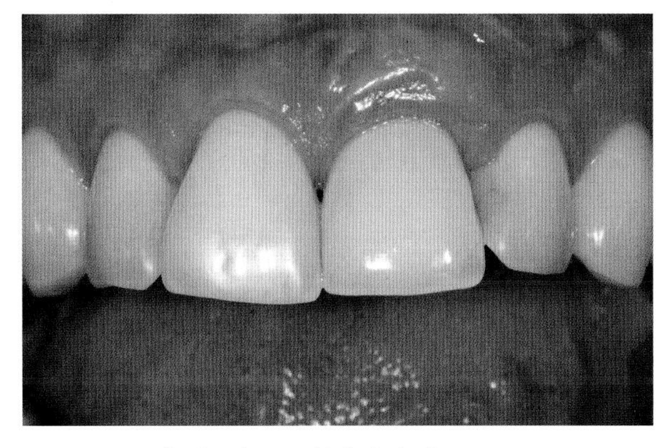

图3-13m 术后18年牙冠的临床表现。

在上下颌骨的后牙区，应在术区近中牙齿的近中或远中1/3处制备一个松弛切口（近中垂直切口），因为在这种情况下，保证手术区域的良好视野比美学风险重要得多（图3-15a～c）。此外，近中松弛切口是避免远中血供受限的最佳选择[100,136]。以与前牙区域相似的方式，手术始终从一个松弛切口开始。如有必要，在手术结束时做第二个切口。

为尽量减少对软组织的影响，骨增量愈合后应使用相同的手术切口植入种植体（图3-14e和图3-15c）。

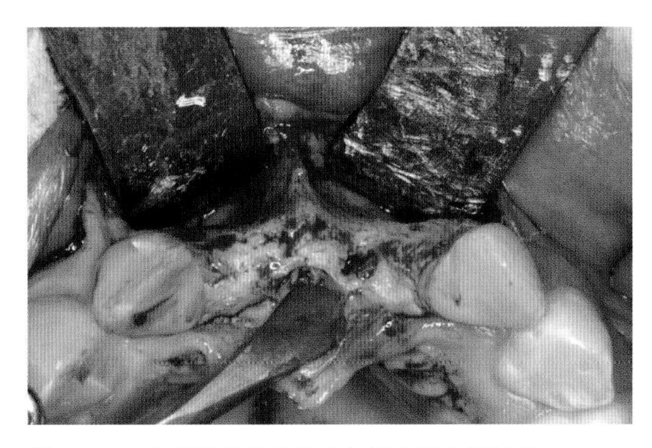

图3-14a 上颌骨前部的垂直向及水平向骨缺损。

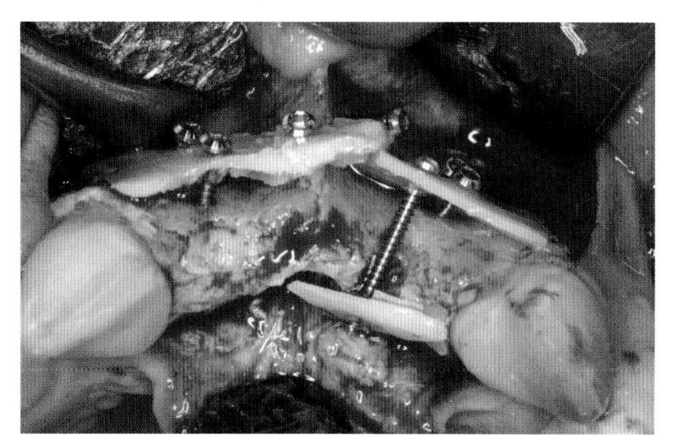

图3-14b 使用下颌骨块进行垂直向及水平向骨重建。

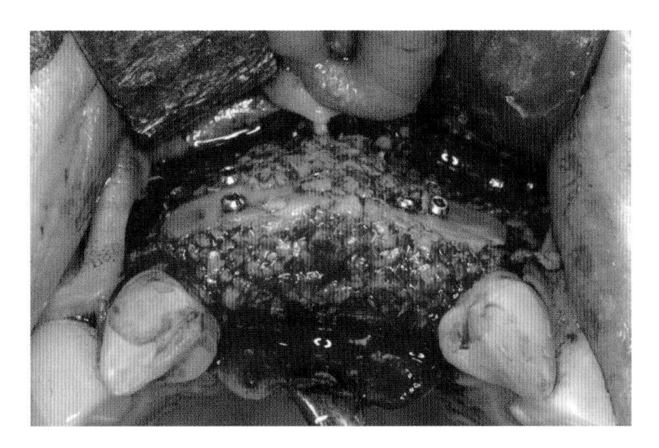

图3-14c 盒状空间内充填自体骨碎片。

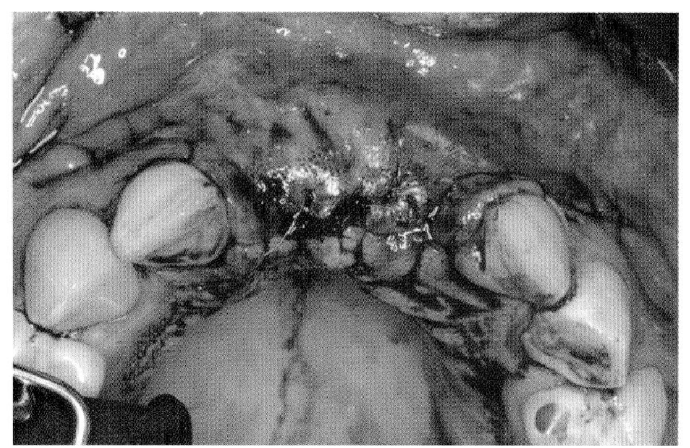

图3-14d 需要第二个垂直切口以获得密封创口闭合。

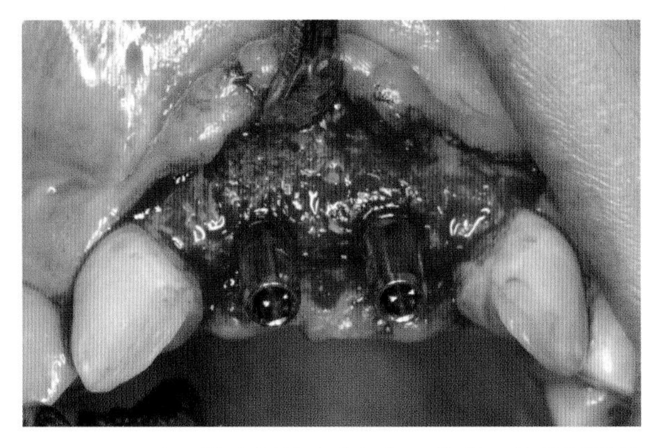

图3-14e 为了防止新的瘢痕组织，移植区域的暴露是通过一个旧的垂直切口进行的。移植后3个月，将2颗种植体植入再生骨中。

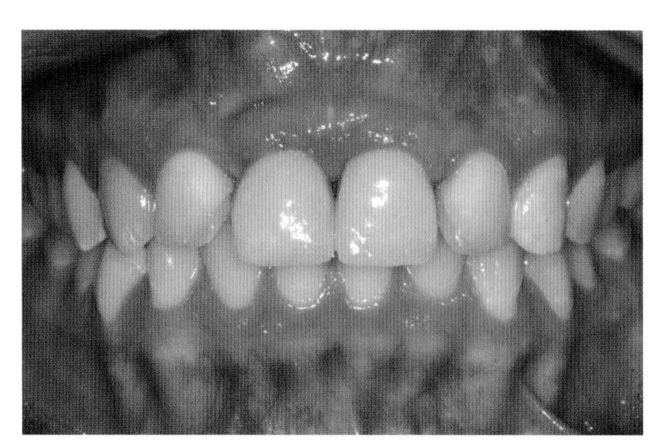

图3-14f 最终修复。

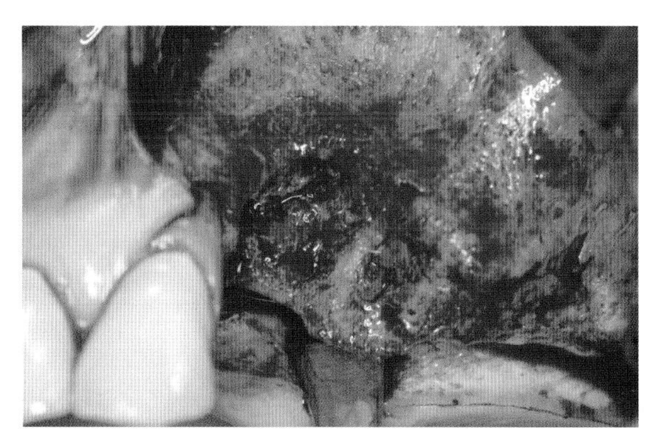

图3-15a 近中牙齿远端1/3的垂直切口为严重骨缺损手术部位提供了的良好视野。

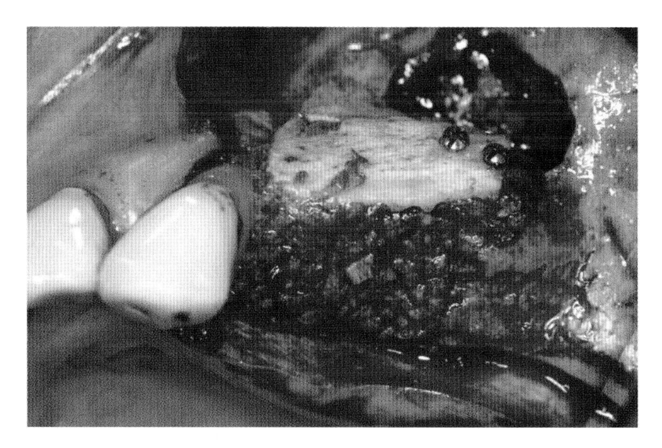

图3-15b 移植手术后的临床表现。

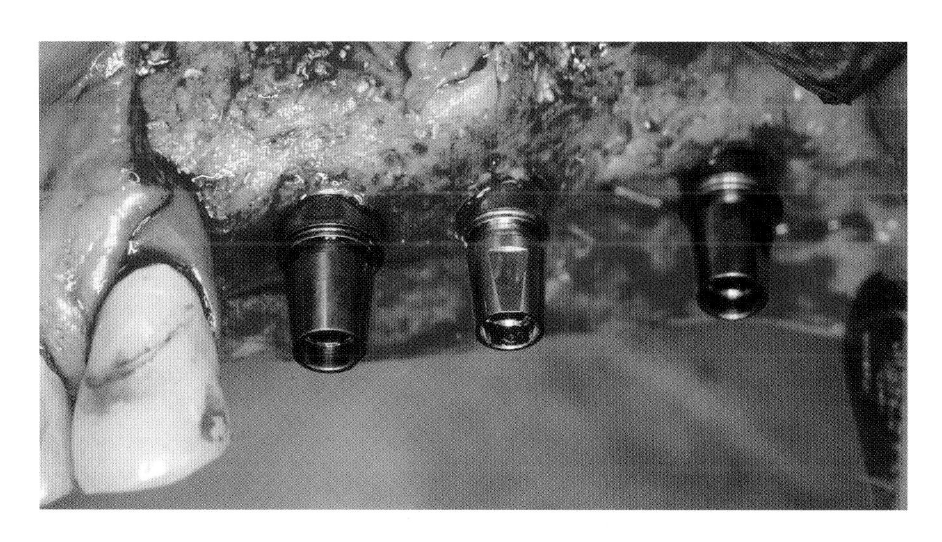

图3-15c 术后3个月的临床表现：允许在移植区域植入3颗种植体。

翻全层瓣有时会发生中度骨吸收，应尽量缩小翻开骨膜的范围[186]。通常在进行骨增量和种植体植入时建议翻黏骨膜瓣。在特殊情况下，当病例适合骨劈开术或骨挤压术式时，建议根方制备半厚瓣以保留来自骨膜的血供（图3-16a～c）。也有可能遇到在手术区域一侧需行骨劈开，而在另一个区域需要大量骨增量的情况。在这种情况下，可做两种不同的皮瓣制备：半厚瓣（行骨劈开时将骨膜留在骨上）和全厚瓣（适用于骨增量）（图3-17a和b）。

3.5.2 隧道技术

硬组织增量后最常见的并发症是创口裂开伴移植骨暴露和移植骨感染[57]。这些并发症更常见于垂直向增量病例和/或吸烟者[40,113]。隧道技术的发明旨在降低裂开或坏死的风险，从而

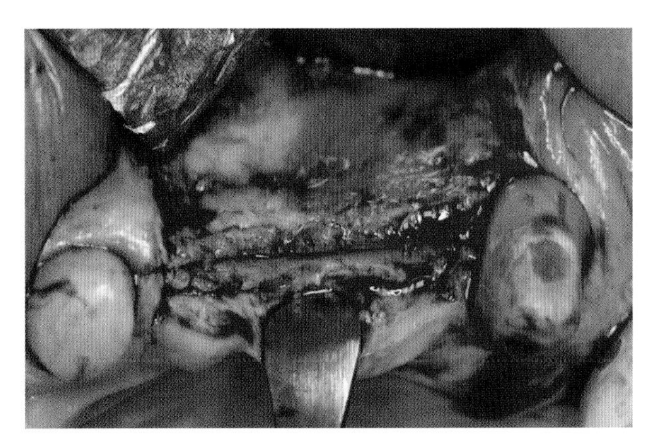

图3-16a　部分厚度皮瓣，骨膜留在骨上以获得更好的血供。

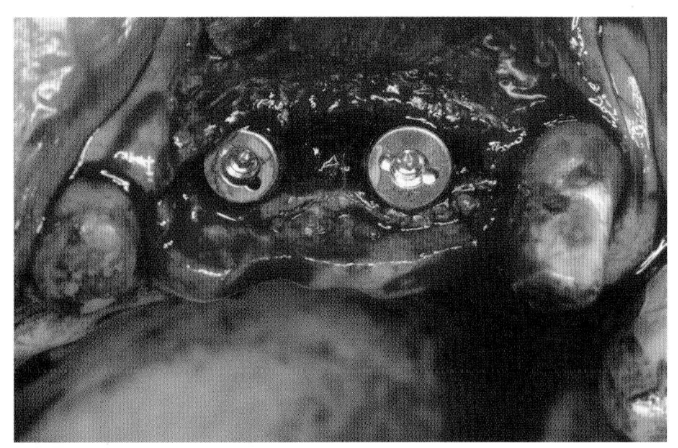

图3-16b　植入2颗种植体时的骨劈开。颊侧和腭侧骨上的骨膜为骨壁提供了更多的稳定性，同时维持了骨板的血供。

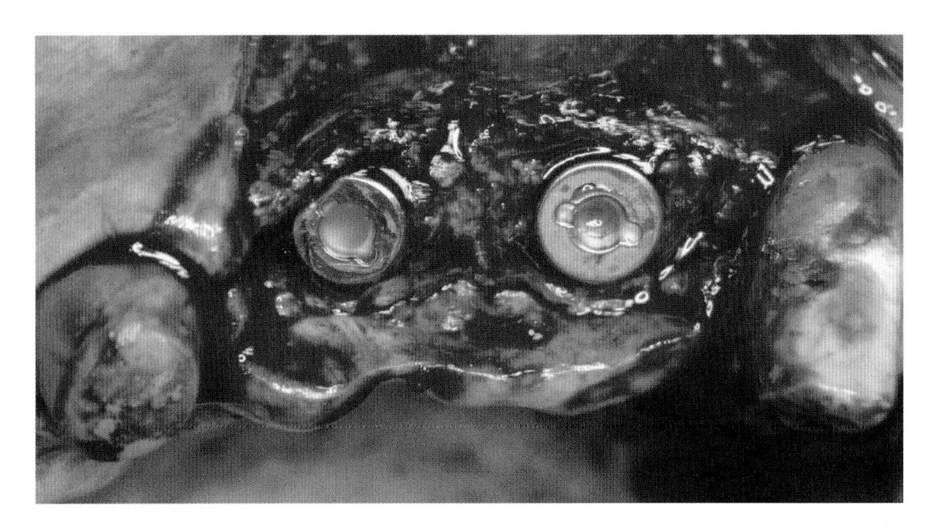

图3-16c　用自体骨充填种植体之间的间隙。

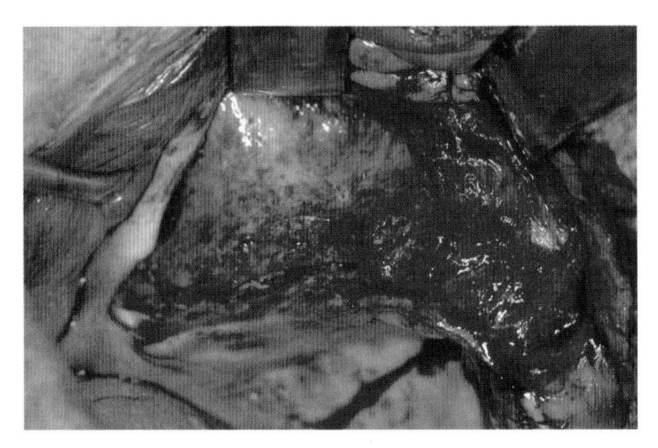

图3-17a　联合切口：用于前部区域骨劈开的半厚瓣，以及用于上颌窦提升手术的暴露骨的全厚瓣。

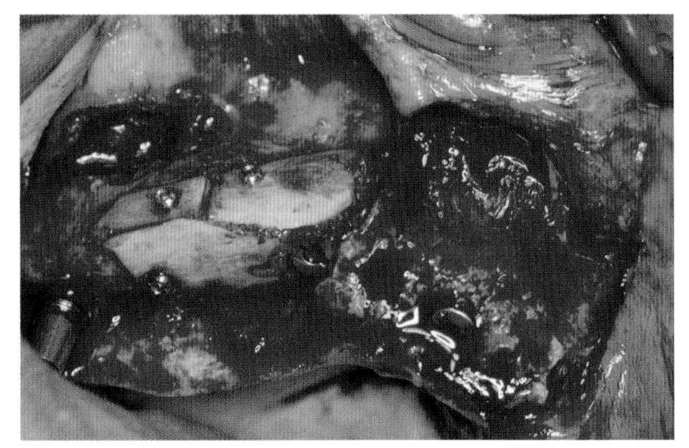

图3-17b　种植体植入前牙劈开区后的临床表现，以及三维骨重建结合上颌窦提升。

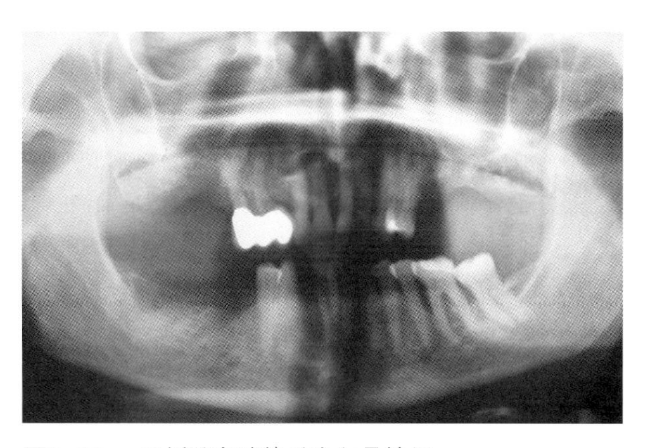

图3-18a 双侧游离端伴垂直向骨缺损。

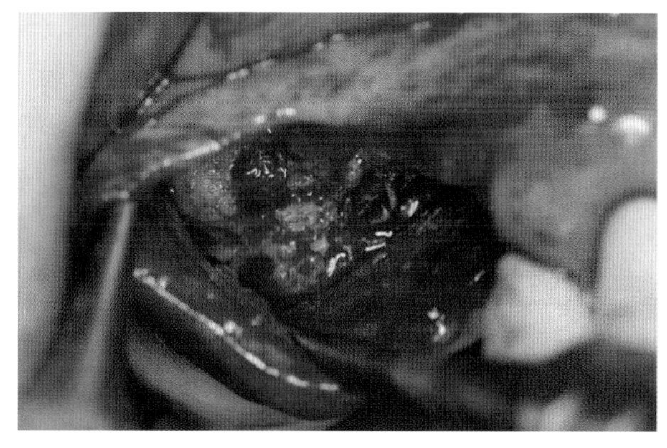

图3-18b 暴露右后上颌骨垂直向骨缺损的隧道预备。

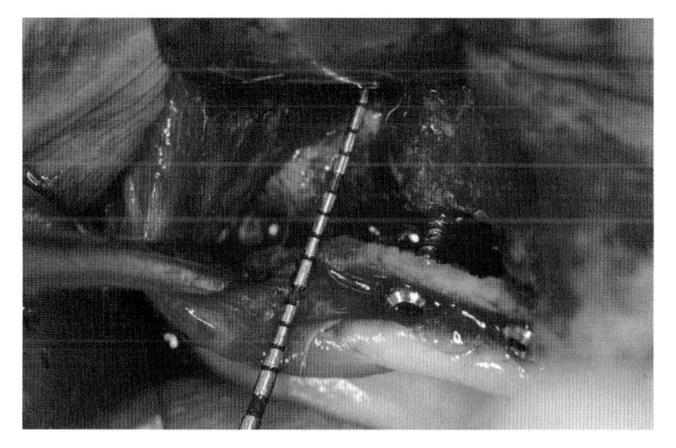

图3-18c 用微螺钉稳定抬起皮瓣下的第一个骨块。

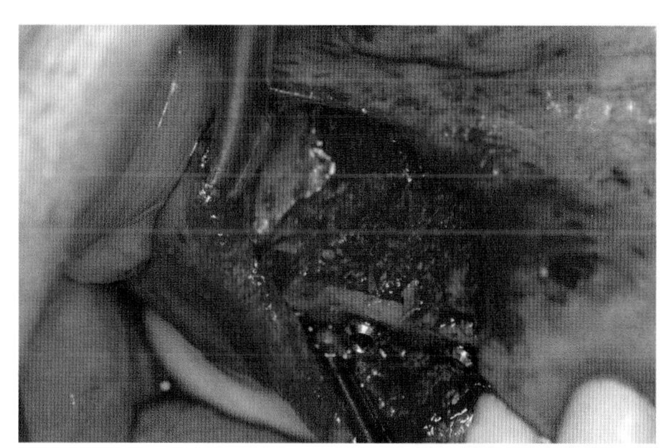

图3-18d 用自体骨片充填骨块和剩余牙槽嵴之间的间隙。

减少移植物丢失。包括做1个或最多2个垂直切口，以使牙槽嵴软组织（包括骨膜）的完整性不受影响，并尽可能保留重要区域的血供。

隧道技术最初用作下颌骨垂直向骨增量的修复前处理[150]，也是上颌骨大面积骨增量的一种方法[88]。Khoury对该技术进行了进一步改良，使其成为在骨增量术愈合期保护自体骨移植物的最佳方法[97,99]。该手术可在上颌后牙区联合进行窦底提升，从而在窦底牙槽骨上方和下方进行双重提升（图3-18a～s）。在上颌前牙区，建议在至少缺失2颗牙齿的情况下使用这种技术，以便有足够的组织覆盖垂直向增量区域（图3-19a～n）。由于在这样的手术中骨膜仍然完整，并且覆盖了大部分移植骨，限制了移植物的改建和吸收，多年后仍能保持其原始体积（图3-20a～k）。

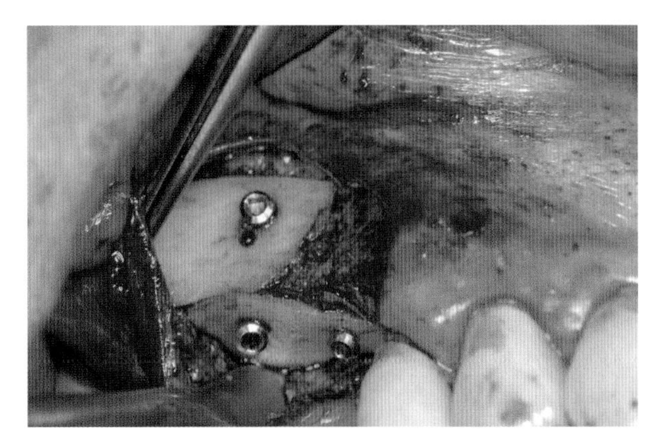

图3-18e 在前庭侧用微螺钉稳定第二个骨块，形成骨缺损的三维重建。

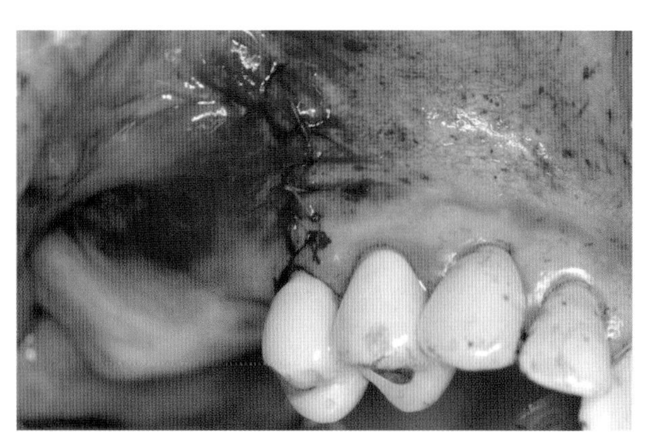

图3-18f 使用6-0可吸收单股缝线闭合垂直切口，移植区域上的血液循环没有受到干扰。

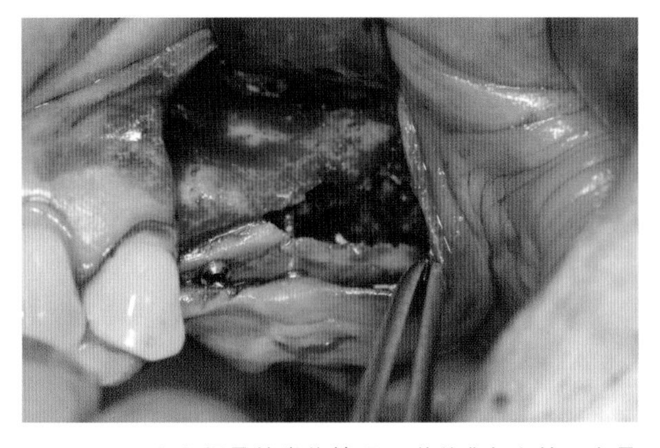

图3-18g 左上颌骨的类似情况，隧道准备和第一个骨块固定。

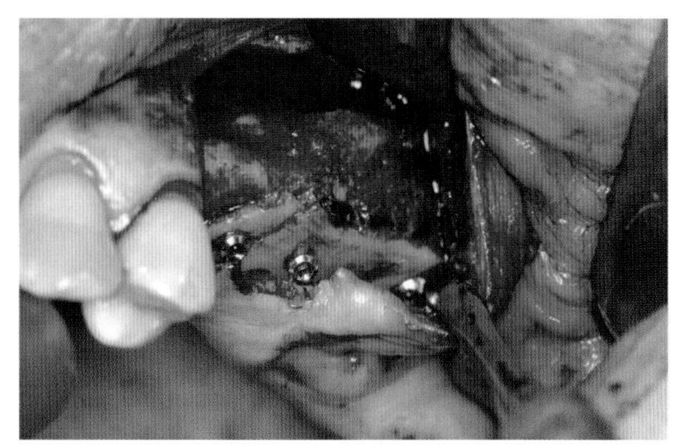

图3-18h 再次显示了类似的情况：骨块和剩余牙槽嵴之间的间隙充填自体骨碎片。

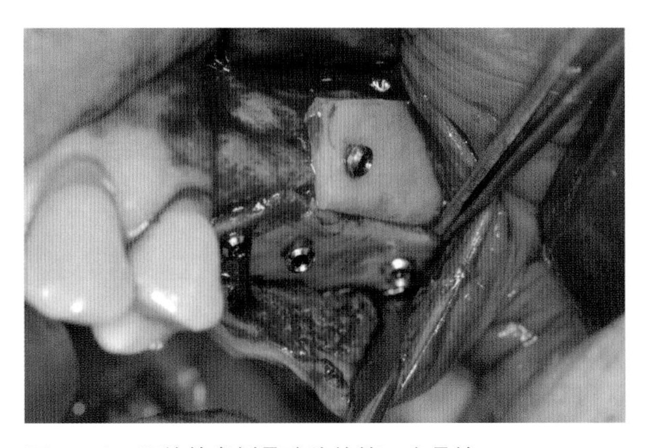

图3-18i 覆盖前庭侧骨碎片的第二个骨块。

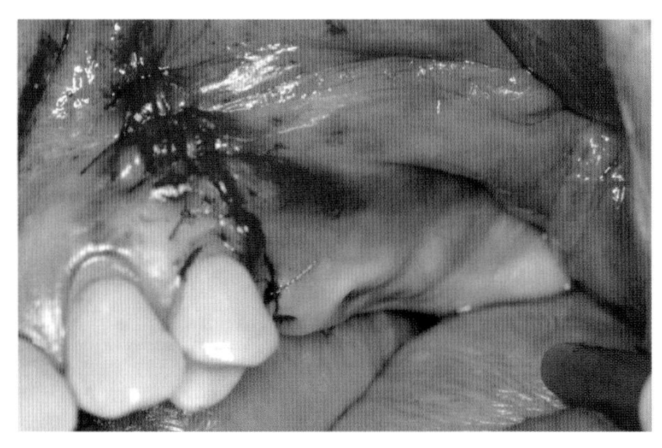

图3-18j 与右上颌骨的情况相似。

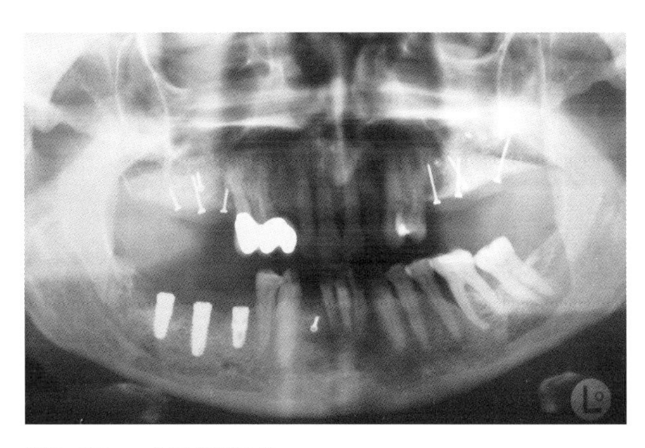

图3-18k　术后的X线片。

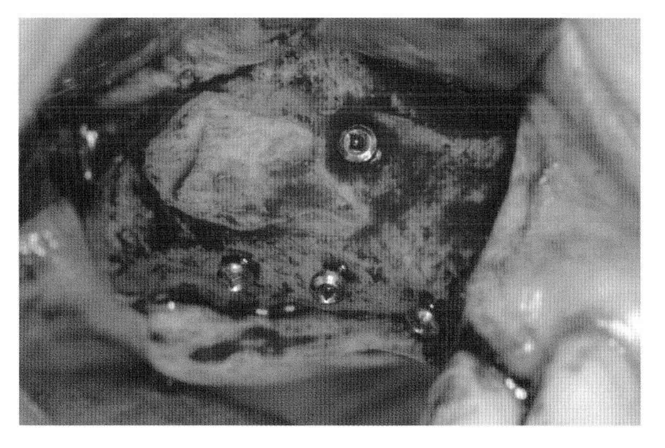

图3-18l　术后3个月右上颌骨再生移植物的临床表现：宏观血管化良好，移植区域体积稳定。

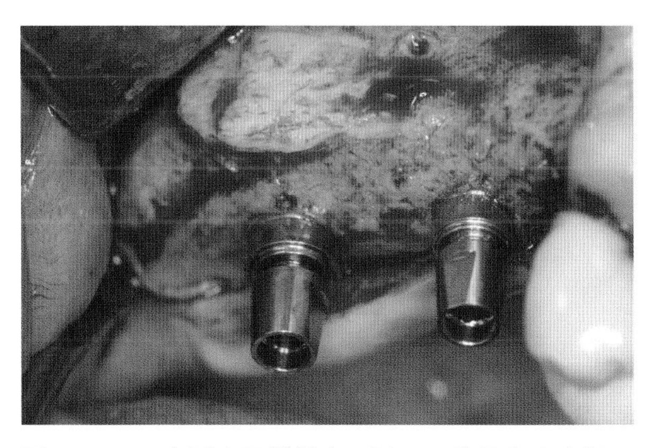

图3-18m　在再生区域植入2颗XiVe种植体（直径：3.8mm和4.5mm/长度：13mm）。

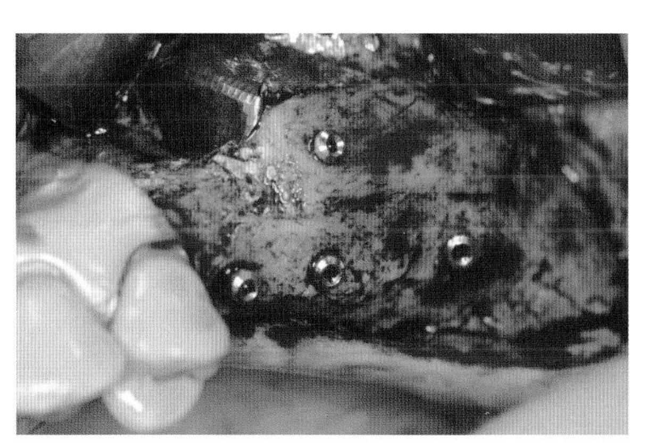

图3-18n　术后3个月左上颌骨的临床表现：上颌窦底提升后使用钛膜关闭窦窗。

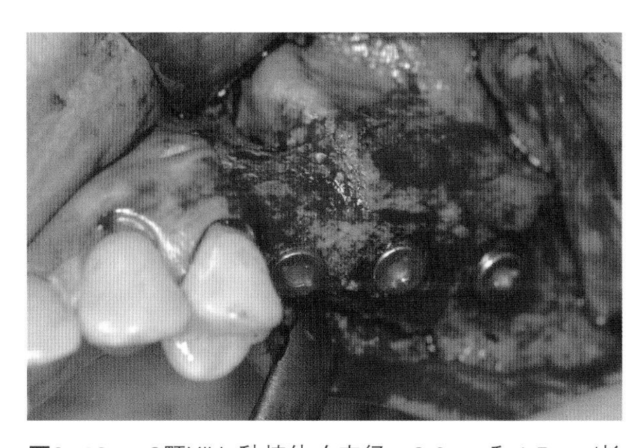

图3-18o　3颗XiVe种植体（直径：3.8mm和4.5mm/长度：13mm）在邻牙骨的同一水平植入。

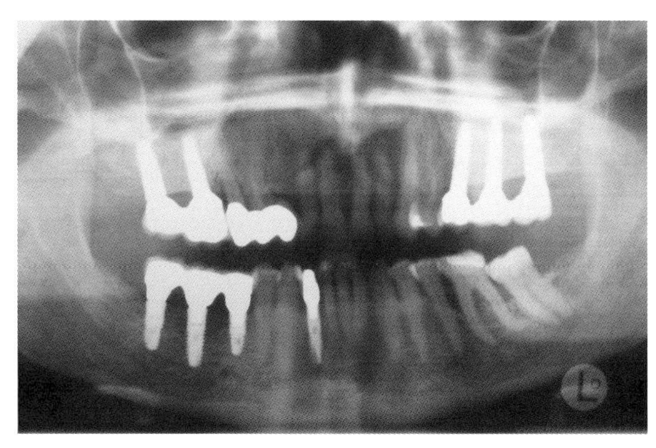

图3-18p　术后5年的曲面断层片。

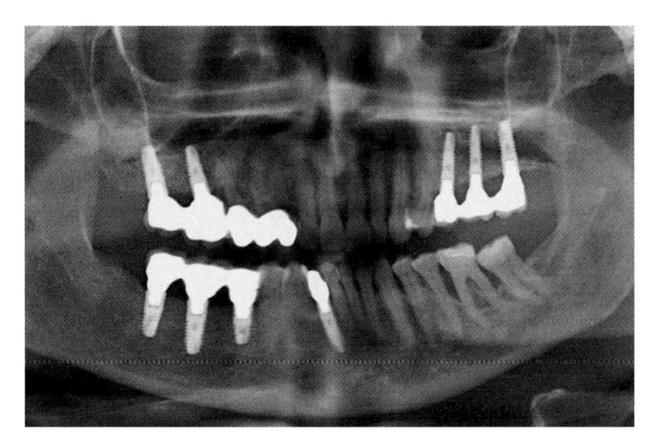

图3-18q 术后11年的曲面断层片，显示移植区域的骨稳定性。

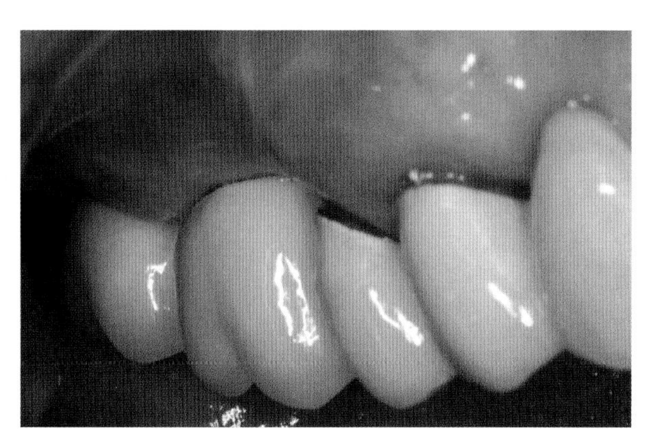

图3-18r 术后11年右上颌骨的临床表现。

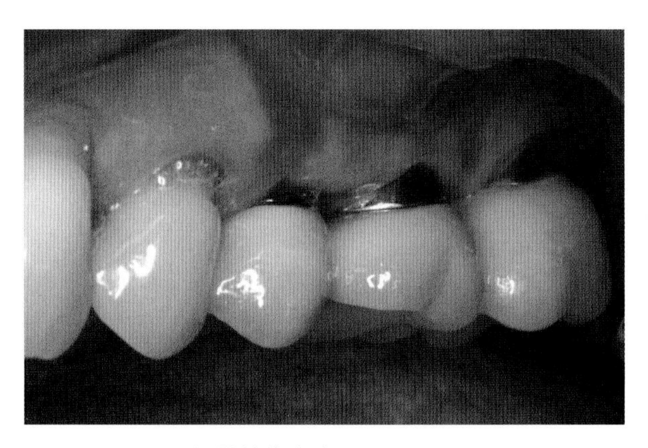

图3-18s 左上颌骨的临床表现。

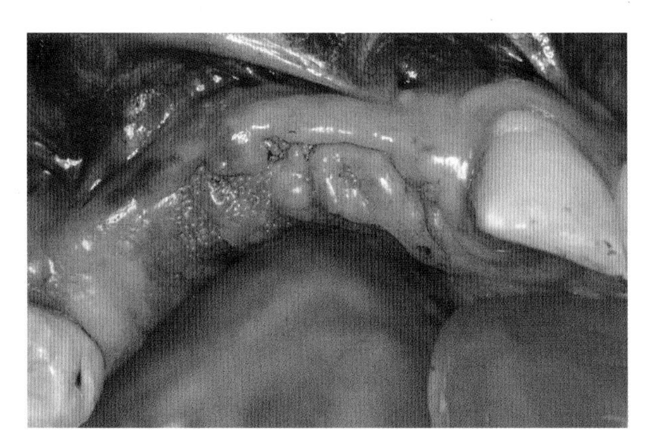

图3-19a 右上颌骨垂直向骨缺损。

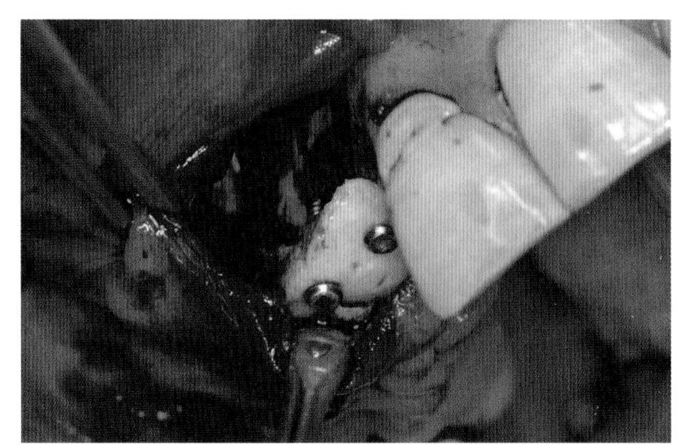

图3-19b 垂直向骨增量的隧道准备。

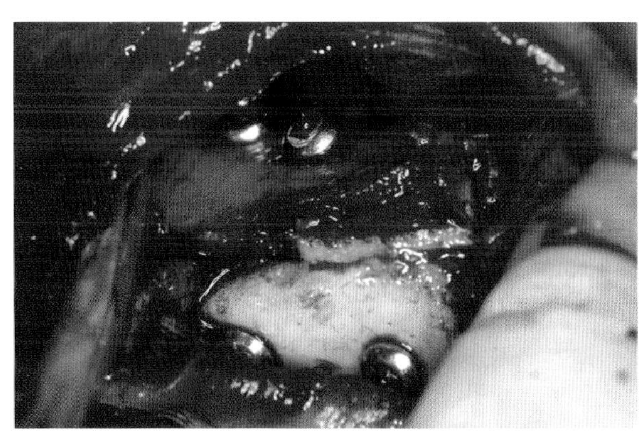

图3-19c　使用2个下颌骨骨块移植物对垂直向骨缺损进行三维重建。

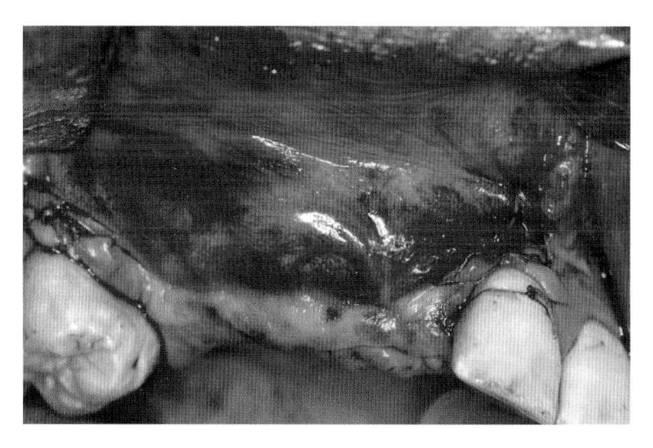

图3-19d　创口闭合后的临床表现。注意，移植骨上的血液循环没有受到干扰（无切口）。

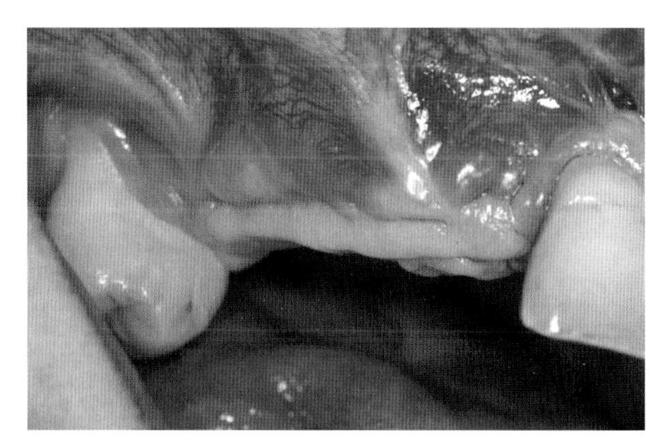

图3-19e　术后4个月的临床表现。

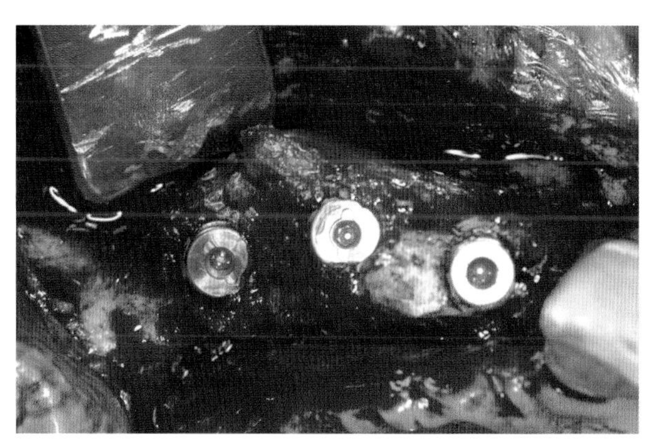

图3-19f　在愈合良好的移植区域植入3颗XiVe种植体。

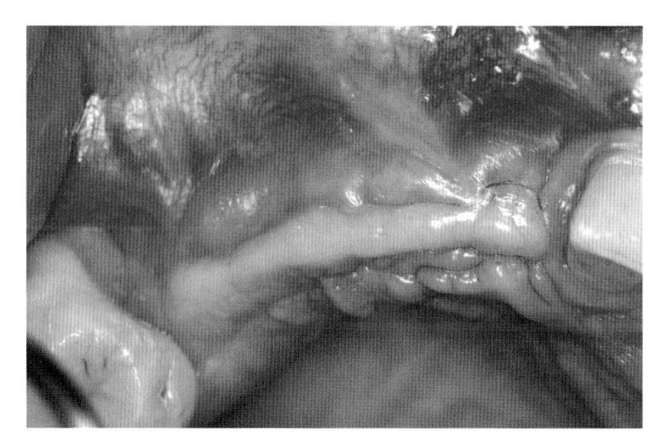

图3-19g　种植体植入4个月后和种植体暴露前的临床表现。由于增量手术，不存在前庭角化龈。

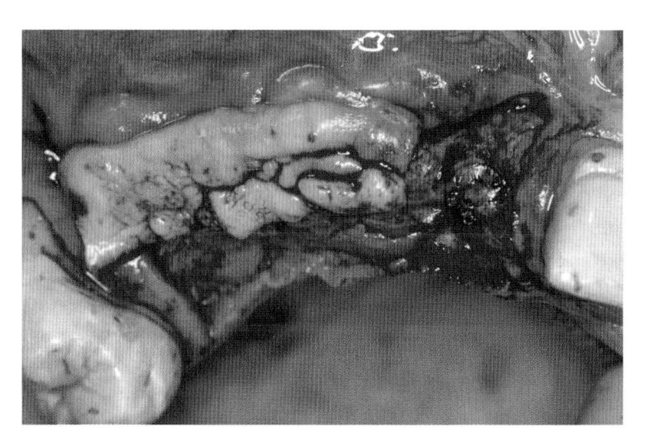

图3-19h　在使用根向复位瓣暴露种植体期间进行软组织矫正。在腭部切口后，准备骨膜上皮瓣，将腭部角化龈移动到前庭侧。

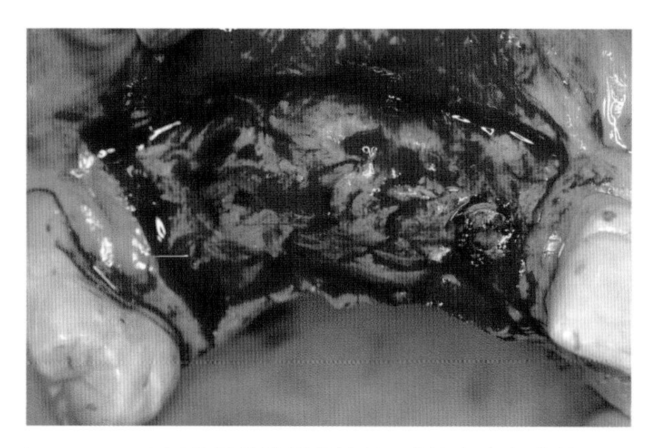

图3-19i 在不暴露移植骨的情况下制备根向复位瓣。

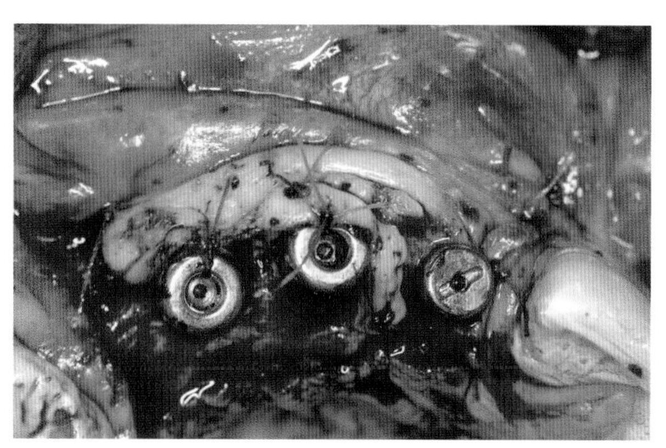

图3-19j 部分厚度皮瓣带孔牙龈成形器稳定固定在前庭侧。在皮瓣近中部分做半月形切口，通过将小皮瓣旋转到第一和第二种植体之间的区域，形成龈乳头。

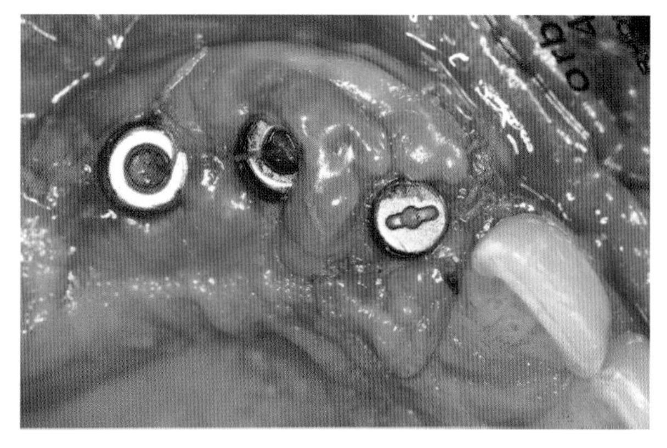

图3-19k 术后3周的殆面观显示该区域的软组织显著增加。

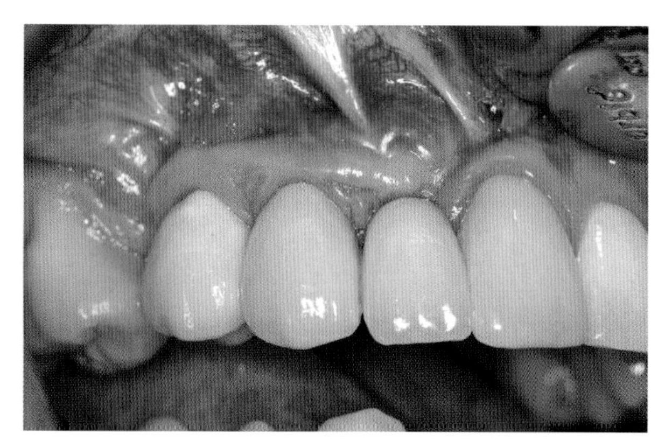

图3-19l 修复体修复后4年的临床表现。

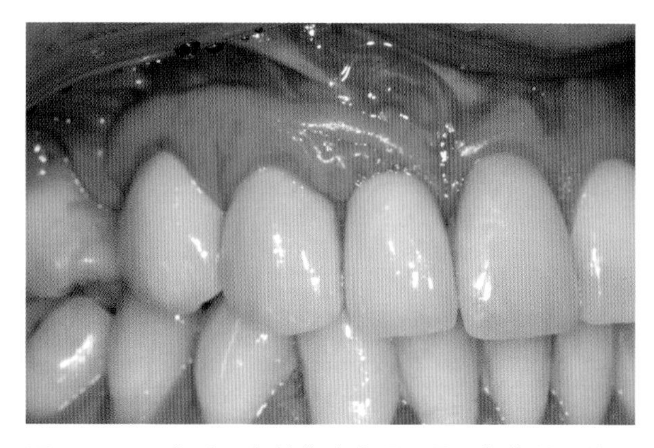

图3-19m 术后18年的临床表现记录了长期结果的稳定性。

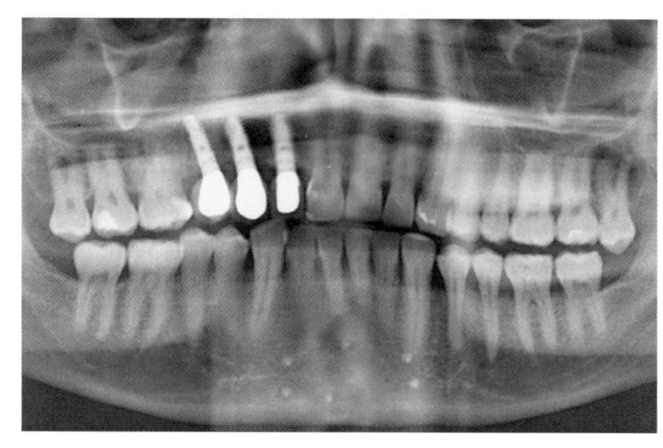

图3-19n 术后18年的曲面断层片。

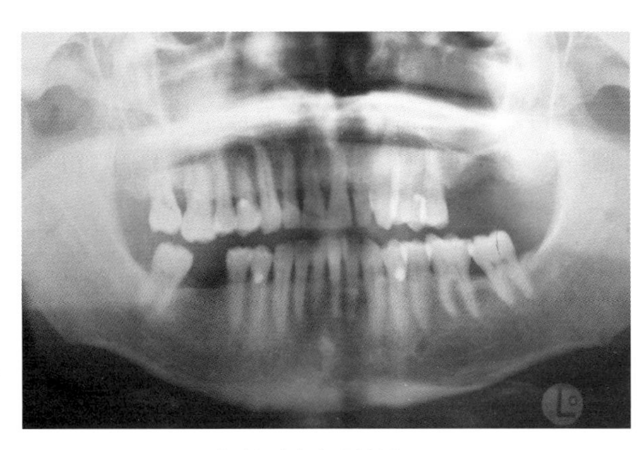

图3-20a 左后上颌骨垂直向骨缺损。

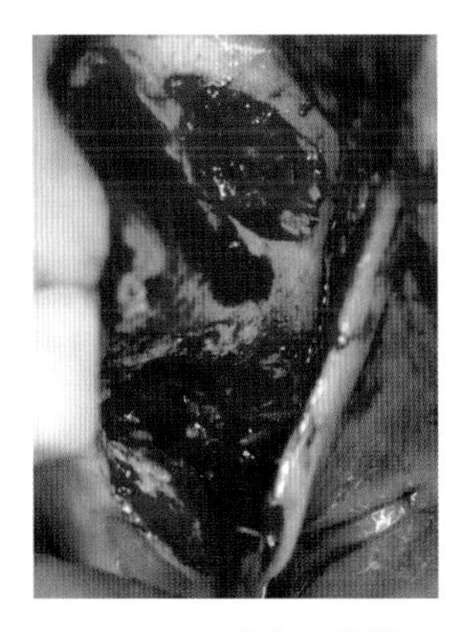

图3-20b 垂直向骨增量的隧道预备。

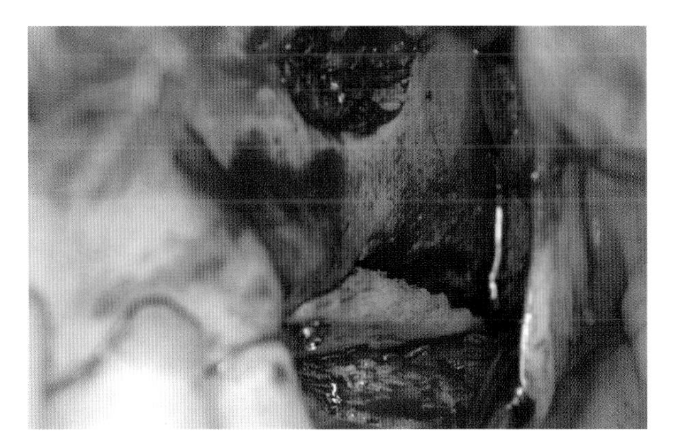

图3-20c 上颌窦提升后，使用接骨螺钉稳定殆面骨块。

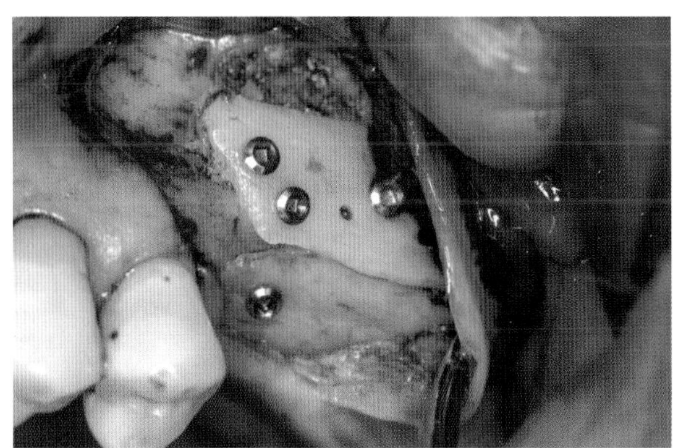

图3-20d 前庭侧的第二个骨块通过充填骨碎片覆盖该空间。

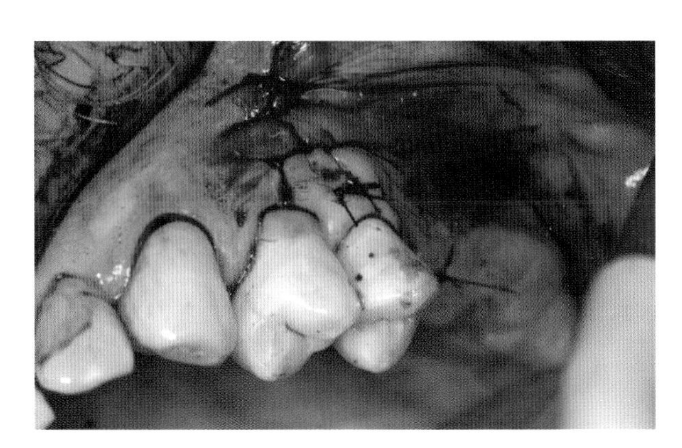

图3-20e 用6-0单股缝线闭合创口。

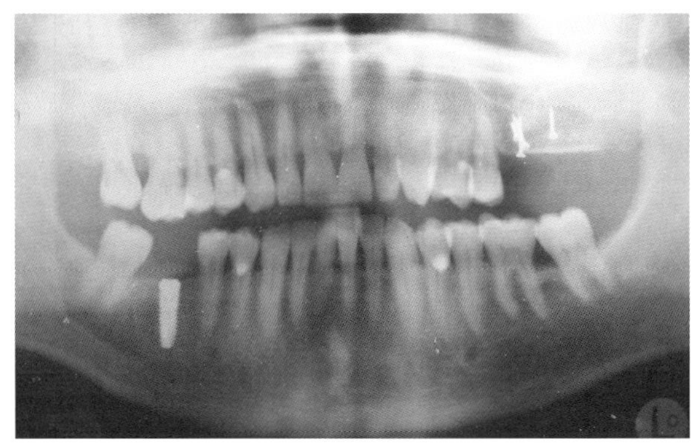

图3-20f 记录垂直向骨量的术后X线片。

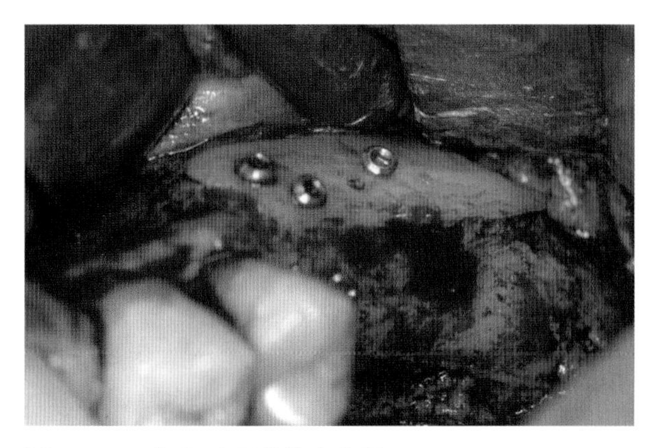

图3-20g 术后3个月的临床表现。

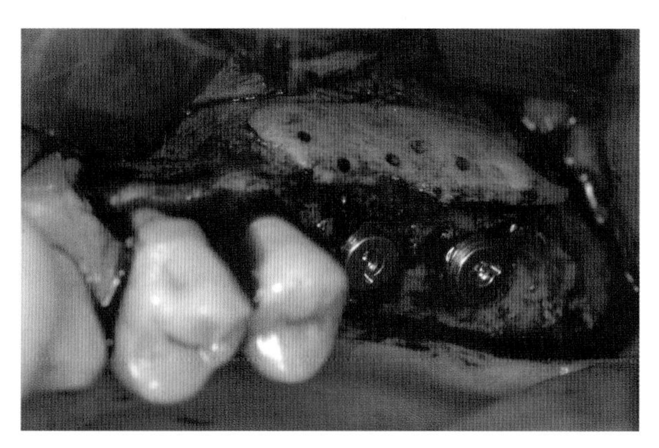

图3-20h 在再生骨中植入2颗种植体。

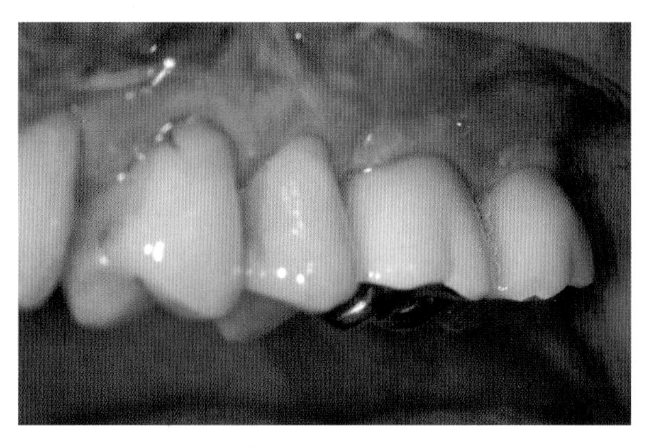

图3-20i 术后10年的临床表现。

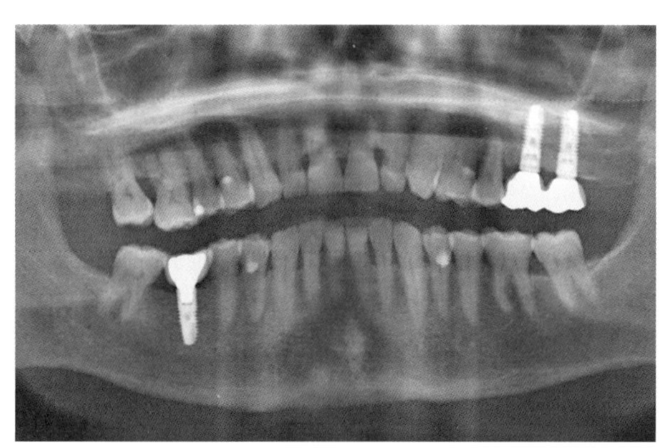

图3-20j 术后10年的曲面断层片。

由于下颌后牙区可视性不足、需要在同侧取骨，牙槽嵴及舌侧黏膜的薄龈生物型特点，该手术在下颌骨后部更难进行。尤其是薄龈生物型的存在，如果殆方薄骨块放置偏舌侧，会增加舌侧骨移植物暴露的风险。但是，如果这种手术规范正确，在肌肉活动多的区域，提供了移植物暴露风险最小化的可能性（图3-21a~v）。

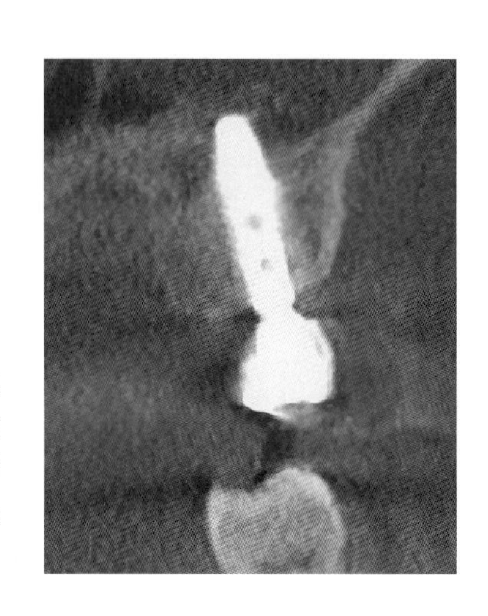

图3-20k 左上颌骨移植区域的CBCT，记录术后10年再生骨的稳定性。

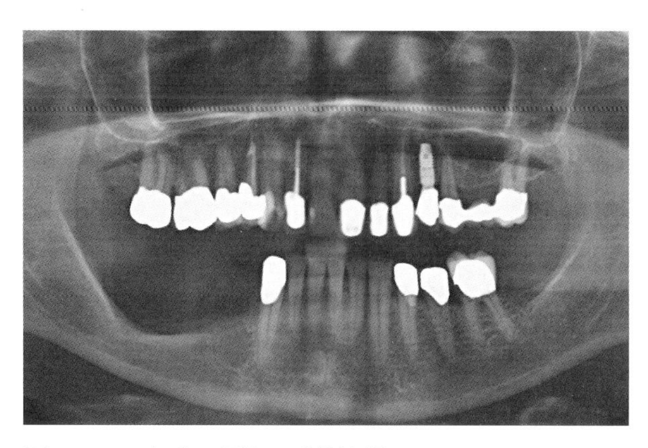

图3-21a　右后下颌骨严重骨缺损。

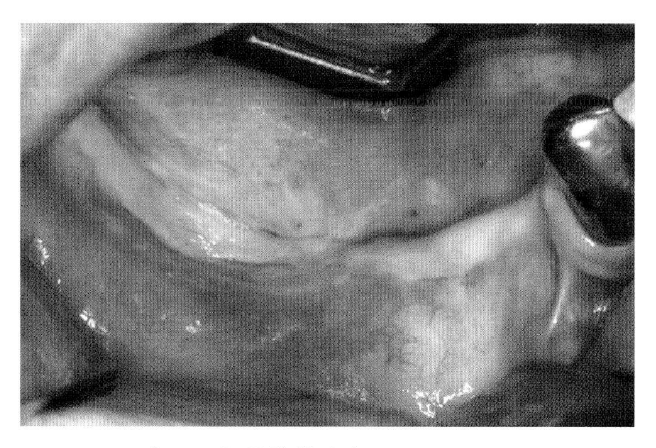

图3-21b　右后下颌骨的临床表现。

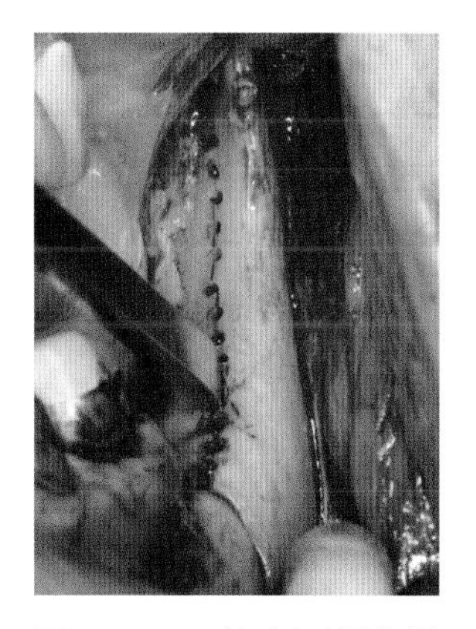

图3-21c　从左下颌磨牙后区域采集骨块。

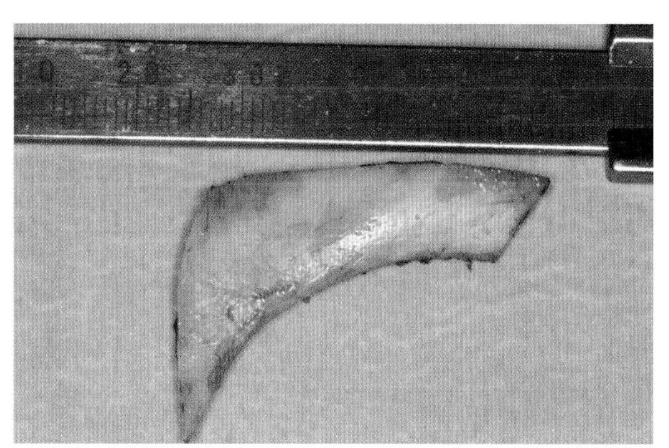

图3-21d　收获与待重建缺损长度相似的骨块。

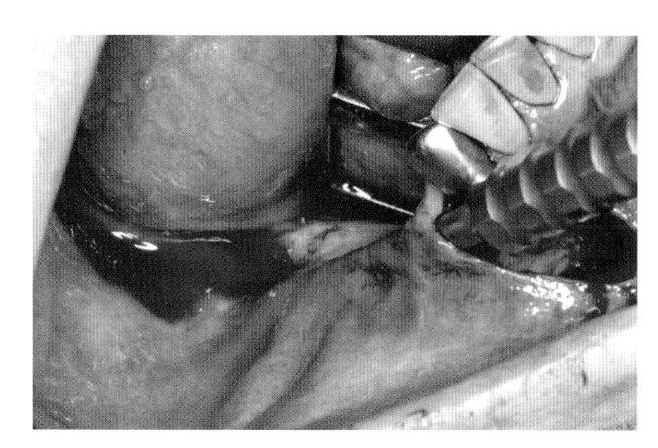

图3-21e　下颌骨后部的隧道预备。

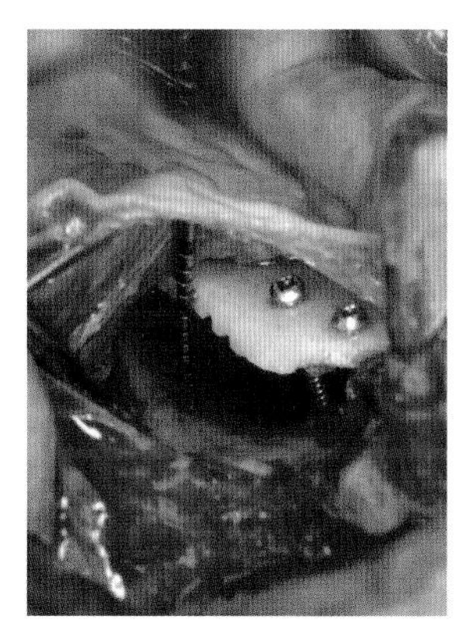

图3-21f　殆面薄骨块用微型螺钉稳定，距离剩余骨表面约11mm。

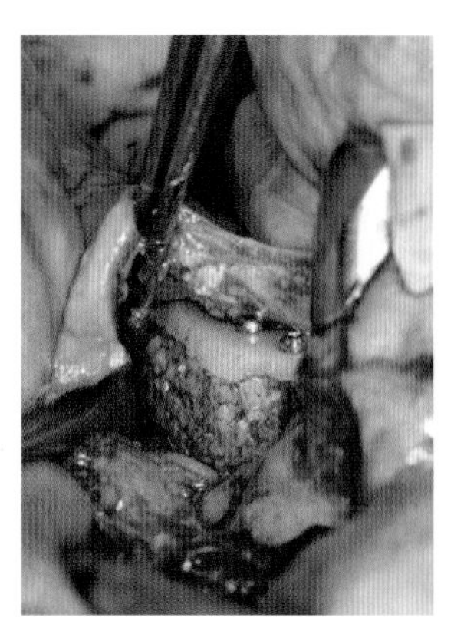

图3-21g 用自体骨片充填骨块和下颌骨之间的间隙。

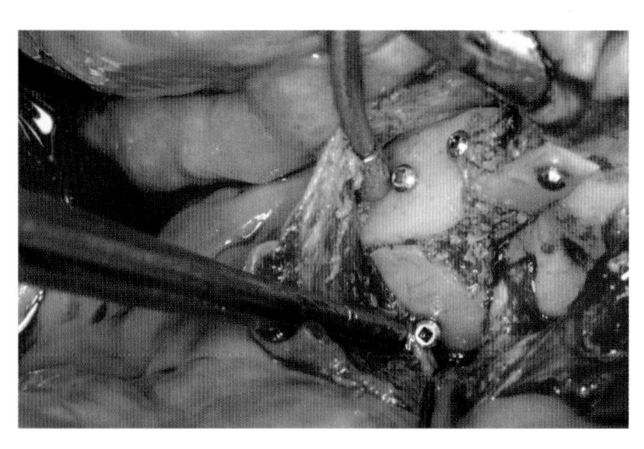

图3-21h 在前庭用第二个骨块侧闭合盒状空间，实现三维增量。结合外侧植骨，在第一前磨牙区域也植入种植体。

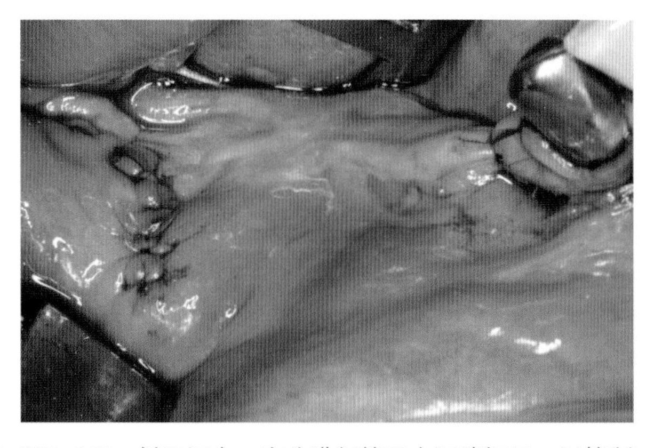

图3-21i 创口闭合。在此进行第二个远端切口，以控制移植物的正确位置，并采集更多的骨碎片。

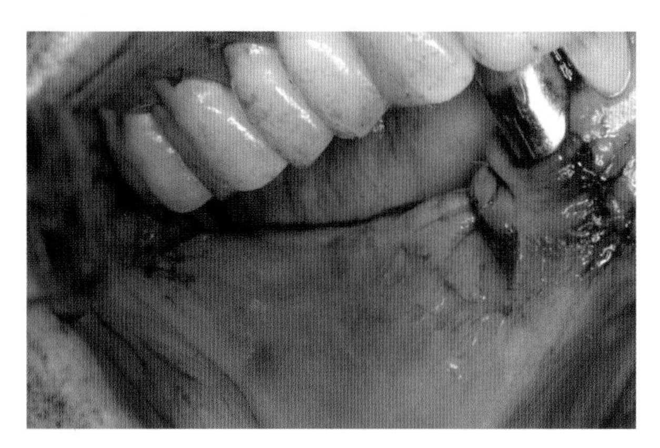

图3-21j 咬合对照证实移植区域与对侧牙齿无干扰。

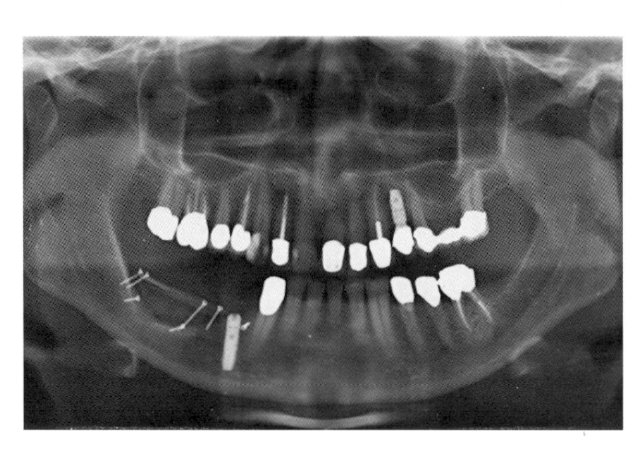

图3-21k 记录垂直向骨量的术后X线片。

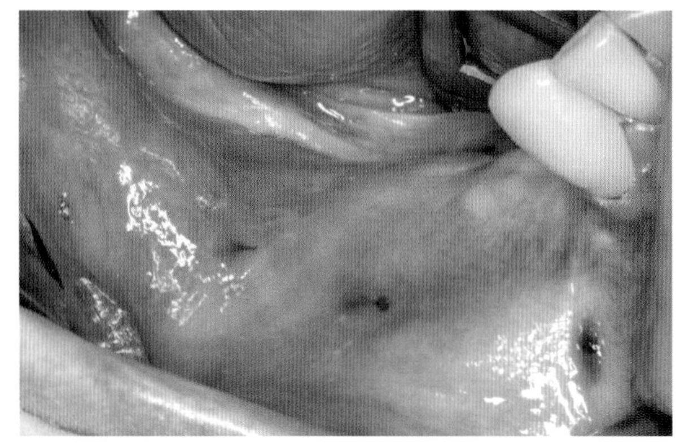

图3-21l 术后3个月的临床表现。前庭平坦，无角化龈。

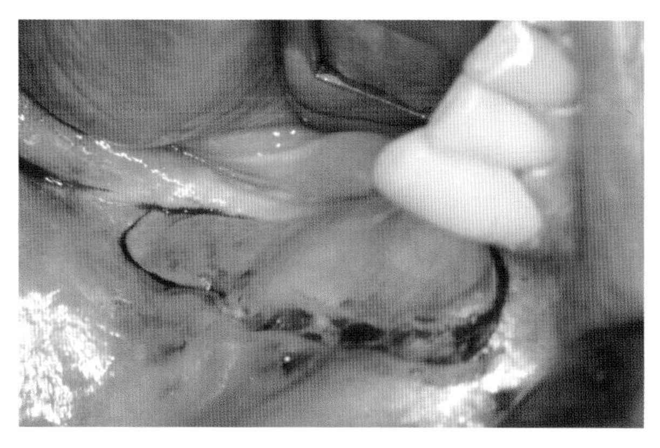

图3-21m 矫正软组织情况的Kazanjian前庭沟加深术切口。

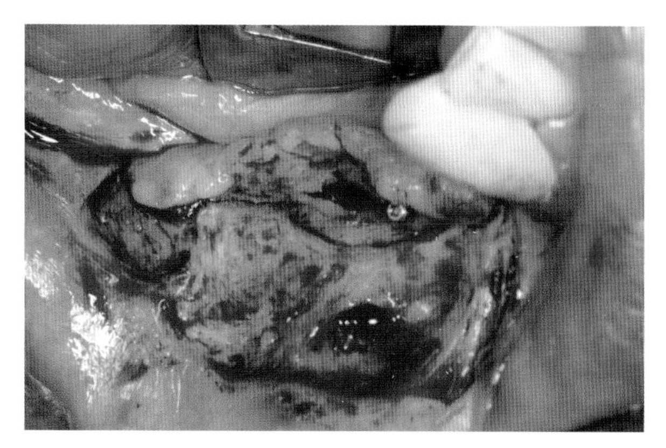

图3-21n 肌上制备达膜龈联合缘的黏膜瓣。

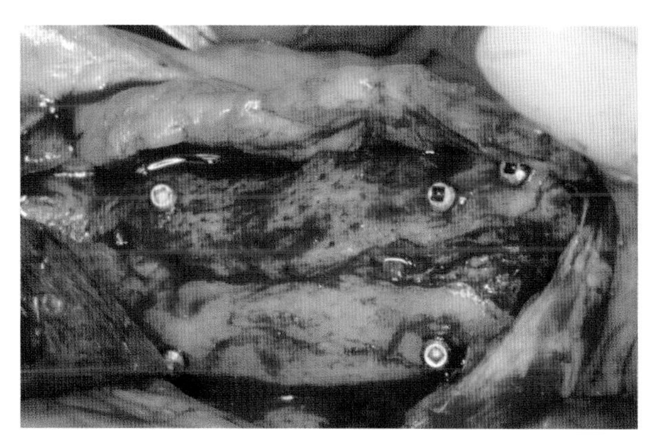

图3-21o 抬高骨膜后，暴露愈合良好的移植骨。

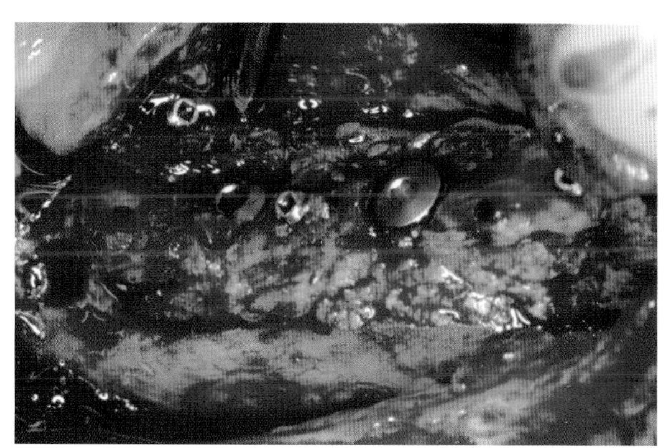

图3-21p 在移植骨和再生骨中植入2颗种植体。

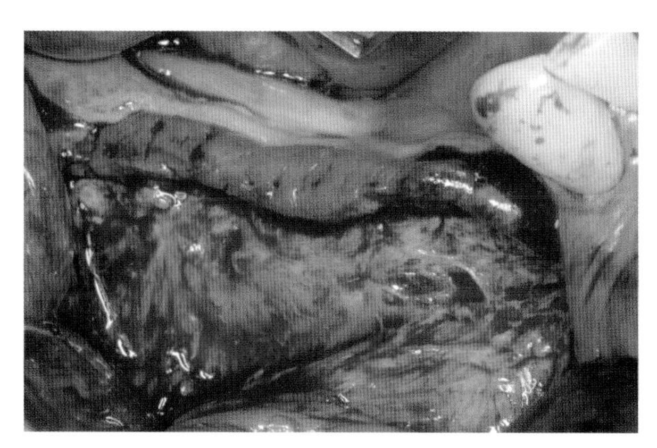

图3-21q 用前庭骨膜重新覆盖移植骨，用6-0可吸收缝线与舌侧骨膜缝合。

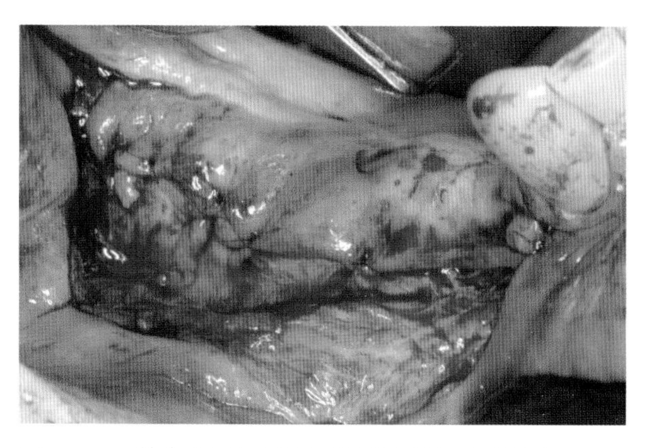

图3-21r 前庭肌根向复位后将黏膜瓣与骨膜缝合。

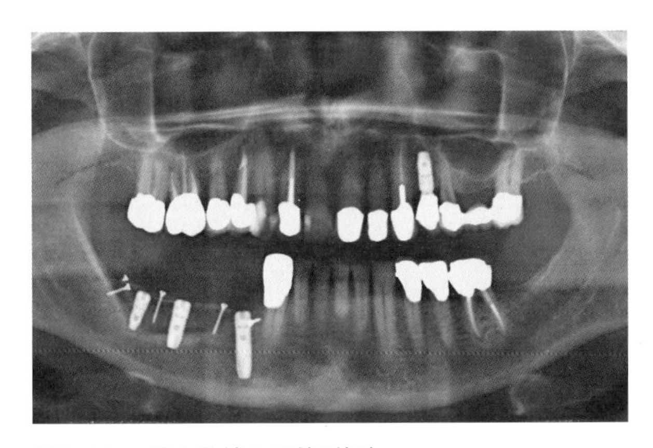

图3-21s 植入物植入后的X线片。

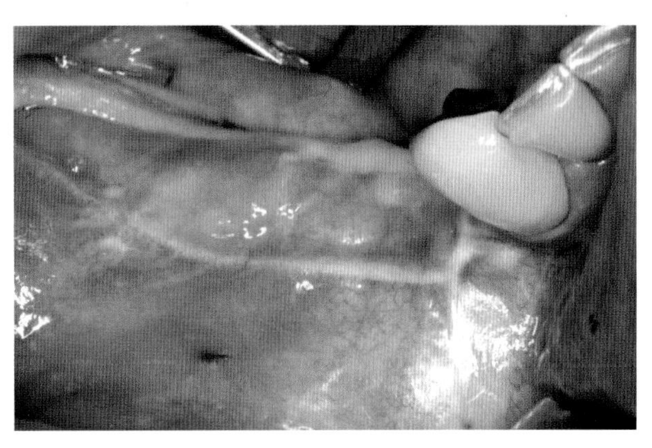

图3-21t 术后3个月的临床表现。注意前庭深处的瘢痕组织，保持约1cm的角化龈。

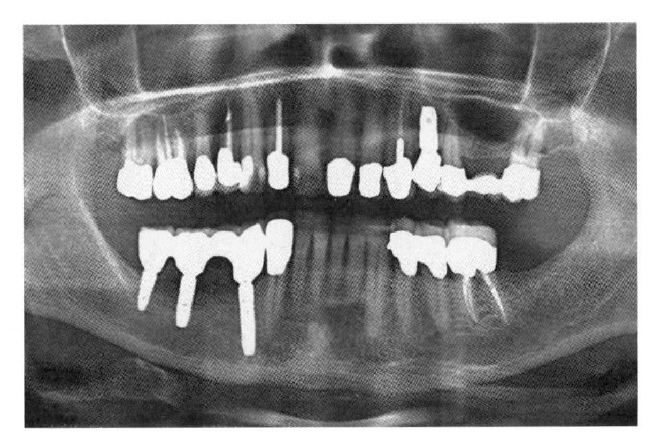

图3-21u 修复体修复后1年的X线片对照。

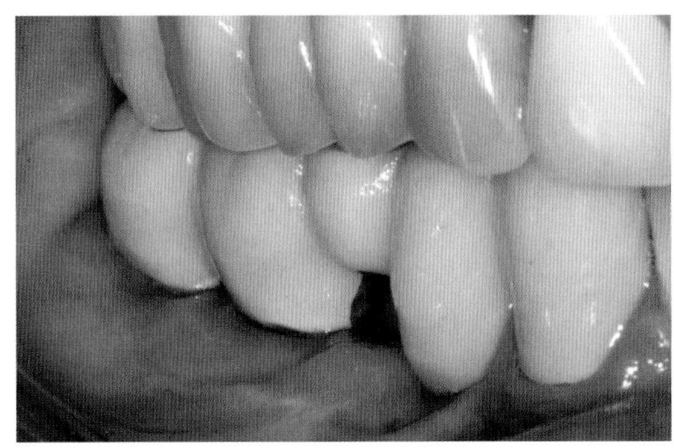

图3-21v 修复程序后的临床表现。

在靠近受植床处做一个垂直切口，使用剥离器剥离隧道式黏骨膜瓣。黏骨膜瓣的大小应与必要的活动范围相对应。然后可以使用微型螺钉固定骨移植物，不仅用于水平向，还用于所需形态的垂直向骨增量。如果术区的视野不足，可在后部区域做第二个垂直切口，在牙槽嵴形成隧道，也提供了从同侧采集骨的可能性。这种剥离方法不再需要骨膜切口来实现无张力创口闭合。最终移植物上方保留了完整的骨膜，确保了顺利的血管化（图3-22a～p）。这种入路也显著降低了创口愈合不良的发生率[137]。与切口线无关，前庭沟浅的病例，尤其是在三维增量的情况下，下颌可以在一期植入手术中使用Kazanjian前庭沟加深术[64]（图3-23a～i），上颌在二期暴露手术中使用根向复位瓣加深前庭沟。

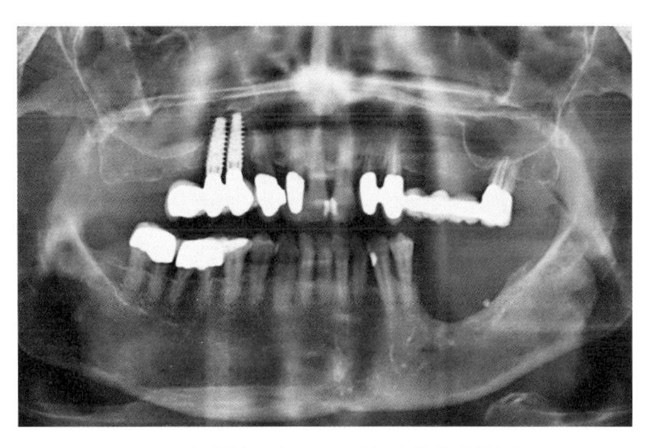

图3-22a 左下颌骨超过10mm的垂直向骨缺损。

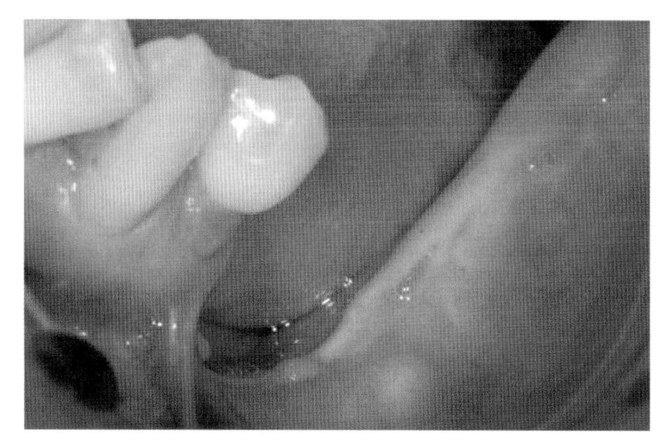

图3-22b 显示生物材料失效后严重缺损的临床表现。由于缺乏骨和附着，必须拔除第一前磨牙。

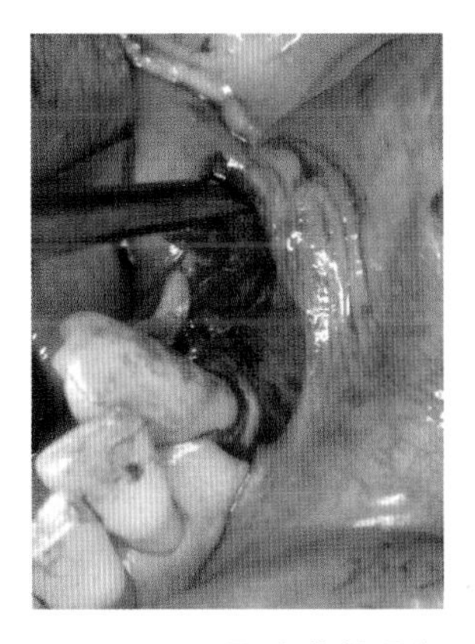

图3-22c 通过隧道预备暴露骨表面。

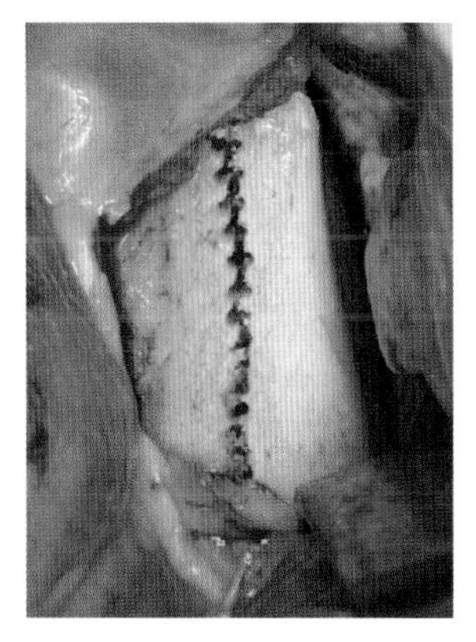

图3-22d 从相同磨牙后区域部位采集的骨块。

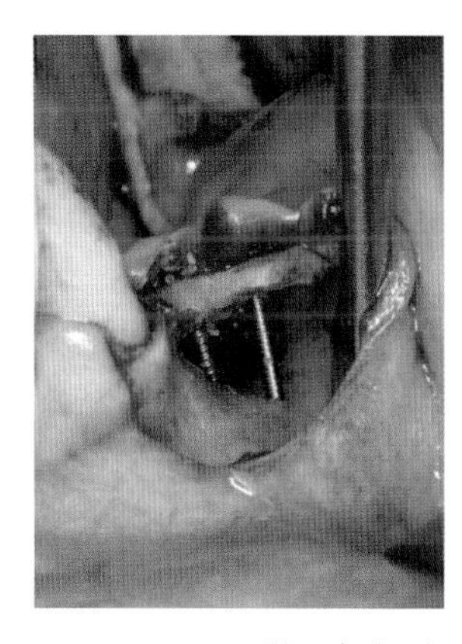

图3-22e 用微型螺钉稳定殆面骨块。

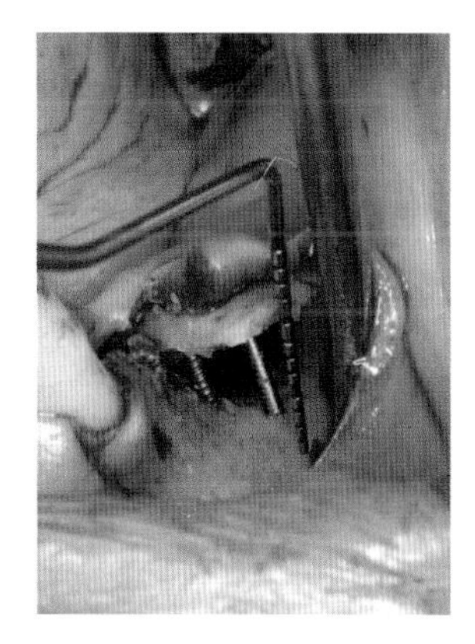

图3-22f 垂直向骨增量约10mm。

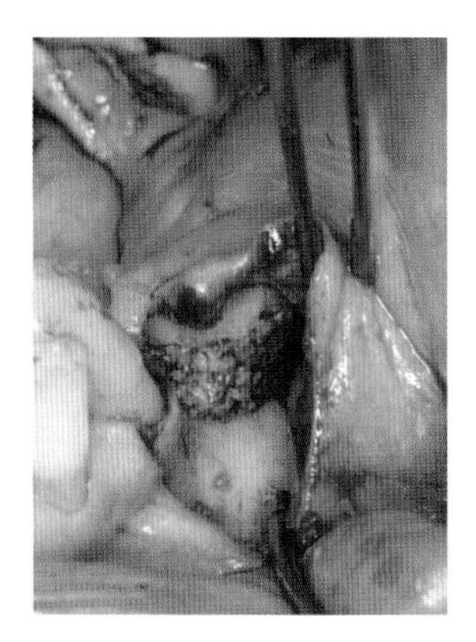

图3-22g 用自体骨片充填间隙。

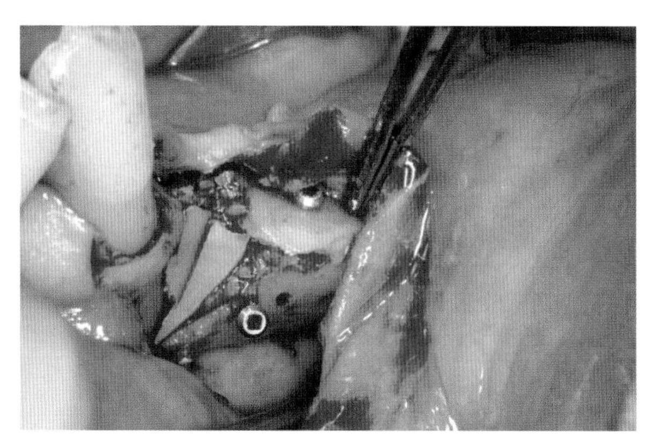

图3-22h 通过隧道入路对下颌骨后部进行三维重建。

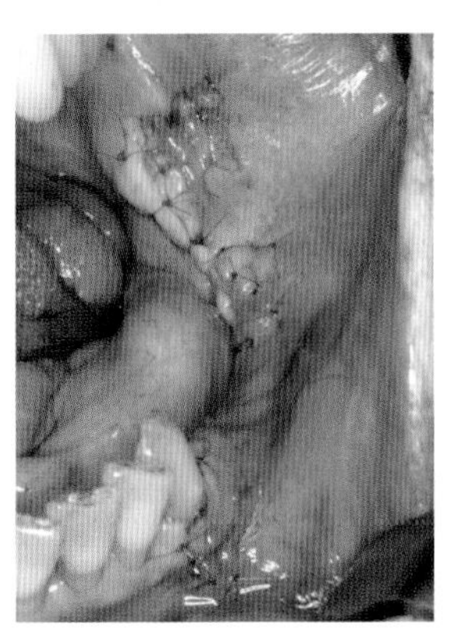

图3-22i　创口关闭：移植骨块仍然位于取骨区和近中切口之间，没有任何切口和血供的干扰。

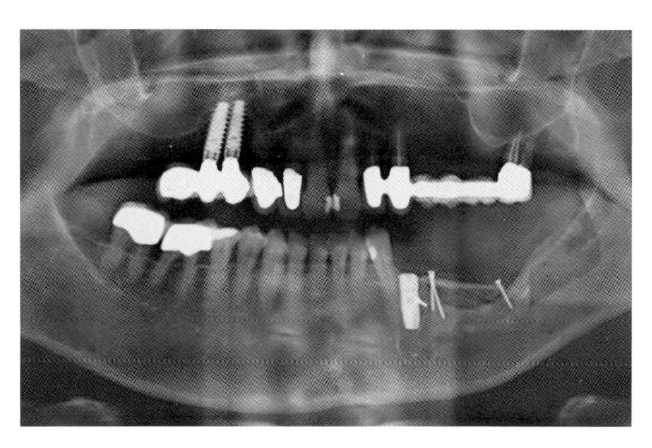

图3-22j　术后的X线片。

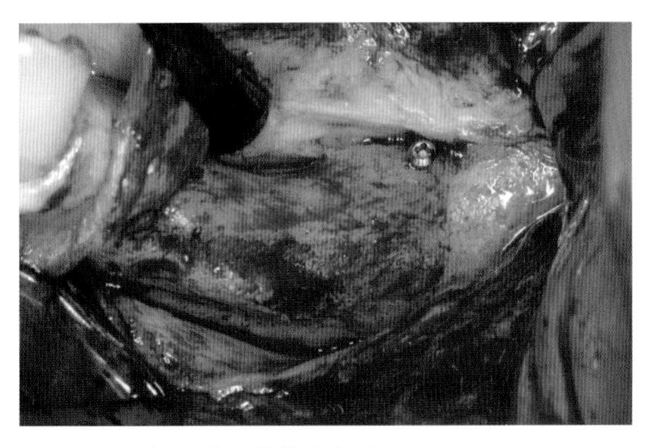

图3-22k　术后3个月的临床表现。

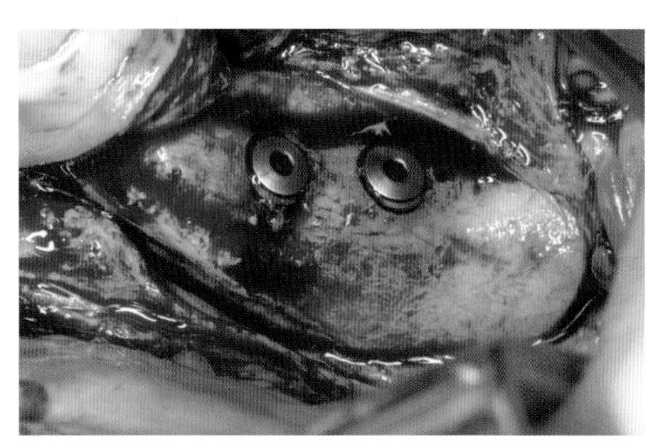

图3-22l　在移植区域植入2颗种植体。

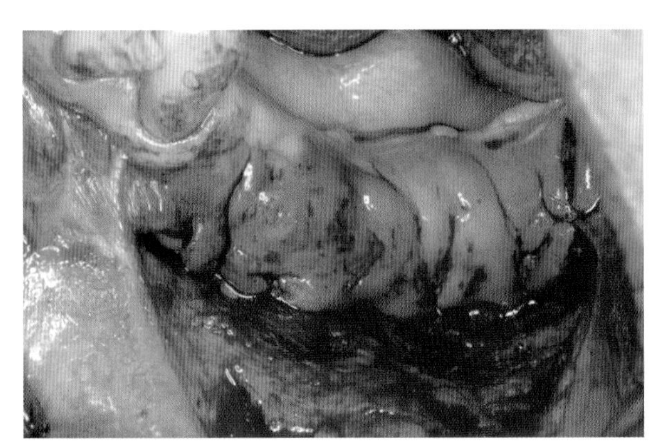

图3-22m　根据Kazanjian前庭沟加深术关闭创口。

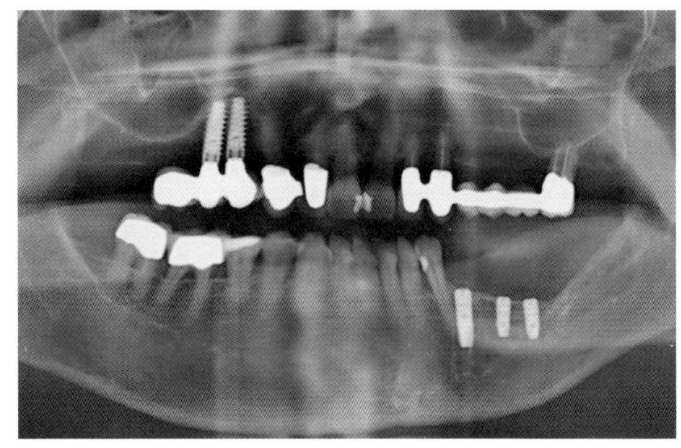

图3-22n　术后的X线片。

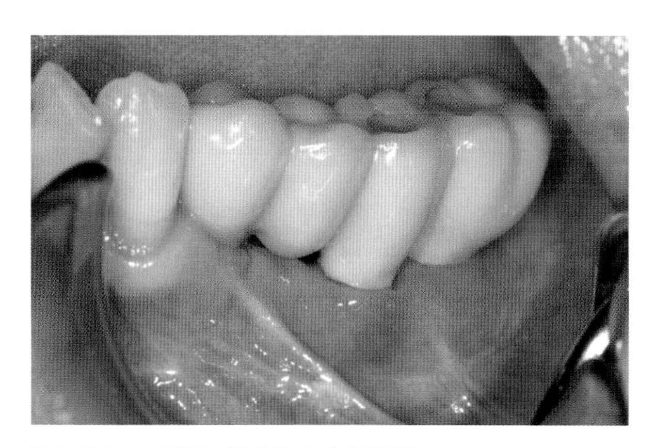

图3-22o　修复体修复后的临床表现。

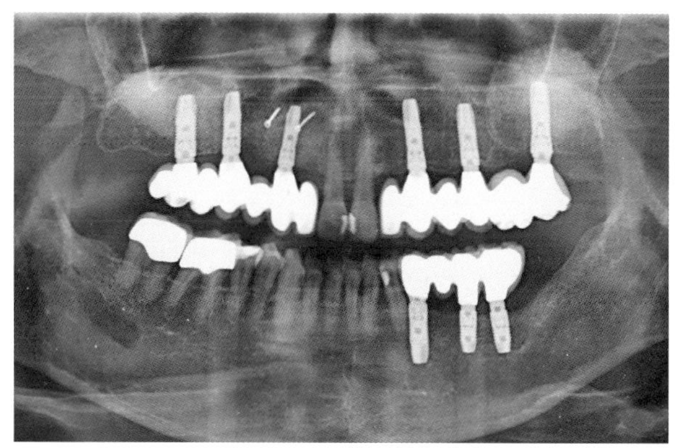

图3-22p　术后4年的X线片对照。同时，植骨后使用种植体对上颌骨进行修复。

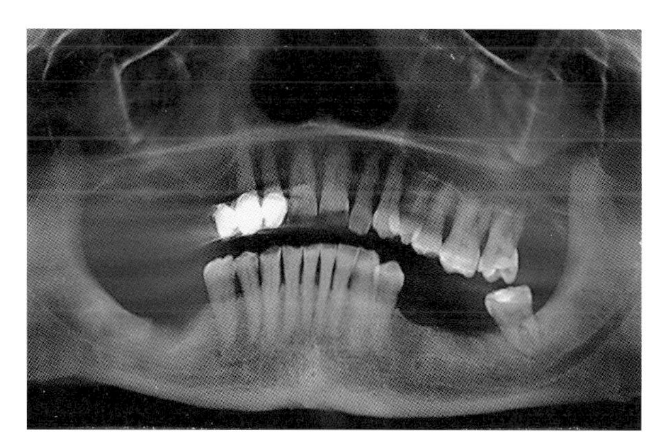

图3-23a　右后下颌骨垂直向骨缺损。

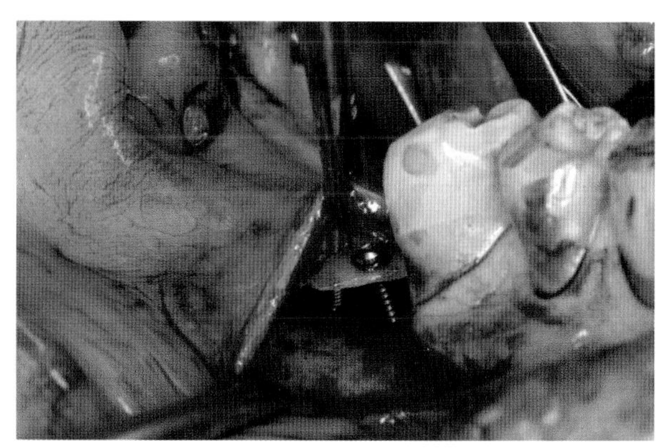

图3-23b　隧道预备和使用螺钉固定颌面骨块。

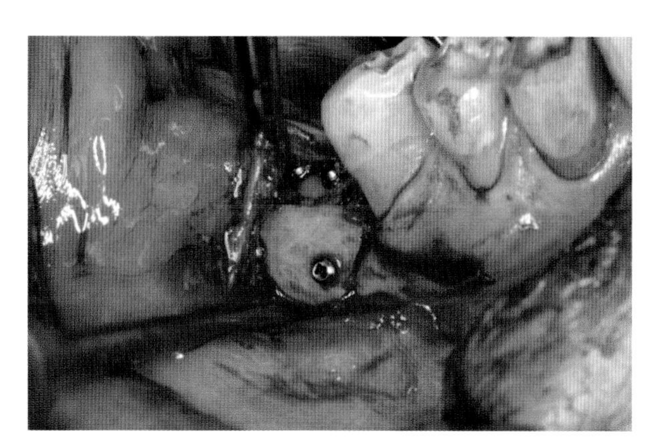

图3-23c　三维骨重建。

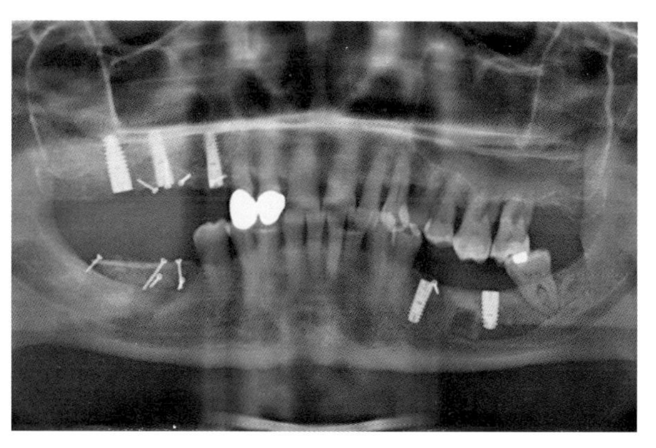

图3-23d　术后的X线片。

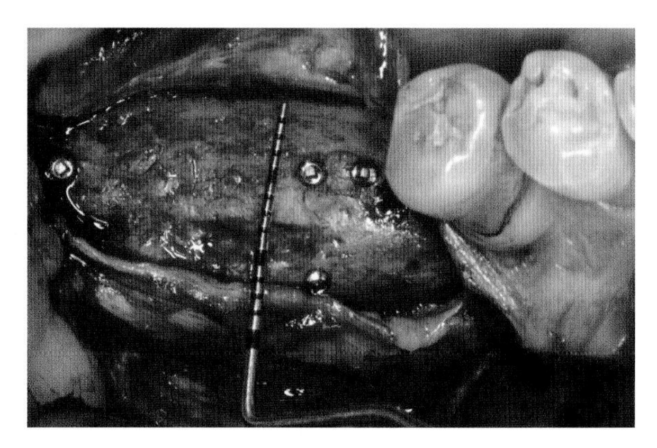

图3-23e 术后3个月的临床表现。

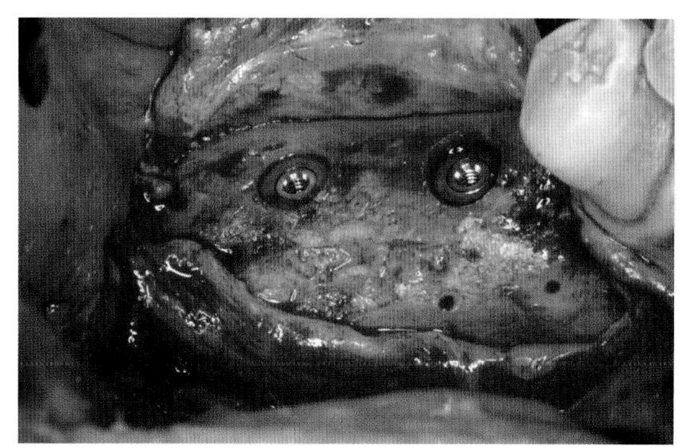

图3-23f 在移植区域植入2颗种植体。

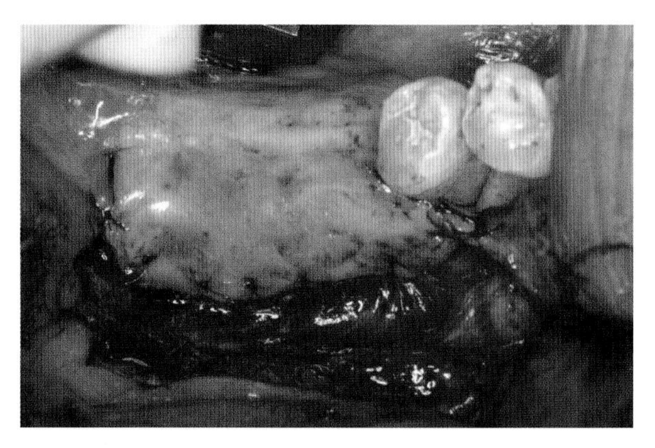

图3-23g 参照Kazanjian前庭沟加深术进行创口关闭。

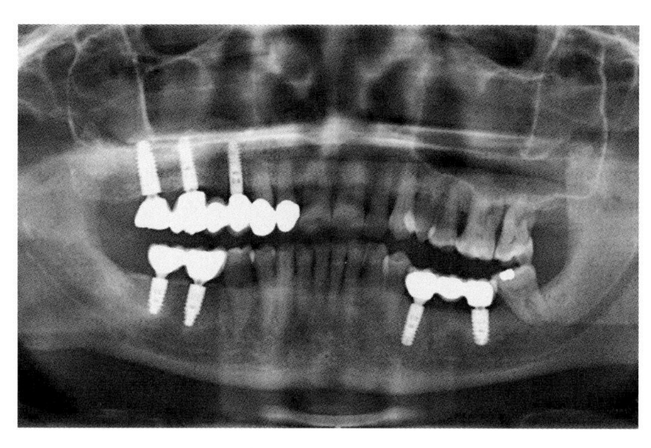

图3-23h 术后4年的X线片对照。

2003—2007年，Khoury和Hanser[95]发表了一项为期10年的临床研究，对142名连续治疗的患者（共154个移植部位）采用隧道入路进行了上颌后部垂直向骨增量。使用微型锯技术（microsaw technique）从磨牙后区域获得自体植骨。术后4～8周两个位点发生了小范围的移植物暴露（1～3mm），另1例发生植骨区感染。平均术前临床垂直缺损为（7.8±3.9）mm，水平宽度为（3.1±2.2）mm。术后，获得的垂直高度平均值为（7.6±3.4）mm（最大13mm），宽度为（8.3±1.8）mm。在所有部位，可以植入种植体（总计356颗种植体）。1年后最大

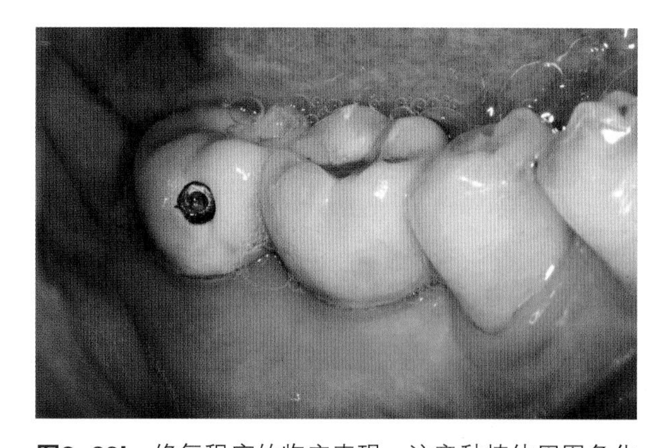

图3-23i 修复程序的临床表现。注意种植体周围角化龈的存在。

垂直向骨吸收量为（0.21±0.18）mm，3年后为（0.26±0.21）mm，5年后为（0.32±0.19）mm，10年后为（0.63±0.32）mm。10年内有4颗种植体脱落。获得骨的垂直向平均值稳定在（6.82±0.28）mm（最大12mm）。10年后吸收率为8.3%[95]。

总之，选择不使用牙槽嵴切口与伤口裂开的低发生率之间存在相关性。因此，隧道技术提供了更好的可预测性，尤其是在垂直向增量方面[95,137]。

3.5.3　侧向隧道技术（侧向入路）

皮瓣的设计需要切口位置不穿过下颌骨外侧的增量区域，也需要下颌骨外侧被有足够血供的厚层软组织覆盖。这有助于避免骨暴露，尤其是在垂直向骨增量的情况下。

在膜龈联合处下方约2cm处的颊黏膜设计水平向略微倾斜的切口[27-28,89]，长度与缺牙部位相同。水平切口的位置也可以单独测量，具体取决于计划的垂直向骨增量：例如，如果计划进行7mm的垂直向增量和8mm的水平向增量，为了正确覆盖移植物，从顶部中间测量的切口位置应为：7mm+8mm=15mm+5mm（安全距离）=20mm。应尽可能避免垂直切口，以保持血供。由于该切口是在血管化良好的组织中进行的，因此在预备半厚瓣（包括黏膜和部分肌肉）后出血量较大。为减少出血，建议术前约15分钟局部注射足量含有血管收缩剂的麻药。略微倾斜的初始切口为伤口的无张力闭合提供了更大的附着表面。在随后向膜龈联合处的剥离骨膜过程中，为了保留颏神经，形成厚的舌侧带蒂皮瓣，在分离至快到膜龈联合处做骨膜切口，翻起黏骨膜瓣直至牙槽嵴顶，剥离前庭侧的骨膜。在完成骨增量和/或植入后，将骨膜瓣缝合到瓣内侧的舌茎上，即从黏膜瓣到黏骨膜瓣的过渡区域。使用双层缝线，重组肌肉附着，最后缝合黏膜（图3-24a～q）。

3.5.4　Kazanjian前庭沟加深术

下颌骨牙齿的缺失不仅导致牙槽突的萎缩而且导致角化附着龈的减少[37]。此外，恢复牙槽骨的骨增量的同时，通常短暂地导致膜龈联合处冠向移位和前庭变平。有系统性综述表明，种植体周围附着的黏膜对种植体的长期保留起着决定性的作用[94,115]。上颌有足够量的角化黏膜用于皮瓣复位手术，而与上颌不同，恢复下颌骨附着黏膜的选择有限。Kazanjian前庭沟加深术是增宽附着黏膜和重建前庭的选择之一（图3-25a～f）。最初用于修复前的前庭加深，其适用于在种植手术中创建附着但非角化的黏膜[93,118]。这种前庭沟加深术的显著优势之一是可能在单次手术中进行种植、骨增量和软组织处理，因此不再需要广泛暴露的外科手术。

最开始在膜龈联合处下方约2cm处做一水平、浅表切口，长度与缺牙区部位相同，之后会仅翻起皮瓣的黏膜层和黏膜下层。在水平切口的终点开始向牙槽嵴顶上做两个垂直切口，直至角化黏膜的舌侧交界处，从膜龈联合开始的冠方，切口应变成直达骨膜。然后，朝向膜龈联合处剥离厚度至少为1.5mm的黏膜瓣。到达该解剖结构后，必须做水平切口剥离骨膜，

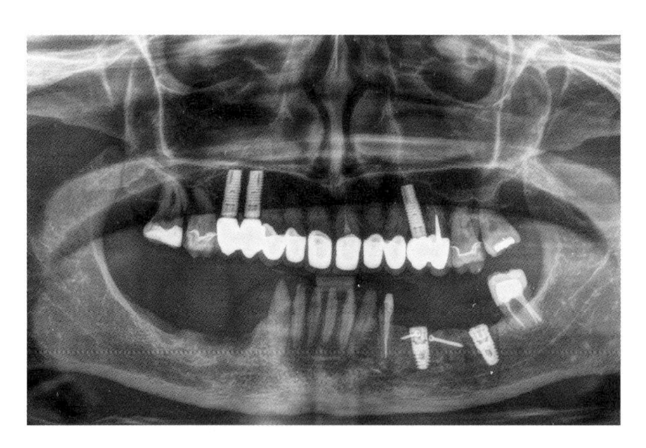

图3-24a 右后下颌骨垂直向骨缺损。

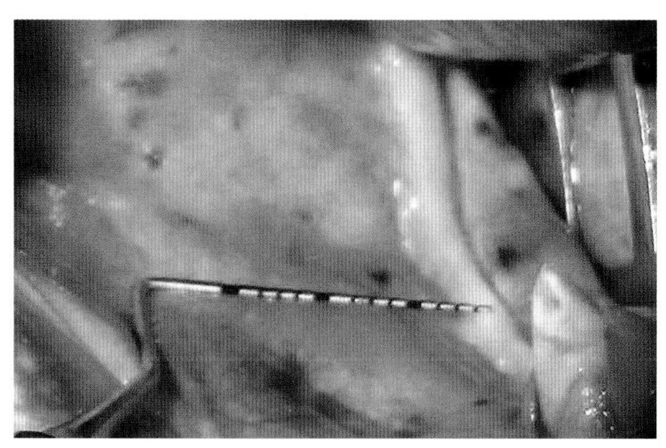

图3-24b 在计划采用外侧入路对下颌骨进行垂直向骨增量的情况下，在颊部距离牙槽嵴中间18~20mm处进行切口。

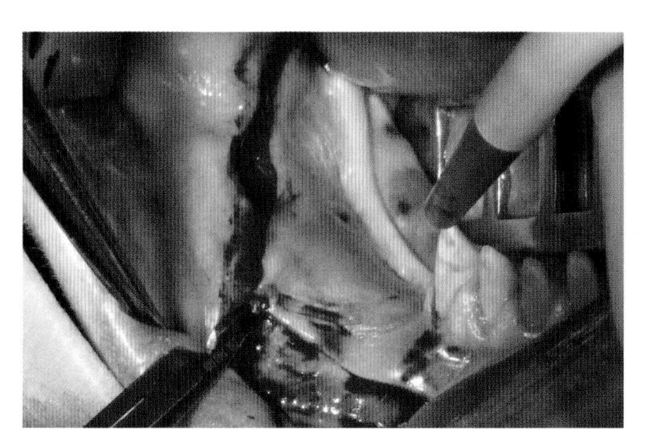

图3-24c 计划位置的切口。

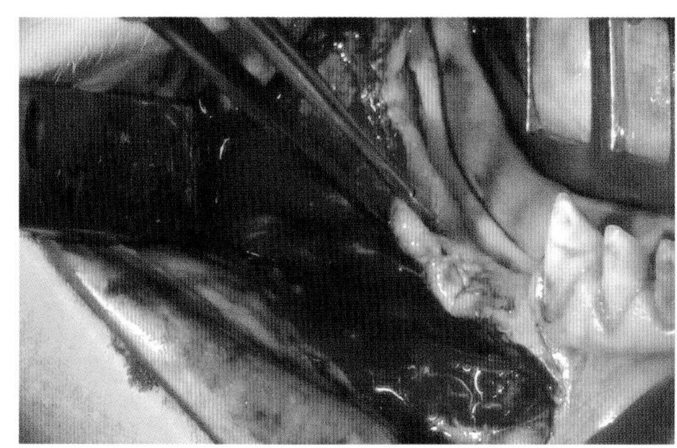

图3-24d 部分厚度瓣的预备。

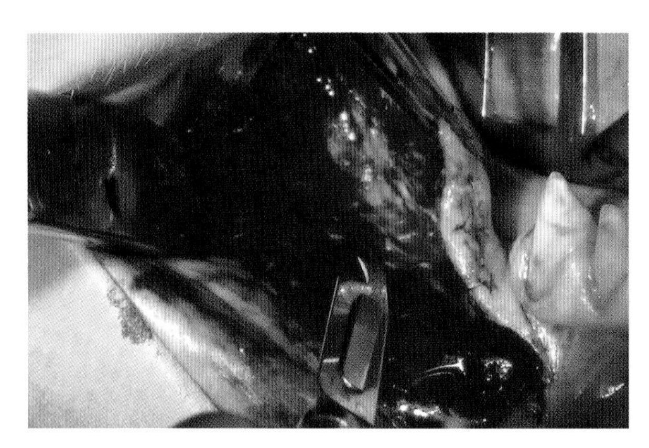

图3-24e 在膜龈联合处切断骨膜。

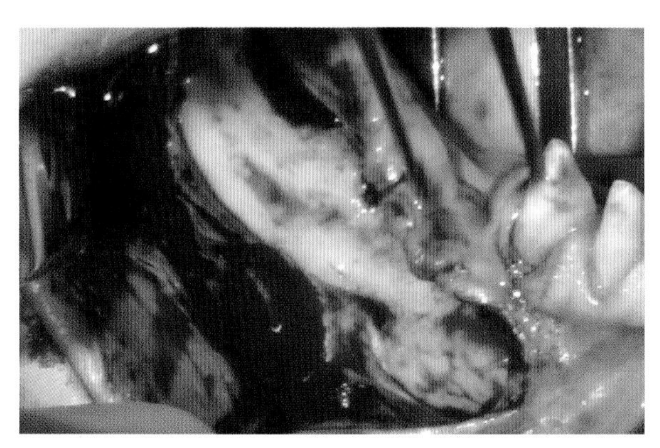

图3-24f 骨膜反折后暴露骨和颏神经。

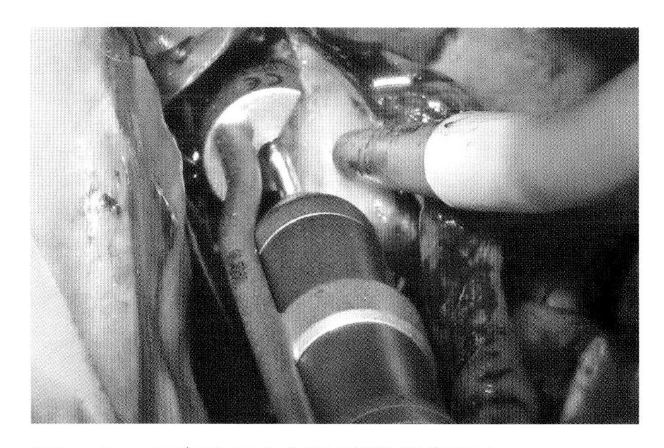

图3-24g　从磨牙后区域相同部位采集骨块。

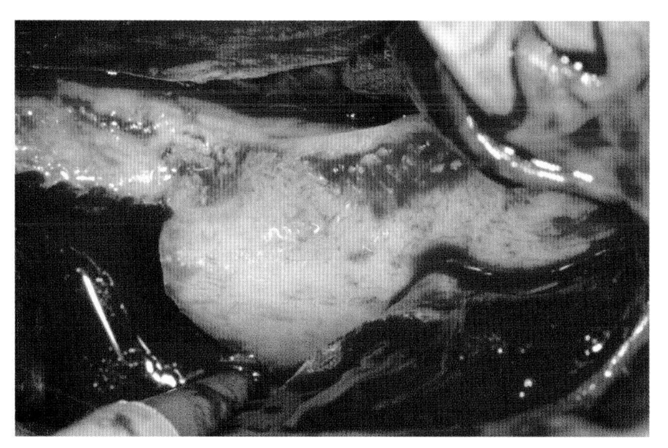

图3-24h　采集后骨供区暴露的颏神经。

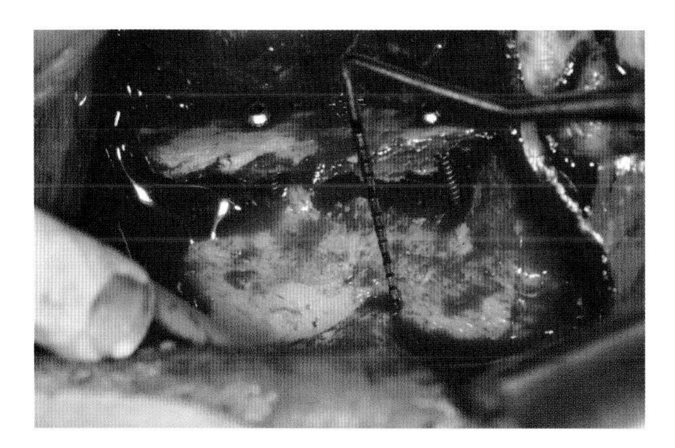

图3-24i　殆面稳定于骨块在距颏神经约13mm处。

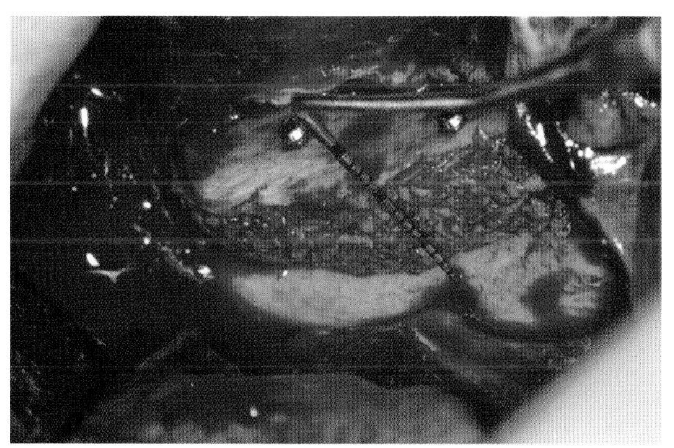

图3-24j　在骨块和剩余牙槽嵴之间的间隙充填骨碎片。

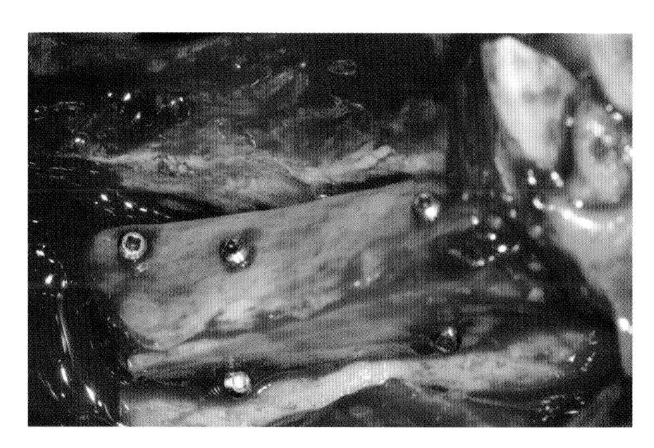

图3-24k　在前庭侧用第二个骨块覆盖骨碎片。

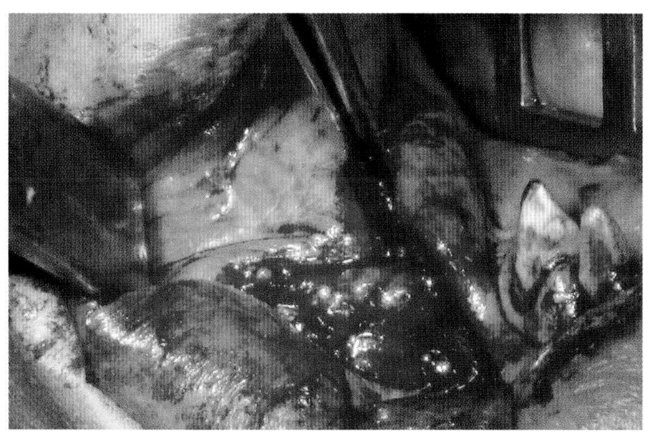

图3-24l　前庭与舌侧骨膜重新接合后，准备部分咬肌作为覆盖骨膜的皮瓣，作为闭合的第二层。

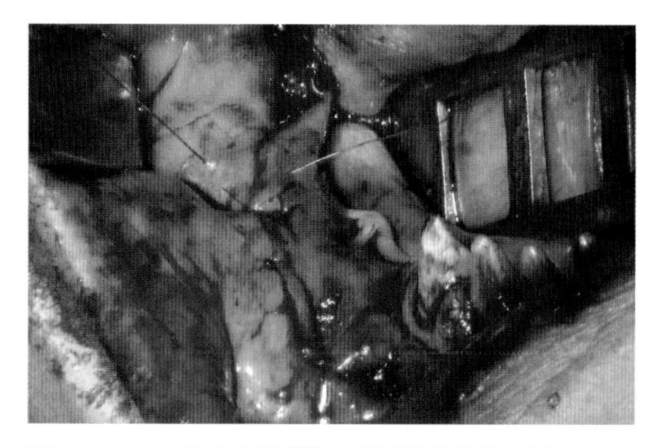

图3-24m　在肌肉上重新缝合黏膜瓣作为第三层。

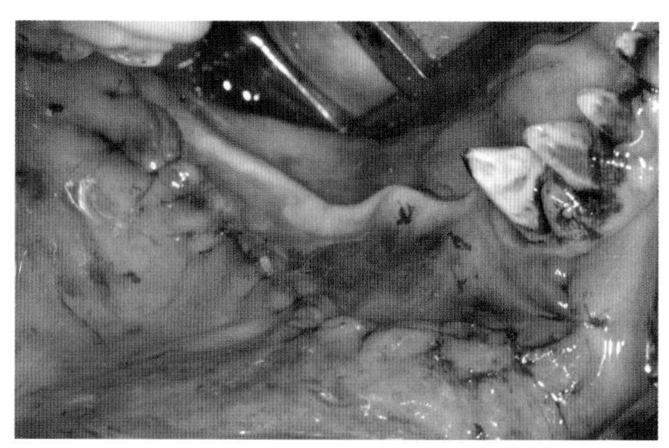

图3-24n　第三层创口闭合。

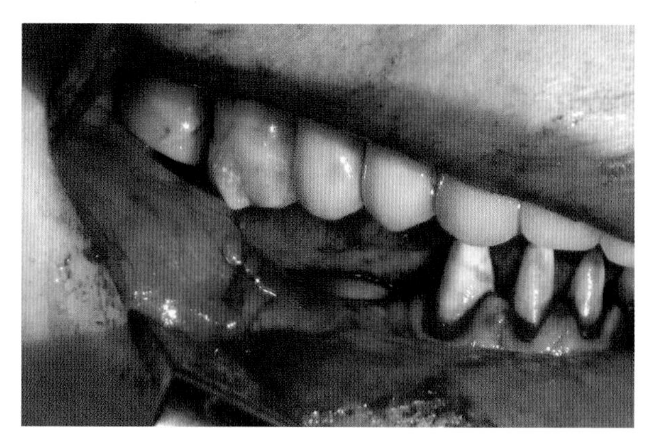

图3-24o　对颌牙干扰的咬合控制。

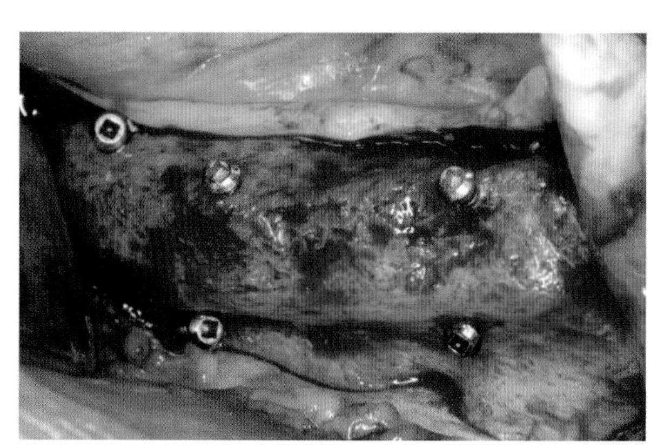

图3-24p　术后3个月移植骨的临床表现。

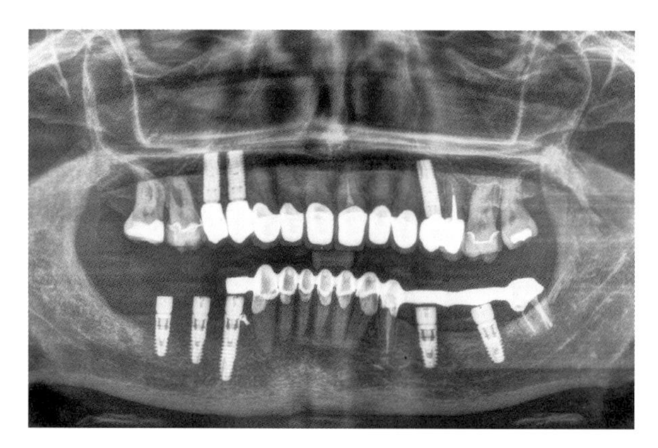

图3-24q　移植区域种植体植入和3个月后种植体暴露后的曲面断层片。

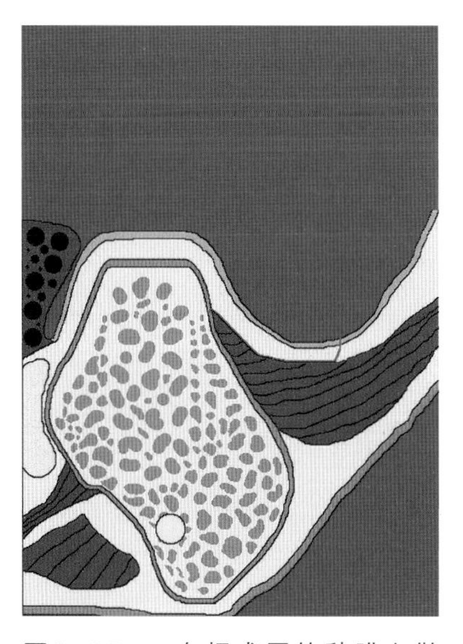

图3-25a　在颊或唇的黏膜上做Kazanjian前庭沟加深术的切口。

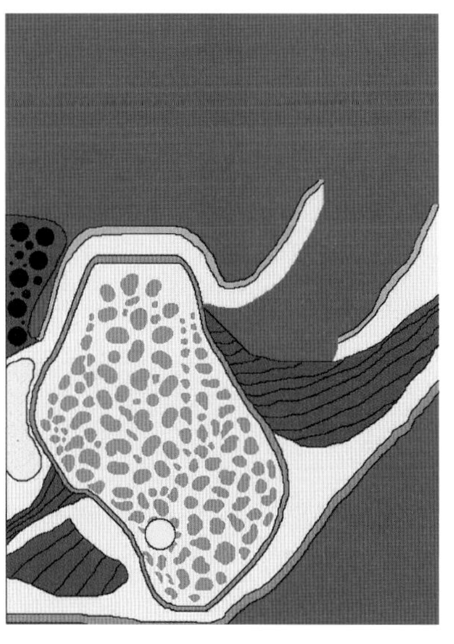

图3-25b　骨膜上制备薄黏膜瓣。

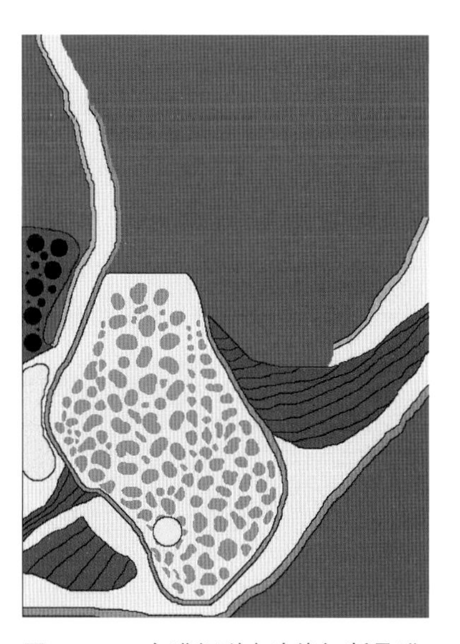

图3-25c　在膜龈联合边缘切断骨膜，形成黏骨膜瓣，暴露嵴顶部的骨。

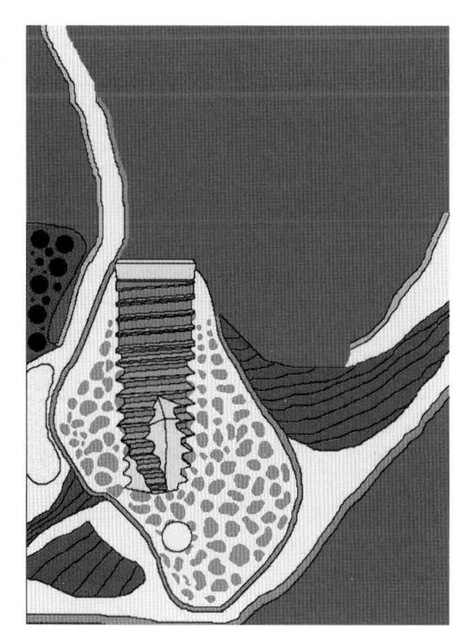

图3-25d　植入种植体。

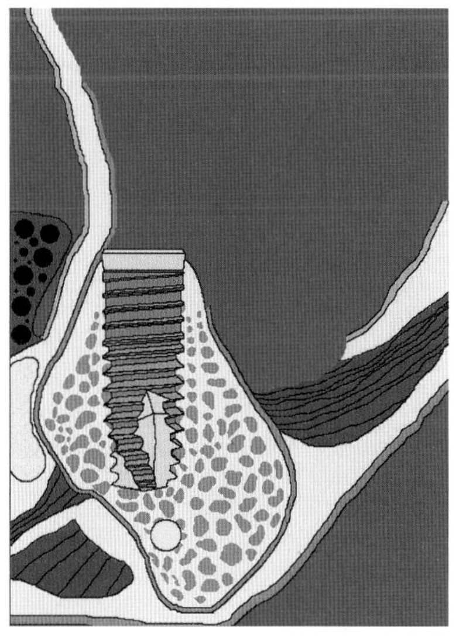

图3-25e　肌肉根向反折在下面的骨膜上。

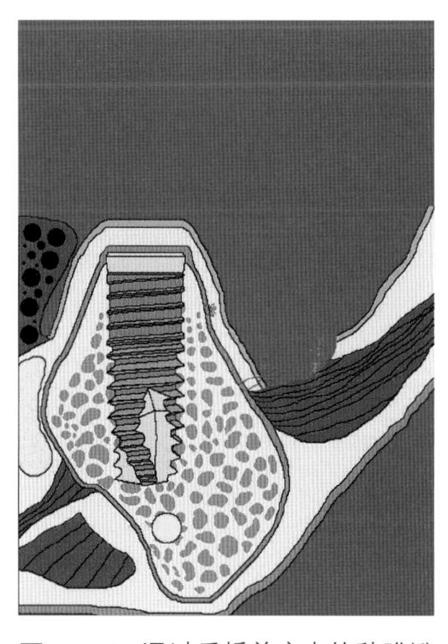

图3-25f　通过反折前庭中的黏膜瓣并将其与骨膜缝合来闭合创口。

以便在冠舌向继续抬高黏骨膜瓣。之后是从骨膜向前庭方向锐性分离肌肉附着点约2.5cm，同时保留颏神经。根据骨缺损情况，可剥离起前庭侧剩余的骨膜瓣，暴露骨面进行植入。在完成骨增量和/或植入后，将颊侧骨膜瓣缝合到舌侧瓣内侧，即从黏膜瓣到黏骨膜瓣的过渡区域。肌肉附着点锐性分离后，可以采用简单的间断缝合将舌侧瓣的黏膜成分固定在新前庭的骨膜上。当然，肌肉止点会二期愈合，由于黏膜瓣形成屏障，肌肉不能形成再附着（图

3-26a～k）。

通常在植骨量较大的区域内，将骨膜瓣附着到黏膜-黏骨膜瓣上很困难。在前牙和磨牙区域，这可以简单地通过在瓣的根方做骨膜切口解决。在接近颏神经的区域，有必要避免如此深的骨膜切口；但是，重新附着的骨膜部分之间的间隙可以使用上述两层创口闭合技术覆盖（图3-27a～f）。

与其他前庭沟加深术（如Edlan和Mejchar所描述的）相比，Kazanjian前庭沟加深术具有骨暴露程度更低的优势，愈合期也是如此，因此降低了术后骨吸收和患者不适[64,119,167]。Edlan前庭沟加深术和Kazanjian前庭沟加深术的优点是肌肉收缩，其影响软组织界面的功能和美观[103]。然而，如此广泛的前庭干预是不可或缺的，因为在一个为期36个月的研究中，Kazanjian前庭沟加深术复发率高于Edlan-Mejchar前庭沟加深术。基于6个月的随访期，80%的Kazanjian前庭沟加深术病例可达到增加手术稳定性的前庭深度[103]。

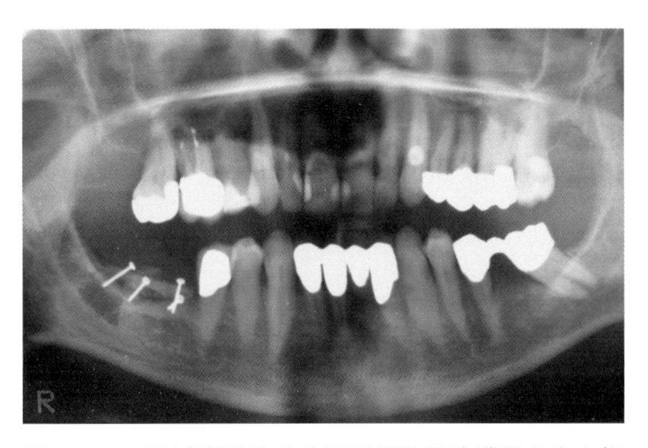

图3-26a 通过隧道技术使用下颌骨骨块进行垂直向提升后的术后曲面断层片。

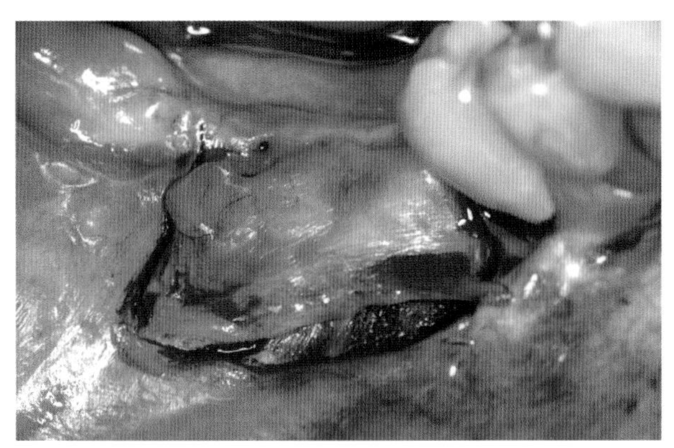

图3-26b 采用隧道技术增量后，前庭非常平坦，无角化龈。在植入时使用Kazanjian前庭沟加深术可进行矫正。制备部分厚度的肌上皮瓣。

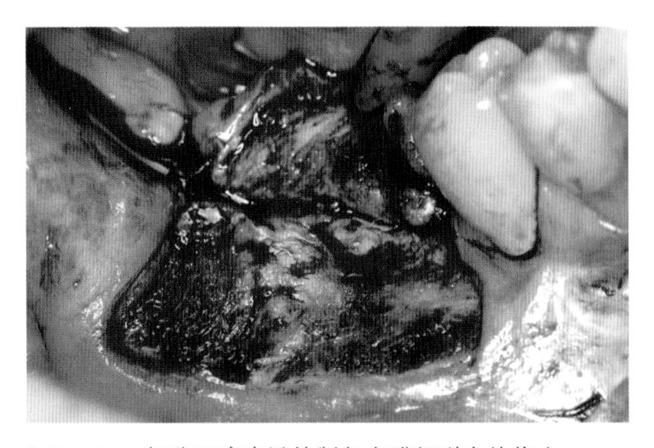

图3-26c 部分厚度皮瓣的制备在膜龈联合处停止。

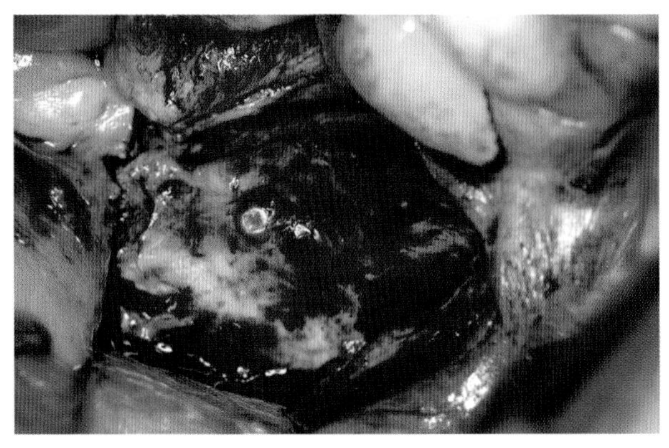

图3-26d 在膜龈联合处切开骨膜后形成舌侧带蒂全层皮瓣。颊侧，在根向将肌肉从骨膜上剥离。

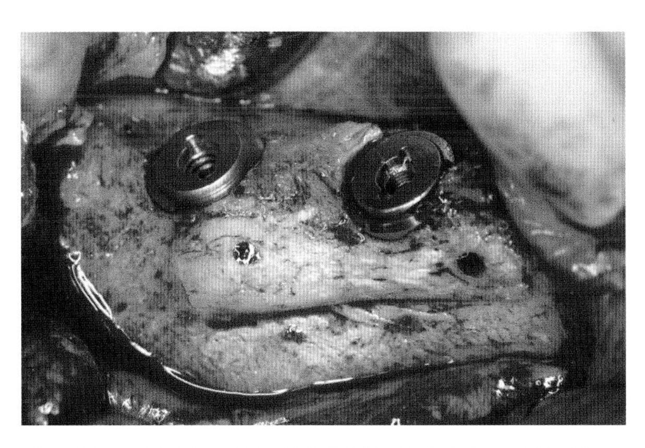

图3-26e 在移植骨中植入2颗直径为4.5mm的XiVe种植体。

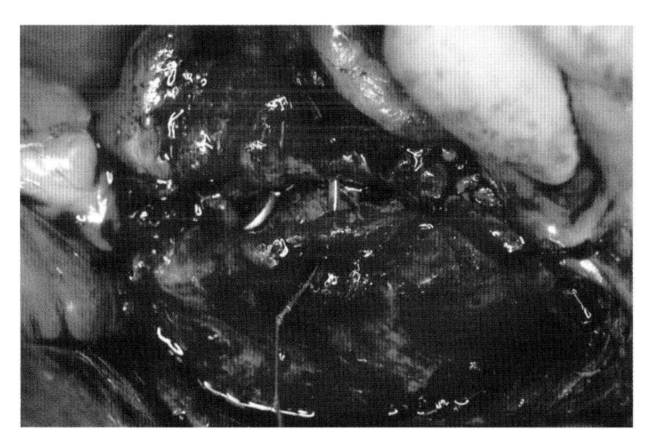

图3-26f 复位颊侧骨膜，并用6-0可吸收缝线缝合到舌侧骨膜上。

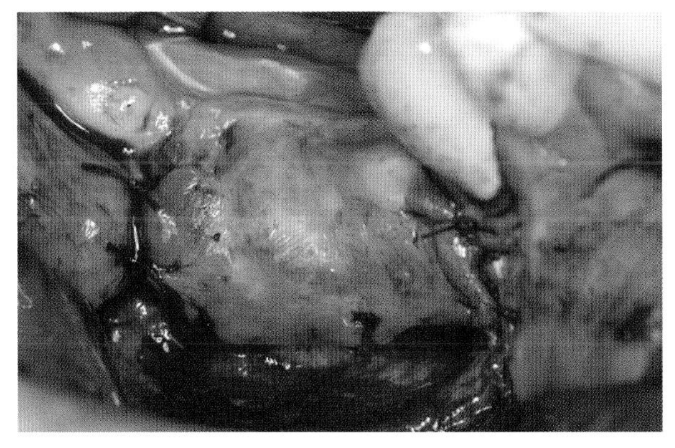

图3-26g 然后在前庭将黏膜瓣复位并缝合到颊侧深处骨膜上。部分肌肉表面未被覆盖，将二期愈合。

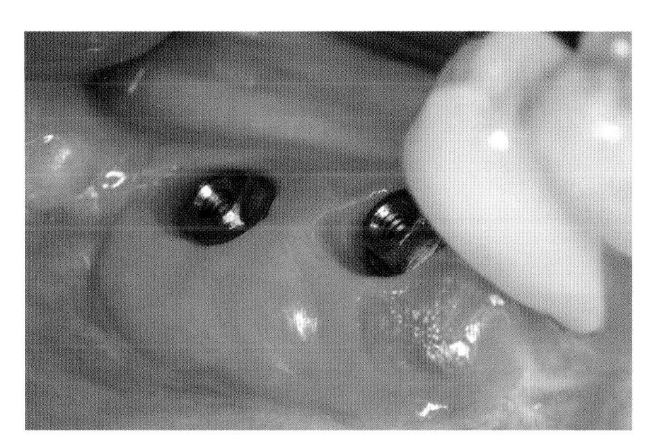

图3-26h 二期手术1年后种植体周围新的固定牙龈的临床表现。

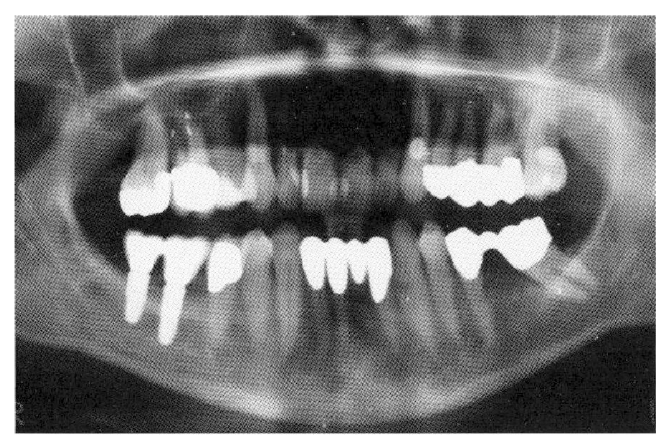

图3-26i 曲面断层片显示治疗后3年种植体的骨结合稳定。

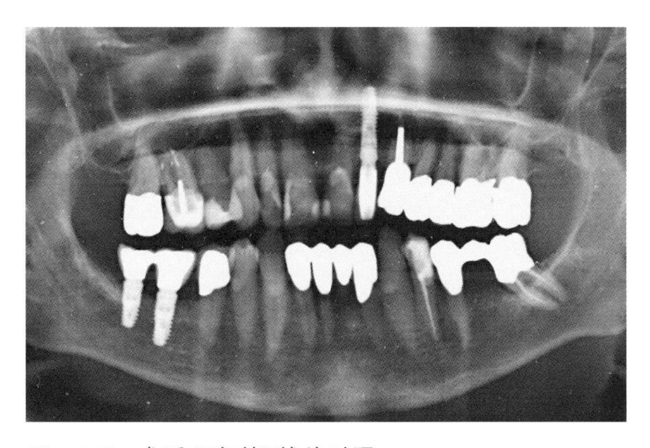

图3-26j 术后17年的X线片对照。

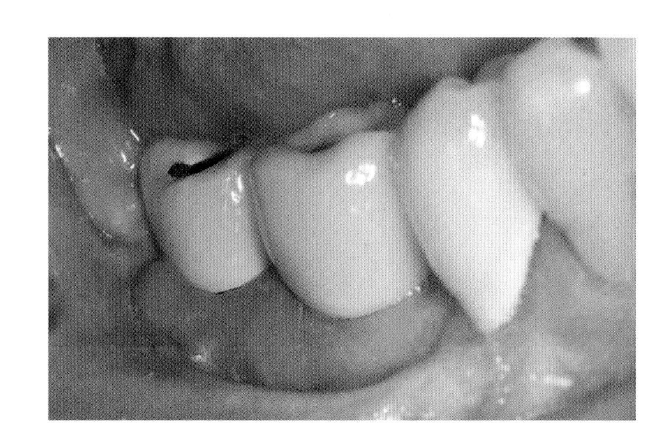

图3-26k 术后17年的临床表现。

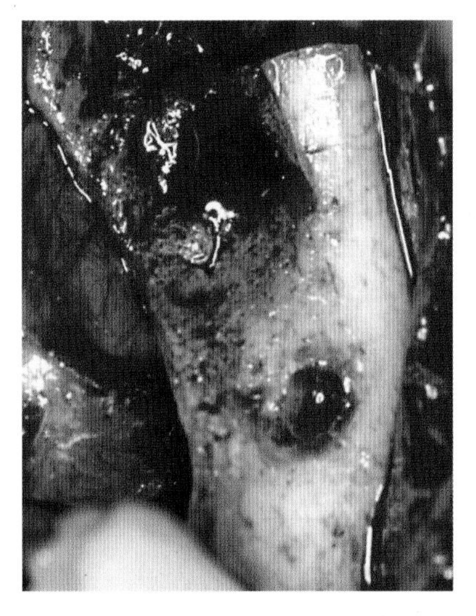

图3-27a 采用Kazanjian前庭沟加深术入路暴露左下颌骨薄牙槽嵴。

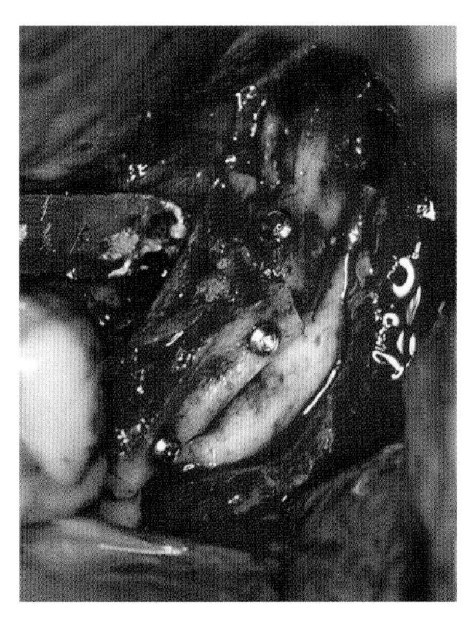

图3-27b 从左磨牙后区取骨块进行的牙槽缺损三维重建。

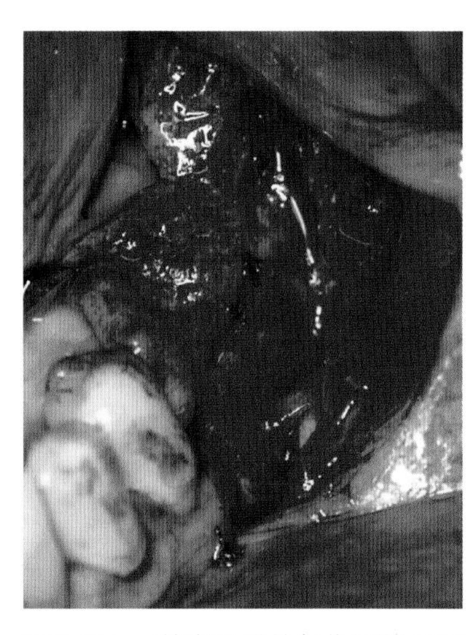

图3-27c 前庭骨膜的复位和使用可吸收缝线缝合舌侧骨膜。

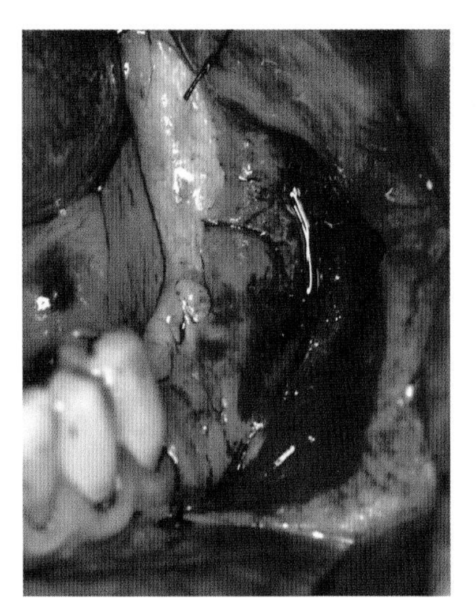

图3-27d 将黏膜瓣复位并稳定缝合到前庭深处的骨膜上。通过双层缝合保护移植区域。

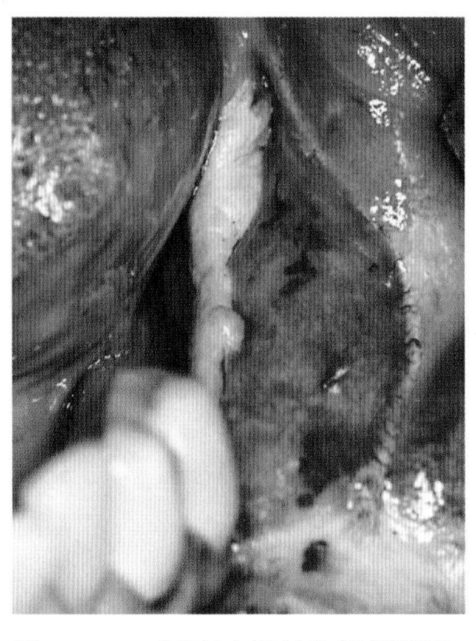

图3-27e 术后4个月的软组织情况。

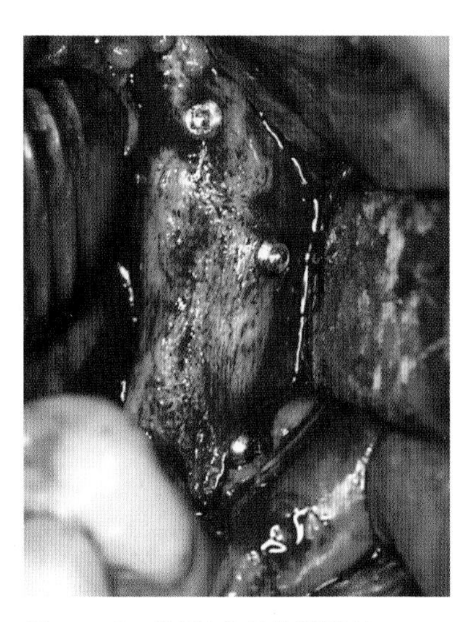

图3-27f 术后4个月的移植骨。

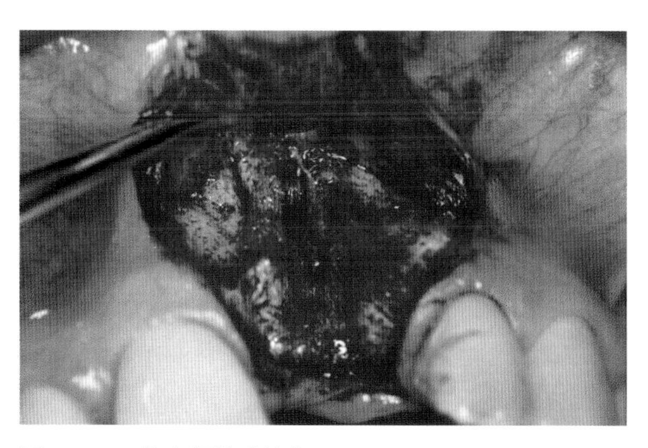

图3-28a 整个颊骨壁缺失。

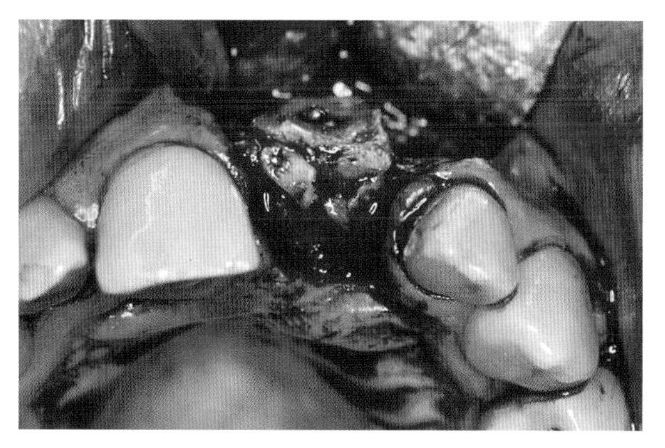

图3-28b 使用下颌骨骨块和骨碎片重建前庭缺损。

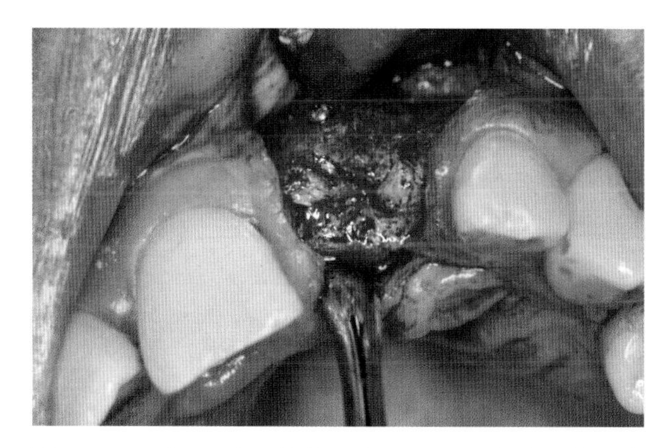

图3-28c 术后4个月的临床表现，记录移植区域愈合良好。

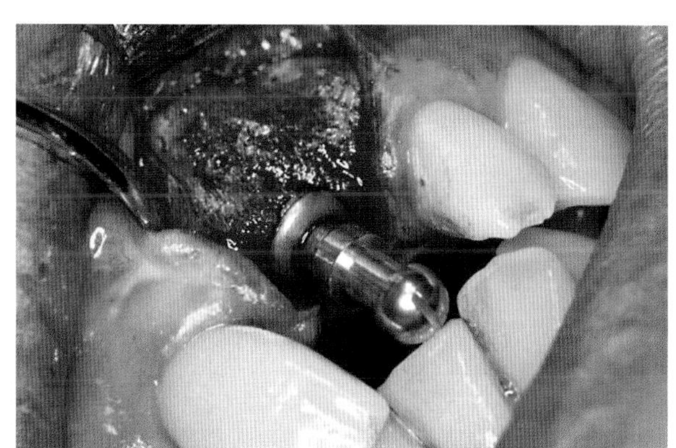

图3-28d 将直径为5.5mm的Frialit-2种植体植入移植部位。

3.5.5 骨增量和植入期间的游离结缔组织移植

牙齿缺失后的牙槽突萎缩涉及硬组织和软组织的缺失，特别是在存在既往炎症的情况下。为恢复牙槽突的原始状态，建议在进行骨增量时使用结缔组织移植物增加软组织的体积和质量。这涉及将无血供的游离结缔组织移植物放置在骨移植物上，没有或仅有低水平的血管化。由于移植物的血供严重受限，游离软组织移植物在骨移植物上的存活非常困难，并将导致部分或完全坏死或者体积收缩[96-97]。在移植骨愈合后的种植体植入过程中，通过制备双层瓣并形成“口袋”，将软组织移植物放入，可以很好地解决这个问题。首先，使用骨膜组织闭合骨增量部位。然后，在骨膜上的近中和远中用缝线固定结缔组织移植物。最后，闭合黏膜瓣。双层闭合适用于愈合早期的血液循环和愈合过程。这显著增加了早期重建血运的可能性，从而保留了增量的体积（图3-28a～k和图3-29a～j）。

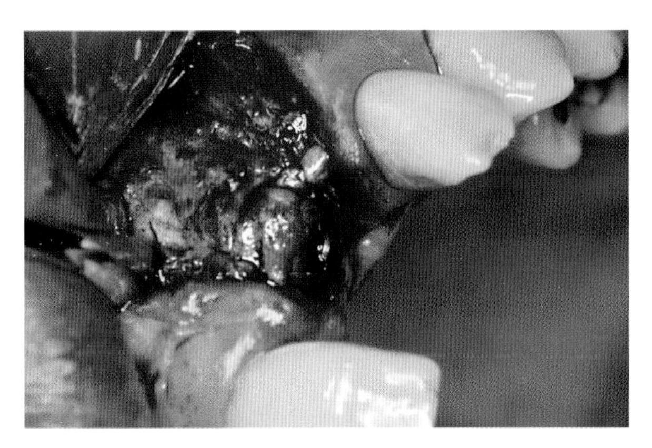

图3-28e 前庭全层皮瓣分为骨膜瓣和黏膜瓣。骨膜瓣用于在软组织移植前覆盖前庭移植骨。

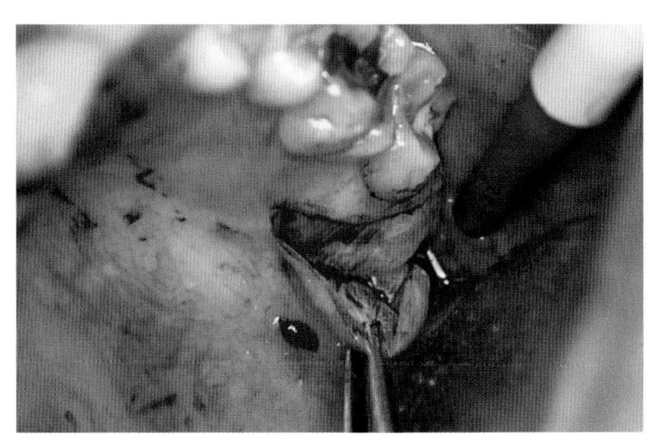

图3-28f 从结节部位采集结缔组织移植物。

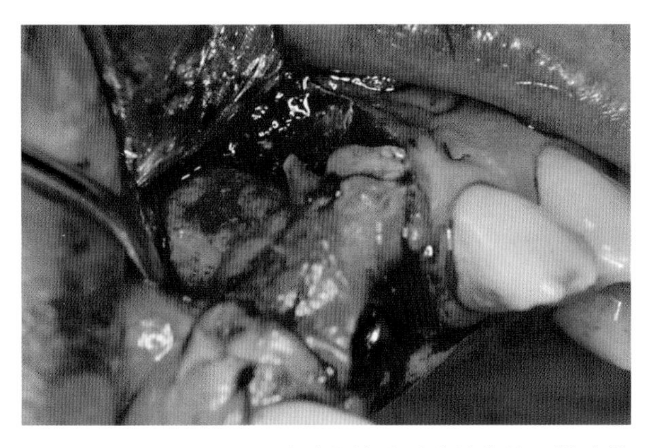

图3-28g 将结缔组织移植物转移到种植体的牙槽嵴前庭侧，并在骨膜瓣上用可吸收缝线稳定。

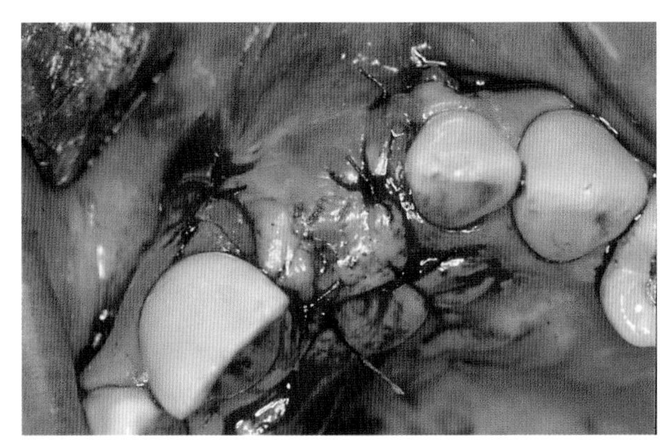

图3-28h 前庭皮瓣复位以覆盖软组织移植物。

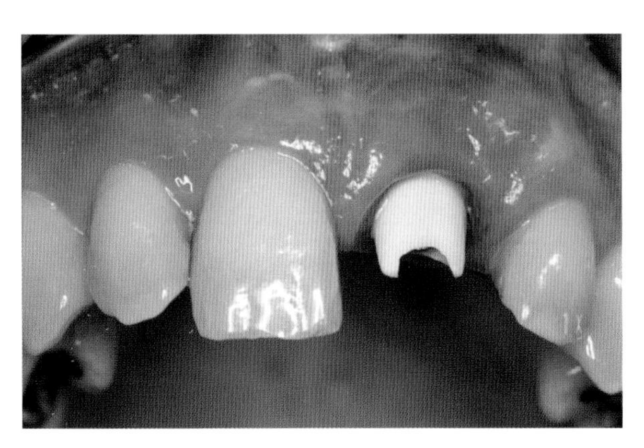

图3-28i 使用陶瓷基台暴露种植体后4个月的临床表现。

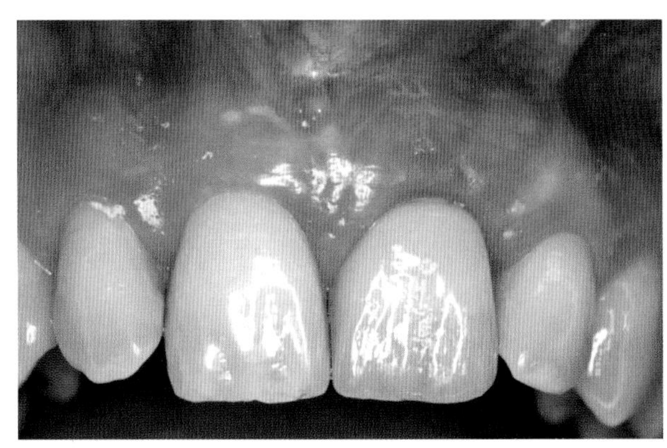

图3-28j 治疗后8年的临床表现。

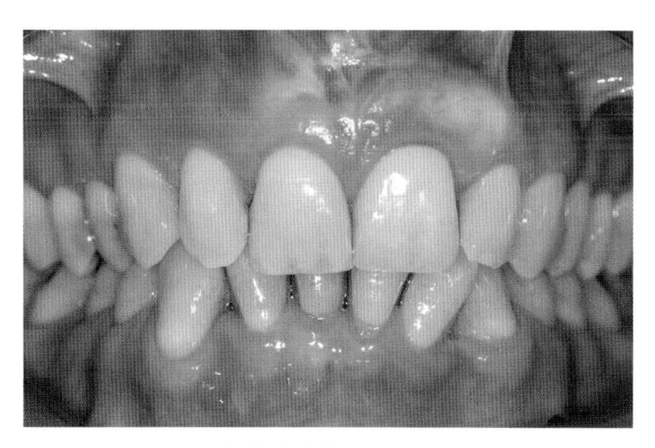

图3-28k　术后18年的稳定结果。

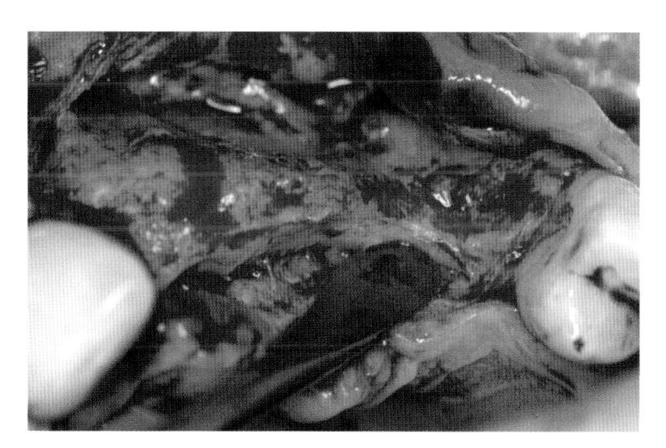

图3-29a　上颌前部水平向和垂直向骨萎缩。

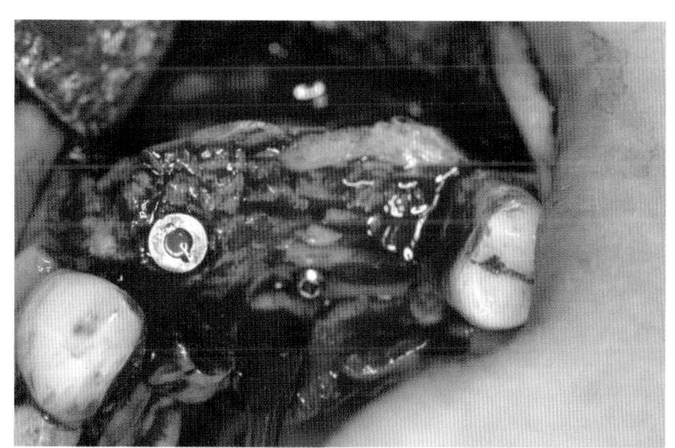

图3-29b　上颌植入1颗种植体同时进行骨三维重建。

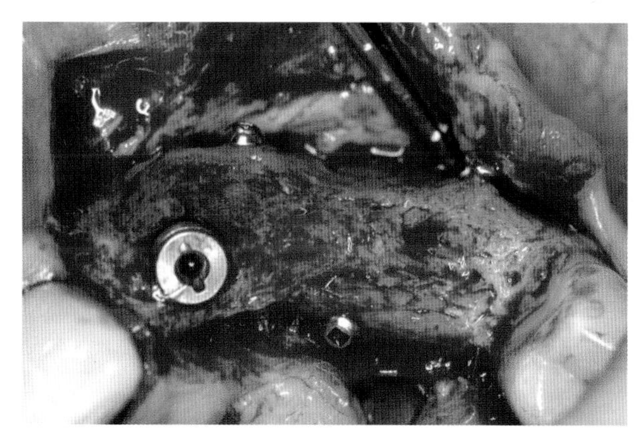

图3-29c　术后3个月的临床表现。

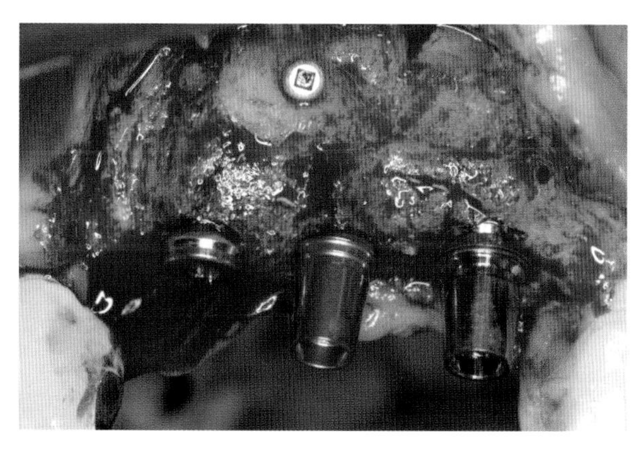

图3-29d　在移植骨内植入另外2颗种植体。

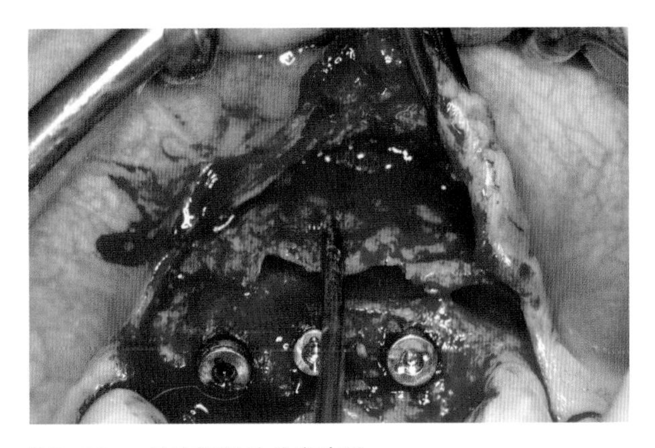

图3-29e 前庭组织的分离皮瓣。

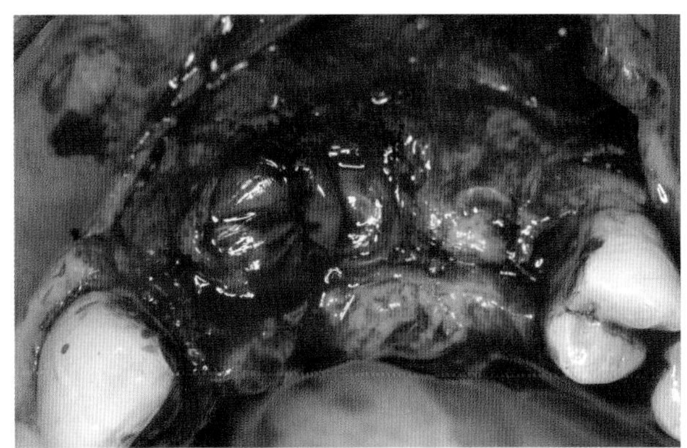

图3-29f 在暴露的骨上缝合骨膜。

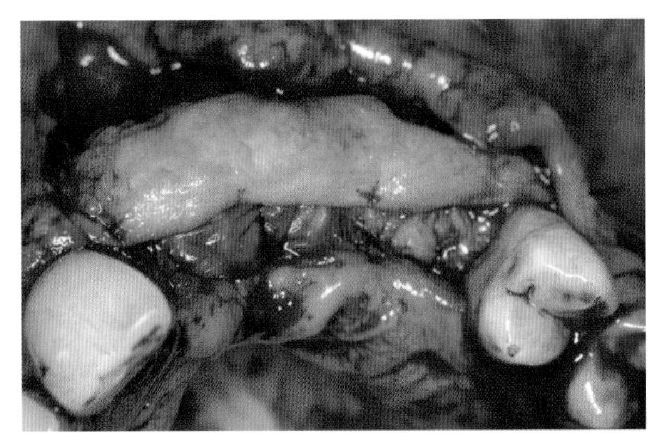

图3-29g 骨膜上缝合固定的结缔组织移植物。

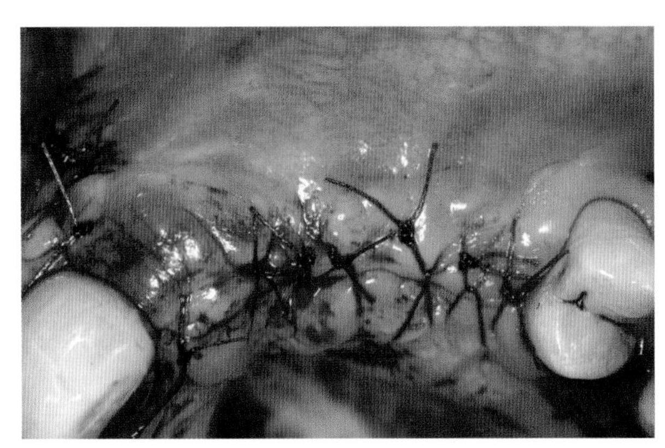

图3-29h 创口闭合。

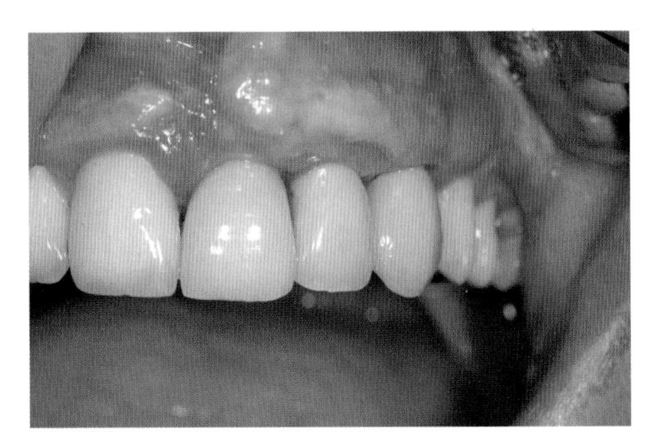

图3-29i 术后1年的临床表现。

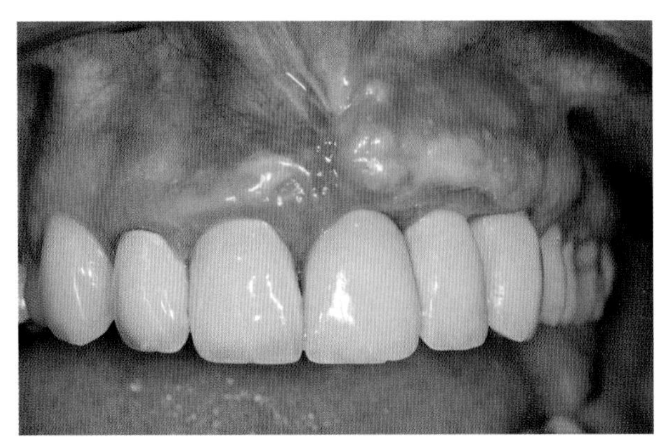

图3-29j 术后5年的临床稳定性。

在植入过程中制备前庭骨膜瓣以覆盖植入的种植体并支持移植的结缔组织并不总是很容易。另一种选择是增加软组织体积以纠正一些软组织问题。如邻牙软组织的退缩可以通过在种植体暴露前移植结缔组织来纠正。这能保证游离移植物的良好愈合，因为移植物会被完全覆盖（图3-30a~f）。如果在骨增量过程中进行软组织增量，使用带蒂结缔组织移植物更为安全（见第4章）。

3.5.6　腭侧带蒂结缔组织瓣

此为对应于上一节中描述的术式。然而，在此阶段，干预结束时应考虑以下因素：

用可吸收缝线将腭侧瓣固定在颊侧瓣基部，或者如果需要骨膜切口，则固定到颊侧骨膜的根部。然后用水平褥式和简单间断缝合在移植物上关闭相应的腭侧瓣与颊侧瓣。

带蒂瓣联合骨增量具有两个显著优势。首先，可以实现双层创口关闭，从而较好地保

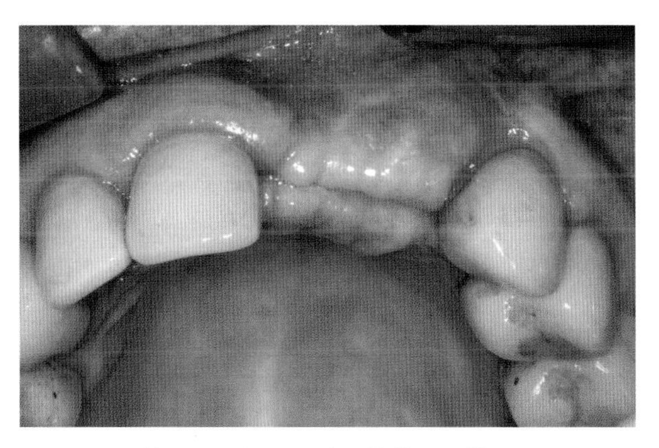

图3-30a　前牙区三维骨重建后的软组织缺损。

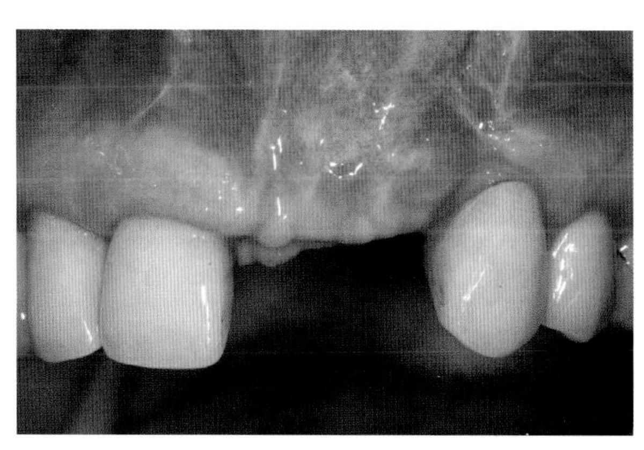

图3-30b　尖牙退缩的前庭观。

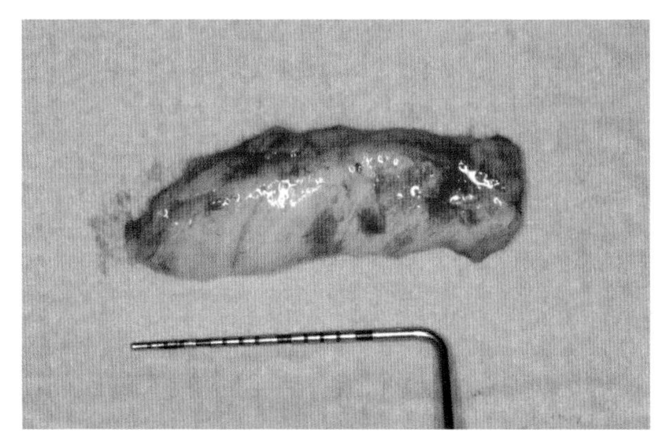

图3-30c　从腭部采集的结缔组织。

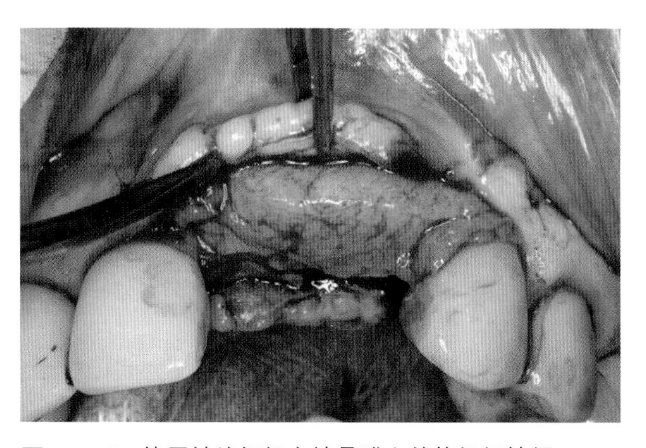

图3-30d　使用结缔组织充填骨膜上的软组织缺损。

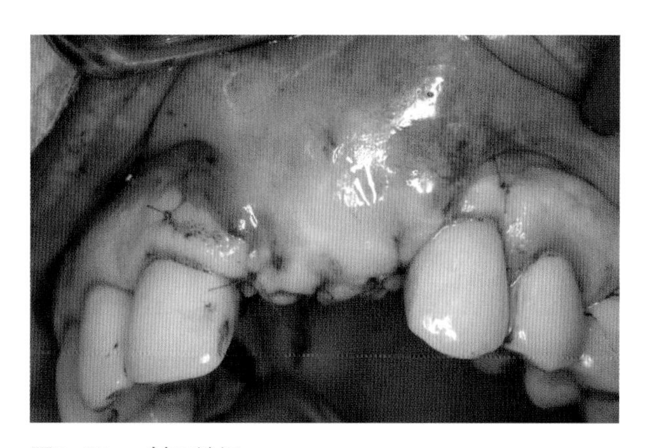

图3-30e 创口关闭。

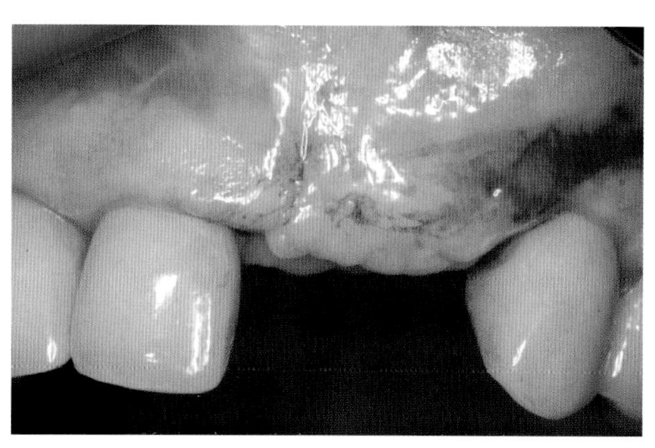

图3-30f 术后2个月获得良好的软组织体积，同时良好覆盖尖牙的退缩。

护骨移植物避免发生伤口裂开、移植物暴露和感染。其次，软组织覆盖确保远期的美学效果（图3-31a～j）。为此，腭侧瓣常用于上颌前牙区。这些皮瓣具有双层闭合的优势，可以更好地保护移植区域，用于即刻种植后的软组织覆盖（图3-32a～e）、各种原因的软组织增量、覆盖牙龈退缩的牙齿和种植体以及龈乳头重建技术。

在涉及上颌第一切牙的病例中，可以考虑从对侧获取移植物，以保留增量部位同侧的腭侧血供。上颌前牙区的另一种选择是通过留下一个小的软组织桥来改良腭侧带蒂皮瓣，使皮瓣更好地复位，同时降低了皮瓣坏死的风险（图3-33a～f）。

在上颌骨远端区域使用带蒂移植物与上述描述一致，唯一的差异是血管蒂不留在前腭区，而是留在后腭区。这种手术的主要适应证是通过双层闭合保护垂直移植的骨（图3-34a～m）。另一个适应证是关闭口腔-上颌窦通道。

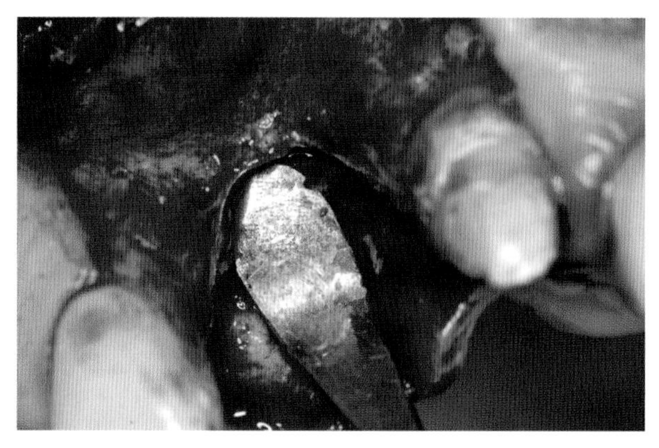

图3-31a 上颌左中切牙区垂直向骨缺损约8mm。

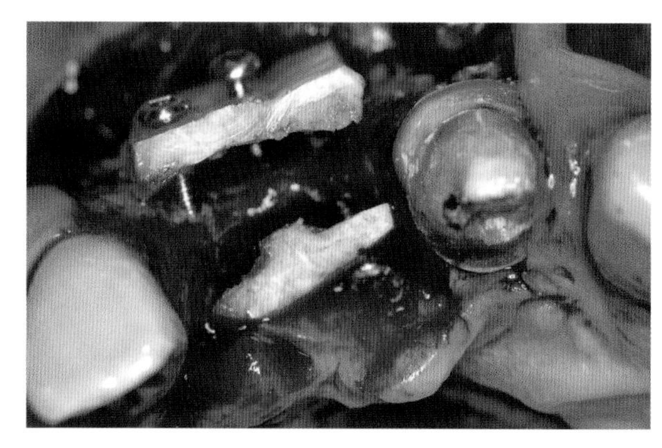

图3-31b 使用下颌移植物的三维重建。

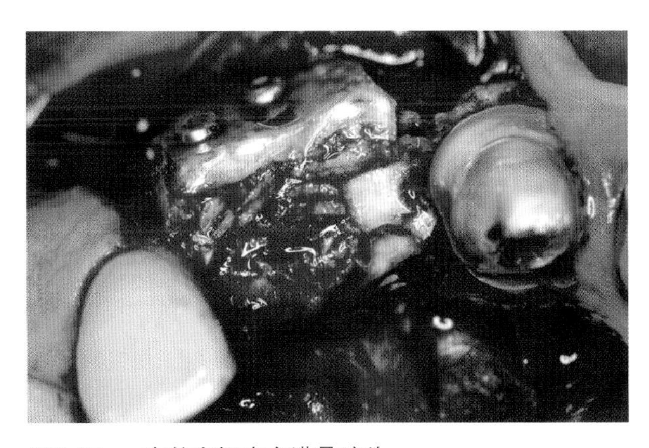

图3-31c　盒状空间内充满骨碎片。

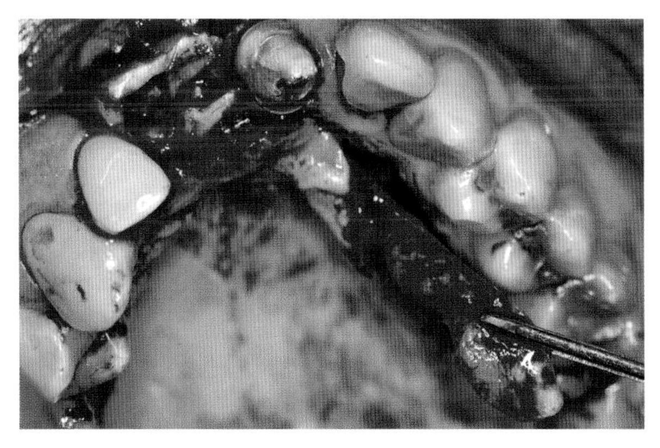

图3-31d　腭侧带蒂结缔组织瓣的制备。

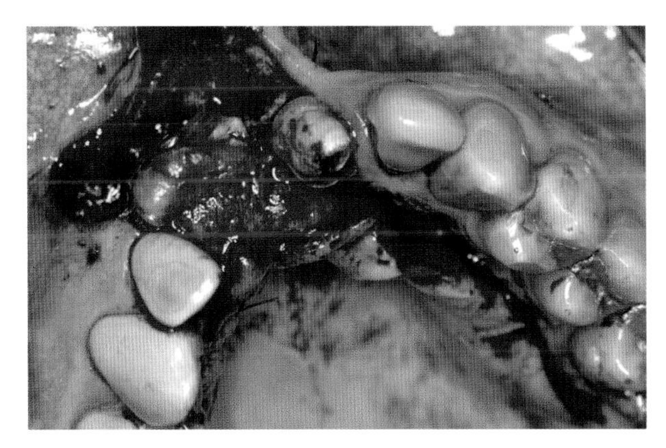

图3-31e　结缔组织瓣覆盖移植骨。

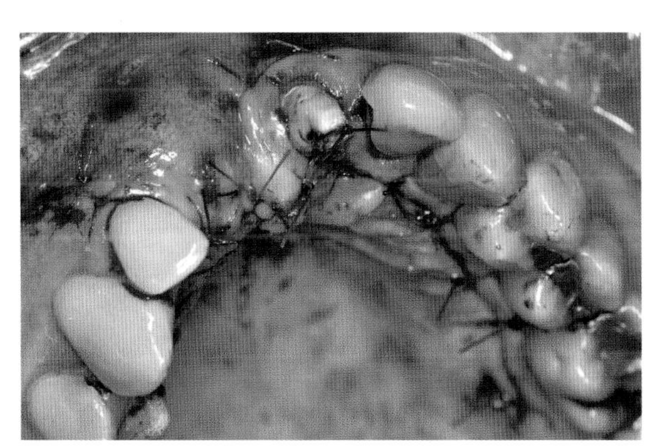

图3-31f　双层关闭创口。

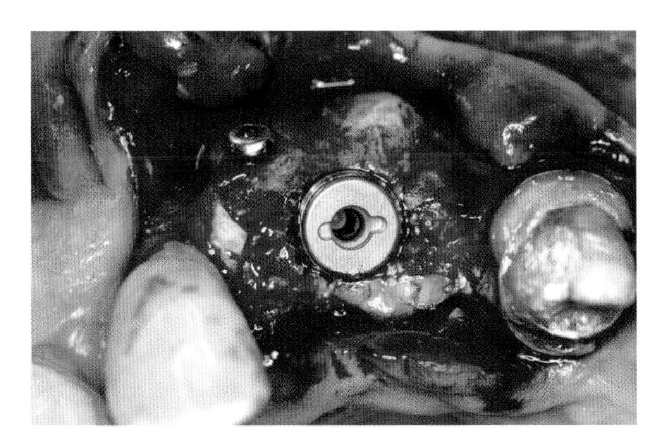

图3-31g　术后4个月在移植骨中植入种植体。

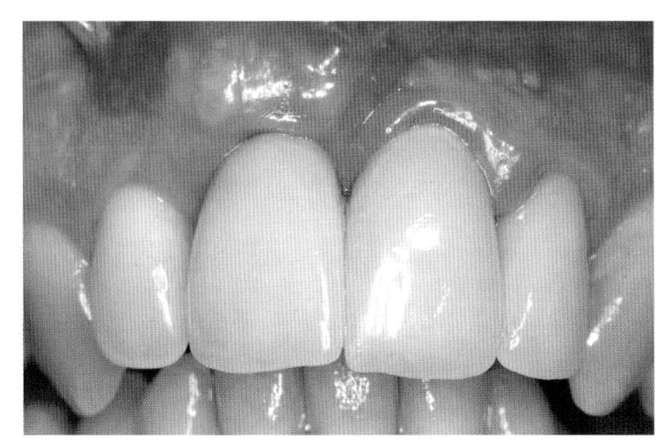

图3-31h　修复体修复后2年的临床表现。

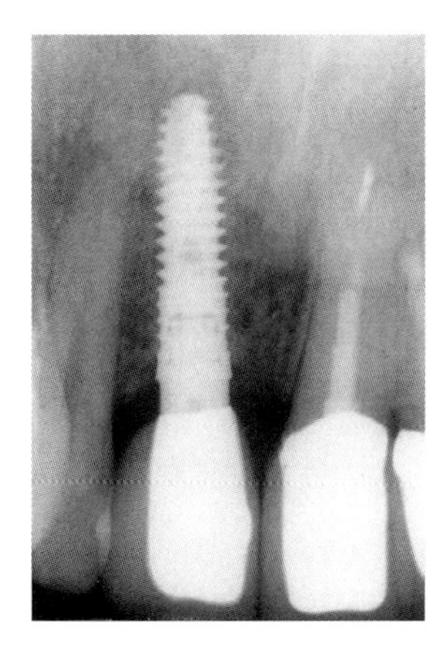

图3-31i 治疗后2年的X线片对照。

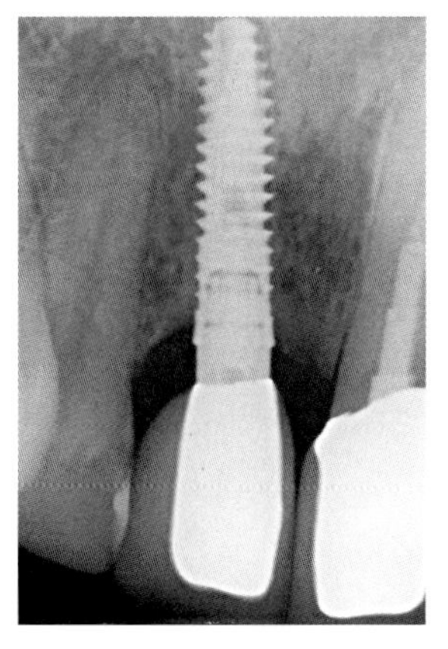

图3-31j 术后15年的X线片对照。

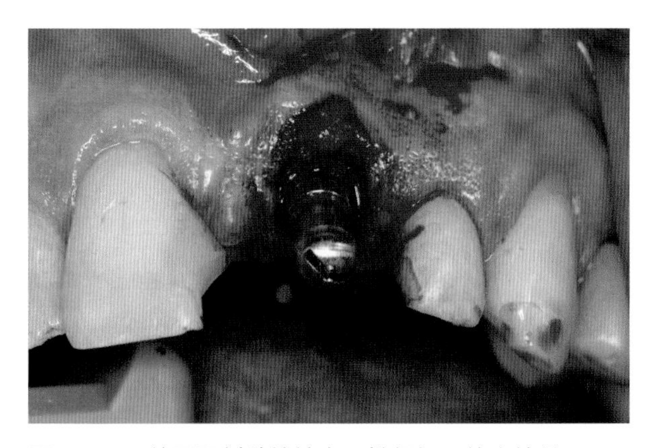

图3-32a 前牙即刻种植结合无松解切口的小植骨。

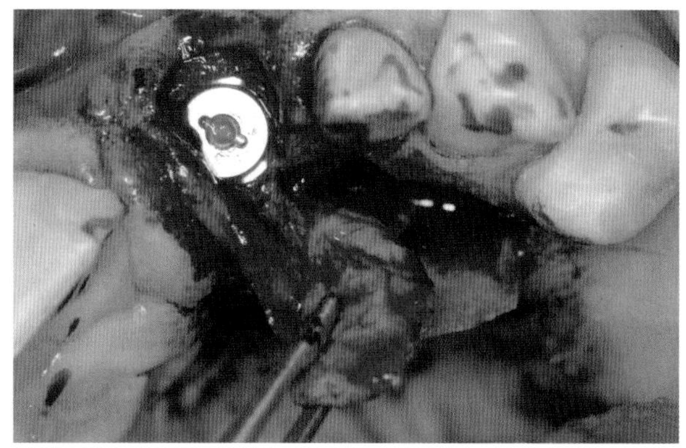

图3-32b 腭侧结缔组织瓣的制备。

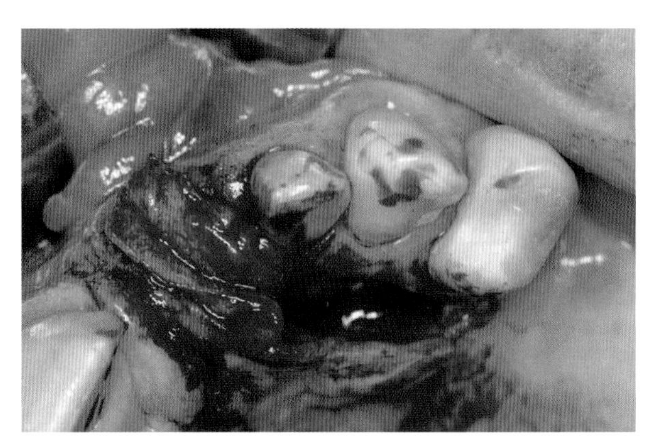

图3-32c 旋转结缔组织瓣覆盖种植体和移植骨。

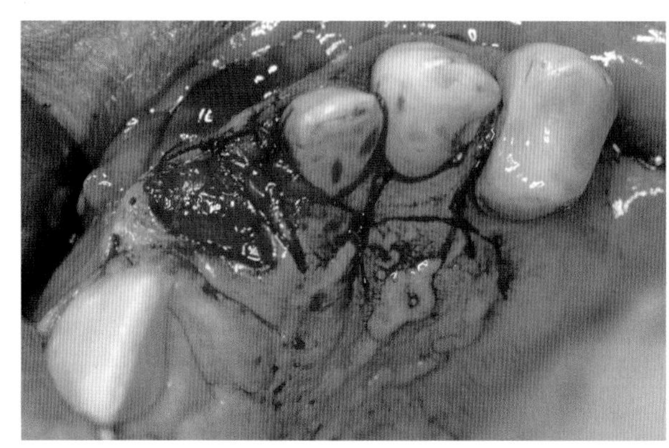

图3-32d 前庭侧无皮瓣移动的伤口封闭。

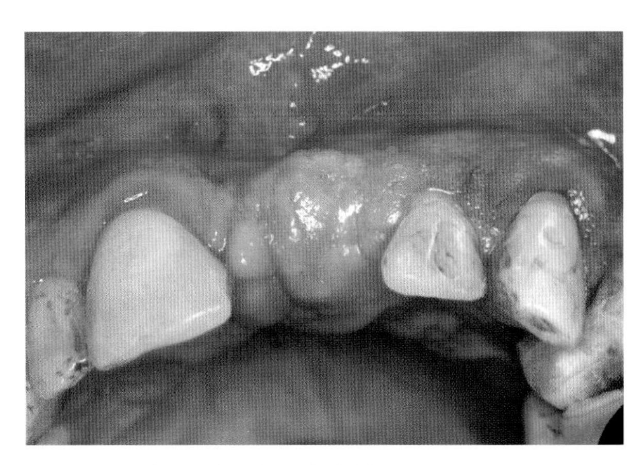

图3-32e　术后3个月的临床表现。

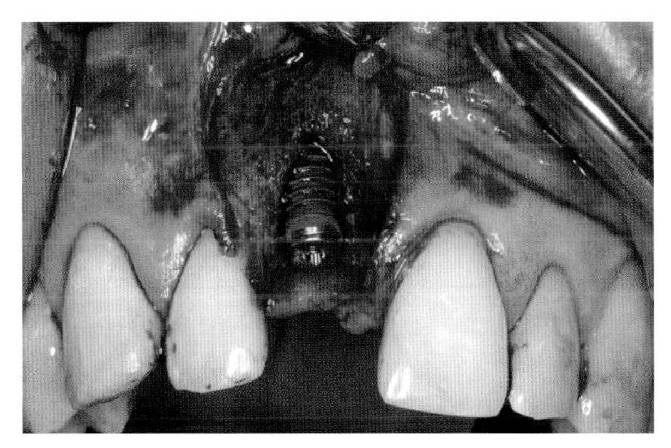

图3-33a　骨轮廓内的种植体植入：大部分前庭骨壁缺失。

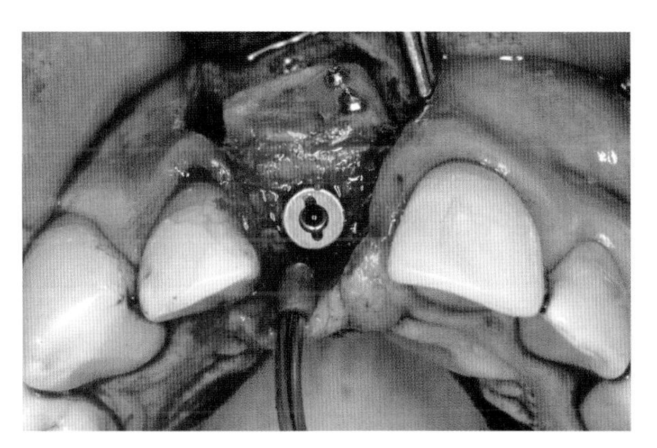

图3-33b　下颌骨骨块移植物重建缺失的前庭骨。

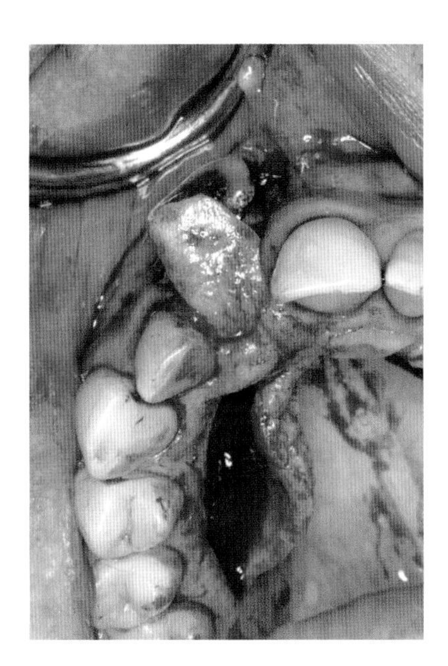

图3-33c　通过小组织桥下的隧道对腭蒂皮瓣进行改良。

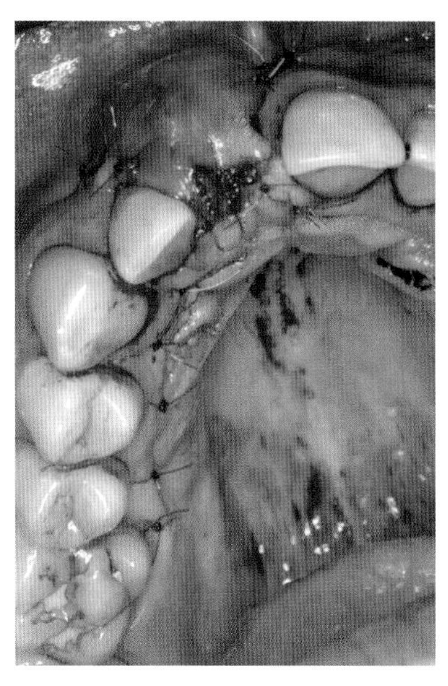

图3-33d　创口关闭。

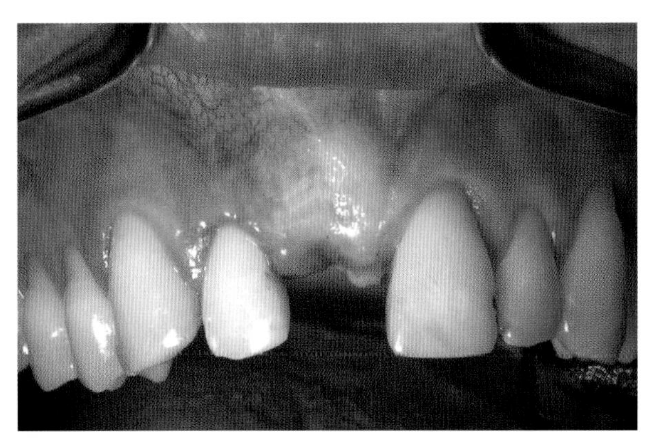

图3-33e 术后3个月的临床表现，记录上颌前部体积极佳。

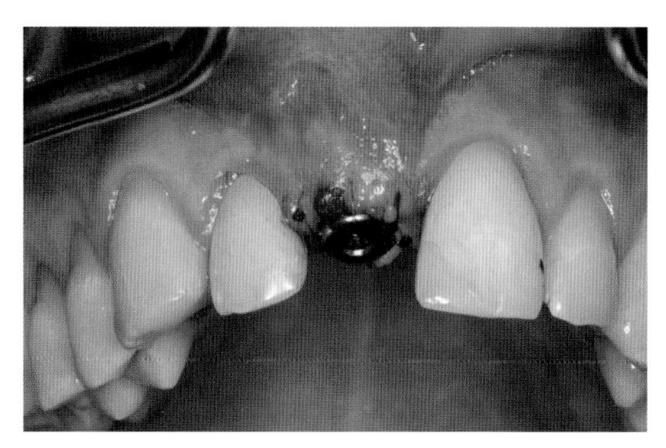

图3-33f 种植体暴露后的临床表现。

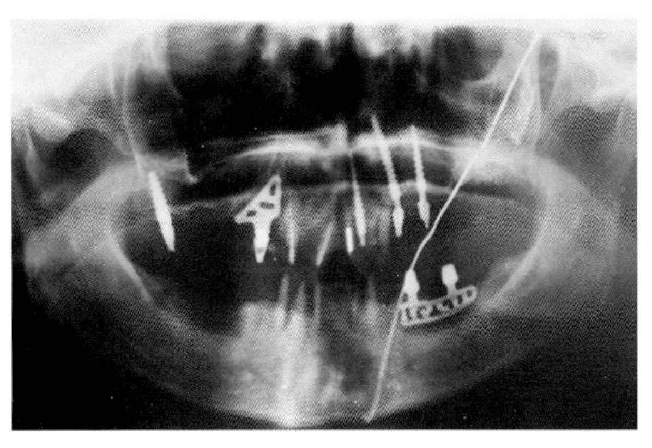

图3-34a 上颌窦提升感染后的口窦交通（左）。在瘘管内放置金属器械。

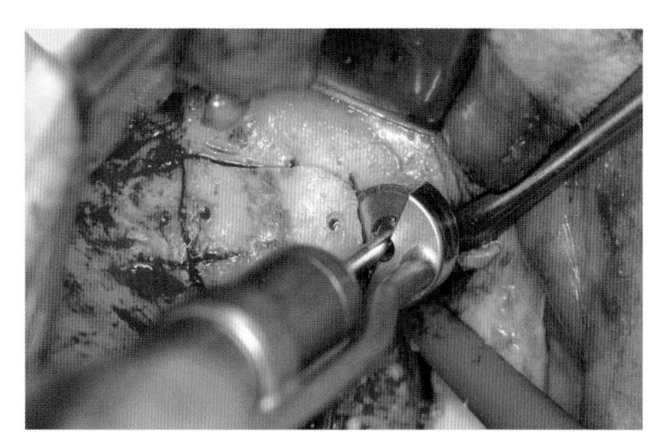

图3-34b 使用微型锯预备骨盖以进入感染的上颌窦。

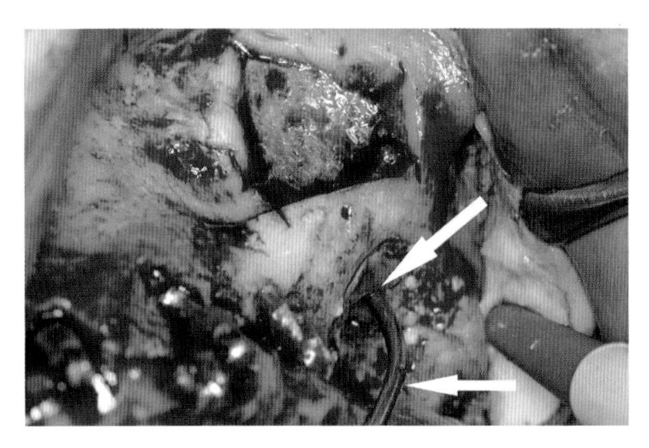

图3-34c 去除骨盖暴露上颌窦黏膜。注意瘘管中的金属器械。

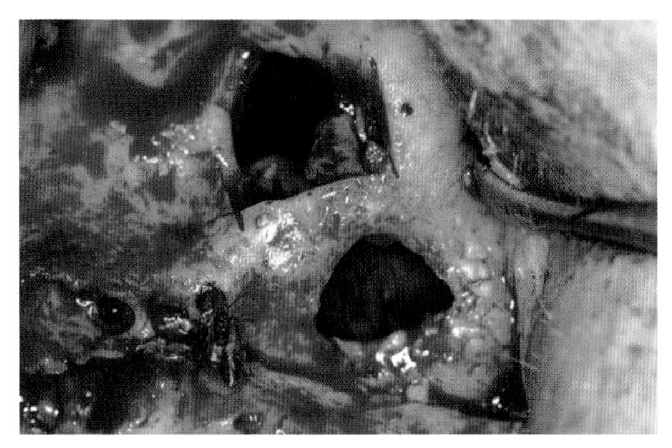

图3-34d 从窦中清除肉芽组织和感染的生物材料。以新的窦提升形式将窦黏膜缝合在后腔上。

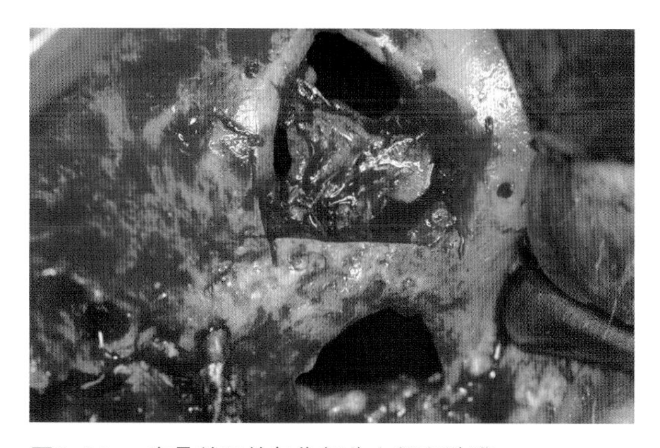

图3-34e 在骨盖下的复位部分上颌窦黏膜。

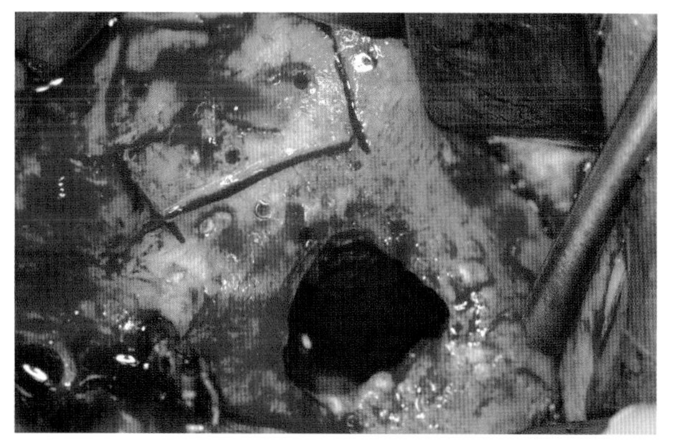

图3-34f 骨盖复位并使用可吸收缝线缝合至局部骨上。

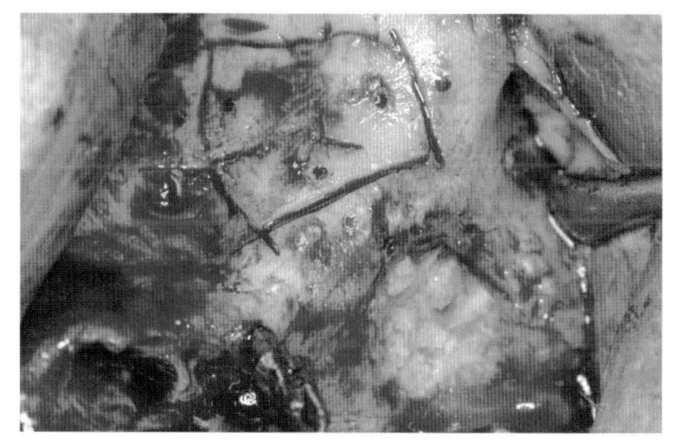

图3-34g 根据分层技术，用生物材料和颗粒骨充填新腔体。

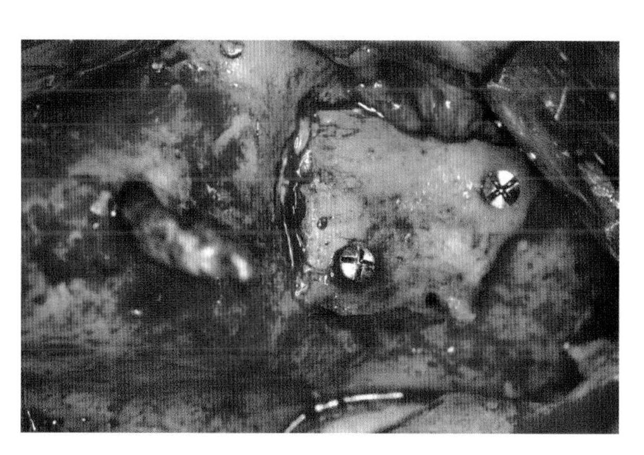

图3-34h 使用骨块将骨性交通闭合。

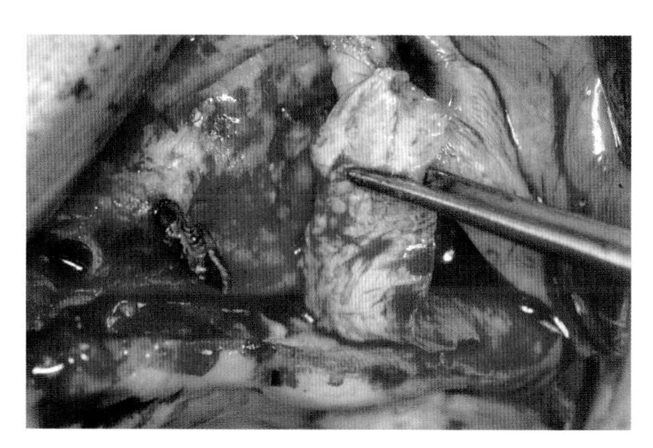

图3-34i 后侧带蒂皮瓣的制备。

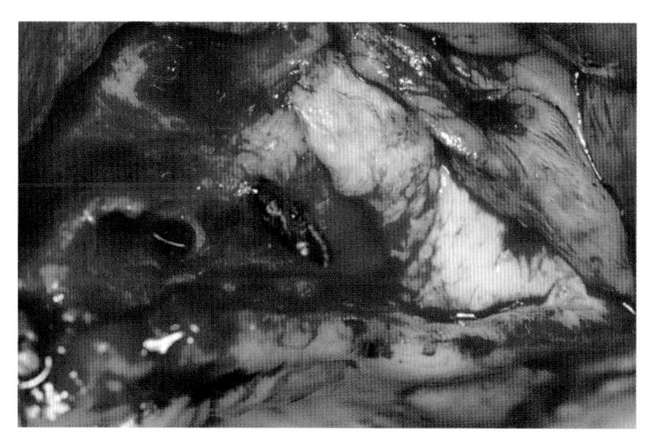

图3-34j 带蒂皮瓣覆盖移植骨作为第一层。

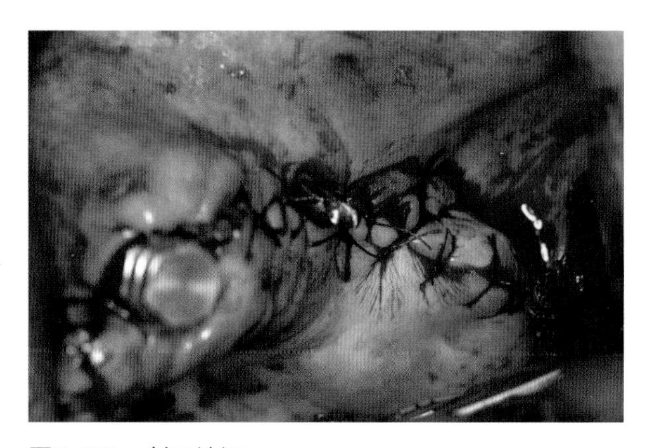

图3-34k　创口关闭。

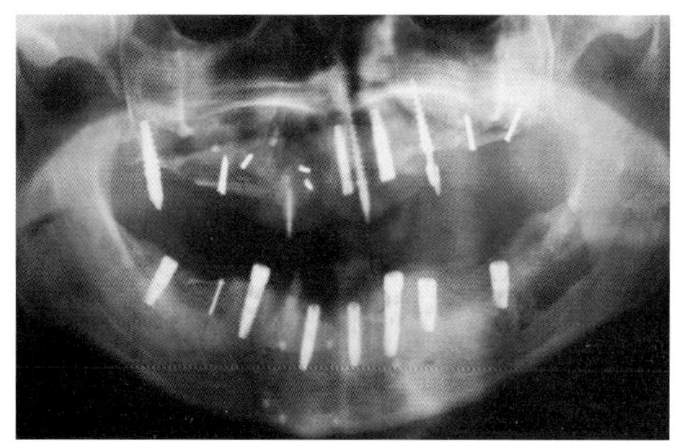

图3-34l　术后的X线片也记录了上颌骨和下颌骨的其他增量手术。

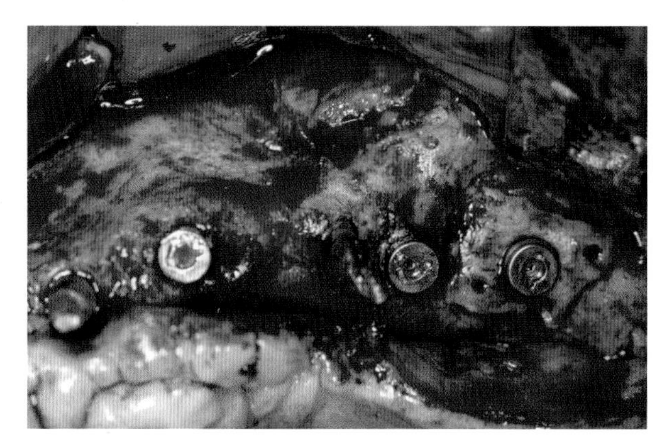

图3-34m　术后4个月的临床表现。将种植体植入移植区域。

3.5.7　前庭带蒂结缔组织瓣

在骨增量前通过腭侧带蒂结缔组织瓣增加牙槽嵴和前庭黏膜的体积，并通过制备前庭带蒂结缔组织瓣提供了双层闭合的可能性。由于腭侧带蒂结缔组织瓣的制备减少了腭黏膜的血供，在骨增量过程中，这种替代腭侧结缔组织瓣的方法降低了牙槽嵴/腭黏膜坏死和上颌骨前部移植骨暴露的风险。

从外科角度来看，该技术是合理的：在前庭部做深水平切口，包括骨膜和部分结缔组织，深度2～3mm，做切口后制备皮瓣，宽度与植骨区和牙槽嵴相适应。该骨膜/结缔组织瓣设计为高约5mm，在原黏骨膜瓣的嵴顶处的蒂部较宽。应注意获得活动性良好的结缔组织瓣且前庭瓣无穿孔，蒂的高度不应降至5mm以下，也不应完全切割。该皮瓣被推到腭侧骨膜下，用可吸收缝线固定，作为覆盖移植骨的第一层。第二层为前庭瓣（图3-35a～z）。

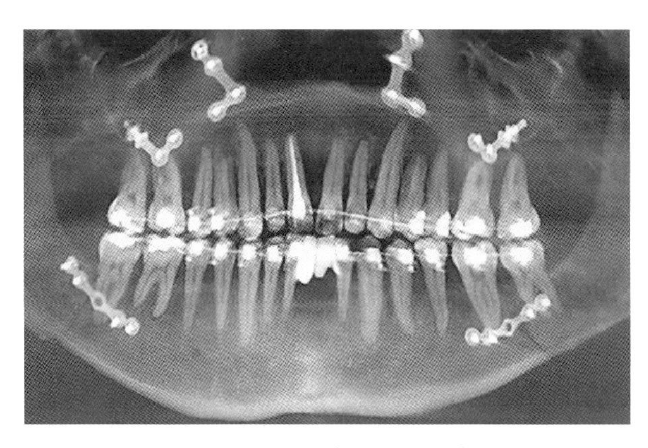

图3-35a 上下颌骨正颌手术后的曲面断层片。上下颌骨前部严重骨缺损。

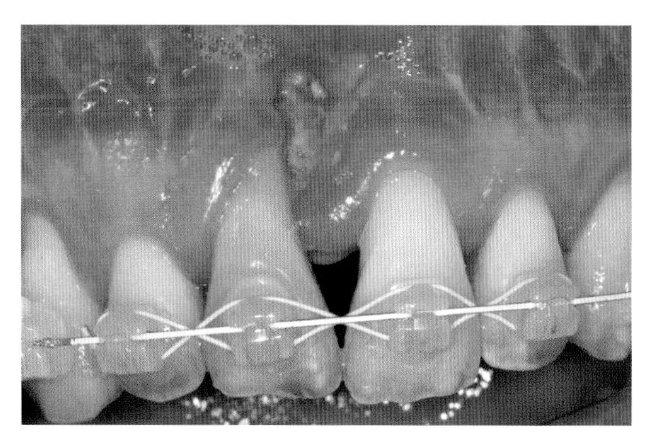

图3-35b 上颌骨前部的临床表现：严重的骨和软组织缺损。

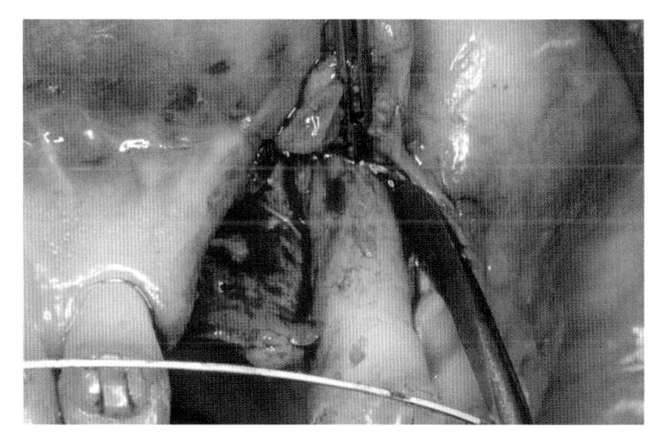

图3-35c 左中切牙也出现严重骨丧失。

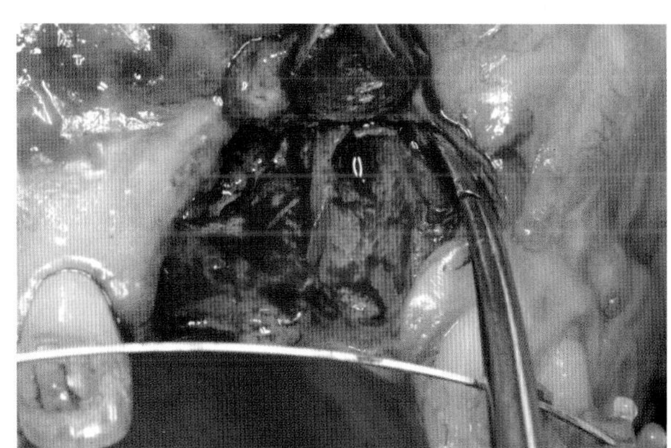

图3-35d 前牙拔除后的临床表现。

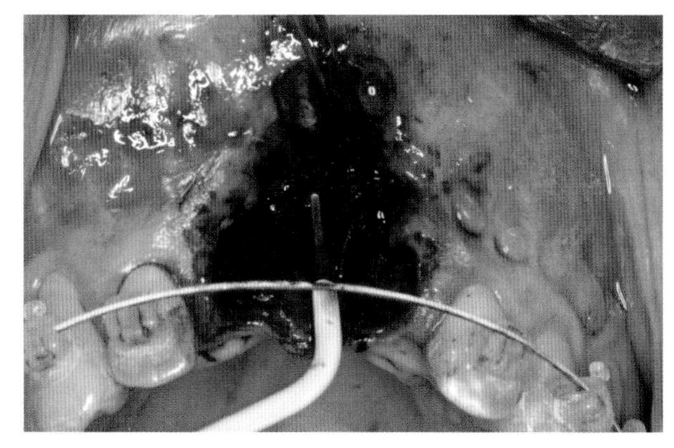

图3-35e 用过氧化氢（H_2O_2）清洁伤口后的光动力去污。

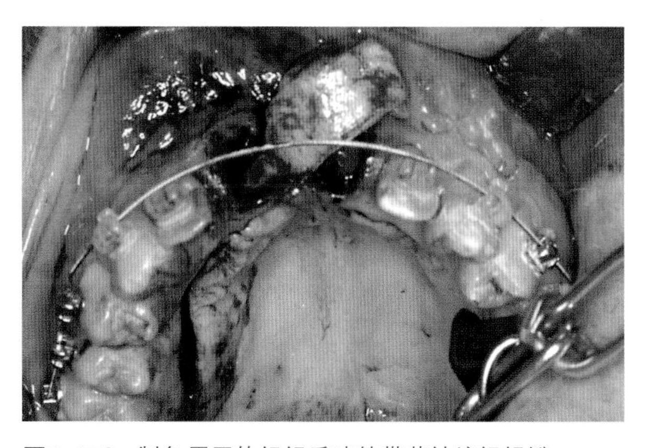

图3-35f 制备用于软组织重建的带蒂结缔组织瓣。

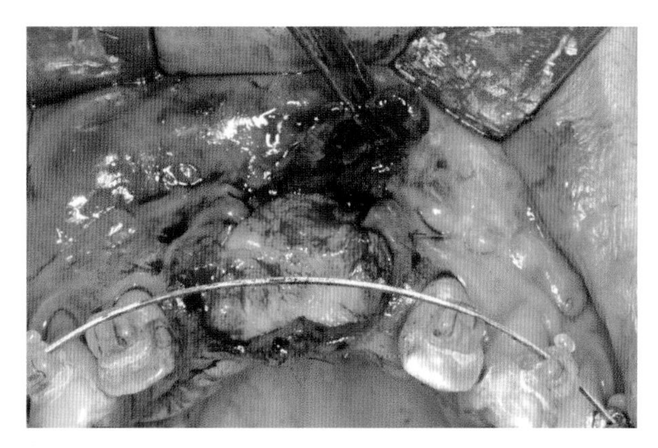

图3-35g 结缔组织在缺损上的固定。

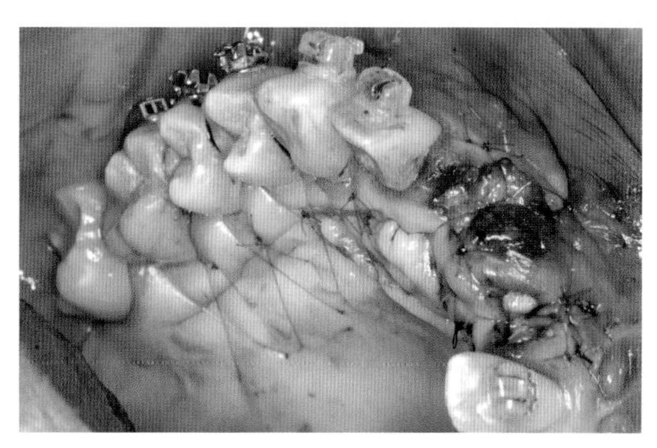

图3-35h 创口关闭。

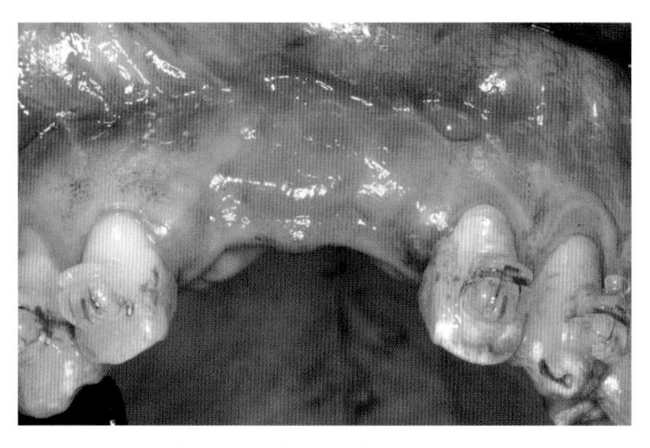

图3-35i 术后2个月的临床表现。

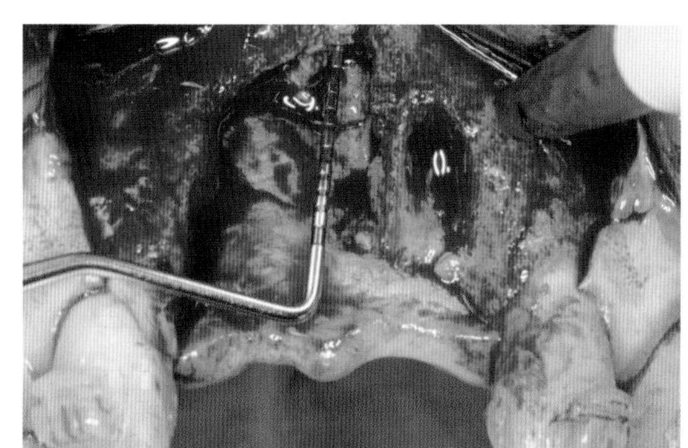

图3-35j 骨缺损显露。

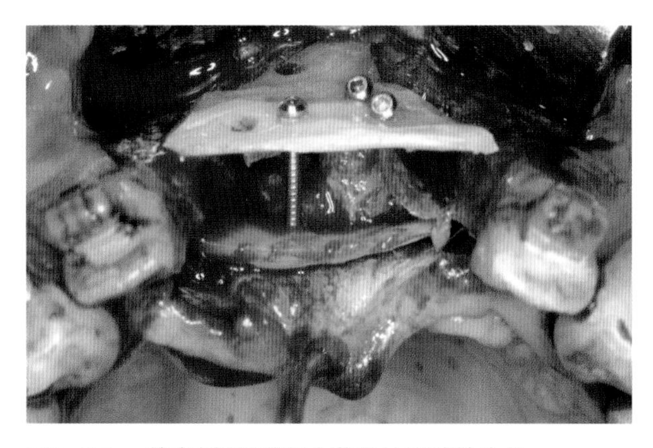

图3-35k 前庭侧和腭侧2个薄骨块重建缺失骨。

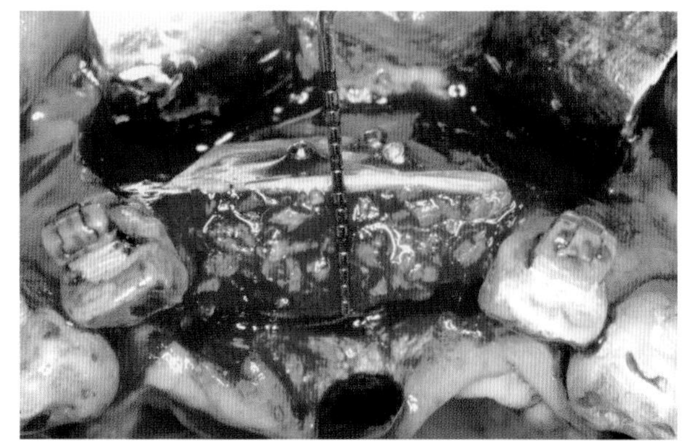

图3-35l 盒状空间内充填骨碎片。

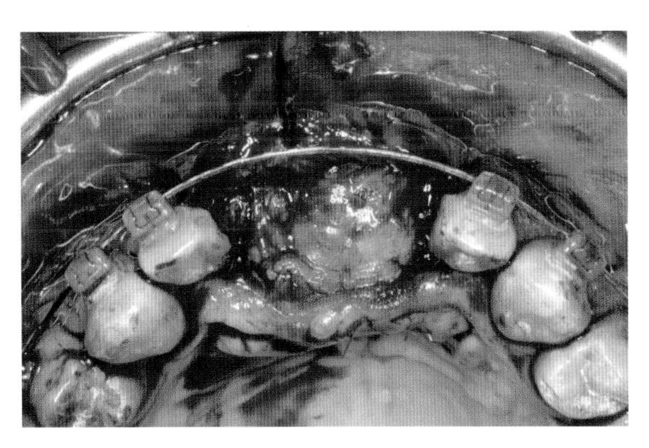

图3-35m　从前庭皮瓣制备带蒂结缔组织瓣，作为第一层覆盖移植区域。

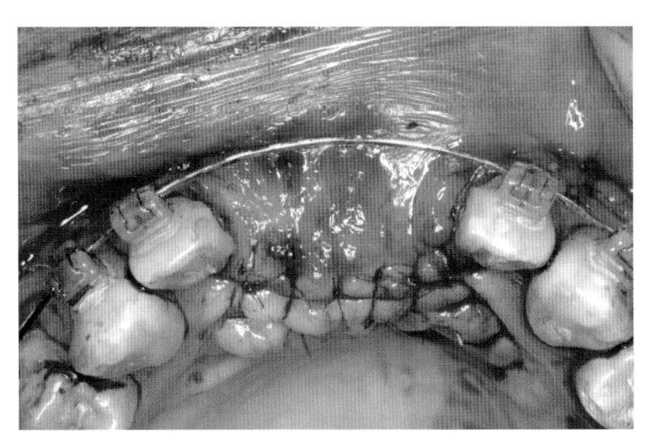

图3-35n　双层创口闭合。

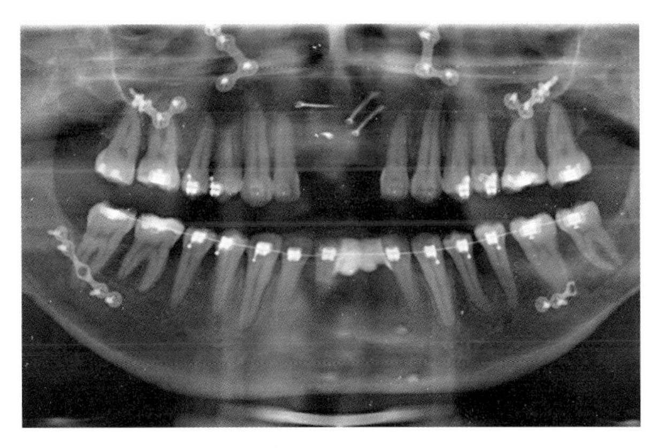

图3-35o　术后的X线片。

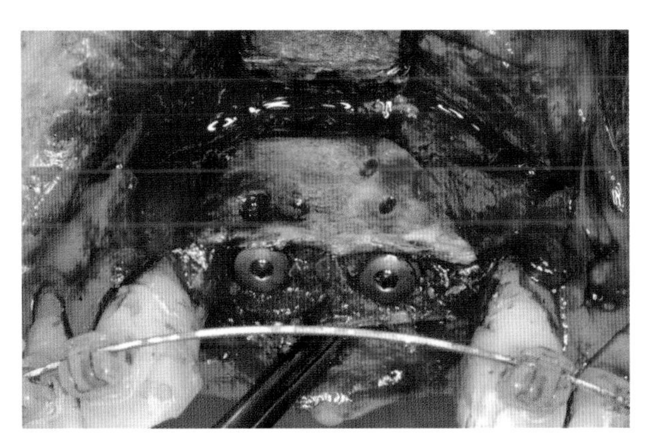

图3-35p　术后3个月在再生骨内植入2颗种植体。

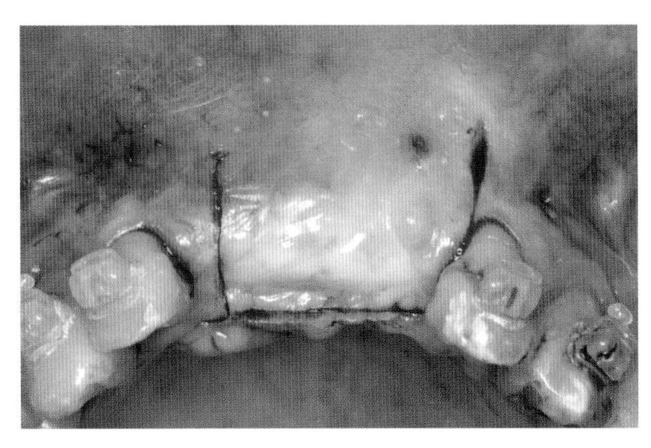

图3-35q　种植体暴露的根向复位瓣：由于乳突缺失，做左侧切牙的边缘切口。

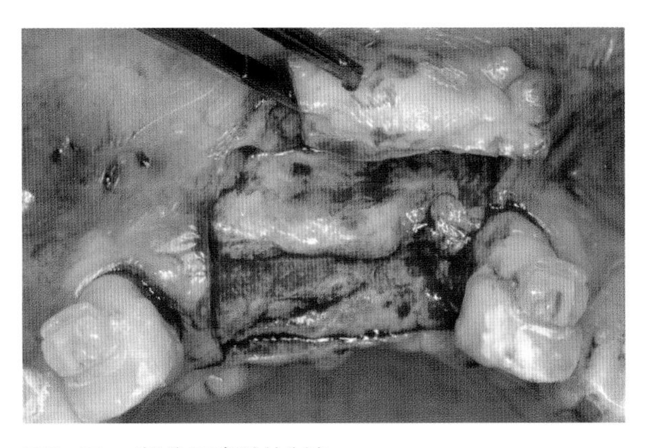

图3-35r　部分厚度瓣的制备。

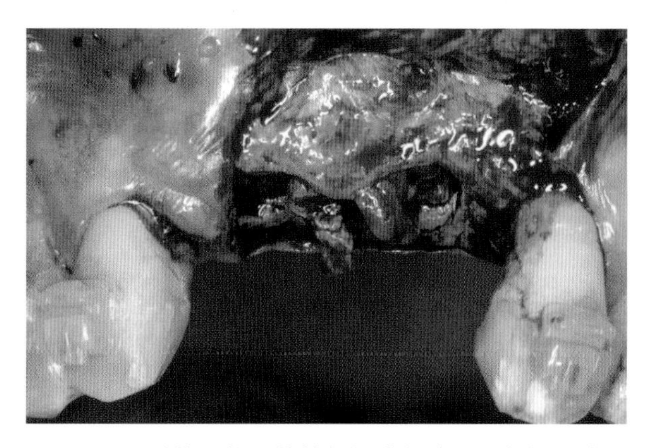

图3-35s 对植入物上的软组织进行冲压，但保留蒂以构建种植体间龈乳头。

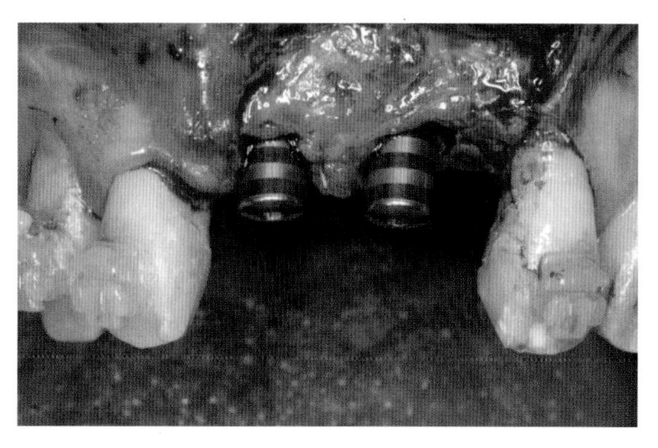

图3-35t 将两层结缔组织/骨膜组织缝合在一起，形成种植体间龈乳头。

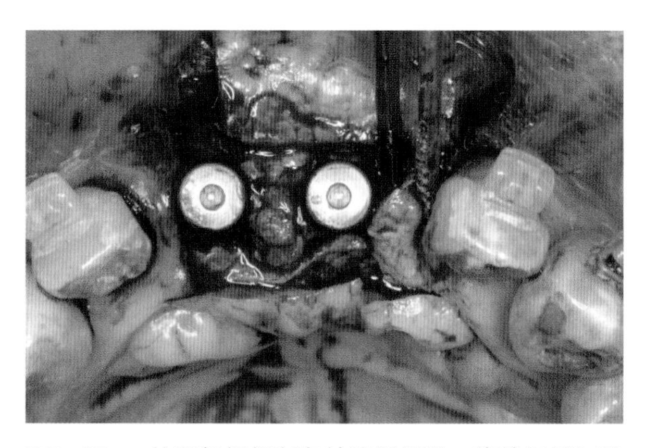

图3-35u 从腭部组织制备结缔组织瓣，旋转至侧切牙近中区，以改善该区域的龈乳头。

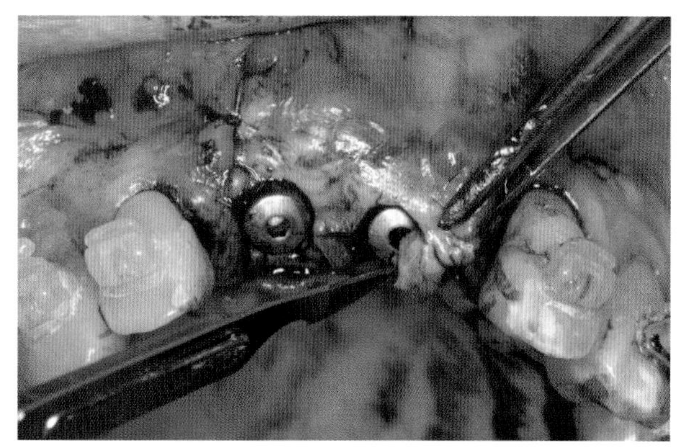

图3-35v 从前庭组织制备上皮瓣覆盖结缔组织。

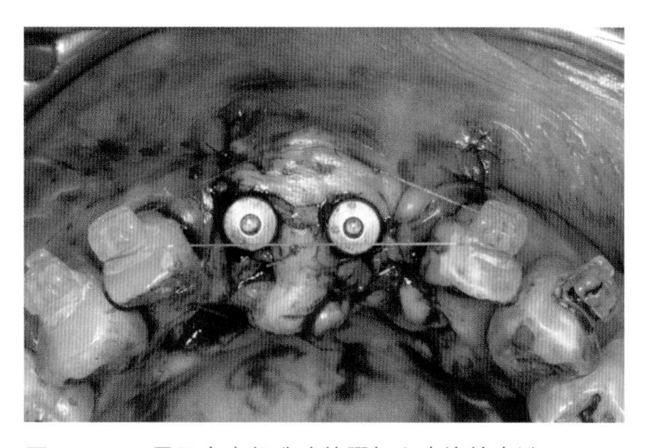

图3-35w 用于中央龈乳头的腭部上皮旋转皮瓣。

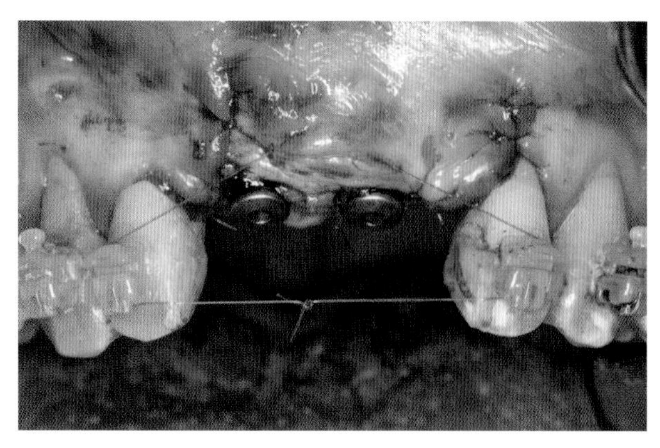

图3-35x 种植体暴露后的前庭观。

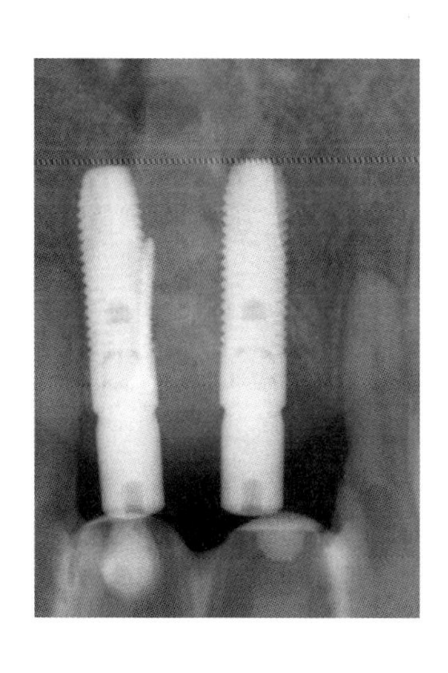

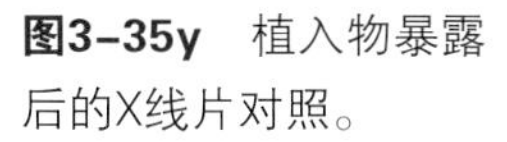

图3-35y　植入物暴露后的X线片对照。

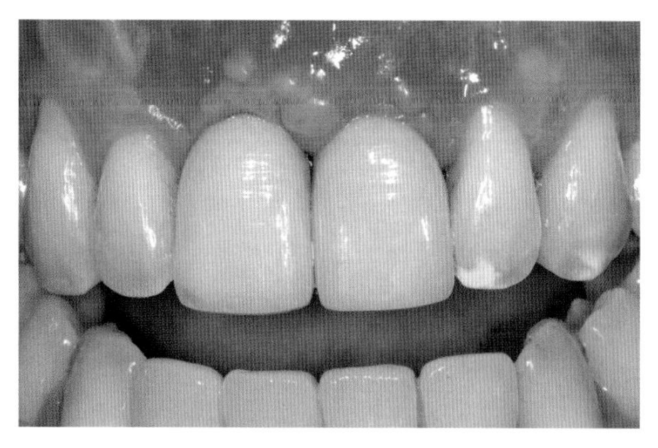

图3-35z　术后3年的最终修复。

3.5.8　带蒂骨膜瓣

需要双层闭合的上颌骨或下颌骨所有区域均可使用带蒂骨膜瓣。此类皮瓣的适应证包括在骨增量区域存在薄龈生物型或薄的黏膜，导致带蒂移植物不能从腭部旋转到需要双层创口闭合的部位。在这种情况下，建议从相邻的皮瓣部分制备带蒂骨膜瓣或骨膜肌瓣，并固定在移植物上。然后将黏骨膜瓣反折在第一层上并固定，如双层创口闭合。在上颌骨，这类骨膜瓣的蒂通常在邻近创口的部位，同时保留眶下神经的终末支和腮腺导管等重要解剖结构。在上颌骨，这类骨膜瓣通常从创口的远端区域进行离断，同时保留眶下神经的终末支和腮腺的排泄管等重要解剖结构。在下颌骨中，应用上述原则，保留颏神经的终末分支，在磨牙区则注意面动脉。此类手术的主要适应证之一是通过皮瓣双层闭合防止膜的早期暴露（图3-36a～e）。由于下颌骨后部的骨膜相对较薄，这种皮瓣需在颏神经的远中制备，还包括一部分咬肌，向近中旋转覆盖移植区（图3-37a～h）。

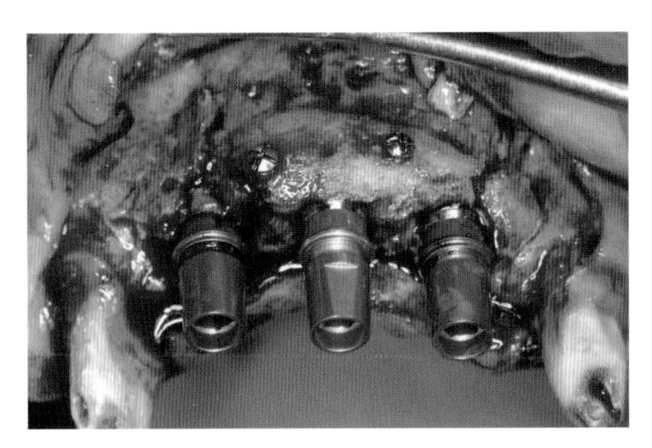

图3-36a 在前牙区进行三维垂直向骨增量后3个月的种植体植入。注意左侧第一颗种植体上有一些骨吸收。

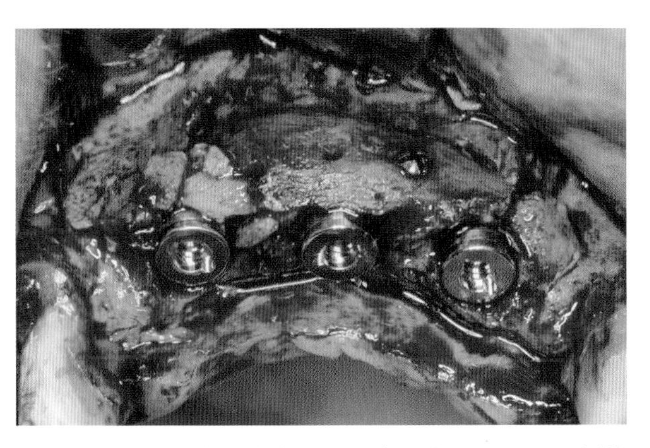

图3-36b 移除临时基底部后的临床表现，记录左侧第一颗种植体前庭侧的断裂骨。

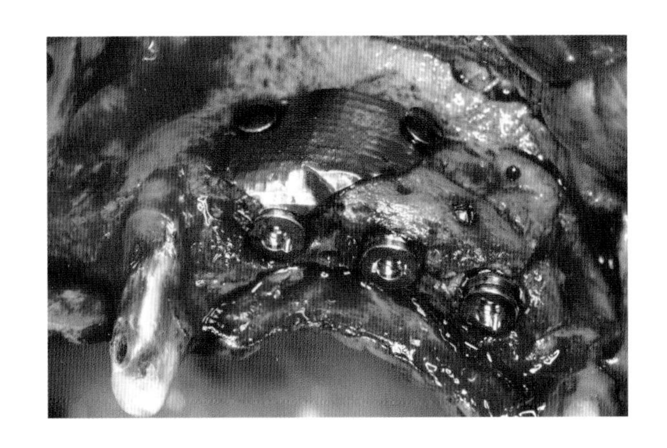

图3-36c 使用钛膜覆盖从局部采集的骨以进行再增量后的临床表现。

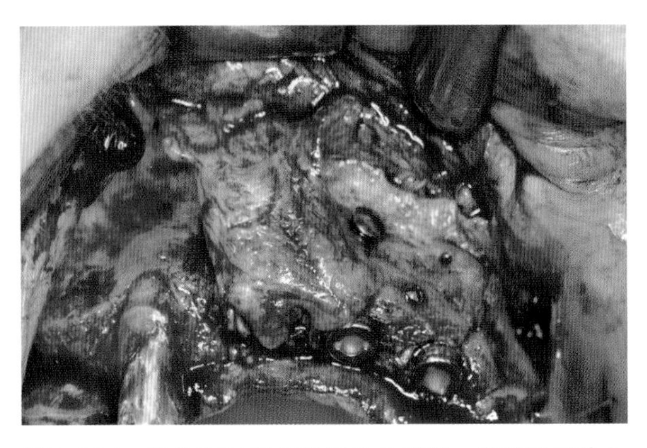

图3-36d 从前庭远端组织制备骨膜瓣，覆盖钛膜作为第一层。

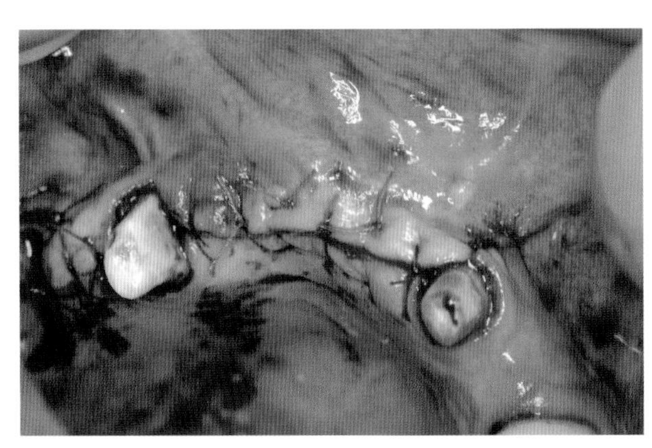

图3-36e 第二层创口闭合。

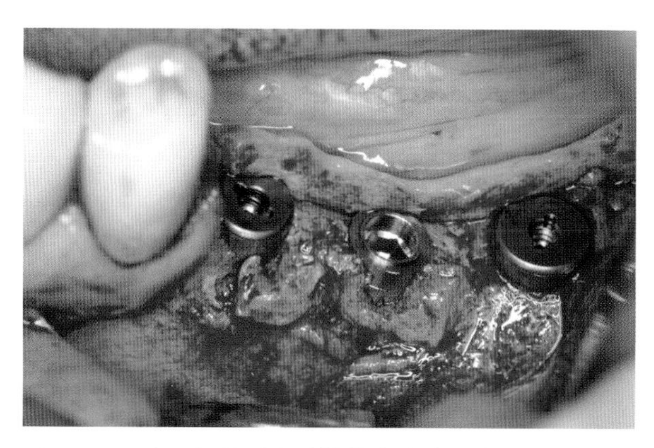

图3-37a　左下颌骨垂直移植骨中的种植体植入。注意2颗左侧种植体前庭侧的骨壁不完整。

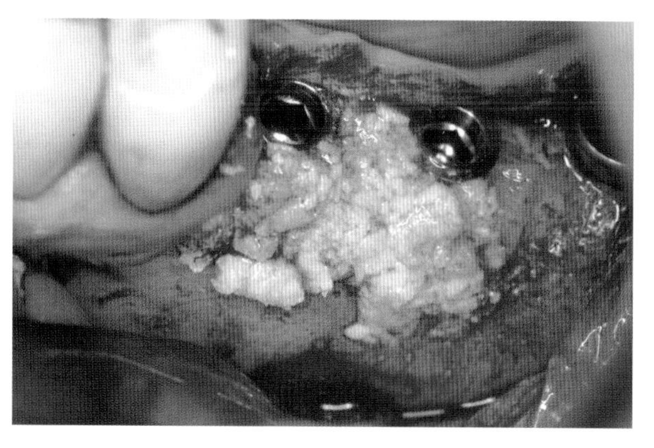

图3-37b　从局部采集的骨碎片移植的区域（在种植体床准备期间）。

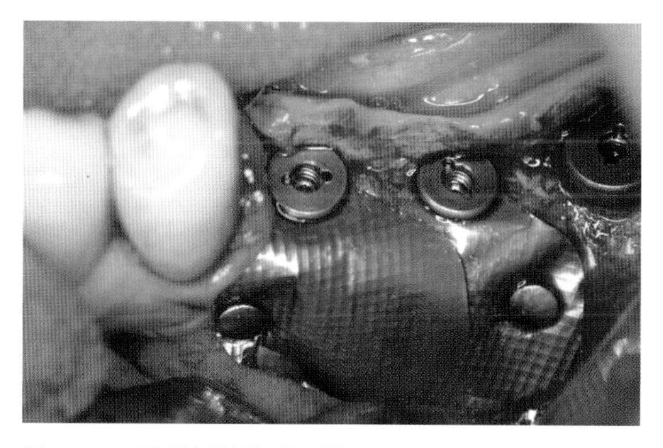

图3-37c　移植骨被钛膜覆盖。

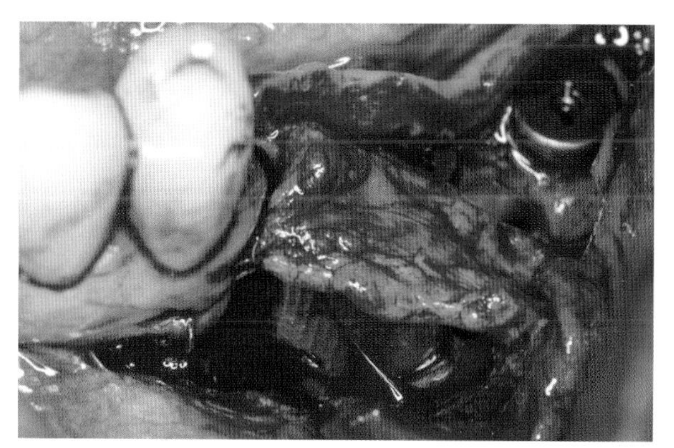

图3-37d　从后部组织剥离骨膜瓣覆盖第一层膜。

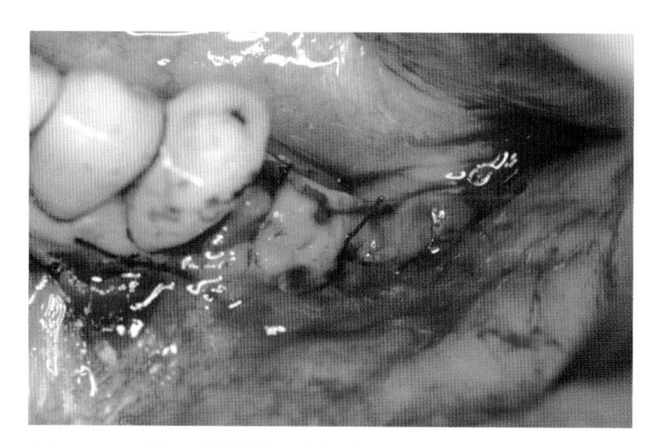

图3-37e　第二层密封，降低膜暴露的风险。

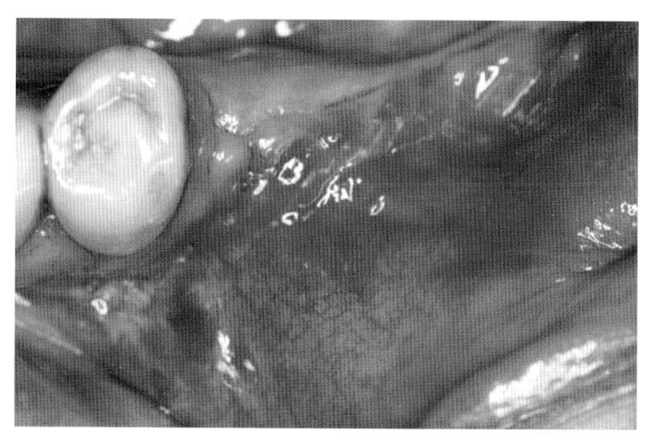

图3-37f　术后3个月记录软组织厚度的临床表现。

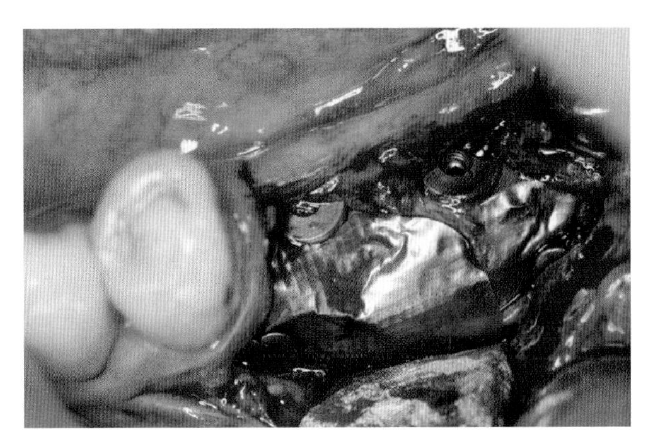

图3-37g 钛膜暴露后的临床表现。

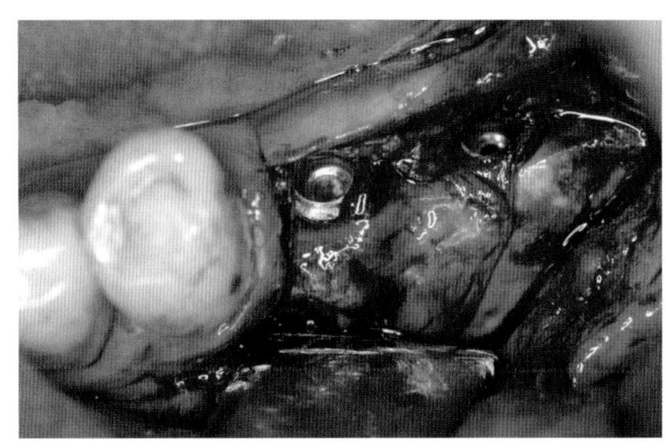

图3-37h 膜去除后的临床表现。

3.6 种植体暴露时的软组织处理

3.6.1 暴露种植体的切口

在二期暴露技术中，软组织的量、塑形和角化具有特殊意义[15]。在这个治疗阶段，满足所有软组织标准以获得最佳功能和长期美学效果对于种植体的护理非常重要。然而，使用打孔器、电刀或激光暴露种植体是过时的。因为尽管程序简单和快速，但会破坏重要的软组织[22,78,97,114]。这种软组织损失主要发生在角化和附着黏膜区域（图3-38）。因此，如果使用切除方式暴露种植体，应仅限于有足够宽、附着和角化龈的情况。

3.6.2 种植体暴露时的移位

如果附着黏膜具有足够的宽度，则应通过覆盖的软组织移位来暴露种植体。该技术更常用于下颌骨，因为在增量和植入过程中，通常已经通过前庭沟加深术创建了尺寸足够且附着的黏膜。移位是一种快速有效的手术，仅涉及移动少量组织。覆盖黏膜可以向颊舌或近远中方向移位。通过近远中切口实现颊侧或舌侧方向的移位，选择的切口位置最好有利于待移位的组织。近远中方向的移位相似，需要颊舌方向的切口来创建相邻的龈乳头。基本上导致区域轻微“膨胀”，而角化或附着牙龈无任何损失。如果小心操作，没有创伤性组织破裂或牙槽骨暴露，伤口不需要缝合。减张切口通常是水平向的，延续原始切口。如果切口的延伸受限，所谓的“H切口”可能提供一些帮助和良好的视野。这涉及在初始切口的末端做两个小的垂直切口，这样可以更好地移动软组织，如围绕宽径种植体（图3-39a～c）。

在这样的操作中，将大部分角化龈移动到舌侧是非常重要的（图3-40a和b），即使这意味着更多的手术（图3-41a～h），因为舌侧缺乏固定的黏膜很难在以后纠正。而唇颊侧缺附着或角化龈则总是可以很容易地使用软组织移植来纠正。舌侧的角化和附着黏膜降低了该侧的肌肉活动，是种植体周围软组织长期稳定的重要因素。

移位是一种快速简便的种植体暴露方法。然而，软组织矫正的程度非常有限，对该部位的视野不良有时会使验证愈合基台的准确就位变得困难。

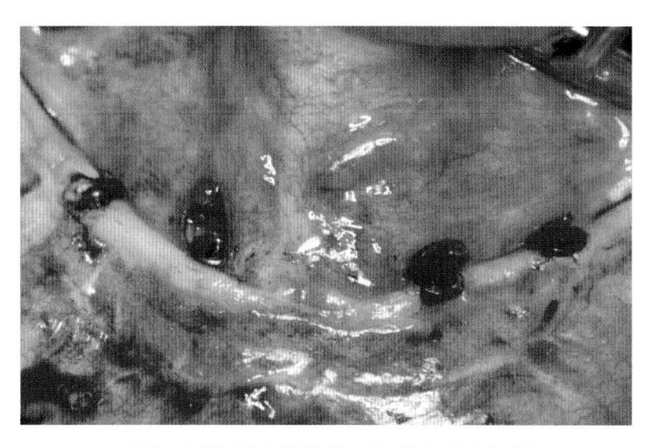

图3-38　用打孔器暴露种植体后的软组织被破坏。

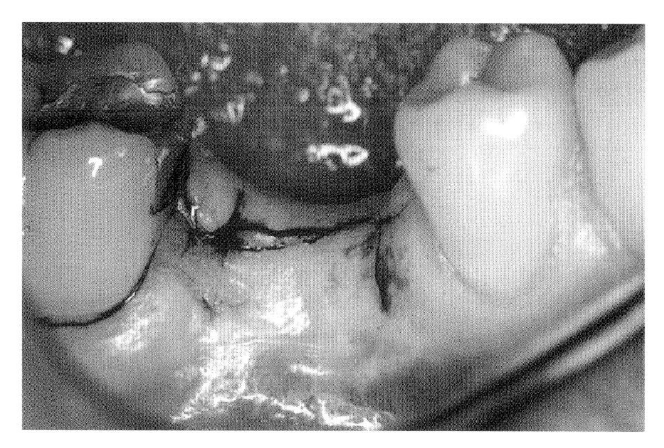

图3-39a　暴露种植体的“H切口”。

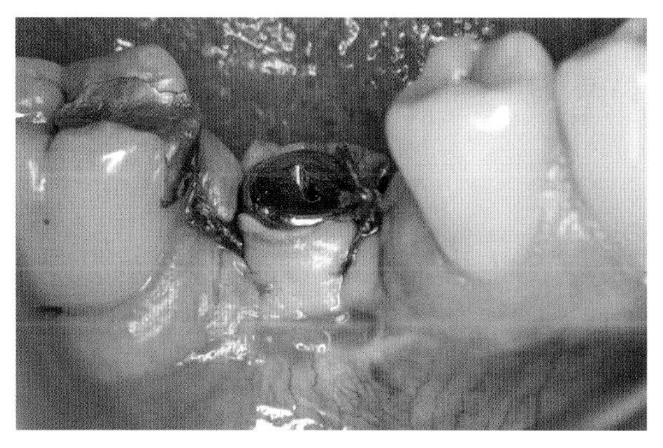

图3-39b　前庭和舌部分厚度皮瓣抬高以适应牙龈成形器。

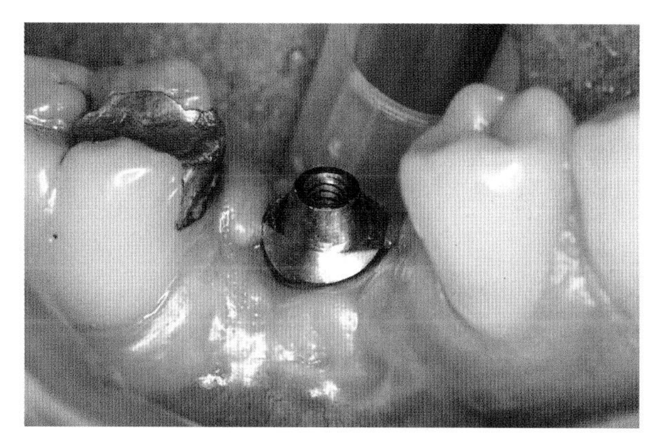

图3-39c　术后5周的临床表现，记录稳定的种植体周围软组织。

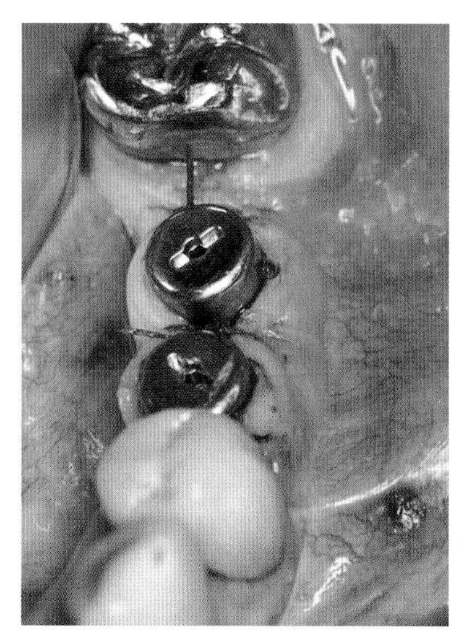

图3-40a　种植体暴露期间，大部分角化龈必须转移到舌侧。

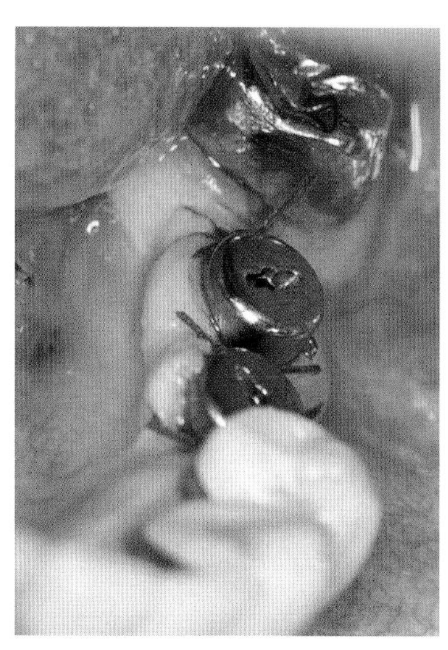

图3-40b　舌组织的临床表现。

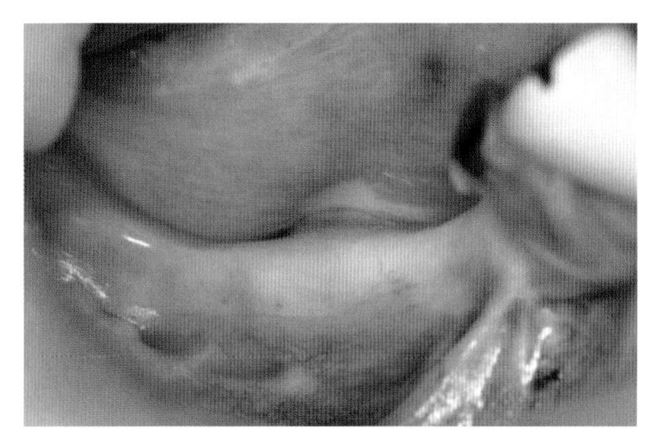

图3-41a 在右后下颌骨垂直移植骨中植入种植体后3个月的临床表现。注意种植体在活动舌黏膜中的位置。

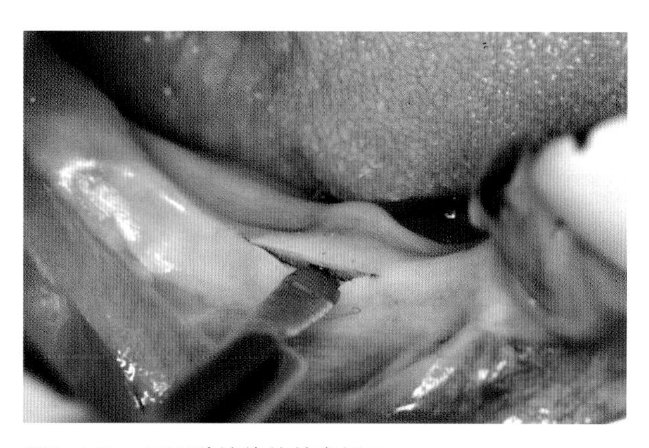

图3-41b 暴露种植体的前庭切口。

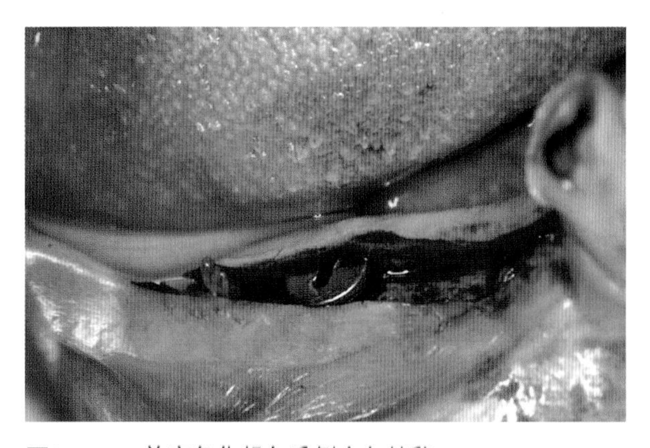

图3-41c 前庭角化龈向舌侧方向转移。

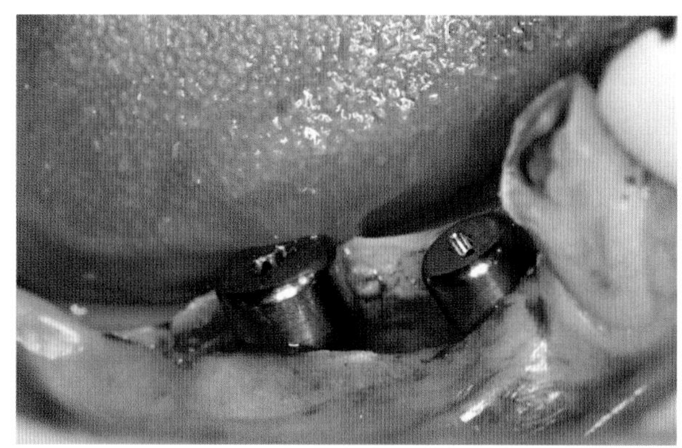

图3-41d 愈合基台对舌侧角化龈的稳定作用：2颗种植体之间缺失一些软组织。

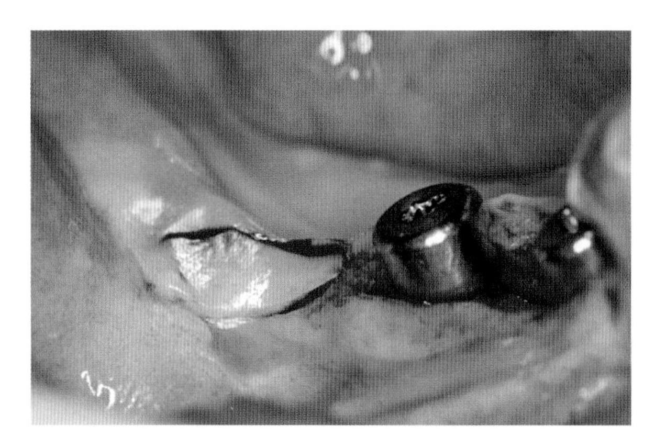

图3-41e 从后部软组织采集游离龈移植物。

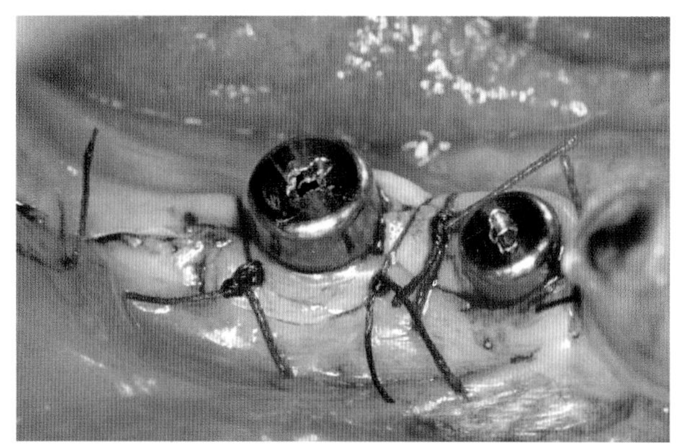

图3-41f 使用加压缝线在2颗种植体之间稳定软组织移植物。

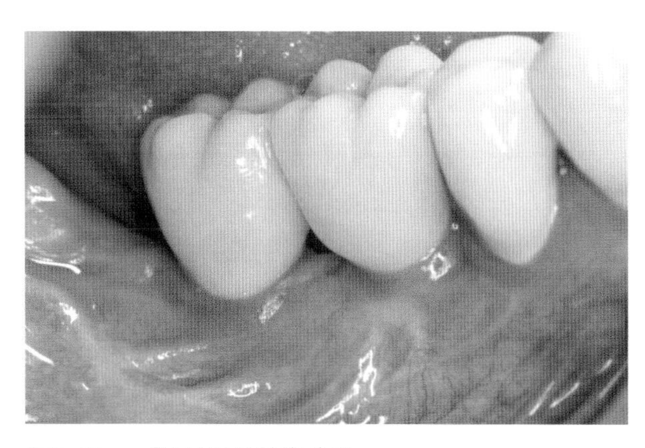

图3-41g　术后4年的前庭外观。

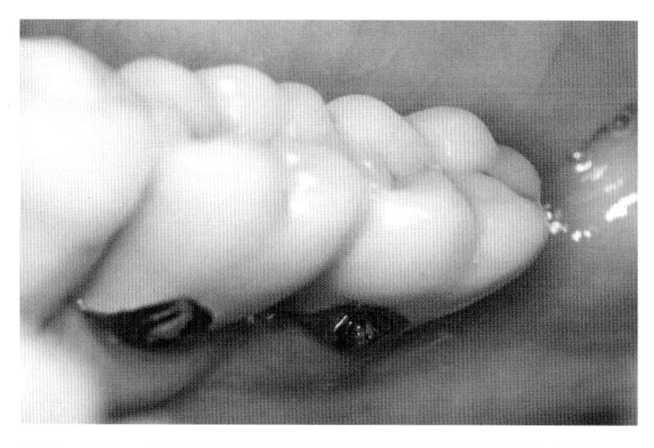

图3-41h　术后4年的舌外观记录了舌角化龈的稳定性。

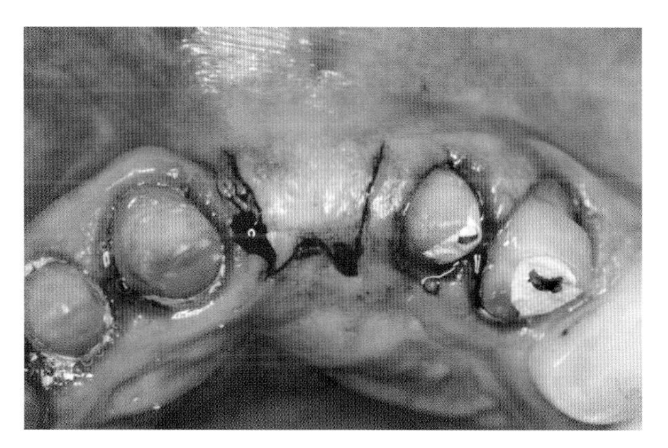

图3-42a　暴露前牙区种植体的M形切口技术。

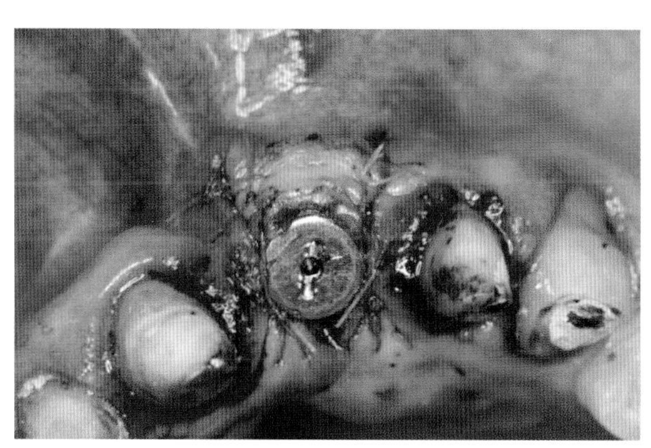

图3-42b　前庭部分厚度皮瓣的根向复位。

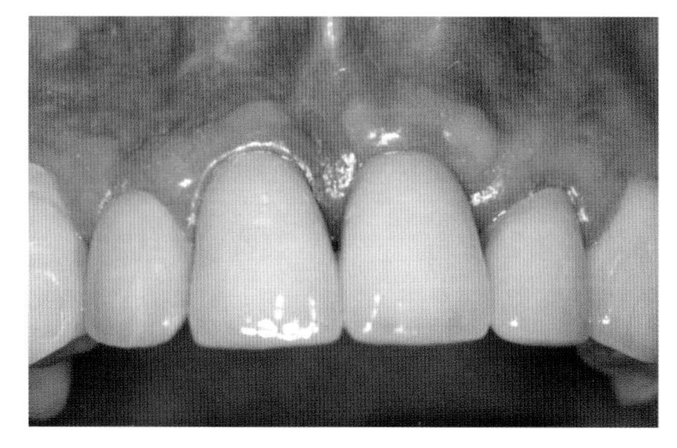

图3-42c　修复体修复后的临床表现。

3.6.3　所谓的M形切口

移位的一种变异术式是M形切口，涉及覆盖种植体的黏膜向邻近间隙移位。切口线是使M形的基底位于颊侧，而尖端朝向口腔。然后将瓣的下部移到种植体的颊侧边缘，而将V形的中部切开一分为二，并缝合到种植体近中和远侧M形切口的尖端（图3-42a～c）。

除了能提供非常好的视野外，M形切口还提供了在有限程度上改善龈乳头和颊侧轮廓的机会。由于这是一种比移位要求略高的技术，只有在角化黏膜和体积足够的情况下，才适用于涉及上颌前牙区的少量病例。

3.6.4 卷瓣

卷瓣适用于二期暴露时仅颊侧体积缺损且出于美观原因需要恢复牙槽突轮廓的情况（图3-43a～e）。然而，如果角化和附着的黏膜也存在缺损，则需要使用根向复位瓣及结缔组织移植。1980年Abrams首次描述卷瓣技术用于无牙颌牙槽突的软组织增量。后来Scharf和Tarnow[154]将其改良为种植体的暴露技术[15]。

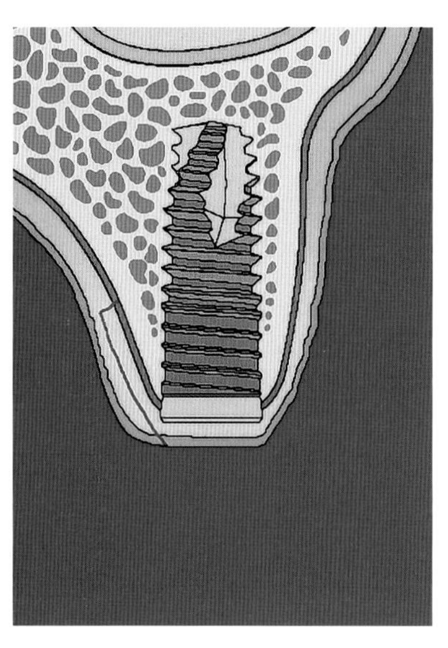

图3-43a 卷瓣腭侧切口设计示意图。

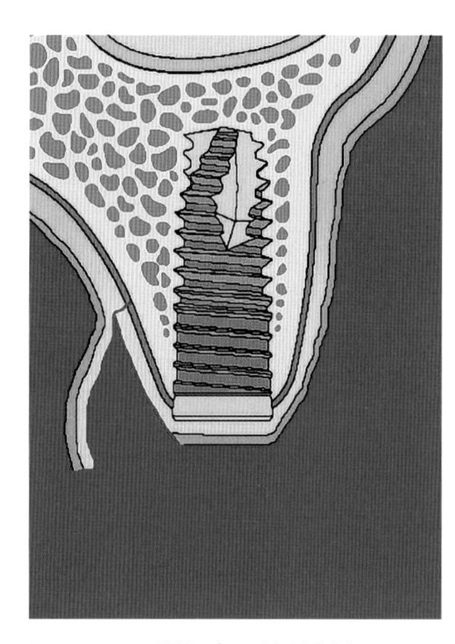

图3-43b 腭部半厚瓣的制备。

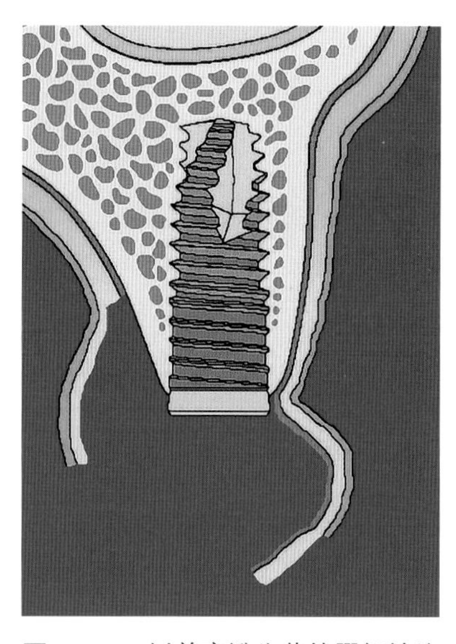

图3-43c 以前庭瓣为蒂的腭部结缔组织。

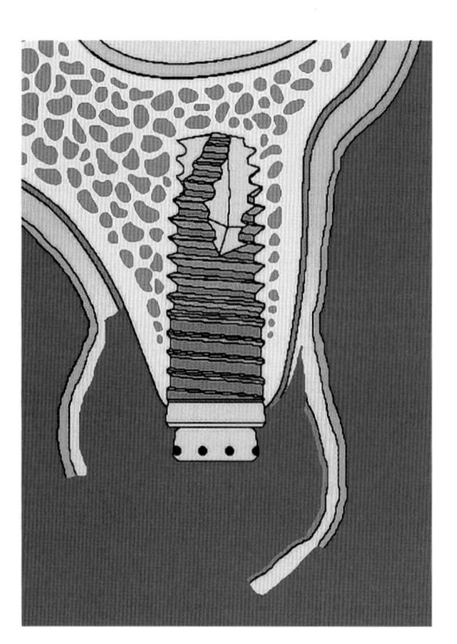

图3-43d 前庭瓣处的骨膜预备。

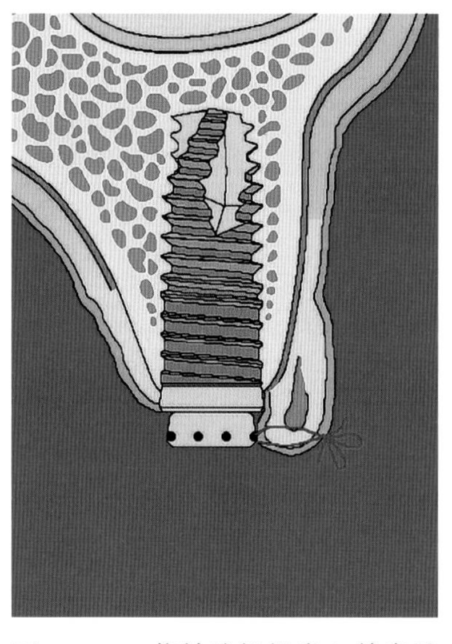

图3-43e 将结缔组织卷入前庭瓣内，增加前庭软组织体积，并将皮瓣缝合到愈合基台上。

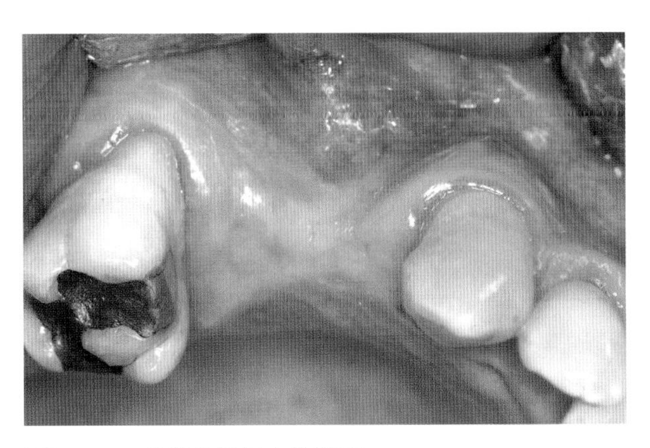

图3-44a 前庭软组织内的凹面。

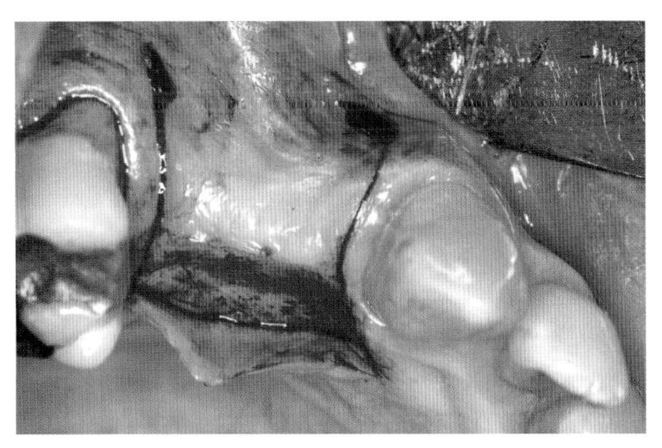

图3-44b 腭侧上皮部分厚度皮瓣的制备。

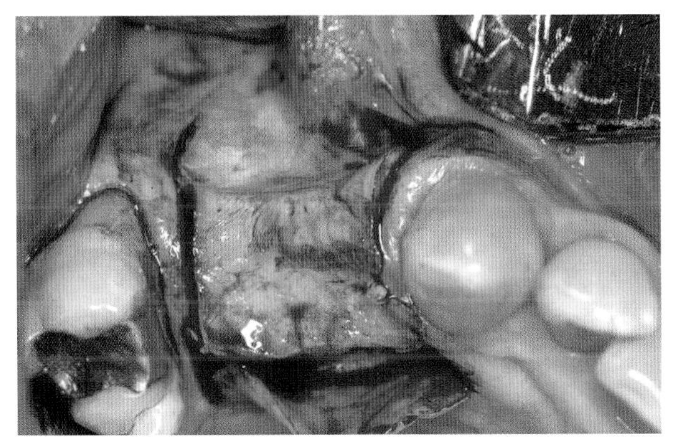

图3-44c 深部切口后结缔组织骨膜瓣的抬高：腭部结缔组织仍将与前庭瓣连蒂。

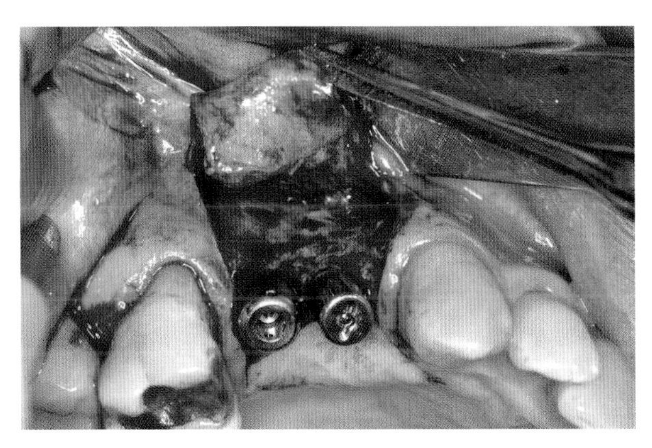

图3-44d 前庭侧骨膜上囊袋的准备。

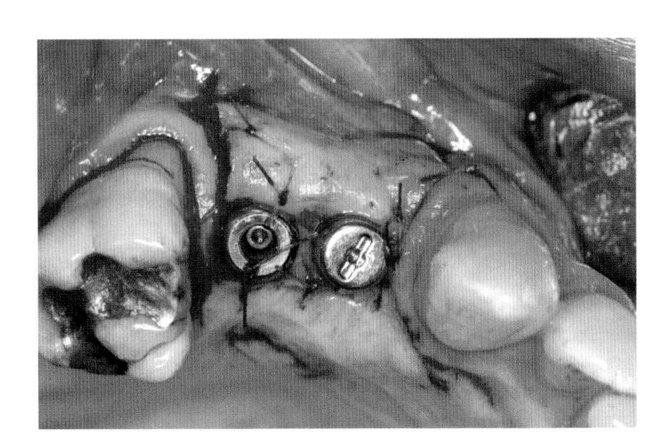

图3-44e 囊袋内的结缔组织增加了前庭软组织的体积。

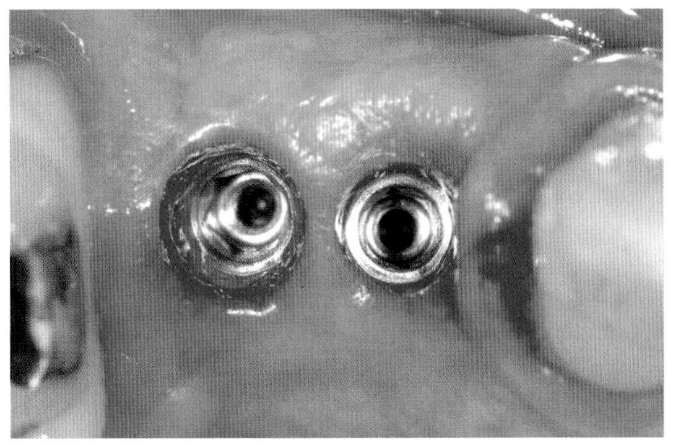

图3-44f 术后6周的临床表现。

卷瓣技术从沿种植体腭侧边缘的水平半厚切口开始。垂直切口的长度由所需的体积决定，可置于邻牙龈沟内或龈沟旁。龈沟旁切口线应保留邻近的龈乳头。切口长度取决于所需的量。如果切口较大，在某些情况下也可能出现膜龈联合的根向移位[14,85]。从水平切口开始，向内分离结缔组织。当达到颊侧缺损量时，在根部和侧方切开骨膜，翻全厚瓣暴露种

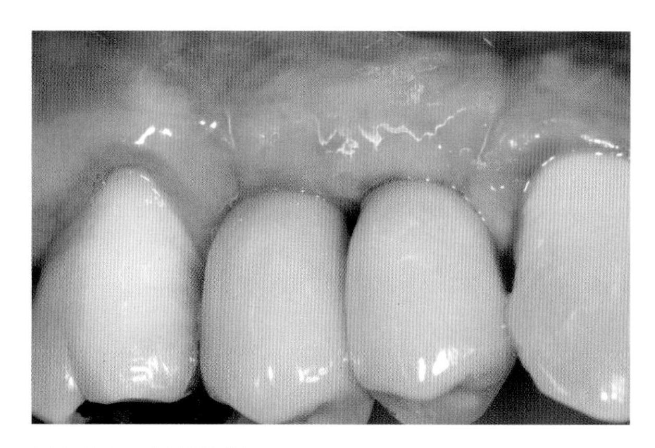

图3-44g　最终修复。

植体。然后在颊侧软组织中制备囊袋用于放置移植物。腭侧结缔组织可使用悬吊缝合卷入颊侧囊袋内，同时将其固定在颊黏膜瓣上。由于是双层制备，可以在无张力的情况下放置黏膜瓣（图3-44a～g）。

卷瓣技术只需较少的外科介入，通过使用来自腭部的带蒂结缔组织瓣增加了上颌前庭牙龈的体积，这将提高颊侧牙龈的质量，并使其体积长期稳定。在对10例患者进行的前瞻性对照研究中证实了这一点，该研究很快被发表（图3-45a～o）。

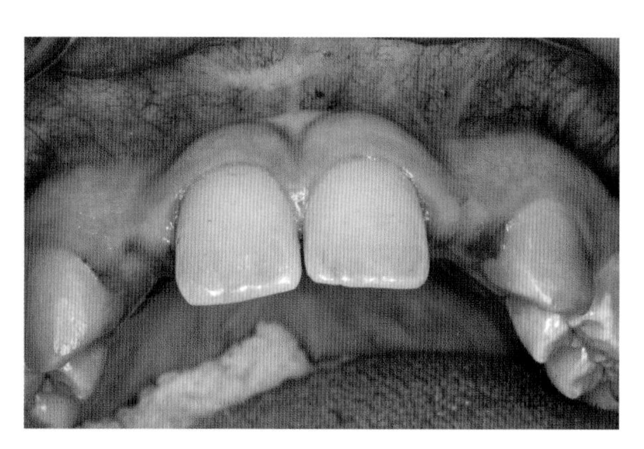

图3-45a　2颗上颌侧切牙发育不全：注意前庭凹面。

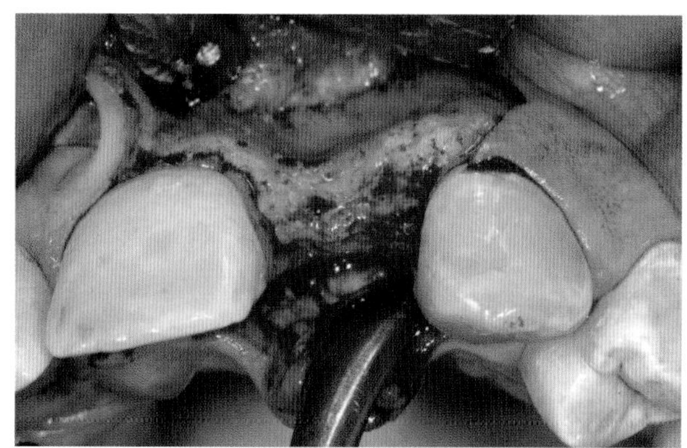

图3-45b　剩余骨宽度约为3mm，允许在左侧植入种植体。

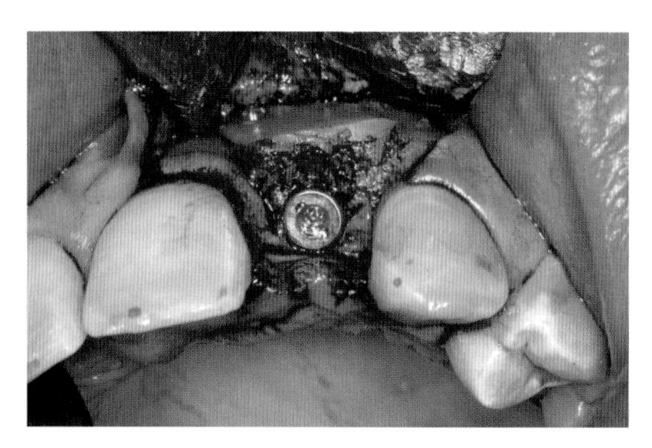

图3-45c　种植体植入结合骨块移植。

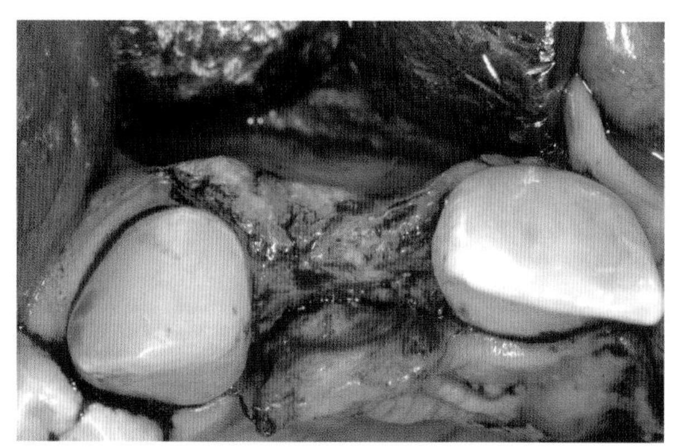

图3-45d　右侧类似情况。

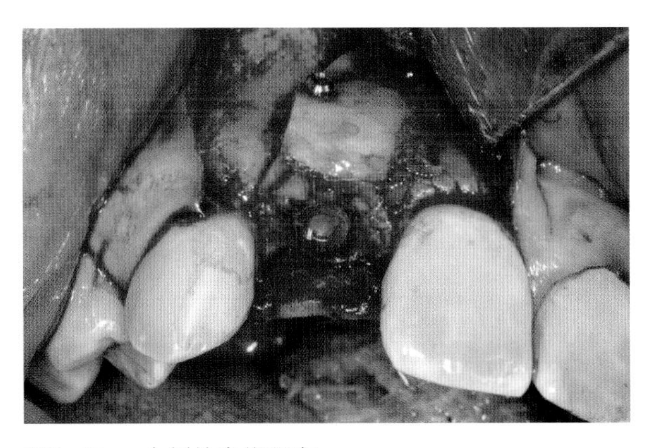

图3-45e　右侧的类似程序。

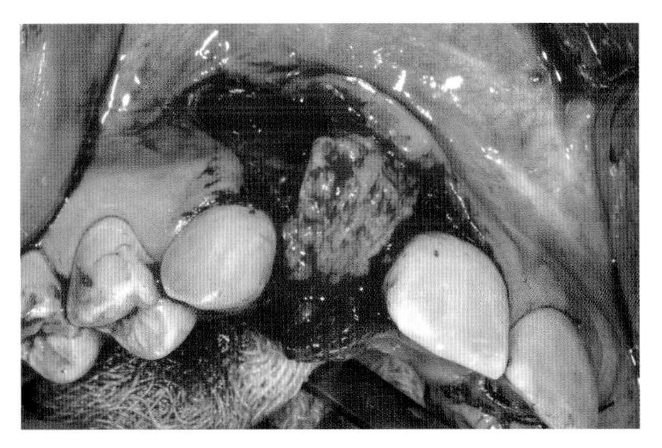

图3-45f　在两侧用腭结缔组织瓣覆盖移植区域。

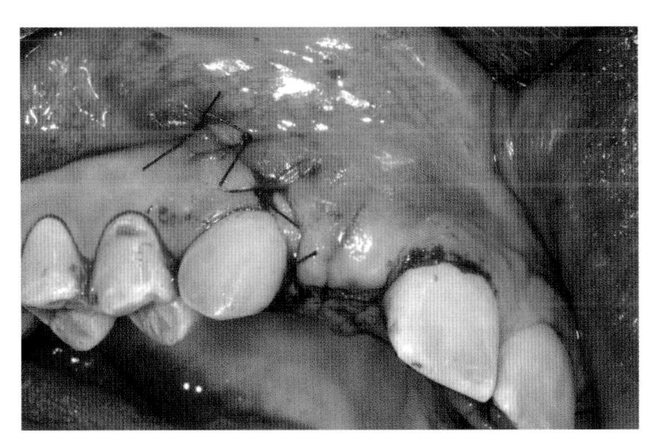

图3-45g　创口闭合。

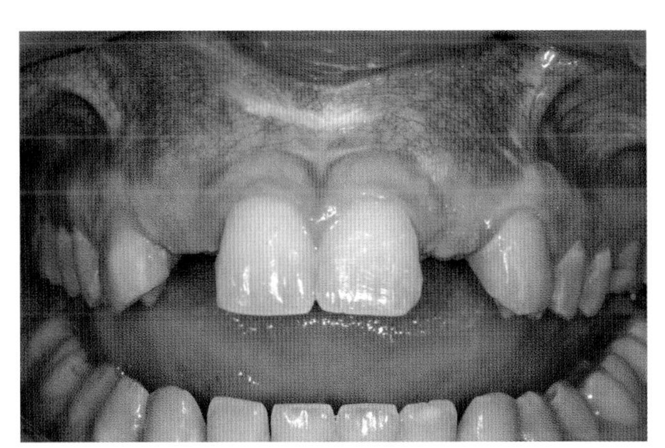

图3-45h　术后3个月的前庭外观。

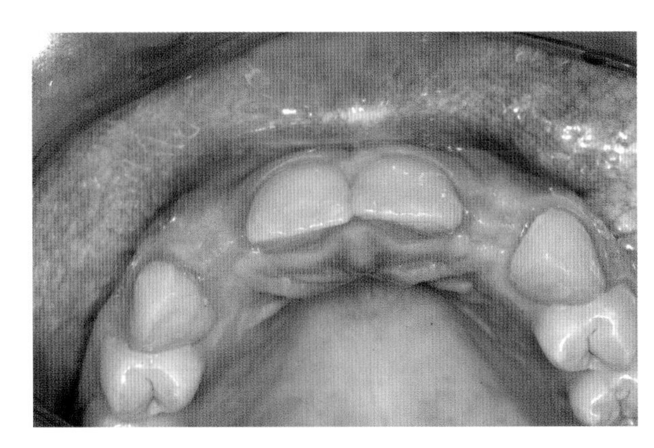

图3-45i　殆面观。

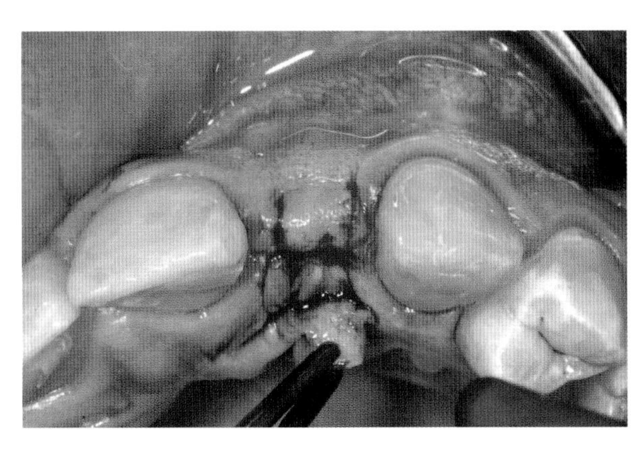

图3-45j　左侧种植体暴露期间制备卷瓣。

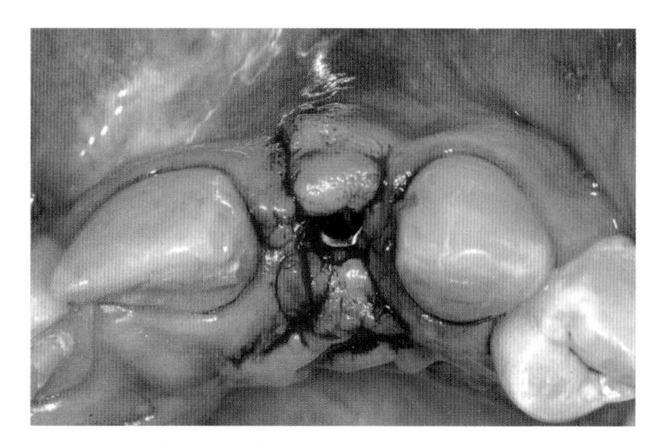

图3-45k 结缔组织卷入在前庭囊袋中。

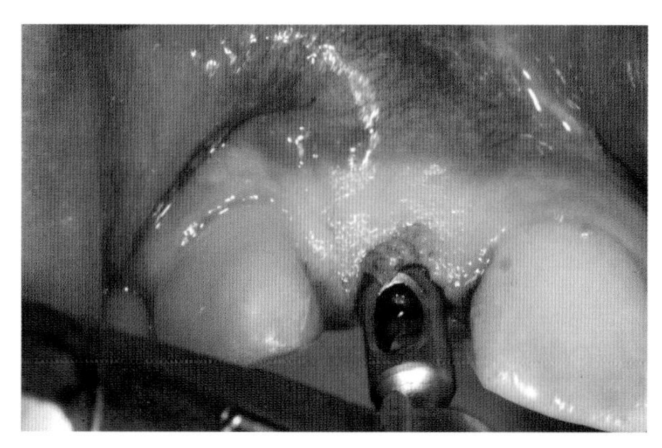

图3-45l 使用组织环切工具暴露右上颌骨中的种植体。

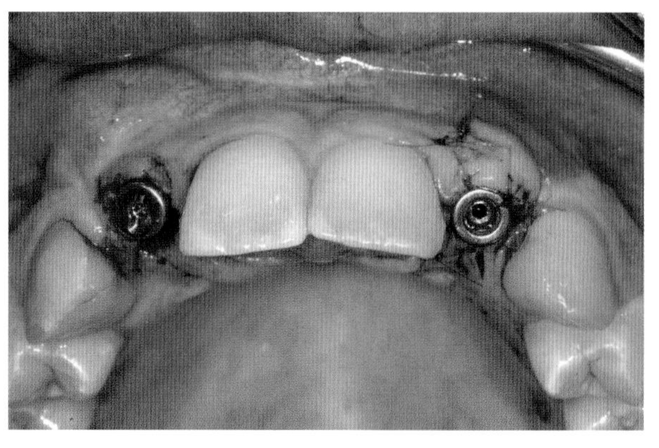

图3-45m 两个部位的船面观：组织穿孔暴露植入物后（右侧）和卷瓣暴露后（左侧）。

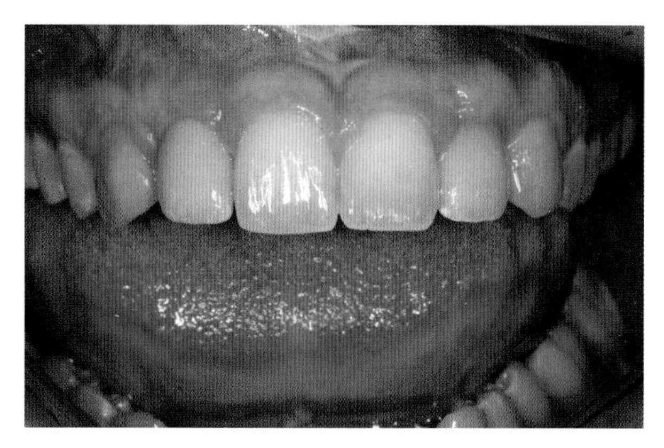

图3-45n 修复体修复后的临床外观。

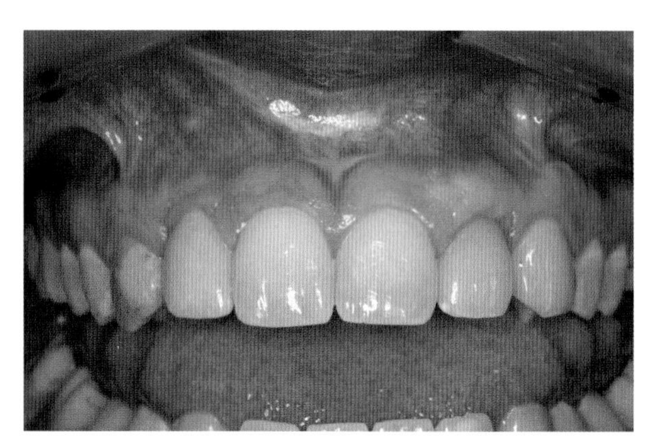

图3-45o 术后3年的临床表现：左侧（采用卷瓣）的结果优于右侧（组织打孔器）。

3.6.5　根向复位瓣

上颌骨或下颌骨中的骨移植物通常在手术结束时通过骨膜减张后的唇颊侧冠向复位瓣覆盖，以保证无张力闭合。这导致前庭角化龈向腭/舌侧移位，同时使前庭变得扁平。此外，在不切断骨膜的情况下进行移植手术，如隧道入路，前庭变得非常平坦。当下颌骨发生这种情况时，可以在种植体植入过程中使用Kazanjian前庭沟加深术进行矫正。另一种做法是开放性前庭沟加深术，仅在颊侧骨上留下骨膜，由于缺乏组织导致膜龈联合（在下颌骨中）根向移位，通过开放性肉芽愈合。

与下颌骨相反，上颌骨的软组织处理主要在种植体暴露期间。由于上颌骨的解剖结构不同，采用带蒂瓣有可能实现膜龈联合处的最佳移位。在大量的增量手术中，可以经常观察到膜龈联合处冠向移位和前庭减少的现象，尤其是一期创口闭合或Rehrmann创口覆盖技术的情况下。与牙周切除性手术一样[63]，根向复位瓣是一种暴露方法[15]，适用于种植体周围形成最佳的角化和附着的黏膜。上颌的最大优点是腭侧存在较宽的角化龈，可以根据需要，将角化龈移动至所需的位置。因此，这种手术最常用于暴露上颌骨中的种植体。

卷瓣的适应证是唇颊侧的软组织体积缺损，而对于根向复位瓣则为该区域的角化软组织缺失。在外科手术开始时，用牙周探针测量相邻牙齿周围现有的角化龈宽度。在测量的宽度上增加2mm，从种植体区域移位后的膜龈联合处向腭方进行标记。标记显示了腭部第一个骨膜上水平切口的位置。对于皮瓣的复位，切口线向近中和远中延续，做垂直切口平行的骨膜切口进入前庭。通过初始测量宽度加5mm，垂直切口应超过邻牙膜龈联合，建议与邻牙周围组织保持至少1mm的距离。如果上颌骨有游离端缺牙，远端切口线应包绕上颌结节区域，因为后期颊侧移位需要周长较大的皮瓣。半厚瓣最好从腭侧开始制备，这样骨面就不会暴露。应保留骨膜，以保护和营养其下方增量的骨，并有助于骨再生和成熟，而不会中断[62]。在做前庭切口时特别小心地将半厚瓣剥离到前庭深处，使皮瓣能精确地放入新的部位，皮瓣的厚度＞1.5mm[13]。然后，用单独的半月状切口暴露种植体，待移位的组织向需要增量的部位移动。愈合基台插入后，下一步在冠方近中和远中用缝线固定根向复位瓣。然后，在膜龈联合所在的高度，用缝线将黏膜瓣固定在骨膜上，进而防止远期复发。通过骨膜和腭黏膜的进一步缝合可使黏膜紧贴牙龈成形器。在腭区较大的情况下，腭板有助于二期肉芽形成（图3-46a～o和图3-47a～g）。

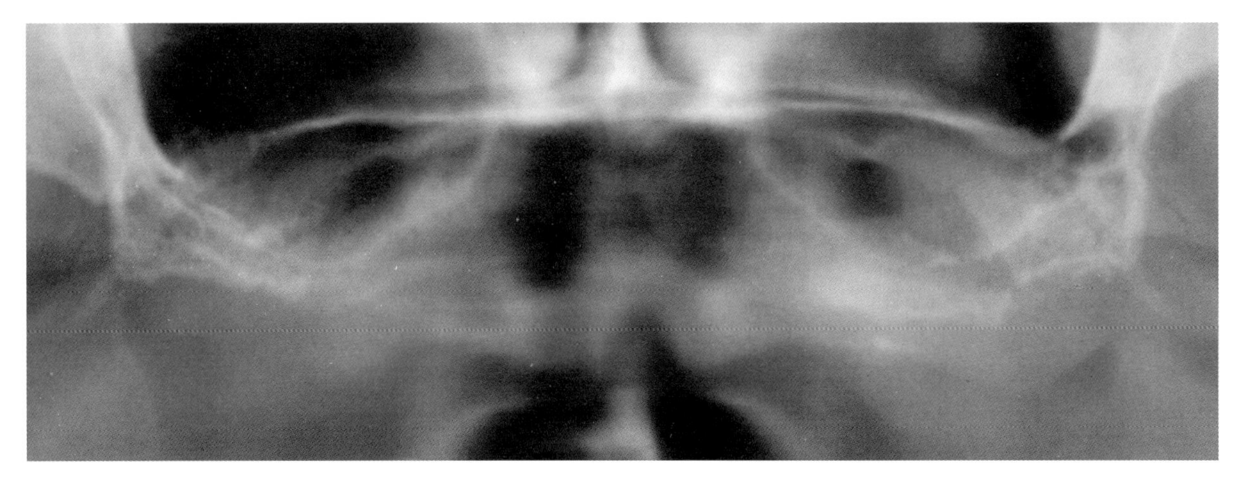

图3-46a 高度萎缩上颌骨的曲面断层片。

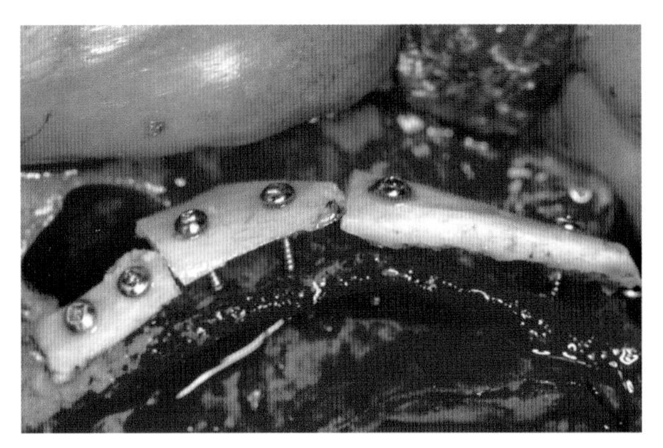

图3-46b 使用卜颌骨骨块重建萎缩颌骨（右侧）。

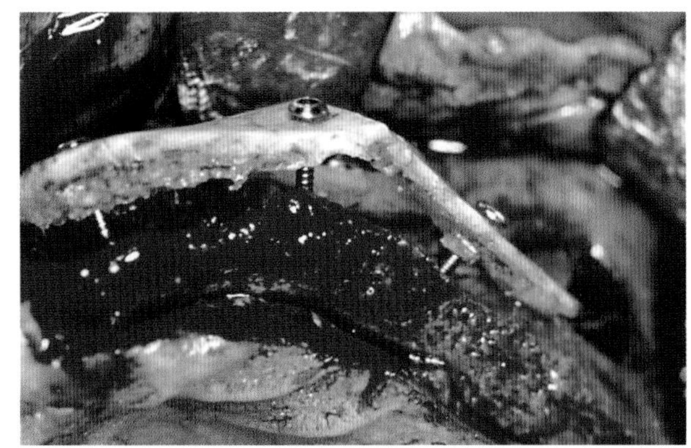

图3-46c 左上颌骨的类似手术。

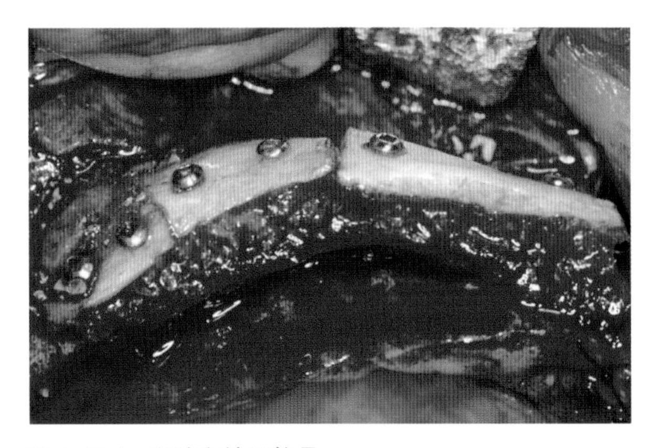

图3-46d 空隙充填颗粒骨。

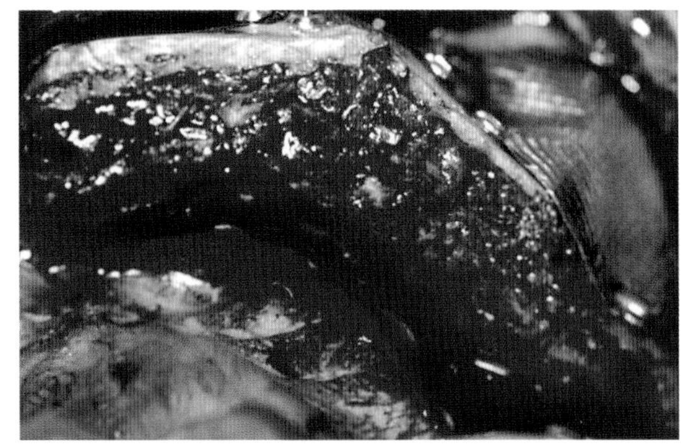

图3-46e 左上颌骨的类似手术。

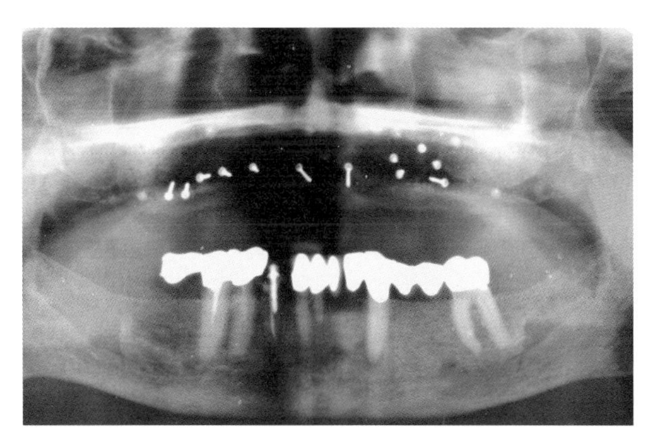

图3-46f 术后的X线片：从下颌磨牙后区域（左侧和右侧）采集骨块。

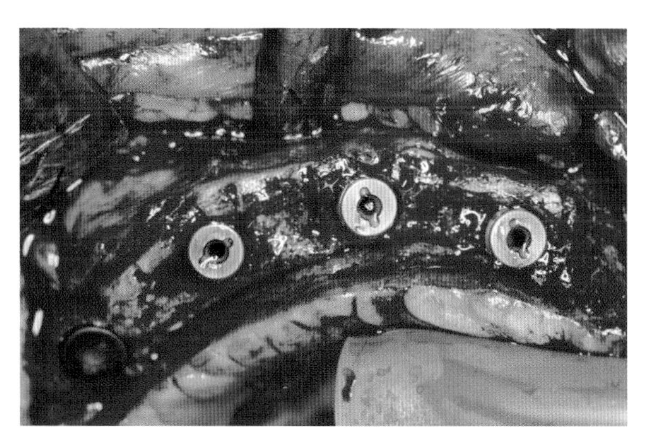

图3-46g 术后4个月右上颌骨的临床表现：4颗种植体植入到高度血管化的移植骨中。

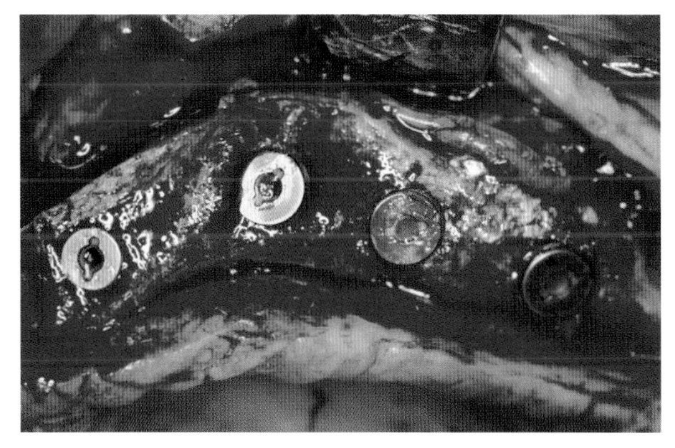

图3-46h 左上颌骨的类似情况：在移植区域插入直径为4.5mm（蓝色）和3.8mm（黄色）的XiVe种植体。

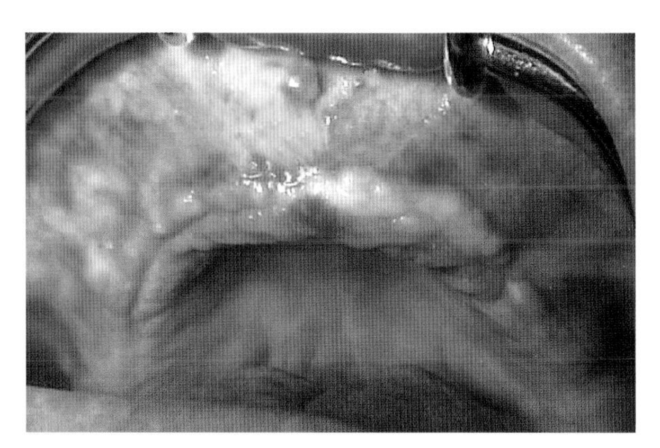

图3-46i 术后3个月的临床表现。注意缺失的前庭角化龈。

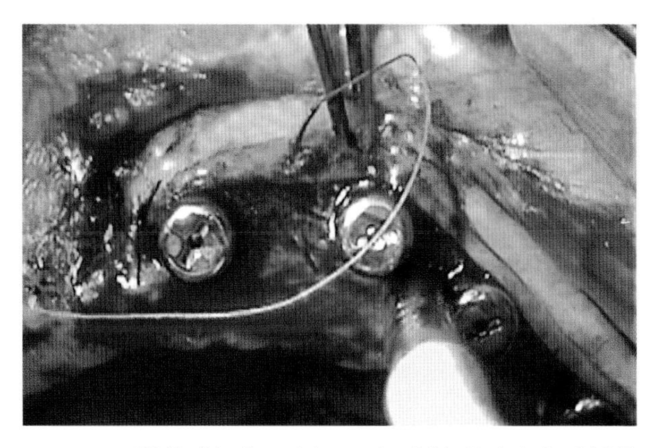

图3-46j 腭黏膜部分厚度切口后，制备前庭方向反折的骨膜上皮瓣，与暴露的骨膜缝合。

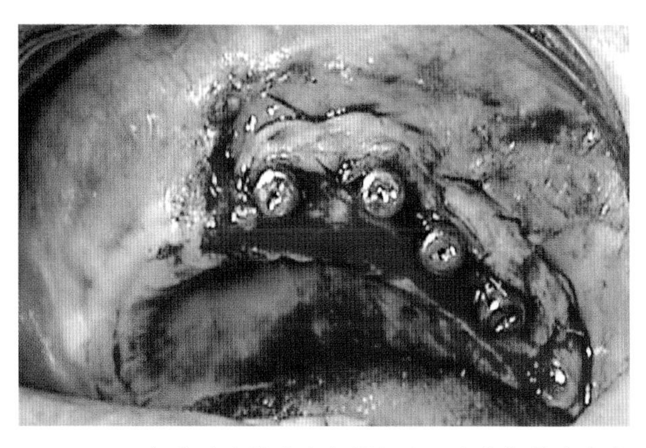

图3-46k 与未治疗的右上颌骨相比，左上颌骨有愈合基台的暴露种植体的临床表现。

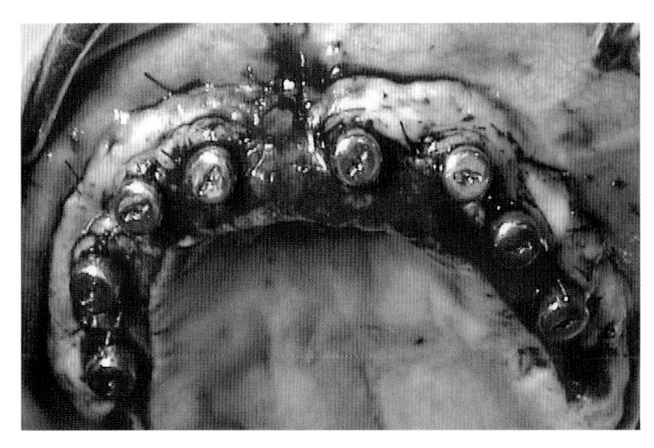

图3-46l 采用根向复位瓣完全暴露所有种植体后的临床表现。

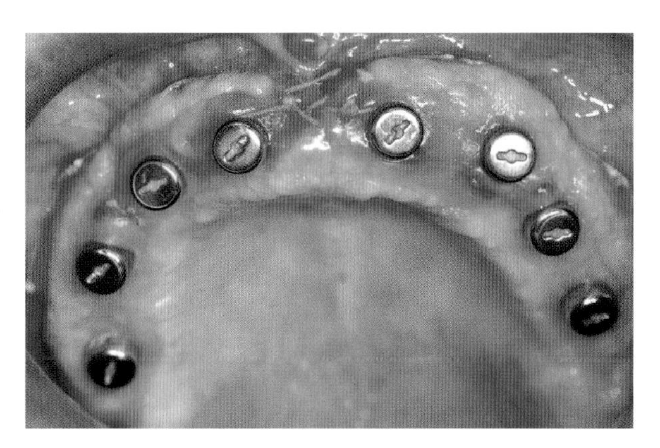

图3-46m 术后4周的临床表现。

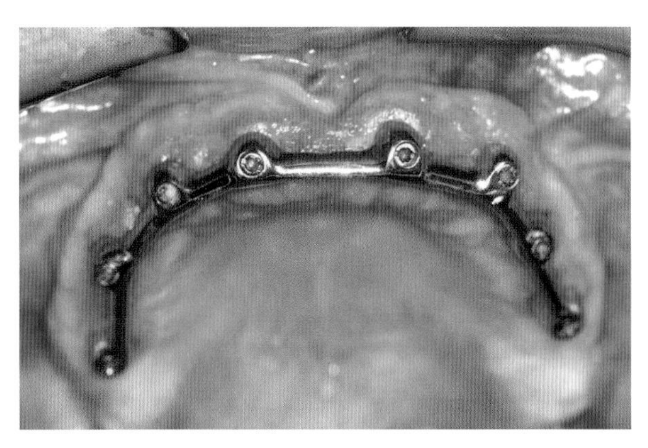

图3-46n 术后5年软组织情况稳定。

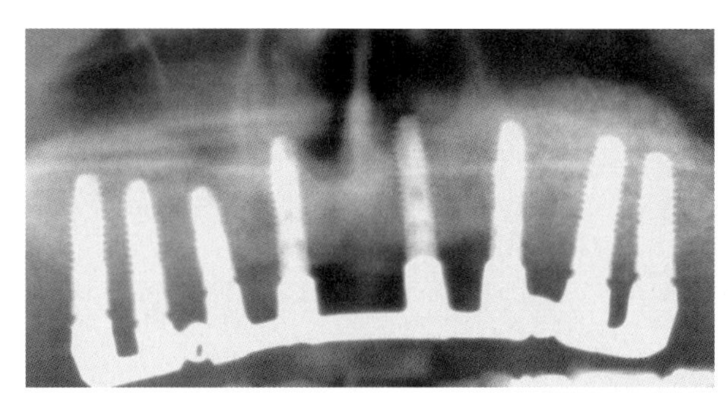

图3-46o 术后5年的X线片对照。

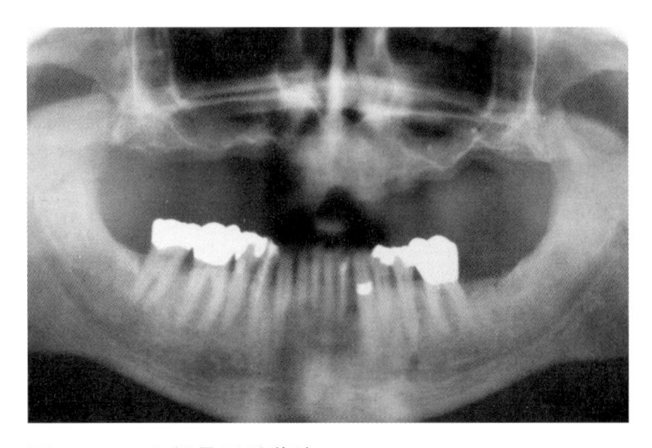

图3-47a 上颌骨严重萎缩。

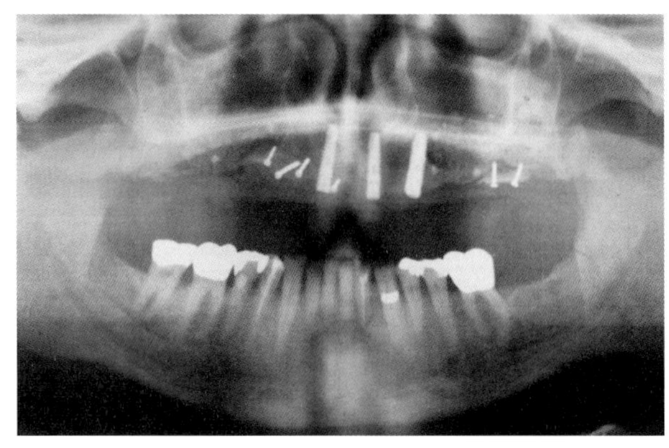

图3-47b 从右侧和左侧磨牙后区域采集下颌骨骨块移植物，对上颌骨进行多次骨移植术后的X线片对照。

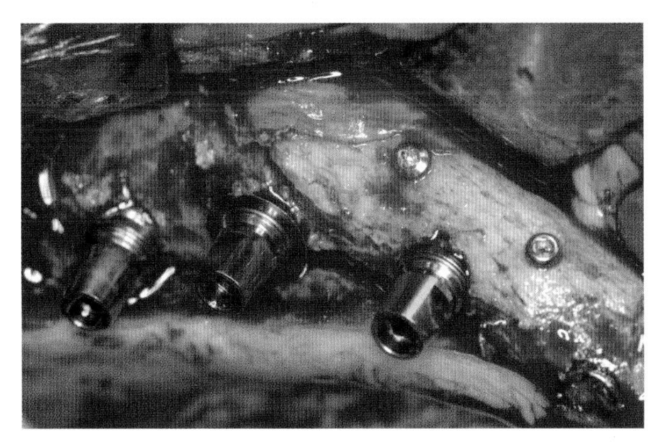

图3-47c 术后4个月在垂直移植骨中插入种植体。

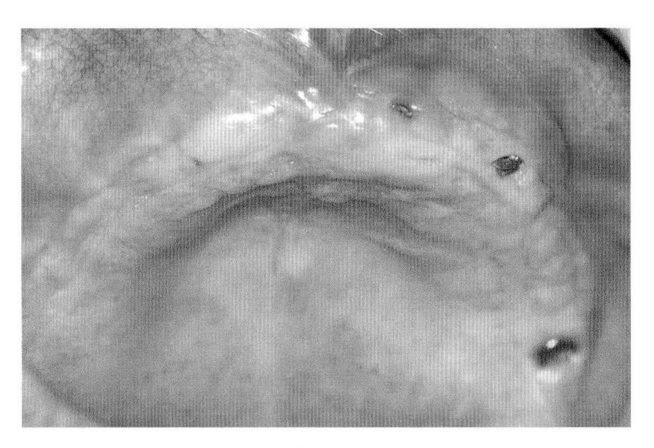

图3-47d 术后3个月的临床表现：左上颌骨中的一些种植体早期暴露。

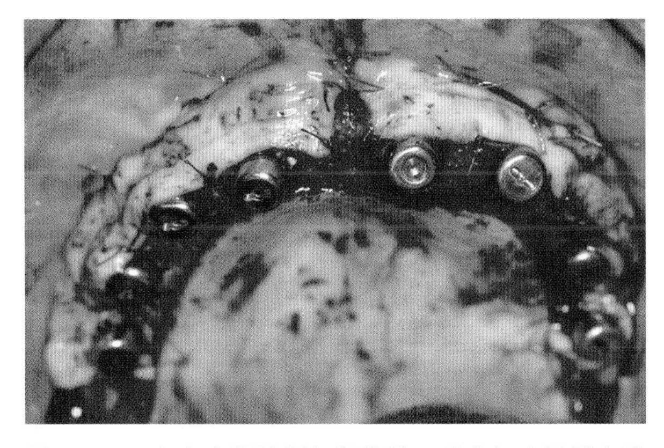

图3-47e 左右上颌骨根向复位瓣：术中闭合早期穿孔黏膜。

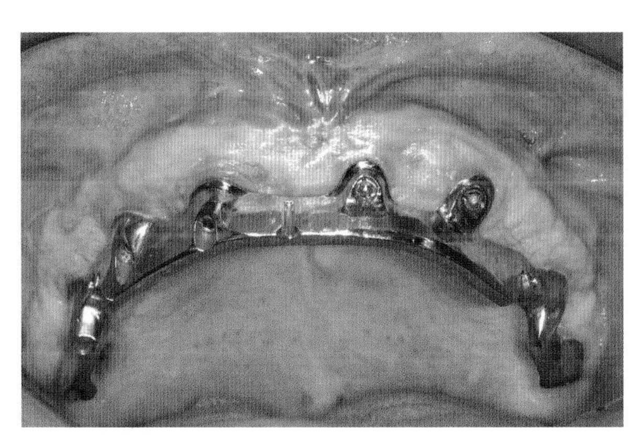

图3-47f 术后4年的临床表现。

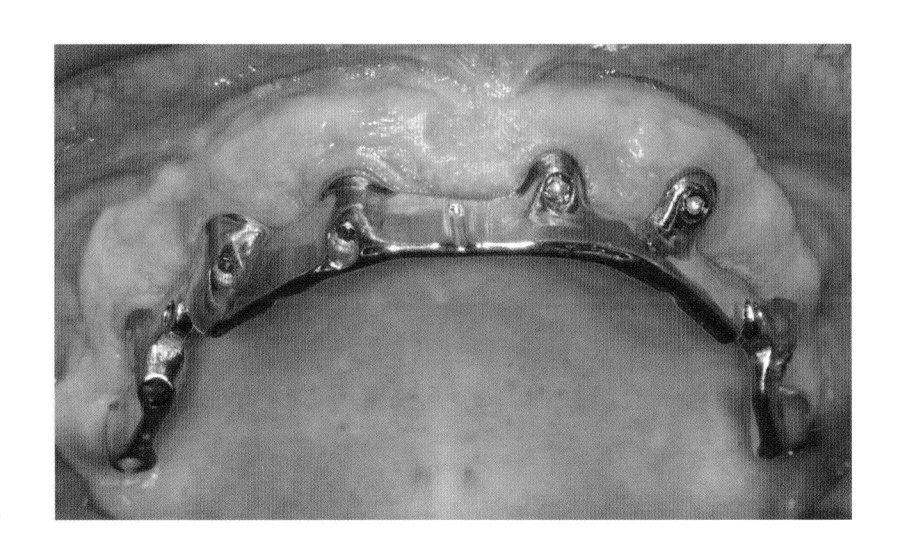

图3-47g 术后15年的临床表现。

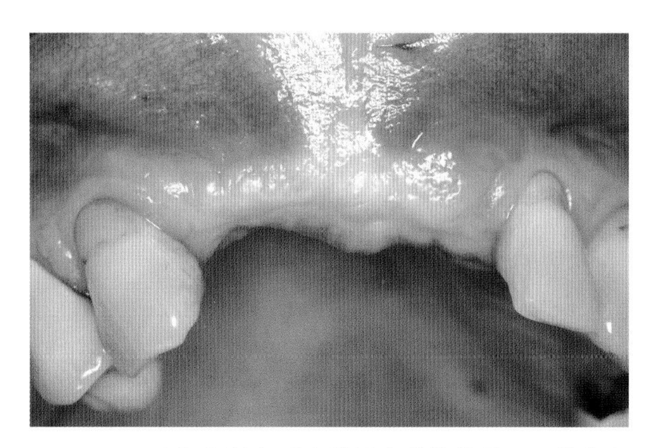

图3-48a 上颌骨前部垂直植骨和种植体植入后的临床表现：前庭侧软组织和角化龈体积不足。

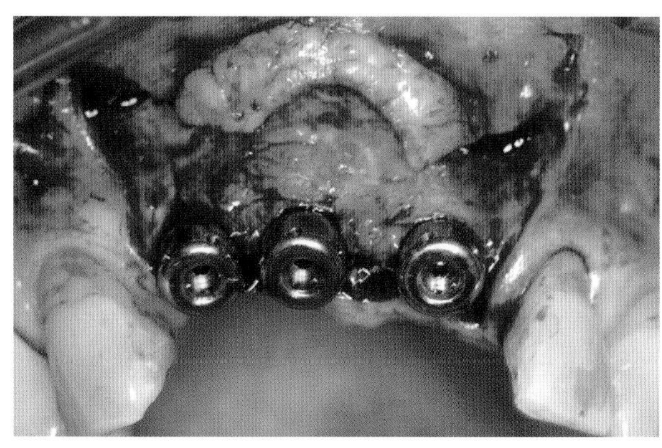

图3-48b 通过根向复位瓣暴露种植体。

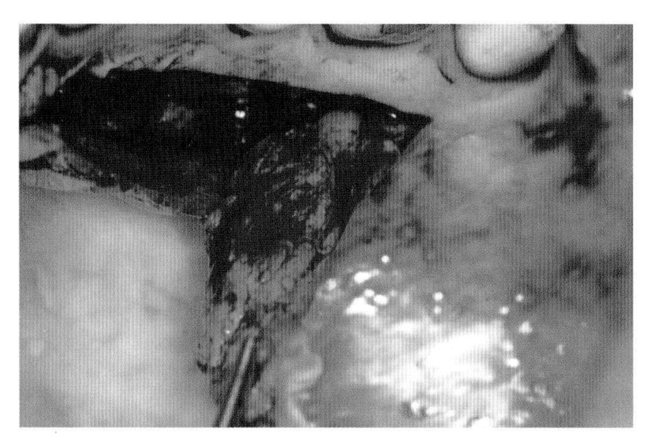

图3-48c 从腭部采集结缔组织移植物。

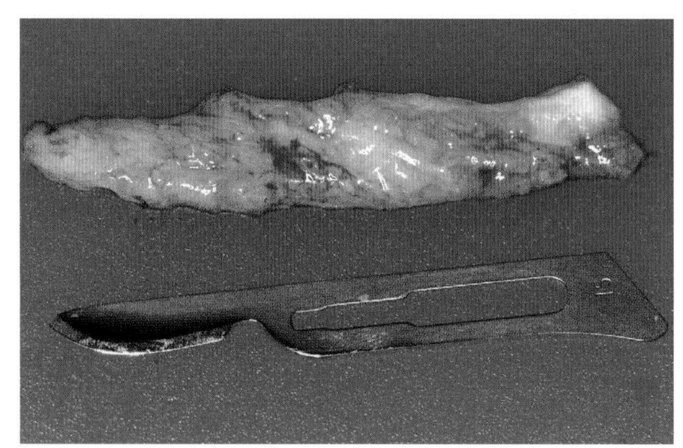

图3-48d 游离结缔组织移植物。

3.6.6 根向复位皮瓣联合结缔组织移植

根向复位皮瓣主要用于在种植体周围形成角化黏膜。此外，如果需要增加黏膜的量，需要修平牙槽突轮廓或需要对黏膜进行塑形，则可将根向复位瓣与结缔组织移植结合。该技术能同时获得角化黏膜和恢复软组织轮廓，非常适用于上颌前牙区骨增量术后。结缔组织移植物的获取是基于使用目的，可以从腭部获取大量连续的结缔组织，从结节区域获取具有高稳定性的结缔组织。在美学区或重建龈乳头建议使用取自上颌结节的胶原含量较高的结缔组织，如果根向复位瓣的切口线向远中延伸，则可以延续半厚瓣，楔形切除结缔组织并用半厚瓣覆盖。使用单切口技术取腭部移植物，无垂直松解切口[50]，根向复位瓣的正中水平切口为入路。建议在供区和准备好的半厚瓣之间留下

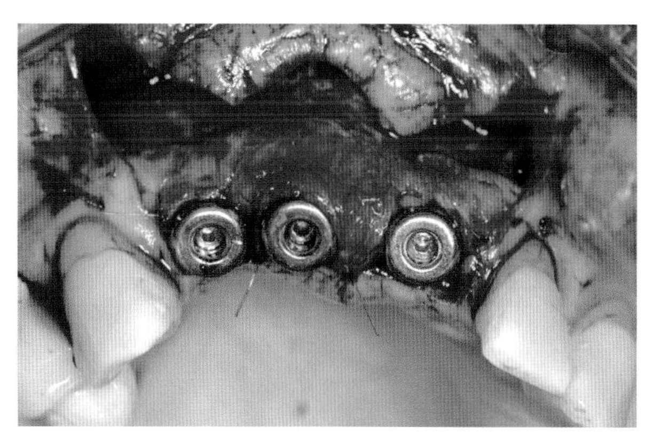

图3-48e 缝合到下面的骨膜上，使愈合基台周围的结缔组织与移植物相适应。

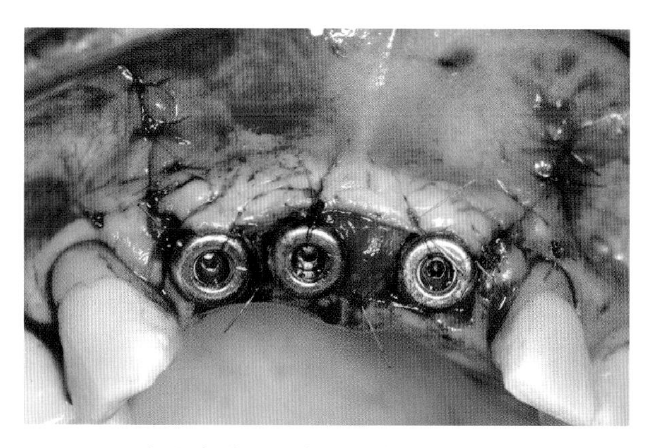

图3-48f 根向复位瓣稳定在游离结缔组织移植物上，缝线缝合到邻近组织和愈合基台的孔上。

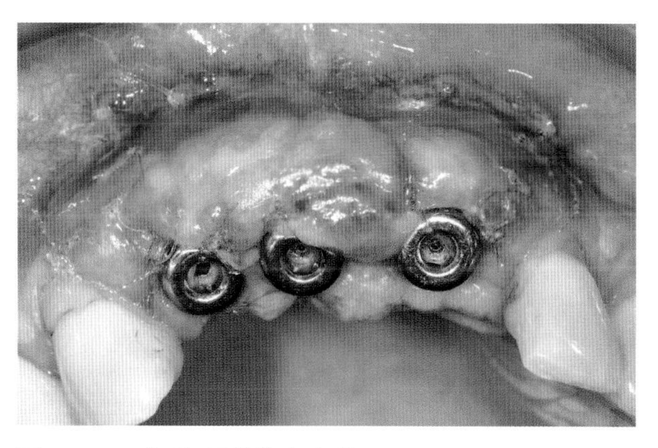

图3-48g 术后3周的临床表现。

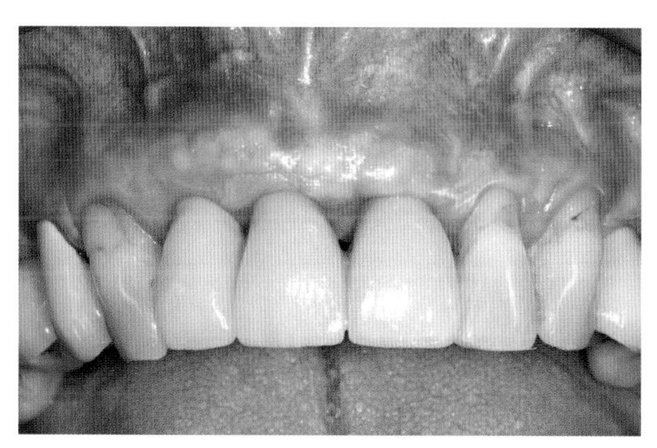

图3-48h 术后2年的临床表现。

一条宽度至少为3mm的结缔组织，以便后期安全复位和再上皮化。在计划手术时，应根据膜龈联合线复位所需的大小、确定根向复位皮瓣的尺寸，因为上腭区域将由上述结缔组织移植物大小的正中水平切口定义，不能改变[142]。在制备根向复位瓣后，为了改善游离移植物的血液循环和扩散，可以使用Beaver micro-SM69刀片和隧道工具，小心在其近中及远中分离黏膜约5mm，建立隧道，然后将移植物滑入其中。

定位后，移植物通过可吸收缝线在所需位置固定到骨膜上，首先沿近远中方向，然后沿种植体间方向。最终被根向复位瓣覆盖（图3-48a～j）。

在下颌骨中，该技术可作为游离龈移植的替代方法。在前庭侧和舌侧制备根向复位皮

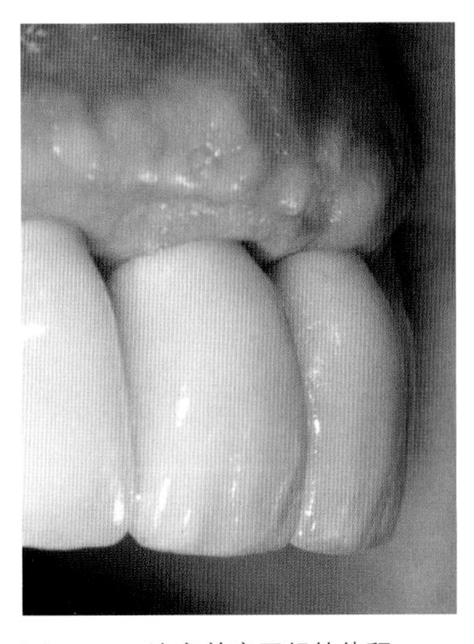

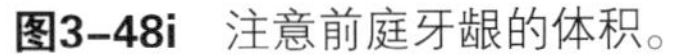

图3-48i 注意前庭牙龈的体积。

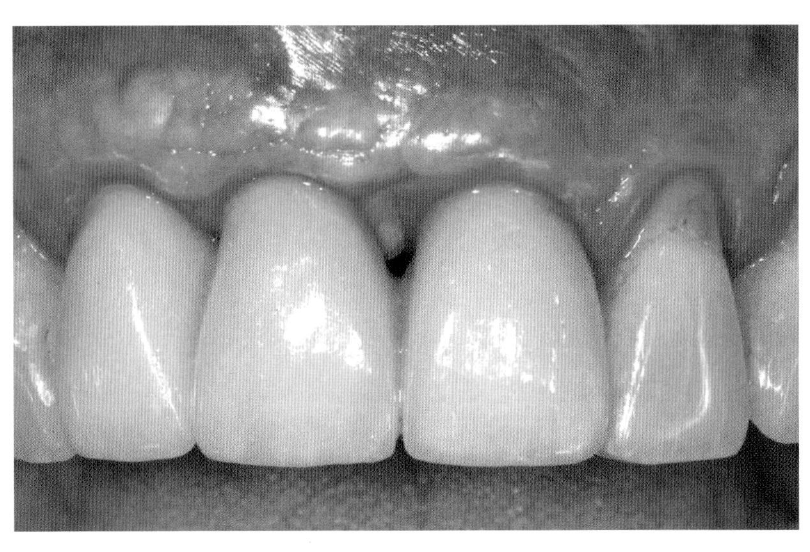

图3-48j 术后5年软组织情况稳定。

瓣后，从腭部切取长结缔组织移植物，切成两块。一块缝合在舌瓣内部，另一块缝合在前庭瓣内部。最后，将两个皮瓣缝合在愈合基台周围。最早应在5周后制取最终修复的印模（图3-49a～h）。

3.6.7 暴露时的游离龈移植

基于Sullivan和Atkins的描述[67,172-173]，当今游离龈移植仍然是增加角化龈宽度的首选方法。如果在暴露之前观察到角化龈缺损，则根据Björn和Nabers[20,127-128]，可以通过游离龈移植进行增量。首先做水平切口，然后进行双层分离。该切口得要保证舌侧角化龈的保存，尤其是在下颌病例中。通过这种方式可以避免更大的附着丧失[94,115]，更重要的是，考虑到该区域的解剖结构，这样会避免后期困难的舌侧外科手术操作。在唇颊侧预备时，要保留受区的骨膜和部分结缔组织，以防止骨吸收和术后反应增加[51]。前庭沟加深术的受区预备后，肌肉活动时，移植区应该没有动度，前庭皱襞区的骨膜可用于良好的固定，即使牙龈移植物不会再附着，至少可以自由地形成肉芽组织。

可使用模板将受区大小复制在供区上。无褶皱的硬腭前磨牙区为理想的供区。也可以选择上颌结节或无牙颌区域[164]。然后，在模板周围做1mm深的切口（尽可能地补偿收缩），切口在交叉处应略微过切。带基底层的上皮用锋利的刀片剥离，形成连续厚度约为1mm的皮瓣。与其他移植厚度相比，从薄的半厚瓣（0.5～0.75mm）到半厚瓣（0.75～1.25mm），再到全厚瓣（1.25～1.75mm），薄的移植物显示出更大的

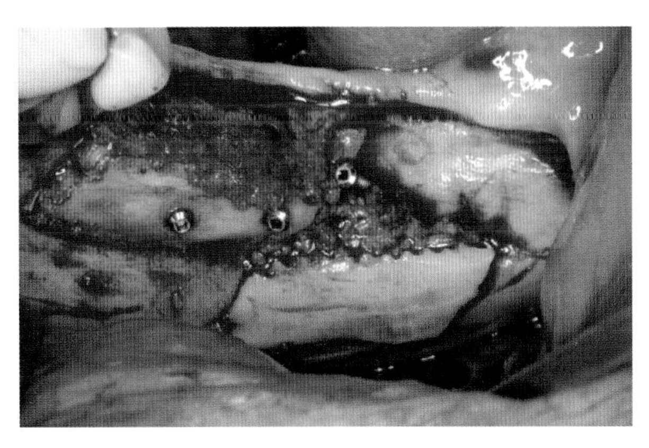

图3-49a　下颌骨后部骨块移植，同时植入种植体。替换分离移植物的剩余第二块，重建供区。

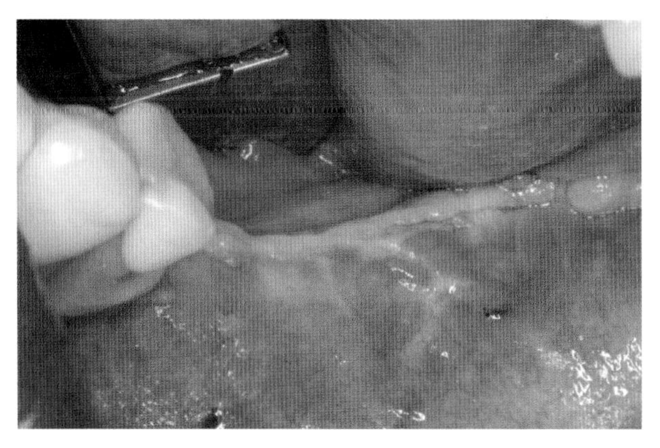

图3-49b　记录缺乏固定和角化龈的下颌骨后部的临床表现。

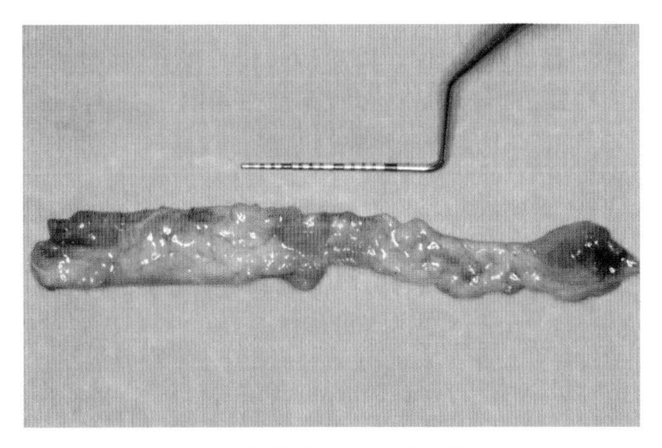

图3-49c　从腭部采集的结缔组织移植物。

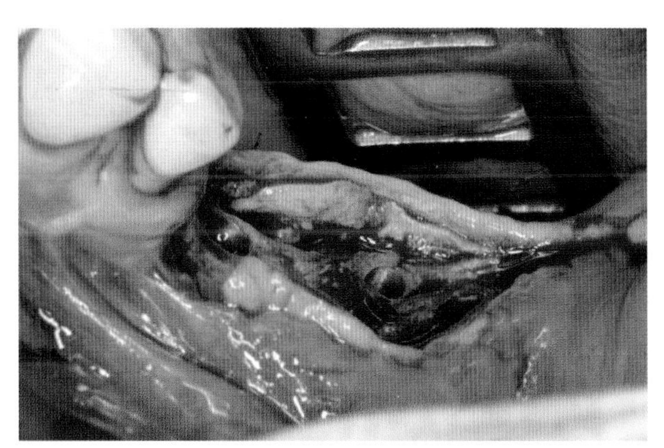

图3-49d　种植体暴露后，在前庭侧和舌侧使用根向复位瓣，稳定舌瓣内部的一半结缔组织。

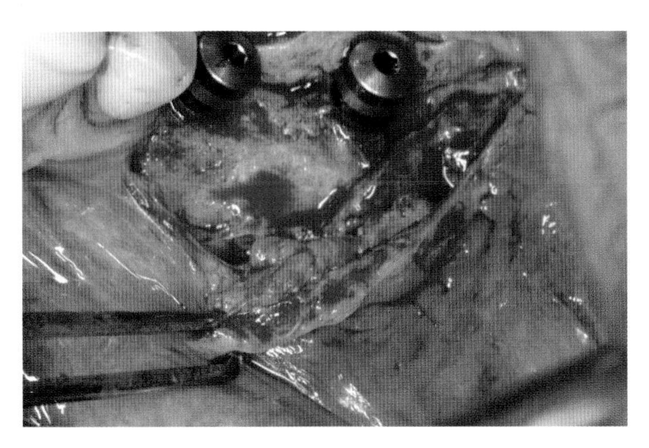

图3-49e　肌内根向复位后前庭侧的类似程序。

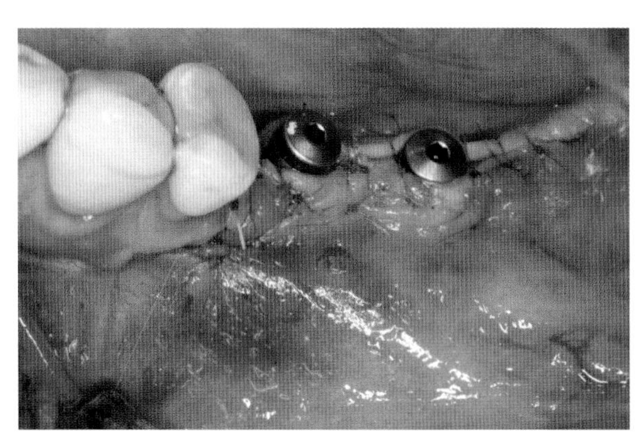

图3-49f　使用6-0单股缝线对前庭和舌瓣进行缝合。

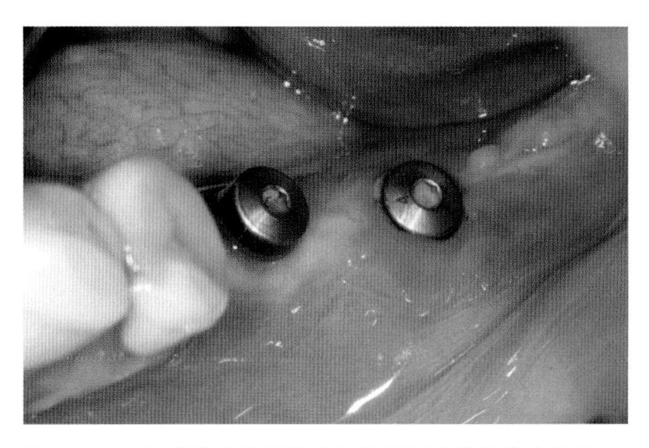

图3-49g 记录种植体周围软组织质量改善的临床表现。

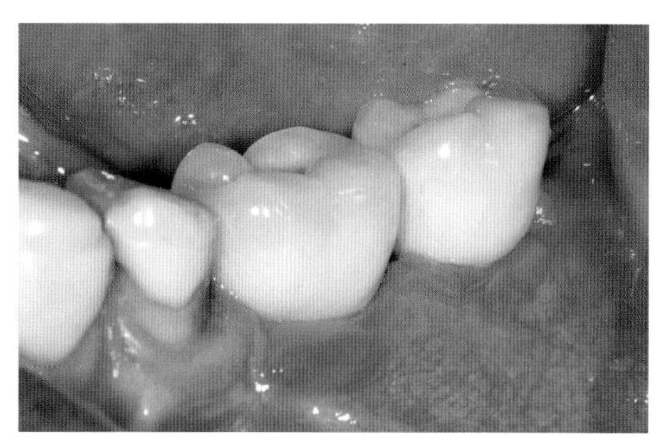

图3-49h 术后1年软组织情况稳定。

即时收缩，但术后收缩程度较小[125,140,173]，以及与周围组织更好的颜色适应。在置于受区之前，应从移植物上切除腺体或脂肪组织。

移植物放置好后，用缝线和组织丙烯酸黏合剂跨其整个表面固定。建议从冠方近远中简单间断缝合开始，然后用交叉褥式缝合使之与受植床紧密接触，也环绕愈合基台缝合。缝合后，用生理盐水浸泡过的纱布小心地将移植物压向受区1分钟。这种紧密接触是起决定作用的，因为中间形成的血肿可能导致血液循环带来的营养扩散不足，从而导致移植物的坏死（图3-50a～i）。下一步，可在移植物冠方和水平切口线上额外涂抹组织丙烯酸黏合剂，14天愈合后应与缝线一起取出。

根据作者的经验，建议在种植体暴露手术过程中不要进行这种类型的操作，而是在修复体修复后等待至少1年，以尽量减少移植骨的吸收。这是由于移植物和种植体植入后3个月，该部位的血管化仍然不完全。

暴露程序和软组织处理的选择基于植入后的解剖情况。比较了3种暴露程序[180]（根向复位瓣、卷瓣和根向复位瓣联合结缔组织移植），在12个月随访期间，有或无结缔组织移植物的根向复位瓣显示附着黏膜的增加在统计学上更显著，而卷瓣和有结缔组织移植物的根向复位瓣可以使软组织体积显著增加[180]。Fagan和Freeman[59]还发现，根向复位瓣可作为游离龈移植的替代方法。尽管在根向复位瓣中复发的风险略高，但是更好的颜色匹配和改善患者术后反应被认为这是有利的。

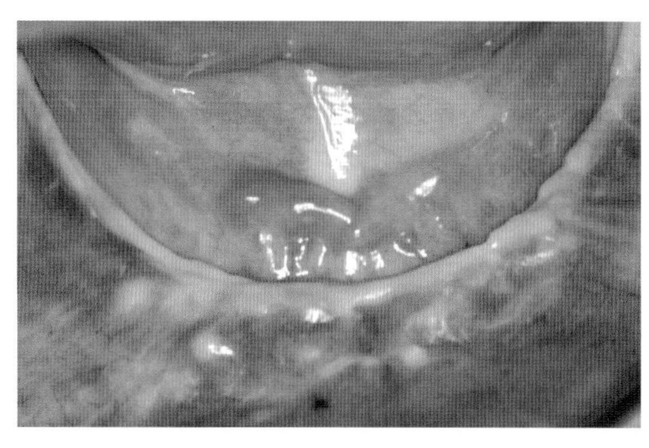

图3-50a 下颌骨前部骨移植和种植体植入后软组织的质与量较差。

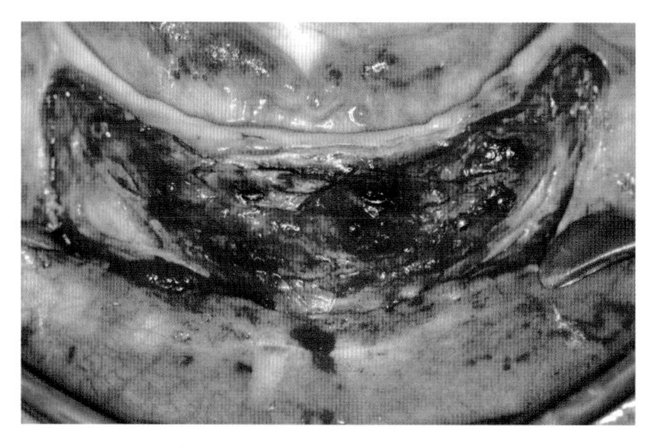

图3-50b 结合骨膜上根向复位瓣的暴露种植体。

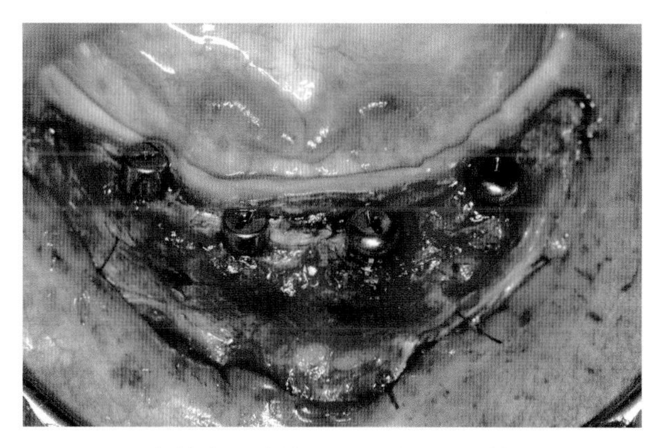

图3-50c 在前庭深处的骨膜上使用可吸收缝线进行皮瓣稳定。

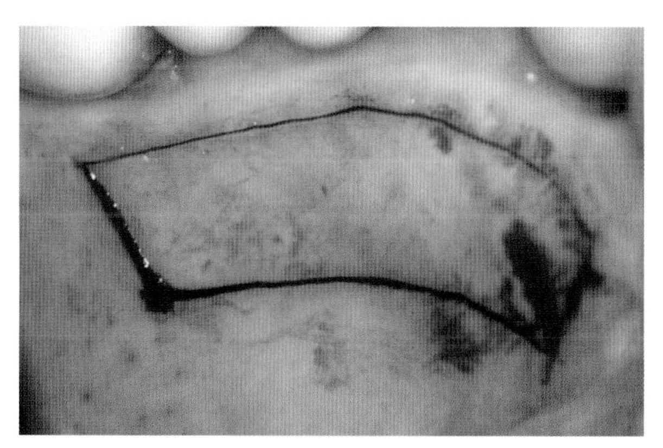

图3-50d 从腭侧采集软组织上皮移植物。

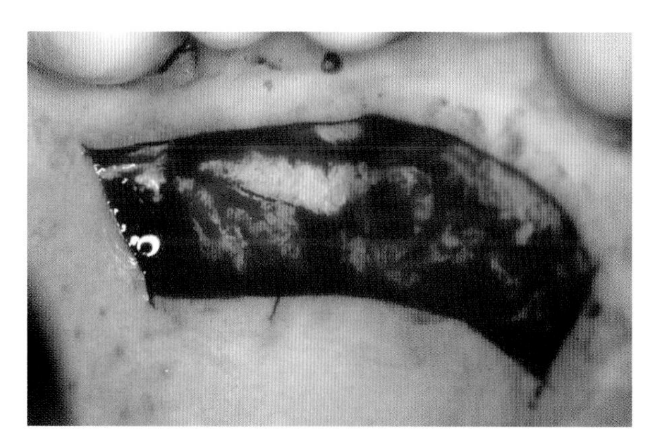

图3-50e 取出移植物后的供体部位。

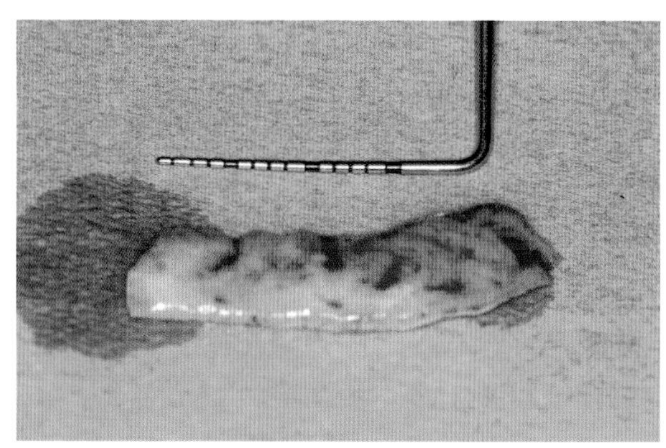

图3-50f 上皮软组织移植物。

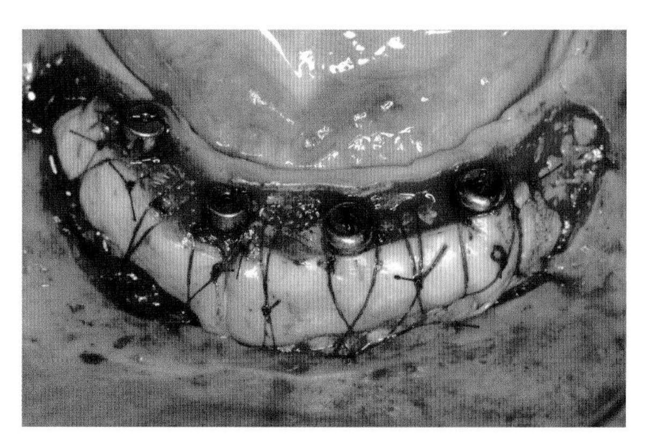

图3-50g 暴露种植体周围的移植物稳定：一些缝线在骨膜上压迫移植物，没有留下血肿的空间。

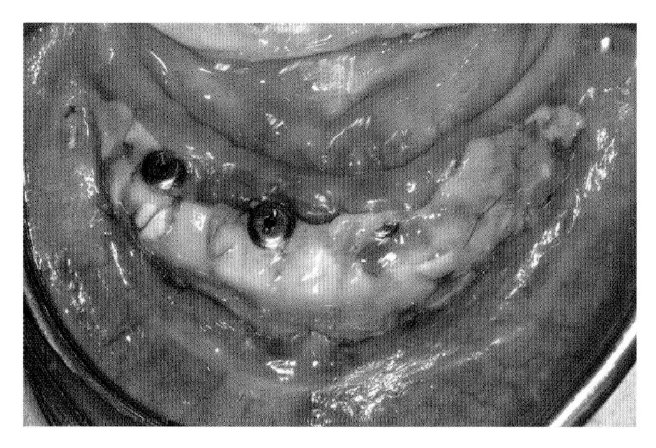

图3-50h 术后2周的临床表现。

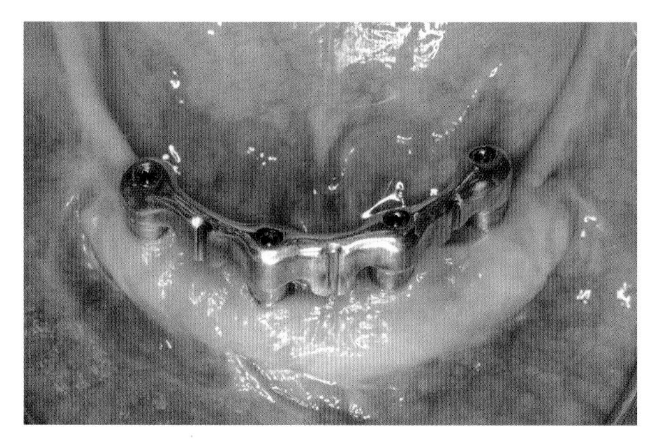

图3-50i 术后2年的临床表现。

3.6.8 种植体暴露时的龈乳头构建

除了牙齿重建，种植体治疗的美学成功可以根据粉色美学评分来确定，粉色美学评分根据其他几个标准认为龈乳头的形成具有重要意义。理想的软组织结果从术前计划、组织保存、组织增量措施和仔细考虑的修复体重建开始[175,177,190]，并依赖于三维位置正确的种植体[29,31,126]。不仅要考虑与骨结构的关系[126,165]，还必须考虑与相邻种植体的关系。作为一种简单且普遍适用的规则，建议种植体与邻牙之间间隔1.5mm，种植体之间间隔3mm[139]。颊舌侧骨壁应有1.5～2.0mm，其中种植体肩部（也取决于使用的系统）垂直向应在距离计划修复体的唇侧龈缘中点根方3mm处[17,30,69]。除了水平向、垂直向和颊舌向尺寸，龈乳头的形状和大小可以用修复体产生的近似接触点来描述[146]。天然牙接触点与牙槽骨[13]之间的距离应＜6mm，这样牙齿和种植体之间的整个缝隙都可以用龈乳头充填。在种植体与天然牙之间，高达4.5～5.0mm的空间可以被龈乳头全部充满[41,152]，在种植体和桥体之间，5.5mm的距离被认为是关键的。如果垂直距离不超过3.5mm[175-176]，则形成种植体间龈乳头。然而，即使在3mm，也无法确保一定有龈乳头的完全充填[87]。

关于根向复位瓣的制备，Palacci和Nowzari[133]描述了从腭侧切口向颊侧剥离黏膜瓣，分离半月瓣，目的是将其旋转放置在种植体之间形成龈乳头（图3–51a～f）。然而，这种技术或类似的技术，如在种植体间带有上皮成分的条形腭侧滑行瓣[4]，不能为龈乳头的形成提供足够的体积，而且水平切口在腭部走行相对较远。在12个月随访期间，发现使用Palacci皮瓣改善龈乳头仅可使1/3病例的龈乳头高度增加，而58.3%的病例显示龈乳头高度丢失[68]。

推荐结缔组织的旋转瓣联合根向复位瓣用于体积的改善。也可以在腭侧制备半月瓣或旋转瓣，固定在种植体之间（图3–52a～d）。这也可以与卷瓣技术结合[15,97,180]。卷瓣技术并

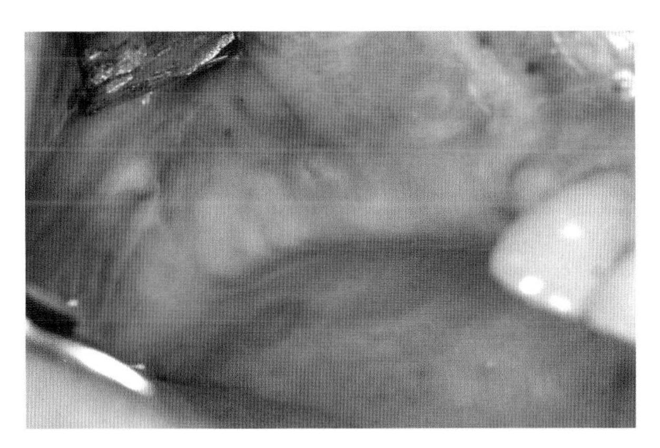

图3–51a 骨增量和种植体植入后4个月右上颌骨的软组织情况。

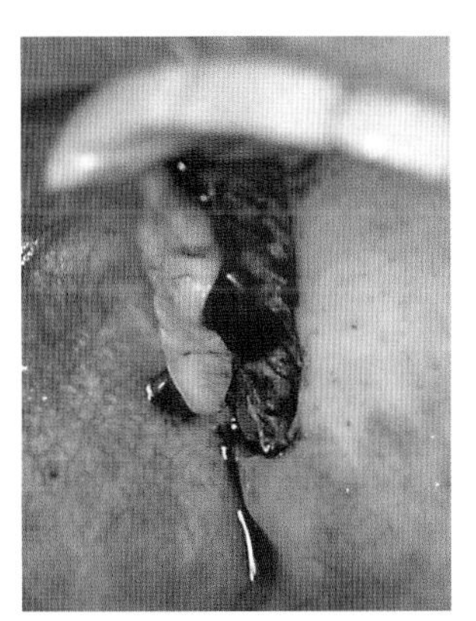

图3–51b 部分厚度腭侧切口，根向复位瓣。

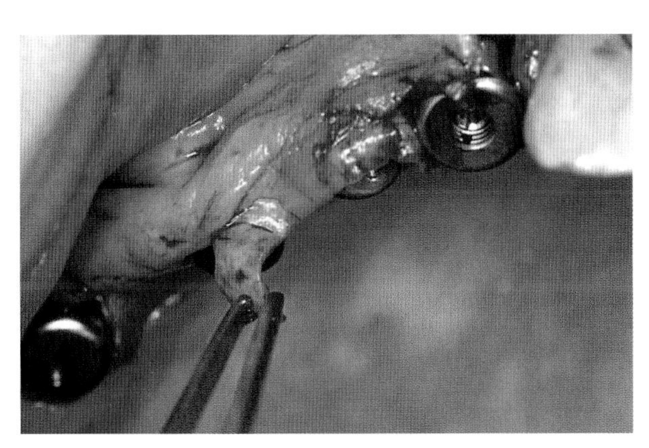

图3–51c 从角化龈制备微型皮瓣用于种植体间软组织增量。

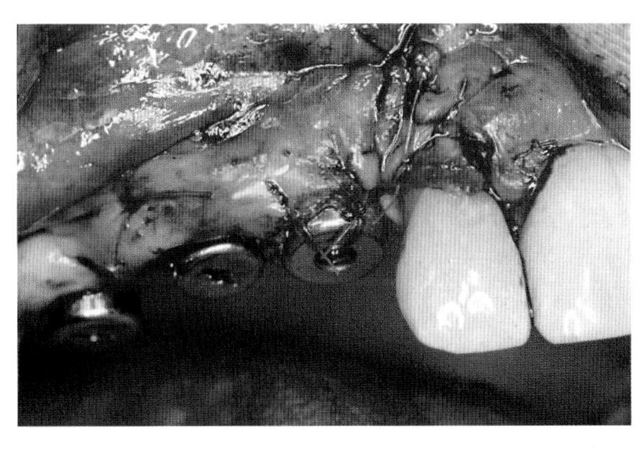

图3–51d 根向复位瓣与骨膜和邻近组织缝合后的临床表现，以及微型皮瓣在植入间区域的缝合。

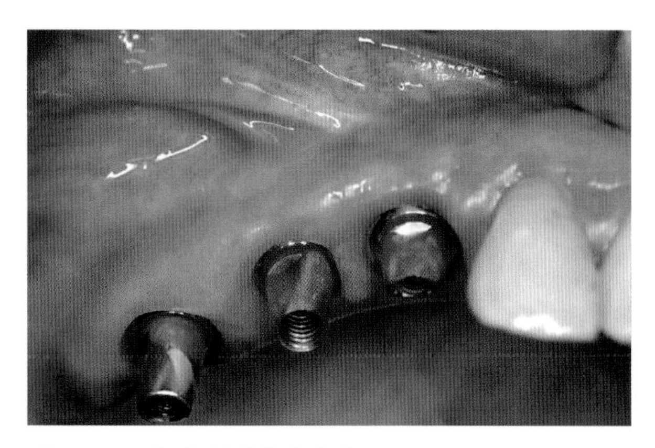

图3-51e 术后5周的临床表现。

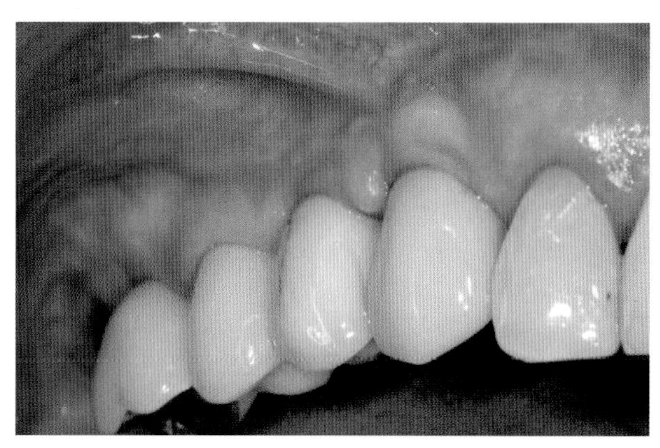

图3-51f 术后15年的临床表现。

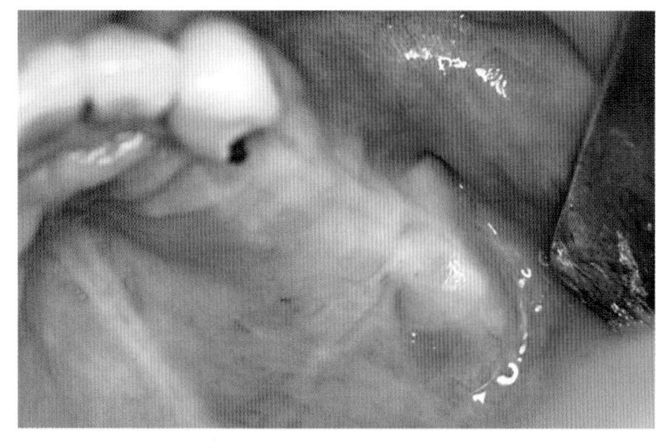

图3-52a 上颌窦提升后3颗种植体暴露前的临床表现。种植体在前庭黏膜中的位置不利。

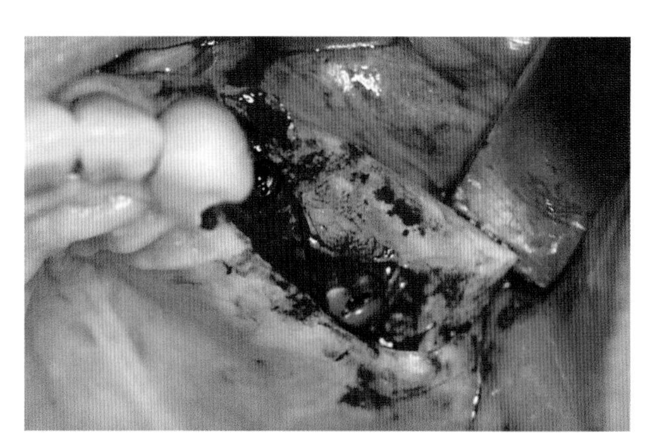

图3-52b 以典型方式在腭侧进行的卷瓣切口。

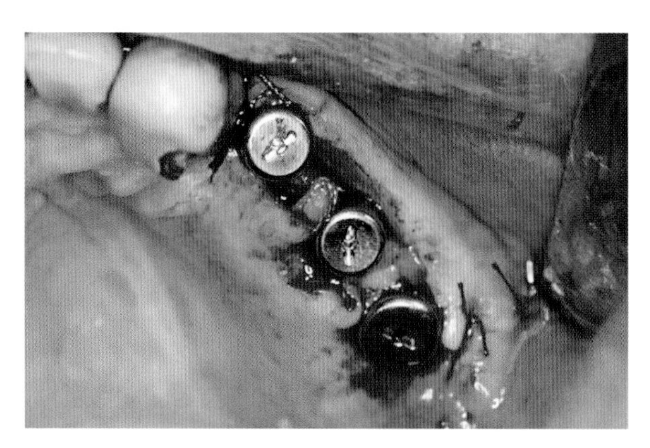

图3-52c 在颊侧部分厚度皮瓣下卷入结缔组织。从腭黏膜制备小皮瓣，旋转至种植体间，形成龈乳头。

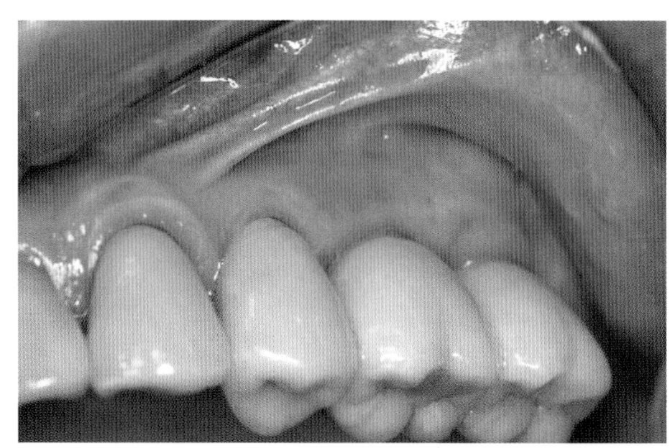

图3-52d 修复体修复后8年的临床表现。

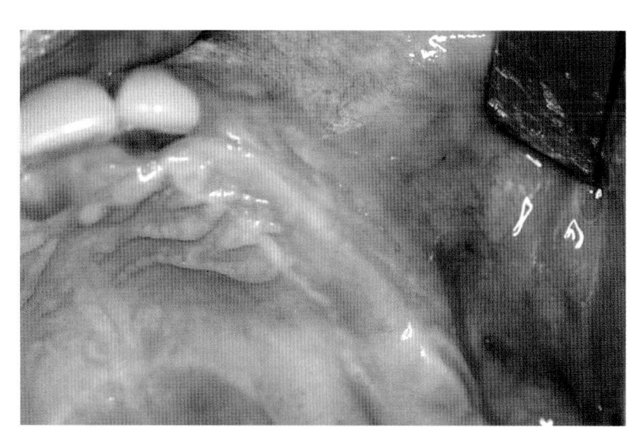

图3-53a　左上颌植骨和种植体植入后的临床表现：软组织体积和角化龈缺失。

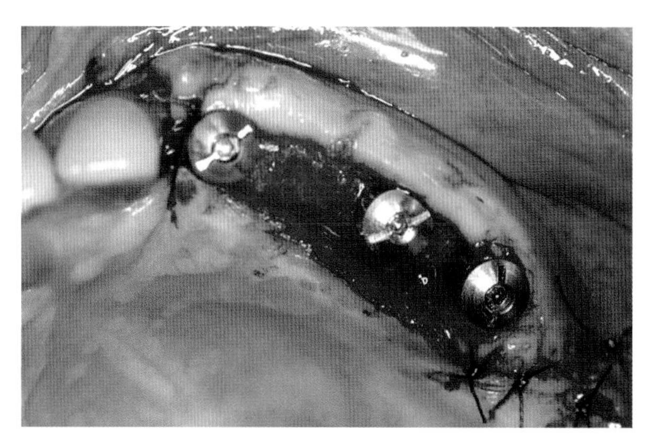

图3-53b　卷瓣和根向复位瓣结合，在种植体间留下一个重要的未覆盖表面。

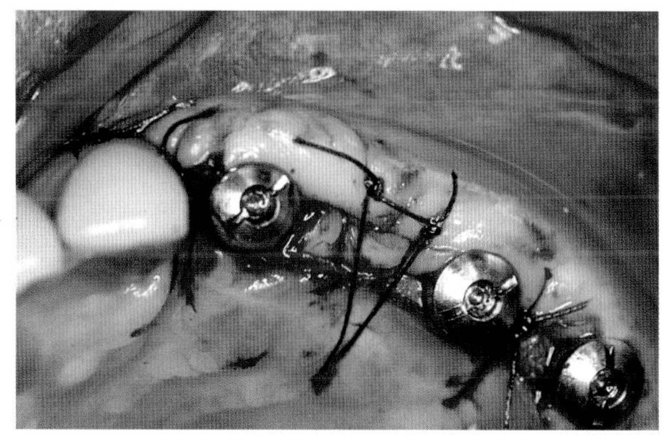

图3-53c　插入来自结节区域完整的软组织移植物以覆盖植入物间区域，也增加了软组织体积。

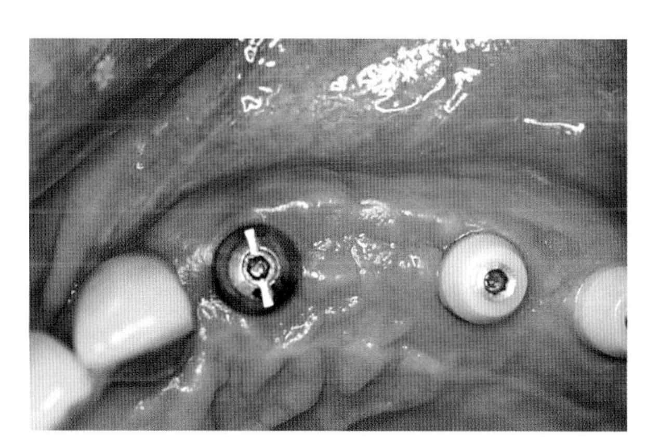

图3-53d　术后4周的临床表现。

不总是必须用于颊舌向的龈乳头形成，也可以用于近远中方向，优先考虑单个龈乳头。此外，可联合使用卷瓣和置于暴露骨或骨膜上的游离龈移植物增加软组织唇侧的前庭量（图3-53a~e）。卷瓣的带蒂结缔组织也可部分用于形成种植体间龈乳头（图3-54a~g）。根向复位瓣的另一个带蒂变体是Tinti瓣[179]。剥离小的根向复位瓣后，从根方到冠方再分两层剥

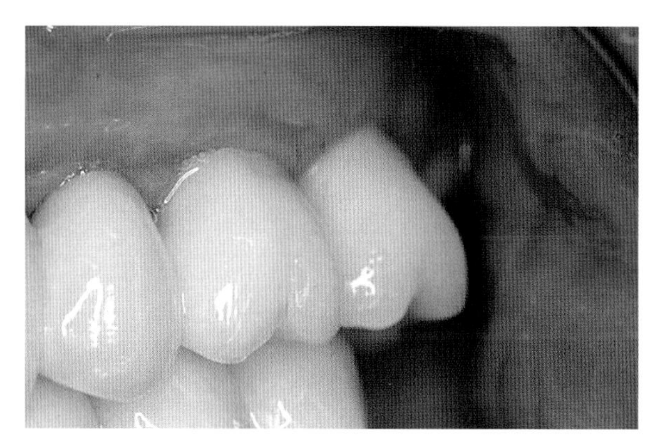

图3-53e　术后10年的临床表现。

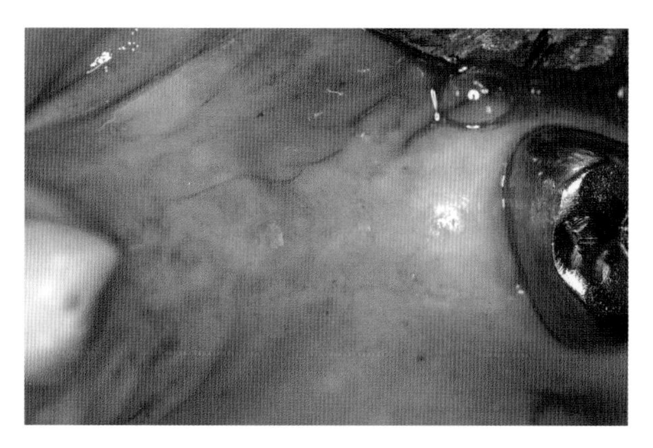

图3-54a 左上颌骨移植术后的临床表现：软组织体积减小以及前庭侧不存在角化龈。

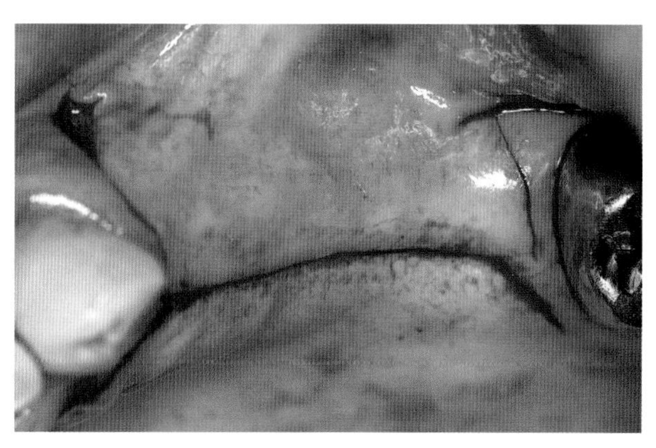

图3-54b 腭部切口做卷瓣，根向复位，以增加软组织体积，同时增加前庭侧角化龈的宽度。

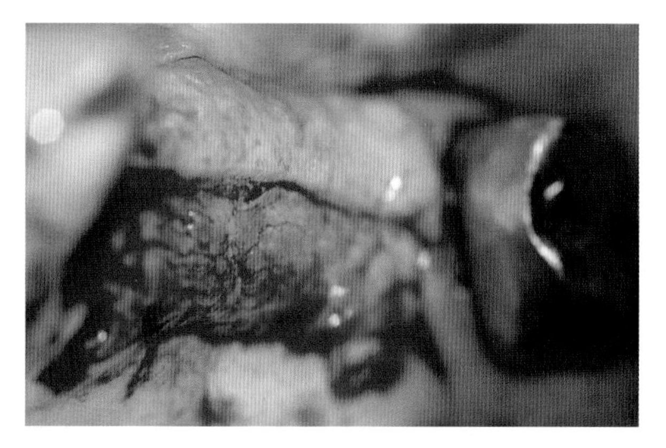

图3-54c 结缔组织与腭黏膜分离。

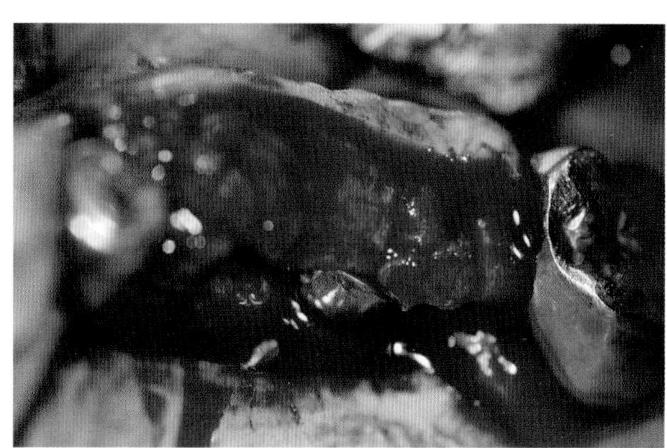

图3-54d 前庭方向上腭结缔组织的错位。

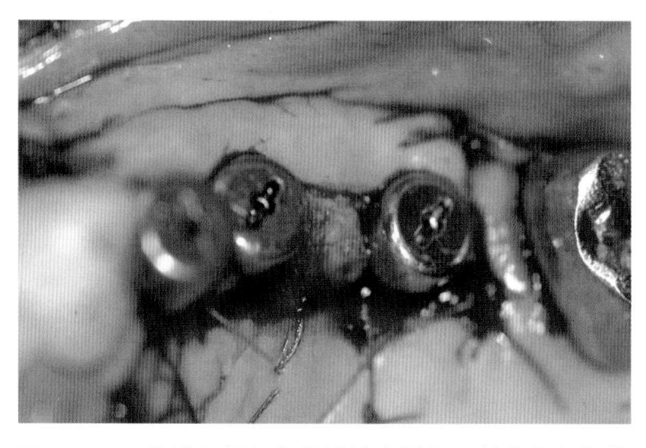

图3-54e 卷瓣和根向复位瓣结合增加了前庭软组织的体积。使用部分结缔组织充填种植体间隙。

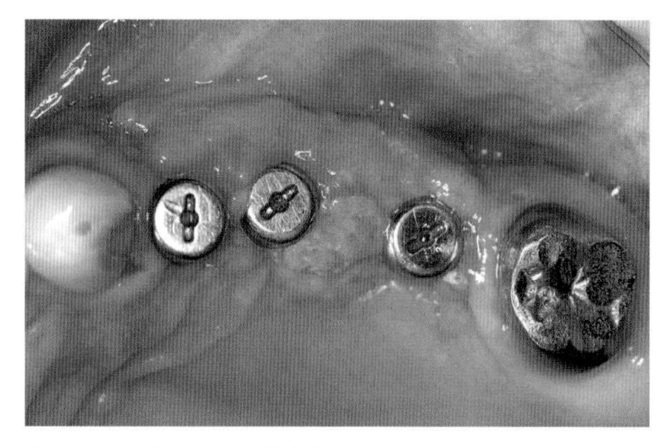

图3-54f 术后2周的临床表现。

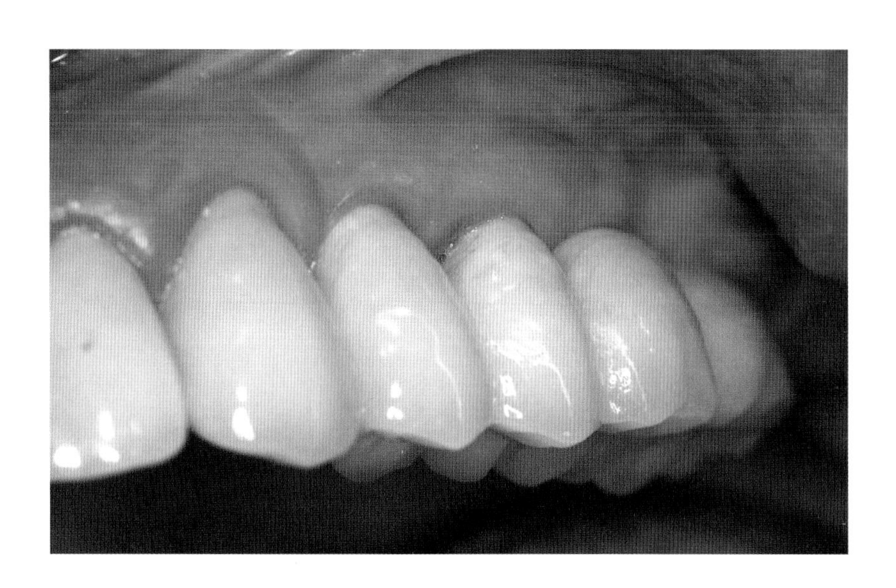

图3-54g 术后2年的临床表现。

离，接着做两个内部垂直松解切口形成可以冠向反折的蒂。与来自上颌结节或腭侧的牙龈移植物一样[97,131]，所有皮瓣必须固定才能愈合。制动在结缔组织移植及其骨膜传输营养方面起着特别重要的作用。

3.6.9 上颌前部的龈乳头重建技术

前部区域存在严重的骨缺损时不仅需要骨重建，还需要软组织重建，因为患者对美学区域的期望非常高。重建软组织不仅包括其体积，还包括存在足够的无黑三角的龈乳头。为此，考虑到影响最终结果的许多重要因素，需要制订缜密的计划和策略，包括骨增量区域附近有时不止一处软组织移植。在种植体暴露期间和之后，许多微型皮瓣必须旋转到不同的位置，有或没有额外的软组织移植，以达到计划的手术目标（图3-55a～o）。

从实践角度来看，第一步是增加美学区域软组织的量。这可以使用本章中描述的不同技术完成，在骨增量之前或骨增量时，以及在植入种植体时或之后。在种植体暴露时，进行根向复位瓣，将角化的牙龈移位回前庭，暴露覆盖种植体的结缔组织。然后对该组织进行部分打孔，根据计划组织移位的方向，将蒂部保持在一侧。在2颗种植体之间重建龈乳头的情况下，两块穿孔后的组织仍有蒂留在植入物之间的区域。将其剥离后，缝合在2颗种植体之间，增加种植体间软组织的高度（图3-35s和t）。可以从前庭瓣以及腭黏膜制备许多旋转瓣，以覆盖穿孔组织并增加种植体间龈乳头的高度（图3-35v～x）。

类似程序也可用于增加种植体与邻牙之间的龈乳头：在这种情况下，穿孔组织的蒂留在需要增量的区域。在种植体上方软组织厚度不足的情况下，可使用腭侧结缔组织瓣和/或腭黏膜瓣进行龈乳头重建（图3-56a～j）。

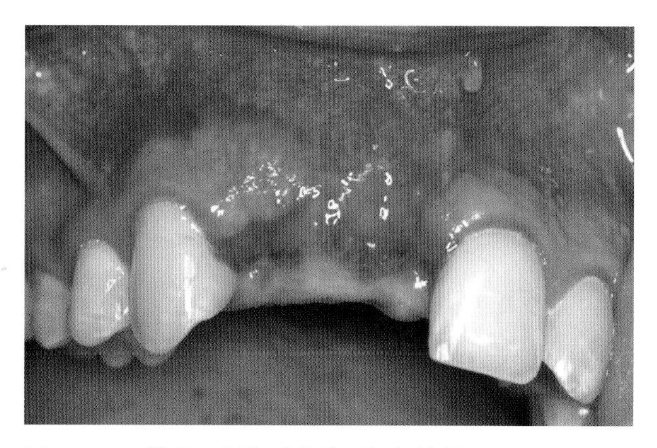

图3-55a　前牙区创伤后的软硬组织缺损。

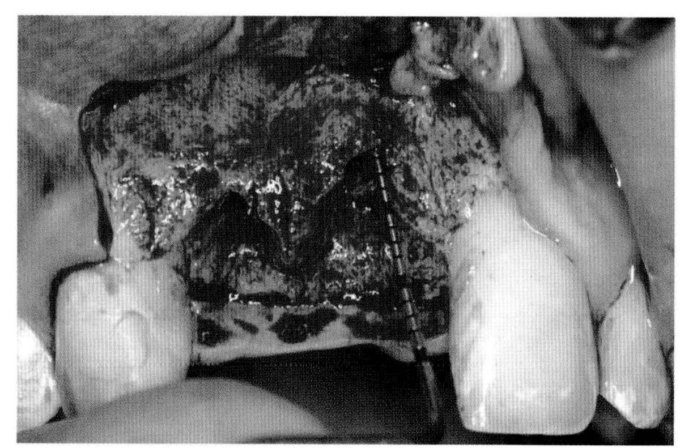

图3-55b　中切牙前庭侧缺失骨约9mm。

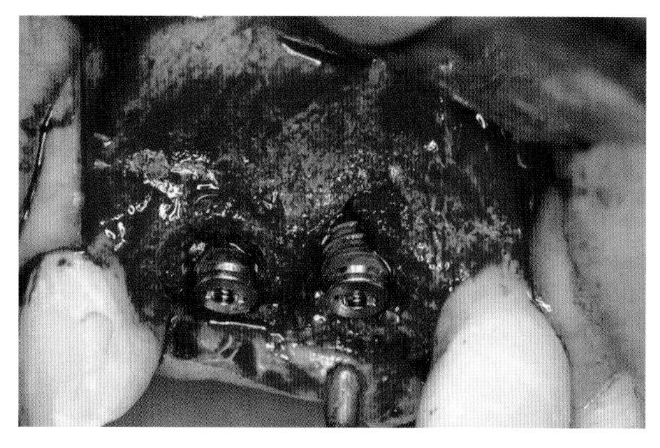

图3-55c　在骨轮廓内植入2颗种植体。

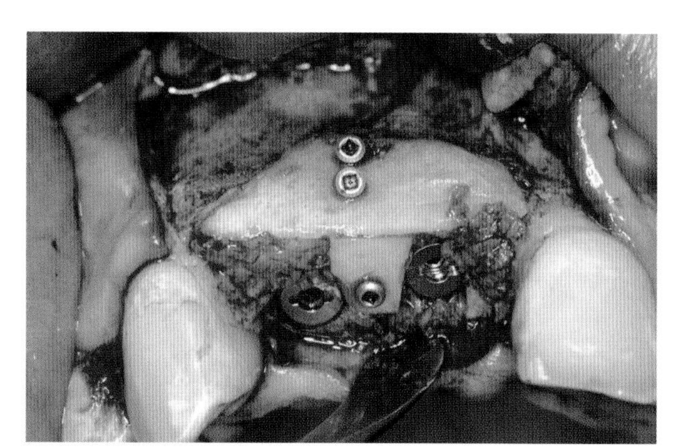

图3-55d　使用下颌骨骨块进行三维移植。

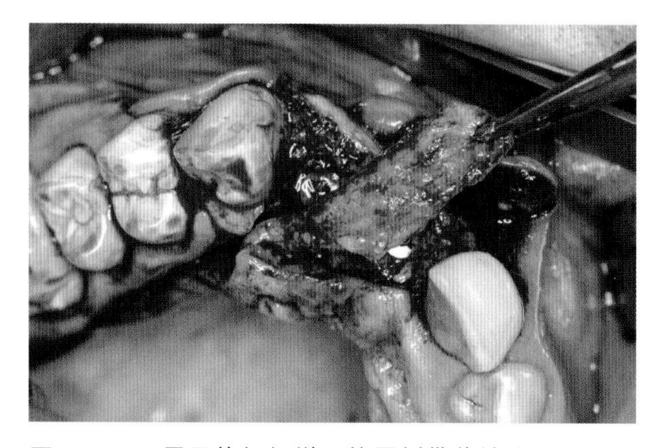

图3-55e　用于软组织增量的腭侧带蒂结缔组织瓣的制备。

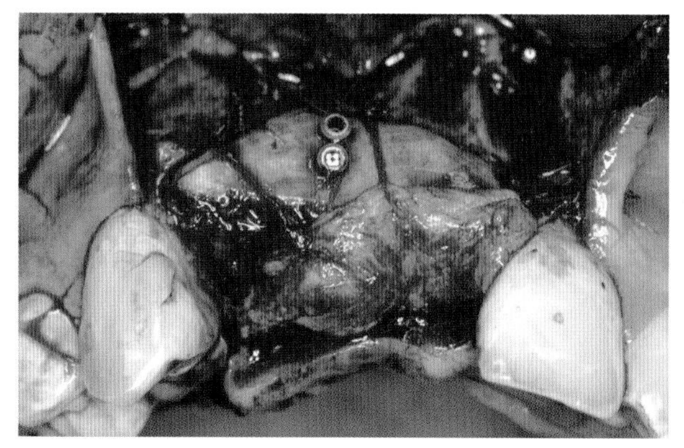

图3-55f　在殆向前庭区用可吸收缝线稳定结缔组织，覆盖移植物作为第一层。

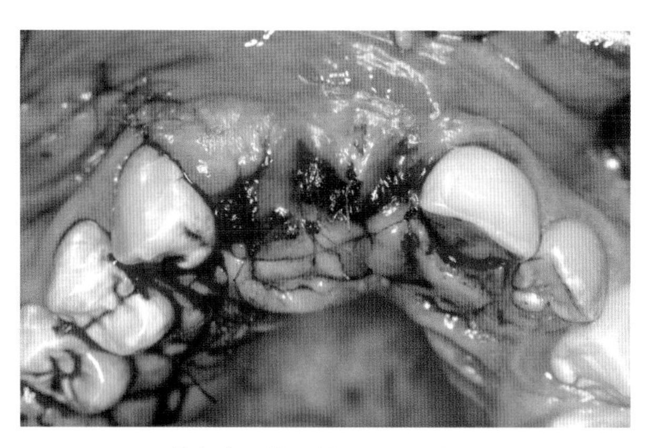

图3-55g　以前庭皮瓣作为第二层闭合创口。

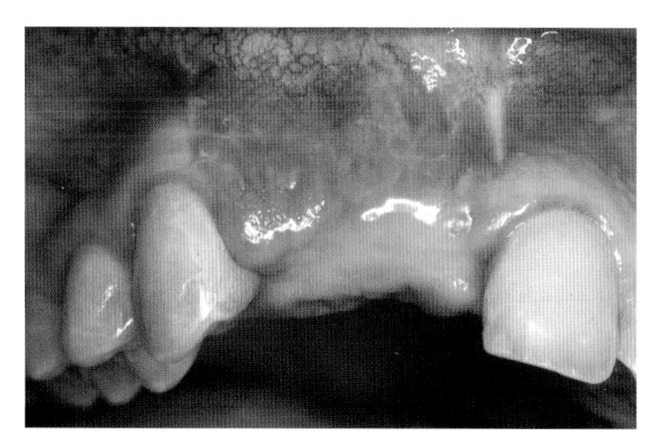

图3-55h　术后3个月的临床表现。

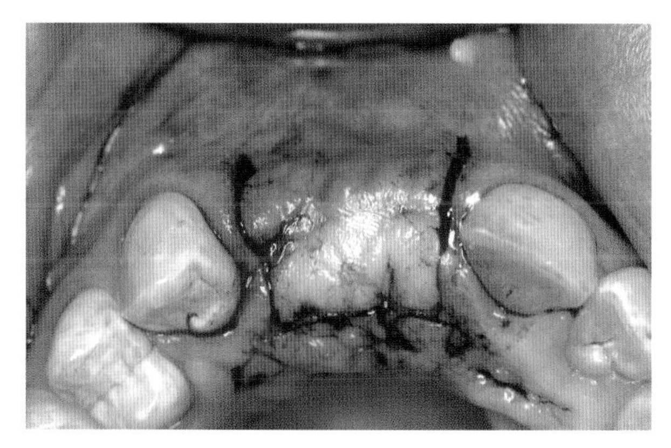

图3-55i　边缘根向复位瓣的制备：由于体积足够，未涉及相邻牙齿的软组织切口。

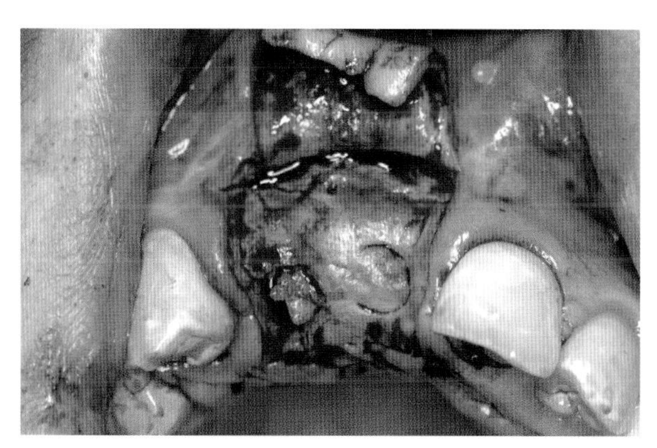

图3-55j　骨膜上制备黏膜瓣。切割植入物上的结缔组织/骨膜组织，使其带蒂至相邻部位。

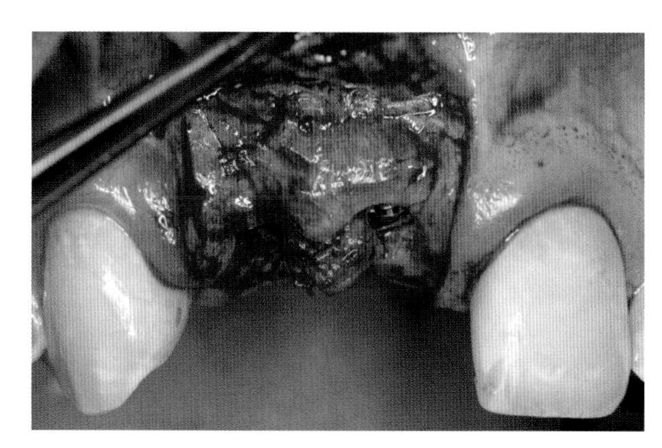

图3-55k　将2个蒂缝合在一起，为种植体间龈乳头创建第一层。

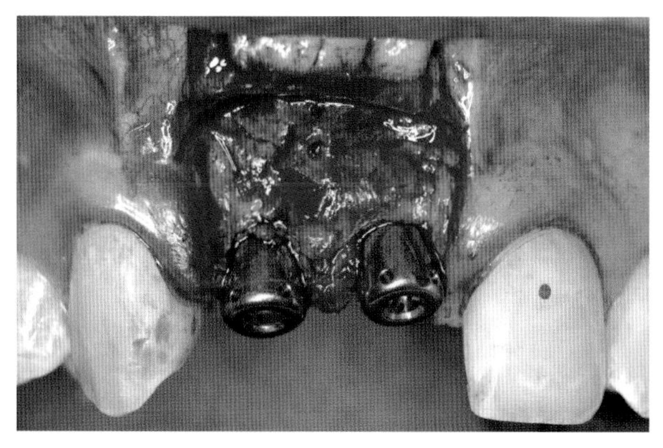

图3-55l　插入愈合基台后的临床表现，记录种植体间软组织的体积。

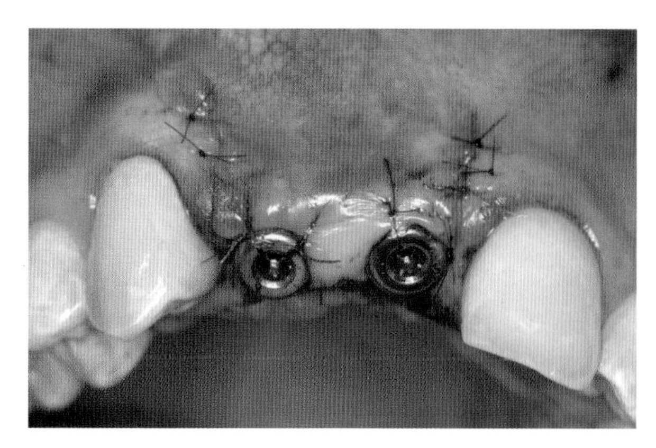

图3-55m　黏膜瓣复位并缝合至下层组织。

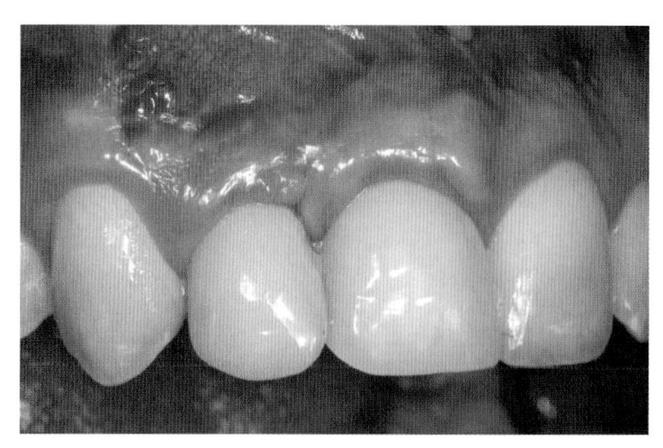

图3-55n　术后2年的临床表现。

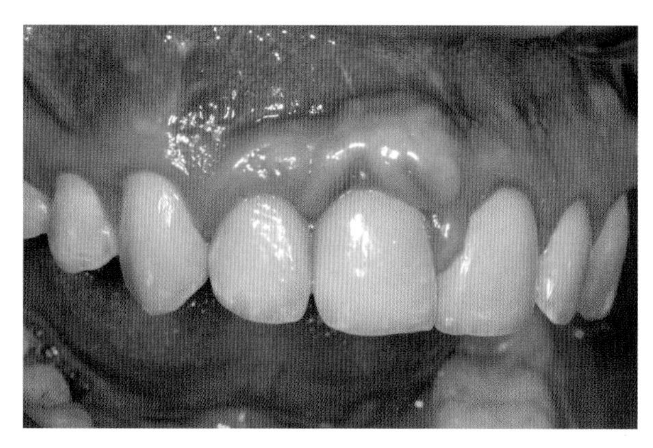

图3-55o　术后8年的临床表现。

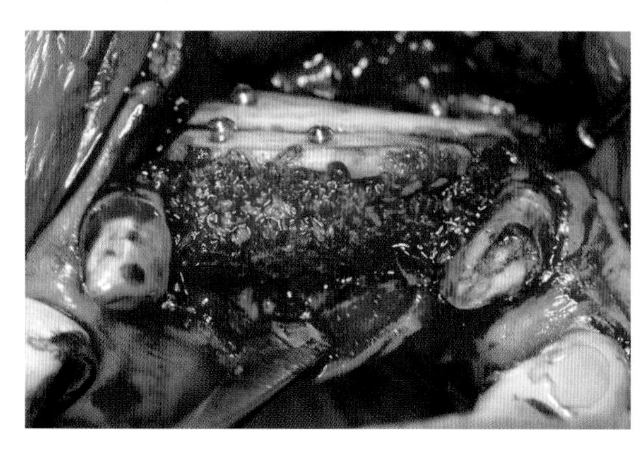

图3-56a　前牙区的三维骨重建。

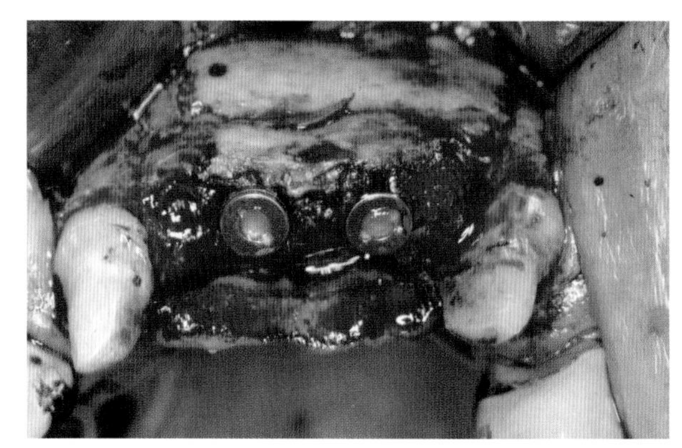

图3-56b　术后3个月在移植再生骨中植入种植体。

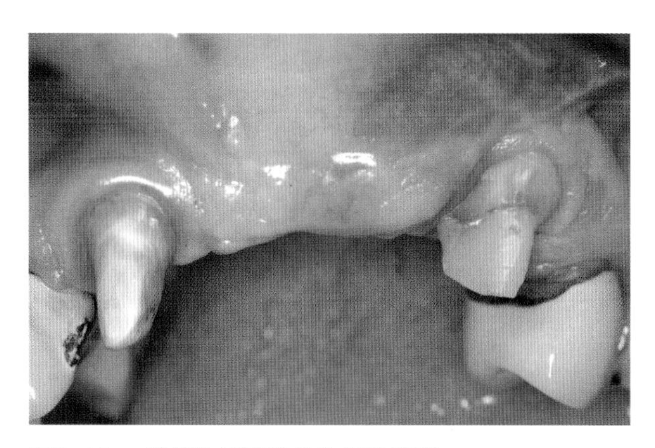

图3-56c　种植体暴露前的软组织情况。

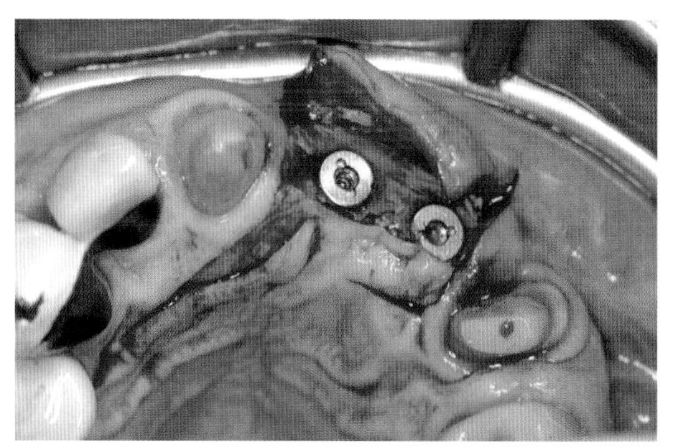

图3-56d　根向复位瓣和种植体暴露。

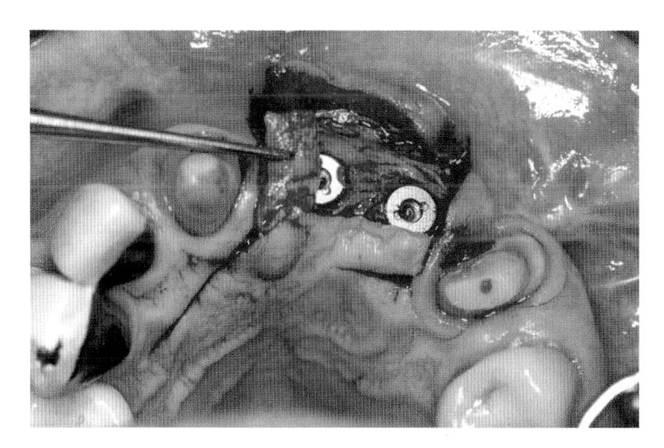

图3-56e　在左侧制备后侧带蒂结缔组织瓣以支撑左侧龈乳头，并制备前侧带蒂黏膜瓣以覆盖种植体间区域。

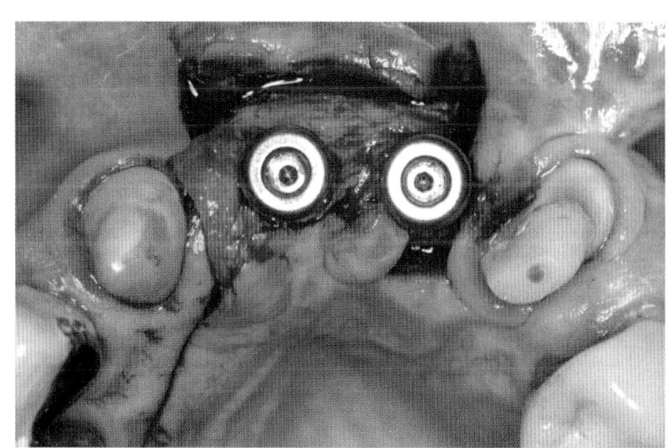

图3-56f　在计划方向上的2个旋转瓣。

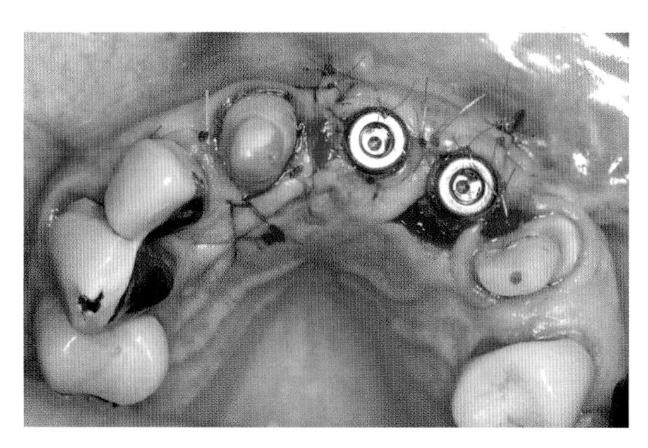

图3-56g　使用6-0缝线稳定皮瓣。

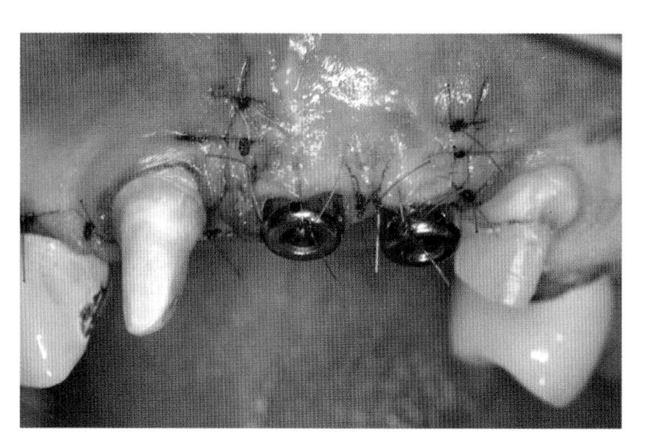

图3-56h　创口闭合后的前庭视图。

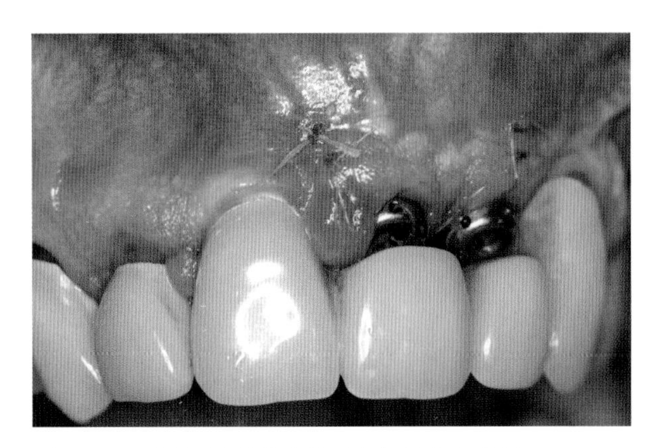

图3-56i 术后3周龈乳头体积改善的临床表现。

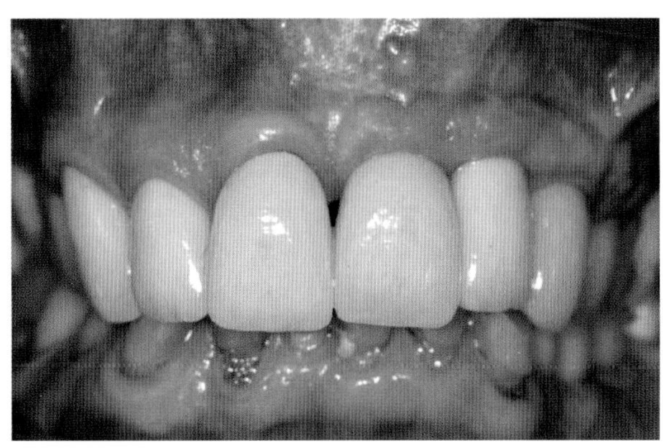

图3-56j 术后12年的临床表现。左尖牙随后出现长骨折，并更换为种植体。

3.6.10 穿龈轮廓成形

龈乳头有时可以在没有任何手术措施的情况下通过穿龈轮廓塑形来产生[65,87,129]。这可以在没有任何牙龈退缩牙周健康的区域实现且种植体周围骨量充足，为厚龈生物型。尤其在前3年，这些单颗种植体周围超过一半的龈乳头（58%）可以在没有额外手术干预的情况下再生，甚至在80%的病例中显示出龈乳头高度增加。然而，在重度骨和软组织缺损中并非如此，这些病例需要复杂的手术来重建丢失的骨和软组织。

与所有膜龈手术一样（取决于给定区域的美学意义），通常在进行最终修复之前必须等待8周（有时甚至更多的时间）。等到时间足够，软组织完全愈合且再次稳定，临时修复可能是有益的，用于保护和塑形种植体周围的软组织袖口。

在临时修复阶段可以采取各种措施植入部位进行保存和改善。临时修复体主要的功能是在正式修复之前对功能和美观方面的改善，其次要功能为支持软组织形成。

穿龈轮廓定义为种植体圆形横截面和牙冠轮廓之间的过渡区域，位于种植体从周围软组织中穿出的区域。最佳的穿龈轮廓能够在穿龈部位区域获得理想的生理牙冠形状。

在穿龈愈合或二期暴露后，通过愈合基台以及螺丝固位的临时牙冠形成软组织穿龈轮廓。注意不要对唇侧牙龈施加任何压力，防止退缩。在某些情况下，也有必要定制Peek基台用于愈合。

3.6.11 制作临时冠的临床和实验室程序

在理想情况下，在植入种植体时，制作临时牙冠和种植体位置的术中配准是必要的。然后在主模型上创建穿龈轮廓，并转移到最终修复体上。种植体暴露后，特别是在单颗种植体即刻植入的情况下，在临时Peek基台上制作的固定临时牙冠对即刻整合具有很大的优势。然而，这不是在必须重建骨的情况：在这种情况下，无法即刻植入，移植骨必须封闭愈合。

在种植体暴露后约4周戴入临时修复体，通常有相当大的困难。适当形状的临时牙冠也可以确保软组织塑形，从而提高最终的美学效果。用临时牙冠进行塑形是合理的，通过重复调整其穿龈轮廓，直至达到最佳的软组织条件[21]。由此获得的临时牙冠的穿龈轮廓可以转移到最终印模上。

在椅旁，将临时基台旋到种植体上，并在口腔内或口腔外调整到正确的尺寸和形状。最后，在基台上制作临时复合牙冠，借助微型石膏夹板旋入。然后可以在口外使用复合材料逐步调整穿龈轮廓，直至达到最终理想形状。如果在牙冠部分加入复合材料，软组织缺血不应持续5分钟以上，否则必须多步骤进行塑形[39,58,129]。临时金属或复合基台适用于这种治疗。螺丝和粘接固位的临时牙冠可以用天然牙或技工室使用塑料材料制作[48]。

种植修复程序的目标不仅是创建最佳的上部结构，还包括外观自然的软组织。决定性标准为：

（1）种植体牙龈边缘与对侧天然牙牙龈边缘在同一水平。

（2）种植体区域的骨轮廓与对侧区域相同。

（3）附着龈的面积与对侧天然牙相同。

（4）没有瘢痕。

（5）龈乳头保留或重建，以对侧区相同的方式充填牙间三角。

（6）软组织颜色与整体情况协调。

（7）种植体牙冠不能被识别为非天然牙。

（8）软硬组织长期稳定。

3.7 修复体修复后的软组织处理

有许多修复体治疗后软组织处理的病例。一方面，暴露后仍可能存在未矫正的软组织缺损或疾病；另一方面，由于种植体周围组织缺失、裂开或开窗，可能导致各种形式的退缩。关于这两种原因，通常区分附着龈缺陷，涉及种植体周围疾病的情况或其他暴露的种植体表面。Miller给出了牙龈退缩的4类临床分类[122]，并根据近似的硬组织和软组织水平以及与膜龈联合处相比的后退深度描述。加上超过膜龈联合处的退缩外，Miller Ⅲ类和Ⅳ类通常涉及牙间骨或软组织的缺失。由于种植体周围骨高度基本一致，几乎无一例外地涉及Ⅲ类后退缩，即使使用抛光钛和陶瓷表面等材料，覆盖退缩的可能性也有限。覆盖单颗种植体的各种技术文献中都有描述，通常在牙周参考文献中详细概述了牙周外科技术。

3.7.1 修复体重建后的游离龈移植

种植修复治疗区域的角化和附着黏膜缺陷可能在强烈的肌肉活动时存在功能与美学限制[160]。系统性综述已经确定高探诊出血指数、退缩和附着丧失是黏膜附着不足和高肌肉附着的结果[115]。如果暴露时软组织缺损未得到纠正（通常是下颌骨的情况），修复体治疗后的首选程序是游离龈移植[98]。在许多情况下，特别是当进行广泛移植时，建议将软组织移植推迟在修复体修复后1年。一方面，这将使身体有机会在该区域的功能负荷后稳定软组织情况；另一方面，防止早期移植骨血管化的障碍。

从外科角度来看，在二期暴露过程中制备游离龈的规则在修复后也适用。然而，最初的水平切口并不是沿着膜龈联合处做的，因为这可能存在种植体术后牙龈退缩的风险。必须在黏膜和切口之间保持至少5mm的距离。这导致随后发生的附着改变较小，并且在黏膜附着不足的情况下用于覆盖1～2mm的退缩。在制备骨膜上和半厚瓣后，仅保持骨膜在骨上，用可吸收缝线将该皮瓣缝合到前庭深处的骨膜上。然后将从腭部采集的游离软组织移植物放置并缝合在骨膜上（图3-57a～g和图3-58a～g）。

3.7.2 隧道技术覆盖种植体周围退缩

选择合适的覆盖种植体周围组织退缩的技术很大程度取决于退缩的程度以及受影响种植体的数量和位置。根据Miller分类，从解剖学的角度来看，如果在种植体周围边缘上皮朝向种植体表面的面积较大，则至少为Miller Ⅲ类。这意味着龈乳头，特别是种植体间龈乳头，往往不能作为冠向复位瓣的支撑。龈乳头高度降低、牙周间隙血管化中断和上部结构纤维缺失，使得覆盖种植体周围的退缩变得困难。由于这些原因，应仔细考虑种植体的位置、修复体治疗和软组织解剖状态。在种植体植入位置正确的单个退缩和角化龈宽度超过2mm的情况下，建议隧道技术结合结缔组织移植。该技术是由Raetzke的信封技术发展而来[138]，并且通过Allen皮瓣设计的扩展[7-8]，允许更大的无张力移动和更多的移位选择。该技术最重要的优点是缺少垂直松解和龈乳头切口，从而更好地保留了皮瓣的血管化。因此，该技术保留了种植体周围受损的软组织解剖结构，根据上述组织学观点，也可视为增量、植入和暴露后的瘢痕组织。Raetzke[188]技术最初是为单个缺损开发的，涉及剥离骨膜上软组织形成口袋，将结缔组织移植物滑动到80%～90%并用缝线固定[138]。Allen[7]通过在没有切口的情况下剥离龈乳头并潜行分离整个区域来扩展这种技术。这使得通过冠向移位部分或完全覆盖移植物成为可能，从而显著改善愈合预后效果。

清洁种植体并用显微刀片进行沟内切口

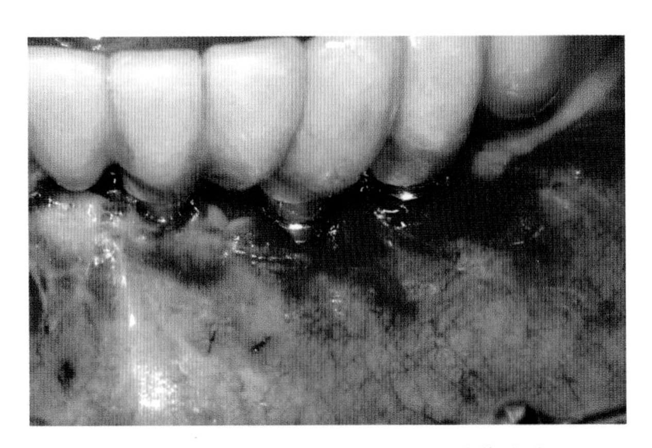

图3-57a 下颌前牙区骨增量和植入后的临床表现：不存在固定或角化的牙龈。

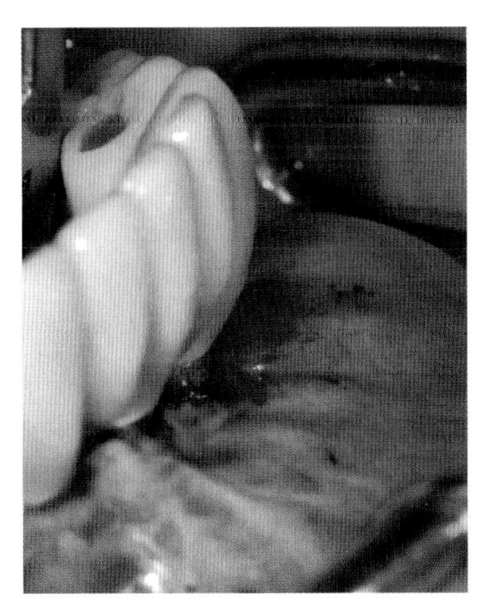

图3-57b 显示高位肌肉止点的侧位观。

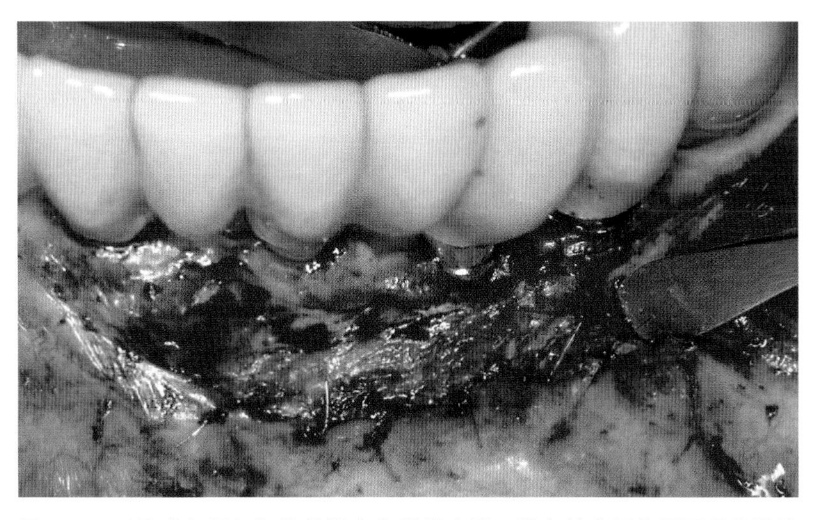

图3-57c 骨膜上根向复位的肌肉和黏膜皮瓣，并在前庭深处用可吸收缝线稳定骨膜。

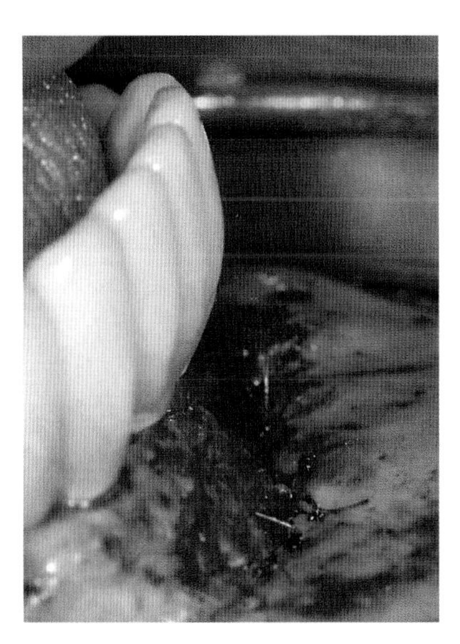

图3-57d 根尖皮瓣稳定后的侧位观。

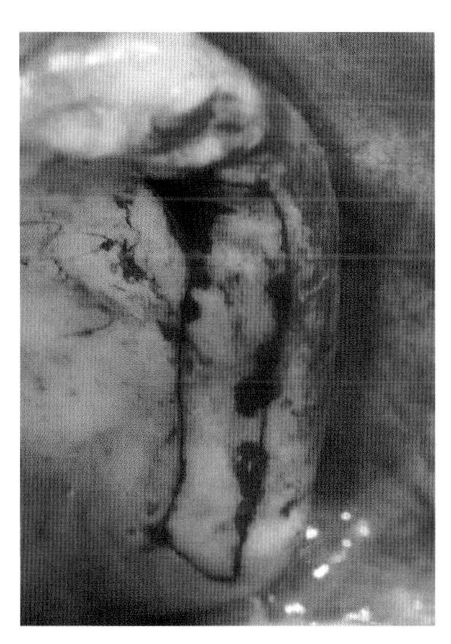

图3-57e 从左上颌采集上皮软组织移植物。

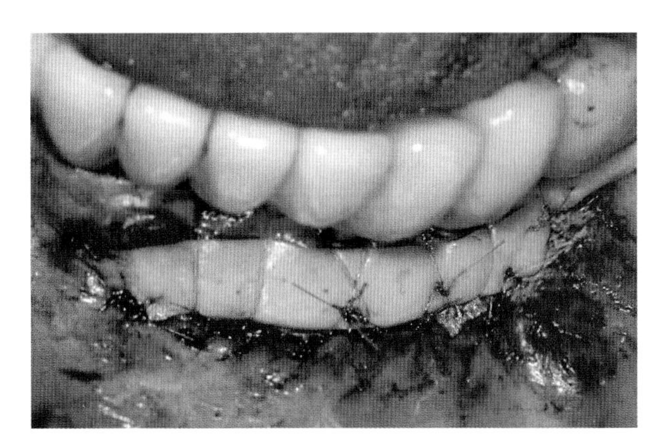

图3-57f 暴露的骨膜上的移植物稳定。

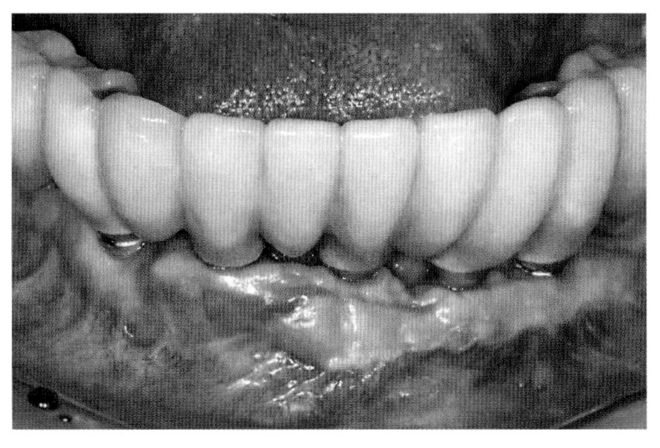

图3-57g 术后2年的临床表现：角化龈足够宽。

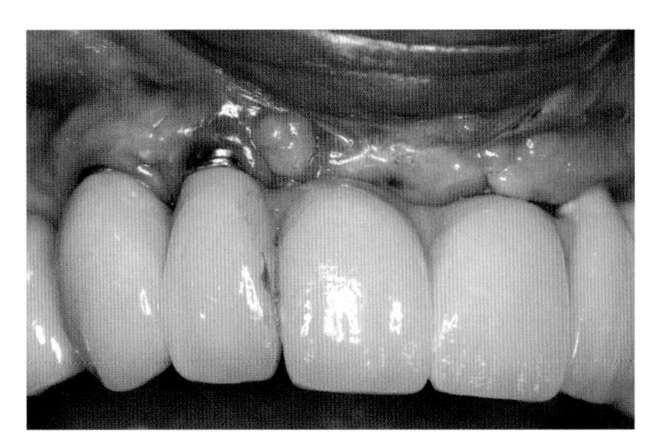

图3-58a 使用髋骨进行广泛移植手术及植入种植体后的临床表现。注意发炎的种植体周围软组织和缺乏足够的角化龈。

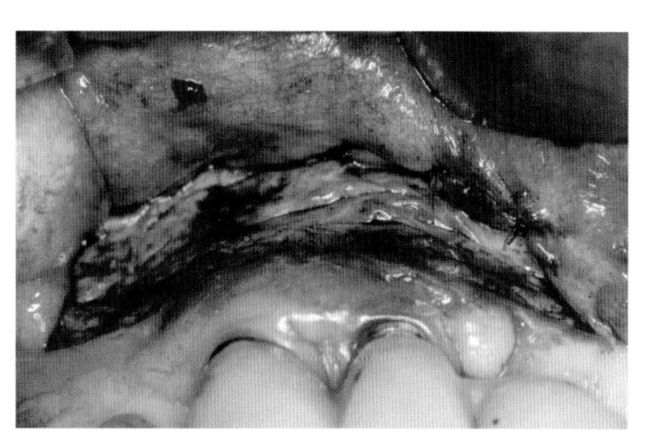

图3-58b 根向复位瓣的骨膜处理，及前庭深处的半厚瓣固定在骨膜上。

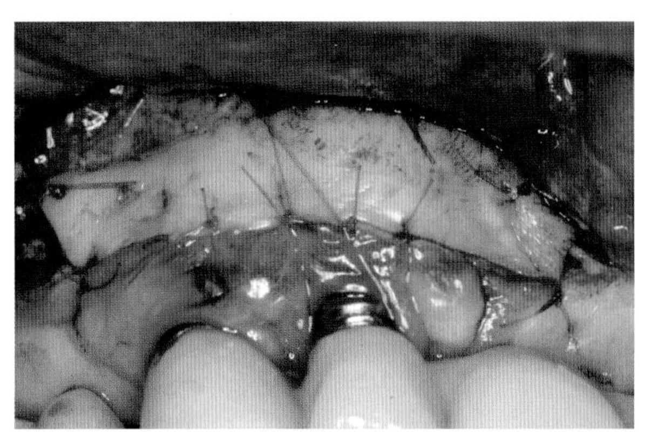

图3-58c 从腭部采集的软组织移植物，覆盖暴露的骨膜。

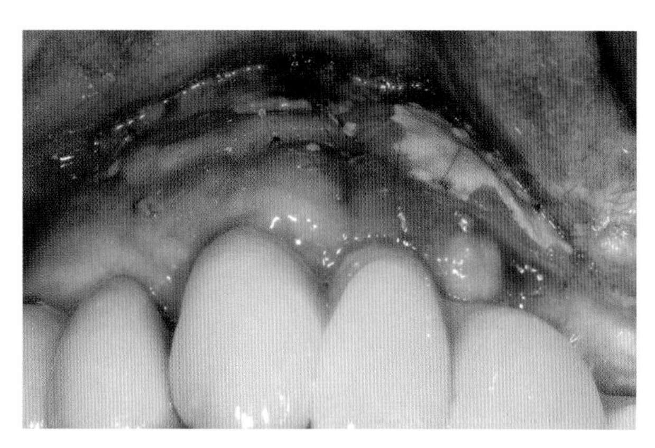

图3-58d 术后8天的临床表现。

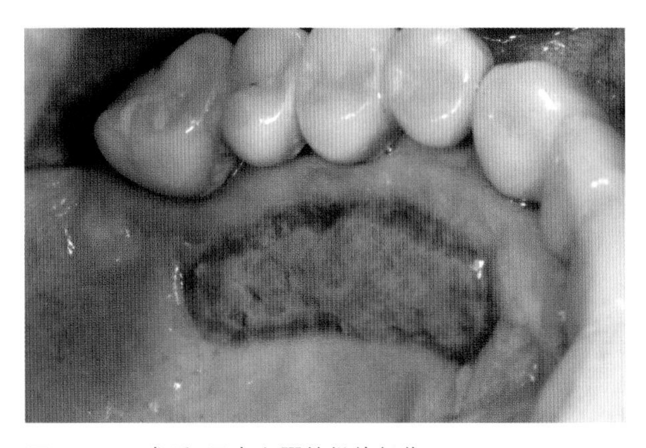

图3-58e 术后8天右上腭的供体部位。

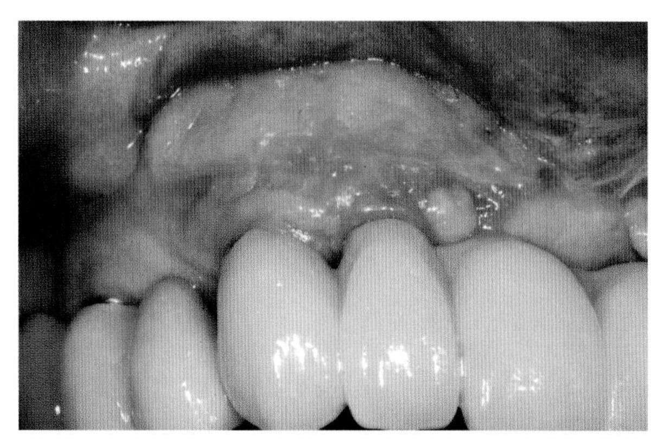

图3-58f 术后5周的临床表现。

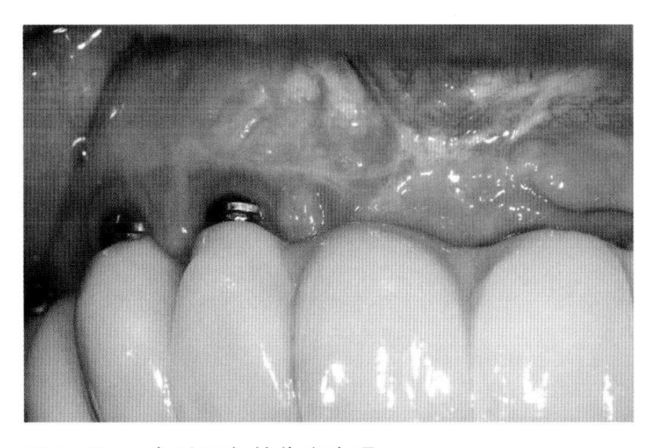

图3-58g 术后12年的临床表现。

后，将退缩的组织分为两层，首先用直型和弯型隧道工具以小增量进行[111]。然后将龈乳头全层剥离，特别注意皮瓣的稳定性；只有这样，前庭皮瓣的剥离才会延伸到膜龈联合处。这实现了所需的无张力活动，应得到与退缩至少3mm的重叠。将结缔组织移植物修剪成每侧退缩的原始大小，为2～3mm，采用悬吊缝合拉入隧道。在平坦的单种植体退缩的情况下，建议在退缩处放置移植物，以便在下一步中使用相同的缝线通过远端褥式缝合固定移植物。然后在近中区域进行褥式缝合，使移植物理想地固定在外侧所需的位置，并几乎完全覆盖，达到至少10/11[188]。然后在邻触点周围用悬吊缝合完成创口闭合。为此，在单次蚀刻后用小的复合填料连接14天。移植物由所有乳头状缝线固定，其围绕邻触点并打结。膜龈联合处和移植物顶端区域的水平骨膜缝合旨在稳定皮瓣，并支持愈合，尤其是在前庭平坦的情况下。

除了单一的、平坦的退缩，由于其解剖优势，Allen隧道技术也适用于多颗种植体周围退缩的情况。然而，这种退缩覆盖的预后是有限的，因为Ⅳ类通常发生，它只与位置正确的种植体与健康的种植体周围组织有关。该技术如前所述在种植体植入前的隧道技术下进行。但是，应考虑进行详细的修改。为了保留狭窄和脆弱的黏膜边缘，不建议做沟内切口。根据Happe等[72]的描述，初始切口是在黏膜中垂直制作，而不是在将要覆盖的退缩的顶端直接制作的。通过该切口，剥离黏骨膜瓣直至龈乳头区，并用隧道器械抬高。这使得黏膜边缘可以简单地在清洁的种植体表面冠向移动。在前庭上做一个骨膜切口，并通过原始入路切口插入厚移植物后，用简单的间断缝合闭合后者。根据固定结缔组织移植物的隧道技术，在每个空间内打结、悬吊缝线，以适应边缘，重叠至少3mm。

对于薄龈生物型的病例，在修复体治疗后也使用隧道入路（图3-59a～j）。

3.7.3 冠向复位瓣覆盖种植体周围退缩

冠状面复位瓣由Harvey于1965年[74]和Restrepo于1973年[143]首次描述。冠向复位瓣的一个重要先决条件是宽度至少为2mm的角化黏膜，这可能表明之前进行过游离龈移植，因此如果状态不充分，则进行两次单独的手术。带有结缔组织移植物的冠向复位瓣适用于植入物周围较深（＞4mm）的单个退缩，可能涉及种植体的位置不正确（图3-60a～i）。

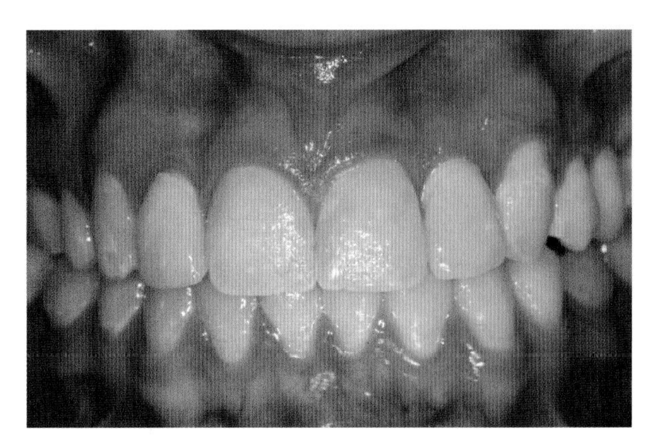

图3-59a 在薄龈生物型区域植入的2颗种植体以修复缺失侧切牙。

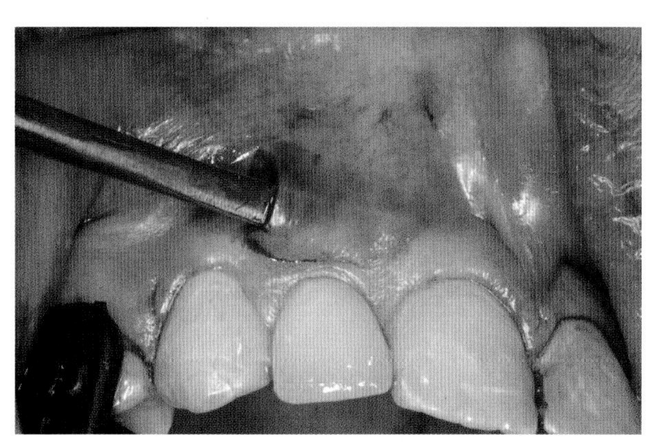

图3-59b 制备种植体外侧的骨膜上隧道和囊袋。

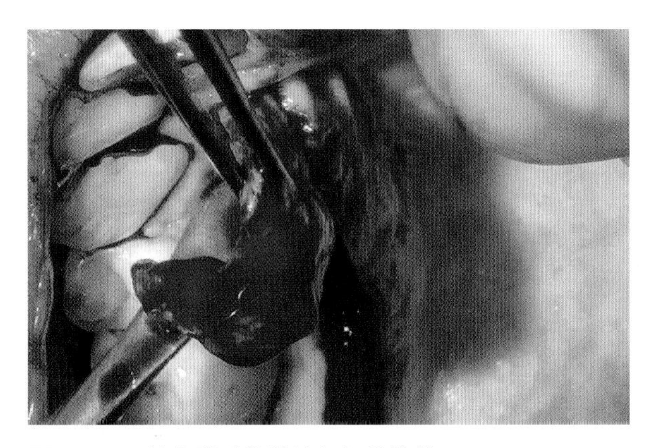

图3-59c 从右腭采集结缔组织移植物。

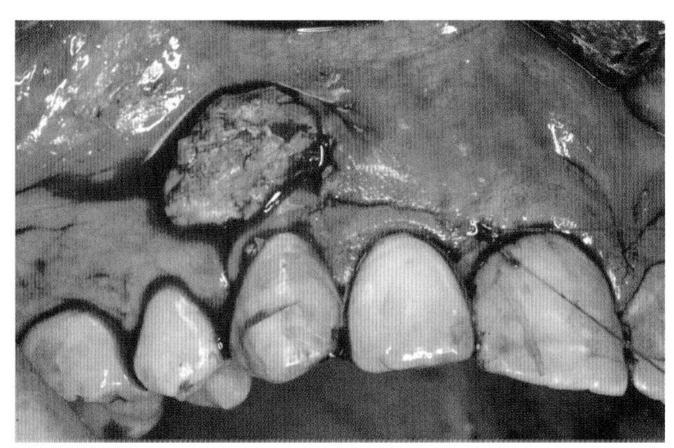

图3-59d 在2个移植部位通过隧道入路设计结缔组织移植物。

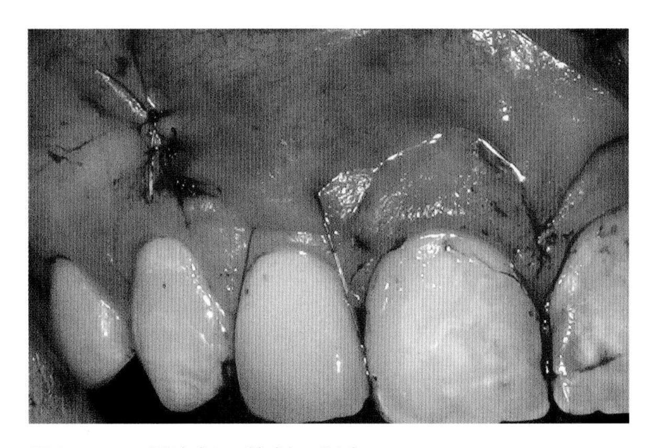

图3-59e 垂直切口的创口闭合。

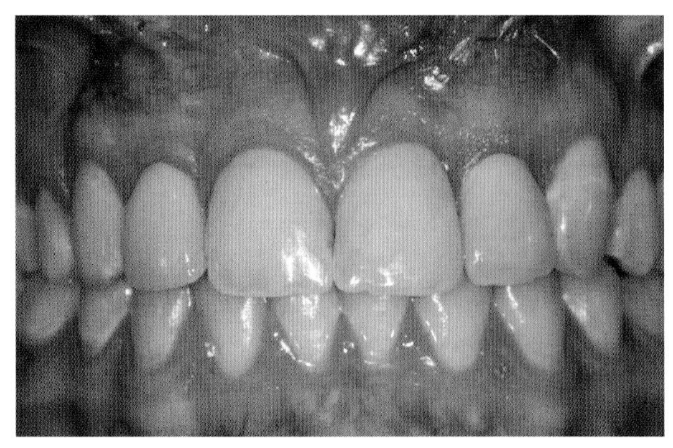

图3-59f 术后3个月的临床表现。

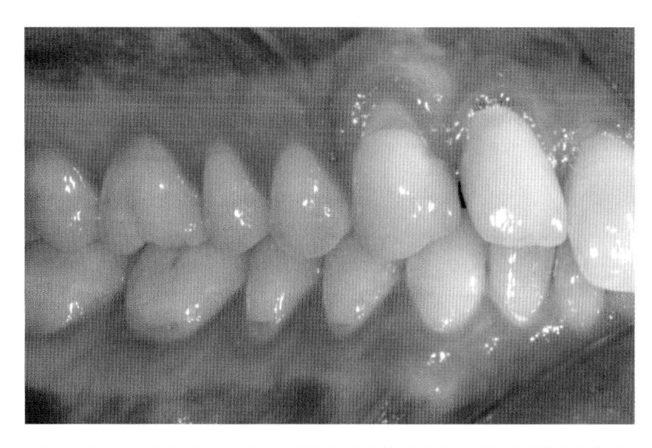

图3-59g 11牙、13-17牙以及位置不当的12种植体上方的广泛软组织凹陷。

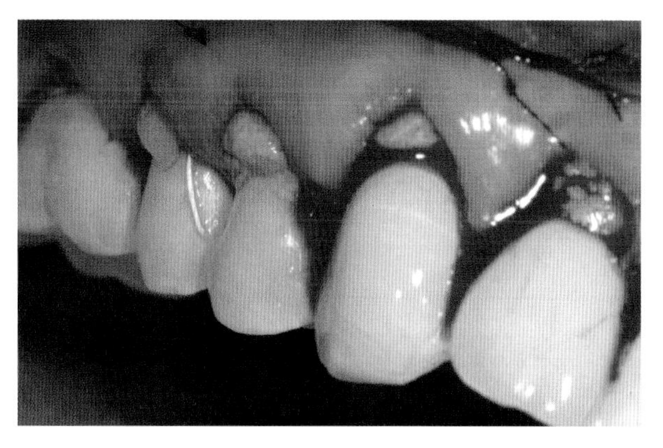

图3-59h 在改良隧道技术中应用腭部游离结缔组织移植物制备改良部分厚度隧道，用于软组织增量和牙龈生物型转换。

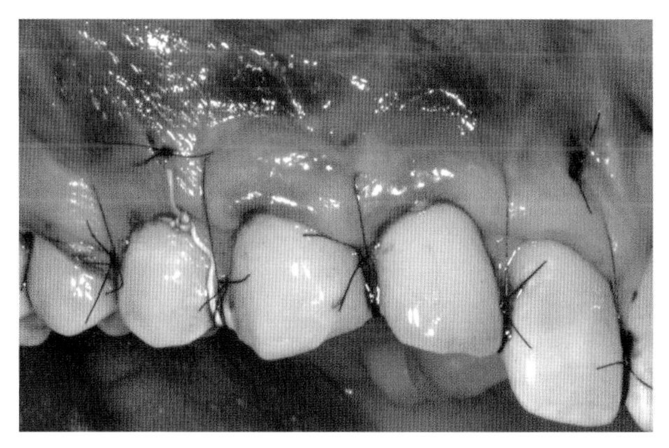

图3-59i 在冠向通过接触点周围的悬吊缝合固定隧道及结缔组织移植物。

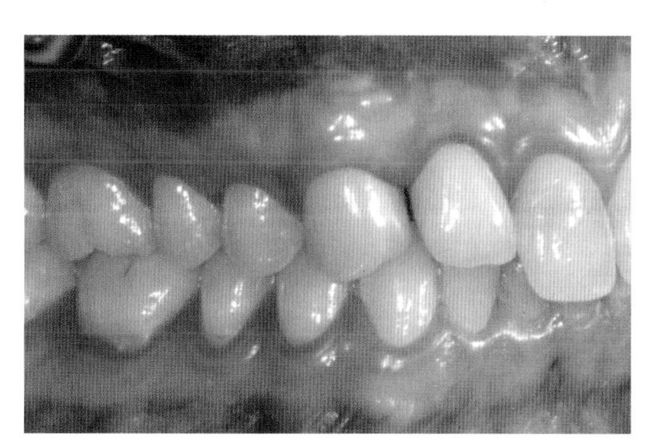

图3-59j 术后3年的临床表现。

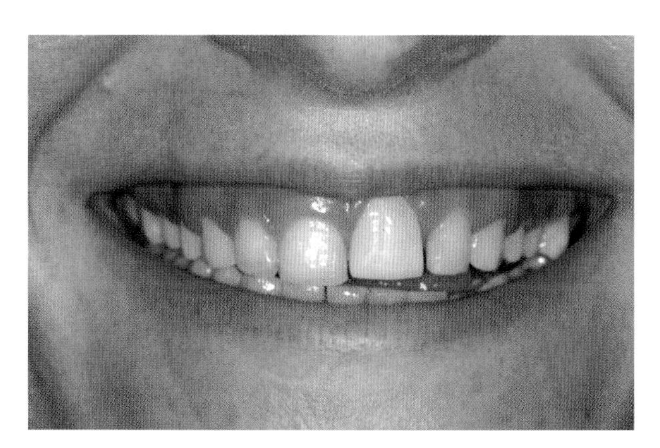

图3-60a 前牙区非美学种植体修复。

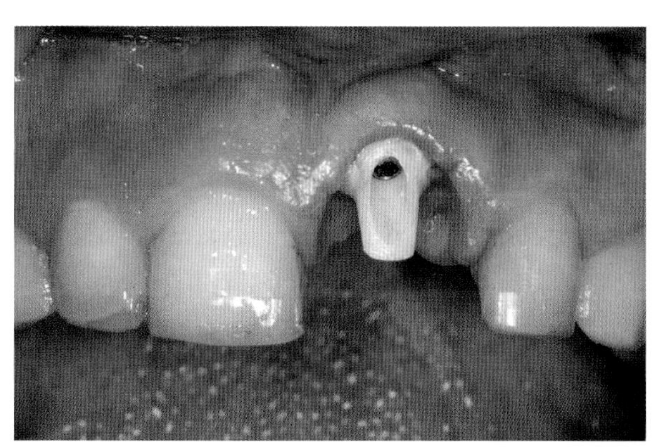

图3-60b 去冠后的临床表现。

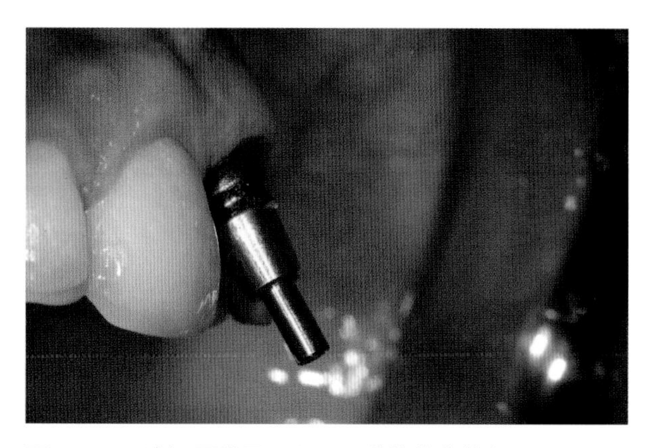

图3-60c 该问题的原因之一是种植体的偏颊。

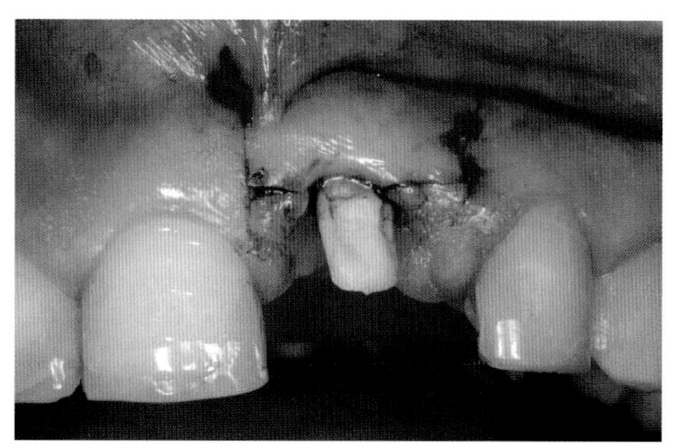

图3-60d 制备骨膜上皮瓣，减少基台前庭体积后留下约5mm的种植体周围牙龈。

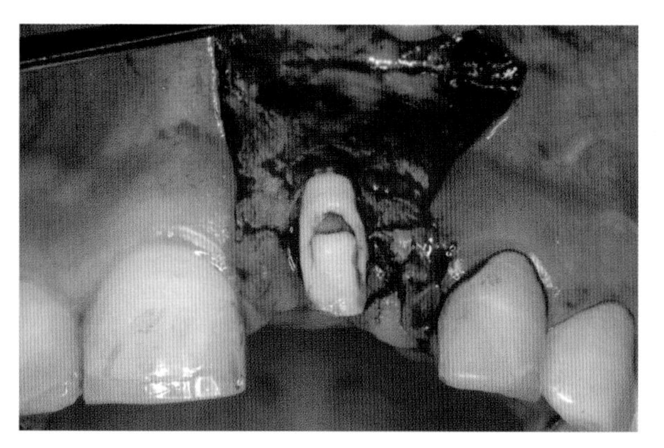

图3-60e 暴露的种植体周围骨膜的临床表现。

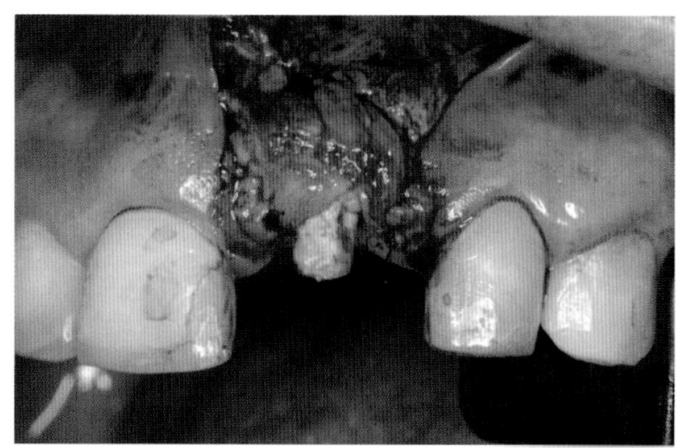

图3-60f 用腭部结缔组织移植物覆盖种植体暴露的冠方部分。

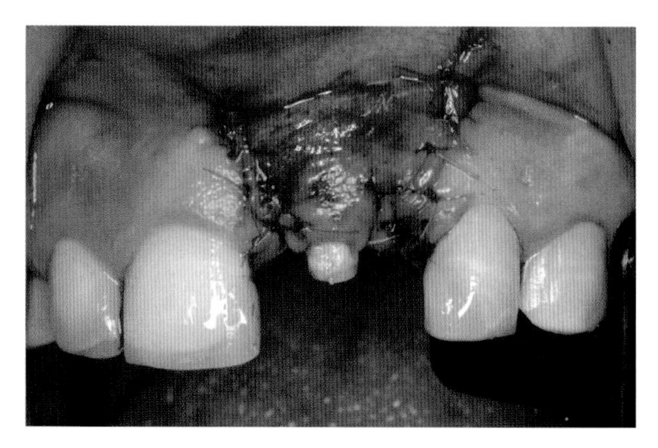

图3-60g 种植体周围冠方软组织去上皮后的冠向复位瓣。

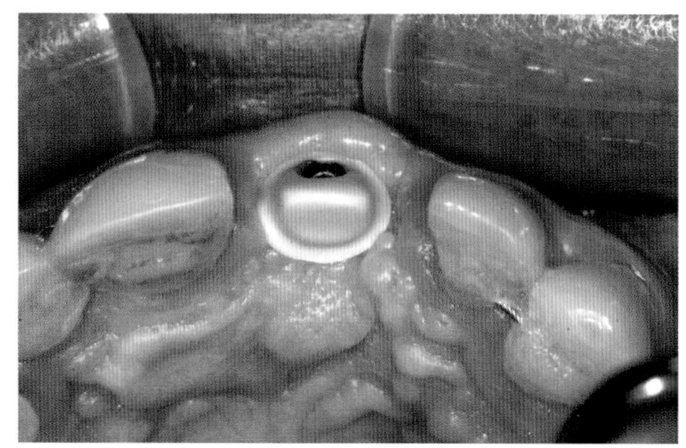

图3-60h 术后11个月还原基台和穿龈轮廓的殆面观。

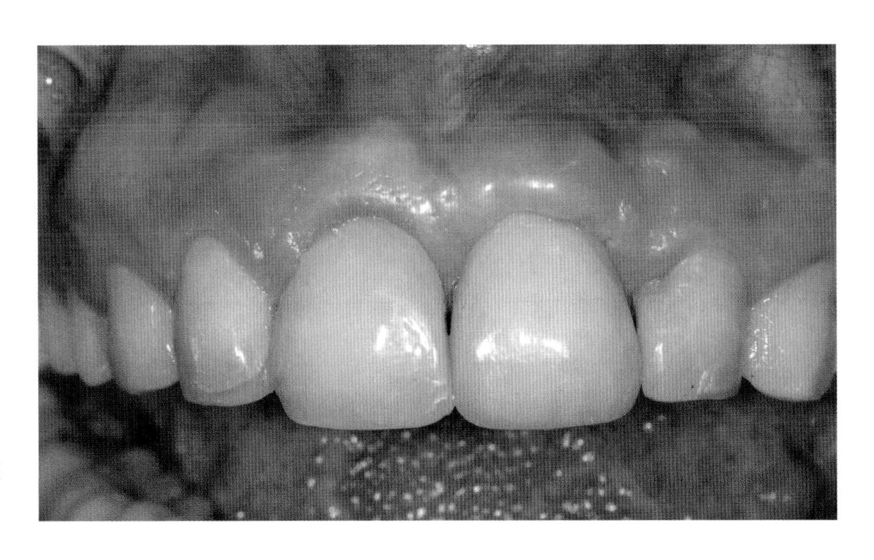

图3-60i 术后1年新修复后的临床表现。

除了需要角化黏膜覆盖退缩部位外，如果种植体位置不正确，需要去除上部结构。在颊侧直径急剧下降且软组织无垂直向和水平向压力[191]后，既可以返工，也可以作为新的临时修复体再次插入。这种修复体-外科手术组合在涉及种植体完全覆盖的病例中获得了更好的结局。单纯的外科手术仅适用于极少数宽、厚、完全的近中和远中龈乳头病例[121,145]。如果植入物的定位严重不足，应该考虑的是在手术干预前通过植入成形术和抛光减少种植体表面退缩。这种非手术植入成形术有助于防止手术过程中钛颗粒污染。外科手术在等待4周后进行[121,191]。清洁种植体和沟内切口后，垂直松解切口的起点用从龈乳头顶部测量的退缩深度加2mm处的出血点标记。由于在这种情况下龈乳头通常受损，在退缩底部水平切口也是必要的。然后在牙槽黏膜做两个发散较强的垂直切口，为皮瓣形成较宽的血管基底。对新手术龈乳头进行部分厚度解剖后，在骨边缘根方3mm处做一个切口，如果牙龈厚度低于1mm，则采用全层方法，如果牙龈具有较厚的生物型，则采用部分厚度方法。这意味着，如果可能，应在牙槽突上剥离半厚瓣。由于皮瓣由此实现的移动性和骨膜上肌肉止点的脱离，冠向复位瓣也可成功用于覆盖较深的退缩。在使用12d刀片去上皮解剖龈乳头后，将厚度至少为2mm[192]的去上皮结缔组织移植物应用于待覆盖的清洁种植体表面，重叠至少2～3mm，并用两根外侧褥式缝线固定到骨膜上。移植物上的交叉缝合也可能有助于改善愈合过程中的扩散营养。冠状面推进的皮瓣最终冠状移位，直至完全覆盖结缔组织移植物，并在该位置稳定，沿垂直松解切口在骨膜上锚定一系列简单的间断缝合。然后，通过近中和远中龈乳头以及种植体腭侧周围进行褥式缝合。种植体周围和去上皮龈乳头上组织边缘的紧密固位有助于改善愈合，而改良和短暂的暂时性上部结构重建不应对软组织施加任何压力。后期，应在术后不早于8个月戴入新制作的上部结构[191]。与其他研究相比[24]，使用该技术获得了1年相对成功的结果，暴露的种植体表面覆盖率为96.3%，75%的病例种植体完全覆盖[191]，5年结果相似。

由于侧向复位瓣在天然牙上的结果明显比冠状复位瓣差[32-34,43,71,132]，并且作者的经验也证实了这与种植体有关，因此建议进行两次单独的手术，第一次手术形成角化黏膜。第二步制作冠向复位瓣。然而，在两侧角化黏膜宽度为1mm的情况下，改良外侧复位瓣（Cohen和Ross于1968年[45]、Nelson于1987年[130]和Harris于1992[73]描述的“双侧龈乳头皮瓣”）可以作为一种解决方案。这涉及一种技术，即冠向复位瓣的手术龈乳头在边缘去上皮后双侧连接。将两个外侧推进的皮瓣直接缝合在种植体上退缩中心上方。手术如上所述进行，但由于与Grupe和Warren描述的外侧复位瓣相比，外侧移位较小、伤口张力较小，因此退缩覆盖的预后更好。

3.7.4 腭侧瓣覆盖种植体周围退缩

种植体周围的颊侧和邻近骨水平通常无显著差异。因此，几乎总是可以预期Miller Ⅲ类衰退涉及牙间硬组织和软组织丧失[122]。Miller Ⅰ类和Ⅱ类退缩在天然牙上取得了最好的效果，但Ⅲ类退缩的预后略微有限[11,34,38]。尽管退缩覆盖存在显著的解剖学缺点，但种植体确实具有优势，即可以去除上部结构，并用软组织再次完全覆盖种植体[104,162]。因此，理想的龈下愈合可以弥补水平向和垂直向缺损。为了实现这一点，使用腭侧带蒂皮瓣代替游离结缔组织移植物，特别是在垂直向软组织增量措施的情况下[120]。可以在外科手术前2个月交替将封闭螺丝插入种植体[120]。部分去上皮后，外科手术可以开始使用隧道器械剥离颊侧的骨膜上囊袋。用单切口技术从腭部切取结缔组织，而由于解剖因素，结缔组织多附着在血管主干的内侧。根据可操作性的不同，供体区域可以通过延长单个解剖切口或通过隧道连接。在隧道分离的情况下，需要用缝线拉入移植物，但也显著改善了供体区域的血管化。将移植物放置在种植体上后，可以用水平褥式缝线将其固定在颊囊袋中，以防止旋转。为了避免膜龈联合处的冠向移位，可留下部分移植物进行无覆盖愈合。愈合2～4个月后，可通过小手术再次暴露种植体[121]，装上临时牙冠。临时牙冠在3个月内将创建的软组织推入所需的位置，然后根据模型制作最终的上部结构并戴入[121]。

在某些情况下，建议取出修复体，用覆盖螺丝覆盖种植体，并使软组织部分或全部在种植体上生长。6～8周后，可用腭侧带蒂结缔组织瓣进行软组织移植，加或不加游离结缔组织移植，这在此阶段将更容易进行。如果种植体部分仍在术前暴露，建议在缝合皮瓣覆盖整个种植体之前，用4%的H_2O_2溶液和光动力法对暴露的种植体部分进行强化去污。

4

下颌块状骨移植：诊断、固定、收集技术、外科程序

Mandibular bone block grafts: diagnosis, instrumentation, harvesting techniques, and surgical procedures

4.1 引言

牙齿缺失会导致牙槽嵴的改建，特别是颊侧骨壁的改建。这一过程通常是牙齿缺失最初3个月内牙槽骨不可避免地产生大量吸收的原因。6个月后吸收变得缓慢，在1～2年后达到基本稳定。然而，由于非活动的或有压迫性的可摘义齿，骨萎缩会随着时间的推移而增加，可能导致骨量不足，需进行骨增量。特别是在美学区，正确的植入位置对长期的美学成功至关重要。因此当牙槽骨水平向和垂直向体积不足时，必须进行骨重建治疗[11-12,48-49,51,73]。骨缺损的形态是选择骨移植技术的主要依据。骨缺损越大，越倾向于使用促进骨结合的技术[5,9,81-82]。

在过去的30年里，人们推荐使用不同的技术和材料来重建牙槽骨的缺损，包括自体、同种异体或异质骨移植物。虽然异种材料[33]、同种异体[16,83]材料和引导组织再生技术[15,84]的发展很有前景，但与自体骨相比，其愈合过程、可重复性和预后的可预期性等相关信息依旧不充分[73]。在生物学、免疫学甚至法医学的基础上，已经证明了自体骨相对于其他骨替代材料的优越性。从移植物形态上考虑，自体骨具有额外的机械（来自皮质骨）和成骨（来自松质骨）特性，允许早期的血运重建和功能改建，且并发症发生率低，这是任何异体、异种移植物或异质材料都无法比拟的优势[46,99-100]。

异种移植物和异体移植物，特别是块状移植物的主要问题是它们的血运重建能力差，移植物对口腔菌群的抵抗力较低，这导致了一些并发症和治疗失败[2,13,88,102]。

文献中介绍了一些自体骨供区，如颅骨（顶骨）[29]、胫骨[9]、肋骨[80]、上颌结节[76]、腭骨、颧弓圆环[109]、髂嵴[34,39,67,80,99]和下颌位点[49,54,58]。其中从下颌位点获取的骨移植物观察到的吸收似乎低于其他位点[89]。

本章详细介绍了可用于块状骨移植的不同下颌供区。特别介绍了取骨技术与器械[57-58]，并讨论了相应的适应证、优势和并发症。此外，还提出并讨论了用下颌块状骨移植物重建萎缩位点的生物学方法。

4.2 下颌骨移植的生物学过程

从病理生理学的角度来看，所有类型的自体移植，无论是骨移植、牙龈移植还是牙移植，都遵循相似的再生过程。然而，移植的成功和长期稳定性主要取决于血运重建的程度，血运重建的质量和强度决定着移植物的预后[68,79]。这是大量移植物的存活、生理性改建以及决定再生和移植区域质量的基础，这些因素对移植区域的长期稳定也至关重要。

骨移植术的目标是重建出组织、形态和质量接近天然骨组织的血管化良好的硬组织，并且具有密质、松质的解剖结构，其中也包括密质骨的微观结构哈弗氏系统。骨单位包含具有血管和淋巴管、神经和骨细胞的哈弗氏管。骨细胞是成熟骨组织中的基本细胞，通过分泌酶和细胞间相互通信来维持基质的矿物质浓度，并通过小管获得营养（图4-1a）。骨组织中还含有负责新骨形成的成骨细胞。成骨细胞类似骨细胞但不分裂；它们合成周围的胶原基质，基质钙化使成骨细胞转化为骨细胞（图4-1b）。骨中还包含其他非常重要的骨生成

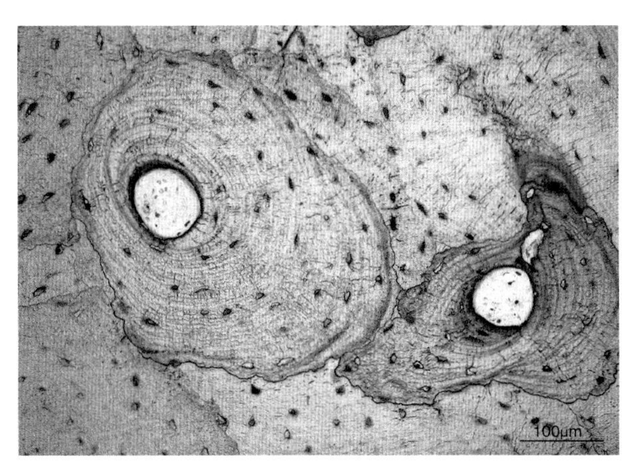

图4-1a 骨单位：骨细胞嵌入哈弗氏管周围矿化基质的陷窝中（甲苯胺蓝染色）。

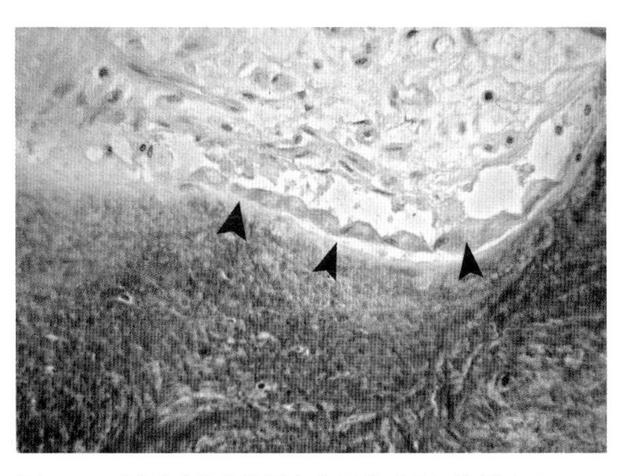

图4-1b 新形成的类骨质上典型的成骨细胞层（Masson三色染色）。

细胞，它们以未成熟的形式存在于骨膜深层和骨髓。它们具有很高的有丝分裂活性，是唯一能够分裂的骨细胞，可分化为成骨细胞。负责骨更新和骨改建的细胞是破骨细胞，破骨细胞存在于骨表面，来源于单核细胞和巨噬细胞，而不是骨生成细胞。破骨细胞不断地吸收受损的、陈旧的、死亡的或不需要的骨组织（图4-1c），同时成骨细胞不断地形成新骨。上述这些新生重建骨的所有部分对于再生区域的长期稳定性都很重要，因为它们关系到新骨对口腔菌群的抵抗力。身体其他部位进行骨移植后，移植的骨完全被肌肉和软组织覆盖，而口内骨移植与其相反，移植在高度污染的区域进行，并且在种植体植入和修复后移植物将继续暴露于口腔菌群中。

移植物血运重建通常在手术后的最初几小时内开始[68]。成骨细胞、骨细胞和成骨细胞依靠自身储备以及通过扩散从支持液体中获得营养，最多可存活4天[19]。如果在最初3～4天内通过早期血管再生获得血供，它们还可以存活更长时间[19]。如果没有及时建立血供，骨细胞将会死亡。

与软组织细胞不同（软组织排斥坏死细胞），骨组织只有有机物部分吸收，而矿化被部分保留下来。打个比方，这种现象类似于蜗牛的情况：如果它的生物成分死亡，外壳仍然存在，并可以作为其他新细胞的骨架或导轨。

自体牙移植成功后常会出现下列的情况：源自受植床的血管穿过移植物，携带着特定细胞。当这些血管起源于骨床时，它们会带来新的成骨细胞。Skoglund等[97]在微血管造影研究的基础上证明了牙根发育不成熟（根尖孔开放）的再植和自体移植牙的血管变化。10天后血运重建达到中部，30天后达到髓腔顶部。180天后，尽管仍然血管形成良好，但牙髓腔的体积显著减小（图4-1d～m）。在影像上表现为牙髓的逐渐闭塞，并且随着时间的推移，发生于整个髓腔和根管区域（图4-1n和o）。临床和组织学显示，这种闭塞主要是由骨引起的，并被命名为骨性牙本质（图4-1p和q）。

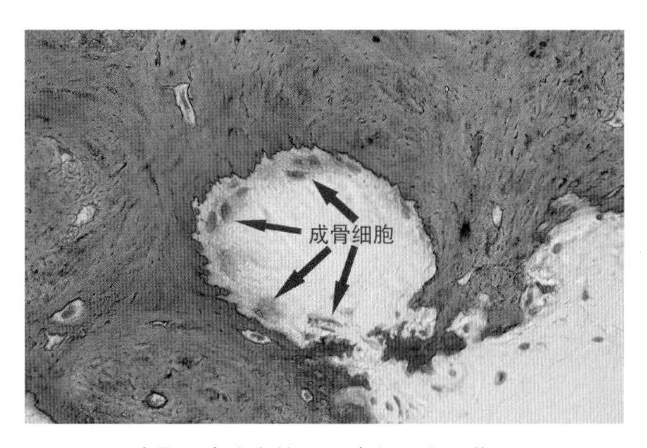

图4-1c 破骨细胞（多核巨细胞）正在吸收骨组织。

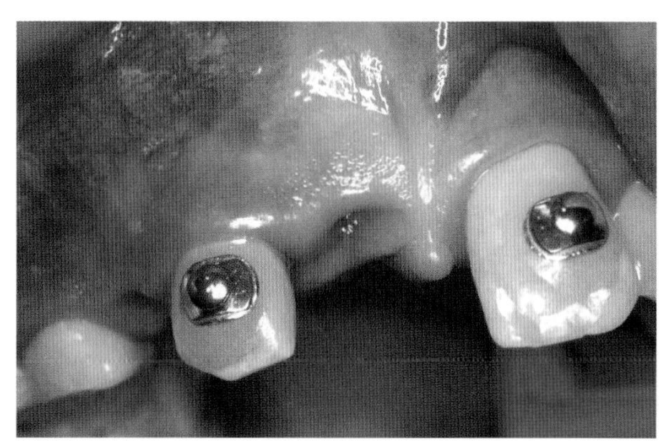

图4-1d 一名10岁患者右中切牙因外伤缺失。

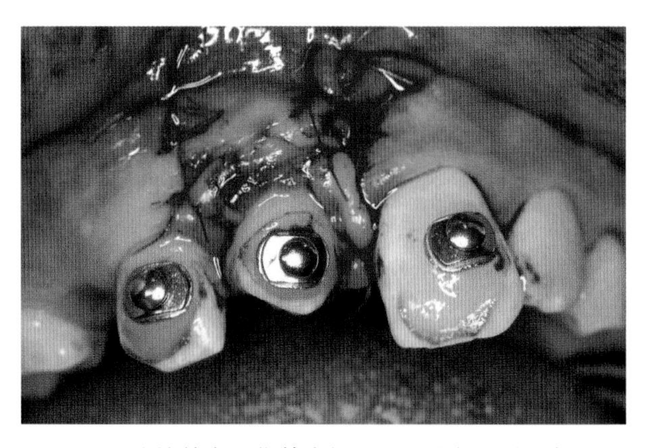

图4-1e 移植前磨牙代替中切牙是一个很好的选择。这种治疗方法如果操作正确，也能提供一个永久的解决方案，长期成功率高达98%以上。下颌第一前磨牙通常是首选的牙齿移植物，因为它们是单根牙、牙冠小、舌尖也不那么明显。

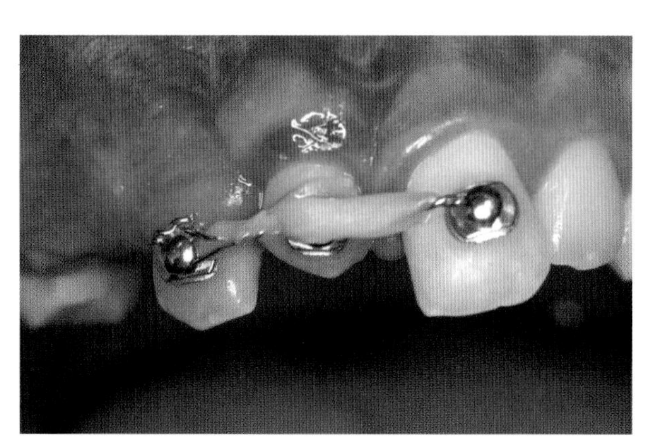

图4-1f 术后3周的临床表现。移植的牙齿用钢丝和复合树脂固定在相邻的牙齿上大约5周。

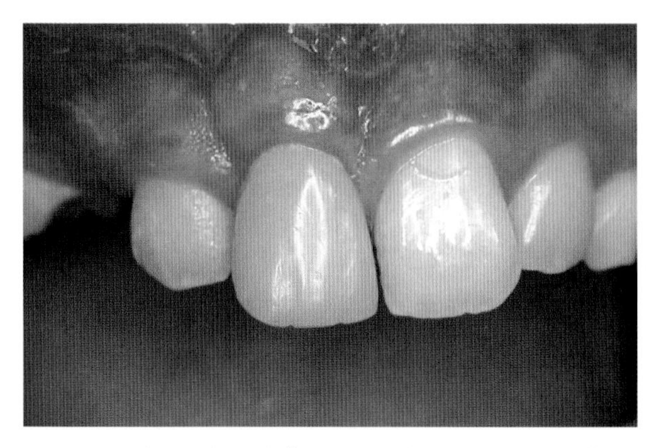

图4-1g 术后6个月的临床表现。拆除夹板后，用复合树脂修复移植牙，以获得中切牙的外形。

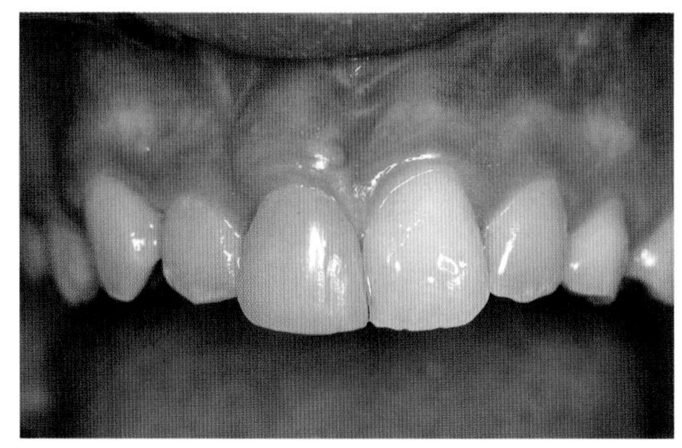

图4-1h 术后4年的临床表现。

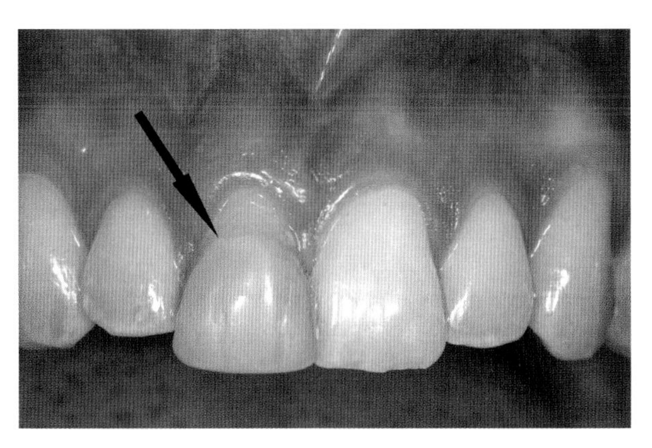

图4-1i　术后10年的临床表现。移植的牙齿已经生长到与邻牙相同的水平，因此冠的树脂边缘现在位于龈上。

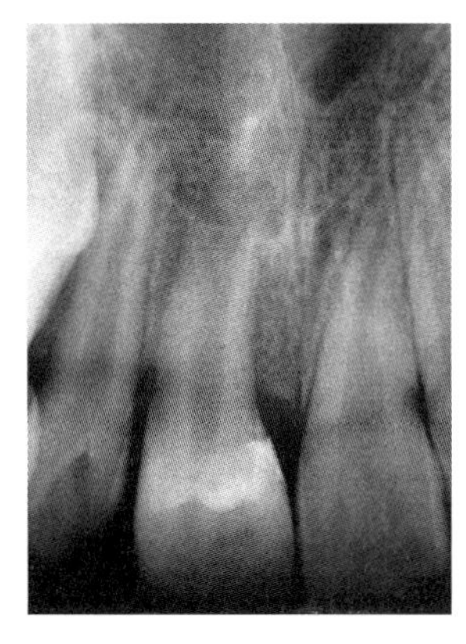

图4-1j　术后3个月的X线片。移植牙的髓腔清晰可见，根尖孔敞开。

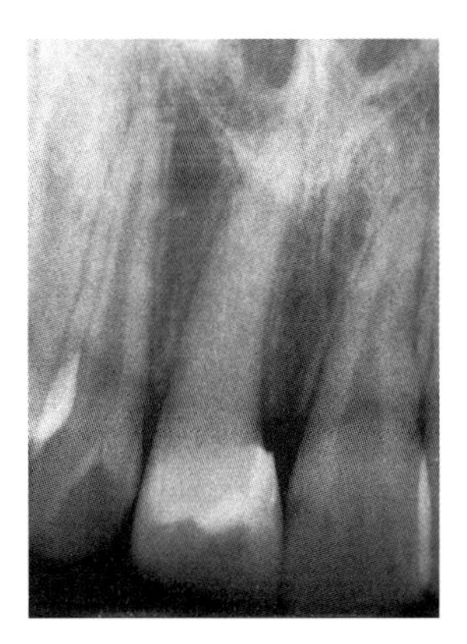

图4-1k　术后10年的X线片。典型的髓腔闭塞影像和持续生长至鼻底的牙根证实了移植物的血运重建。

牙齿移植通过开放的根尖孔更容易血运重建，但骨块情况不同，在骨块中没有孔隙来引导血运重建。在动物实验研究中，为促进和改善自体骨块的血运重建而对受区和骨块进行打孔的操作并未证实具有优势[1,114]。结论是："受植区皮质骨床打孔与无孔骨床相比在骨移植物的愈合和整合方面没有优势。"

骨块的血运重建是通过切割锥进行的。破骨细胞在骨块中制造一个隧道，为携带成骨细胞的新生血管开辟一条生物途径，成骨细胞平行于骨移植物的血管重建沉积新骨（类骨质）[31]。

在自体骨移植术后的第一天，不论来源的所有类型的血管，都很容易长入术区，这确保了尽量多的骨细胞的存活。来自骨膜和邻近软组织的血管在远离骨床的骨区域的血运重建中起重要作用。如果骨块移植物被膜覆盖，这种形式的血管再生大部分被抑制，距离受区较远的移植物会更晚发生改建。DeMarco等[17]进行的一项对比研究证实了这一模型，该研究探究了大鼠自体骨块在是否有膨体聚四氟乙烯（e-PTFE）膜覆盖情况下的血运重建。在不使用膜覆盖块状移植物的组别中，血运重建在整个治疗期间进行得更早、更强烈、更广泛。

如果愈合期间没有出现早期暴露等并发症，那么不可吸收膜能减少移植骨的吸收。起初，它们通过减少血运重建和骨改建对骨块的体积稳定性产生积极影响。膜下移植物表面的改建和血运重建很差，在临床上移除膜后可以观察到这一现象（图4-1r～t）。随后发生后期改建，由于反应性破骨细胞清除了移植物的大部分未血管化的无活性区域，导致移植物的吸收增加。可吸收膜可能导致更严重的吸收，因为吸收是一种炎症反应，涉及巨噬细胞和破骨细胞。活化的巨噬细胞不仅选择并吸收膜，还攻击所有可吸收的物质，如移植的骨块（图4-1u～w）。

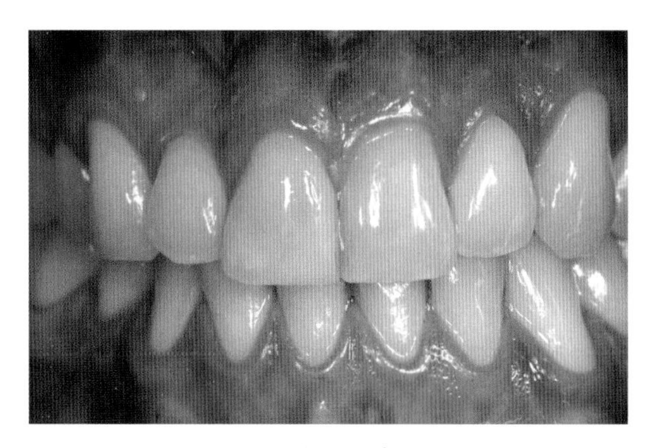

图4-1l 术后15年，重新复合树脂修复后的临床表现。

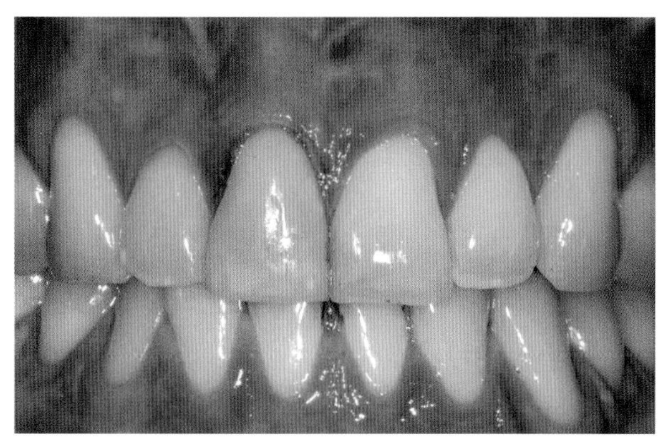

图4-1m 术后20年的临床表现：更换了新的树脂修复。

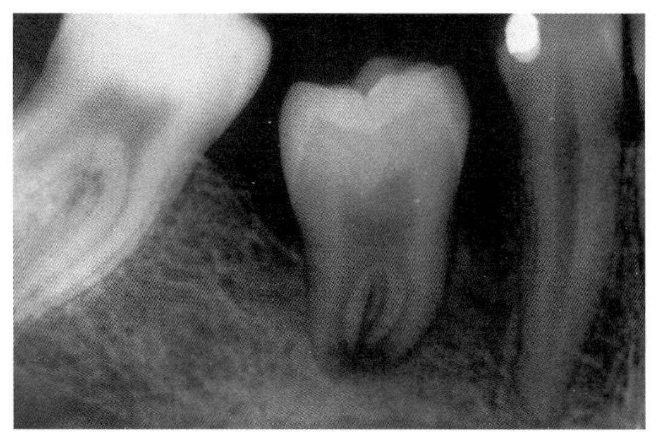

图4-1n 将48牙移植到第一磨牙的牙槽窝，术后3个月的X线片。

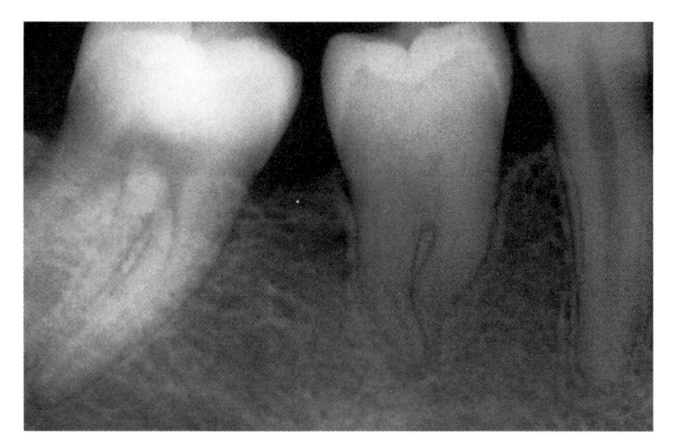

图4-1o 术后14年的X线片。髓腔和根管完全闭塞。移植的牙齿已经达到咬合平面，牙根继续发育。

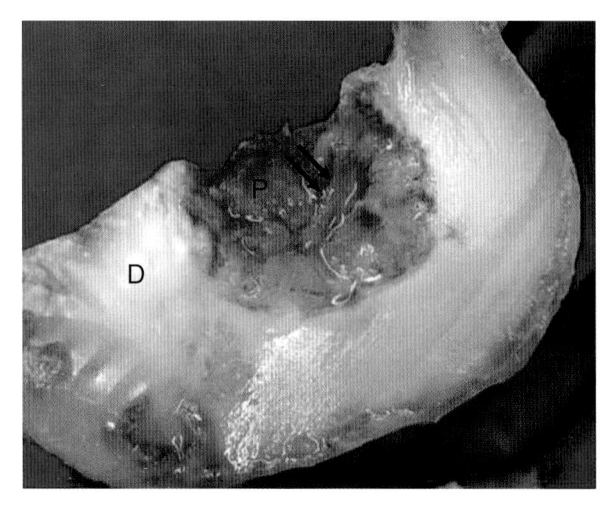

图4-1p 智齿移植术后8年的牙髓剖面磨片。髓腔（P）充满骨样硬组织（D：牙本质；箭头：血管）。

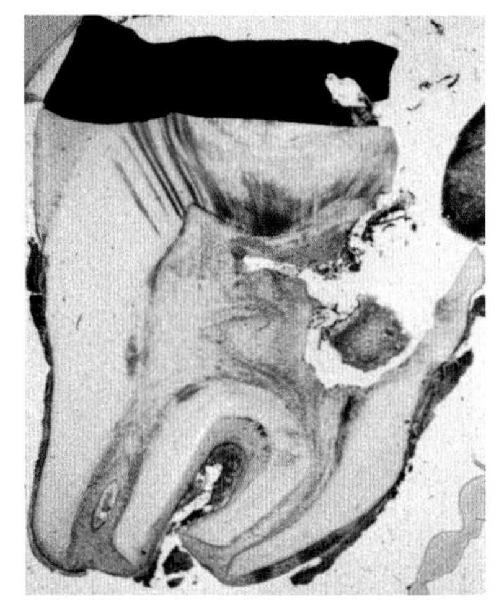

图4-1q 智齿移植术后14年的牙髓组织学切片，患牙因深龋被拔除，可见牙髓腔和根管充满骨样细胞。

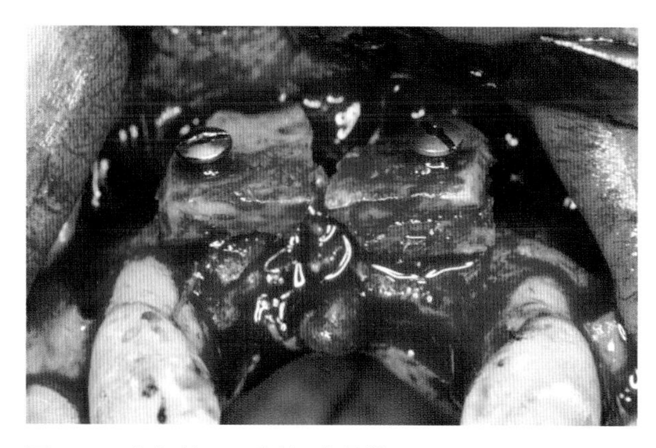

图4-1r　上颌前牙区移植2个骨块。

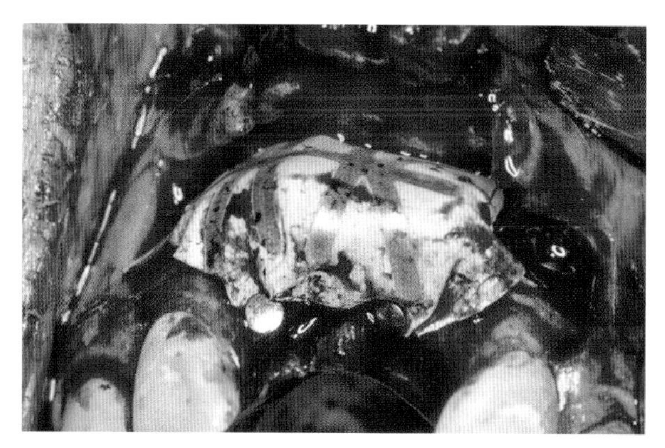

图4-1s　移植物被一层不可吸收膜（Gore-Tex）覆盖。

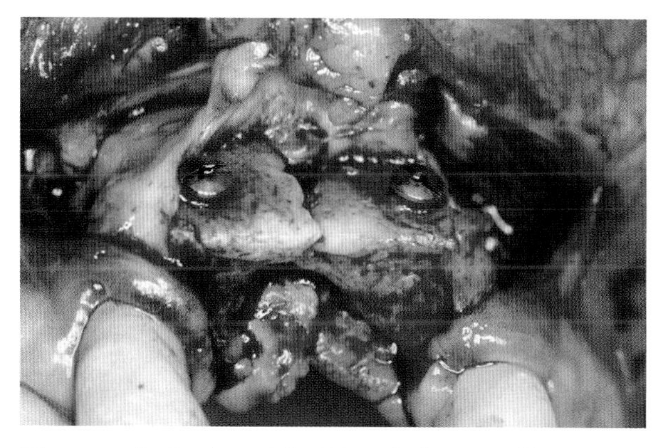

图4-1t　术后8个月再次暴露。去除不可吸收膜后可见苍白、改建不良的骨移植物。

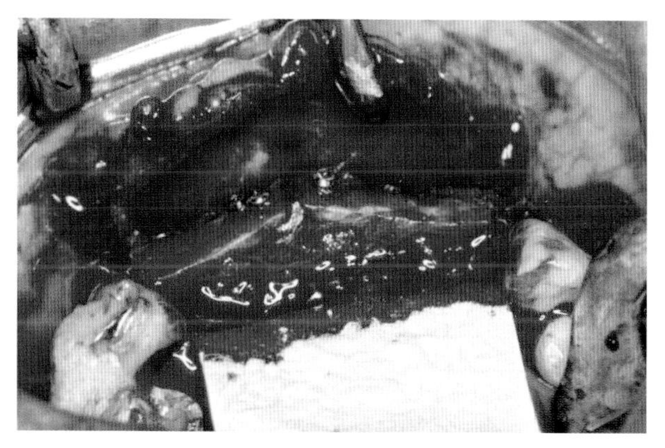

图4-1u　上颌前牙区骨块移植。准备用可吸收膜（Bio-Gide；Geistlish生物材料）覆盖移植物。

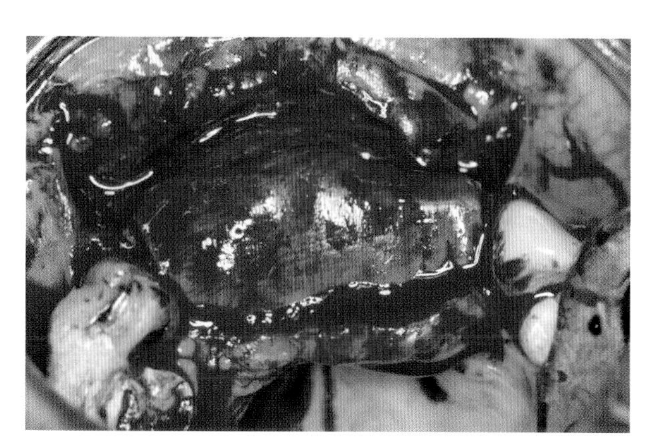

图4-1v　移植物被可吸收膜完全覆盖。

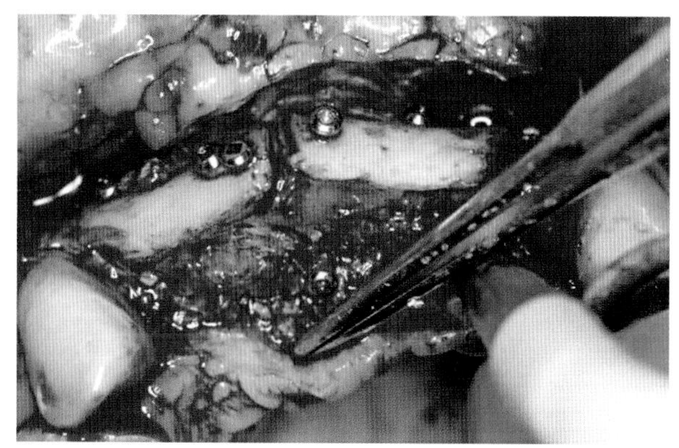

图4-1w　术后4个月再次暴露术区。块状移植物的表面呈白色，血管化不佳。最初放置在骨块和移植床之间的颗粒状骨材料大部分被肉芽组织替代。

自体骨移植仍然是重建手术的金标准。就像金的质量从8～24K不等一样。与来自身体其他部位的骨移植物相比，从再生的角度来看，取自髂嵴骨移植物质量在愈合方面是最好的——称得上是24K金。这是由于它们的形态结构（图4-2a～h），包含很大比例的松质骨[39,64,80]。骨髓有很高的血运重建能力，促进大量骨细胞的存活[68]。尽管从再生的角度来看，髂骨移植物的质量非常好，但在种植体骨结合方面却不是这样。髂骨移植术后4个月术区组织活检可见术区组织质量很低（四类骨伴有广泛的骨髓纤维化；图4-2i）。由于种植体的最佳骨结合直接取决于骨质量，植入髂骨移植物中的种植体呈现低的骨-种植体接触（BIC），这意味着开始时骨结合较差。在此期间，未加控制的负荷将导致脆弱的BIC发生微小骨折，在骨结合过程中发生松动。随着时间的推移，由于遗传和功能负荷的影响，骨移植物的质量逐渐适应受植区这个过程平均需要2年时间，直到组织活检显示出移植骨达到更好的骨密度与质量（图4-2j）。

另外，大部分由厚皮质骨组成的下颌骨移植物血运重建更困难，因此再生潜力较差。如果继续用黄金进行类比，这些移植物的质量大约是12K金。尽管通常认为下颌骨具有优良的骨质量和骨密度，有利于种植体的理想骨结合，但从再生的角度来看，情况并非如此[24]。在大面积移植的厚皮质骨块中，长达3年后仍然可以发现大量死亡的骨细胞，这可能会危害种植体植入后的骨结合（图4-2k）。

移植物的血运重建不仅取决于供区的质量，还取决于受区的再生潜力[19]，这在手术和愈合之前通常是未知的。这解释了为什么从相似的供体部位获得的两个移植物在移植到两个不同的区域时会有不同的反应。第一块移植物即使与受体部位接触较少也可能有极好的血运重建。这已经在临床上得到证实，移植手术后4个月颜色微红且钻孔时出血量大（图4-3a）。在同一时期，第二块移植物的血运重建可能很差，即使大面积与受区紧密接触。颜色较白的移植骨证实了受区再生能力差，种植窝预备过程中出血量也很少（图4-3b和c）。取自该移植物的组织活检表明存在大量的死骨细胞和较差的血运重建（图4-3d和e）。将种植体植入这样血供不良且存在大量死骨细胞的部位，对移植物的长期稳定性和种植体的骨结合具有高风险。种植体暴露和修复后，血管化不良的骨很难抵抗口腔菌群（图4-3f～h），其结果与使用生物材料或同种异体移植物时相似。骨移植的目标是创造一个在形状和质量上与原始的天然骨相似的新骨嵴。

出于这些原因，有必要对下颌皮质骨骨块的标准移植技术进行修改，以改善移植物再生和血运重建，并确保植骨变得可重复和可预测，不受受区质量或偶然性影响，同时保持其密度和骨结合特性。

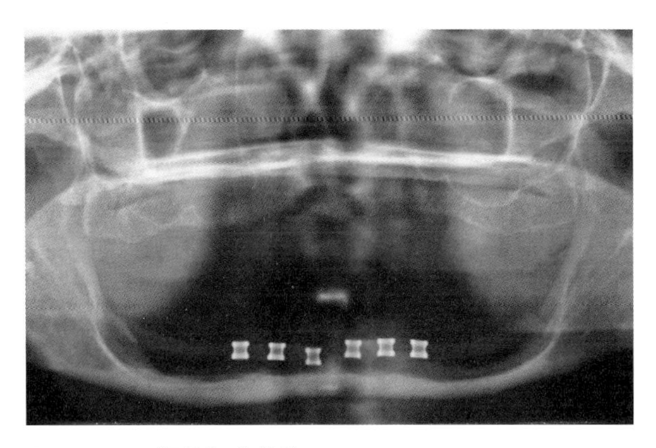

图4-2a 下颌骨极度萎缩。

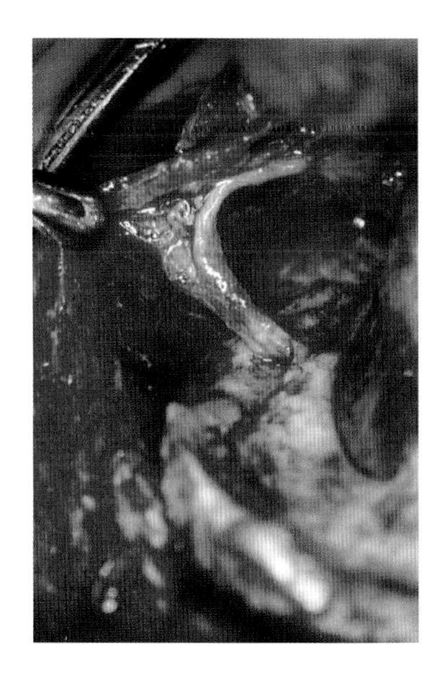

图4-2b 牙槽嵴呈凹形，暴露的下牙槽神经显示了萎缩的程度。

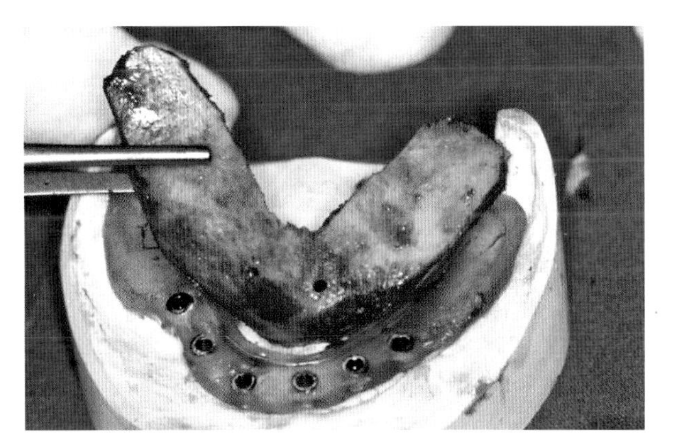

图4-2c 取自髂嵴的骨块与其旁边的手术导板。

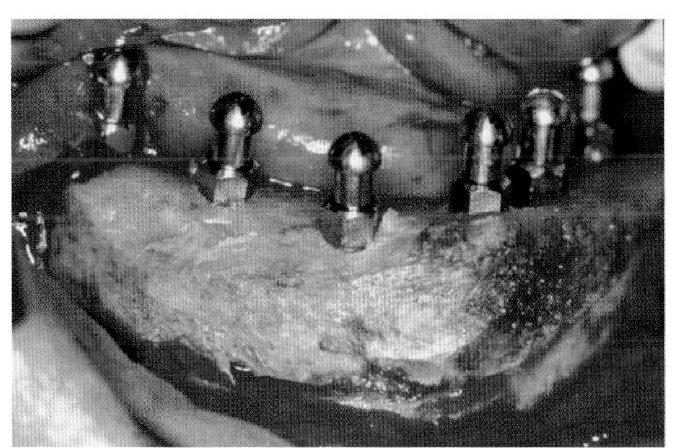

图4-2d 下颌骨垂直向骨增量同期植入6颗种植体。

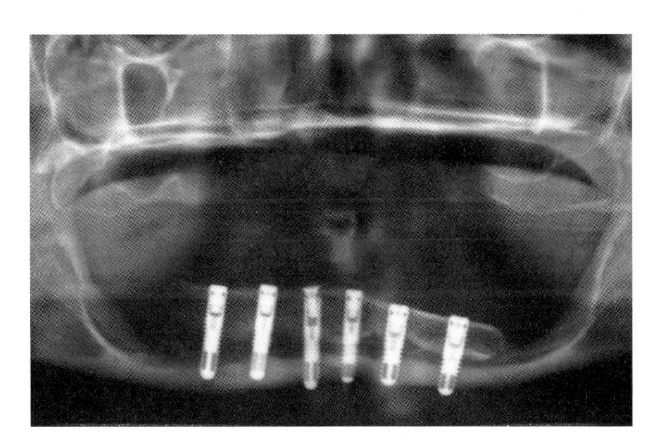

图4-2e 术后的X线片。

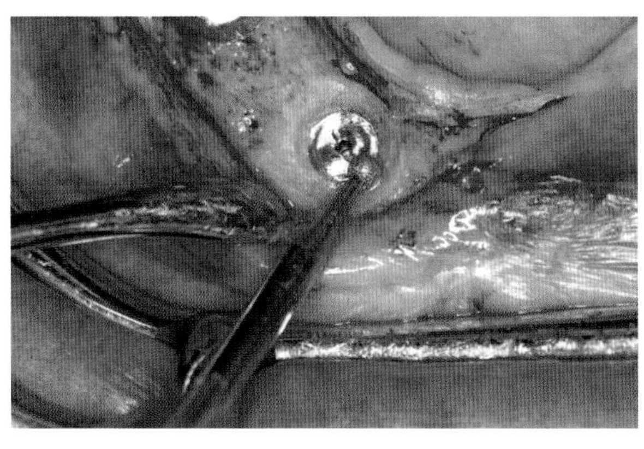

图4-2f 术后4个月暴露种植体时可见种植体被骨覆盖，需要用球钻去骨。

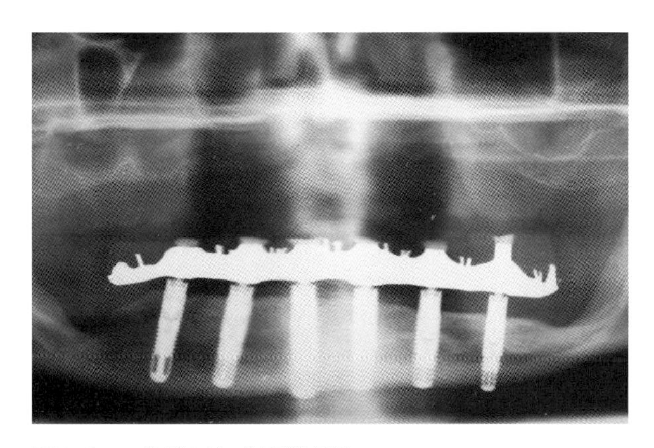

图4-2g 术后14年曲面断层片。

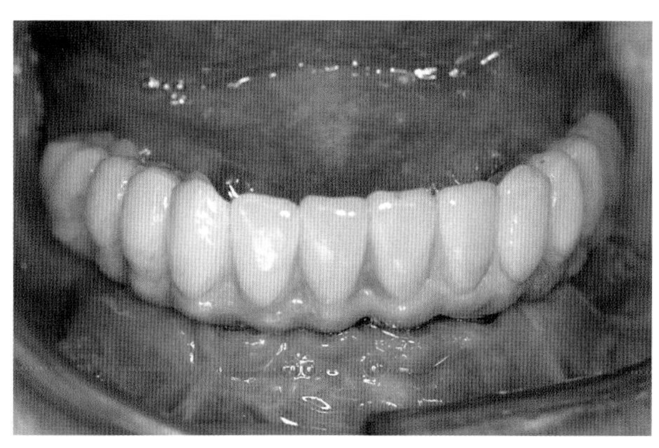

图4-2h 修复体。

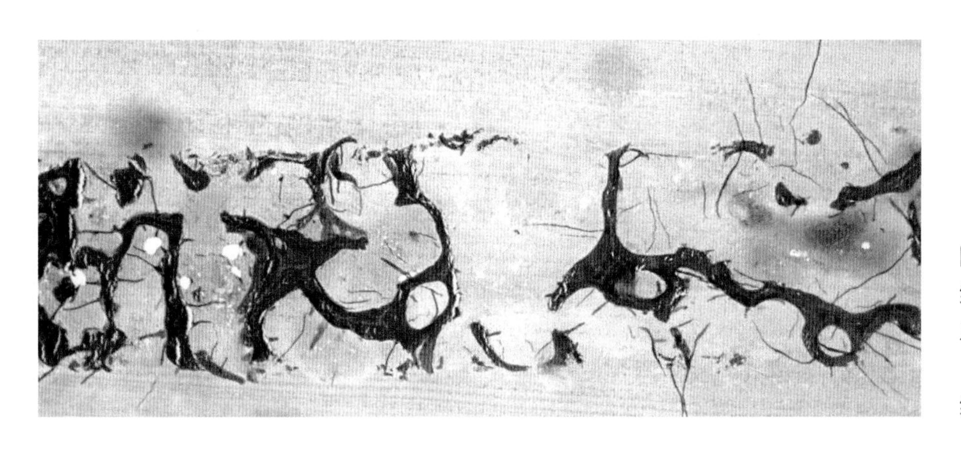

图4-2i 术后4个月的骨组织活检显示极低的骨密度和广泛的骨髓纤维化（甲苯胺蓝溶液和碱性品红染色）。

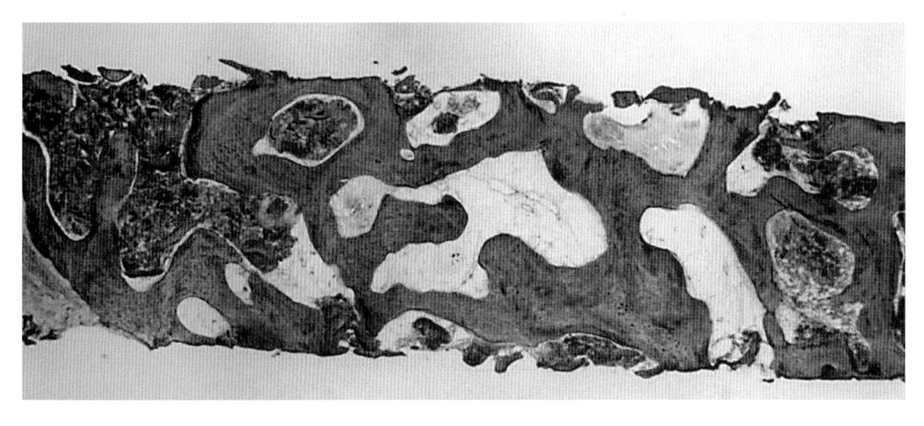

图4-2j 修复后2年同一区域的另一次组织活检显示骨密度显著提高。

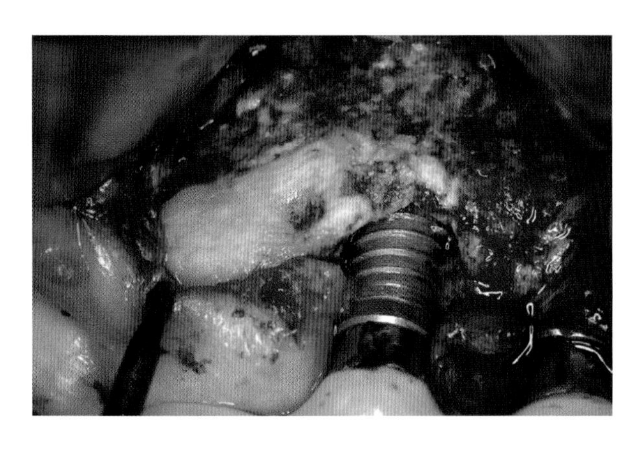

图4-2k 在用厚下颌骨骨块和生物材料进行骨增量的区域植入种植体4年后的临床表现。骨移植物的一部分已经被吸收，剩下的部分仍然是白色的，血运非常差。

关于移植骨愈合和再生机制的一些理论已被广泛讨论。早在1892年，骨科医生Wolff[111]就提到了移植骨可能通过成骨作用愈合，或者是他所称的成骨细胞理论。Wolff指出，移植过程中存活下来大量的成骨细胞和骨细胞负责骨再生。在1893年，Barth[3]的一项微观研究报道，称存活的骨细胞和成骨细胞的数量不足以引起骨再生。他介绍了框架理论，该理论通过骨引导实现骨再生，并解释了移植物的矿物质部分在生物部分死亡后如何成为受区成骨细胞的支架，其中成骨细胞主要负责骨再生。现代的研究，如1997年Boyne[5]提出了自体骨移植物再生的第三种模式——骨诱导。在骨诱导的骨再生过程中，多能干细胞在骨形态发生蛋白（BMPs）的影响下分化为骨形成细胞，如成骨细胞，然后在骨表面产生类骨质层，随后矿化，转化为骨细胞。BMPs在天然骨中已有表达。根据人体的自然修复过程，骨细胞死亡后，BMPs可额外表达引起骨再生。然而，这种骨诱导仅限于受植区，可能是通过遗传学的影响。此外，细胞死亡可以激活破骨细胞去除没有活力的物质，并以炎症的形式激活血管生成进行骨改建（图4-3i和j）。

自体骨移植作为金标准的主要优势体现在这3种不同的愈合可能性上，与其他所有移植物（包括只能通过骨传导愈合的生物材料）相比，它具有最佳的再生能力。

总之，游离自体骨移植部位的再生遵循三种不同的模式：①通过外科手术后存活的部分骨细胞/成骨细胞/骨形成细胞的成骨作用；②通过原始骨矿物质的存在而进行的骨传导，该矿物质可作为受区成骨细胞的支架；③在新血管生成与BMPs的双重影响下，通过形成新的、额外的成骨细胞进行骨诱导。每种愈合方式的百分比主要取决于骨移植物的来源和质量。如来自髋关节的自体骨移植物，含有大量松质骨，其中含有高浓度的骨形成细胞和BMPs。松质骨支架的结构使快速血运重建更容易，这对于骨细胞的存活至关重要。这不仅会增加成骨再生的潜力，还会促进骨改建。然而，这对于游离下颌骨移植物则不同。

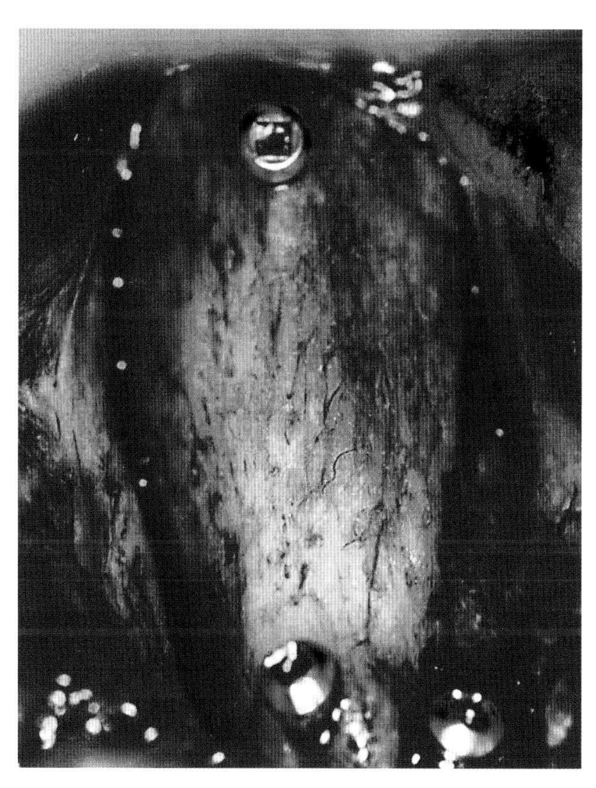

图4-3a 块状骨移植垂直向骨增量术后4个月，骨块血运重建丰富，移植物呈微红色。

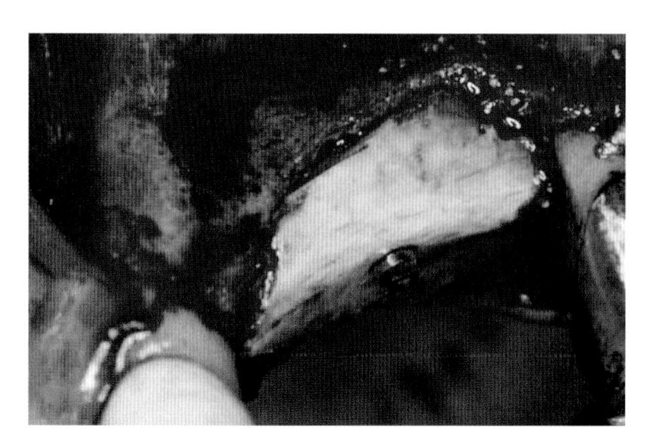

图4-3b 骨弓轮廓内使用厚下颌骨块进行垂直向骨增量。

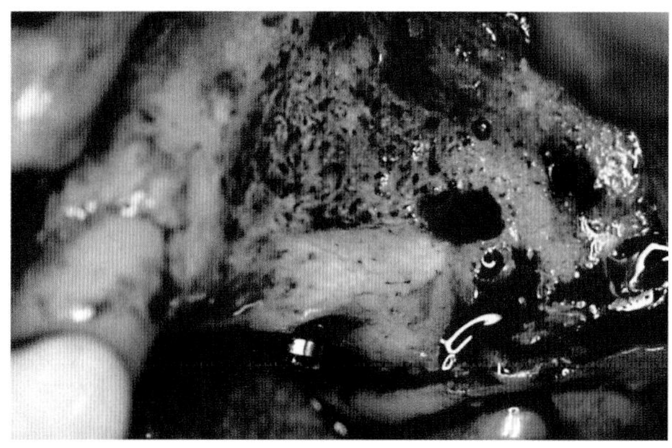

图4-3c 厚移植物的血管化不良，尽管移植物在术后4个月与相邻骨结合良好。但骨块颜色较白显示血管化不足。

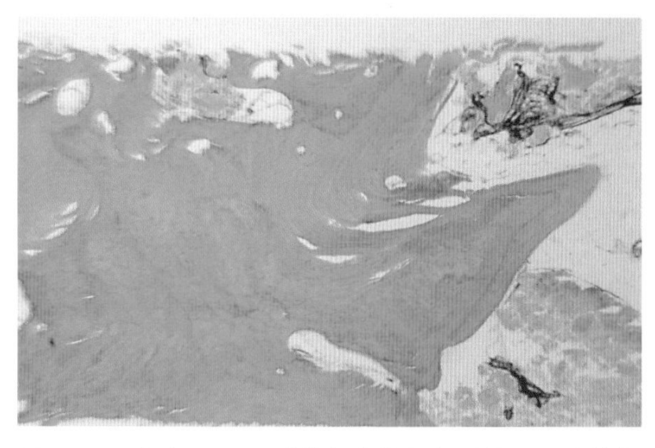

图4-3d 来自图4-3c移植部位的组织活检显示移植物皮质骨质量高，但改建较差。它还显示超过80%的死骨细胞（Masson-Goldner三色染色×35）。

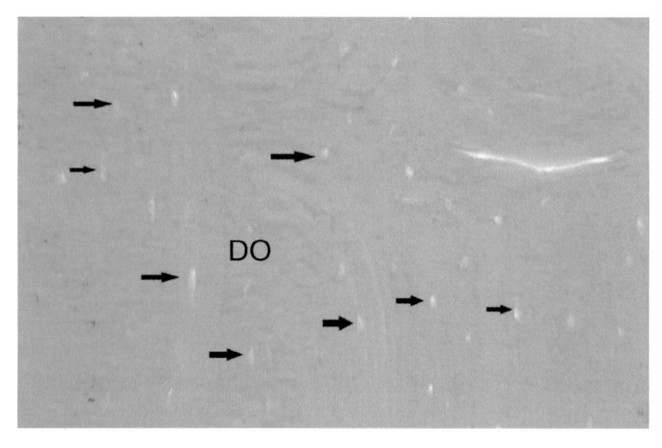

图4-3e 高倍镜（×200）下可见许多死骨细胞（DO）。

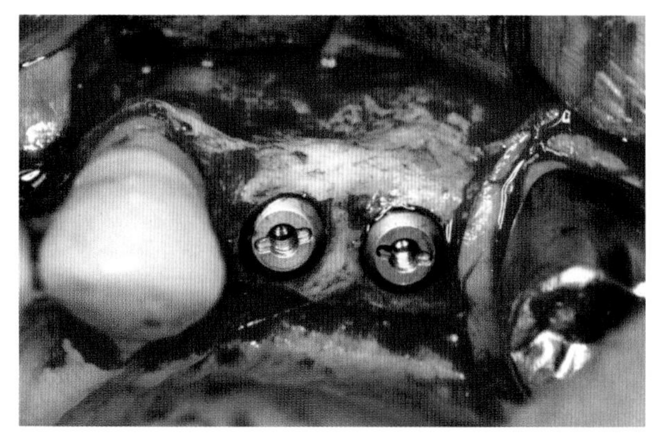

图4-3f 在血管化不良的移植物中植入2颗种植体。

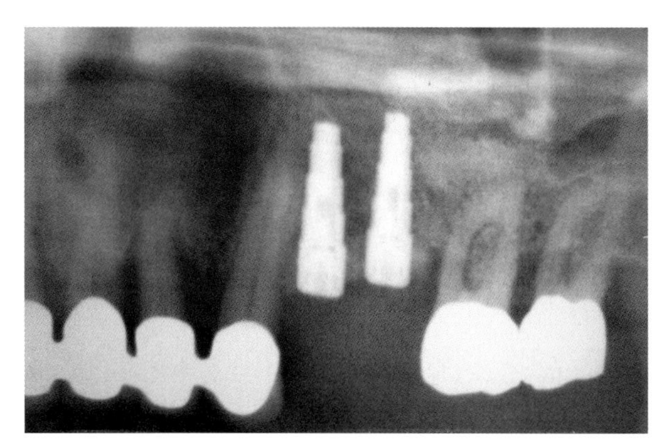

图4-3g 术后的X线片。

从临床和实践的角度来看，从口腔内获取的骨移植物比从口腔外获取的骨移植物更适合日常工作。因为它们为患者和外科医生提供了许多优点，包括损伤较小和较低的术后不适，避免了全身麻醉和住院。然而，下颌骨主要由厚的皮质骨形成，仅包含有限的活性骨生成细胞和BMPs。这种骨的结构，由于它厚厚的皮质，使得这种游离移植物的再血管化和骨再生变得困难。再血管化/骨再生发生上述切割锥作用。切割锥是一个包含破骨细胞、血管和成骨细胞的单位。破骨细胞位于切割锥作用的前部，通过吸收骨在骨块中建立一个隧道。这为来自受植区的血管长入和成骨细胞输送开辟了一条生物学通道。成骨细胞随即沉积新骨[21]。

游离移植物的骨细胞由于其自身的储备和通过周围组织的扩散，可以在没有直接血供的情况下存活长达4天。如果血管在此期间到达这些细胞，它们将有机会存活并继续正常工作；否则这些骨细胞会死亡。一个死亡的骨细胞在显微镜下可见一个骨单位内的空的矿化

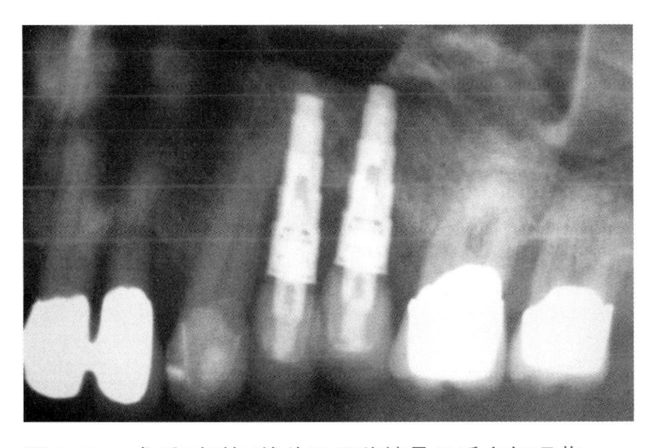

图4-3h 术后3年的X线片显示移植骨几乎全部吸收。

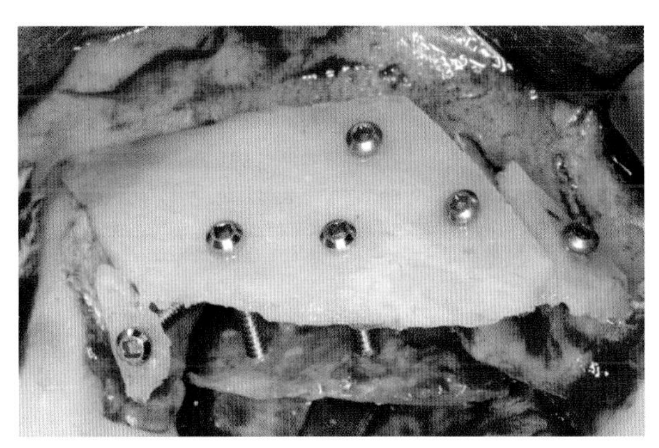

图4-3i 用微螺钉固定的薄骨块进行三维骨移植。形成的盒状空间里会用自体骨屑充填。

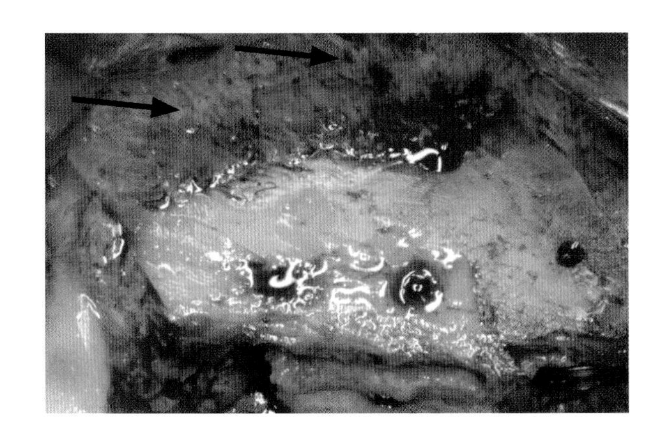

图4-3j 术后3个月的临床结果。在骨移植物的根方观察到许多血管（箭头），为移植区域提供再血管化和骨再生。

腔隙。事实上，切割锥穿过厚的皮质骨壁比穿过较松软的髓骨更困难，需要更多的时间。在下颌骨骨块移植的情况下，这可能需要很长时间，这是由于许多骨细胞缺乏血供而无法存活。从厚皮质骨移植物的组织活检中发现存活骨细胞的比例不超过20%，这是通过成骨作用进行骨再生的最大部分。已有尝试试图通过皮质受植区和移植物打孔来提高再血管化的能力。然而，实验和临床研究表明，这些操作并无优势[1,114]。其他尝试集中在使用特定的生长因子/蛋白质来改善血管生成，但是迄今为止它们还没有实现临床突破。总之，目前还没有能够影响和改善厚游离皮质骨移植物血运重建的方法。

改善厚皮质骨移植愈合的另一种可能性是在移植区域添加BMPs以增强成骨细胞的产生。骨材料的蛋白质部分由可溶性和非可溶性蛋白质组成；后者含有少量BMPs，且由于可能的过敏反应和污染，从异种或同种异体骨（天然BMPs）中提取用于再生治疗是有风险的。同时，由于提取的物质浓度低，其效果很差[105]。如今，重组BMPs（rhBMPs）可以在实验室用细胞培养安全生产，并且可以作为单一物质获得，其中rhBMP-2和rhBMP-7是实验和临床研究中最为常用的，效果良好[18,74-75]。

虽然许多研究报告了BMPs在各种适应证中有良好的结果，但在欧洲不允许将其用于牙种植体，主要由于许多可能的并发症和不良反应，如异位矿化、剧烈疼痛、肿胀和血肿、破骨细胞性骨吸收、脂肪生成、神经痛和可能导致肿瘤生成等。这些材料的高成本也使得它们在口腔种植中的应用不切实际。总之，在常规治疗中使用BMPs来促进骨再生在今天仍然不是一种选择。

自体骨移植物再生最重要的方式是骨传导，在愈合过程中起到超过50%的作用[24]。因此，为了提高下颌骨骨移植物的再生能力，重点应放在骨传导上，骨传导被定义为来自作为支架的矿物质部分或移植骨受区成骨细胞的定植[24]。成骨细胞渗透通过两种途径发生：①通过新生血管化，包括起源于受植区（切割锥）新形成的血管；②通过移植物表面吸引来自邻近骨的成骨细胞的能力[24]。这些成骨细胞形成类骨质层，随后成熟为板层骨，在每一个接近受区骨的游离移植骨表面都是有可能的（图4-4a）。然而，与这些现象同时发生的是，破骨细胞也积极地试图消除和转运移植物中含有死亡细胞的部分，这有时发生在成骨细胞完成移植物的定植过程之前（图4-4b）。这导致移植物的大部分在新骨细胞定植和再生之前被吸收。因此，为了限制破骨细胞反应，人们对具有最大数量活性骨细胞的快速再血管化和再生非常感兴趣。临床上，这种吸收通常开始于移植物中离受体部位更远的区域，这是新骨血管最后到达的区域，并且仍然包含大量死亡的骨细胞。如外侧骨块移植物中最易吸收的区域是颊殆角。

事实上，移植骨的每一个表面都能够从受植区吸引新的成骨细胞，这使得通过骨传导进行愈合成为可能，骨传导作为50%以上下颌骨移植骨再生的原因，取决于所涉及的移植物表面的量。更大的表面积自然意味着更多的骨传导再生；因此，增加移植骨的表面尺寸对新骨的形成和通过骨传导的再生有积极的影响。一个骨块移植物的表面积是有限的。如果同一个骨块被压碎、碾磨、刮成小片或碎片，移植骨的总表面积呈指数增长，这有利于更好的骨再生和新骨形成（图4-4c～e）。在一项组织学和立体学研究中，Pallesen等[86]的研究表明移植颗粒骨的体积影响再生速率和速度。研究结果表明，与充填骨颗粒（10mm^3）的缺损相比，充填小颗粒（0.5～2.0mm^3）的缺损中新形成骨的总体积在2周和4周后更大、更成熟、再生更好。

然而，单独使用颗粒骨移植重建牙槽嵴是不稳定的。可以通过膜来稳定移植物[109]，但它发生并发症的风险更大，如膜暴露和感染。作为解决方案，作者提出的生物学概念是基于使用薄骨块移植物和小块颗粒状松质骨、皮质骨的组合[45,48,56]。不均匀颗粒化是推荐的，因为小体积（0.5～2.0）mm^{3}的移植物比10mm^{3}的颗粒显示出更好的再生，但也会有更多的吸收[86]。薄皮质块作为自体生物膜，用于稳定小块颗粒骨。

实际上，移植过程如下进行：用螺钉固定一个薄的骨块，重建牙槽嵴的形状，赋予它形状和体积。这种薄骨块在距受植区一定距离处被螺钉固定，而不是与其紧密接触，在骨块移植物和萎缩的牙槽嵴之间留下一定空间。新牙槽嵴的最终形态和厚度就这样被确定（图4-5a～e）。然后用下颌松质骨和小块皮质骨充填骨块移植物与受植区之间的空间，这些骨从骨块表面刮下，具有高的再血管化和再生潜力。需要注意的是，这个空间应该充满骨颗粒，以防止成纤维细胞长入。一旦牙槽嵴重建完成，它就呈现出髂骨移植物的外观，具有厚的内部松质骨（皮质骨和松质颗粒骨）和薄的外部皮质层（图4-5f和g）。这样能形成理想的移植物，具有与髂骨相当的高再生能力和接近下颌骨的骨结合潜力。此外，术后3～4个月后，这种移植物的再生模式类似于髂骨移植物。种植体所在的充填有颗粒皮质骨和松质骨的区域血管分布良好，呈淡红色，而外部皮质骨略白，为骨颗粒提供形状、保护和稳定性（图4-5h～o）。植入的种植体将经历理想的骨结合条件，一边是原始的舌侧或腭侧骨，另一边是再生良好且血管化的骨移植物（图4-6a～s）。

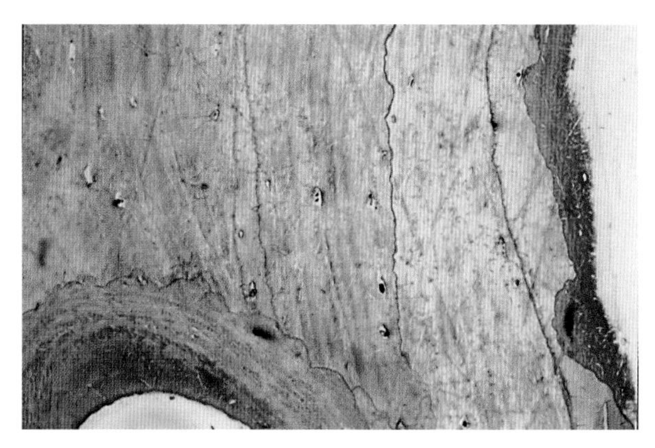

图4-4a 术后4个月的移植物组织活检显示典型的骨传导再生图像（甲苯胺蓝和碱性品红×200染色）：中心区域（清晰的颜色）显示移植骨充满大量死亡的骨细胞（空的或固缩的细胞）。这个骨表面覆盖着类骨质和成骨细胞层（深色）（组织学切片由汉堡大学教授Donath博士制备）。

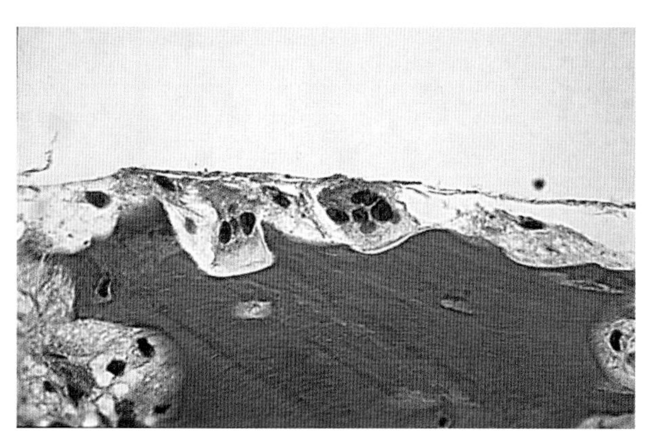

图4-4b 术后4个月移植物的组织活检显示破骨细胞（多核巨细胞）活性，邻近于几个死亡的骨细胞（甲苯胺蓝和碱性品红染色）（组织学切片由汉堡大学教授Donath博士制备）。

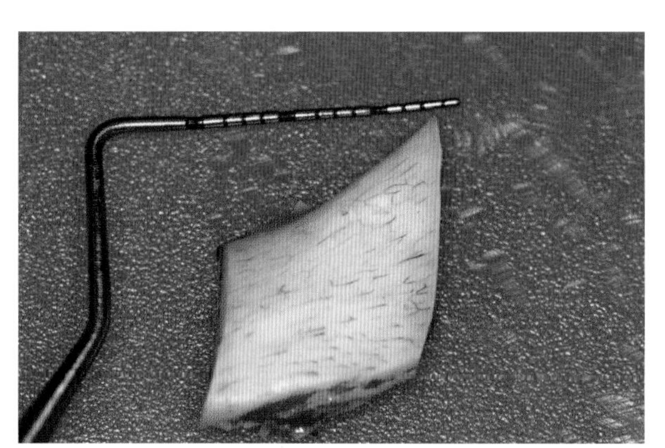

图4-4c 表面积有限的骨块移植物。

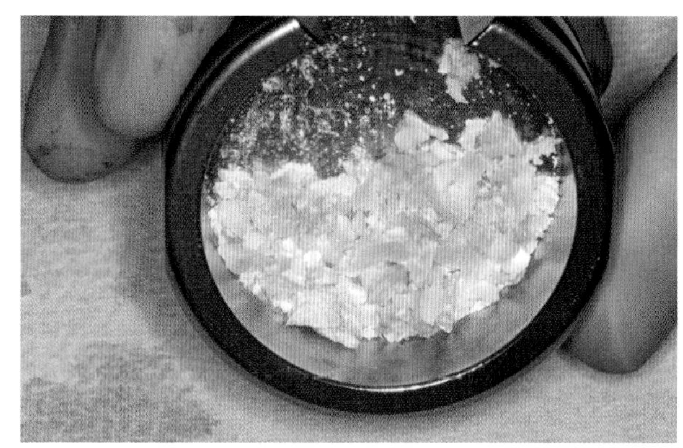

图4-4d 研磨骨块增加了几倍的表面积。

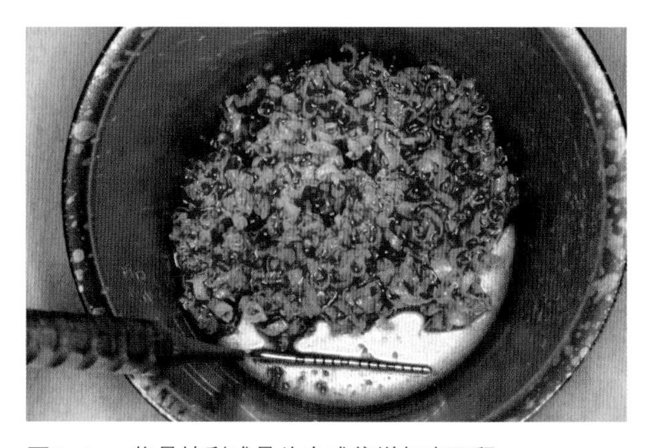

图4-4e 将骨块刮成骨片会成倍增加表面积。

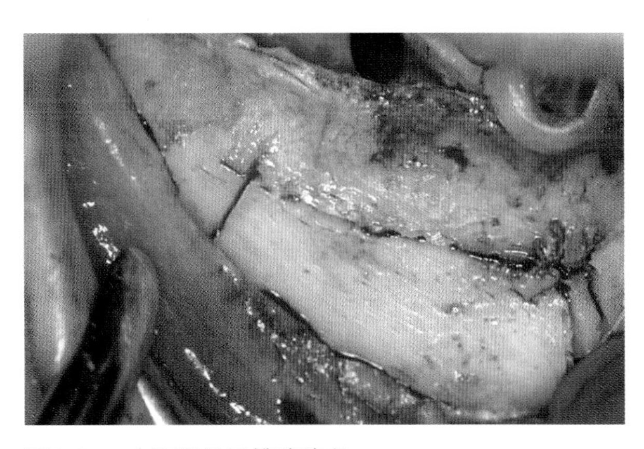

图4-5a　右下颌骨牙槽嵴狭窄。

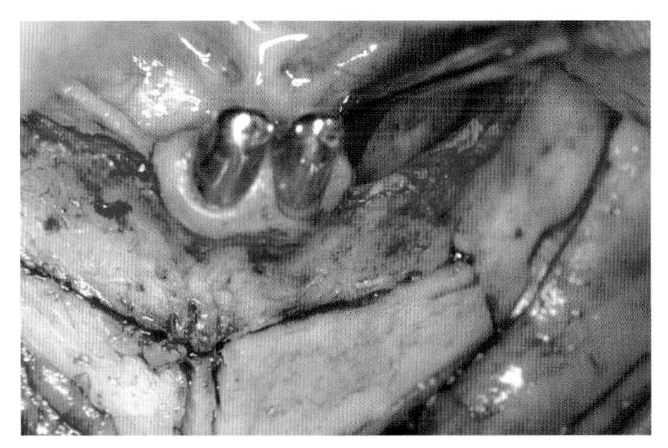

图4-5b　左下颌骨牙槽嵴狭窄。

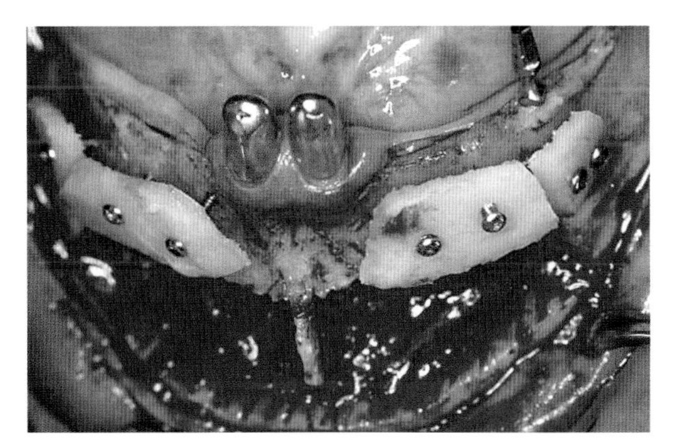

图4-5c　获取颏部移植物并移植到萎缩区域。

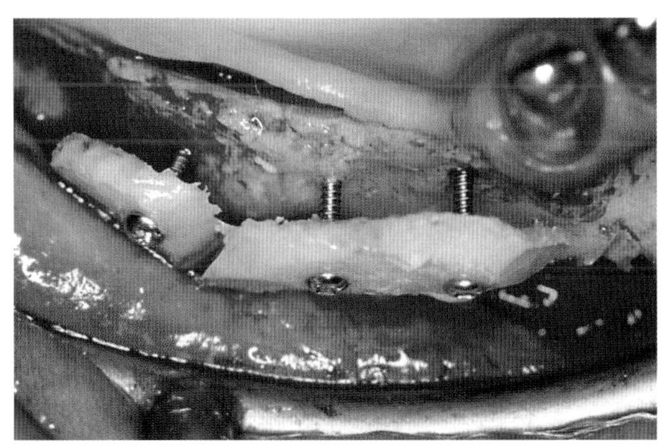

图4-5d　用螺钉将薄皮质移植物固定在离受骨区一定距离处。

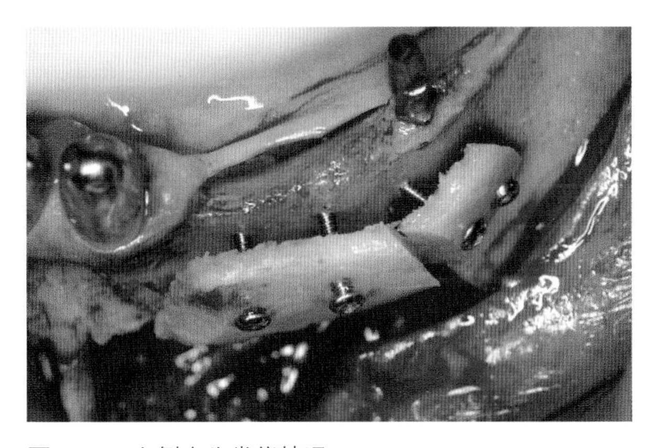

图4-5e　左侧也为类似情况。

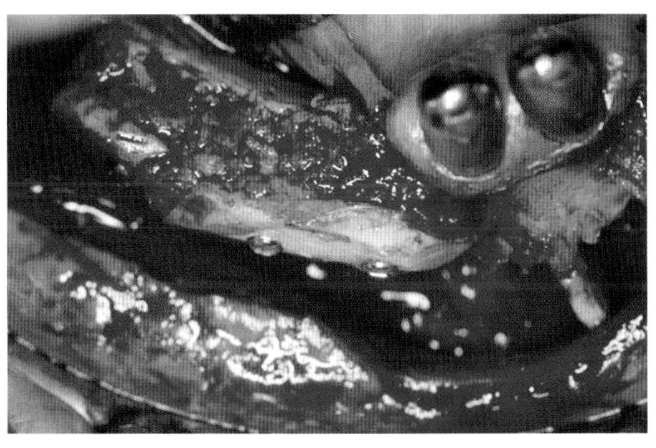

图4-5f　骨块和牙槽嵴之间的空间被松质骨和颗粒状皮质骨充填。

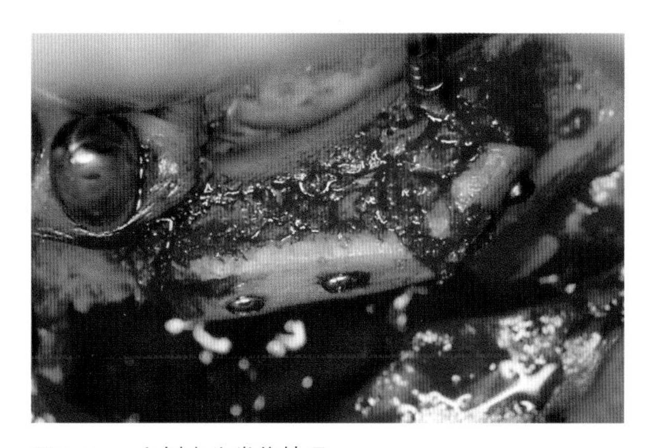

图4-5g 左侧也为类似情况。

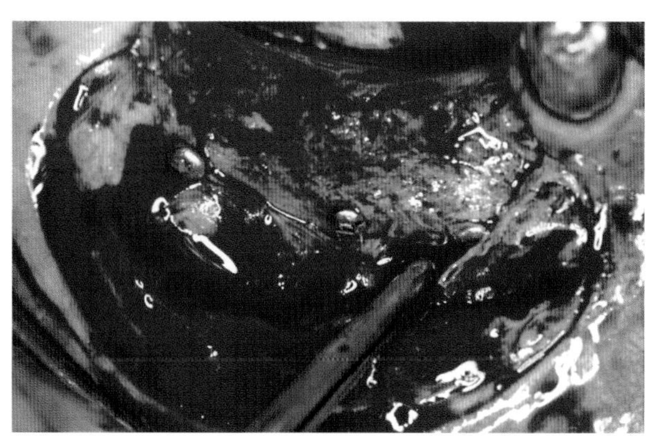

图4-5h 术后4个月的临床表现显示移植区域的再生效果良好，该区域由于密集的再血管化而变成红色。

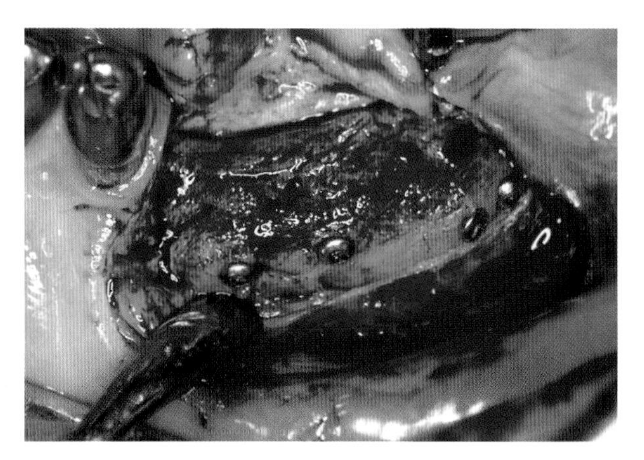

图4-5i 左侧也为类似于图4-5h的情况。

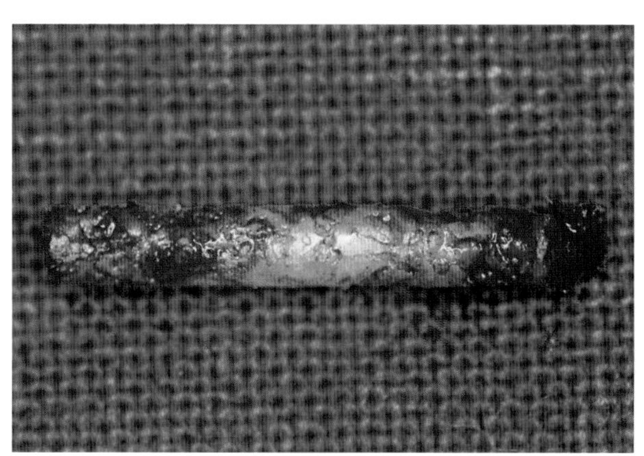

图4-5j 移植区域的组织活检，红色代表良好的骨再生。

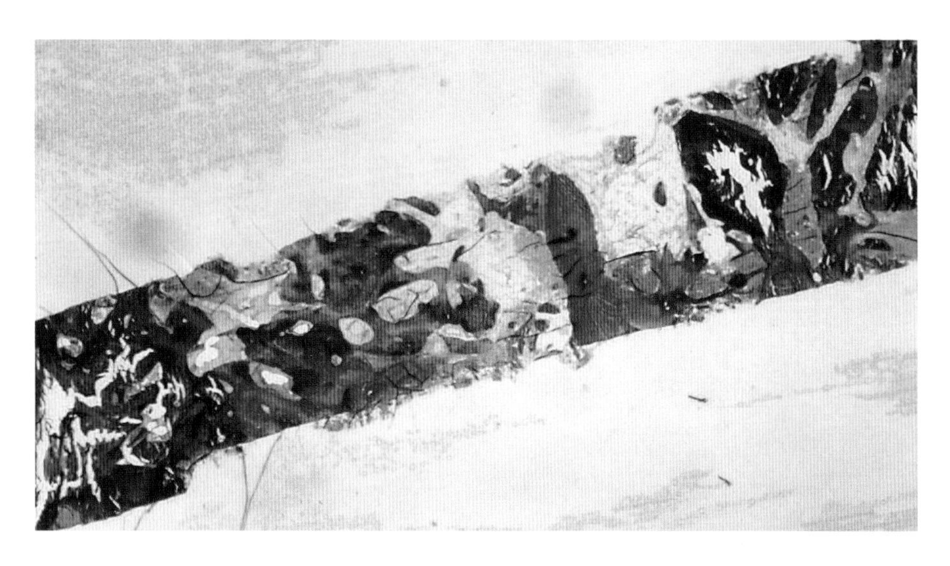

图4-5k 组织学（甲苯胺蓝和碱性品红染色）显示通过移植骨（透明色）周围的骨传导产生了高百分比的新再生骨（深色）。

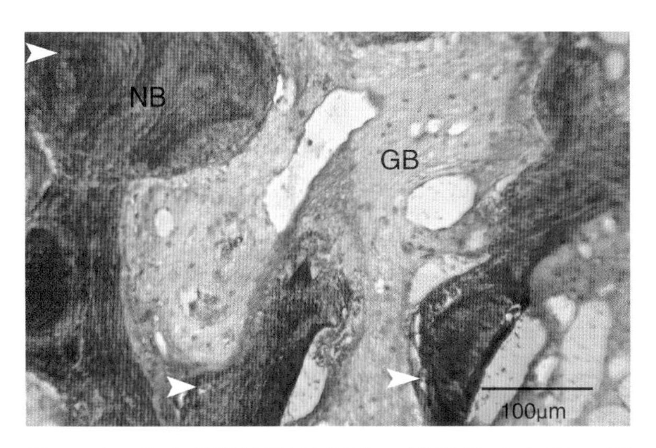

图4-5l　放大倍数更高的细节：新骨形成（NB；深色）。移植骨中也存在大量的活性骨细胞（图由卢兹牙学院组织学实验室Gerard Brunel教授和J. Rue先生制备的组织学切片）。

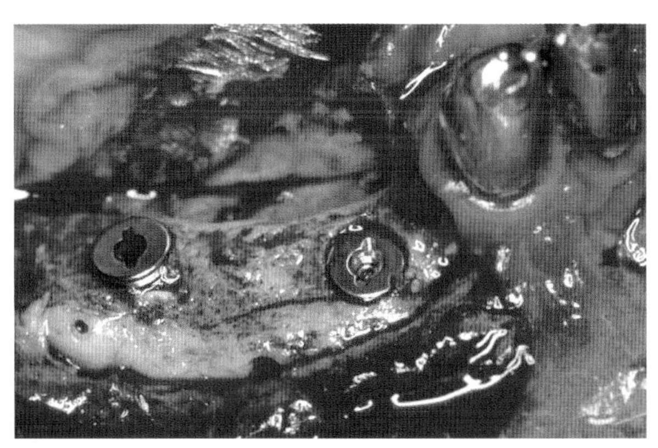

图4-5m　种植体植入于再生良好的骨中。

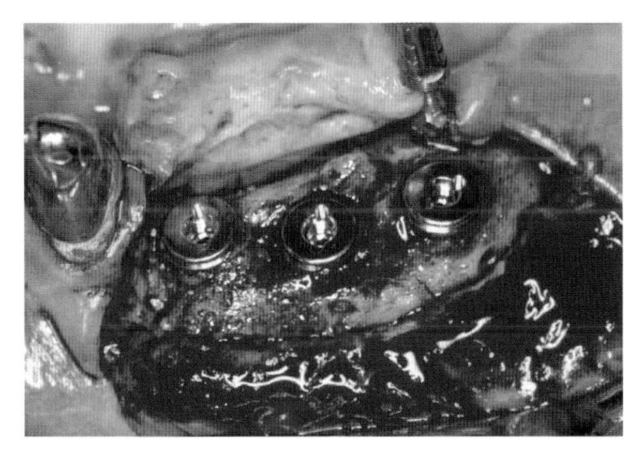

图4-5n　种植体与血管丰富的红色再生骨接触最多，而与血管较少的颊侧骨壁接触较少。

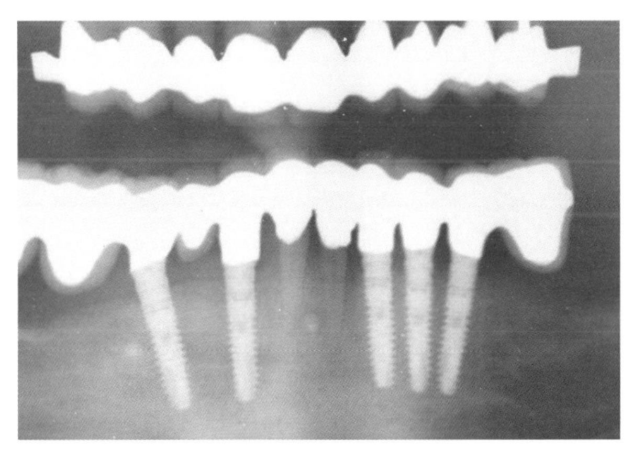

图4-5o　术后5年的影像学显示良好的种植体骨结合，无任何骨丧失。

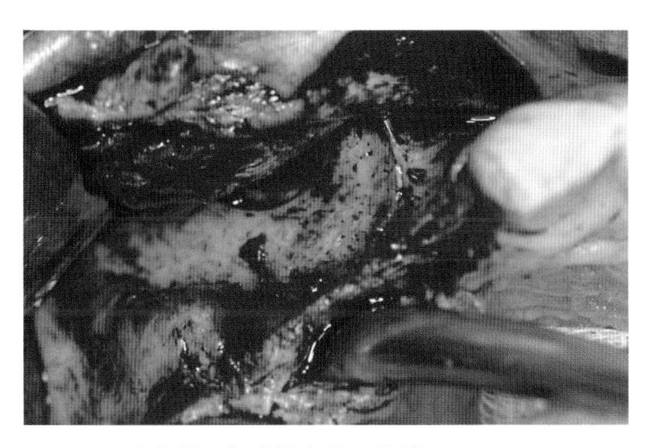

图4-6a　上颌前部极度狭窄的牙槽嵴。

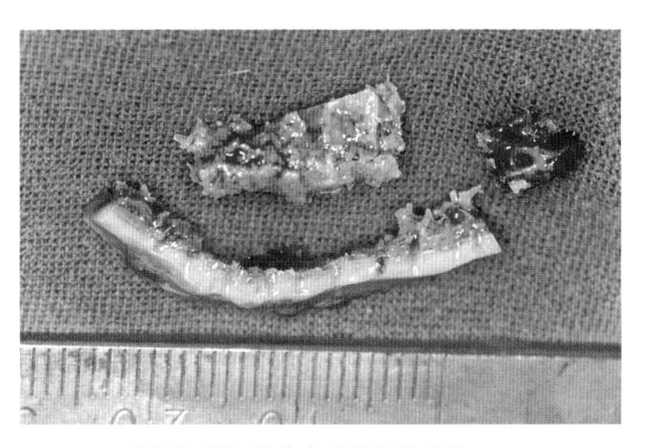

图4-6b　从颏部获取的薄皮质骨和松质骨。

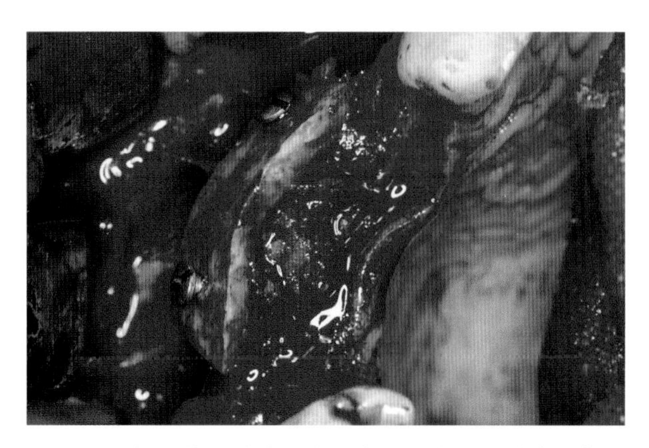

图4-6c 相同的骨移植程序：皮质骨块与牙槽嵴顶有一定距离，间隙用颗粒状皮质骨和松质骨充填。

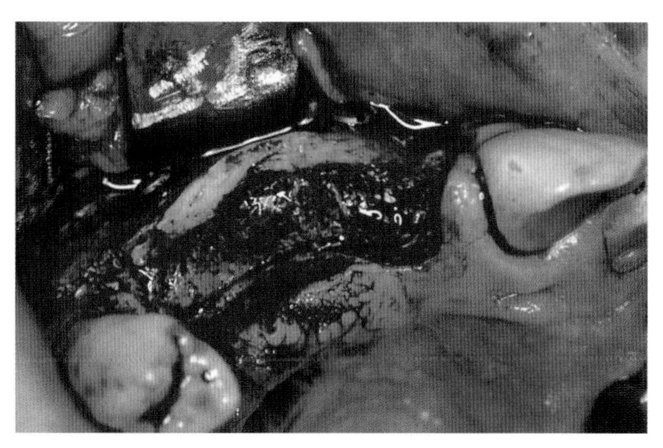

图4-6d 术后4个月的临床表现：红色是再生良好区域的典型颜色。

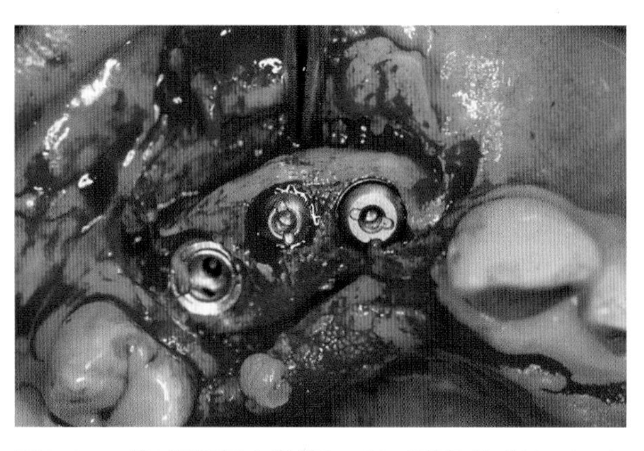

图4-6e 将3颗不同直径的Frialit-2种植体（Dentsply Sirona）植入移植区域。

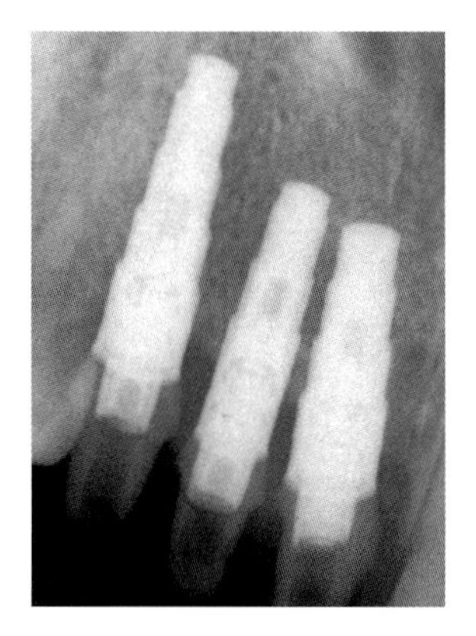

图4-6f 术后12年的影像学显示稳定的骨状况。

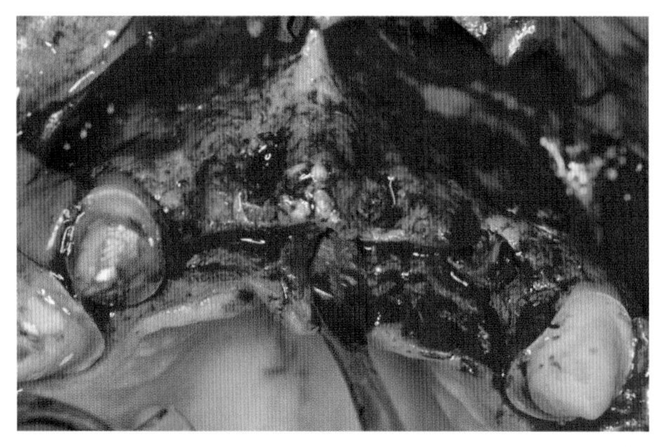

图4-6g 上颌前部大量骨缺损：剩余骨宽度0.5～1mm。

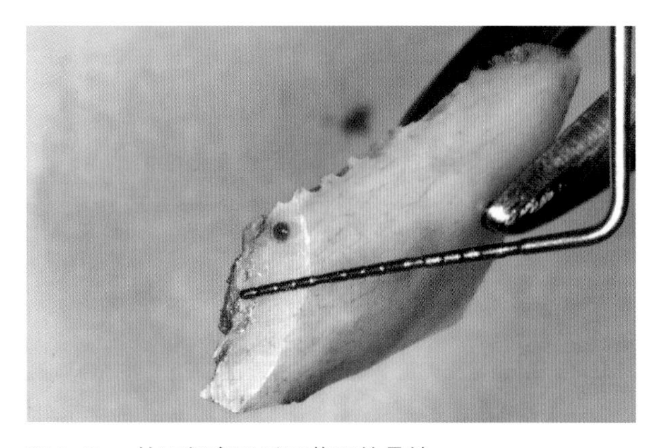

图4-6h 从下颌磨牙后区获取的骨块。

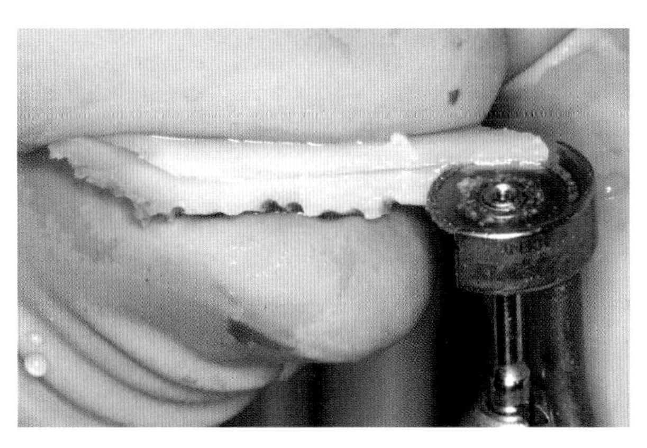

图4-6i 分割骨块。

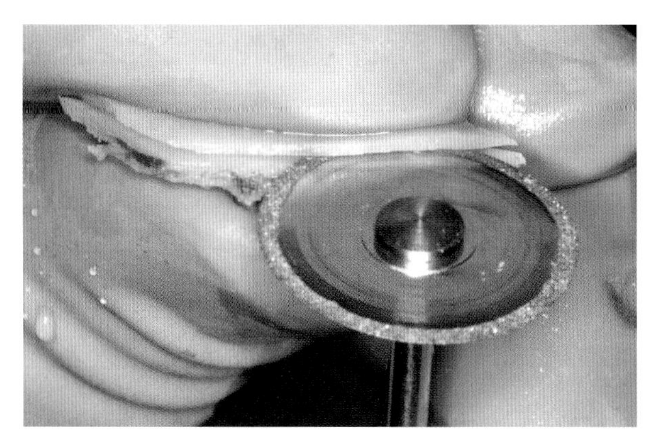

图4-6j 用较大的金刚砂片钻完成骨块的分割。

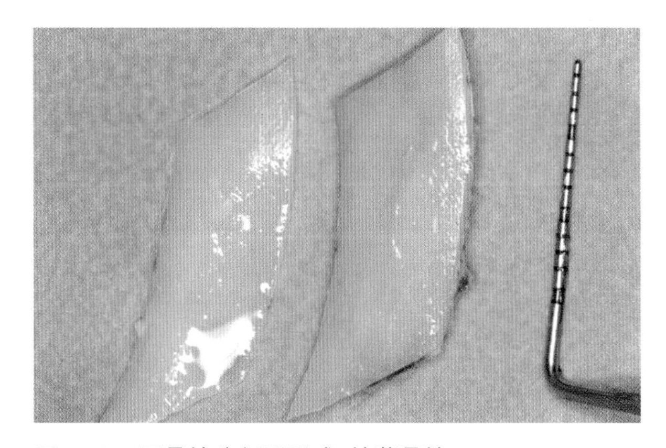

图4-6k 厚骨块分割后形成2块薄骨块。

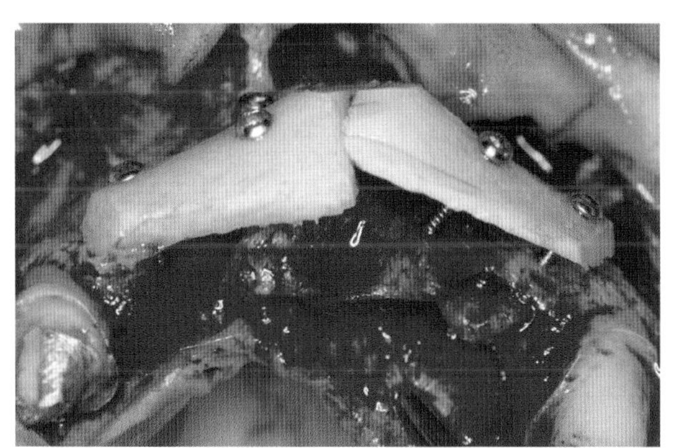

图4-6l 用螺钉固定2个薄骨块，距离局部骨6~8mm。

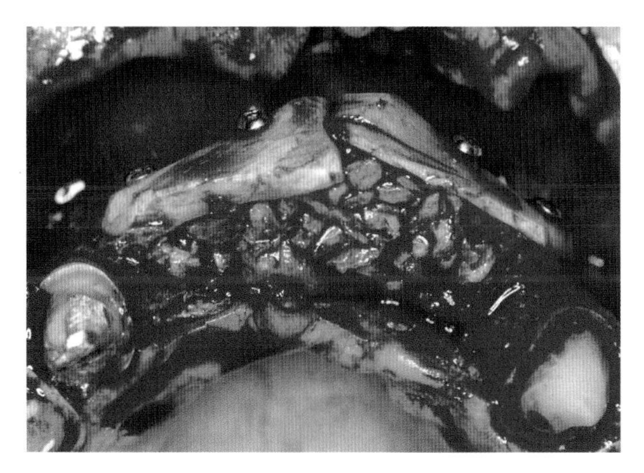

图4-6m 空隙处填满皮质骨颗粒和松质骨。

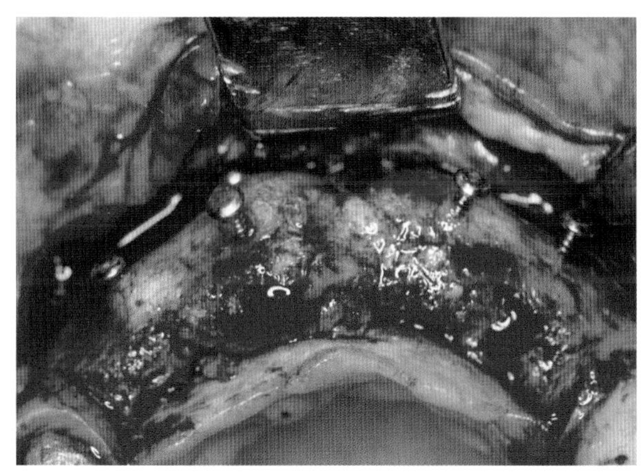

图4-6n 术后4个月的临床表现。

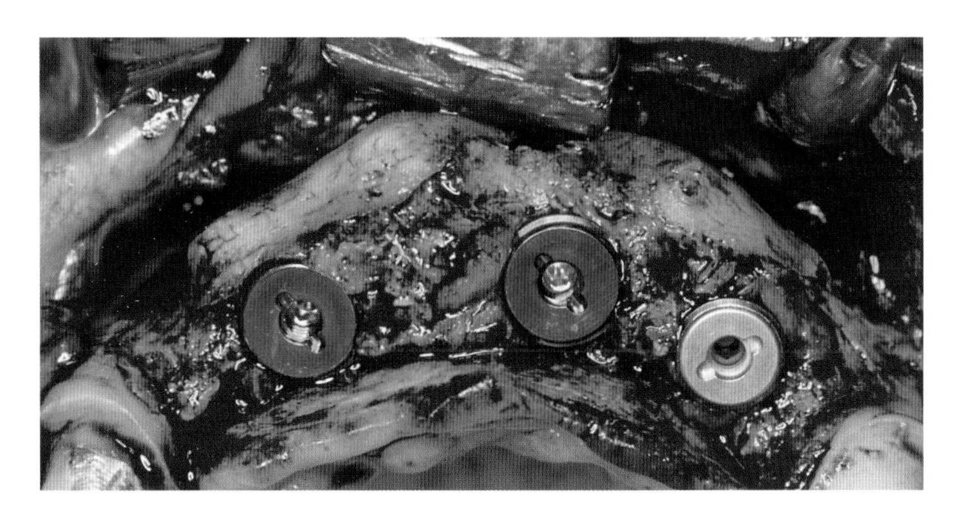

图4-6o 3颗大直径XiVE种植体（Dentsply Sirona）（4.5mm：蓝色；3.8mm：银色）植入再生区域。

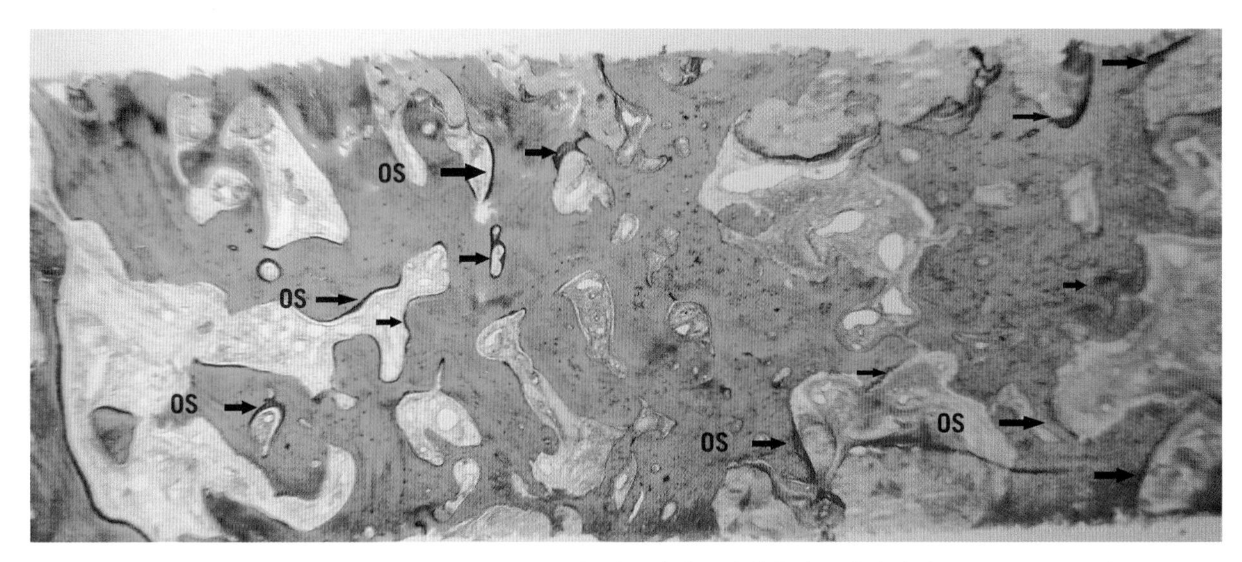

图4-6p 术后4个月来自移植区的组织活检显示出积极的骨改建，移植骨表面有许多类骨质层（OS）（Masson-Goldner三色染色×25）。

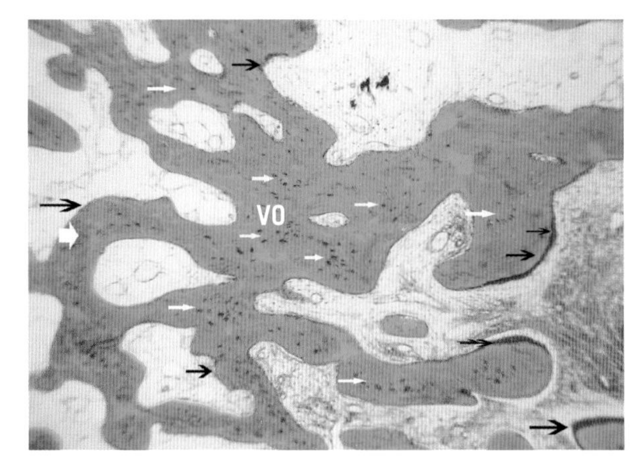

图4-6q 大量的活性骨细胞（VO；白色箭头）和许多类骨质层（黑色箭头）存在（Masson-Goldner三色染色×63）。

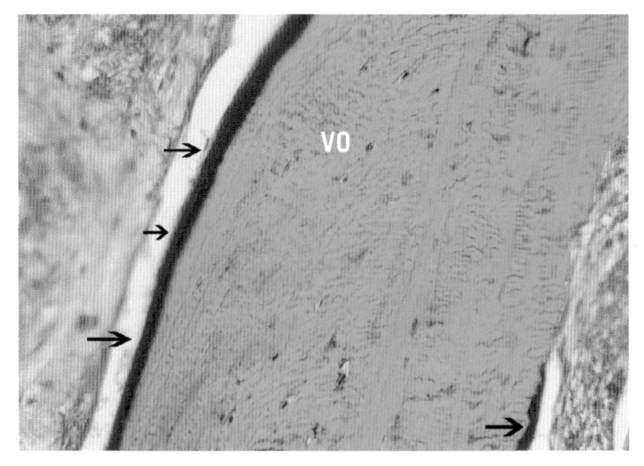

图4-6r 围绕骨周围的类骨质层具有高百分比的活性骨细胞（VO）（Masson-Goldner三色染色×250）。

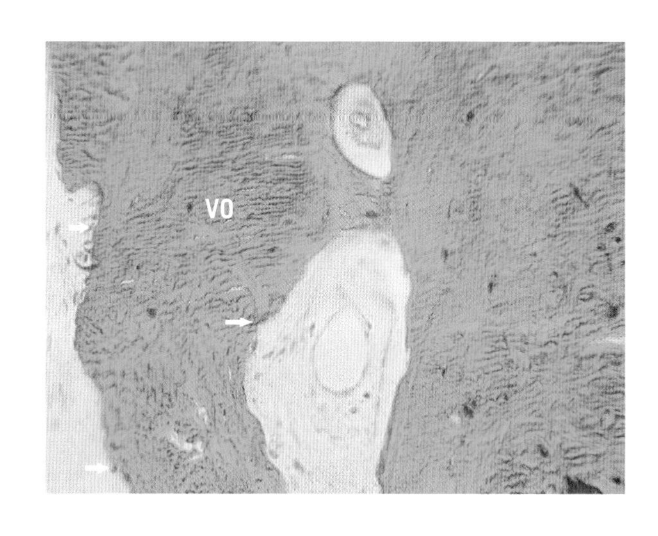

图4-6s　高浓度的活性骨细胞。成骨细胞层也存在（箭头）（Masson-Goldner三色染色×250）。

同样的原理也适用于垂直向骨缺损。在这些情况下，三维骨移植不仅使用一个而是两个骨块移植物来进行，如分别缺失颊侧和舌腭侧皮质骨壁的情况，是用两块薄骨块重建的。骨块之间的空间相应地被骨颗粒充填（图4-7a~e）。

这种移植方法的改进不仅通过骨传导促进愈合，还增加了再血管化的数量。因此，合乎逻辑的是，切割锥作用穿过这样一个薄骨块和骨碎片比穿过厚的皮质骨块更轻松，也更迅速（图4-7f）。

该技术的临床实际操作方面将在本章后面的内容中详细介绍。

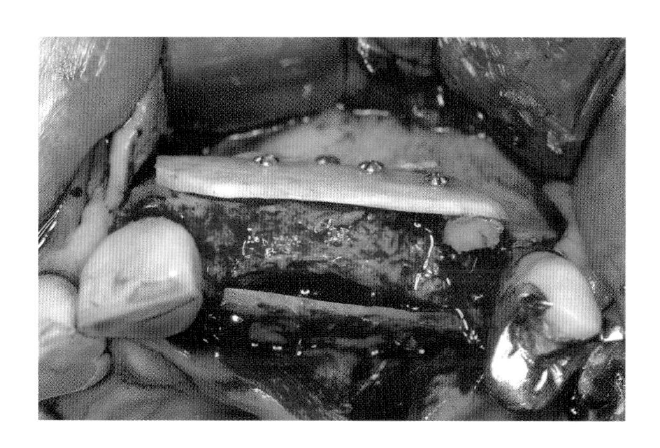

图4-7a　使用2块取自下颌骨的薄骨块重建上颌前牙区垂直向骨缺损。

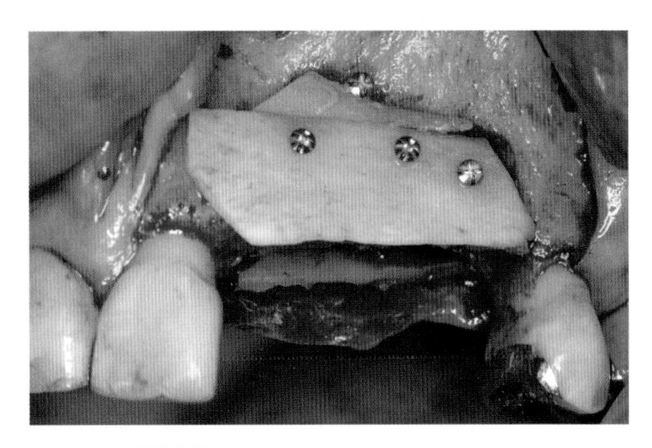

图4-7b 唇侧观。

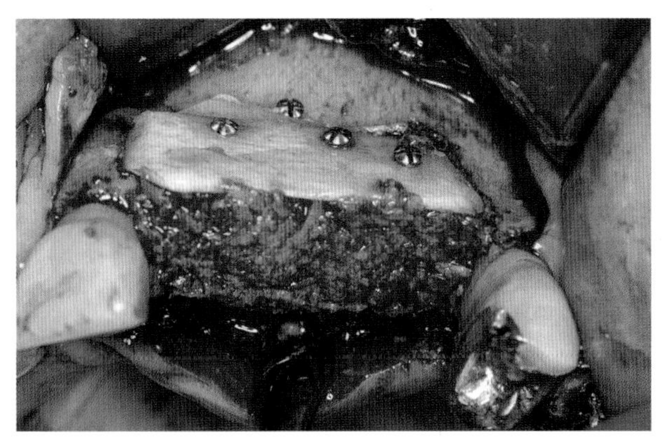

图4-7c 使用颗粒骨充填两骨块之间的空隙。

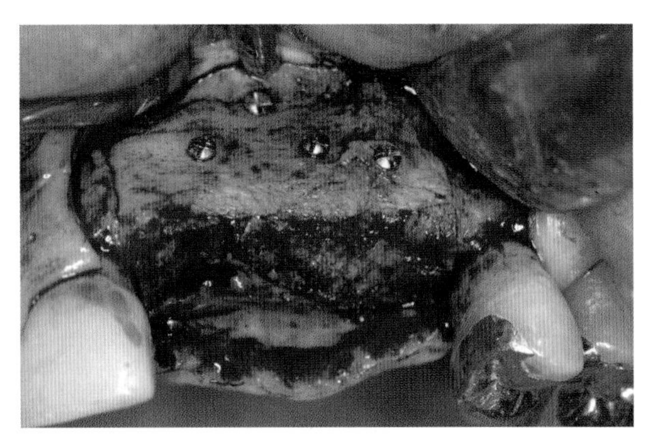

图4-7d 术后4个月的临床表现。

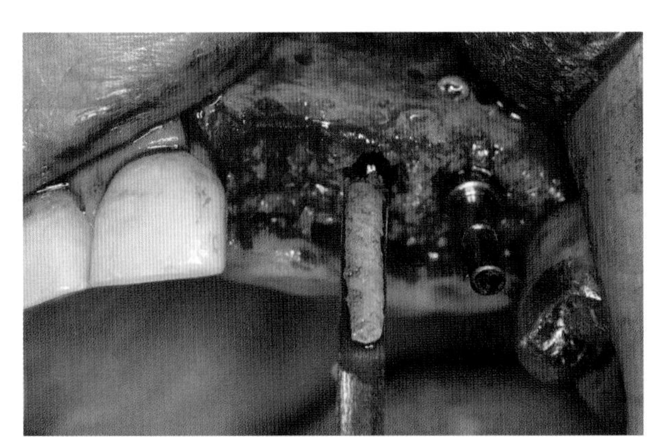

图4-7e 4个月后术区活检以检测再生骨质量。

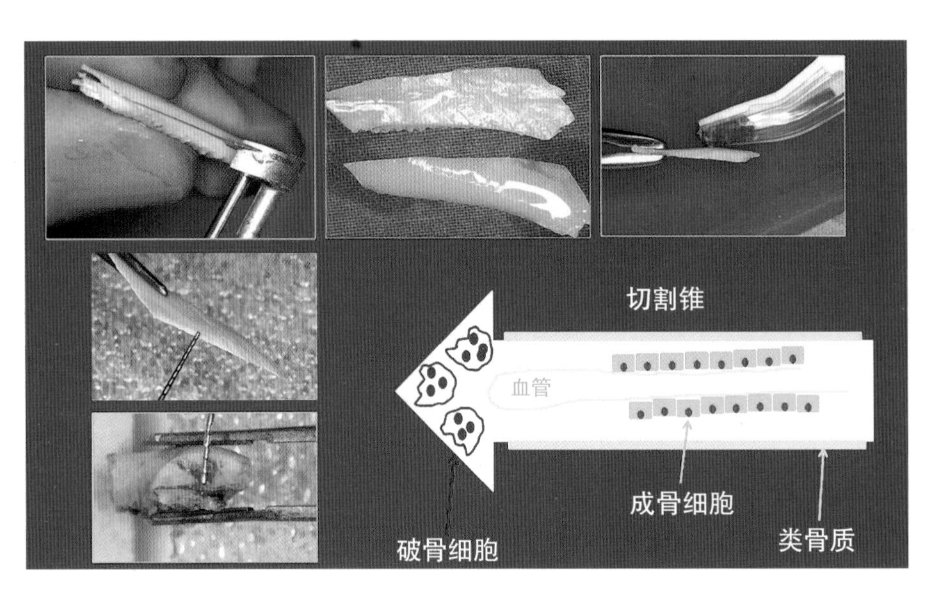

图4-7f 在薄的而不是厚的皮质骨块中，通过切割锥作用形成的再血管化要容易得多。

4.3 口内取骨技术和方法

4.3.1 简介

各种因素引起的牙槽嵴骨吸收和颌骨缺损可产生不利的解剖条件，使得种植修复过程更加困难，有时甚至不能实现。为了获得满意的美学效果和良好的种植体冠根比，需要进行大范围的增量手术。种植床骨重建手术的金标准仍然是自体骨移植。

从口腔内获取的骨移植物有利于牙槽骨缺损的修复。这项技术经常在种植体植入之前使用，或者可与种植体植入同期使用，这是由于与从口外取骨相比，这项技术相对简单[48–49,56,67,79–80]。

口内供区包括：

- 种植区。
- 上颌骨：上颌结节、外生骨瘤（上颌隆突）、面部上颌窦壁、前鼻棘、前腭。
- 下颌骨：磨牙后区、下颌升支、颏部、外生骨瘤（下颌骨环）、磨牙前庭区、无牙颌部位（嵴部、体部）。

这些骨移植物可以通过不同的工具以不同的形式采集。为了重建小的骨缺损，骨移植物是以颗粒骨片和/或骨柱的形式获取的。取骨方式采用多种工具，如骨环形钻、骨挠和用于种植床预备的标准钻针。

大面积骨萎缩和缺损的重建需要骨块形式的移植物。获取大尺寸骨块移植物的主要区域是磨牙后区和颏部（图4–8）。

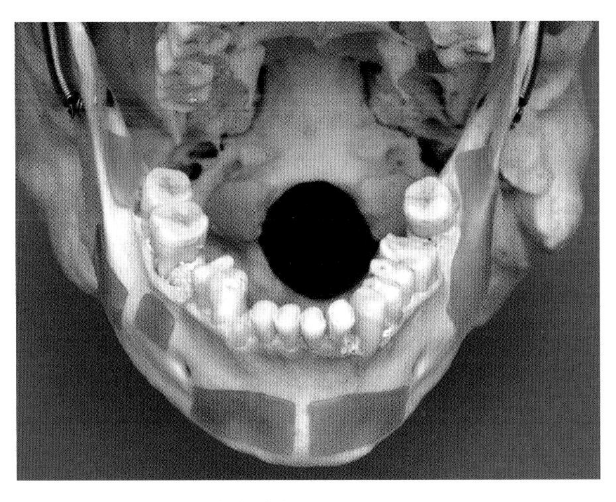

图4–8 下颌骨骨块移植供区。

供区和移植区域较近可以减少手术与麻醉时间，从而为种植手术门诊患者提供了理想的条件。此外，相比于从口外取骨，患者术后不适较少[68]。

4.3.2 术前临床检查及放射线检查

为了种植修复而进行的植骨术是一种可选择的手术而不是一种急诊手术。每次手术前，应特别注意可能存在的常规和/或局部禁忌证（见第2章）。下列情况：①患者有糖尿病；②接受免疫抑制和皮质类固醇治疗；③正在接受各种双膦酸盐治疗；④近期放疗史；⑤服用抗凝药物；⑥有全身性骨病；⑦吸烟；⑧单独或并发多种病理状态被认定为处于常规风险。局部风险因素包括牙周病患者、骨移植后有并发症或失败，尤其是生物材料或同种异体骨移植、存在大面积瘢痕组织、薄龈生物型，以及有明显骨缺损的患者。医生应考虑这些局部风险，并与患者讨论个人风险状况[59]。

所有患者都需要被正确地告知移植手术的优点和风险。可能需要进行第二次手术，并且可能发生术中和术后并发症[56]。供区的解剖差异可产生形态不同的骨移植物。临床评估和供区之间的比较是必要的[25,54]。视诊和触诊[25,54,56,58,108]可以初步估测供区的形态学轮廓和尺寸，颏部隆起的体积、无牙颌骨嵴的体积，以及外斜线的厚度和范围。这项临床检查提供了供区可用骨形态的信息。还应使用放射线检测补充供区的信息以及与邻近重要解剖结构的关系。放射线检查可包括：

- 曲面断层片。
- 侧位片。
- 根尖片。
- 定量放射成像（计算机断层扫描和Denta扫描）。
- 体层、数字体层摄影术（DVT）或锥形束计算机断层扫描（CBCT）。

磨牙后区取骨的主要放射线诊断是曲面断层片，它提供了有关骨缺损、外斜线显现和范围，以及其骨密度和距下颌神经管的距离等主要信息（图4-9a）。有时可以获得对骨质量的估测[70]。根据骨移植物体积的信息，如果外斜线在曲面断层片上接近下颌神经管，可能需要额外的诊断性CBCT图像。下颌神经准确位置的信息对于预防手术过程中的神经并发症至关重要（图4-9b～d）[58]。

除了曲面断层片外，作为CBCT的一种替代方法，侧位片可确定颏部是否有足够的骨体积及其与邻牙的关系（图4-9e）。了解下颌前牙牙根的三维位置对于确保有足够的安全距离获取下颌移植物至关重要。

关于受植区骨缺损形态及其与邻近牙齿关系的更多细节，可通过根尖片获得（图4-9f），而不能提供足够的信息时，则需要进行定量放射片和体层摄影术。

4.3.3 患者准备

由于用于种植治疗的取骨和骨增量是择期手术且不是急诊手术，患者应遵循所有的前期准备工作以确保其成功，包括系统的牙周治疗、去除牙囊、拔除损坏的牙齿，以及功能和美观性临时修复体的制备。临时修复体必须始终固定在天然牙、已骨结合的种植体或临时种植体上（图4-10a～f）。一个不可控的、活动的临时修复体负载可损伤骨增量区域，导致移植骨暴露。这可能导致骨增量程序完全失败。

手术前，需要额外清洁口腔，如用0.02%氯己定溶液漱口2分钟。另外，还需要在术后1周内通过氯己定漱口维持口腔卫生。

术前必须使用抗生素，在局部麻醉注射前直接静脉给药（青霉素G，1×10^6 IU）[16]（在血管收缩前这样做很重要），或在手术前至少

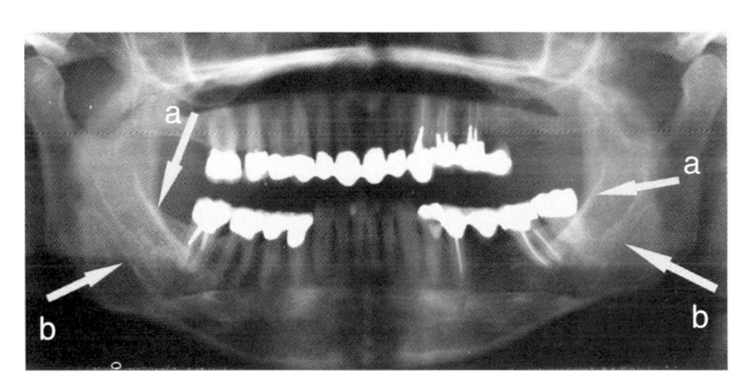

图4-9a 在曲面断层片中可见外斜线的范围（a）和下牙槽神经的走行（b）。

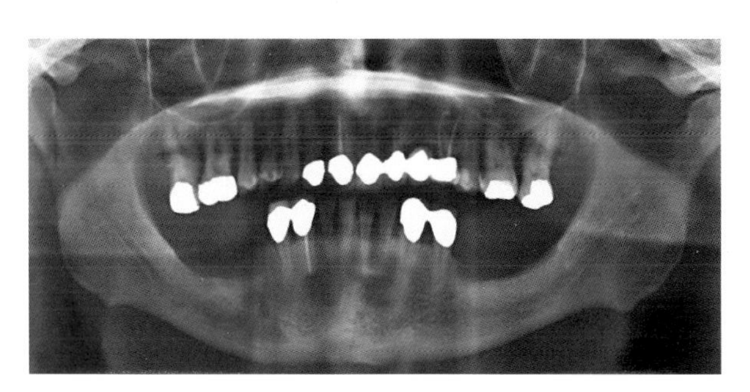

图4-9b 严重下颌骨萎缩双侧游离缺失情况。

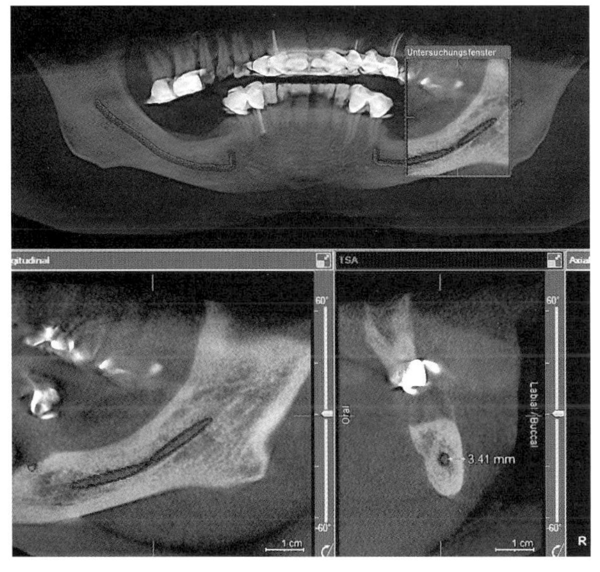

图4-9c 在这种情况下，CBCT扫描有助于测量剩余骨高度和确定牙槽神经的位置。

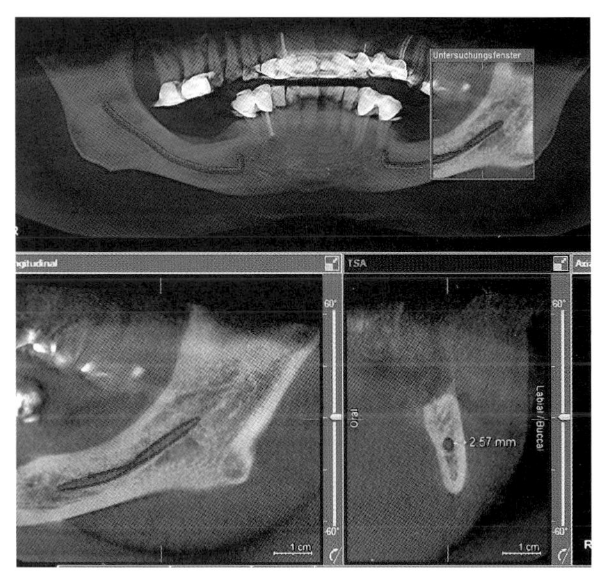

图4-9d 下牙槽神经在下颌升支区比磨牙后区更浅表。

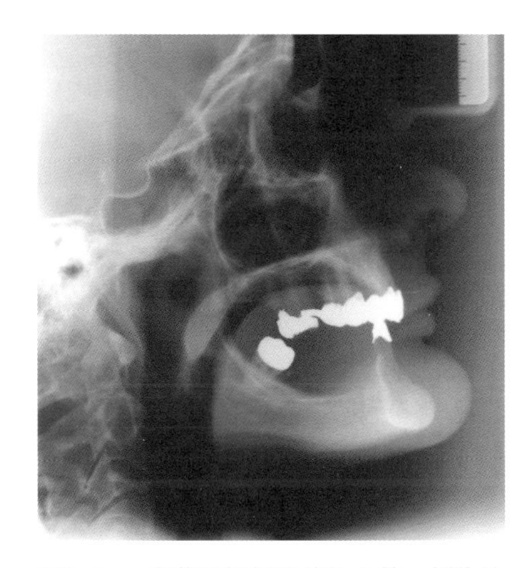

图4-9e 在获取颏部移植物之前，侧位片始终是诊断方法的一种选择。

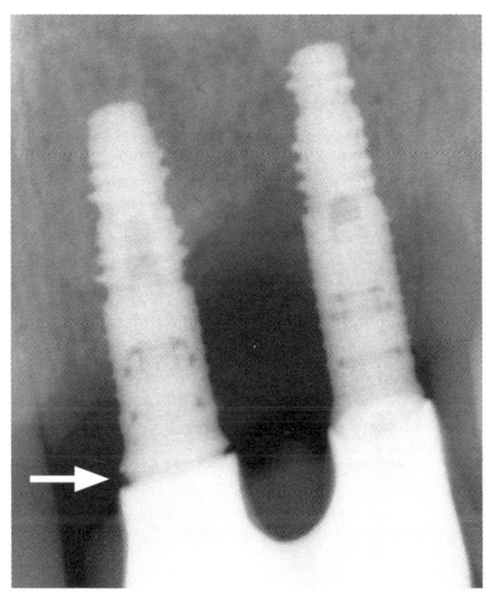

图4-9f 根尖片对于检测某些细节非常重要，如邻近牙根上是否存在高密度影像或是否存在不正确的修复体（箭头）。

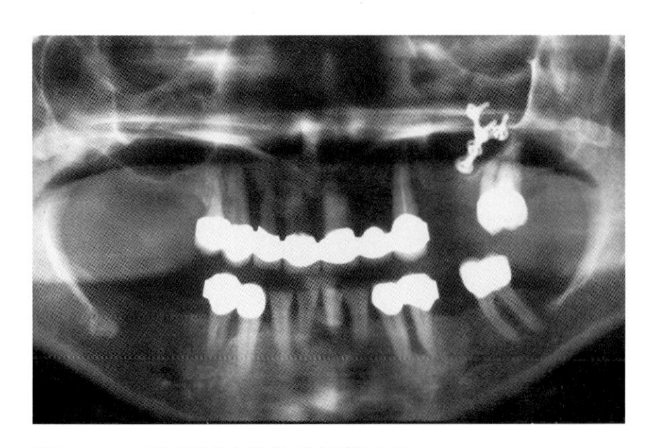

图4-10a 治疗开始前的曲面断层片。

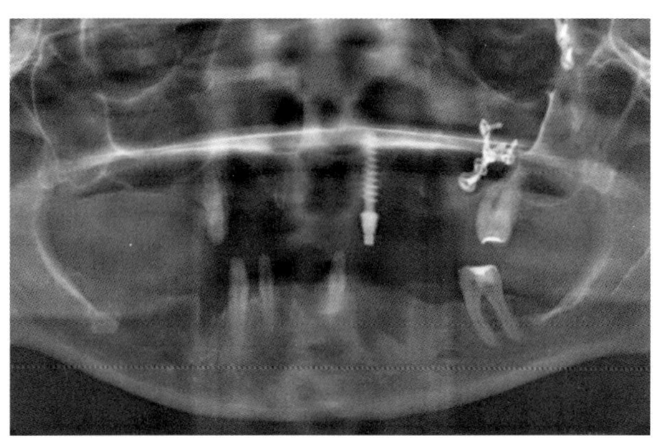

图4-10b 拔除损坏牙齿，对残留牙齿进行牙周治疗，并在左侧切牙区域植入临时种植体以支持固定临时修复体之后的曲面断层片。

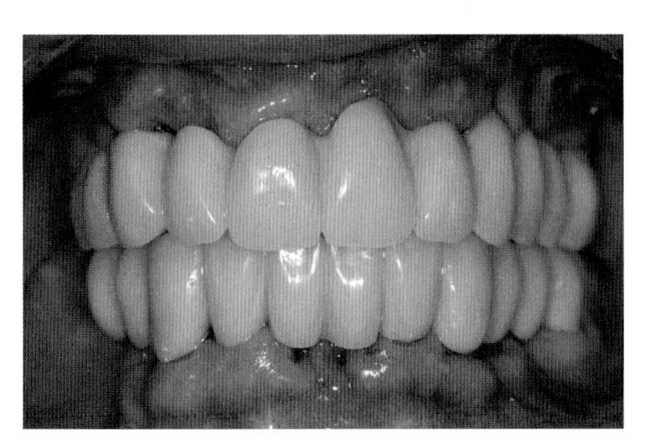

图4-10c 上下颌临时修复体的临床表现。

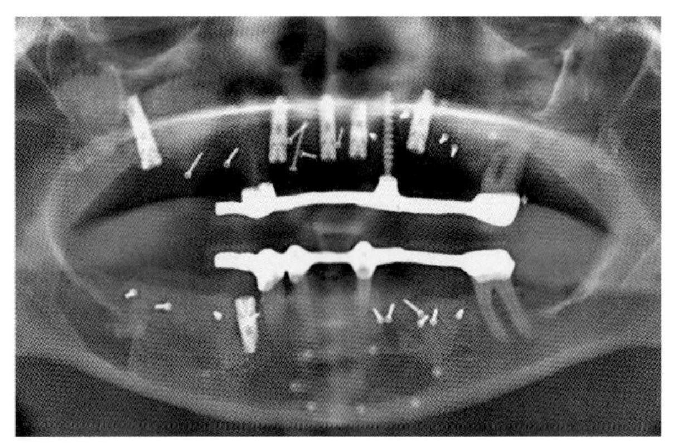

图4-10d 拔牙6周后上下颌骨多处骨增量。骨块移植物从颏部和右磨牙后区获取。

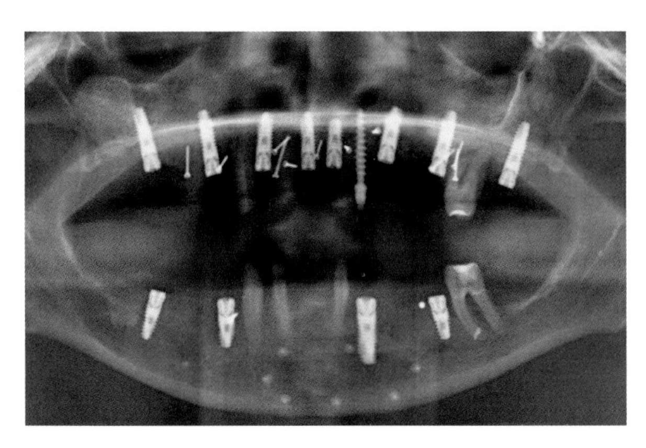

图4-10e 术后3个月将余留种植体植入骨移植区。

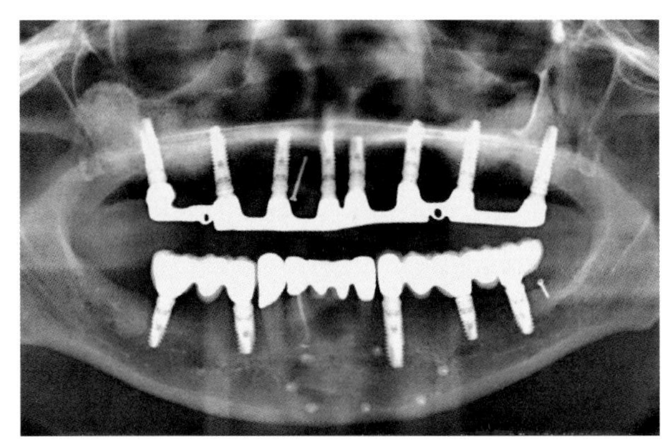

图4-10f 术后3年的曲面断层片。

1小时口服（青霉素V，1×10^6 IU/d）。术后以3×10^6 IU/d的剂量持续服用抗生素7～10天。作为替代方案，阿莫西林[52]（每天2g）可用于额外的窦底移植。在青霉素过敏的情况下，克林霉素300/600mg[54,72]以1.2g/d的剂量给药，但随着细菌对克林霉素的耐药性增高，术后并发症可能增加[62]。其他替代性抗感染药，如赛氟沙星或莫西沙星，可产生许多副作用，迄今为止还没有显示出任何明显的优势，因此现今青霉素过敏患者被归类为手术危险患者。

为了减少术后疼痛，每天应服用3次镇痛药（对乙酰氨基酚500mg或布洛芬400mg），持续1周。

伴有口内取骨的骨增量手术通常在局部麻醉下进行，并辅以口服或静脉镇静。监控下的静脉镇静具有更安全、更舒适的优点，因为剂量可以根据患者情况和手术要求进行调整。全身麻醉通常适用于多个供区，手术时间平均超过4小时的大型骨重建。

4.3.4 取骨和骨增量的器械

为外科医生获得较容易的治疗成果，取骨、骨增量和种植植入均采用各种特定分类的器械（图4–11a～d）。根据适应证和手术范围，可以在基本配置中增加其他器械。

基本器械包括标准手术器械和骨凿（BoneConden–ser/BoneExpander，Dentsply Sirona，Bensheim，Germany），它们可通过扩张、撑开和挤压来预备受植部位（图4–11e）。骨凿也可用于穿牙槽嵴顶上颌窦底提升，作为窦内提升的一部分，也可用于骨内小血管止血。额外的标准工具是两件套不同外径的环钻，以及新开发的特殊套件中的预环钻，可以凭借简单和安全的方式从将来受植部位或其他区域进行局部取骨采集（图4–11f～j）。相同直径的环钻预备平台简化了取骨程序。骨挠（Safescraper；Division Medicale Meta，Reggio Emilia，Italy）可以从不同区域取小的骨颗粒和骨屑，如在侧壁开窗上颌窦底提升术开窗时，从窦侧壁区域或无牙颌区域取小的骨颗粒和骨屑。该工具还可用于取自下颌骨的皮质骨块的修整、去薄（图4–11k～n）。骨磨用于将骨块磨成小的骨颗粒（图4–11o）。尤其必须确保骨磨研磨器械的锋利度，因为如果器械是钝的，可导致皮质骨研磨过程中出现由于器械磨损产生的金属颗粒污染（图4–11p）。使用不同的骨钳（咬骨钳）也可以获得骨屑，同时对骨移植物进行整形并使其平滑以消除锐边。收集骨屑的另一种方式是在种植床预备期间使用种植体预备钻头，该钻头应在低速（80r/min）下使用，并且在湿润和含血液的区域不使用外部液体冷却（图4–11q）。还有一种方式是使用各种类型的骨过滤器收集钻孔产生的骨屑或骨颗粒（图4–11r）。但是，必须确保骨过滤器的连接是真空且仅吸收骨，以避免收集的钻屑被异物或食

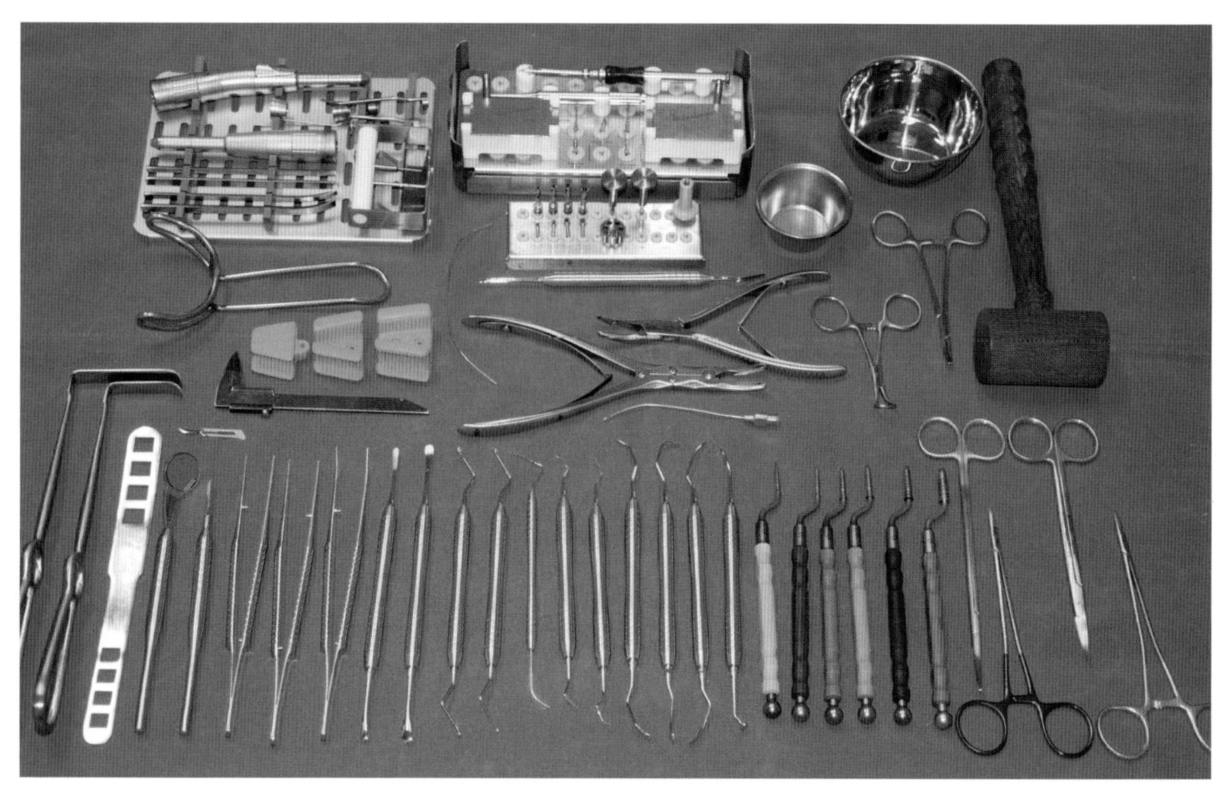

图4-11a 骨增量手术的基本器械（Meisinger和Dentsply Sirona）。

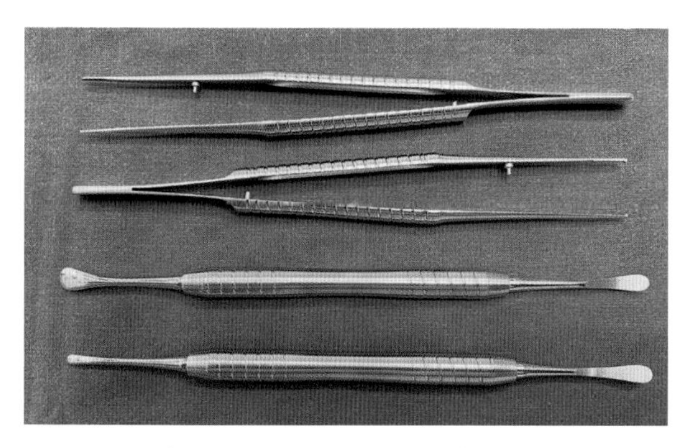

图4-11b 来自图4-11a的细节：具有特殊夹持表面的精细解剖镊子、精细手术钳和不同尺寸的双头黏膜剥离子（Partsch）。

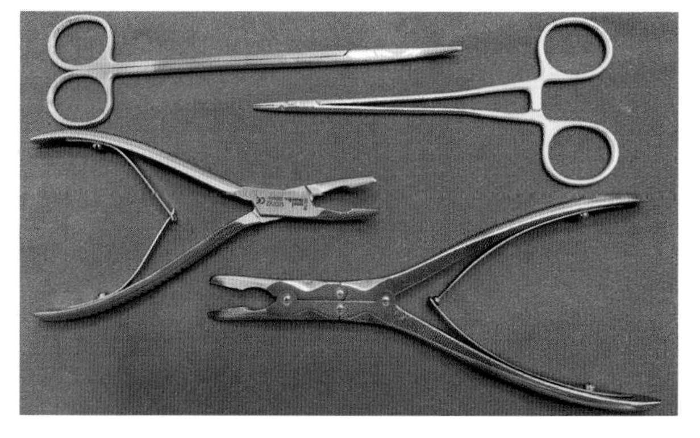

图4-11c 来自图4-11a的更多细节：长解剖剪刀（Metzenbaum）、细针持和2个不同尺寸的Luer钳。

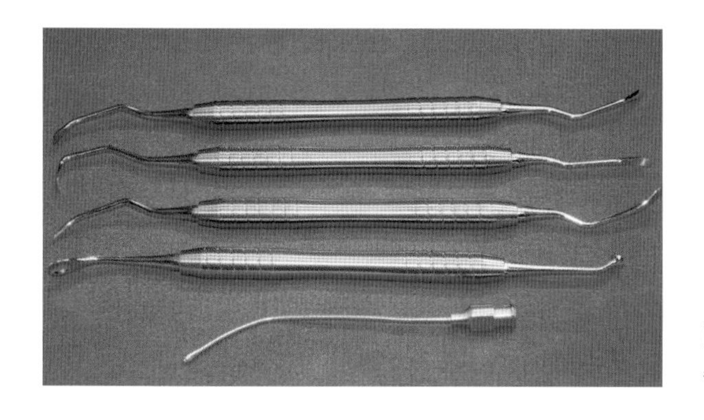

图4-11d 不同形状的上颌窦黏膜剥离子和精细的吸引器（在窦底提升手术中非常有用；Meisinger）。

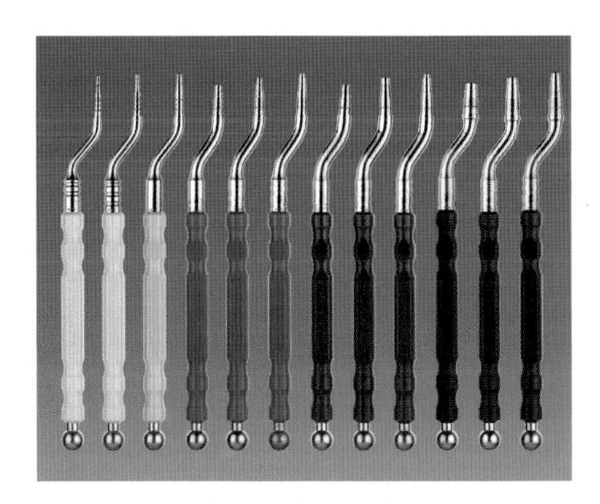

图4-11e 骨凿：骨挤压/骨扩张（Dentsply Sirona）。

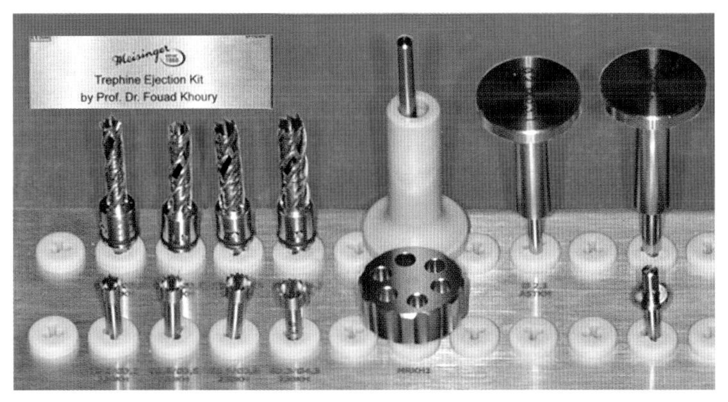

图4-11f 不同直径的预环钻和环钻的骨柱技术套件（Meisinger、Hager & Meisinger）。

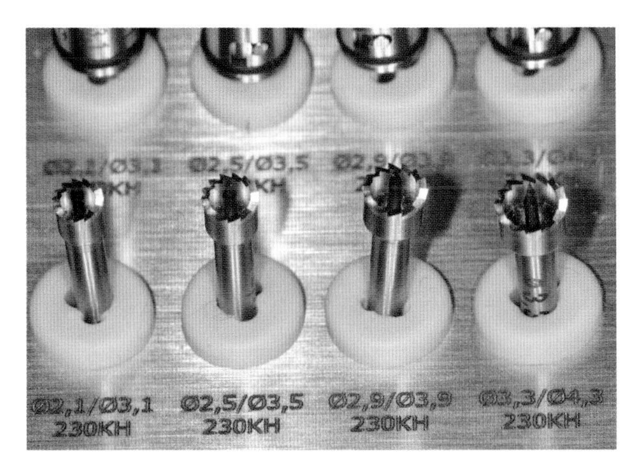

图4-11g 不同直径的预环钻。

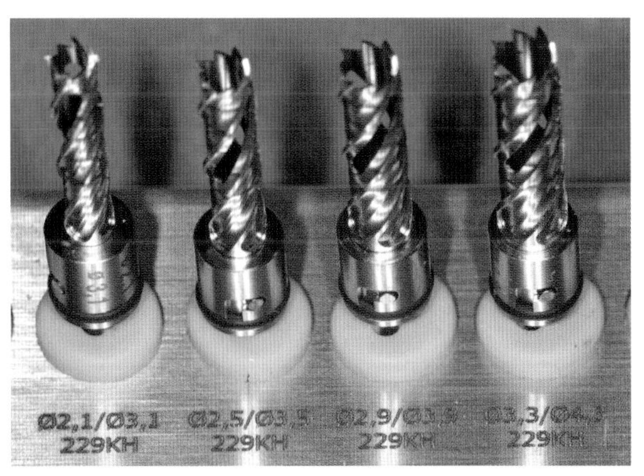

图4-11h 4种不同直径的环钻。

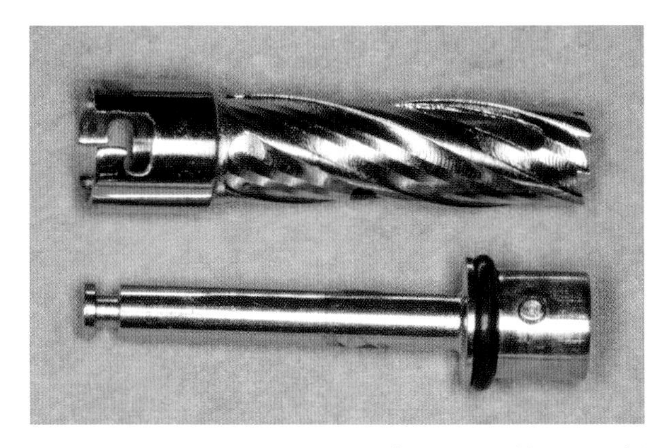

图4-11i 2件套环钻，特别设计用于从环钻内取出断骨柱。

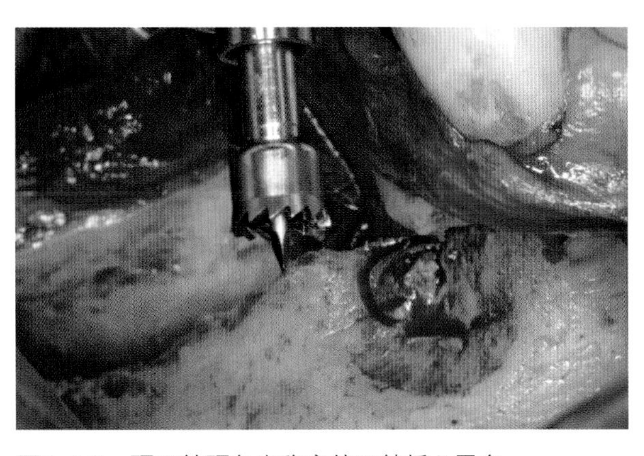

图4-11j 预环钻预备出稳定的环钻插入平台。

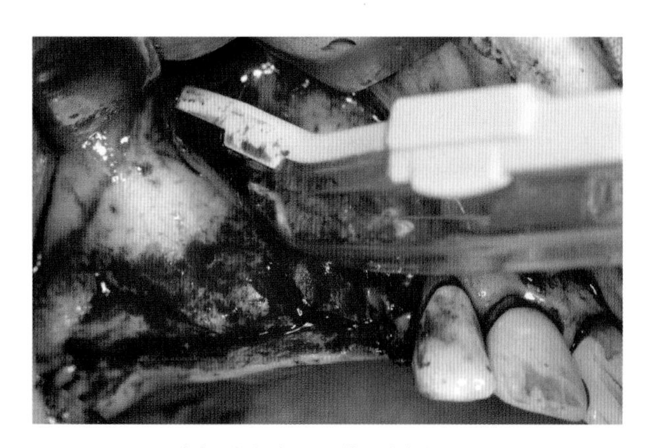

图4-11k 窦底提升术中用骨挠从侧壁取骨。

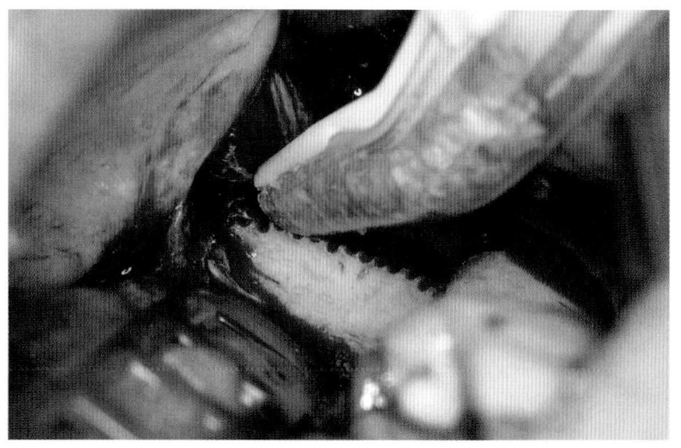

图4-11l 从磨牙后区域移出骨块后，用骨挠处理锐利骨边缘使之平滑，并同时获取骨屑。

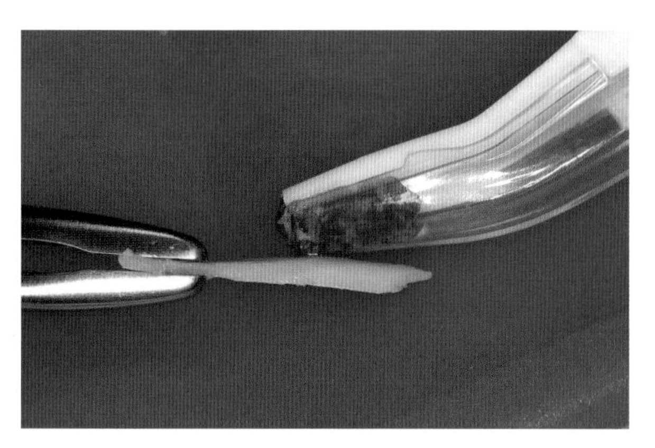

图4-11m 使用骨挠将骨块去薄，同时提取骨屑。

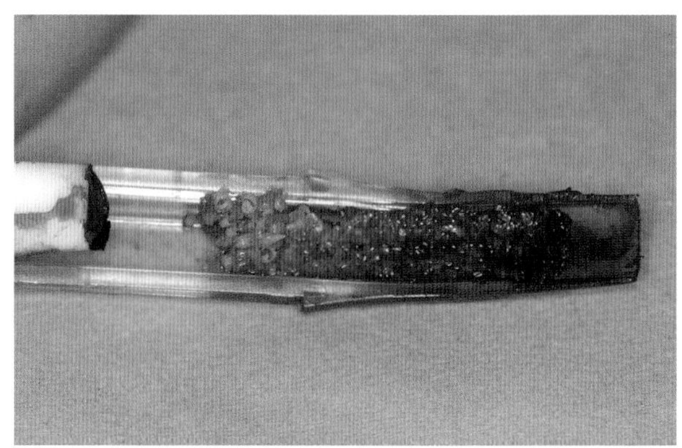

图4-11n 骨挠中的骨屑。

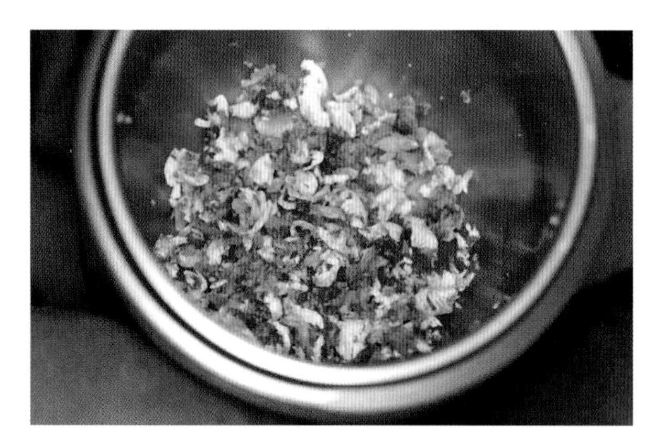

图4-11o 用骨磨研磨骨块后的骨颗粒。

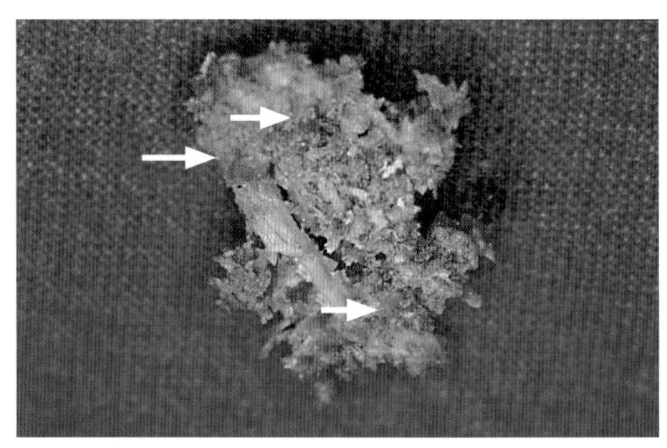

图4-11p 用钝骨磨研磨后，金属颗粒对骨屑的污染。

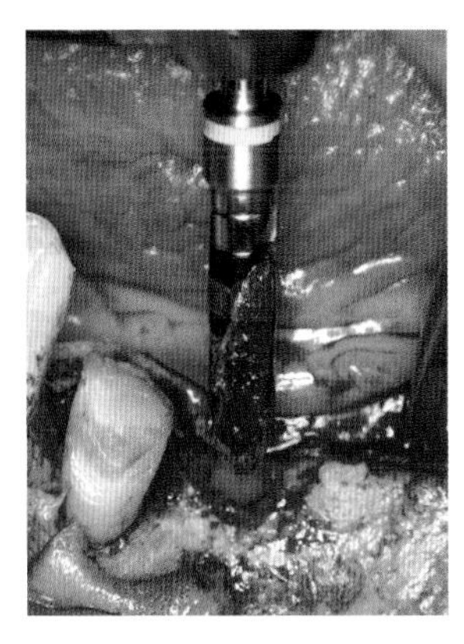

图4-11q 在无冷却水的情况下，使用低速钻在湿润的窝洞中进行种植窝预备，以获取骨屑。

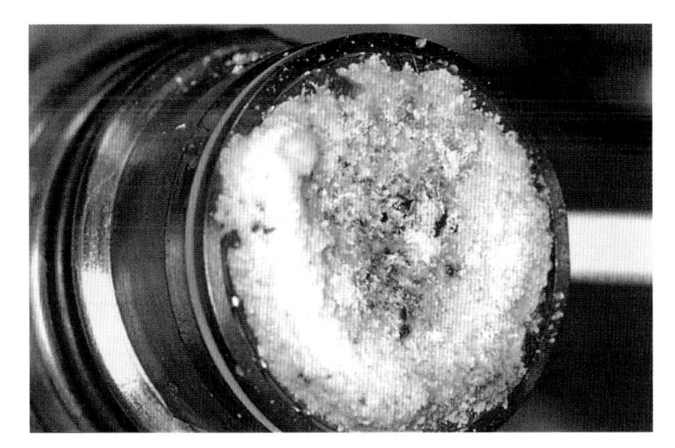

图4-11r 用骨过滤器收集的骨颗粒（骨收集器；Dentsply Sirona）。

物残渣污染[106]。

对于口内骨块的获取，MicroSaw（一种微锯）（Dentsply Sirona）十几年来已被证明是非常有效的[49]。微锯最初由作者[41,43,49-51]于1984年开发，用于骨整形手术和为下颌磨牙根尖切除术准备骨盖（图4-12a）。它包括一个直径为8mm的薄（0.25mm）金刚砂圆盘，安装在一个反角机头或机头上，并带有圆盘保护器，防止任何软组织损伤（图4-12b和c）。微锯套件还包括一个带有金刚砂圆盘和相应圆盘保护器、钻头及各种直凿和弯凿（图4-12d）。

目前，大多数用于稳定骨块的螺钉都是由钛制成的。钛微型螺钉主要源于儿童创伤外科，由于骨折愈合后的生物相容性，通常不会取出。这些微型螺钉也用于牙种植手术中的骨重建手术。出于稳定性原因，大多数钛螺钉的直径为1.3~2.0mm。然而，在骨增量手术中，这种螺钉很难用来稳定薄而小的骨块。直径<1.3mm的钛微型螺钉，由于钛的骨结合，在螺钉拆除过程中有很高的折断风险（图4-13a和b）。因此，直径为1mm的医用不锈钢制成的微型螺钉是一种更好的选择，可用于稳定薄而

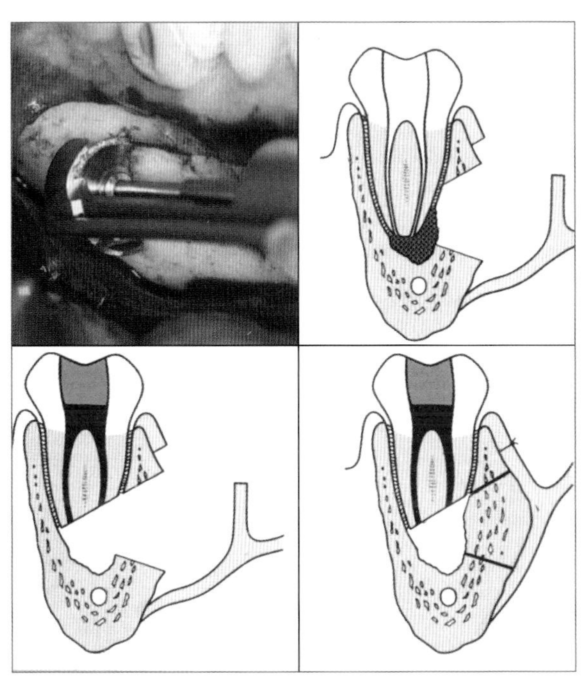

图4-12a 骨盖技术在下颌磨牙根尖切除术中的应用。

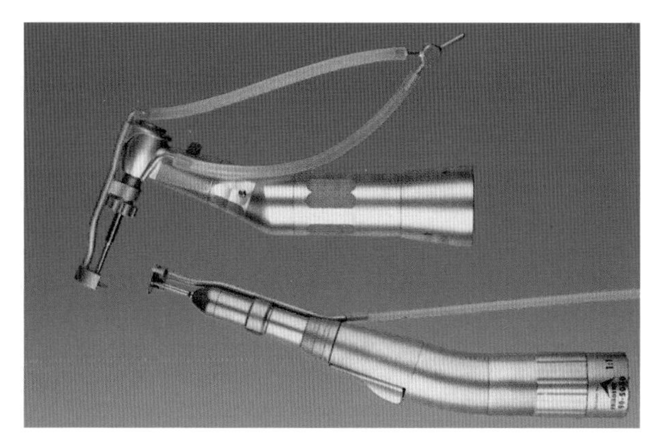

图4-12b 微锯（Dentsply Sirona）专用器械：带金刚砂圆盘和组织保护器的机头与弯机头。

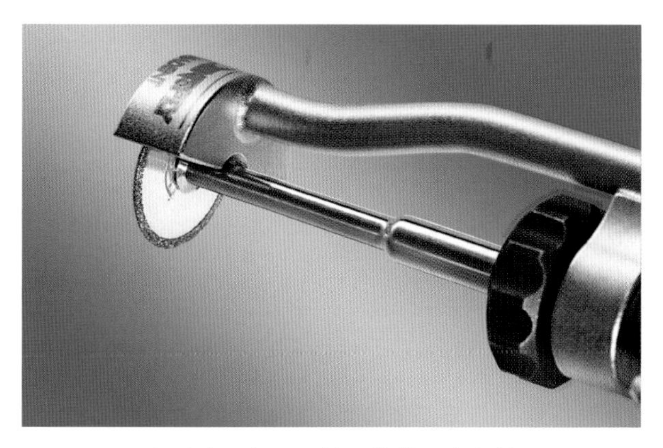

图4-12c 金刚砂圆盘周围的可旋转圆盘保护器。

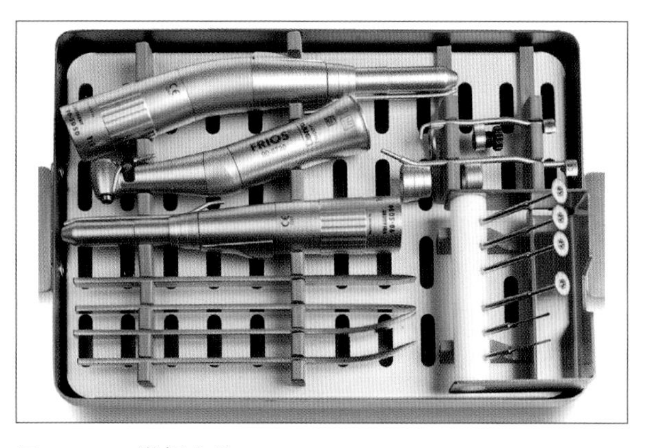

图4-12d 微锯套装。

小的骨块，以防止骨结合和折断的危险。其可靠性已得到实验和临床的证实。简单工具加上可信赖的螺钉固定（图4-13c～e），可将螺钉轻松安全地植入不同区域（图4-14a～h）。如今，这些螺钉是用一种特殊的、坚固的医用不锈钢（Meisinger，Hager&Meisinger，Neuss，Germany）制造的，它可以避免一些折断以及旧种类螺钉观察到的一些副作用。

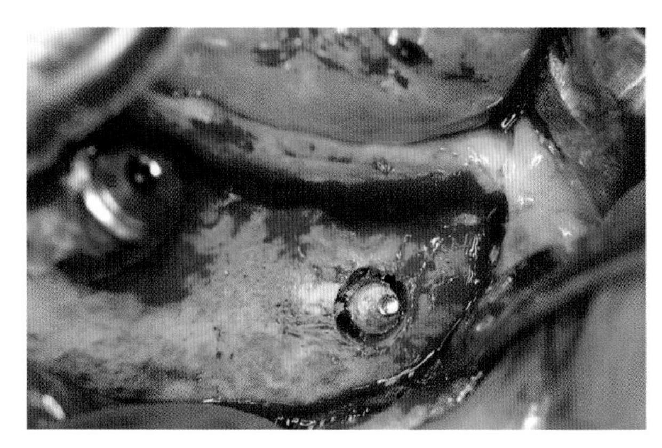

图4-13a 钛制微型螺钉头部骨折。使用环钻去除剩余部分。

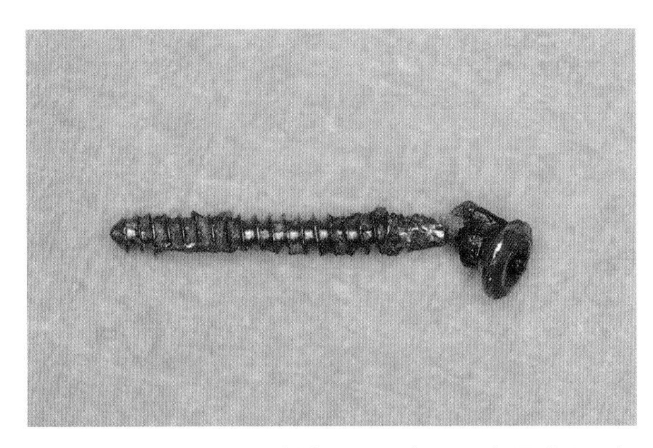

图4-13b 螺钉取出后折断，显示螺纹上有骨附着。螺钉的这种骨结合是适得其反的，因为螺钉必须在种植体植入过程中移除。

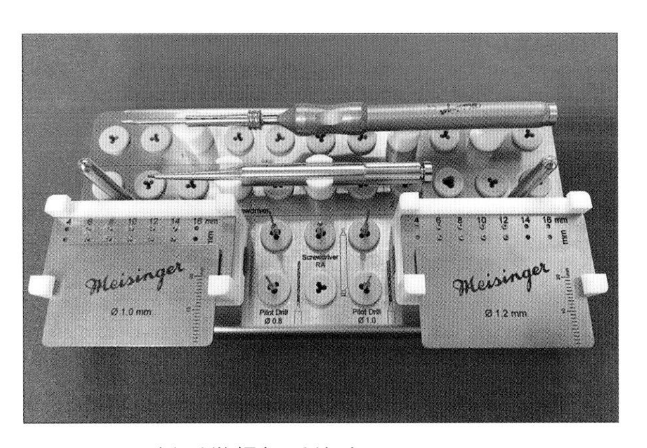

图4-13c 新型微螺钉系统（Meisinger、Hager & Meisinger）。

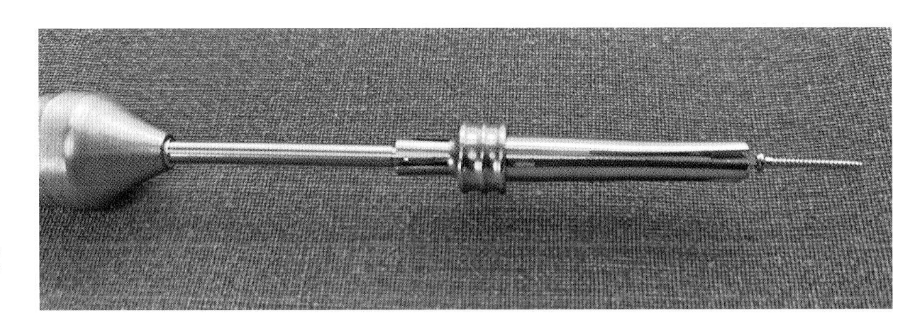

图4-13d 螺钉（直径1mm；长度10mm）和新的专用螺丝刀。

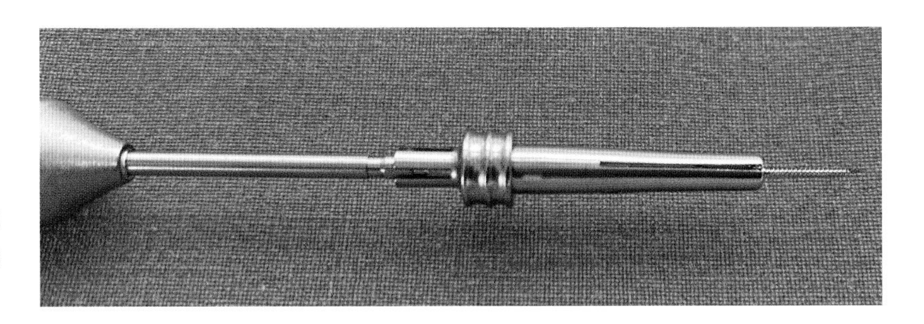

图4-13e 通过关闭螺钉头周围的小钩子来实现螺钉稳定和安全地握持。

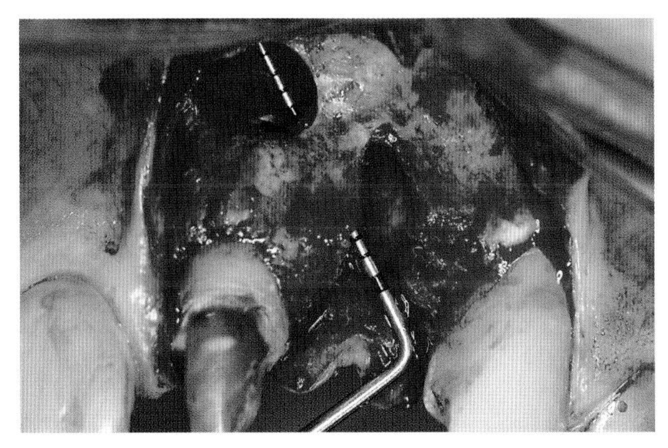

图4-14a 与左中切牙囊腔顶端相连的侧切牙区骨缺损。

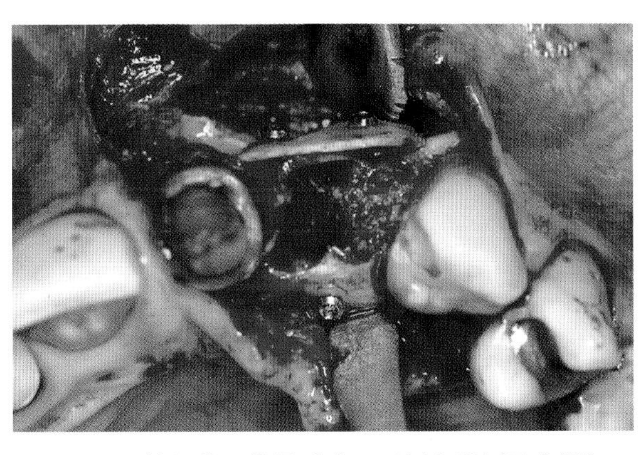

图4-14b 缺损的三维骨重建：唇侧和腭侧用薄螺钉固定2个骨块。

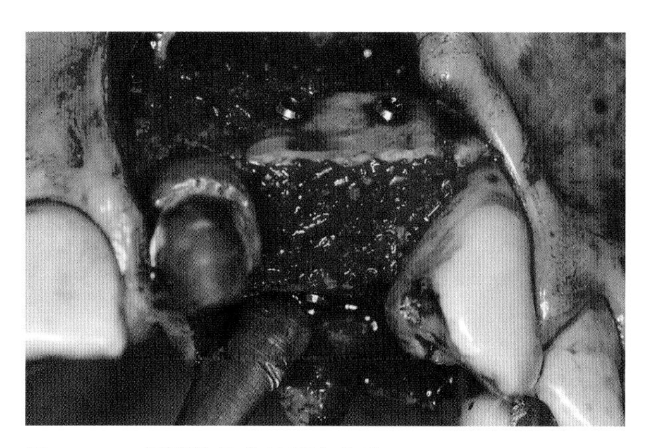

图4-14c 用颗粒骨充填所有空腔。

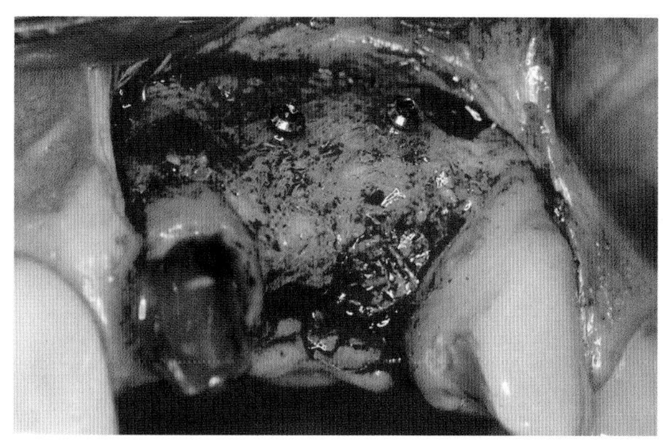

图4-14d 术后4个月的临床表现：螺钉头周围无骨吸收，愈合良好。

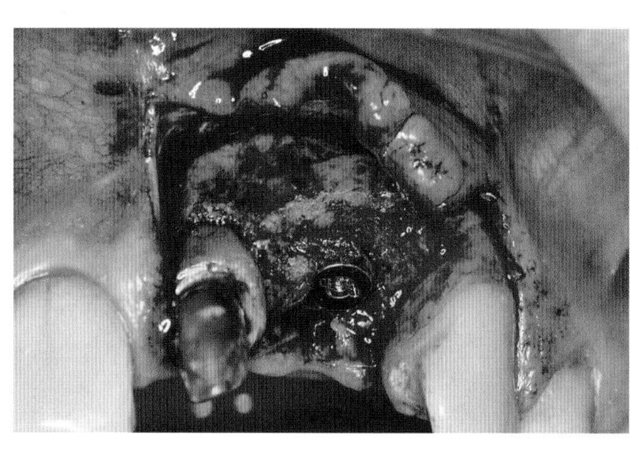

图4-14e 螺钉的轻松取出和XiVE种植体在移植区域的植入。

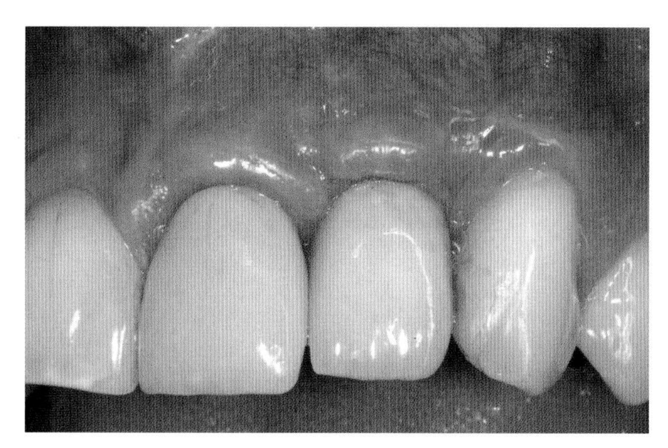

图4-14f 移植术后18个月的临床表现。

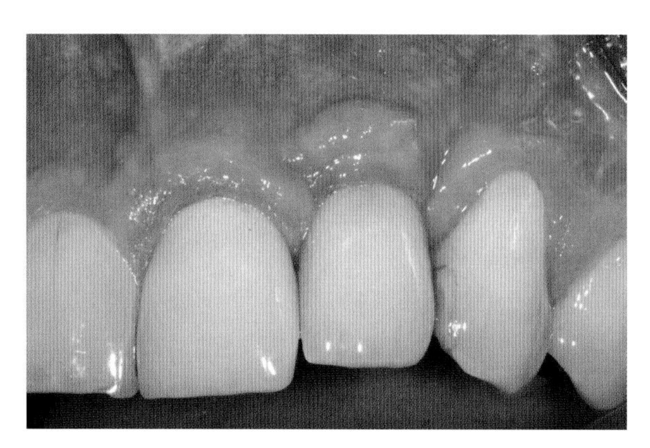

图4-14g 术后12年的临床表现。

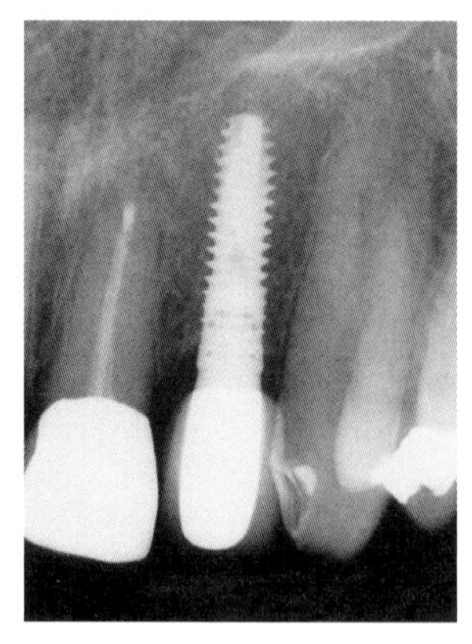

图4-14h 术后12年的X线片对照。

4.3.5　重建较小骨缺损的口内取骨技术

较小的骨缺损可通过多种技术和工具，在计划受植区收集骨来重建。这种方法可以降低手术费用以及患者不适。一种方式是使用骨过滤器收集预备种植窝产生的骨屑。理想情况下，应有两种吸引，即唾液、血液和冷却水的吸引，以及另一种用于收集骨屑的吸引。如果只使用一个外科吸引器，收集的骨易被冲出并污染。另一种方式是在种植床预备期间，可以使用环钻取骨（图4-15a～l）[61]。足够的冷却水和无压力钻孔是必需的，以防止骨过热。温度在52℃周围即可由于过热而产生骨损伤，这温度并不太高，因为考虑到正常体温为37℃。选择的环钻直径应略小于计划的种植体直径，以达到良好的种植植入的初期稳定性。因此，对于直径为3.8mm的种植体，理想环钻的外径不应＞3.5mm。

用环钻收集的骨柱有时会断裂并留在环钻管内，特别是当环钻直径较窄时。移除这些骨柱可能既困难又复杂。两件套环钻被开发出来，得以使用特定的工具更容易地从环钻管中取出骨柱（图4-16a～c）。预备环钻预备出一个平台（见前文），有助于实现一个安全和精确的骨柱获取（图4-16d～n）。

带有特殊设计的钻针可在预备种植床时，在低速且不需要水冷却的条件下轻易收集大量的骨屑。同时，在这个过程中，特别要避免在一个良好的出血的窝洞里对骨产热。在没有良好出血且非常致密的骨结构中，建议在没有冷却的情况下工作，直到倒数第二个钻。最后一个钻头在冷却良好的情况下使用，以去除牙槽骨的最外一层可能已经过热的骨。

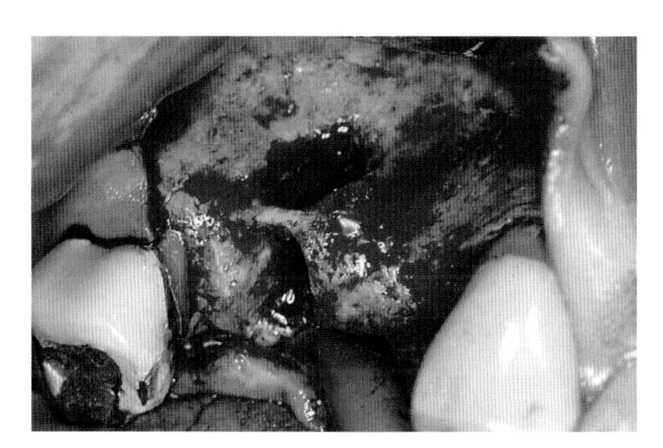

图4-15a　上颌第二前磨牙根尖部和腭部骨缺损。

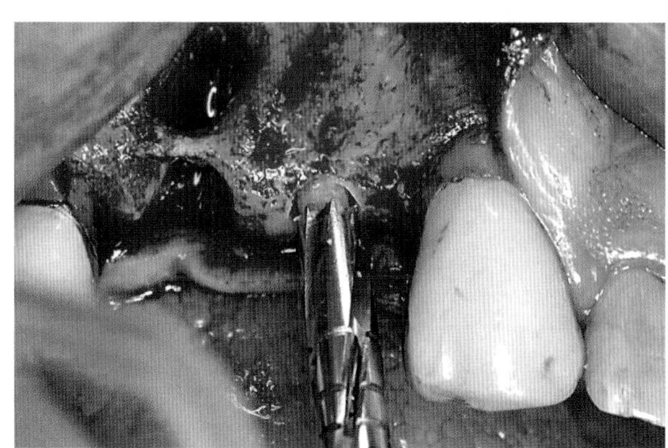

图4-15b　在第一前磨牙区域用环钻预备种植床。

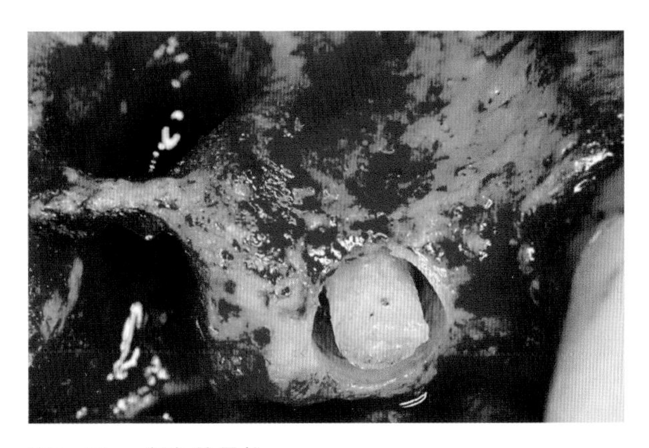

图4-15c 制备的骨柱。

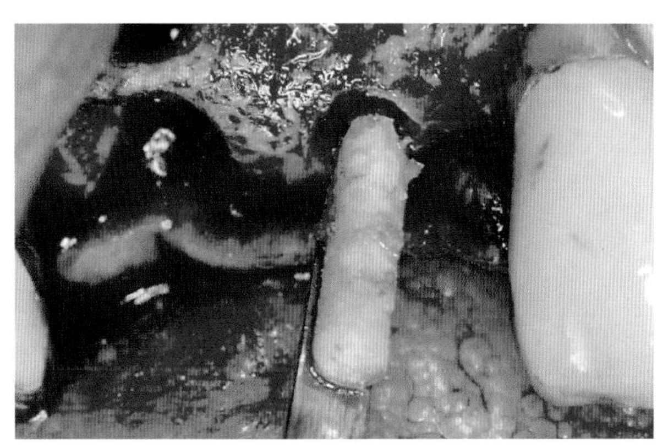

图4-15d 用专用取骨器使骨柱脱位。

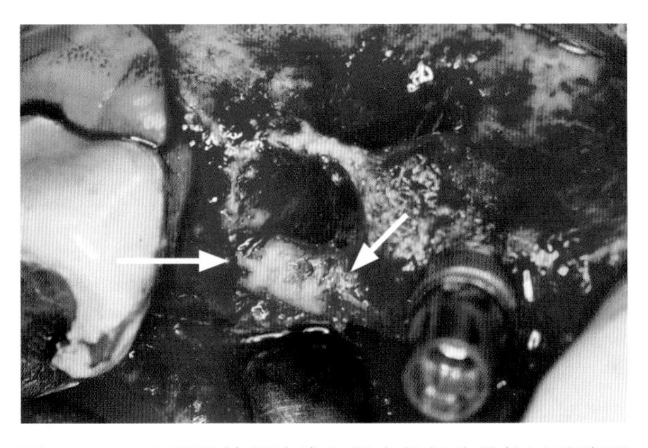

图4-15e 在腭部缺损边缘之间夹住部分骨柱以重建腭部骨壁（箭头）。

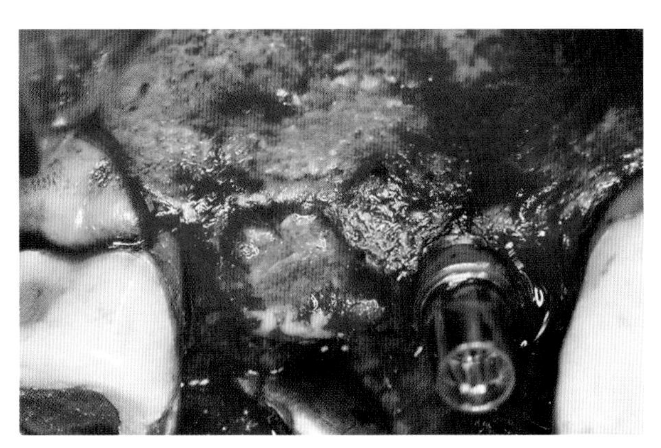

图4-15f 第一前磨牙种植体植入后，用骨柱剩余部分及局部刮取的骨屑充填骨缺损的临床表现。

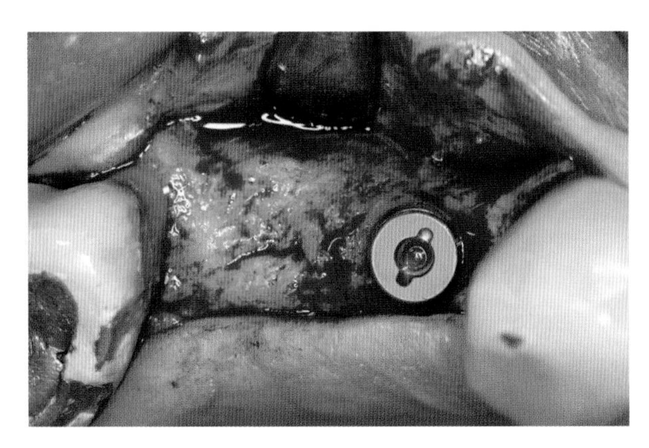

图4-15g 术后4个月的临床表现。

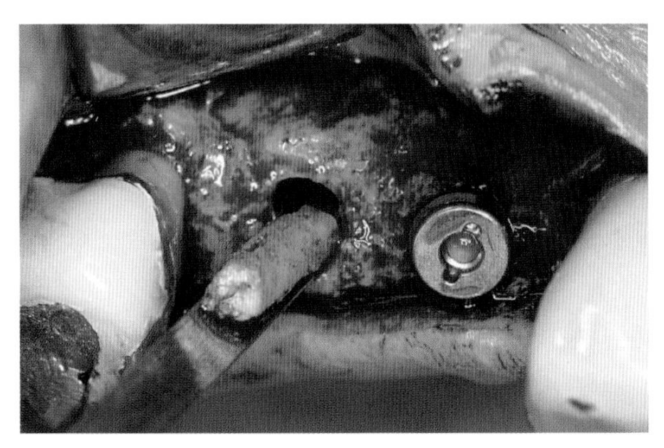

图4-15h 从移植区域获取的骨柱显示再生骨的质量。

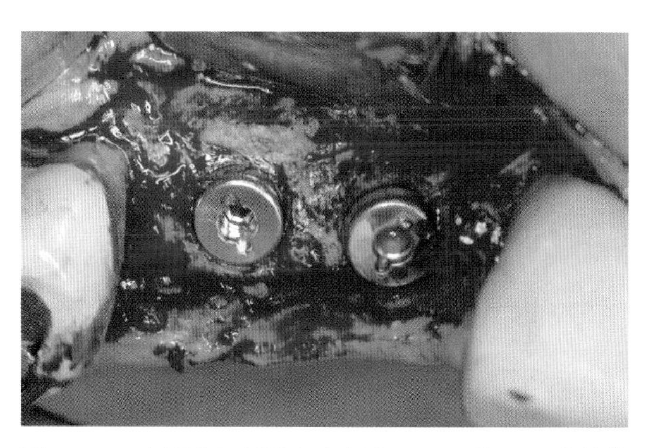

图4-15i 在再生区域植入直径为3.8mm的XiVE种植体后的临床表现。

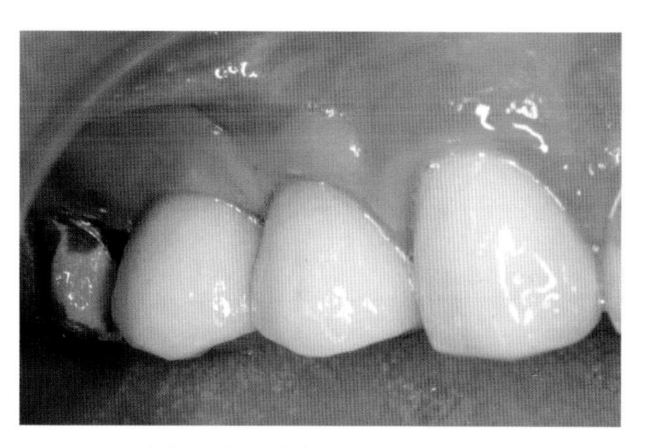

图4-15j 修复10年后的临床表现。患者回访去除了第一磨牙，并用另外2颗种植体修复了该区域。

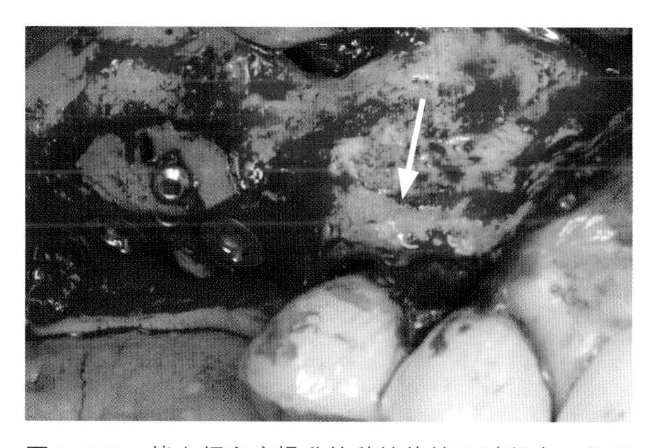

图4-15k 伴上颌窦底提升的种植体植入过程中，暴露出第二前磨牙10年前移植的颊侧骨壁，显示了这种移植物的长期稳定性。

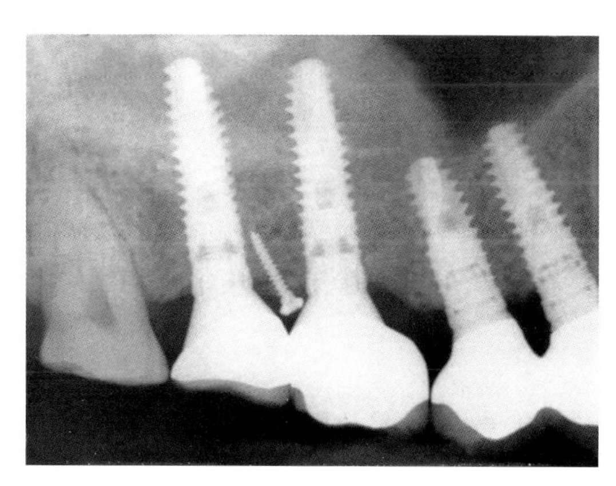

图4-15l 第一次移植12年后，右上颌骨种植体修复后的X线片。

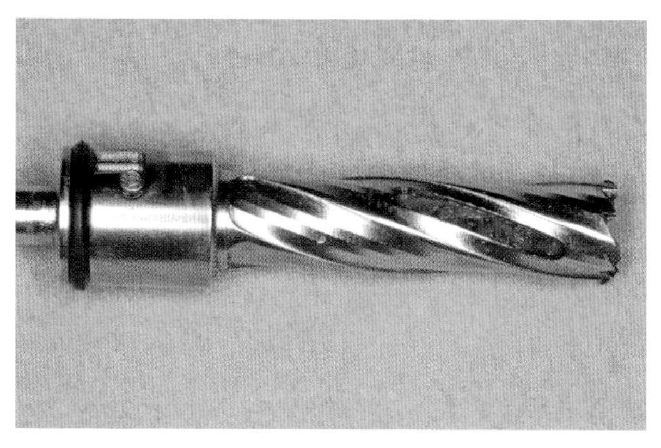

图4-16a 新环钻内的骨柱断裂。

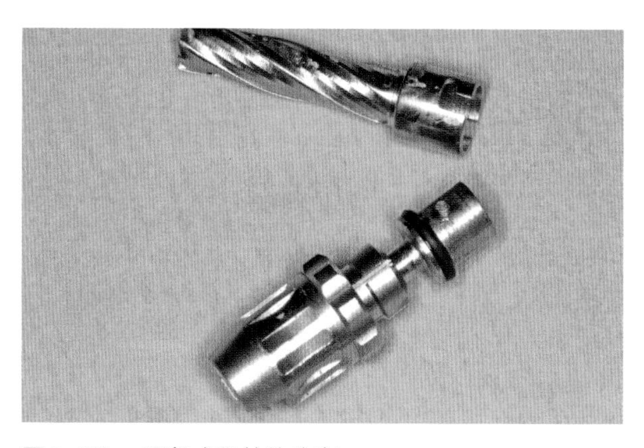

图4-16b 两段式环钻的分离。

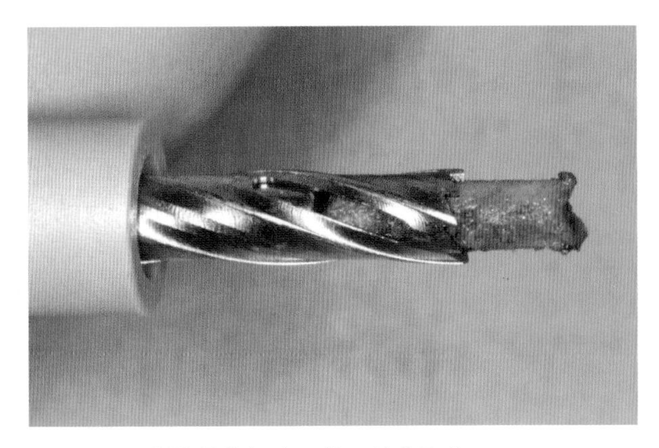

图4-16c　断的骨柱很容易从环钻中取出。

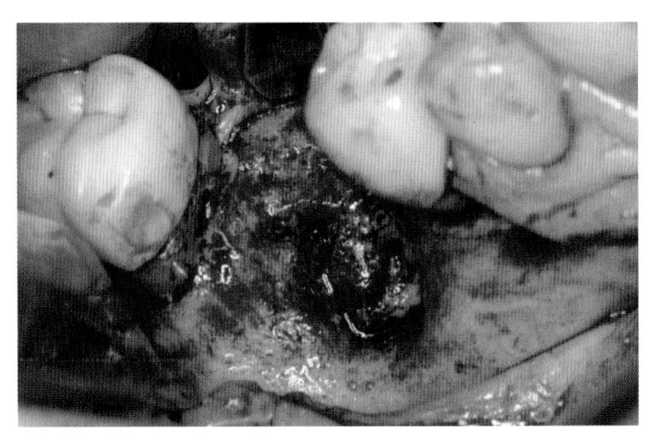

图4-16d　右下颌第一磨牙颊侧骨壁缺失的骨缺损。

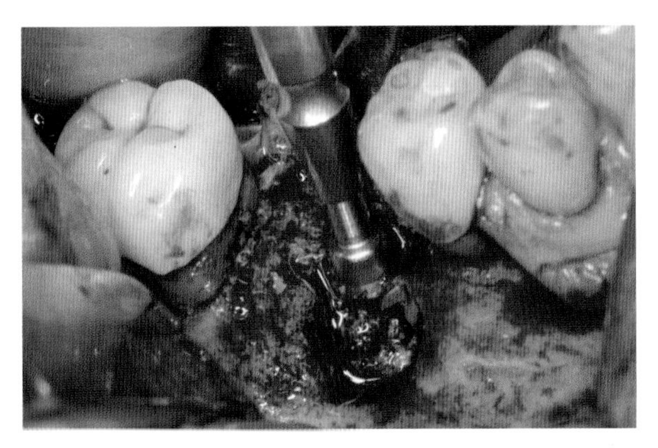

图4-16e　用预备环钻进行的第一次钻孔。

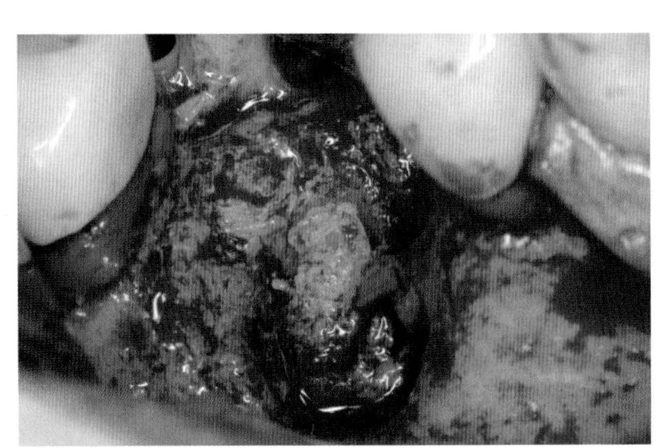

图4-16f　预备好的平台。

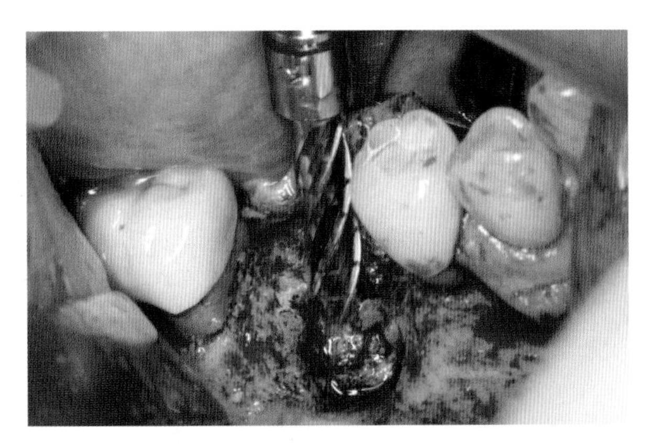

图4-16g　将环钻正确插入预备好的平台。

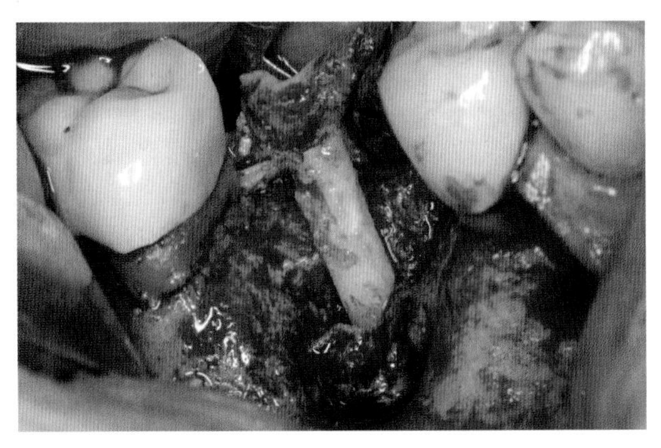

图4-16h　制备并取出骨柱。

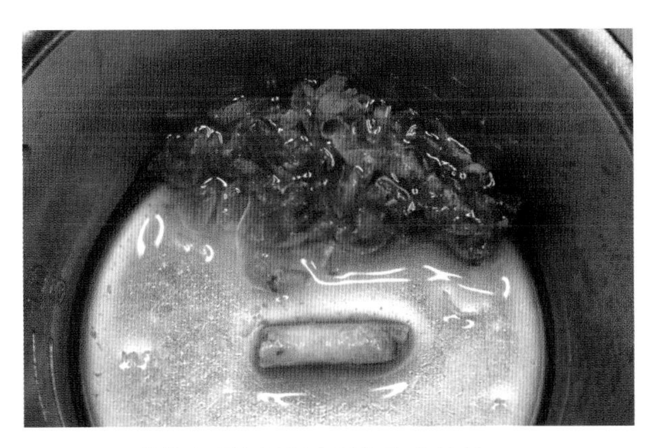

图4-16i 种植床预备过程中局部取出的骨。

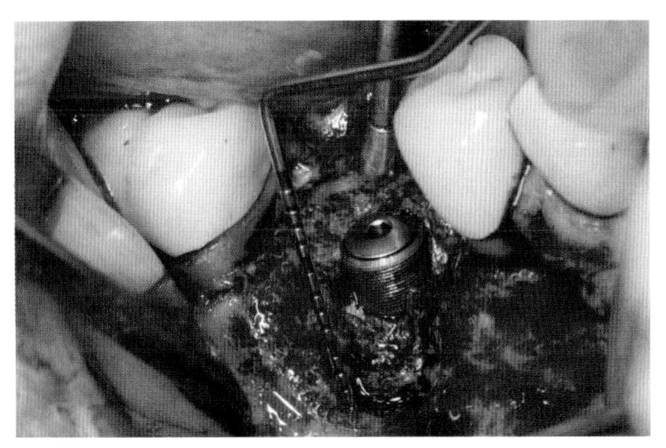

图4-16j 完成种植床预备后，将一个宽而稳定的种植体植入第一磨牙区。注意颊侧缺失骨的高度。

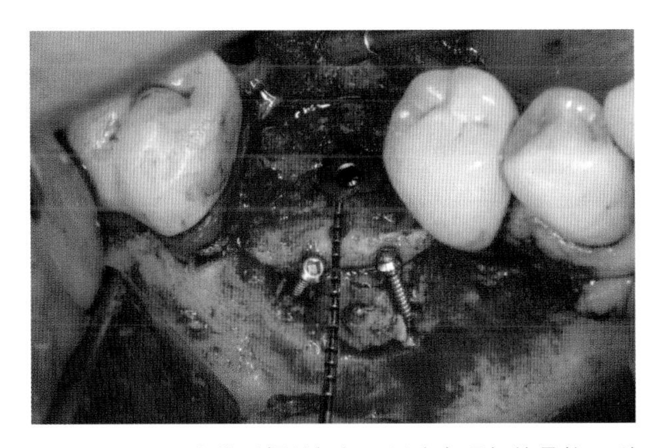

图4-16k 用2个微型螺丝钉加压以稳定顶部的骨柱。剩下的空隙被局部采集的骨屑填满。

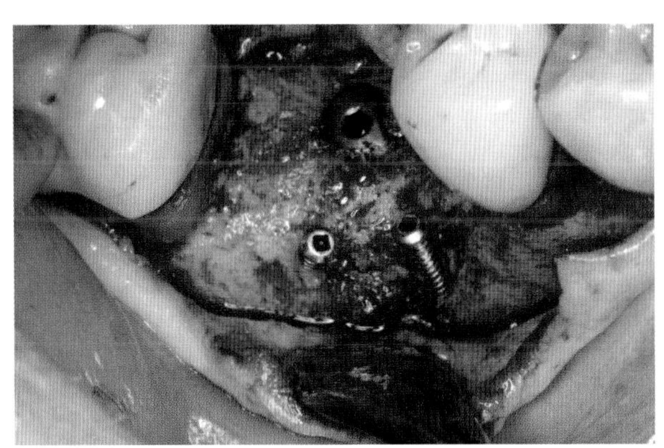

图4-16l 术后3个月的临床表现。

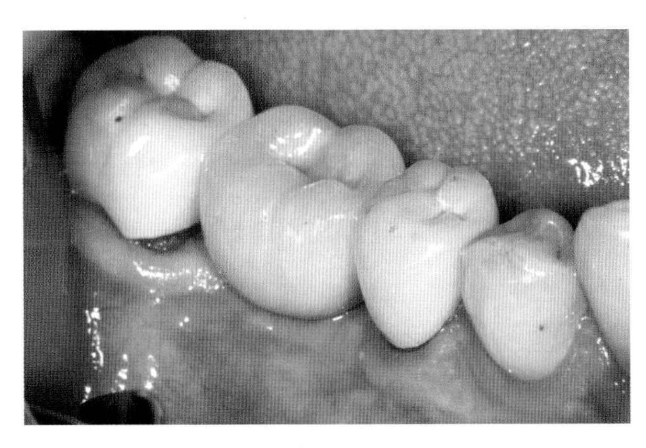

图4-16m 修复后2年的临床表现。

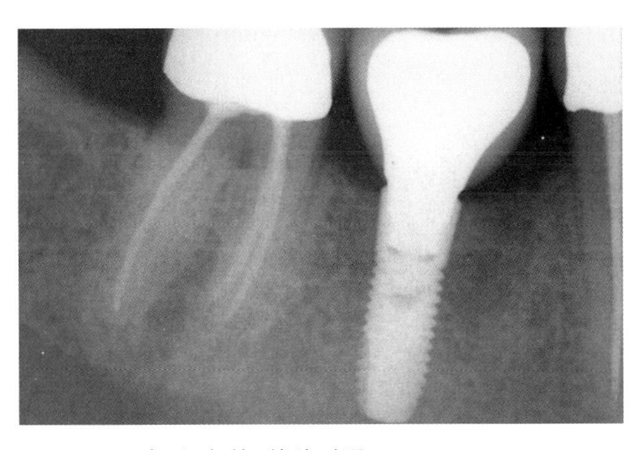

图4-16n 术后2年的X线片对照。

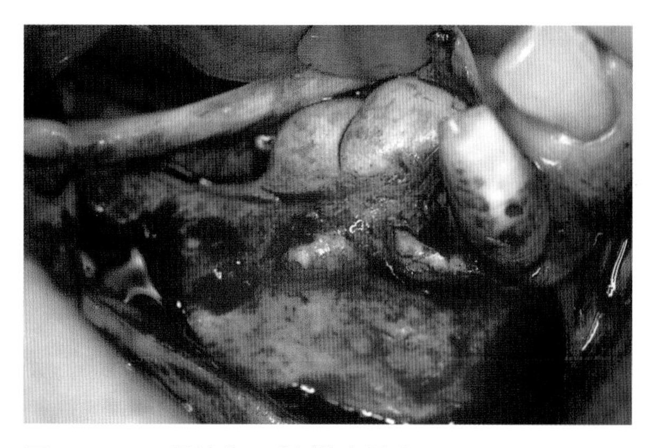

图4-17a 下颌前磨牙舌侧外生骨瘤。

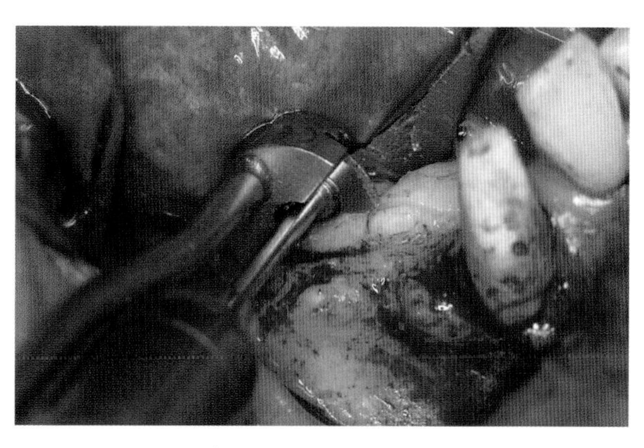

图4-17b 应用微锯行切骨术。

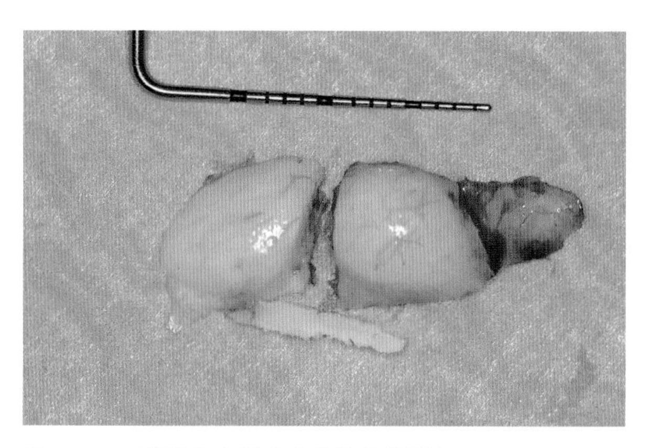

图4-17c 移除外生骨瘤为移植物做预备。

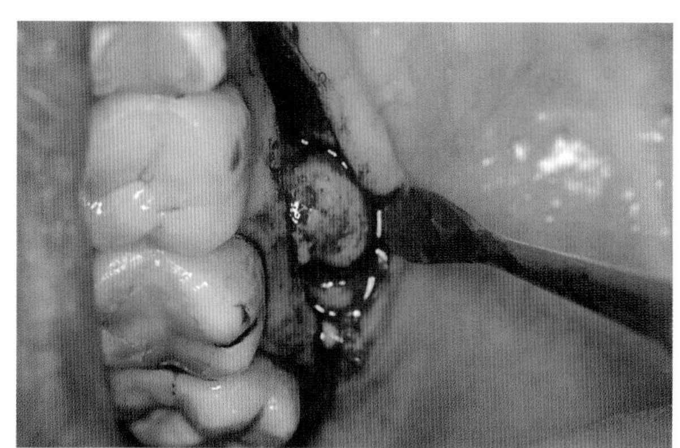

图4-17d 第一磨牙腭部外生骨瘤。

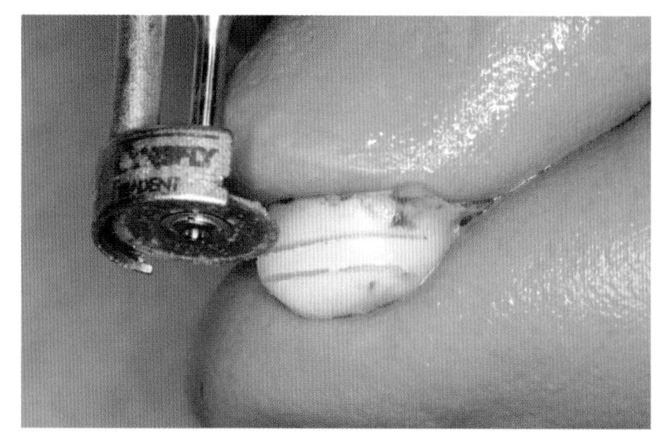

图4-17e 通过微锯分割下颌外生骨瘤。

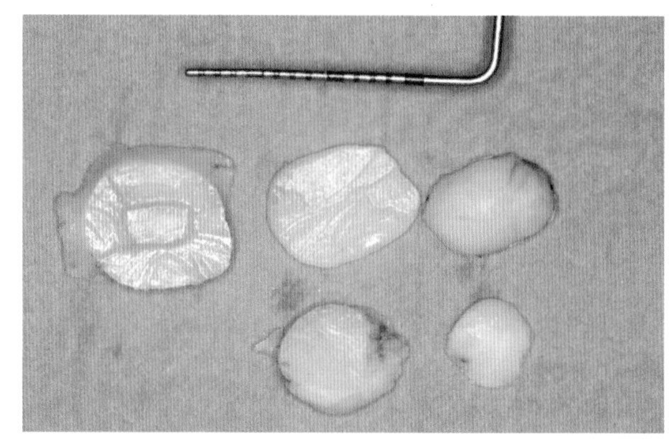

图4-17f 外生骨瘤被分成几个薄的骨块。

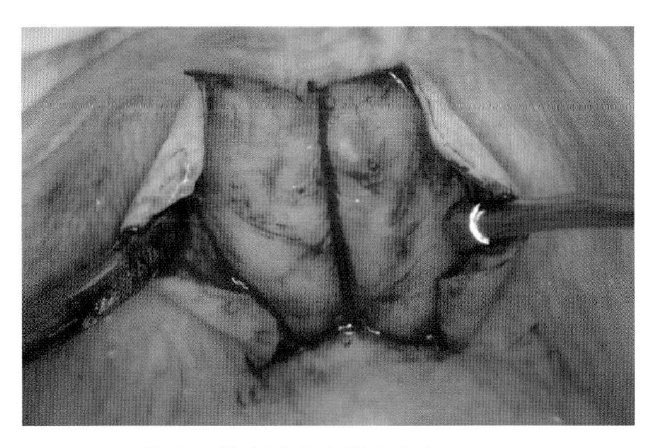

图4-18a 腭中部外生骨瘤（腭隆突）。

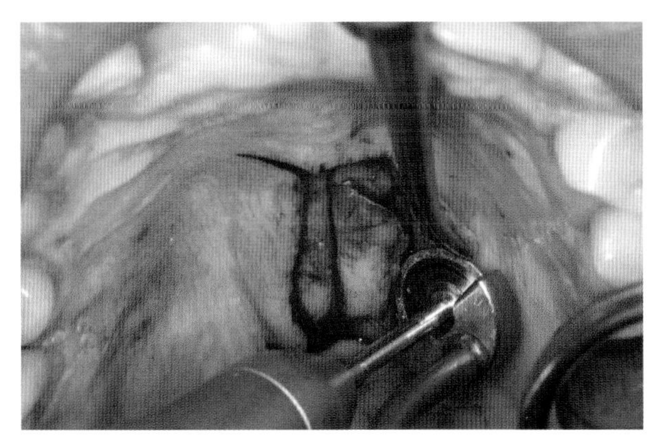

图4-18b 微锯切除外生骨瘤。

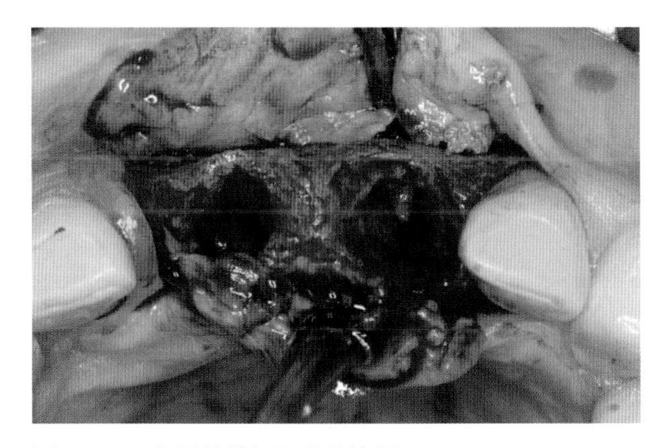

图4-18c 上颌骨前部严重骨缺损。

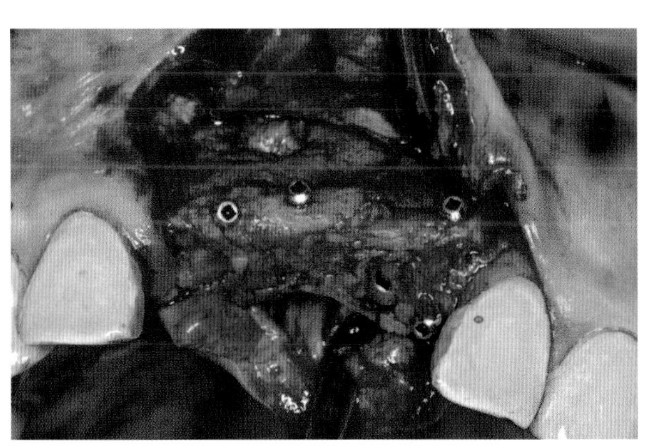

图4-18d 单纯外生骨瘤重建骨缺损。

如果种植床收集的骨量不足，则可以从邻近部位获取额外的骨。因此，可以用Luer咬骨钳从前鼻棘或上颌结节中取出骨。微锯和细凿可切除上颌骨和下颌骨所有尺寸与形式的外生骨瘤（图4-17a～f）。腭部有时可提供足够的骨移植物；三维骨重建也是如此（图4-18a～d）。图4-19a～m显示了一例具有下颌骨巨大外生骨瘤的极端病例。

在上颌窦窗预备过程中，可以用刮骨器从上颌窦侧壁获得小的移植物。开放上颌窦外提升的窗口时，被移除的骨盖有时可用作骨块移植（图4-20a～e）。

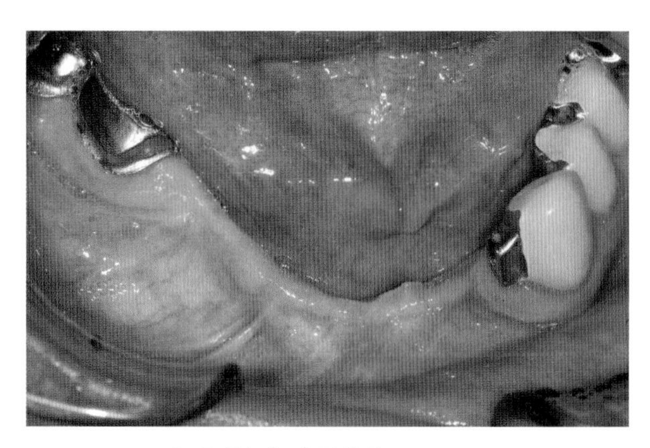

图4-19a 下颌骨前部极度骨萎缩。

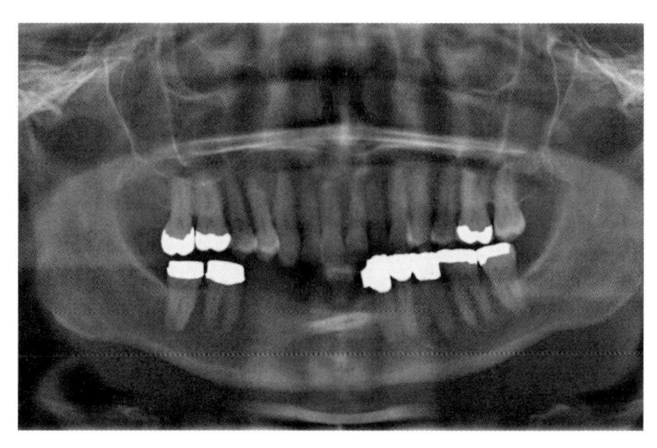

图4-19b 曲面断层片显示下颌骨前部垂直向骨缺损。

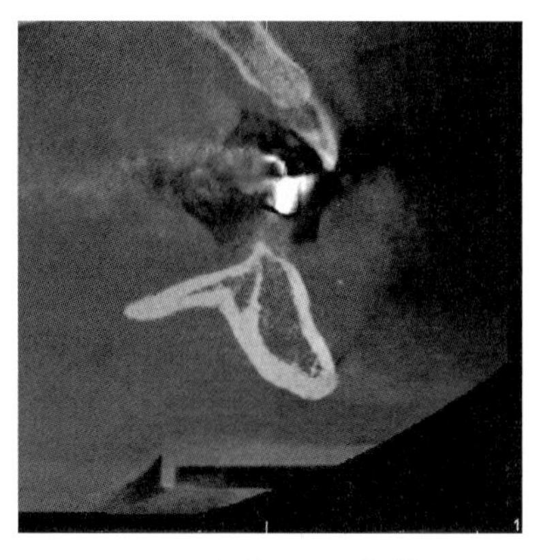

图4-19c 下颌骨CBCT扫描显示口底存在巨大外生骨瘤。

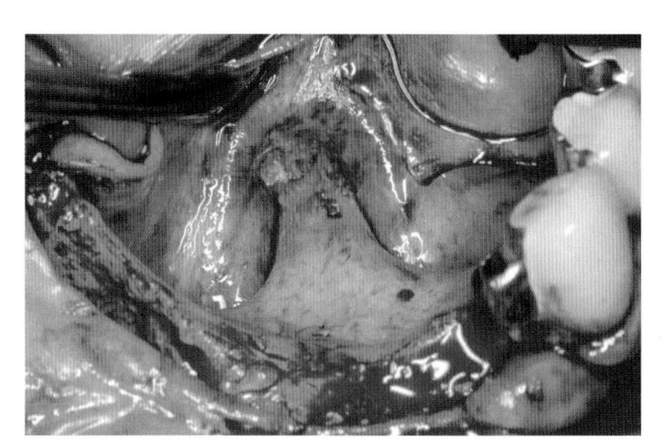

图4-19d 暴露出外生骨瘤。

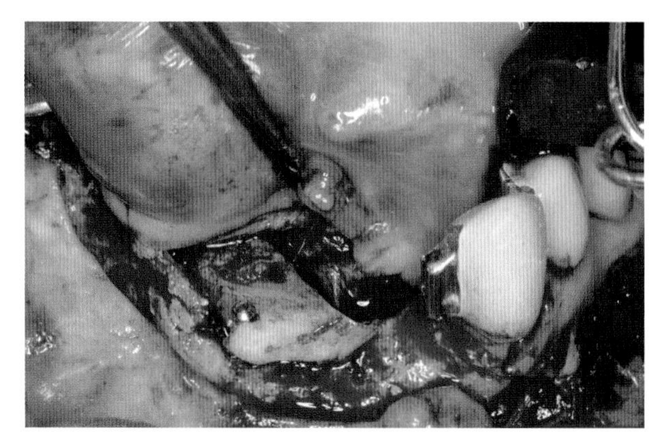

图4-19e 靠近牙槽嵴的外生骨瘤截骨术后，将该骨（其后部仍有骨突）作为垂直支架进行移植。

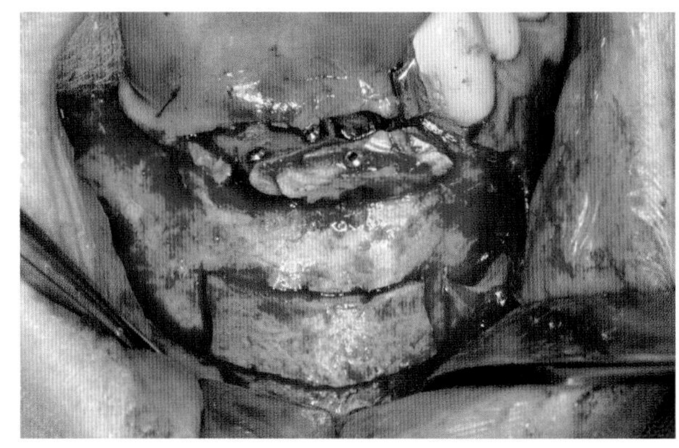

图4-19f 从颏部额外获取骨。

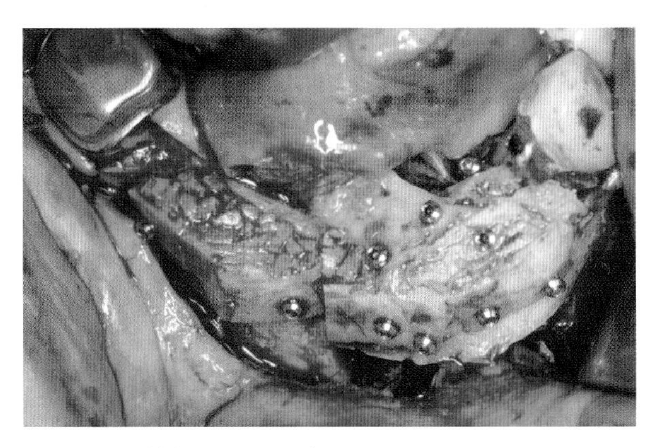

图4-19g 前部区三维骨增量。

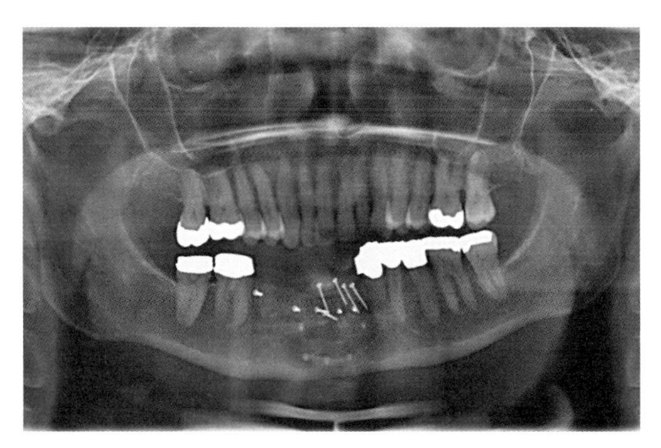

图4-19h 术后的X线片对照。

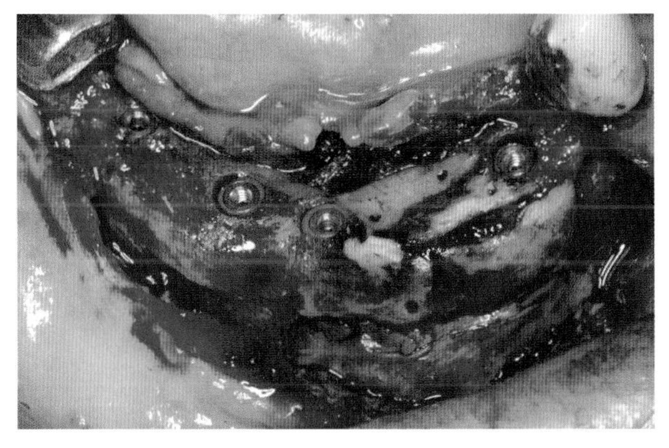

图4-19i 术后3个月在移植区植入4颗Ankylos种植体（Dentsply Sirona）。由于移植物的一小部分（2mm）暴露，因此进行了光动力去污（蓝色）。

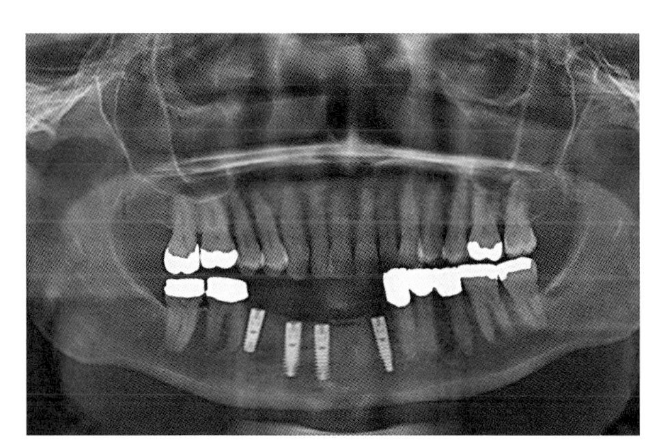

图4-19j 术后的曲面断层片。

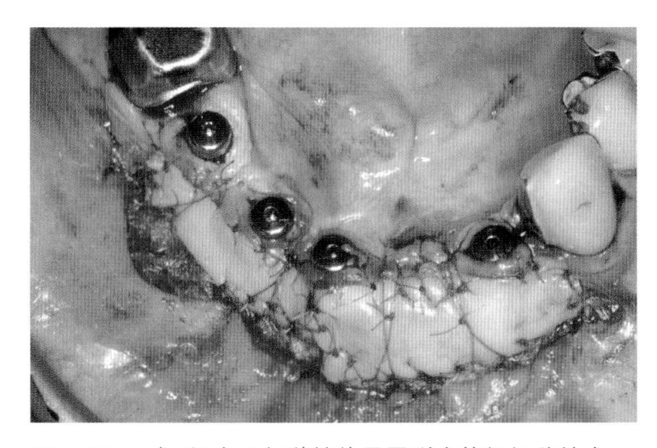

图4-19k 术后3个月行种植体暴露联合软组织移植术。

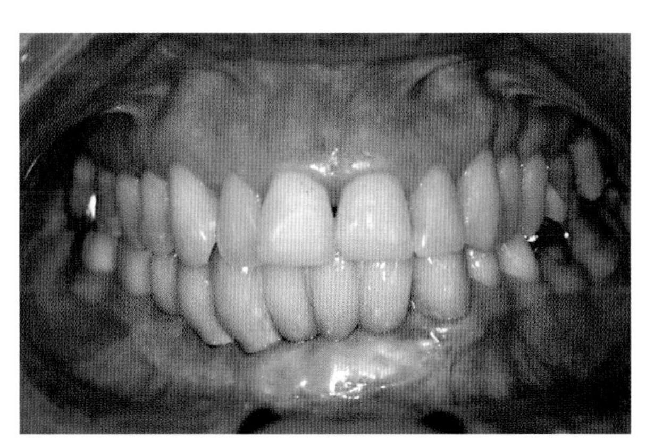

图4-19l 术后6年的临床表现。

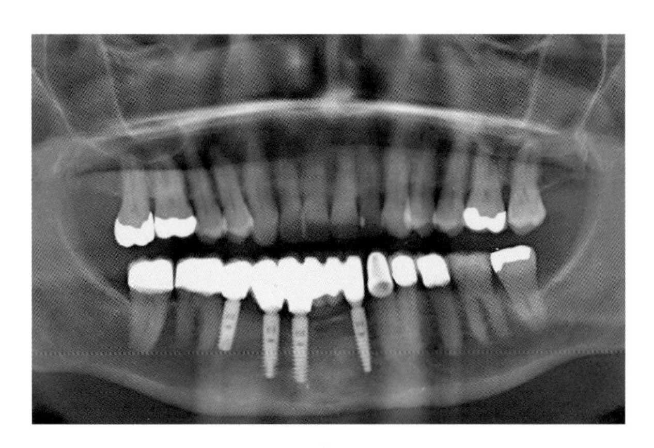

图4-19m 术后6年的曲面断层片。

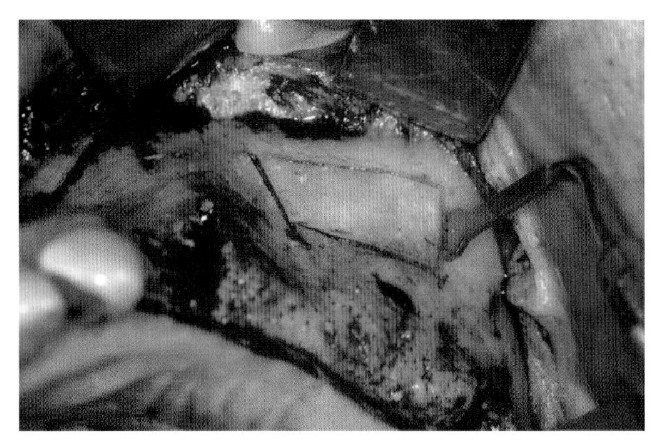

图4-20a 从上颌窦颊侧壁取出骨块。

4.3.6 重建较大骨缺损的口内取骨技术

在严重的骨缺损中，大的骨块移植物需要分别进行二维和三维重建。这些移植物可以从口外或口内获得。

用于种植治疗的口外供区的骨块移植物可从颅骨（顶骨）、胫骨头部和骨嵴（前或后）获取。颅骨移植大多不被患者所接受。当从髋关节获得移植骨时，通常从髂嵴前上内侧获取单皮质骨块，同时保持髋关节的正确轮廓。手术通常在全身麻醉下进行，需住院几天。术后最初几天或几周内可能会出现一定程度的活动障碍，大腿可能出现感觉障碍，以及供骨区出现额外瘢痕（见第5章）。

与口外供骨区相比，口内供骨区具有无须在口外开辟第二术区的优势。通常，大的骨

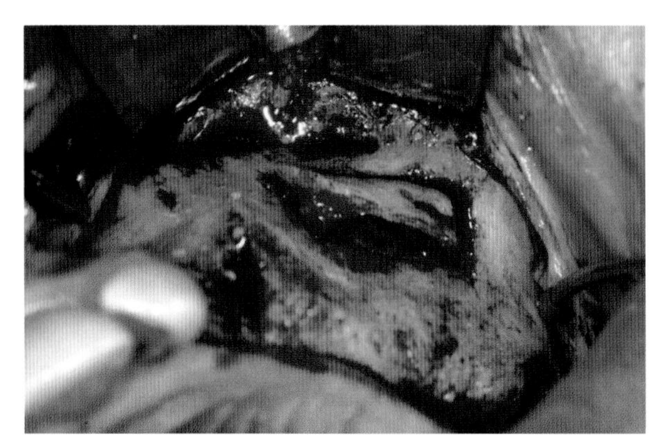

图4-20b 小心地将附着在上颌窦黏膜的骨块移除。

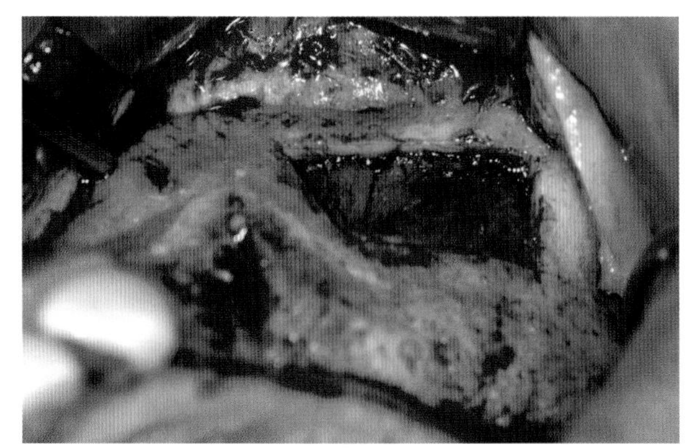

图4-20c 去除骨块后暴露上颌窦黏膜。

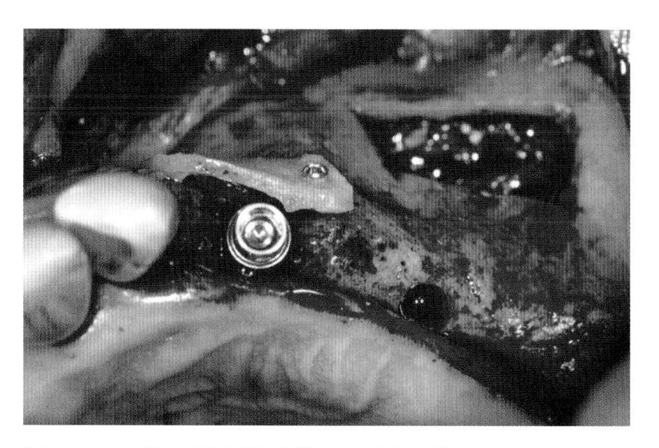

图4-20d　将上颌窦骨块移植在尖牙侧部。

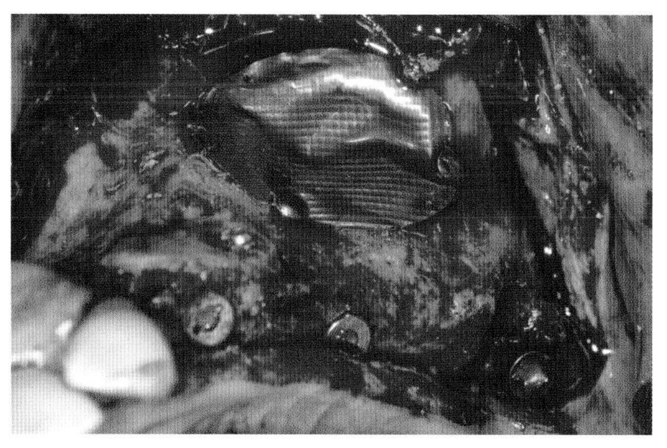

图4-20e　骨块与牙槽嵴之间的空隙充填自体骨屑。上颌窦骨窗被钛膜覆盖（BoneShield；Dentsply Sirona）。

块移植物可以从口内下颌骨获得，主要来自磨牙后区。已有多种器械和工具可被应用于该手术，如特定的钻、摆动和旋转锯以及超声装置。

微锯是用于此类手术的最初和最有效的器械之一，由Khoury于1984年应用[43,49]。该工具还用于制备和移除骨盖，可在手术结束时重新更换，从而避免不同手术中出现额外的骨缺损。这种技术被认为是在骨手术中使用不同牙钻破坏骨的一种替代方法，从而避免手术结束时在供骨区留下大洞，影响安全和生物愈合，尤其是在下颌磨牙行牙髓手术治疗的情况下。微锯随后被描述为能够在所有口内区域获取骨块的一种实用且安全的工具[25,54]。在过去30年中，微锯已被证实是一种可以得到肯定的实用器械，不仅可用于获取骨块，而且用于各种骨整形手术，消除骨缺损并且保存骨轮廓[57]。该仪器常用于各种囊肿、去除受撞击或折断的牙齿、所有口内区域（包括上颌窦）异物的移植或清除以及下牙槽神经移位术。

应用微锯获取的骨块可用于外置式骨移植、水平向骨增量及内置式骨移植。以下小节详细描述了使用微锯从下颌骨安全且可重复地获取骨块移植物的方法。

4.3.6.1　从下颌磨牙后区取骨

通常应避免使用下牙槽神经阻滞麻醉。在多数情况下，用4%的阿替卡因和1：100000肾上腺素（Ultracain DS Forte；赛诺菲-安万特，Frankfurt，Germany）进行唇舌侧局部浸润麻醉是足够的，能够降低损伤下牙槽神经的风险：未被深度麻醉的患者可以与外科医生互动，以防意外进入下颌管损伤神经。事实上，麻醉剂只进行局部浸润，这导致极佳血管收缩效果，给外科医生对供区部位提供良好的视野。

从第二磨牙远中开始采用梯形切口，在下颌升支骨上做一个2cm的前庭切口，继续平行于第二磨牙外侧，然后在第一磨牙远侧缘沿前庭方向返回。随后将全厚黏骨膜瓣（类似于拔除阻生智齿所用的黏骨膜瓣）翻开并暴露外斜线的骨，长度为3～4cm，深度为2cm。如果没有额外的智齿拔除计划，这个切口就保持在邻牙的边缘。要采集的骨块的体积取决于外斜线的大小和范围以及移植手术所需的骨量（图4-21a）。

根据微锯技术的正确使用方法，获取的骨移植物应经过大量的盐水冲洗，如下所述：

微锯由一个金刚砂圆盘组成（直径8mm；宽度0.25mm），安装在反角机头或带有软组织保护器的机头上。取骨工具通过金刚砂圆盘进行3次切割：使用微锯机头进行2次垂直切割（图4-21b和c），以及使用反角机头进行一次基底水平切割（图4-21d）。根据外斜线的范围，第一次垂直切割是在外斜线的近中边缘用微锯机头进行的，长度为1～1.5cm。然后在下颌升支的外侧缘（下颌升支外侧的垂直部分）垂直于外斜线做后垂直切口。移植物的大小和下牙槽神经的位置决定了截骨的长度。金刚砂圆盘应尽可能垂直于下颌骨壁，以防产生薄弱面或断裂区，从而阻碍骨块的脱位。使用微锯可达到的最大截骨深度约为3.2mm。此时需注意下颌管的位置。

基底水平截骨要在基底部与两个垂直截骨线略微重叠。圆盘保护器可根据需要将截骨线延伸至下颌骨下缘，而不会损伤邻近的软组织[54,56,58]。

如果下颌神经靠近截骨区，金刚砂圆盘切口的深度应在CBCT扫描测量值的可控范围内（金刚砂圆盘的宽度为1mm）。正常情况下，在第一磨牙和第二磨牙区域，下颌神经位于舌侧，距前庭骨表面的平均距离为4.5～6.0mm（图4-21e～i），因此，如果遵循操作原则，该区域使用金刚砂圆盘不太可能损伤神经。金刚砂圆盘的直径为8mm，最大穿透深度为3.2mm，这通常是前庭皮质骨的厚度。当截骨位置向远侧进入升支时，神经可在更浅的位置。在诊断不正确和/或外科医生手术实施不当的情况下，取骨工具可能会损伤神经。

最终的截骨位置是在与外斜线平行的牙槽嵴处，使用一个1mm的细钻头来获得。用钻头在平行于颊侧骨壁的外斜线的牙槽嵴平面、距外斜线外缘约4mm的距离以及两个垂直切口之间，制造3～4mm深的小穿孔（图4-21j）。这些孔通过使用特殊的小凿子相互连接（图4-21k）。凿子必须保持与下颌体的外表面平行，以允许在前庭方向非强迫性的脱位。这种凿子的形状类似于劈柴用的劈斧（图4-21l和

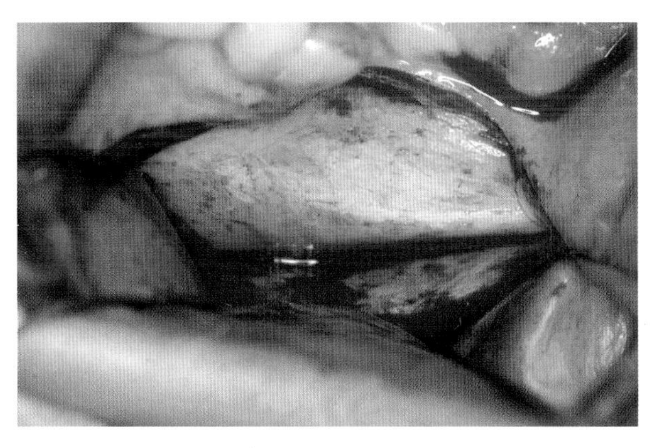

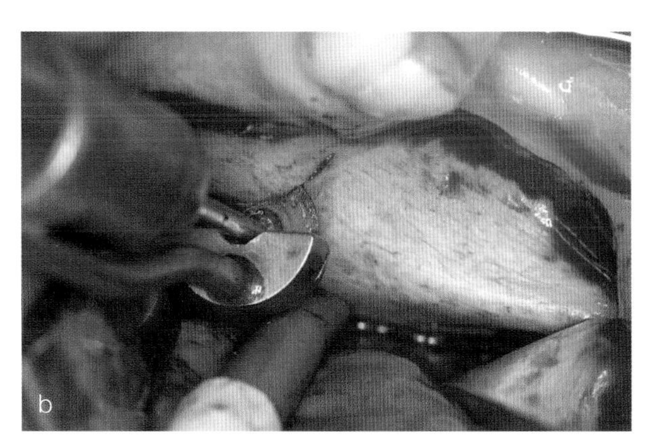

图4-21a 外斜线的临床视图。

图4-21b和c 用微锯机头进行的近中（b）和远中（c）垂直切割。保护盘可降低软组织损伤的风险。

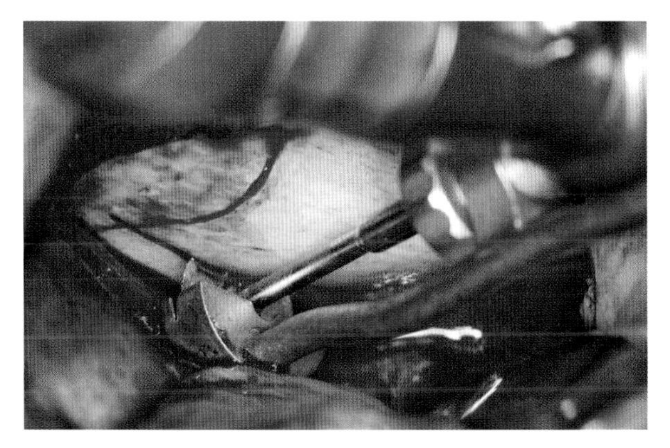

图4-21d 通过微锯反角机头对垂直骨切割，与冠部相连。

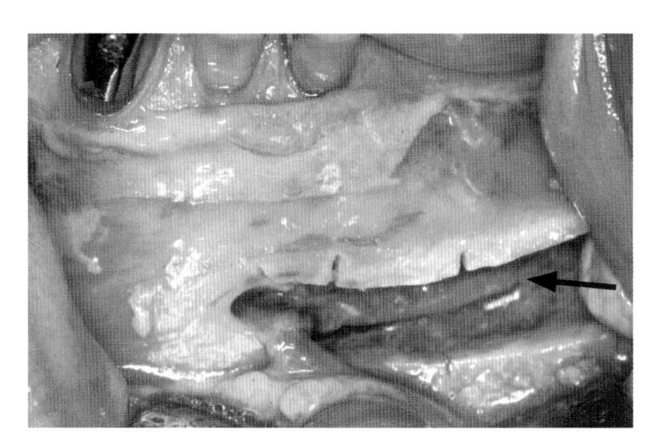

图4-21e 人类标本的磨牙区下牙槽神经舌侧位置。

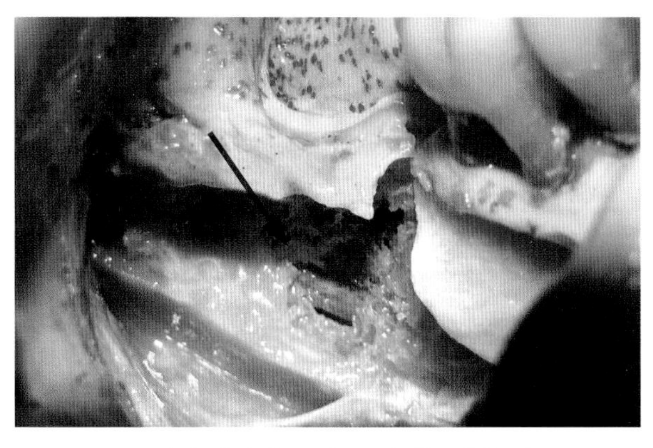

图4-21f 人类标本中磨牙后区下颌管暴露深度为4.5mm（距前庭）。

m），它会在皮质骨中产生压力，在牙槽嵴穿孔区域产生“爆破”效应，导致骨块可以向侧方脱位（图4-21n～p）。

在避免咬合位置切割的前提下，使用这种凿子连接每个孔的操作可确保更高的安全边缘，并防止凿子不受控制地侵入下颌管区域。

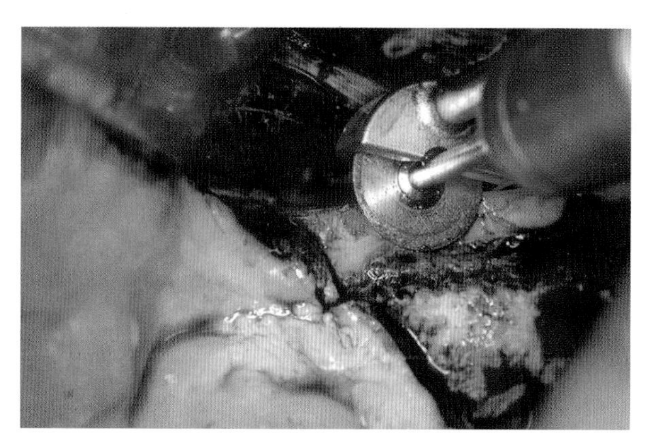

图4-21g 金刚砂圆盘的最大穿透深度为3.2mm，大致相当于皮质骨的厚度。

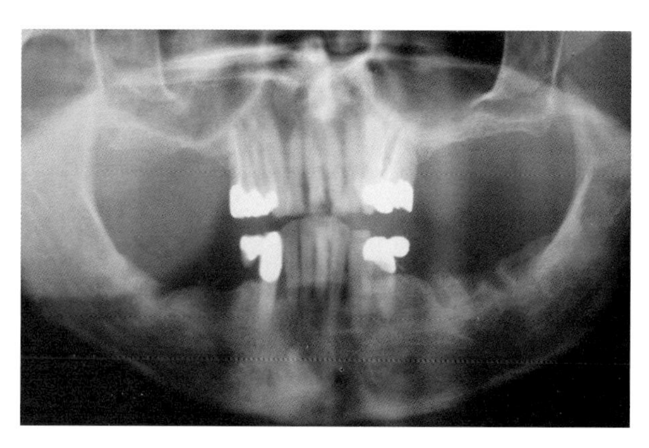

图4-21h 术前的曲面断层片。外斜线在两侧都有很好的展现，下颌管的走向也是如此。

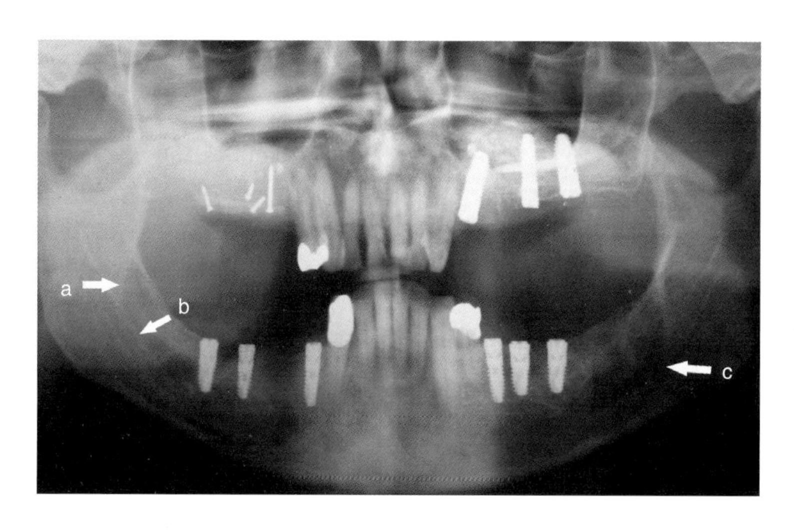

图4-21i 从下颌的双侧磨牙区获取骨块，用于上颌的多处骨增量。在右下颌骨，远端垂直切口位于升支（a）区域，因此顶端截骨术保持在下颌管（b）上方。在患者的下颌左侧取骨处，远端垂直切口保留在磨牙后区内，因此骨采集向顶部延伸。在某些区域（c），下颌管可能有异常的扩张。因此，建议不要使金刚砂圆盘下沉超过2mm。CBCT扫描可能有助于获得更多关于神经位置的信息。

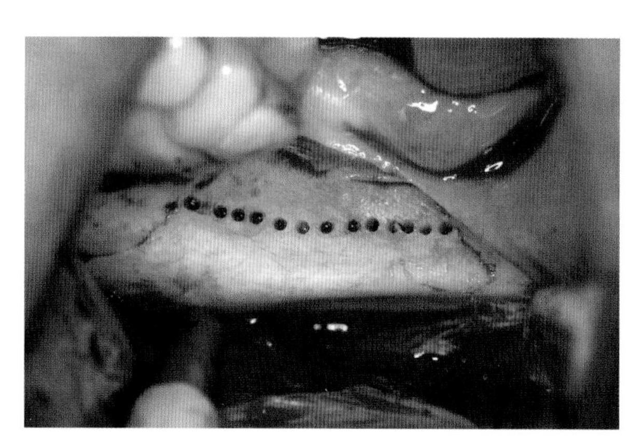

图4-21j 在2个垂直切口之间的外斜线顶部形成带有1mm钻头的穿孔。这些穿孔是在距前庭外斜线边缘3.5mm的距离处形成的，因为该区域的颊骨板厚度约为3mm。

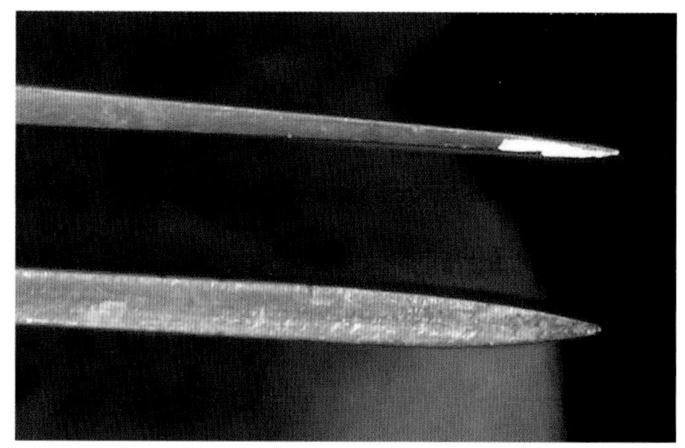

图4-21k 有两种不同的小凿子：一种是薄的（用于骨盖入路和从下颌骨体部获取骨块），另一种是厚的（用于从外斜线获取骨块时连接穿孔）。

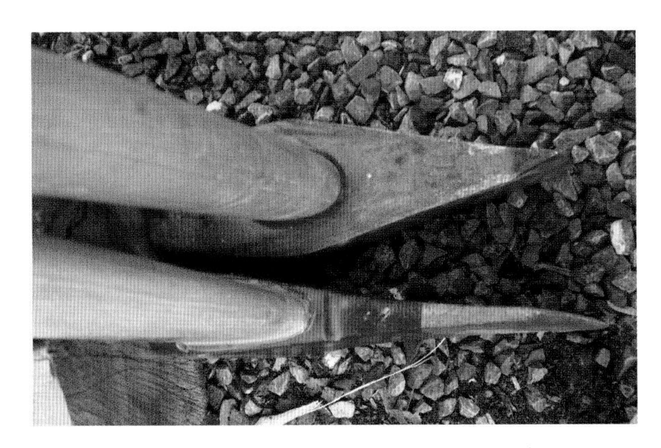

图4-21l 骨凿类似于不同的斧子：细斧和粗劈斧。

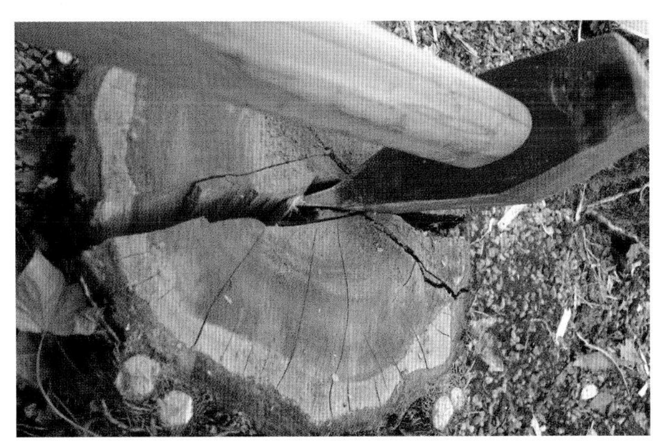

图4-21m 粗大的劈开斧很容易劈开大块的木头，只需产生一个小的穿透压力。

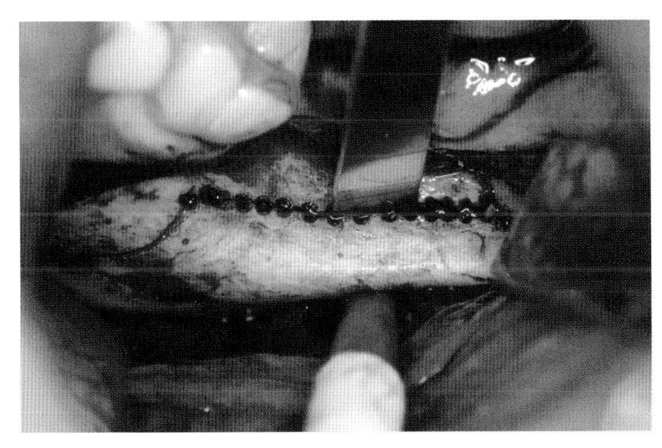

图4-21n 使用类似于劈斧的原理，用粗凿（也只有很小的穿透）连接穿孔会产生很大的损伤，导致骨块脱落。

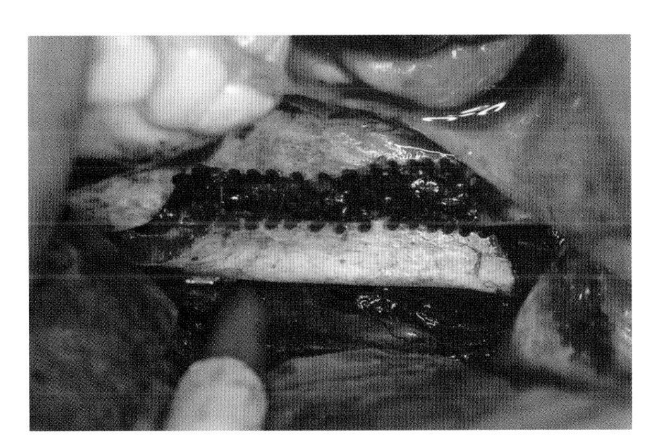

图4-21o 骨块前庭脱位。

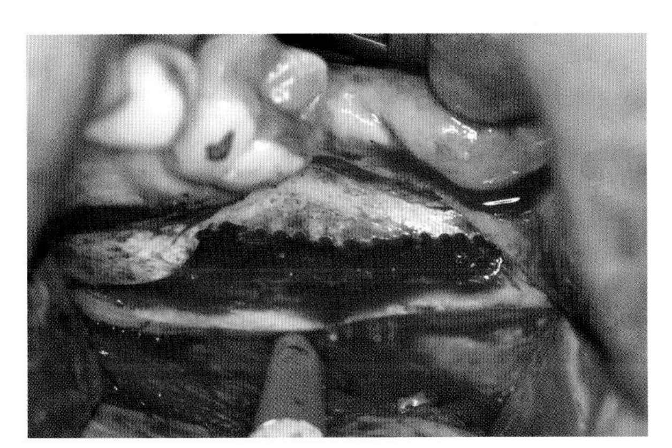

图4-21p 从磨牙后区取骨后的口内照。

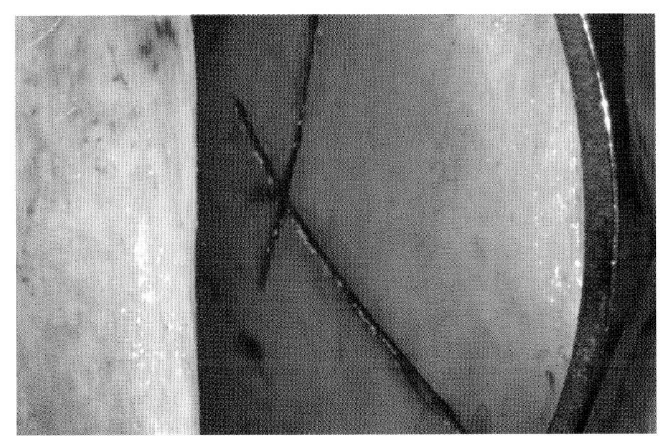

图4-21q 截骨术中，应注意确保垂直切口和顶端水平切口始终重叠。

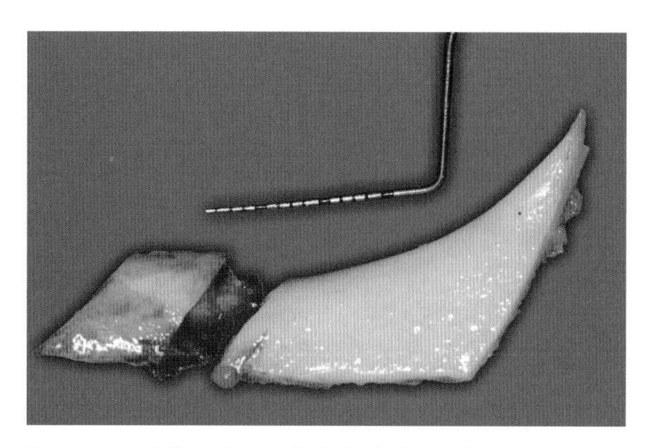

图4-21r 脱位骨块与先前分离的近中部分。

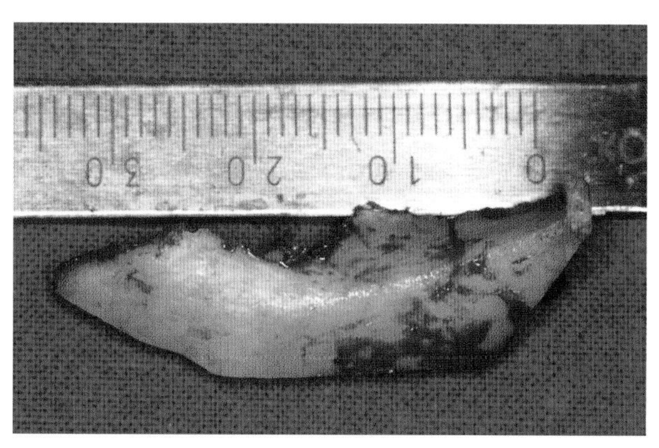

图4-21s 3cm长的骨块。

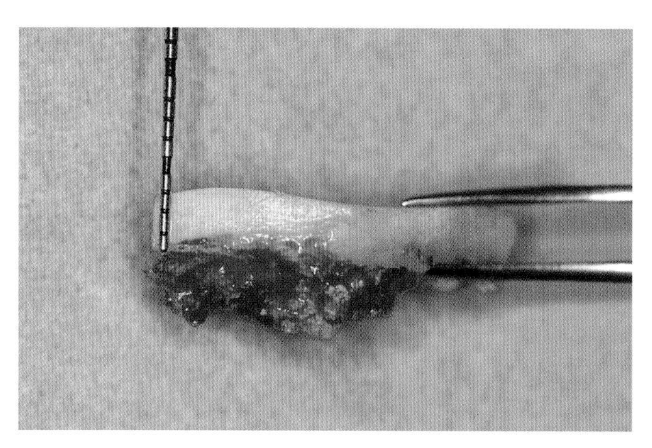

图4-21t 皮质骨平均厚度为3mm。

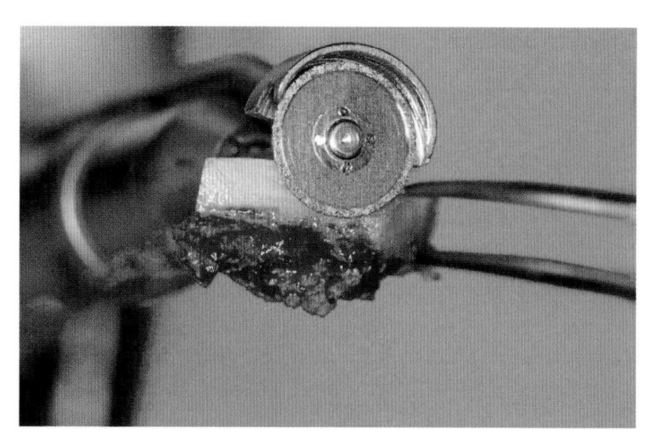

图4-21u 金刚砂圆盘的穿透深度与皮质骨厚度相匹配。

如果在第三次锤击后，未见与穿孔相连的骨折线，应注意确保所有截骨线完全重叠（图4-21q）。这主要由于在近中区，水平截骨线与垂直切口重叠不够深。该种情况下，延长切口是必要的。平滑的非受迫性骨块脱位常因皮质致密而受阻。此时，骨块应垂直分为两部分，以防止术中下颌骨骨折。在骨块分割之后，首先取出较易移除的较小骨块，随后取出另一块（图4-21r）。

尸体研究着重显示了下颌神经在磨牙、磨牙后区和下颌升支区域的位置及其与前庭骨和舌骨的距离。一项研究发现，在磨牙后区，下牙槽神经与下颌骨颊侧骨壁的距离为3.8～5.7mm（平均4.7mm）（图4-21e～g）[37]。然而，与磨牙后区相比，在下颌升支区域，由于升支的宽度减小，神经的走行更接近前庭表面。如今，在计划截取大块骨移植物时，通常建议先进行CBCT扫描，以提供更多关于下颌神经位置的信息，设计出该移植物从下颌升支和/或基底部远端到达牙槽管的位置。

在某些情况下，如果外斜线薄弱，骨块制备所需的截骨位置低于神经走行，则可能会导

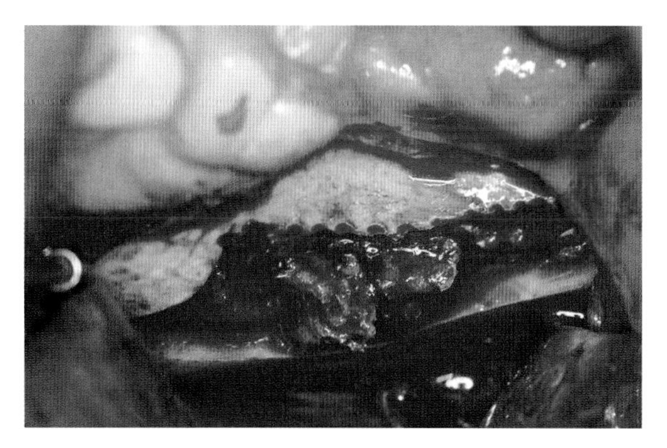

图4-21v 从皮质顶端下方提取松质骨。

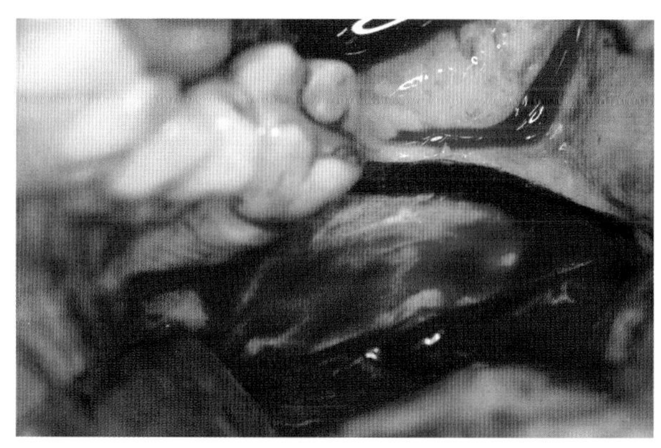

图4-21w 供区充满胶原。

致神经暴露。当远端垂直截骨区域位于下颌升支时，由于该区域的下牙槽神经在舌侧延伸到下颌骨体前仍靠近颊皮质，则神经暴露也可能发生。在这些情况下，通过拍摄X线片，建议不要将金刚砂圆盘切割到其全部深度，或者在神经走行的上方获取第一个骨块。对于该情况，如果需要，应对骨结构进行更完善的评估后移除第二块更靠近根方的骨块（图4-21h和i）。

目前，为安全起见，计划于下颌管附近截取大块骨移植物时，建议术前进行CBCT检查。

骨块脱位后，应将其轻柔并缓慢地提升到颊部。这一点很重要，因为在一些罕见的情况下，下颌管的硬骨板和下牙槽神经在外斜线薄弱的情况下可能会卡在颊侧皮质骨上。暴力的移除骨块可能会不必要地拉伸和刺激神经。尤其是在远端截骨区，由于该区域骨结构较薄，会增加神经暴露的风险。

从外斜线皮质骨取出的骨块通常也有一个小的松质骨层附着在内侧（图4-21s）；因此，将其视为“皮质骨块移植”是合适的[9,42]。磨牙后区的皮质骨平均厚度为3mm（图4-21t），其中近中皮质骨比远中厚得多。因此，为了达到约3mm的穿透深度，应相应地选择金刚砂圆盘直径，从而仅切割骨的皮质部分（图4-21u）。松质骨部分通过轻轻分离脱位。可用手术刮匙从供区获取额外的松质骨（图4-21v），但要考虑下颌管[47,72,108]和舌侧皮质骨的走行轨迹。如有必要，可将取骨过程与下颌智齿拔除同期进行。

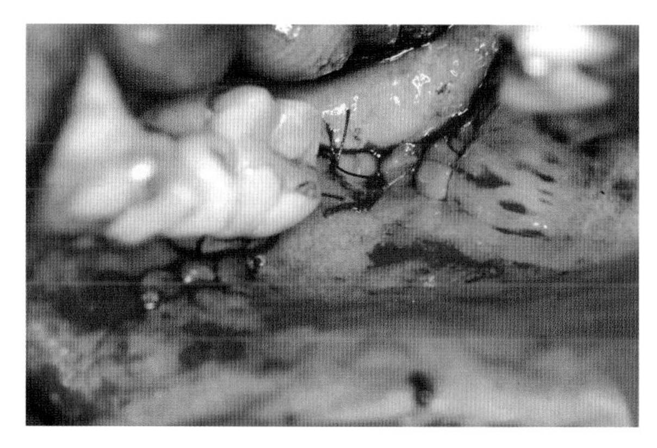

图4-21x 创口关闭。

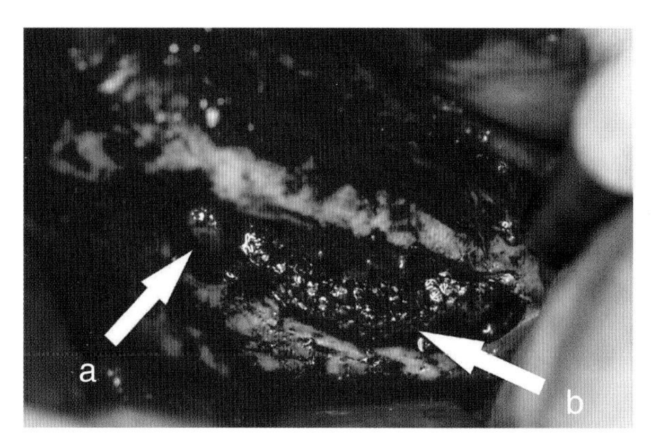

图4-22a 牛骨替代材料植入牙槽管4个月后的临床表现。由于生物材料的穿透，神经受到严重损伤。正常组织（a）和改变组织（b）之间的区别很明显。

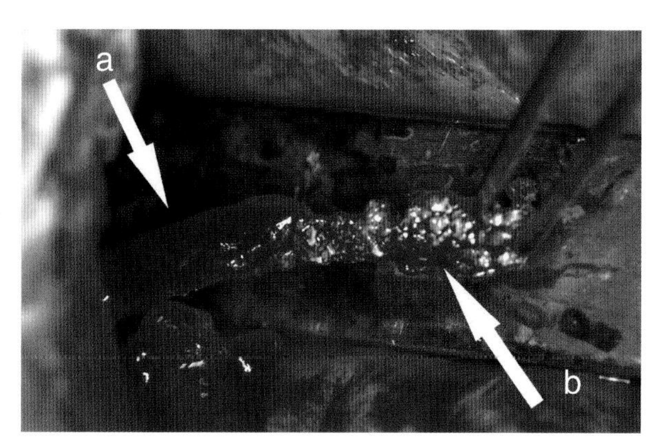

图4-22b 切除病变组织区域前（b）。

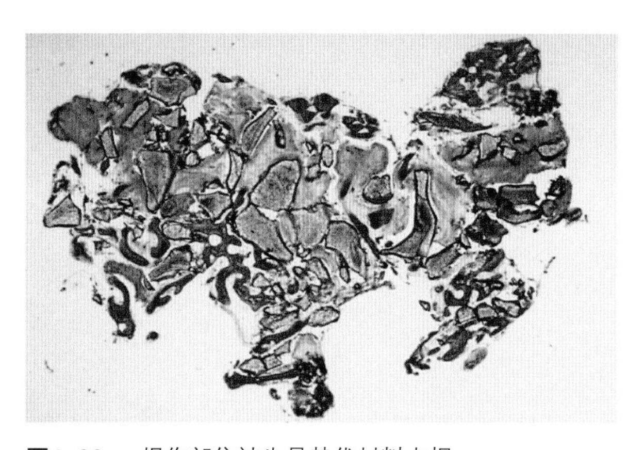

图4-22c 损伤部位被牛骨替代材料占据。

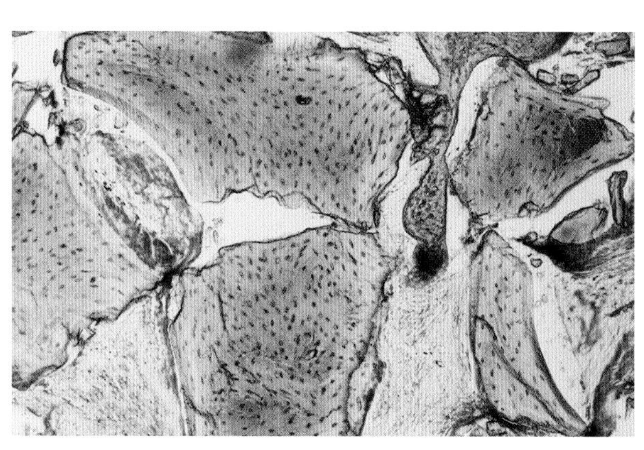

图4-22d 在高倍镜下，没有神经结构的证据，但可见许多生物材料颗粒。

一般来说，供区用胶原蛋白海绵[35]（Resorba，Nürnberg，Germany）充填，它具有止血的特性，可以稳定血块并更好地愈合（图4-21w）。除此之外，胶原蛋白海绵能封闭去除骨块后暴露的骨髓腔，减少出血。创口用5-0或6-0可吸收缝线间断缝合（图4-21x）。用生物材料充填供区通常是不必要的。即使在计划重建供区的情况下，保持生物材料尤其是异种牛移植物远离靠近下颌神经的松质骨，并且保持在两者之间放置胶原，以防止生物材料向下颌管的移动，从而避免神经退行性病变，这一点是非常重要的（图4-22a～d）[54]。

如果外斜线骨量充足，则可以获得最大为5cm的大块骨移植物（图4-23a和b）。在某些情况下，可以将骨移植物的获取与下颌神经移位术相结合（图4-24a～e）。在这种情况下，术前拍摄CBCT是必不可少的。水平切口应在较低的位置进行，一个在下颌管上方，另一个在下颌管下方。然而，两个垂直切口应不宜过

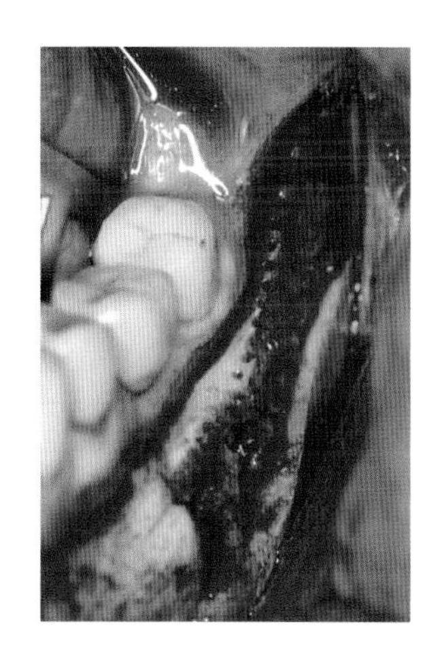

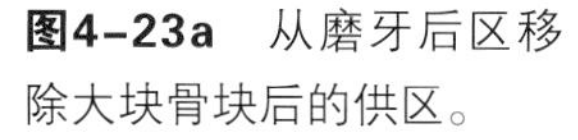

图4-23a 从磨牙后区移除大块骨块后的供区。

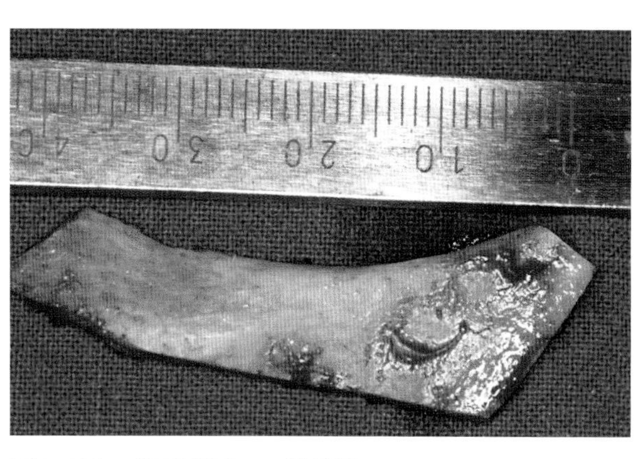

图4-23b 长度超过4cm的骨块。

（最大深度2.0～2.5mm），尽管这也取决于从CBCT扫描获得的信息。骨块脱位时，应仅在上方水平切口处用细骨凿小心地进行，以免损伤下牙槽神经。

如前所述，首先使用微锯，然后使用大的金刚砂圆盘，将骨块纵向分为两块。然后挠碎骨块收集骨屑（图4-25a～e）。也可以从受植区获取额外的骨移植物（图4-26a～c）。根据所描述的方案，将两个骨块中的一个用螺钉以规划好的位置固定在受植区处，以形成未来骨嵴的轮廓。骨块和受植区之间的空隙用颗粒骨和骨屑充填。应用微锯的精确截骨术允许使用者在不需要进行额外固定的情况下复位供区的剩余半块骨（图4-26d～j），这是重建和再生供区的最佳方法[57-58]。这一点很重要，尤其对于年轻患者，因为它能够恢复外斜线，以便经6个月的愈合后即可再次进行骨移植。

术后前6周，建议患者食软食，以避免潜在的术后下颌骨骨折风险。骨折的最大风险发生在术后2～3周，此时疼痛和肿胀消失，患者可能在凝血组织形成时开始负重。术后10天拆线。此区域的骨再生与阻生齿截骨术后观察到的骨再生相似。放射学上，根据供区的再生潜力，手术瘢痕在6～12个月内消失。

4.3.6.2 从颏部取骨

对两侧神经分布区域进行局部麻醉，使用4%的阿替卡因和1：100000肾上腺素（Ultracain DS Forte）在下颌前牙区进行局部前庭和舌侧浸润麻醉。下颌前牙仍然存在的情况下，沿着膜龈联合下方0.3～0.5cm，在下颌左右尖牙之间的唇侧做环形切口进入颏部区域。此切口不与骨表面垂直，而是与骨略微成钝角，从而在切口处获得较大的软组织表面，

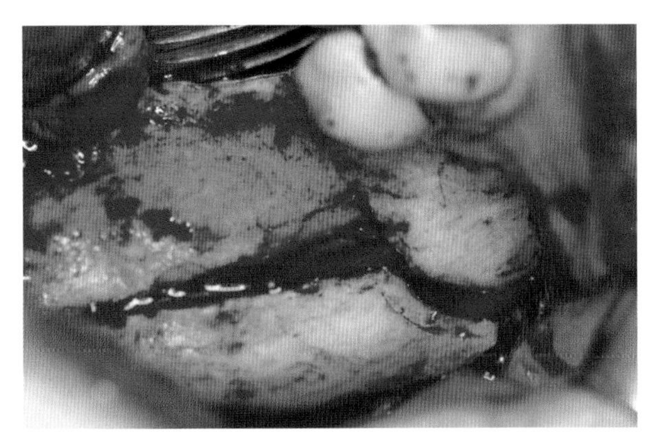

图4-24a　右下颌磨牙区细牙槽嵴。由于先前的正颌外科手术，没有外斜线的存在。在靠近下颌管的区域获取骨块。

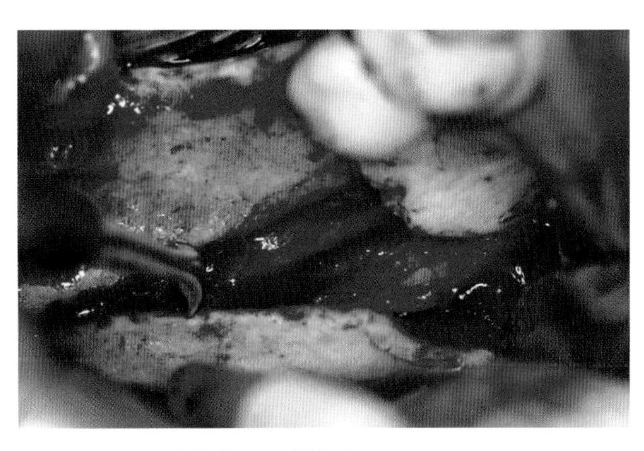

图4-24b　骨块脱位和下颌管外露。

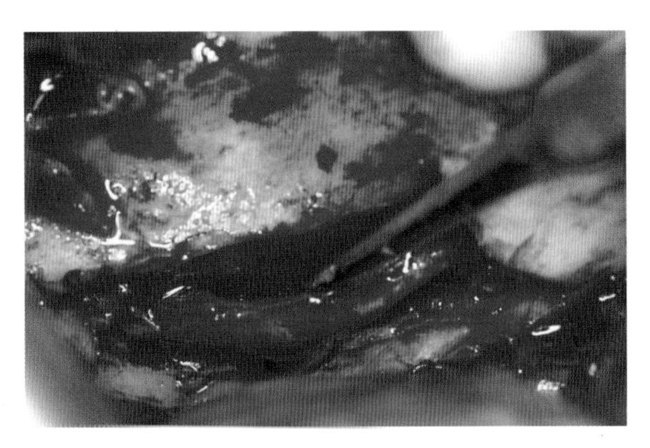

图4-24c　下颌神经移位术。

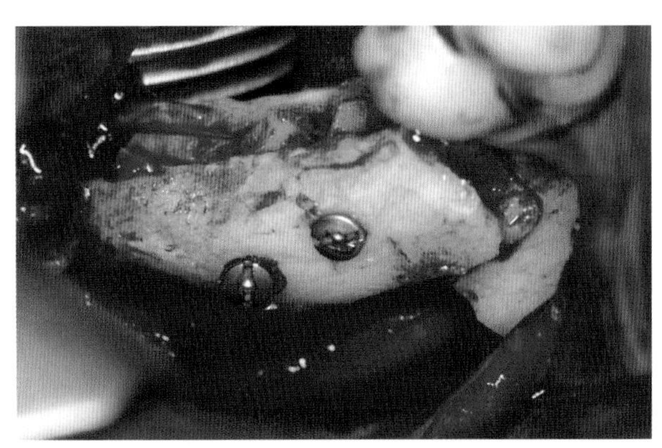

图4-24d　采用顶部获取的骨块进行牙槽嵴的水平向骨增量。移位神经用小的骨颗粒固定在新的位置。

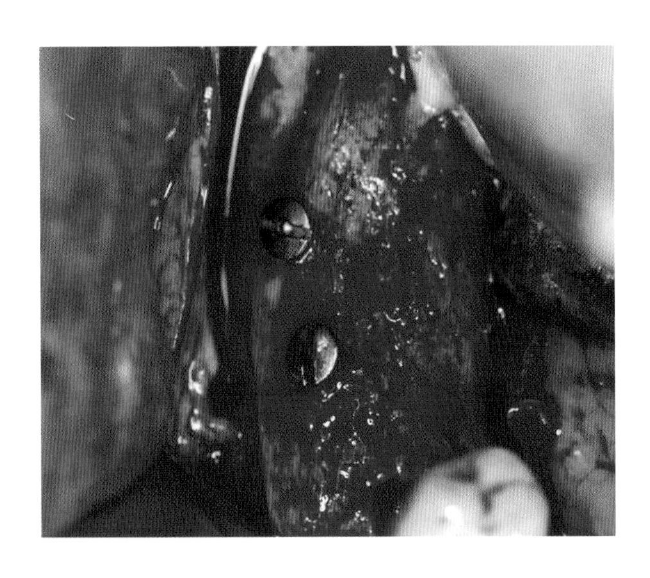

图4-24e　4个月后的临床表现。现在具有10mm宽的再生的、血管重建良好的牙槽嵴。

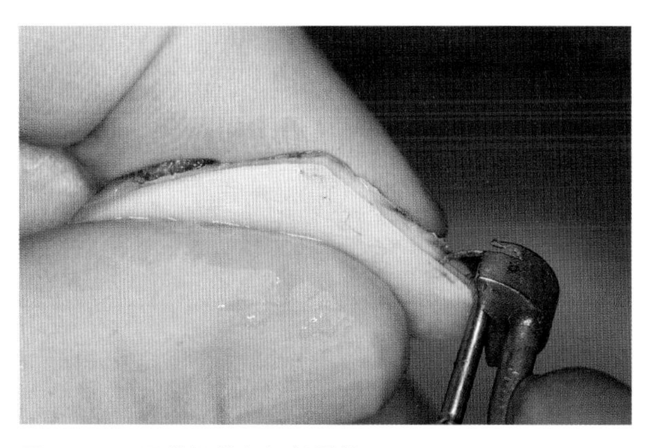

图4-25a　用微锯纵向切割骨块。

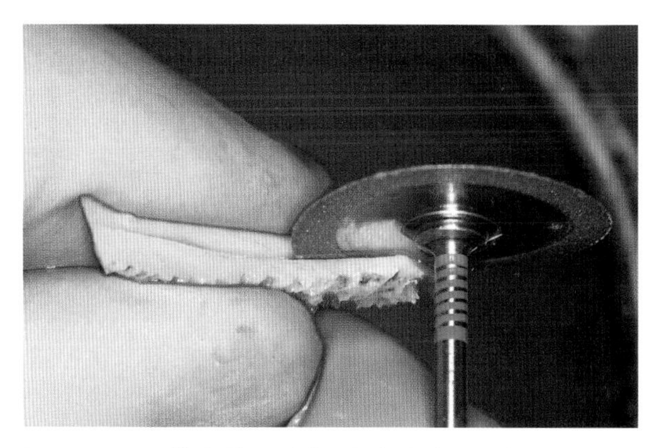

图4-25b　用较大的金刚砂圆盘完成分割程序。

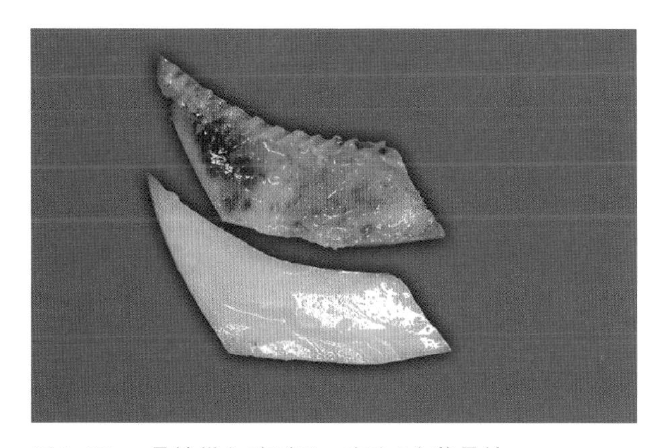

图4-25c　骨块纵向劈裂后，产生2个薄骨块。

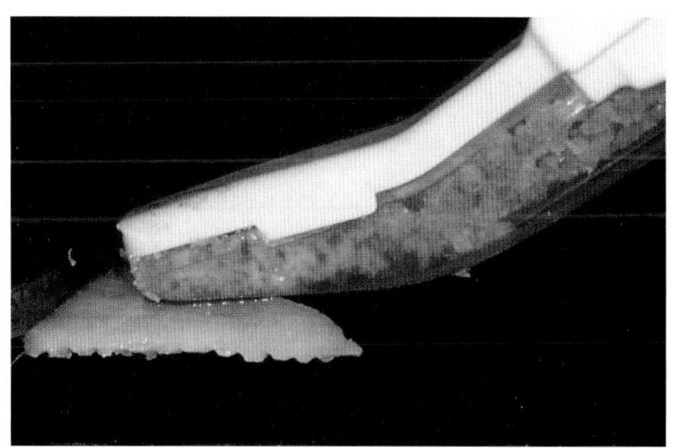

图4-25d　刮除骨块，直至达到约1mm的厚度。

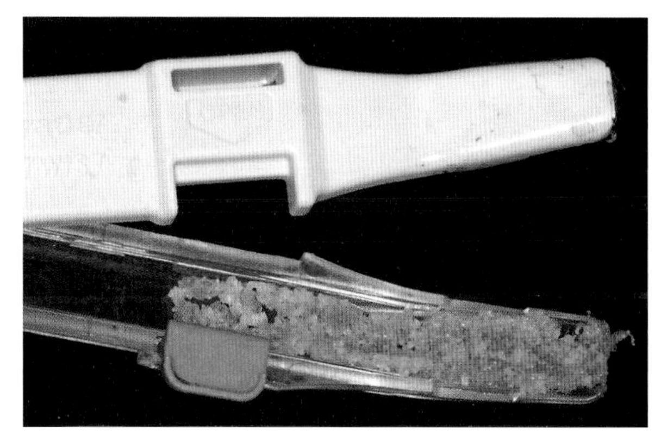

图4-25e　搔刮骨屑。

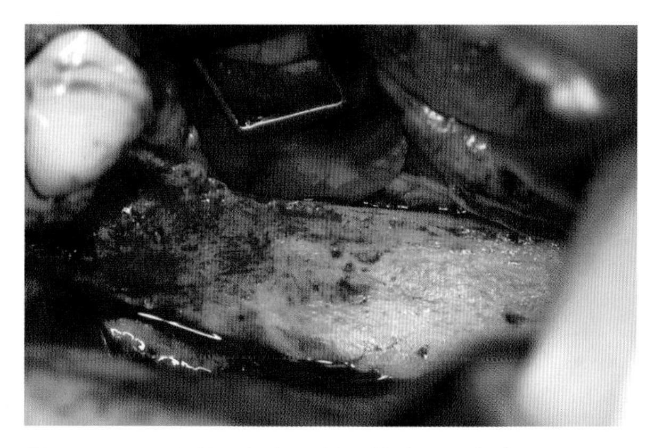

图4–26a 下颌骨后部极细的牙槽嵴，骨宽度＜1mm。

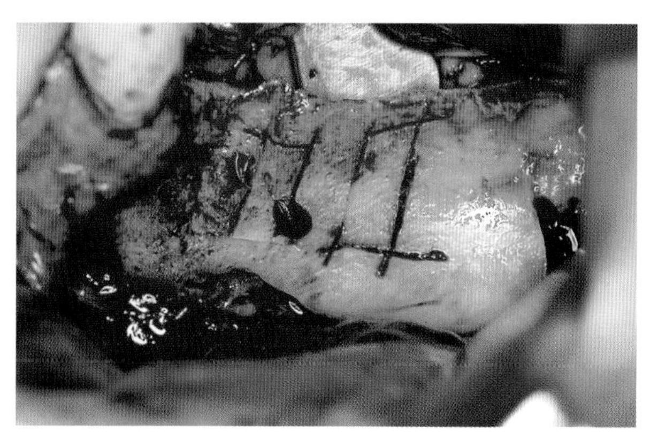

图4–26b 用微锯截骨术从受植区额外获取骨移植物。

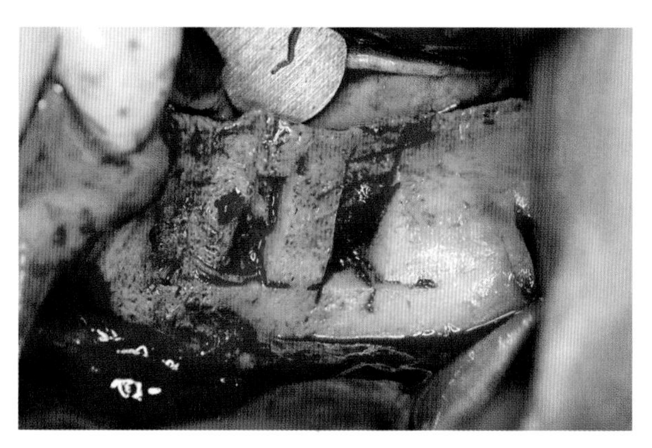

图4–26c 从受植区取出小骨块后的情况。

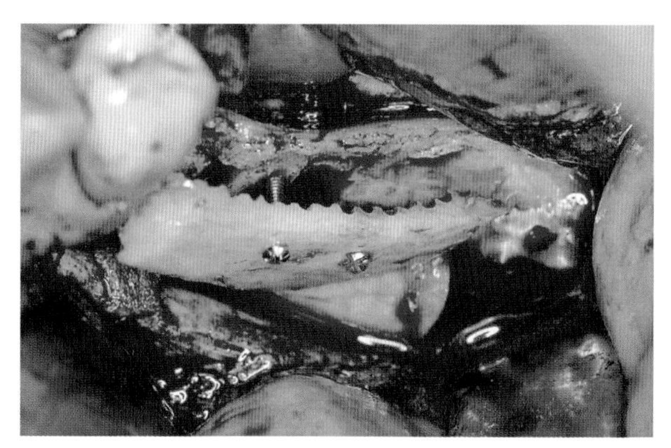

图4–26d 一个稳定薄骨块距受区有一定距离。

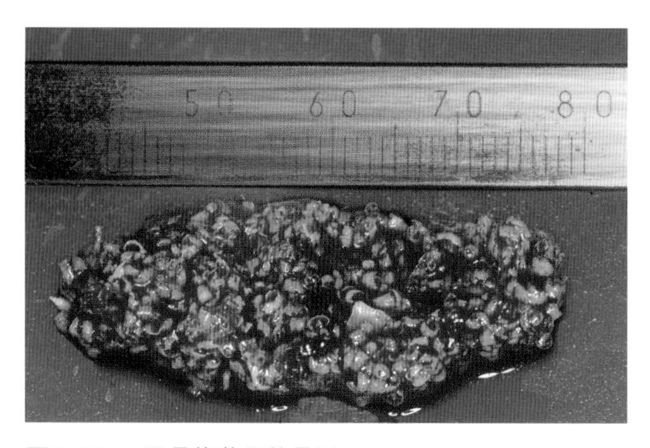

图4–26e 用骨挠获得的骨屑。

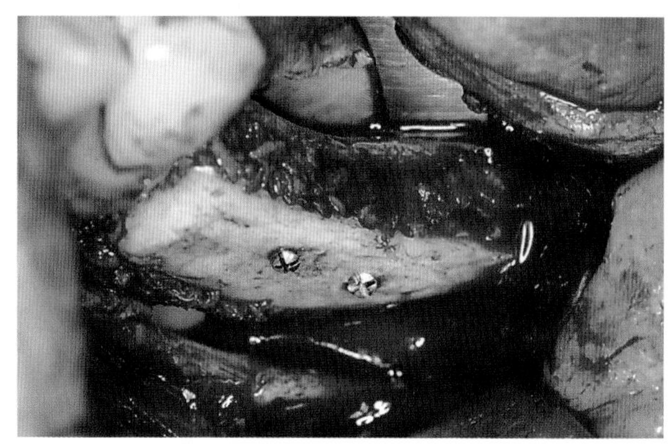

图4–26f 用骨颗粒充填间隙。

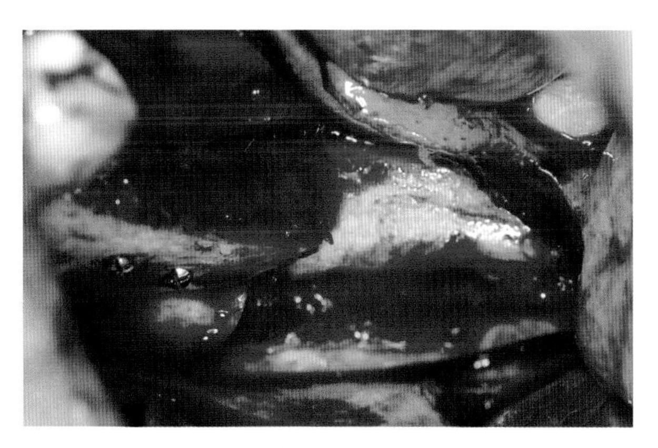

图4-26g 在骨增量区旁边的供区。

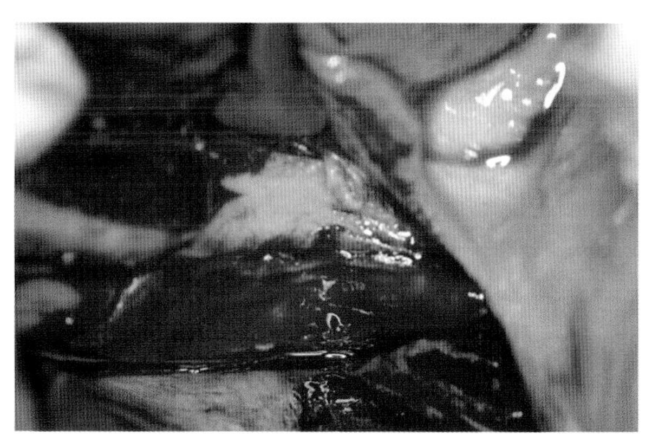

图4-26h 胶原蛋白海绵充填的供区。

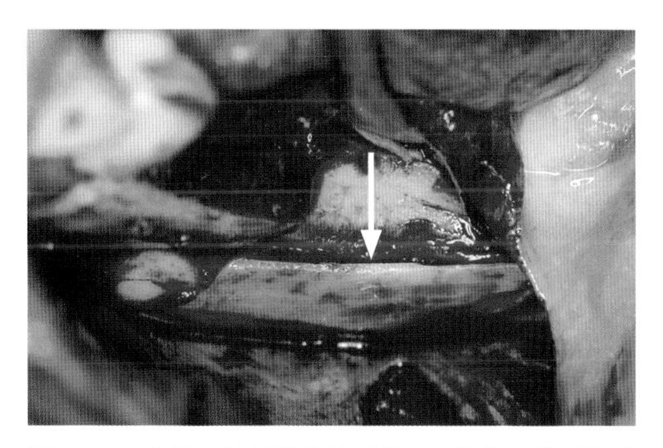

图4-26i 将第二块骨块移植到供区，恢复了外斜线的轮廓。

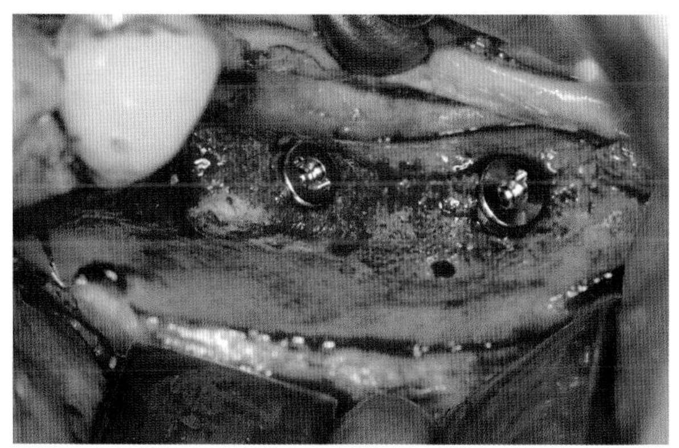

图4-26j 术后3个月骨增量区的临床表现。在移植部位植入2颗XiVE种植体。第二块骨移植物愈合了，没有任何并发症。

以便在手术结束时进行双层缝合。对于无牙颌的下颌骨，切口在牙槽嵴顶，从而使骨嵴良好暴露，同时，可在必要时植入种植体。然后将黏骨膜瓣向颏底部分离。

颏部骨暴露以后，就可以使用微锯获取骨移植物。移植物的大小取决于重建骨缺损的程度，但在下颌切牙的根尖处应留有3～5mm的安全距离[47,71-72,99]。侧位X线片能够提供清晰的信息，包括骨量、根尖位置、下颌前牙的牙根角度（图4-9e）。考虑到肌肉附着和美学效果，供区的下界应保留距下颌下缘基底5mm的安全距离。两个水平切口都是用最大切割深度的金刚砂圆盘（图4-27a）的微锯反角机头进行的。对于短牙根尖牙，切口可以延伸到两侧颏孔。两个水平切口的连接是通过微锯机头金刚砂圆盘垂直切割至最大深度形成的（图

4-27b）。正常情况下，通过金刚砂圆盘在前庭皮质骨壁做最大深度切口（3.0～3.2mm，取决于切口的角度）（图4-27c）。然后使用钻头加深截骨切口，做穿过皮质的邮票状切口（图4-27d和e）。该钻提供了有关骨质、皮质骨厚度和脱位移植物所需扭矩的信息。移植物的取出是用细骨凿完成的（图4-27f～h）。可用咬骨钳或骨凿获取深至舌侧皮质骨的松质骨（图4-27i和j）。

与下颌磨牙后区不同的是，在对位缝合之前，正中联合区骨缺损必须用生物材料部分充填，并用双侧缝合固定（图4-27k～o）[46-47,54]。这些事实是基于作者在1989—1996年间收集的134例颏移植物的回顾性研究结果，这些移植物的供区采用了不同的处理方法[47]。研究结果如下：

- 当在基底骨边缘留有5mm的完整骨时，所有患者的面部轮廓均未发生变化（图4-28a）。
- 单纯用血凝块或胶原充填正中联合的骨缺损可导致不完全的远期骨再生（图4-28b）。
- 用可吸收或不可吸收膜覆盖骨缺损，但不进行任何充填，并不能显著改善骨再生（图4-28c～i）。
- 然而，在骨缺损内部3/4（松质骨区域）充填胶原，外部1/4（皮质骨区域）充填可吸收的生物材料［如Algipore（Dentsply Sirona）或Bioglass］，并用不可吸收膜（如Gore-Tex或BoneShield）覆盖，可获得良好的再生效果。在术后平均12个月内，观察到供区有良好的矿化和再生（图4-29a～k）。图4-29l和m显示了用胶原和生物材料充填供区并用钛网覆盖4个月后的临床情况。取下钛网后，从颏部中线处取活组织检查（图4-29n～p）。头颅侧位片显示了术后即刻（图4-29q）和2年后（图4-29r）的情况。图4-29s和t中所

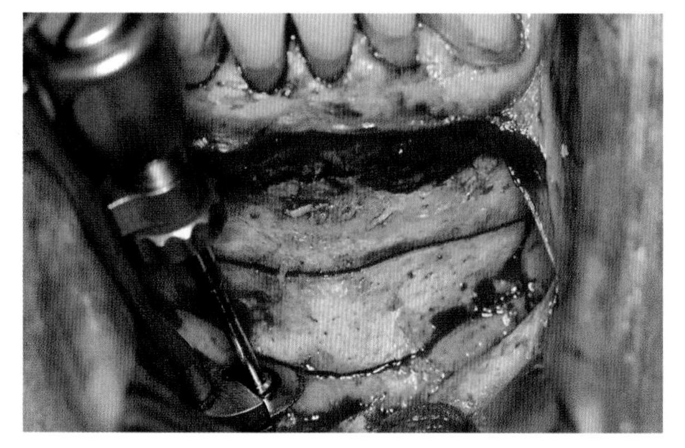

图4-27a 从颏部区域截取骨块。水平截骨是用微锯反角机头进行的。

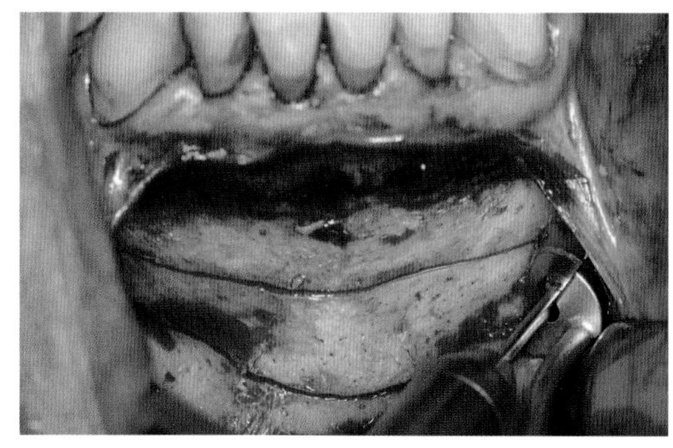

图4-27b 垂直截骨术是用微锯机头进行的。

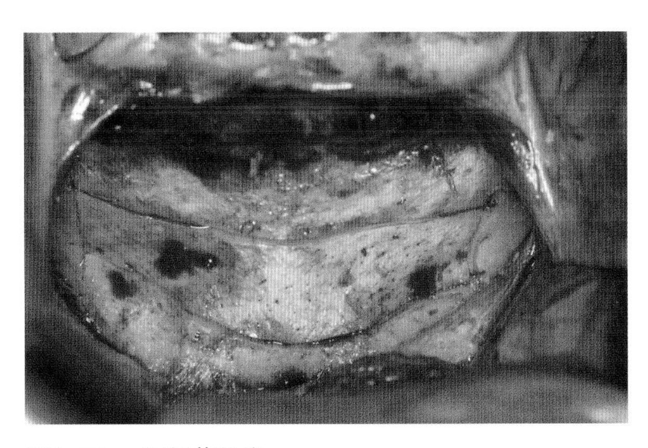

图4-27c 颏部截骨线。

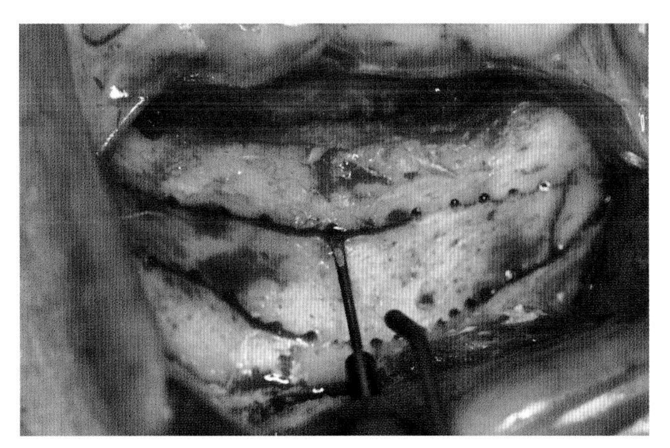

图4-27d 用钻形成截骨线上的穿孔。

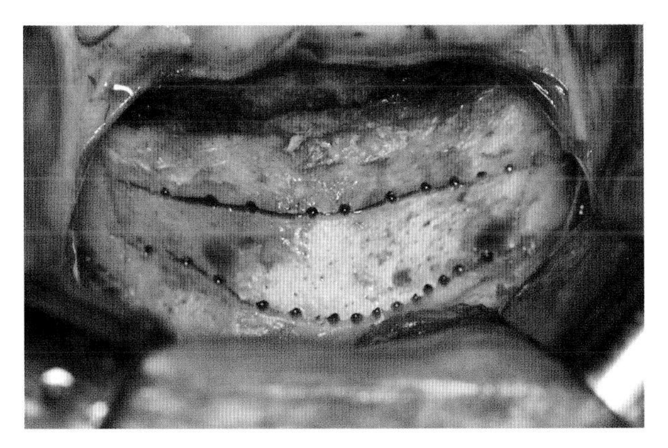

图4-27e 在截骨线上打孔。

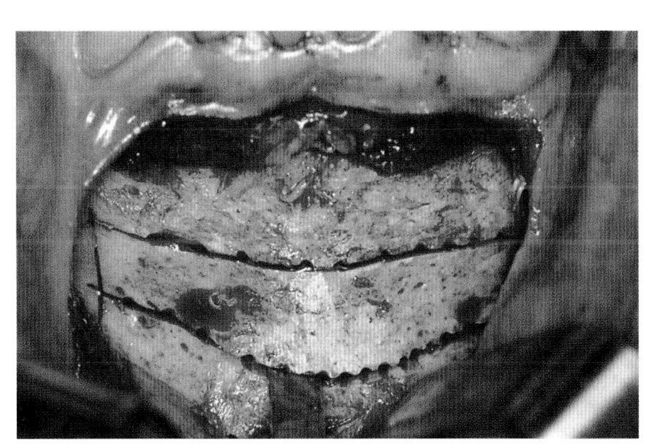

图4-27f 用细凿（4mm）使骨块脱位。

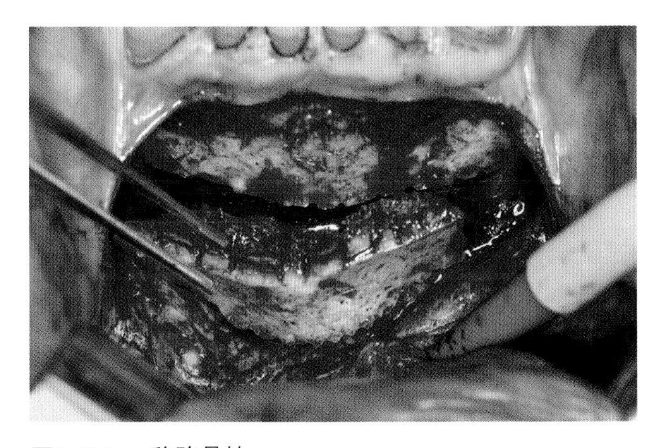

图4-27g 移除骨块。

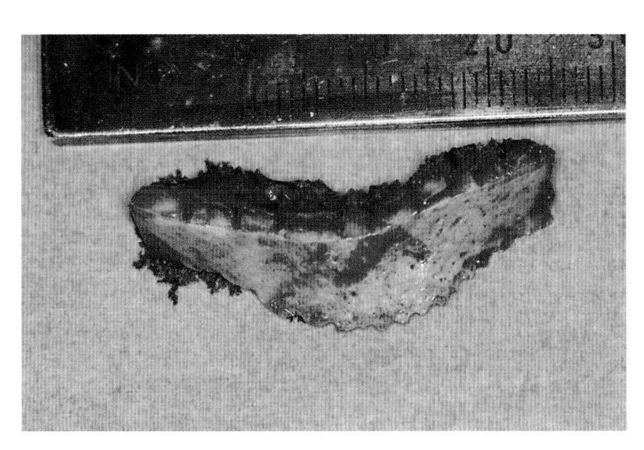

图4-27h 获取的骨块。

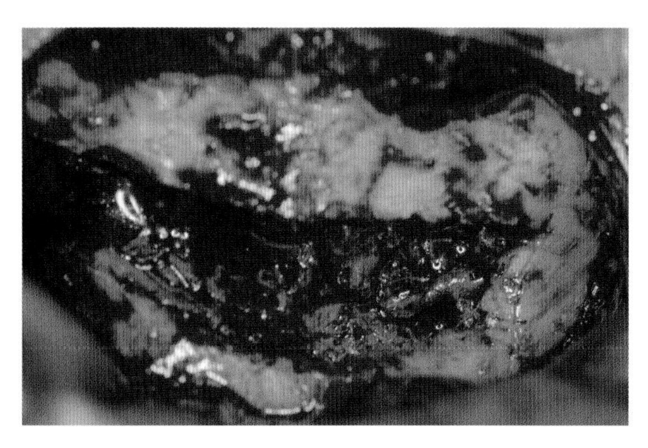

图4-27i 从颏部供骨区到舌侧皮质骨的松质骨取骨。

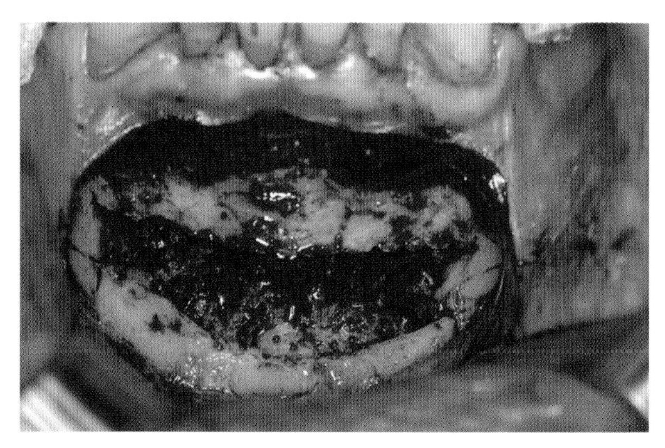

图4-27j 骨块脱位后供区和到舌皮质的松质骨取骨。

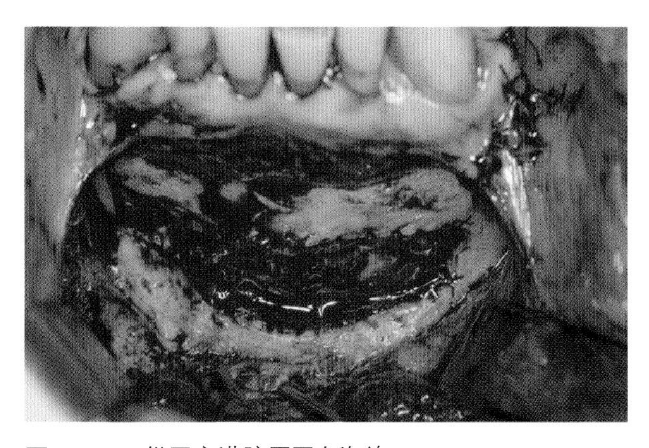

图4-27k 供区充满胶原蛋白海绵。

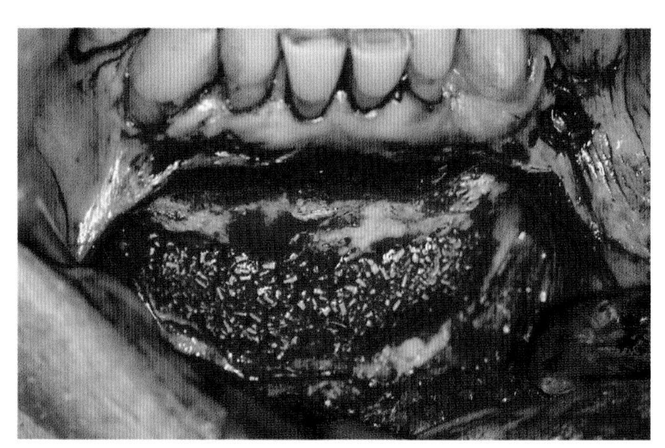

图4-27l 生物材料薄层（Algipore；Dentsply Sirona）覆盖胶原以恢复皮质骨的轮廓。

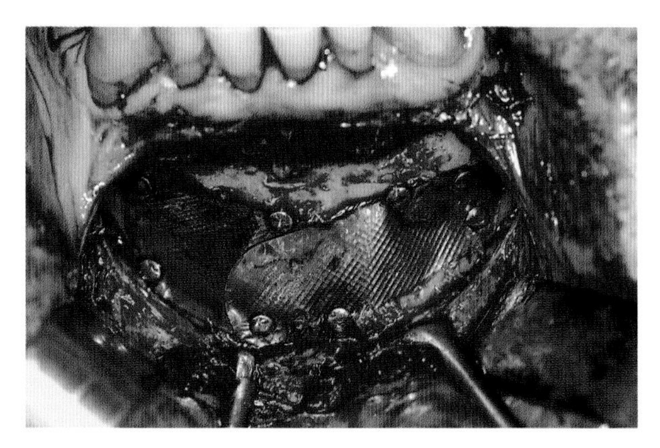

图4-27m 双侧用钛膜稳定和保护生物材料（Bone-Shield；Dentsply Sirona）。

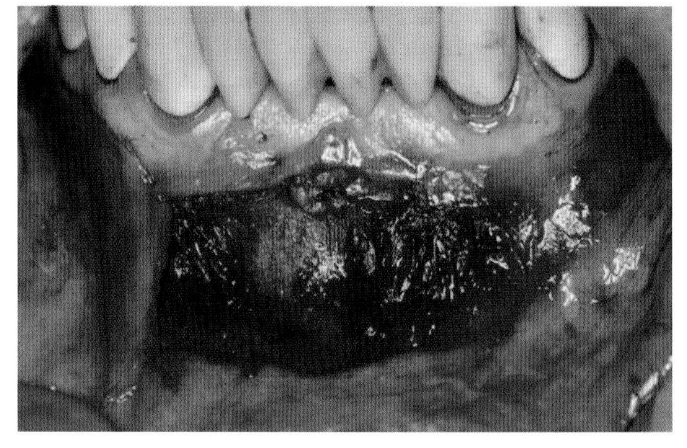

图4-27n 第一层（骨膜和肌肉）用可吸收缝线缝合。

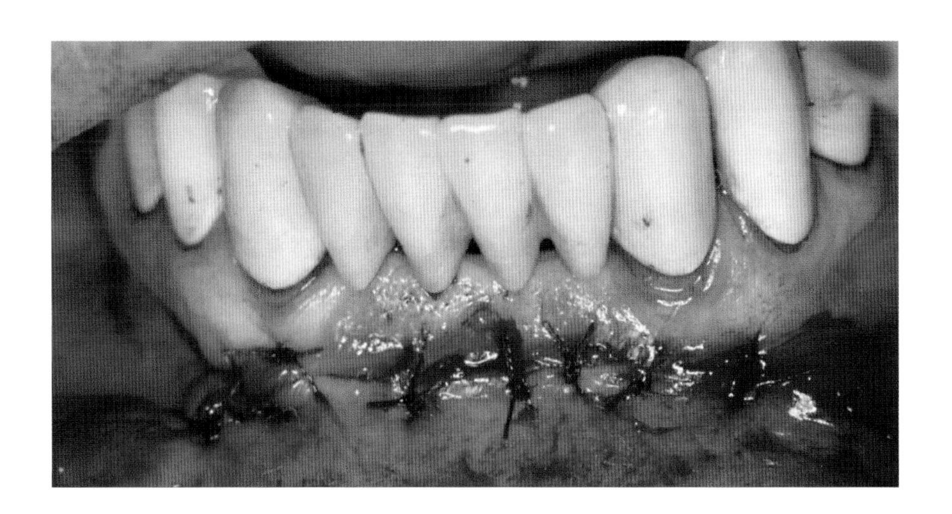

图4-27o 第二层封闭。

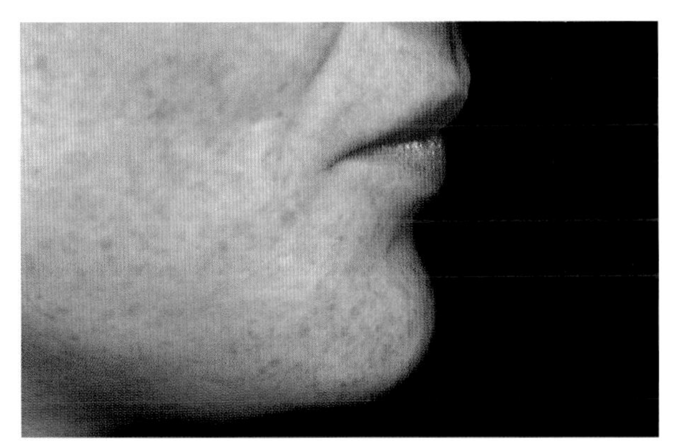

图4-28a 当操作规范时，从颏部截取骨块后，轮廓没有变化。

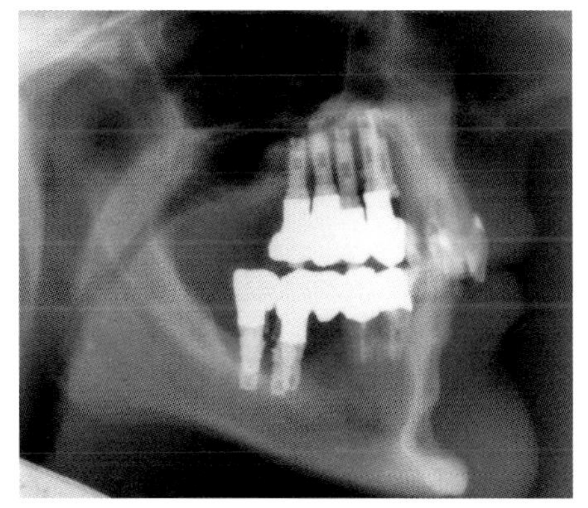

图4-28b 移植物获取后8年的侧位X线片显示，仅使用胶原充填时骨再生不完全。

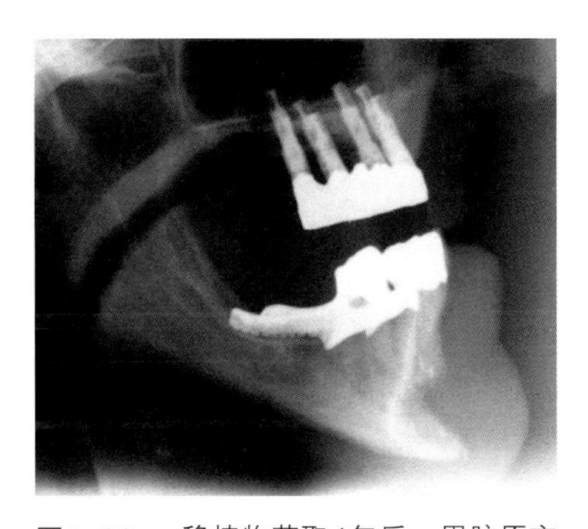

图4-28c 移植物获取4年后，用胶原充填供区并用不可吸收膜（Gore-Tex）覆盖供区后，通过侧位X线片显示不完全再生。

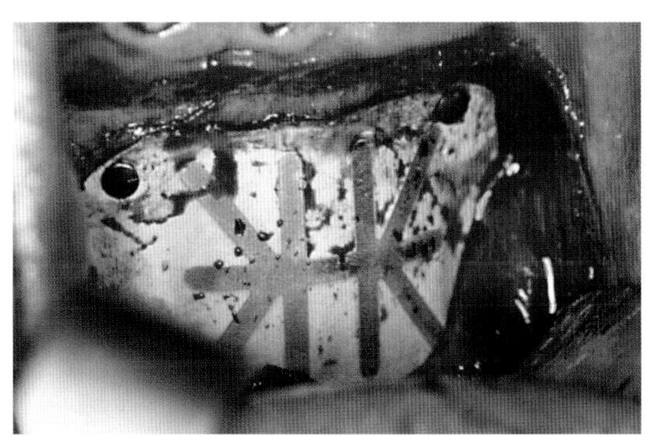

图4-28d 用胶原充填供骨区并用金属强化Gore-Tex膜覆盖后的取骨区。

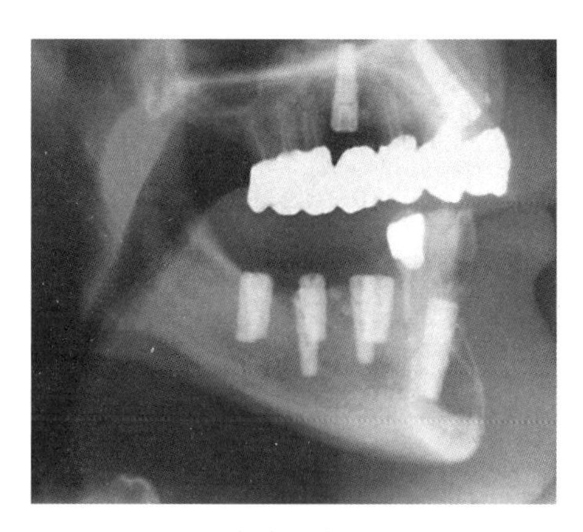

图4-28e 术后直接侧位X线片。

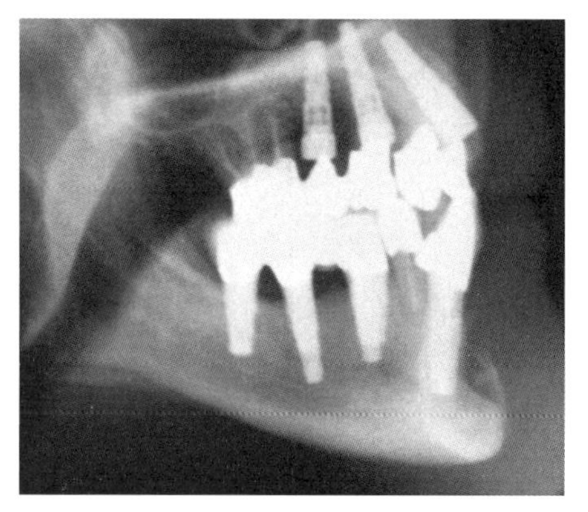

图4-28f 术后12个月侧位X线片显示中度骨再生。

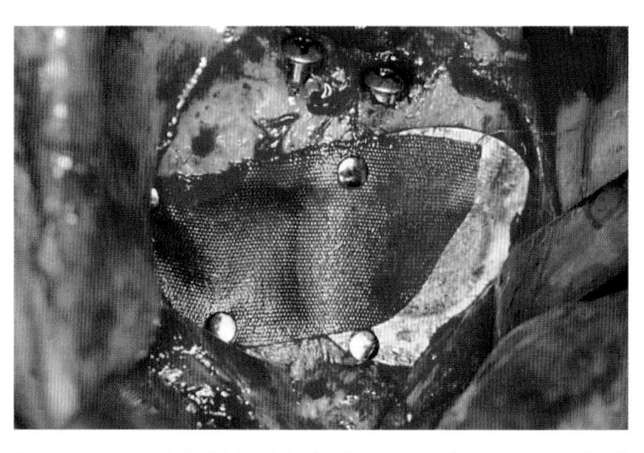

图4-28g 用胶原充填颏部供区，一半用不可吸收膜覆盖（Gore-Tex，左侧），另一半用可吸收膜覆盖（Vicryl）。

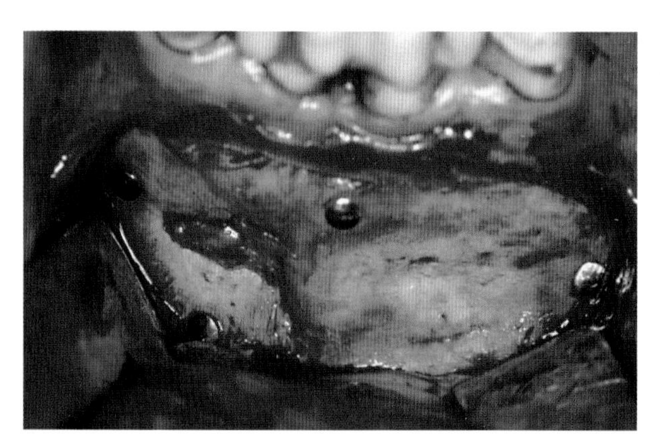

图4-28h 术后9个月的临床表现。

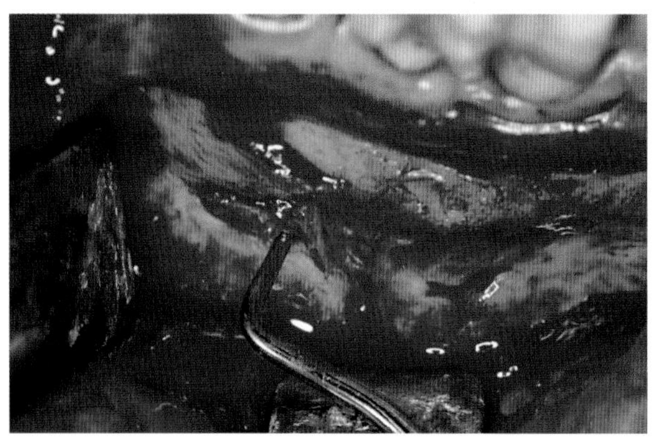

图4-28i 左侧钉及膜去除后的临床表现。可吸收膜区域的再生明显减少（右侧）。

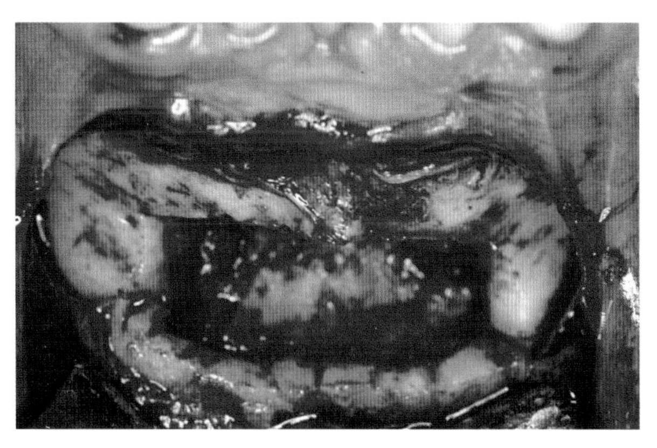

图4-29a 骨块脱位和去除松质骨直至舌侧皮质后的供体部位。

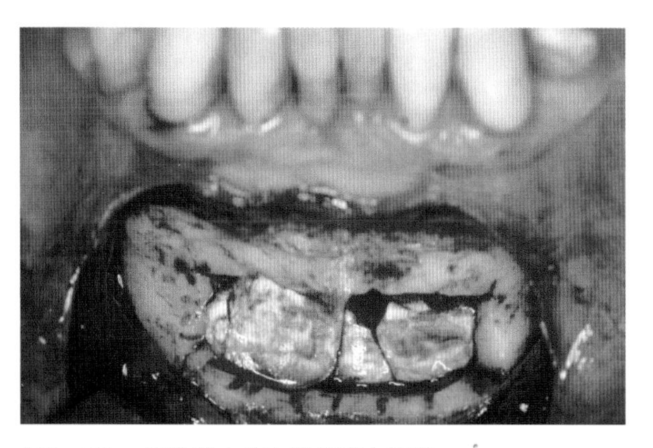

图4-29b 骨髓腔内填入胶原蛋白海绵。

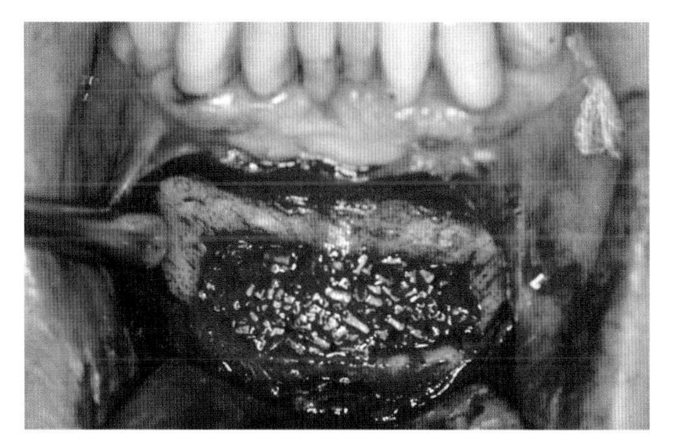

图4-29c 胶原被一薄层生物材料覆盖，以修复外层皮质骨。

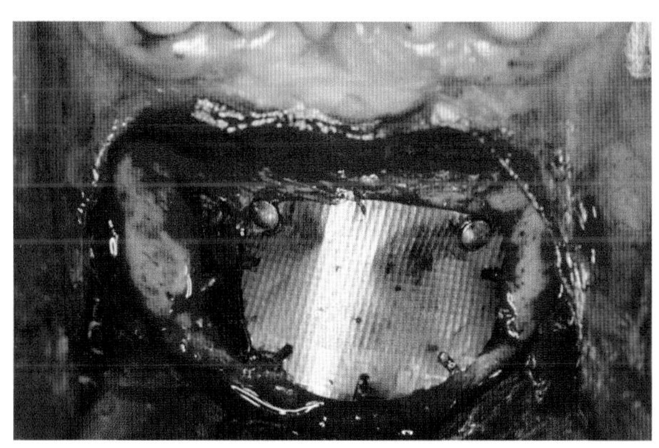

图4-29d 用钛膜稳定并保护生物材料（骨屏蔽）。

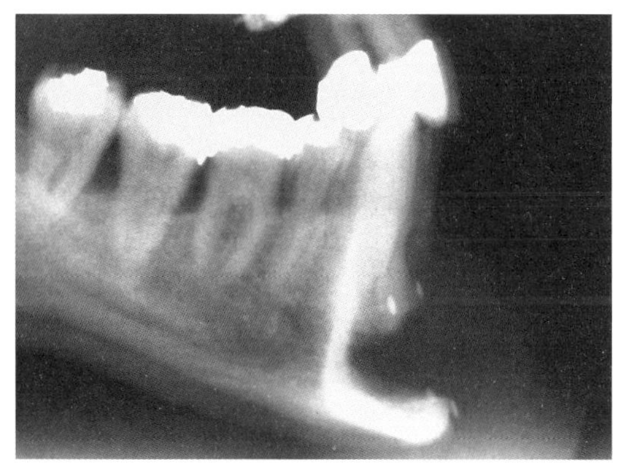

图4-29e 术后的侧位X线片（Profile teleradiography）。

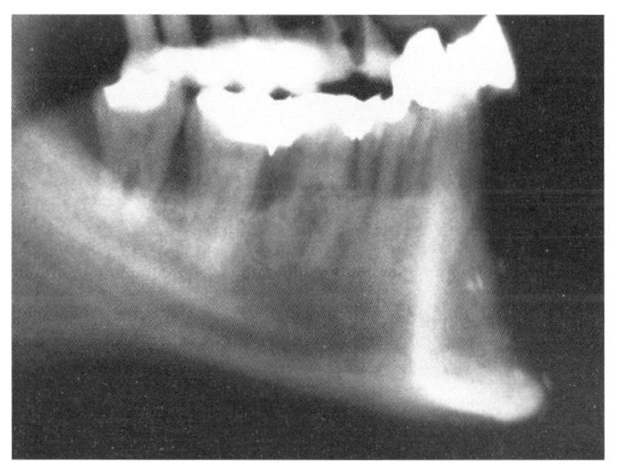

图4-29f 术后16个月的侧位X线片显示骨再生良好。

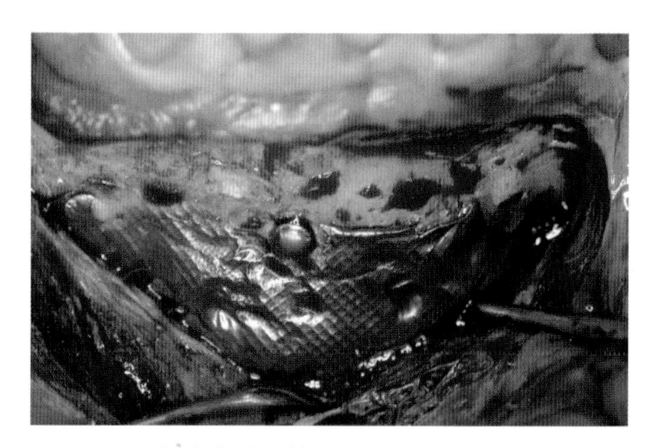

图4-29g　术后4年暴露供区。

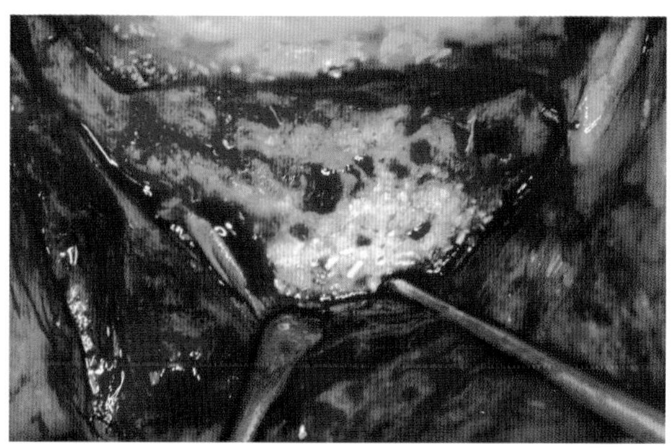

图4-29h　去除膜后的临床表现为良好的骨再生。

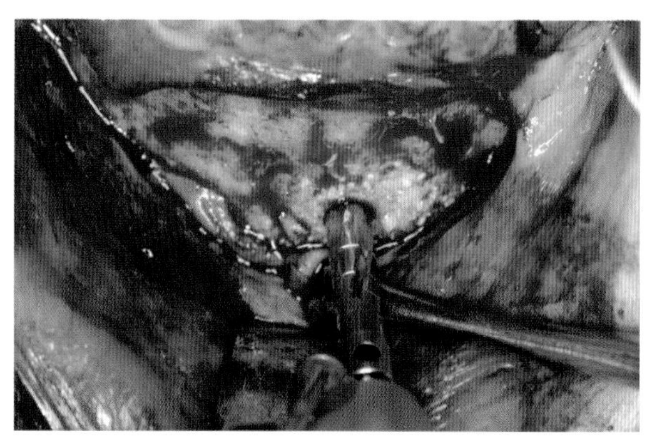

图4-29i　在再生区域的中间用环钻采集骨芯。

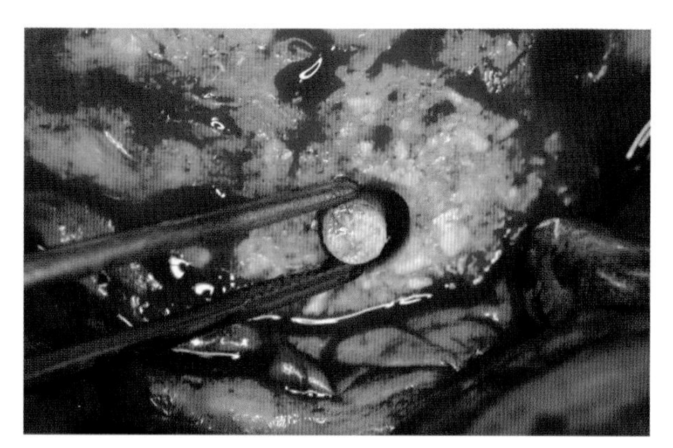

图4-29j　取出骨芯。

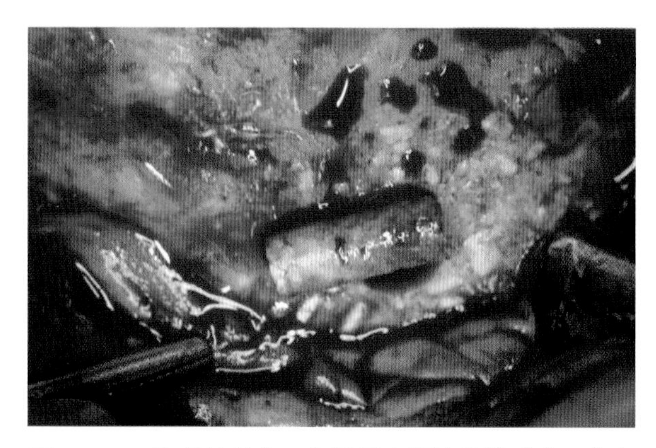

图4-29k　取出的骨芯，将用于上颌的移植手术。整合良好的生物材料也有显示。

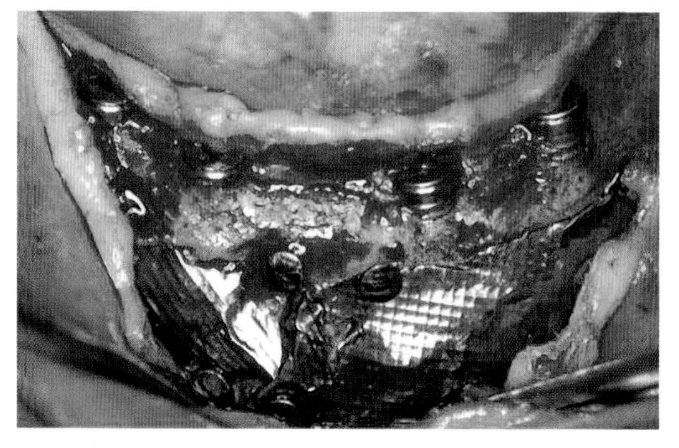

图4-29l　术后4个月，下颌前部4颗种植体的二期手术，钛膜覆盖供区。

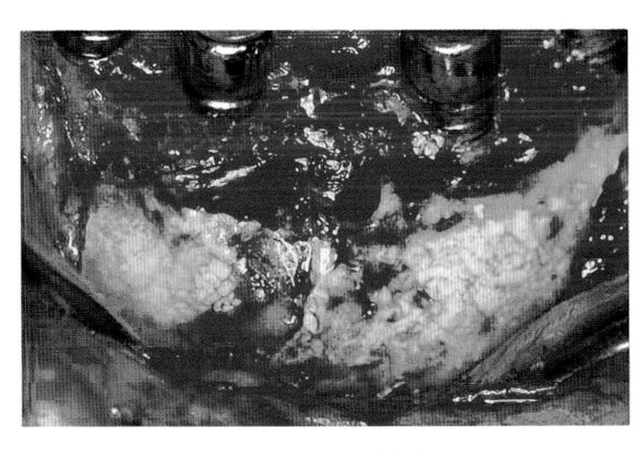

图4-29m 去除钛膜后，生物材料可见。

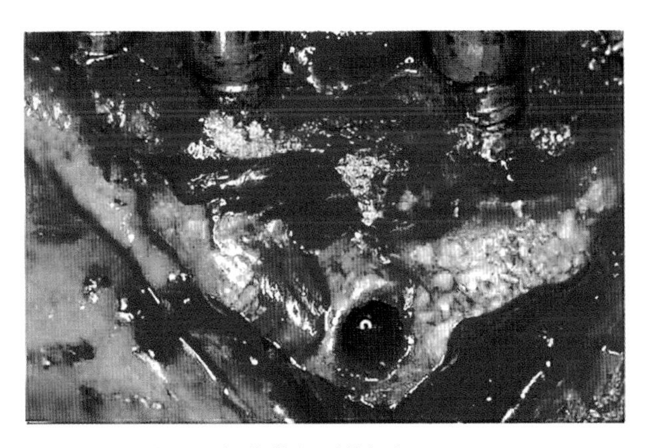

图4-29n 在再生部位获得活检组织。

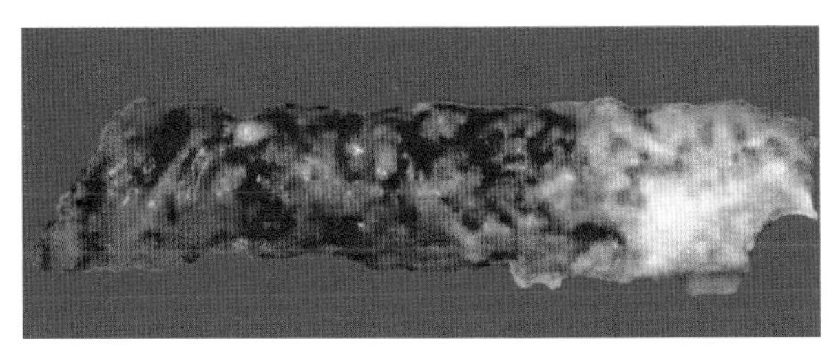

图4-29o 活检显示宏观上类似于在充填供体部位时获得的结构。

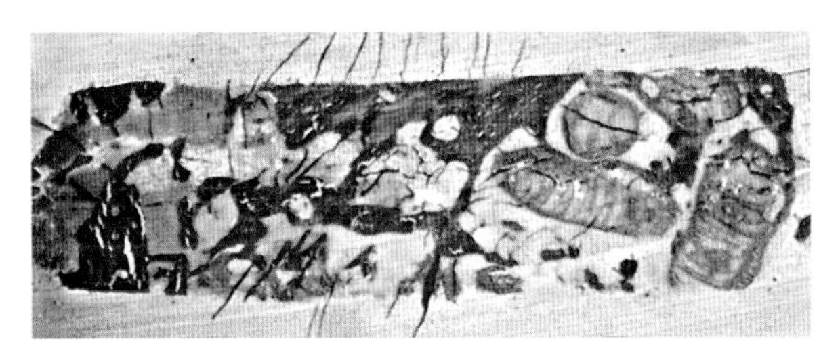

图4-29p 胶原蛋白充填的区域在显微镜下显示良好的骨再生。充填有生物材料的浅表区域也显示出骨结合，以及颗粒的降解和骨重塑（汉堡大学Donath教授博士制作的组织切片）。

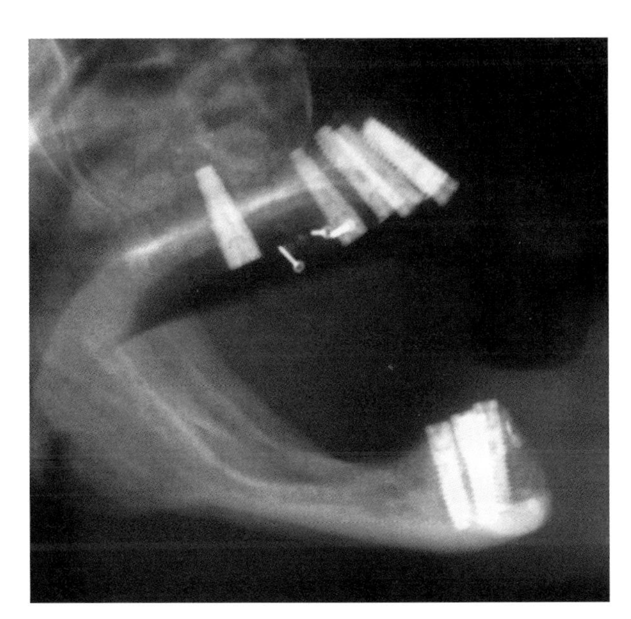

图4-29q 头颅侧位片显示颏部供区（充满胶原和生物材料，并覆盖有钛膜）。从颏部采集的骨块用于上颌骨的移植。

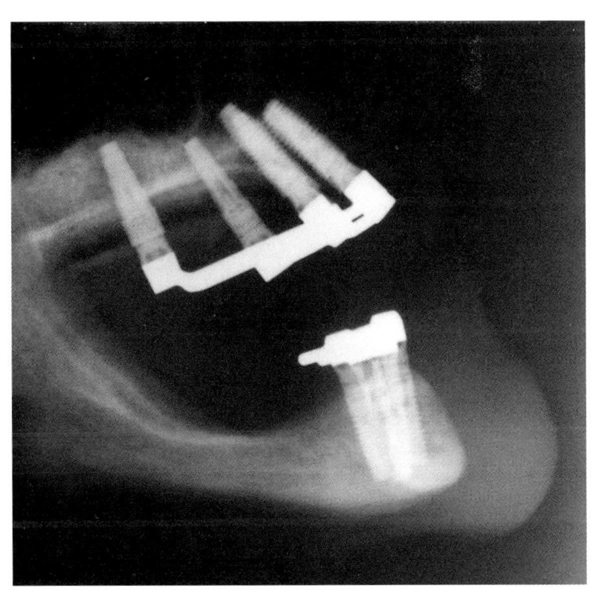

图4-29r 术后2年及去除膜后的头颅侧位片显示供区完全骨再生。

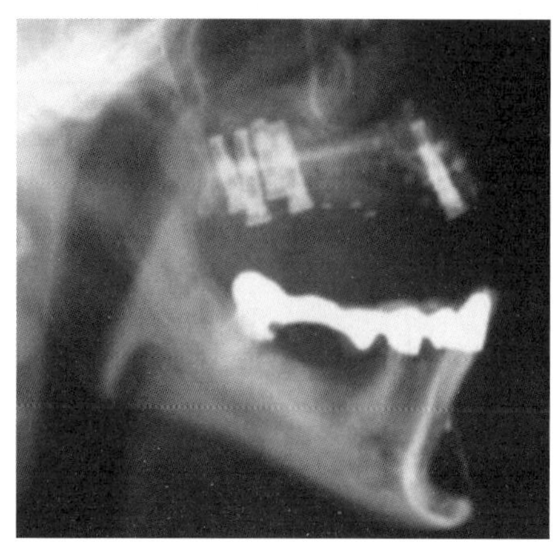

图4-29s 用生物玻璃（Biogaran）充填颏部供区，并用不可再吸收的薄膜（Gore-Tex）保护后的术后侧位X线片。

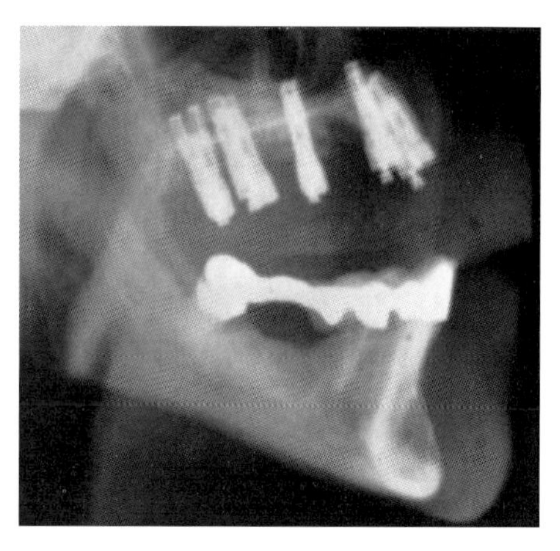

图4-29t 术后11个月的X线片显示满意的再生。

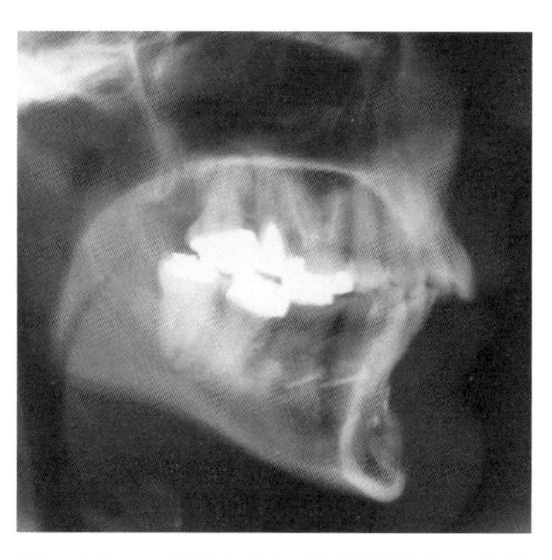

图4-29u 与图4-29s类似的情况：从颏部获取骨，用于下颌骨后部的移植。颏供区用生物玻璃充填，但用可再吸收的膜（生物玻璃）覆盖。

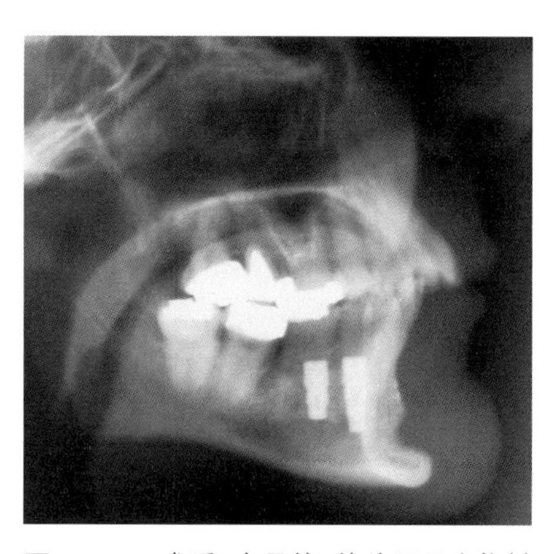

图4-29v 术后4个月的X线片显示生物材料的明显吸收，没有骨再生。

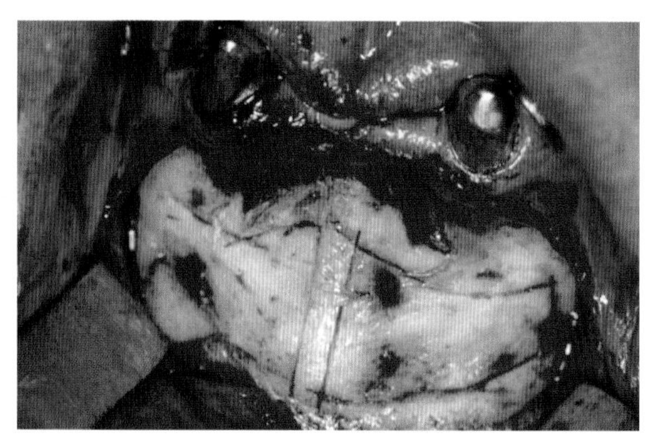

图4-29w 使用微锯截骨，获取两块骨块，在颏部中间留下一个薄骨桥。

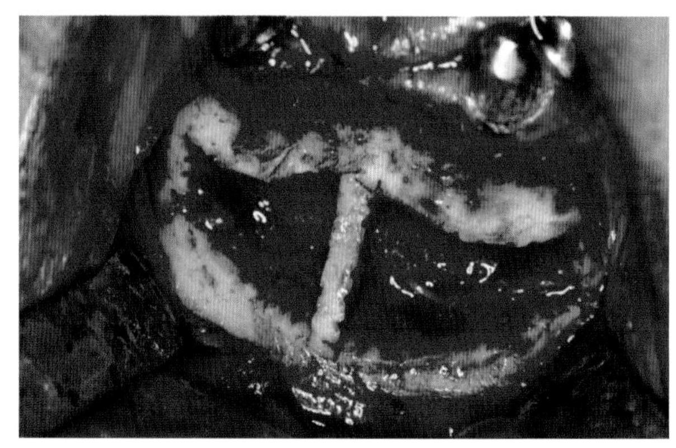

图4-29x 取出2个骨块后的临床表现。

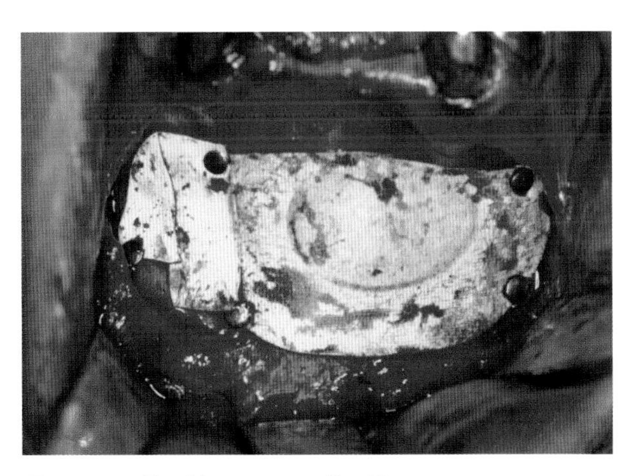

图4-29y 供区被Gore-Tex膜覆盖。

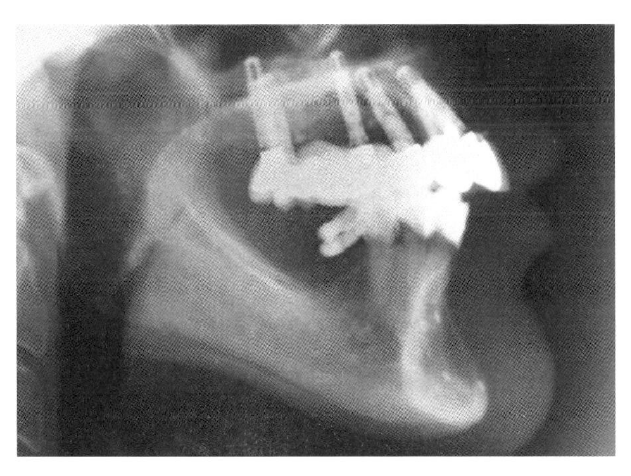

图4-29z 5年后供区骨再生不完全。

示的情况类似，其中生物玻璃被用作生物材料，其上覆盖有Gore-Tex膜。同样，可在供区观察到几乎完全的骨重建。

- 另外，用相同的材料充填供区，但用可吸收膜覆盖（如Guidor或Bio-Gide）可导致骨再生不完全，充填材料几乎在早期完全吸收（图4-29u和v）[47]。
- 当颏中部留有骨桥并覆盖不可吸收膜时，对骨再生没有显著影响（图4-29w～z）。

有时，在中线处增加第三个垂直切口有助于促进骨块脱位（现在有两个）（图4-30a～f和图4-31a～o）。从颏部获取的骨块能够更容易与同期植入的种植体相结合。

在获取大体积的骨块后，经常会看到供应下颌前牙的、脆弱的血管神经束撕裂和损伤（下牙槽神经下支）（图4-32a和b）。

颏部移植物特别适用于重建下颌骨前部的骨缺损，供区和受区只需要一个入路（图4-33a～n）。在移植的骨块上盖膜是没有必要的，甚至大多会适得其反，尤其是在使用无衬里异种材料的可吸收（胶原）膜时：活化的破骨细胞将没有选择性地吸收部分自体骨（图4-33o～q）。

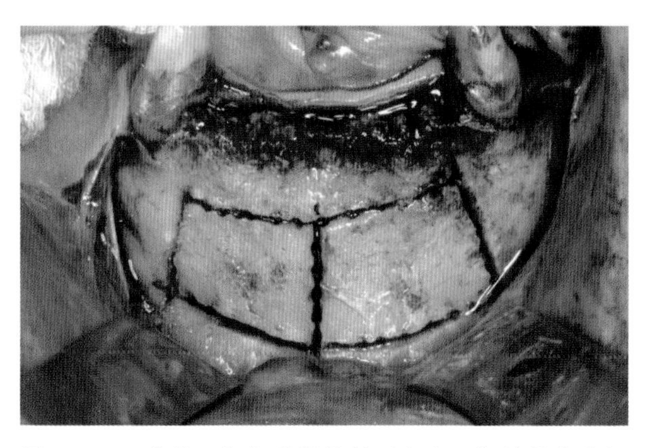

图4-30a 在获取颏部移植物的过程中，额外的中央切口使得骨块脱位更容易。

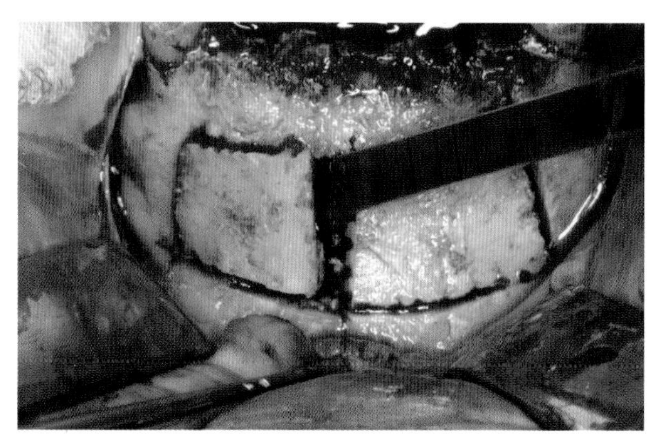

图4-30b 首先用薄的凿子取下一半。

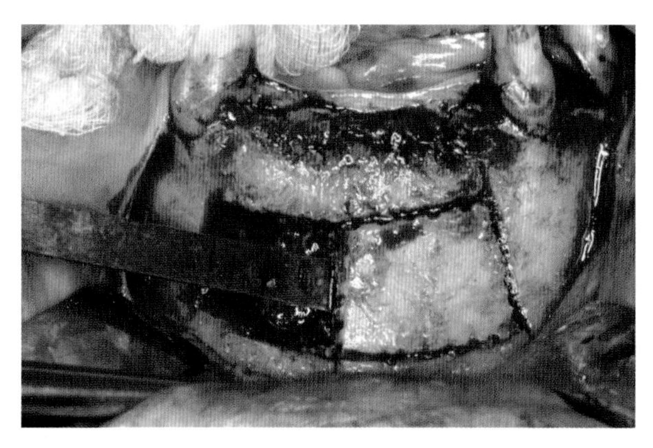

图4-30c 取下前半部分后，毫无困难地取下后半部分。

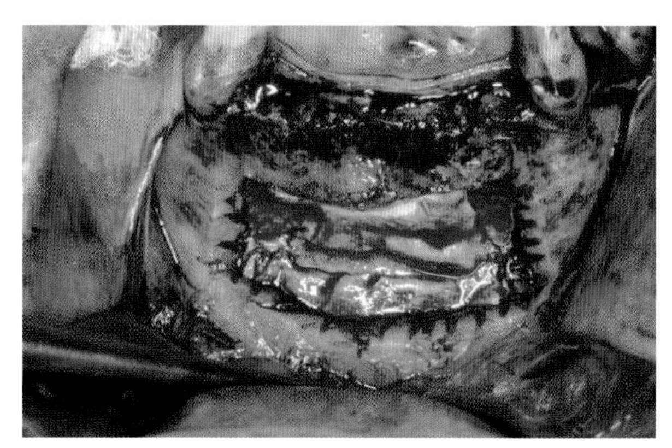

图4-30d 用胶原蛋白海绵充填供区。

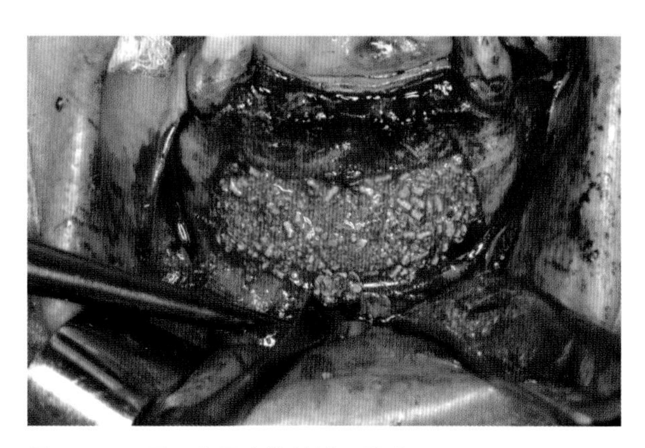

图4-30e 用一薄层生物材料覆盖胶原。

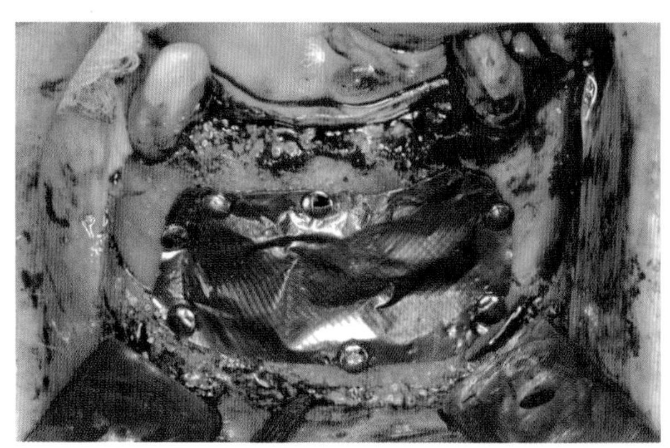

图4-30f 钛膜保护。

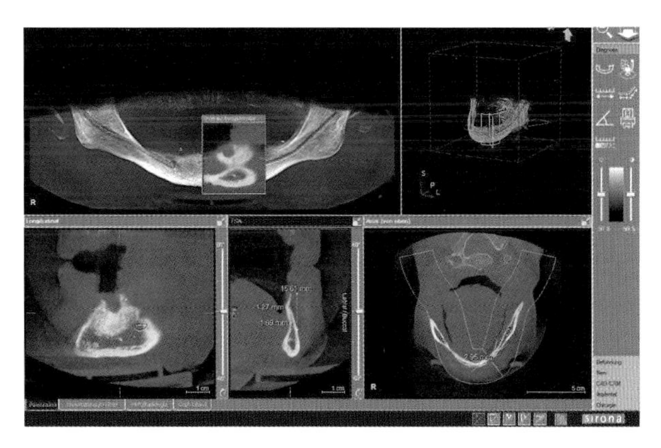

图4-31a 极度骨萎缩的下颌骨的CBCT图像。

图4-31b 图4-31a中的细节显示，在超过15mm的高度上，骨厚度在0.5mm和2mm之间。还要注意基底区域有限的骨体积。

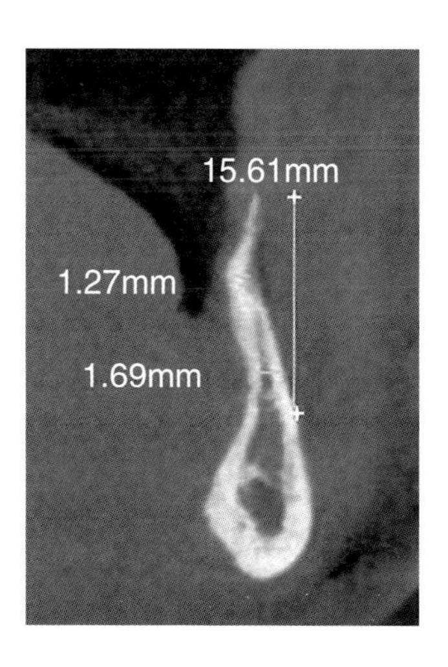

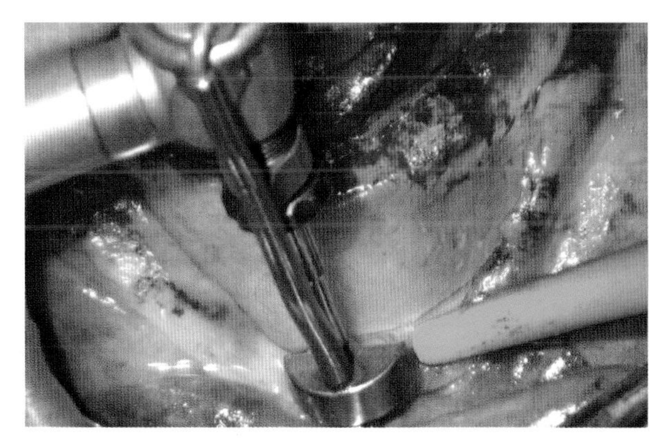

图4-31c 用微锯获取骨块。水平切口是用角度机头进行的。

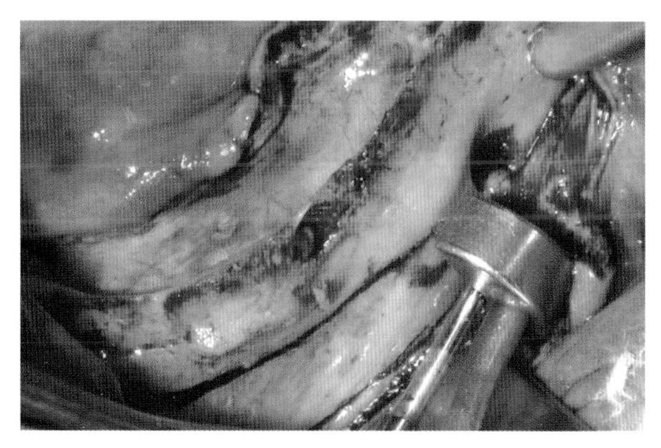

图4-31d 用微锯机头进行垂直切口。

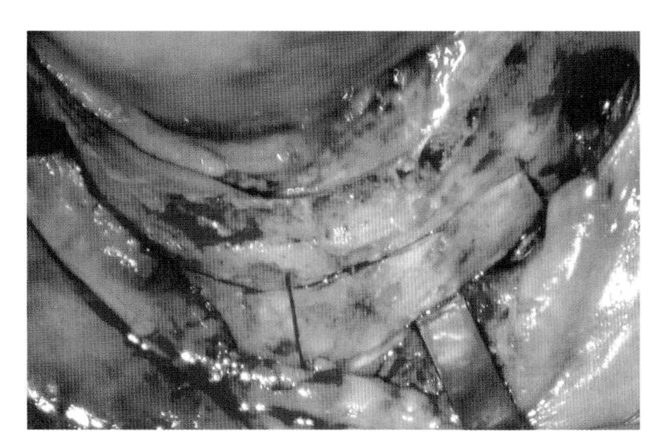

图4-31e 制备颏部中间第三个垂直切口后，用骨凿很容易使第一块脱位。

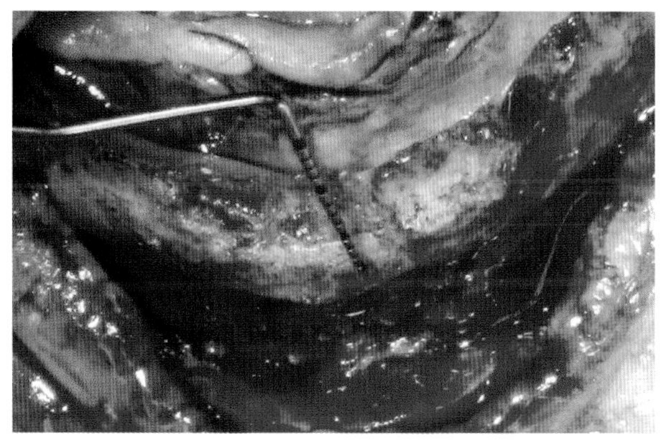

图4-31f 剩余的8～10mm牙槽嵴必须保留在供区，以便在3个月愈合期后安全植入种植体。

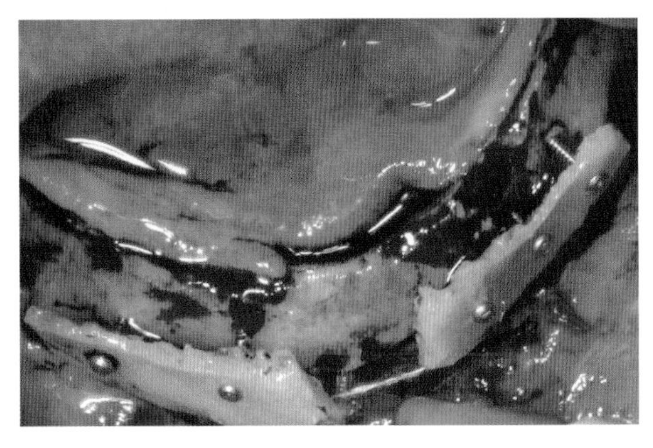

图4-31g 在离萎缩牙槽嵴一定距离处用微型螺钉固定2个薄骨块。

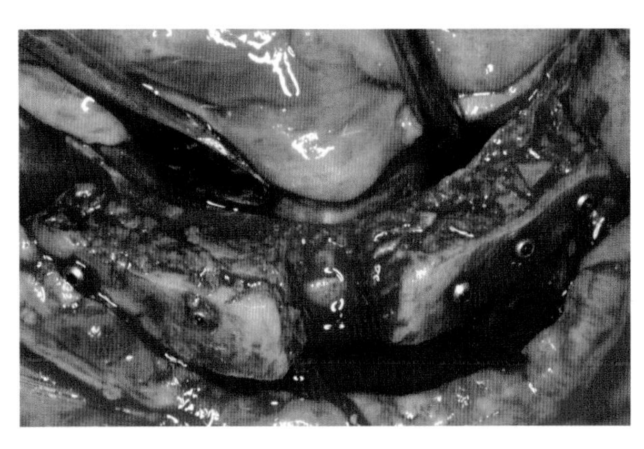

图4-31h 骨块和牙槽嵴之间的间隙用纯自体骨碎片充填。

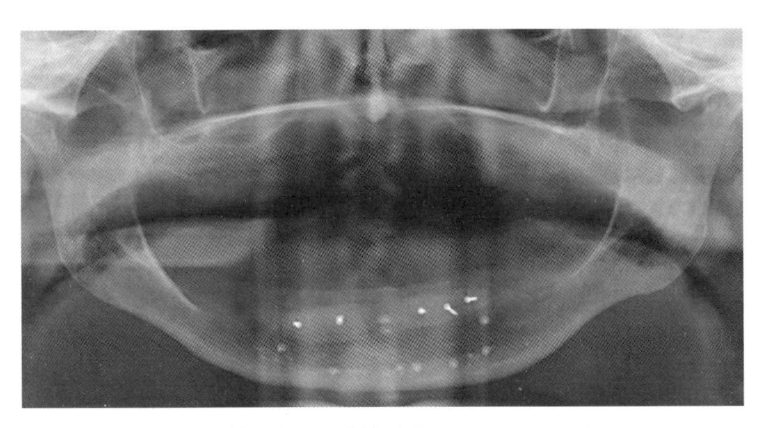

图4-31i 术后曲面断层片记录移植手术量。

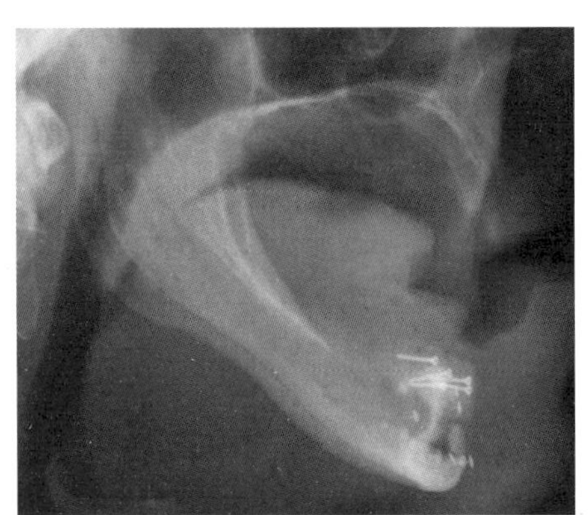

图4-31j 侧位X线片显示供区和受植区。

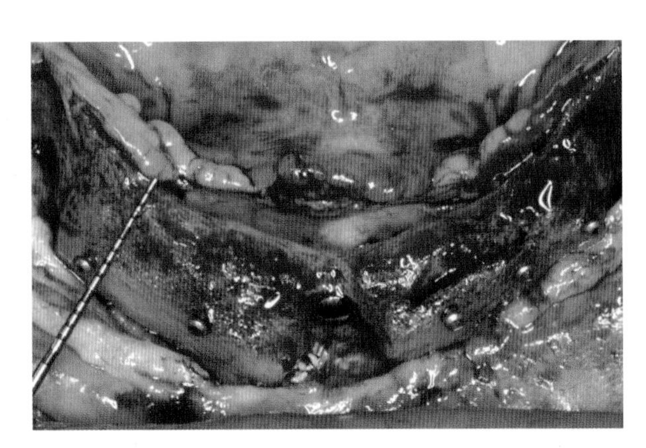

图4-31k 术后3个月的临床表现：骨宽度增加约8mm。

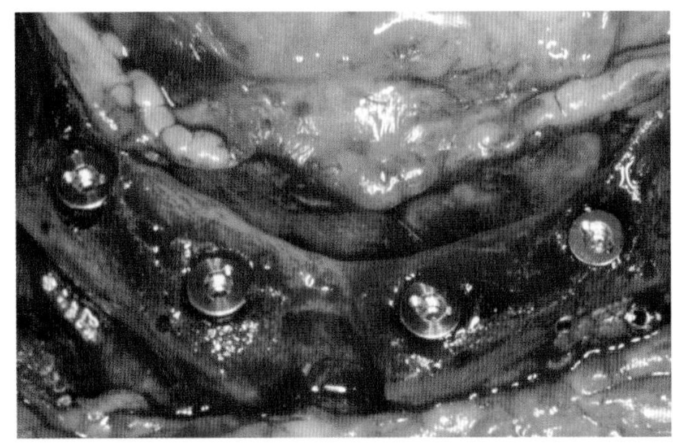

图4-31l 在再生区域植入4颗XiVE种植体。

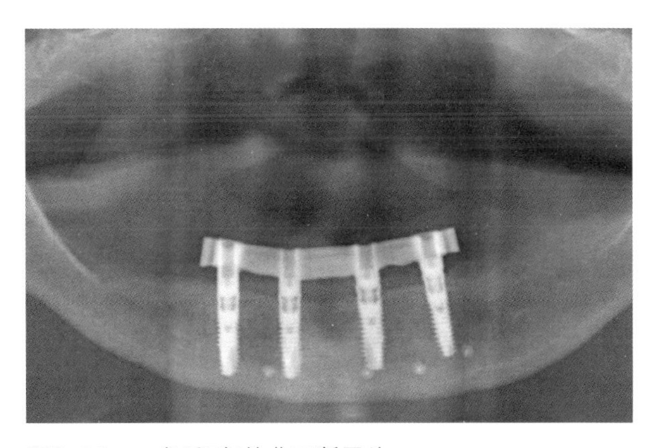

图4-31m　术后5年的曲面断层片。

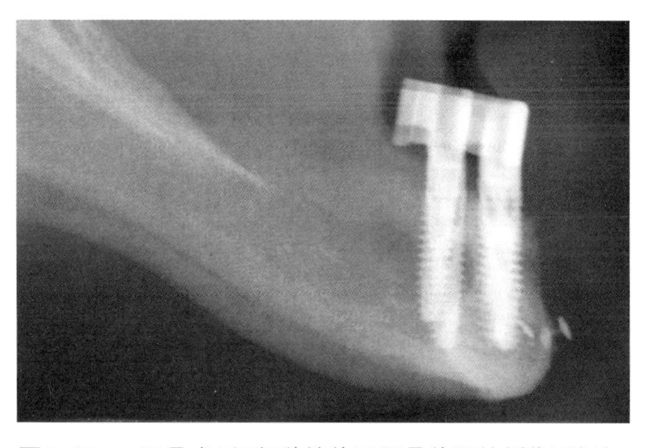

图4-31n　记录术后5年种植体周围骨体积的侧位X线片。

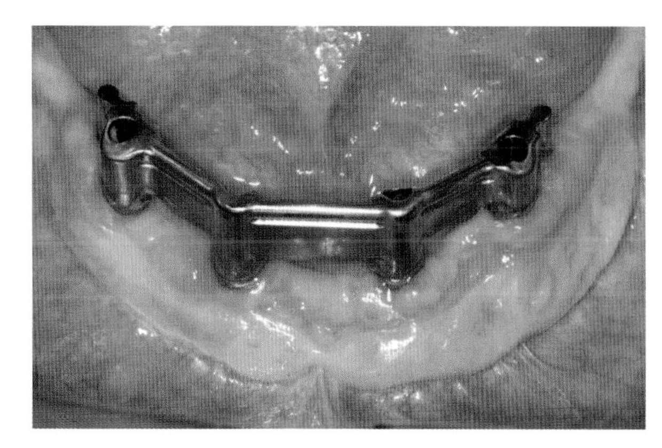

图4-31o　术后5年的临床表现（义齿修复和软组织移植口腔前庭沟加深术由Frank Zastrow博士执行，Wiesloch）。

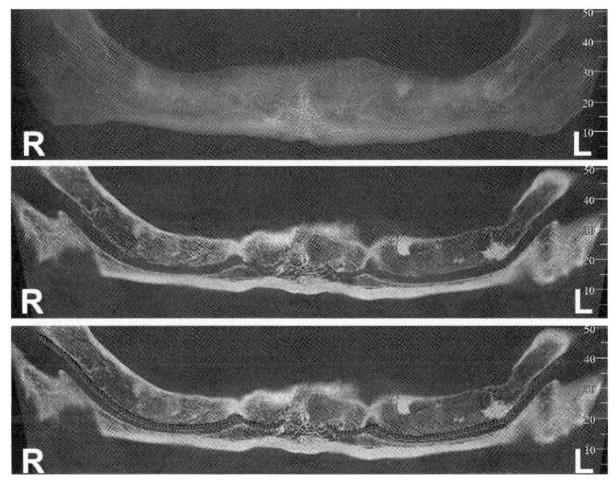

图4-32a　曲面断层片显示下颌神经的近中分支。

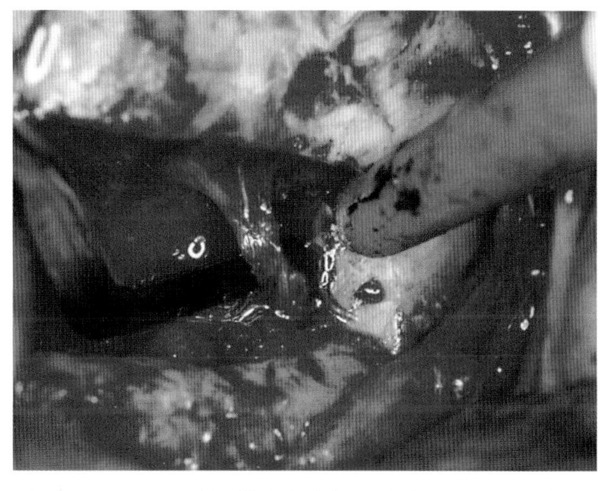

图4-32b　下颌神经前分支（切牙支）暴露，从颏部取骨后未受伤。这是一种非常罕见和幸运的情况，因为在大多数情况下，从颏部区域取骨后会观察到这种神经的严重损伤。

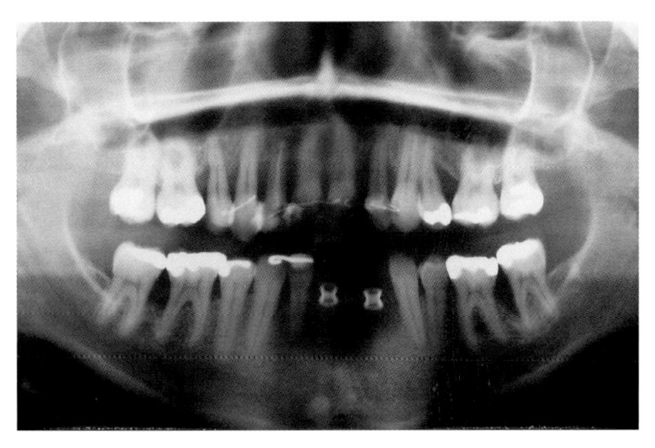

图4-33a 年轻患者治疗严重牙周病后的术前曲面断层片。

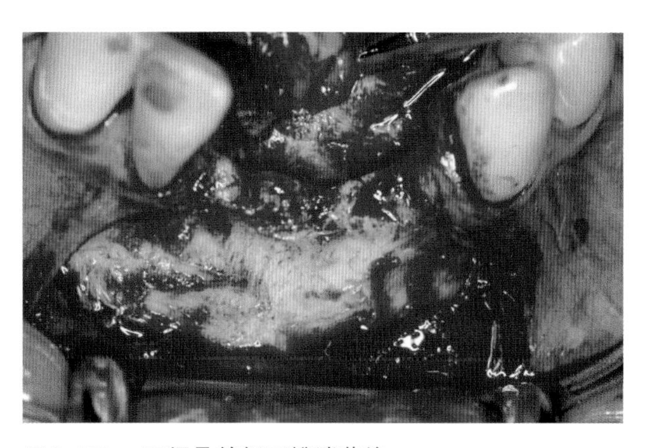

图4-33b 下颌骨前部牙槽嵴萎缩。

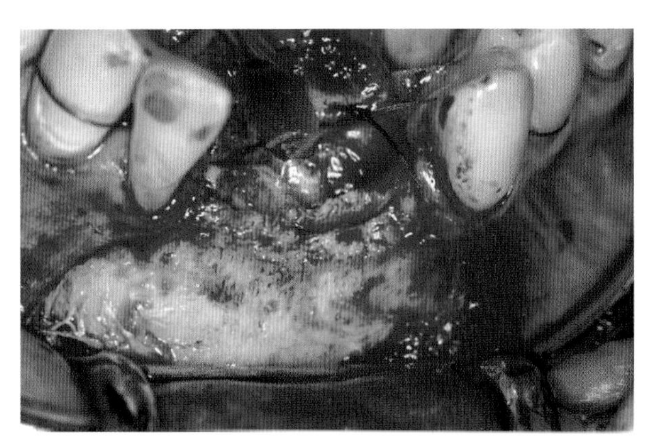

图4-33c 裂开的牙槽嵴。

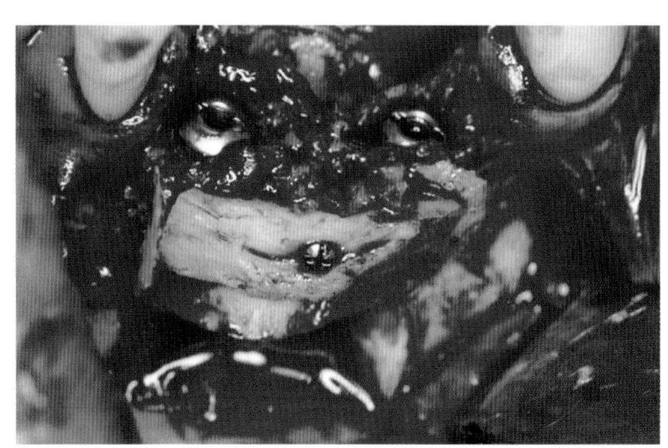

图4-33d 植入种植体同时，从根方采集的骨块移植。

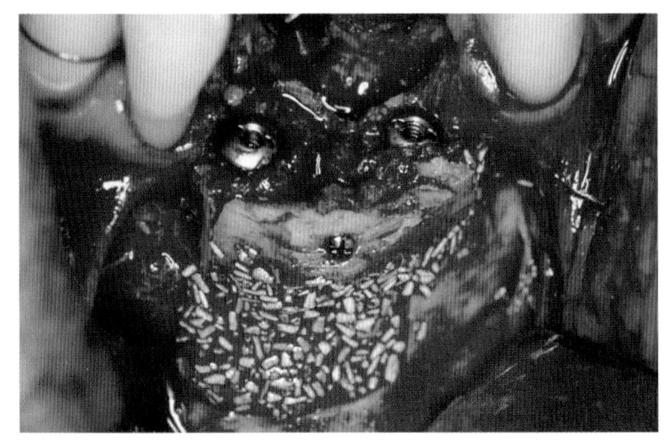

图4-33e 供体部位充填胶原，并被一薄层生物材料覆盖。

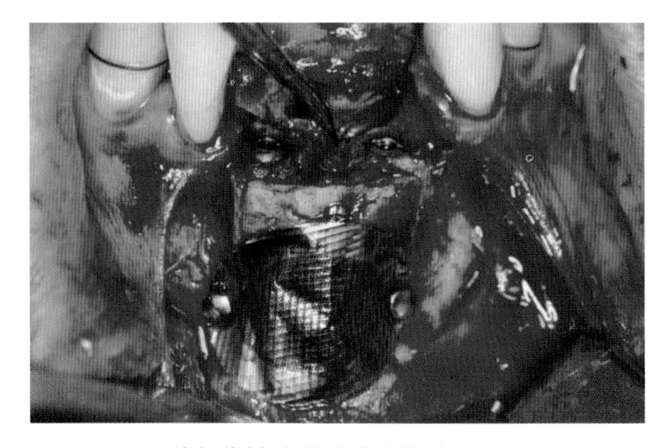

图4-33f 供体部位被钛膜覆盖（骨盾）。

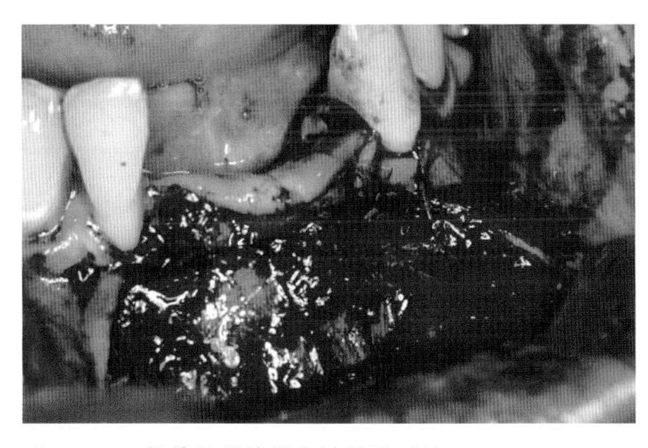

图4-33g　供体和受体部位被骨膜覆盖。

图4-33h　黏膜瓣与根方前庭处的骨膜缝合（Kazanjian前庭沟加深术）。

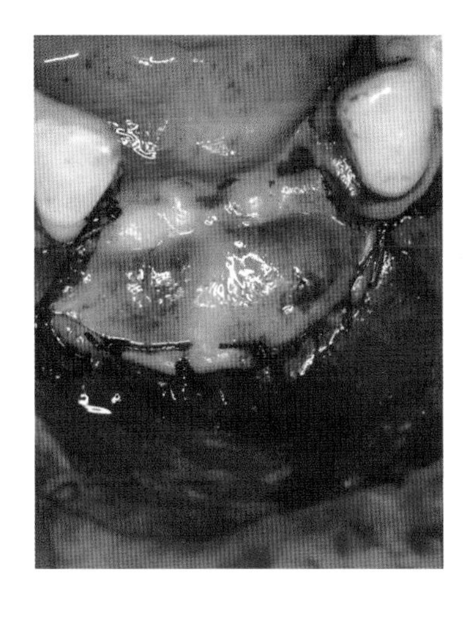

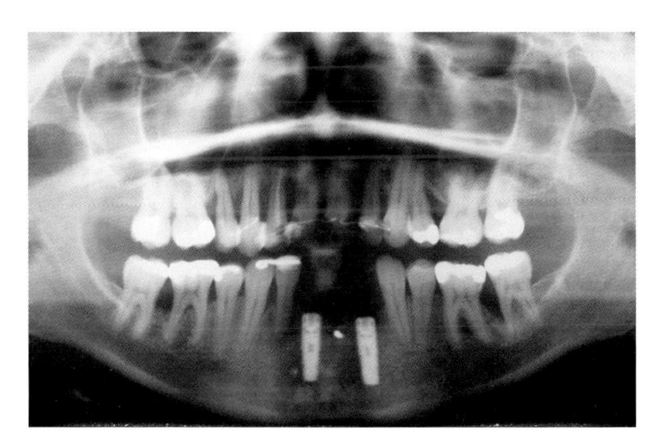

图4-33i　术后的曲面断层片。

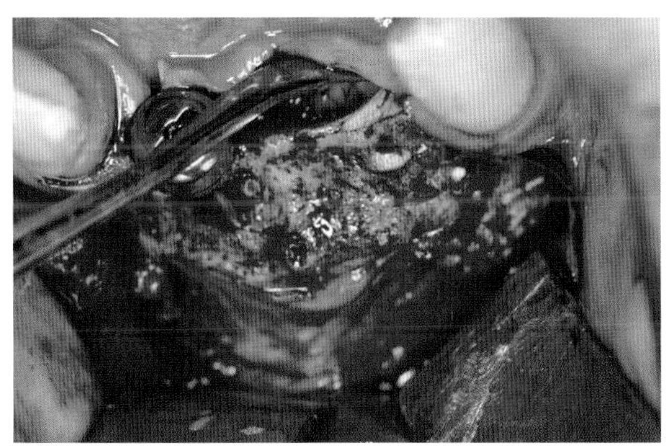

图4-33j　钛膜取出术后4个月的临床表现。

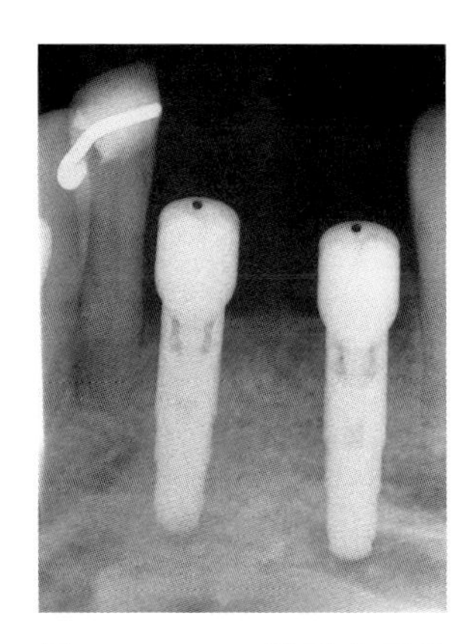

图4-33k　二期手术后的牙槽骨X线片。

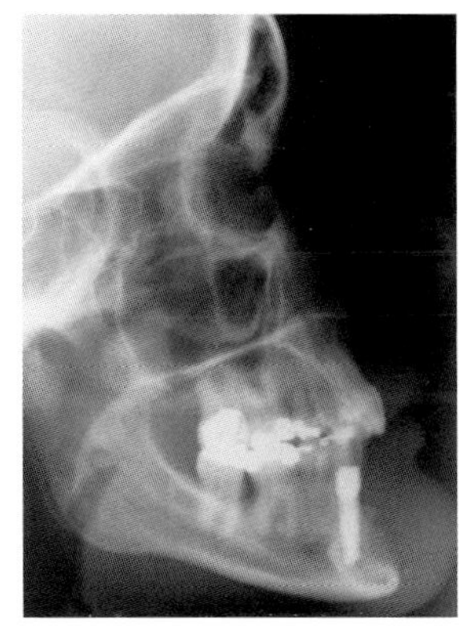

图4-33l　去除膜和二期手术后的侧位X线片。

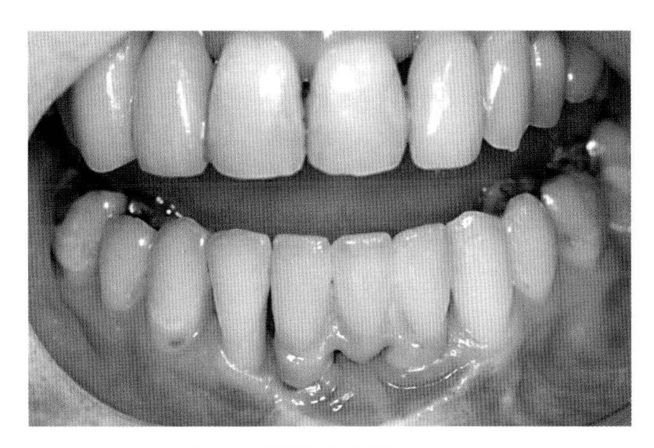

图4-33m　治疗7年后的临床表现。

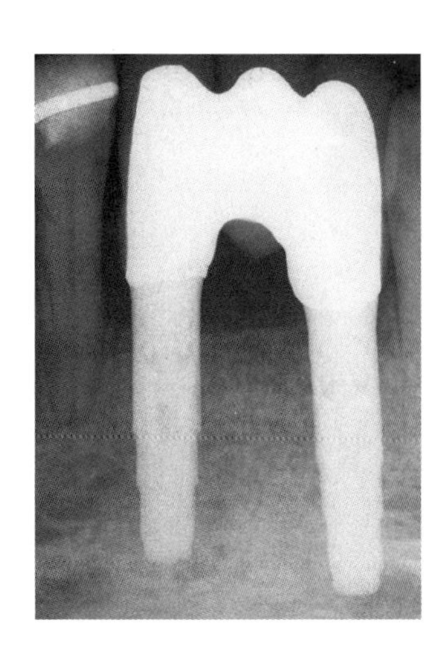

图4-33n 治疗7年后的X线片。

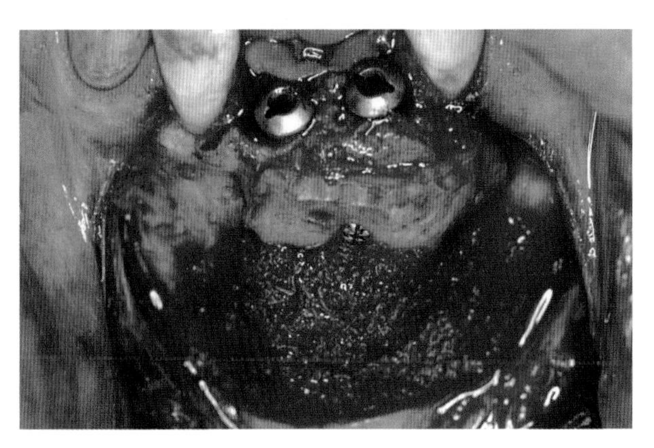

图4-33o 种植体植入下颌骨前部，同期进行颏部水平骨移植。

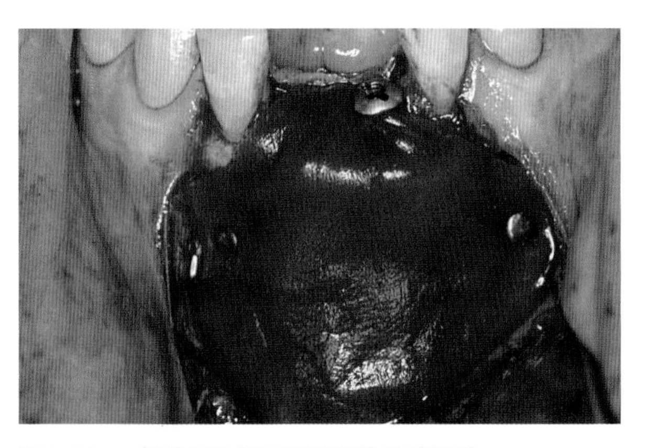

图4-33p 受植区和供区被可吸收的膜覆盖。

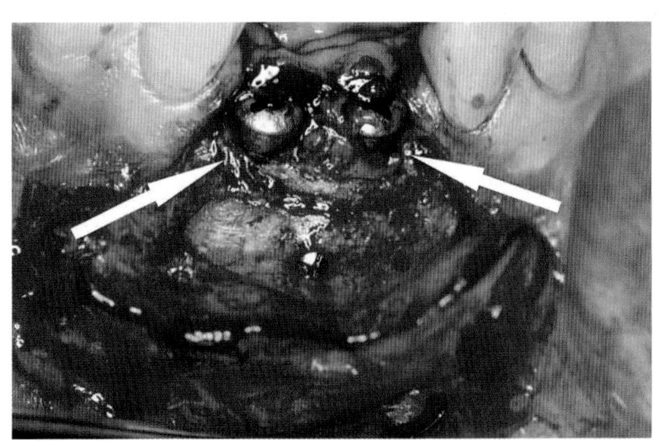

图4-33q 术后4个月的临床表现。注意部分移植骨的吸收（箭头）。

4.3.6.3 无牙区取骨

大多数情况下，在下颌骨的无牙区域来获取自体骨。

在前庭和舌侧，类似其他部位，利用4%的阿替卡因和1∶100000的肾上腺素（Ultracain DS Forte）进行局部麻醉，在后牙区做一个常规的梯形切口。翻开黏骨膜瓣后，在这里也利用微锯进行截骨。利用微锯反角机头进行水平切口的上缘应从牙槽骨下5mm处开始，这样做是为了保留上部的轮廓以备将来可能的种植治疗（图4-34a～f）。其余切口的位置取决于邻近的解剖结构，如邻近的牙根、颏孔和下颌管的位置。类似于取骨盖一样，使用骨凿来完成骨块的脱位。由此形成的空腔充填胶原以止血和稳定凝块。伤口均采用6-0单股缝线缝合，7～10天后拆线[47]。

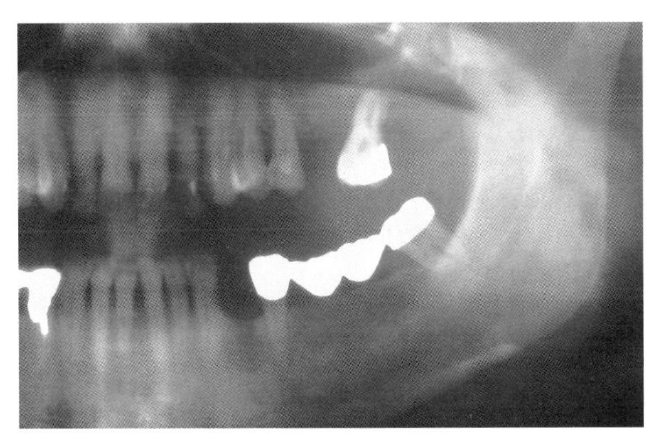

图4-34a 术前的X线片显示，36和37牙悬臂下方计划取骨的区域，用于左上颌窦提升和34牙牙槽骨增量。

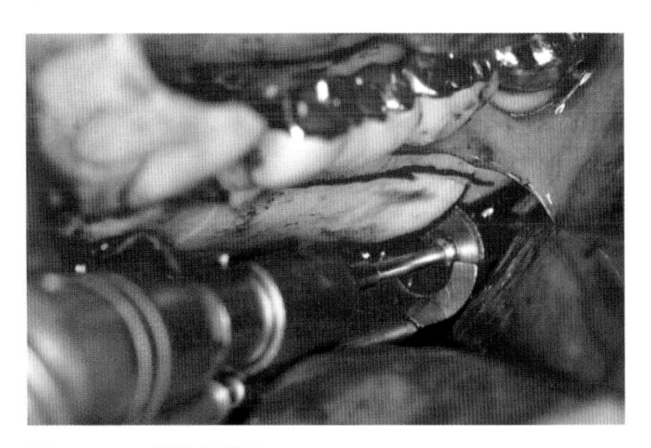

图4-34b 用微锯截骨。

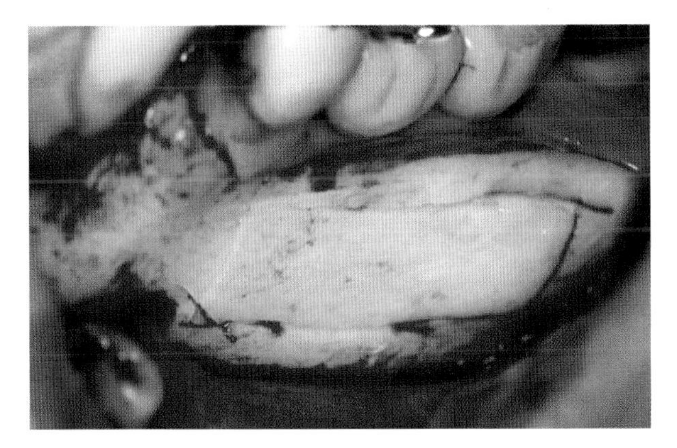

图4-34c 冠方截骨线在牙槽嵴顶下约5mm。

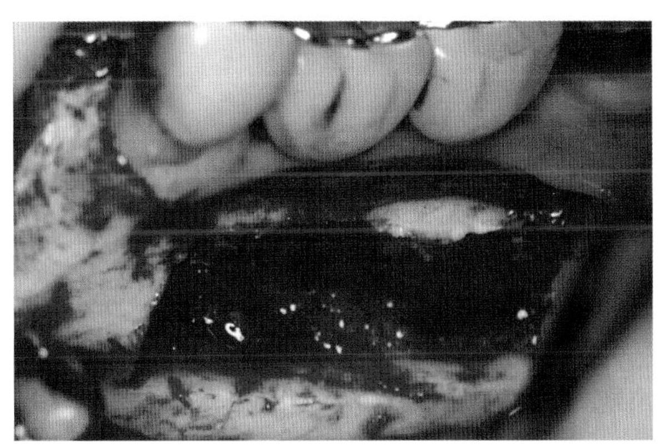

图4-34d 骨块取出后的临床表现。

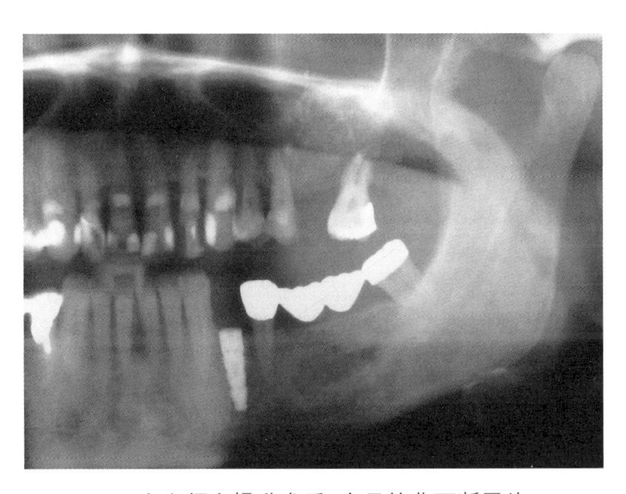

图4-34e 左上颌窦提升术后3个月的曲面断层片。

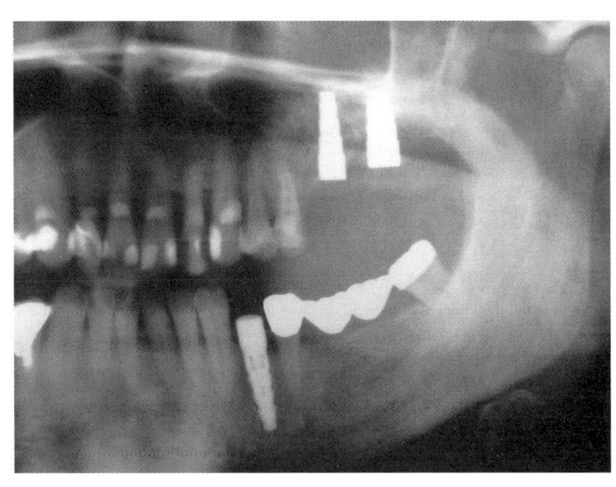

图4-34f 在拔除第二磨牙后，在移植的上颌骨中进行植入。

在某些情况下，可以从待移植部位的根方获取小骨块（图4–35a～k）。随后将获取的骨块纵向分割成两个薄骨块，未使用的半块重新植入供骨部位，以便完全恢复颌骨的形状（图4–36a～o）。

无牙颌患者尖锐下颌牙槽嵴可以用微锯在嵴顶上方去除5～6mm，但对牙槽嵴的处理仅仅是在对口底影响忽略不计的情况下进行。

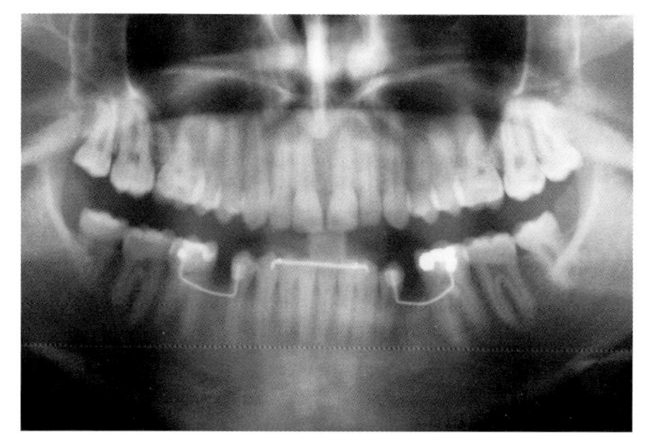

图4–35a 缺失的下颌左右第二前磨牙。

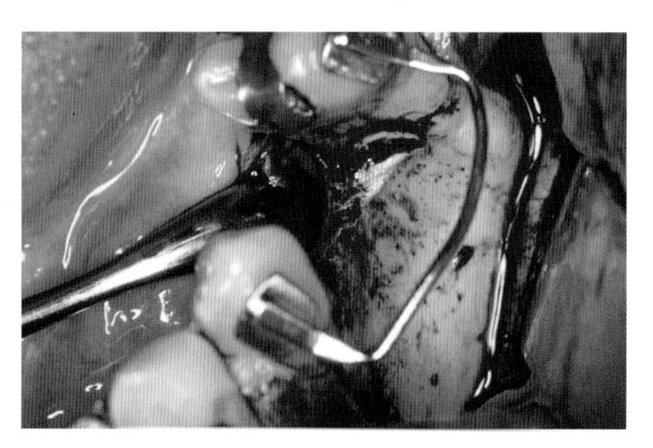

图4–35b 牙槽嵴萎缩。

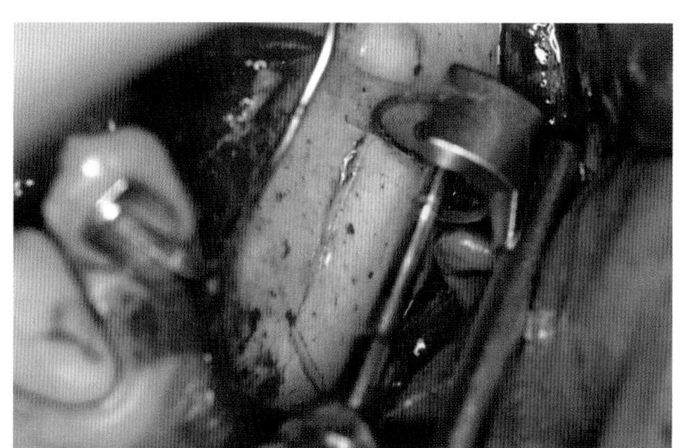

图4–35c 用微锯从根方取骨。

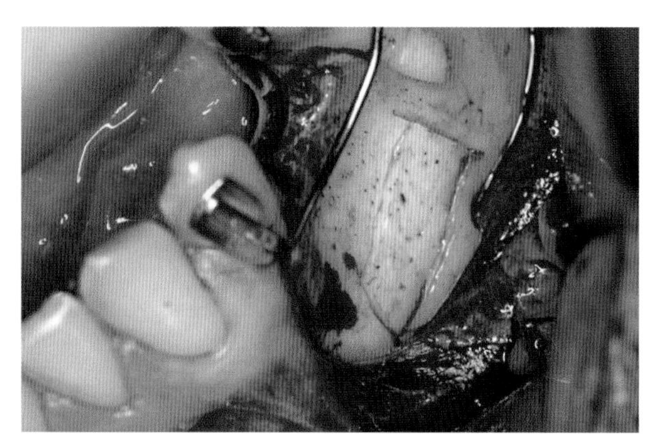

图4–35d 实施截骨术在牙槽嵴下约10mm处进行。

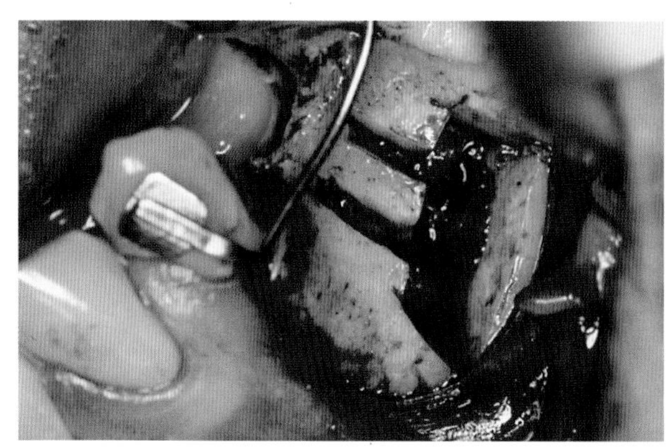

图4–35e 从萎缩区取出骨块和另外两块小骨块后的临床表现。

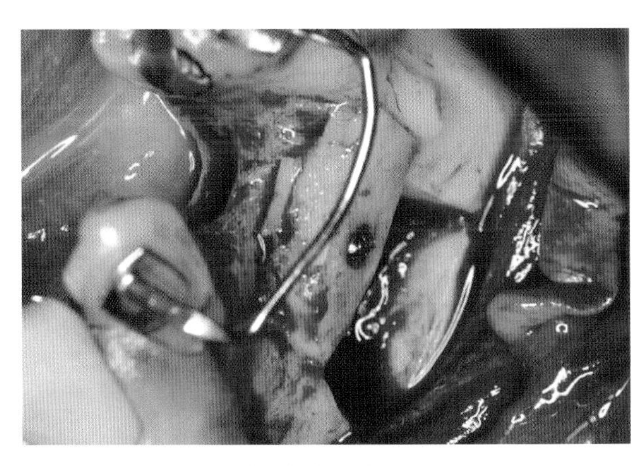

图4-35f 骨块移植并用螺钉固定。

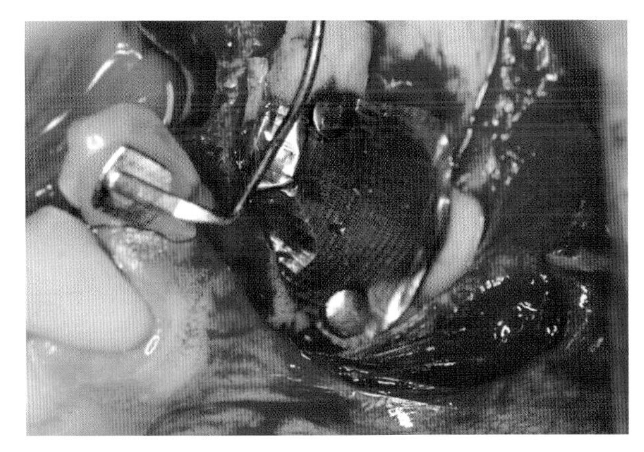

图4-35g 供区充填胶原并覆盖钛膜。

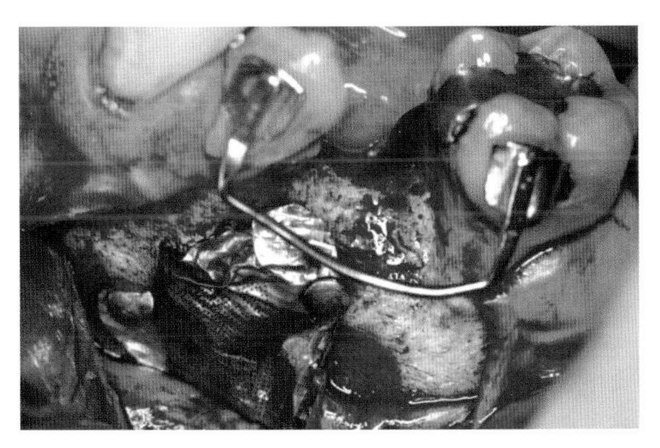

图4-35h 术后4个月的情况。

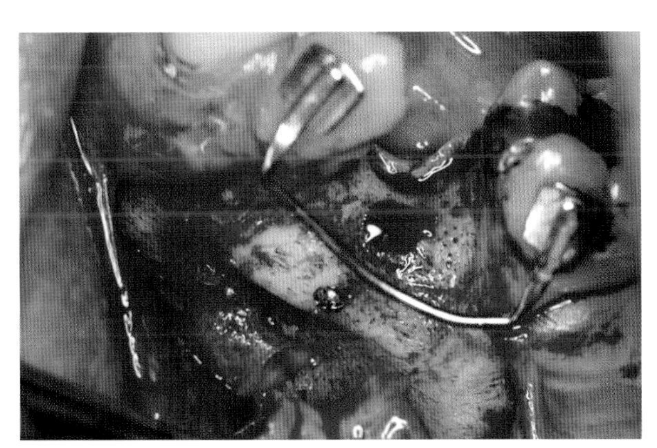

图4-35i 移除膜后供区适度骨再生。

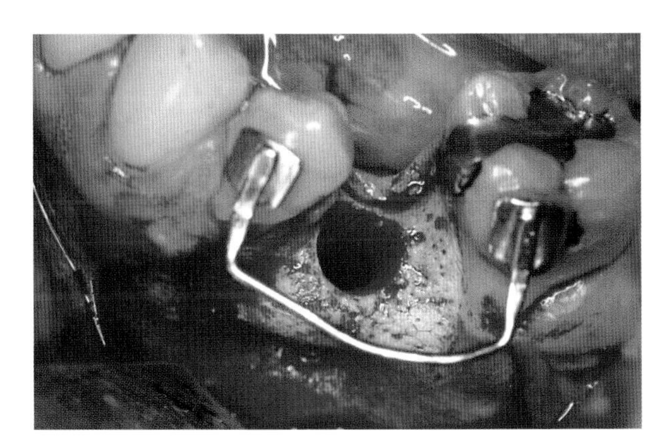

图4-35j 移植区植入床的预备。

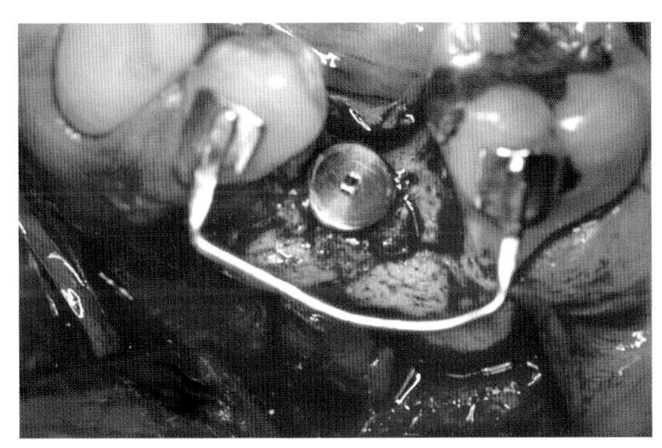

图4-35k 种植体植入在移植区域。

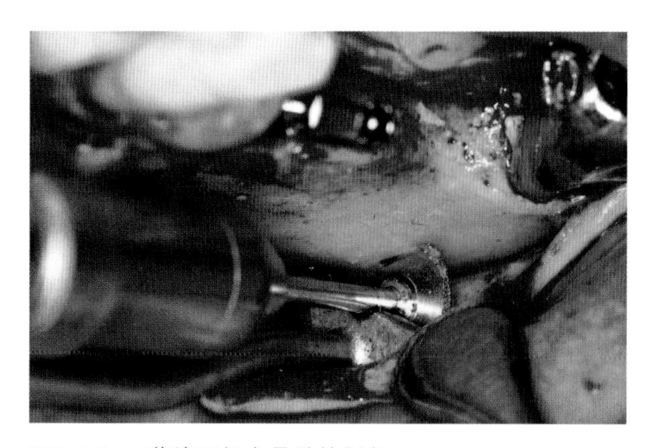

图4-36a 萎缩区根方骨盖的制备。

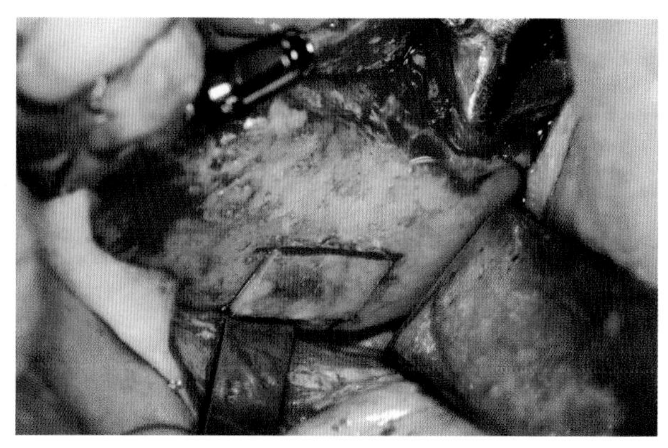

图4-36b 用细凿子脱位骨盖。

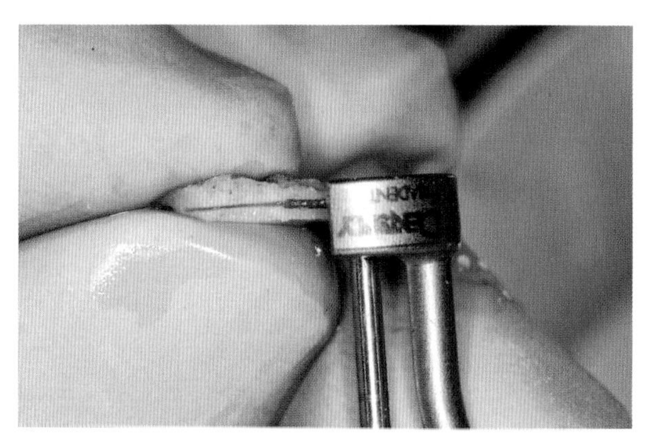

图4-36c 用微锯纵向切开骨块。

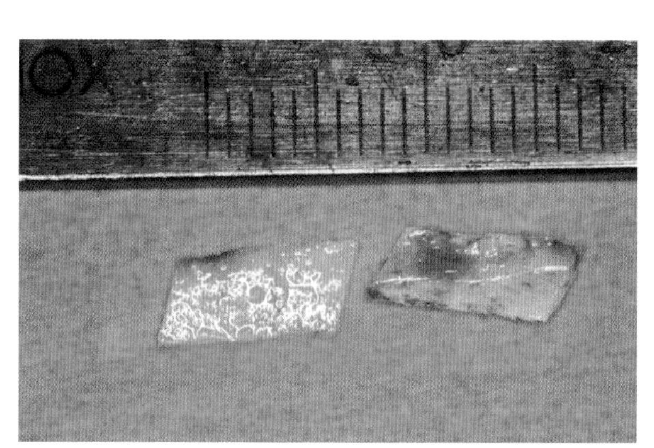

图4-36d 形成2个薄骨块。

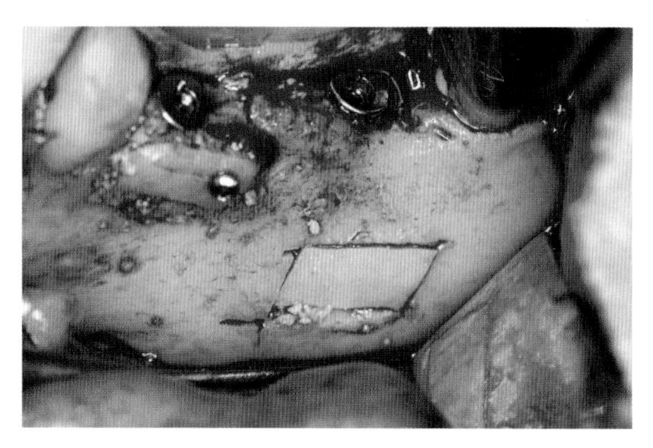

图4-36e 一个骨块被移植到第二前磨牙位置种植体的根方，而另一个被放回供区。

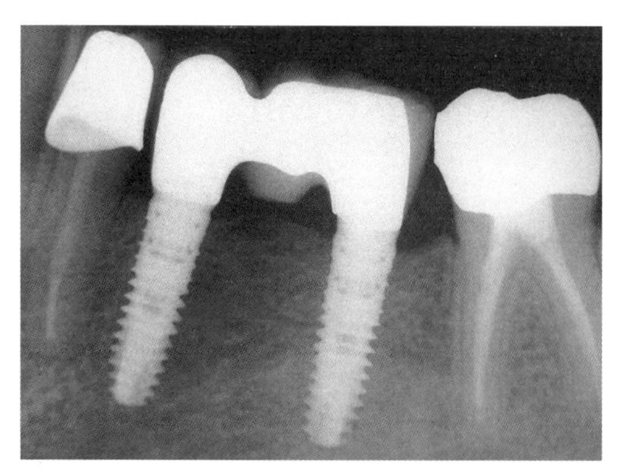

图4-36f 术后4年的X线片。

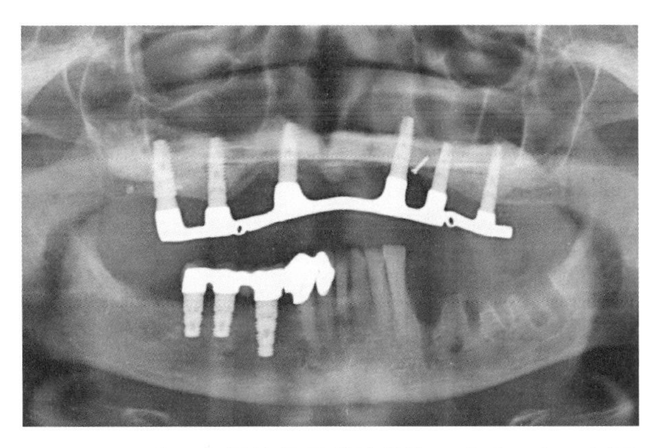

图4-36g　右下颌骨植骨及种植体植入术后20年，以及严重萎缩的上颌骨植骨并完全修复后15年的曲面断层片。这位75岁的患者的实际要求是可以治疗左下颌骨游离端缺失的情况。

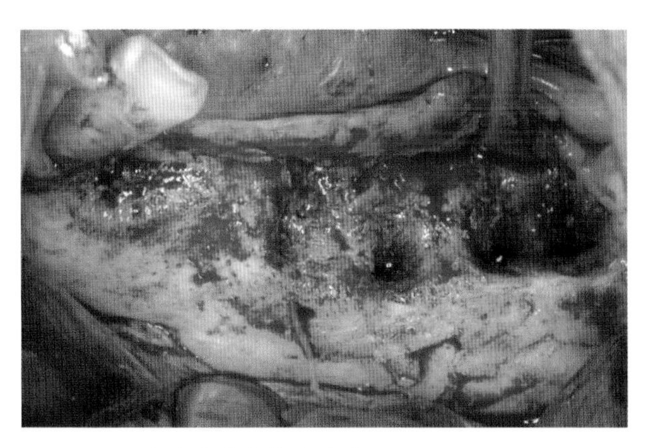

图4-36h　中度萎缩的临床表现。

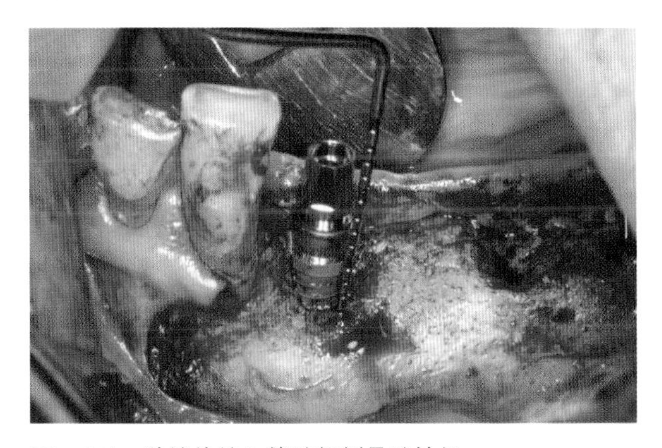

图4-36i　种植体植入伴随颊侧骨壁缺损。

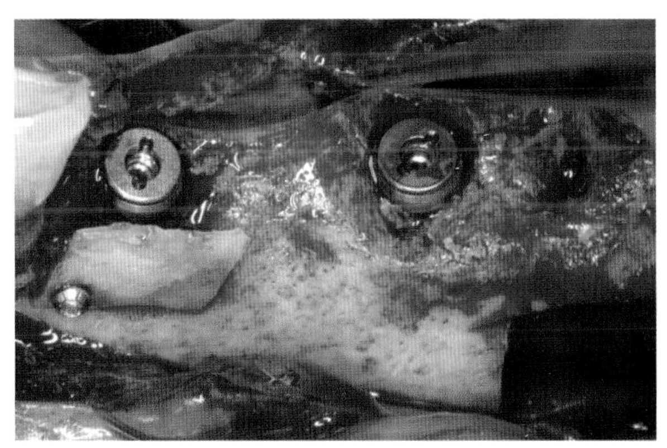

图4-36j　从磨牙区前庭部位取骨块，并分成2个块，类似于图4-36b～d中所见。一个骨块移植到第一前磨牙位置的种植体颊侧。

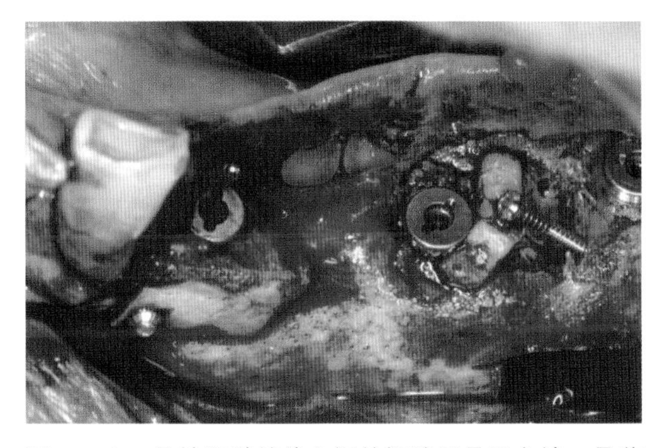

图4-36k　骨块和种植体之间的间隙用骨屑充填。骨芯移植也在其他种植体的区域进行，并用螺钉固定。

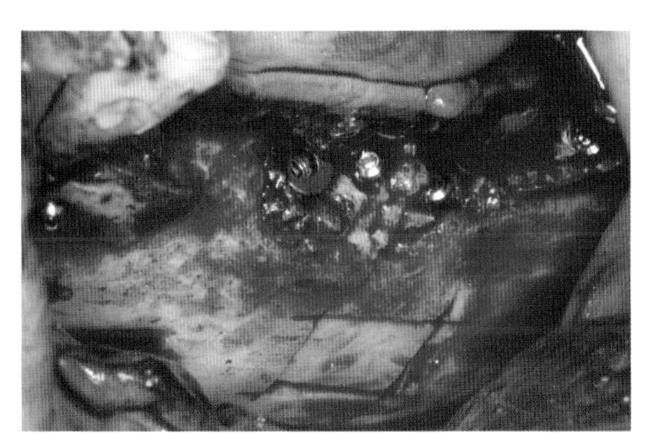

图4-36l　第二个骨块放回供区。

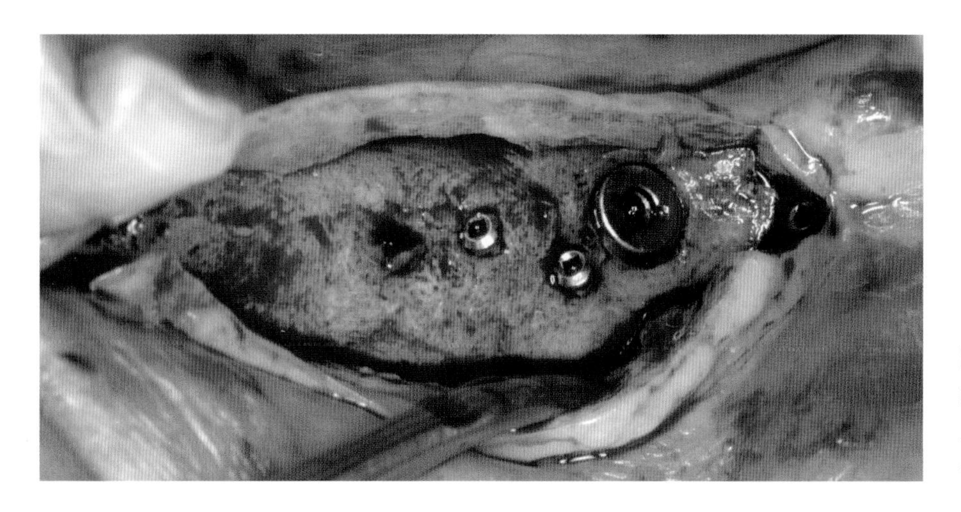

图4-36m 骨移植术后3个月愈合良好：第一磨牙位置的种植体完全被骨覆盖。

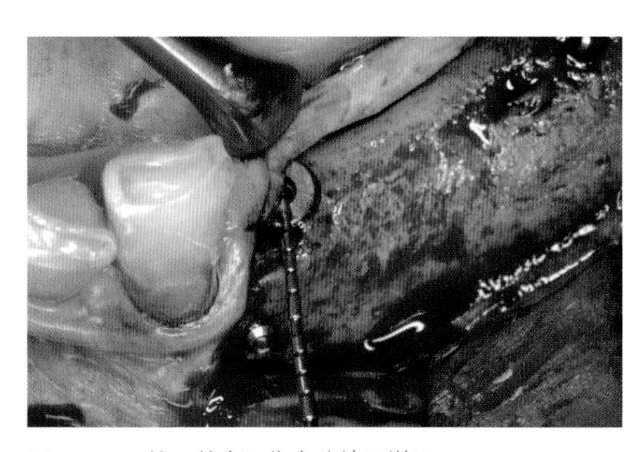

图4-36n 第一前磨牙位点移植区详图。

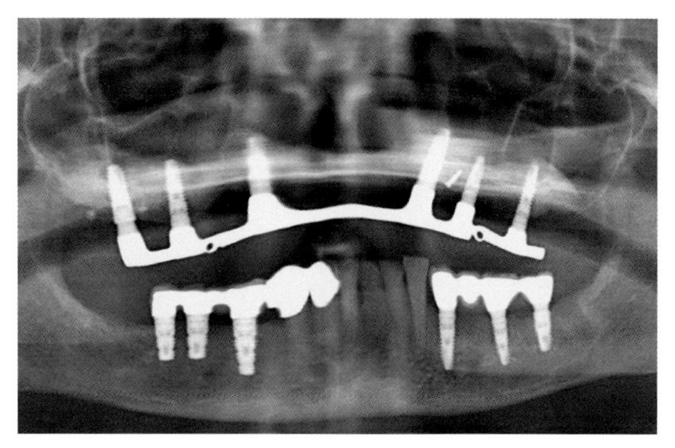

图4-36o 术后3年的曲面断层片。

否则，剩余牙槽嵴低于口底软组织，可能会出现严重的软组织问题。因此，一方面，重建了一个相对更强的牙槽嵴；另一方面，获得了用于水平向骨增量的骨块，稳定了薄弱的前庭骨壁，同时增加了牙槽嵴的骨量（图4-37a～l）。

小的骨块也可以从上颌骨获得。薄骨块可以从面窦骨壁和颧骨基底区（与上颌窦提升结合）、腭结节区、前腭骨[23]和上颌无牙区获取（图4-38a～p）。在前庭侧，上颌结节区通常表现为皮质骨非常薄的软质骨，含有大量脂肪，故大多以骨片的形式被收集。腭侧骨

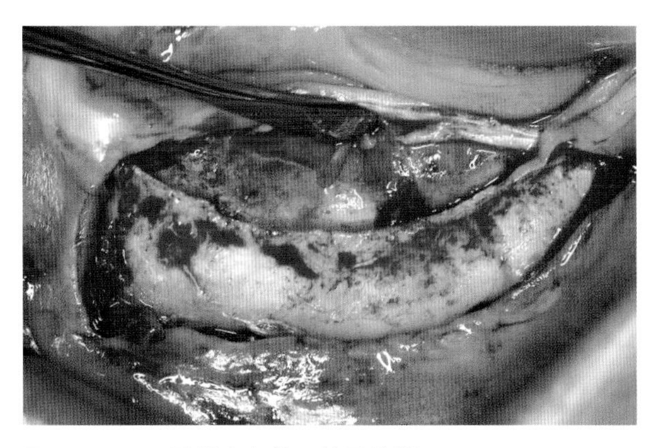

图4-37a 无牙颌患者的刃状牙槽嵴。

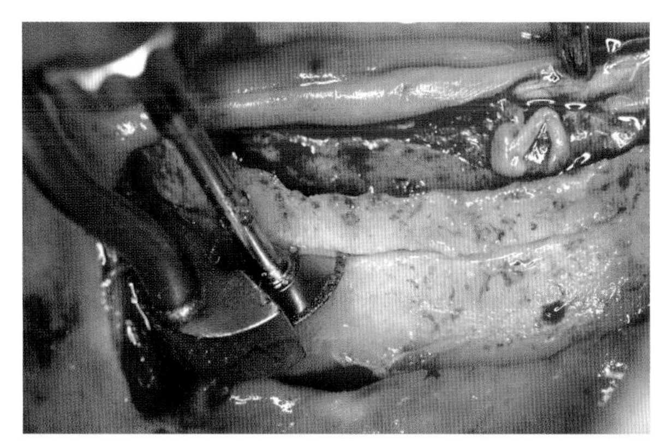

图4-37b 在左下颌嵴顶下约4mm处用微锯进行的截骨。

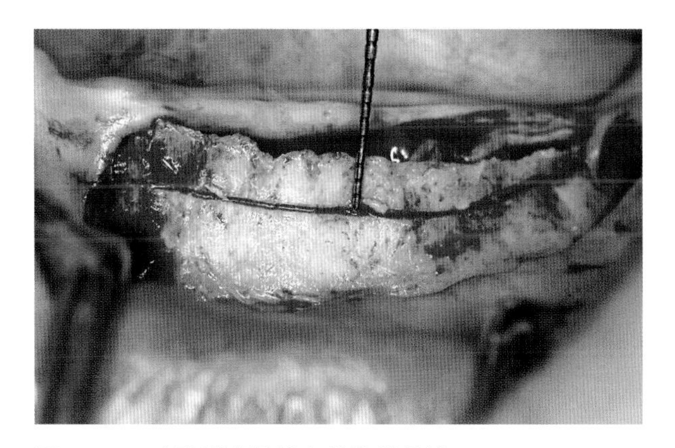

图4-37c 去除嵴顶骨块之前的截骨线。

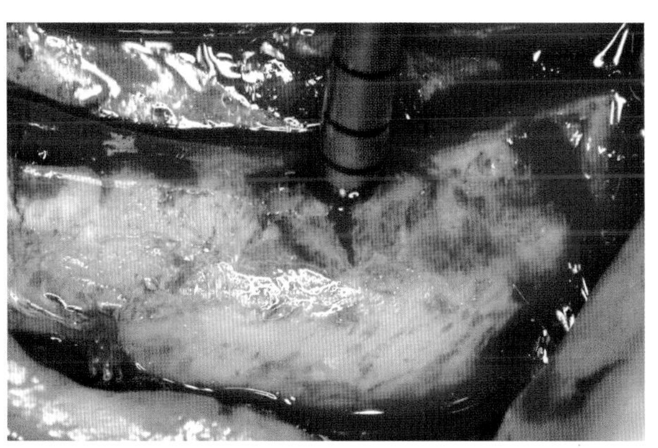

图4-37d 在移除骨块后，形成了3.5～4.0mm宽的平台。在先锋钻扩孔后，牙槽嵴扩张。

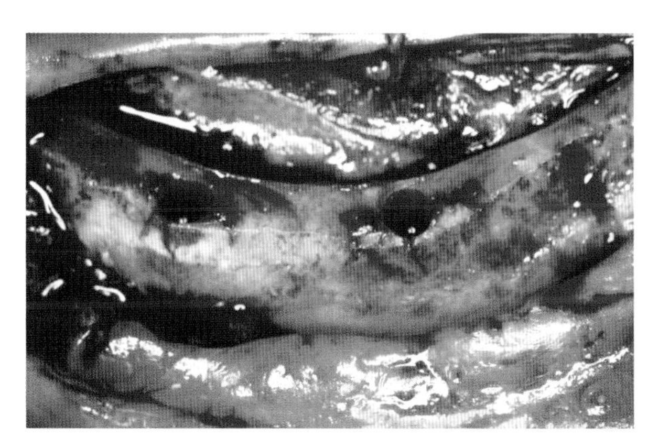

图4-37e 扩张后制备的2个植入窝。

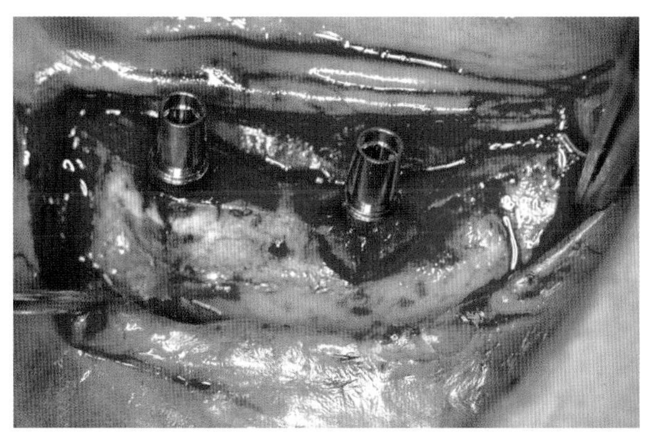

图4-37f 植入2颗种植体。颊侧壁薄而脆弱。

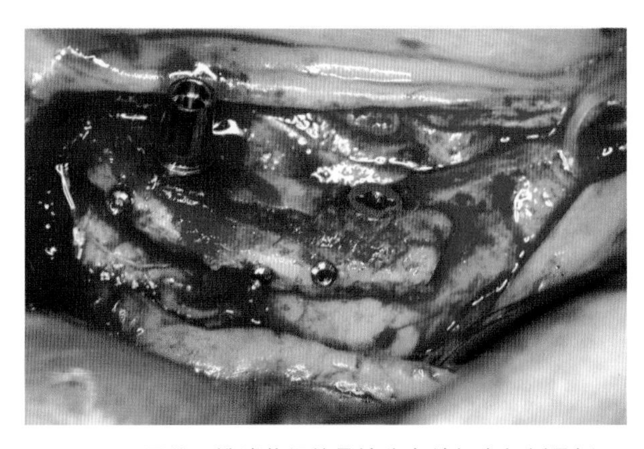

图4-37g 用从牙槽嵴获得的骨块稳定并加宽颊侧骨板。

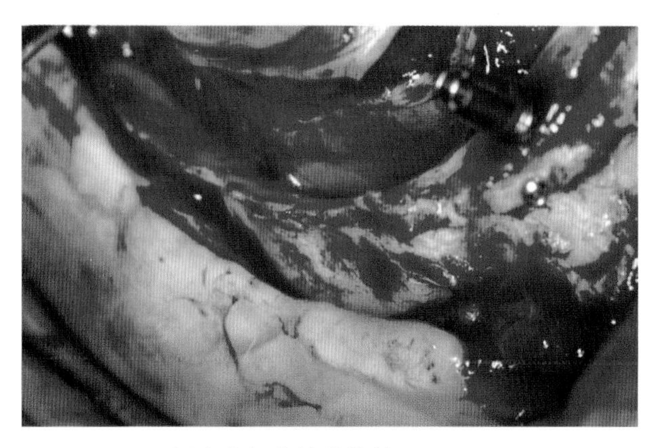

图4-37h 下颌右半部分的类似情况。

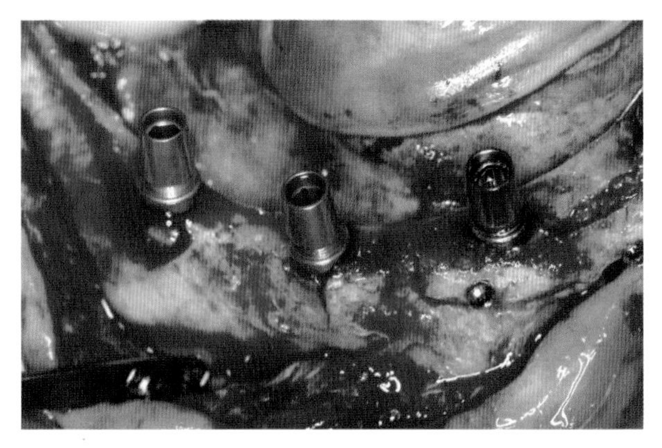

图4-37i 按照相同的程序将种植体植入下颌的右半部分。

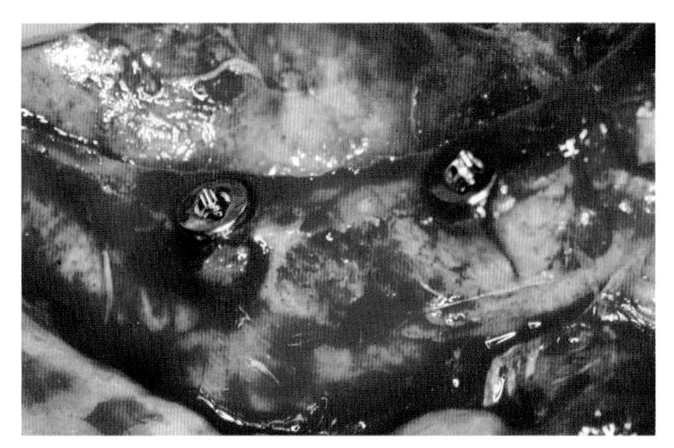

图4-37j 薄弱的颊侧骨板也可见于此。

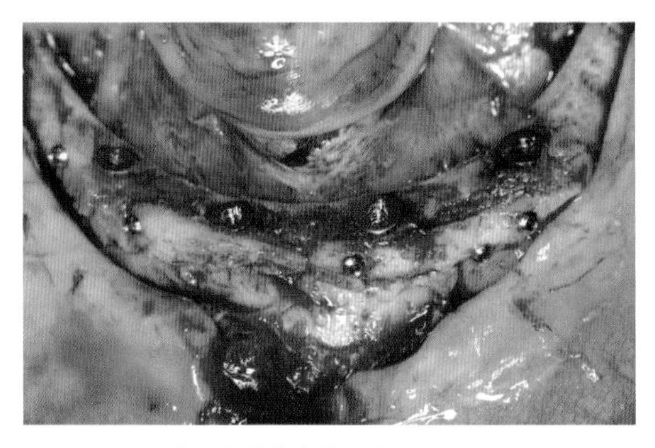

图4-37k 左右下颌骨的类似程序。

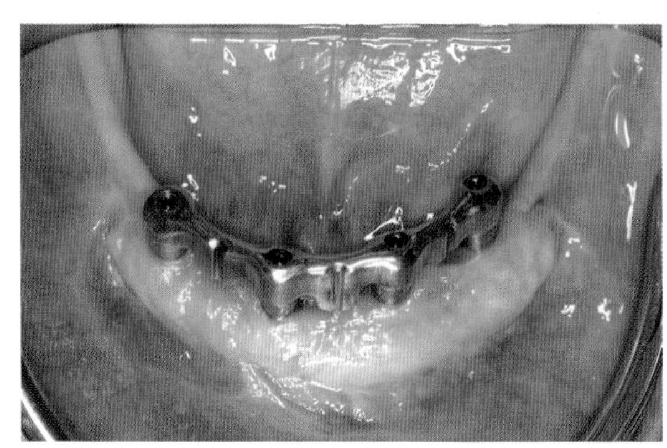

图4-37l 游离龈移植前庭沟加深术及修复后2年的临床表现。

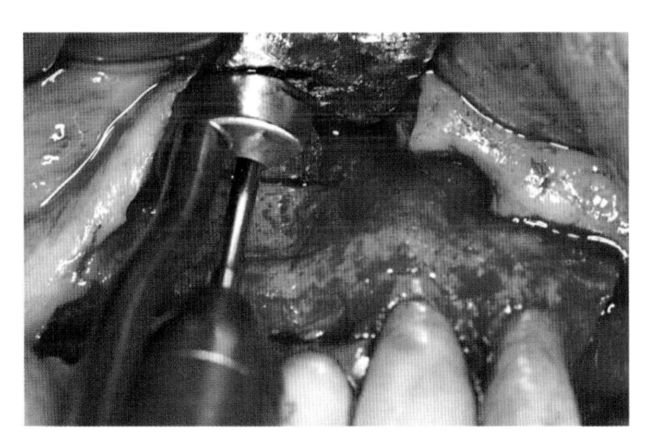

图4-38a 右上颌前磨牙区桥体下方获取骨。

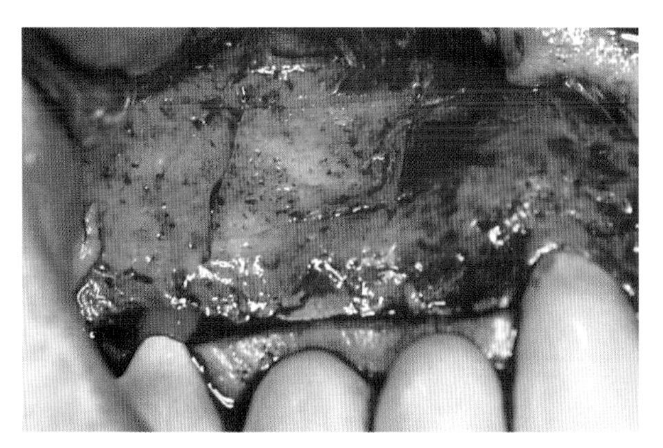

图4-38b 骨盖截骨线。

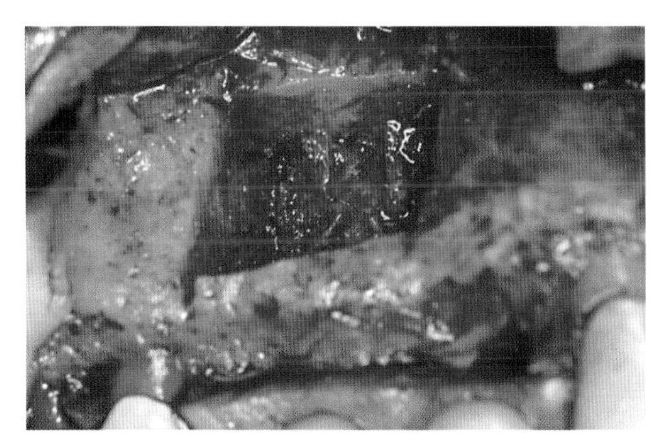

图4-38c 移除骨块后的供区。

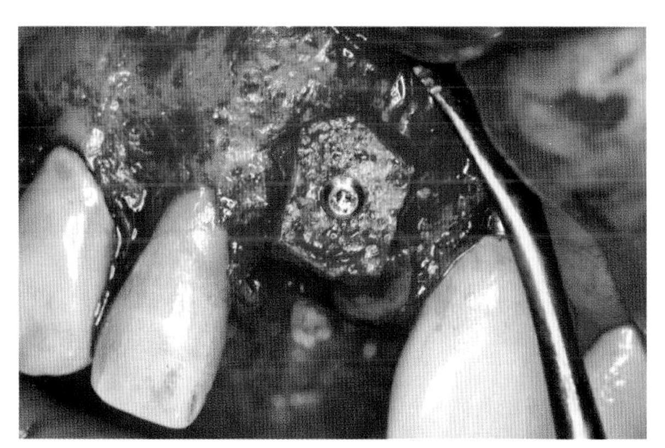

图4-38d 骨块用于移植中切牙位点缺失的骨。

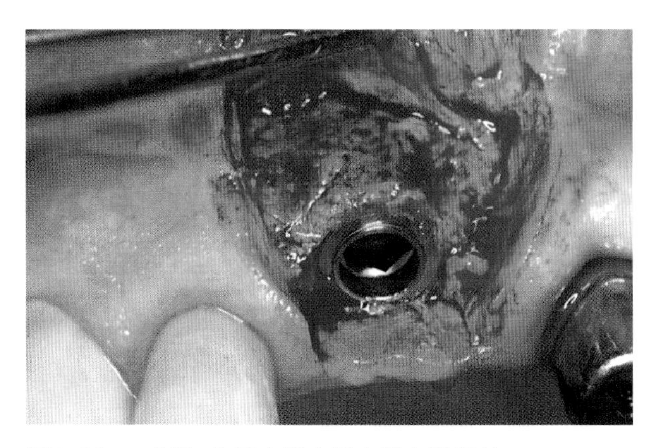

图4-38e 术后3个月在再生骨中植入种植体。

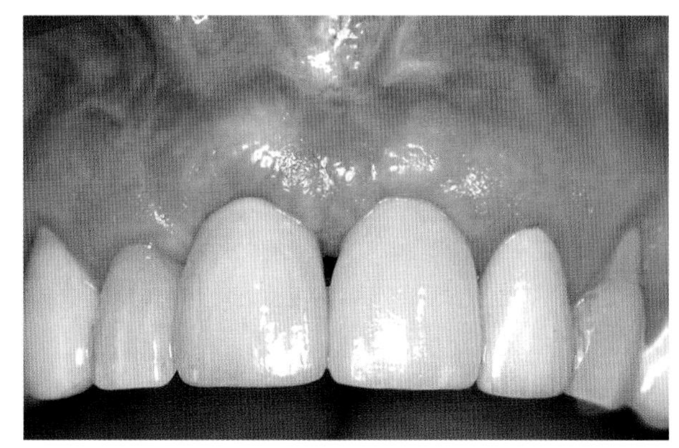

图4-38f 修复后5年的临床表现。

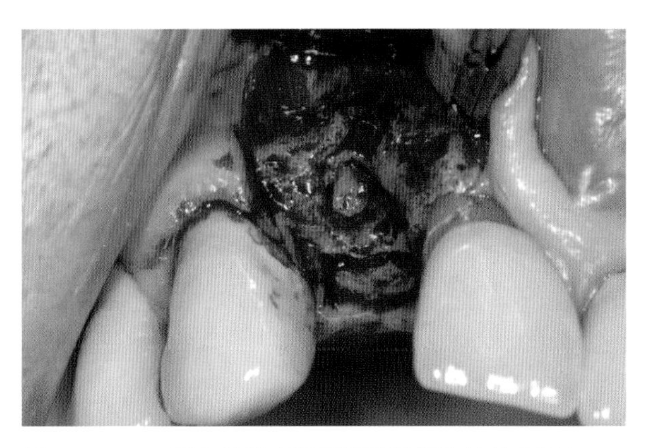

图4-38g 75岁女性患者颊侧骨缺损部位的骨芯制备。

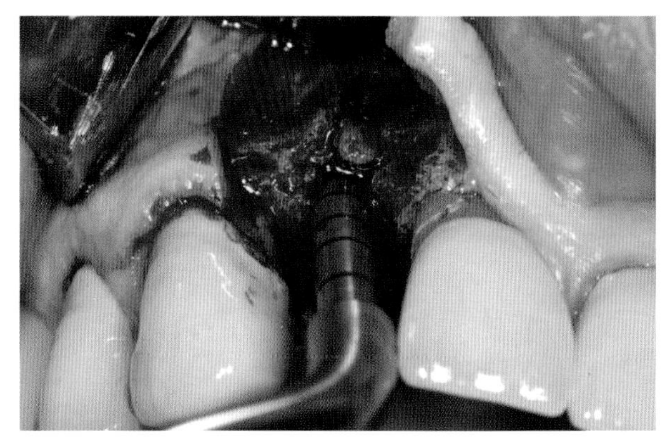

图4-38h 将制备的骨芯向颊侧移位以修复骨弓轮廓。

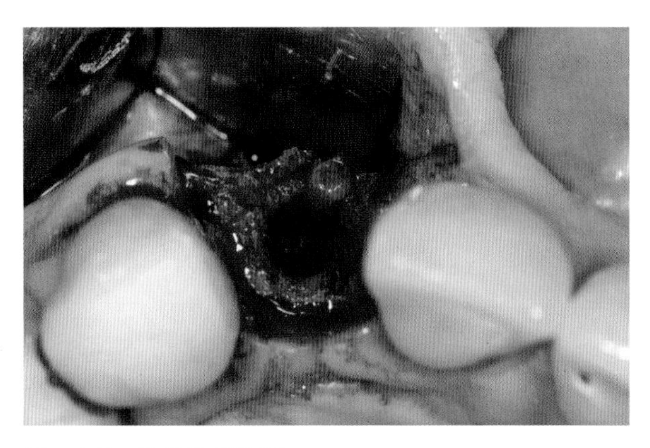

图4-38i 骨芯的新位置。

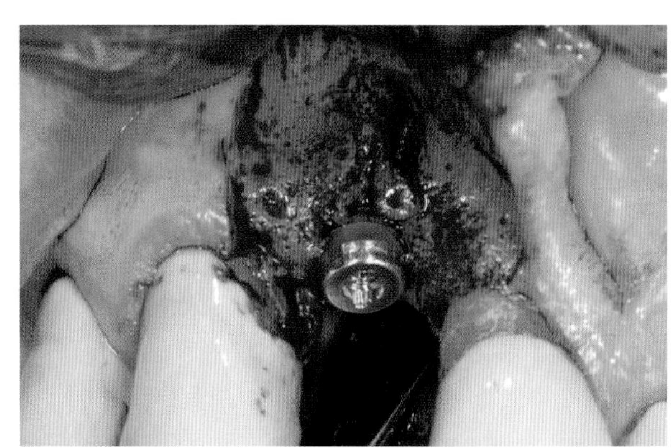

图4-38j 骨芯无法恢复缺失的全部骨板。

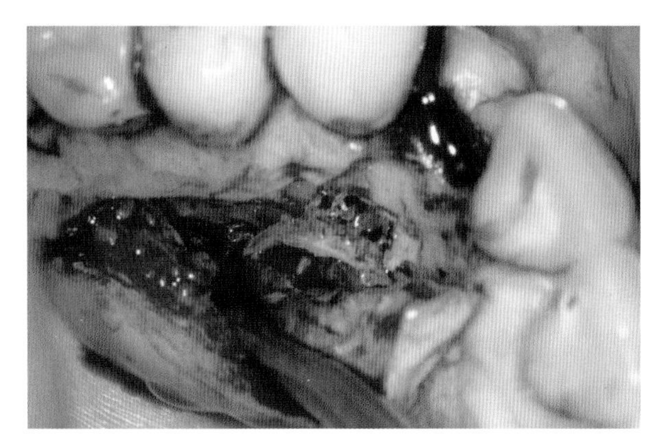

图4-38k 通过制备带蒂结缔组织瓣的切口暴露腭骨，从前腭部获取骨块。

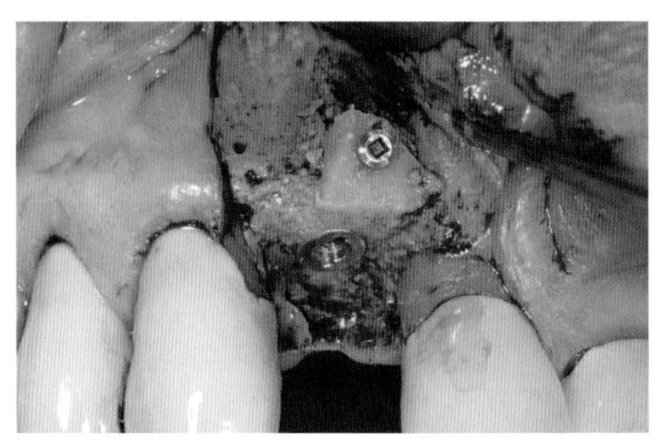

图4-38l 覆盖剩余骨缺损的腭骨块。

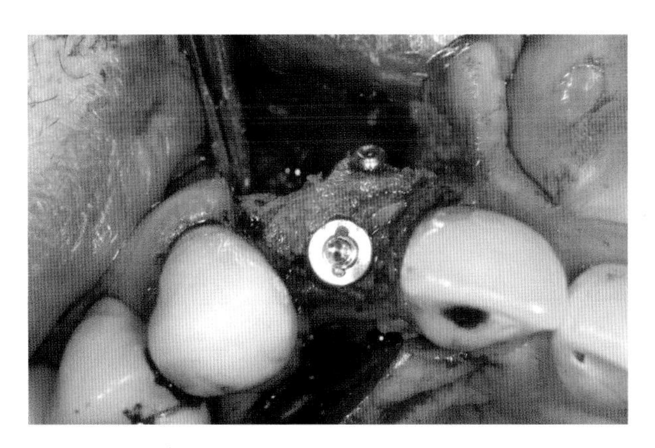

图4-38m 殆面观，记录了移植手术的范围。

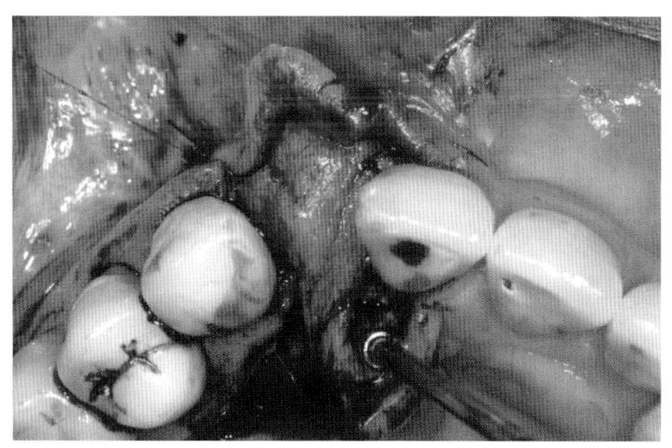

图4-38n 移植区覆盖腭侧结缔组织瓣作为第一层。

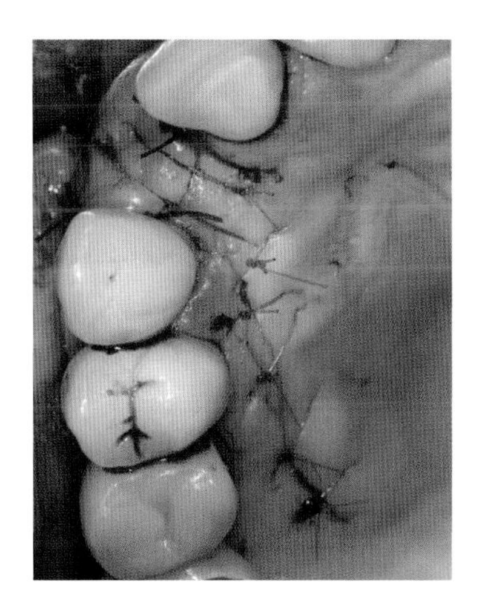

图4-38o 创口关闭。

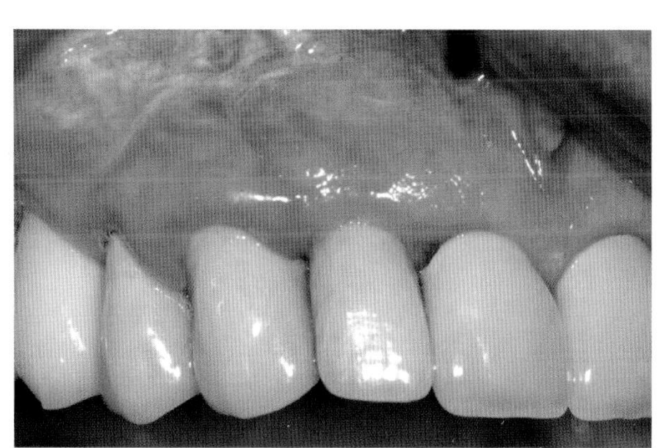

图4-38p 患者86岁时术后11年的临床表现。

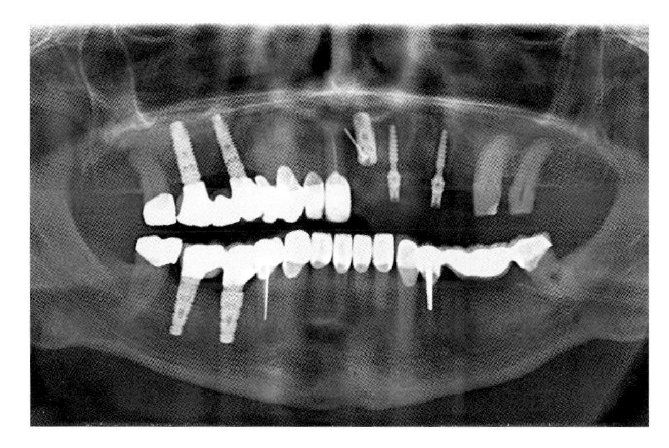

图4-38q 左上颌拔牙和植入临时种植体后的曲面断层片显示左上颌结节区域有大量骨可制取。

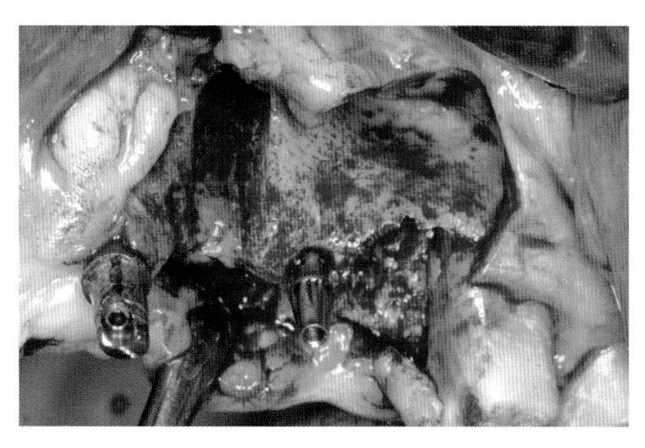

图4-38r 左上颌骨重度骨缺损。尖牙区域的颊侧骨壁缺失直至根方。

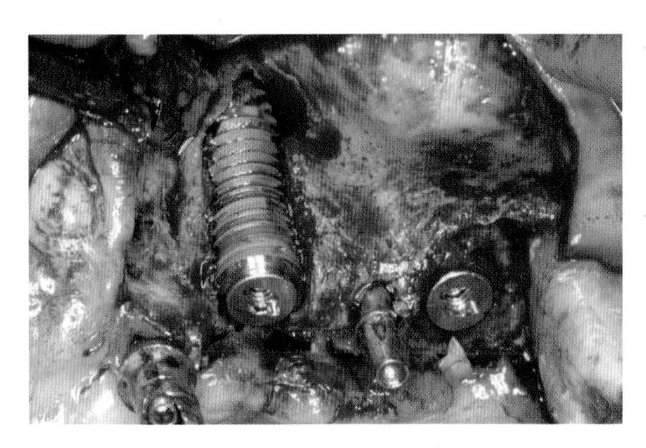

图4-38s 种植体植入骨轮廓内，但没有任何颊侧骨壁。

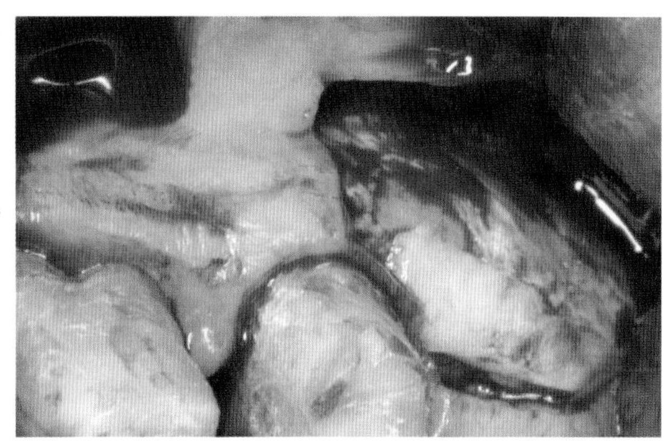

图4-38t 保留骨表面骨膜的结节区半厚瓣。

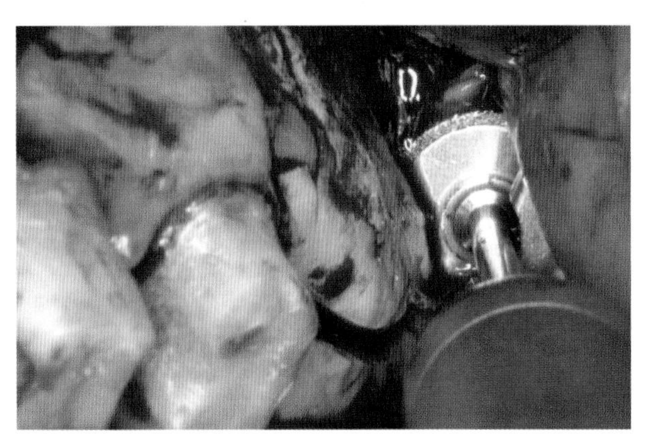

图4-38u 用微锯获取骨块。

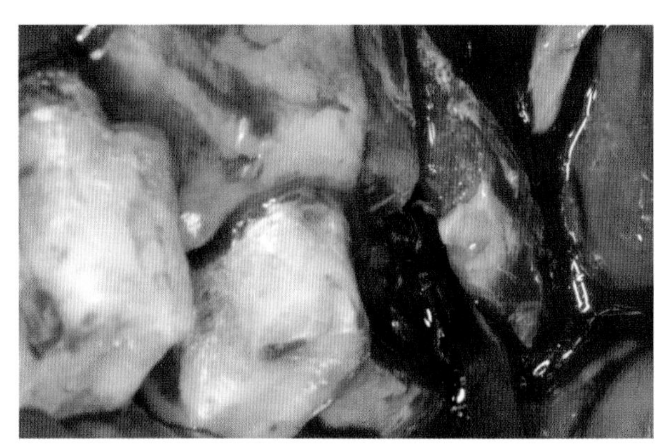

图4-38v 用骨凿使骨块脱位。

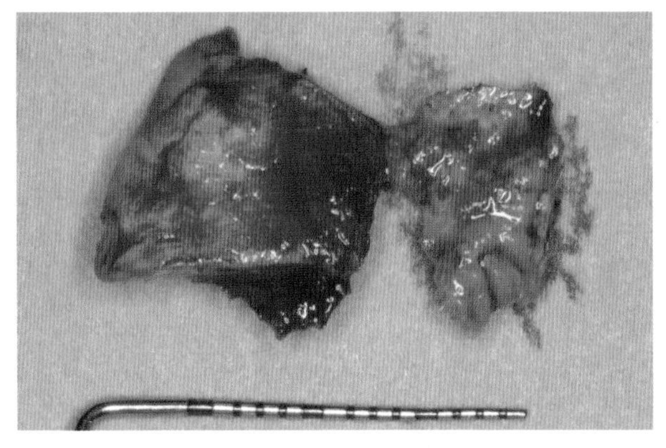

图4-38w 取下带骨膜的颊侧骨块（左）和从腭结节获取的另一个小骨块。

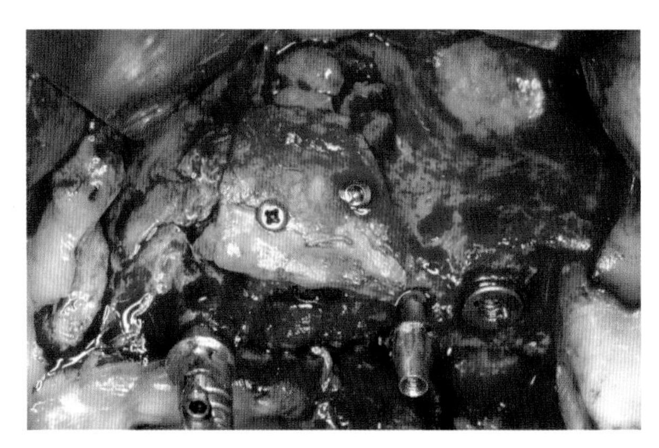

图4-38x 移植组合移植物以覆盖颊侧的骨缺损，并用2个微型螺钉稳定。此外，移植第二骨块以改善腭侧的骨厚度。

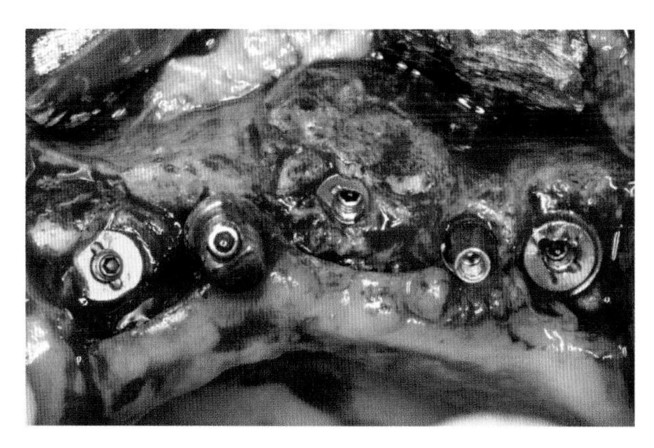

图4-38y　术后3个月的临床表现记录了种植体上的骨再生。

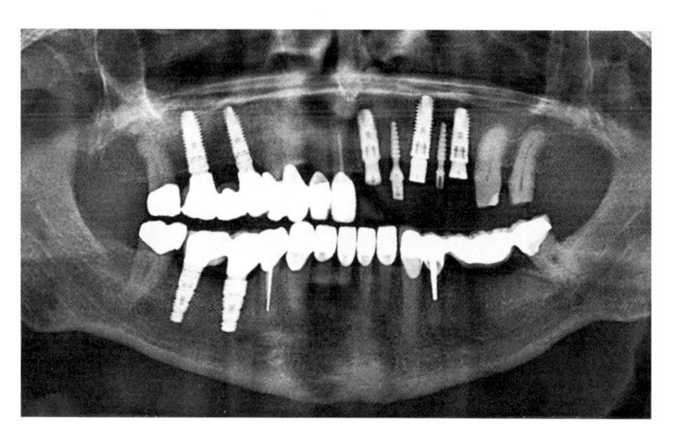

图4-38z　种植体暴露后的曲面断层片。

可能比颊侧的骨更硬，可以获取小骨块。在曲面断层片显示上颌结节区有大量可用骨的情况下（图4-38q），可用微锯和骨凿获取骨块。在这个病例中，获取带有原骨膜的骨块是很关键的，这会增加骨块的稳定性和硬度（图4-38r～z）。

4.3.7　结果

在一项为期10年使用微锯技术获取下颌骨块的前瞻性研究中，详细描述了从磨牙后区域移除3874个骨块的结果[58]。该前瞻性研究的目的是评估用微锯从外斜线获取骨块的结果，并探究获取骨块可能的发病率、并发症和骨块的体积。

在10年内，从3328例患者的下颌骨外斜线一共获取了3874个骨块。在这些患者中，419例（12.59%）从双侧获取骨块，127例（3.82%）在研究期间从同一区域多次获取骨块。根据微锯协议进行骨块的获取，用金刚砂圆盘进行两次垂直和一次基底水平截骨术，用细钻头在牙槽嵴处进行小穿孔。使用特殊的凿子来使骨块脱位。将获取的骨块按照SBB进行生物移植，用金刚砂圆盘将其分割成两个薄骨块。在431例（11.12%）病例中，只需要1个骨块；第二个骨块被复位以重建供区。

获取移植物平均所需时间为（6.5±2.5）分钟，移植物的平均体积为（1.9±0.9）cm^3（最大长度为4.4mm^3）。在无菌条件下，用阿基米德定律测量骨块的体积。将获取的移植物放置在一个充满生理血清的刻度管内。移植物从管中取出后，总体积（移植物+生理血清）减去剩余血清体积即为移植物体积[54]。

其中，168例（4.33%）出现牙槽神经暴露，导致短暂的感觉问题，持续时间最长达6个月。20例（0.5%）发生轻微神经损伤：8例（0.2%）感觉减退，12例（0.31%）感觉异常，持续长达1年。4例患者（0.1%）感觉异常持续了1年以上。未出现永久性麻痹的严重神经损伤病例。61例（1.58%）供区发生原发性愈合并发症，其中大部分为吸烟患者（80.4%）。在431例重新植入一半骨块的病例中，有16例在6～40个月后通过骨增量手术获得了能够用于再次取骨的供区骨。所有病例的外斜线均再生和愈合良好。这项为期10年的前瞻性研究的结果显示了从下颌骨获取较大体积的骨块移植物的能力，其并发症发生率低。重新植入一半骨块为供区骨的完全再生提供了可能性。

一项回顾性研究显示，在正中联合区获取的716个移植物中，平均体积为2.7cm^3，最大体积为4.8cm^3。相比于磨牙后区，这个区域通常皮质骨更薄，但松质骨更多。除了下前牙敏感问题外，共20例（2.8%）发生术后并发症。其中，17例为原发性愈合并发症，供区出现裂开和炎症。局部应用H_2O_2多次冲洗后，17例均在术后6周愈合良好。在此期间，有8例患者必须移除不可吸收膜，同时伴随一些生物材料的丢失。有2例在几个月后出现了下颌尖牙（冠修复多年）根尖的变化，并进行了根管治疗。1例（5年内同一区域第三次取骨）在取骨过程中发生颏部基底皮质边缘骨折，并成功应用螺钉进行骨折固定治疗。在其他病例中，术后情况（肿胀、血肿、疼痛）相似，但与磨牙后区相比不那么强烈。所有病例均无外貌（侧面及颏部突度）变化（图4-28a）。

从颏部获取骨块的主要并发症是术后几个月下颌前牙出现感觉异常[47]。此为该区域的主要并发症，在38.8%的患者中，该并发症被视为主要的主诉，持续时间长达12周。这些症状尤其出现在切除大块骨块之后，是由于下颌神经的近中分支损伤（前支）造成的（图4-32a和b）。在6.84%的患者中，1颗或多颗下前牙感觉异常仍然存在超过12个月。通过曲面断层片和侧位片，证实了该区域的骨再生。在那些充填可吸收骨替代材料和覆盖不可吸收膜的部位，获得了最佳的骨再生效果[47]。

以下是根据本章开始部分所述的生物学方法，在1994—2002年进行的下颌骨块移植手术的结果。在1229例水平移植物中，14例患者在水平向骨增量后发生原发性愈合并发症，这与局部皮瓣坏死和部分移植物暴露有关。4例患者移植物暴露的原因是可摘修复体对骨移植区域的压力。未进行创伤性手术以获得良好的软组织是其他3例患者失败的原因。骨块留有尖锐边缘是两例患者出现移植物暴露的原因。经局部治疗，骨移植物暴露6～8周后，移植的骨块体积减小，创面重新闭合，对于这些病例，可将种植体植入到适当的位置而不需要重新进行植骨。其余5例移植物暴露的患者是重度吸烟者。对暴露的骨的局部治疗失败，则移植物完全丢失。使用隧道技术将死骨取出，3个月后，重新进行骨移植术。

在其他所有病例中，骨移植区的骨愈合和再生良好，可以在术后3～4个月植入种植体。受植区的骨宽度，术前平均为2.1mm，术后3～4个月增加到平均为6.8mm。经过长达10年的随访，这些种植体与非植骨病例中的种植体研究结果相似。骨增量区域稳定，种植体周围骨水平无显著变化。

1995—2002年，共有209例患者应用下颌骨块进行了垂直三维重建治疗。自体骨获取自磨牙后区（n=184）和颏部（n=25）。3～4个月后，共植入了389颗种植体。总体来说，有7例患者出现并发症。其中4例发生移植物暴露，其余3例中，观察到软组织长入到移植物中导致骨再生不良。其他患者的愈合都很顺利。在术后的8～9年内，只有3颗种植体丢失。其余386颗临床条件稳定的种植体仍在行使功能。

明斯特大学与汉堡大学（德国）、图卢兹大学（法国）和维也纳大学（奥地利）的研究中心对取自不同供区的119例活检进行了组织学分析，并对96例活检进行了组织形态分析。遵循SBB的生物学概念，对经过水平和垂直向骨增量的上颌骨（图4-39a～j）及下颌骨中切除的骨组织活检进行组织形态定量分析。结果表明，水平向骨增量区域的骨密度略优于垂直向骨增量。上颌骨和下颌骨之间也存在差异（图4-40a）。

另一项分析比较了传统骨移植区域、从磨牙后区或颏部获取的下颌骨厚骨块以及SBB移植区域的中有活力的骨细胞百分比。对于水平和垂直向骨增量，从经典骨移植区域获取的骨组织与使用生物移植技术获取的骨组织进行活检，其有活力的骨细胞比例存在显著差异（图4-40b和c）。

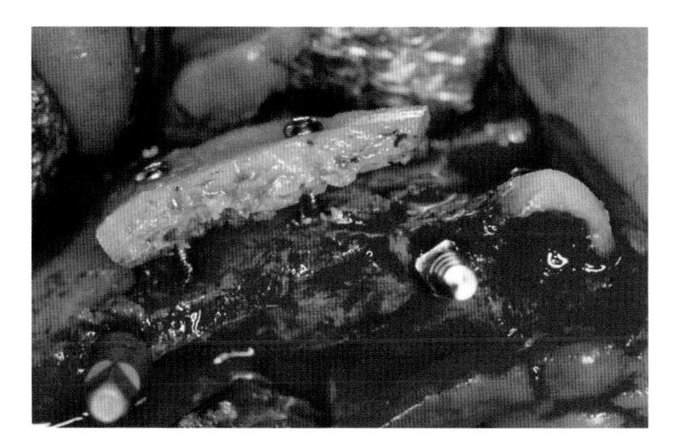

图4-39a 用接骨螺钉固定下颌骨薄骨块。在移植手术前植入临时种植体。

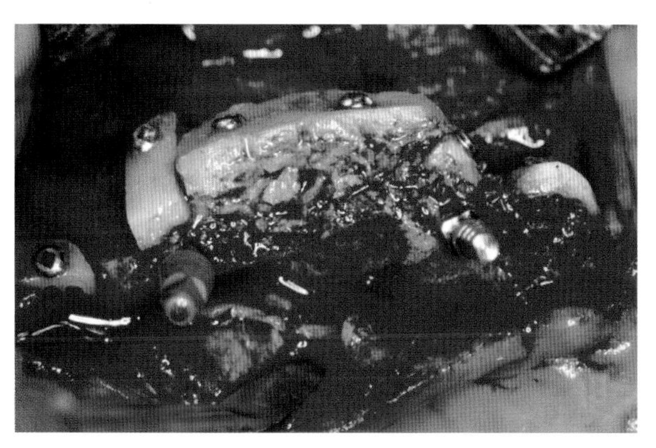

图4-39b 骨块和牙槽嵴之间的空间充满了颗粒骨。

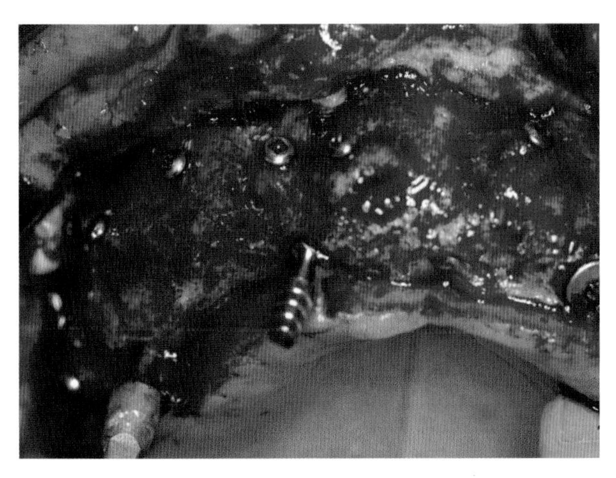

图4-39c　术后4个月的临床表现显示移植区愈合良好。

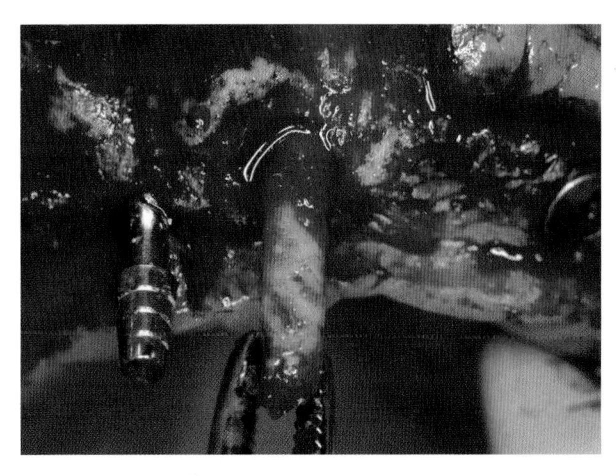

图4-39d　用环钻取出活检组织。

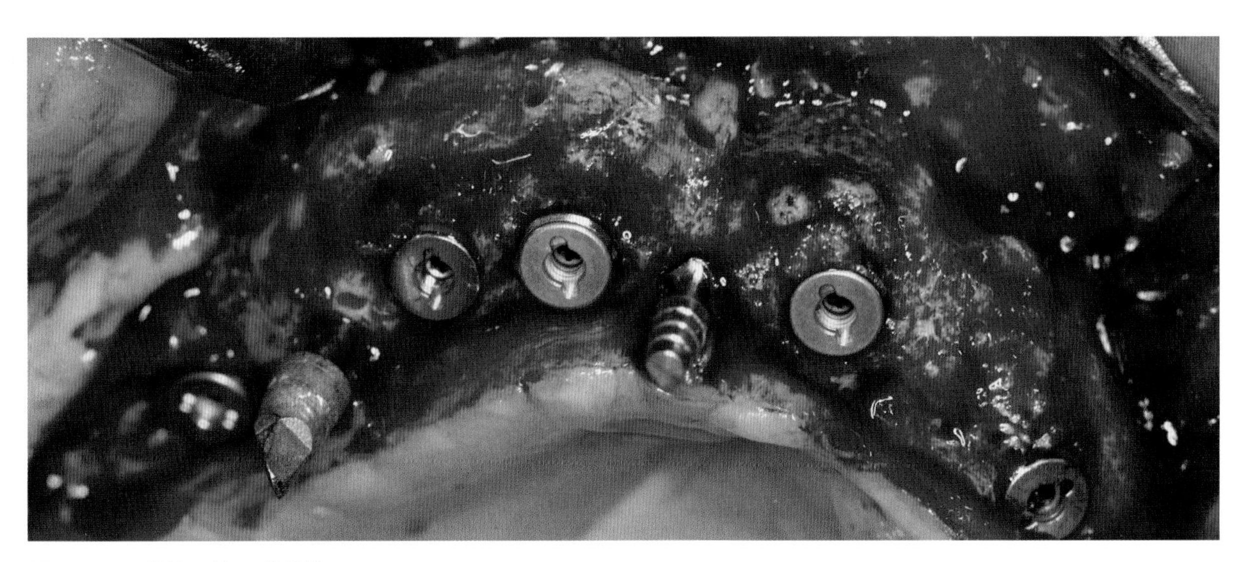

图4-39e　移植区植入种植体。

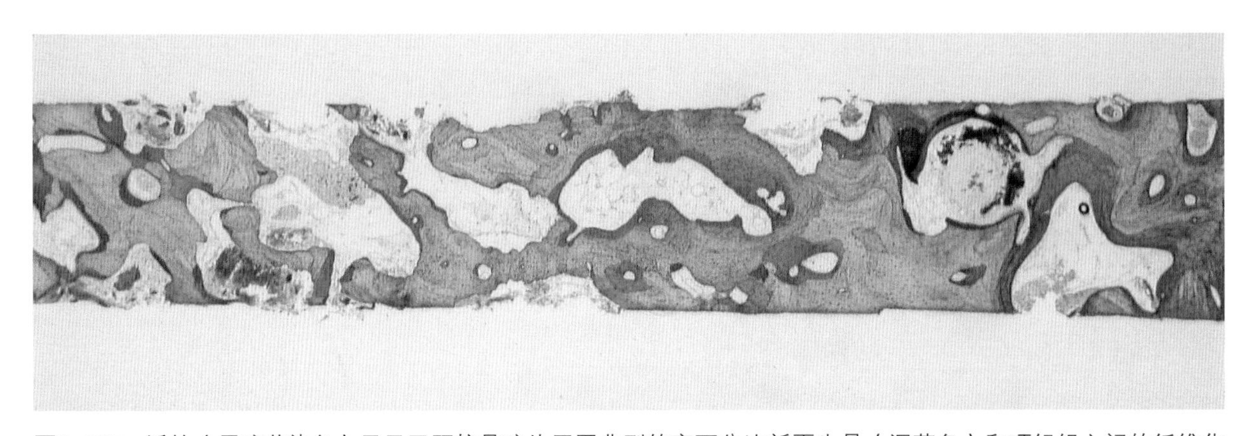

图4-39f　活检（用硫堇染色）显示了颗粒骨碎片周围典型的高百分比新再生骨（深蓝色）和硬组织之间的纤维化（×1）。

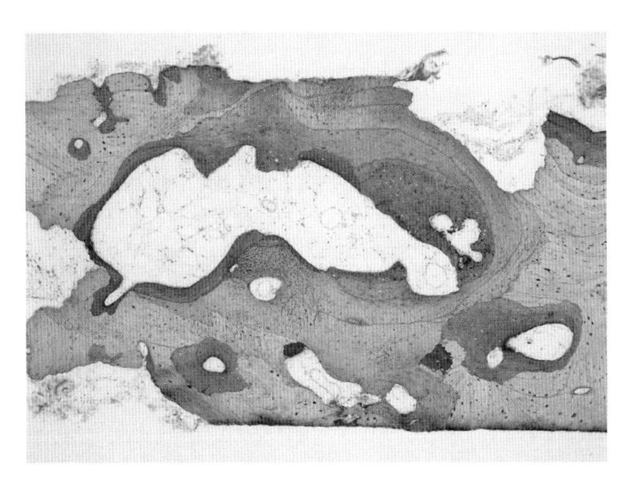

图4-39g 放大更高倍数显示骨样层（深色）和新骨（×4）。

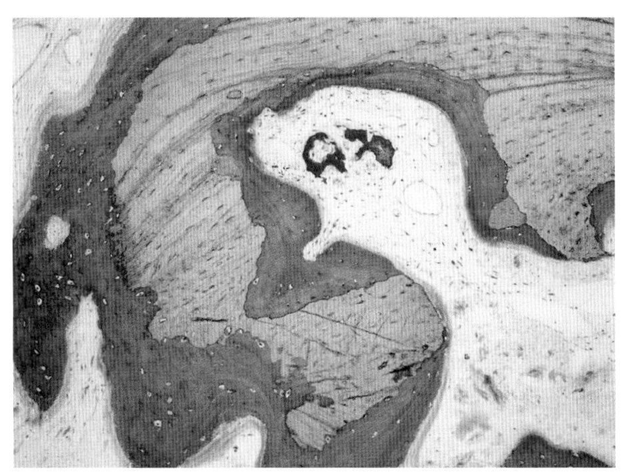

图4-39h 移植骨碎片周围新骨形成的细节（×10）。

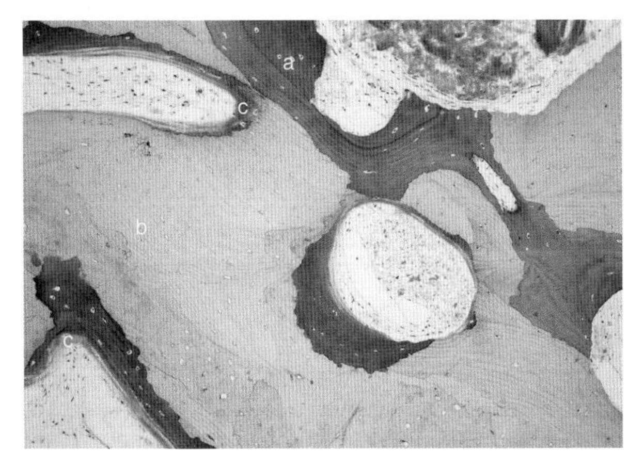

图4-39i 新形成的骨（深蓝色；a）移植骨周围（浅色；b）仍然有大量死亡的骨细胞。骨样层（浅蓝色；c）也存在（×10）。

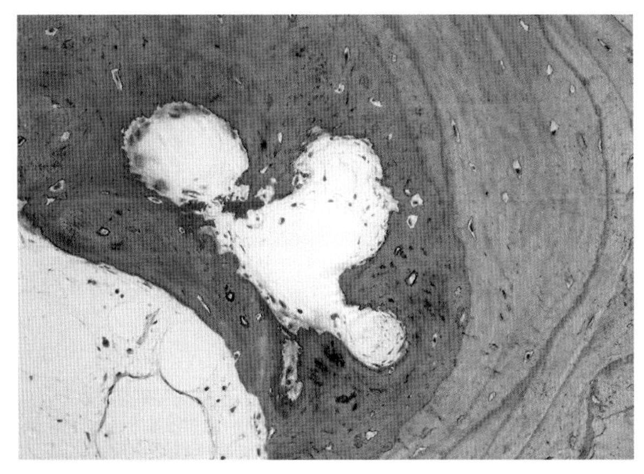

图4-39j 移植骨中有活力的骨细胞（a）和濒临死亡的骨细胞（b）（由维也纳大学教授Moser博士和Evers博士制作的组织切片）。

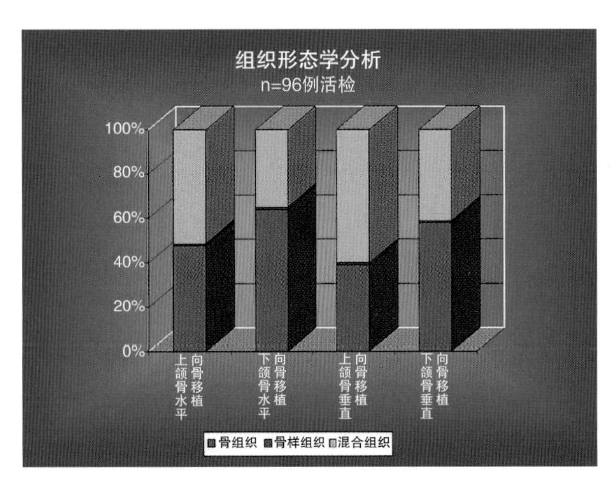

图4-40a 移植再生骨的组织形态学分析平均值。水平向和垂直向三维骨移植之间以及上颌骨和下颌骨之间有一些小的差异。

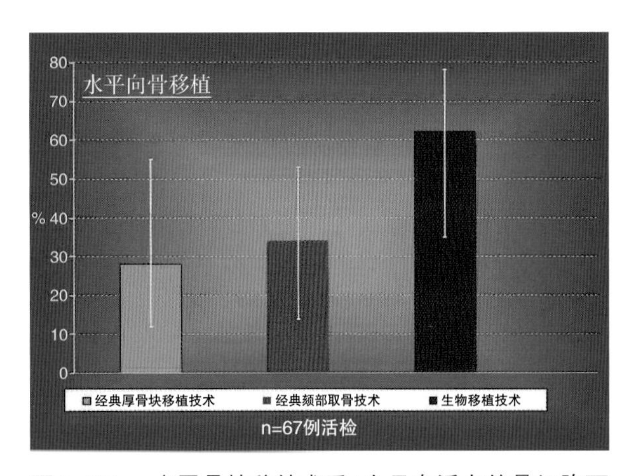

图4-40b 水平骨块移植术后4个月有活力的骨细胞百分比平均值：经典厚骨块移植与现有生物方法的比较。

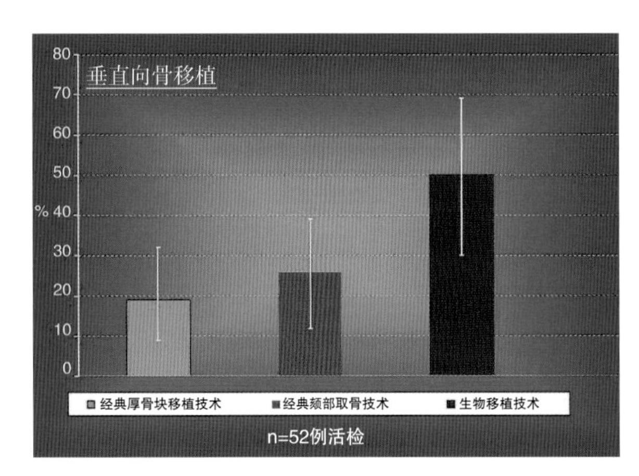

图4-40c 垂直骨块移植术后4个月有活力的骨细胞百分比平均值：经典厚骨块移植与现有生物方法的比较。

4.3.8 讨论

外斜线有利于获得较大的下颌块状骨，是口腔内获取骨块的首选部位。供区和受植区相邻可减少手术和麻醉时间，为使用自体骨移植进行种植手术创造了理想条件。供区的解剖学变异使移植物具有形态学差异。

视诊和触诊可以初步估计供区的形态轮廓和尺寸，如外斜线的厚度和范围。本临床检查提供了关于供区可用骨骼形状的信息。可使用X线片来补充供区和重要邻近解剖结构的位置/关系的信息。下颌管和颏孔的位置可在曲面断层片上追踪到，这也显示了外斜线的密度。在2000—2008年，曲面断层片是在使用微锯从外斜线取骨前进行评估的唯一放射学诊断手段。微锯的最大切割深度为3.2mm，在解剖学上似乎适合从磨牙后区和磨牙旁区安全获取骨块。然而，在下颌升支区域，神经更接近表面。如果外斜线较薄弱，且在神经走行水平以下进行截骨，则可能发生神经暴露。当远端垂直截骨位于下颌升支区域时，由于该区域的下牙槽神经在舌侧延伸到下颌骨体前仍接近颊侧骨皮质，则也会发生神经暴露。当截骨区位于神经水平以下时，不建议使用微锯在第二磨牙远端切口进行最大深度的切割。应在该区域留有一个不超过截骨切口2mm深度的安全边缘（金刚砂圆盘的宽度为1mm）。根据目前方案的低并发症发生率，其临床和放射学诊断方法似乎足以保证骨块的安全获取。现在诊断CBCT的使用提供了更多的解剖学信息，如皮层骨壁的厚度和下颌神经的位置。因此，它在术前提供了有用的和重要的信息，尤其是当截骨术计划跨越下颌管的走行时。

结果表明，使用特定的技术和专用的器械，能够成功地从下颌骨获得相对较大体积的骨块移植物，且并发症发生率低。在一项对50例患者的研究中，Misch发现正中联合区移植物的平均体积为1.74cm^3，而下颌升支的平均体积为0.9cm^3。与上述结果相比[54,58]，这种差异可能是由于移植物体积小、获取技术和所用器械不同，以及从邻牙区域或无牙区域（特别是颏部）取骨之间存在差异。事实上，Misch的取骨技术使用裂钻来制造截骨切口，与微锯的薄金刚砂圆盘切割相比，会导致更多的骨丧失[47,51]。另外，微锯提供了沿下颌升支获取切口的可能性，且能够获得一个较大的骨块移植物，而不会有损伤软组织的风险。

另一项使用压电手术器械的研究显示，移植物的平均尺寸为1.15cm^3，最大尺寸为2.4cm^3 [28]。与上述研究结果相比[58]，3874例从外斜线获取的骨移植物，平均体积为1.9cm^3，最大体积为4.4cm^3，并且厚度高达6.5mm，这种差异也可以通过所使用的取骨技术和器械不同来解释。

一项随机对照具有前瞻性的临床试验，比较了使用微锯和压电手术器械[27]从磨牙后区获取骨块的差异，结果显示两者所需时间有显著差异，但术后疼痛、肿胀和并发症无任何差异。使用微锯的平均截骨时间（包括脱位骨块）为（5.63±1.37）分钟，使用压电手术器械为（16.47±2.74）分钟（$P<0.05$）。使用微锯的平均移植物体积为（1.62±0.27）cm^3，使用压电手术器械为（1.26±0.27）cm^3（$P<0.05$）。

目前，还有其他类型的器械用于获得口腔内移植物，其中大多数是不同外形和直径的环钻。然而，环钻只能以骨芯形式取出小的骨碎块，仅可获得颗粒骨，而无法获得骨块。能够从下颌骨切割骨块的锯很少见，包括在磨牙后区与颏部，并不能得到令人满意的结果。由于水平和垂直部分的深度难以控制，在该区域使用此类器械是复杂且危险的。

微锯允许外科医生在短时间内以低风险获得大块移植物，如果按照所提供的方案进行，则能够对上颌骨和下颌骨进行完全重建（图4-41a～s）。结果显示其并发症发生率较低，特别是在磨牙后区，没有发现严重的下颌神经损伤。此外，微锯还提供了获得不同外形的移植物的可能性，如用薄金刚砂圆盘纵向切割单

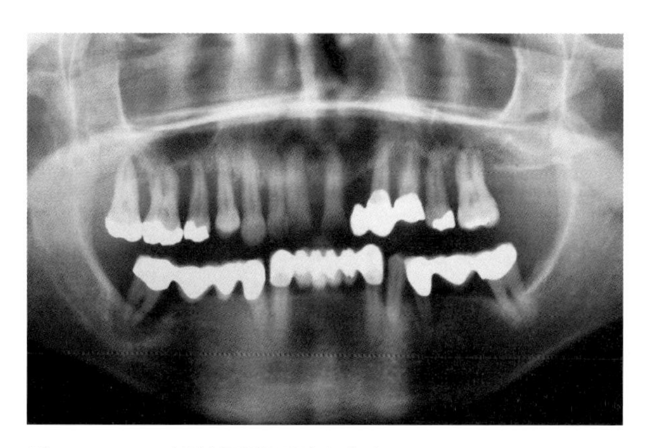

图4-41a 49岁的严重牙周病患者。

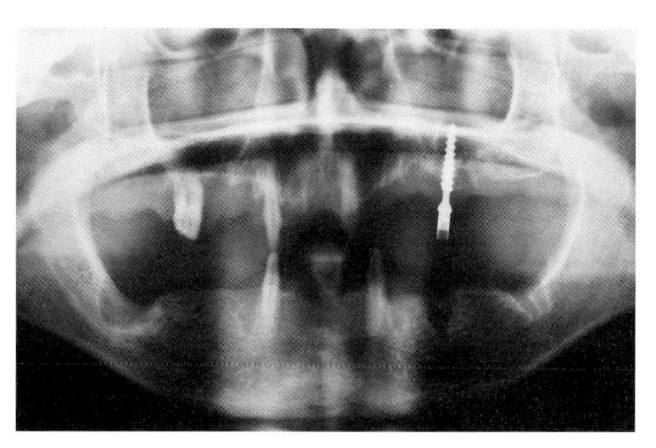

图4-41b 多次拔牙、牙周治疗和植入临时种植体以稳定固定临时修复体后的曲面断层片。

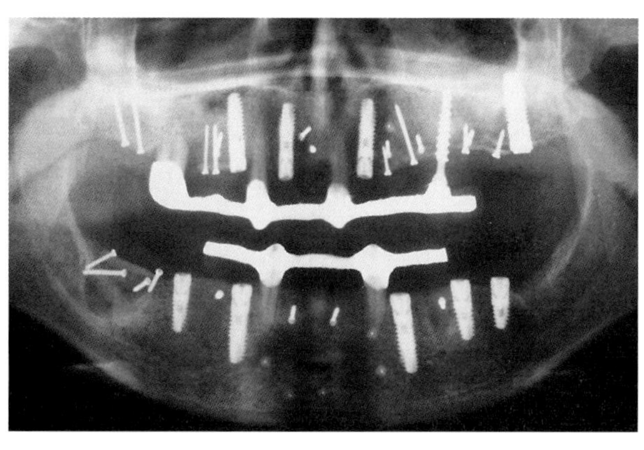

图4-41c 用来自右后磨牙区、左后磨牙区以及颏部的骨移植物进行总共9个骨块骨增量（5个垂直向；4个水平向）。

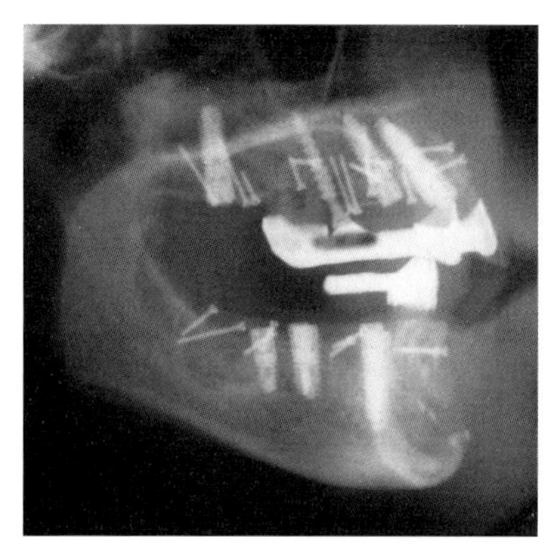

图4-41d 显示颏部移植物供区和各种增量后的侧位X线片。

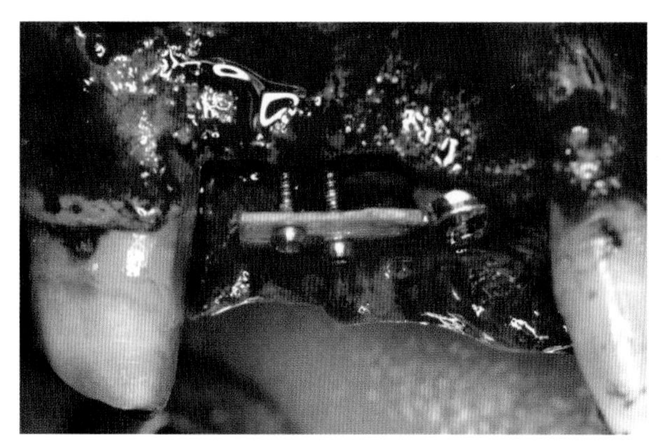

图4-41e 右上颌的临床表现：一个薄的骨块稳定在离牙槽嵴一定距离的位置。该骨块与第一磨牙暴露的牙根没有接触。

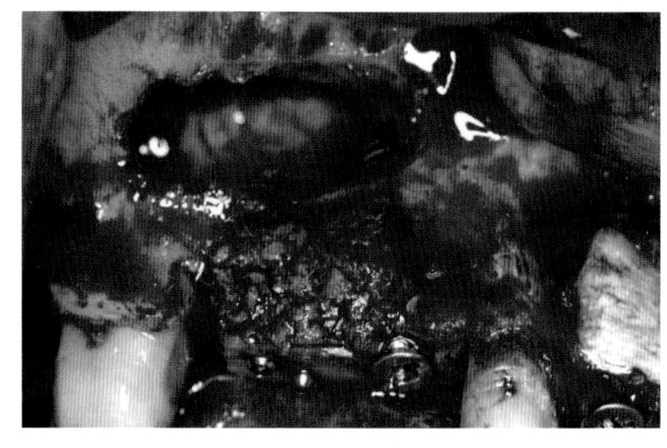

图4-41f 骨块和剩余牙槽嵴顶之间的间隙用骨屑充填。与此同时，抬高窦底。

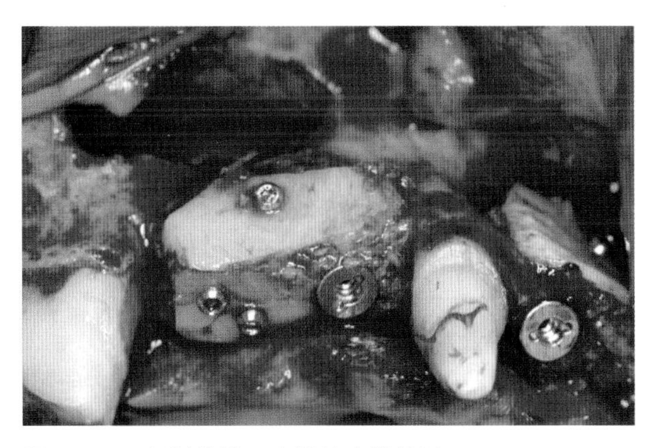

图4-41g 颊侧的第二个骨块支撑骨屑。

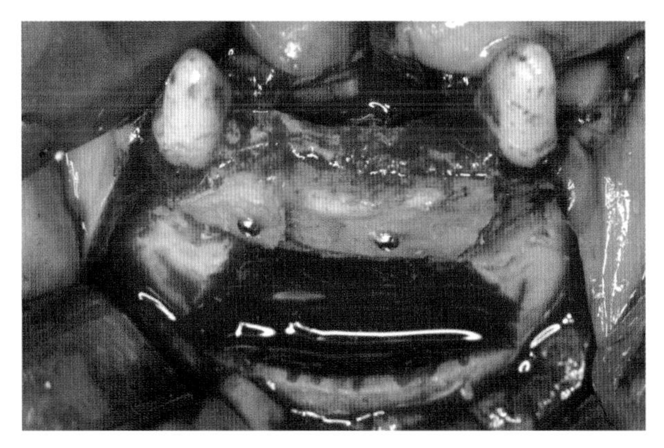

图4-41h 用从颏部获取的骨块移植到下颌骨前部。

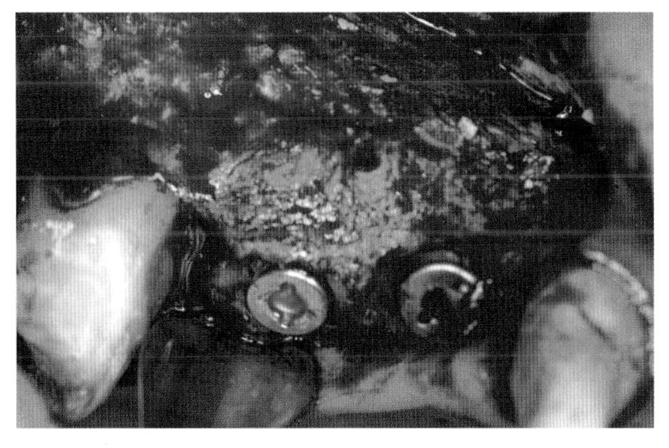

图4-41i 术后3个月移植物愈合，允许在移植区植入第二颗种植体。

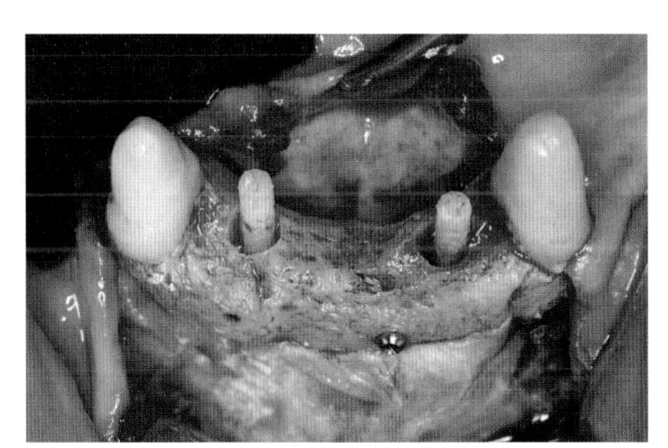

图4-41j 下颌骨前部的移植愈合。

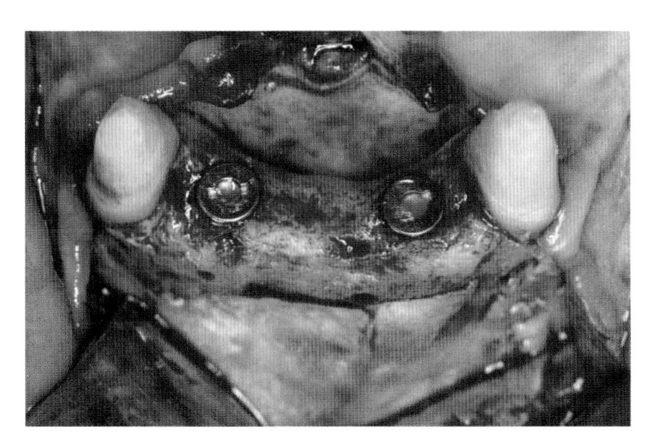

图4-41k 在移植区植入2颗种植体。

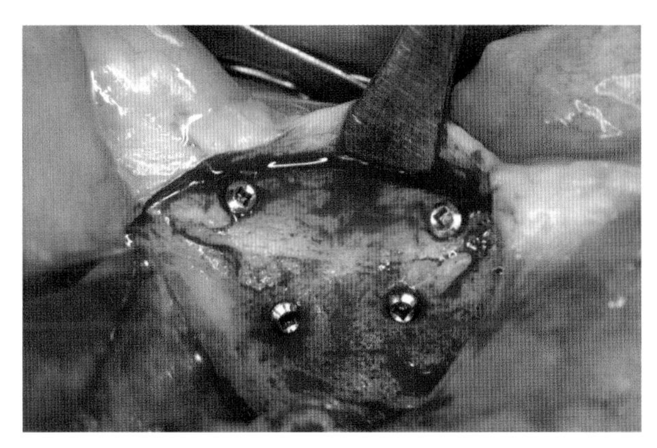

图4-41l 下颌骨后部垂直向骨增量愈合良好。

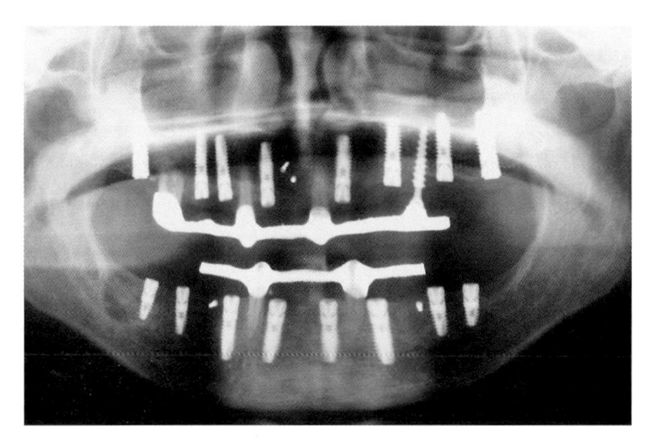

图4-41m 移植区植入种植体后的曲面断层片。

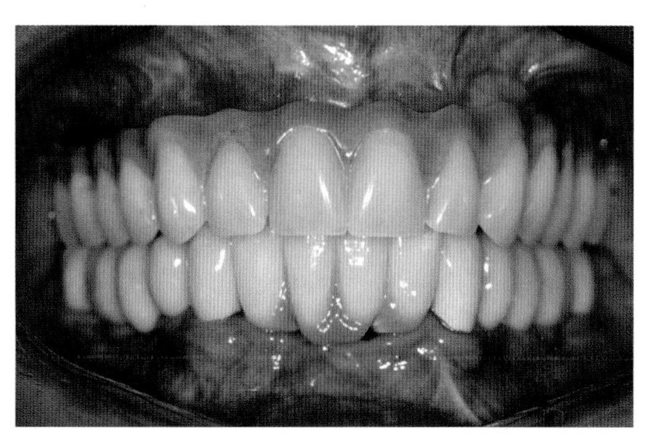

图4-41n 术后8年口腔修复的临床表现：上颌设计为可摘的杆结构，下颌设计为固定桥。

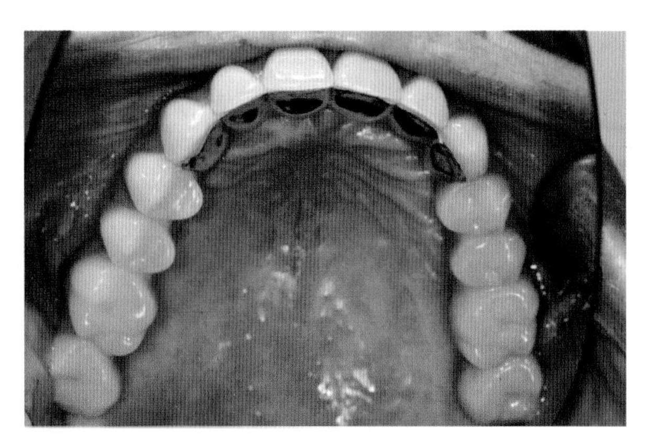

图4-41o 无腭部覆盖的上颌修复。

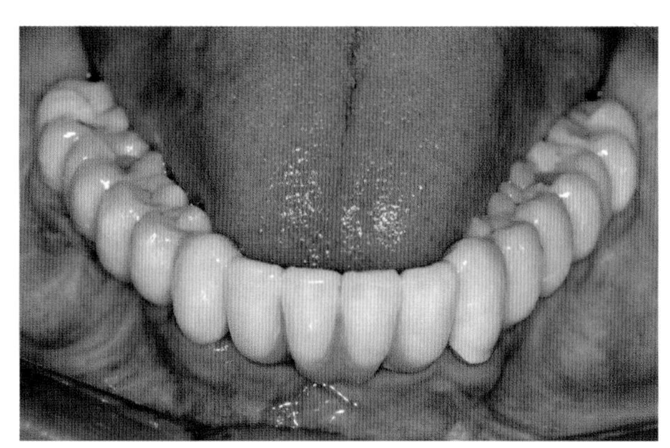

图4-41p 下颌修复体。

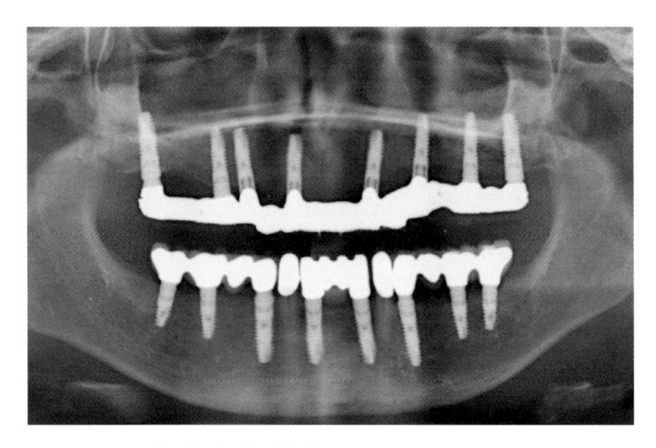

图4-41q 术后5年的X线片。

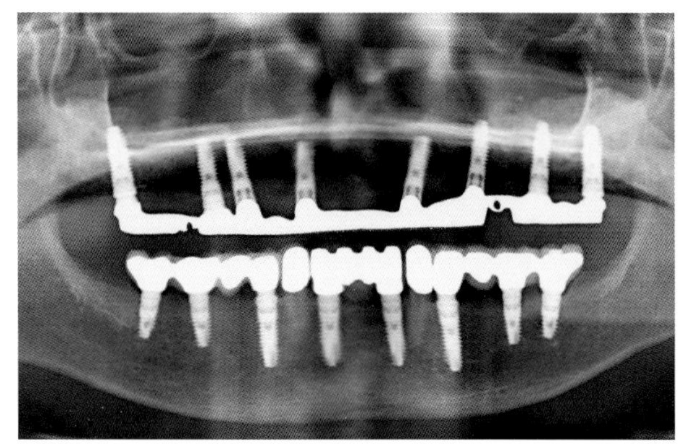

图4-41r 术后12年的X线片。

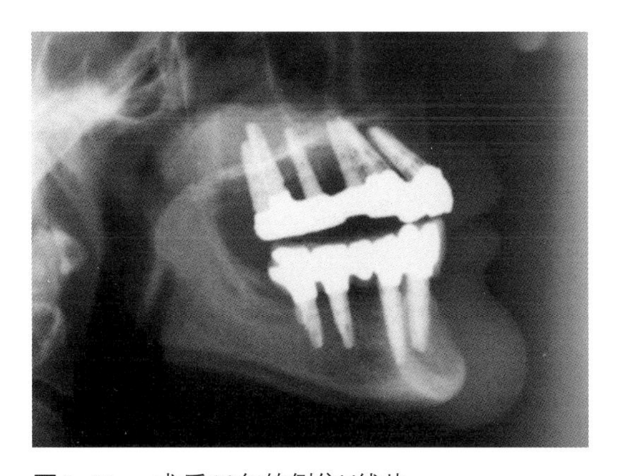

图4-41s 术后12年的侧位X线片。

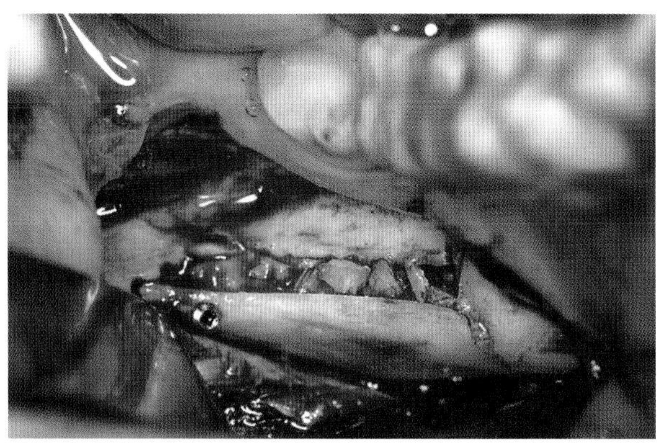

图4-42 将另一骨块放回供区复位以恢复外斜线。在这种情况下，用螺钉进行额外的固定。

个骨块移植物，生成两块具有相同表面积但厚度仅有一半的骨块。这些从一个部位获取的薄骨块可以单独用于广泛的垂直向骨缺损的三维重建。如果仅需一个骨块，则第二块可以复位到供区，并在必要时用一枚小螺钉进行固定，以完全恢复颌骨轮廓，使其能够更好进行再生（图4-42）。

从磨牙后区截骨的术后情况与从阻生智齿处截骨的术后情况相似：水肿、血肿和疼痛。然而，作者及同事的研究显示其感染率（＜1%）低于智齿拔除的感染率（6%～8%）。这可能与硬骨板在冠周和根周的存在有关，可能会对血管支持、出血能力和愈合过程产生负面影响。另外，移植物的获取会暴露出大面积的松质骨，从而导致出血。使用胶原止血并稳定凝块，可利于伤口愈合。在两种水平骨移植技术的随机平行对照临床研究中，Korsch[65]等发现，使用骨替代材料结合骨挠获取的骨屑（使用SonicWeld Rx系统的贝壳技术；KLS Martin Group）和仅仅利用自体骨进行微锯的SBB之间在疼痛和肿胀方面没有显著差异。该研究无法证明由于在供体部位获取的自体骨量较少，患者的术后抱怨会较少。

尽管在外斜线区域获取大部分自体骨，但没有导致美学或功能缺陷。

在颏部获取骨块的主要并发症是许多患者会出现下颌前牙麻木或敏感。这种神经敏感性的问题是由前牙有活力的患者在颏部移植物获取过程中下颌神经前支的撕裂引起的。如果没有牙髓坏死的临床现象，1颗或几颗牙齿失去感觉并不意味着需要根管治疗[54]。

Misch在9.6%的病例中将颏神经感觉异常等同于颏部皮肤麻木，在29%的病例中将其等同于前牙的感觉异常。在另一项研究中，Von Arx和Beat[108]在颏部取骨后未观察到颏神经感觉异常，但在两侧下颌尖牙根尖处有反应，这与取骨钻无关。尽管Misch报告的安全距离为距离前牙根尖5mm，但也存在其他作者提出的3mm安全距离是否足够的问题[54,89,101]。可以推测，颏神经撕裂的风险与获取的骨移植物接近根尖的距离成反比。由于颏神经在出颏孔前向前弯曲，这段走行存在不可忽视的风险。某些病例出现如上所述的颏神经感觉异常，特别是在约2个月后迅速缓解的损伤，其原因可能是皮瓣向根尖方向活动时神经纤维的创伤性拉伸[99]。

由于该症状会对一些患者造成困扰，因此应首先在下前牙缺失患者或下前牙短根具有较大颏部突起的患者中进行颏部取骨手术。超过716例从颏部取骨的患者，其外形轮廓没有变化。软组织轮廓无改变，下唇功能恢复。先前的研究[45,54,99]也证明了颏部轮廓的保持；然而，当颏部肌肉无法维持时，会导致肌肉下垂。

下颌骨块移植的生物学程序是合乎逻辑的，可在短时间内使骨移植区有活力的骨细胞比例升高（图4-40b），这对种植体最理想的骨结合和防止移植物吸收很重要。与经典方法移植的骨块相比，手术后4个月的活检显示，使用目前的移植方法，移植区活跃的骨细胞比例约为前者的2倍（图4-40b）。通过维持移植/再生区域的稳定骨状况和种植体的稳定骨结合，对修复的长期预后也很重要。这在临床结果中得到了证实。经过10年的随访，种植体的结果与植入于非移植骨的种植体的结果相似。骨增量区域情况稳定，种植体周围骨水平无明显变化。

目前发表的骨块移植程序的改进，有不同的名称，如SBB或Khoury贝壳技术[90,103,107]，以下列出了皮质骨移植物愈合的生物学进步和优势：

- 将厚骨块分割成2个或3个具有相同表面积的薄块，增加了骨块的数量，提供了以不同形态骨块重建大面积骨缺损的可能性（图4-41a～s）。
- 更好地适应受体部位：薄骨块可以比厚骨块更能适应不同形态的萎缩骨嵴或骨缺陷。
- 更容易个性化确定移植部位的宽度：通过这项技术，外科医生可以在手术过程中，在固定骨块时，决定与受植区的距离以及牙槽嵴的目标宽度。
- 更多的垂直和三维骨增量可能性：使用两个或两个以上的薄骨块，在不使用膜或生物材料的情况下，可以很容易地以盒状或高达15mm的三维骨重建的形态进行垂直向骨增量，并实现长期稳定的骨状况和种植体的骨结合（图4-43a～h）。薄骨块可适用于上下颌骨所有区域，它代替生物膜来形成未来牙槽嵴的形态以及避免因使用生物膜而产生的并发症（图4-44a～p）。此外，不需要生物材料来维持形态和体积，因为有活力的骨保持了其自身的体积和牙槽嵴的形状。获得的垂直向骨增量平均为7.8mm（图4-45a）。1年后的吸收率平均为10%～15%。随后几年，体积不再发生显著变化（图4-45b）。

- 供区的生物重建：有时只使用两块薄的（分开的）骨块中的一块就可以实现骨增量。在这种情况下，第二个骨块可以被复位回原来的位置，覆盖在剩余的骨屑或胶原蛋白海绵上。以此种方式重建外斜线。并不是所有情况都需要再用螺钉固定，在同一区域6个月后可能重新获得比较大的骨块（如果有需求）（图4-46a～y）。
- 在移植物暴露时，更有机会保存骨移植区：早期移植物暴露是一种严重的并发症，经常导致骨移植术完全失败，特别是当使用厚骨块时。在SBB中，移植发生在许多层，骨屑由薄骨块稳定和保护。如果暴露了这些块的一部分，建议从一开始就采取保守的方法，进行约4周的局部清洗和去除污染，直到坏死的软组织恢复（见第8章）。在此期间，薄的皮层骨板将继续保护已经血管重建而没有任何干扰的骨屑免受污染。在随后取出暴露的部分骨块后，可以观察到良好的血管化和下层稳定的骨屑（见第8章）。

SBB在牙周病患者中显示了良好的长期效果。在一项为期13年的回顾性研究中，根据SBB，移植骨中植入了241颗种植体，其中2颗种植体在负重10～11年后由于种植体周围炎而丢失（0.83%）[38]。

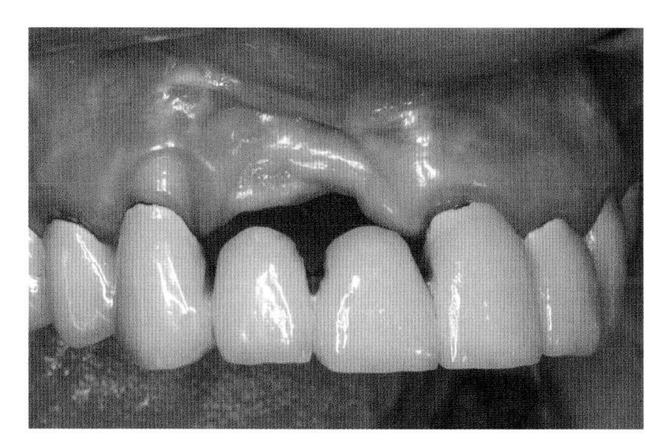

图4-43a 年轻女性患者在生物材料充填并发症后的临床表现。

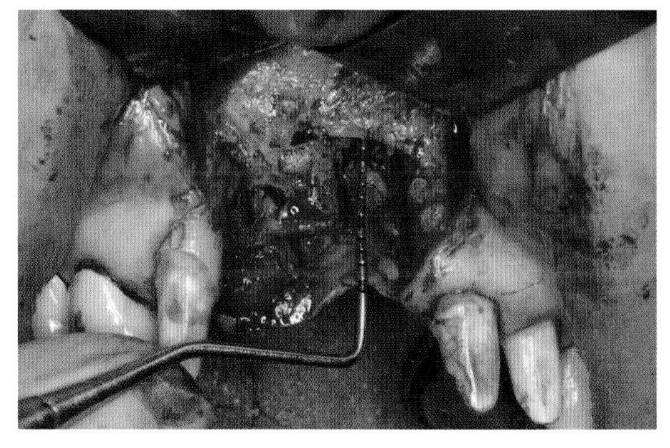

图4-43b 上颌骨前部骨缺损。

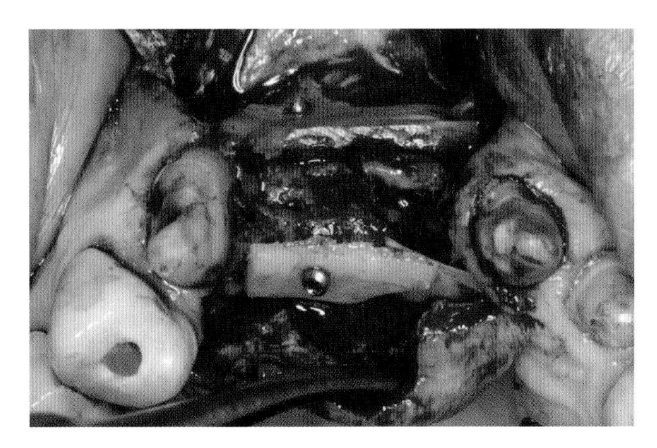

图4-43c 2个骨块用螺钉固定在剩余的颊侧和腭侧。

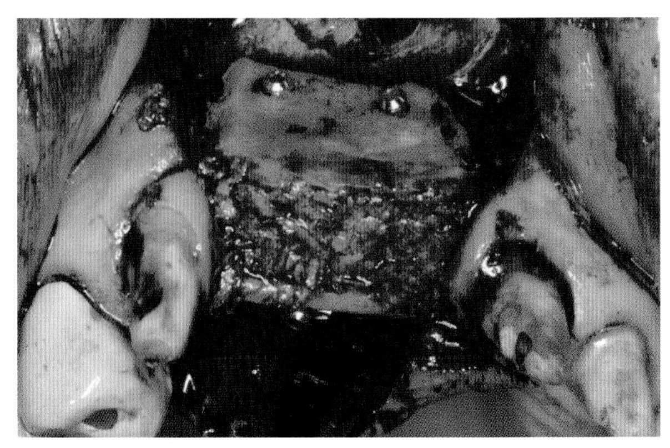

图4-43d 盒状空间中填满骨屑。

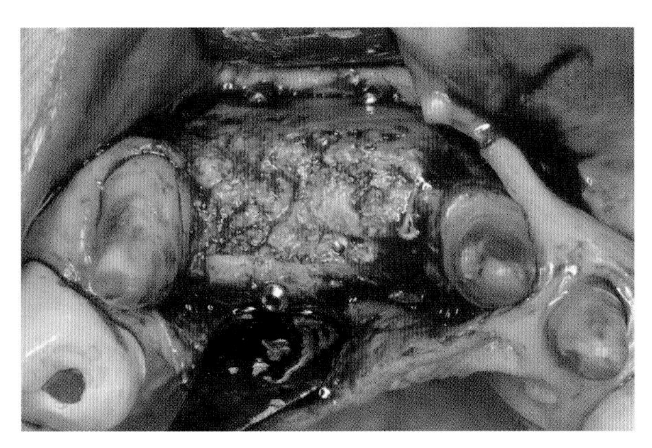

图4-43e 术后3个月的临床表现。

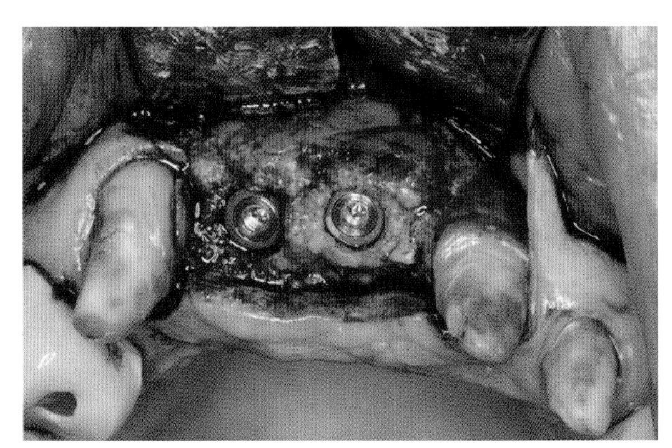

图4-43f 植入移植区的2颗种植体。

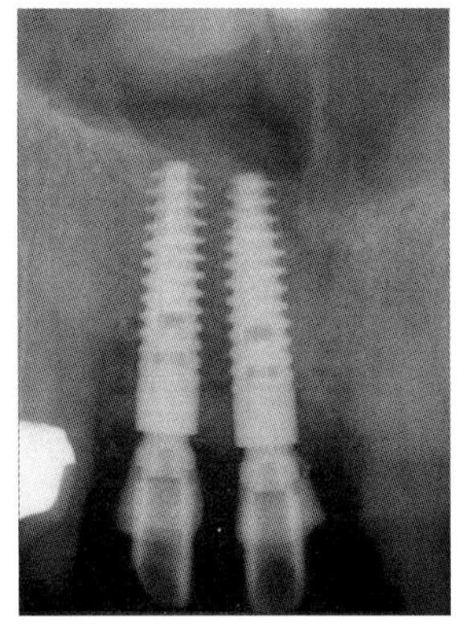

图4-43g 记录垂直向骨增量的X线片。

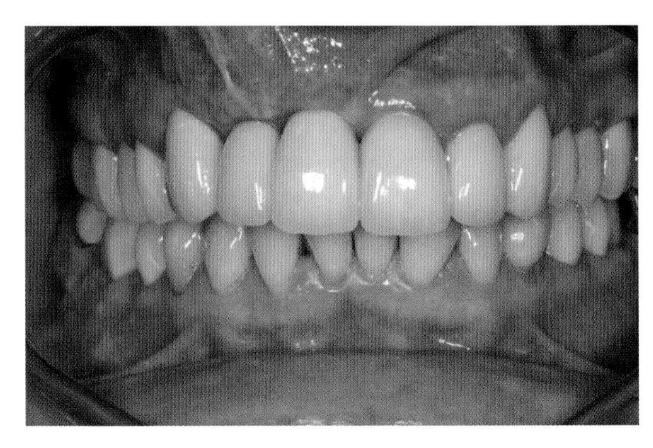

图4-43h 修复后的临床表现。

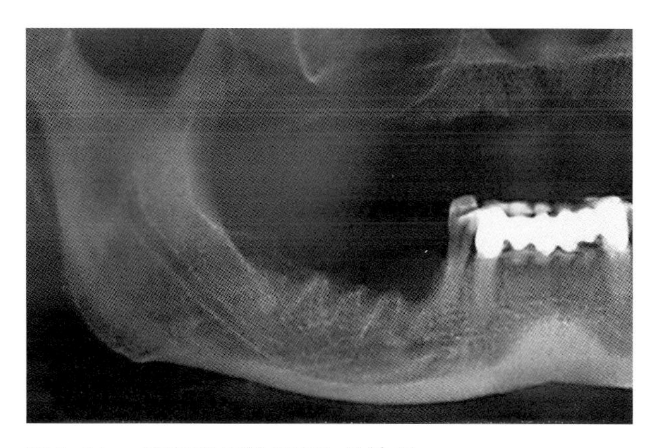

图4-44a　下颌骨后部垂直向骨缺损。

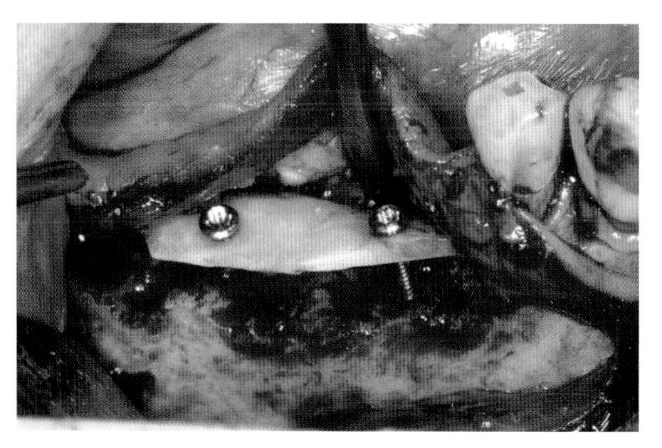

图4-44b　通过外侧入路用2个螺钉稳定骨板。

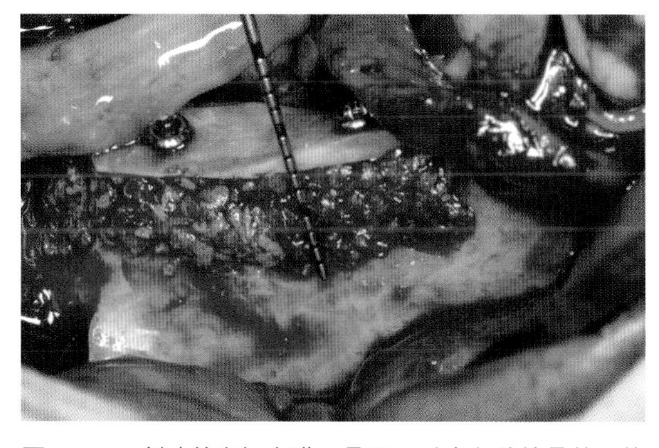

图4-44c　创建的空间充满了骨屑。垂直向移植骨的量约为8mm。

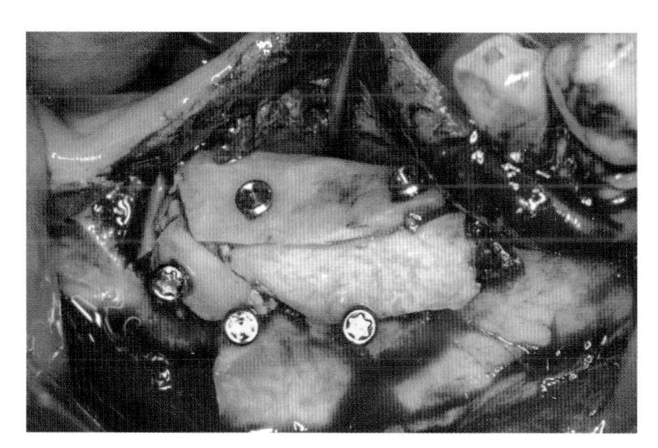

图4-44d　盒状空间在颊侧用薄骨块封闭。

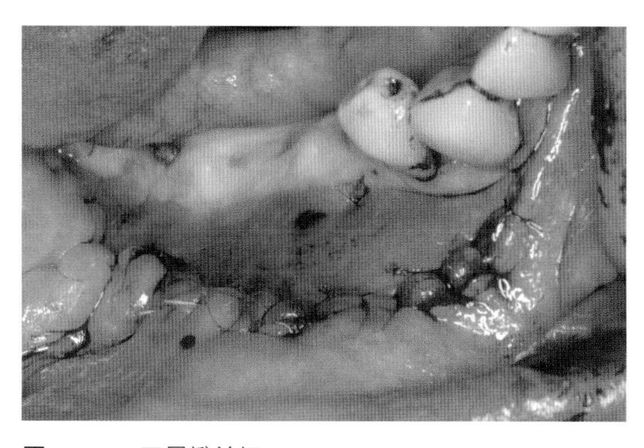

图4-44e　双层瓣关闭。

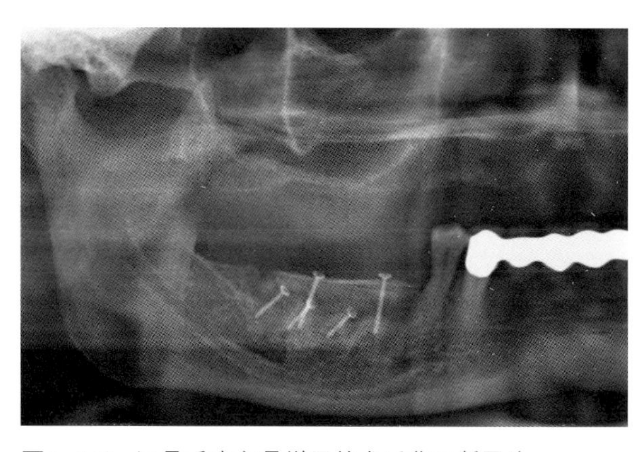

图4-44f　记录垂直向骨增量的术后曲面断层片。

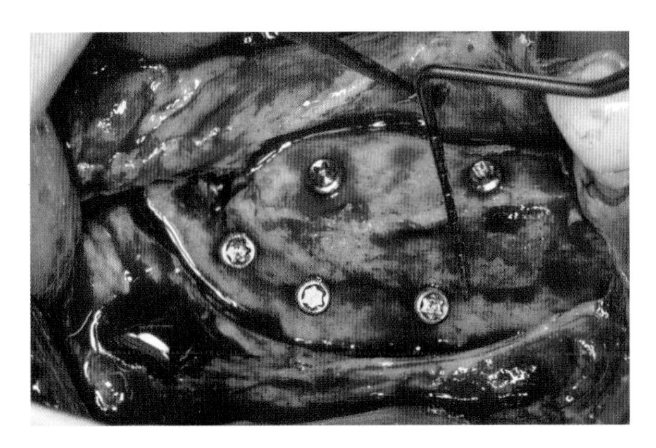

图4-44g 术后3个月的临床表现。

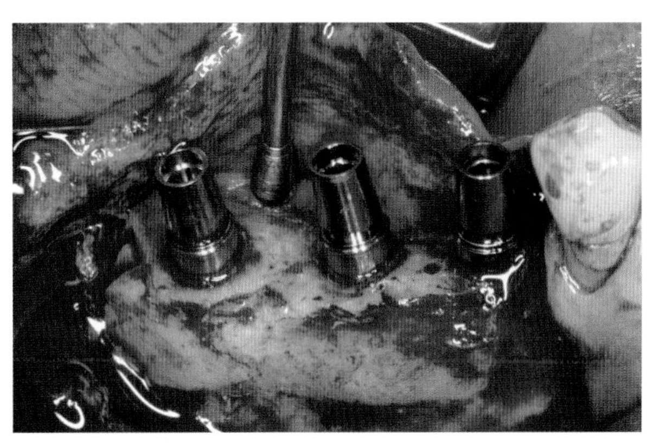

图4-44h 3颗种植体植入移植骨。

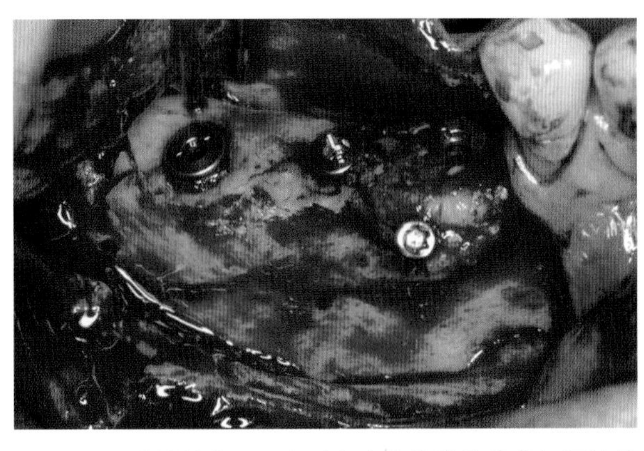

图4-44i 种植体窝洞预备过程中收集的骨芯进行额外骨增量，并用螺钉固定。

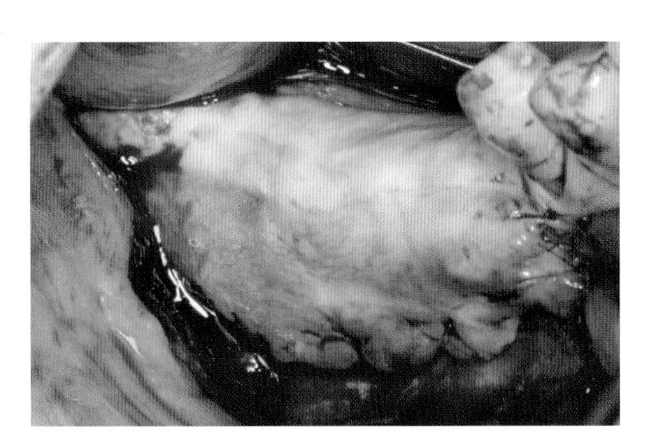

图4-44j 根据Kazanjian前庭沟加深术进行创口关闭。

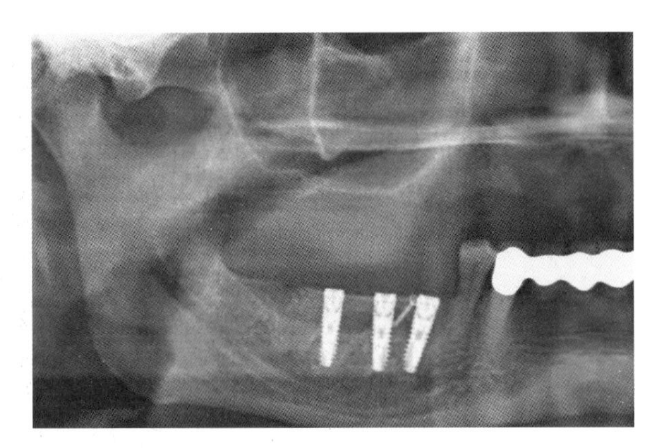

图4-44k 术后的X线片。

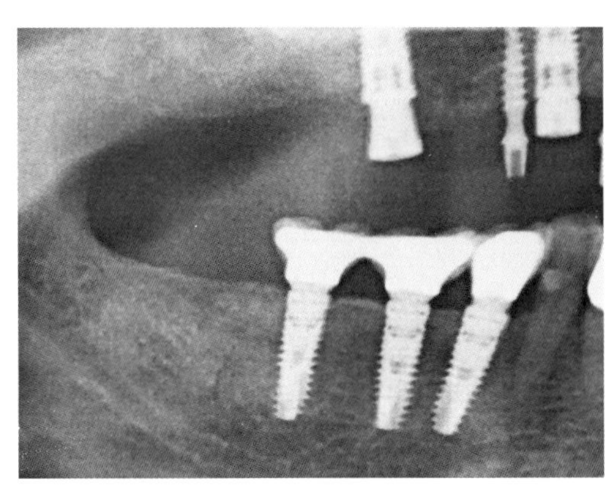

图4-44l 术后5年的曲面断层片。

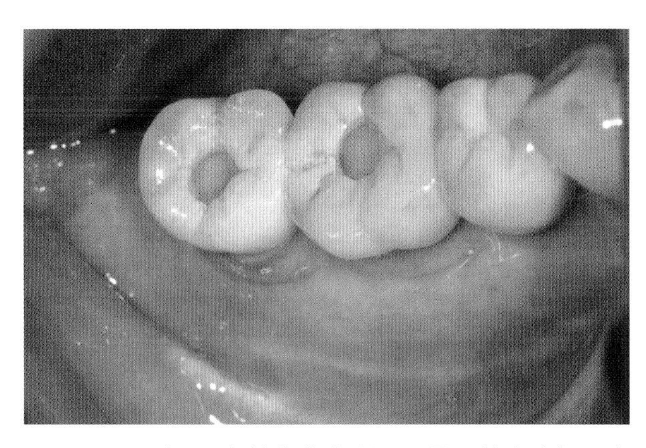

图4-44m　术后5年的临床表现，记录了前庭沟加深术后的牙龈状况。

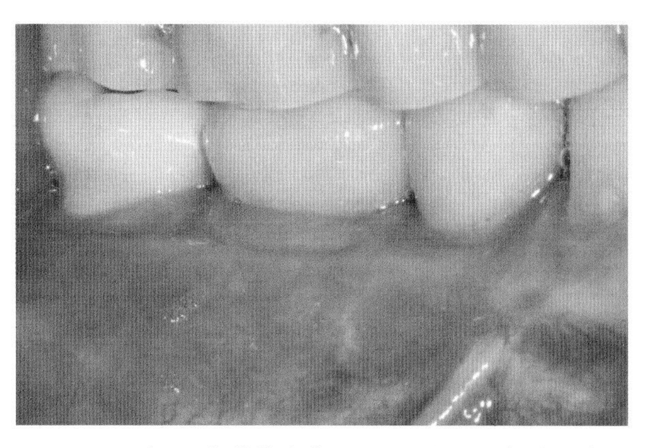

图4-44n　术后5年的临床表现记录下颌骨后部的口腔康复和种植体周围软组织的质量。

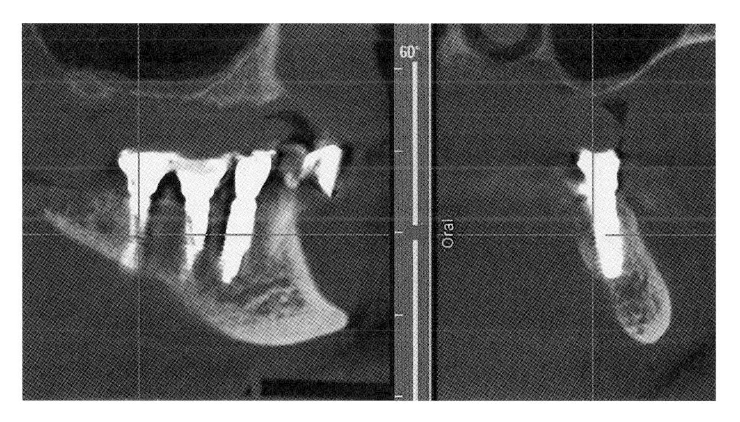

图4-44o　CBCT进行了上颌移植手术的计划，证实了第二磨牙区垂直向移植骨的稳定性。

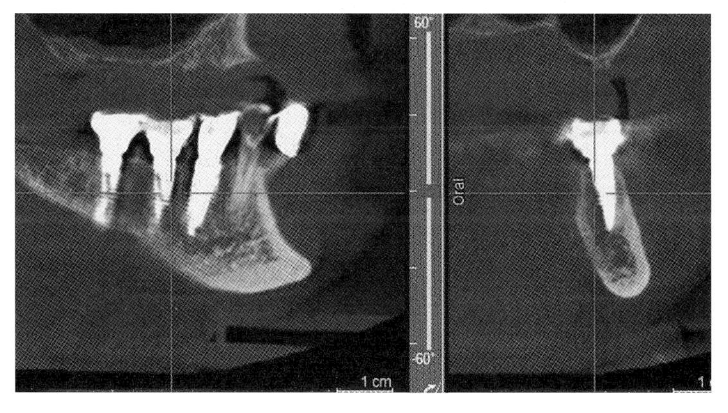

图4-44p　类似的CBCT截图，但来自第一磨牙区。

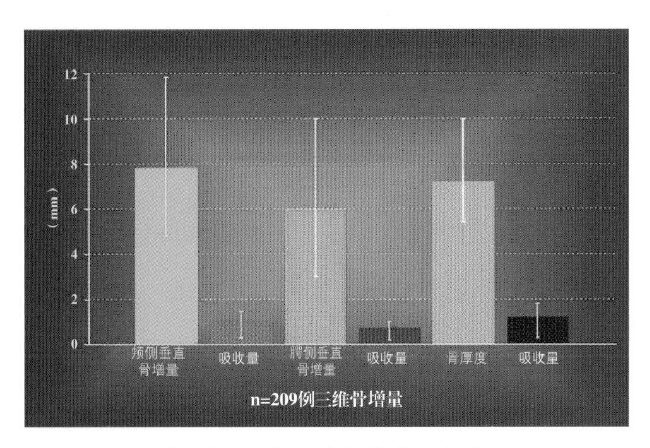

图4-45a 三维重建后的平均骨高度和宽度。

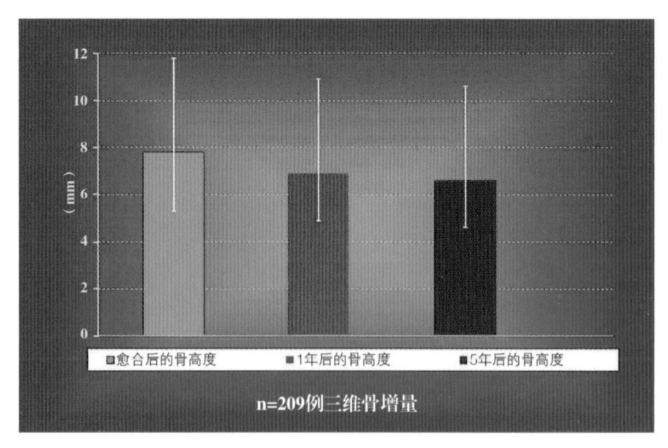

图4-45b 三维重建后骨增量区的稳定骨状况。

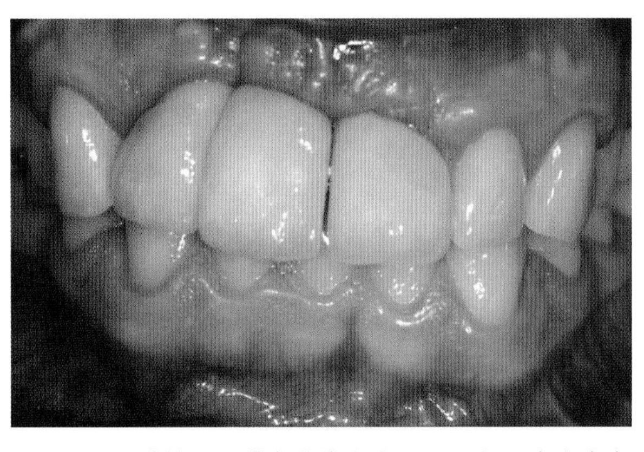

图4-46a 种植后不满意的临床表现。一名27岁患者存在疼痛、深牙周袋和美学不佳的问题。

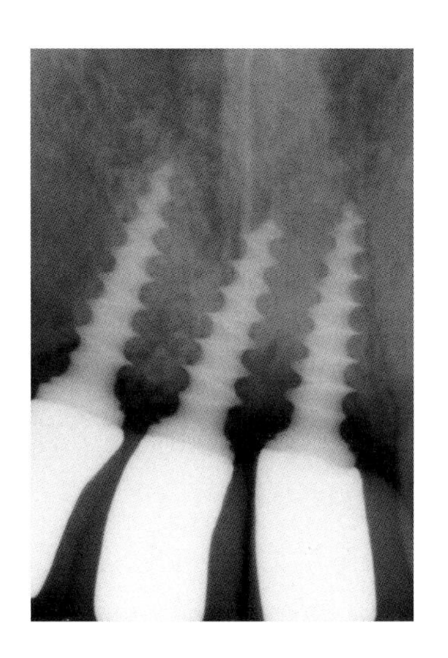

图4-46b 窄径种植体与生物材料增量相结合部位的X线片。

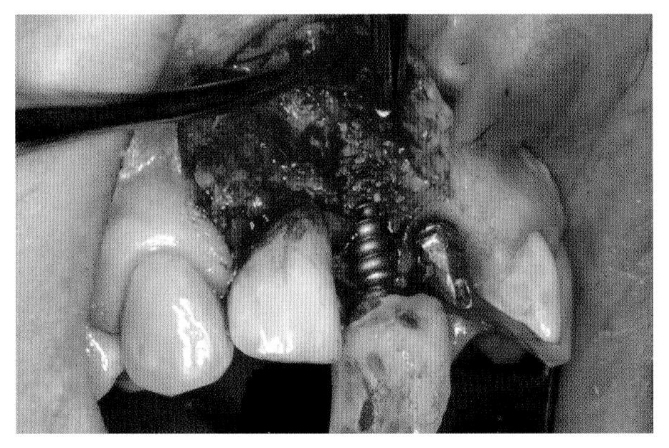

图4-46c 右侧2颗非骨结合种植体的轻松移除；最后一颗种植体保持在原位，以稳定临时修复体。

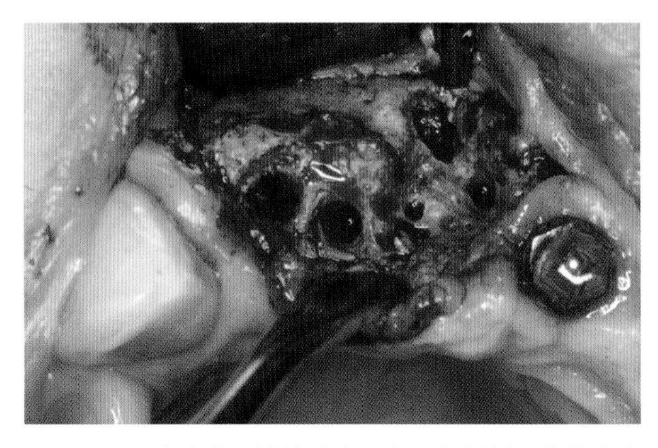

图4-46d 清洁该区域并移除所有生物材料后的临床表现，记录骨缺损的范围。

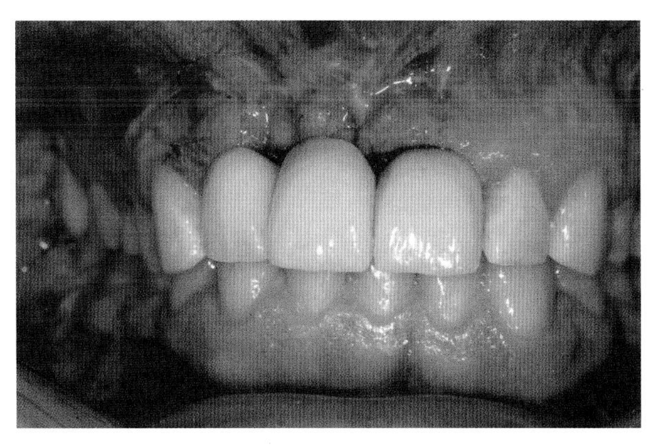

图4-46e　用腭部带蒂结缔组织瓣进行软组织增量后，在一侧的剩余种植体上稳定临时修复体，并将其粘接在另一侧的相邻牙齿上。

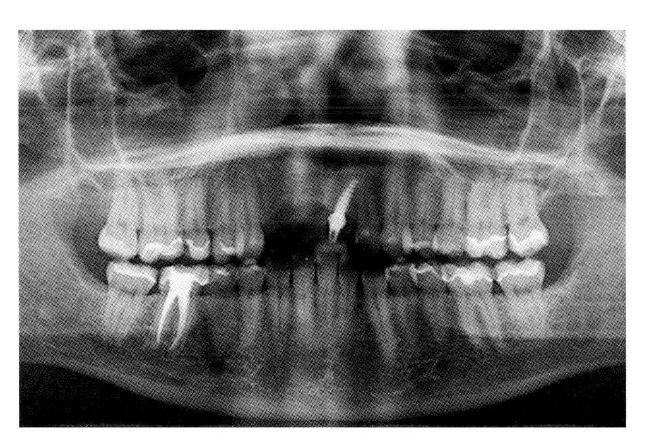

图4-46f　记录前牙区垂直向骨缺损的曲面断层片。

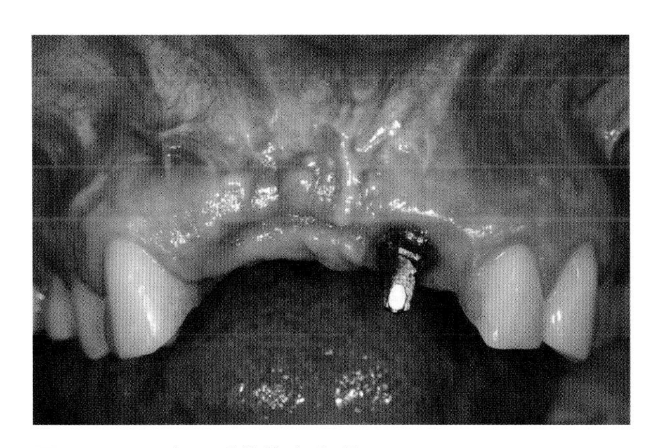

图4-46g　2个月后的临床表现。

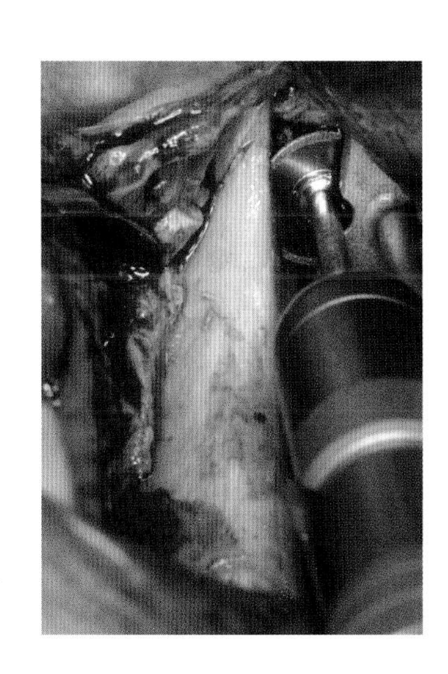

图4-46h　用微锯从磨牙后区获取骨块。

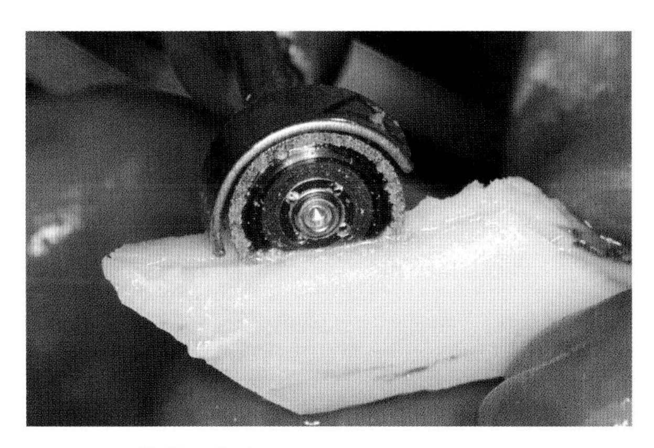

图4-46i　骨块一分为二。

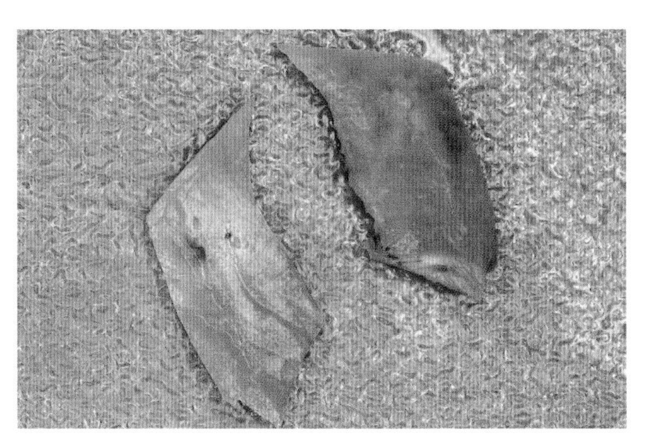

图4-46j　搔刮骨屑后的2块薄骨块。

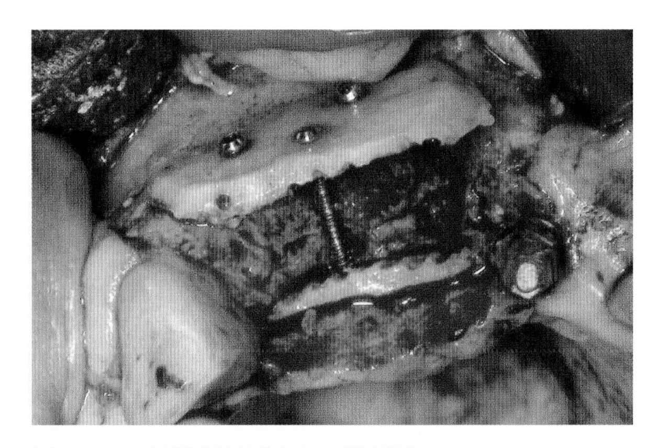

图4-46k 骨缺损的垂直向三维重建。

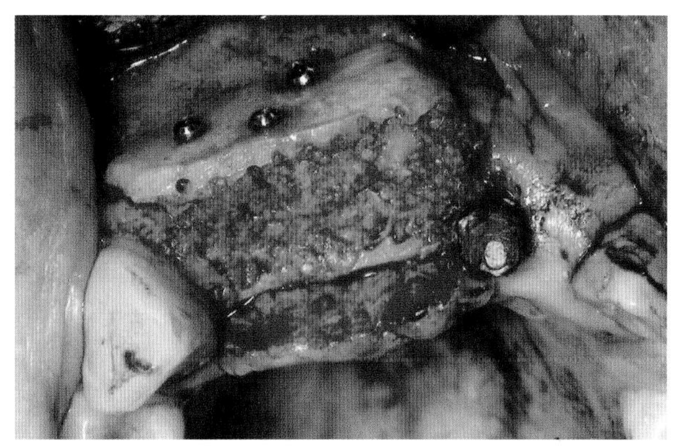

图4-46l 盒状空间里填满了自体骨碎片。

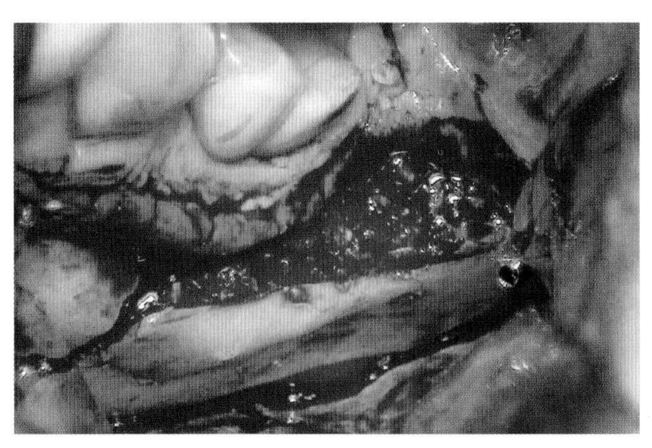

图4-46m 由于一个骨块足以满足缺损重建需要，另一骨块被重新放置于供区并使用螺钉固定以恢复外斜线。

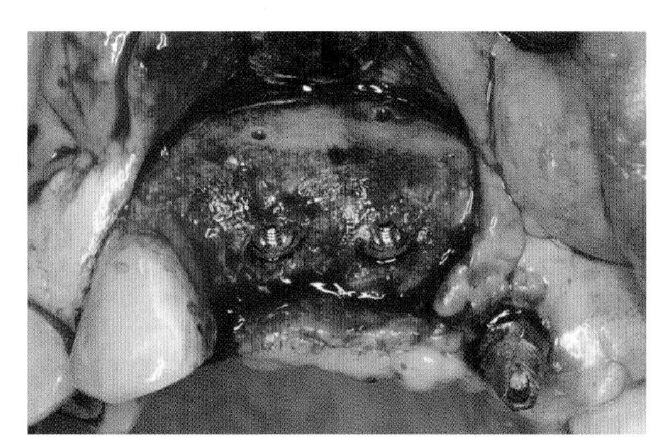

图4-46n 术后3个月移植区的临床表现：2颗种植体植入一个再生良好的移植物中，显示出密集的血运重建（红色）。

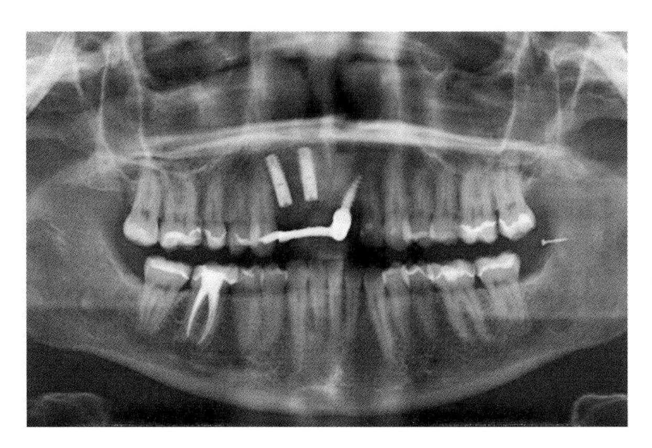

图4-46o 术后的曲面断层片。

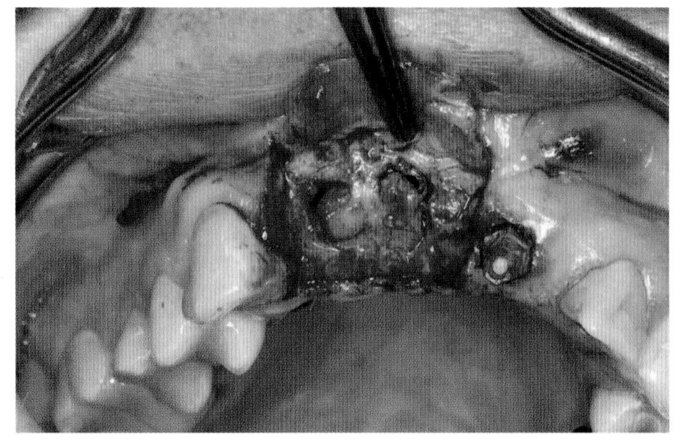

图4-46p 种植体植入后3个月采用根向复位瓣和龈乳头重建技术进行种植体暴露。

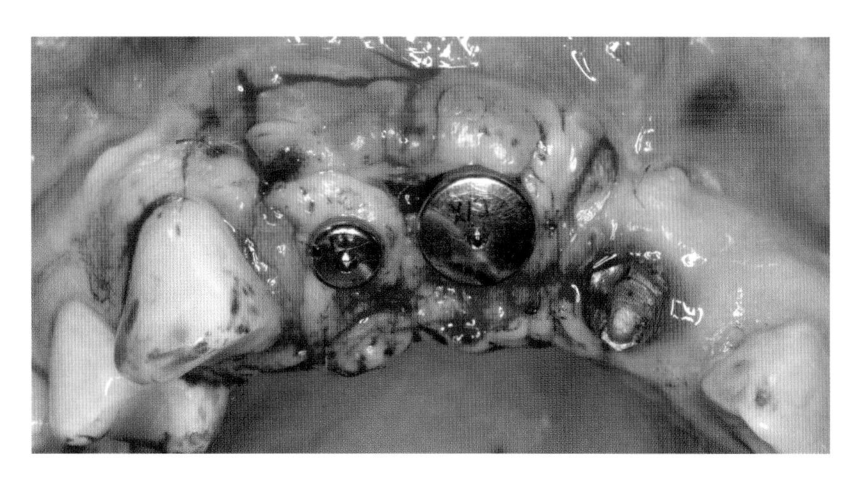

图4-46q 种植体暴露后的临床表现。

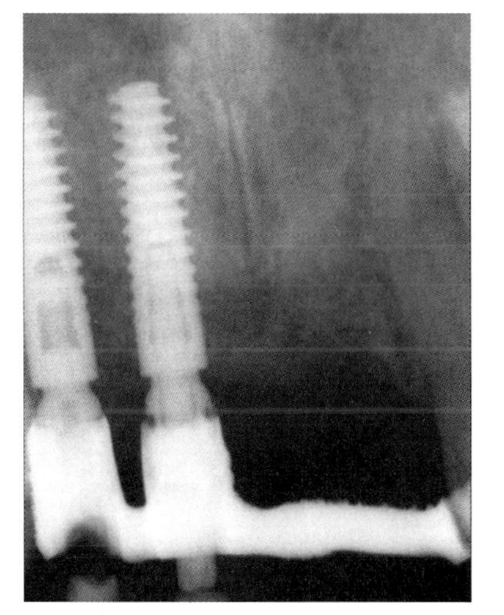

图4-46r 软组织愈合后，移除剩余的旧种植体，并改变临时修复体，使其由新种植体支撑。

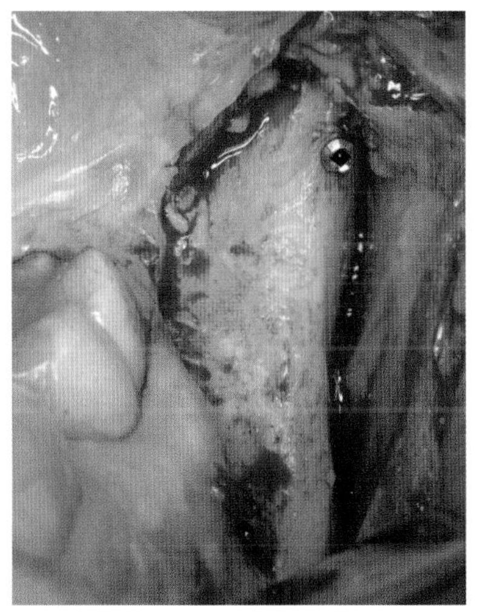

图4-46s 6个月后再次打开植入骨块的区域显示了极好的再生。

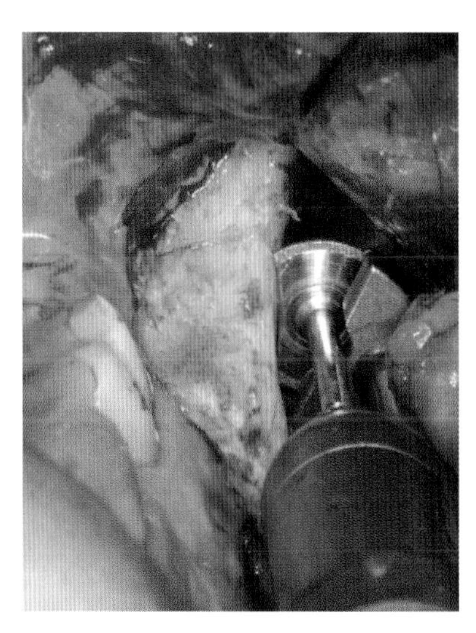

图4-46t 从再生区域重新取骨。

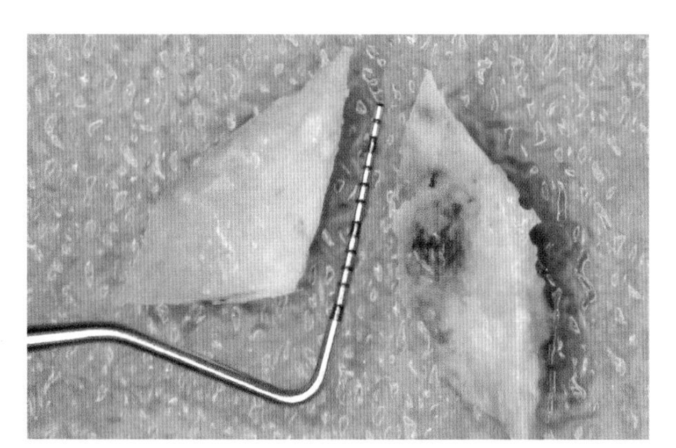

图4-46u 实际的骨块也是分开的。

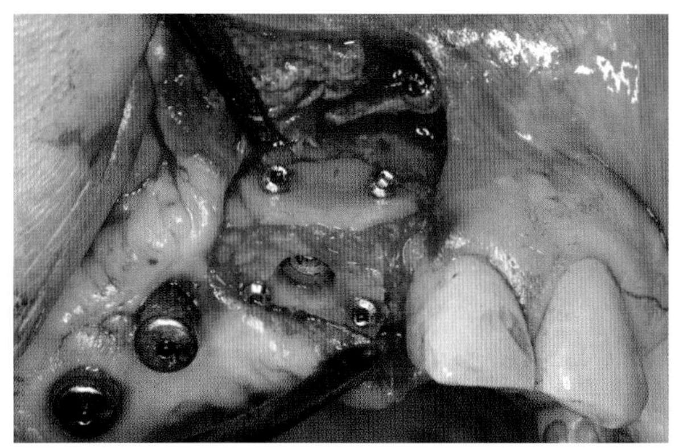

图4-46v 一个骨块用于骨增量手术，并同时于原种植位点重新植入种植体，另一个骨块被复位于供区以重建外斜线。

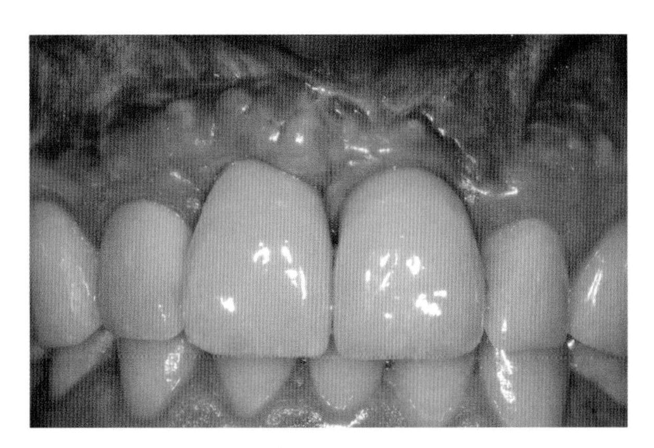

图4-46w 术后2年的临床表现。

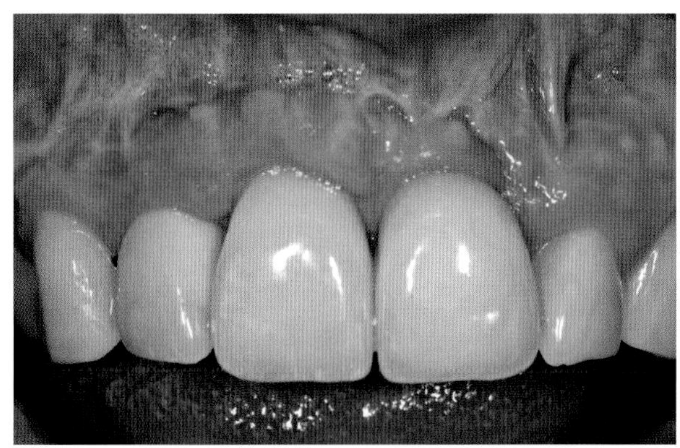

图4-46x 术后10年的临床表现。

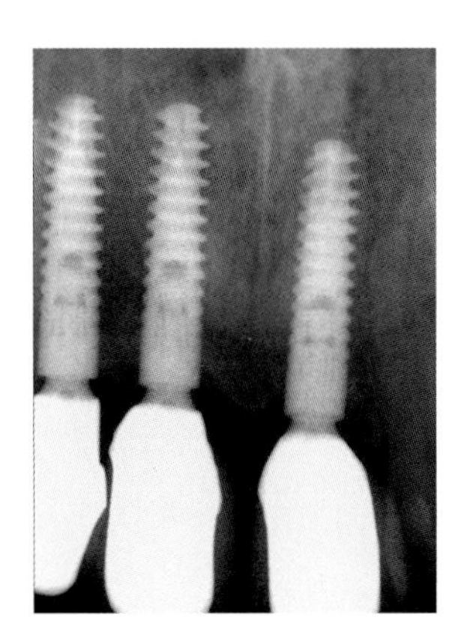

图4-46y 术后10年的X线片。

一项为期10年的前瞻性研究显示，SBB采用隧道入路结合上颌窦提升术，在上颌后牙区三维垂直向牙槽嵴提升术中，牙槽嵴垂直向增量平均为（7.2±2.1）mm。将306颗种植体植入到垂直向骨增量后的骨中。在10～14年的控制期后，3颗种植体因种植体周围炎而丢失（＜1%）[63]。

4.4 骨增量技术

制订骨增量手术方案必须以确保种植体的长期稳定性为原则。患者所需求的是令其满意的治疗效果而非所谓的牙科技术。如果手术所预期的效果能令患者满意，那么通常他们很容易接受牙科手术及术后时长约1周的疼痛及肿胀。为了达到上述目的，必须要尽可能为患者提供最好的治疗方案，特别是在美学区，不能够有任何瑕疵。

关于手术方案的制订，特别是涉及美学区垂直向骨增量时，需要从患者详细的病历资料开始分析（除了患者的系统病史），包括缺损的骨量、邻牙的状况、笑线、与重要解剖位置结构的距离、软组织的质量及生物型、咬合的情况以及患者的诉求。此外，在每次骨增量手术前，需要为患者准备固定的临时修复体，且不能对骨增量区产生任何压力。

为了改善软组织的质与量，通常会选择进行软组织增量的手术，特别是在软组织质量差以及血供较差的瘢痕组织部位（图4-47a～g）。这种一期的软组织移植是为了避免后期骨移植物暴露而进行的安全措施。软组织增量手术后2～3个月可以进行骨增量手术，此时的软组织的质与量均较好，减少组织坏死及早期骨移植物暴露的风险。通过上文提到的骨块劈开技术（SBB），可以在口腔内获取自体骨进行骨增量手术，术后3个月可以进行种植

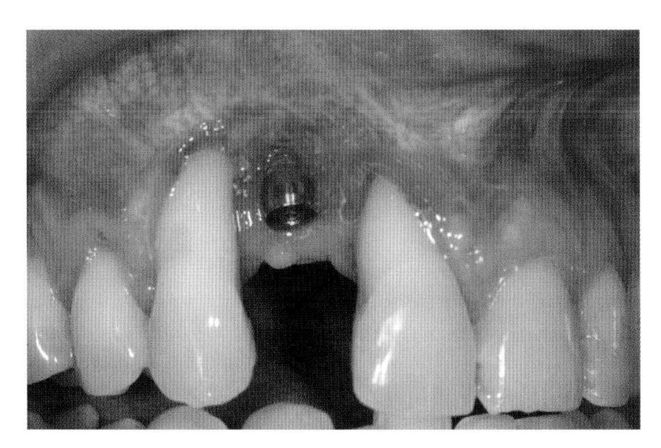

图4-47a 25岁女性患者的临床表现：在之前的骨增量手术中，在种植同期使用生物材料，术后并发症导致对邻牙的严重损伤。

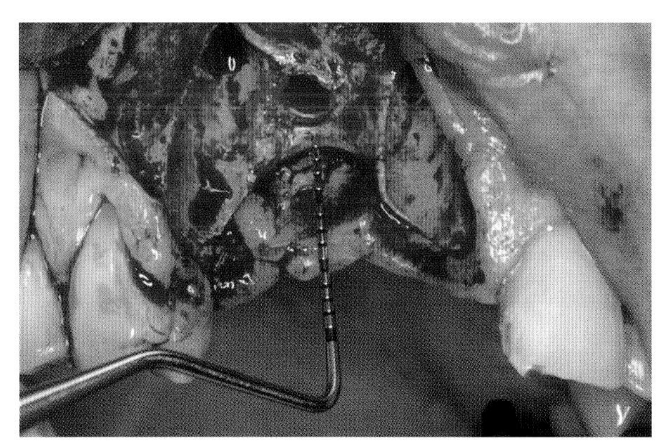

图4-47b 拔除种植体及患牙后受损的牙槽嵴。

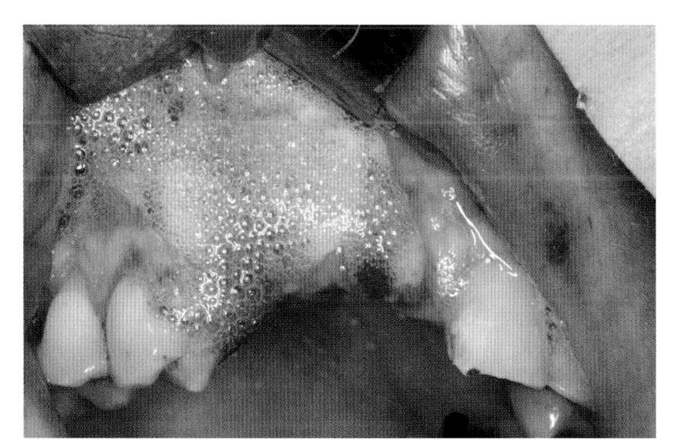

图4-47c 清除术区的生物材料后使用H_2O_2彻底冲洗，软组织处同样须处理干净。

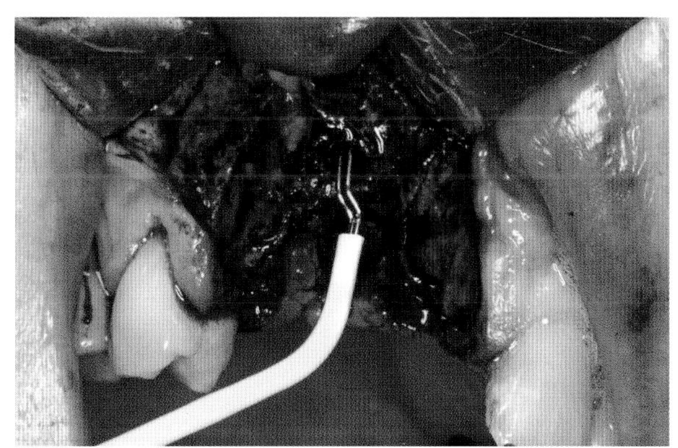

图4-47d 使用Helbo激光器（Bredent，Germany）进行光动力去污。

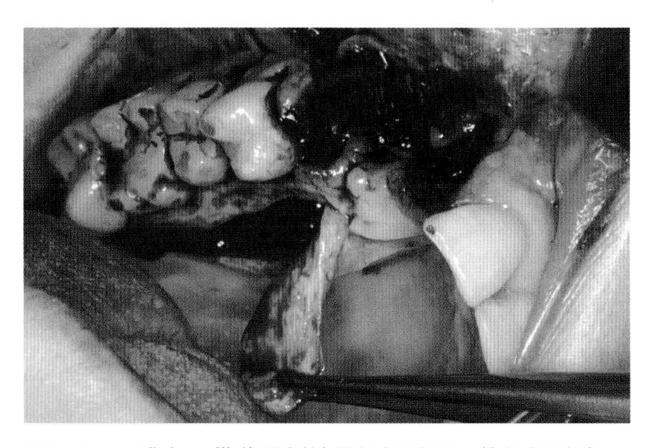

图4-47e 准备一带蒂腭侧结缔组织瓣用于软组织重建。

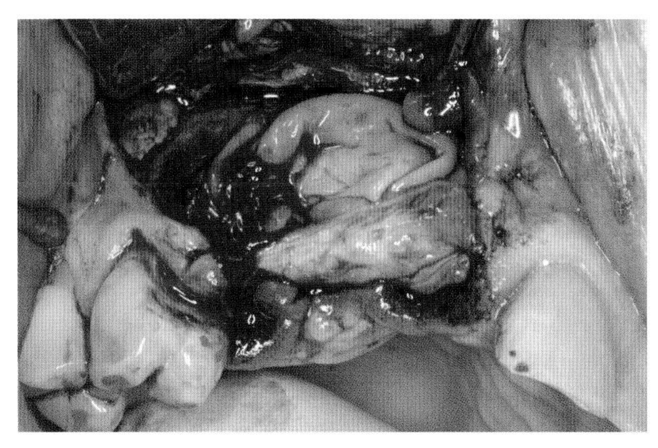

图4-47f 在结缔组织瓣旋转至缺损处前，在骨腔内充填富含血小板的纤维蛋白（PRF；Choukroun）。

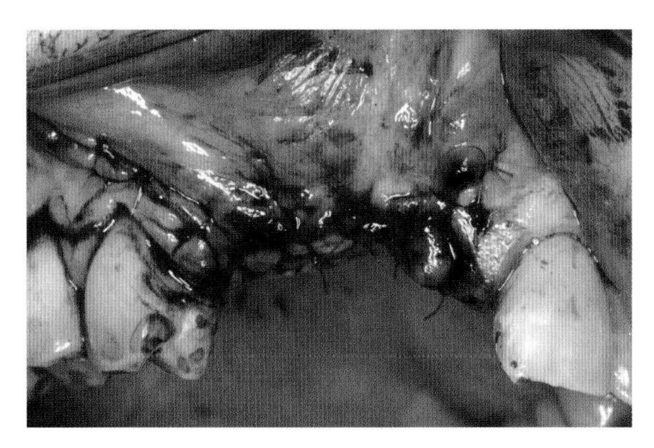
图4-47g 关闭创口。

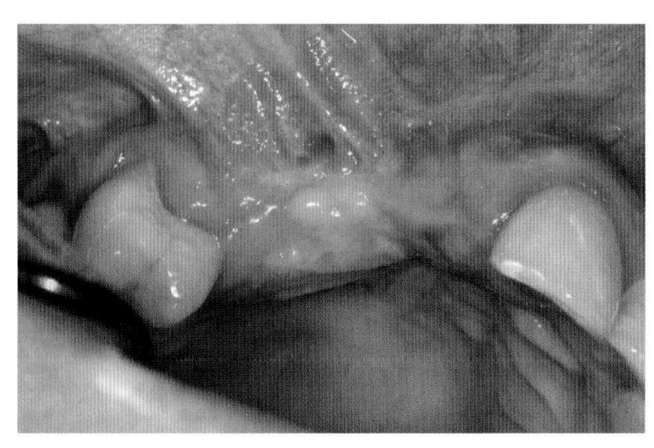
图4-47h 术后2个月的临床表现显示软组织状况改善。

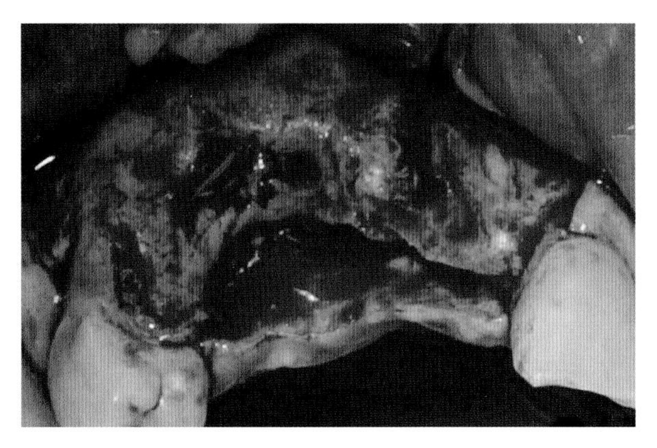
图4-47i 上颌前牙区的骨缺损。

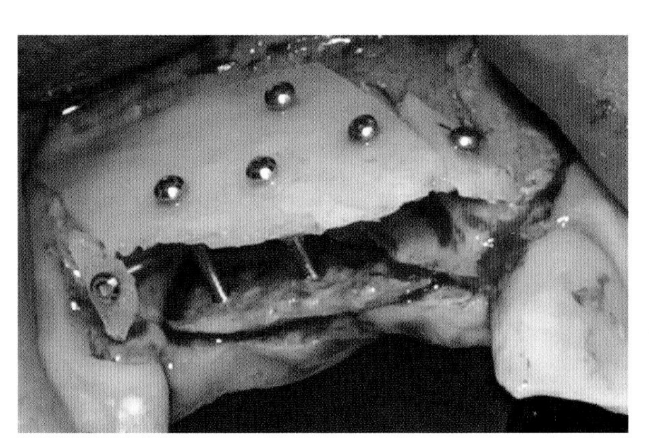
图4-47j 利用下颌磨牙区获得的骨块进行垂直向三维骨增量。

体植入手术。3个月后暴露种植体，此时出于美学因素考虑，通常会进行软组织处理及结缔组织移植。在软组织初期愈合后，可以对暴露的种植体进行暂时修复以形成良好的美学及功能性的软组织轮廓。在软组织愈合成熟后，再进行永久修复（图4-47h～w）。

在接下来的章节里，我们将详细介绍不同的骨增量技术、骨量保存手术以及下颌神经移位术（相对骨增量）。本章内容不包括使用不同形式膜材料的引导骨再生技术（GBR）。

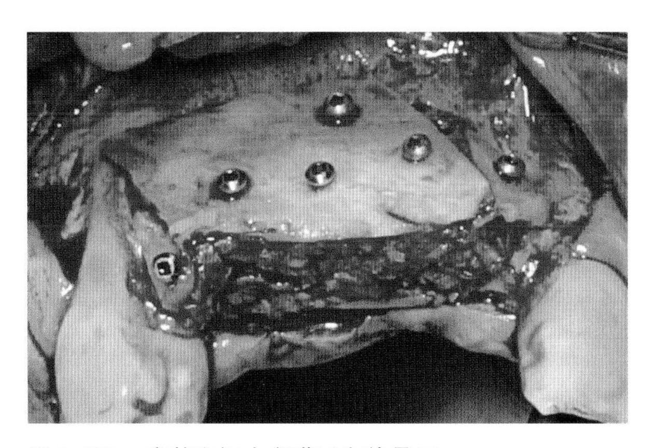

图4-47k　盒状空间内充满了自体骨屑。

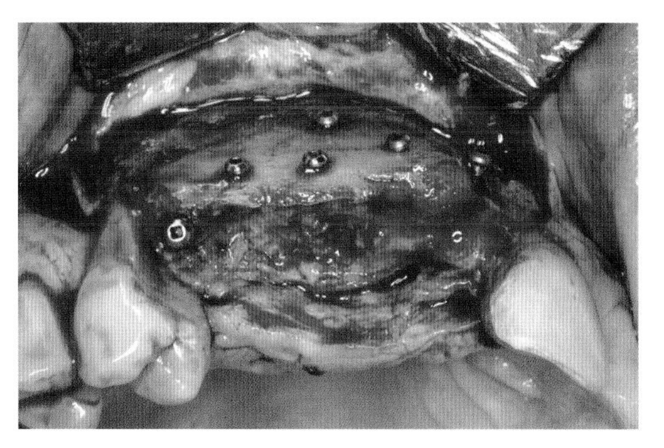

图4-47l　术后3个月的临床表现。

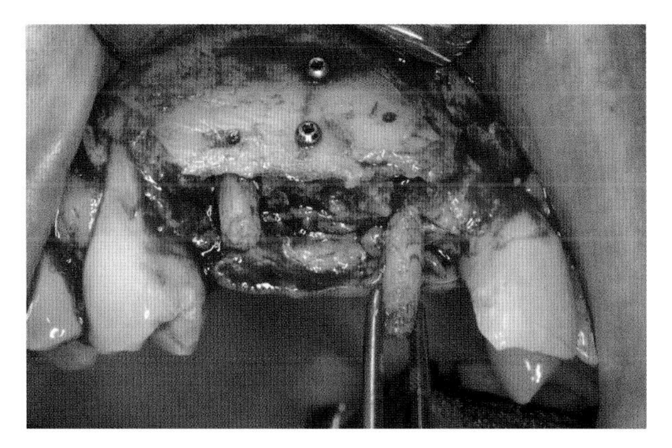

图4-47m　取出2个骨柱。记录了骨移植区的愈合质量。

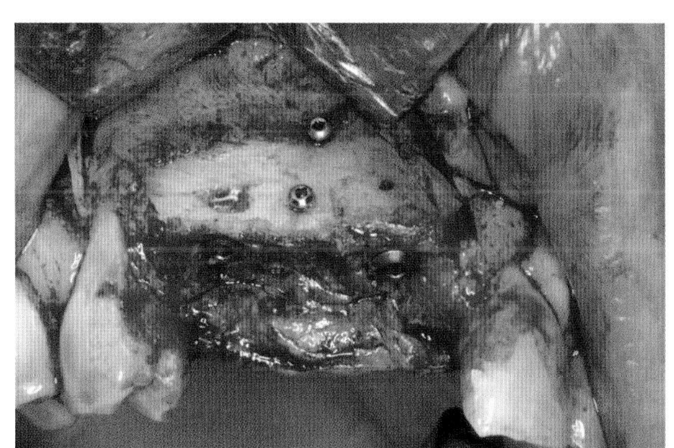

图4-47n　在骨移植区植入2颗Astra（Dentsply Sirona）种植体。

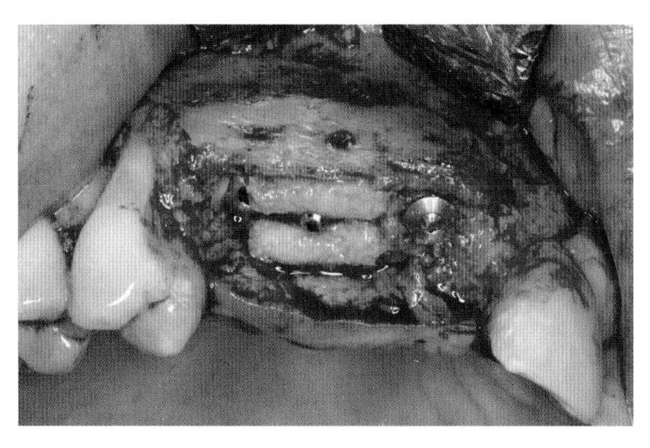

图4-47o　在2个骨柱之间使用螺钉固位，作为后期桥体修复的支撑。

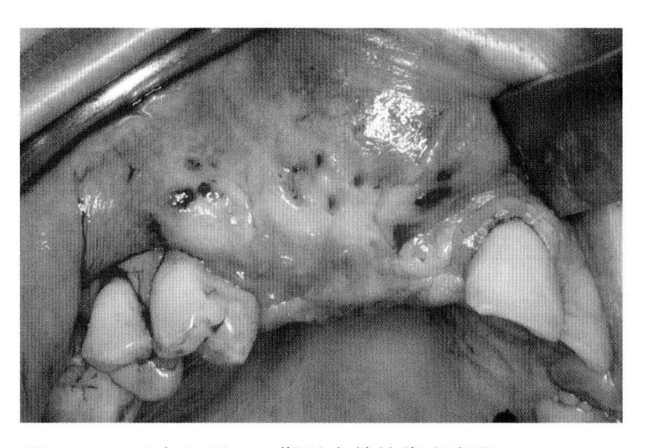

图4-47p　3个月后，二期手术前的临床表现。

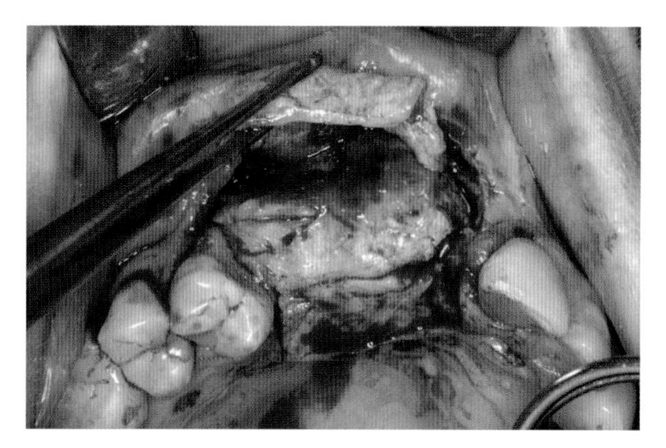

图4-47q 根向复位的半厚瓣。

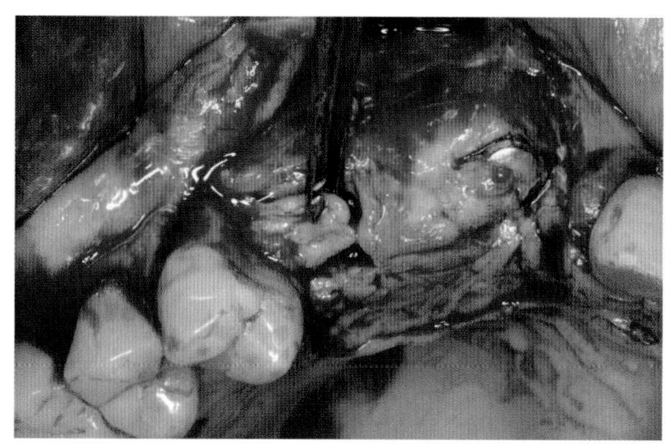

图4-47r 龈乳头重建术。

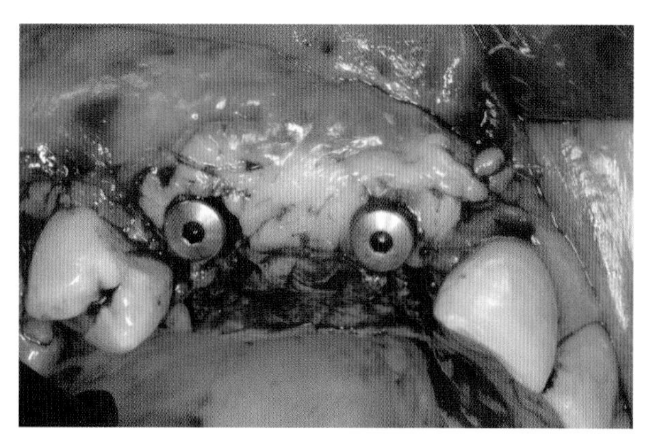

图4-47s 腭侧角化龈在唇侧稳定固定。

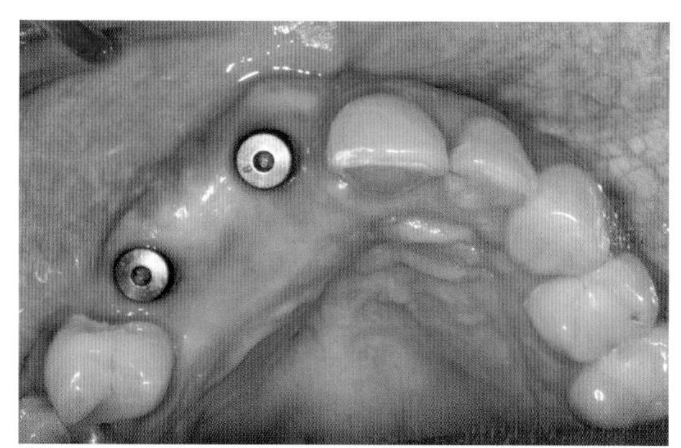

图4-47t 二期手术后6周的临床表现。

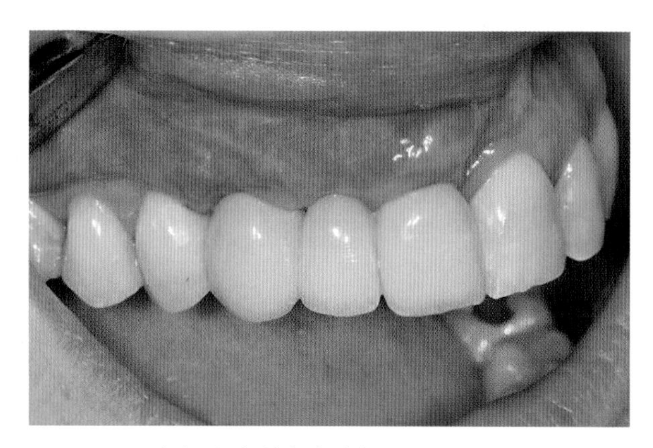

图4-47u 治疗后1年的永久修复。

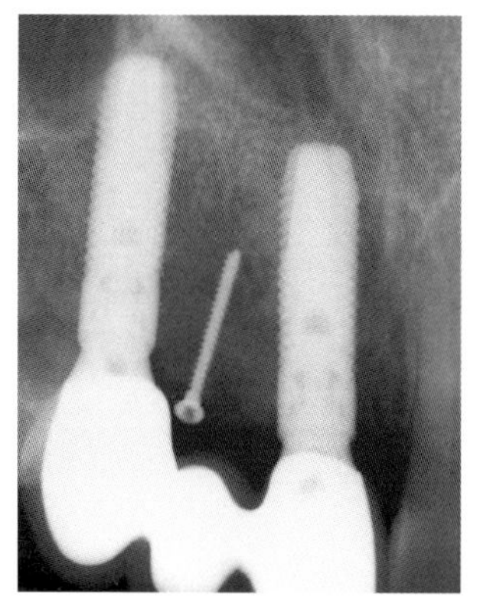

图4-47v 术后4年X线片显示稳定的骨组织。

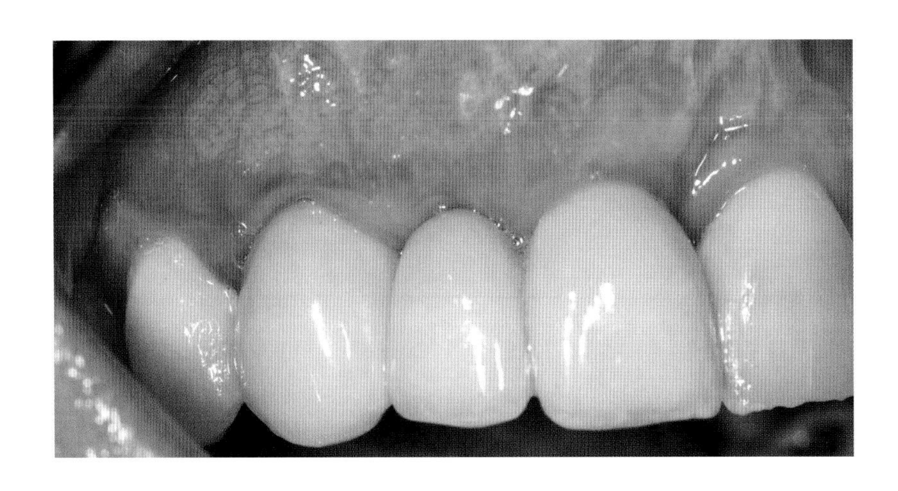

图4-47w 术后4年的临床表现。

4.4.1 骨盖技术

有时在上颌骨及下颌骨进行截骨术的创伤较大，会造成一定程度的骨丧失。它们也会造成很大的骨缺损，而这些骨缺损往往不能完全再生。在某些部位，这些缺损会持续多年，影响以后的治疗，并产生美学问题[53]。因此，这类骨缺损最初被归类于种植手术的禁忌证。这类骨缺损可以被骨增量技术修复，但这需要更多的时间并承担更大的风险[11-12,15,44,77,94]。因此，最好从一开始就采用特定的外科技术来避免这种骨缺损。

骨盖技术，作为一种尽可能保留原有骨量的方法，已经在多篇文献中介绍了它的不同治疗方法[41,43,49,57,66]。它的主要适应证是用于下颌磨牙区的根尖外科手术（图4-48）。许多研究都可表明，与传统方法相比（根尖切除而不使用骨盖），使用骨盖技术可以显著地简化手术流程并获取更高的成功率[50-51,95]。这些研究显示，由于在术中重新植入脱位的骨块，避免结缔组织长入而快速骨再生，骨盖技术只会造成少量的骨缺损。只要在术中借助手术器械精准切割骨块，在手术结束时，骨盖可以很容易地重新定位，以覆盖骨缺损，而不需要额外的固定（图4-49a和b）。在绝大多数病例中都能正常愈合。少于2%的患者出现伤口裂开伴骨移植物感染而需要进行创口的处理[51]。在其他患者中，伤口均愈合良好，未产生并发症。

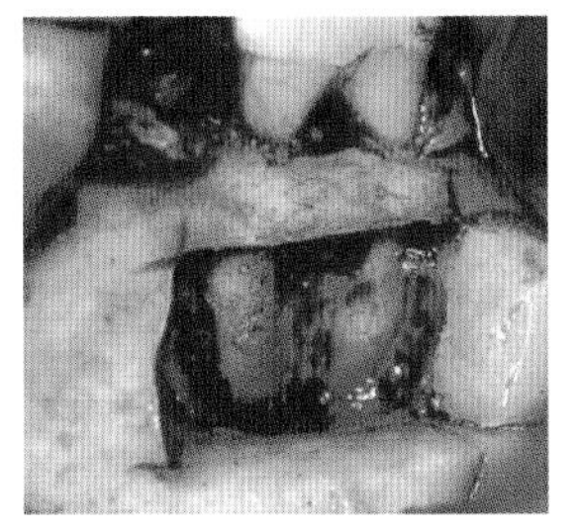
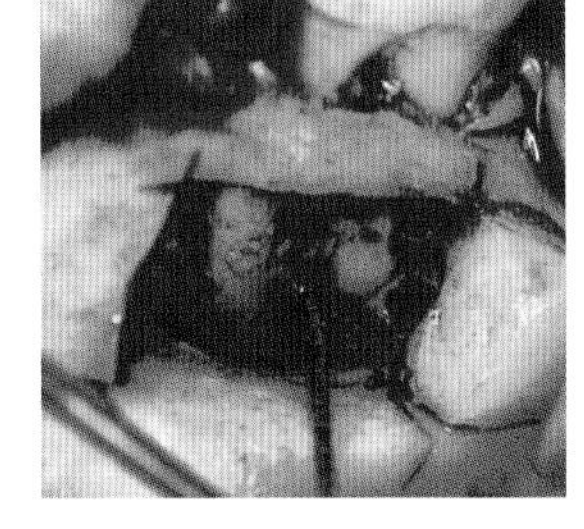
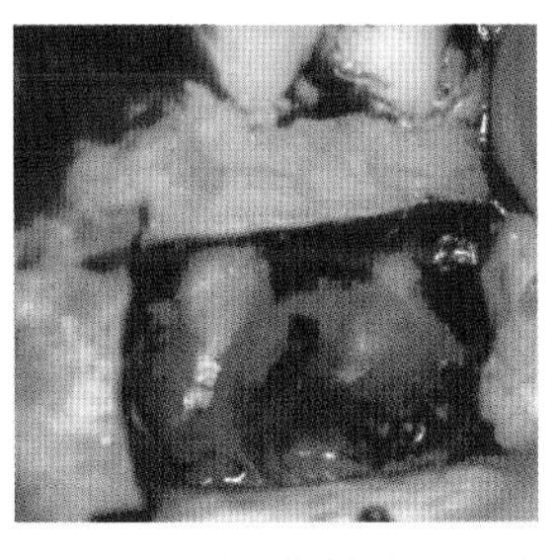
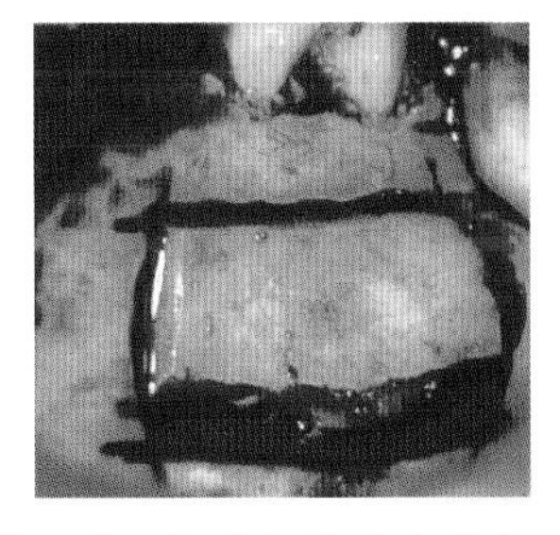

图4-48 骨盖技术在下颌第二磨牙根尖切除术中的应用。移除骨盖后为外科医生提供暴露牙根的良好视野。

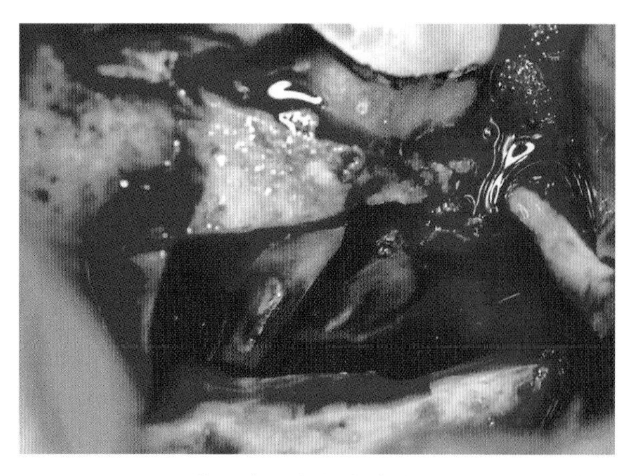

图4-49a 下颌第三磨牙在根尖外科手术治疗后的临床表现。

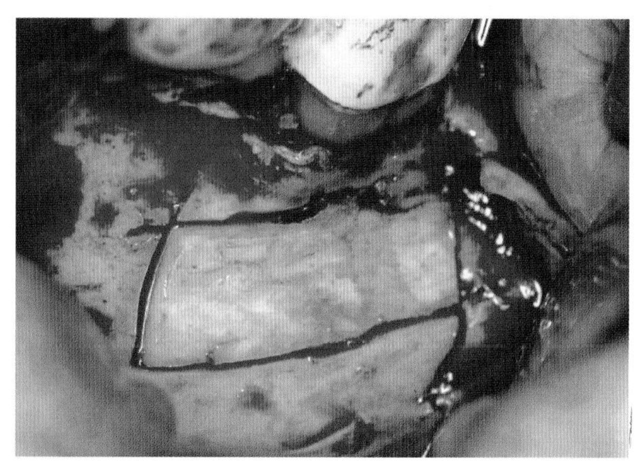

图4-49b 在手术结束时将骨盖复位，避免骨缺损。

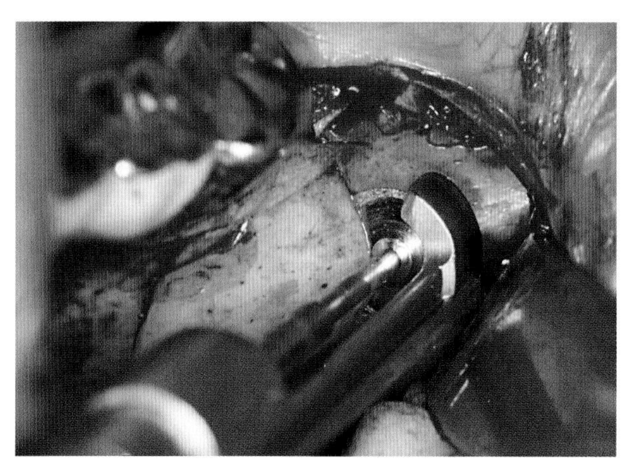

图4-50a 为拔出阻生伴有囊肿的智齿进行骨盖预备。

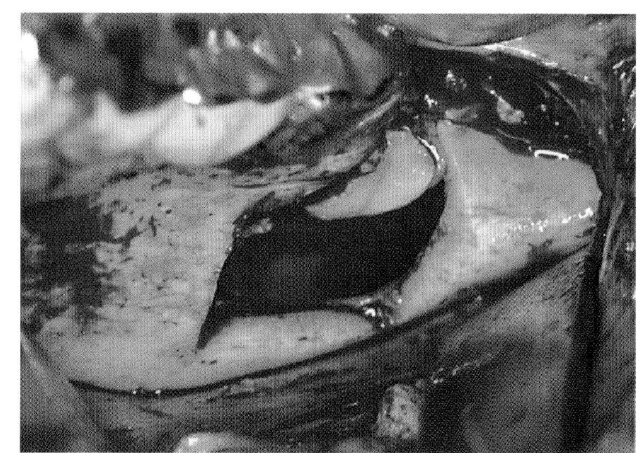

图4-50b 去除骨盖及囊肿后，智齿的牙冠暴露。

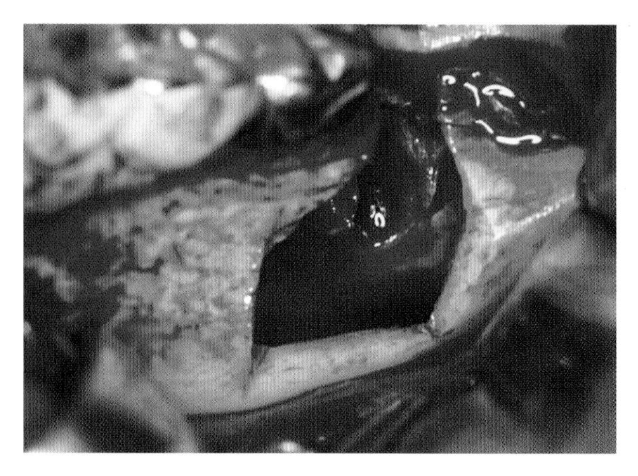

图4-50c 拔除智齿后。

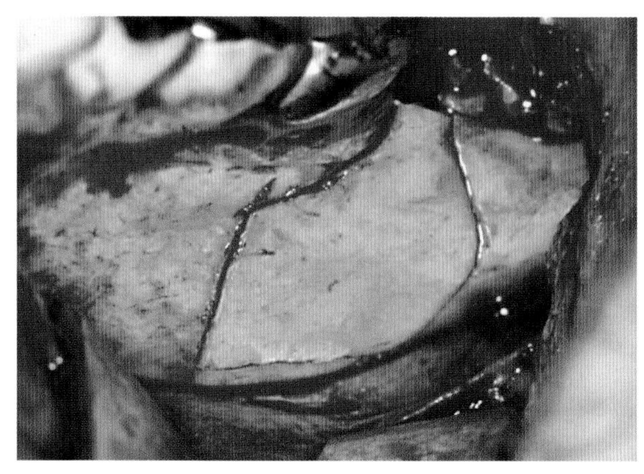

图4-50d 精准复位骨盖。

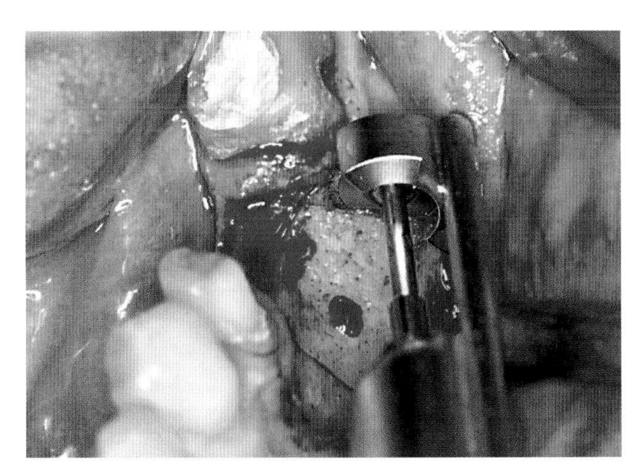

图4-51a　用于暴露及取出下颌磨牙区异物（汞合金残留）的骨盖预备。

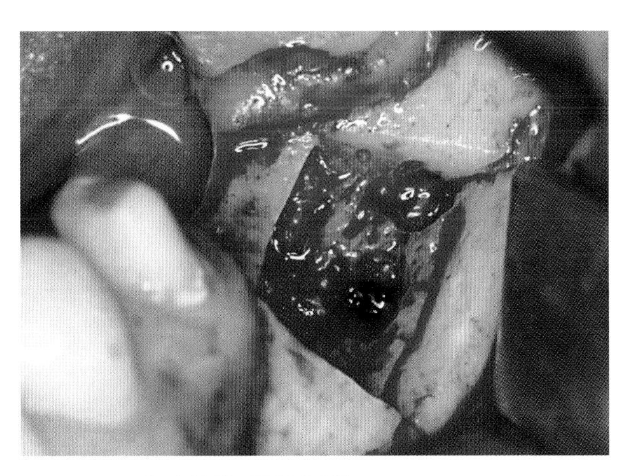

图4-51b　移除骨盖后暴露异物。

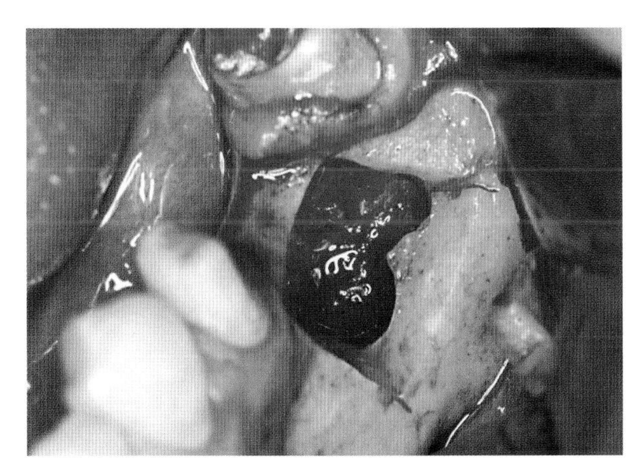

图4-51c　取出异物并清理骨腔。

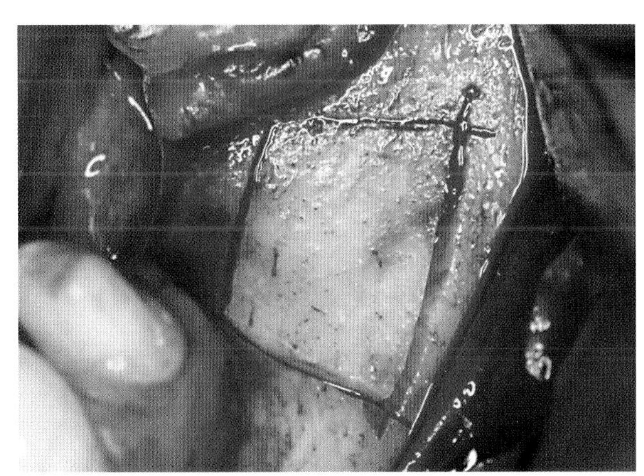

图4-51d　将骨盖复位。

使用骨盖技术进行根尖切除能取得高成功率和良好预后的原因在于该方法能建立与术区牙根广泛的通路并获得良好的术野，从而有利于根尖手术的进行[50]。鉴于上述优点，Khoury[49]等建议将骨盖技术用于其他口腔手术，以尽可能减少骨缺损并促进骨再生。骨盖技术在囊肿切除术中的应用，可以保留颊侧骨板，从而促进骨再生（图4-50a～d）；用于发现、去除异物并保留自体骨（图4-51a～d）；取出深部断根（图4-52a～l）、埋伏牙，特别是在前牙区有利于骨弓轮廓的保留（图4-53a～i）；上颌窦侧壁骨开窗入路（图4-54a～g）；用于取出产生骨结合而出于不同原因折裂的种植体（图4-55a～d，图4-56a～l和图4-57a～j）。应用该技术，通过复位原有的颊侧骨壁可以在种植手术前及术中保留原有

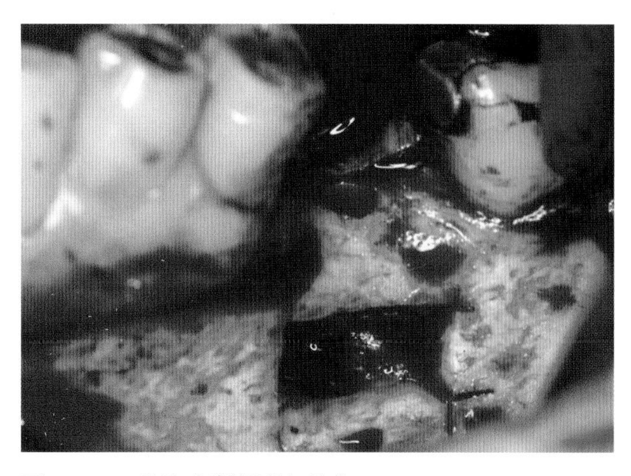

图4-52a 为取出断根预备骨窗。

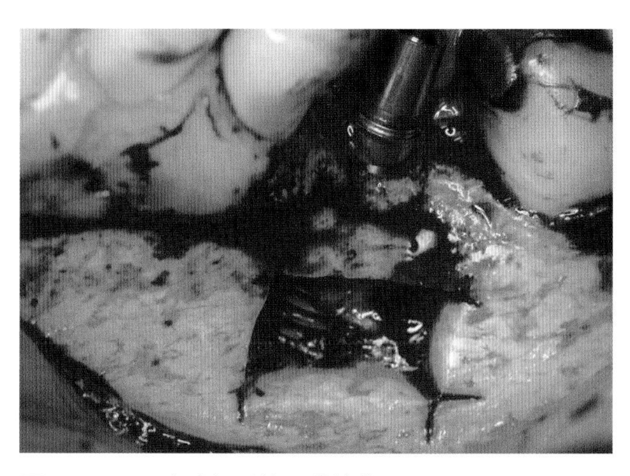

图4-52b 取出残根后植入种植体。

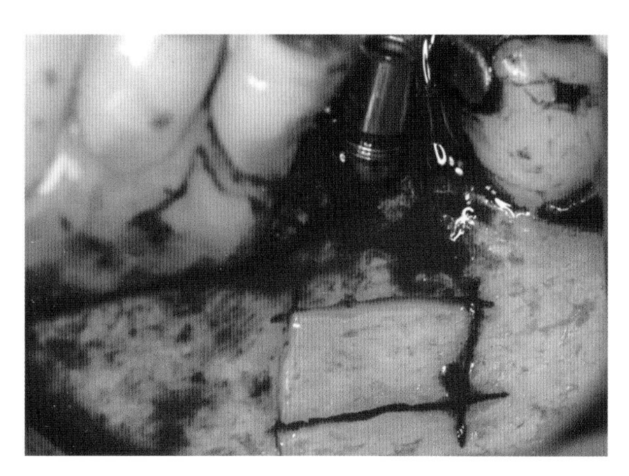

图4-52c 复位骨窗。

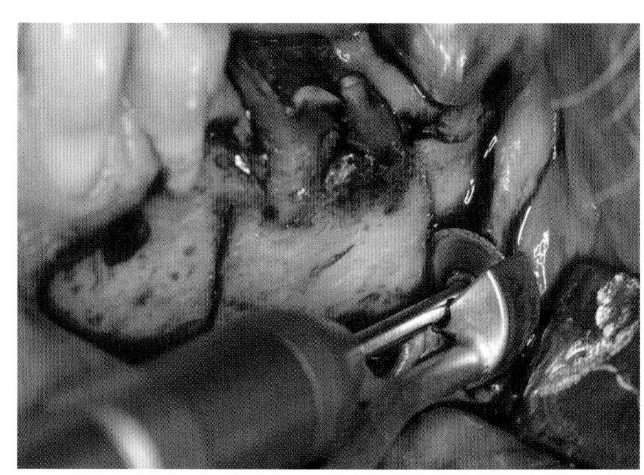

图4-52d 为折断和固连的下颌第一磨牙牙根的取出预备骨盖。

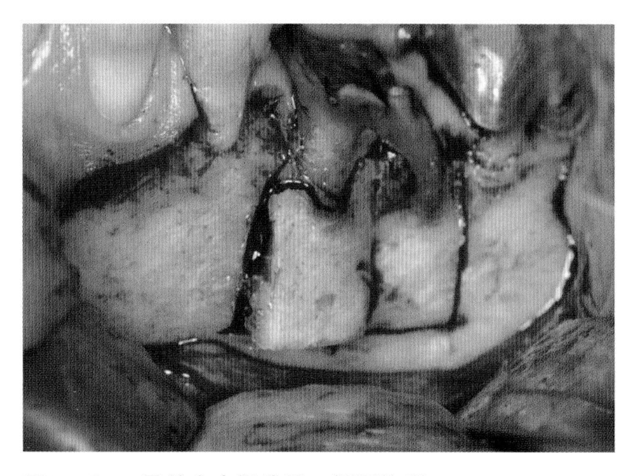

图4-52e 骨盖在中间分开，便于取出。

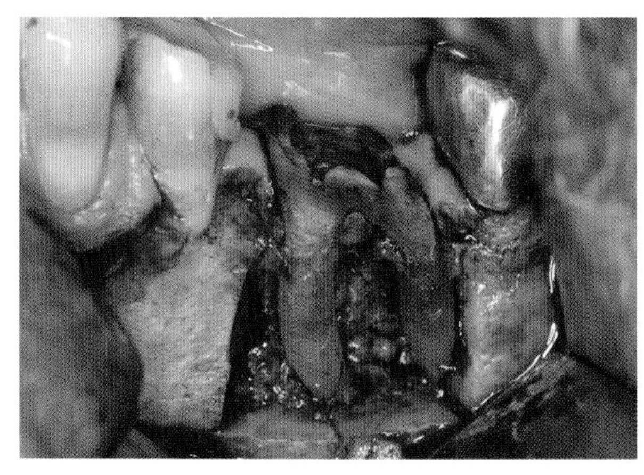

图4-52f 取出骨盖后断根完全暴露。

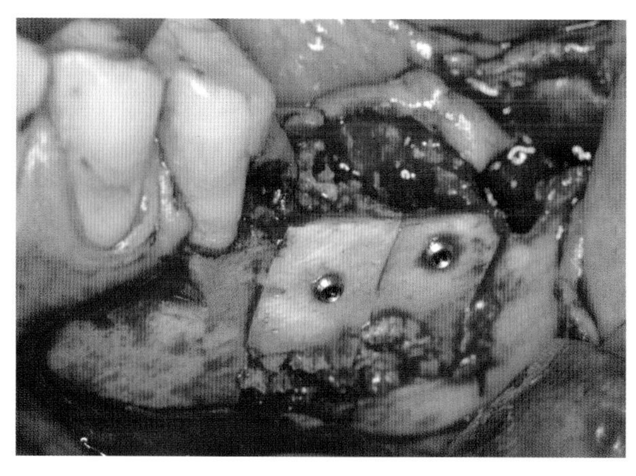

图4-52g 取出断根后将骨块倒置植入，稳定固位。缝隙中填满自体骨屑。

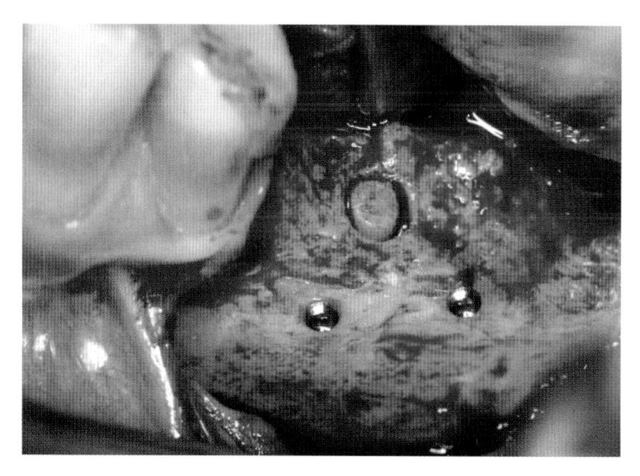

图4-52h 术后3个月的牙槽嵴。

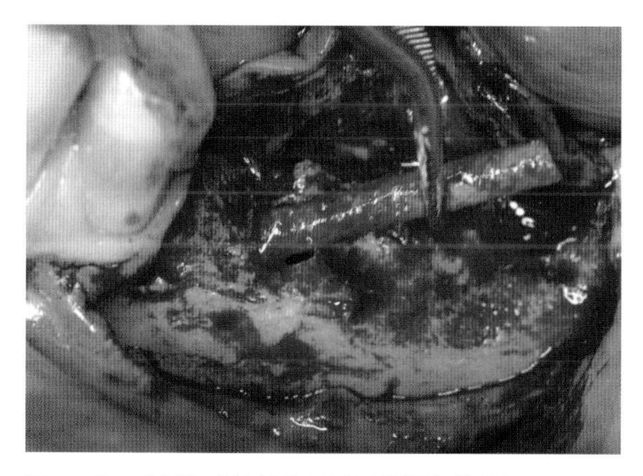

图4-52i 术区取出的骨柱显示了骨再生的质量。

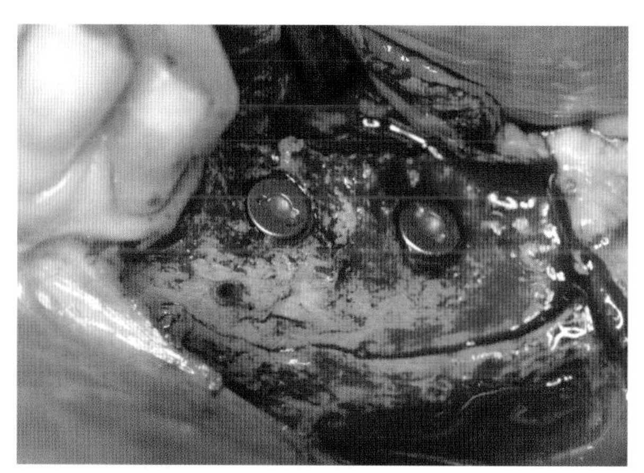

图4-52j 在术区植入2颗种植体。

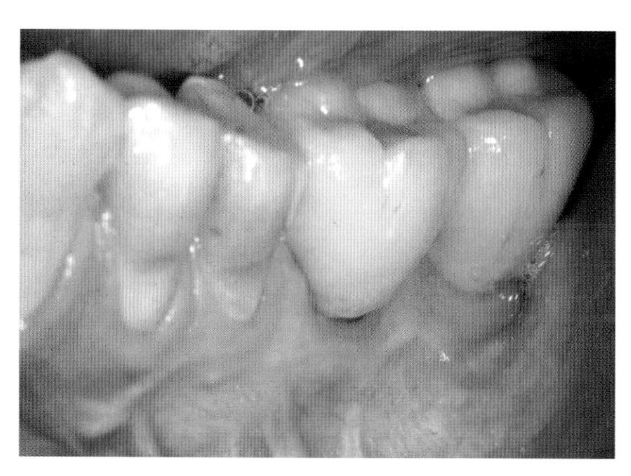

图4-52k 术后10年的临床表现。

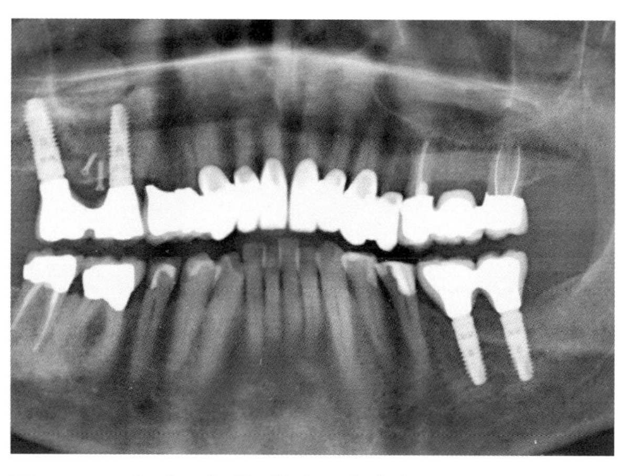

图4-52l 术后10年的X线片。患者右上颌区也进行了骨移植。

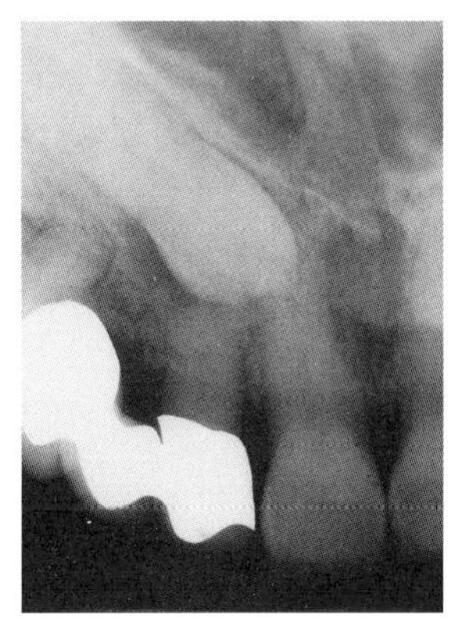

图4-53a 阻生的尖牙及难以保留的侧切牙和第一前磨牙。

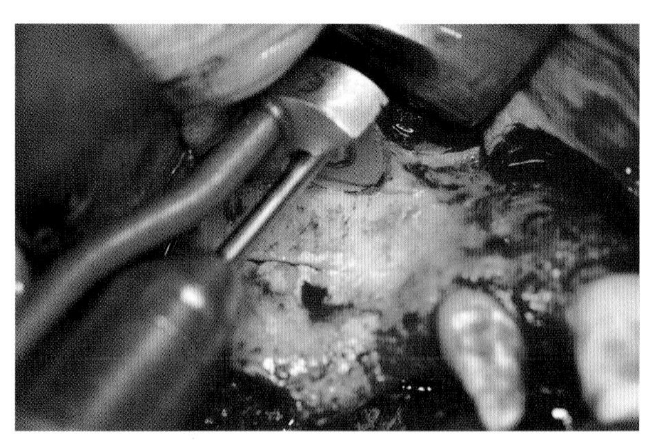

图4-53b 拔牙后8周，在唇侧预备骨盖，暴露阻生的尖牙。

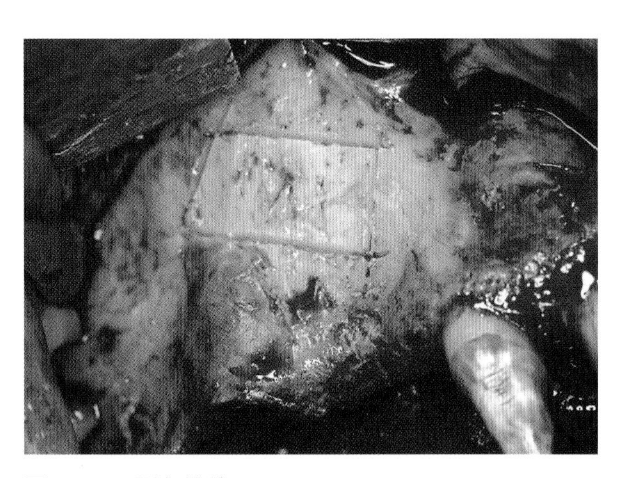

图4-53c 预备骨盖。

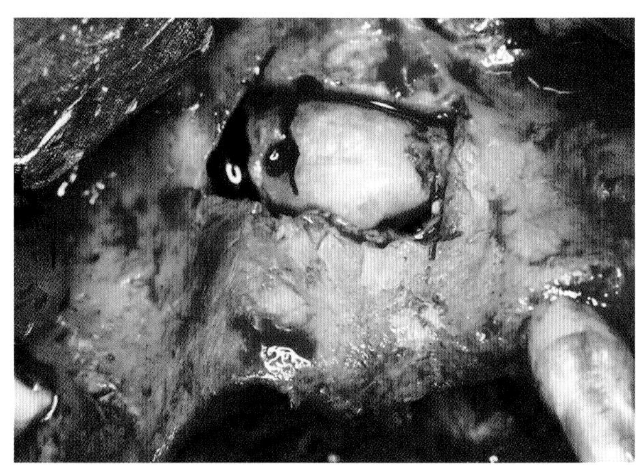

图4-53d 取出骨盖后暴露尖牙。

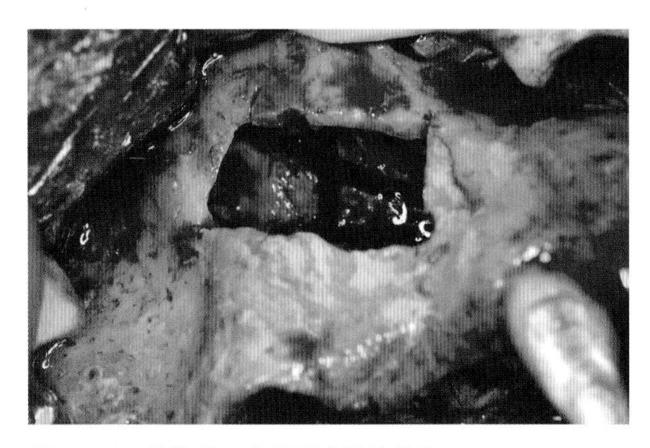

图4-53e 拔除阻生尖牙后遗留的骨腔。

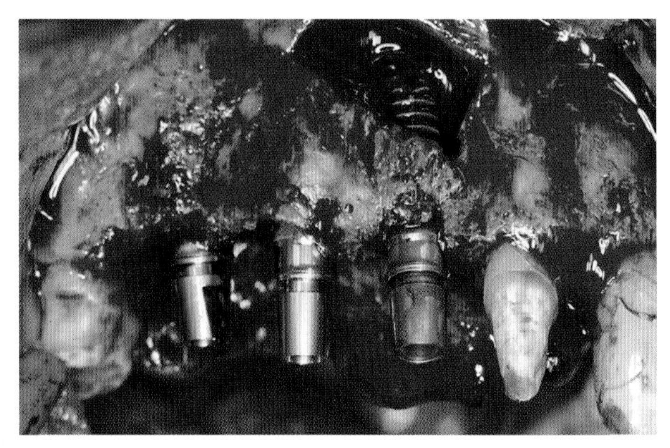

图4-53f 植入3颗种植体。

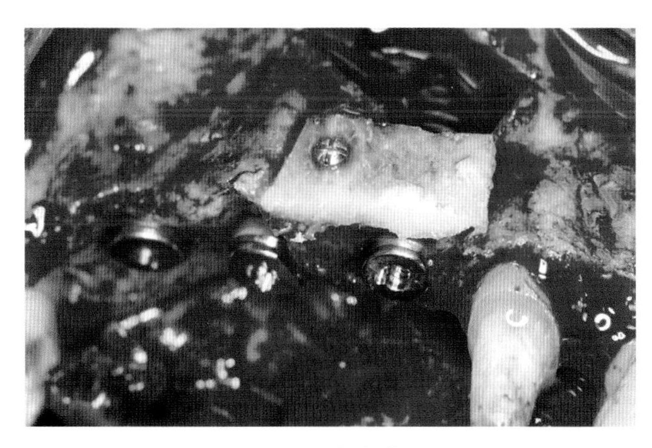

图4-53g 部分骨盖被用于稳定薄弱的颊侧骨壁，剩余骨盖被复位，并使用胶原蛋白海绵充填骨腔。

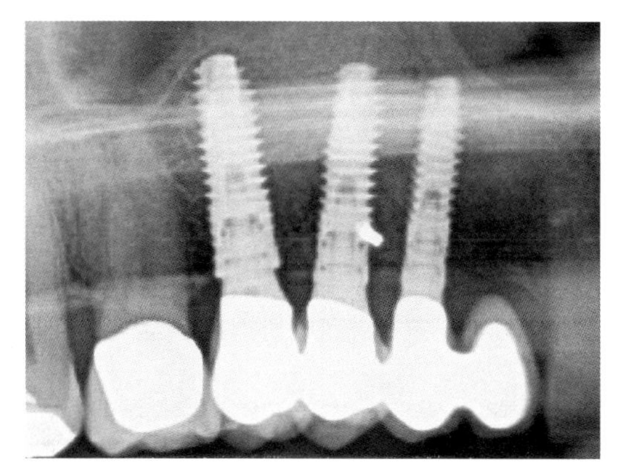

图4-53h 术后8年的X线片。

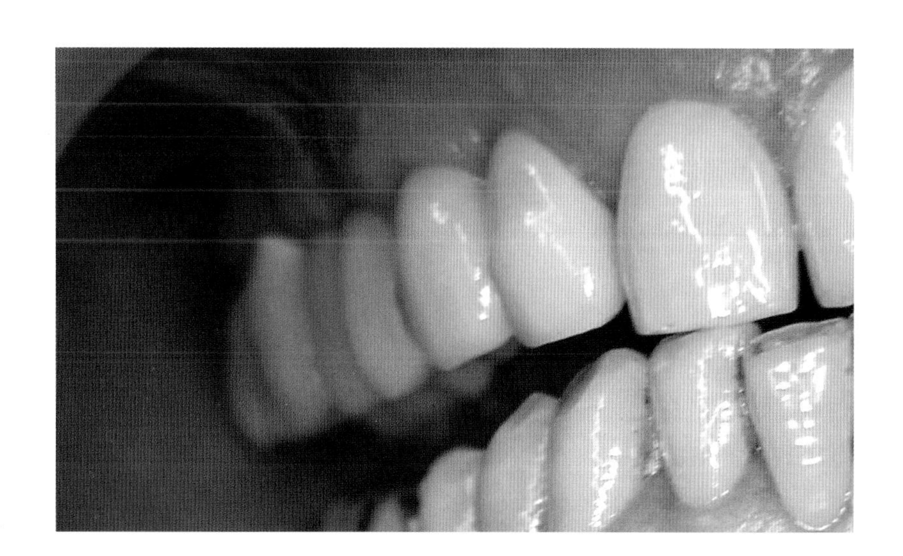

图4-53i 修复后8年的临床表现。

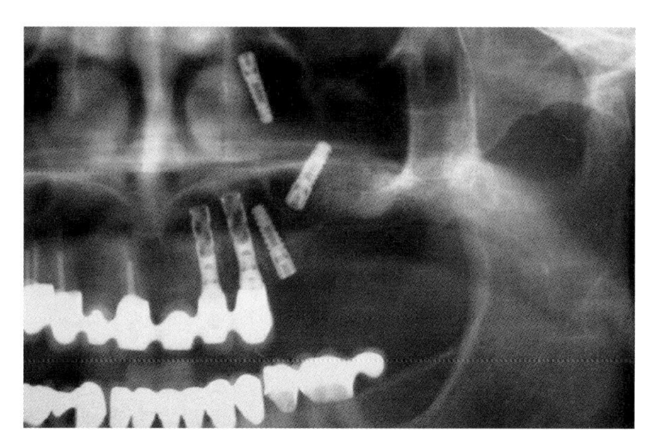

图4-54a 2颗种植体脱位进入左上颌窦。位于第一前磨牙区的第三颗种植体存在深骨袋。

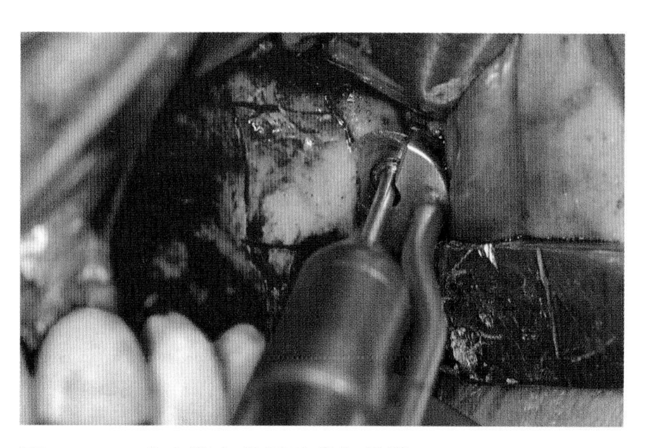

图4-54b 在上颌窦外侧壁准备骨盖。

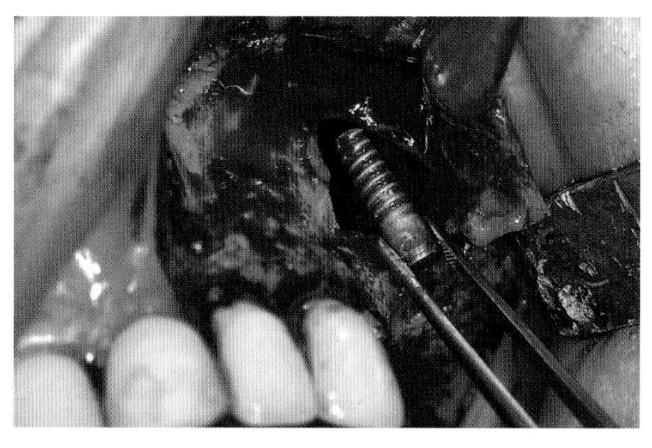

图4-54c 取出骨盖后，上颌窦内的种植体很容易被取出。

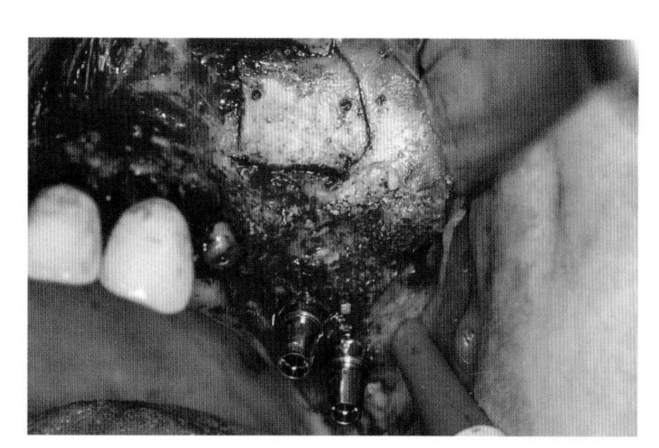

图4-54d 磨牙区植入种植体并将骨盖复位。

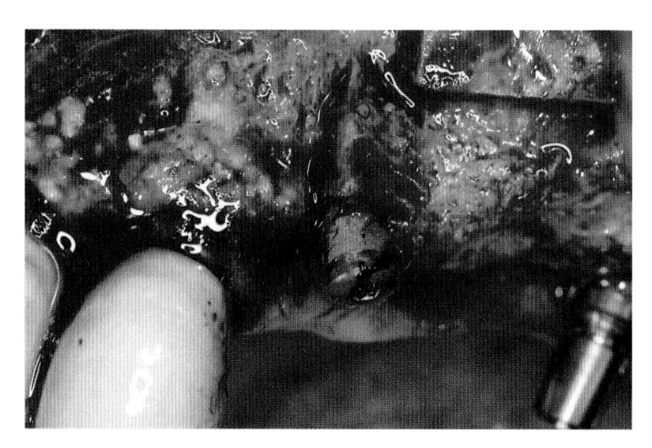

图4-54e 第一前磨牙位置的种植体在预备另一个骨盖后被取出。

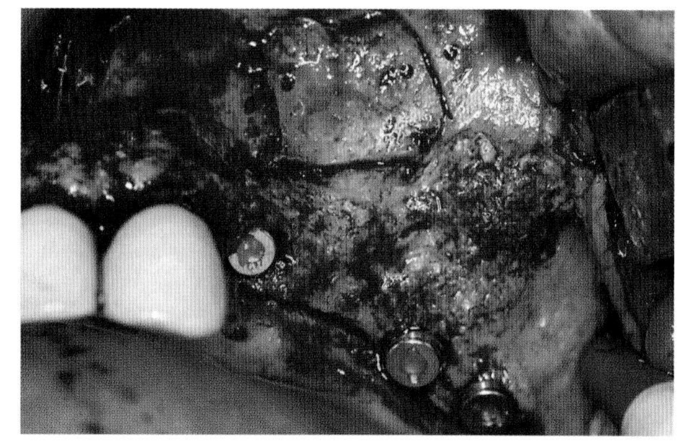

图4-54f 在第一前磨牙的位置上重新植入1颗新种植体。

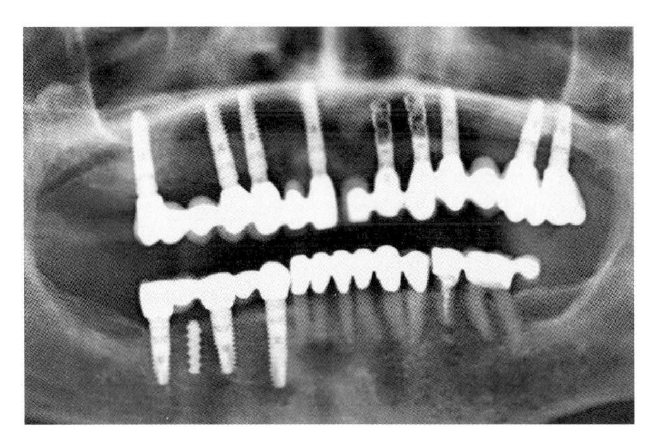

图4-54g 全口重建10年后的X线片。

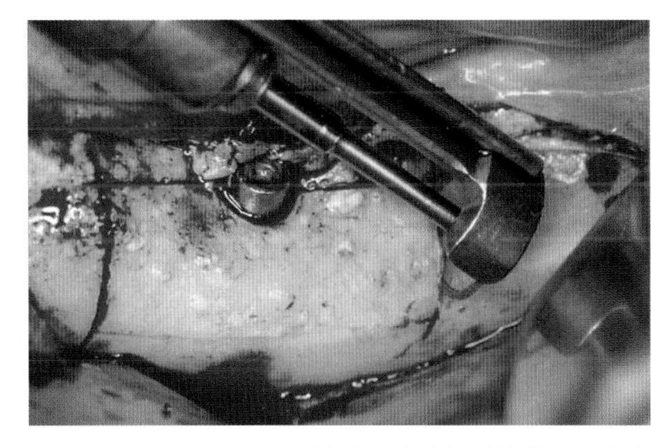

图4-55a 对于压迫下牙槽神经的叶状种植体，通常会开窗取出。

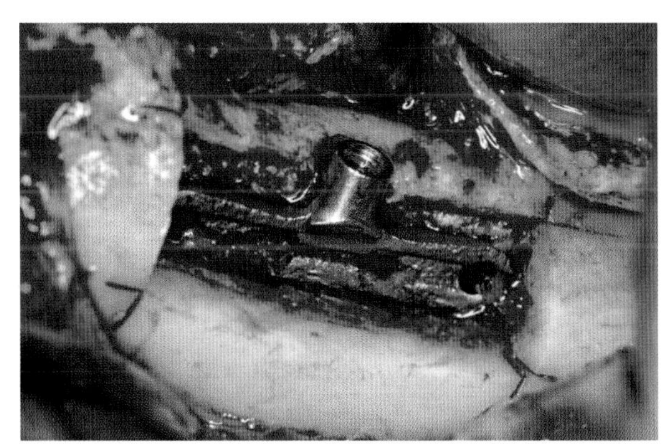

图4-55b 取出骨盖后，很容易地观察到叶状种植体。

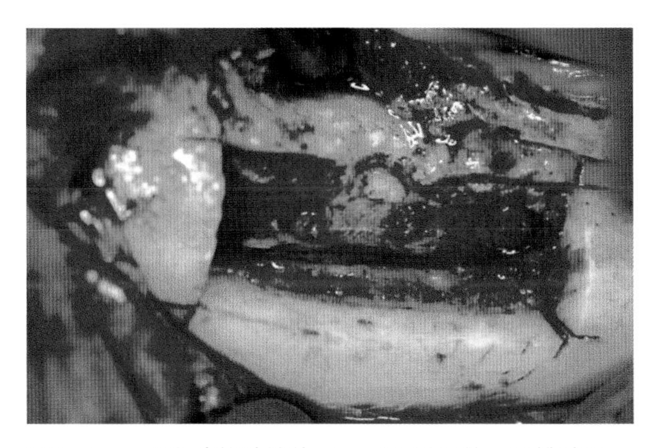

图4-55c 取出叶状种植体后，暴露受损的下牙槽神经。

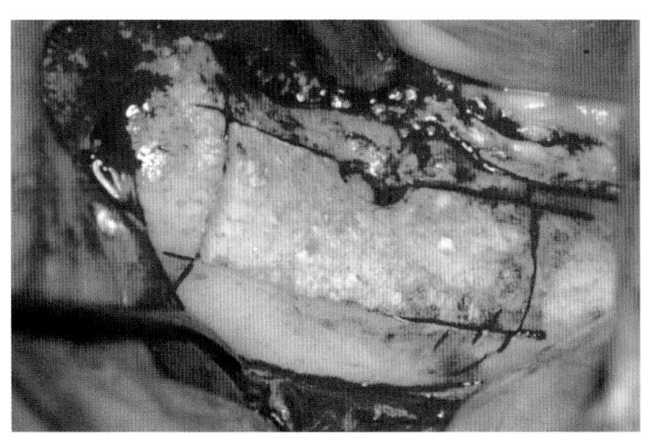

图4-55d 在取出种植体后复位骨盖，能够维持原有骨弓轮廓避免大量骨缺损。

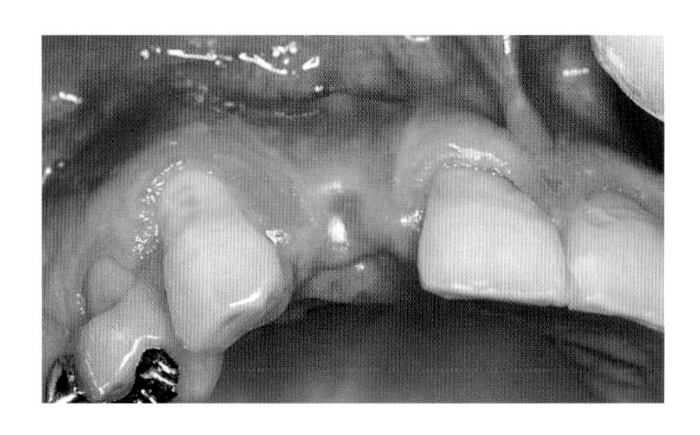

图4-56a 陶瓷种植体植入10年后发生折断。

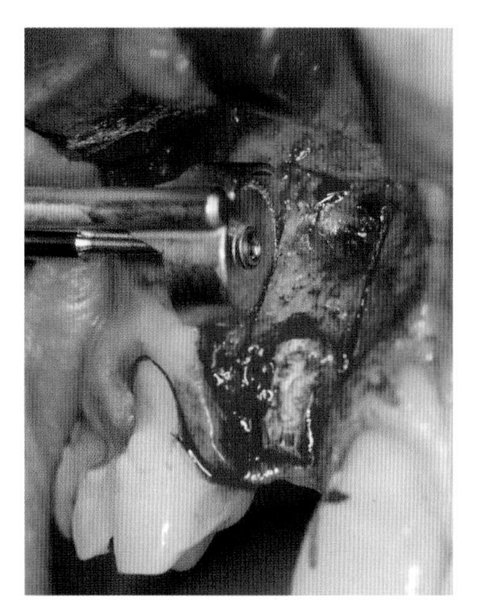

图4-56b 使用微锯在折断的陶瓷种植体周围预备骨窗。

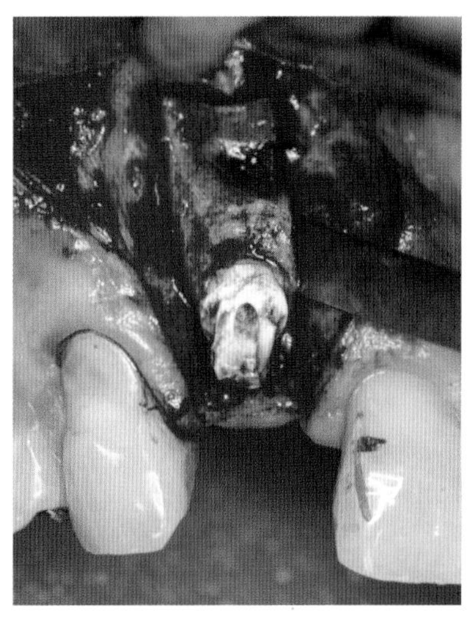

图4-56c 预备骨窗后，种植体能很容易地与颊侧骨壁一起脱位。

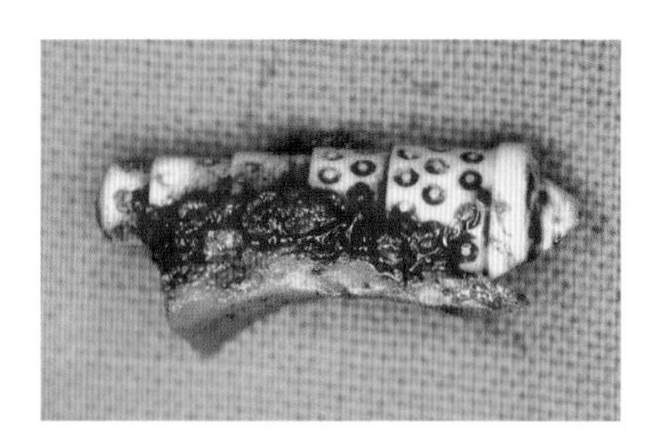

图4-56d 折断的种植体与颊侧骨板。

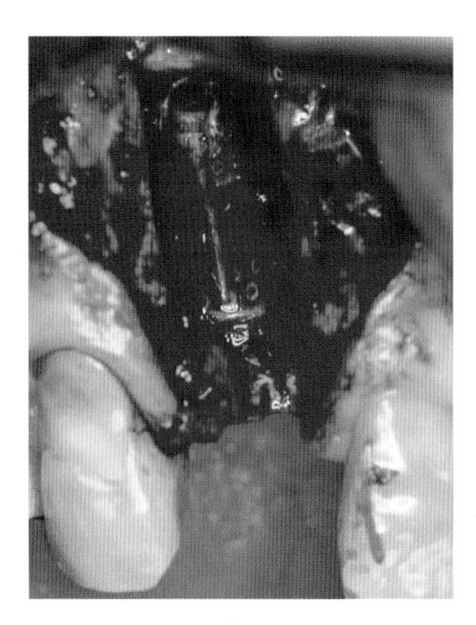

图4-56e 空的种植窝。

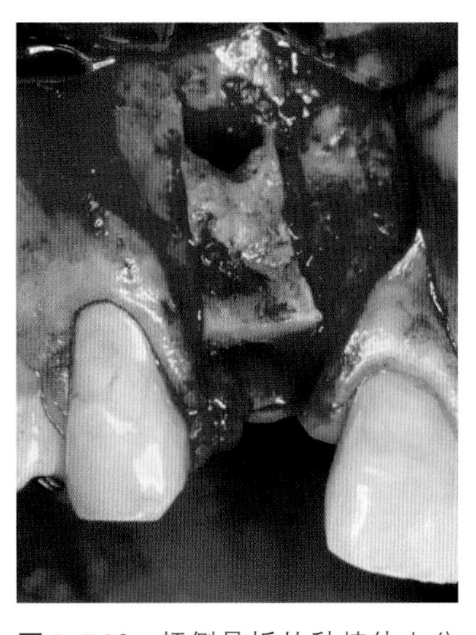

图4-56f 颊侧骨板从种植体上分离，倒置复位使牙槽嵴顶处有足够的骨宽度利于后期种植体植入。

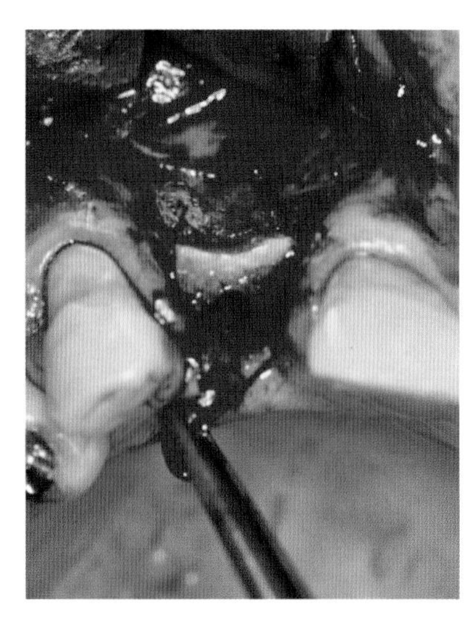

图4-56g 复位骨壁后的殆面观。

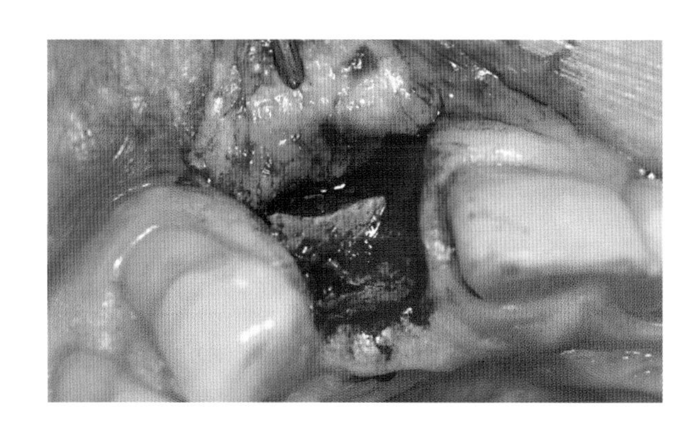

图4-56h 术后3个月骨再生良好。

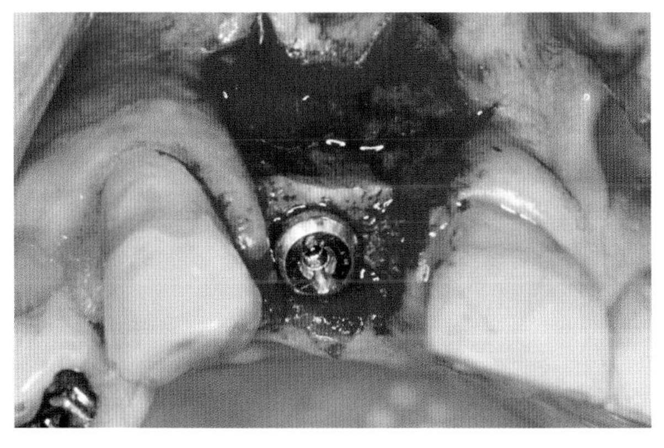

图4-56i 植入直径4.5mm的Frialit-2种植体（Dentsply Sirona）。

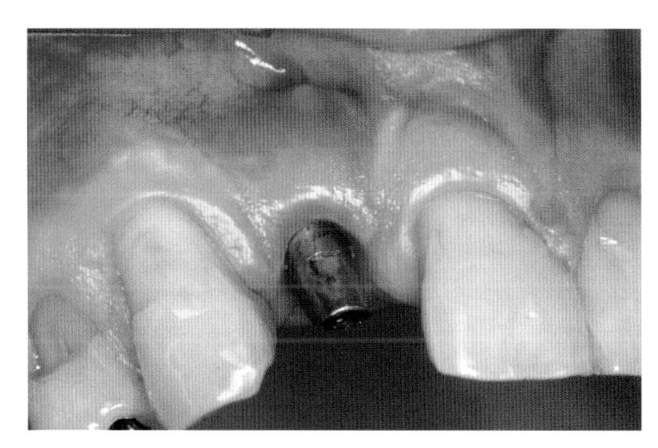

图4-56j 种植体暴露后的软组织情况。

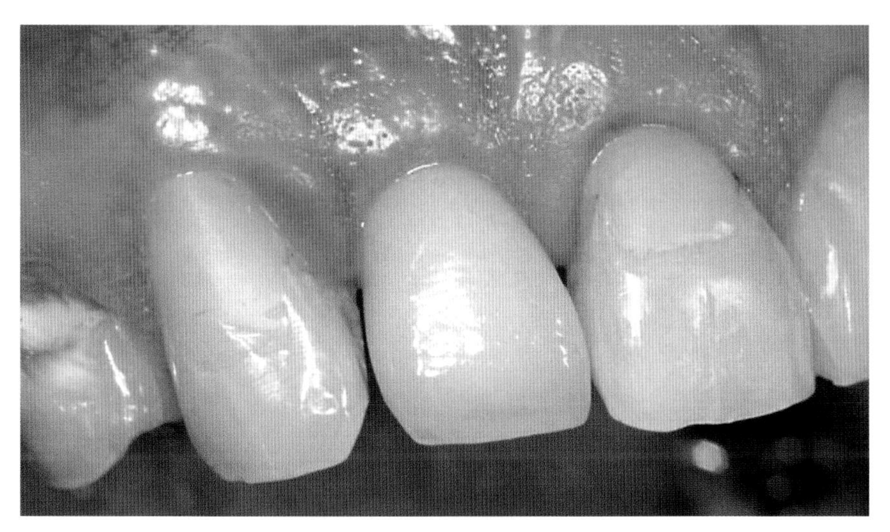

图4-56k 戴入修复体后12年的临床表现。

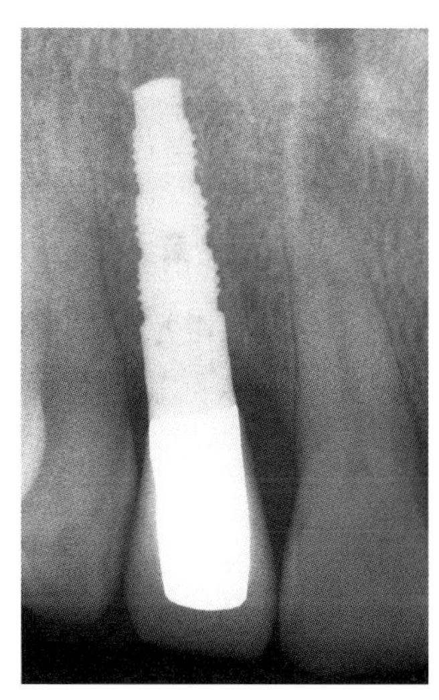

图4-56l 戴入修复体后12年的X线片。

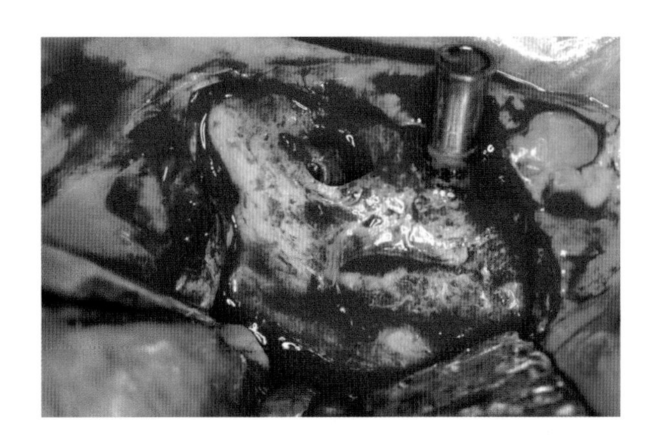

图4-57a 在靠近颏神经位置取出折断种植体的冠方部分后的种植窝。

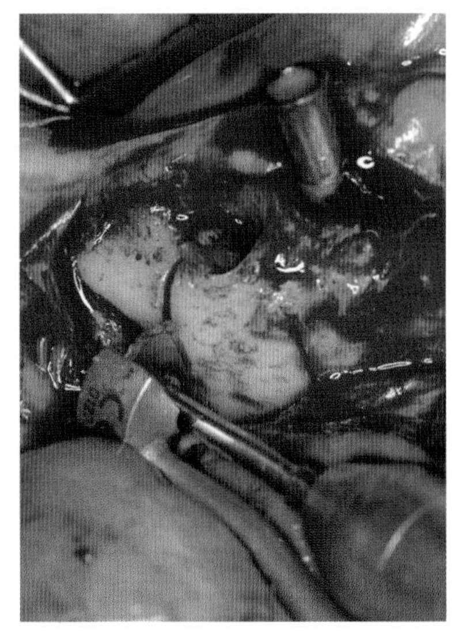

图4-57b 使用微锯预备骨窗以接近种植体根方。

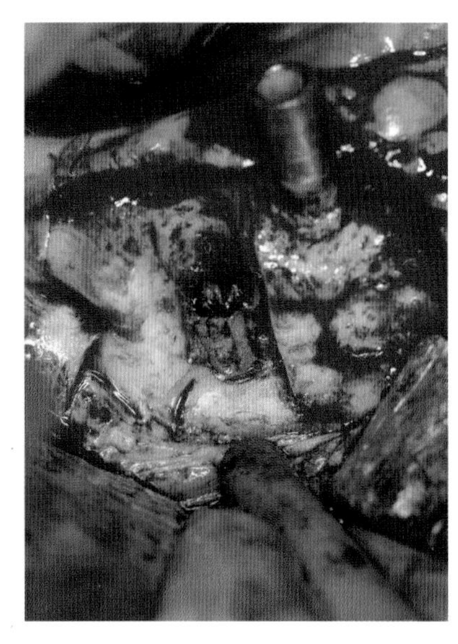

图4-57c 取出骨窗后暴露折断种植体的根部。

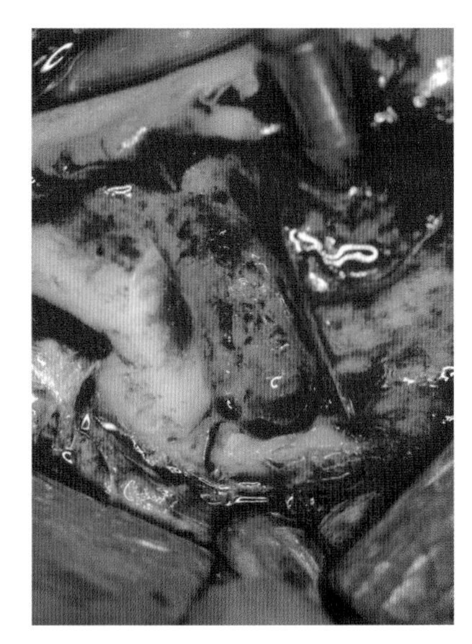

图4-57d 取出折断种植体后的种植体窝。

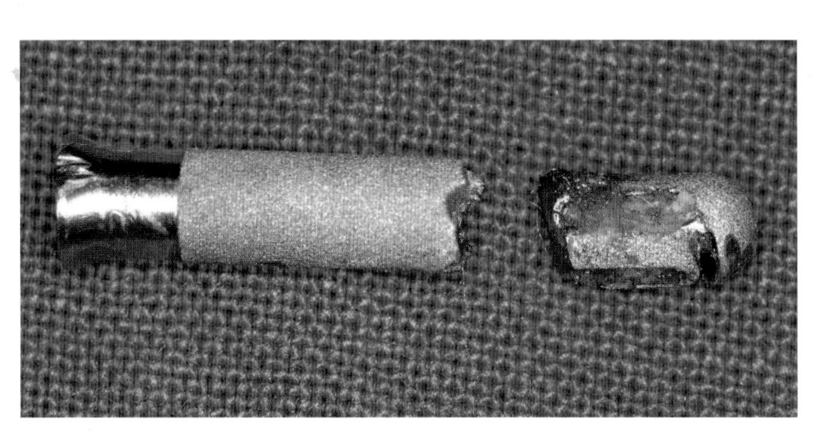

图4-57e 折断的种植体。

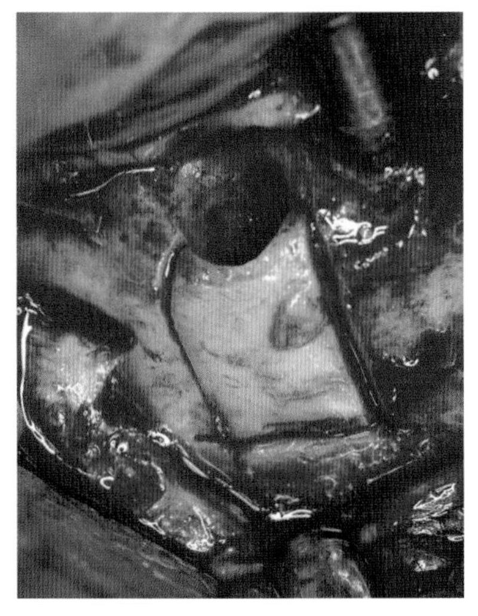

图4-57f 复位骨盖。

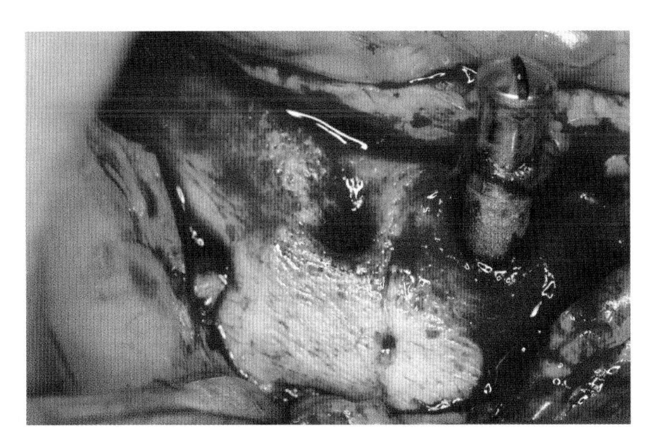

图4-57g 术后3个月骨再生良好。

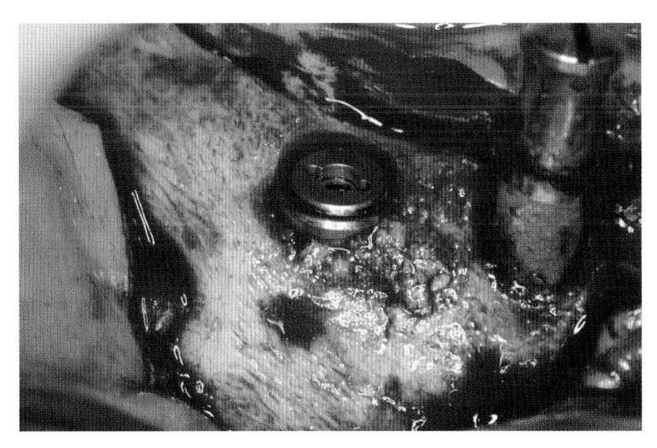

图4-57h 植入直径4.5mm的XiVE种植体。

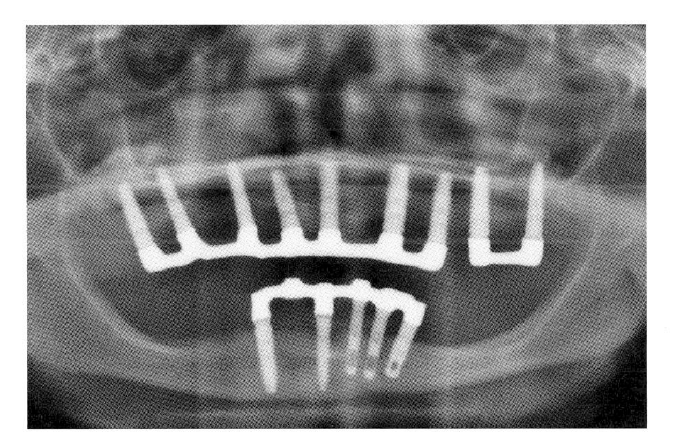

图4-57i 术后12年的X线片；植入XiVE种植体后7年，邻近的IMZ种植体脱落。

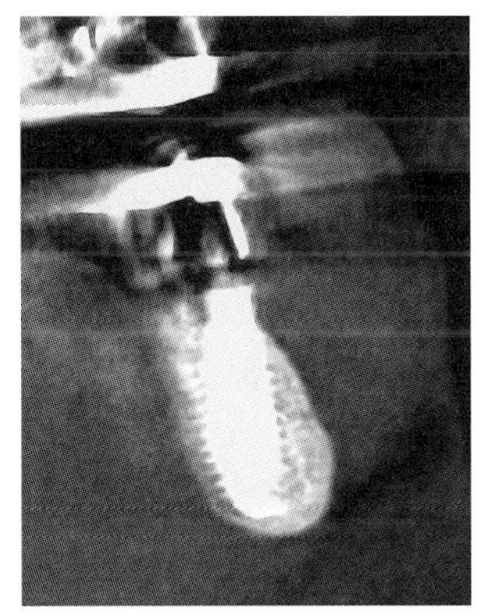

图4-57j CBCT扫描骨盖复位区域，证实颊侧骨壁的稳定性。

的骨弓轮廓（图4-58a～g）[45]。骨盖的精确复位对骨再生有积极的影响（图4-59a～i）。骨盖还可纵向一分为二，一半的骨块用于其他部位的牙槽嵴缺损重建，或者完全移植到不同的位置（图4-60a～j）。

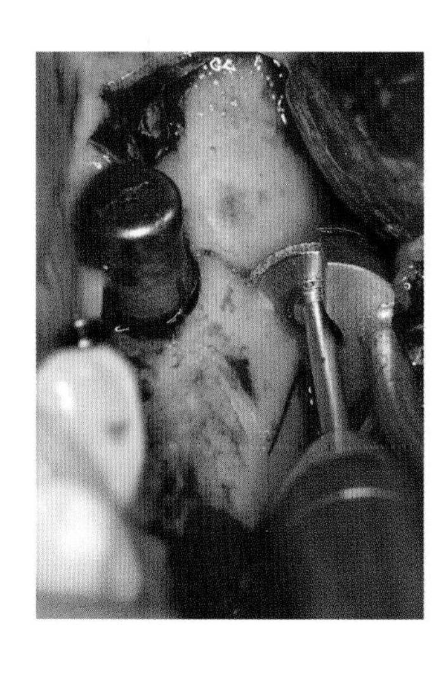

图4-58a 为取出下颌第二磨牙区发生水平骨丧失的旧种植体预备骨盖。

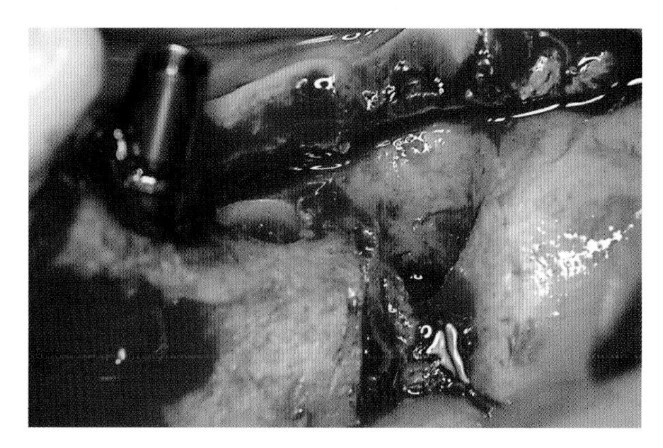

图4-58b 取出骨盖及种植体。

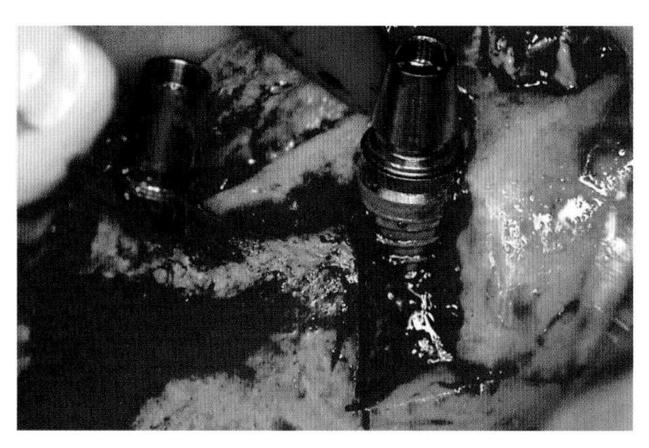

图4-58c 在原位置植入1颗更大直径的新种植体。

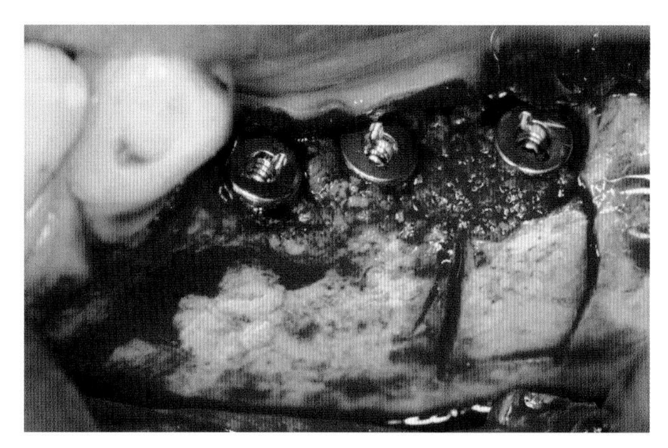

图4-58d 复位骨盖再植入种植体。

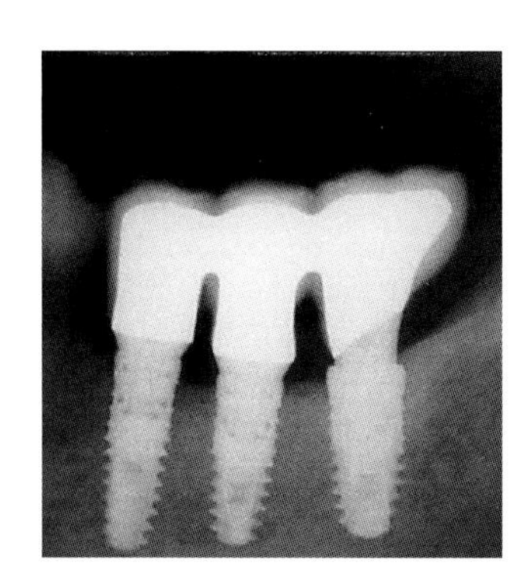

图4-58e 术后4年的X线片。

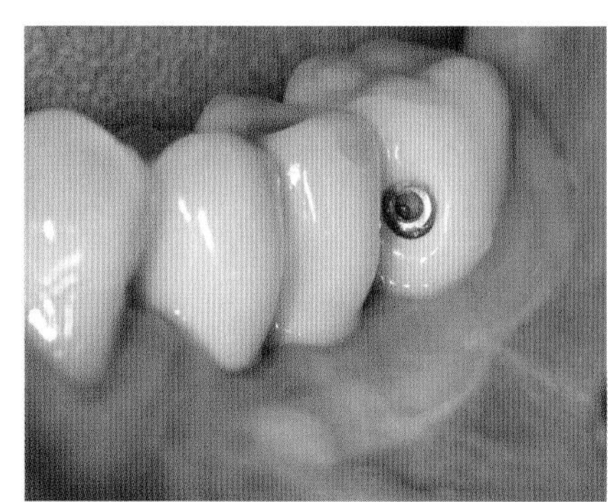

图4-58f 术后14年的临床表现。

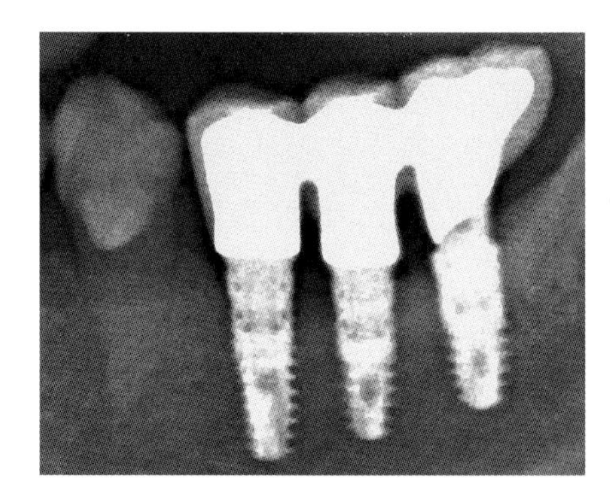

图4-58g 术后14年的X线片。

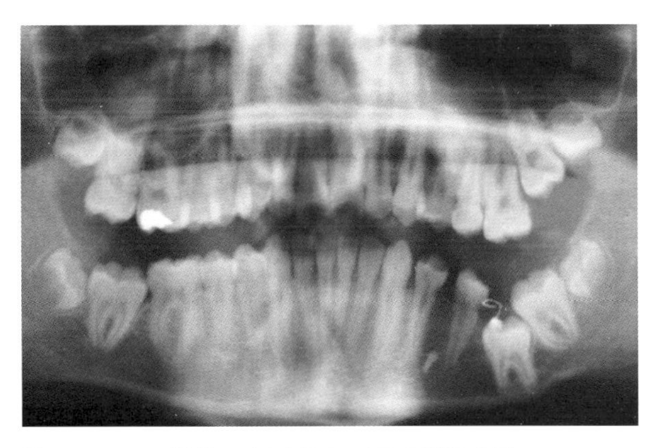

图4-59a 下颌第一磨牙阻生，正畸调整失败。

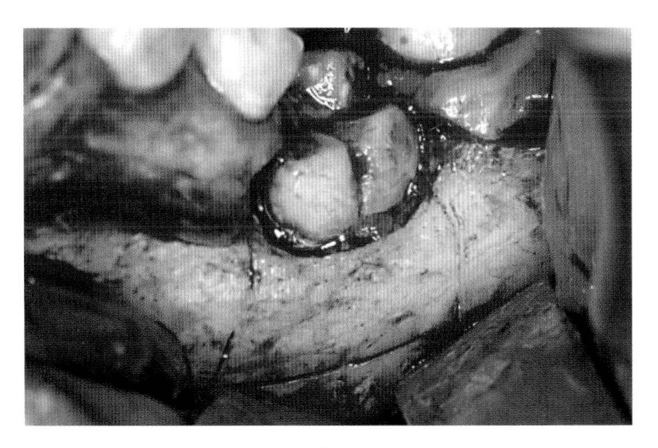

图4-59b 阻生牙颊侧预备骨盖。

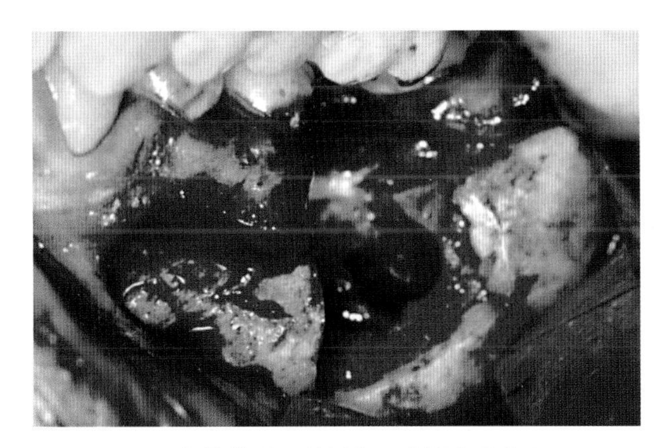

图4-59c 取出骨盖后，利用分牙法拔除阻生牙。

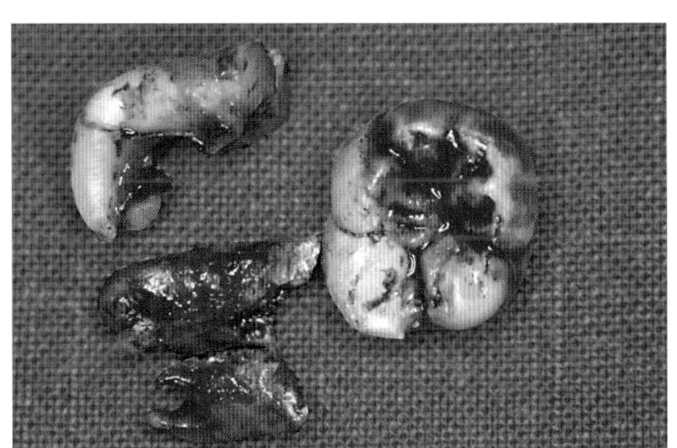

图4-59d 磨牙被分割成小块。磨牙阻生的原因（根尖弯曲）显而易见。

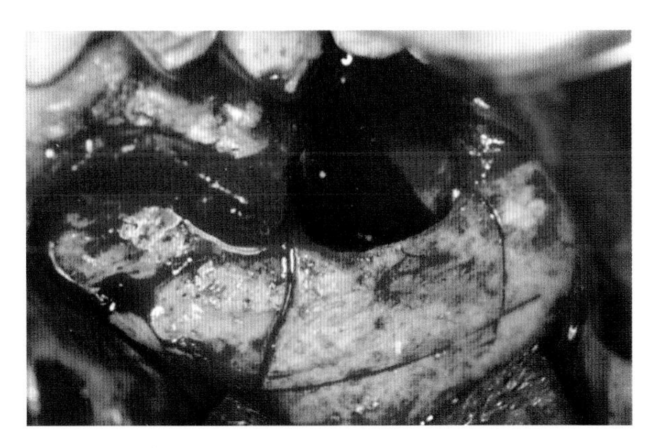

图4-59e 复位骨盖。

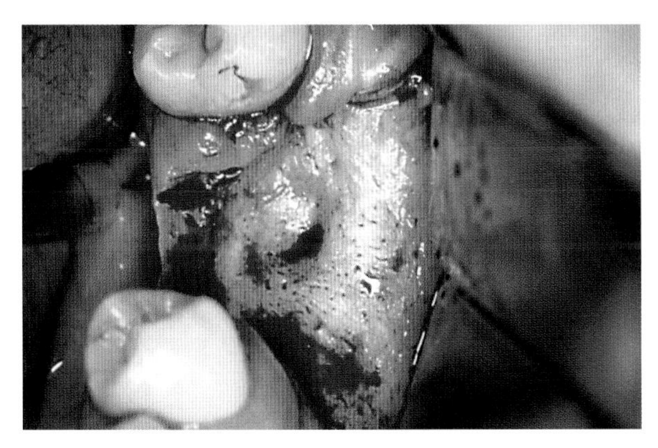

图4-59f 术后3个月的临床表现。

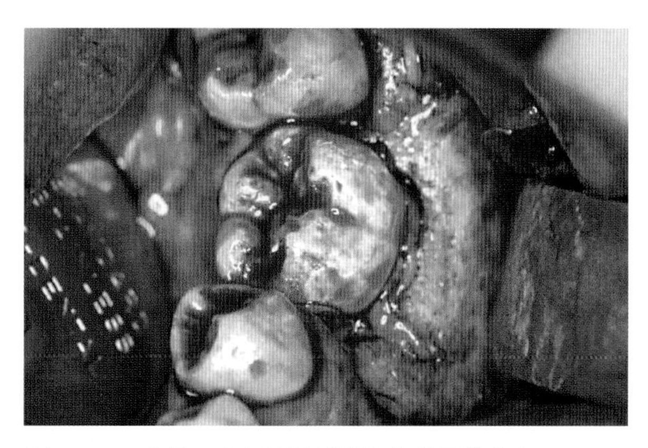

图4-59g 将第三磨牙再植到预备好的牙槽窝中。

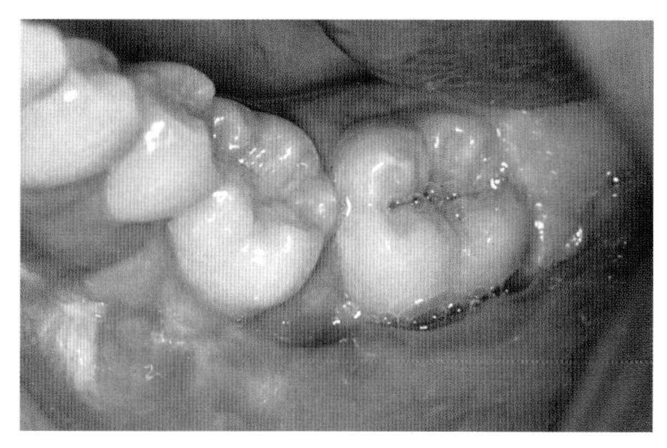

图4-59h 术后4年的临床表现。

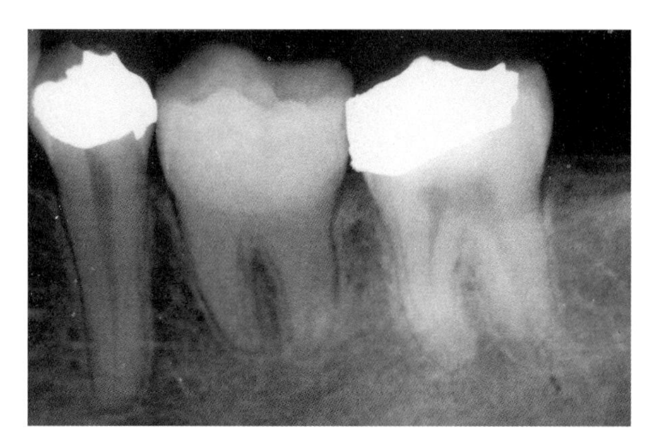

图4-59i 术后12年的X线片可发现再植牙出现了典型的牙髓闭锁。

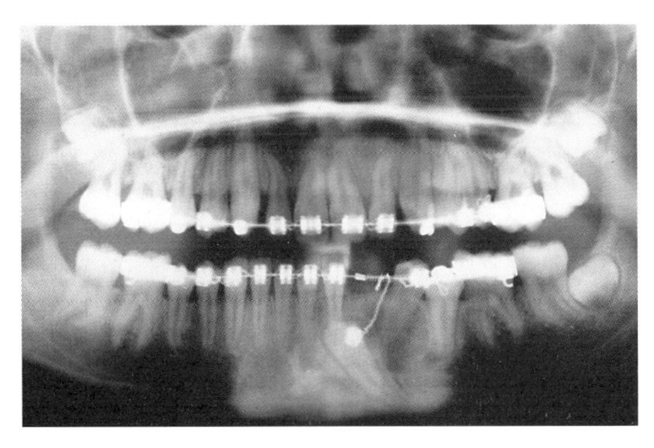

图4-60a 下颌尖牙低位埋伏阻生。正畸调整失败。

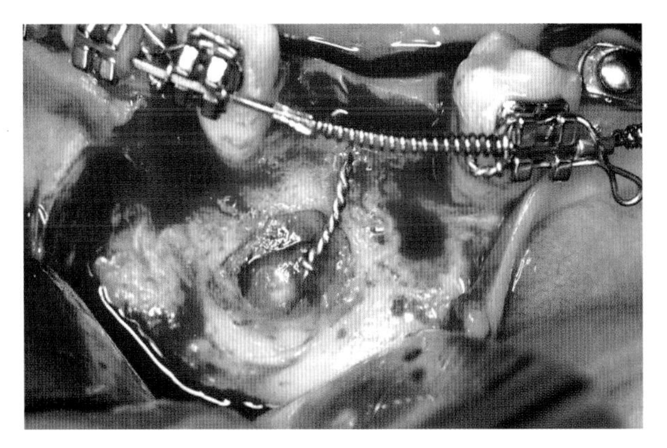

图4-60b 术区暴露的临床表现。注意牙槽嵴顶的萎缩。

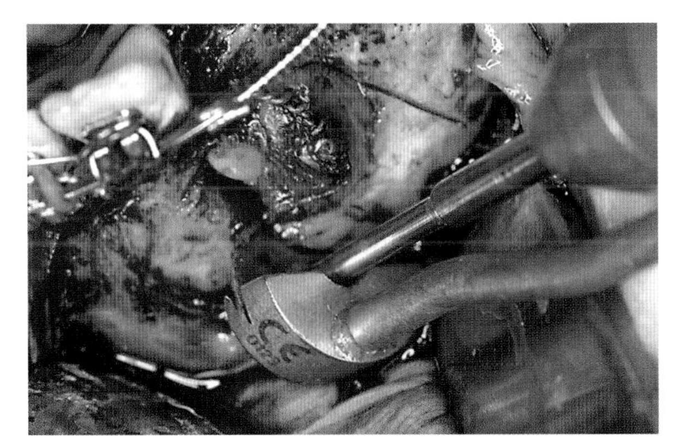

图4-60c 使用微锯切割骨窗。

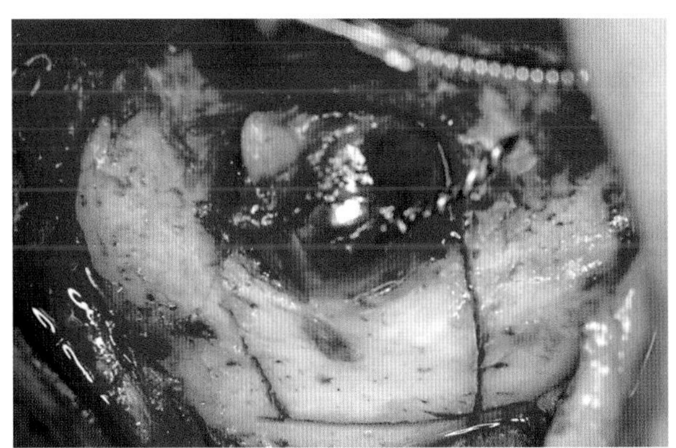

图4-60d 预备骨盖。

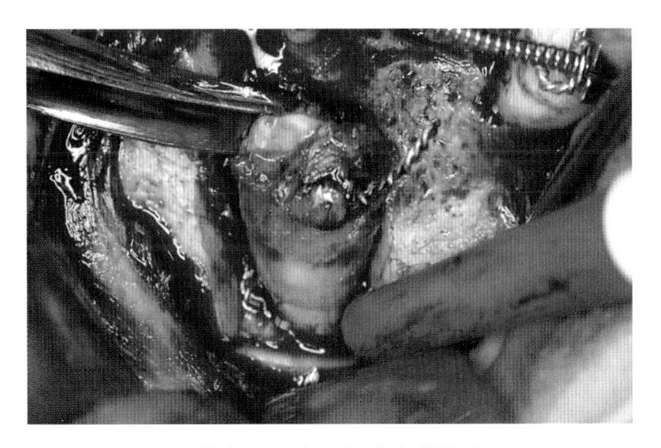

图4-60e 打开骨窗后，尖牙被小心地取出。

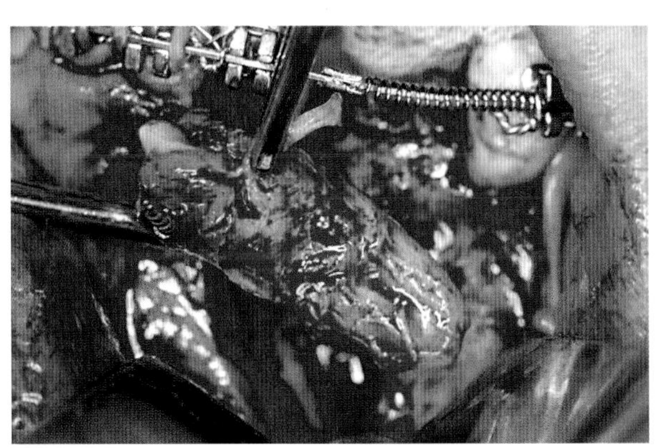

图4-60f 保留牙周韧带无创取出阻生尖牙。

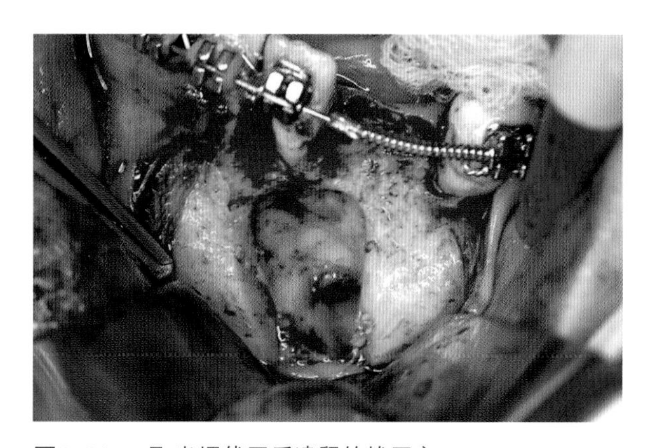

图4-60g 取出埋伏牙后遗留的拔牙窝。

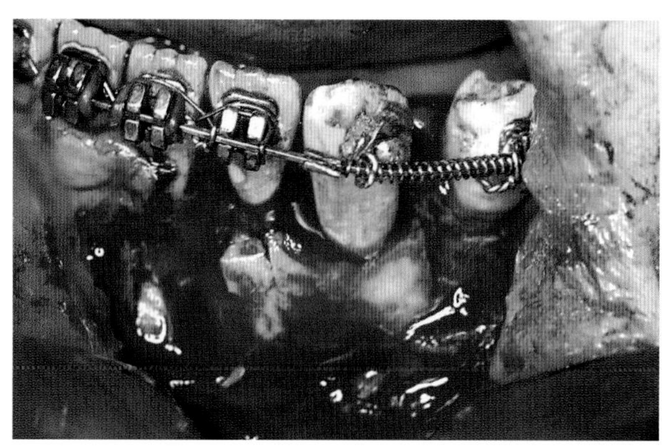

图4-60h 骨扩张后，将尖牙及其颊侧骨壁一同移植到正确的位置，使用纤维蛋白胶固定骨盖。

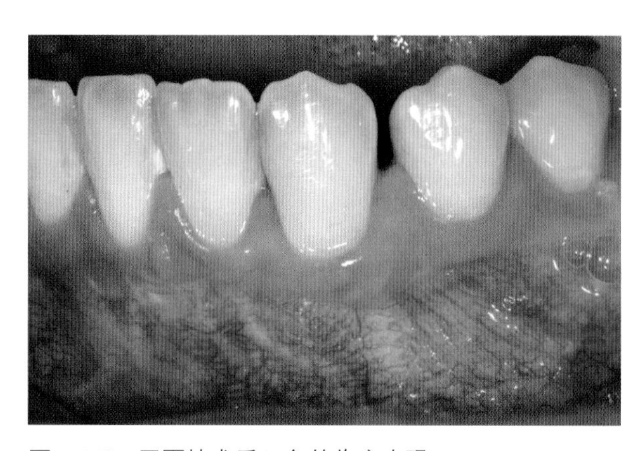

图4-60i 牙再植术后14年的临床表现。

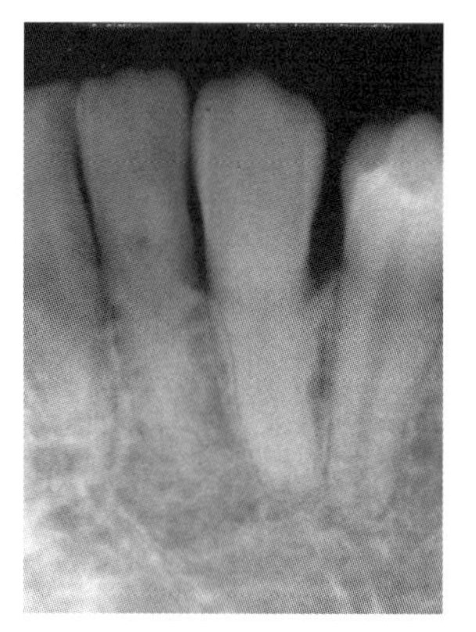

图4-60j 术后14年的X线片显示尖牙出现了典型的牙髓闭锁。

4.4.1.1 外科流程

手术是在局部麻醉下进行的，最好补充口服或静脉镇静（咪达唑仑）。预防性抗生素应在手术前30分钟常规开始使用，并持续7天（青霉素V/G，3000000IU/d，若青霉素过敏则需每日服用1.2g克林霉素）。掀开黏骨膜瓣后暴露颊侧骨壁，使用微锯预备骨盖。切口必须足够大，以便在颊部开窗骨盖脱位后广泛暴露残根或种植体。使用金刚砂轮时必须小心操作，以免损伤邻牙牙根，因此需要保持1～2mm的安全距离。使用反角/仰角机头进行水平切口，直机头做垂直切口。这些切口必须以向移除物汇聚内收的方向以利于骨盖的脱位及复位。因为存在保护罩这些器械可用于口腔内任何部位而不会对软组织产生损伤。金刚砂轮最大预备深度为3.2mm。骨窗的预备大小取决于需要暴露区域的尺寸。之后用薄刃的骨凿（4mm宽）将骨盖打开。这把凿子的宽度（4mm）与从磨牙后区域去除骨块所用的凿子相同，但刃部较其要薄得多，使其能插入骨盖的切口。如果要移除的牙根或种植体仍被一层松质骨覆盖，同样可用凿子去除，并与骨盖一起保存在生理盐水中。在取出异物、牙根或植入物后，复位骨盖。由于切口呈向近中或远中的斜面，骨盖能严密贴合，不需额外的固位。唯一的例外是，一旦从上颌窦取出种植体或其他异物，复位的骨盖与窦壁之间需用可吸收缝线缝合固位。

在骨质大部分为皮质骨的情况下，骨盖脱位困难，可从骨盖中线处一分为二，创造两个独立的骨盖以帮助脱位。在手术的最后阶段，两个独立的骨盖以上文类似的方式重新复位。在将其分成两块骨板后，部分骨盖可以用作另一区域的骨移植物（图4-61a～p）。

在牙槽嵴顶区有骨丧失的情况下，骨盖可以倒置复位，以获得足够的牙槽嵴宽度。若难以获得初期稳定性，则可使用微螺钉（Meisinger）将骨盖固定在一个新位置上。骨盖与原有骨壁之间的间隙由局部获得的自体骨屑充填。

不使用骨替代材料及膜覆盖骨缺损。使用6-0可吸收缝线关闭复位的软组织。

对200例种植前或种植中行骨盖技术的患者进行了不少于4年随访观察的前瞻性研究，结果表明所有的骨盖均达到预期的效果，愈合良好且无任何并发症产生。大多数病例（98.5%）在重新打开术区观察均显示颊侧骨壁愈合良好，骨体积稳定。在124例仅复位骨

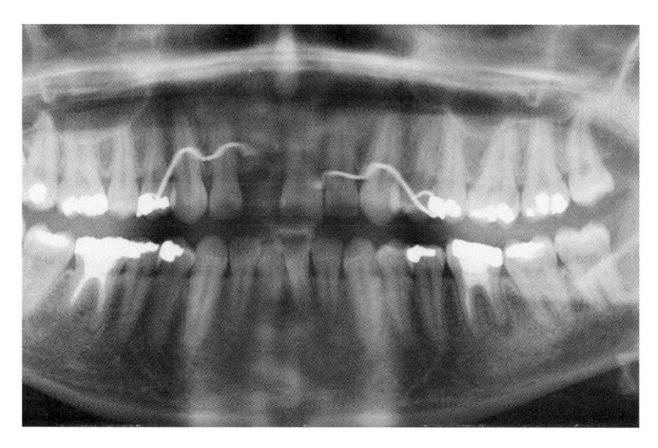

图4-61a 牙体治疗失败后，上颌右侧中切牙缺失，左下颌第一磨牙出现根尖反应。

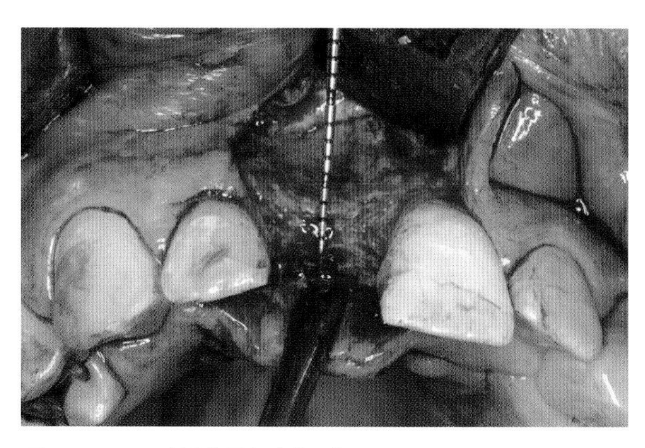

图4-61b 牙槽嵴顶宽度仅剩3mm。

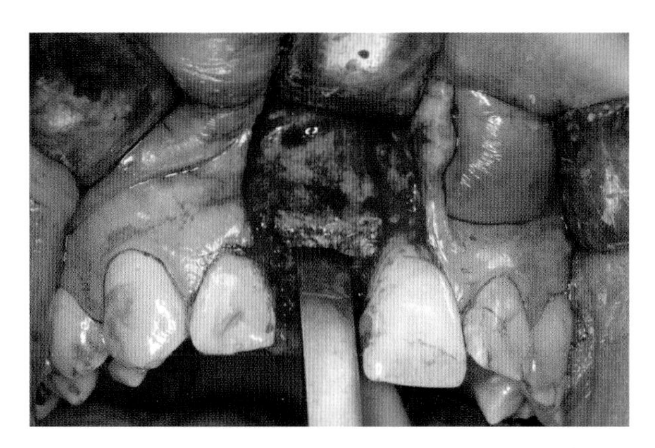

图4-61c 使用薄刃的凿子劈开牙槽嵴顶。

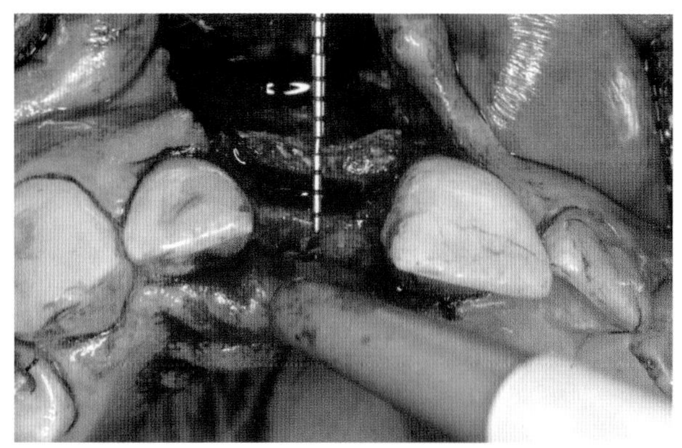

图4-61d 劈开后牙槽嵴顶宽度增至5mm。

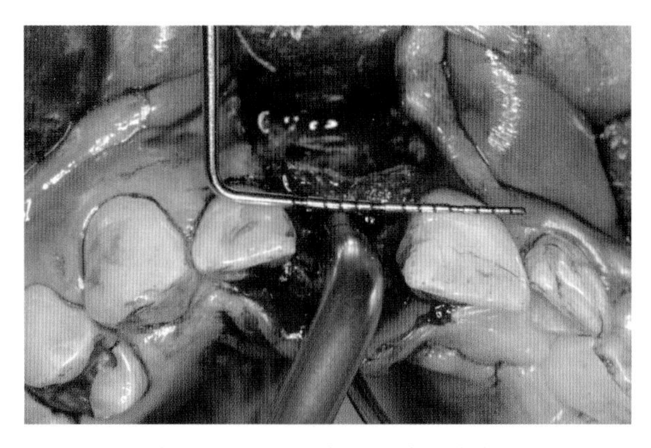

图4-61e 扩张腭侧牙槽嵴以使种植体窝能在骨弓轮廓内。

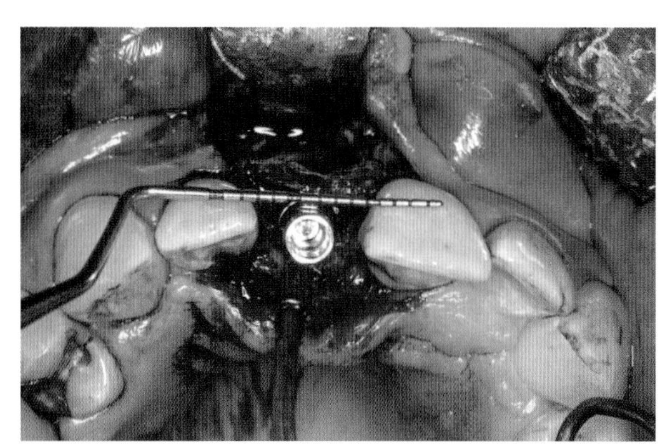

图4-61f 在正确的位置及轴向植入种植体。

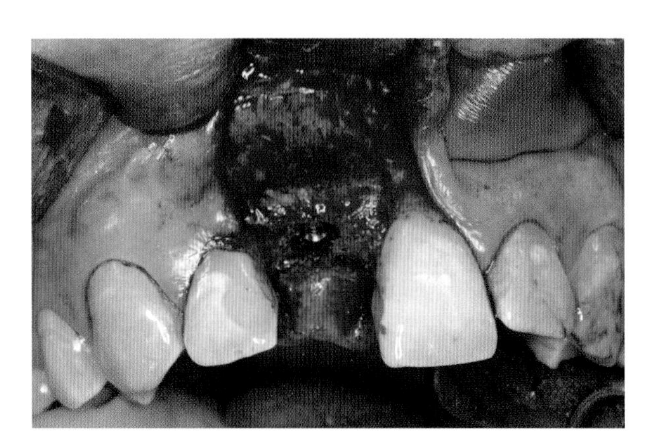

图4-61g 倒凹区唇侧骨壁薄。

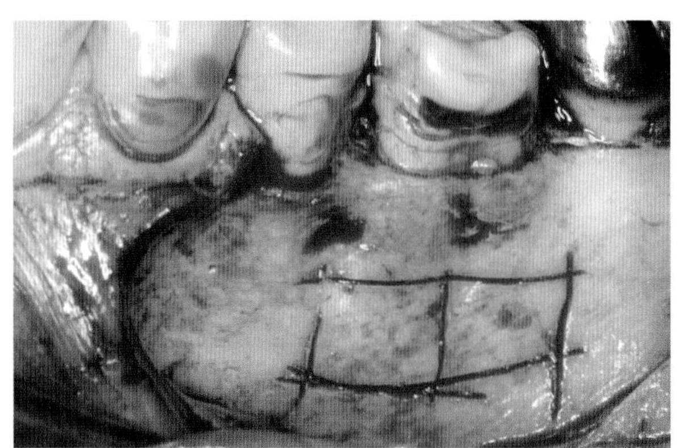

图4-61h 因为根尖手术而在左下颌第一磨牙区预备2个骨盖。

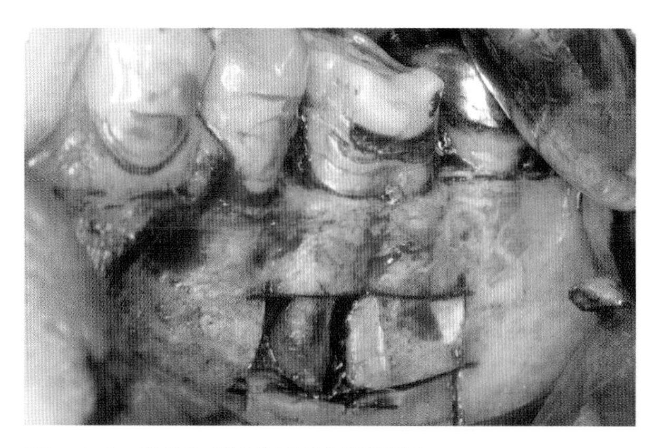

图4-61i 依次取出2个骨盖暴露牙根。

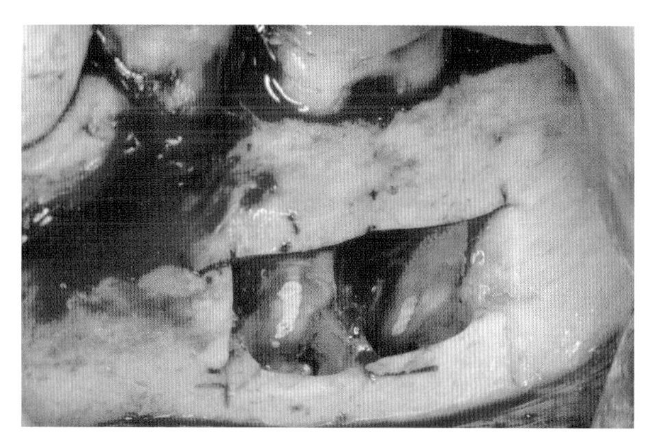

图4-61j 分别切除2个根尖后进行倒充填。

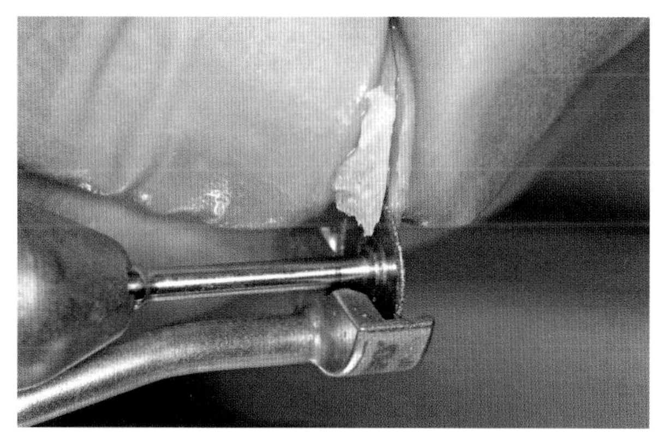

图4-61k 将骨盖劈成两半，得到至少4个薄骨块。

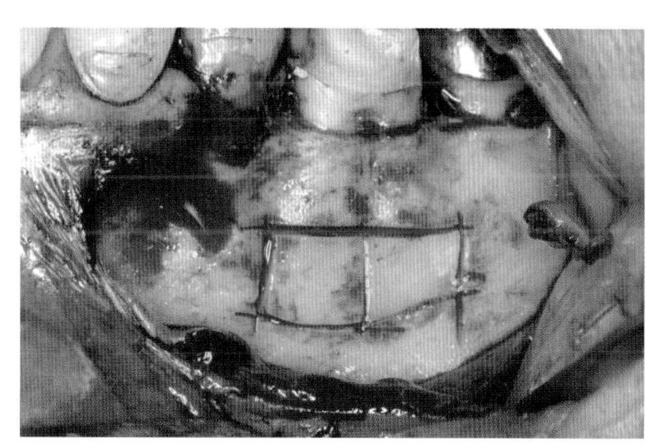

图4-61l 重新植入2个薄骨块覆盖术区。

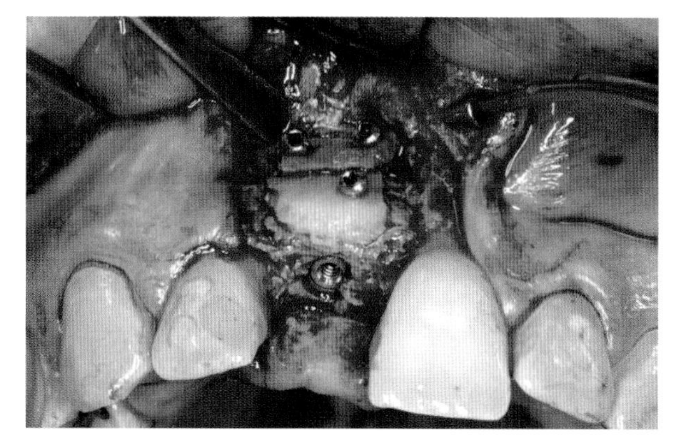

图4-61m 在中切牙区植入剩余2个骨块，以增加唇侧骨板厚度。

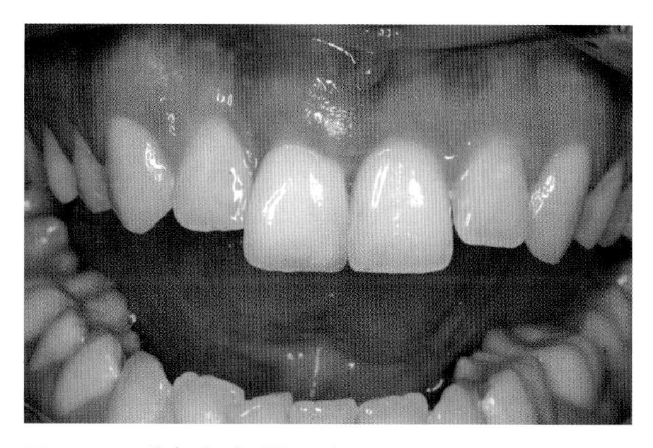

图4-61n 修复完成后的口内照。

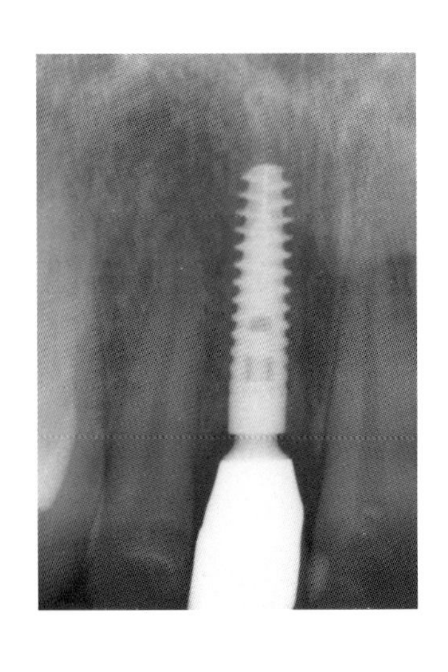

图4-61o 术后3年的X线片。

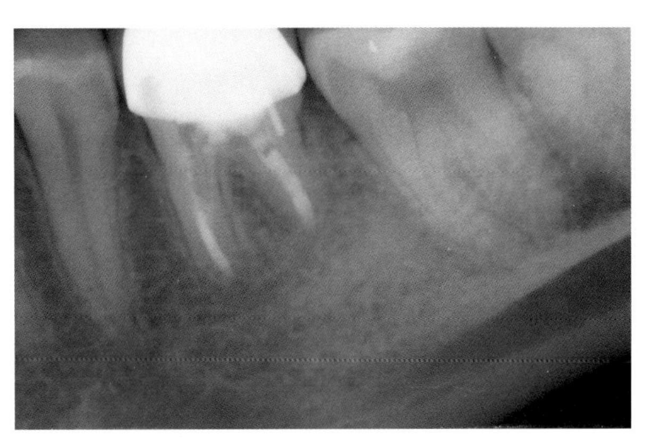

图4-61p 第一磨牙根尖手术3年后的X线片。

盖同期并未植入种植体或骨增量的患者中，测得平均牙槽嵴宽度为（7.6±0.8）mm。3个月后打开术区测得平均宽度为（7.1±1.2）mm。76例患者在植入种植体或植骨的同时复位骨盖，愈合正常，没有任何感染[57]。

4.4.2 保存拔牙窝（拔牙窝位点保存）

为避免在拔牙后进行大量植骨，在拔牙后直接对拔牙窝植骨，可在种植治疗前重建颊侧骨板的小缺损。采用这种方法的前提是骨缺损较小、骨膜完整，且无任何急性炎症。在拔牙后，搔刮干净的拔牙窝内填满使用环钻自无牙区、颏部或磨牙后区收集的骨屑。由于在常规的创口关闭过程中膜龈联合线可能产生移位，所以该方法适应证受软组织关闭的限制。关闭牙槽窝的特殊外科技术，如带蒂或游离龈移植[53]，可防止此问题的产生（图4-62a～j）。种植体可以在术后的9～12周进行植入[26]。

若术区牙槽窝位置不计划植入种植体仅作为桥体的支撑，则可使用骨替代材料填入拔牙窝而非使用自体骨屑。或等待拔牙后4～6周，拔牙窝完全上皮化后再进行骨增量手术。

4.4.3 少量骨缺损的骨增量

小的骨缺损可以使用在术区局部收集的自体骨进行骨增量。应当慎重考虑在骨增量手术同期植入种植体的安全性。尽管同期植入减少了治疗时间和手术次数，但术后的结果和预期的效果比缩短手术时间更为重要。

这种治疗要达到两个目标：最好的植骨效果以及获得最好的种植体骨结合效果。要达到这两个目的，有两条原则必须要遵守，其一

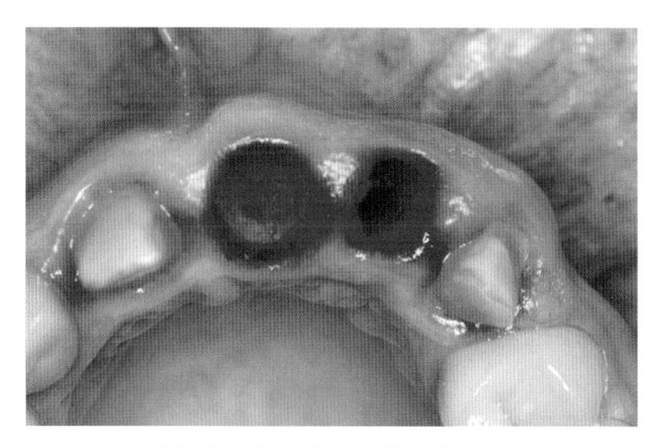

图4-62a 在根尖手术失败后，微创拔除21、22牙。由于之前的根尖手术，部分颊侧骨板已遭到破坏。

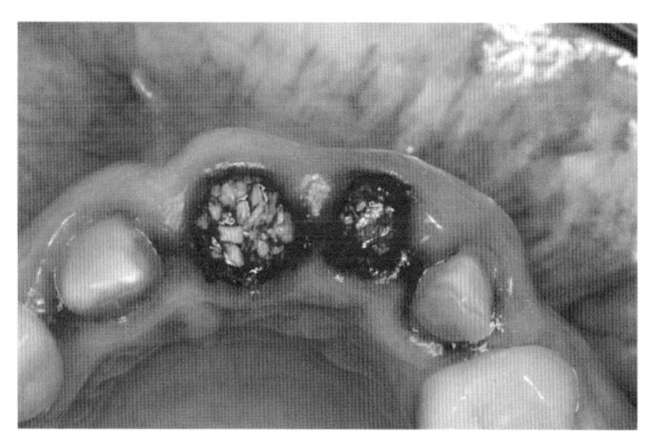

图4-62b 在拔牙窝内充填由磨牙后区收集的骨屑。

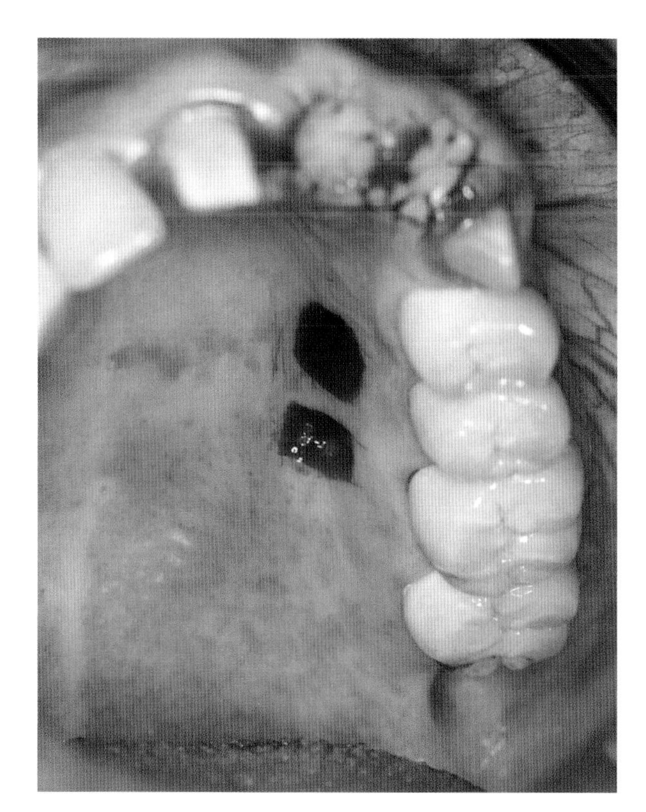

图4-62c 自上腭取游离结缔组织瓣覆盖拔牙窝。

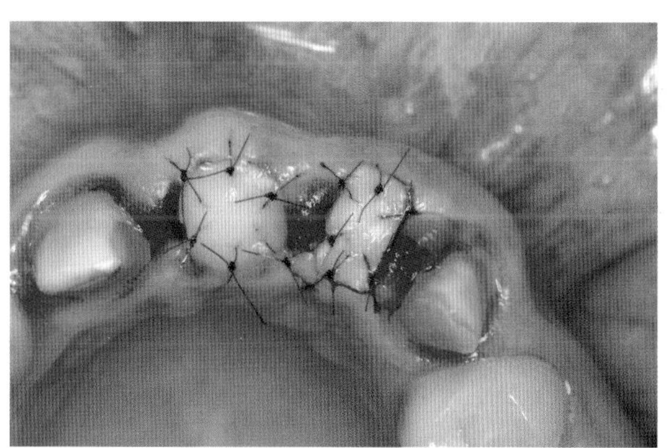

图4-62d 游离龈封闭拔牙窝。

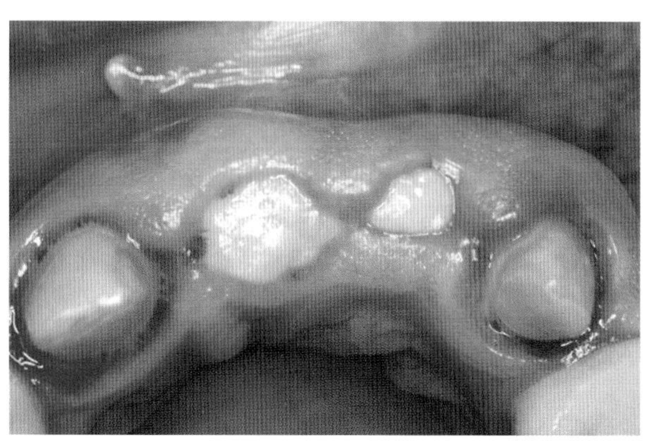

图4-62e 软组织术后愈合3个月。

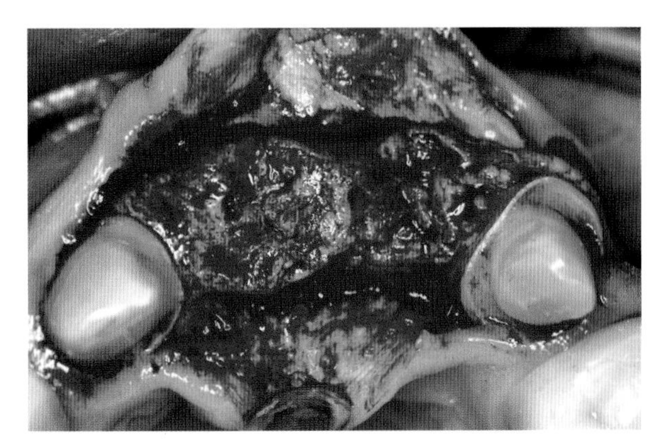

图4-62f 骨增量术后3个月再生的牙槽骨。

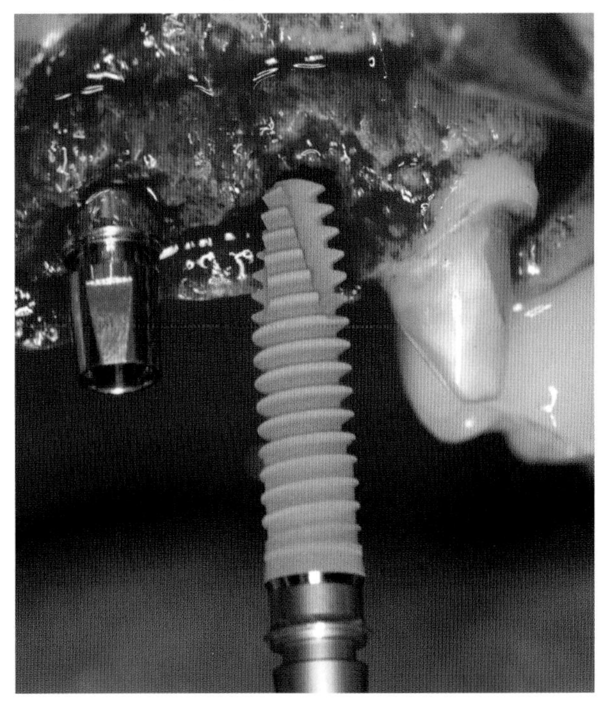

图4-62g 在重建后的牙槽嵴中植入XiVE种植体。

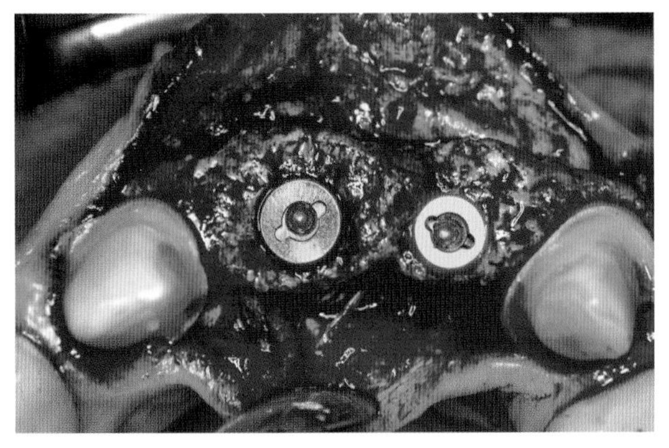

图4-62h 自骀面观可观察到种植体周围骨弓轮廓自然、优美。

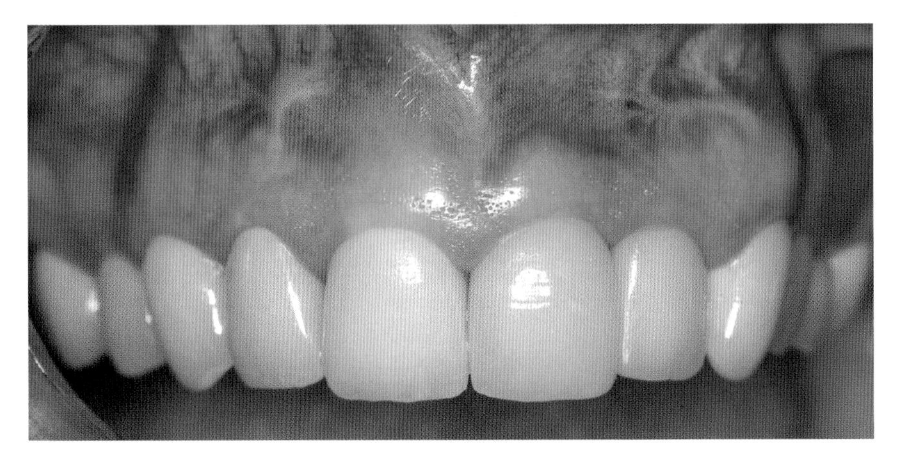

图4-62i 最终修复体。

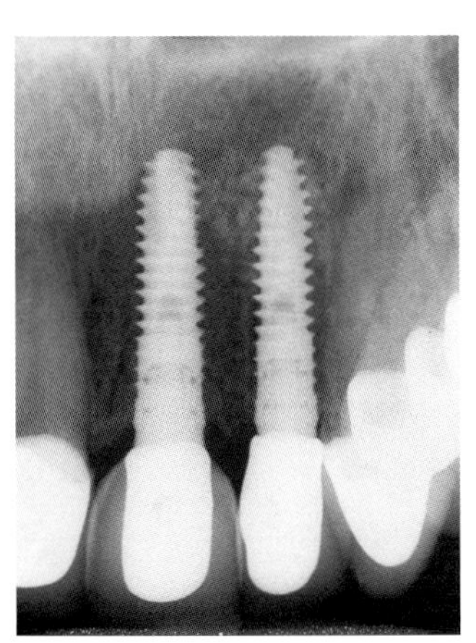

图4-62j 治疗3年后的X线片。

是充足的血供，其二是初期稳定性。良好的骨增量和种植体的骨结合需要良好的血供和稳定固位。

原则上来讲，对于术区需要考虑的问题是植骨的同期植入种植体是否可行及可取：如果种植体能够植入进骨弓轮廓内，那么就推荐在植骨的同时植入种植体[56]。在这种情况下，采用环钻在同一术区采集或种植体窝预备时收集的自体骨可用于充填骨缺损区（图4-63a～f）。由于骨移植物位于骨弓轮廓内，不需要使用膜材料稳定移植物。而且在此位置内，移植物受到保护，不受运动和肌肉牵拉的影响，移植物和种植体都能自邻近骨组织得到充足的血供以促进愈合和骨结合。植入物在骨弓轮廓内的位置对其愈合的质量有影响：种植体位于骨弓轮廓内越深，骨再生的效果越好。反之，若植入物位于骨弓轮廓以外无保护且不稳定的位置，由于肌肉的牵拉和薄弱的血供，它将迅速被吸收（图4-64a～f）。

无论何种形式的骨移植物均应稳定于受区。在种植体暴露的螺纹上覆盖骨屑应使用固位手段保持其稳定。由于骨屑或颗粒骨不能使用螺钉固定，为防止肌肉牵拉及口腔活动影响，这里推荐使用膜材料（图4-65a～k）或薄的骨块作为生物膜起屏障作用（图4-66a～c）。在考虑可供选择的治疗方案时应考虑到使用屏障膜而产生的高并发症率。

如果不能在骨弓轮廓内植入种植体，那么则建议此时进行骨弓轮廓的重建，尽量恢复其原有的形态，并在骨再生成熟后植入种植体。

不过，我们可以通过一些外科手术改变并扩大骨弓轮廓，如采用骨劈开、骨扩张技术，能够允许我们在植骨的同时植入种植体。

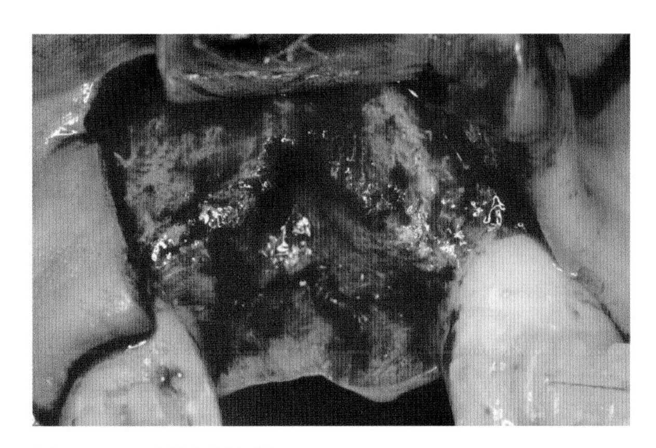

图4-63a 颊侧骨缺损。

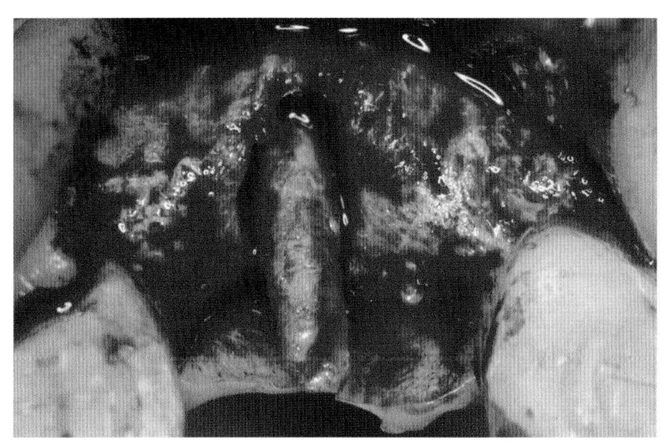

图4-63b 使用环钻在牙槽窝局部收集骨移植物。

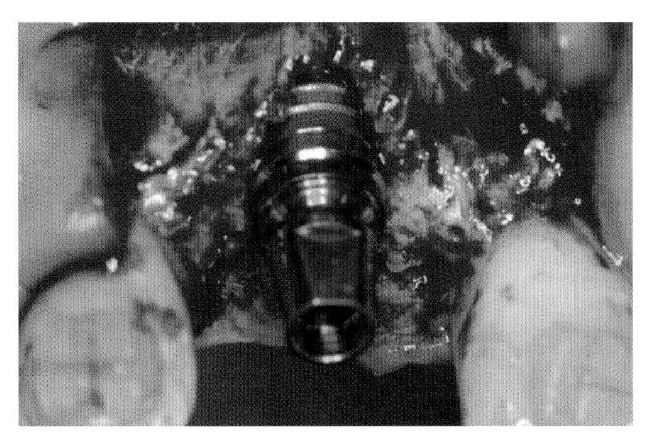

图4-63c 在牙槽骨骨弓轮廓内植入XiVE种植体。

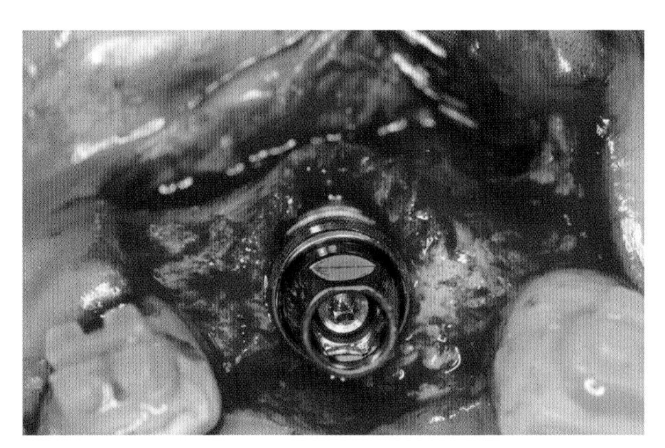

图4-63d 种植体植入于骨弓轮廓内的殆面观。

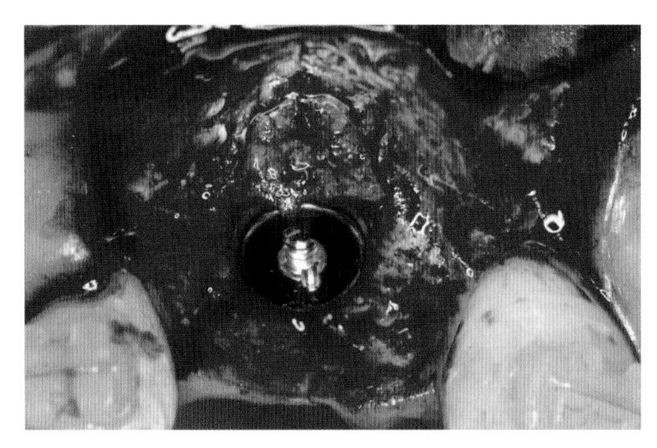

图4-63e 在骨缺损区植入的骨移植物在骨弓轮廓内保持稳定。受植区能向位于骨弓轮廓内的骨移植物提供充足的血供。

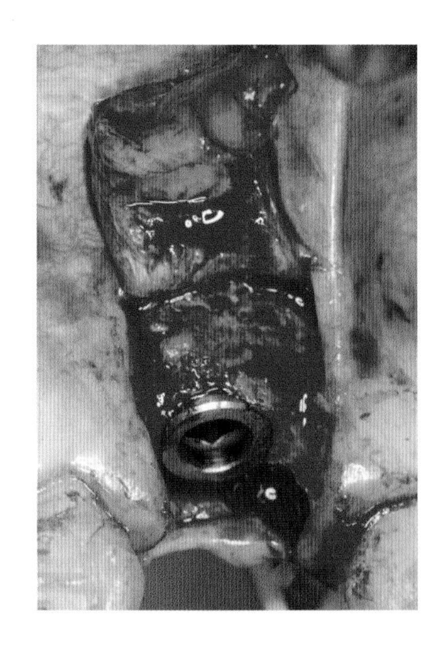

图4-63f 术后3个月，骨移植物愈合良好。

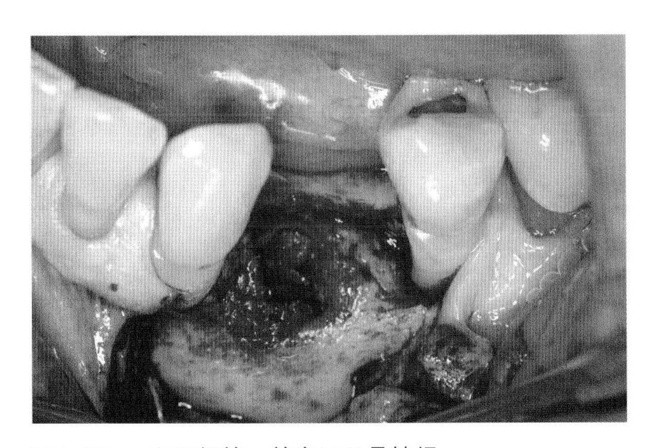

图4-64a　左下颌第一前磨牙区骨缺损。

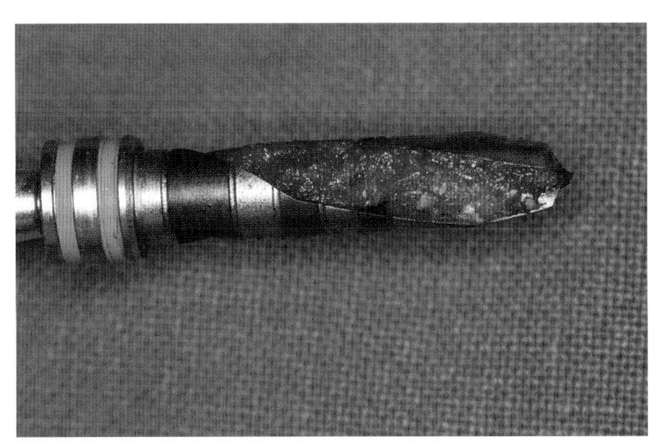

图4-64b　在不使用盐水冲洗的情况下低速钻收集骨屑。

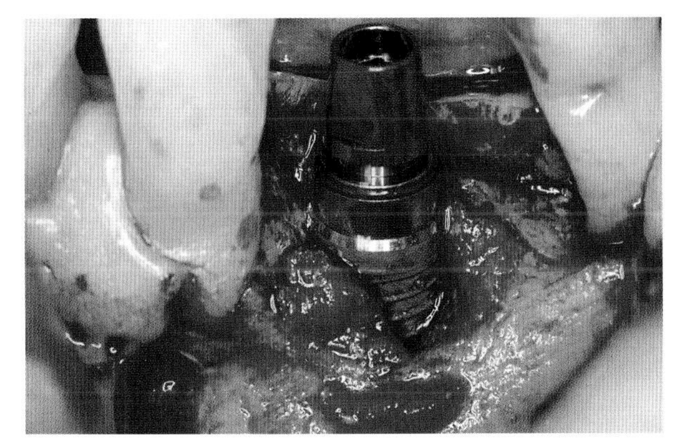

图4-64c　挤压颊侧骨壁后，将种植体植入于预备的种植窝。

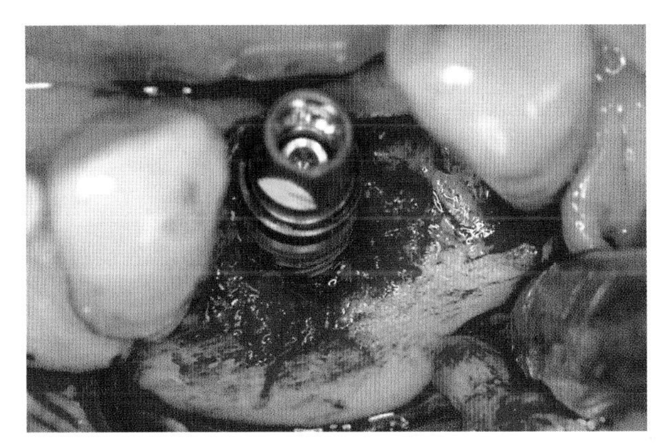

图4-64d　种植体位于骨弓轮廓内，但近中颊侧骨壁较薄且位于骨弓轮廓以外。

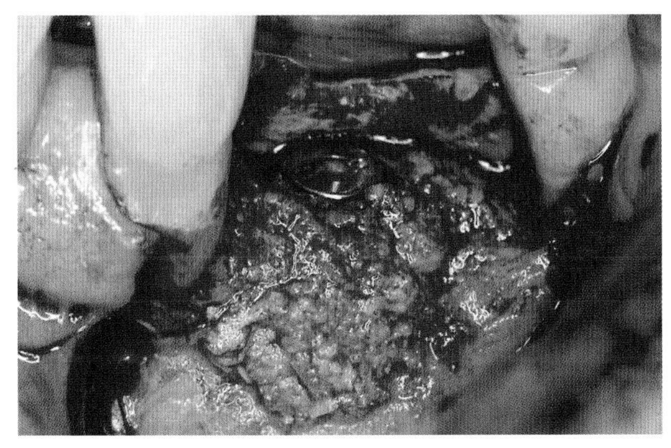

图4-64e　去除临时基台（Dentsply Sirona）后，利用骨屑进行植骨。

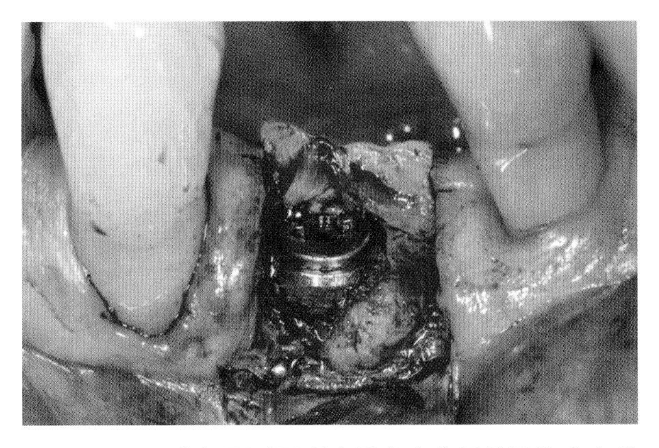

图4-64f　二次打开时可观察到完全位于骨弓轮廓内的种植体远中部分愈合良好，但位于轮廓外的颊侧骨由于肌肉活动而发生部分吸收。

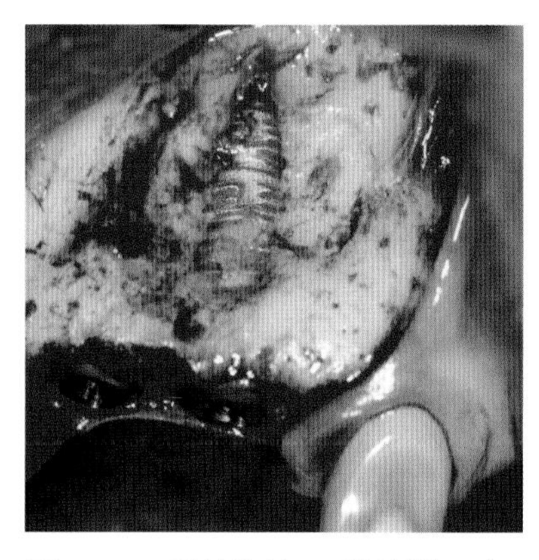

图4-65a 种植体植入后颊侧骨开窗。

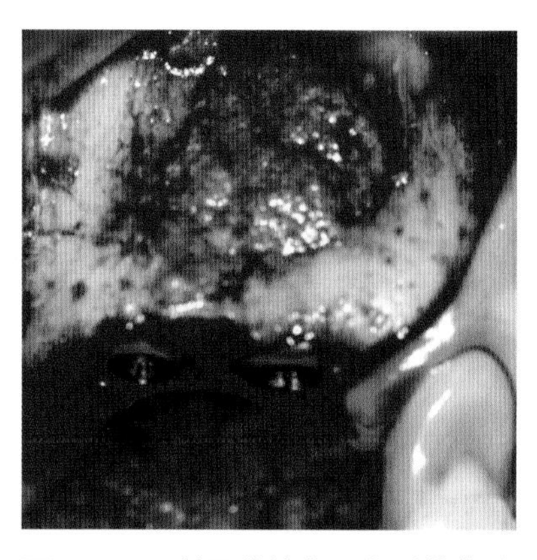

图4-65b 利用种植窝预备时收集的骨屑覆盖骨开窗区域。

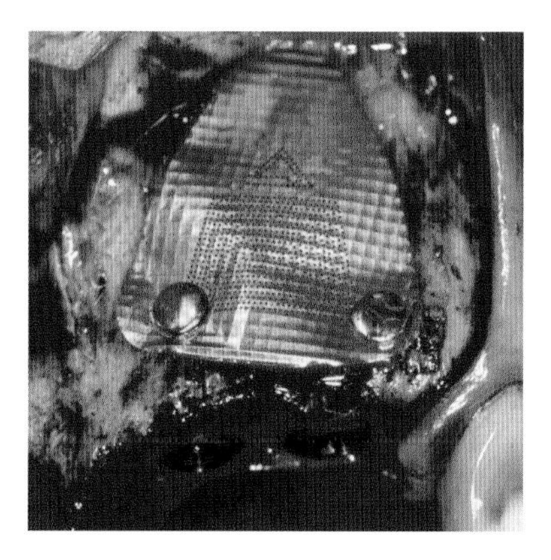

图4-65c 使用钛网（BoneShield）固定骨屑。

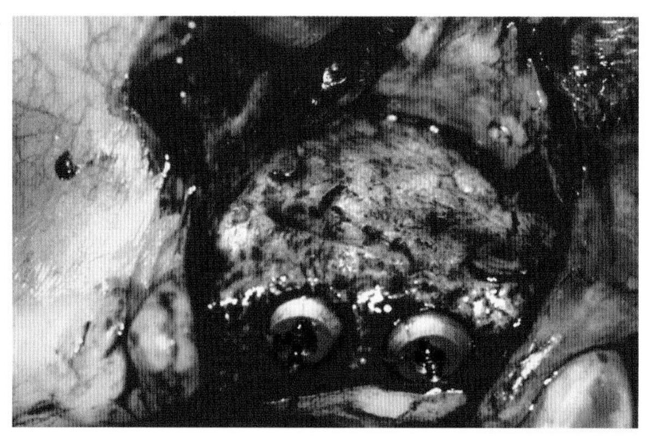

图4-65d 术后3个月取出钛网。

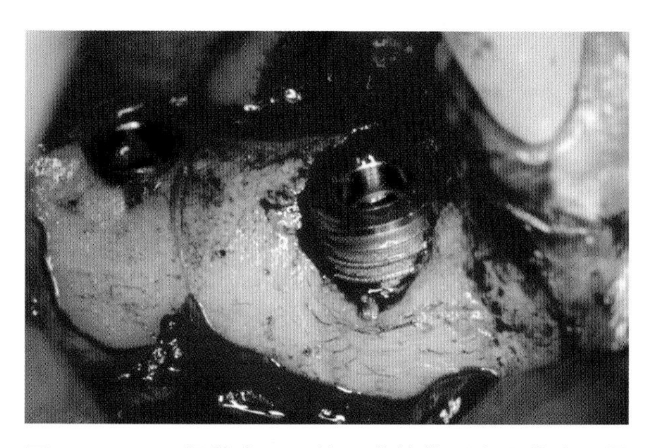

图4-65e 下颌前磨牙区植入种植体后出现的少量骨缺损。

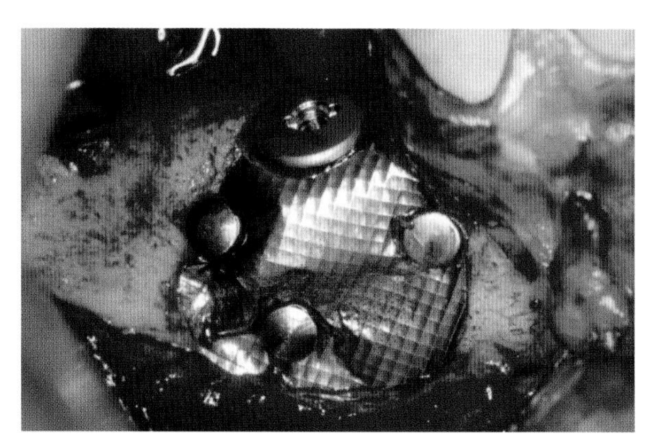

图4-65f 用在种植床预备过程中收集的自体骨屑覆盖种植体暴露部分，利用钛网（BoneShield）稳定骨屑。

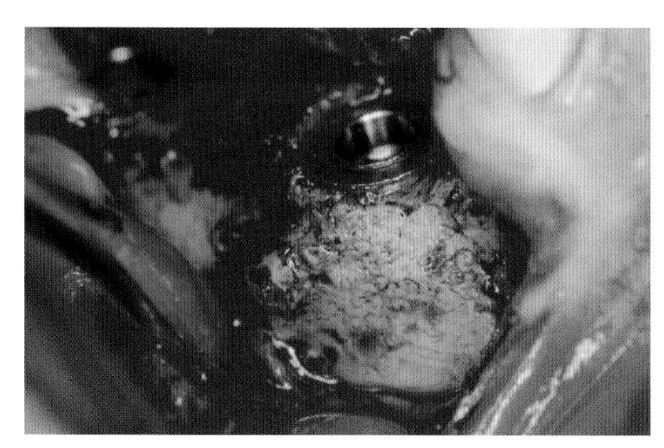

图4-65g 术后3个月取出钛网。

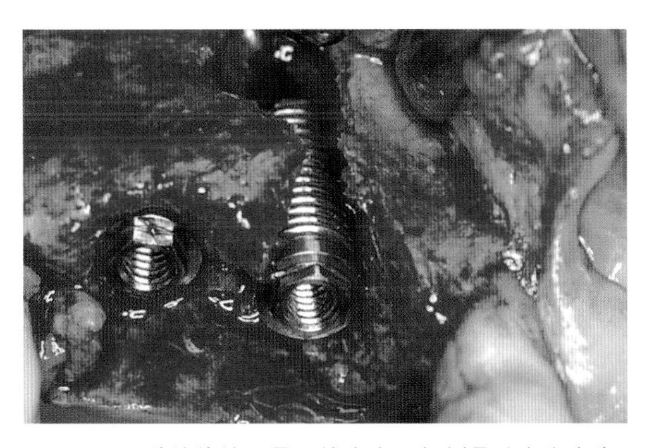

图4-65h 种植体植入骨弓轮廓内，颊侧骨壁完全丧失。

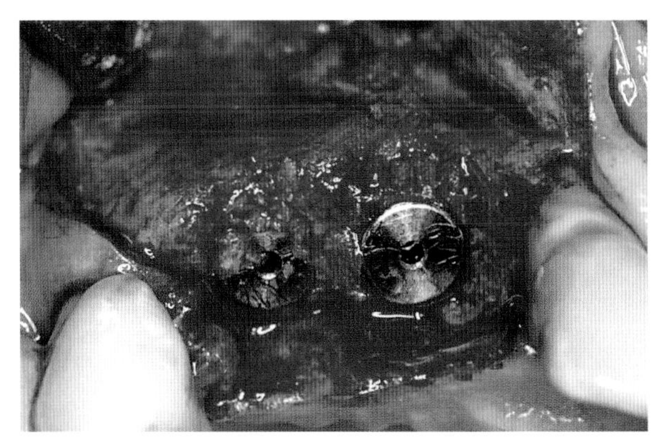

图4-65i 间隙内填满自体骨屑。

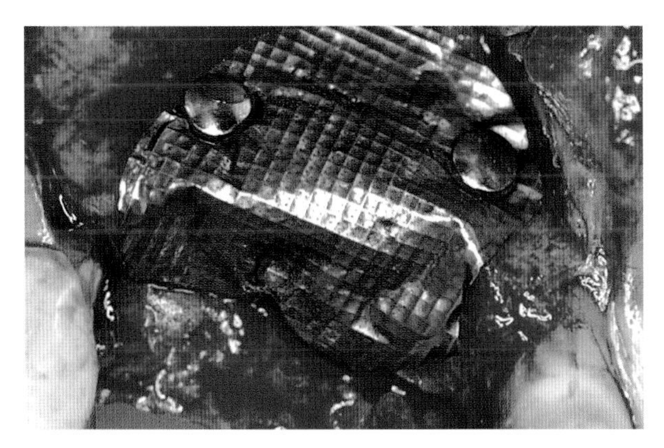

图4-65j 钛网覆盖骨移植物。

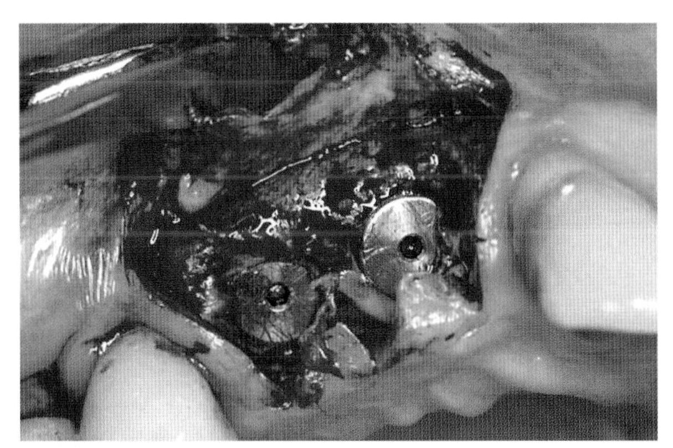

图4-65k 术后3个月取出钛网。

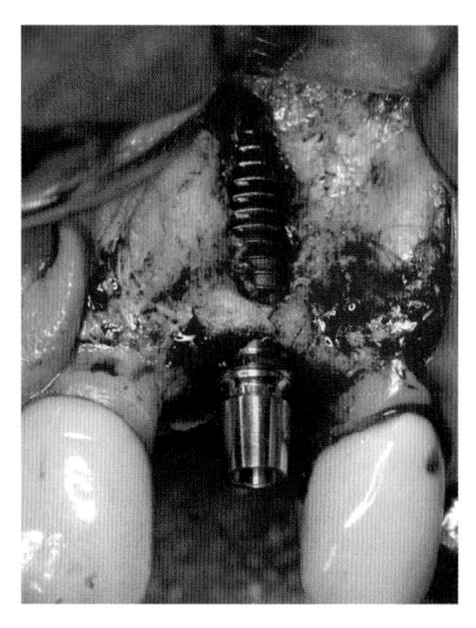

图4-66a 种植体植入左上侧切牙区后行唇侧骨开窗。

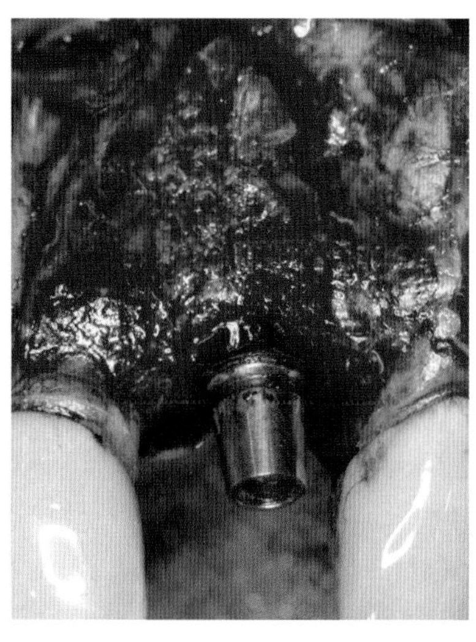

图4-66b 自体骨屑覆盖暴露的种植体。

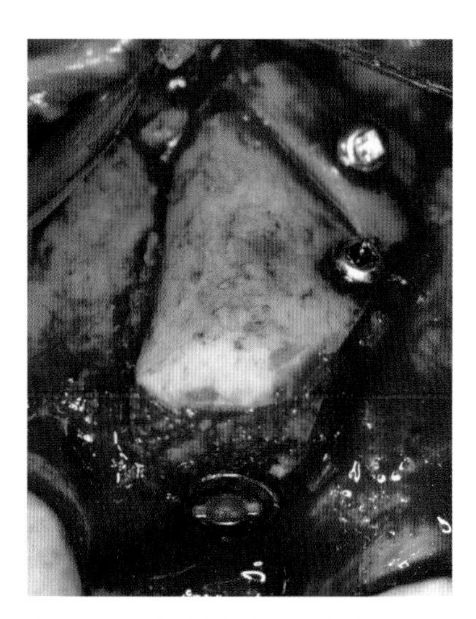

图4-66c 使用薄骨块固定骨屑。

4.4.3.1 骨柱技术

小的或有限的骨缺损的重建通常采用局部收集的骨屑和骨替代物的混合物来完成，这些材料必须用膜来稳定。另一种替代方法是使用更为稳定的骨柱。在种植窝预备过程中，用环钻从种植位点采集骨柱，通过固定在骨壁中间或用微螺钉加压使骨柱得以固定（图4-67a～d）。该技术可以避免使用膜和生物材料，以及从其他部位取骨导致的术后并发症。该技术适用于唇/颊侧或舌/腭侧骨板部分或完全丧失，尤其是牙槽嵴顶平台或拔牙窝宽度足以使种植体植入牙槽嵴骨弓轮廓以内的情况[61]。

外科流程

术前给予抗生素，要么在局部麻醉注射前直接静脉注射（青霉素G，1×10^6IU）[4]（在血管收缩发生之前），要么在手术前至少1小时口服（青霉素V，1×10^6IU/d）。术后持续使用抗生素7天（3×10^6IU/d）。若青霉素过敏，则可使用克林霉素300/600mg，1.2g/d[4]。手术一般在局部麻醉下进行，最好结合静脉镇静。使用4%的阿替卡因和1：100000肾上腺素（Ultracain DS Forte）进行前庭侧和腭/舌侧局部浸润。

牙槽嵴顶切口翻开黏骨膜瓣，暴露牙槽嵴，此时需考虑骨缺损的类型是否适用于骨柱技术并同期植入种植体。很重要的一个标准是种植体植入的位置必须在骨弓轮廓范围内。特别是种植窝在牙槽嵴顶处的边缘需在骨弓轮廓1mm以内，以确保骨移植物能获得良好的血供，这与骨缺损的位置无关（无论是颊侧骨缺损、腭侧骨缺损或双侧均有）。骨弓轮廓是通过相邻牙齿的骨骼的体积和形状来确定的，但也受种植床的骨壁影响。种植床的预备从环钻开始，环钻的外径要与种植体直径相匹配，且提供内外冲洗系统，同时收获5～12mm长的

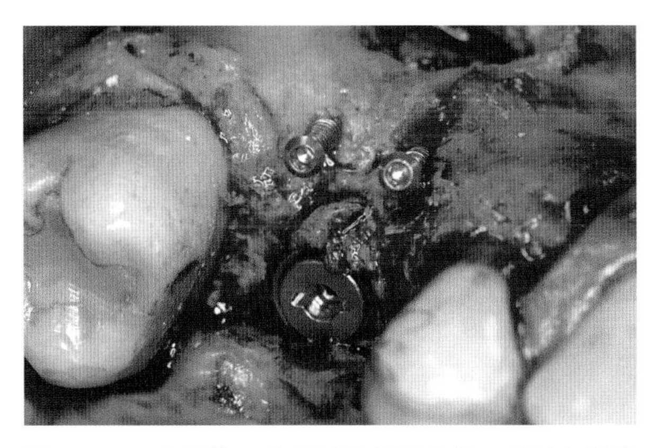

图4-67a　上颌第一磨牙区进行了骨挤压后植入种植体。除倒凹区骨缺损外，颊侧骨板薄且已经断裂。在种植体近远中旋入2颗微型螺丝。

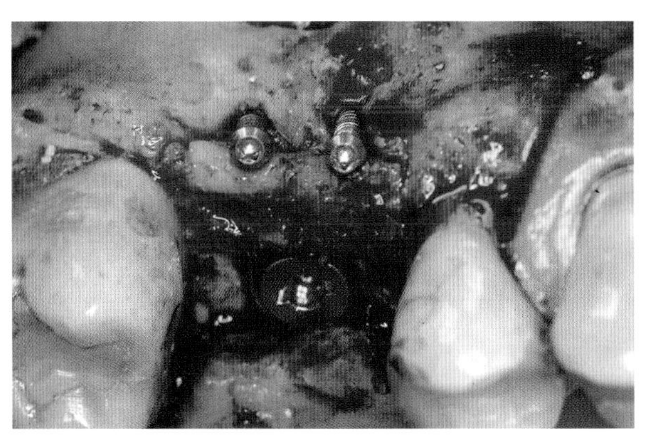

图4-67b　在种植床预备过程中，环钻采集的骨柱被放置在薄弱的骨表面，并通过螺丝加压来稳定。

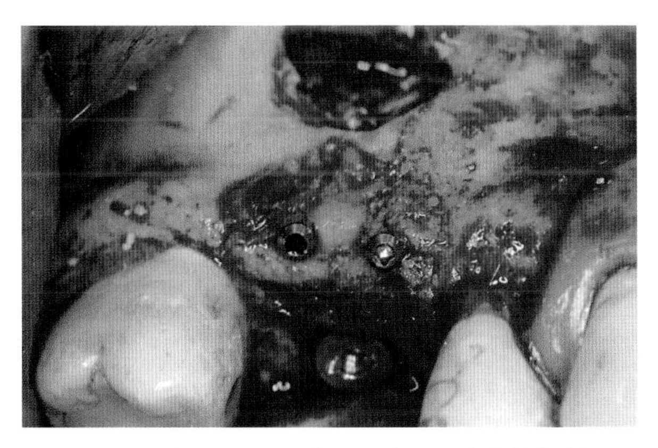

图4-67c　骨柱周围的空隙用自体骨屑填满的颊侧观，并在同期进行上颌窦提升。

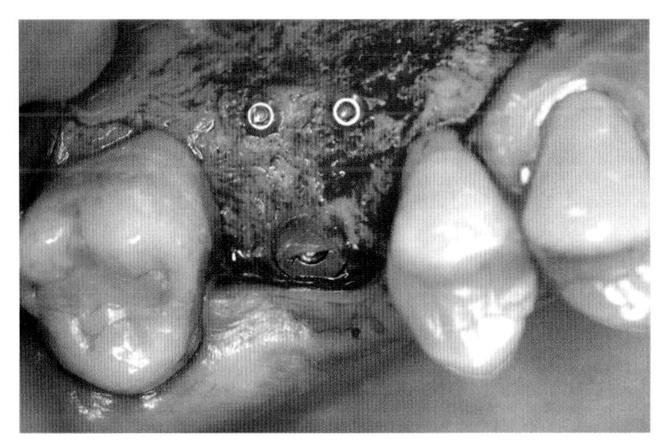

图4-67d　术后3个月术区显示良好的愈合及骨移植物的稳定。

骨柱移植物（图4-68a～l）。骨柱预备过程中应注意使用足量生理盐水进行冷却，并避免对环钻施加过大压力而产生高温及其导致的热损伤和骨灼伤。通过骨柱取出装置取下骨柱，若骨柱存留于环钻内，可使用一细针插进钻头的内侧冲洗管道使其脱位（图4-69）。由于从环钻中取出折断的骨柱通常是困难的，特别是当骨柱大部分为皮质骨时，因此一种包含不同直径的两段式环钻工具盒应运而生（Hager & Meisinger，Neuss，Germany），使这个过程变得相对容易（图4-11f～h和图4-16a～n）。种植窝的预备使用原系统的扩孔钻预备到最终的深度和宽度，采用低转速（＜80r/min）预备，此时停用冷却水，以收集额外的骨屑。种

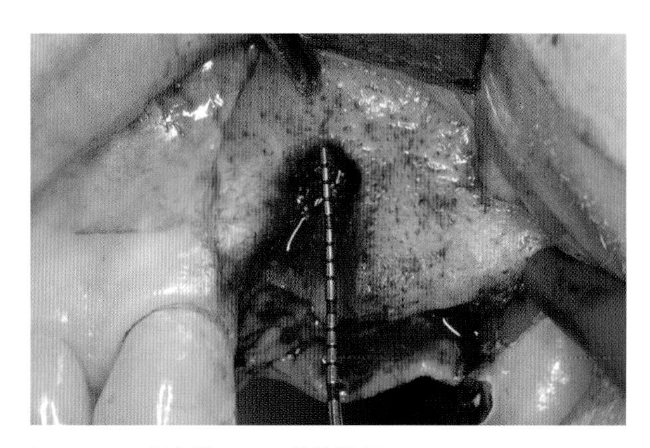

图4-68a 颊侧约10mm的骨缺损。

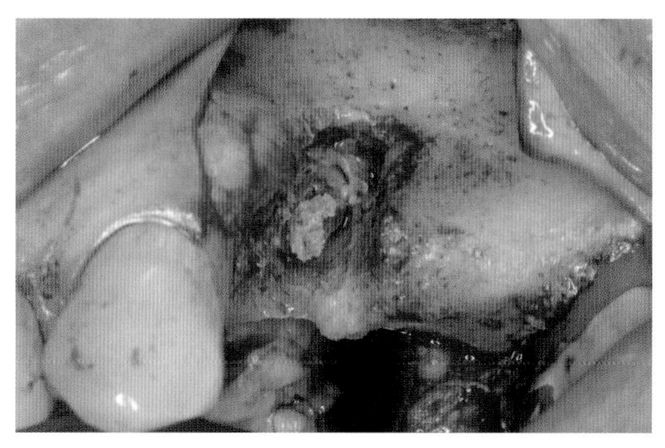

图4-68b 较大的拔牙窝允许种植体植入骨弓轮廓内。

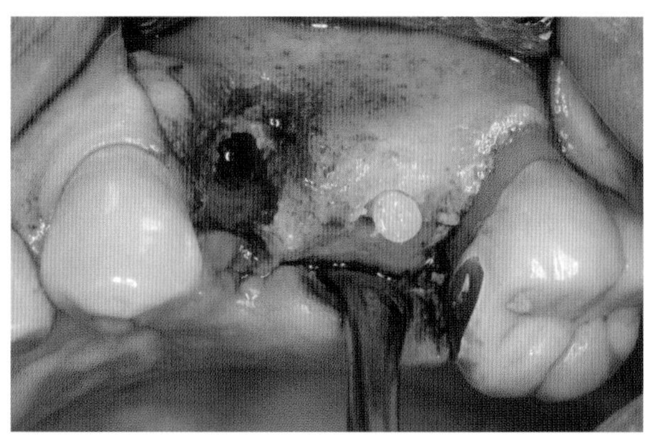

图4-68c 利用环钻自第一前磨牙及第二前磨牙区获取骨柱。

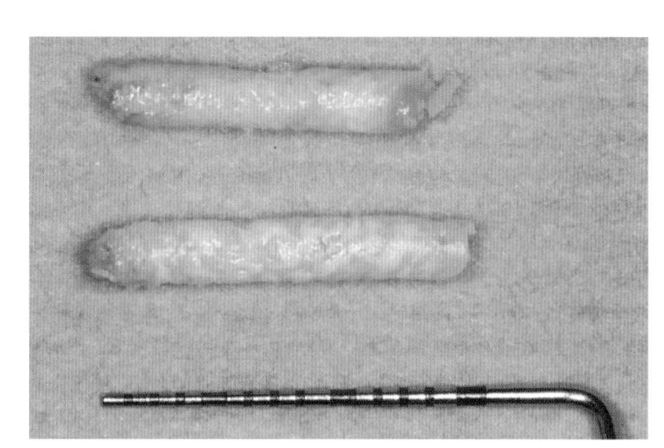

图4-68d 取出的2个骨柱。

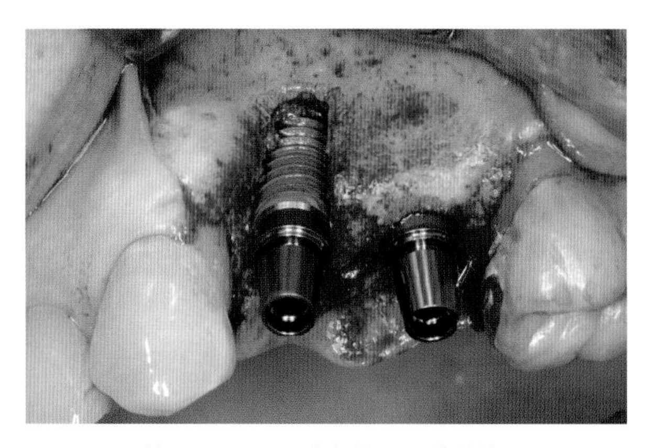

图4-68e 植入2颗4.5mm直径的XiVE种植体。

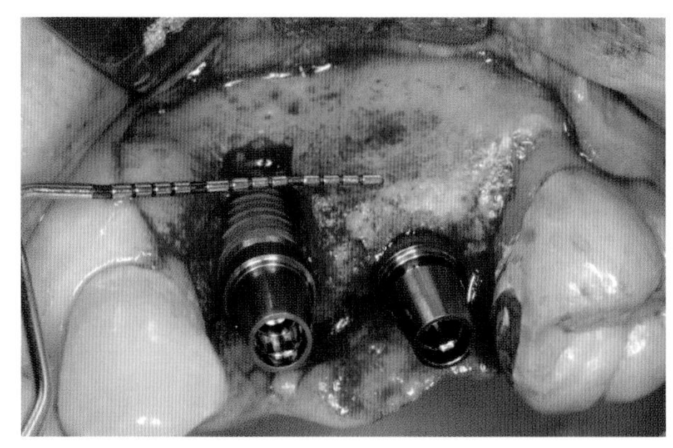

图4-68f 种植体植入骨弓轮廓内。

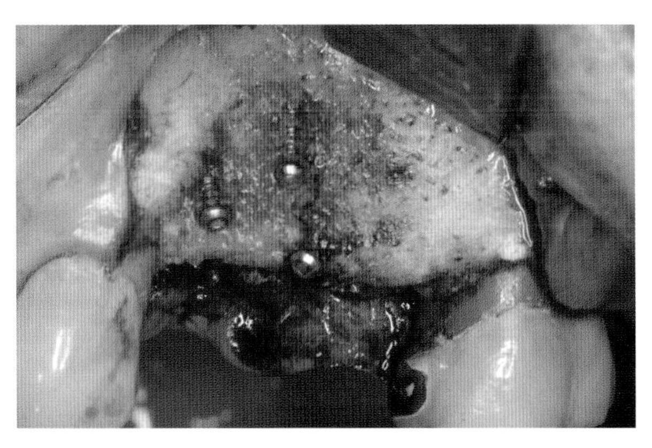

图4-68g 利用骨柱重建丧失的骨壁，使用微型螺钉加压固定。

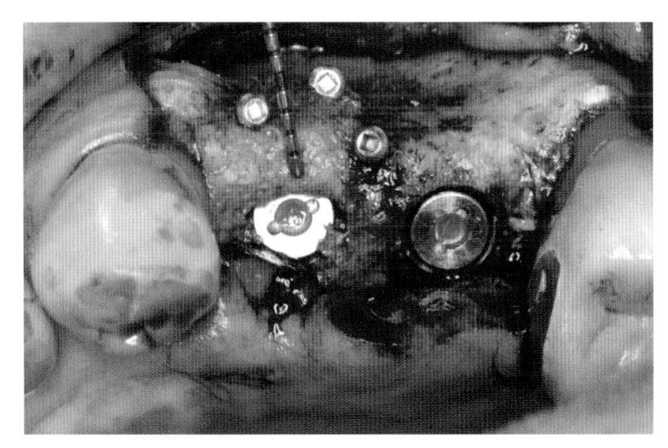

图4-68h 牙周探针显示增加的骨量。

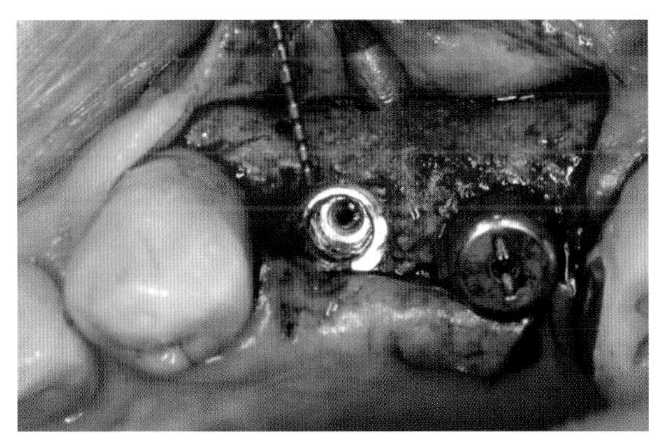

图4-68i 术后3个月显示术区愈合良好，骨移植区稳定。

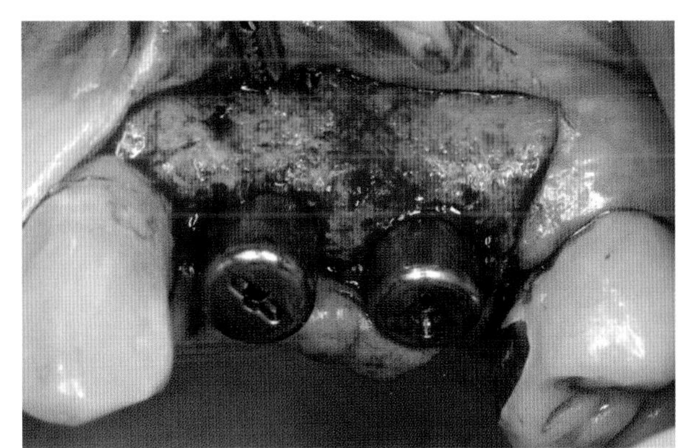

图4-68j 移植骨获得了良好的再生。

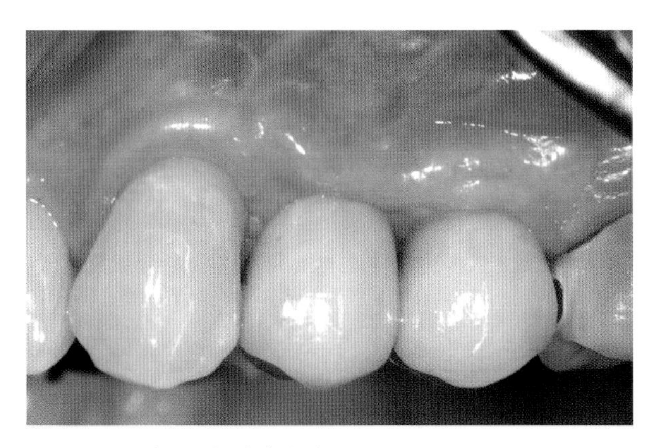

图4-68k 术后2年的临床表现。

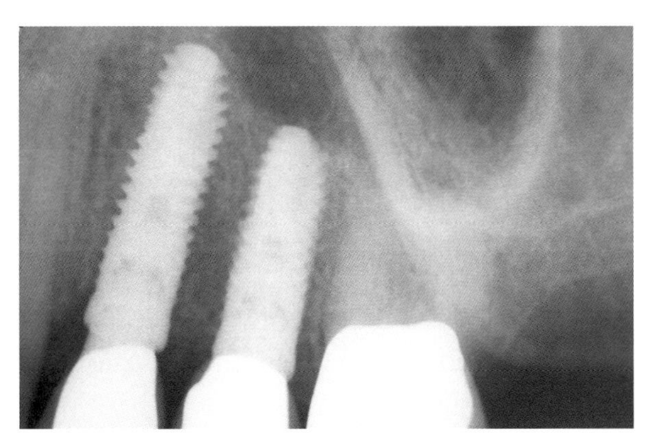

图4-68l 术后2年的X线片。

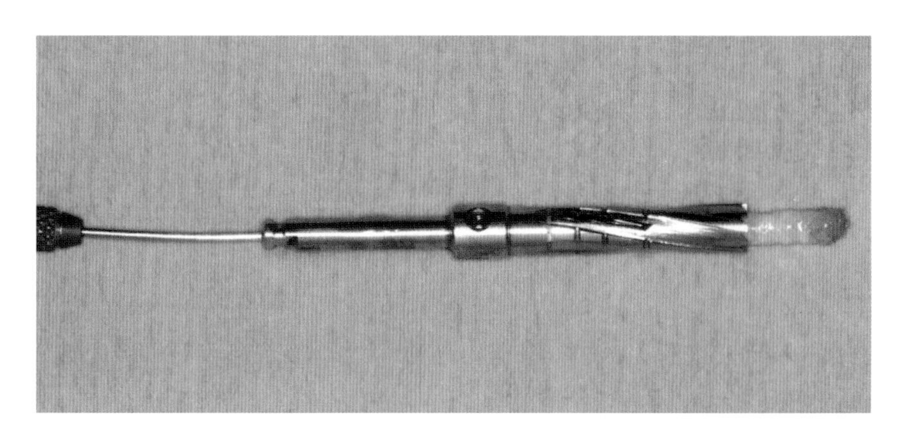

图4-69 使用细针取出环钻内折断的骨柱。

植体被植入到骨弓轮廓之中，暴露的螺纹表面覆盖骨屑（图4-70a～d）。然后将骨柱修整以适应颊侧或腭侧（或两侧）的缺损，微型螺丝钉（Hager & Meisinger）拧入靠近骨柱的局部骨质，通过螺钉的头部来挤压稳定地固位骨柱（图4-70e～k）。在某些情况下，根据骨缺损的体积，重建整个骨缺损需要两个或更多的骨柱（从其他种植床获得）（图4-71a～d）。种植体、骨柱和种植床之间的剩余间隙用自体骨屑充填（图4-71e～j）。该技术不使用骨替代材料或膜材料。在骨膜基底部行减张切口后将黏骨膜复位，使术区能够无张力缝合，6-0单股可吸收线缝合关闭创口。

自体骨再生的能力取决于获取自体骨的方法以及部位。利用环钻从牙槽嵴中央处取得的骨柱既包含少量的皮质骨，又含有大量的松质骨和丰富的成骨细胞、生长因子。利用环钻或骨挠获取的骨颗粒已经观察到含有更多的细胞成分、更高骨诱导蛋白的表达及旁分泌功能，且其与扩孔钻或超声骨刀收集的骨屑相比，分化和产生矿化组织的能力更强[69]。

虽然目前该技术为治疗有限的骨缺损提供了一个很好的解决方案，但在治疗过程中也会出现一些问题：

- 如果嵴顶处皮质骨较厚且使用的环钻较钝，那么将很难控制钻头的移动同时导致越来越多的骨破坏。
- 在采集过程中发生骨柱断裂并将骨柱保留在环钻内的情况下，通常可以用一根细针把骨柱从钻头里推出来；但当骨柱大部分为皮质骨时，该操作的难度将大大提升。
- 如果是在骨质很软的情况下，则不能获得稳定的骨柱。

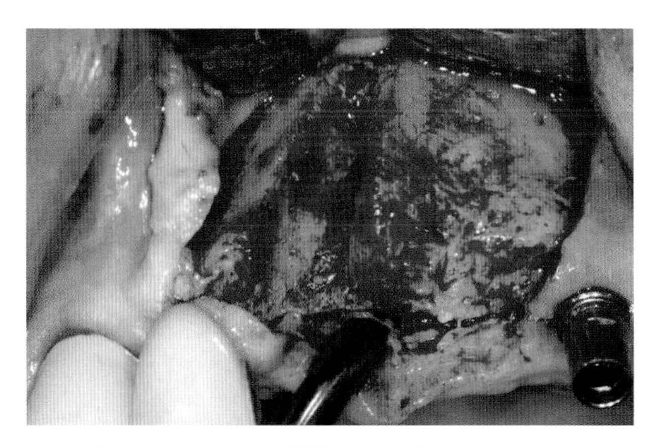

图4-70a 上颌尖牙区唇侧骨壁完全丧失。

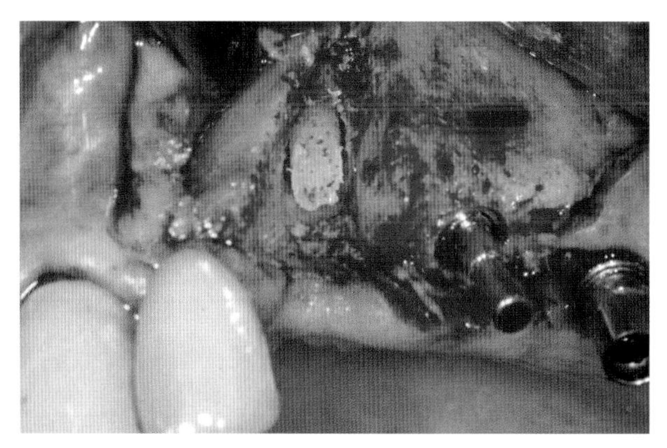

图4-70b 自牙槽窝腭侧获取1个骨柱。

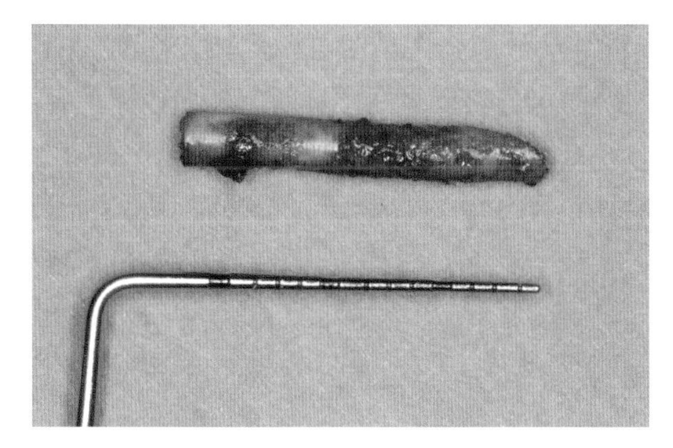

图4-70c 取出骨柱。

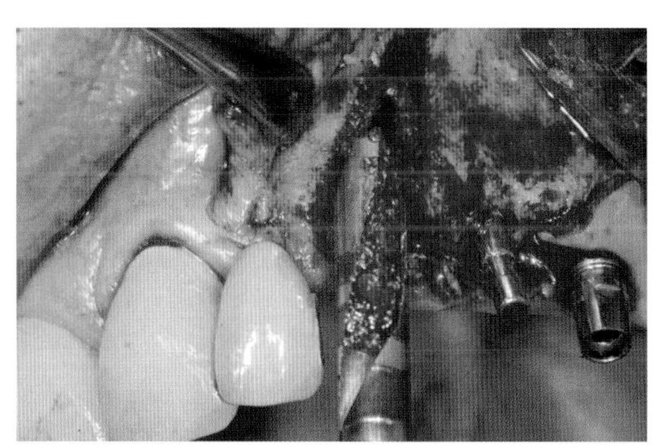

图4-70d 使用4.5mm直径扩孔钻于种植体窝低速旋转，避免冲洗来获取额外的自体骨屑。

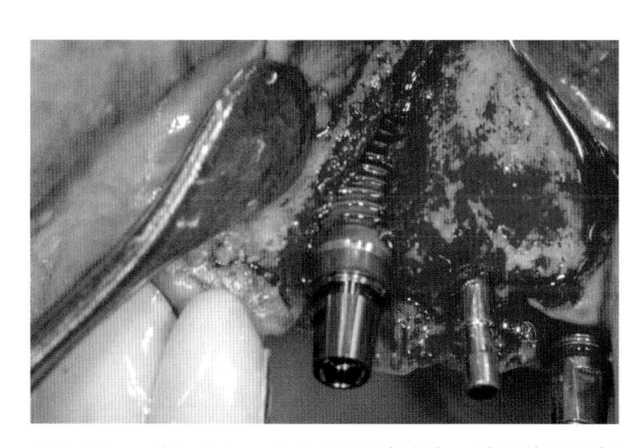

图4-70e 植入4.5mm直径XiVE种植体：种植体颊侧螺纹完全暴露。

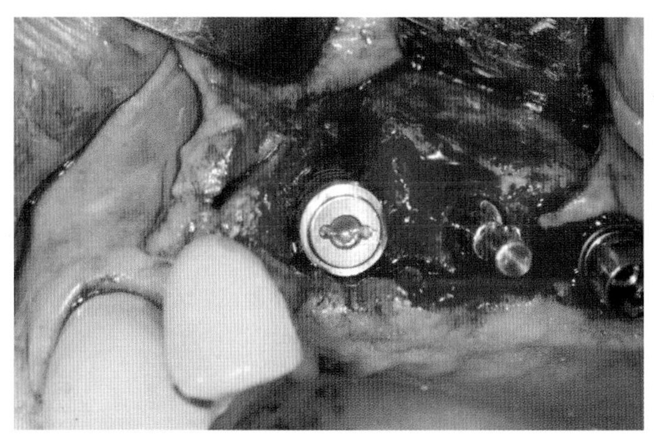

图4-70f 种植体植入骨弓轮廓内。

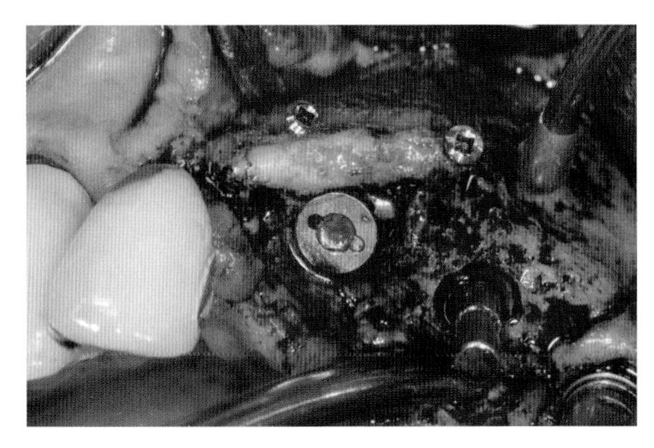

图4-70g　使用骨屑覆盖以螺钉固位的骨柱，重建缺失的唇侧骨壁。

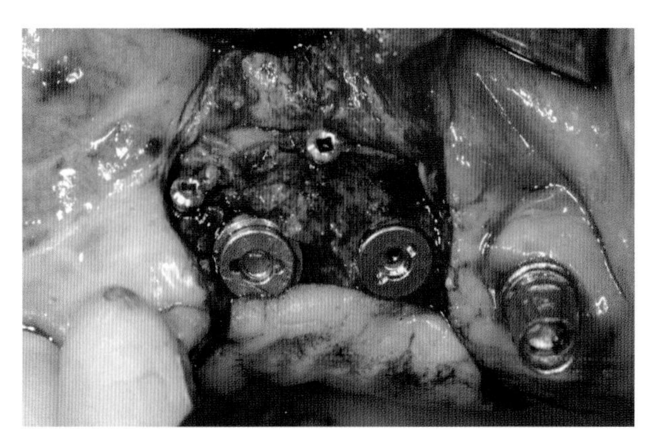

图4-70h　术后3个月的临床表现。

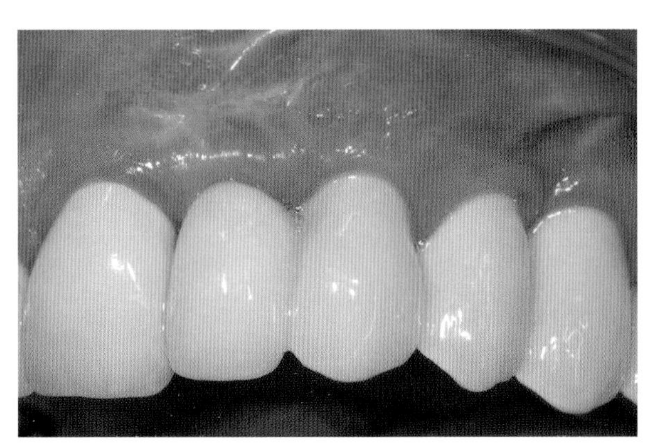

图4-70i　术后8年的临床表现。

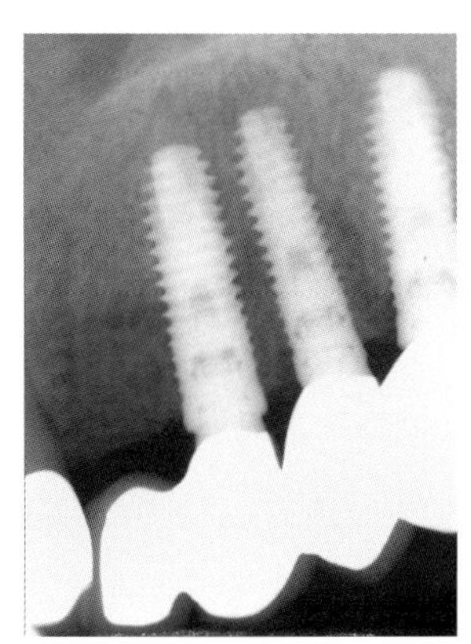

图4-70j　术后8年的X线片。

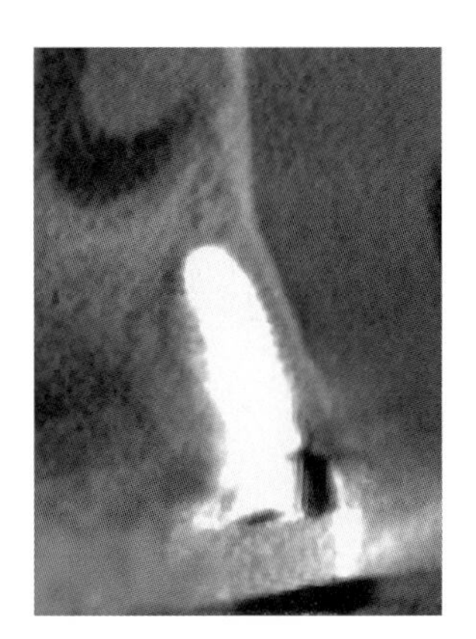

图4-70k　CBCT扫描移植区显示了移植骨的稳定性。

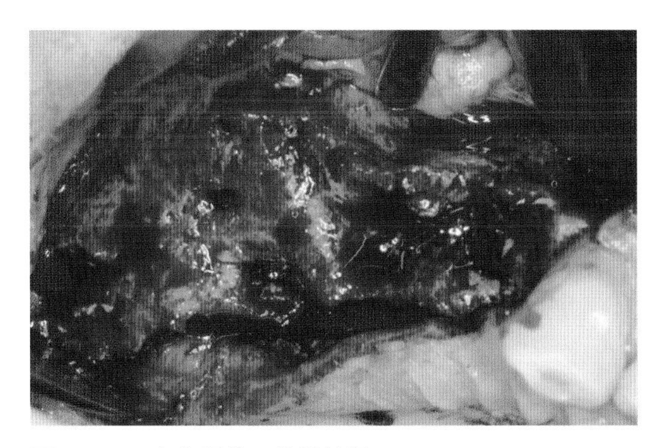

图4-71a 右上颌的三维骨缺损。

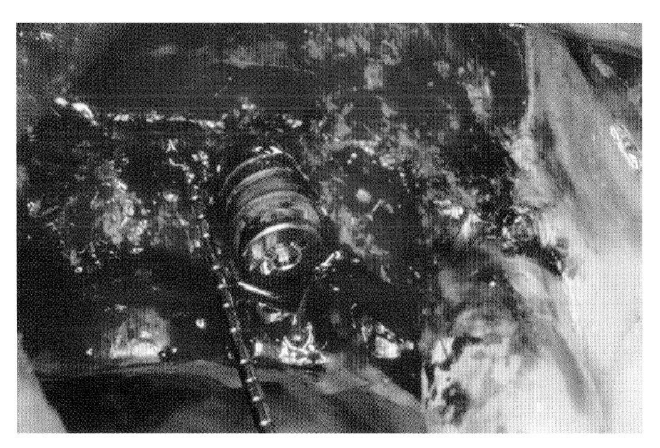

图4-71b 种植体植入骨弓轮廓内。

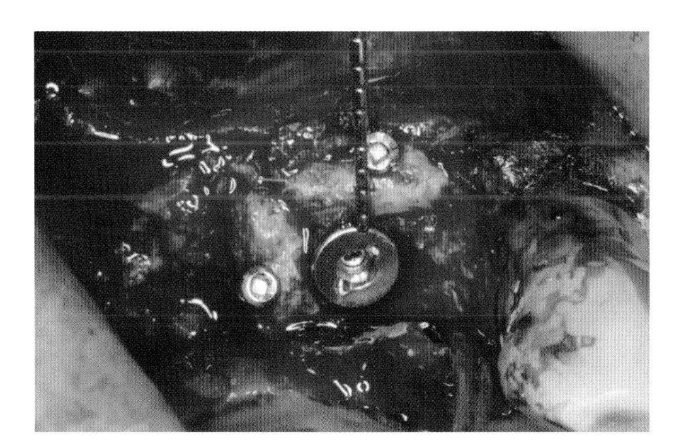

图4-71c 利用2个骨柱进行三维骨重建。

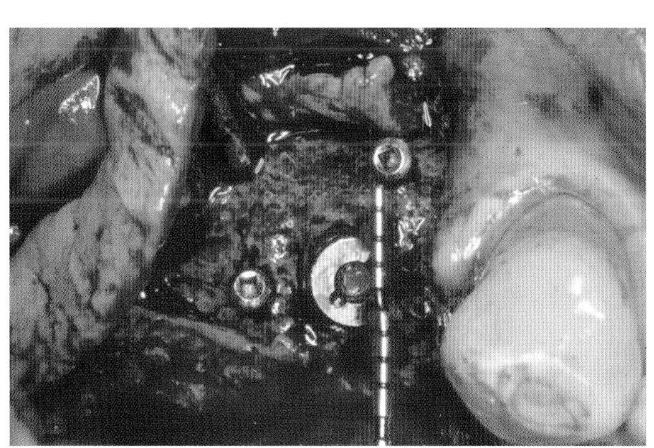

图4-71d 术后3个月的临床表现。

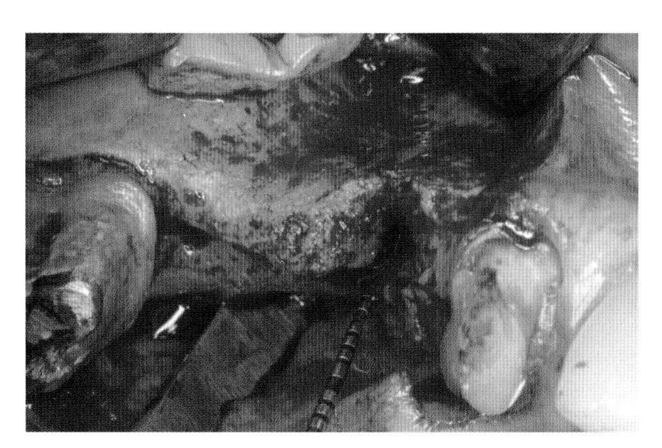

图4-71e 另一个病例中，第二前磨牙区腭侧严重骨缺损。

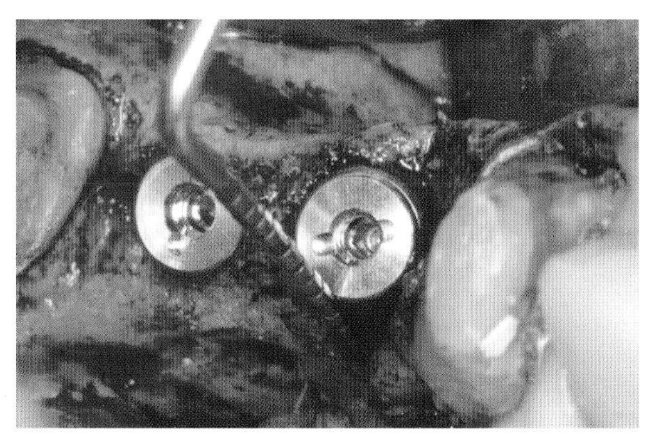

图4-71f 种植体植入后颊侧、腭侧的骨缺损。

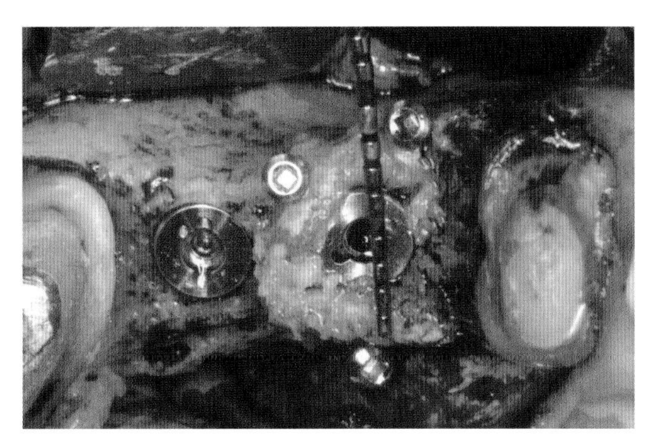

图4-71g 利用在术区局部获取的骨柱修复颊侧及腭侧的骨缺损。

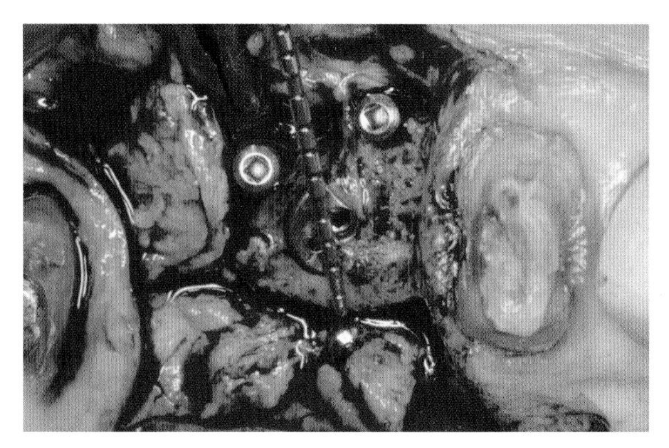

图4-71h 术后3个月的临床表现。

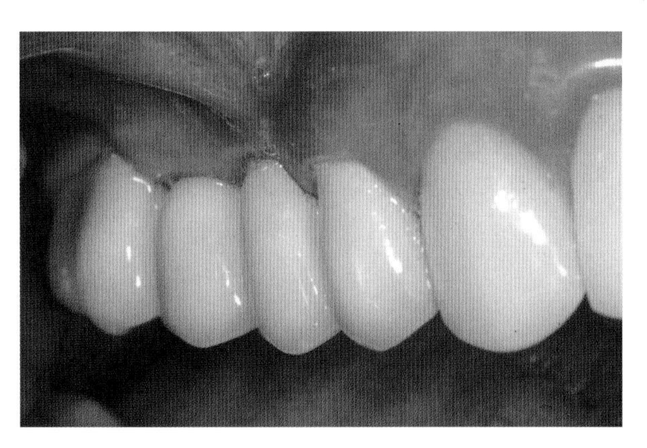

图4-71i 术后3年的临床表现。

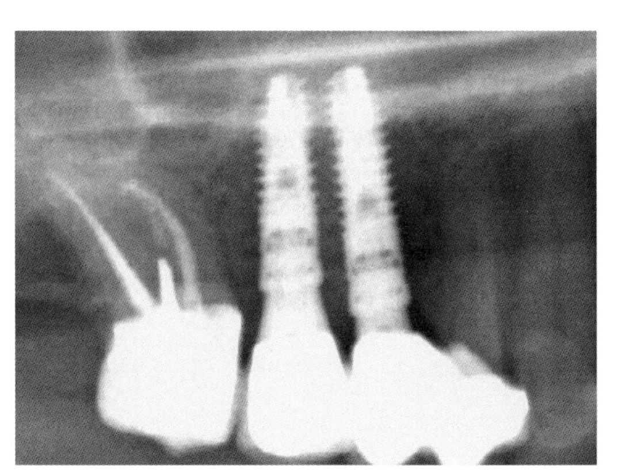

图4-71j 术后3年的X线片。

作为上述两个问题的解决方案，一种包含了有4种不同直径的两段式环钻的工具盒被发明出来，若骨柱在环钻内折断，使用该工具盒能更轻松地取出骨柱。除此之外，该工具盒还包含了预切割工具以匹配不同的环钻，使环钻切割过程更易操控（图4-11f～h和4-16a～n）。在切割过程中，应使用生理盐水充分冷却，特别是在下颌骨，要避免高温灼伤骨柱或种植体窝。这项技术为重建不同的骨缺损提供了许多可能性，即使是在皮质骨较多的下颌骨也是如此（图4-72a～k）。

在骨质较软无法获取稳定的骨柱的病例中，推荐在种植体根方取一小块骨参照骨柱技术进行骨增量（图4-73a～h）。

在一项为期5年的前瞻性研究中[61]，186名接受骨柱技术的患者（均为吸烟者）共223处

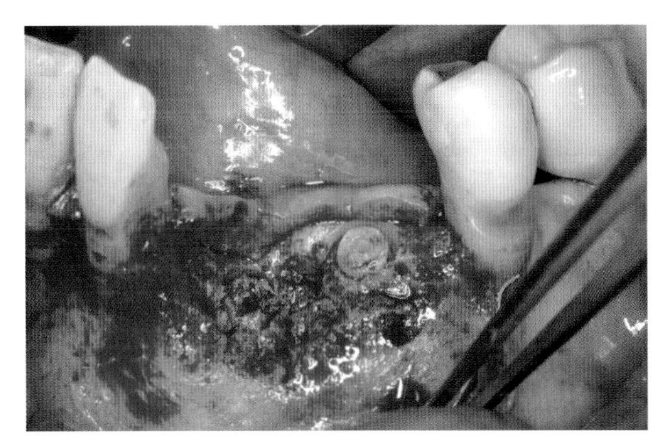

图4-72a 下颌前牙区骨缺损：使用预环钻预备形成2个平台。

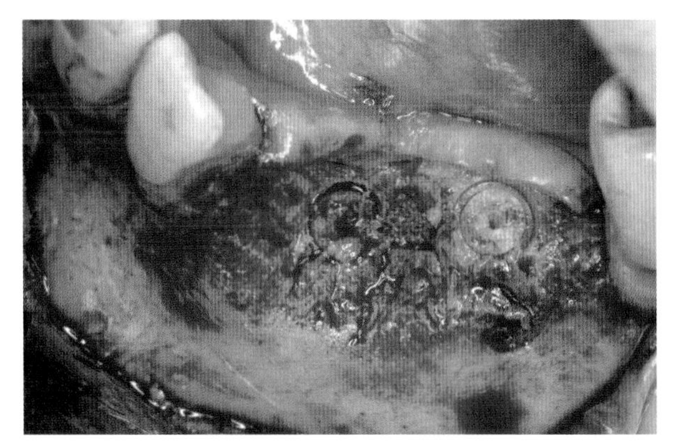

图4-72b 殆面观。

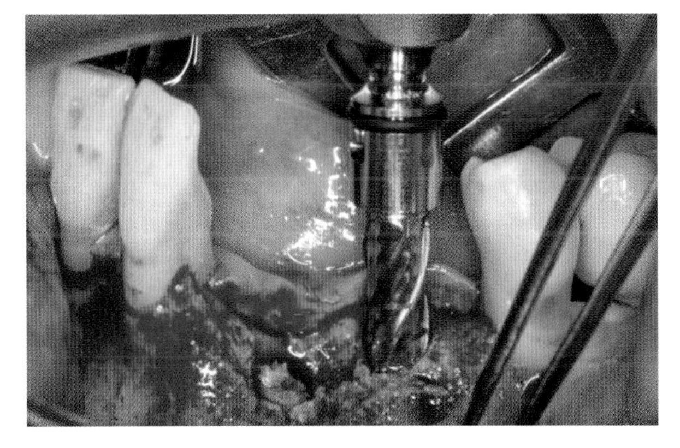

图4-72c 随后使用对应的环钻可准确地获取骨柱。

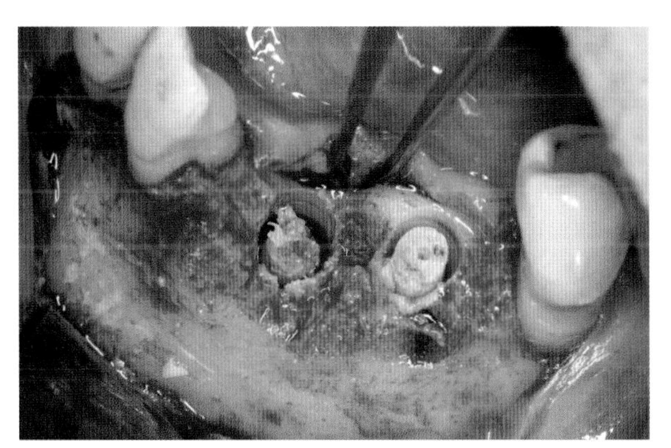

图4-72d 预备的2个骨柱。

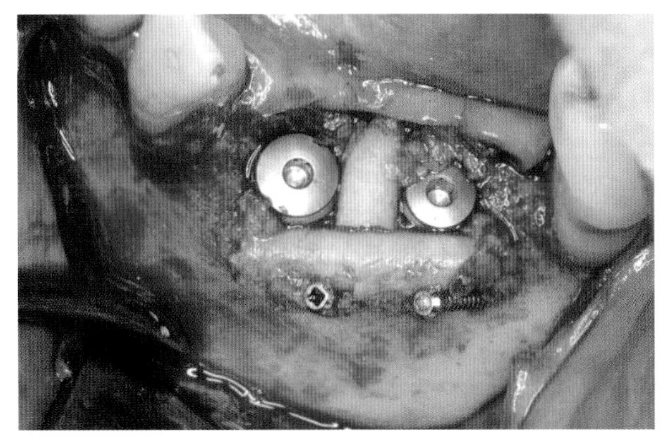

图4-72e 利用2个骨柱进行三维骨增量，并在种植体植入后使用微型螺钉固位。

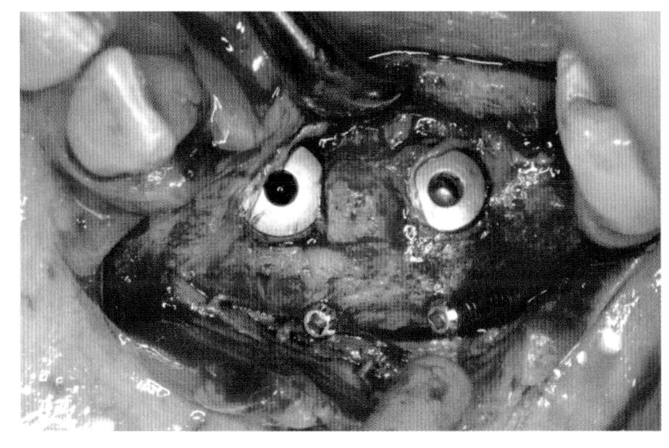

图4-72f 术后3个月显示术区愈合良好，移植物体积稳定。

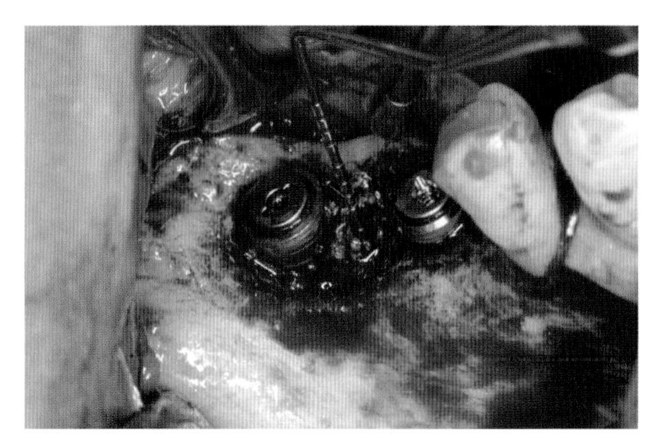

图4-72g 另一例下颌第一及第二磨牙区骨缺损：在种植床获取2个骨柱后将种植体植入骨弓轮廓内。

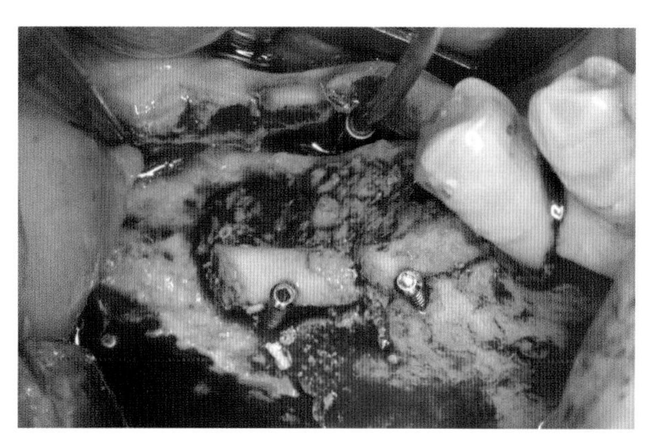

图4-72h 通过骨柱重建颊侧及殆面的骨缺损，并使用微型螺钉加压固定。剩余的间隙使用骨屑充填。

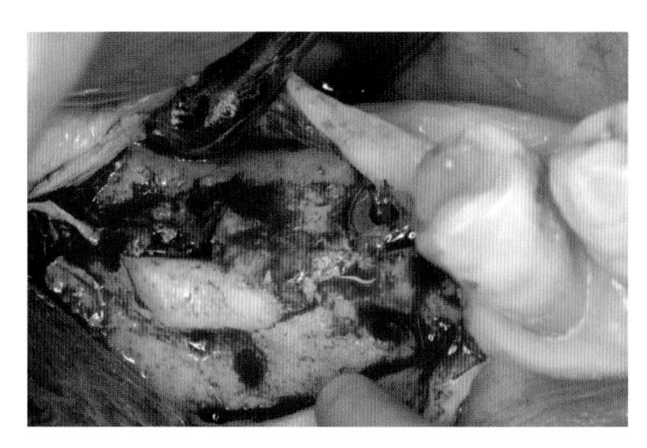

图4-72i 术后3个月的临床表现。

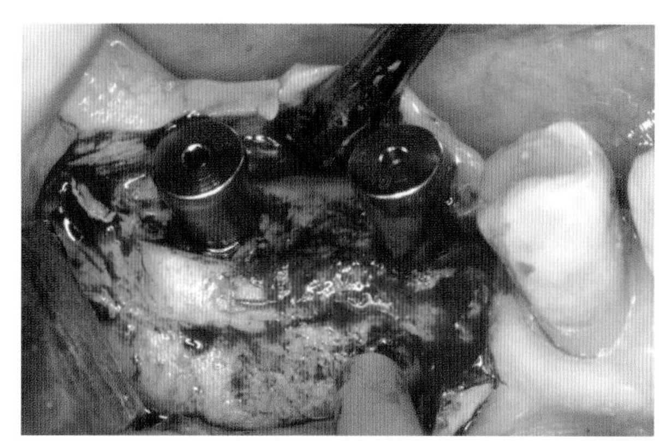

图4-72j 放置愈合基台后可观察到稳定的骨体积。

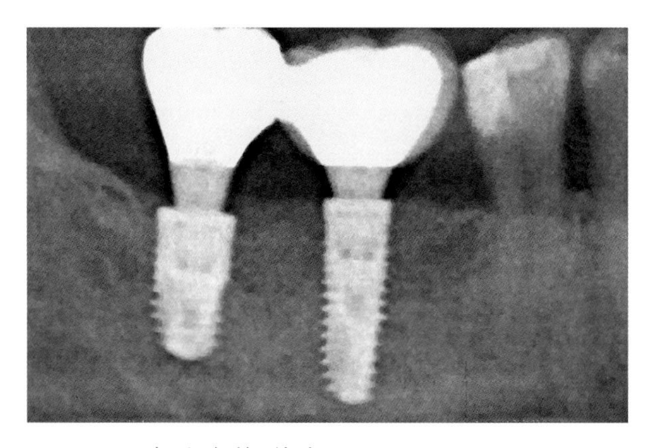

图4-72k 术后2年的X线片。

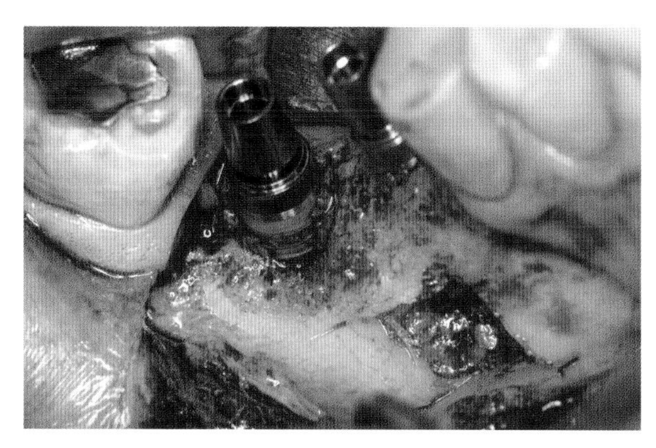

图4-73a 右下颌植入2颗种植体。远中的种植体部分螺纹暴露。由于骨质较软无法获取骨柱，在种植体的根方取出一骨盖。

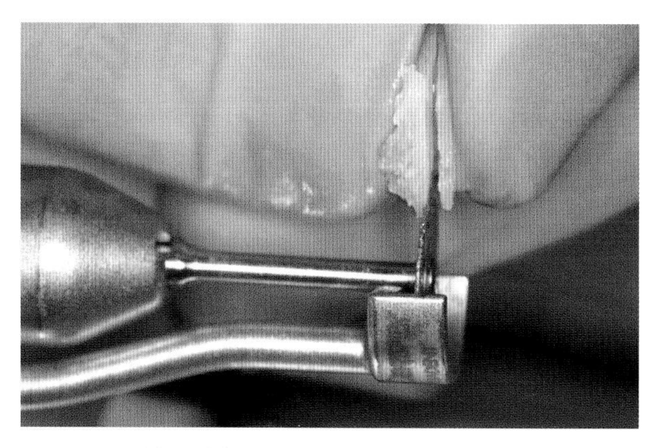

图4-73b 使用微锯将骨盖一分为二。

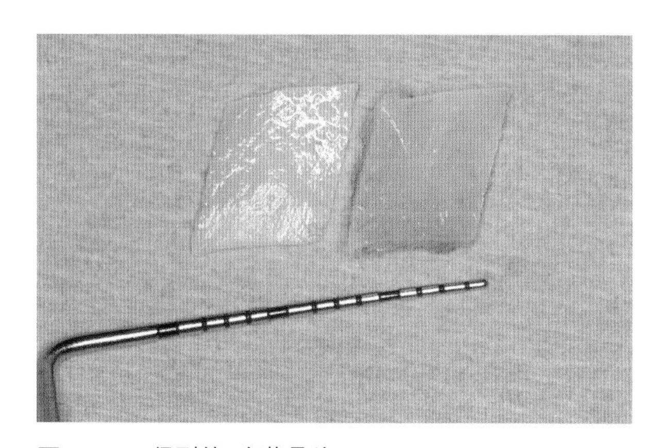

图4-73c 得到的2个薄骨片。

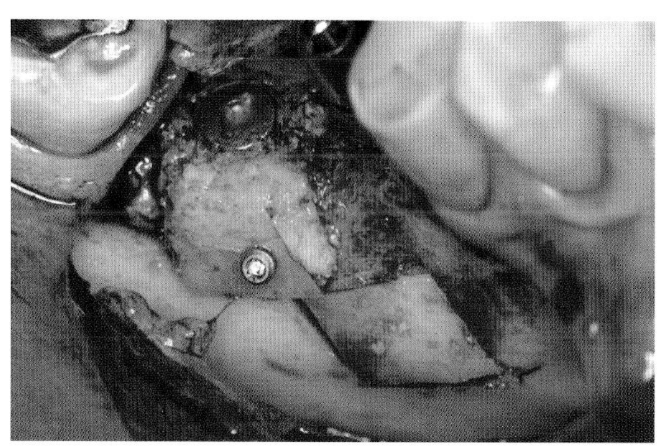

图4-73d 一个骨片放置于暴露的螺纹颊侧，另一骨片复位于供区。

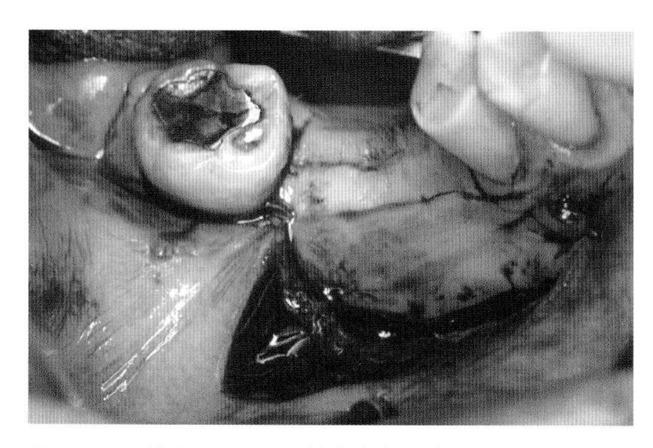

图4-73e 使用Kazanjian前庭沟加深术关闭创口。

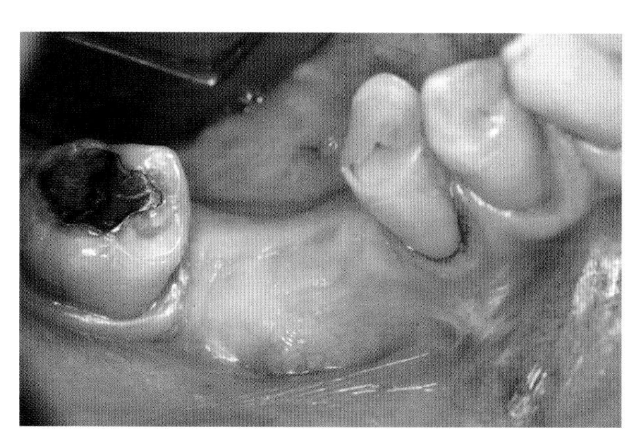

图4-73f 术后3个月观测到附着的颊侧牙龈。

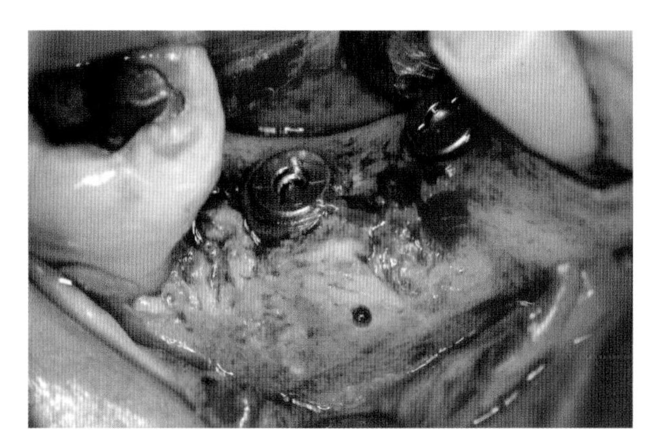

图4-73g 打开术区可看到供区与受区均有良好的骨愈合。

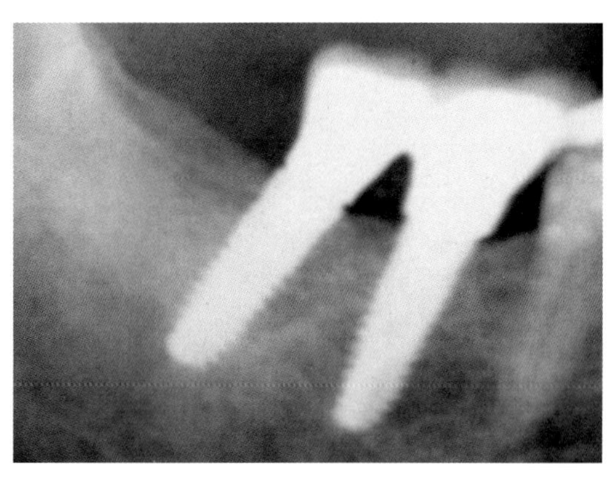

图4-73h 术后11年的X线片。最后一颗磨牙在修复完成后因牙周病被拔除。

骨移植位点，发现仅有3个位点（1.4%）在愈合期出现了轻微的并发症。对患者进行了术区局部处理，对预后没有任何影响。移植结束时重建区域的平均宽度为（2.4±0.8）mm，再次打开时测量结果为（2.1±0.6）mm。骨柱在完全处于骨弓轮廓内部时的骨改建与部分骨柱位于骨弓轮廓外时情况有所不同。术后3个月，骨柱完全处于骨弓轮廓内的病例未观测到骨吸收，而骨柱部分位于骨弓轮廓外的大部分病例中，处于骨弓轮廓外的骨质都观测到了部分的吸收（图4-74a～g）。愈合3个月后，所有223颗种植体均愈合良好并产生骨结合。种植体平均4个月后进行了上部修复。在随访期间没有种植体脱落。

4.4.4 扩展成形术、骨劈开与骨扩张

通过对种植位点进行骨劈开和骨扩张能允许在狭窄的牙槽嵴中植入种植体。通过这种技术，可以使牙槽嵴在截骨术后从内向外的扩张，令颊侧、腭侧骨分别向颊、腭向移动，保留了原有的骨壁。

一些在20世纪80年代中期发表的文献介绍了扩张萎缩牙槽嵴的不同方法，以实现植入种植体的目的。Osborn[85]和Khoury[42,44]提出了扩展成形术——分两次手术劈开并扩展牙槽嵴，

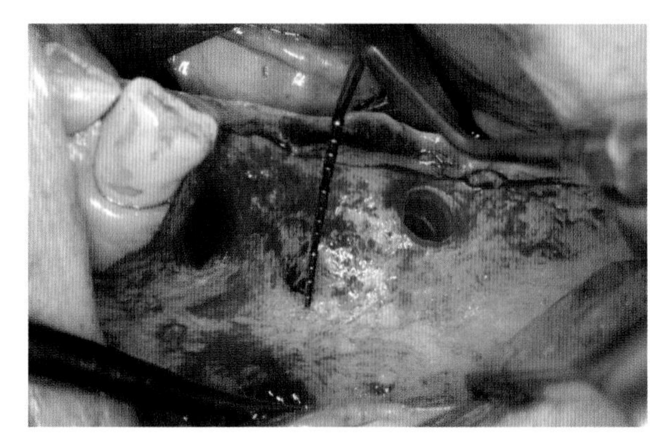

图4-74a 下颌左侧后部颊侧的骨缺损。

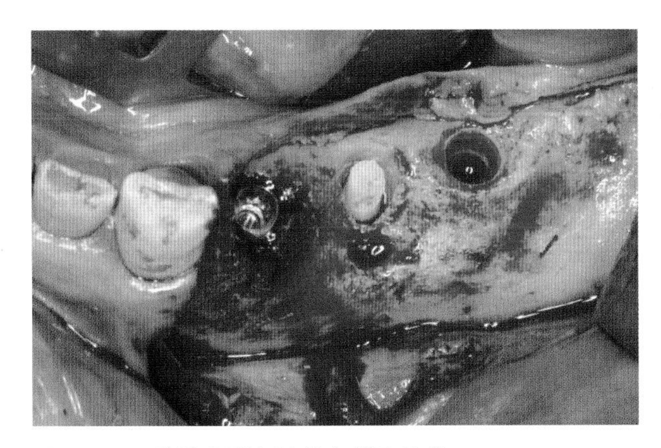

图4-74b 种植床预备过程中获取骨柱。

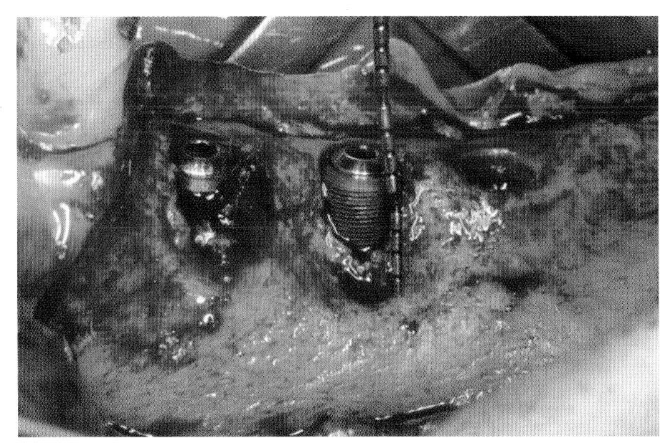

图4-74c 种植体螺纹暴露约6mm。

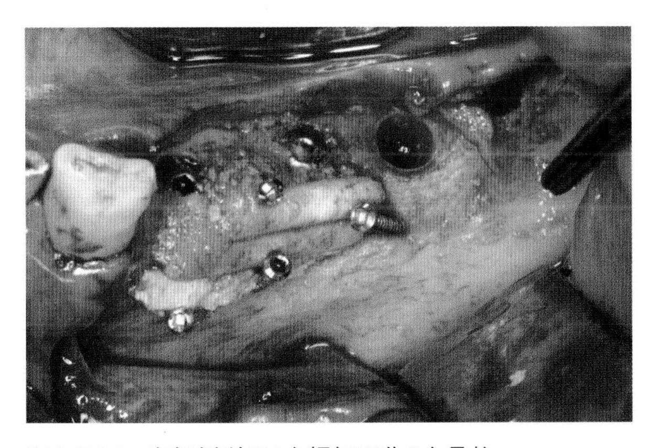

图4-74d 在颊侧利用4个螺钉固位3个骨柱。

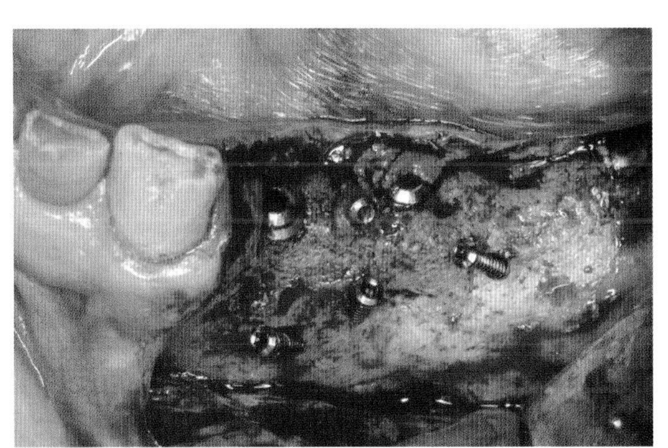

图4-74e 术后3个月的临床表现。

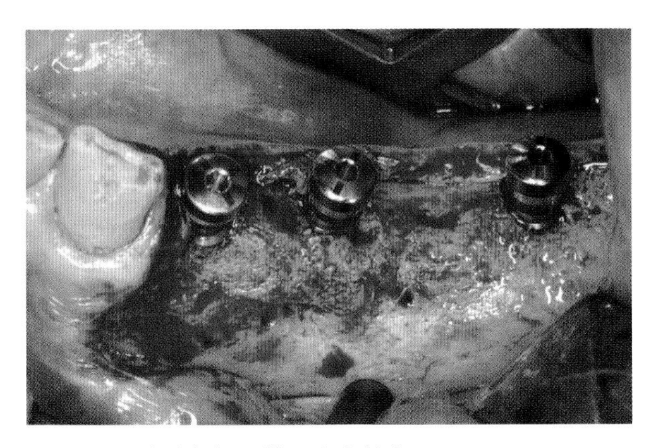

图4-74f 去除螺钉后放置愈合基台。

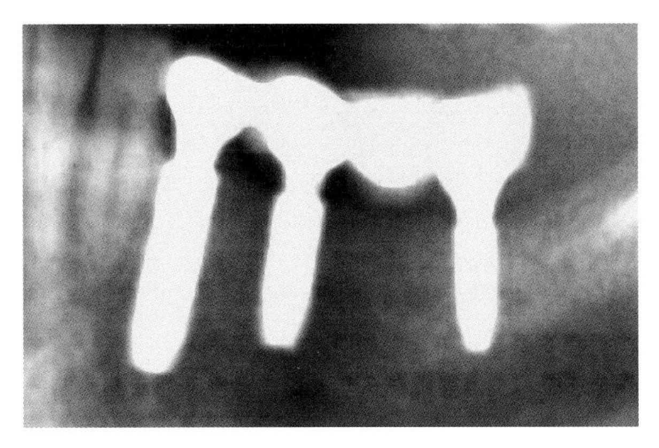

图4-74g 术后6年的X线片。

并使用羟基磷灰石[85]或自体骨[42]填入扩张的间隙内（图4-75a～i）。在8～12周后植入种植体[44]。1986年，Nentwig和Kniha[77]提出了一段式手术（骨劈开术），在扩张牙槽嵴的同时植入种植体（图4-76a～l）。手术方法非常相似，一阶段式和两阶段式手术是两者唯一的区别（图4-77a～d）。其他研究者之后发表了这些方法的长期随访结果[45,96]，并做出了一些改进[20]。使用骨劈开技术时，要谨慎考虑脱位颊侧骨壁的血供与改建。特别是当脱位的颊侧或腭侧骨壁厚度<1mm，且大部分无任何骨膜覆盖，可能会导致严重的骨吸收，并对长期预后产生不良影响。肌肉活动同样也会促进脱位的薄层骨壁吸收。因此，应用骨劈开技术的

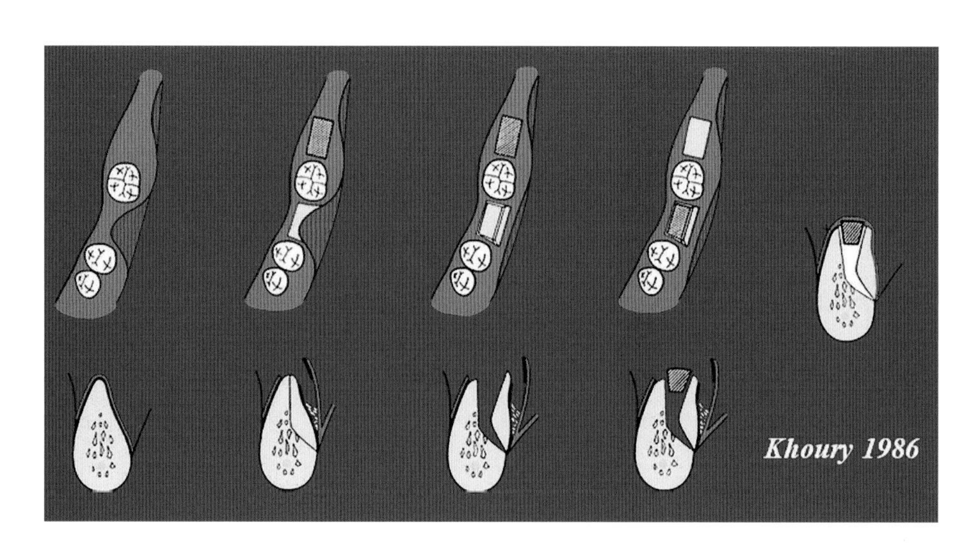

图4-75a 牙槽嵴扩展成形术的原则：骨移植物填入青枝骨折的颊侧骨板与舌腭侧骨板之间。

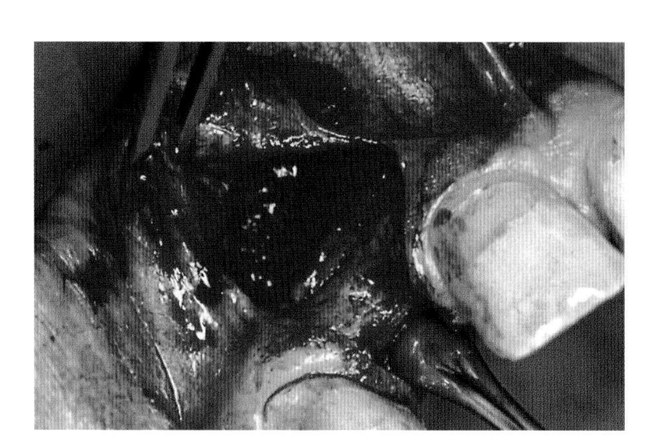

图4-75b 制备半厚瓣，于颊侧骨壁保留骨膜。牙槽嵴厚度为3mm。

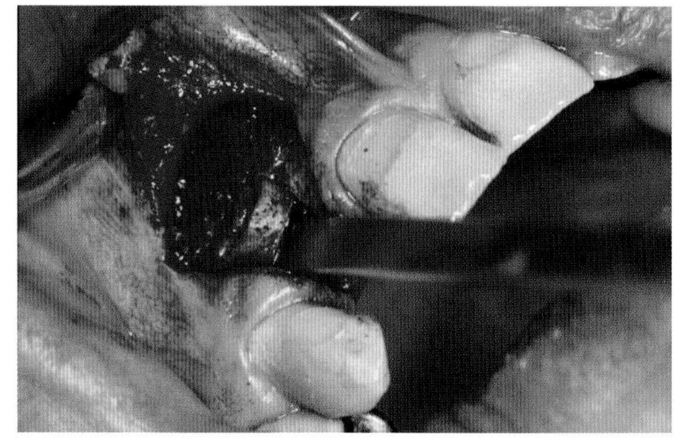

图4-75c 牙槽嵴顶正中截骨，将颊侧骨板（仍与骨膜完整贴合）向颊侧移位。

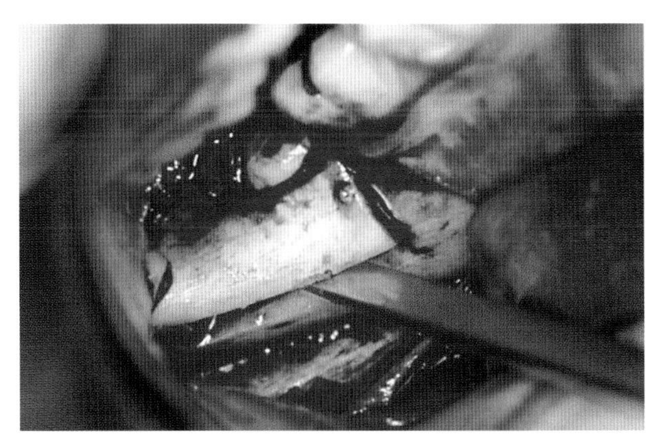

图4-75d 磨牙后区使用微锯制取骨移植物（同时利用该骨窗拔除智齿）。

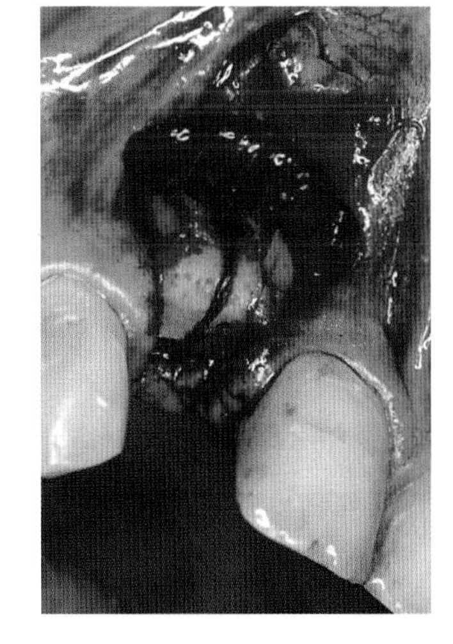

图4-75e 骨移植物放置于脱位的颊侧、腭侧骨板之间并用可吸收缝线固位（颊侧骨板与骨膜相连）。

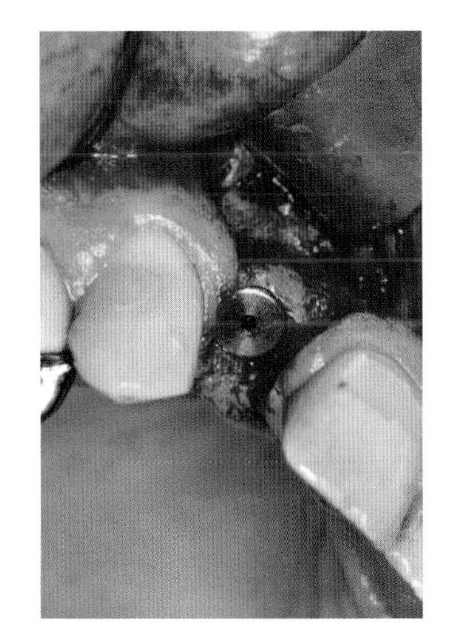

图4-75f 植入种植体后3个月。

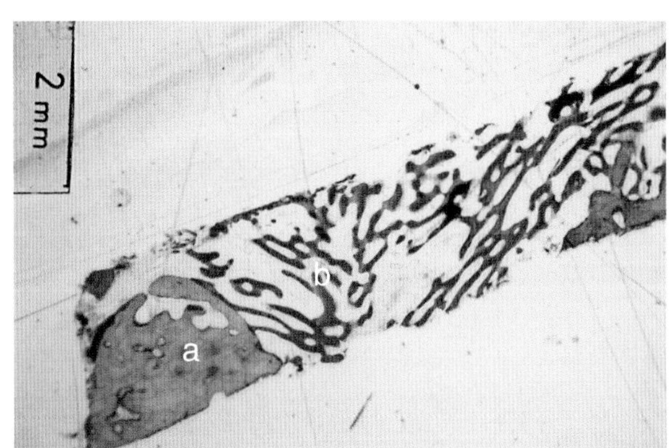

图4-75g 骨再生区的切片显示局部骨愈合良好：薄的皮质骨（a）覆盖新生的松质骨（b）。

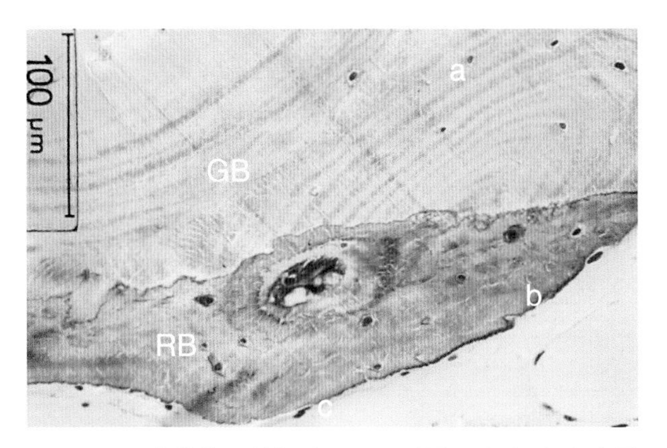

图4-75h 高倍镜下的切片显示了活骨细胞（a）和类骨质层（b）位于成骨细胞（c）之下。再生骨（RB）邻近骨移植物（GB）。

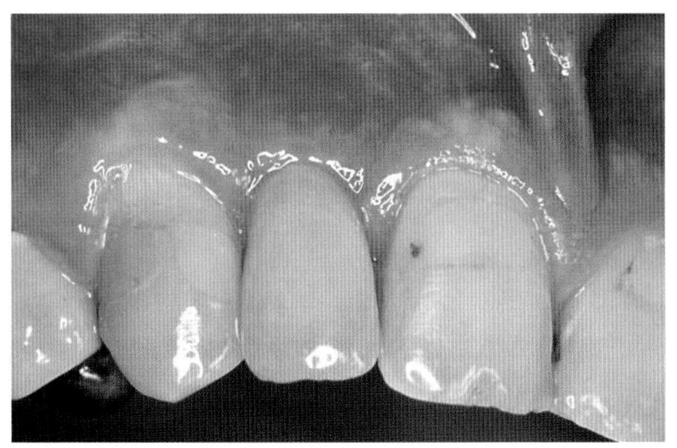

图4-75i 修复完成后12年。

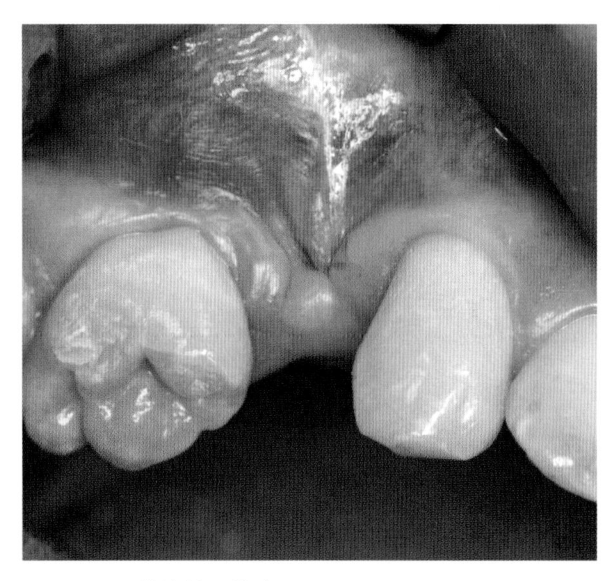

图4-76a 萎缩的牙槽嵴。

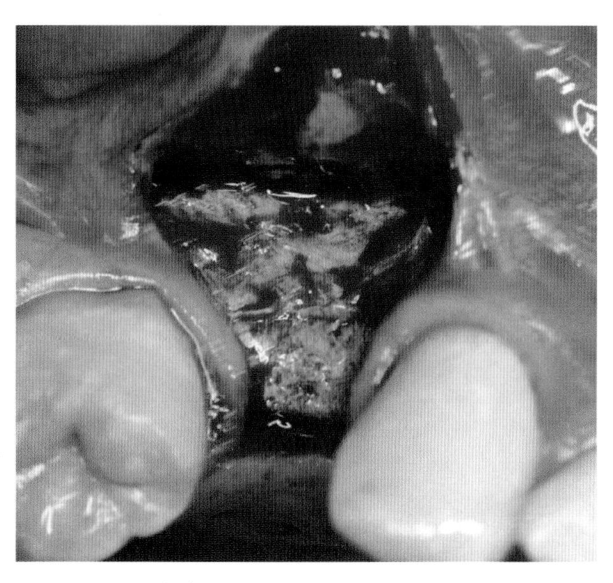

图4-76b 预备半厚瓣。

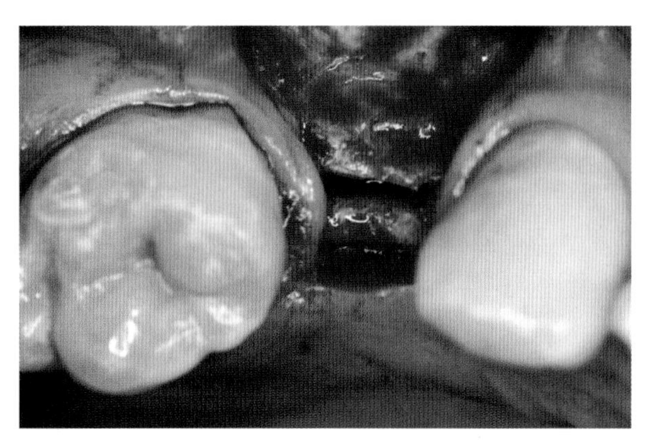

图4-76c 牙槽嵴顶正中截骨。

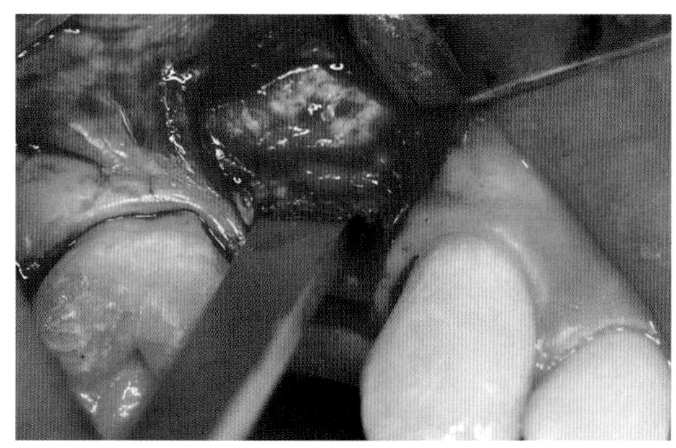

图4-76d 将未游离的带有骨膜的颊侧骨板向颊侧扩张。

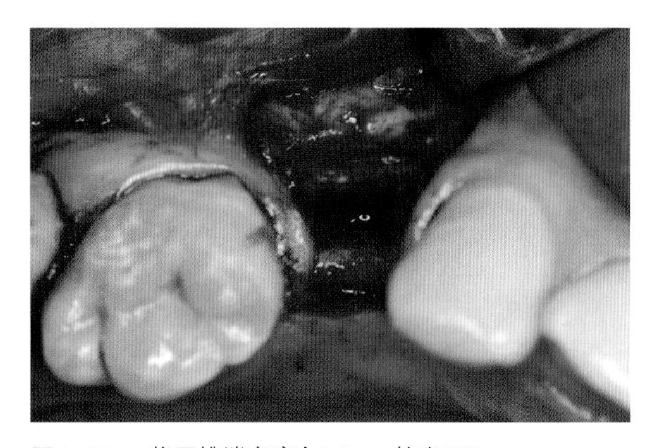

图4-76e 将牙槽嵴宽度自2.5mm扩张至5mm。

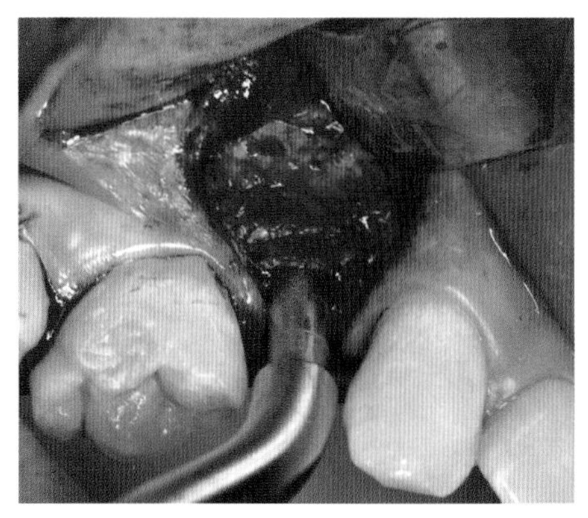

图4-76f 使用骨扩张器进行种植床预备。

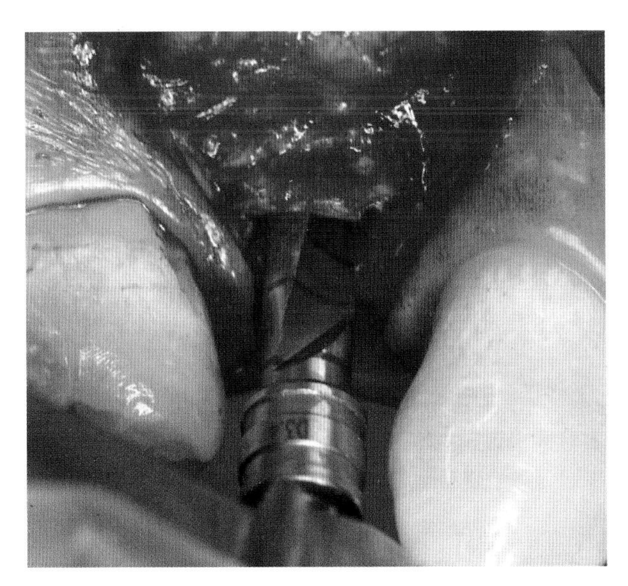

图4-76g　扩孔钻进行种植床预备。

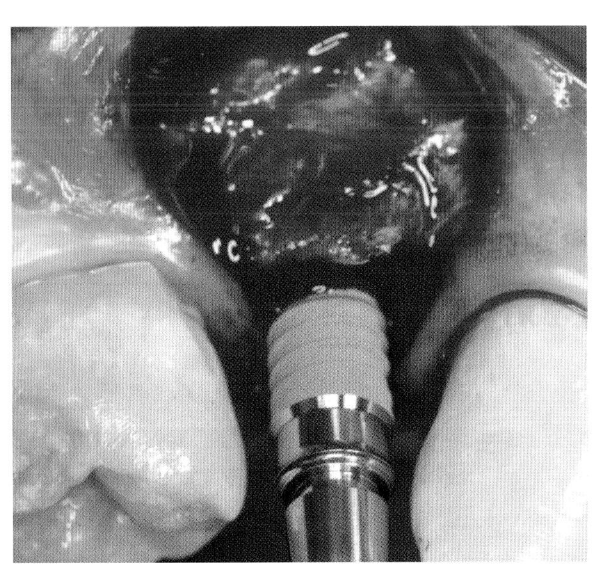

图4-76h　植入3.8mm直径的XiVE种植体。

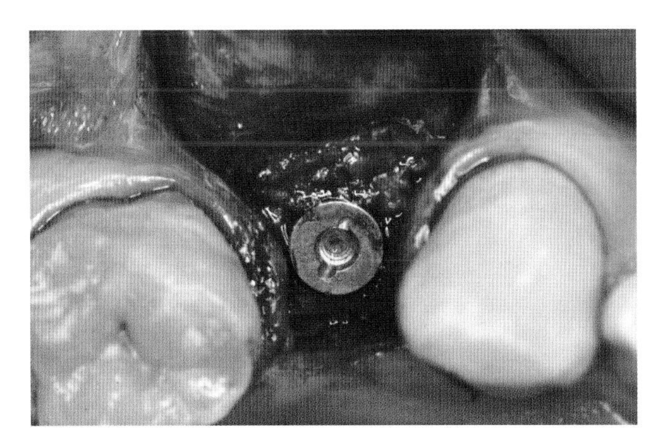

图4-76i　使用自体骨屑充填空隙。

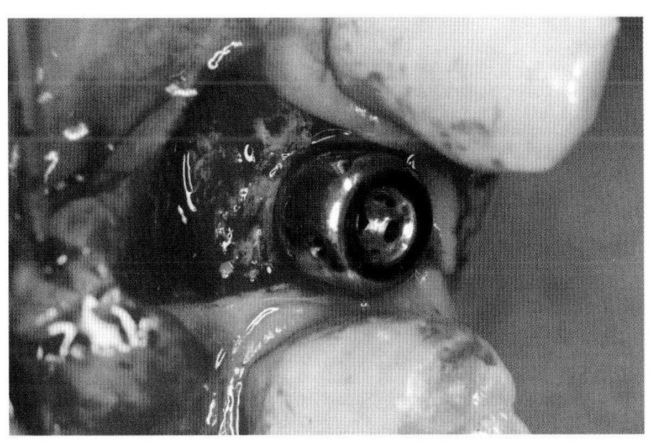

图4-76j　术后3个月暴露种植体，显示颊侧骨板的稳定性。

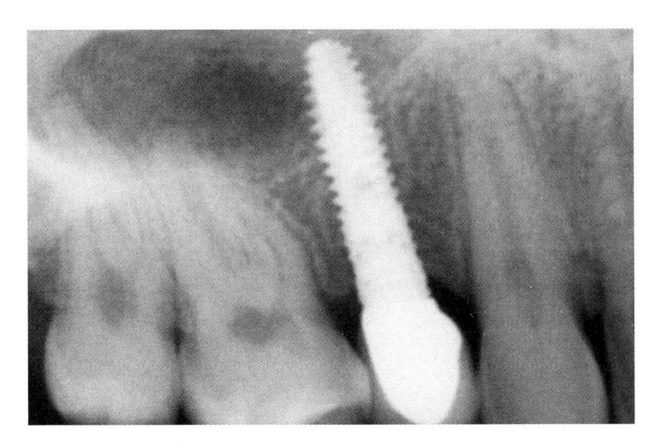

图4-76k　修复后3年的X线片。

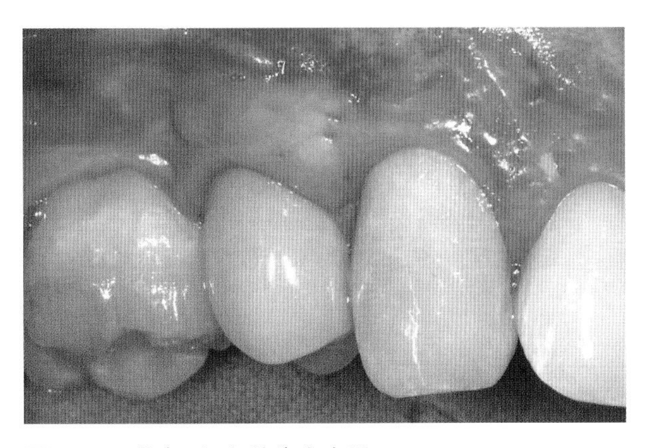

图4-76l　修复后3年的临床表现。

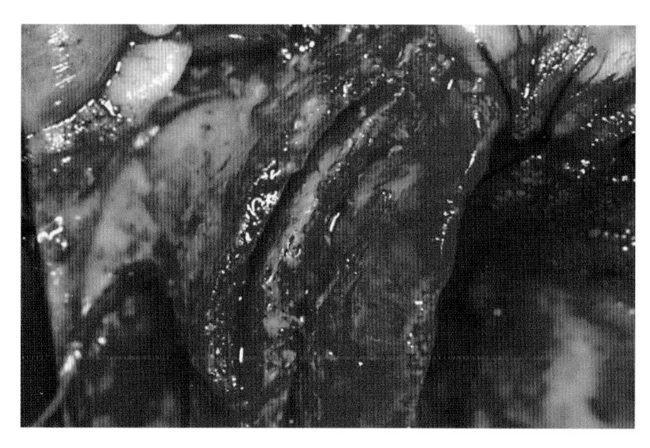

图4-77a 为了在上颌骨进行大范围骨劈开，在牙槽嵴顶正中进行截骨。

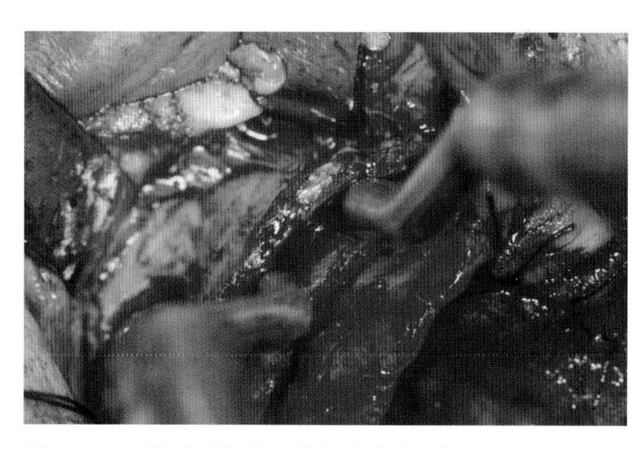

图4-77b 使用骨扩张器进行种植床预备。

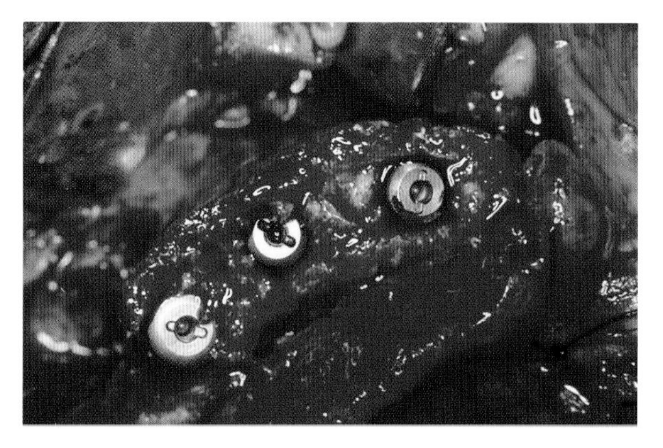

图4-77c 植入3颗直径不同的Frialit-2种植体（4.5mm和5.5mm），并在间隙内充填骨屑。

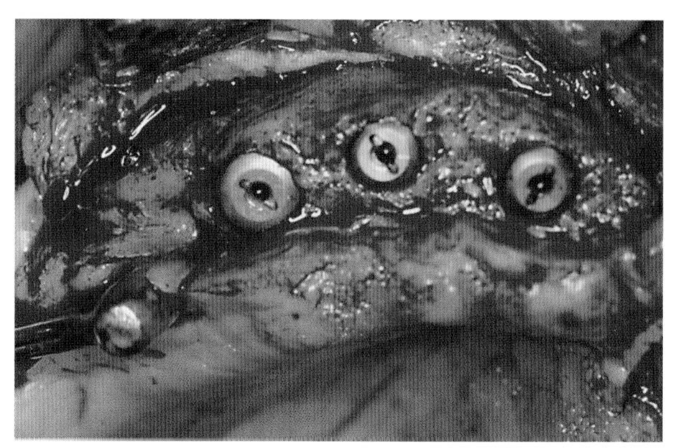

图4-77d 术后3个月的临床表现。

同时如果不计划在唇颊侧进行额外的骨增量手术，牙槽嵴的安全厚度应≥4mm，且最好有骨膜覆盖保证青枝骨折部位的血供和稳定性（图4-78a～h）。已脱位且不稳定的骨壁若位于骨弓轮廓外，将会在很短的时间内吸收，这也是许多骨劈开同期植入种植体的手术需额外的骨增量以保障骨壁厚度并对骨壁起支撑与稳定作用的原因（图4-79a～o）。

截骨术已经成为种植手术中的常用手段。这些器械也简化了扩张牙槽嵴同期植入种植体的方法，在扩张的牙槽嵴中以正常制备种植体窝的方式备洞，同时纠正种植体的轴向

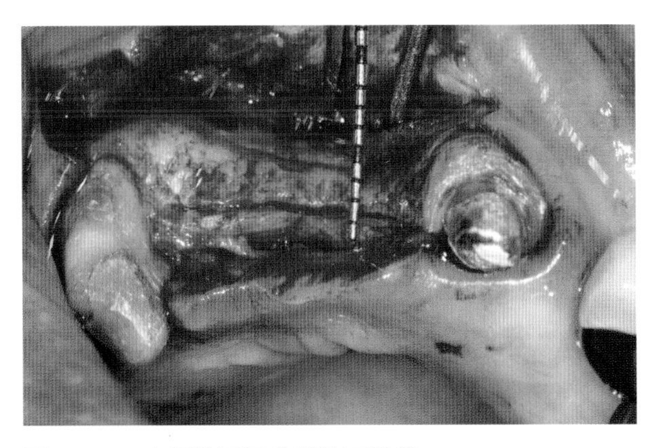

图4-78a　上颌前牙区菲薄的牙槽嵴。

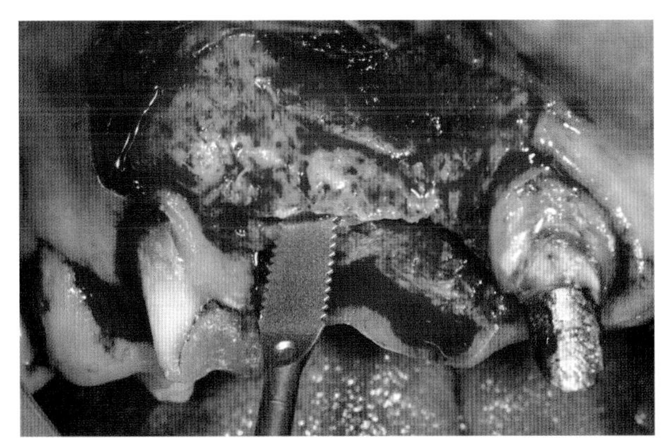

图4-78b　使用摆动锯在牙槽嵴顶正中截骨。

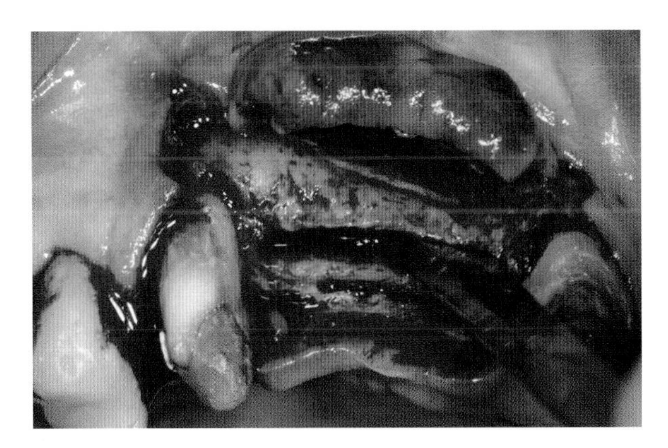

图4-78c　用凿子扩宽截骨线。

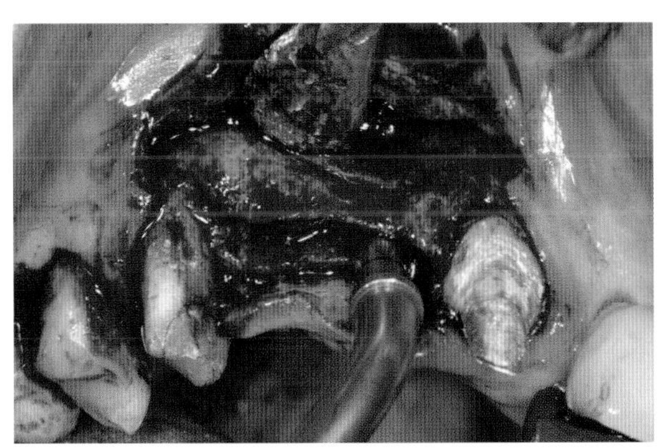

图4-78d　骨扩张器扩大牙槽嵴。

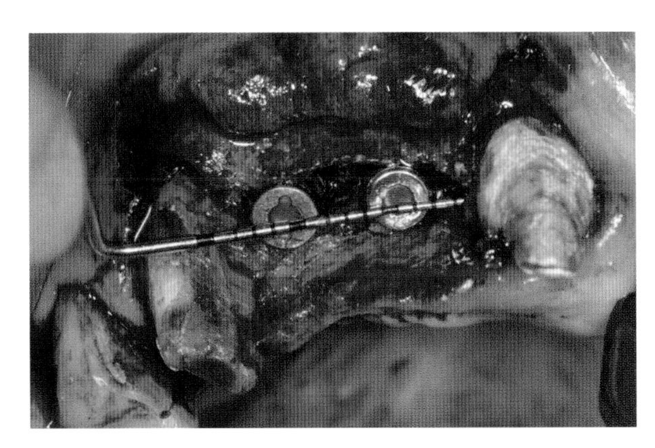

图4-78e　在正确的位置及轴向植入2颗种植体。

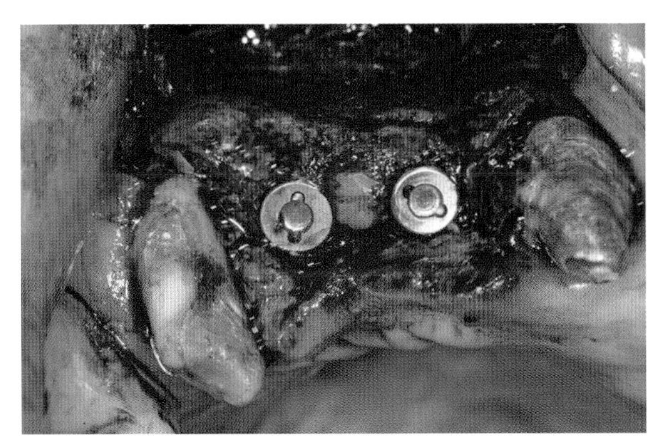

图4-78f　使用自体骨屑填入间隙。

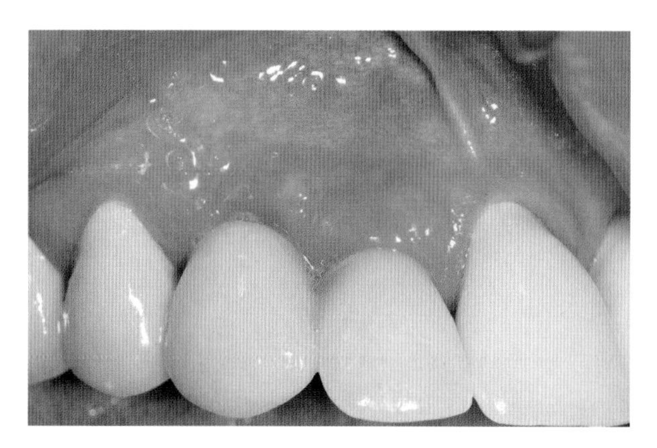
图4–78g 术后10年的临床表现。

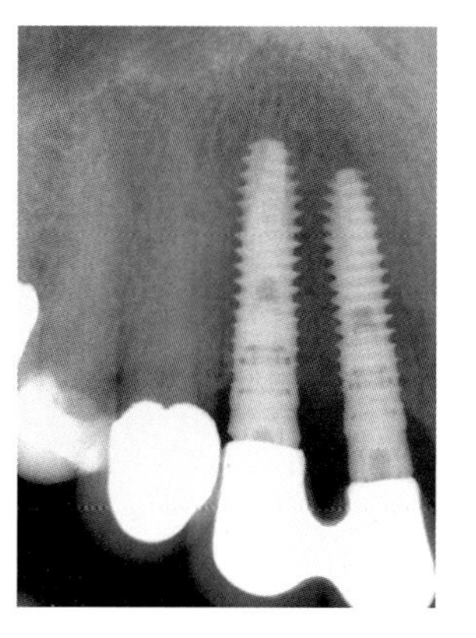
图4–78h 术后10年的X线片。

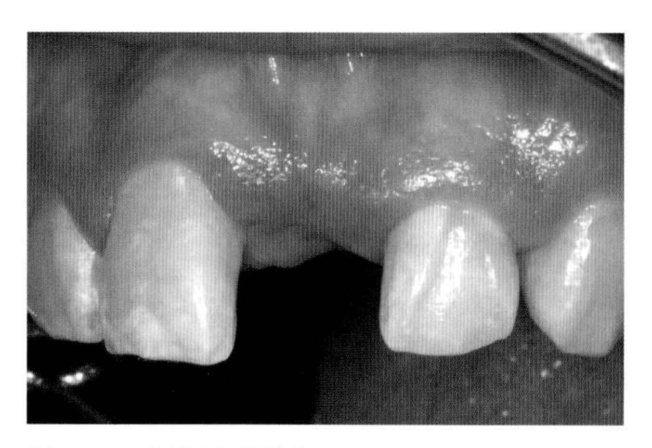
图4–79a 左侧中切牙缺失。

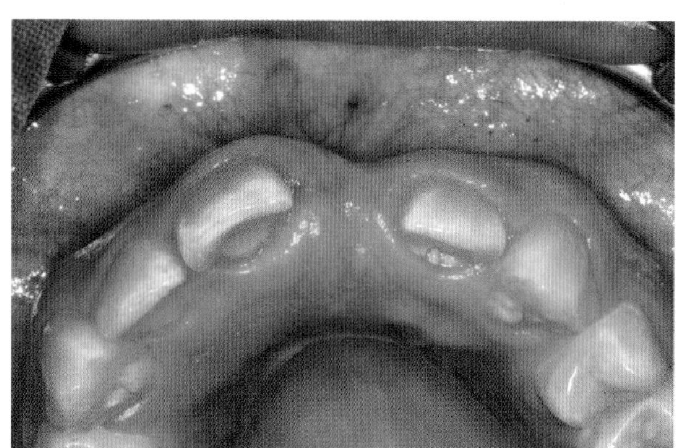
图4–79b 殆面观可见牙槽嵴的凹陷。

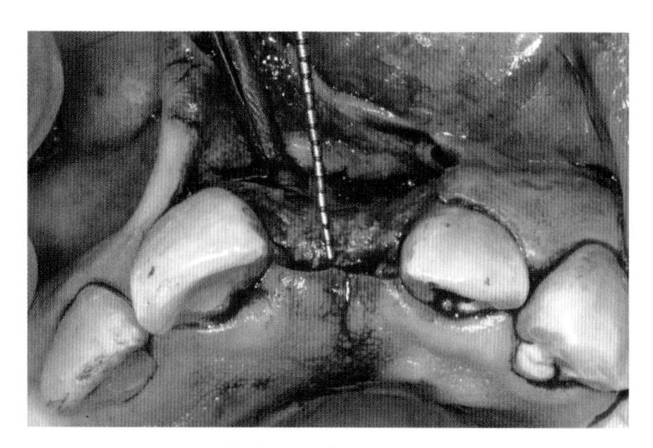
图4–79c 剩余牙槽嵴宽度约3mm。

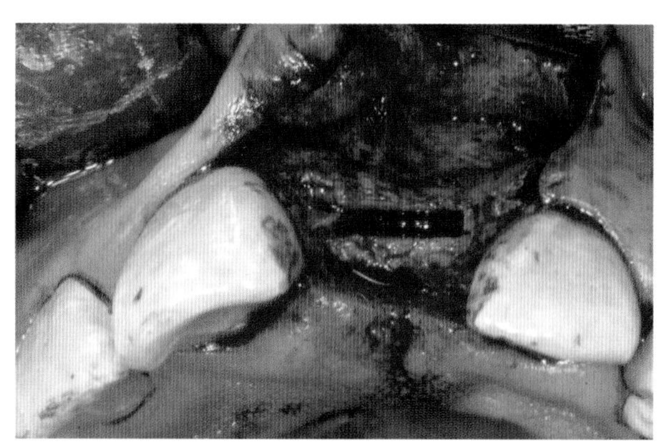
图4–79d 牙槽嵴顶正中截骨。

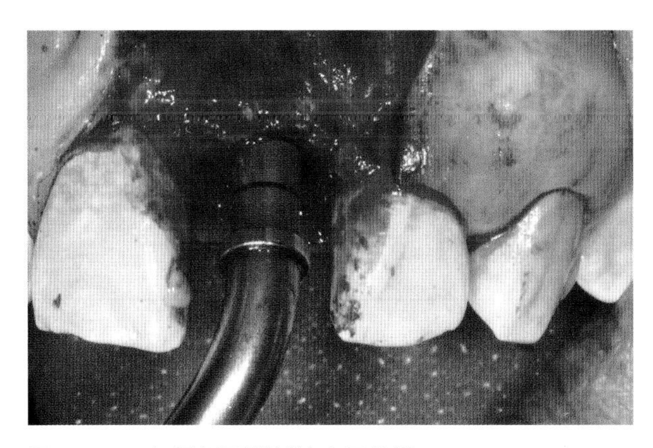

图4-79e 向唇侧及腭侧扩大牙槽嵴。

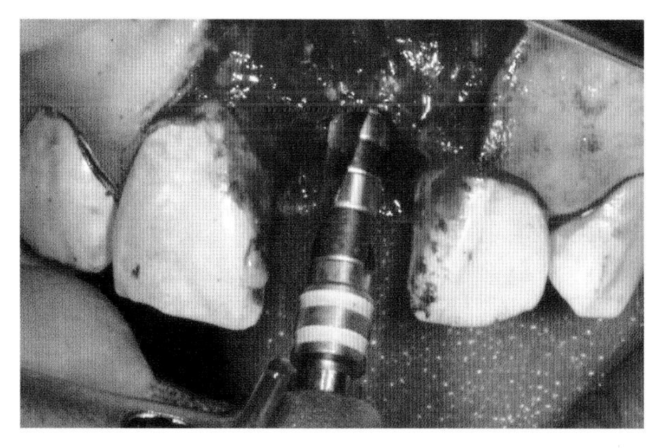

图4-79f 使用扩孔钻去除邻近骨质（近中及远中）。

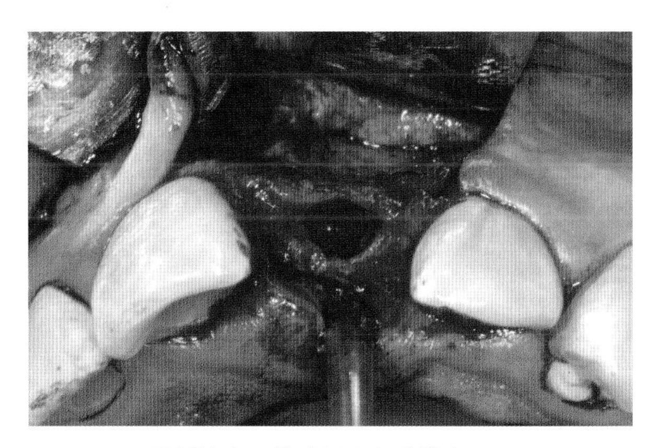

图4-79g 腭侧扩张牙槽嵴以预备种植床。

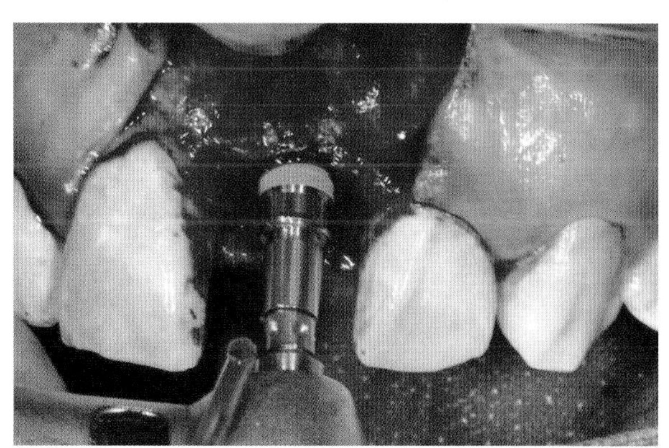

图4-79h 在正确的位置及轴向植入XiVE种植体。

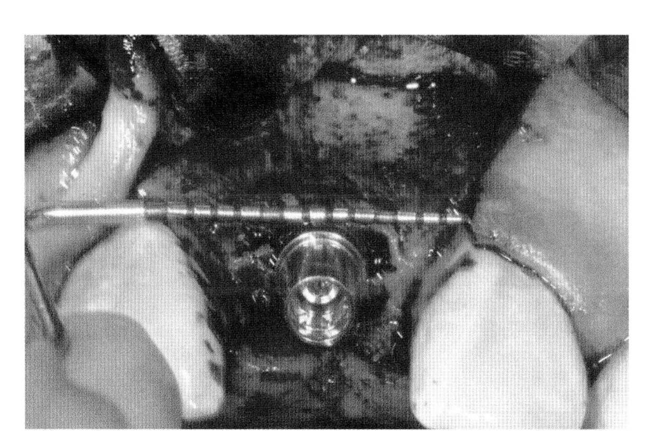

图4-79i 种植体植入邻牙的牙弓轮廓内。

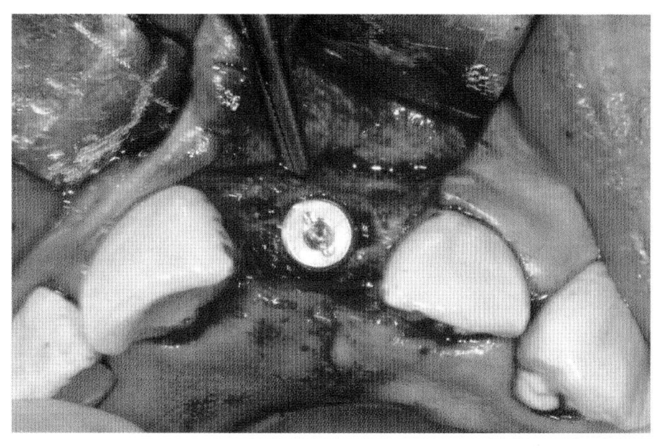

图4-79j 种植体位于骨弓轮廓内但唇侧骨壁较薄且已产生青枝骨折。

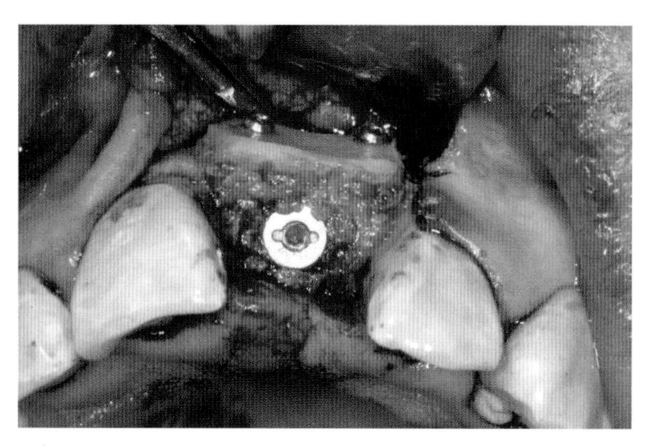

图4-79k 骨壁颊侧放置骨屑并用一薄层骨片覆盖进行骨移植。

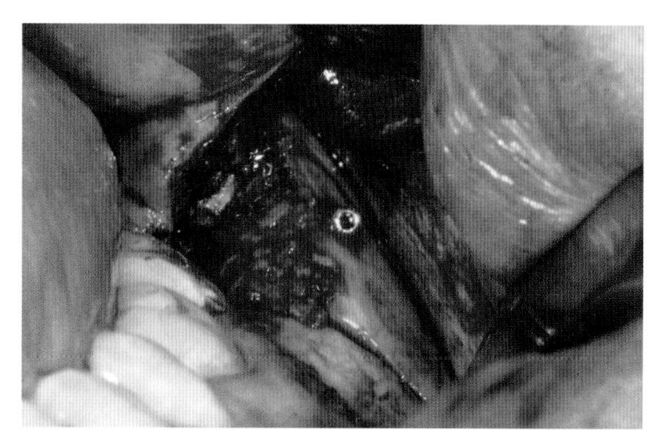

图4-79l 劈开的另一骨片被复位回供区（左下颌磨牙后区），并用1个螺钉固位。

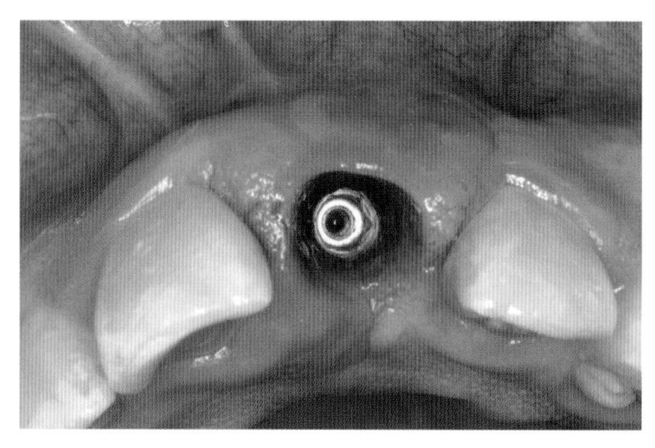

图4-79m 暴露种植体准备最终修复，临床上可观察到骨量明显改善。

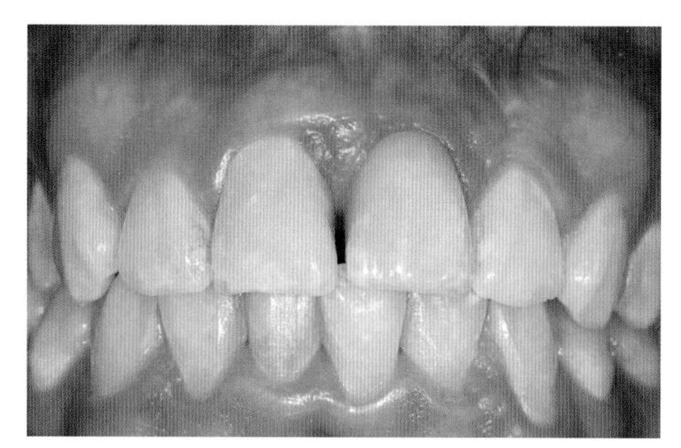

图4-79n 术后4年的临床表现。

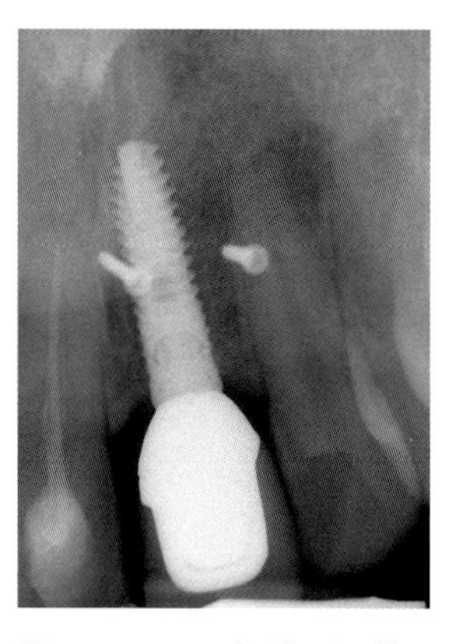

图4-79o 术后4年的X线片。

以避免其颊倾（骨扩张）（图4-80a～h，图4-81a～h和图4-82a～g）。种植体偏颊的位置及颊向倾斜，由于骨吸收与软组织退缩，即使使用角度基台，也会对美学效果产生非常不好的影响（图4-83a～c）。

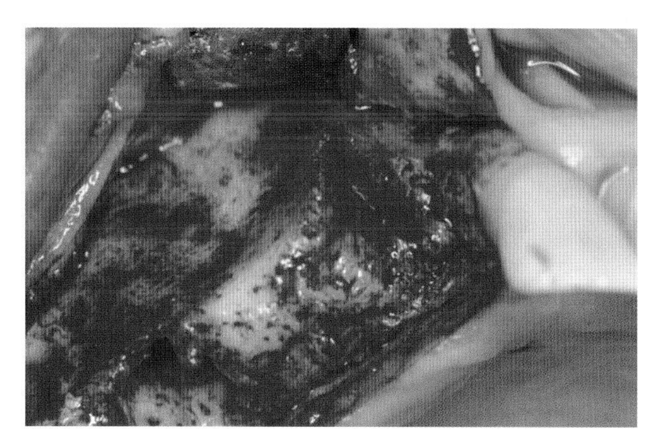

图4-80a 尖牙区唇侧骨壁完全丧失。剩余的腭侧牙槽骨宽度仅为3.5mm。

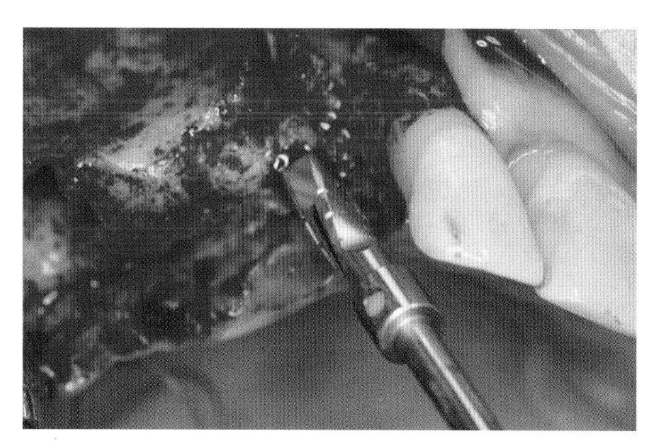

图4-80b 利用小环钻于牙槽嵴腭侧制取骨移植物。

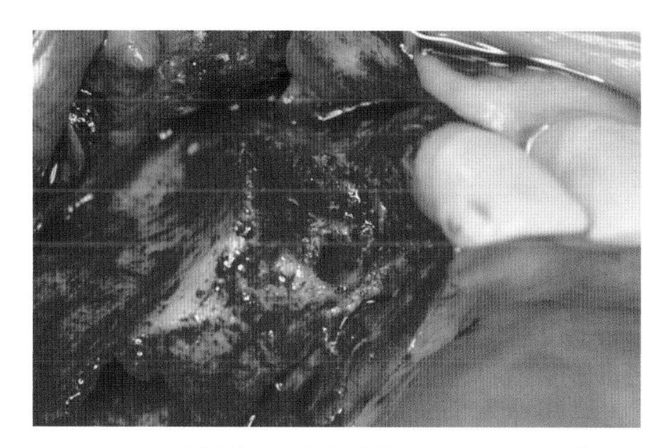

图4-80c 取出骨块后遗留骨腔的骨壁依旧保持完整。

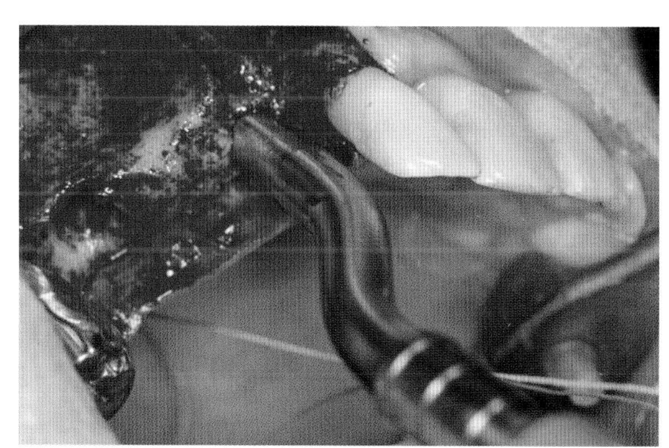

图4-80d 将颊侧骨壁继续向颊侧扩展移位，同时使用骨扩张器进行种植床预备。

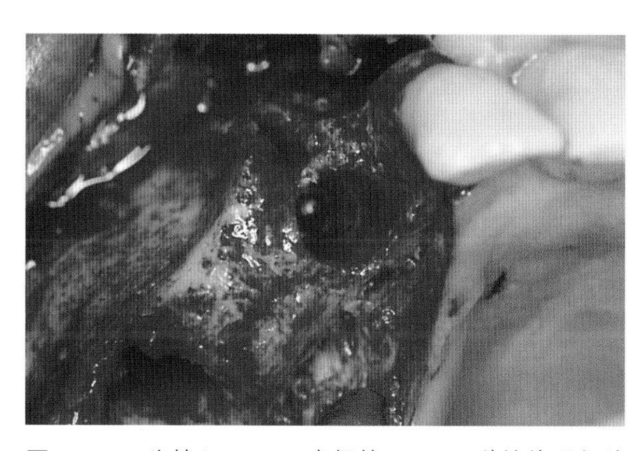

图4-80e 为植入5.5mm直径的Frialit-2种植体预备种植体窝。注意保留骨壁完整，扩张的颊侧骨壁依旧位于骨弓轮廓内。

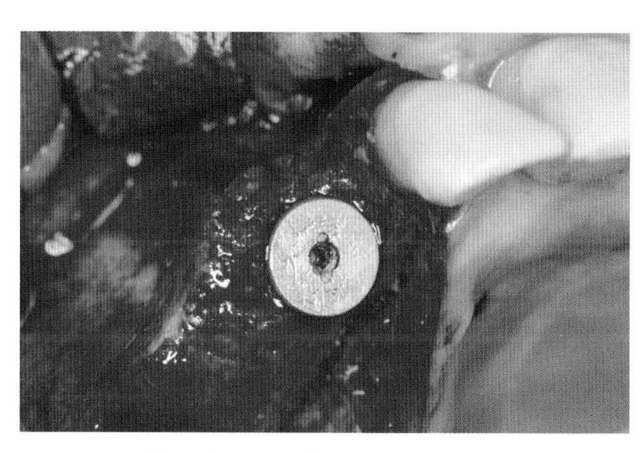

图4-80f 植入种植体，并于间隙内充填自体骨屑，使用大号覆盖螺丝固位。

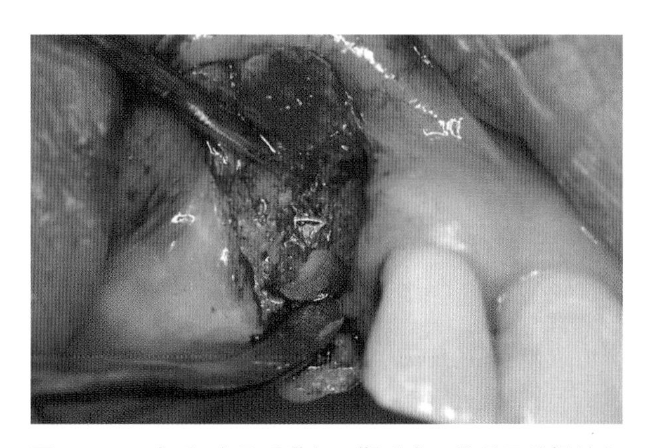

图4-80g 术后3个月后进行二期手术，发现覆盖螺丝上方部分被新骨覆盖。

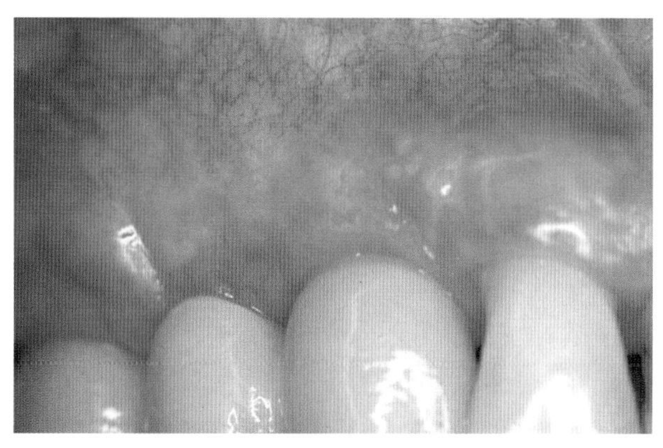

图4-80h 修复后的临床表现。

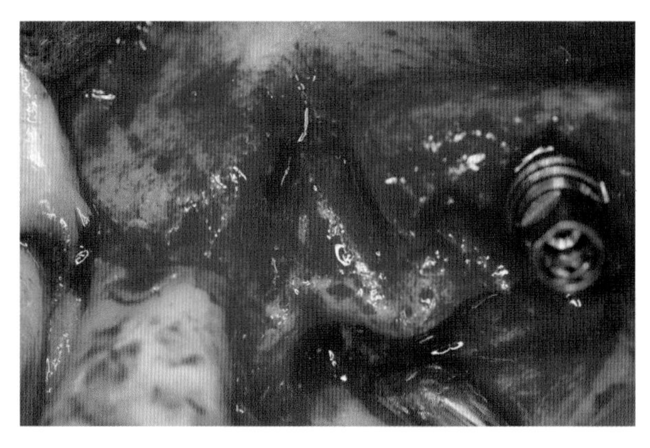

图4-81a 右上第一磨牙颊侧骨壁完全丧失，牙槽间隔厚度为3mm。

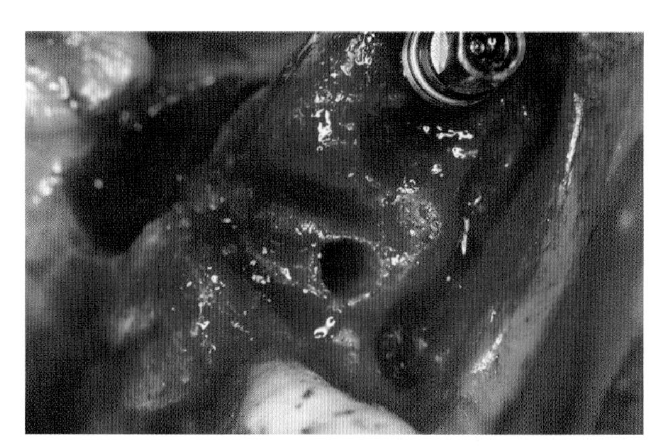

图4-81b 在牙槽间隔上预备种植窝，并同期在右上颌进行上颌窦提升。

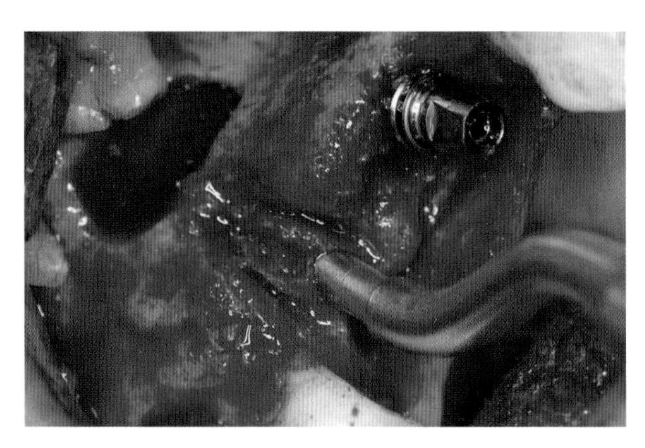

图4-81c 使用骨扩张器扩大种植窝。

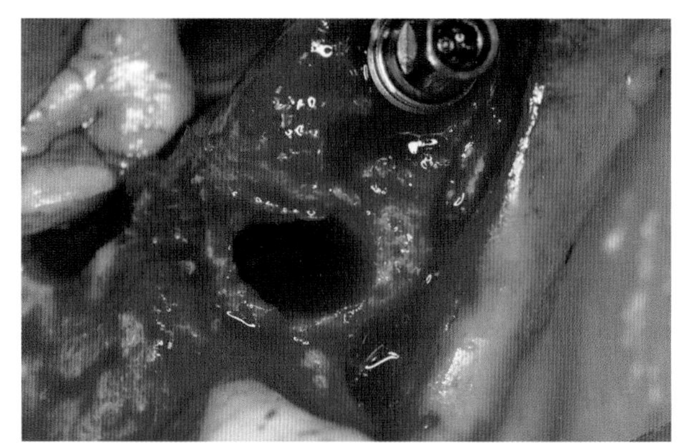

图4-81d 种植床预备完成后，在骨弓轮廓内植入4.5mm直径的XiVE种植体。

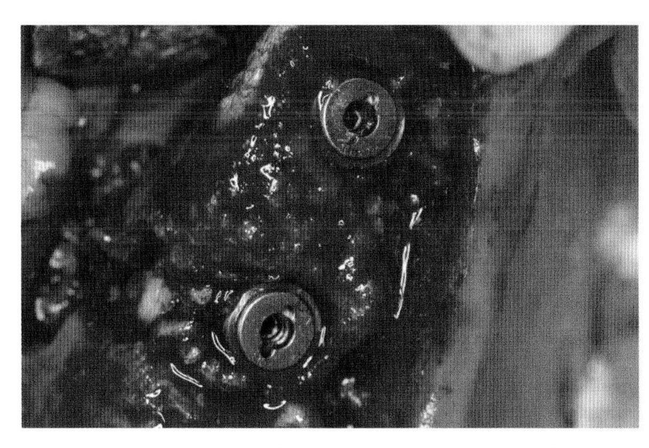

图4-81e　植入种植体并在余留的间隙内充填自体骨屑。

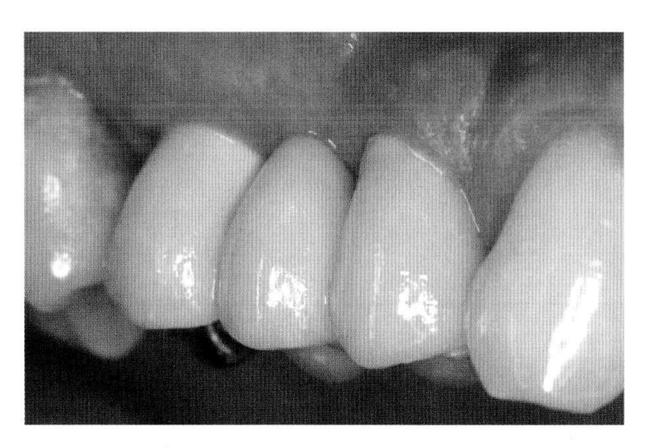

图4-81f　修复完成后：颊侧观。

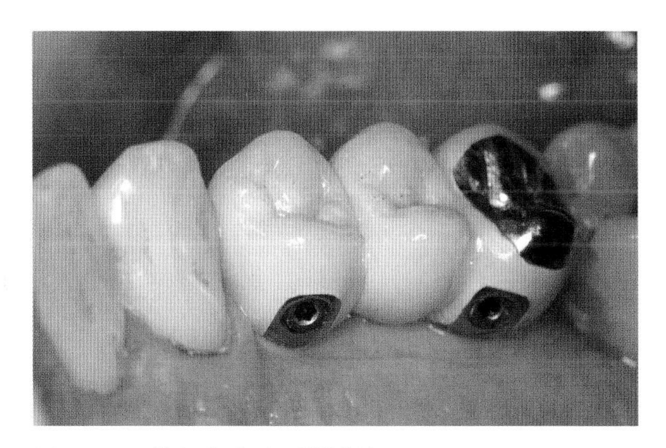

图4-81g　修复完成后：腭侧观。

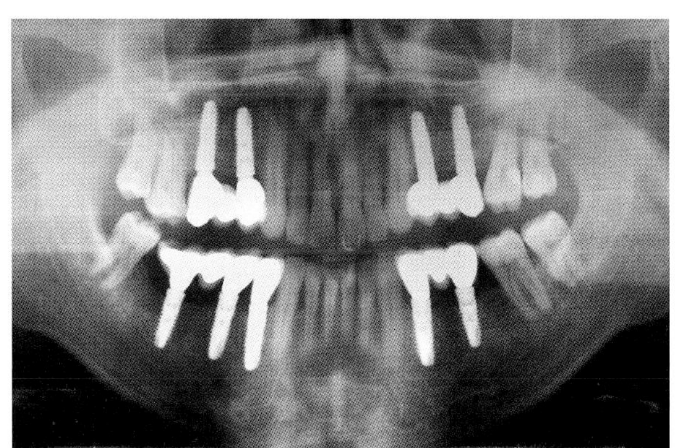

图4-81h　术后4年的X线片。

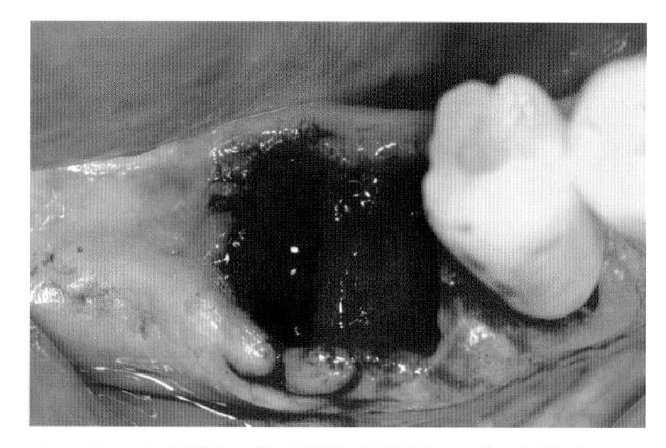

图4-82a 下颌第一磨牙拔除后遗留较宽的牙槽间隔。

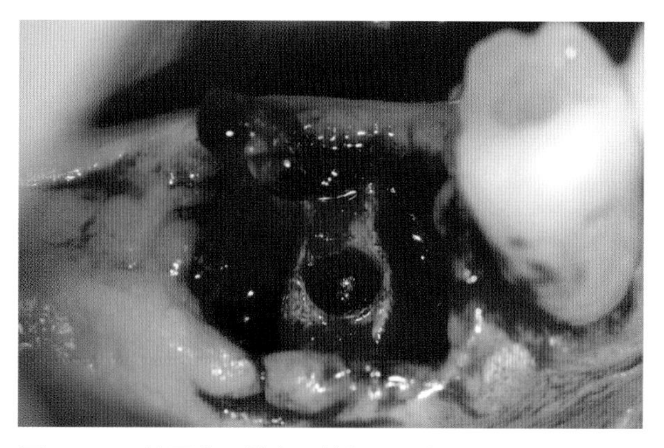

图4-82b 使用小环钻在牙槽间隔上备洞。

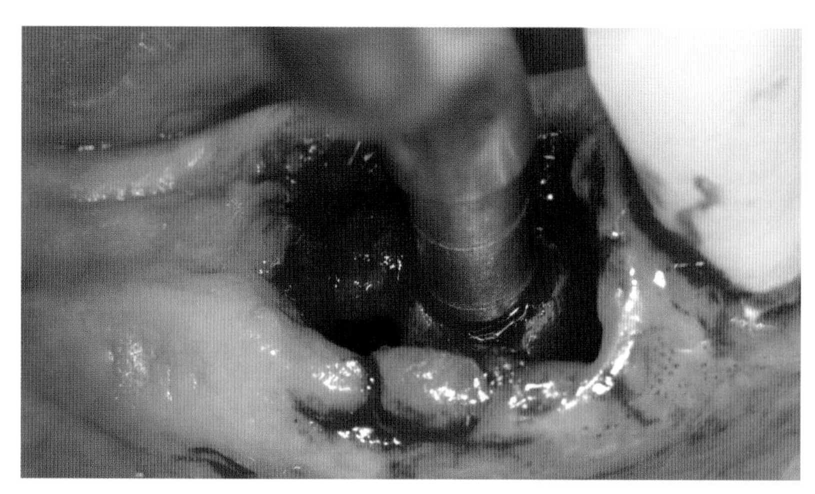

图4-82c 使用骨扩张器扩大窝洞。

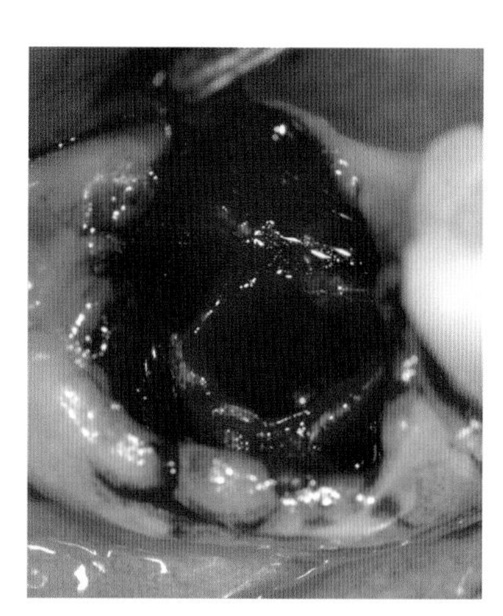

图4-82d 预备种植床。

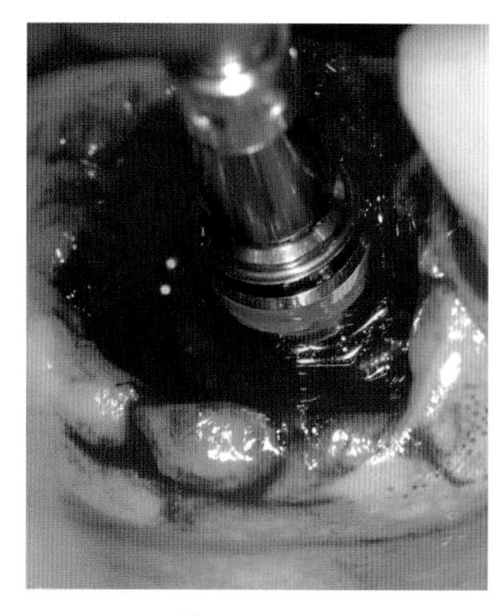

图4-82e 植入4.5mm直径的XiVE种植体。

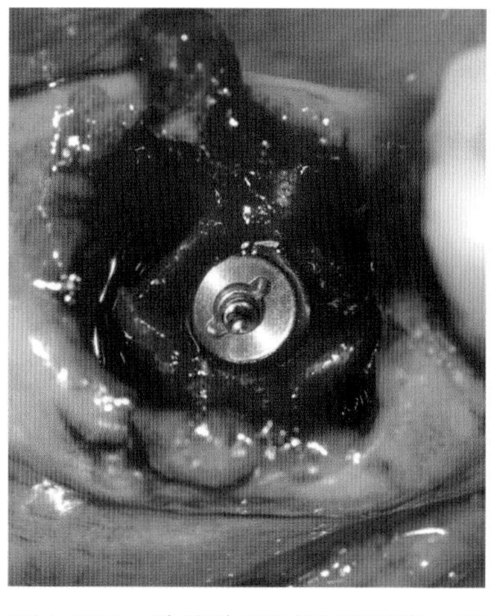

图4-82f 种植体周围被骨环绕，拥有良好的初期稳定性。

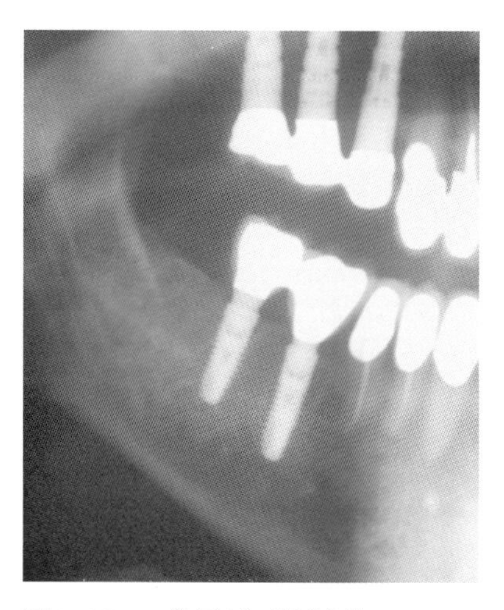

图4-82g 术后4年的X线片。

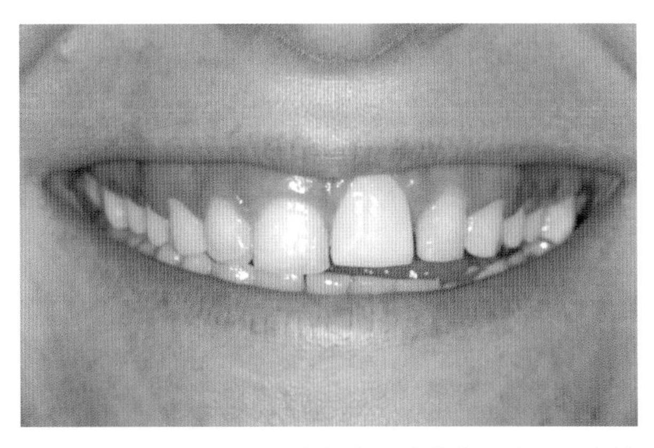

图4-83a 利用骨劈开技术植入种植体后产生不良的美学效果。

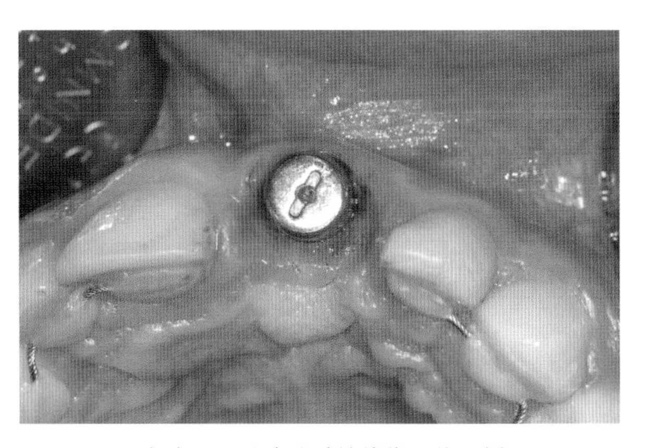

图4-83b 去除牙冠后确认种植体位置偏唇侧。

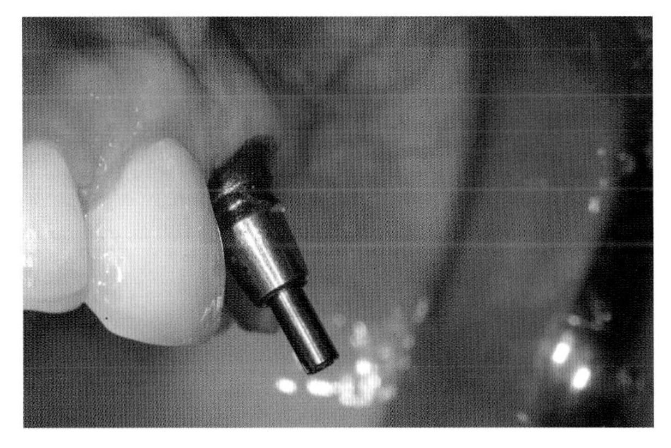

图4-83c 种植体植入轴向偏唇倾且位于骨弓轮廓之外。

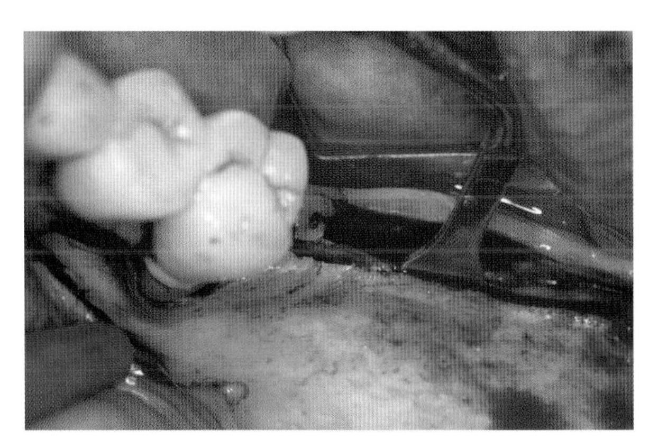

图4-84 用于骨劈开的超声骨刀。

4.4.4.1 外科程序

局部麻醉后，首先制备半厚瓣，骨膜保留在颊侧骨壁上。然后在牙槽嵴顶中间用细裂钻（直径0.75mm）或微锯进行截骨。或者可以使用摆动据（图4-78b）或超声骨刀（图4-84）。

最后采用薄刃骨凿向前庭方向扩大牙槽嵴，从而完成截骨术。骨劈开后的骨壁厚度至少为1～2mm，决定了是否需要唇颊侧额外植骨。然后，采用骨扩张器向唇侧和腭侧扩张截骨线。这项技术的目的是在颊侧骨壁的基底区域获得青枝骨折，同时保证骨膜与该骨壁未分离。最后，用扩孔钻和骨扩张器交替进行种植体部位的预备，直到达到最终种植体的直径。种植窝洞预备过程中骨壁的保存是非常重要的。

如果扩张的骨壁初期稳定性良好，可以同期植入种植体。植入后，剩余的种植体周围间隙可充填自体骨。最开始制备的黏膜半厚瓣可确保无张力关闭创口。如果颊骨骨板有动度和/或厚度<1.5mm时，则需要剥离骨膜并进行颊侧植骨。

如果扩张的颊侧骨板动度明显，并且种植体很难获得初期稳定性，那么最好将方案改为两阶段程序，首先只进行骨扩张，不同期植入种植体。在这种情况下，扩张的间隙充填自体骨，通过前庭到腭侧骨膜的可吸收缝线使活动的骨板达到稳定，2~3个月后进行种植体植入。

骨扩张技术也可以单独使用，主要用于单颗种植体。种植位点使用扩孔钻或同时使用直径递增的小环钻和骨凿进行准备。这项技术适用于颊侧骨壁部分缺失，但牙槽骨腭侧仍具有良好宽度的情况。首先用一个小的导向钻（直径2mm）或一个小的环钻在剩余的腭侧牙槽骨上进行制备，颊腭侧骨壁保持完整。然后在下一级钻孔之前，用细的器械沿前庭方向扩张新预备的种植床。交替使用牙钻和骨凿重复上述过程，直到达到所需的植入物直径。应注意保护新的窝洞骨壁，并保证新的植入窝洞的位置和方向在骨轮廓内。这样可以很好地保护骨板免受肌肉活动的影响，并为骨再生提供充足的血供。剩余的颊侧或腭侧骨板小的缺损可用局部获取的自体骨屑充填，多数情况下无须额外的稳定措施（图4-80a~h）。

当上颌骨或下颌骨磨牙区的颊、舌和/或腭骨壁部分缺损时，这项技术同样非常实用。在这种情况下，骨扩张技术可直接从牙槽间隔开始，向各个方向扩张，但必须保证新的窝洞保持在骨轮廓内（图4-81a~h）。

4.4.5 水平向块状骨增量

当骨高度足以植入标准种植体，也不会对邻近解剖结构造成任何损害和风险，但骨宽度<4mm时，可进行水平向块状骨增量[48,87]。

薄牙槽嵴可通过水平骨移植物进行增宽，即用接骨螺钉将骨块水平向固定到受植区。获取的骨移植物的处理方式取决于其来源。髂骨移植物是具有丰富细胞成分的皮髓质骨，可作为一个完整骨块直接固定到受植区。愈合3个月后，可观察到骨增量区域有良好的血运重建。为获得类似效果的血运重建和再生，下颌皮质骨移植物必须形成颗粒状以获得更大的表面积，提高骨传导潜能。研究发现，0.5~2mm^{3}的皮质骨颗粒比10mm^{3}具有更好的骨再生能力[86]。由于小颗粒不能形成稳定的形态，因此需要生物材料辅助稳定骨颗粒和骨屑以重建牙槽嵴。SBB的原理是使用一个薄层的下颌皮质骨作为生物膜，固定到受植区形成期望的牙槽嵴宽度。同时，它可维持充填在骨片和基骨之间的骨屑和颗粒骨的稳定。

植骨过程中一个非常重要的原则是在愈合期间保护植骨区域免受任何咬合负荷的影响。机械刺激和活动义齿的压迫会引起移植骨的暴露和活动，这可能会导致骨增量手术的完全失败。移植区域的临时修复必须始终是固定和可控的，并稳定在天然牙、骨结合种植体或临时种植体上。颌骨整体骨增量时，需要4颗基牙（每个牙弓2颗）来稳定金属强化树脂修复体。这些基牙可以是4颗牙齿，也可以是牙齿和临时种植体的组合。对于萎缩的下颌无牙颌，在骨块稳定之前，通过在剩余的牙槽嵴中放置4颗临时种植体支持一个桥体，用以充填两侧前磨牙之间的美学区（图4-85a～p）[48]。

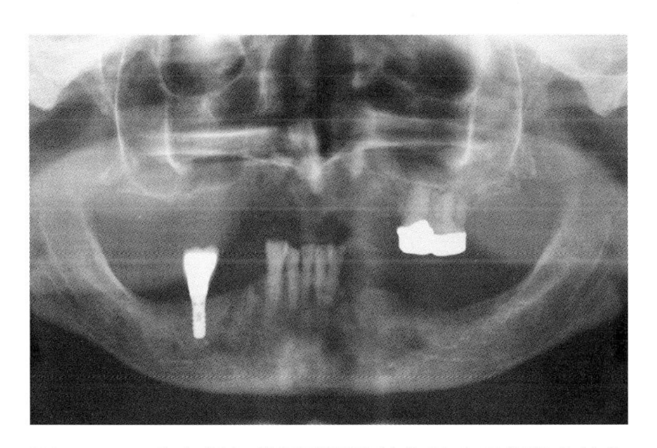

图4-85a 右上颌与前牙区牙齿缺失及左下颌游离缺失伴随垂直向骨缺损。

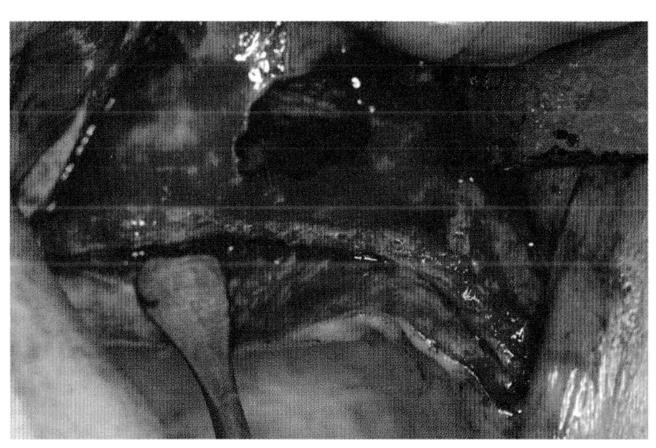

图4-85b 局部剩余骨厚度＜1mm。同时上颌窦底提升。

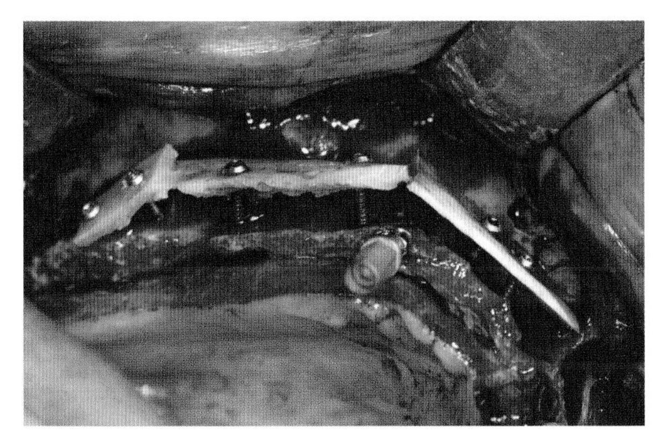

图4-85c 从下颌磨牙后区切取的薄骨块，用微型螺钉固定在离牙槽嵴一定距离处，在右上颌处塑形成未来的牙槽嵴形状。植骨前在刃状牙槽嵴中植入临时种植体，以稳定临时修复体。

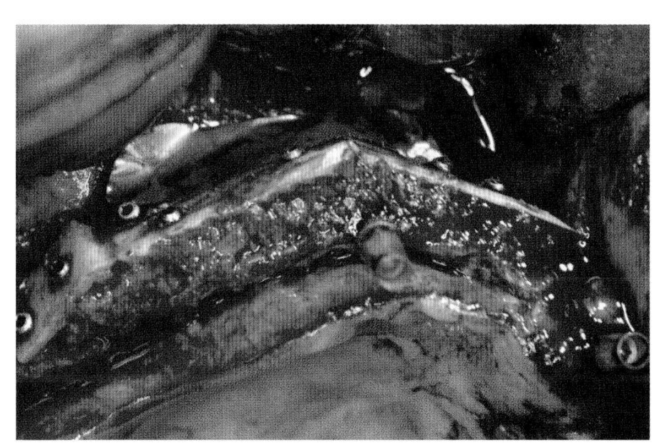

图4-85d 骨片与骨嵴之间的空隙用自体骨屑充填。

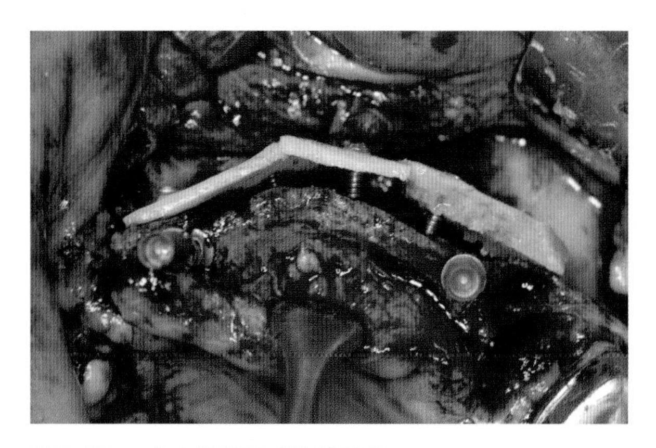

图4-85e 左上颌骨手术程序相似。

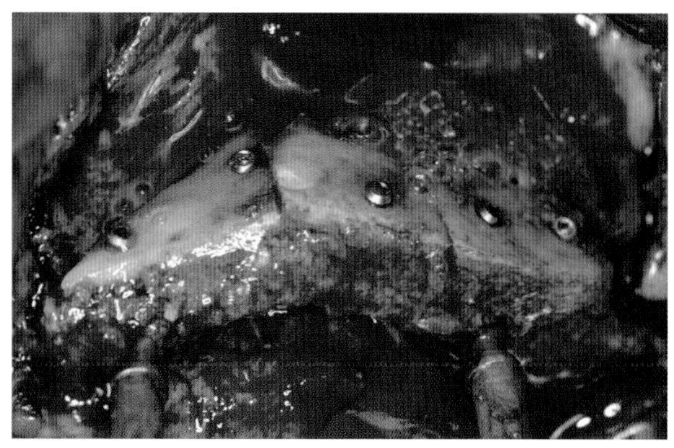

图4-85f 左上颌用骨屑充填间隙。

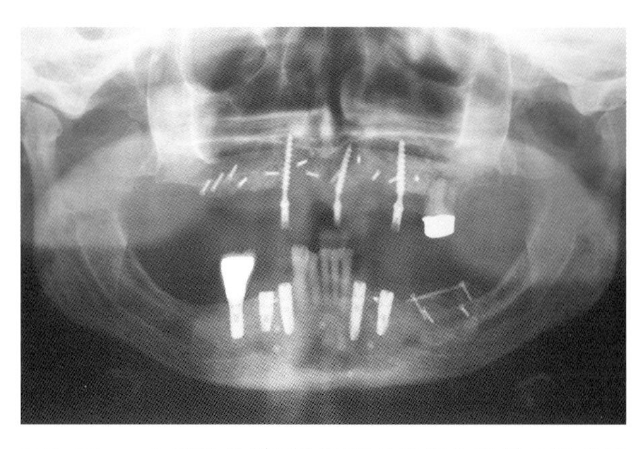

图4-85g 上颌骨骨增量和下颌骨垂直向骨增量的术后曲面断层片。

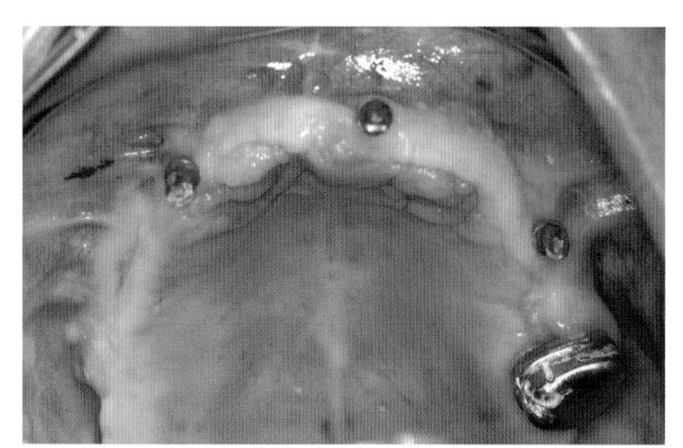

图4-85h 临时修复体取下后的口内照。

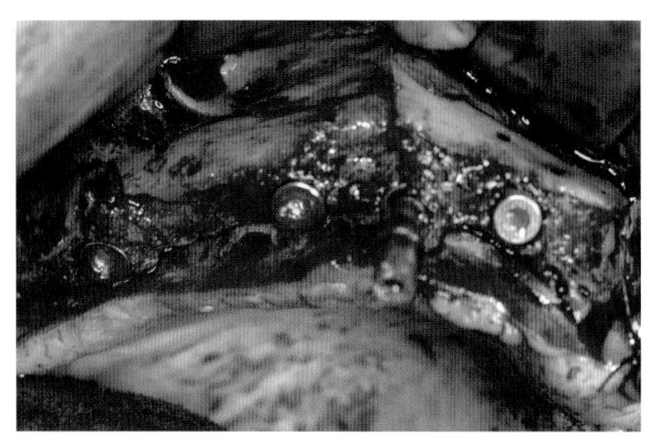

图4-85i 右上颌骨增量区植入种植体后3个月。

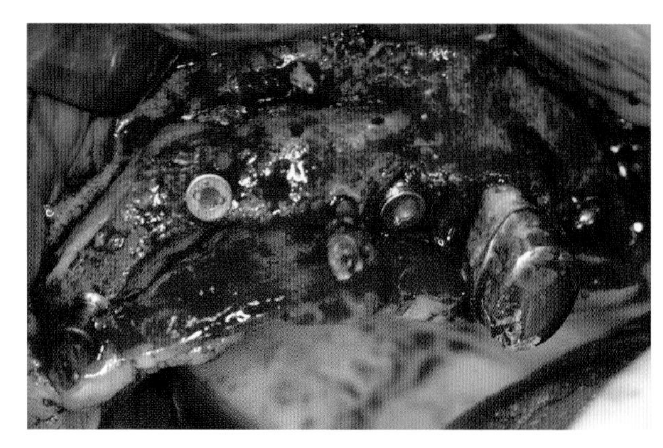

图4-85j 类似的，左上颌骨骨增量区植入种植体。

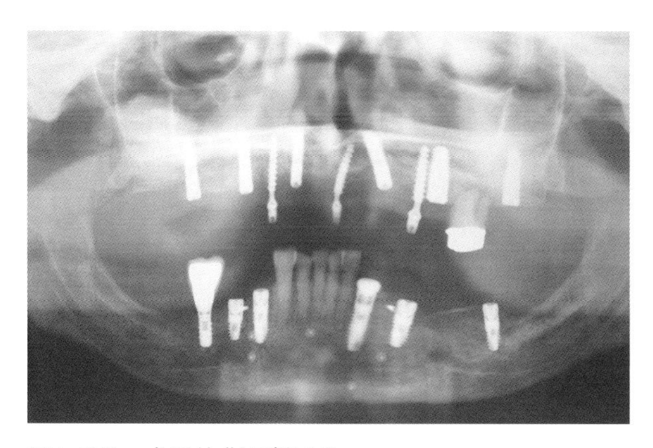

图4-85k 术后的曲面断层片。

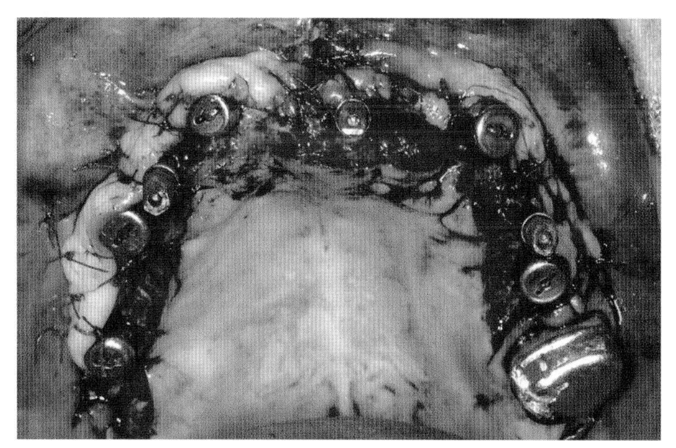

图4-85l 种植体暴露结合根向复位瓣。

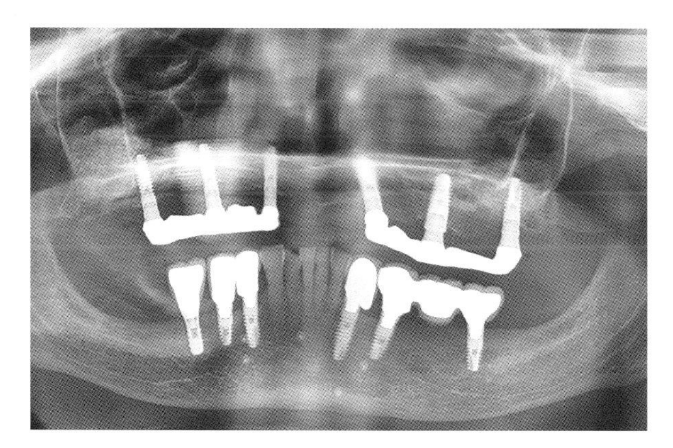

图4-85m 最终修复后1年的X线片。

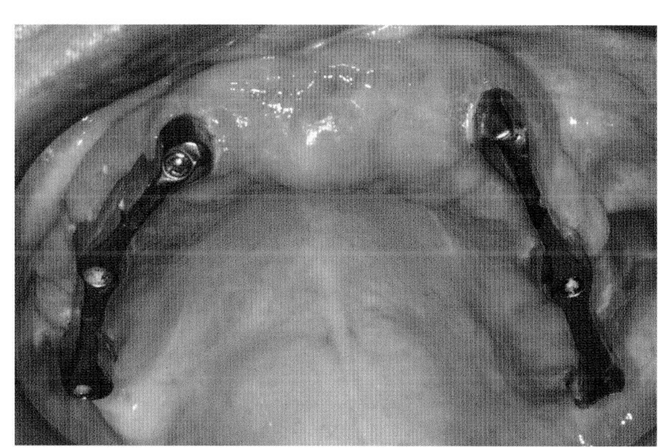

图4-85n 种植体杆卡固位的无腭部基托可摘修复体，12年后口内照。

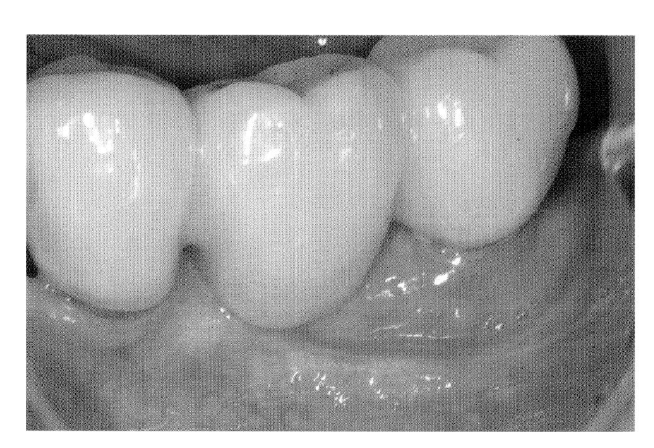

图4-85o 垂直向骨增量区种植体支持下颌修复体12年后口内照。

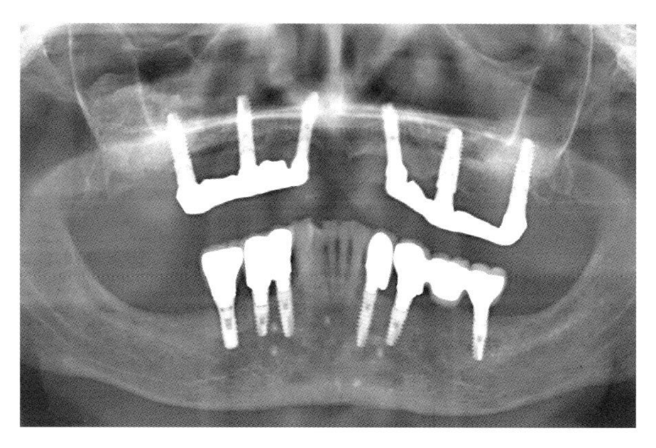

图4-85p X线片显示修复12年后上颌和下颌骨增量效果稳定。

水平块状骨增量分为一个或两个阶段进行，手术类型取决于剩余骨的宽度以及在骨轮廓内稳定植入种植体的可能性。当牙槽嵴宽度<3mm时，建议采用两阶段手术，不允许将种植体植入与骨劈开/扩张技术同期进行。如果骨嵴较宽，但颊侧、舌侧或腭侧骨壁上有骨缺损，若在骨轮廓内种植体能够获得初期稳定性，则应采用种植体植入和水平向块状骨增量同期进行（图4-86a～l）。

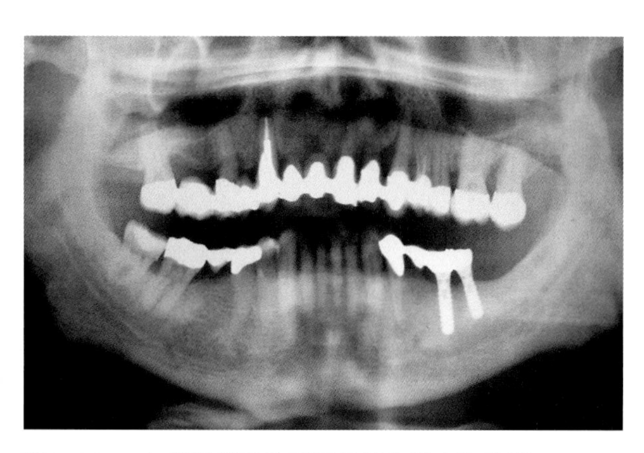

图4-86a 上颌骨严重的牙周骨丧失患者的曲断。

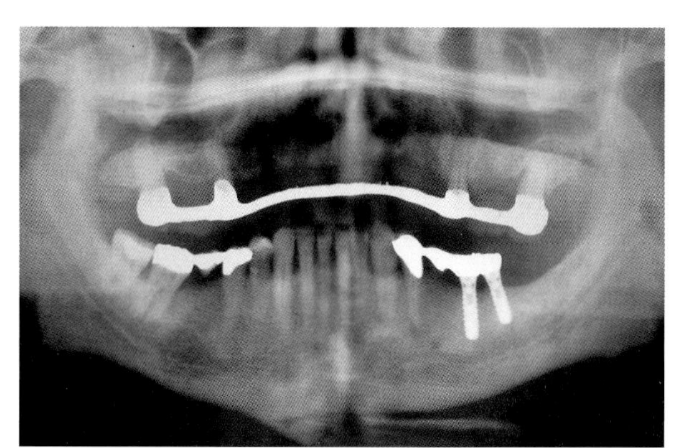

图4-86b 牙周治疗、拔除多颗牙齿以及在上颌骨固定临时修复后的曲面断层片。

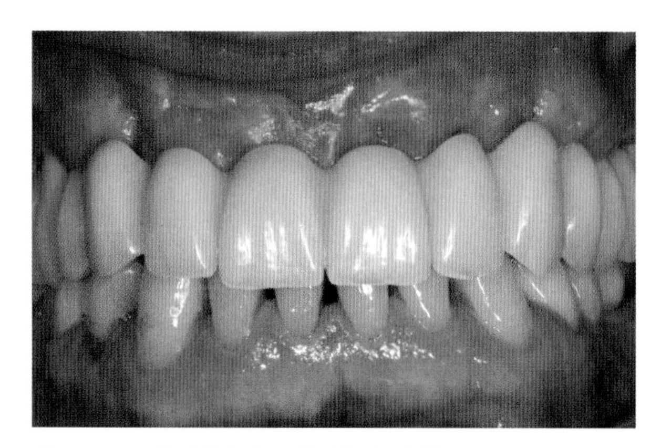

图4-86c 临时修复显示软硬组织吸收。

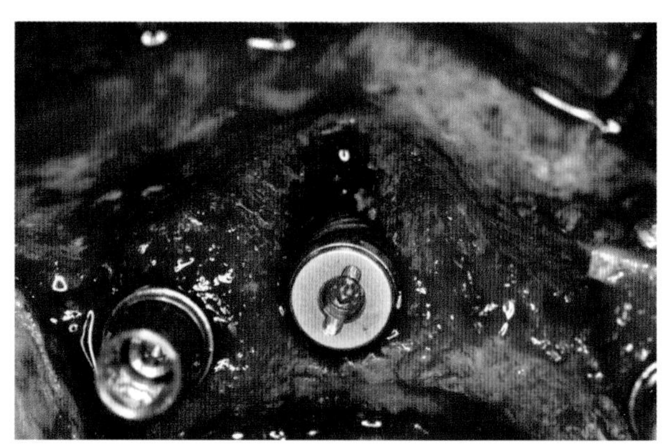

图4-86d 种植体植入骨弓轮廓内。

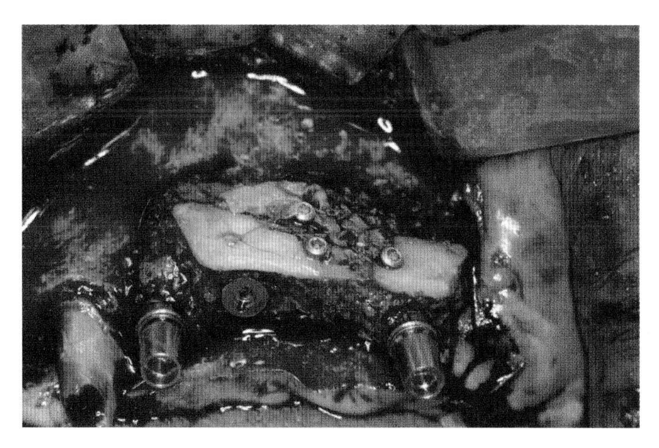

图4-86e 右上颌骨缺损区行块状骨移植（取自下颌骨）。

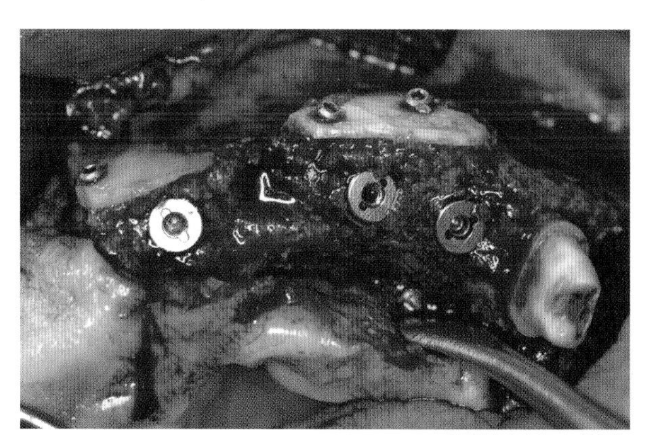

图4-86f 左上颌骨行相似的手术程序。

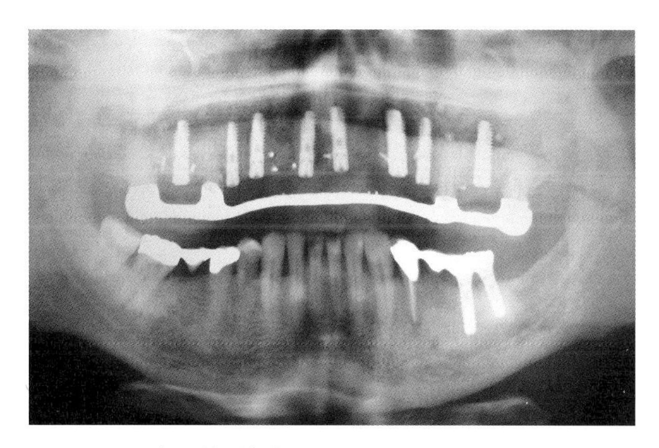

图4-86g 术后的X线片。

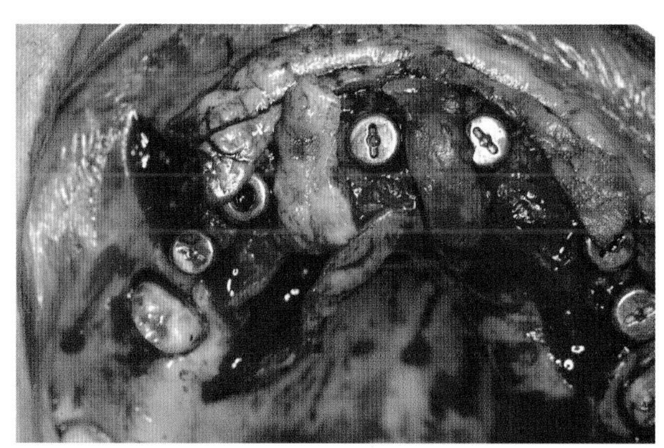

图4-86h 种植体暴露时的软组织管理，采用根向复位瓣和双侧腭部结缔组织瓣进行软组织增量。

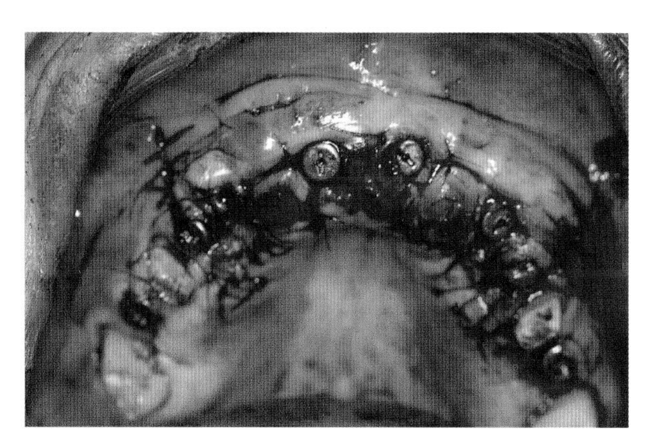

图4-86i 术后口内照。

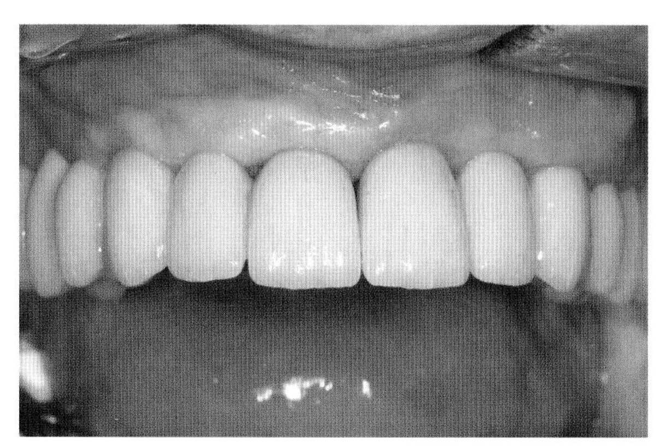

图4-86j 修复后1年的临床表现。

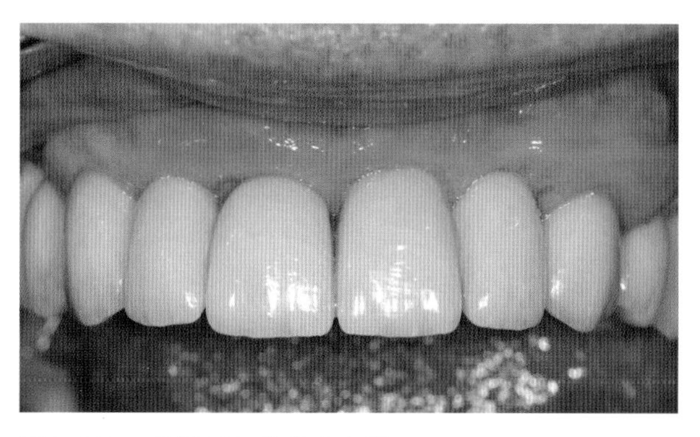

图4-86k 术后12年的临床表现。

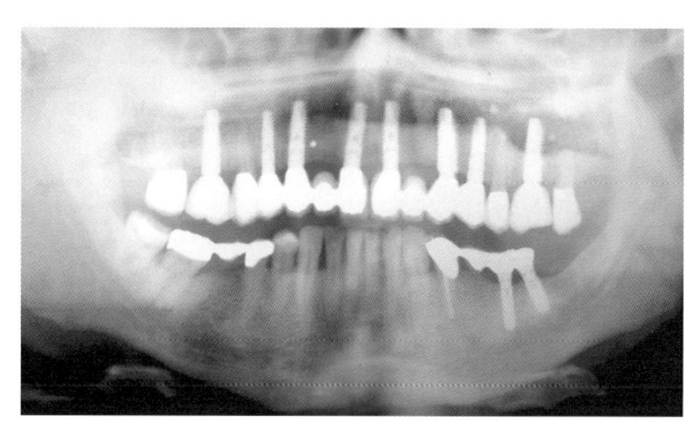

图4-86l 术后12年的X线片。

4.4.5.1 手术程序

在局部麻醉注射前（发生血管收缩前）直接静脉注射（青霉素G，1×10^6IU）[4]或在手术前至少1小时通过口服（青霉素V，1×10^6IU/d）抗生素。术后继续使用抗生素7天，剂量为3×10^6IU/d。如果水平块状骨块移植联合上颌窦底提升，可采用阿莫西林1.2g/d作为替代。在青霉素过敏的情况下，推荐服用克林霉素（300/600mg），使用剂量为1.2g/d[4]。手术通常在局部麻醉下进行，最好与静脉镇静同时进行。使用4%的阿替卡因和1：100000肾上腺素（Ultracain DS Forte）在前庭和腭/舌侧局部浸润麻醉。

上颌软组织切口通常在牙槽嵴顶中央进行，在邻牙的近中或远中1/3处向前庭做松弛切口。在大多数情况下，一个松弛切口就足以剥离全厚黏骨膜瓣并充分暴露骨面。下颌切口要么在嵴顶中央，要么根据Kazanjian前庭沟加深术（见第3章）在颊黏膜侧面。在Kazanjian前庭沟加深术中，需要制备半厚瓣。

仔细清理骨面软组织，分析骨缺损的形态，制作所需骨移植的模板（如用缝合材料的包装纸制作的模板）。然后参考模板在下颌骨制备骨块（图4-87a~i）。如果在临床和影像中已经可以做出明确的判断，也可以不进行这种测量。原则上，当在局部麻醉下进行骨增量手术时，建议首先获取下颌骨块，然后再暴露受植区，以减少局部麻醉量，并可在受植区保持较长时间的良好血管收缩。

如果计划种植体同期植入，则应在骨块固定之前完成植入。取下骨块并削薄后，根据模板对其进行修整，并使用至少两个螺钉进行固定。骨块与受植区之间应保留一定距离，目的是获得7~9mm的新牙槽嵴宽度，并允许植入直径为3.5~4.5mm的种植体。使移植物充分固定，接骨螺钉的数量和分布应合理制定。

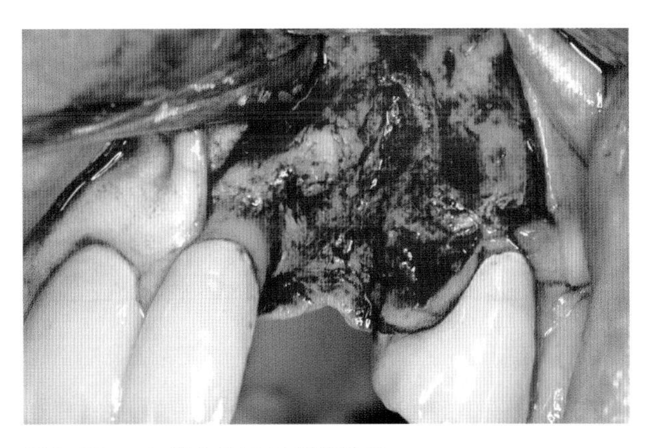

图4-87a 上颌左尖牙唇侧骨缺损。

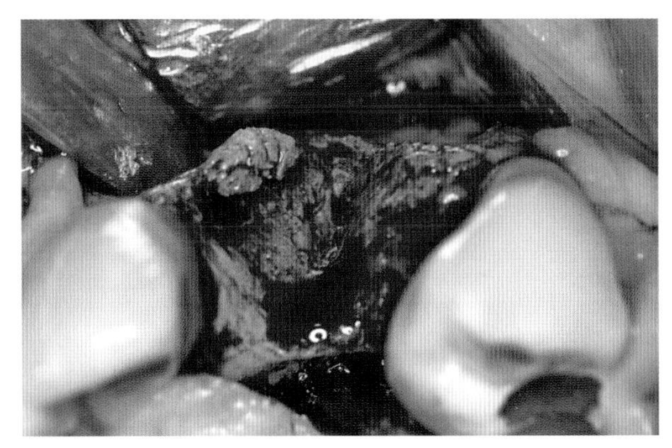

图4-87b 骨缺损殆面观。

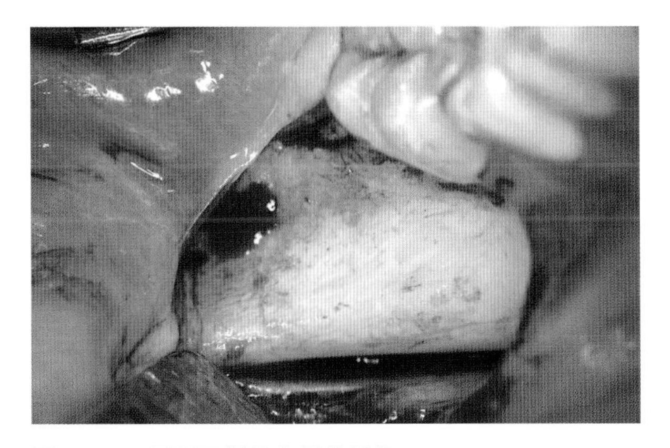

图4-87c 暴露下颌骨右侧外斜线。

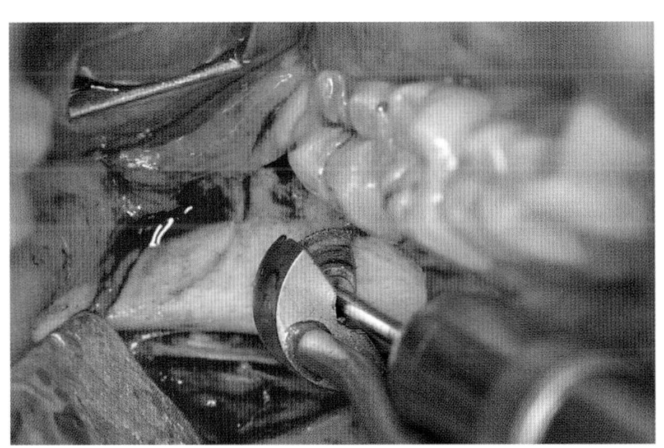

图4-87d 使用微锯进行近中和远中切口。

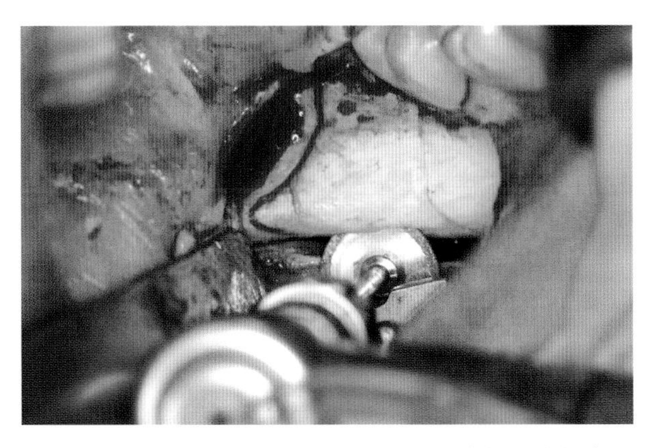

图4-87e 使用微锯的对角机头将2个垂直切口在根尖区进行连接。

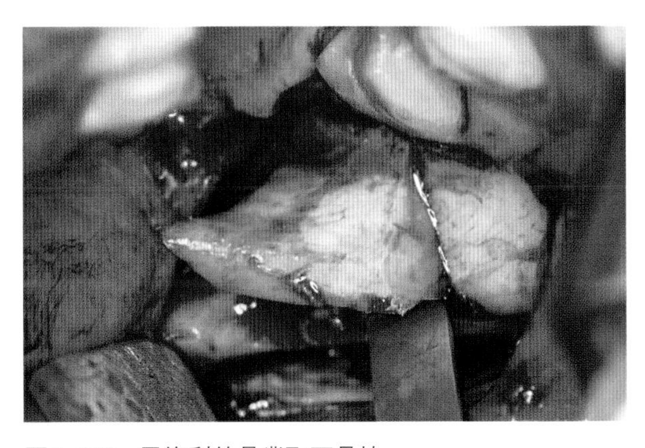

图4-87f 用锋利的骨凿取下骨块。

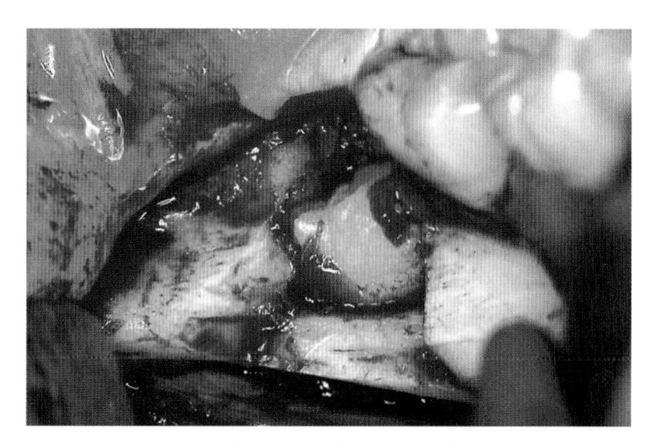

图4-87g 骨块去除后，可见阻生的智齿。

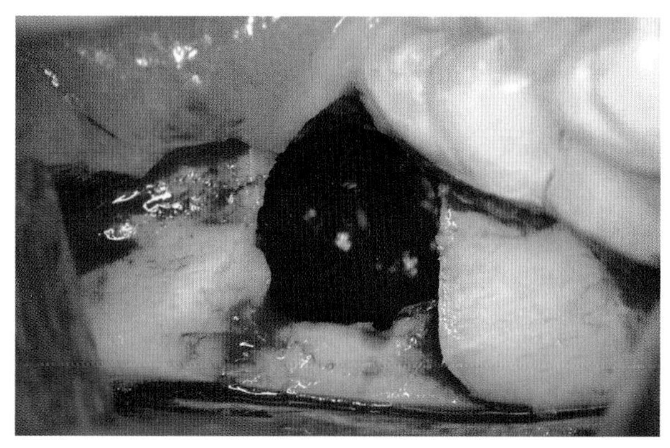

图4-87h 拔除智齿后的空虚牙槽窝。

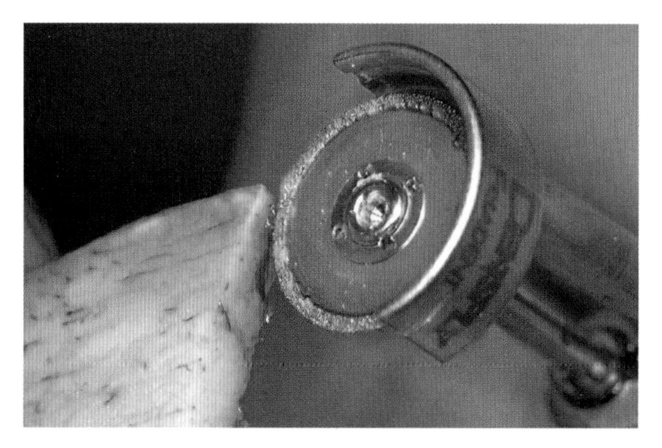

图4-87i 骨块的纵向切割。

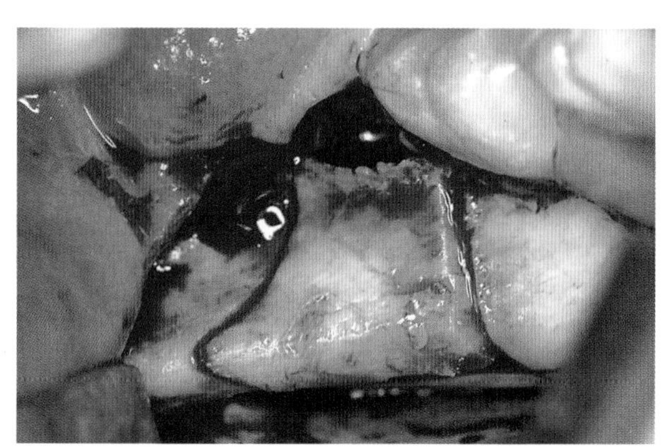

图4-87j 将获取的骨块分割成两块，将其中一半复位。

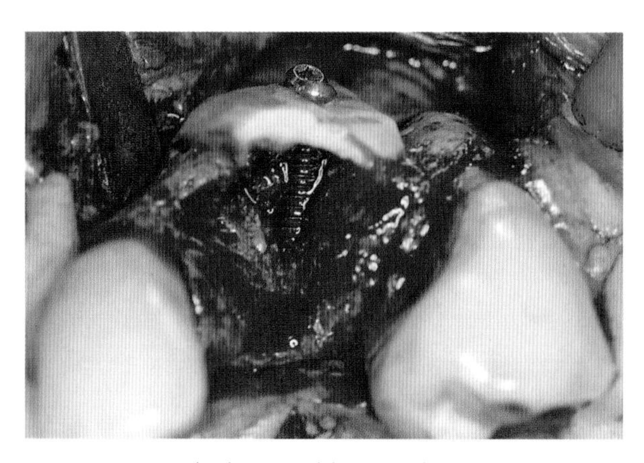

图4-87k 另一部分用于唇侧骨壁重建。

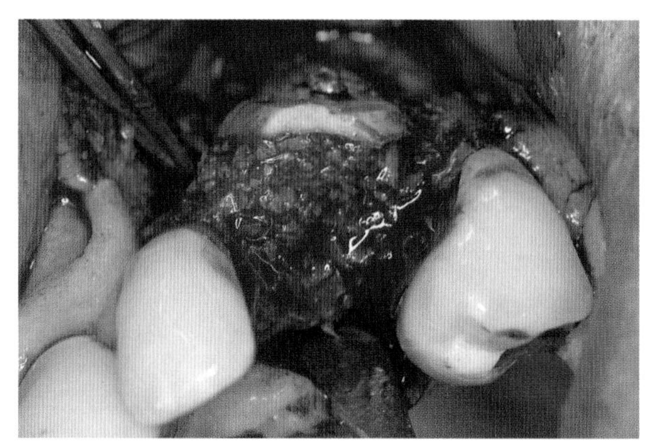

图4-87l 用颗粒骨充填间隙。

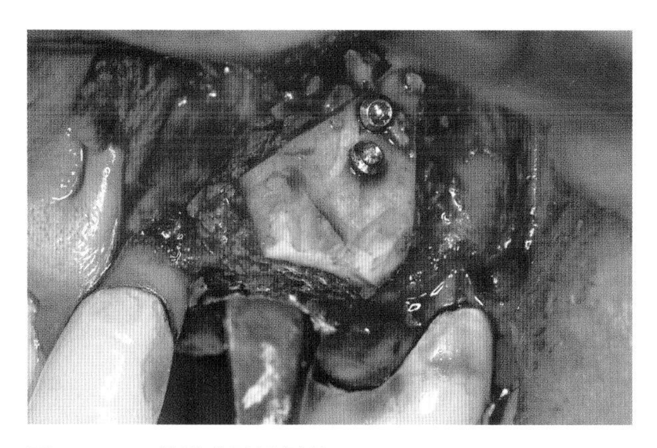

图4-87m　骨重建区唇侧观。

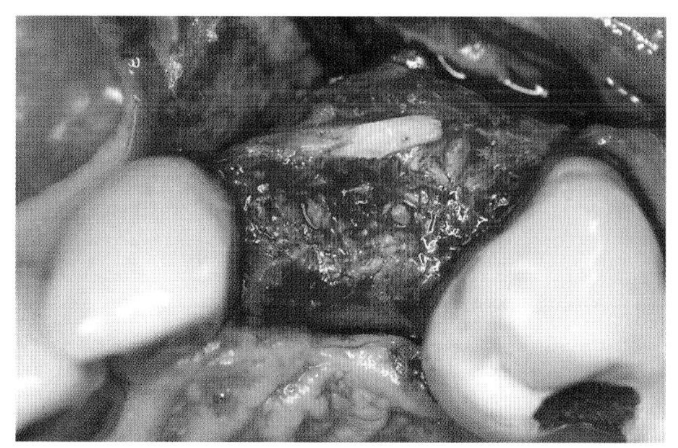

图4-87n　术后4个月的临床表现。

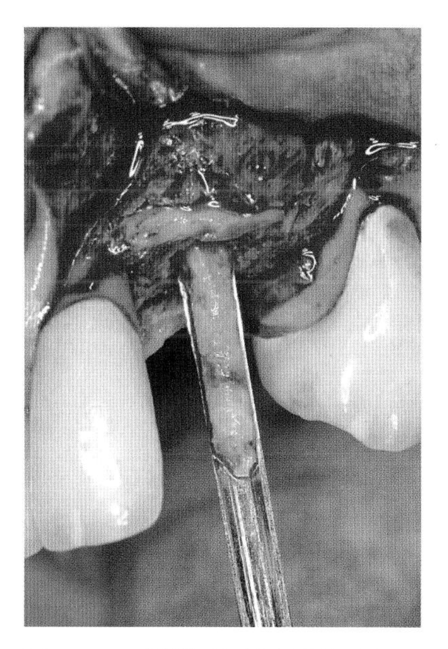

图4-87o　活检可见再生骨的质量。

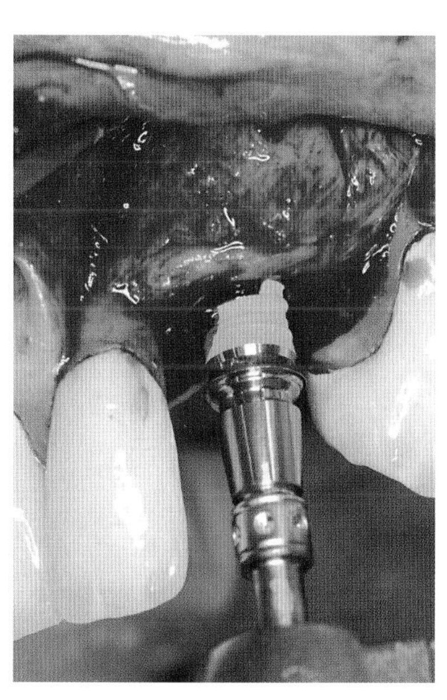

图4-87p　植入直径3.8mm的XiVE种植体。

随后，用骨挠收集的骨屑和一些骨颗粒充填骨块和受植区之间的间隙（图4-87j～n）。用骨屑充填所有的间隙是非常重要的，以防止软组织长入植骨区。应去除移植骨的所有锐边并使其表面光滑，以防止软组织意外穿孔和移植骨暴露。为了减少可能的并发症，不应添加生物材料或膜，因为膜会减少移植骨的血管化。

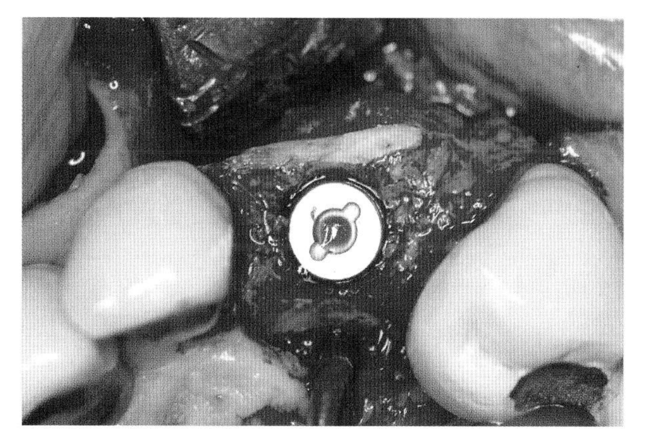

图4-87q　种植体植入后的殆面观。

可添加自体血液离心所制成的膜，如富含血小板的纤维蛋白（PRF）或富含生长因子的血浆（PRGF），以提高骨屑的机械稳定性，防止其包含在软组织中，并有助于实现骨屑对受区良好的适应和愈合的改善。然而，这不是必需的，因为这些操作的良好预后不是可复制的。事实上，近几年不添加任何血液制品的手术效果是非常好的。

然后，需要在唇侧小心地切开骨膜，以便伤口紧密无张力地闭合。3～4个月后完成种植体植入（图4–87o～q）。建议不要在植入前移除所有螺丝钉，最好是在所有种植体植入之前仍保留部分螺丝钉。这可防止在植入自攻性种植体时因张力而导致骨块松动或脱位（图4–88a～f）。如果为了植入正确的位置而必须移除所有螺钉，建议至少将一个螺钉变换至非植入区，若必要的话，可以保留至种植体暴露时。暴露种植体是在3～4个月后的二期手术中进行的，可联合软组织处理（见第3章）。

4.4.6 Onlay骨移植和三维骨重建

采用水平向和Onlay骨移植可重建垂直向和水平向复合骨缺损。这种骨增量术式被称为三维骨重建，因为它是同时包含垂直向和水平向骨重建的过程。它可重建两个骨壁，这两个骨壁可以在骨缺损处的前庭侧和腭/舌侧。它们也可以放置在骨缺损的殆面和前庭侧，主要采用隧道入路技术，该术式的腭/舌侧骨块的固定是非常困难的。简单说，用薄的骨片制成一个盒型，其内充填骨屑和自体骨颗粒。

使用厚的皮质骨块采用Onlay骨移植术式重建垂直向牙槽骨缺损，垂直向骨高度增加一般不超过3～4mm（从下颌骨获取的皮质骨块的厚度），因为这些骨块通常与受植区紧密接触。由于皮质骨的血运重建能力较差，它也不是种植体骨结合的理想部位。颗粒骨和骨屑由于形态的原因，其在植骨区更容易获得血运重建和高质量的再生骨。根据前文所述的骨移植生物学原则，垂直向骨增量可采用下颌皮质骨块与颗粒骨相结合的三维形式进行[48,53]。将磨牙后区获取的厚骨块用微锯纵向切割成两块具有相同表面积的薄片。这两个薄骨块用于重建未来牙槽嵴的两个骨壁（颊侧和腭侧，或殆面和唇侧），并用接骨螺钉固定。骨块形成的间隙充填颗粒骨和松质骨（图4–89a～w，图4–90a～f，图4–91a～k和图4–92a～p）。

三维骨重建的手术过程通常是分两阶段进行：首先进行骨移植，然后经3个月完成骨

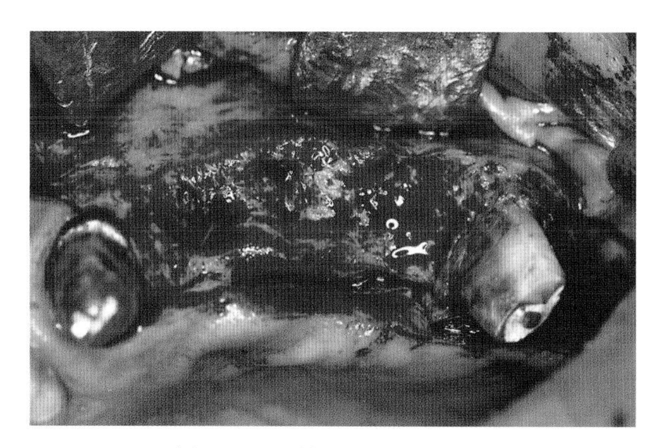

图4-88a 唇侧大面积骨缺损。

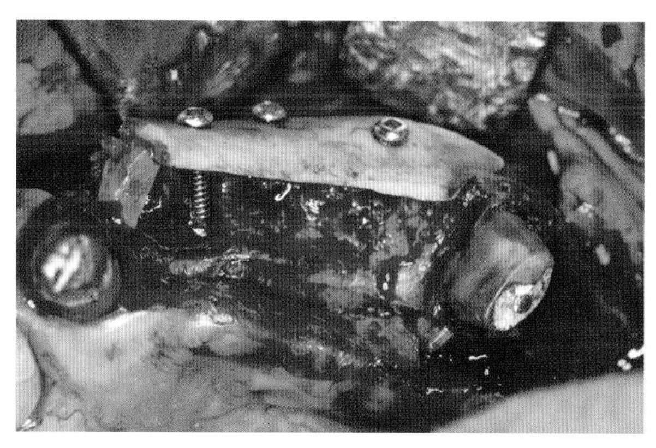

图4-88b 薄骨块重建缺损。

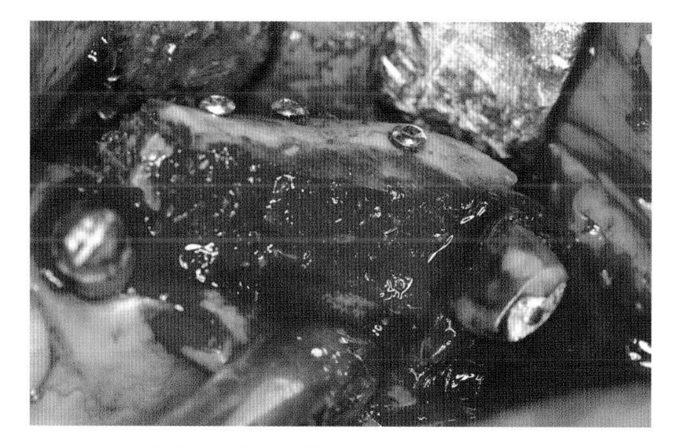

图4-88c 间隙充填颗粒骨。

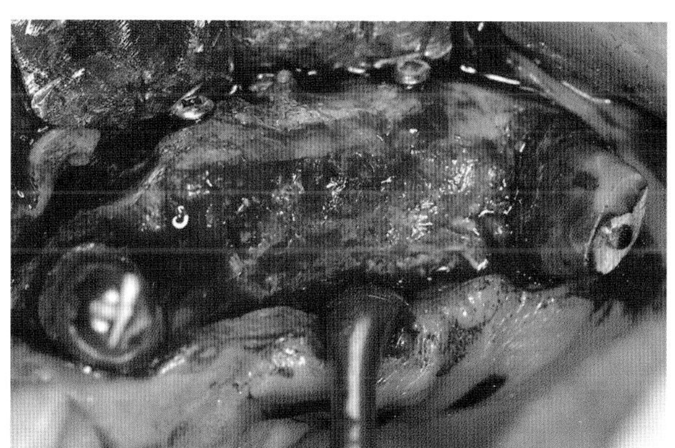

图4-88d 术后4个月的临床表现。

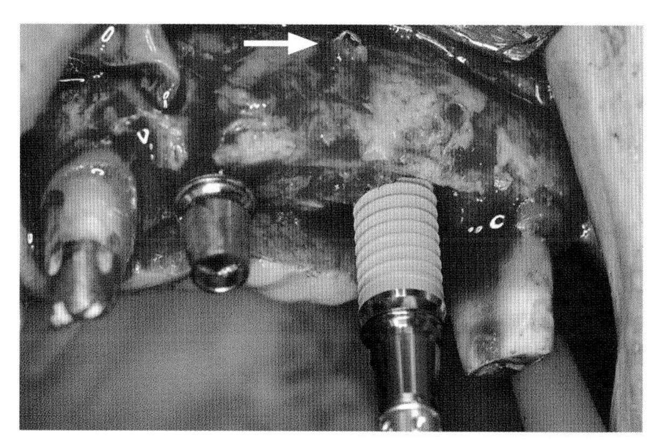

图4-88e 植入2颗直径分别为3.8mm和4.5mm的种植体。螺钉（箭头）保留在原位，以避免在植入期间唇侧骨块意外脱位。

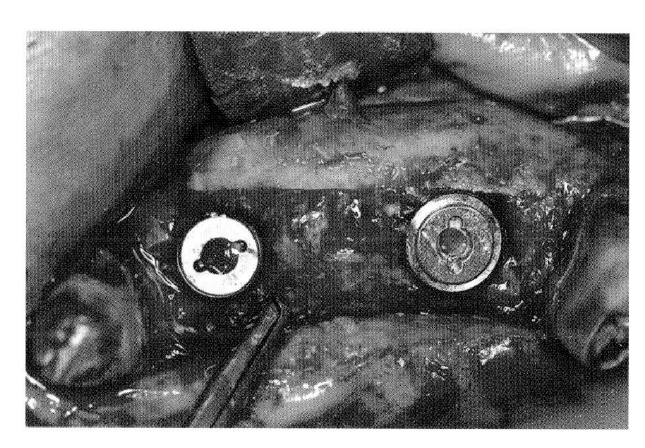

图4-88f 植入后的殆面观。

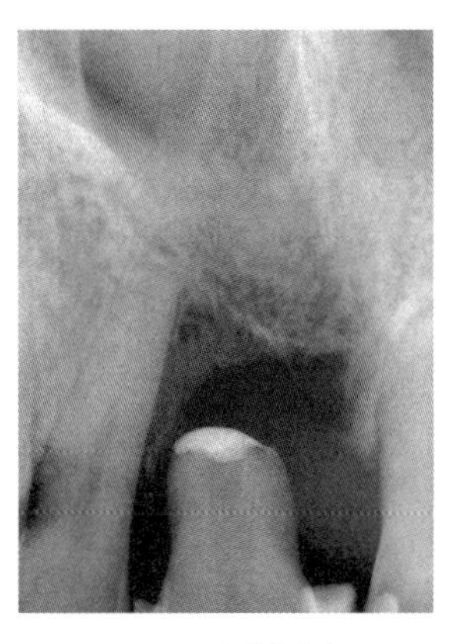

图4-89a 右侧中切牙严重的垂直向骨吸收。

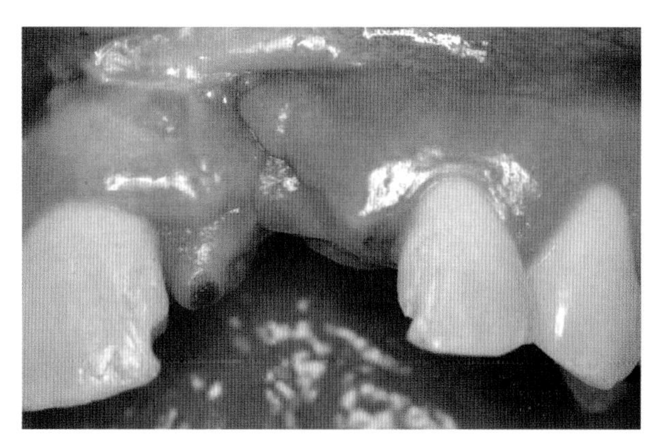

图4-89b 软硬组织缺损状况。

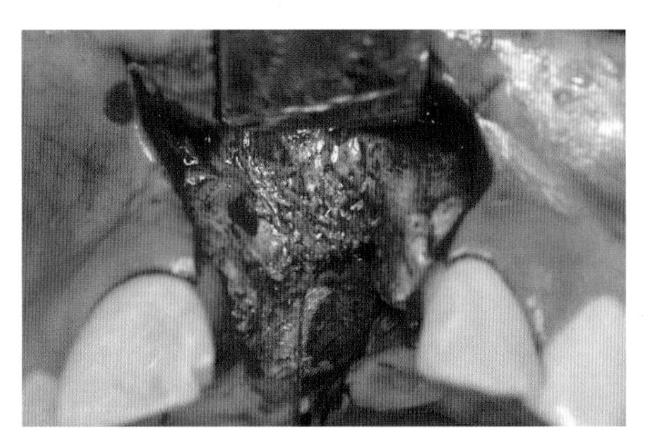

图4-89c 垂直向骨吸收 > 10mm。

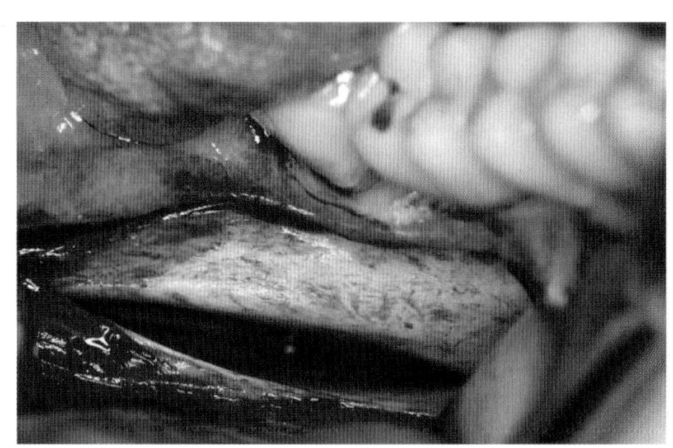

图4-89d 右磨牙后区为块状骨供区。

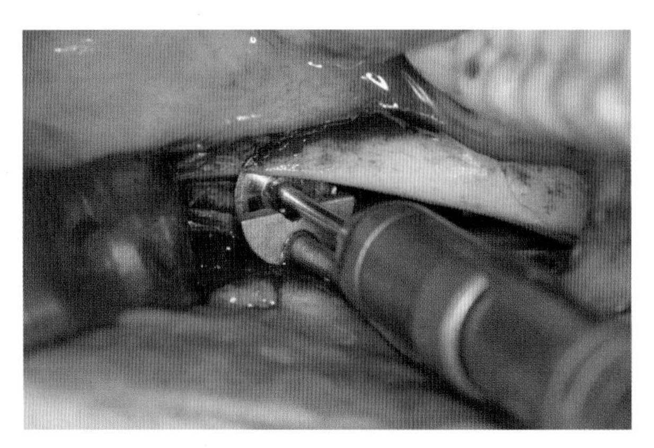

图4-89e 用微锯在远中垂直截骨。

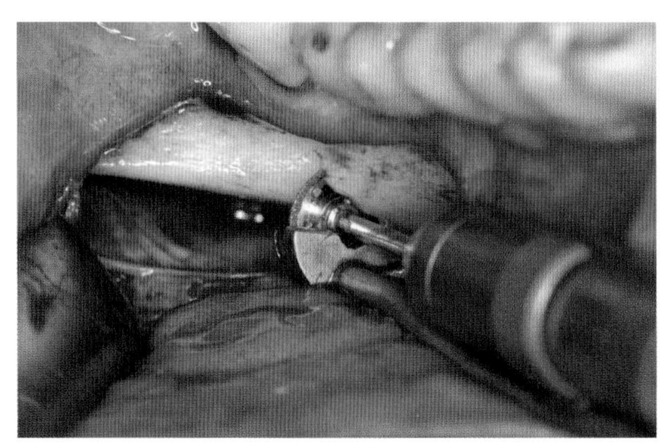

图4-89f 用微锯在近中垂直截骨。

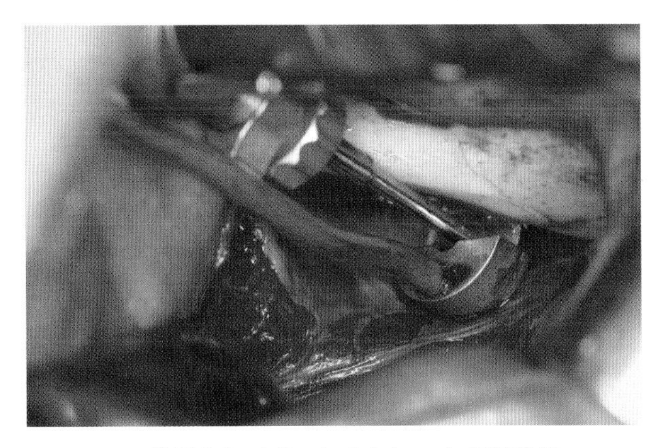

图4-89g 微锯角机头将2个垂直切口在根端连接。

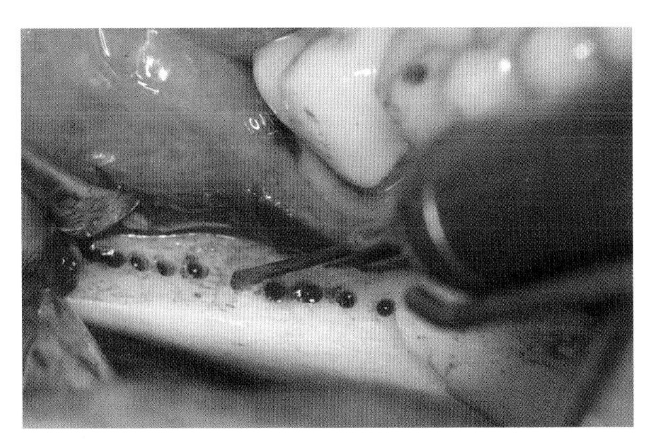

图4-89h 用钻头在嵴顶侧皮质骨打孔。

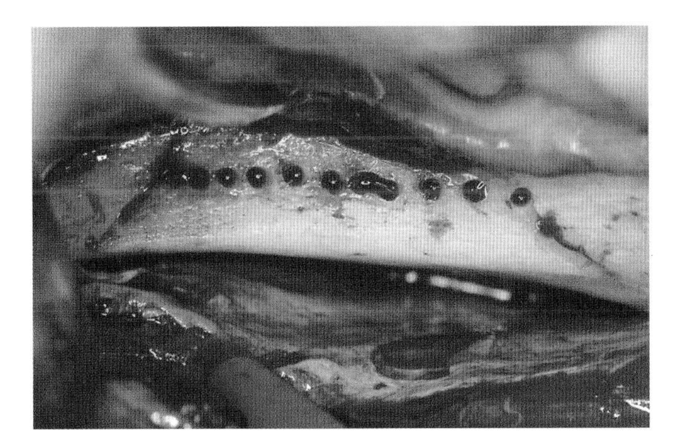

图4-89i 嵴顶区皮质打孔。

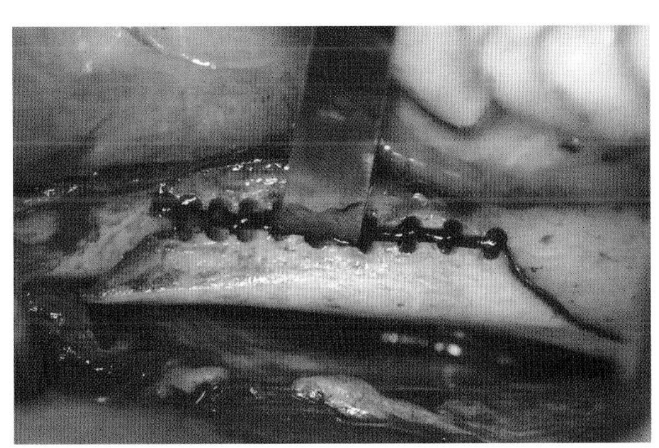

图4-89j 用4mm厚的凿子沿小孔将骨块脱位。

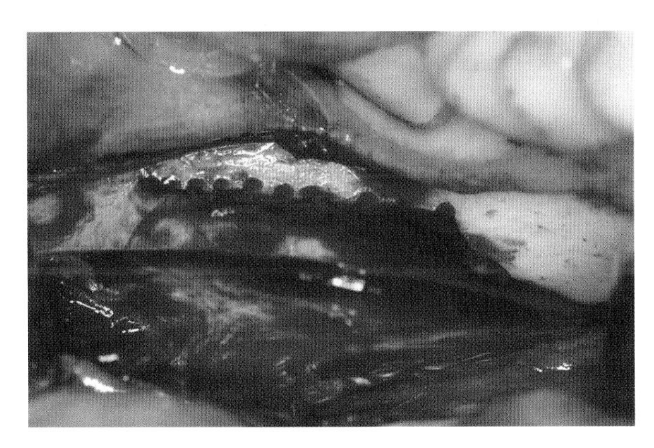

图4-89k 移除骨块后的供区。

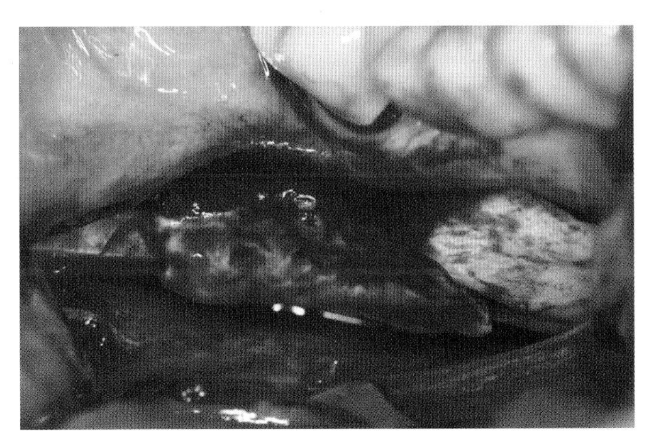

图4-89l 用胶原充填供区。

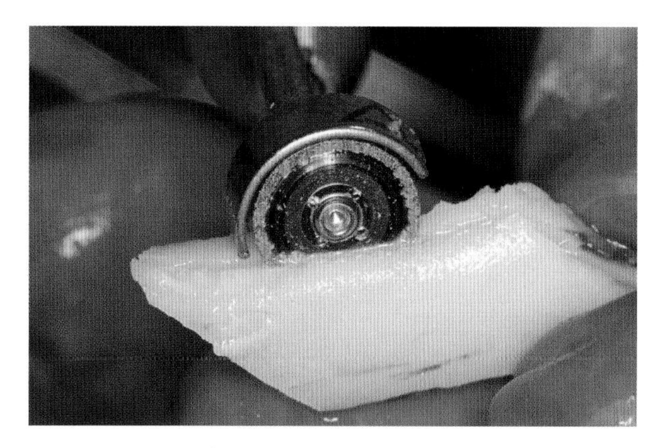

图4-89m 用微锯将骨块纵向分为两部分。

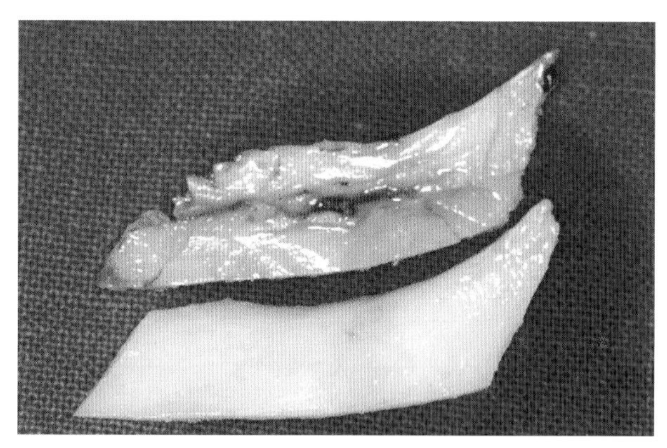

图4-89n 获得2个薄骨块。

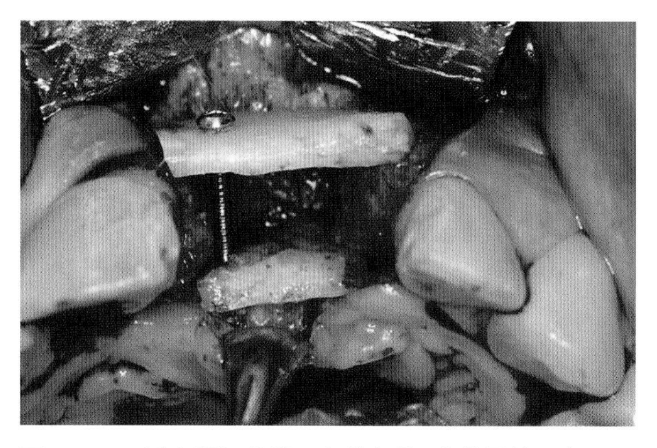

图4-89o 用小螺钉将从下颌获得的2个薄骨块固定，三维重建唇、腭侧骨壁。

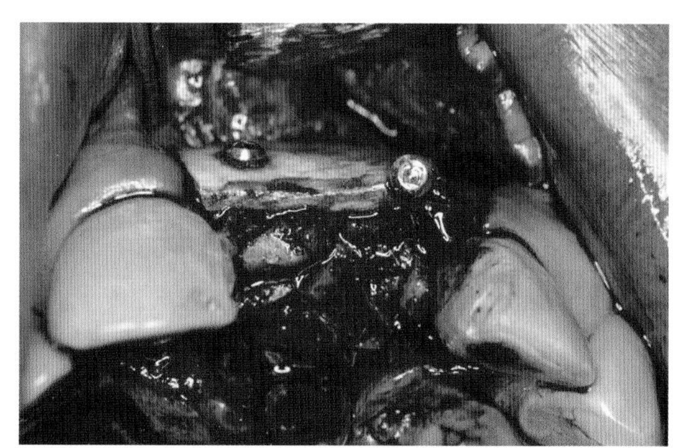

图4-89p 两骨块间隙充填松质骨和皮质骨颗粒。

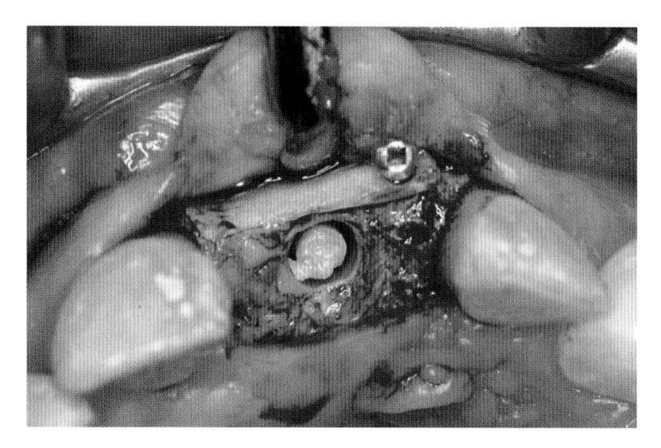

图4-89q 骨移植区术后4个月。从移植/再生区域获得活检组织。

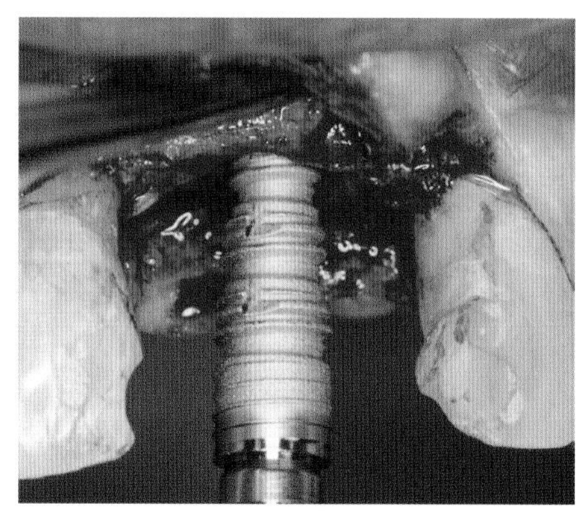

图4-89r 在骨再生区植入Frialit-2种植体。

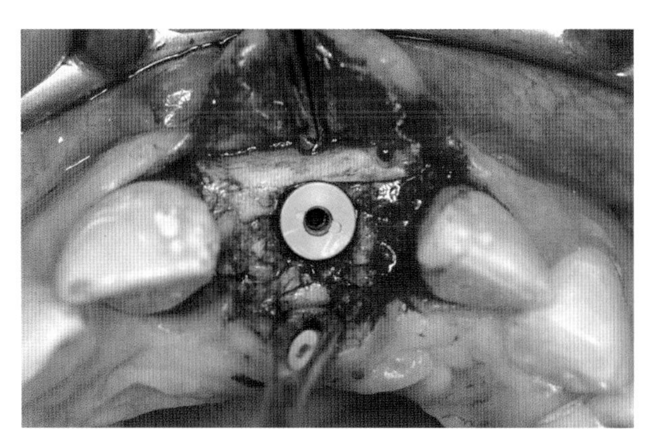

图4-89s 𬌗面观显示种植体与再生骨（红色）的表面接触最大，与皮质骨（白色）接触较少。

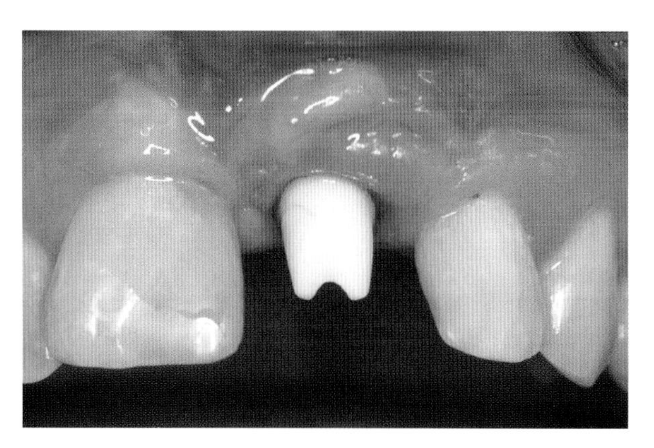

图4-89t 种植体暴露后软组织情况。

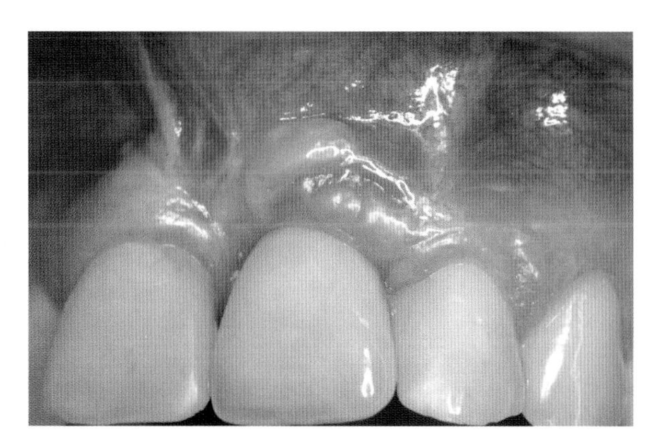

图4-89u 术后8年的永久修复体。

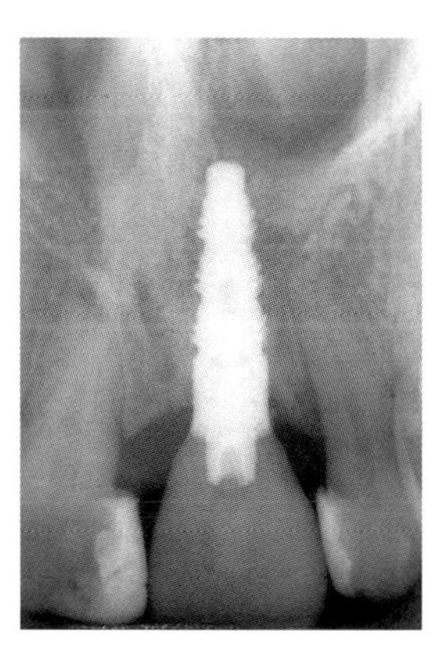

图4-89v 术后8年的X线片。

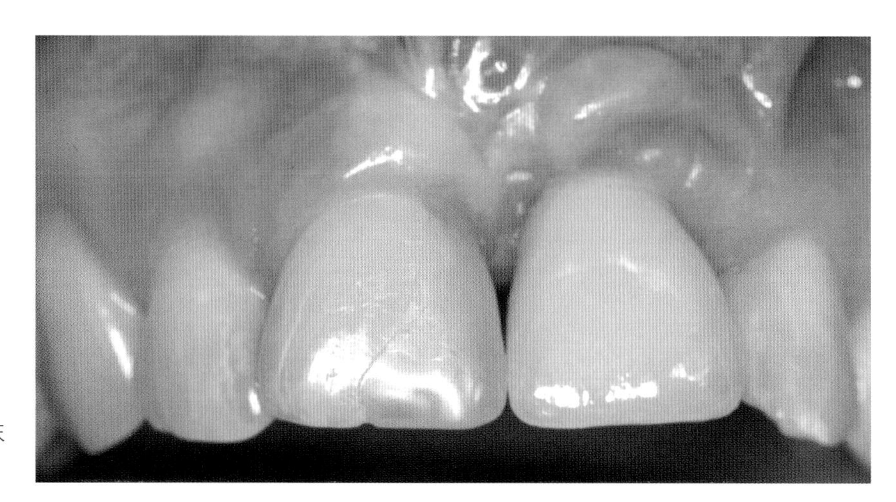

图4-89w 术后15年的临床表现。

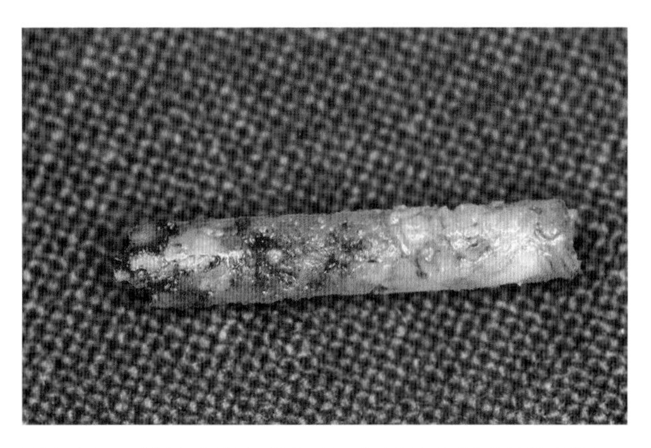

图4-90a 活检（来自图4-89q）显示肉眼可见的红骨。

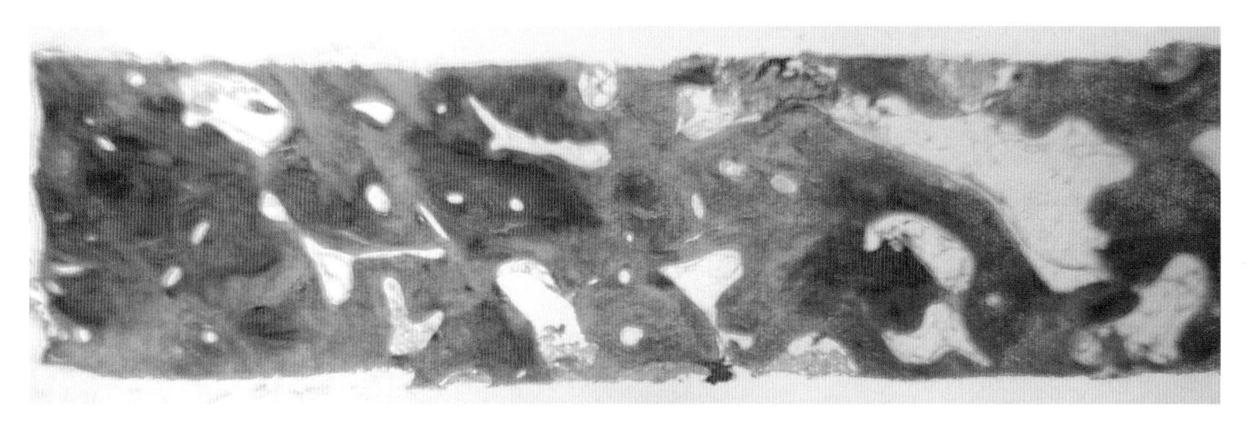

图4-90b 组织学显示活检组织较高的骨密度（Masson-Goldner三色染色）（图4-90b～f的组织切片由图卢兹牙科学院组织学实验室的Gerard Brunel教授和Me J. Rue教授提供）。

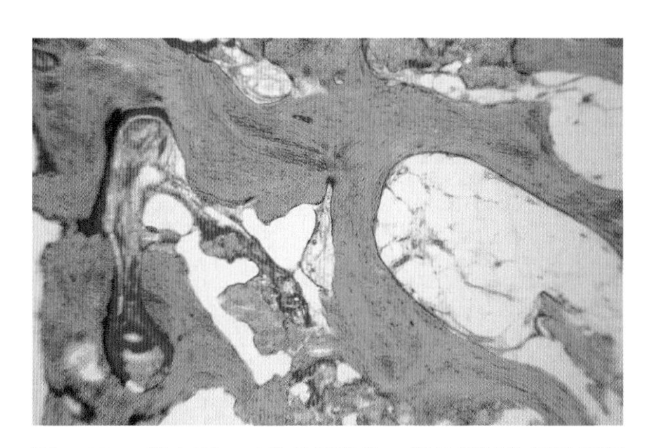

图4-90c 放大图：矿化骨呈绿色，类骨质层和新骨呈红色。移植骨的所有边界都被类骨质层和新骨（Masson-Goldner三色染料染色×63）包绕。

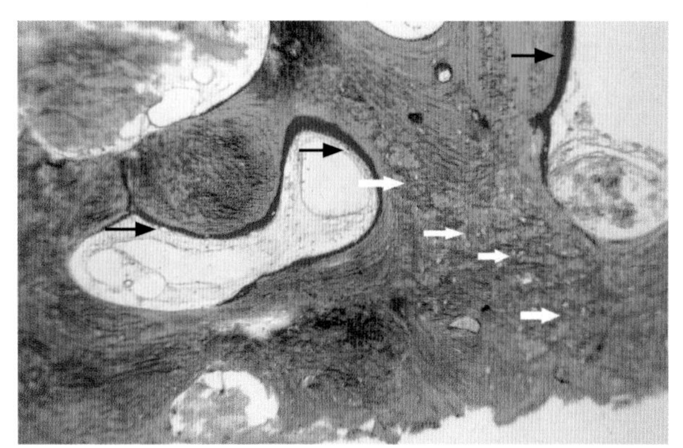

图4-90d 在移植骨的每个自由表面形成类骨质层（红色）从而开始改建，死骨细胞矿化重建并替代死骨细胞。移植皮质骨颗粒（Masson-Goldner三色染色×100）中高浓度的活性骨细胞（白色箭头）。

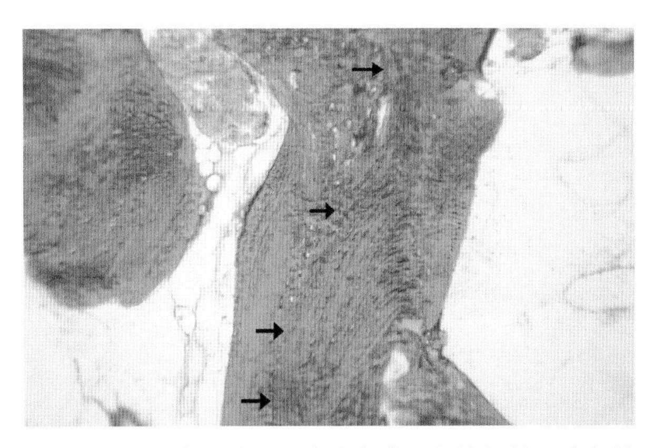

图4-90e　带有活性骨细胞（充满红色核仁的细胞）的改建区域和带有死骨细胞（空细胞）的未改建移植骨区域之间的边界（箭头）。组织形态学显示活性骨细胞超过60%（Masson-Goldner三色染色×100）。

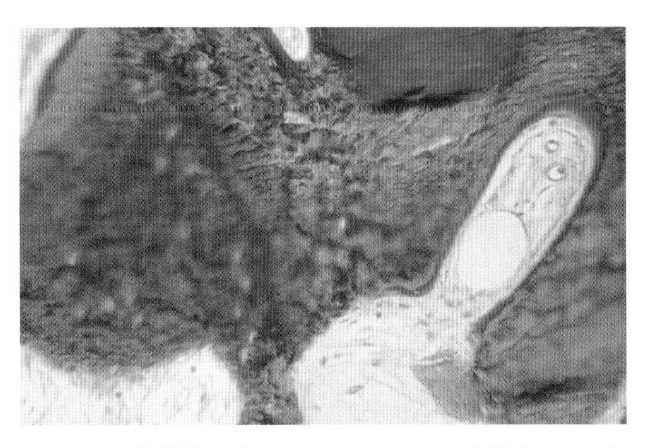

图4-90f　高倍镜下（Masson-Goldner三色染色×250）显示了具有活性骨细胞和厚类骨层（红色）的活跃骨改建区。

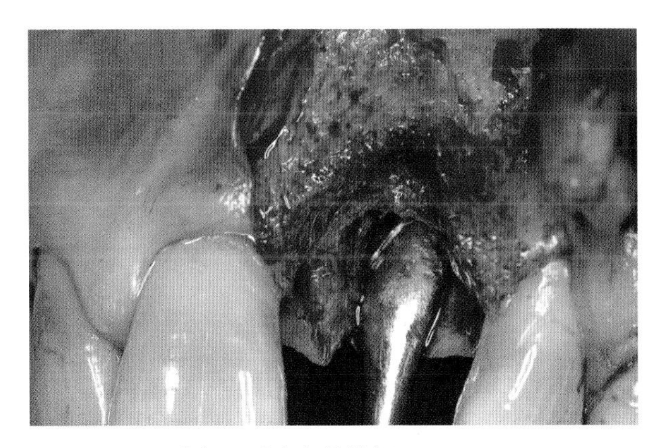

图4-91a　左中切牙垂直向骨缺损。

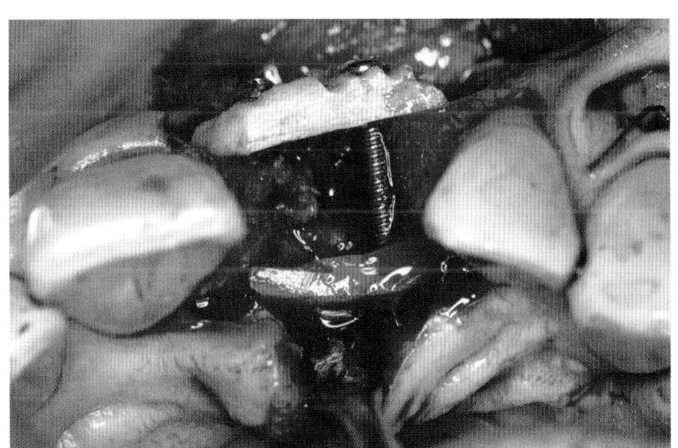

图4-91b　用2个下颌薄骨块重建唇侧和腭侧骨壁的三维重建。

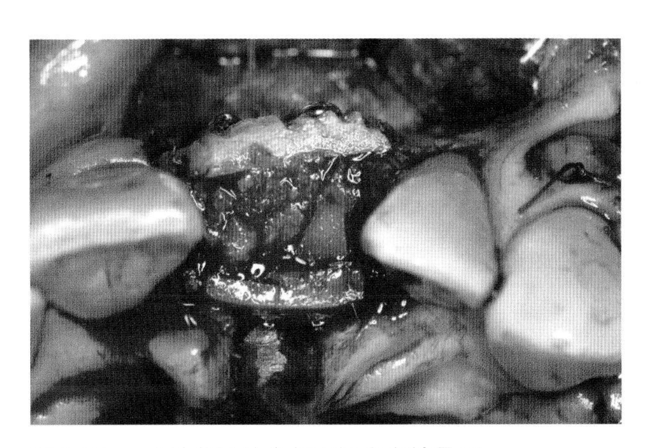

图4-91c　骨块创造的盒状空间内充填骨屑。

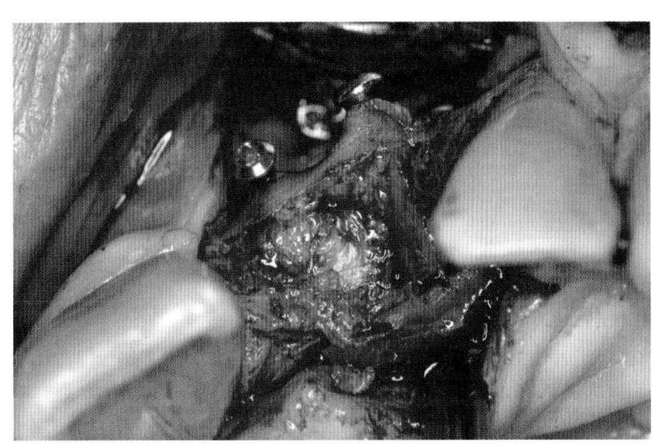

图4-91d　术后3个月的临床表现。

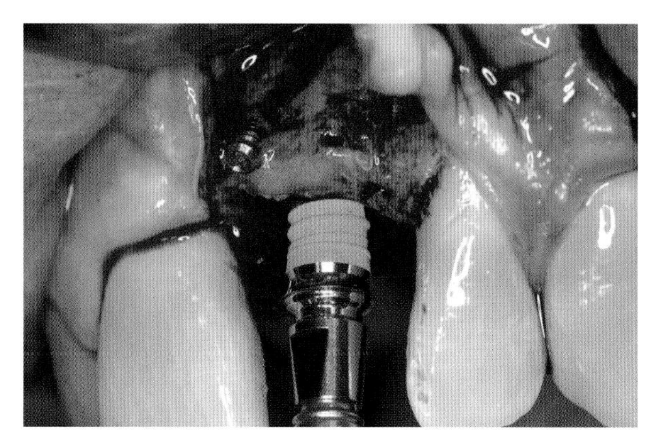

图4-91e 骨再生区植入直径3.8mm的XiVE种植体。移植部位的骨水平与邻牙相似。

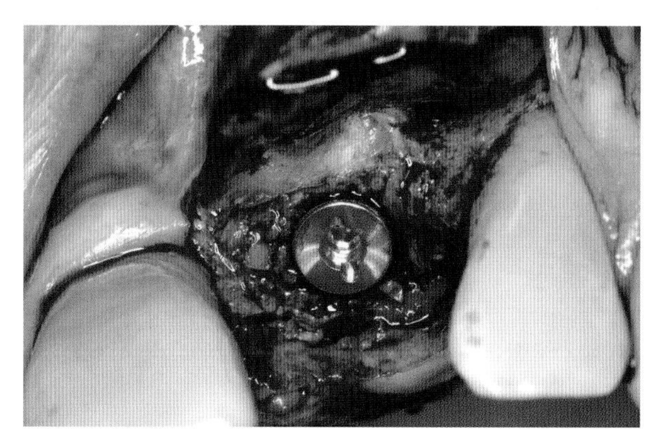

图4-91f 植入的种植体周围有血管化良好的再生骨。

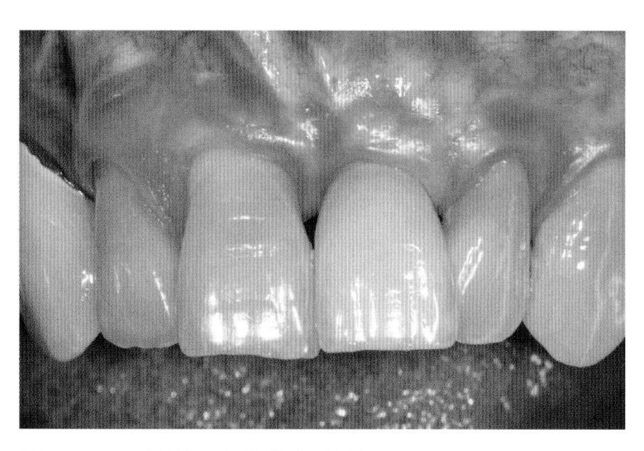

图4-91g 术后10年的临床表现。

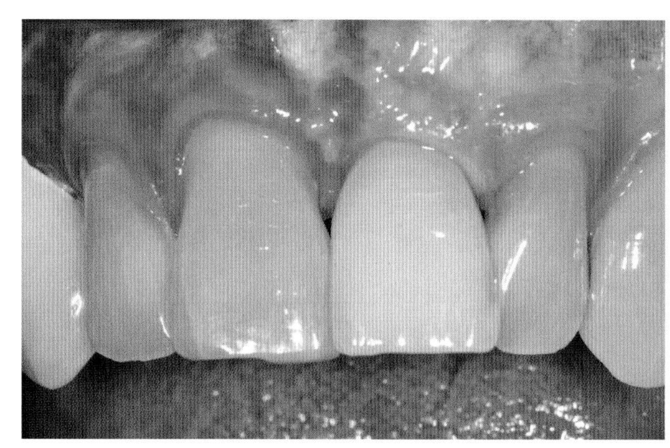

图4-91h 术后15年的临床表现。

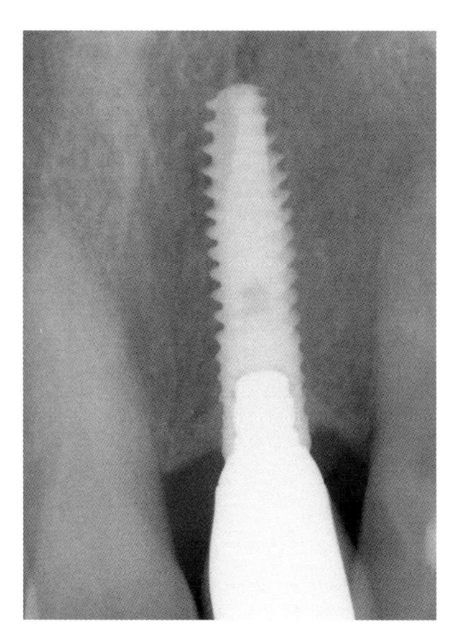

图4-91i 术后5年的X线片。

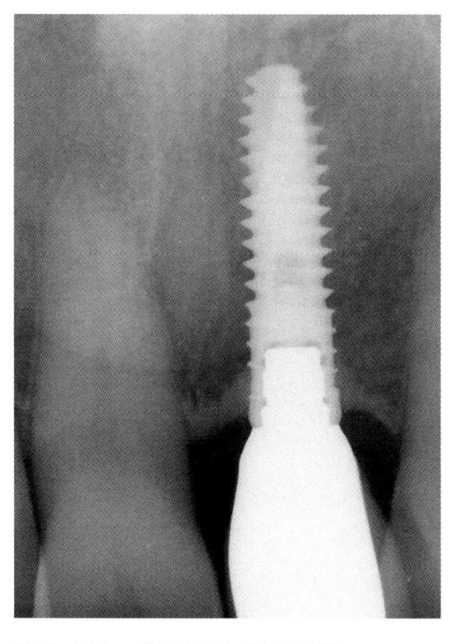

图4-91j 术后10年的X线片。

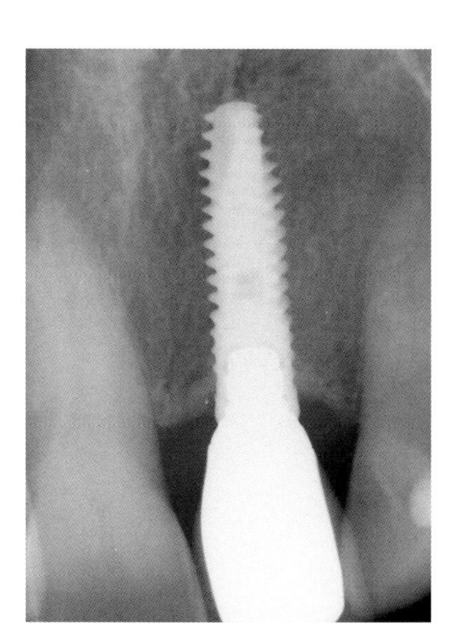

图4-91k 术后15年的X线片。

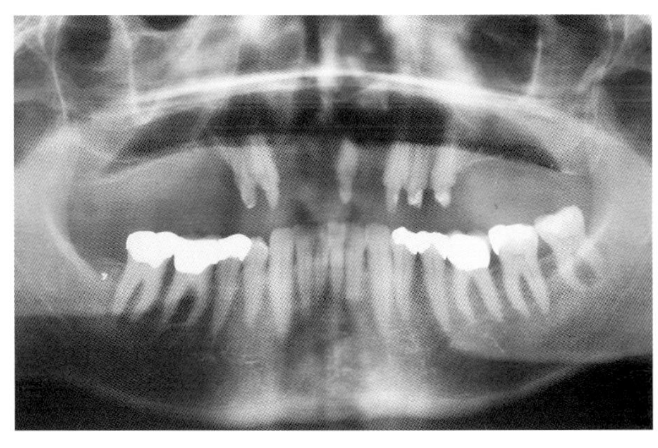

图4-92a 上颌骨多颗缺失牙且伴有严重骨缺损的术前曲面断层片。

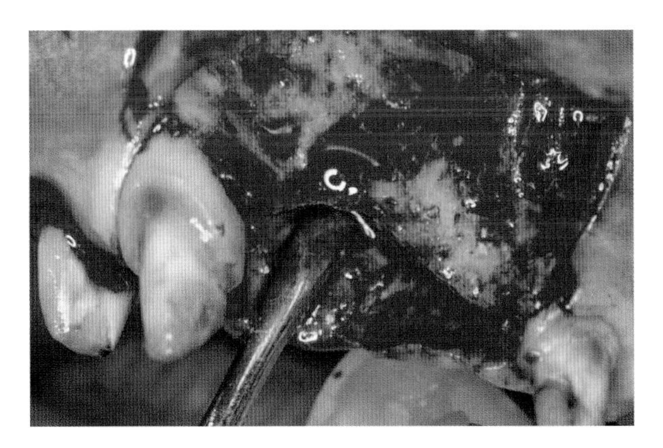

图4-92b 上颌前牙区垂直向骨缺损的临床表现。

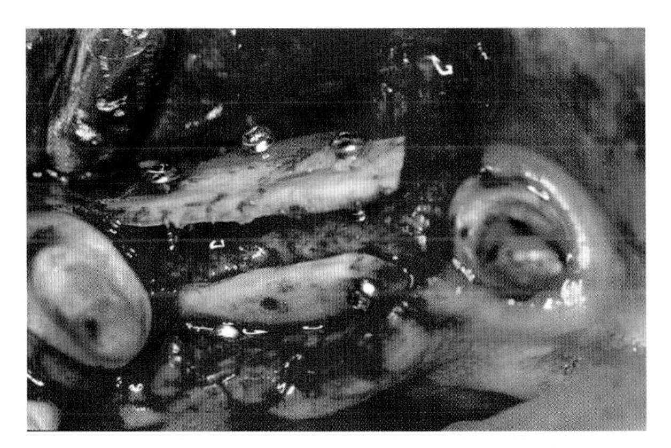

图4-92c 利用下颌骨块进行三维重建。

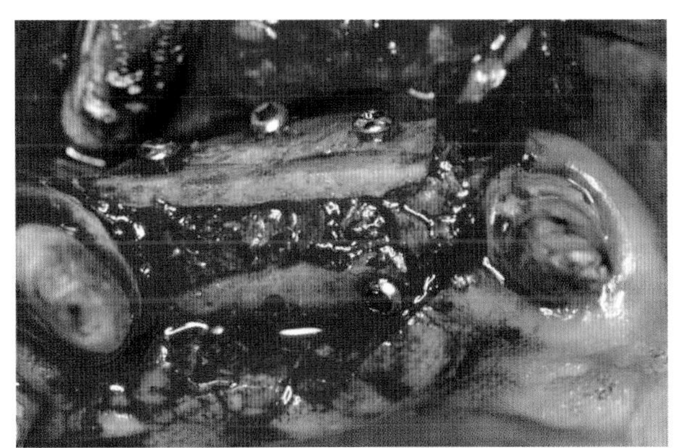

图4-92d 盒状空间充填骨屑。

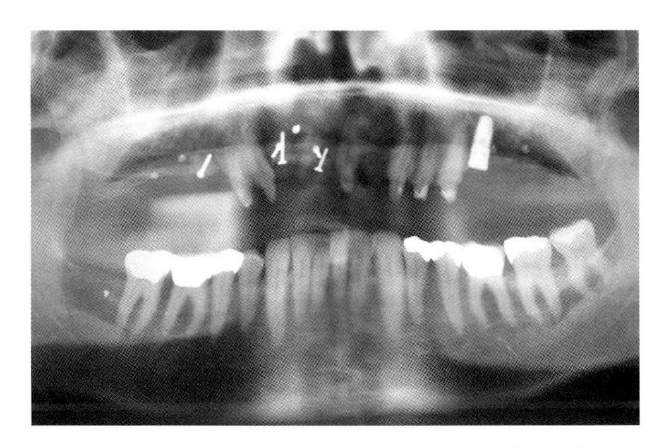

图4-92e 上颌骨增量术后的X线片：从双侧下颌磨牙后区获取骨移植物。

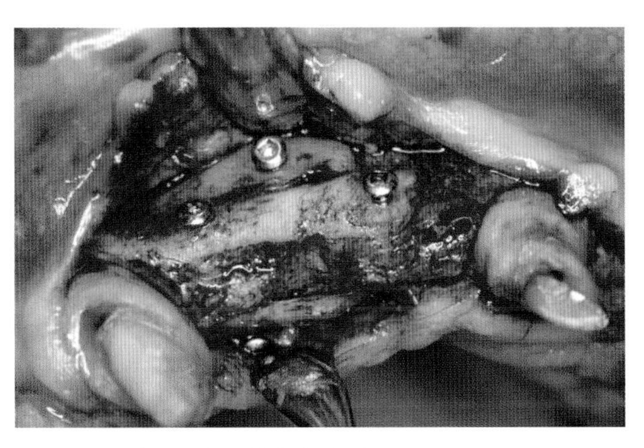

图4-92f 术后3个月的临床表现。

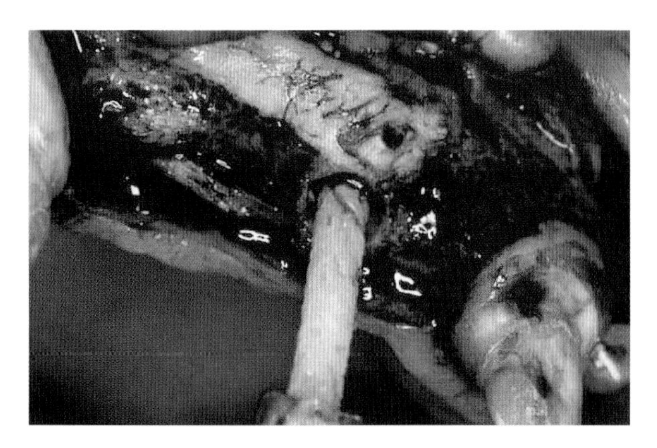

图4-92g 从移植和再生区域取样，并进行骨活检。

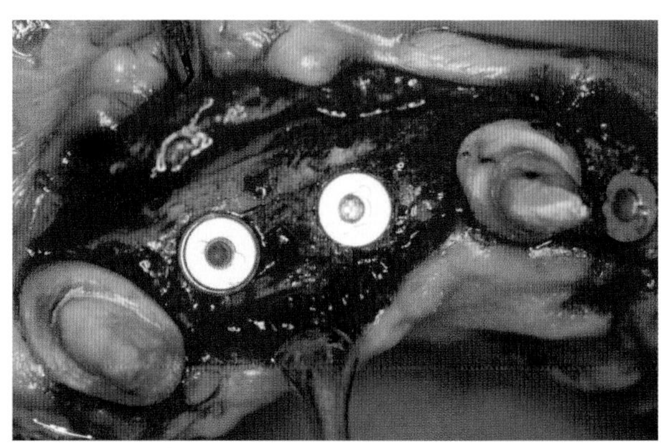

图4-92h 骨再生区植入2颗XiVE种植体。

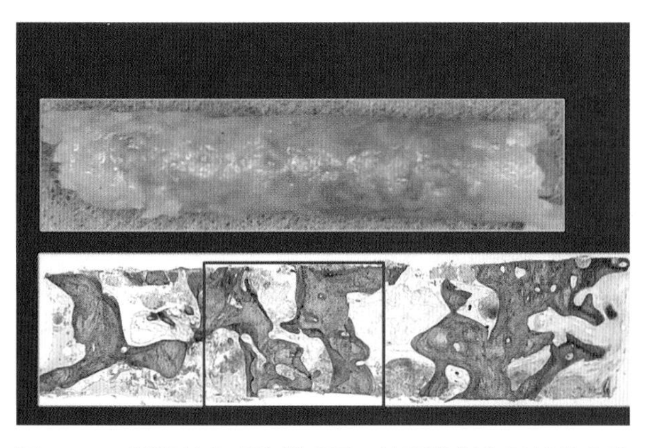

图4-92i 活检的宏观和微观图。清晰的颜色区域代表移植骨，深蓝色区域代表新形成的类骨质。

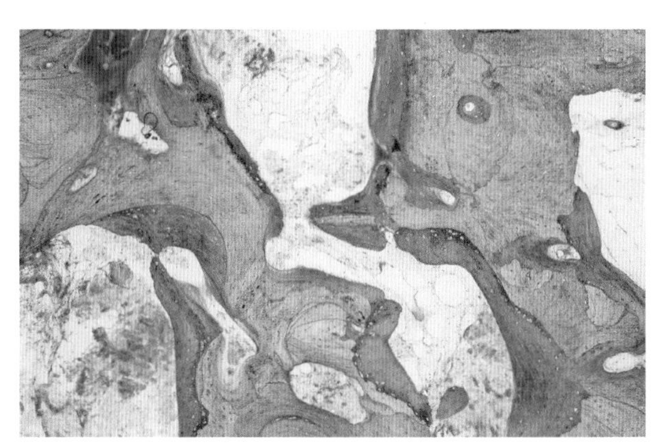

图4-92j 活检红线区的高倍镜下显示：移植骨（清晰的颜色）的活跃改建，可见移植材料内有许多血管，但移植骨的所有表面上也有大面积新形成的类骨质层（蓝色）。

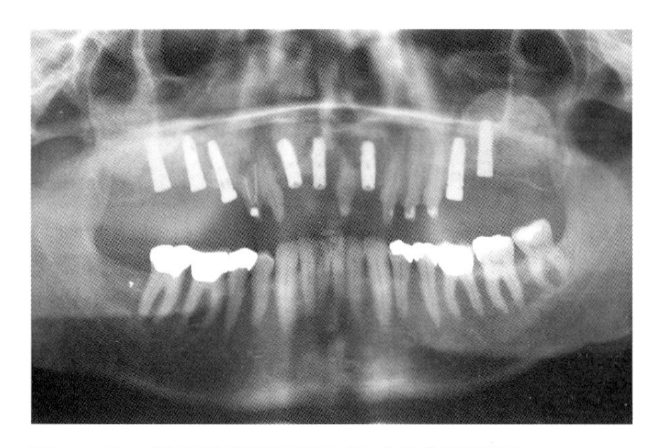

图4-92k 所有骨增量区植入完成的术后X线片。

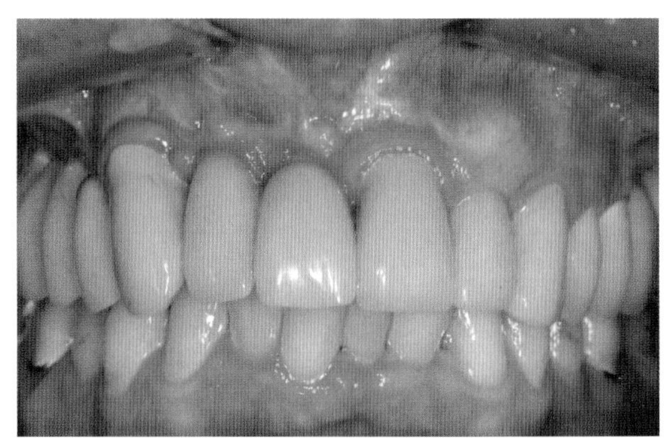

图4-92l 全口重建6年后的临床表现。

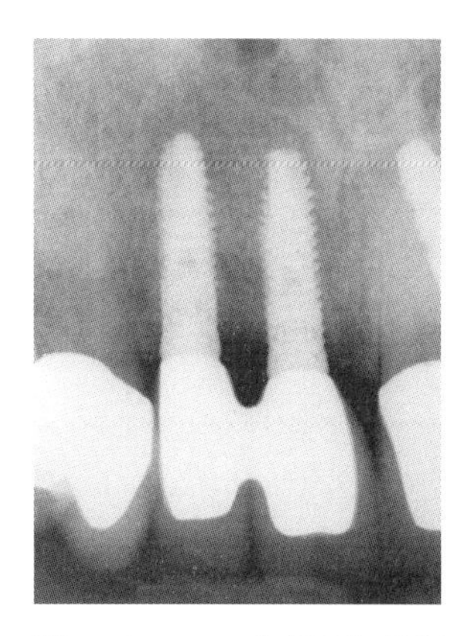

图4-92m　术后6年的X线片。

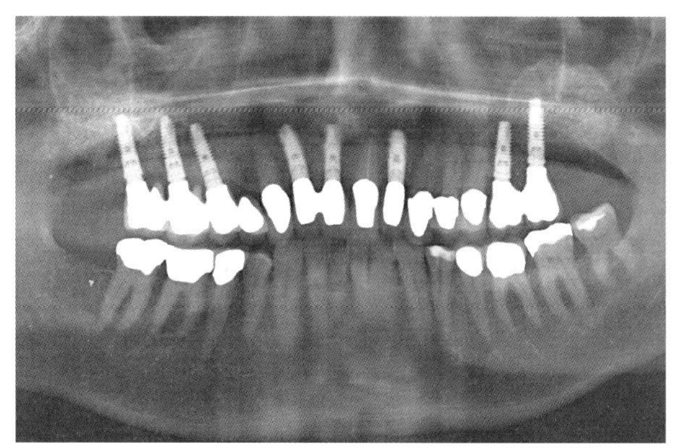

图4-92n　术后18年的曲面断层片。

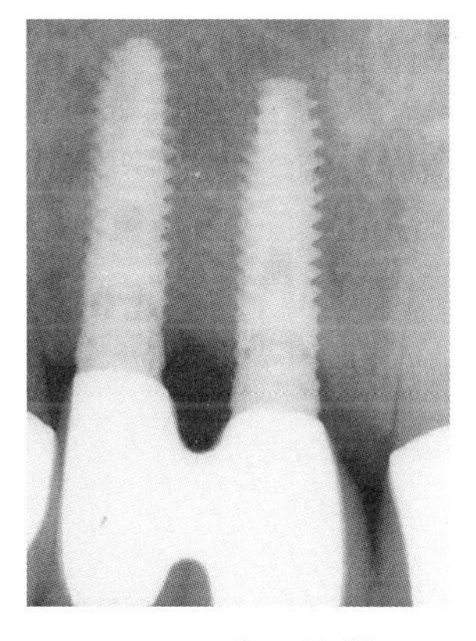

图4-92o　前牙骨增量区术后18年的X线片。

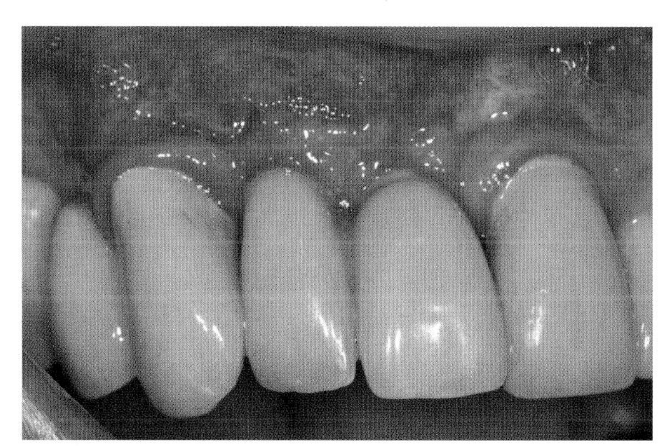

图4-92p　术后18年临床效果稳定。

愈合后植入种植体。但也有例外情况，在正确的修复位置植入种植体，并可在骨轮廓内获得初期稳定性，则种植体的骨结合和移植骨的良好血运重建可同时进行（图4-93a～g和图4-94a～l）。因此，三维骨重建同期植入种植体有一些优点：一次手术可同时完成两个目的，减少了治疗时间，并可防止干扰移植骨愈合后的血供，因为不需要为了种植手术而再次暴露移植骨。然而，也有一些严重的缺点：从外科角度来看，很难在理想的位置和方向植入种植体，尤其是种植体需要植入于咬合面的块状骨。并且它具有较高的失败风险，特别是在前牙区，极轻微的干扰都可能产生灾难性的美学后果。此外，在移植物暴露的情况下，同期种植还会造成治疗和矫正的困难，以及不良的预后。两阶段程序的优点是可在理想的位置和

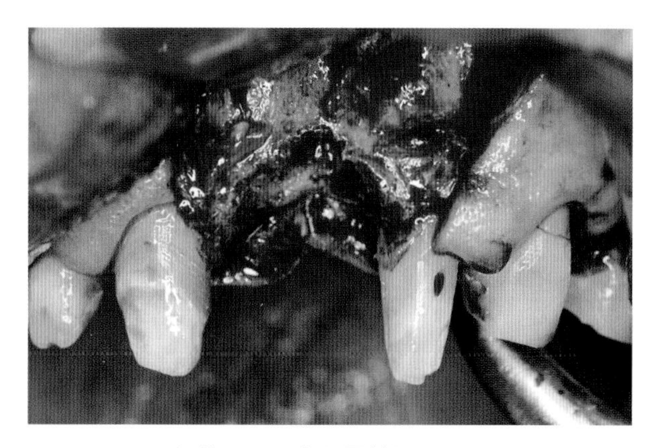

图4-93a 上颌前牙区垂直向骨缺损。

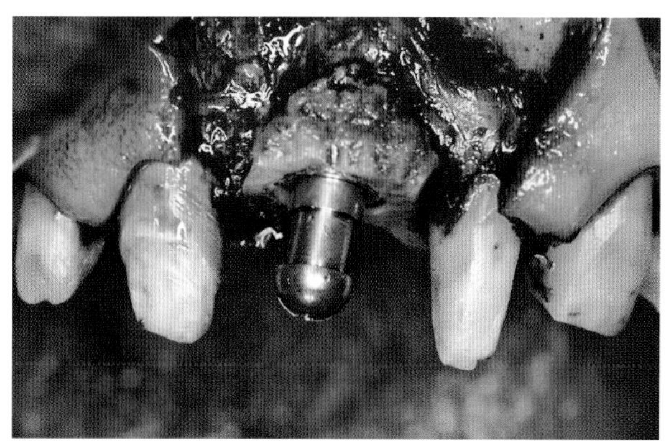

图4-93b 垂直向骨增量同期植入种植体。

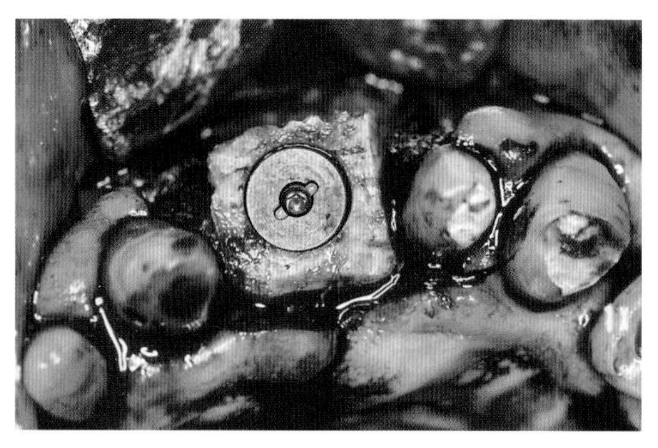

图4-93c 骨增量术后殆面观。

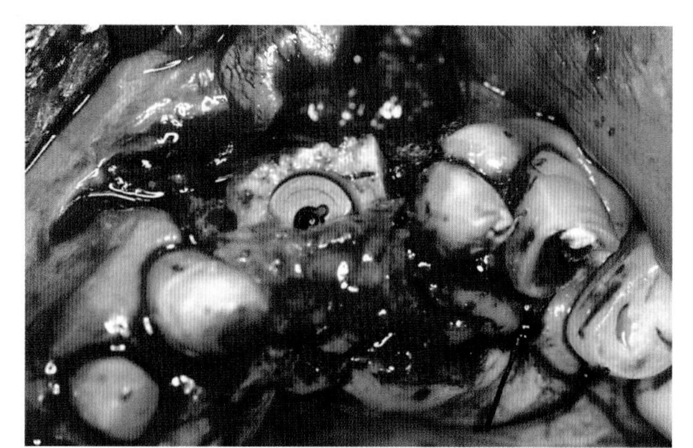

图4-93d 带蒂腭侧皮瓣用于双层创口闭合。

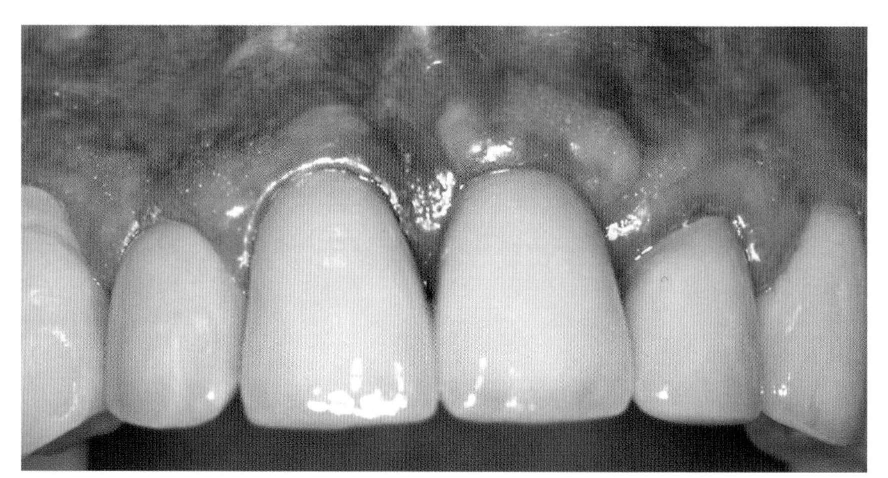

图4-93e 术后10年的临床表现。

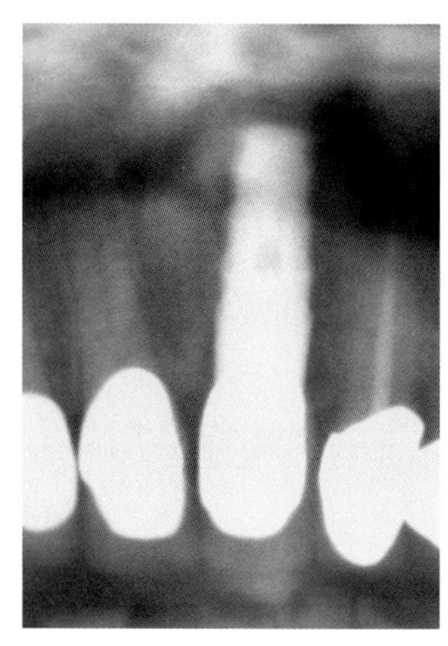

图4-93f 术后10年的X线片。

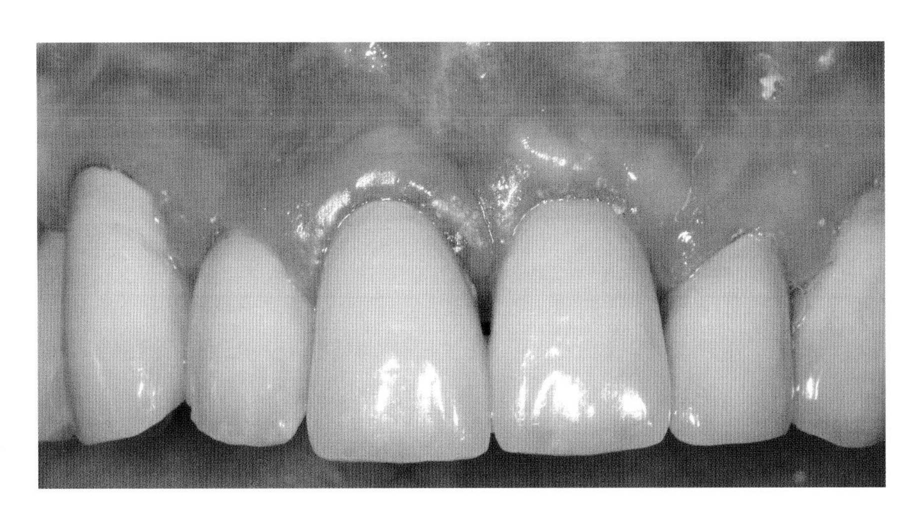

图4-93g　术后18年的临床表现。

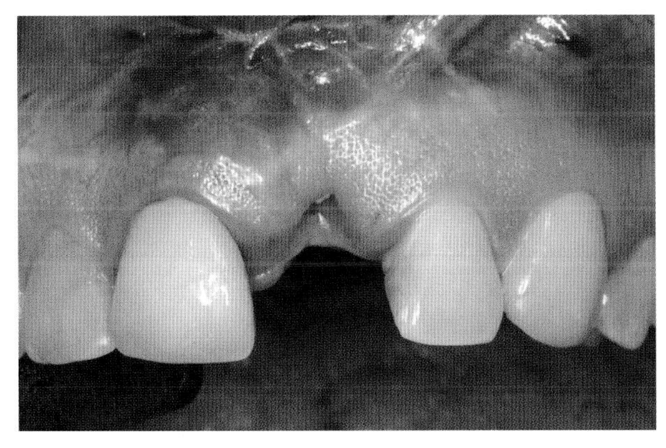

图4-94a　根管治疗失败后左上中切牙拔除。将同样需拔除的右上中切牙暂时保留，用于支持临时修复体。唇侧软组织着色是由进一步的银汞倒充填造成的。

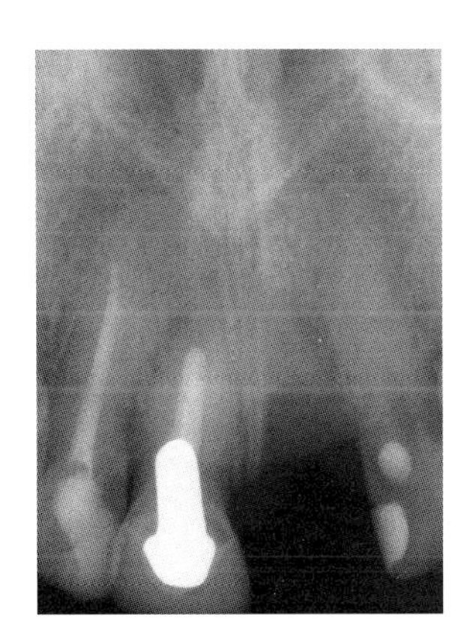

图4-94b　术前X线片清晰显示垂直向骨缺损。

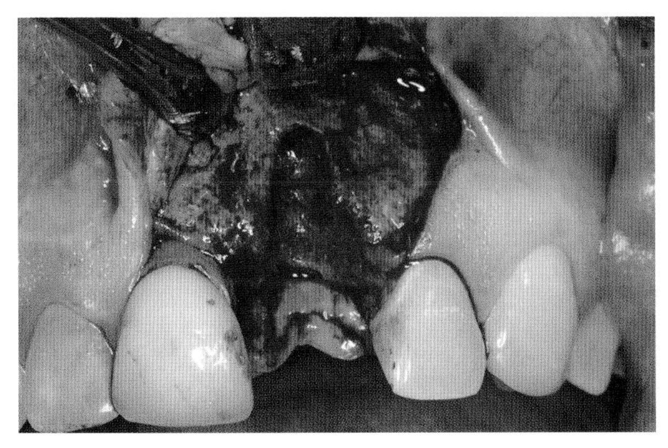

图4-94c　牙槽骨暴露可见：宽阔的拔牙窝，并且颊侧和腭侧骨板缺失。

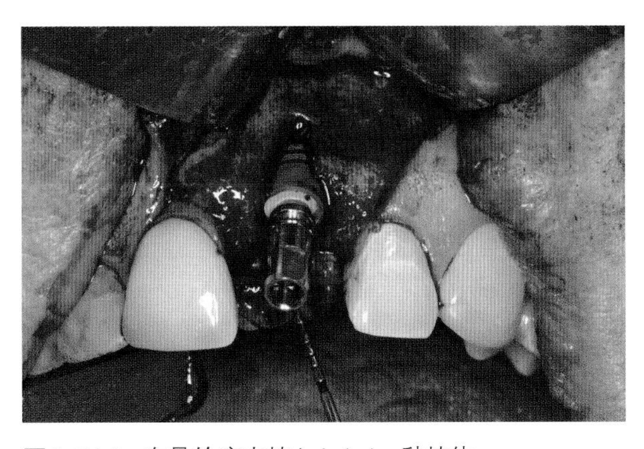

图4-94d　在骨轮廓内植入Ankylos种植体。

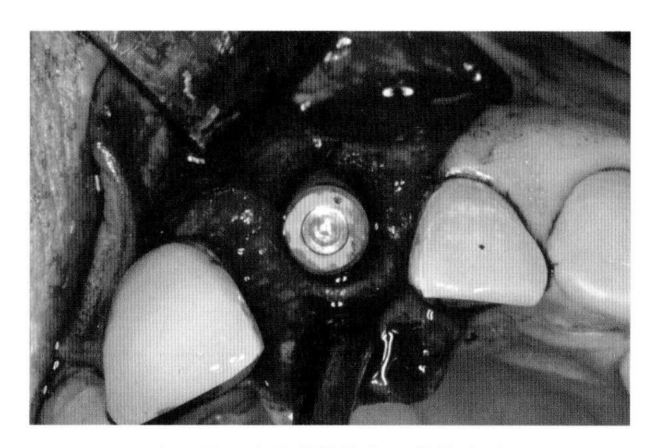

图4-94e 殆面观：确认种植体位于骨轮廓内。

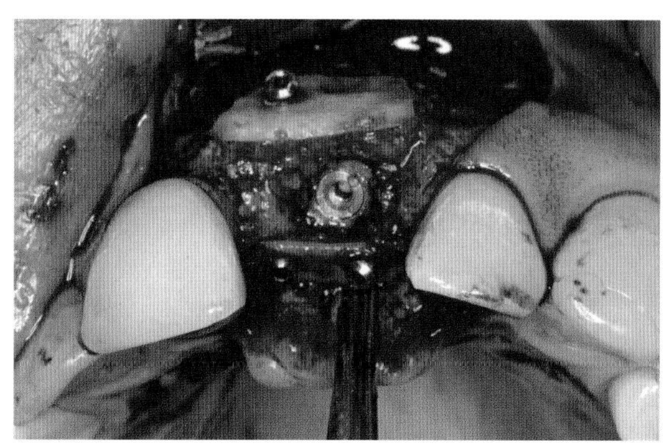

图4-94f 用微型螺钉将取自下颌的薄骨片固定于唇、腭侧，进行三维骨重建。

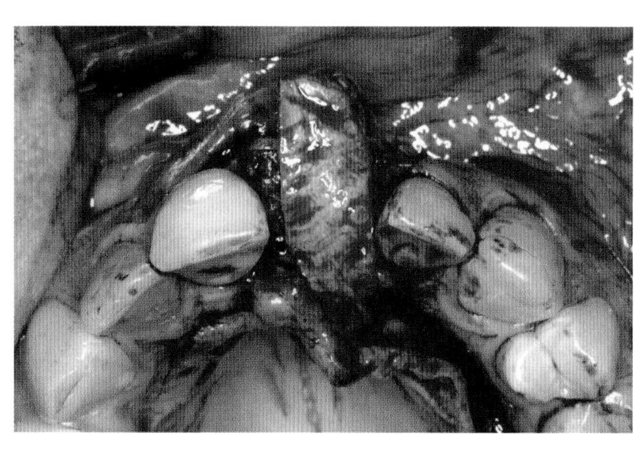

图4-94g 带蒂腭侧结缔组织瓣覆盖骨移植区。

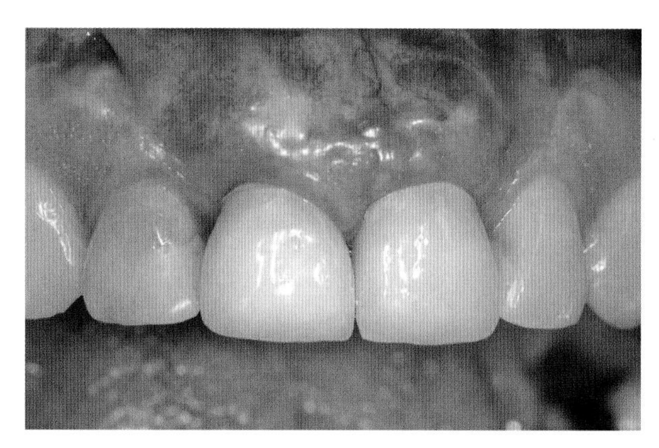

图4-94h 在右上中切牙植入种植体并进行骨增量手术，术后2年的临床表现如图所示。通过切除及结缔组织移植，异常着色区域已被最大限度地减少。由于家庭牙医过早完成冠修复，导致其与相邻的侧切牙并不协调。

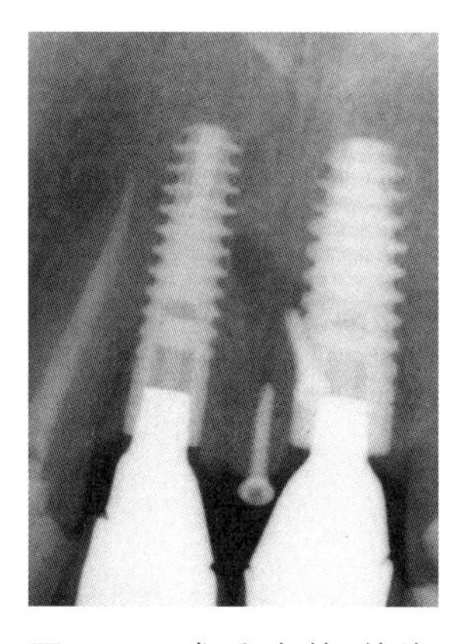

图4-94i 术后2年的X线片。

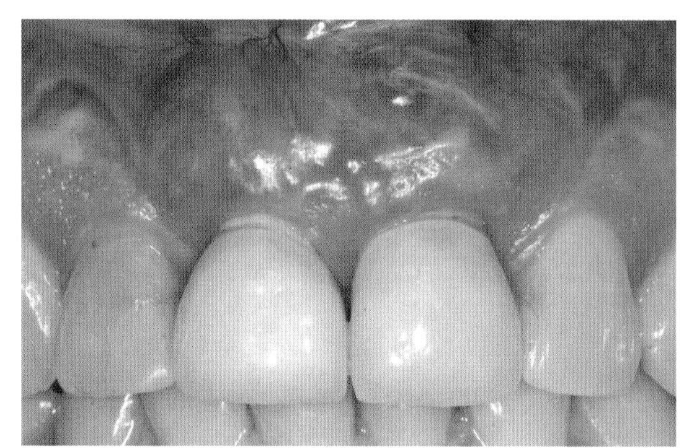

图4-94j 术后10年的临床表现：牙冠早期戴入引起牙龈有轻微的退缩。

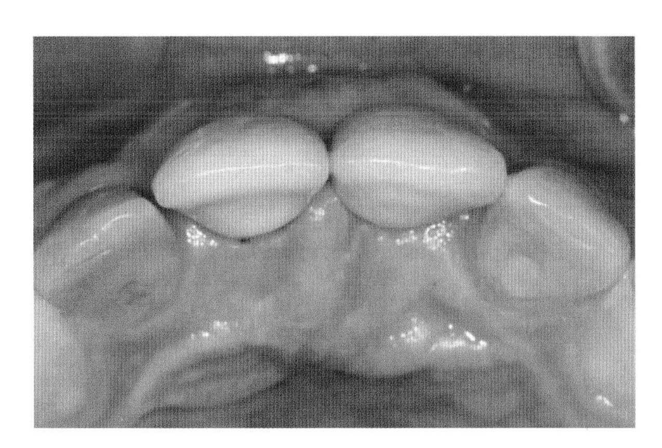

图4-94k 殆面观可见骨重建区体积稳定。

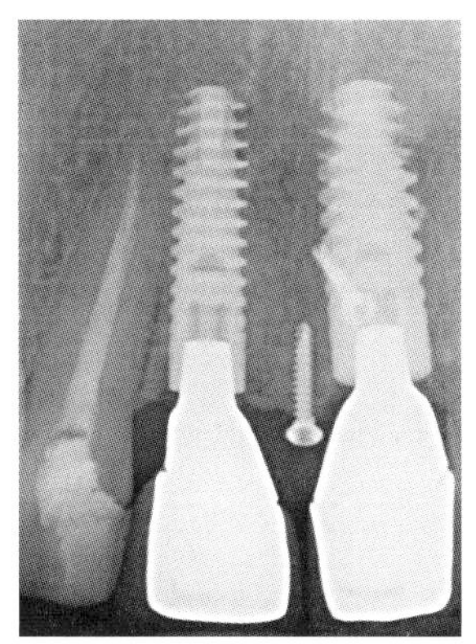

图4-94l 术后10年的X线片。

方向植入种植体（图4-95a～k）。另一个优点是，如果部分移植物被吸收，可以用从植入部位获取的骨柱进行二次植骨（图4-96a～l）。并且还有治疗移植骨暴露的机会。出于这些原因，建议尽可能计划两阶段的三维骨增量手术。此外，通过隧道术式完成植入和三维骨重建时，只能通过两阶段手术进行（图4-97a～l）。然而，对于美学风险较低的后牙区，在一些特殊的病例中可进行同期手术（图4-98a～j）。

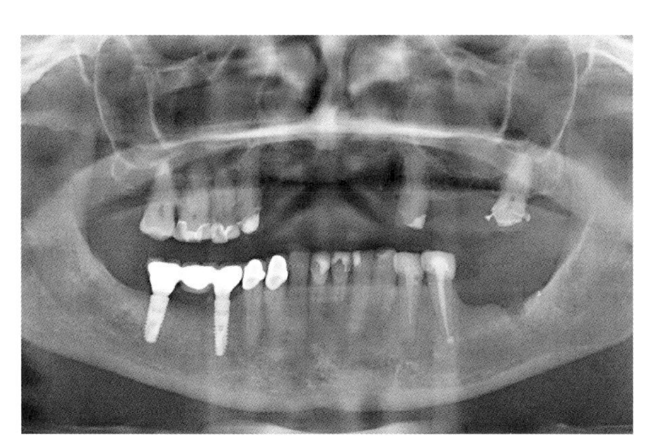

图4-95a 左下后牙区、上颌前牙区和左上后牙区垂直向骨缺损。

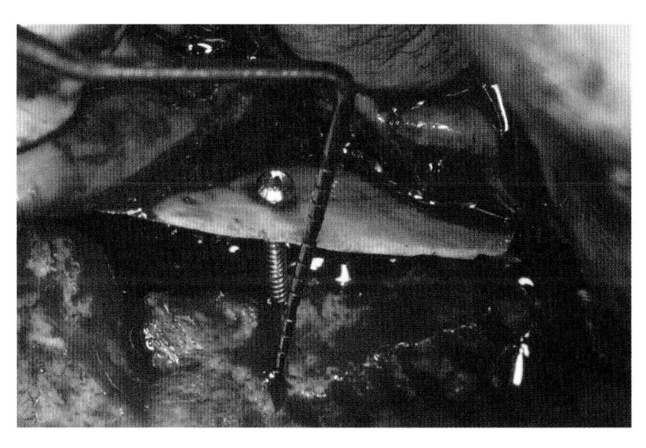

图4-95b 从左侧磨牙后区所取骨块经骨块劈开技术（SBB）后，用于垂直向骨增量。

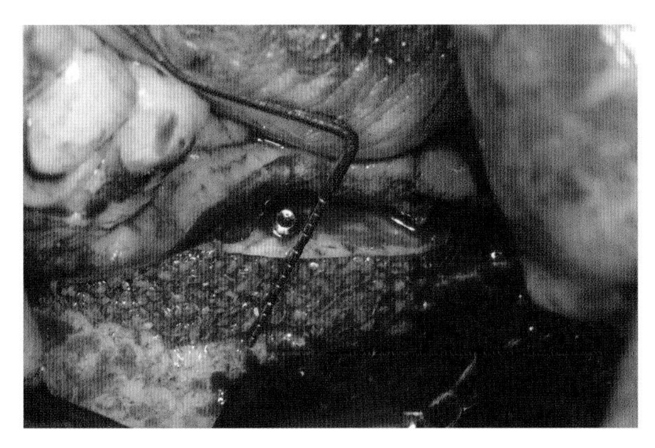

图4-95c 殆面骨块与剩余牙槽骨之间的间隙充填自体骨颗粒，垂直向骨增量高度约9mm。

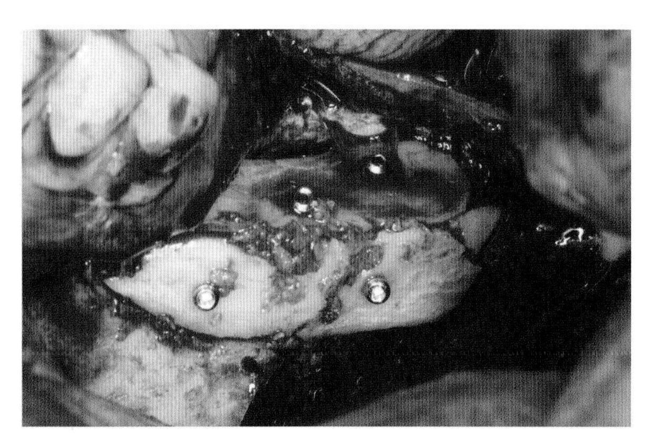

图4-95d 其他骨块完成唇侧的三维骨重建。

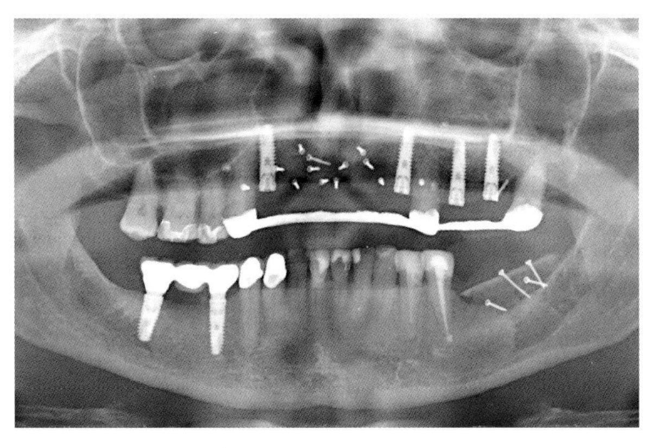

图4-95e 左下后牙区和上颌前牙区骨增量术后的X线片。骨块取自左右下颌磨牙后区。

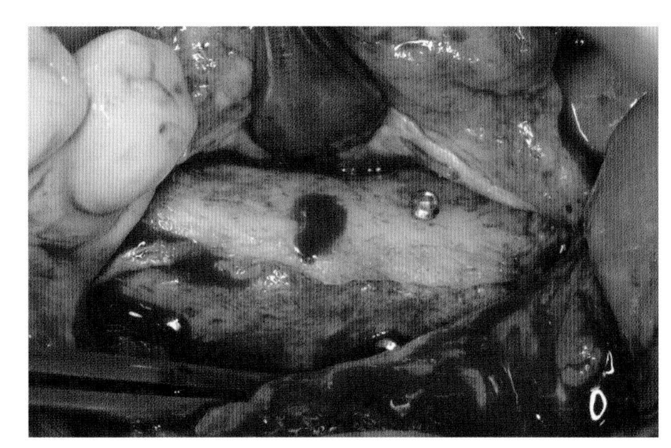

图4-95f 术后3个月的临床表现。

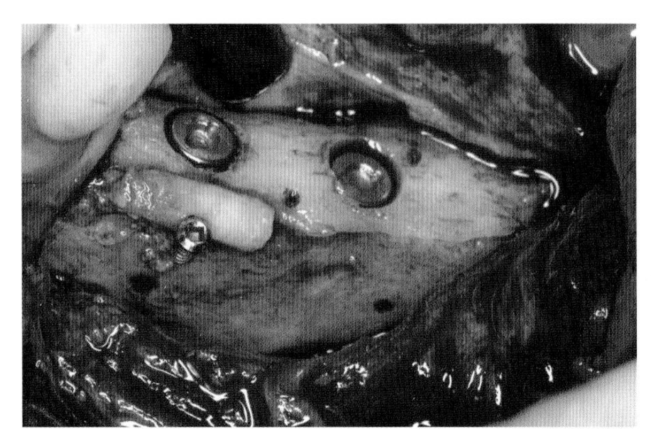

图4-95g 骨再生区植入2颗种植体。从一个种植床上获取的骨柱用于增厚另一颗种植体的颊侧骨。

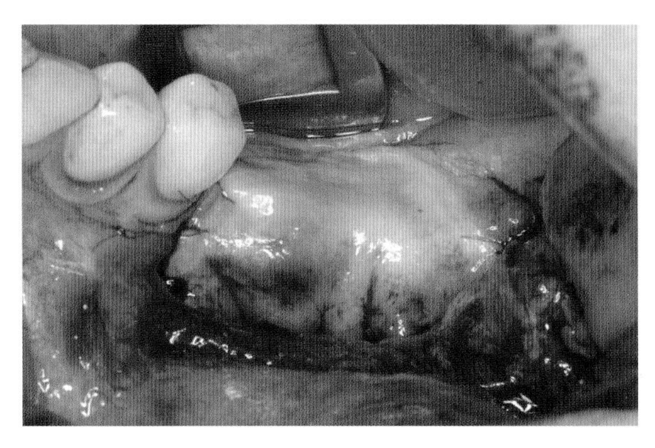

图4-95h 创口关闭联合前庭沟加深术。

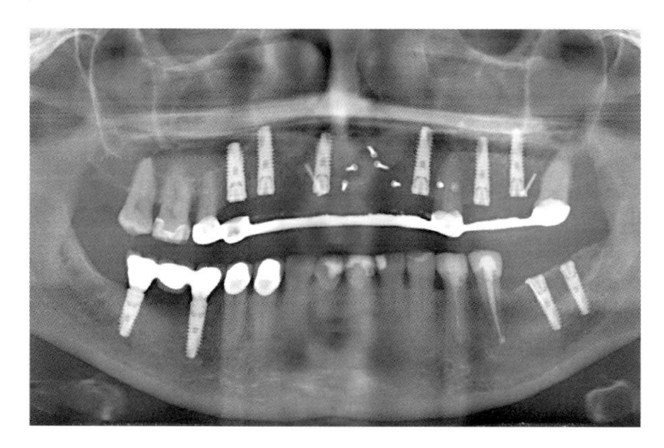

图4-95i 上颌植入种植体术后的X线片。

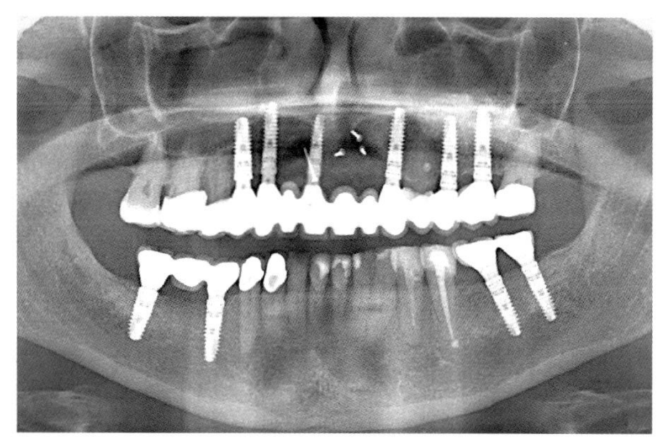

图4-95j 术后6年的X线片。

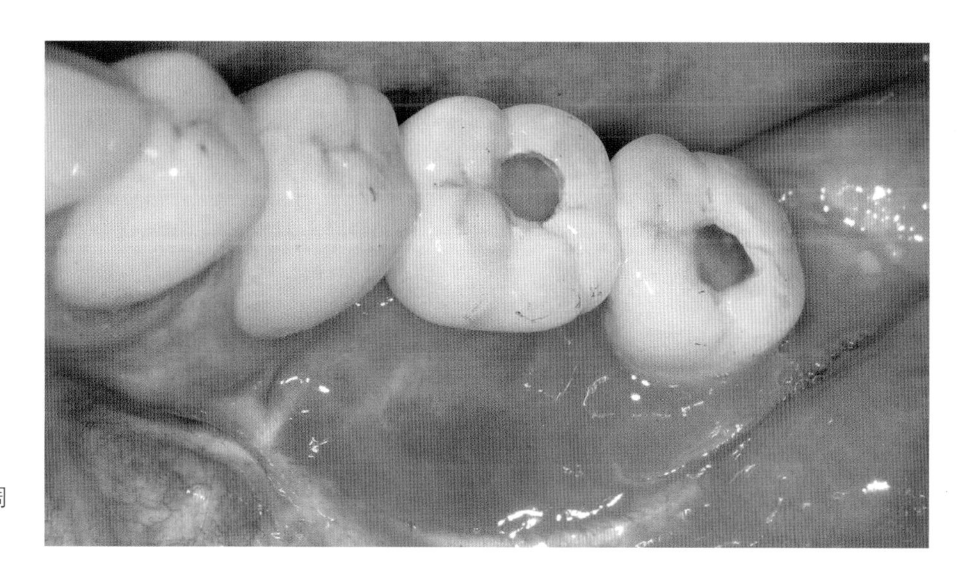

图4-95k 种植修复体周围有稳定的附着龈包绕。

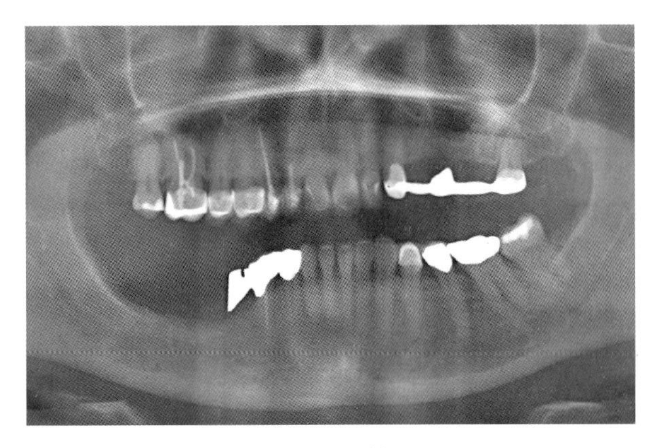

图4-96a 右下后牙区垂直向骨缺损。

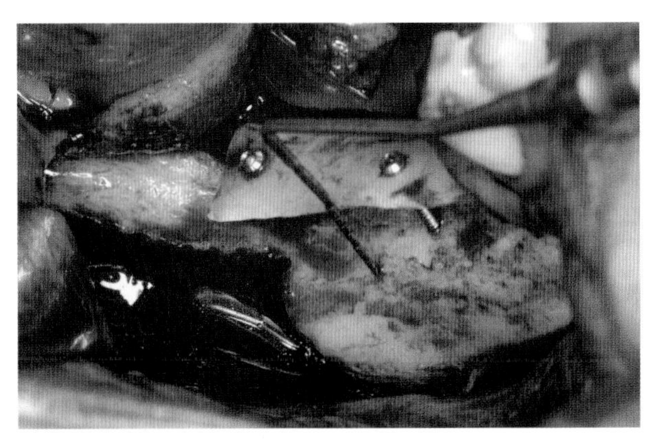

图4-96b 从同一部位截取骨块并将其分成两部分。用2个微螺钉将其中一块固定在规划位置。

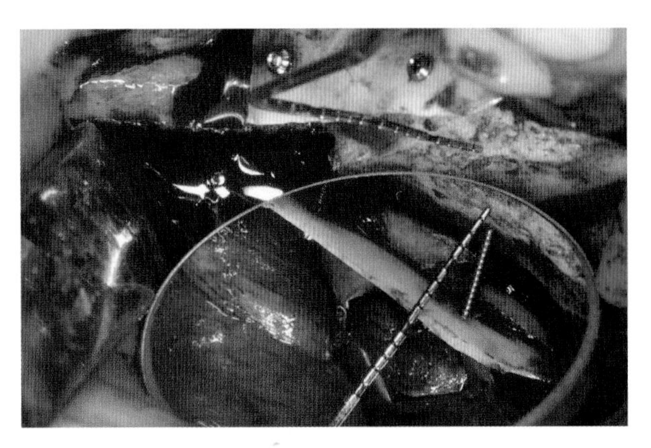

图4-96c 9mm骨增量区的细节镜像图。

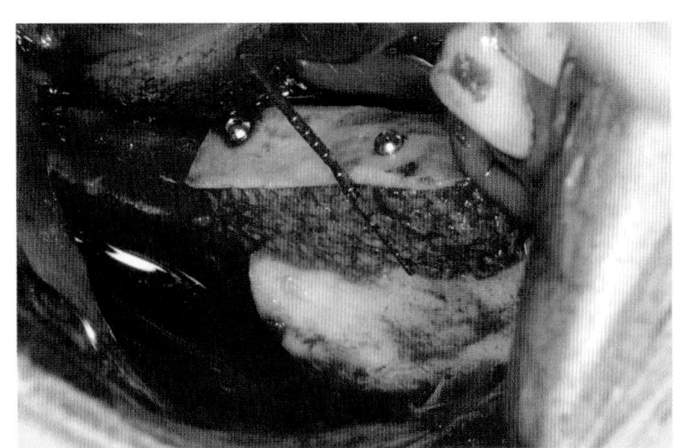

图4-96d 骨块和剩余牙槽嵴之间充填骨屑。

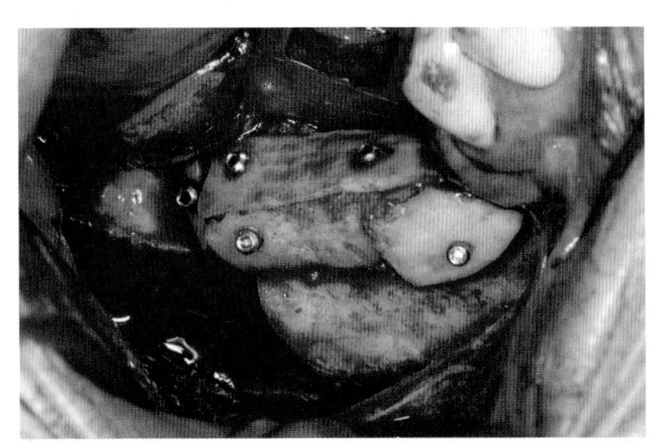

图4-96e 唇侧用骨块保护和稳定骨屑。

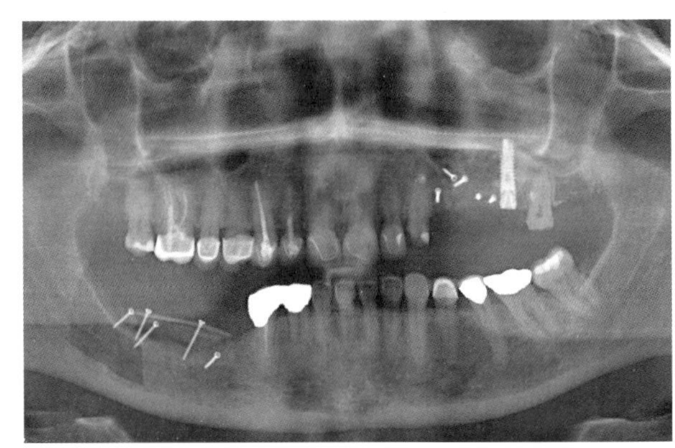

图4-96f 术后的曲面断层片。

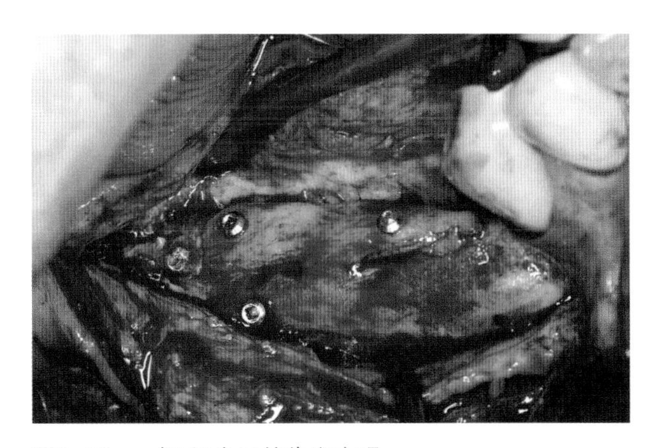

图4-96g 术后3个月的临床表现。

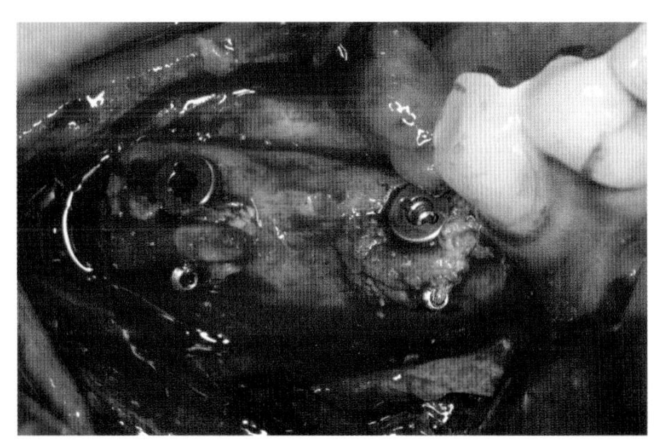

图4-96h 骨再生区植入2颗种植体。从种植床获取的骨柱用于骨移植并用螺钉固定，从而提高种植体周围骨宽度。

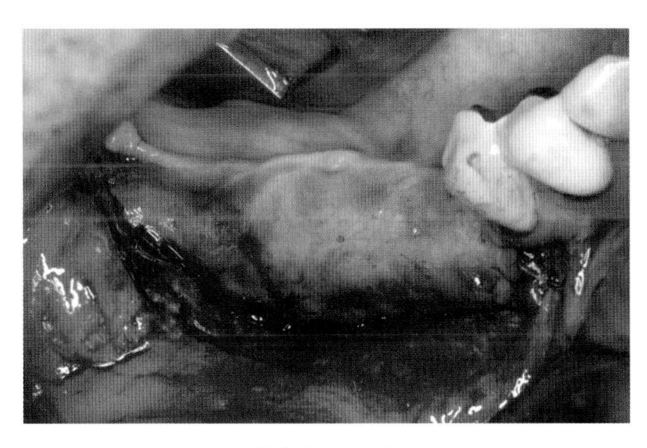

图4-96i Kazanjian前庭沟加深术后创口闭合。

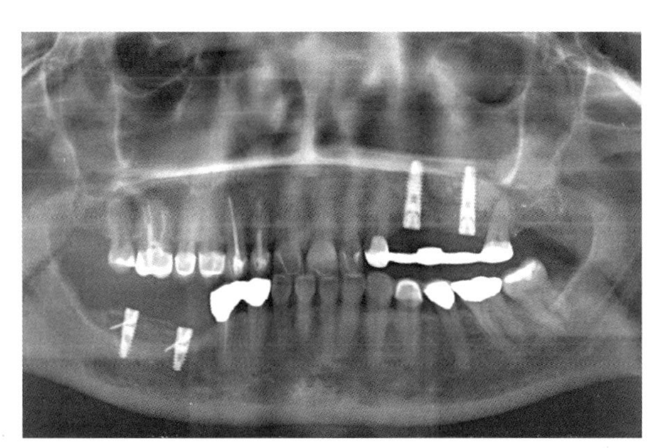

图4-96j 术后的曲面断层片。

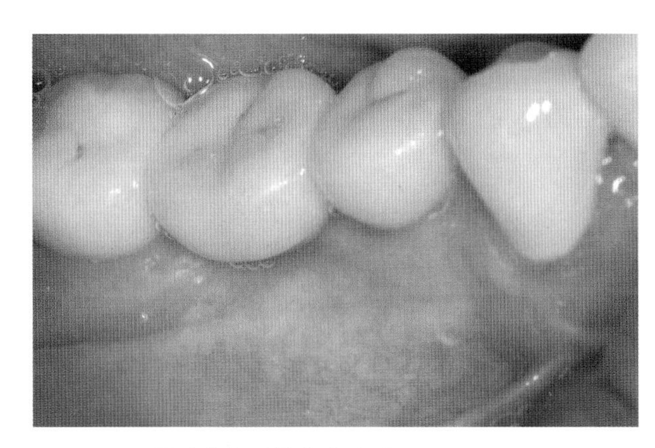

图4-96k 最终修复后的临床表现。

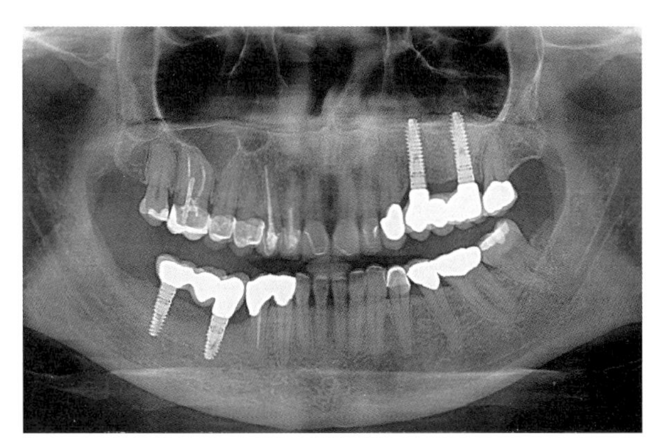

图4-96l 术后4年的X线片，右下后牙区和左上后牙区的移植骨有明显矿化。

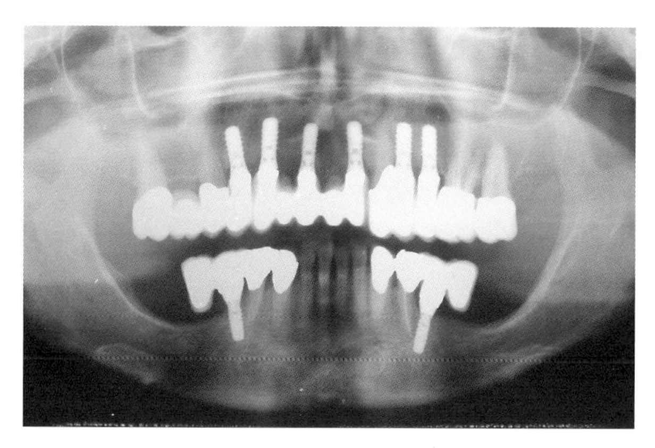

图4-97a 双侧下颌后牙区垂直向骨缺损。

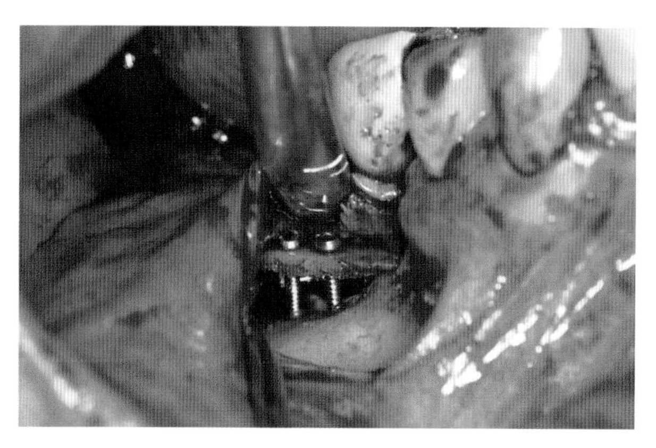

图4-97b 采用隧道技术行垂直向骨增量。用2个微螺钉固定咬合面骨块。

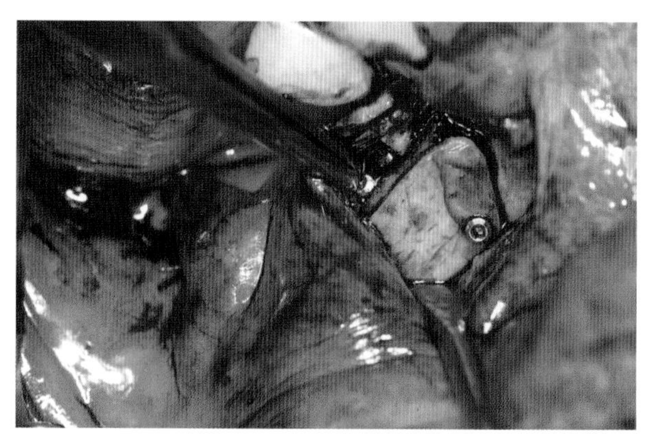

图4-97c 骨屑充填骨块和牙槽嵴之间的间隙，唇侧用薄骨块覆盖。

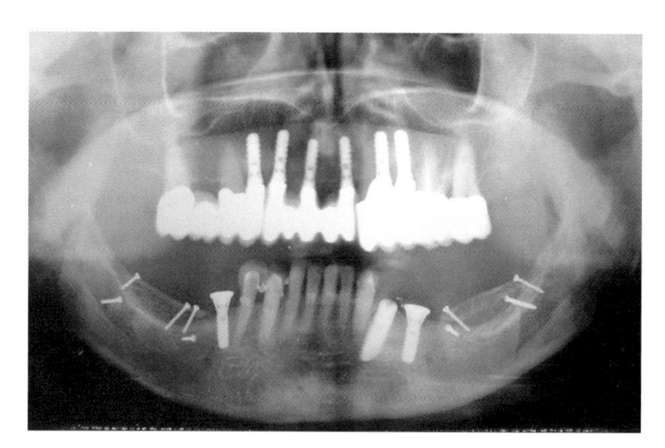

图4-97d 双侧下颌后牙区垂直向骨增量的术后曲面断层片。骨块取自双侧磨牙后区。

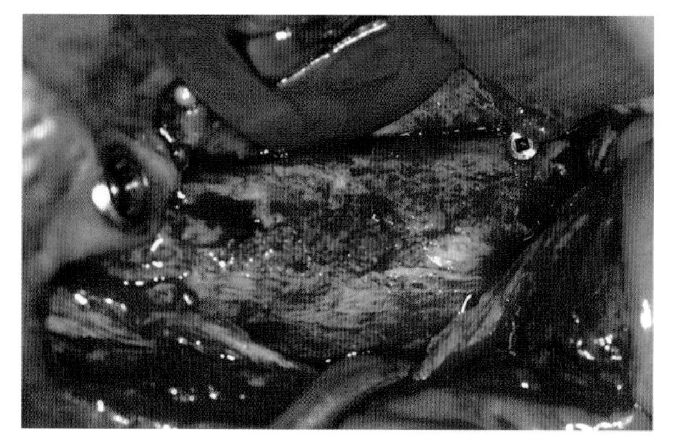

图4-97e 术后4个月显示较宽且血管化良好的左下颌骨牙槽嵴。

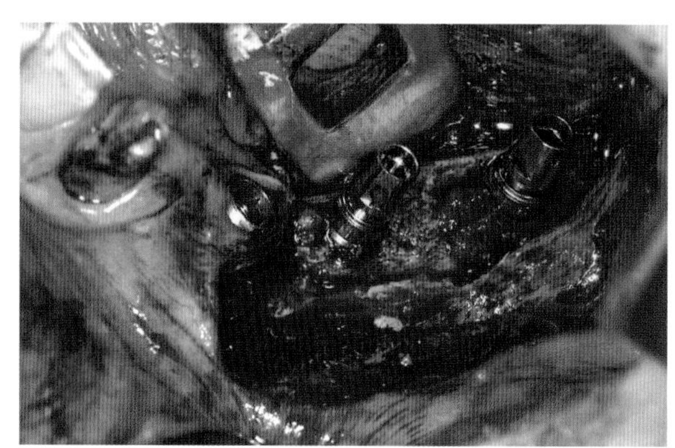

图4-97f 在骨增量/再生区植入2颗种植体。

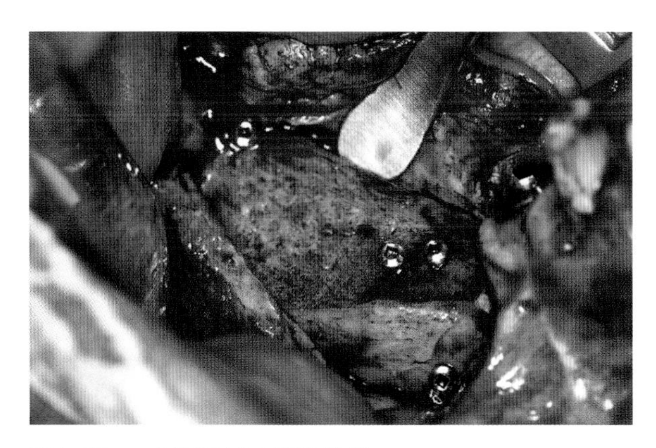

图4-97g 右下后牙区情况类似。

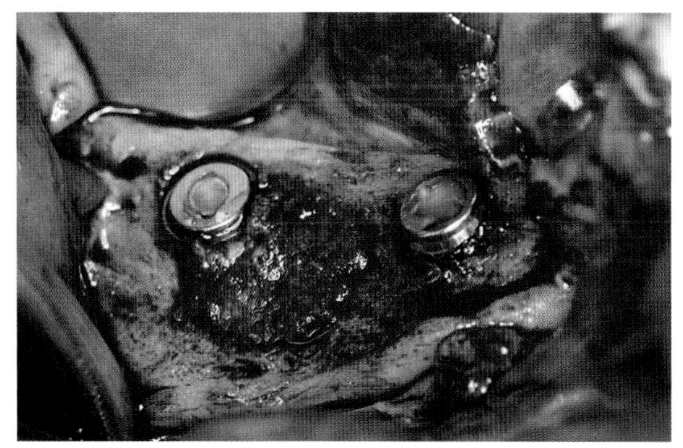

图4-97h 植入2颗种植体。

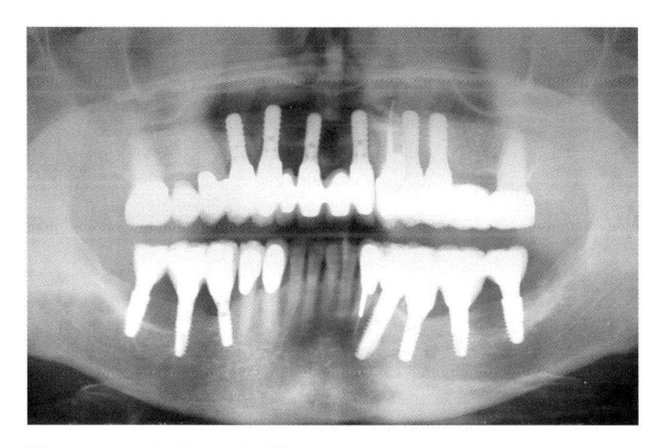

图4-97i 术后6年的X线片。

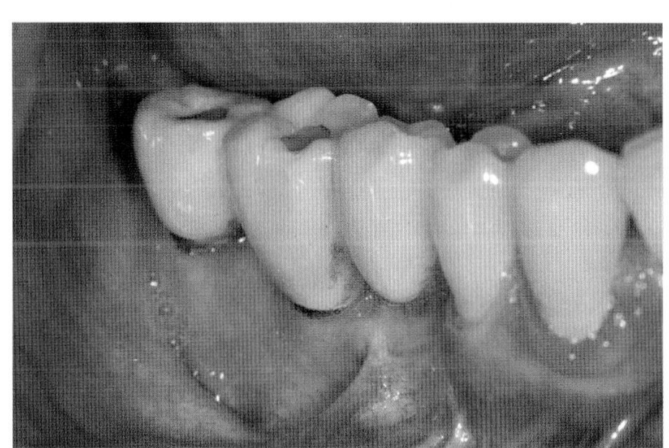

图4-97j 右侧术后15年的临床表现。

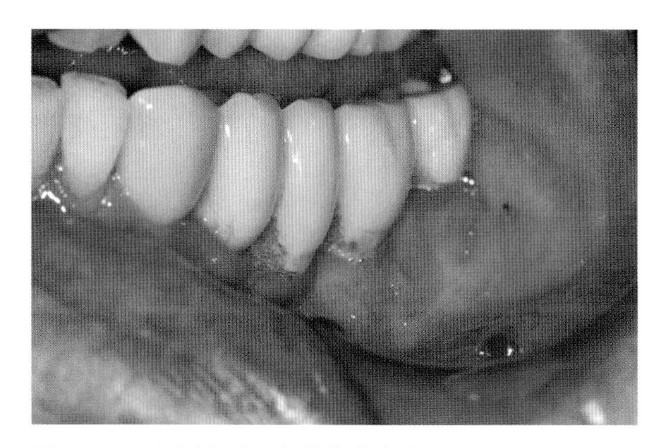

图4-97k 左侧术后15年的临床表现。

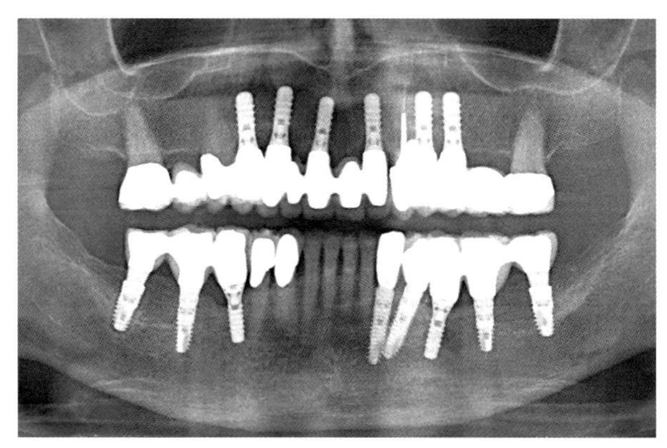

图4-97l 术后15年的X线片。

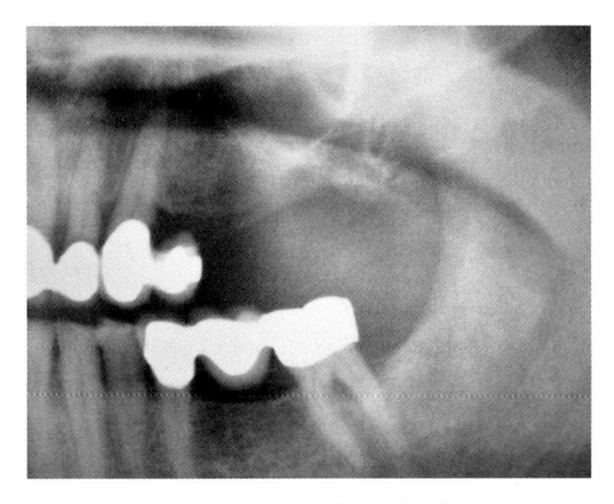

图4-98a 上颌后牙区垂直向骨缺损。

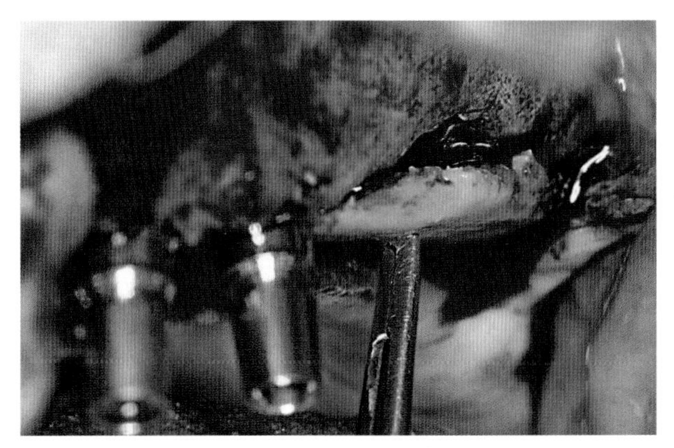

图4-98b 上颌后牙区咬合面骨块固定。

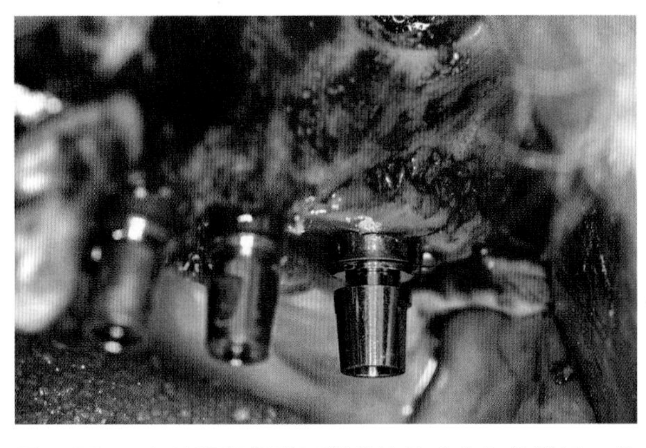

图4-98c 上颌窦底提升同期种植并垂直向骨增量。骨块和牙槽嵴之间的间隙充填骨屑。

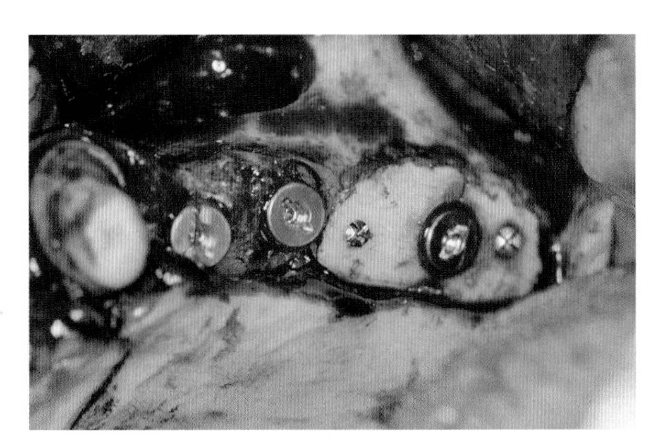

图4-98d 垂直向骨增量骀面观。

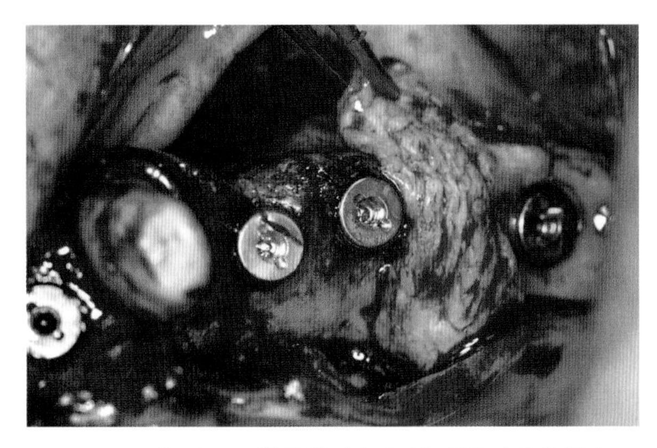

图4-98e 将后牙区带蒂结缔组织瓣反折到移植骨上，以确保创口双层关闭。

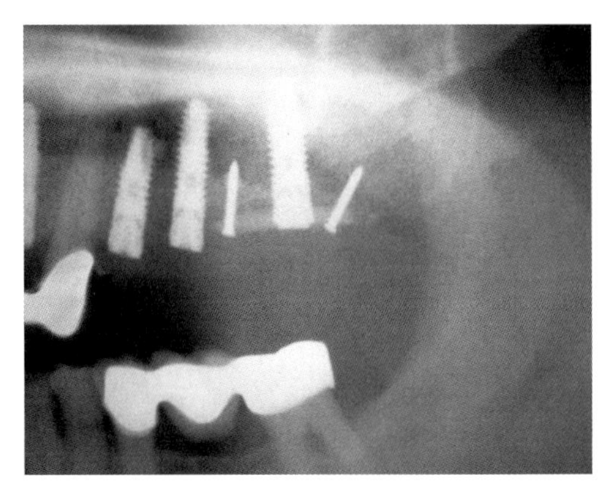

图4-98f 术后的X线片。

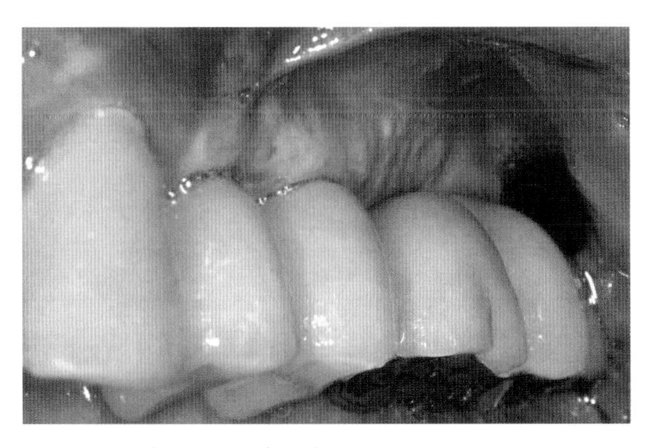

图4-98g 术后4年的临床表现。

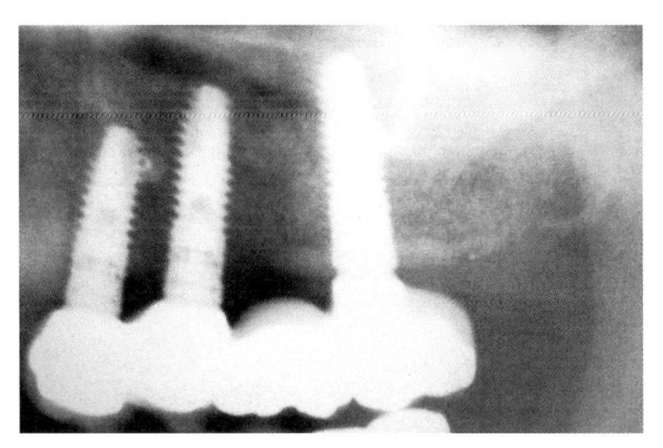

图4-98h 术后4年的X线片。

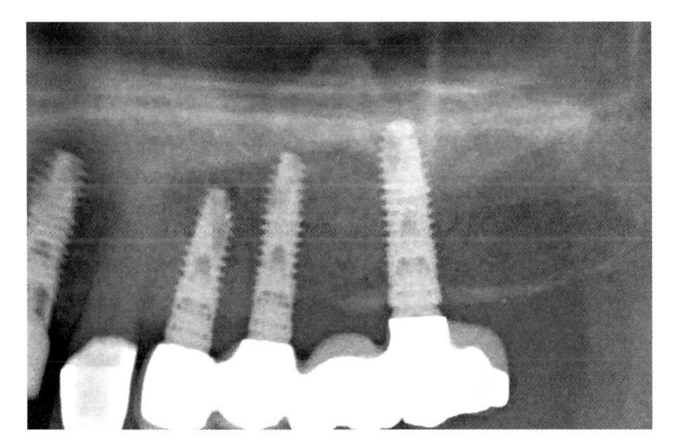

图4-98i 术后14年的X线片。

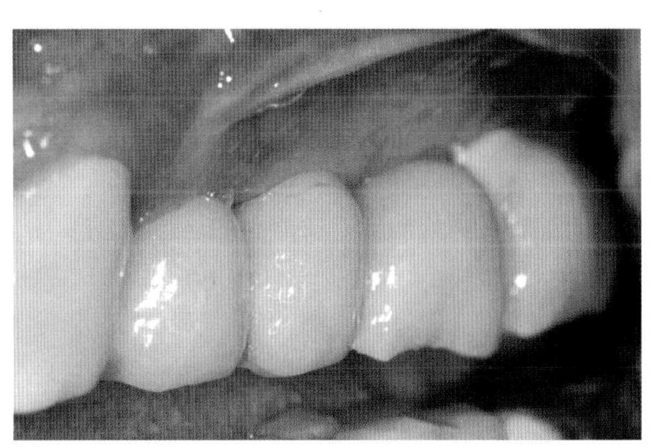

图4-98j 术后14年的临床表现。

4.4.6.1 手术过程

术前应给予抗生素，在局部麻醉注射前（血管收缩发生前）直接静脉注射（青霉素G，1×10^6IU）[4]或在手术前至少1小时口服（青霉素V，1×10^6IU/d）抗生素。术后继续使用抗生素7天，剂量为3×10^6IU/d。青霉素过敏时，则给予克林霉素300/600mg，1.2g/d[4]。手术通常在局部麻醉下进行，最好与静脉镇静同时进行。使用4%的阿替卡因和1：100000肾上腺素（Ultracain DS Forte）于唇颊侧及腭侧行局部浸润麻醉。

通常情况下，建议在三维垂直向骨增量术前8～10周进行结缔组织移植，以改善软组织的厚度和质量，尤其是在上颌前牙区（图4-99a～i）。这将减少皮瓣坏死的风险，增加软组织的体积，以获得更好的美学效果。

在上颌前牙区，植骨术的软组织切口通常位于牙槽嵴中央，在邻牙的近中1/3处向唇侧做附加切口。通常情况下，一个附加切口就足以使全层黏骨膜瓣松弛，并使骨表面充分暴露。仔细清理骨表面的软组织，分析缺损的形态，并制作所需骨移植物的模板（如用缝合材料的包装纸）。然后参考模板从下颌骨取骨。原则上，当在局部麻醉下进行植骨术时，建议在暴露受植区之前首先完成下颌取骨，以减少局部麻醉量，并可使受植区保持较长时间的良好血管收缩。

使用微锯从磨牙后区取出骨块后，用金刚砂盘纵向分割皮质骨块，形成两个尺寸相同但厚度为原始厚度一半的骨块（图4-99j和k）。当唇侧、腭侧骨壁缺如时，在唇侧、腭侧分别放置薄骨块重建牙槽骨壁，从而在原始牙槽嵴上完成三维骨重建。在剩余牙槽嵴唇侧骨壁上用螺钉固定唇侧骨块，然后用一个或两个螺钉将两个骨块固定在一起，从而获得良好的初期稳定（图4-99l和m）。两个骨块之间的间隙充填骨颗粒和骨屑（图4-99n～r）。在3～4个月的愈合期后，在植骨区植入种植体（图4-99s和t）。种植体的二期暴露以及同期的软组织修整/增量，也在术后3个月后进行（图4-99u～z）。

若种植位点在骨增量手术之前没有进行软组织增量，则可在此时采用腭部带蒂上皮下结缔组织瓣[53]，以确保软组织创口的稳定和安全闭合。这种结缔组织瓣可用于各种骨增量术、即刻种植创口的覆盖、龈乳头重建和局部软组织缺损的改善（见第3章）。腭侧牙龈局部浸润麻醉（同时使用血管收缩剂减少出血）充分显效后，沿腭部做第一磨牙到缺损区的切口。可以保留一个小软组织桥，以确保结缔组织瓣能更好地适应和愈合（贝鲁特的Alain Romanos博士的个人观点）。在黏骨膜瓣松弛后，准备一个宽度为8～15mm的上皮下结缔组织瓣。该皮瓣是以近中组织和血管为蒂。在其中间及远中部分剥离后，旋转结缔组织瓣以覆盖缺损区并重建软组织。如果保留了小的软组织桥，皮瓣则经桥下方推到唇侧（图4-100）。由于术区位于血管化良好的区域（腭动脉），应防止大量出血。然后将腭部伤口完全关闭并缝合。此外，腭护板可有效止血（见第3章）。术后并发症与切取腭部游离结缔组织移植物相似[53]。另外，带蒂皮瓣的预后明显优于游离结缔组织移植物，因为皮瓣的重要血供在术后依然存在。

在上颌后牙区，通常选择隧道法以防止组织坏死和移植物暴露[48,53,63]。由于上颌窦底牙槽

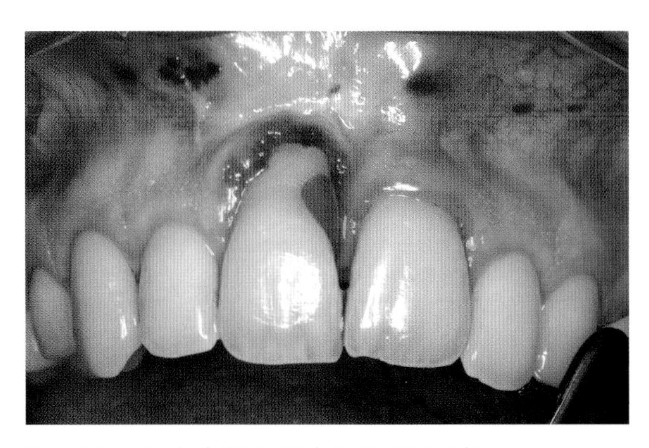

图4-99a 牙齿外伤后8年中切牙牙龈退缩。

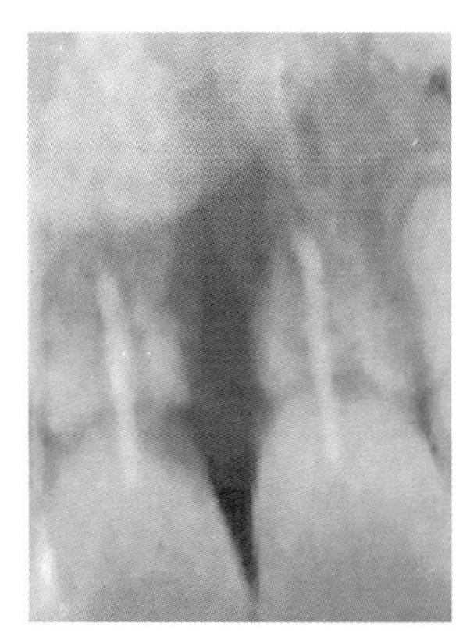

图4-99b X线片显示两中切牙明显骨吸收。

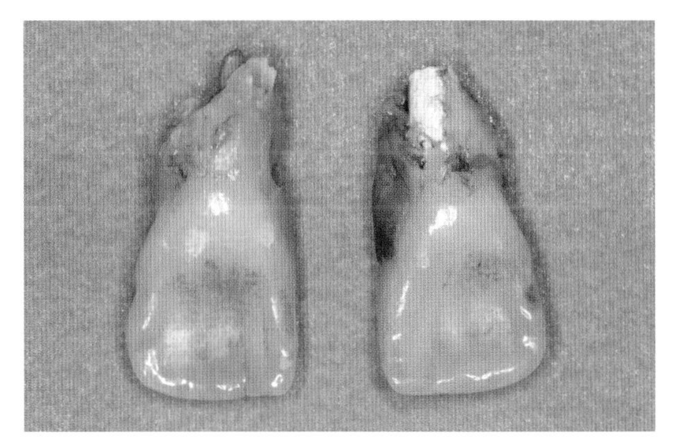

图4-99c 拔除2颗牙根明显外吸收的患牙。

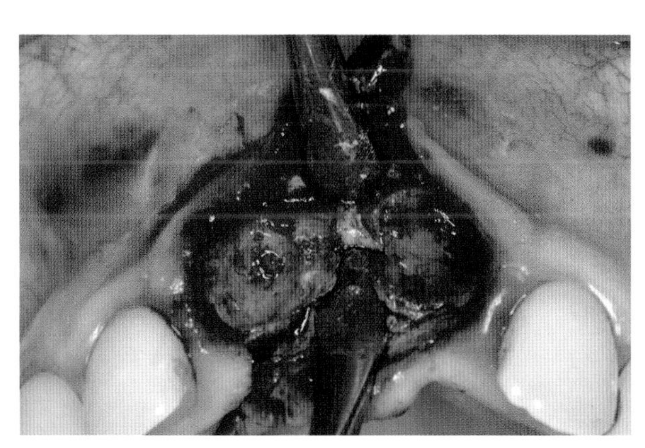

图4-99d 拔牙后的牙槽窝有明显骨吸收。

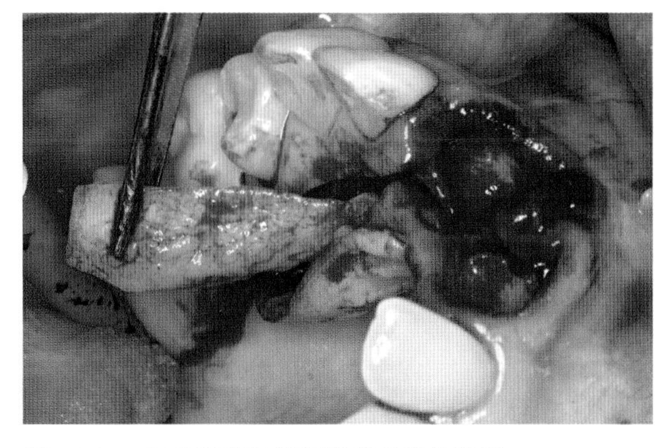

图4-99e 制备带蒂结缔组织瓣重建软组织。

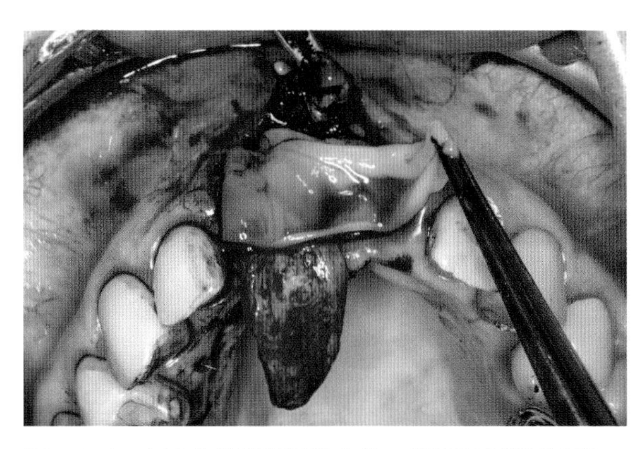

图4-99f 在固定带蒂组织瓣之前，用PRF充填拔牙窝。

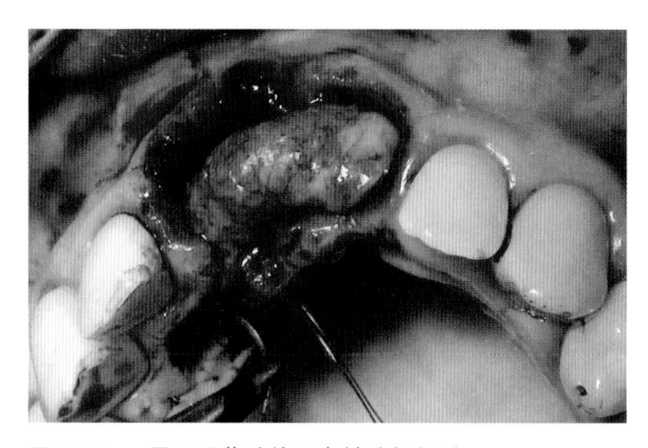

图4-99g 用可吸收缝线固定结缔组织瓣。

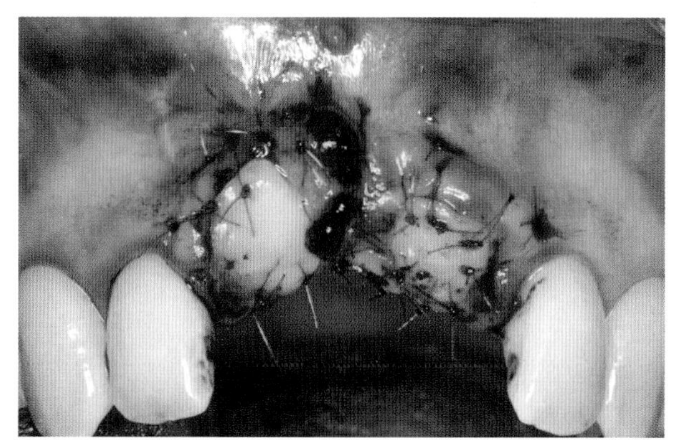

图4-99h 腭部游离龈移植覆盖结缔组织。

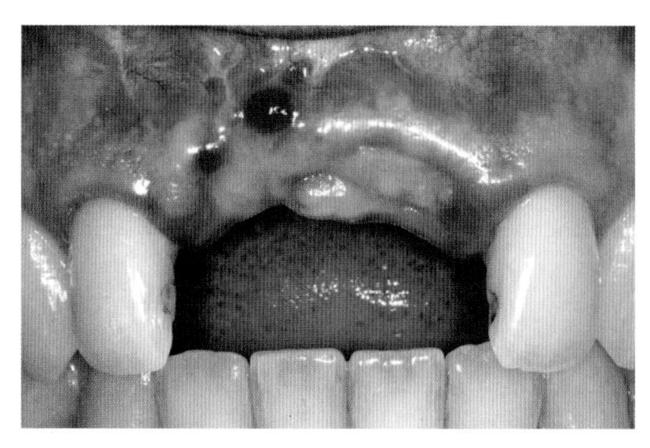

图4-99i 术后2个月的临床表现。

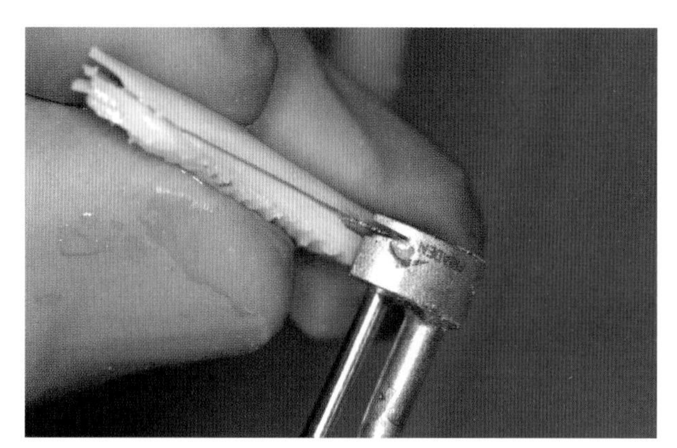

图4-99j 使用微锯将采集的下颌骨块一分为二。

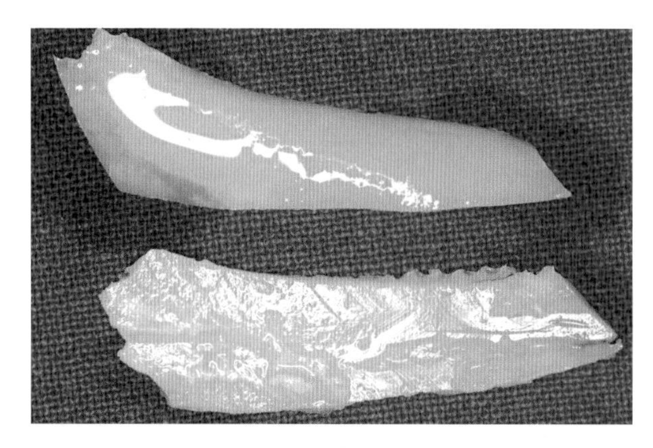

图4-99k 分割后形成的2个薄骨块。

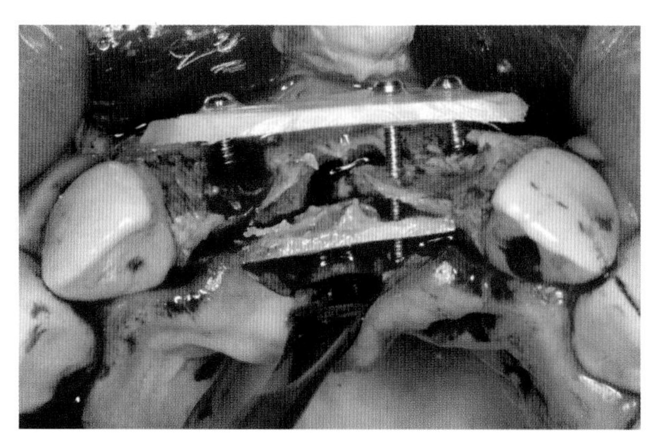

图4-99l 用两骨块重建缺失的颊腭侧骨壁。

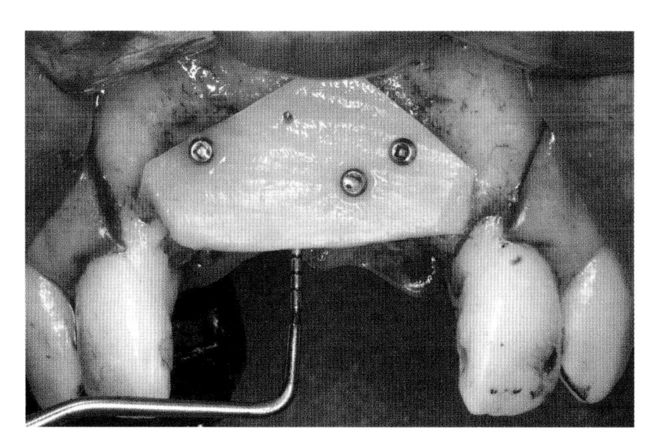

图4-99m 骨增量区唇侧观。

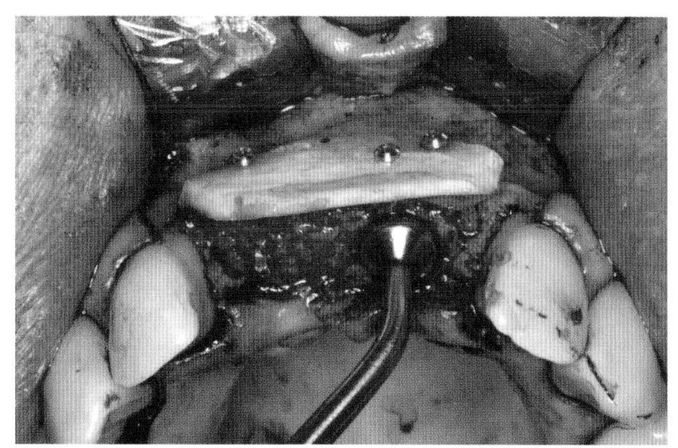

图4-99n 创造的盒状空间中充填骨屑。

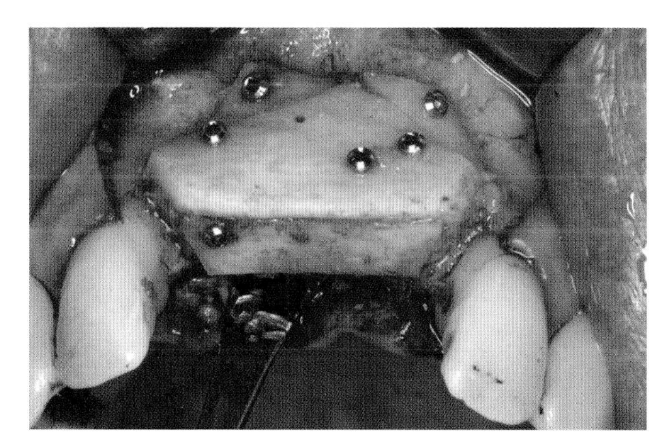

图4-99o 将另一骨块固定在嵴顶。

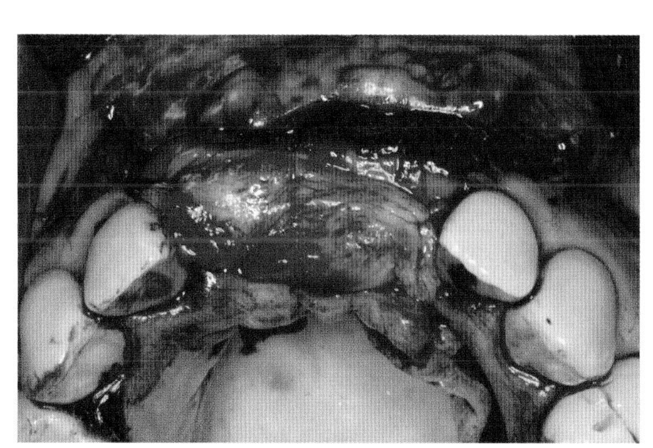

图4-99p 带蒂结缔组织瓣固定覆盖在移植区。

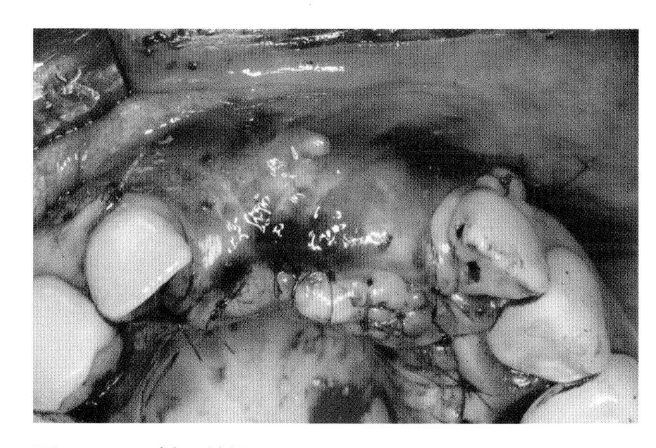

图4-99q 创口关闭。

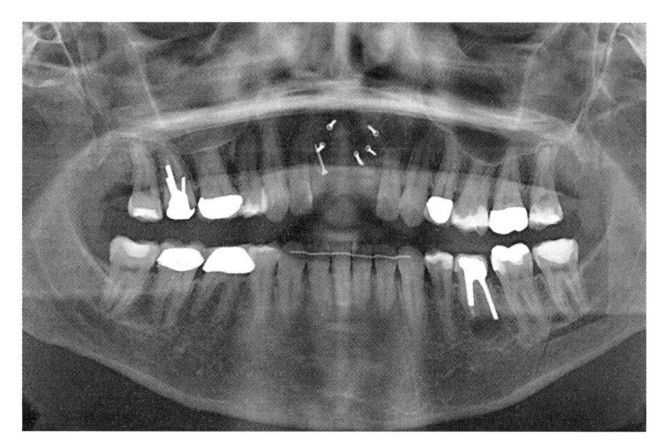

图4-99r 术后的X线片。

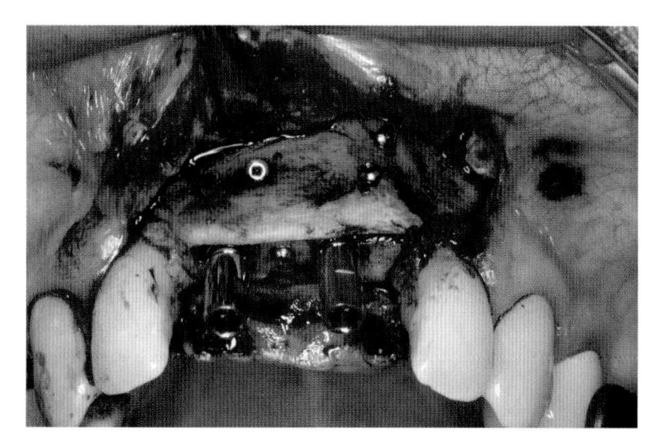

图4-99s 骨增量术后3个月植入2颗Ankylos种植体。

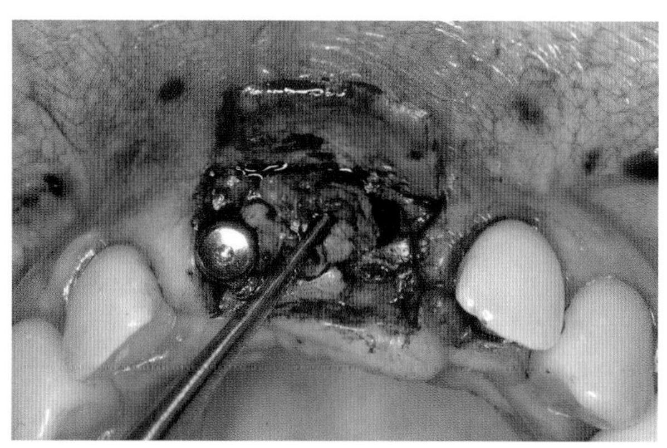

图4-99t 种植体二期暴露联合根向复位皮瓣及牙龈乳头重建术。

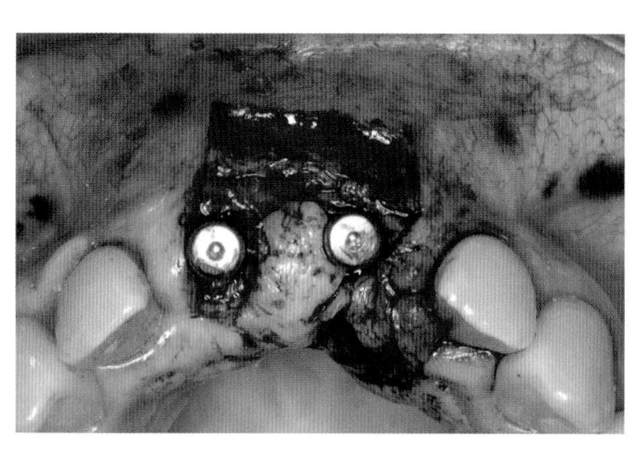

图4-99u 腭侧转瓣重建中间龈乳头。

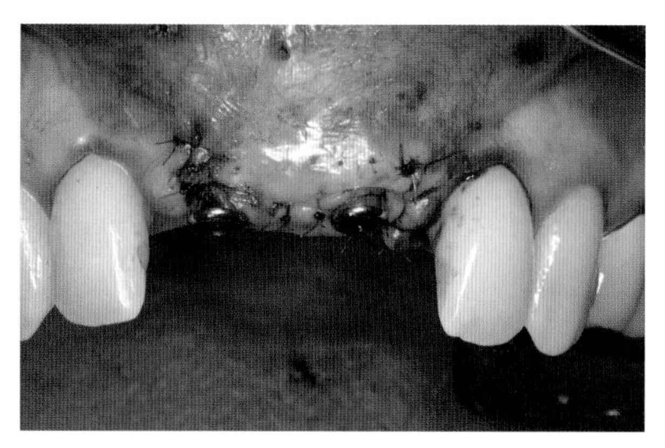

图4-99v 种植二期手术后软组织获得增量。

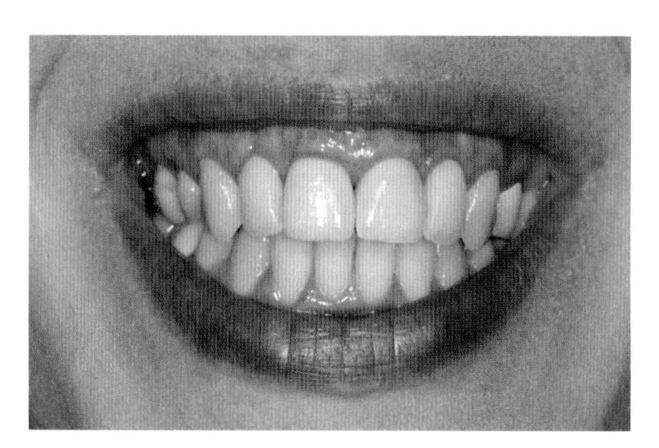

图4-99w 术后2年的临床表现。

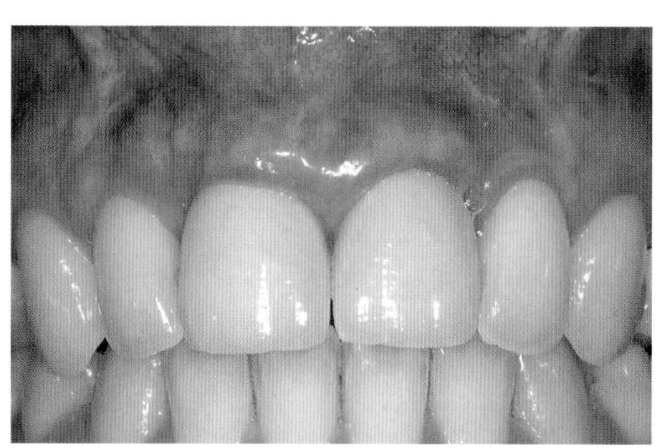

图4-99x 术后4年的临床表现。

嵴高度通常不足，该区域常需进行上颌窦底提升术。这种技术只需要一个垂直切口，从紧邻缺牙区牙齿的近中1/3开始，沿近中方向在颊侧牙龈黏膜中进行。随后剥离黏骨膜瓣，必须非常小心地进行，保证达到骨缺损周围的所有颊侧和腭侧，形成弹性黏骨膜隧道，并暴露牙槽

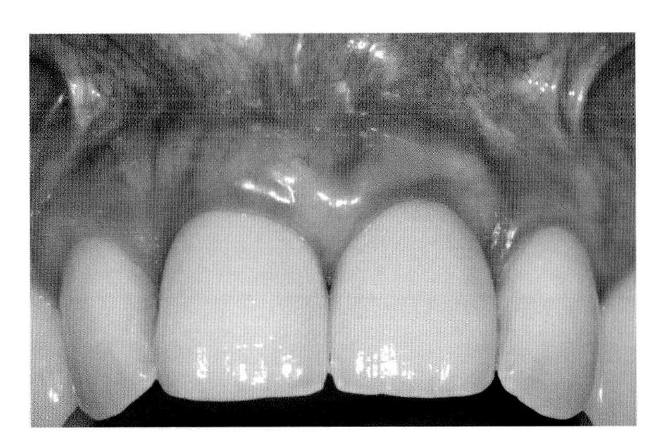

图4-99y 术后10年的临床表现。

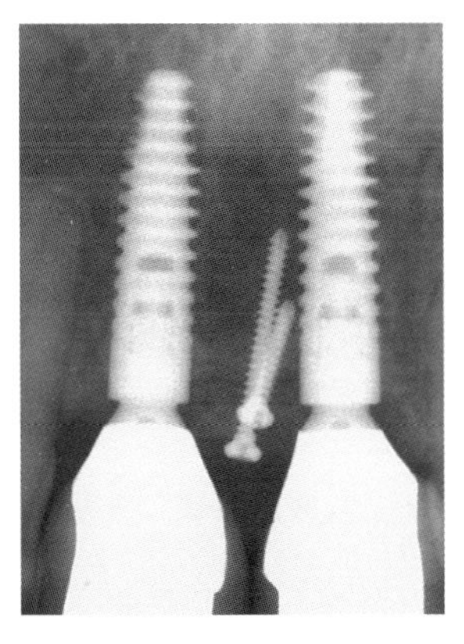

图4-99z 术后10年的X线片。

嵴至结节区域（图4-101a～l）。然后，用刮骨器从上颌窦外侧壁侧方刮取骨屑，直至上颌窦黏膜（施耐德膜）暴露，然后用小的圆形金刚砂球钻进行开窗，获得约1cm的椭圆形骨窗。由于手术是通过一个垂直切口进行的，视野非常有限，因此上颌窦底黏膜提升的难度较大。小心地抬高施耐德膜后，根据分层技术在该区域植入自体骨屑和羟基磷灰石（生物材料）。牙槽嵴三维骨重建时，首先通过垂直切口在隧道下方植入一个薄骨板，并将其放置在嵴顶位置，由缺损区的近远中嵴顶支撑，或在某些情况下仅由近中嵴顶支撑（远中嵴顶缺如）。用至少两个微螺丝钉将骨块固定在计划离原牙槽嵴有一定距离的位置。薄骨块与牙槽嵴之间的间隙充满自体骨屑和颗粒骨。将第二个骨板置于颊侧并覆盖骨屑，形成一个盒状空间，完成缺损的重建（图4-102a～i）。在许多情况下，一个微螺钉足以稳定颊侧骨块，这是由于有嵴顶骨块支撑。最后，用6-0根单丝可吸收缝线（Glycolone 6.0；Resorba，Nürnberg，Germany）缝合。植骨3个月后，种植体顺利植入。

下颌骨三维缺损的重建也是以类似方式进行（图4-103a～g）。在下颌前牙区，移植物主要从颏部获取，这主要是由于其位置与受植区较近。然而，由于下颌黏膜薄及肌肉活动性强，下颌骨增量后软组织闭合更困难，

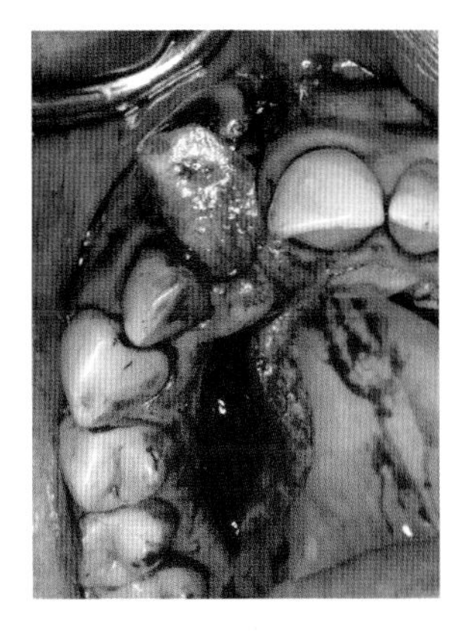

图4-100 改良的腭部结缔组织瓣保留小的牙龈软组织桥。

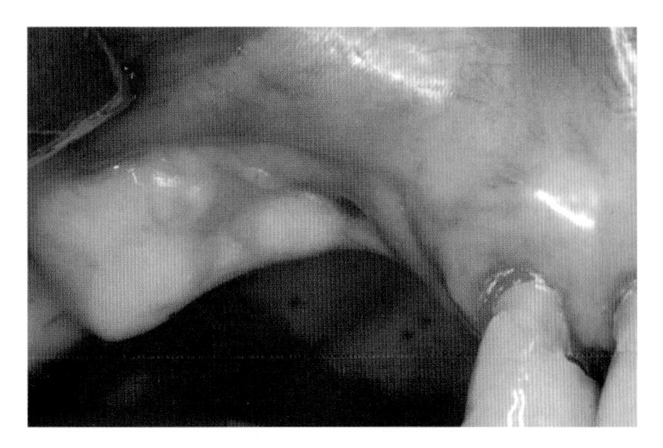

图4-101a　右上后牙区软硬组织垂直向缺损明显。

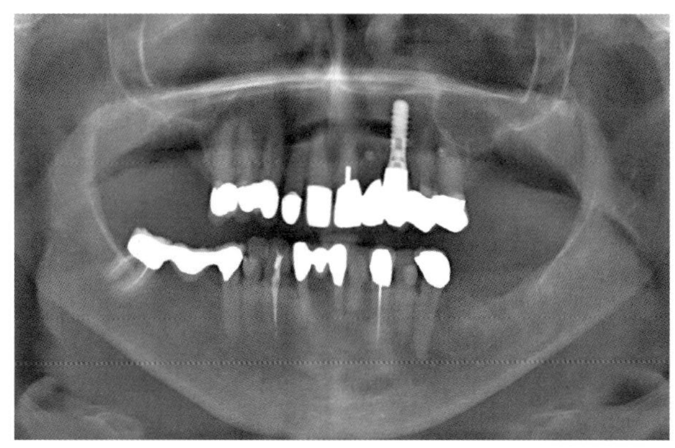

图4-101b　术前曲面断层片显示双侧上颌后牙区的骨缺损。

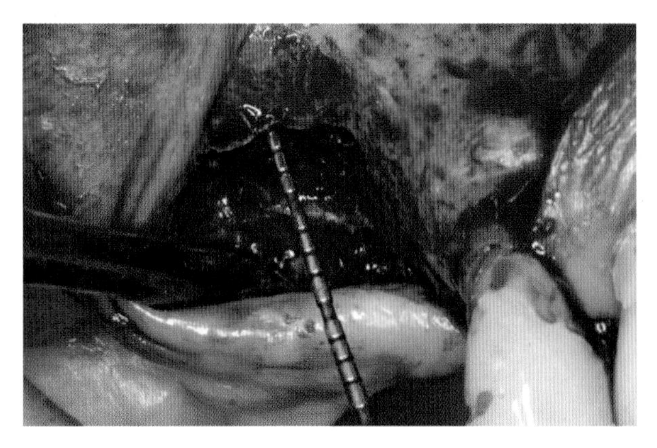

图4-101c　采用一个近中垂直切口进行隧道准备，通过广泛剥离软组织，从而充分暴露整个缺损区。

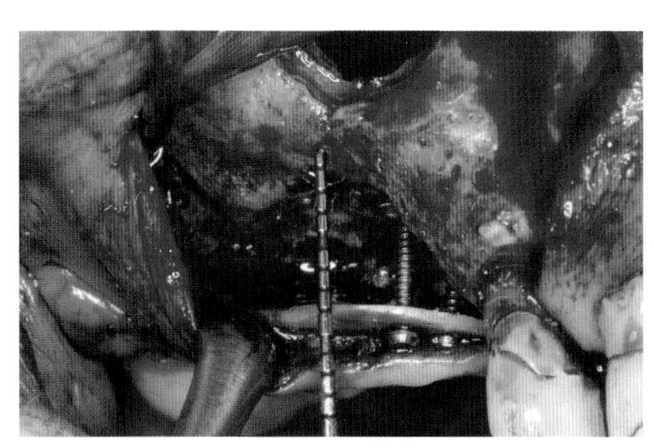

图4-101d　通过隧道入路用螺钉固定薄骨块，获得约9mm的三维垂直向骨增量。

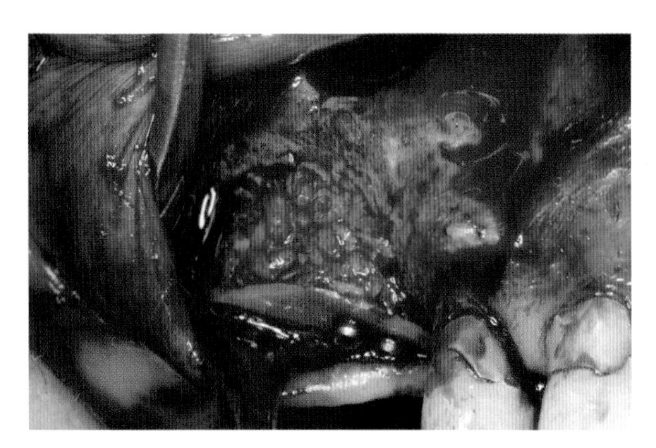

图4-101e　骨块和牙槽嵴之间的空隙充满骨屑。

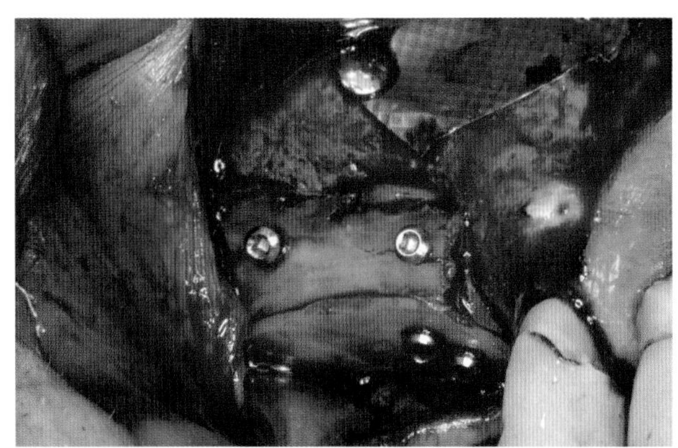

图4-101f　第二个骨块固定于颊侧。三维骨重建结合上颌窦底提升；用钛网封闭上颌窦开窗。

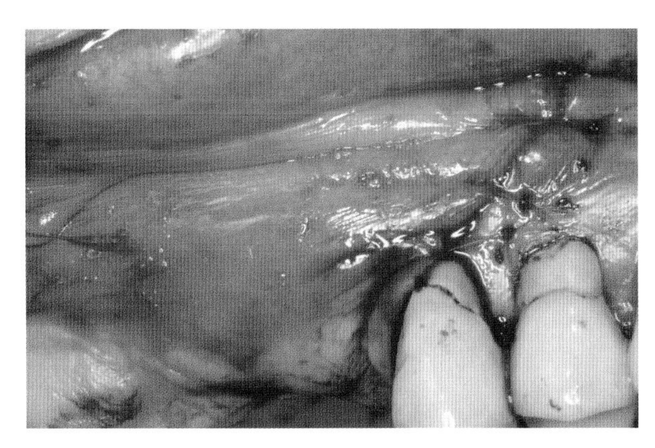

图4-101g 垂直切口的创口关闭。骨增量区没有切口，保持了该区域血运的完整。

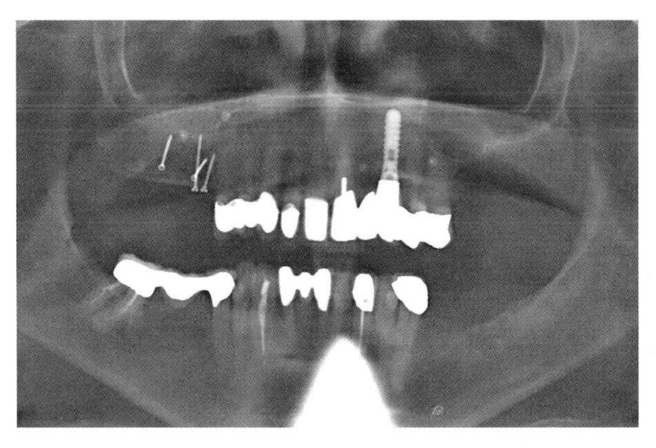

图4-101h 术后的X线片显示垂直向骨增量区和右下供骨区。

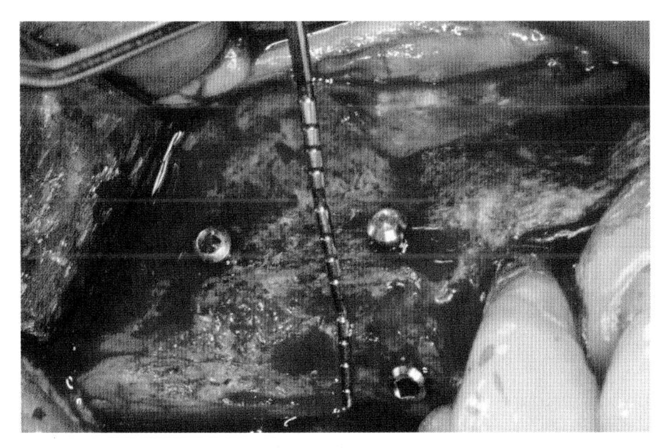

图4-101i 术后3个月的临床表现。

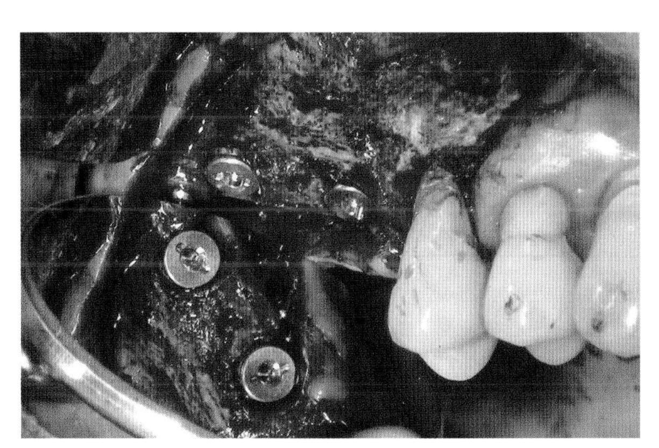

图4-101j 骨再生区植入2颗种植体（口镜内显示细节）。

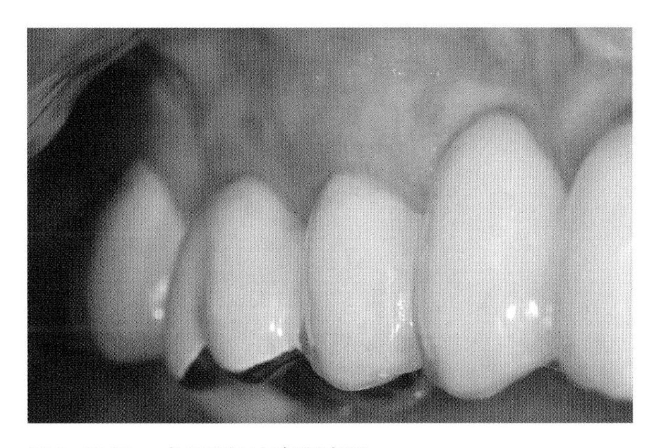

图4-101k 术后2年的临床表现。

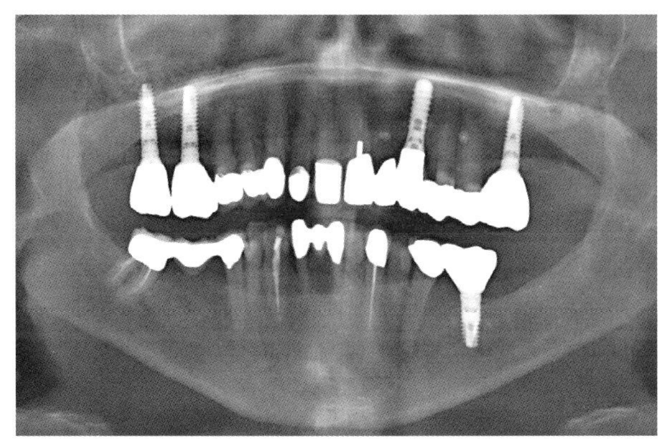

图4-101l 术后7年的X线片。左上后牙区也进行了类似的手术。

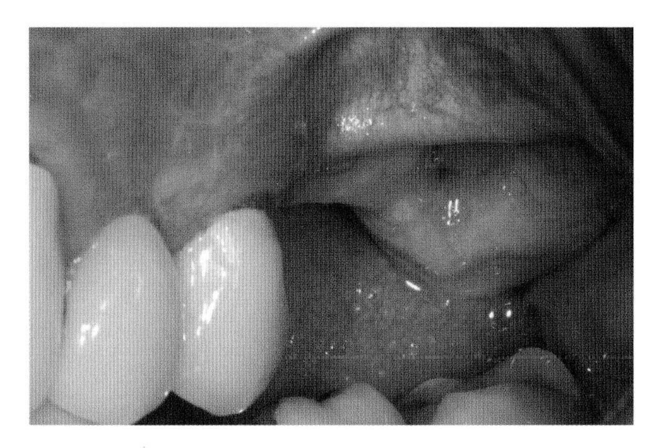

图4-102a　左上后牙区严重的骨缺损。

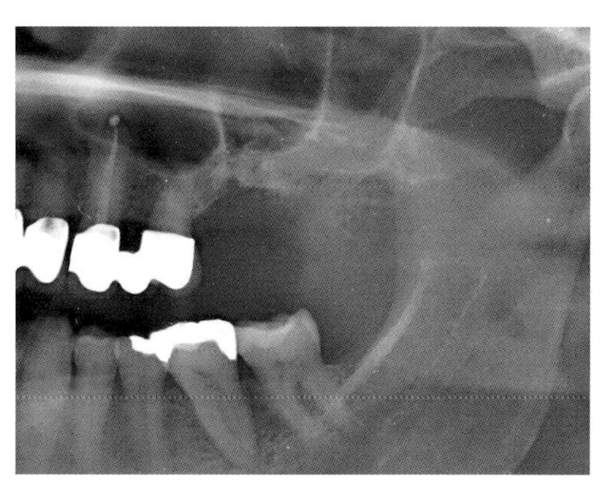

图4-102b　术前的曲面断层片。

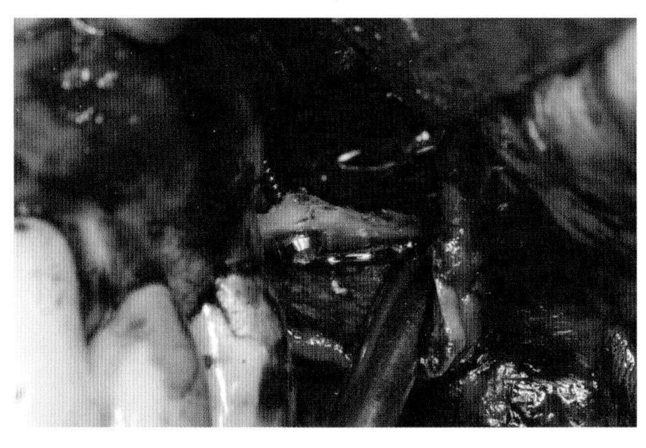

图4-102c　通过隧道入路在嵴顶固定骨块，获得约10mm的垂直向骨增量。

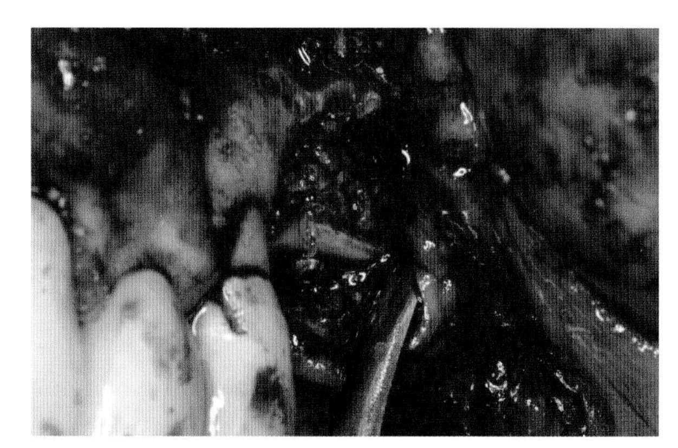

图4-102d　骨块和牙槽嵴之间的充填骨屑。

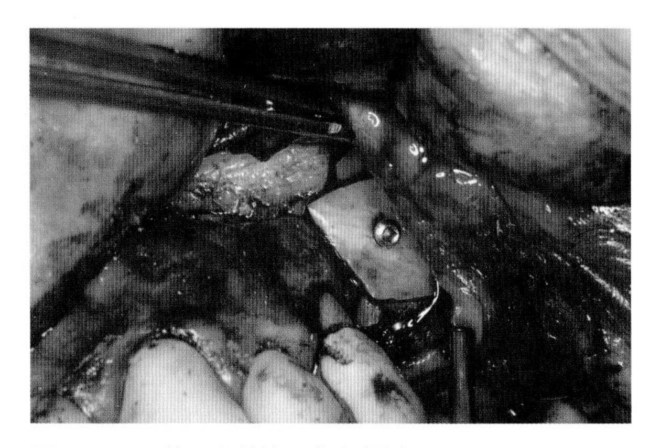

图4-102e　第二个骨块固定在颊侧。

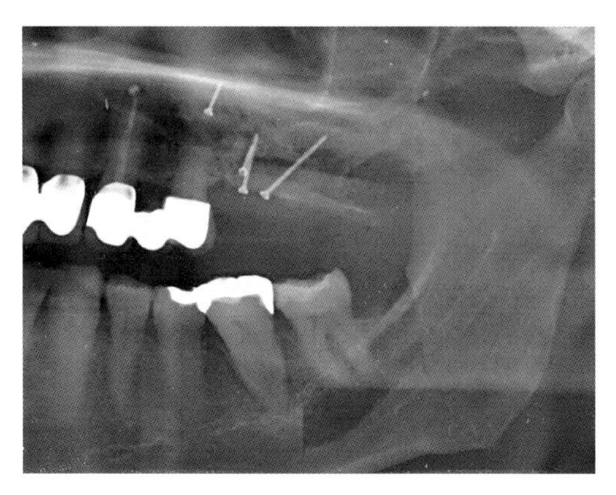

图4-102f　术后的曲面断层片。

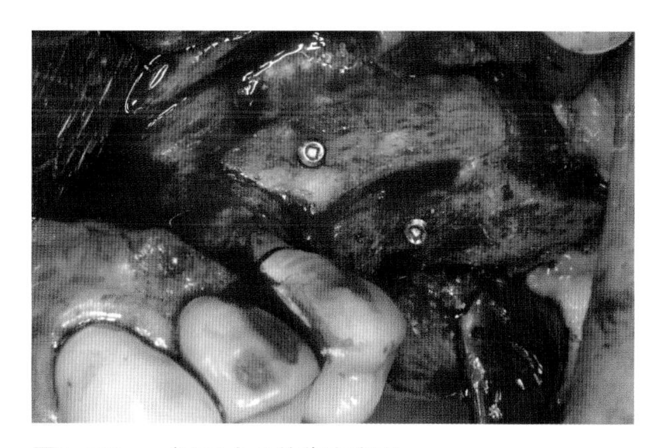

图4-102g 术后3个月的临床表现。

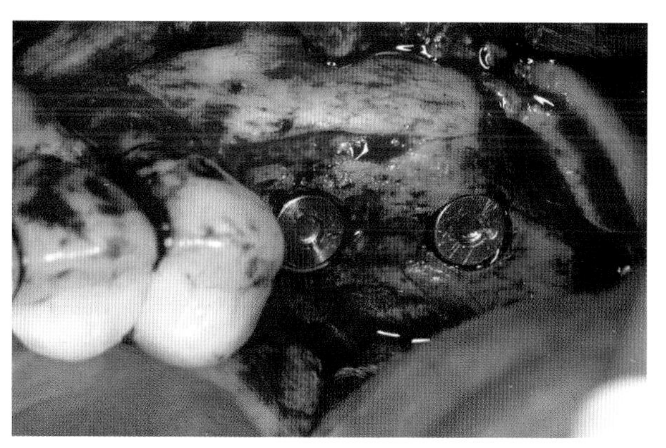

图4-102h 在骨增量/再生区植入2颗种植体。

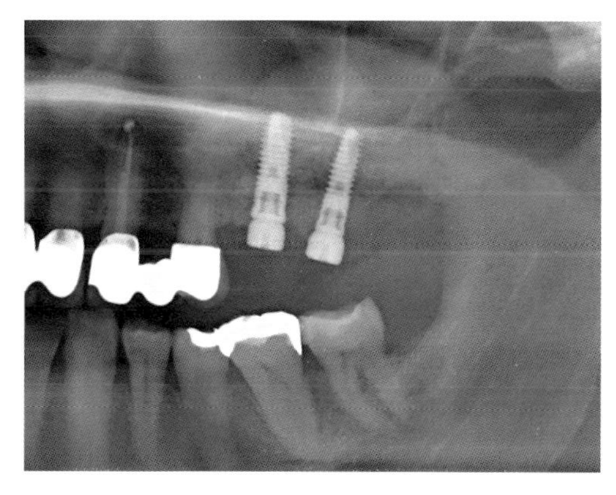

图4-102i 种植体二期暴露后的曲面断层片，显示垂直向骨增量的增量效果。

愈合风险更高。骨膜剥离不仅要在唇侧进行，还要在舌侧进行，以确保创口完全无张力闭合。同时，为了避免严重出血，舌侧骨膜剥离必须非常小心、轻柔和相对浅表地进行（图4-104a～k）。

下颌后牙区是进行垂直向骨增量最困难的区域之一，因为入路困难，舌侧黏膜非常薄，肌肉活动强烈，干扰愈合过程。由于这些原因，下颌后牙区行垂直向骨增量时，嵴顶切口风险是非常大的，因为薄黏膜瓣上的缝线将直接覆盖在移植骨块上，其与底层组织的黏附性非常差。微小的组织坏死将导致移植物暴露，并有诱发各种并发症的可能。因此，为了更安全，建议采用侧方入路或隧道入路，避免嵴顶切口（图4-104l和m）。

由于隧道技术不涉及嵴顶切口，因此在垂直向骨增量病例中对预防创口裂开非常有效（见第3章）。通过前庭侧的垂直切口，将须骨增量的牙槽嵴区域用剥离子剥离骨膜。颊舌侧骨膜广泛被剥离，直到其能被充分抬高。然而，它仍然是封闭的，并可作为具有完整骨膜的天然屏障膜。下颌骨块的植入和固定可仅通过唇侧的垂直切口实现。如果骨块从同一部位的磨牙后区获取，则需另一个远中切口。该远中切口有利于控制骨块的正确位置，也利于螺

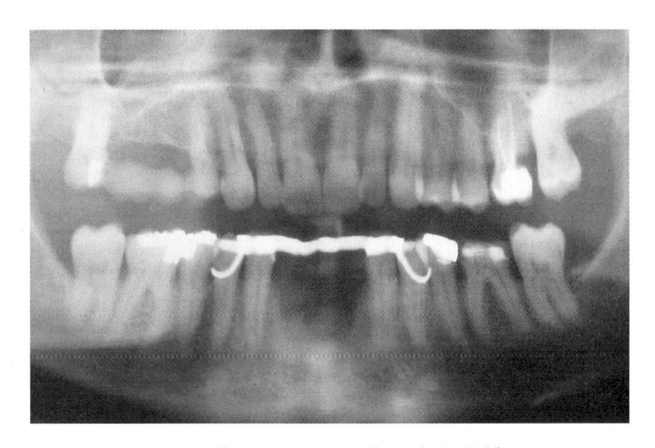

图4-103a 下颌前牙区＞7mm的垂直向骨缺损。

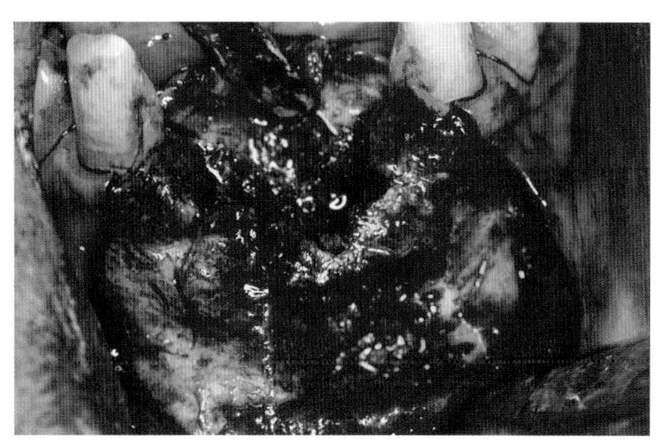

图4-103b 临床可见明显缺损。骨块已从颏部取出。

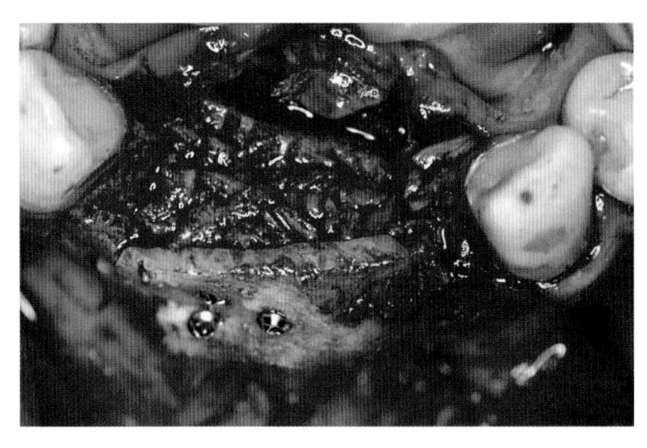

图4-103c 用两块薄骨块重建唇侧和舌侧骨壁，并用接骨螺钉固定。2个骨块之间的空隙充填松质骨和皮质骨颗粒。

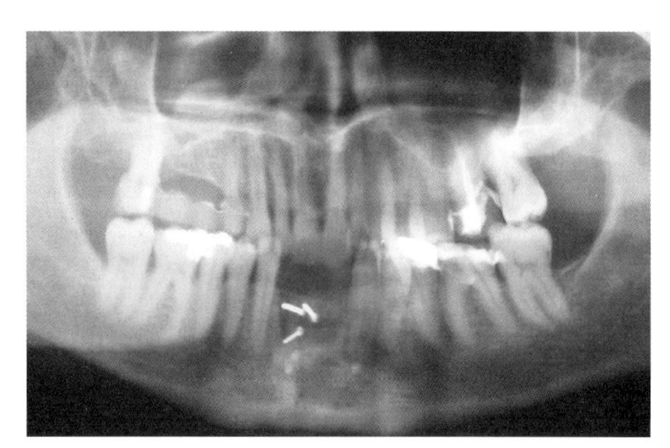

图4-103d 骨移植物供区和受植区术后的X线片。

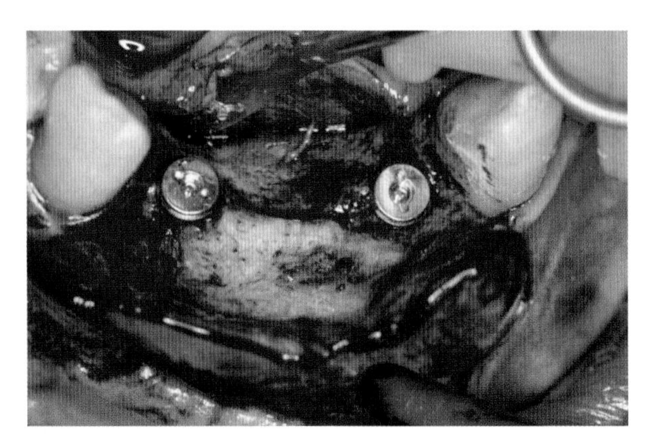

图4-103e 术后4个月在骨增量区植入2颗XiVE种植体。

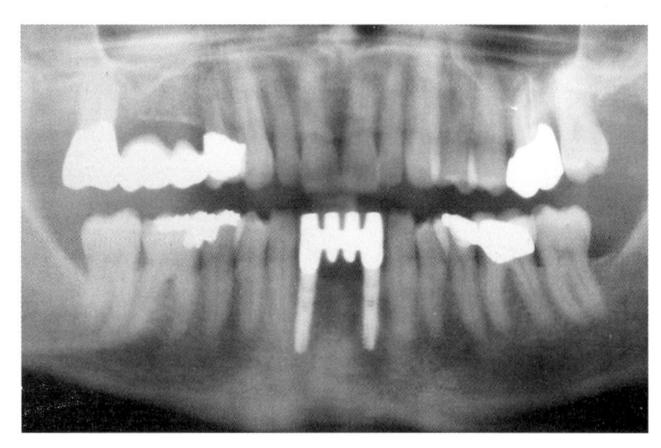

图4-103f 术后5年的X线片。可观察到骨水平稳定。

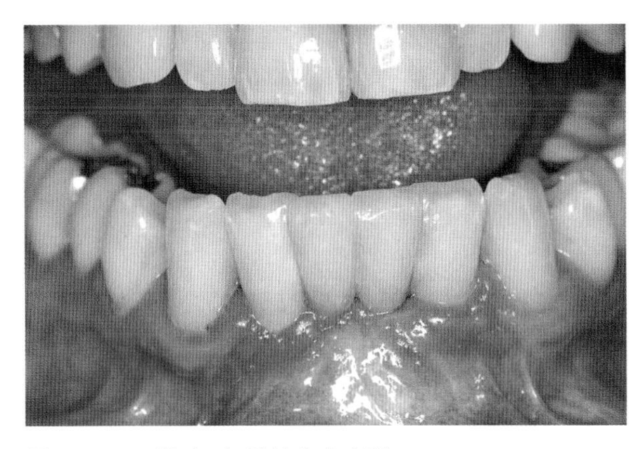

图4-103g 治疗5年后的临床表现。

钉在远中的附加固定。第一个骨块放置到隧道黏膜下方，并用微螺钉固定在咬合面，与受植区保持所需的距离。应注意避免舌黏膜下的锐利边缘，若通过触诊发现舌侧锐利边缘，应将骨块向前庭侧移动，确保骨块在舌侧无任何过度伸展。在𬌗面的骨块和剩余牙槽嵴之间充填骨屑和颗粒骨。第二个骨块就位于前庭侧，从

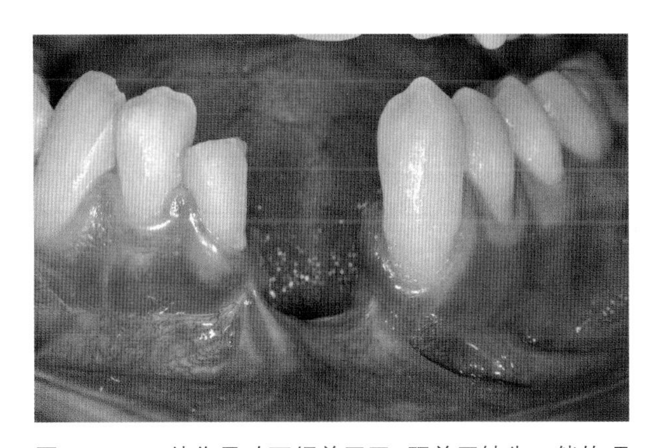

图4-104a 外伤导致下颌前牙区2颗前牙缺失，伴软硬组织缺损。

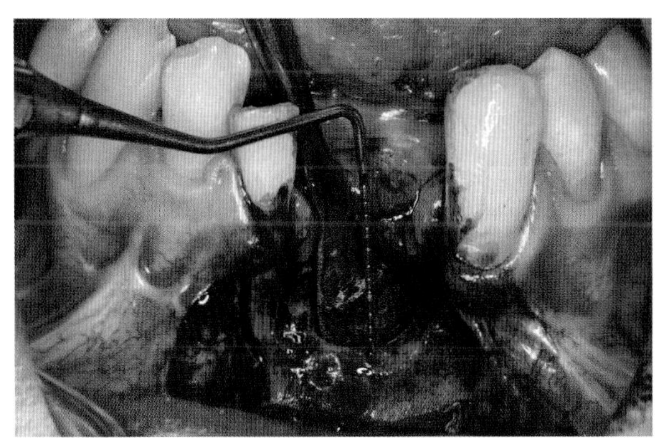

图4-104b 软组织增量后2个月暴露受植区。垂直向骨量缺损约为14mm。

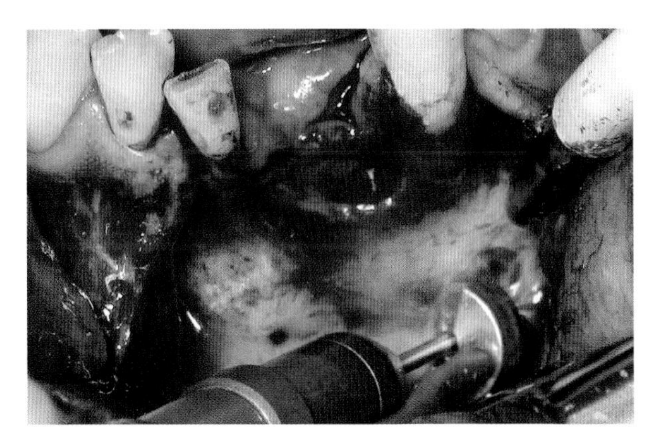

图4-104c 使用微锯从颏部获取骨块。

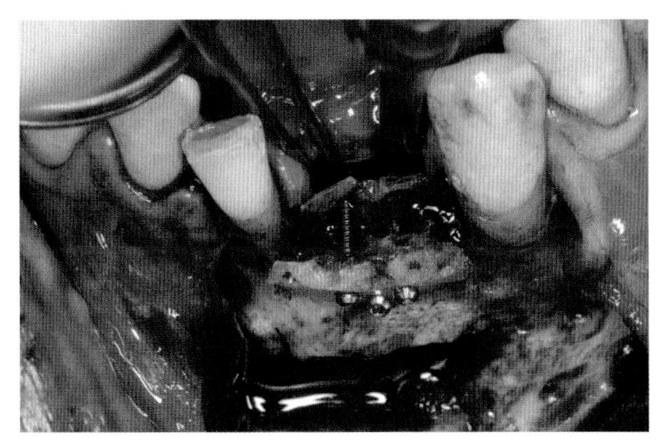

图4-104d 颏部获取骨移植物行三维骨重建。

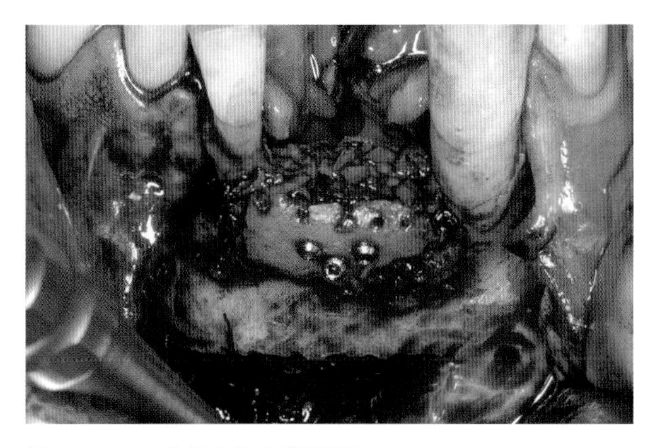

图4-104e 盒状空间充填骨屑。

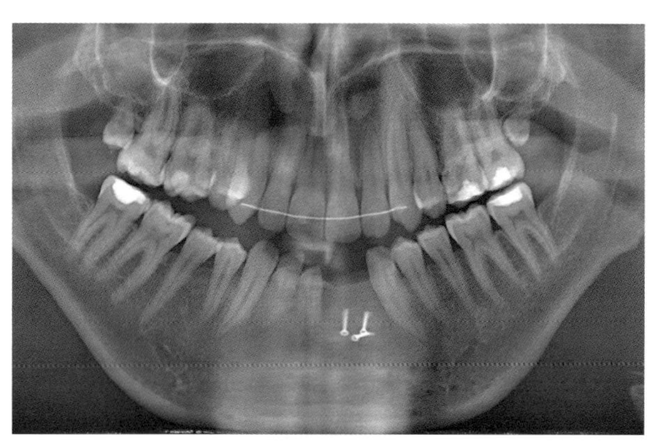

图4-104f 术后的X线片。

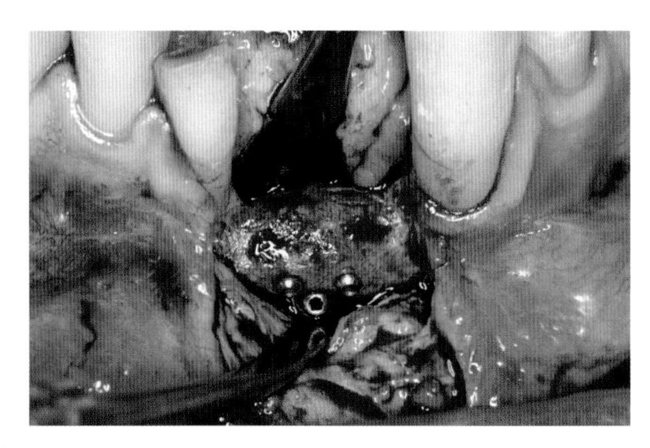

图4-104g 术后3个月的临床表现。

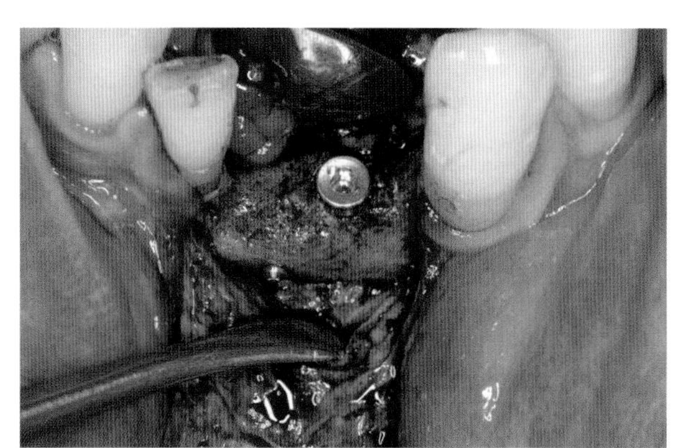

图4-104h 骨移植区植入1颗种植体。

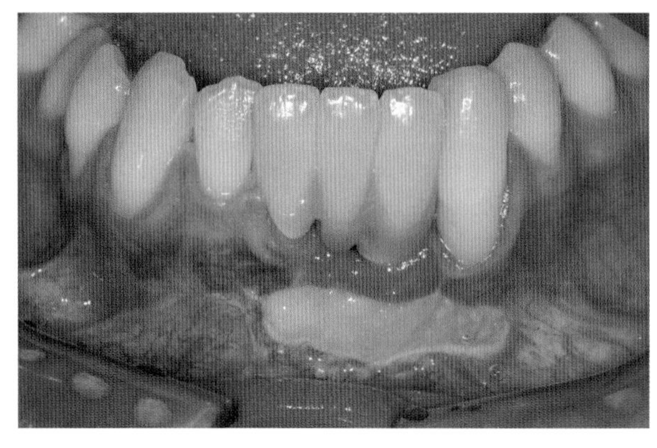

图4-104i 术后5年的临床表现：进行软组织移植以改善软组织状况。

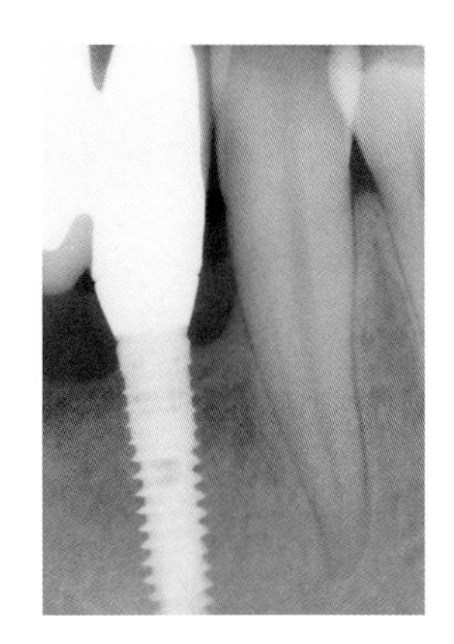

图4-104j 术后8年的X线片。

侧面推至殆面骨块下方，并用微螺钉固定在基骨上。整个手术过程中骨膜均保持完整。3个月后进行种植体植入，多数同期行前庭沟加深术。种植手术3个月后行二期暴露并修复。

侧方入路是另一种减少组织坏死风险的术式。从技术角度看，这种方法比隧道入路更容易实施，因为它能更好地暴露受植区。在颊侧距牙槽嵴顶一定距离处切开，该距离是预先测量好的，例如，如果计划将牙槽嵴垂直向增高约6mm，并且重建牙槽嵴的宽度约为8mm，那么颊侧切口与牙槽嵴的总距离至少需19mm（6mm+8mm=14mm+5mm=19mm），其目的是充分覆盖移植物。由于该切口位于血运丰富的组织中，因此在制备半厚瓣（包括黏膜和部分肌肉）时，可能会出现严重出血。为防止此类出血，建议术前15分钟注射足量的局部麻醉剂和血管收缩剂。制备半厚瓣至膜龈联合附近时，切开骨膜，使半厚瓣变为全厚瓣，同时暴露骨面。按照前述流程进行三维骨重建后，通过分层缝合关闭创口，首先将唇侧骨膜与舌侧骨膜拉拢固定，然后将肌肉的一部分缝合到舌侧骨膜完成第一层关闭。最后，关闭黏膜组

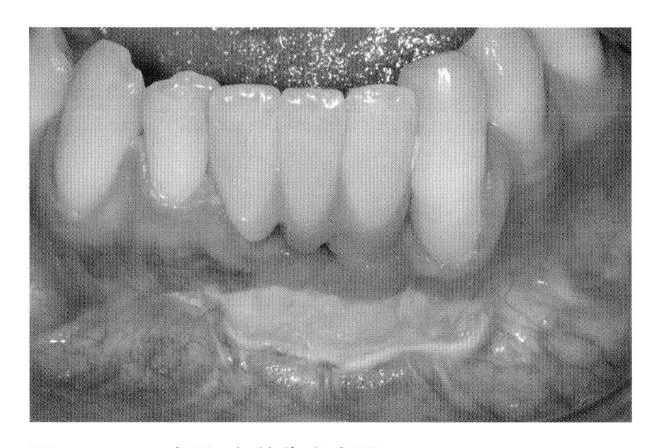

图4-104k 术后8年的临床表现。

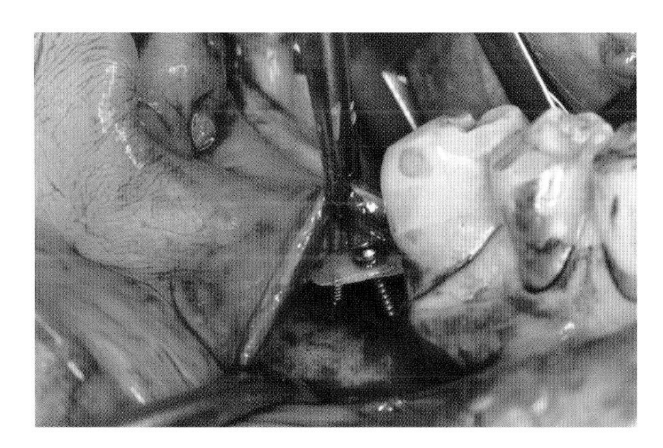

图4-104l 经隧道入路的下颌后牙区垂直向骨增量。

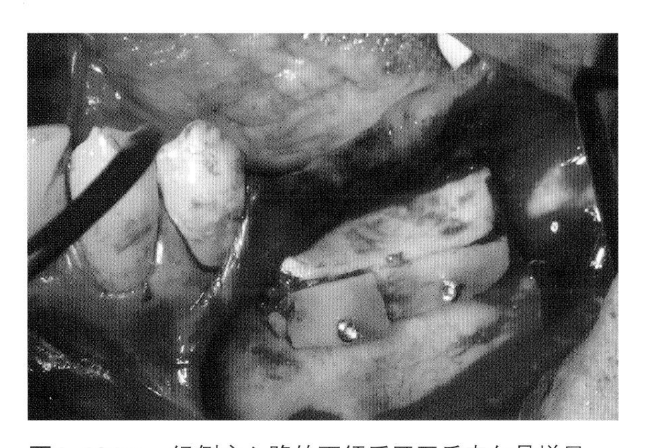

图4-104m 经侧方入路的下颌后牙区垂直向骨增量。

织（见第3章）。与隧道入路一样，3个月后植入种植体时，建议同期行前庭沟加深术以改善软组织。

4.4.7 鼻底提升联合三维骨重建

在一些上颌极度萎缩的病例中，计划的种植位点与鼻底可能非常接近。在这种情况下，可进行鼻底提升和植骨，从而获得垂直向骨增量，以便植入理想长度的种植体（图4-105a～p）。建议不要将鼻底提升超过5mm，以免引起患者不适，因为鼻腔具有重要的呼吸功能，对其空间的影响应尽可能小。鼻黏膜比上颌窦黏膜厚得多，但也有密集的血管。鼻底提升后，同样采用分层技术进行骨增量，植骨程序与上颌窦提升植骨相似，颊侧使用生物材料，底层使用自体骨。

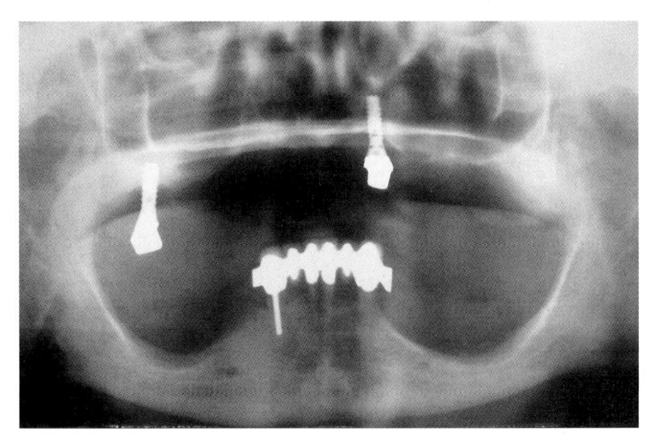

图4-105a 75岁女性患者上颌骨极度萎缩。上颌种植体（由于种植体周围炎）和下颌余留牙（质量差）均无法行最终修复。

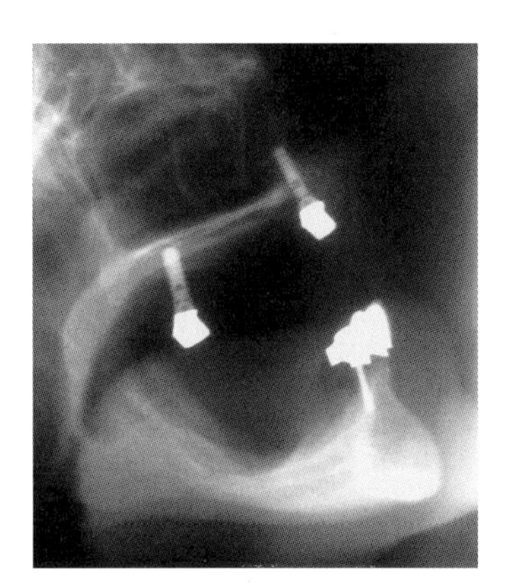

图4-105b 侧位片显示颏部骨量。

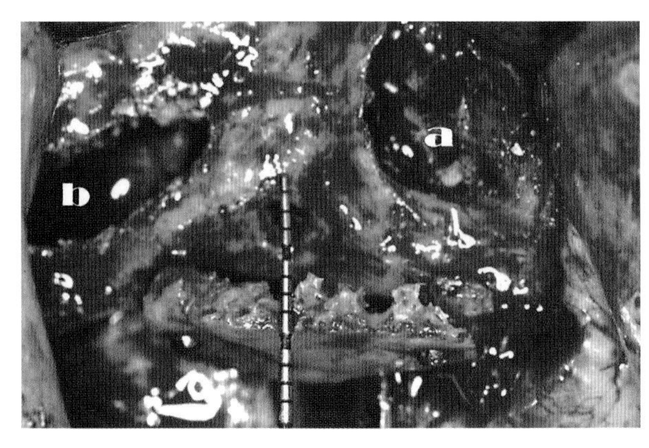

图4-105c 鼻底（a）和上颌窦底（b）提升后，从颏部取骨增加尖牙区垂直向骨量约10mm。

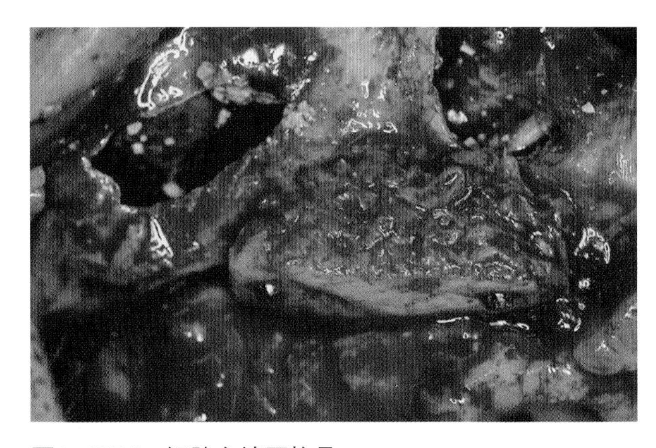

图4-105d 间隙充填颗粒骨。

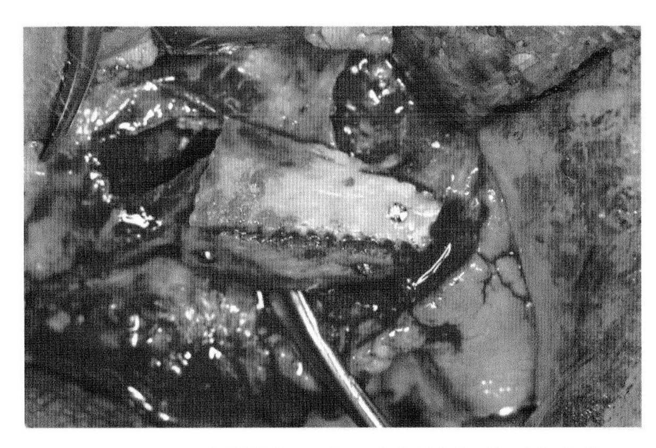

图4-105e 用2个微螺钉固定唇侧骨块完成三维重建。

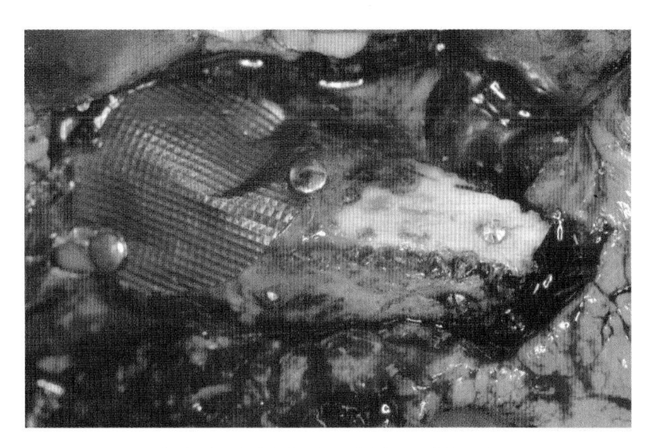

图4-105f 上颌窦底提升后，骨窗覆盖钛膜。

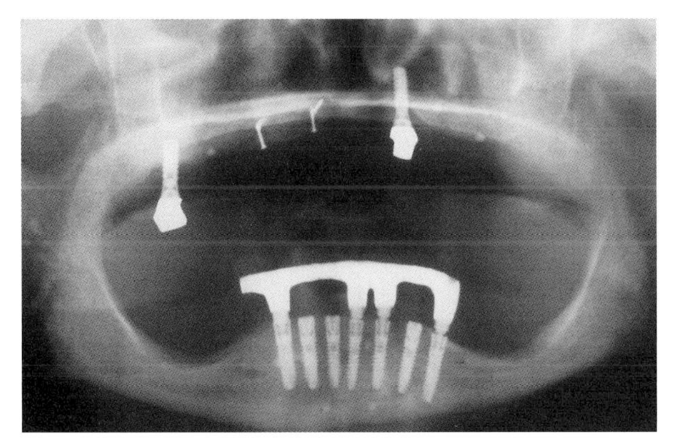

图4-105g 上颌骨增量术后曲面断层片。在颏部取骨过程中，下颌同期植入7颗种植体。其中4颗采用桥体连接后即刻负载。

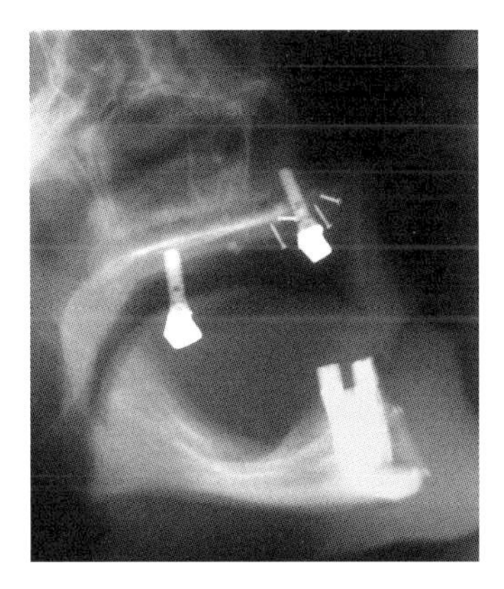

图4-105h 侧位片显示颏部供骨区。

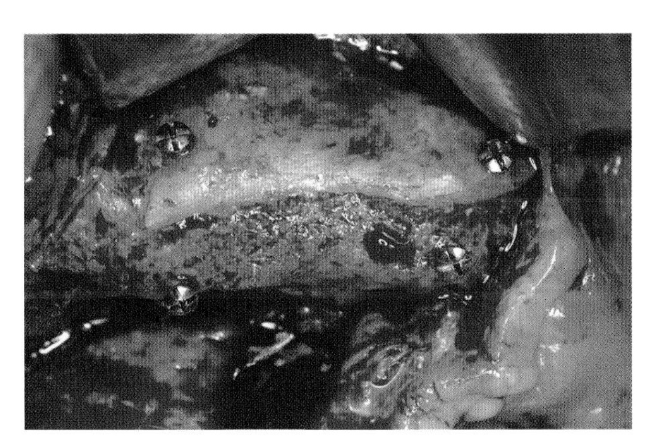

图4-105i 术后3个月的临床表现。

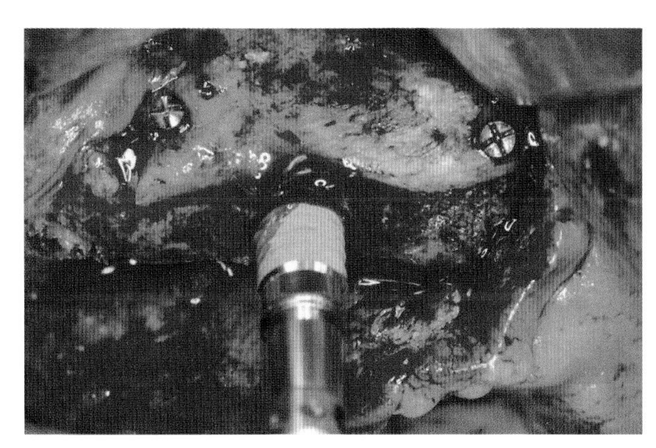

图4-105j 骨增量区植入种植体。

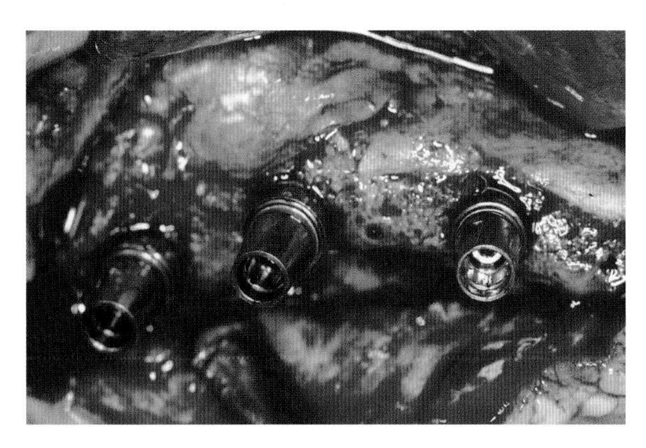

图4-105k 右上颌骨再生区植入3颗XiVE种植体。

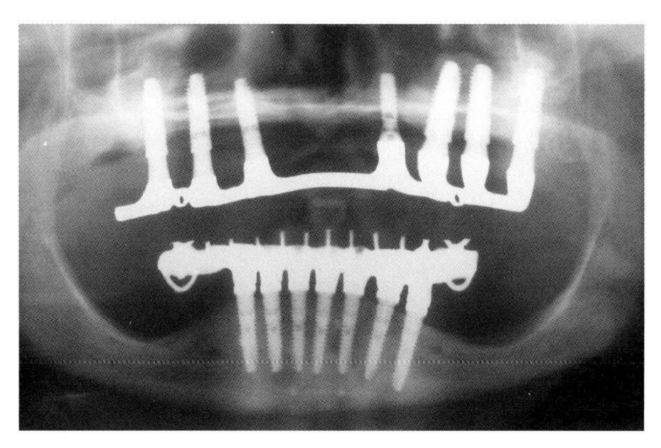

图4-105l 术后2年的曲面断层片。

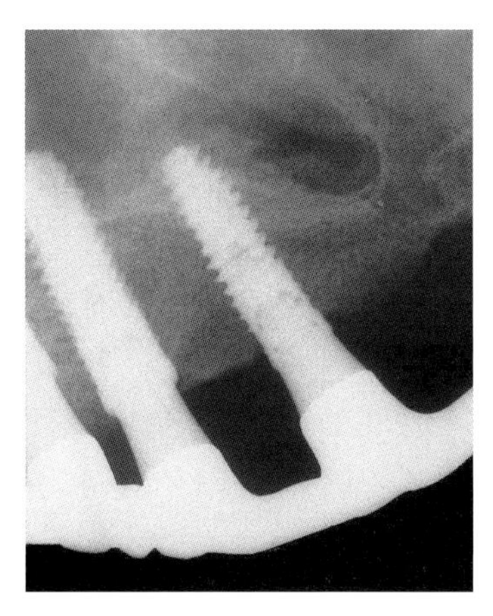

图4-105m 术后2年的X线片，清晰显示获得的10mm垂直向骨增量。

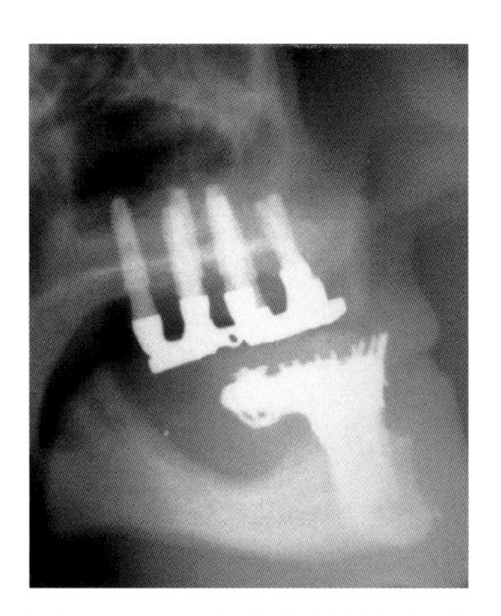

图4-105n 侧位片显示颏部供骨区的骨再生。

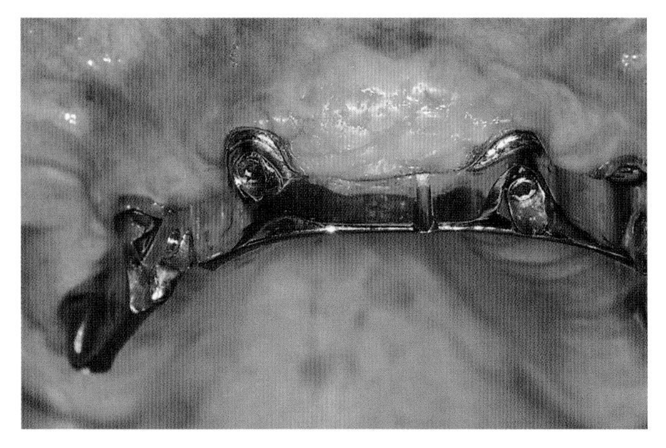

图4-105o 支持上颌最终修复体的杆卡。

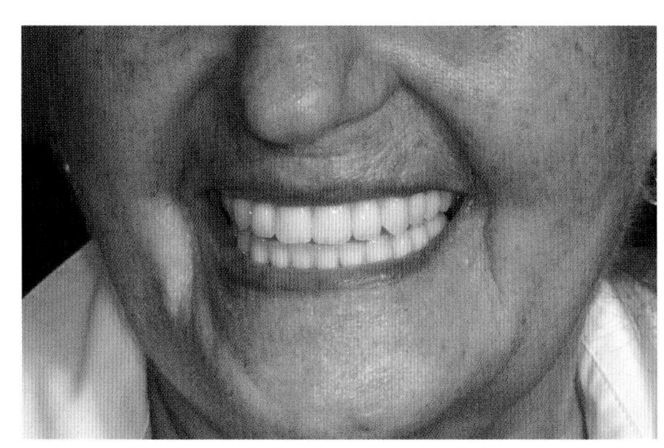

图4-105p 修复完成后的临床表现。

4.4.8 上颌窦底提升术

当上颌窦严重气化时，在严重萎缩的上颌后牙区牙槽嵴中植入的种植体缺乏初期稳定性，将很难实现种植体的骨结合[8]。上颌窦底提升术若操作得当，则可实现在严重萎缩的上颌后牙区牙槽嵴中植入骨内种植体[104]。长期研究结果显示，种植体在骨增量区的成功率与非植骨区的成功率是相似的[6,52,113]。该术式可经一阶段或两阶段手术完成[6,32,40,83,112]。如果剩余的骨高度>5mm，允许种植体稳定植入，通常可在上颌窦底提升同期植入种植体[4]。在抬起的上颌窦黏膜和窦腔基底之间产生的间隙，充填自体骨、同种异体骨、异种骨、异质骨替代材料，或这些不同材料的混合物[6,32,40,83,112]。

两阶段手术包括：首先在上颌窦底提升的黏膜和骨性窦底之间的间隙充填与一阶段手术类似的移植物[6,32,36]。经过3～12个月骨移植物成熟后，进行二阶段手术以植入种植体。这项技术通常用于上颌后牙区剩余牙槽嵴骨高度<5mm的情况，否则无法保证种植体在宿主骨的初期稳定性[113]。作为两阶段法的替代方法，种植体可以在宽的间隔或植入上颌窦内的骨块中实现初期稳定性（内置式骨移植）[47]，这种骨块可以取自髂骨或下颌骨[47,52]。

4.4.8.1 外科手术程序

在局部麻醉注射前（即血管收缩前）直接静脉注射（阿莫西林，2g/d）或者在手术前至少1小时给予口服抗生素。术后继续使用抗生素10天。如果青霉素过敏，则使用克林霉素300/600mg，1.2g/d[4]。手术通常在局部麻醉下进行，结合静脉镇静最佳，局部使用4%的阿替卡因和1：100000肾上腺素（Ultracain DS Forte）进行颊侧和腭部的浸润麻醉。

手术计划遵循分层技术原则。在同期植入种植体时，此技术需采用纯自体骨屑覆盖在暴露于上颌窦内的种植体表面，被抬高的上颌窦黏膜的剩余空间全部用生物材料充填（图4–106a和b）。因为种植体表面完全被自体骨覆盖后可使种植体更早地实现骨结合，可在3～4个月后进行修复[60]。

牙槽嵴顶切口暴露上颌窦外侧骨壁后，在牙槽突与上颌窦前壁交界处上方约2mm处用金刚砂小球钻制备骨盖。窗口的大小应适宜，通常为8mm×6mm。这一交界通常可以根据颜色来识别（牙槽嵴颜色更红；图4–106c）。手术过程中应非常小心，以避免损伤或刺穿上颌窦黏膜。然而，在制备骨窗之前，建议使用骨挠将上颌窦前壁变薄，特别是在上颌窦骨壁较厚的情况下，与此同时也能收获一些额外的骨屑。使用上颌窦提升器械向上旋转仍黏附着在上颌窦黏膜上的骨盖。当骨盖很薄时最好将其完整取出，以免损伤上颌窦黏膜。仔细而完整剥离上颌窦底部和内侧壁的黏膜，最大限度地暴露出骨表面（特别是上颌窦的腭侧骨壁），这对良好的骨再生和骨愈合非常重要（图4-106d～g）。仔细检查植骨空间，如果上颌窦黏膜没有损伤或没有病变，剩余牙槽嵴能够实现初期稳定性，则种植体在理想的位置和方向植入（一般来说，剩余骨高度至少需要5mm）。

在植入种植体之前，将一层吸收较慢的生物材料（如Algiporle）放置在被剥离起的黏膜下，特别是在准备好的间隙远中，以保护移植的骨免受上颌窦黏膜的压力。然后，在这层生物材料下面放置一层自体骨颗粒，然后植入种植体。最后，种植体的裸露表面被自体骨颗粒和骨屑完全覆盖，上颌窦的骨窗被生物材料关闭，并覆盖一层不可吸收膜（图4-106h～r）。为了防止移植物被窦腔的呼吸压力挤出，以上述方式用膜覆盖上颌窦骨窗是非常有必要的。研究表明，上颌窦底提升术中上颌窦侧壁骨窗被膜覆盖时，种植成功率明显更高[110]。由于种植表面大部分被自体骨覆盖，种植体可在术后3～4个月进行负载（图4-106s和t，图4-107a和b）。

上颌窦腔内尖锐的间隔增加了窦腔黏膜穿孔的风险。为了防止黏膜穿孔，建议在骨间隔的近中和远中预备两个骨窗，以便在窦底黏膜被剥起时获得更好的视野（图4-108a）。尽可能地将上颌窦黏膜无损伤抬高，从而可将种植体放置在间隔中或与间隔紧密接触，更加有利于获得初期稳定性（图4-108b）。或者可以用放在间隔基底部的骨扩张器和骨锤破坏上颌窦间隔。

上颌窦黏膜穿孔通常用7-0可吸收缝线缝合或用纤维蛋白黏合剂封闭（Beriplast HS；Centeon Pharma，Dortmund，Germany）。有关此技术的更多详细信息将在第8章中介绍。

当剩余骨高度＜5mm时，可以选择不同的手术方案：

（1）利用腭侧骨壁侧向固定的一阶段手术（只有在腭侧骨壁厚度足够和窦底形状狭窄的情况下才有可能）或利用间隔获得初期稳定性（图4-109a和b）。

（2）另一种一阶段手术是将穿上颌窦的种植体固定于骨块[47,52]。此时，制备的骨窗会更大，这取决于骨块的大小。骨块根据窦底的解剖形态进行修整，并用剥离子放置到合适位置。根据正确的植入位置，先用先锋钻（直径2mm）穿透牙槽嵴顶，然后将一个种植体指示杆（直径2mm）插入预备的种植体骨床内，可稳定骨块以便于进一步预备种植窝洞（图4-110a～d）。然后将种植体固定在牙槽嵴和上颌窦黏膜下方的骨块中。如果剩余的牙槽嵴骨高度＜2mm，难以实现种植体初期稳定性，

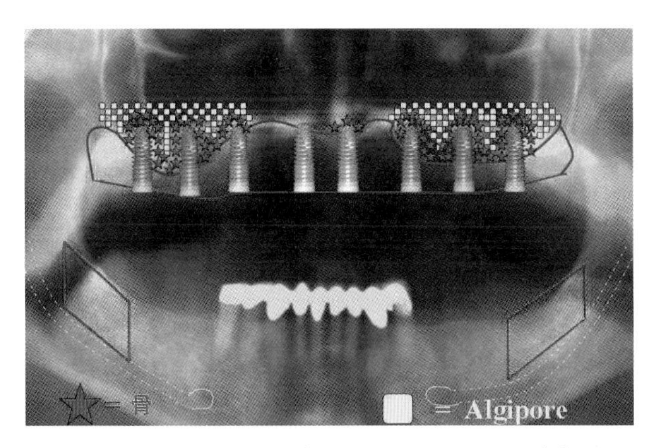

图4-106a 当剩余骨高度＞5mm时，上颌窦底提升同期种植体植入：种植体周围仅包绕自体骨颗粒（取自术区周围或下颌）。生物材料（Algipore等）作为移植骨的空间维持器和保护器，使其免受窦黏膜的压力。

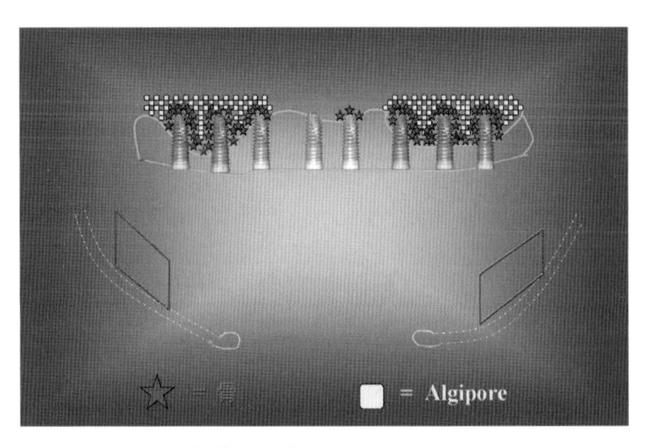

图4-106b 手术过程示意图。

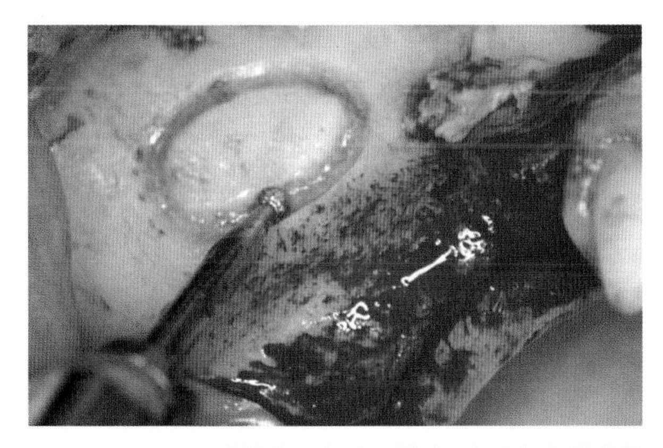

图4-106c 金刚砂钻在红白（牙槽嵴-窦壁）交界处制备骨窗。

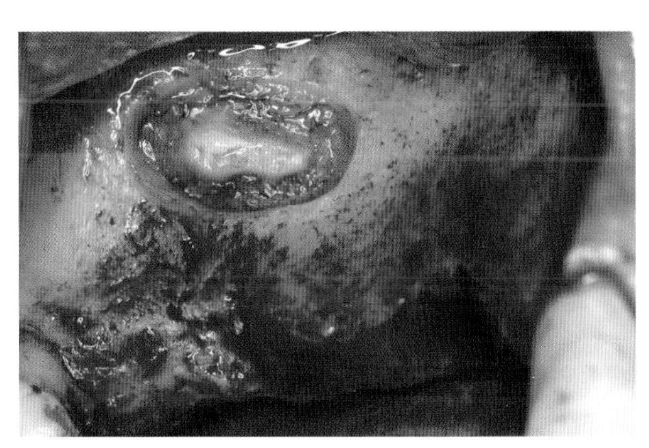

图4-106d 骨窗制备完成。

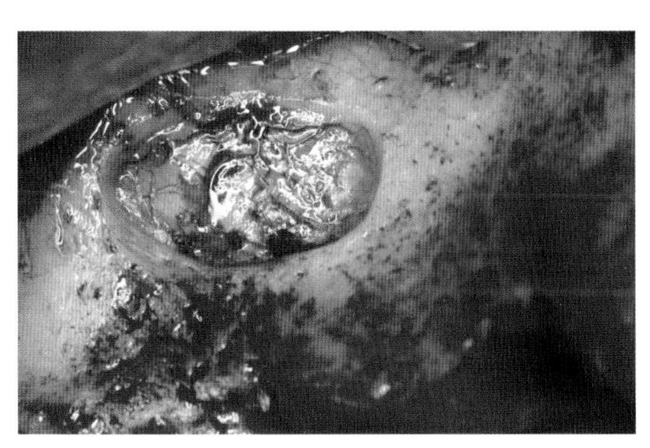

图4-106e 去掉锐利的骨盖后，血管化良好的上颌窦黏膜清晰可见。

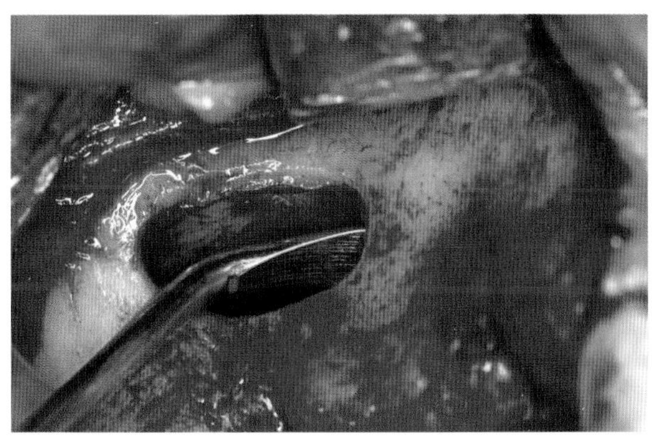

图4-106f 使用专有器械仔细剥离窦内骨壁，确保上颌窦黏膜不穿孔。

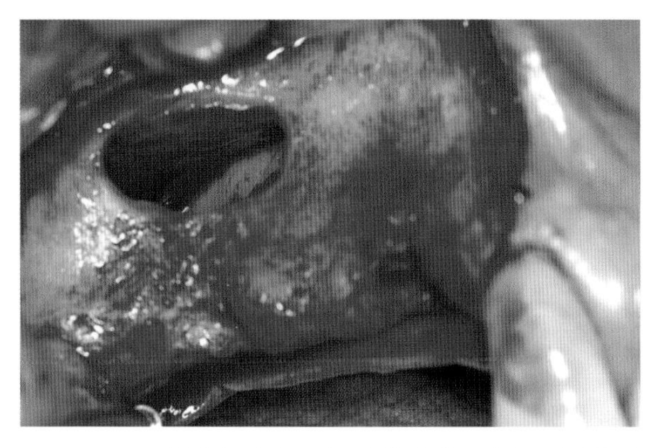

图4-106g 提升基底部及侧壁的黏膜，注意暴露的腭侧壁。

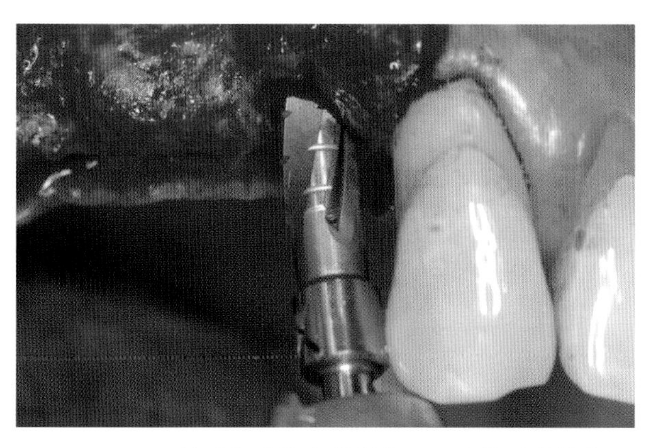

图4-106h 环钻进行种植床的制备以及自体骨的收集。

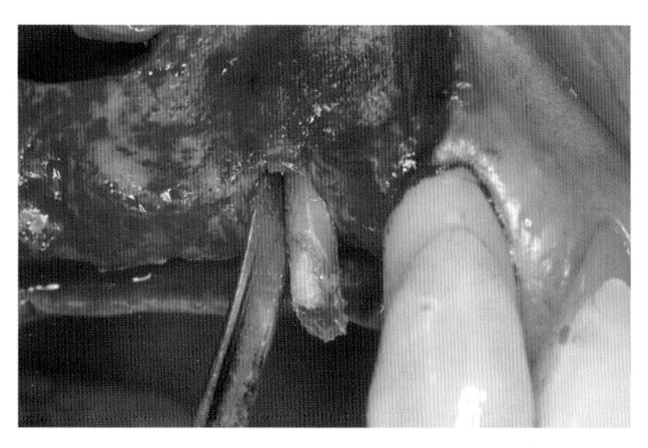

图4-106i 牙槽窝内取骨。

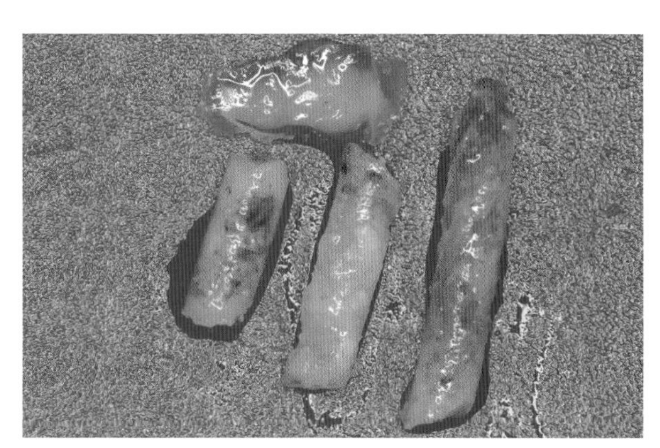

图4-106j 从3个种植位点获取的3个骨柱及骨盖。

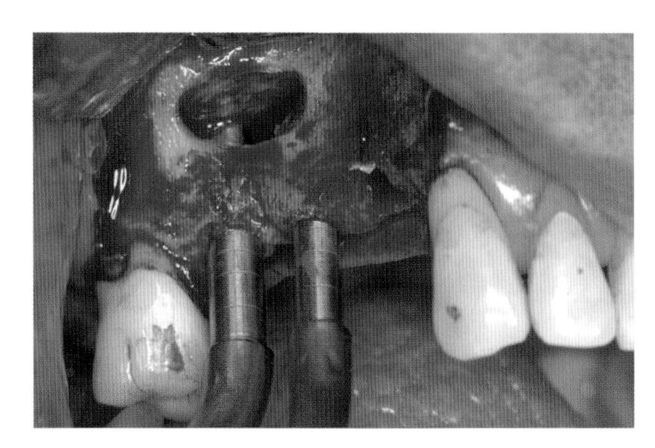

图4-106k 骨挤压器预备种植床。

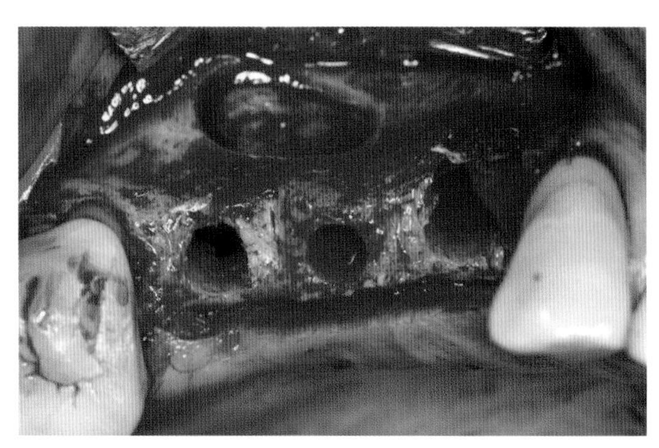

图4-106l 3个制备完成的种植床。

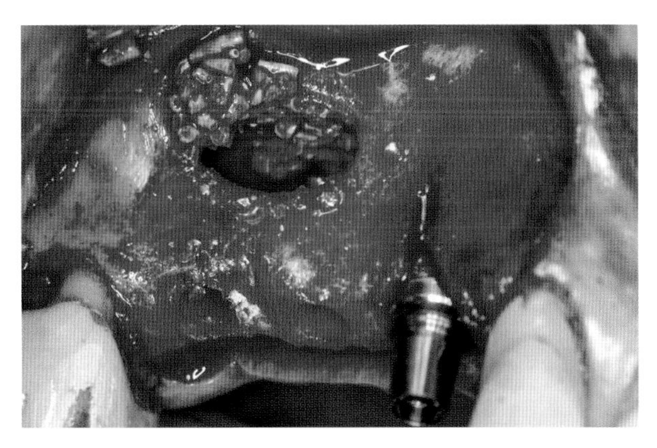

图4-106m 窦黏膜抬高后，窦腔的远中及颇侧充填生物材料（Algipore）。

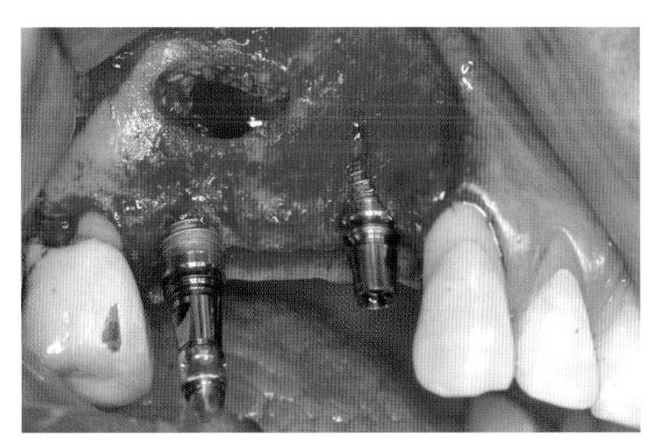

图4-106n 植入种植体。

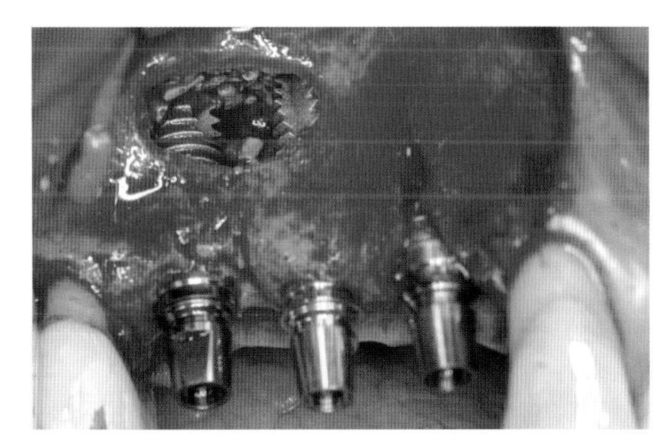

图4-106o 植入3颗XiVE种植体。

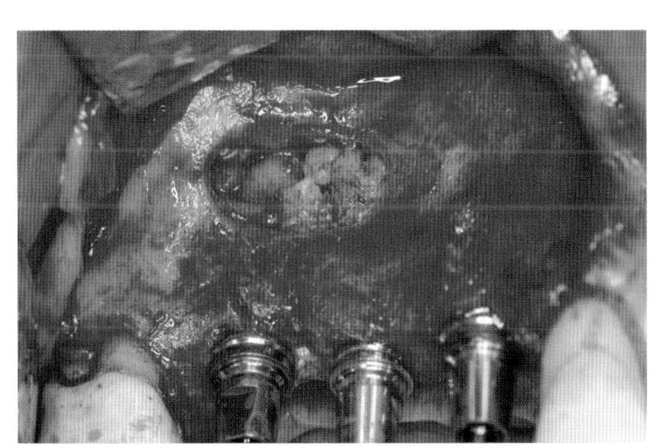

图4-106p 种植体表面只有自体骨包绕。

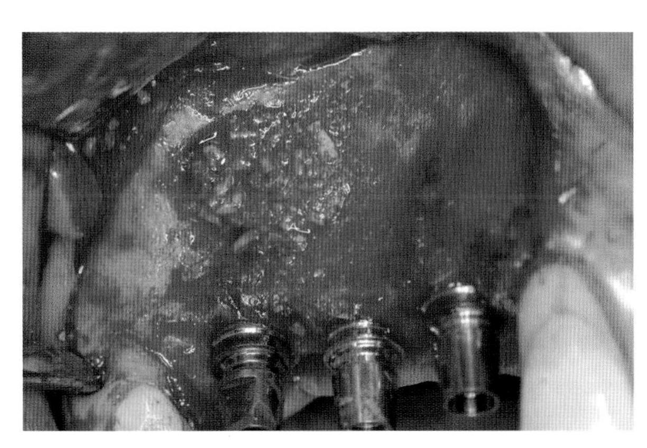

图4-106q 上颌窦骨窗用生物材料充填（覆盖在自体移植物上）。

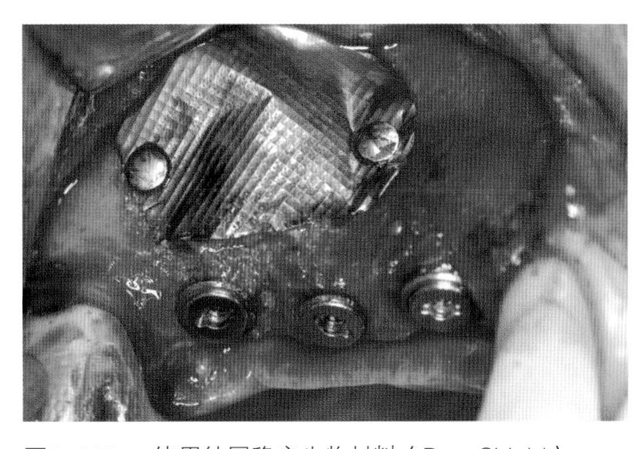

图4-106r 使用钛网稳定生物材料（BoneShield）。

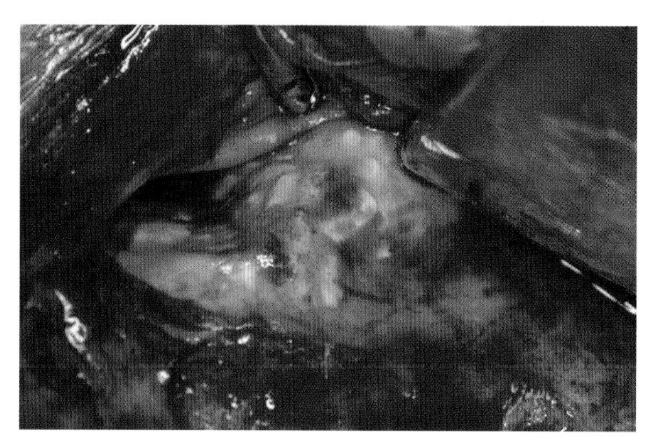

图4-106s 术后4个月后取出钛网，可见生物材料整合良好。

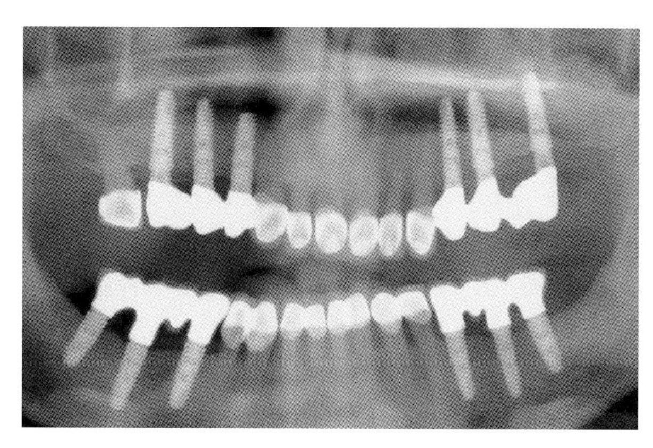

图4-106t 术后5年的曲面断层片，左上颌骨也进行同样的手术流程。注意上颌和下颌种植体的平台转移（4.5mm种植体上为3.8mm基台）。

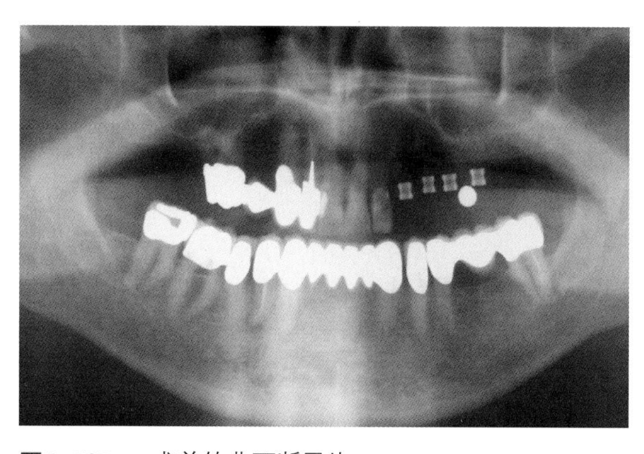

图4-107a 术前的曲面断层片。

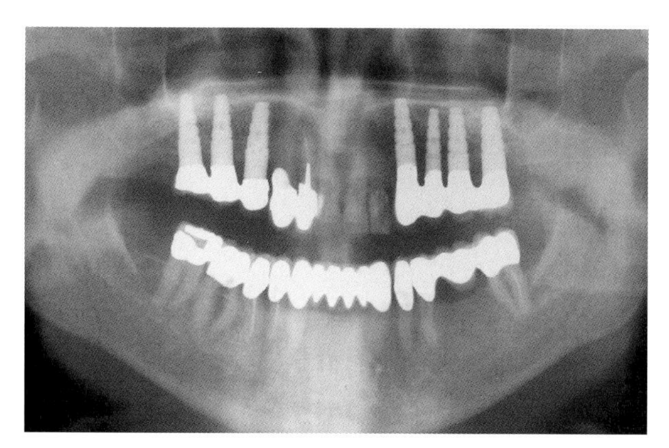

图4-107b 植入后12年的曲面断层片（Frialit-2种植体）：采用上述的双侧上颌窦底提升术。自体骨取自颏部。

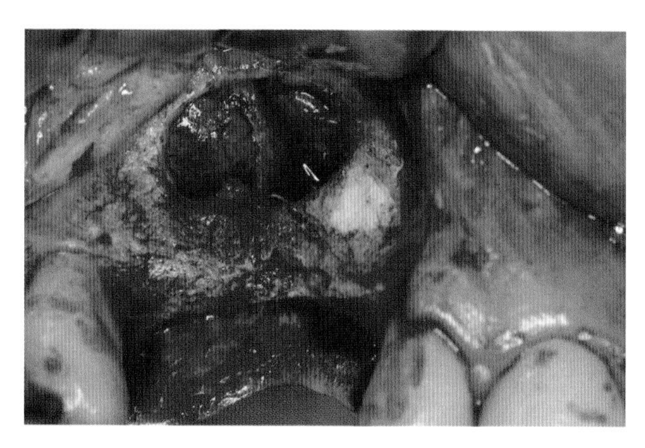

图4-108a 上颌窦间隔。

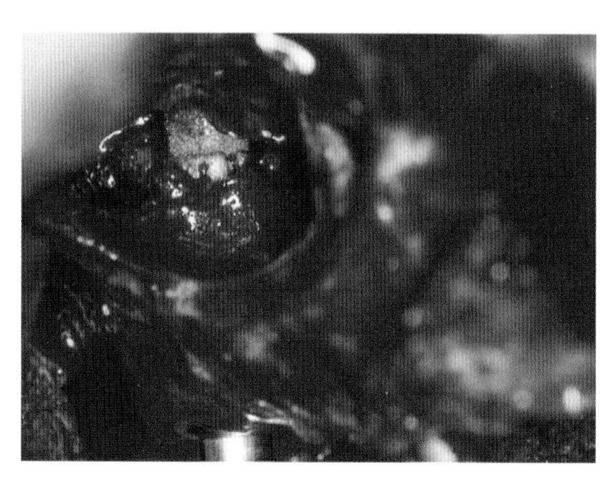

图4-108b 利用间隔实现种植体初期稳定性。

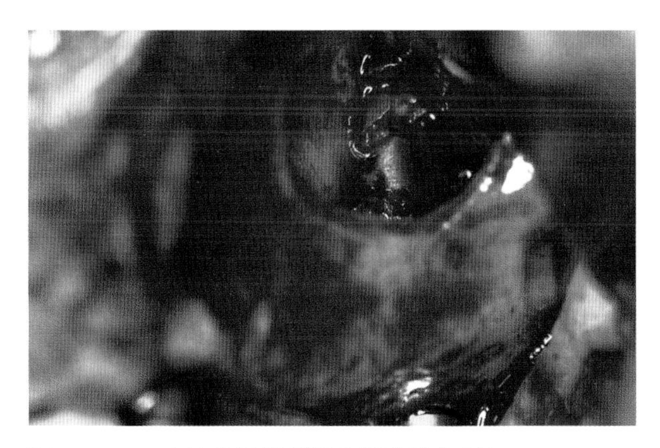

图4-109a 直接接触腭侧骨壁的种植床制备。

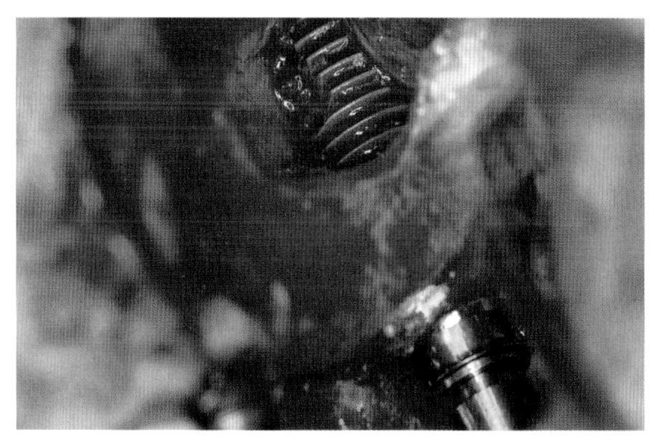

图4-109b 种植体稳定于腭侧壁。

则建议将种植体放置在骨平面以下约0.5mm处，根据拉力螺丝的原理，利用宽大的覆盖螺丝将其压回牙槽嵴（图4-110e和f）。在此手术过程中，由于没有使用厚的皮质骨块，仍要考虑骨愈合的生物学原理（图4-111a～d）。经上颌窦的薄骨块与牙槽骨保持一定距离，骨块和牙槽骨之间的空隙充填骨屑，骨屑也覆盖了整个裸露的种植体表面（图4-111e～j）。

（3）第三种治疗方案是进行两阶段手术，包括第一阶段手术中上颌窦底提升区的骨增量和第二阶段手术中的种植体植入。在这类手术里，也是采用分层技术进行窦底植骨：上颌窦的牙槽嵴侧放入纯自体骨屑，以获得至少8mm的骨高度，生物材料的使用方式与一阶段手术相同，放置在上颌窦的颅侧，置于自体骨屑上方，以便维持间隙和防止骨吸收（图4-112a和b）。愈合3个月后，种植床预备时利用骨挤压器将自体骨从牙槽嵴向生物材料区推进，以增加根尖区自体骨量。种植体将与自体骨有最大限度地接触，因此可以在3～4个月后负重（图4-112c～g）。对于三维方向极度萎缩的上颌后牙区，推荐采用类似的两阶段手术方法，即骨块移植联合上颌窦底提升，3个月后植入种植体（图4-113a～q）。

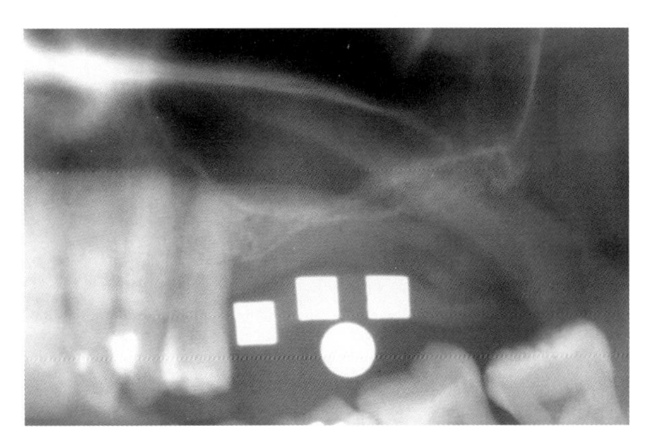

图4-110a 术前X线片显示骨高<2mm。

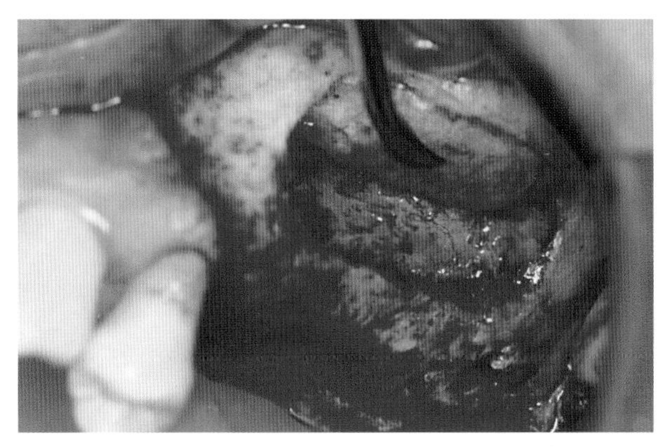

图4-110b 骨窗制备完成。

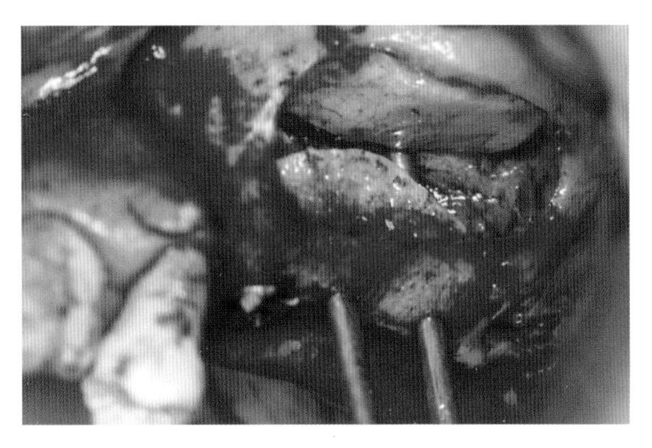

图4-110c 利用金属棒（直径2mm）固定取自颏部的骨块。

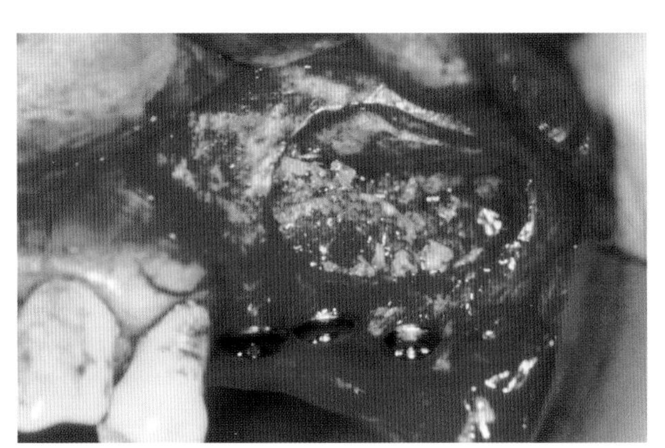

图4-110d Frialit-2种植体替代金属棒。

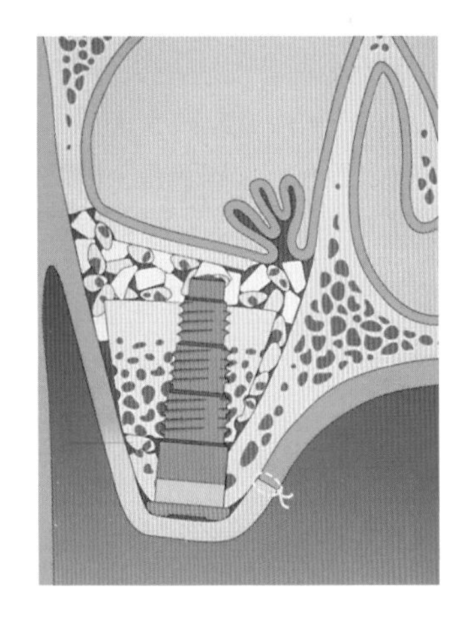

图4-110e 种植体固定于窦底骨块的详细示意图。种植体植入于牙槽嵴下1mm处。初期稳定性是通过使用大号覆盖螺丝利用与种植体相连的骨块与窦底之间的压力来实现的。

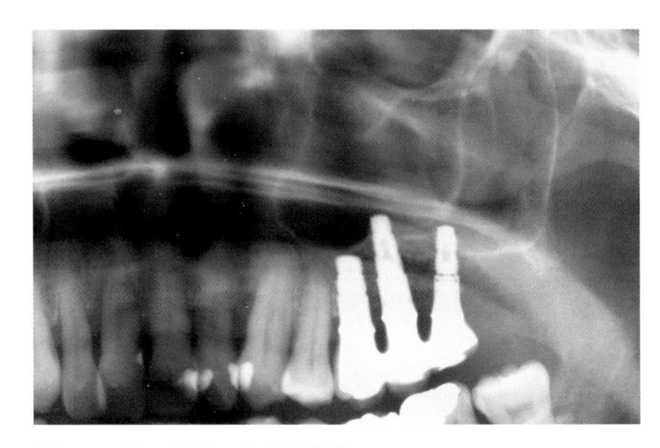

图4-110f 术后14年的X线片。

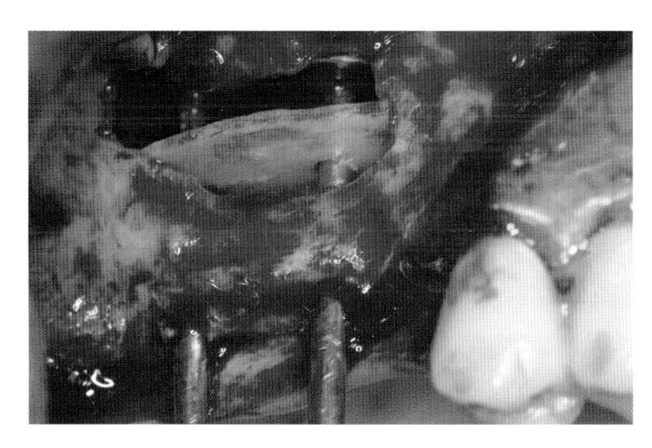

图4-111a 薄骨块用细金属棒固定形成内置式骨块。

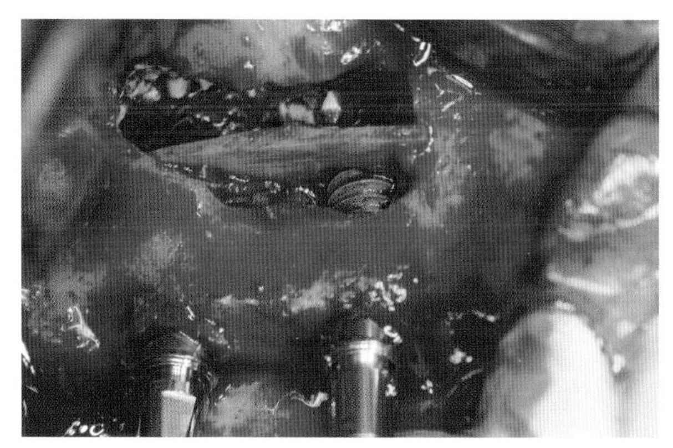

图4-111b 用XiVE种植体代替金属棒。

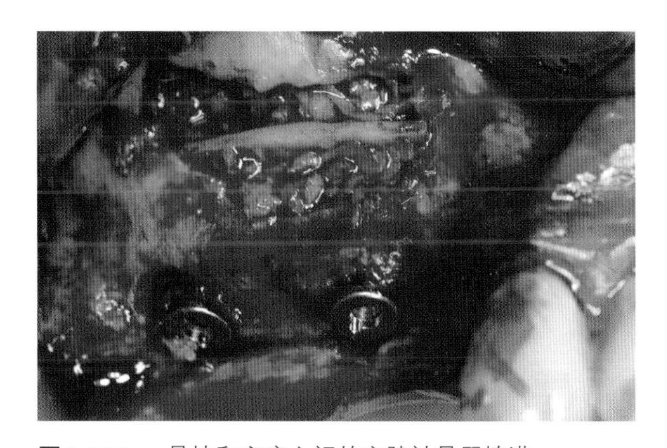

图4-111c 骨块和窦底之间的空隙被骨屑填满。

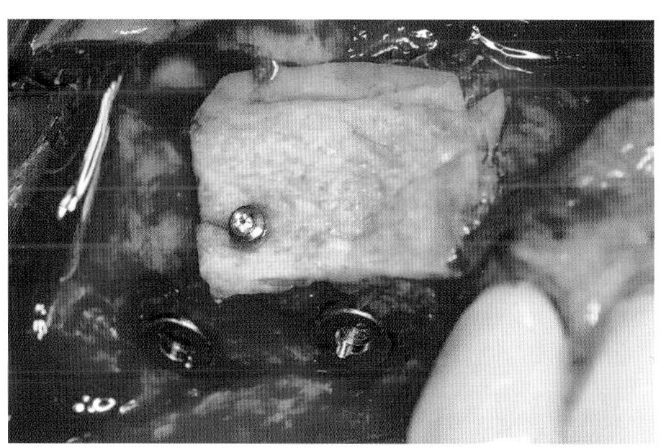

图4-111d 关闭窦窗的同时，在颊侧用骨块增厚菲薄的牙槽嵴。

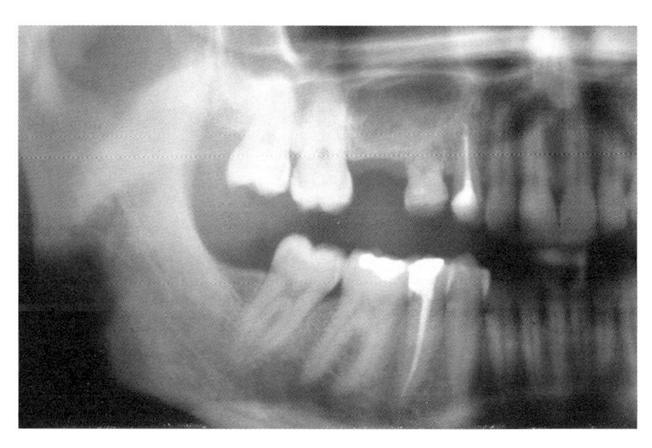

图4-111e 右上颌尖牙和2颗前磨牙先天缺失。第二前磨牙区域剩余骨高度＜1mm。

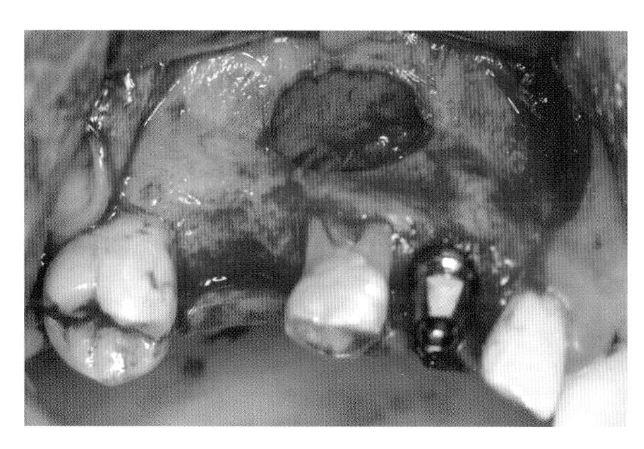

图4-111f 植入种植体。

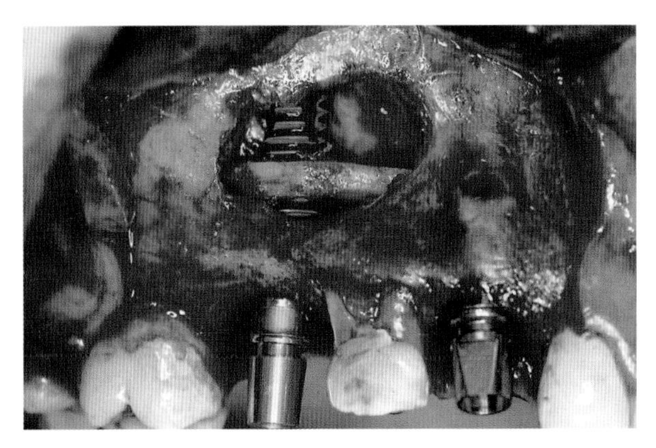

图4-111g 在第二前磨牙区域利用骨块固定种植体。

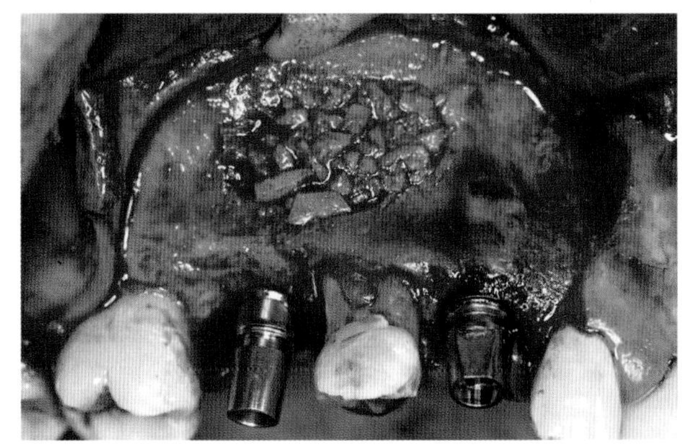

图4-111h 骨块下空隙是由骨屑充填，其上方的空隙按照分层技术处理。窦窗填满自体骨屑，因此不需要膜覆盖。

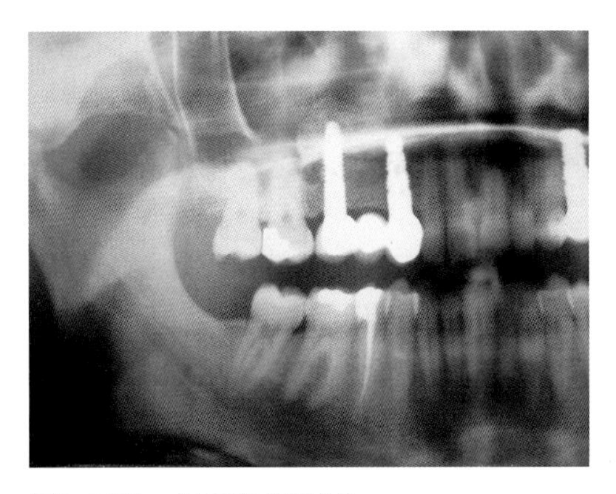

图4-111i 术后6年的X线片。

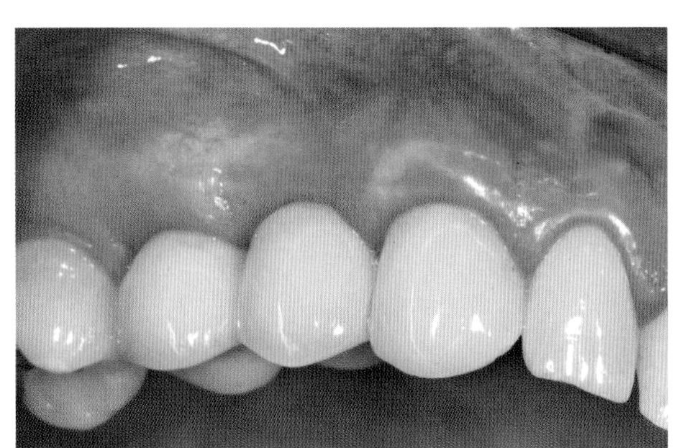

图4-111j 术后6年的临床表现。

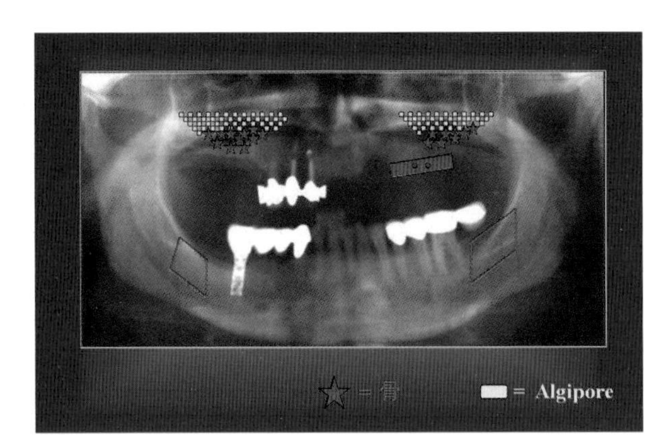

图4-112a 两阶段的上颌窦底提升术的原则。生物材料不与自体骨混合，而是在颊侧分层放置，与窦黏膜紧密接触。自体骨屑放置在靠近牙槽嵴的位置，以获得最小高度为8mm的纯自体骨。

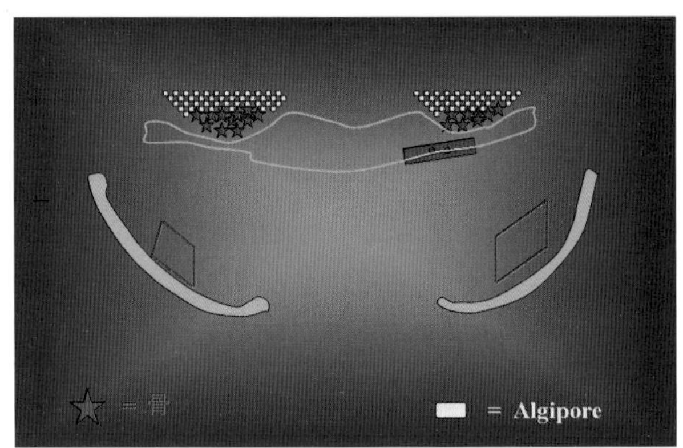

图4-112b 图4-112a的示意图。

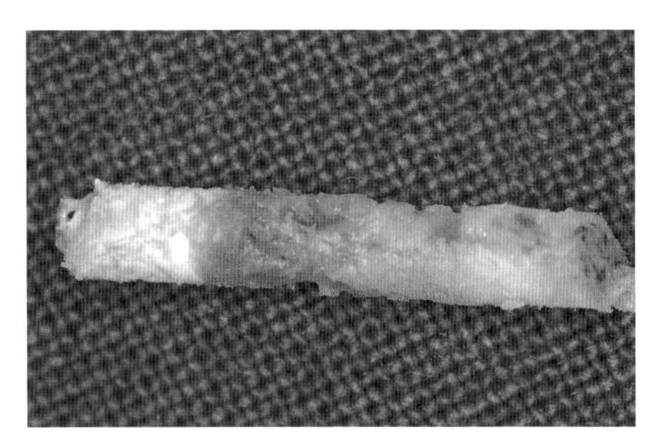

图4-112c　术后4个月对移植区进行活检，证实了骨移植原理：植骨区牙槽嵴侧形成超过10mm的骨质，根尖侧的生物材料区形成新骨。

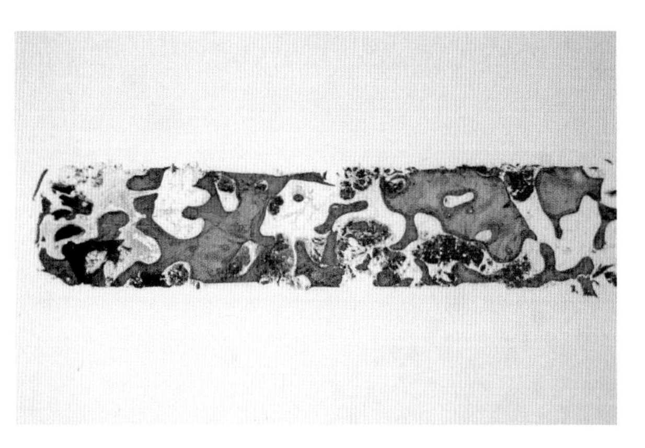

图4-112d　术后2年在上颌后牙骨移植区进行活检。移植骨和生物材料周围的改建过程仍然活跃。活检显示相同的结构：根尖区有生物材料和新骨，嵴顶区为纯自体骨（甲苯胺蓝染色）。

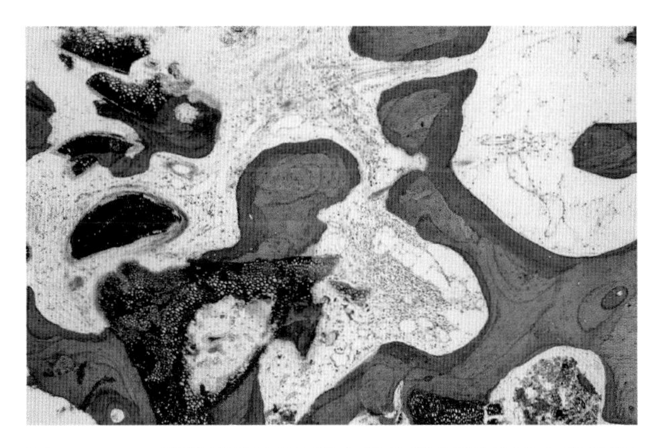

图4-112e　高倍镜下显示剩余的生物材料依然在降解和改建，并有新骨形成（甲苯胺蓝染色×4）。

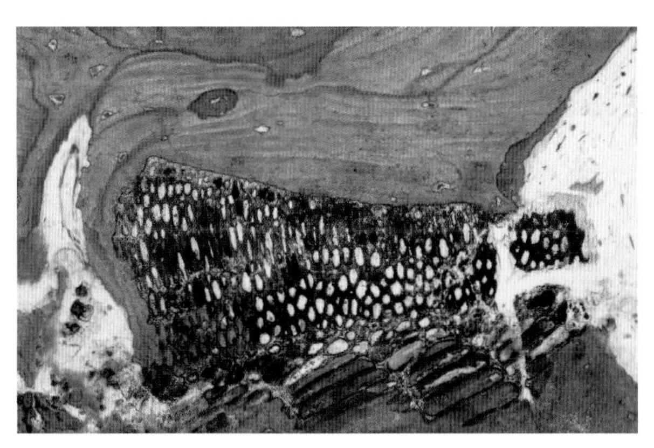

图4-112f　生物材料孔隙中可见新骨形成，随后骨组织会替代生物材料（甲苯胺蓝染色×20）。

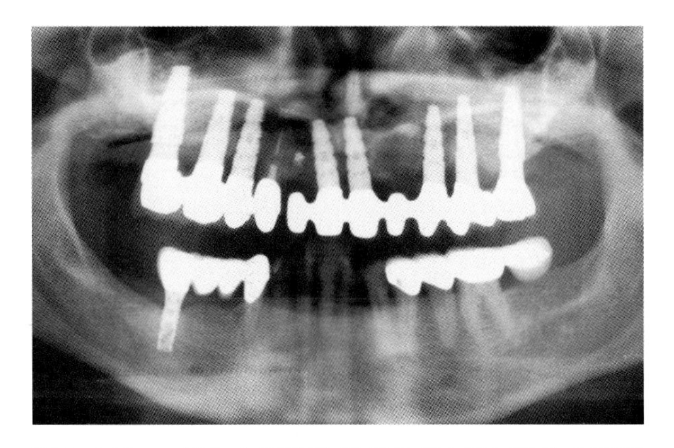

图4-112g　植入上颌窦的种植体修复8年后的曲面断层片。

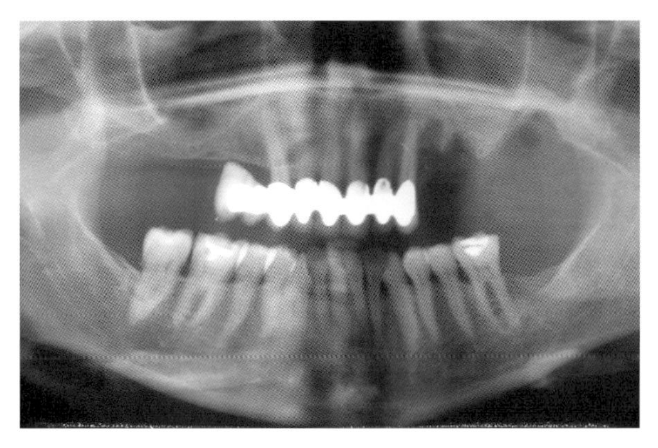

图4-113a 曲面断层片显示上颌后牙区有明显的垂直向骨吸收。

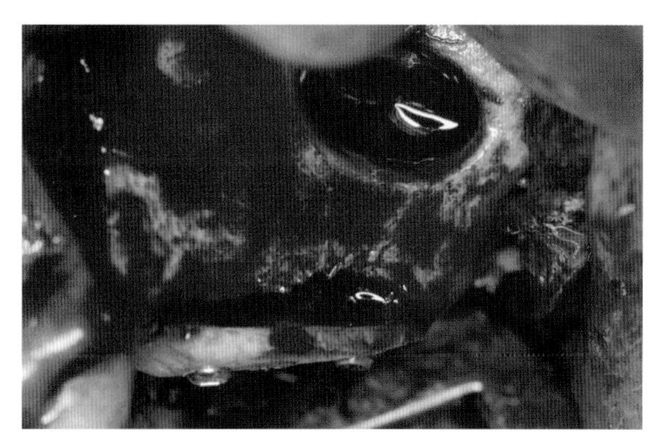

图4-113b 上颌窦底提升及利用薄骨块重建骨缺损。

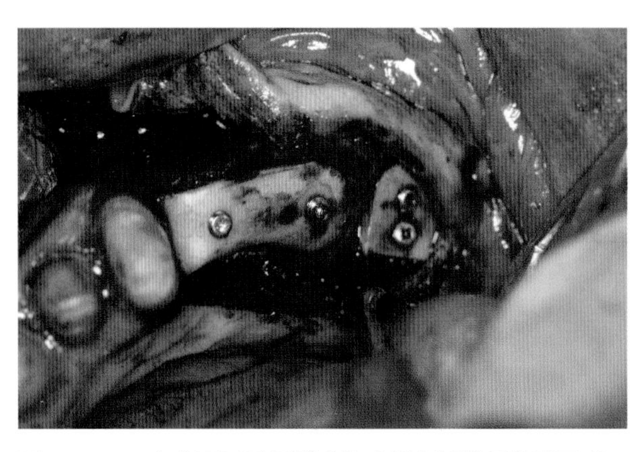

图4-113c 在磨牙区采用隧道技术进行骨增量的殆面观。

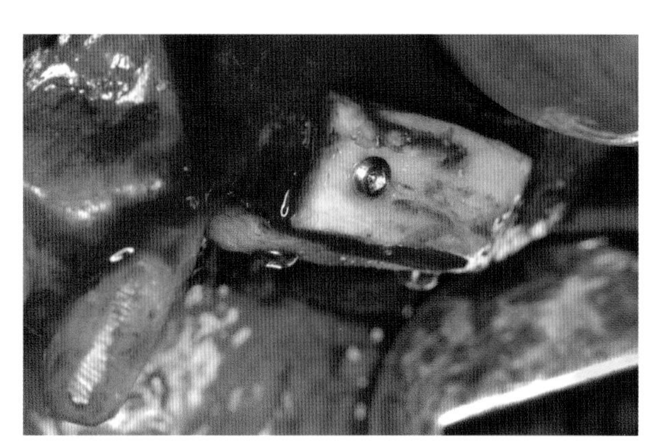

图4-113d 骨颗粒充填骨间隙后，用螺丝钉固定侧方骨块（三维骨重建）。

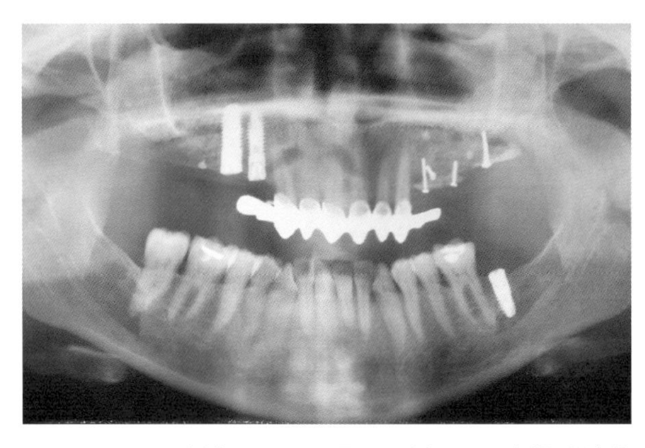

图4-113e 双侧磨牙后区取骨，双侧上颌窦底提升并使用骨块植骨术后的X线片。

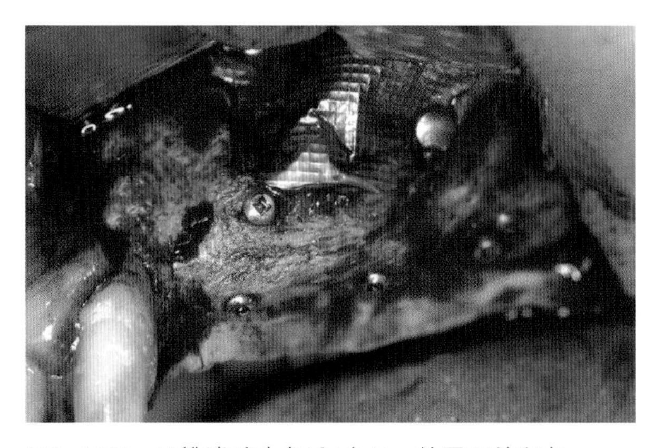

图4-113f 牙槽嵴重建术后4个月，钛网覆盖窦窗。

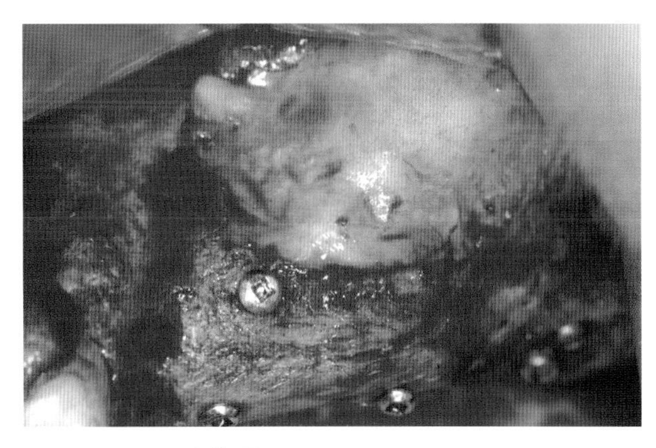

图4-113g 取出钛网。

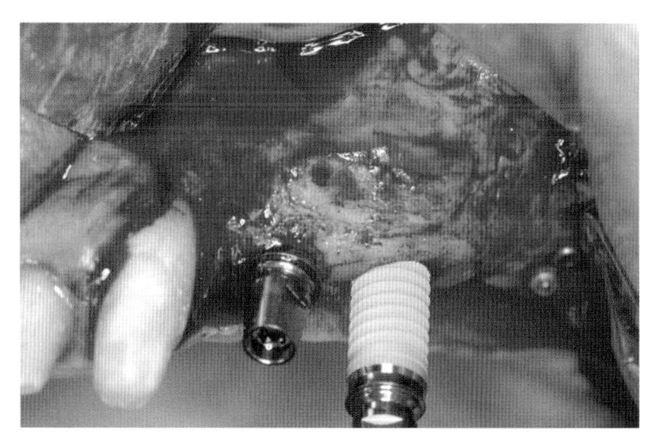

图4-113h 植入XiVE种植体（直径4.5mm）。

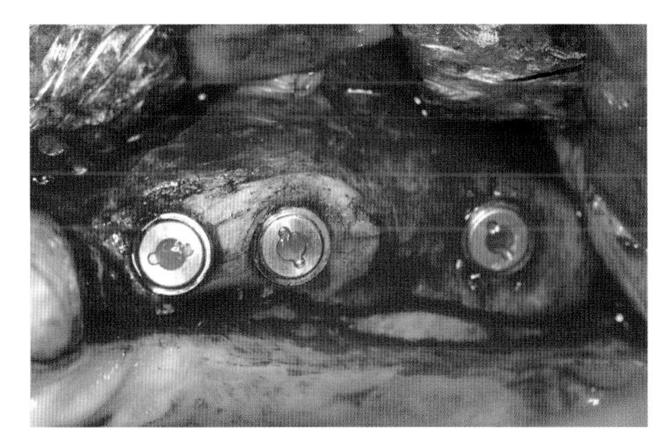

图4-113i 左上颌植骨区植入3颗种植体。

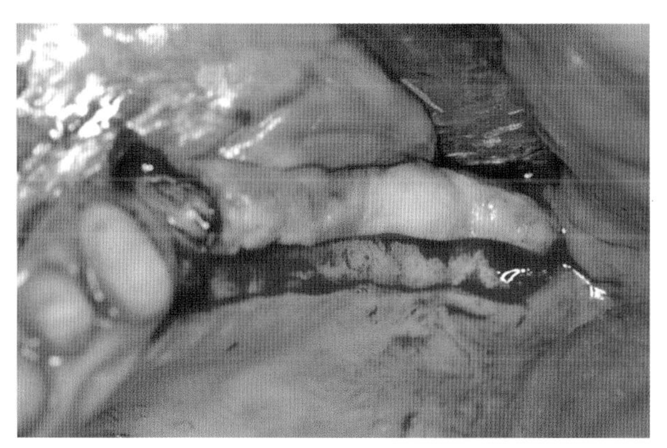

图4-113j 暴露种植体时采用根向复位瓣增加颊侧角化龈。

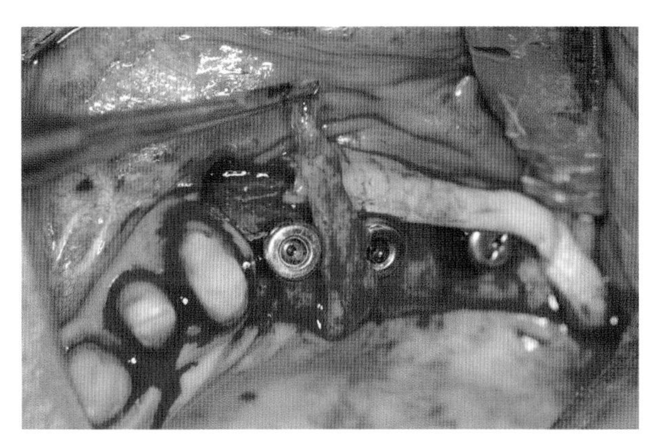

图4-113k 带蒂结缔组织瓣用于美学区种植体间软组织增量及尖牙软组织退缩的根面覆盖。

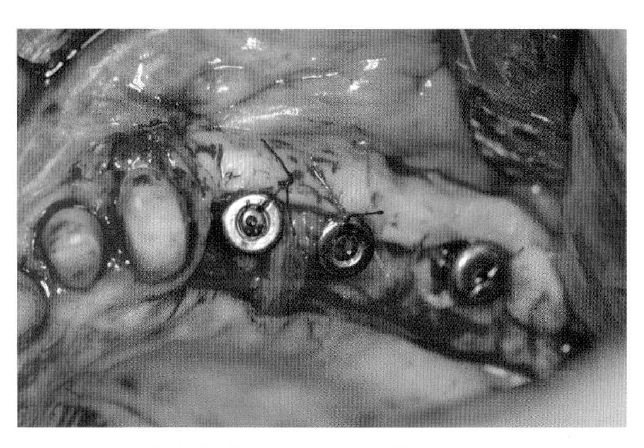

图4-113l 根向复位瓣固定在穿孔的愈合基台上。

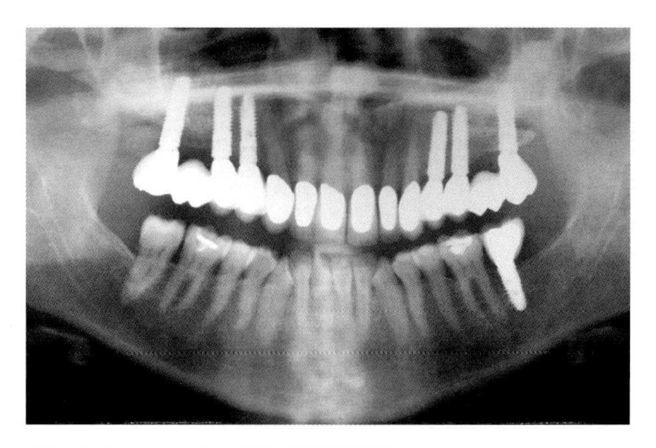

图4-113m 术后6年的曲面断层片。

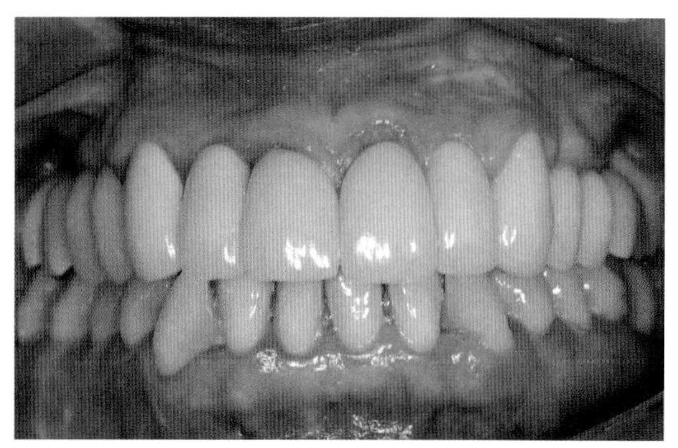

图4-113n 全口重建术后10年的临床表现。

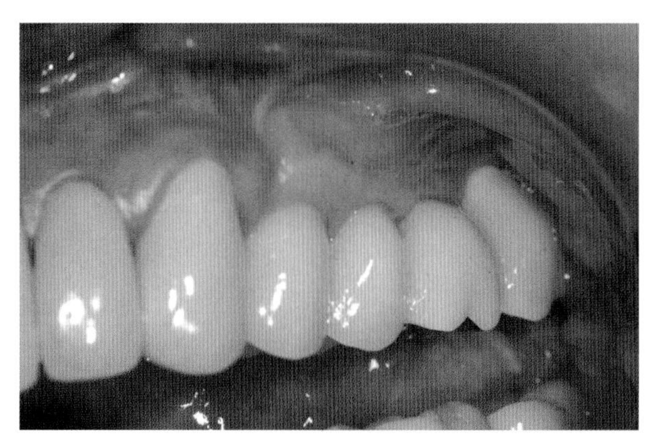

图4-113o 右上颌临床表现。注意种植牙冠周围有足够的角化龈。

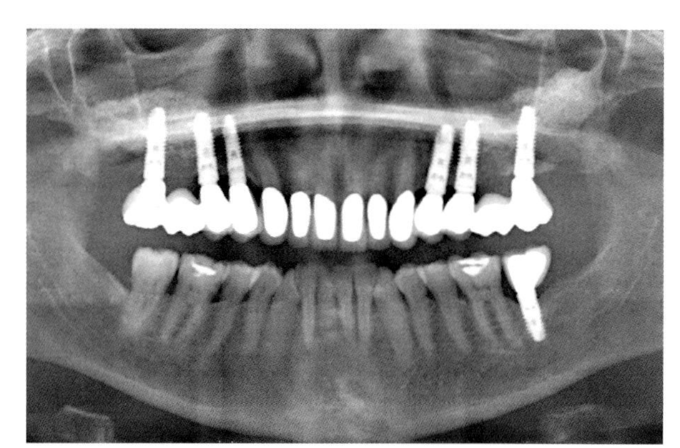

图4-113p 术后15年的X线片。

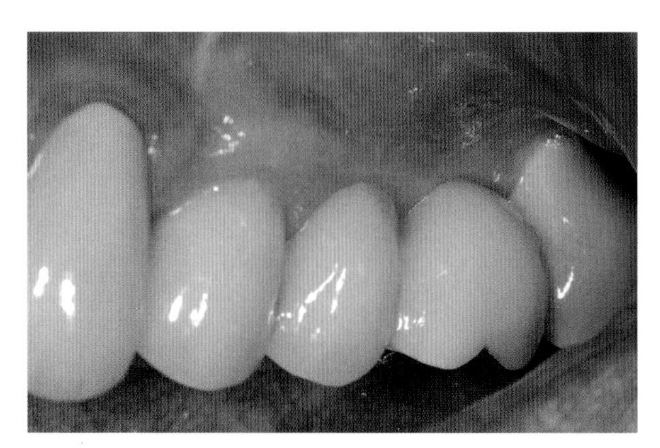

图4-113q 术后15年左上后牙区的临床表现：可见骨和软组织稳定。

4.4.9 下颌神经侧方移位术

种植体植入下颌后牙区时，应注意避免损伤下颌神经。一个详细的术前计划应包含影像和手术计划：如下颌管上方的剩余骨高度、咬合和修复空间的信息、冠根比，以及殆位关系也要考虑在内。当下颌管上的有效骨高度<9mm时，种植体的植入变得复杂，术中损伤下颌神经的风险提高。是否进行垂直向骨增量或下颌神经侧方移位术取决于修复体空间、冠根比以及口底和软组织的位置，如下所示：

- 如果上颌牙齿和萎缩的下颌骨之间的空间足以进行垂直向骨增量且能保留足够的修复体空间，建议使用Onlay/三维骨移植进行垂直向骨增量，这将同时改善软组织的位置和质量（图4-97a～l）。
- 在修复空间不足时，如由于对颌牙的伸长，可以考虑选择下颌神经侧移术，以便安全地植入种植体[81]。

4.4.9.1 外科手术程序

术前给予抗生素，可以在局部麻醉注射前（在血管收缩前）直接静脉注射（青霉素G，1×10^6IU）[4]，或者在手术前至少1小时口服（青霉素V，1×10^6IU/d）。术后继续使用抗生素7天，3×10^6IU/d，连用7天。如果青霉素过敏，则使用克林霉素300/600mg，1.2g/d[4]。手术通常在局部麻醉下进行，最好结合静脉镇静。使用4%的阿替卡因和1：100000肾上腺素（Ultracain DS Forte）进行前庭和腭部局部浸润。

我们建议除了曲面断层片之外，需额外进行CBCT或CT扫描，以便了解更多关于下牙槽神经三维位置信息。在远中区域，即从颏孔到第二磨牙，下颌神经位于颊侧皮质骨内4mm以上的深度。微锯最大切割深度为3.2mm，故使用微锯神经损伤的风险极低。

我们要区分两种手术术式即下颌神经侧移术[81,91]和后移术[22]的不同：前者在使用微锯制备和取出骨盖之后，从侧面将神经从下颌管中剥离（图4-114a～g）。使用微锯在下牙槽神经上方约2mm、下方约3mm做水平切口，可获得手术部位的良好视野和广泛暴露。由于下颌神经的弹性很低，侧向移位非常有限，需要广泛暴露神经。为此，建议骨盖垂直切口的长度至少为2.5～3cm。骨盖脱位后，通常神经上仍覆盖着一层松质骨。必须用手用器械小心取出，同时收集骨屑。如果是皮质骨结构较多，则用金刚砂球钻进行暴露。将神经从颏孔至磨

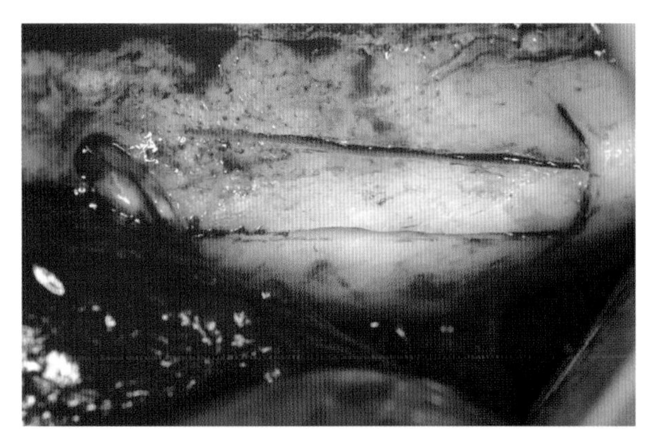

图4-114a 制备骨盖，以暴露下颌神经管。

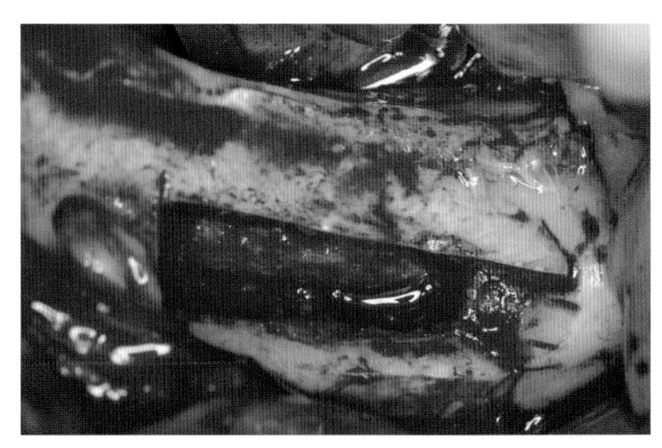

图4-114b 暴露下颌神经。

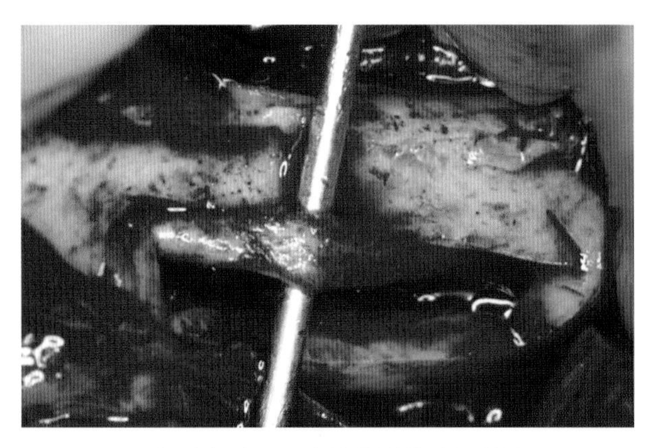

图4-114c 切除颏神经远中的骨并将神经侧移。

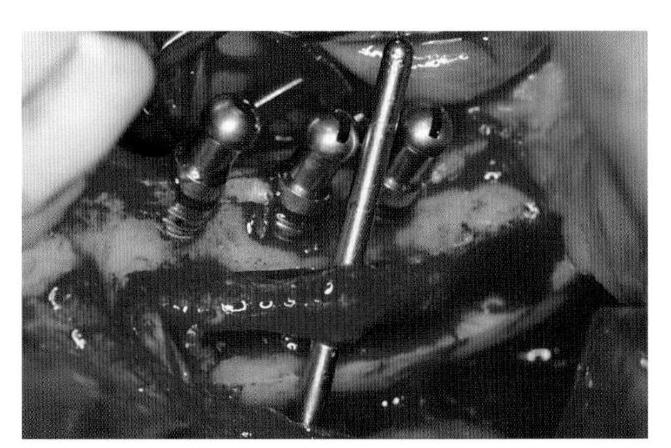

图4-114d 神经侧移后植入3颗种植体。

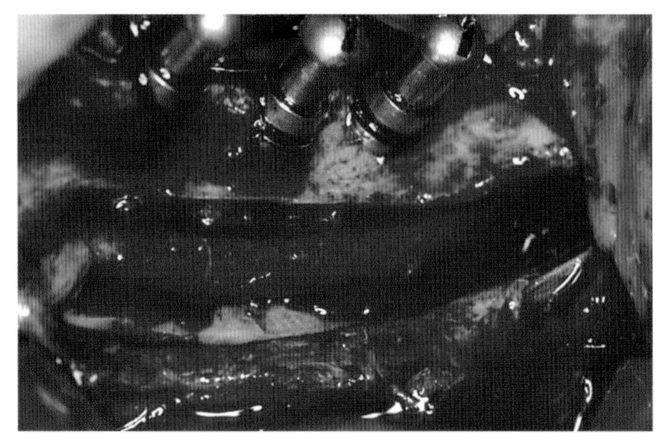

图4-114e 种植体植入后下颌神经部分复位。在神经和种植体之间放置骨颗粒。

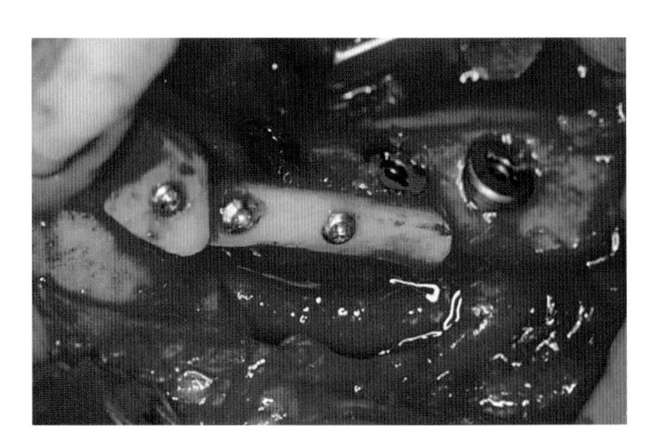

图4-114f 骨盖被移植到菲薄的嵴顶区域。

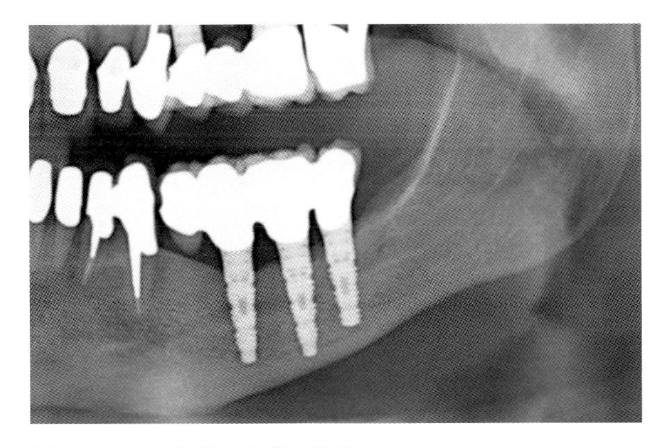

图4-114g 术后10年的X线片。

牙后区广泛暴露后，小心地将下颌神经从其管中向外侧拉出骨外。由于神经弹性有限，注意神经不能长时间处于张力状态，以防术后出现感觉异常的问题[93]。用直径2mm的光滑小棒将神经暂时固定在其管外。植入种植体以后，为了防止手术结束时神经松解后神经与种植体表面直接接触，在骨窗上取出一些骨屑和松质骨覆盖在种植体颊侧，约3mm厚。由于取下的骨盖有时不能复位，故可作为骨移植物使用。

对于已经发生骨结合并且压迫下牙槽神经几个月的种植体，推荐使用上述同样的方法。即使取出种植体，由于受压几个月后神经症状很难缓解，因此更好的选择是保留已经发生骨结合并修复的种植体，通过神经侧移术进行神经减压（图4-115a～h）。

下颌神经后移术的目的是减少张力，避免改变神经敏感度。微锯制备骨盖，骨盖脱位并暴露神经，方法同下颌神经侧移术（图4-116a和b）。随后位于骨内的下颌神经前部，颏神经近中部分被切断，使下牙槽神经的张力完全被释放（图4-116c和d）[22]。然而，这一过程会导致颏神经支配的下颌牙齿的出现感觉障碍。因此，下颌神经后移术适用于下颌前区无牙的患者。种植体植入后，取下来的骨盖用来固位后移的神经（图4-116e和f），形成新的骨孔（后磨牙孔）。

对于下颌后部有较大骨缺损的病例，无论是否存在由于可摘义齿压迫下牙槽神经引起的感觉障碍还是神经病理性疼痛，建议将下颌神经侧移术与垂直向骨增量相结合，重建牙槽骨垂直向骨量（图4-117a～l）。根据不同的解剖条件，种植体可以与移植物同期植入，也可以在移植物愈合后植入。总之，下颌神经侧方移位术是为高度萎缩的下颌后部植入种植体创造良好条件的一种方法。然而，术后下牙槽神经的支配区可能会出现短暂的感觉障碍，若神经没有损伤，这种障碍通常在大约3个月后消失。因此，此手术需要高超的操作技能和丰富的手术经验。

下颌前牙的感觉丧失仍然是神经后移术中的主要问题：由于必须将颏神经的近中骨内部分与其主神经分开，所以下前牙区麻木可能会持续很长时间。一项回顾性研究中发现，在1994—2002年94名接受神经侧移和神经后移术

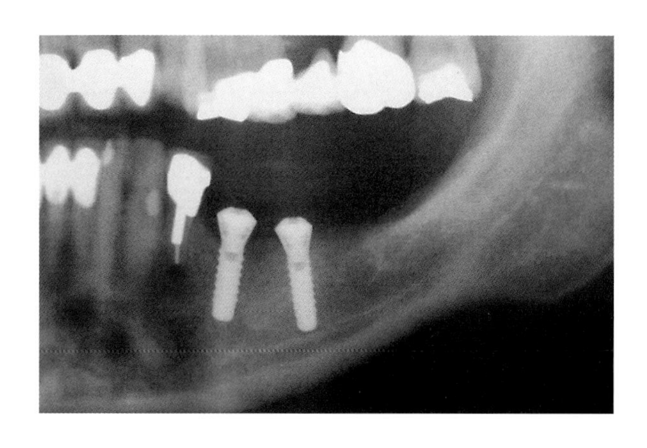

图4-115a X线片显示下牙槽神经受压情况，自植入后已持续8个月。患者在左下颌神经支配的区域完全麻木。由于种植体的骨结合良好，通过拔除种植体修复神经的机会极低（为时已晚），因此通过神经侧移术进行减压，防止将来出现神经痛。

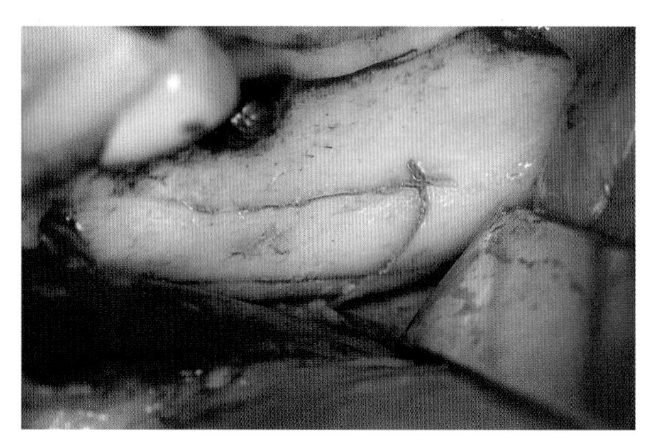

图4-115b 微锯制备骨盖暴露下颌管。

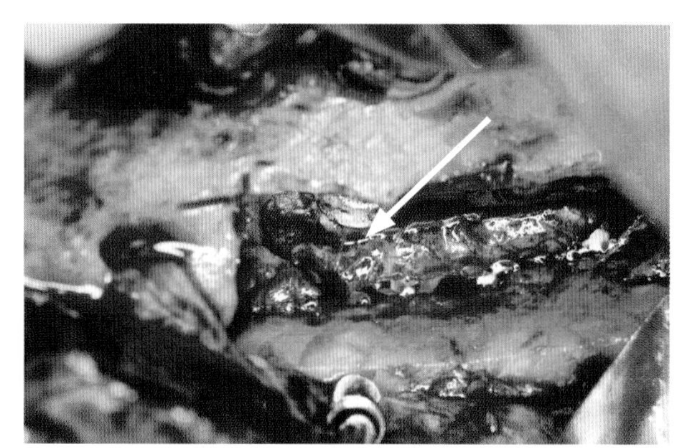

图4-115c 骨盖脱位、移除松质骨后，可见远中种植体压迫血管神经束。

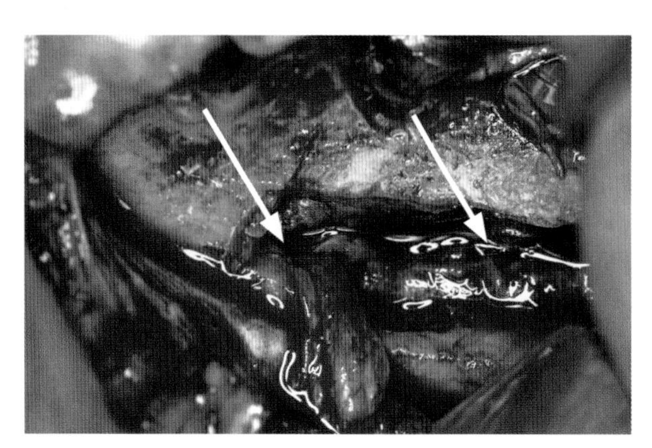

图4-115d 进一步暴露下颌管后，第一颗种植体压迫颏神经清晰可见。

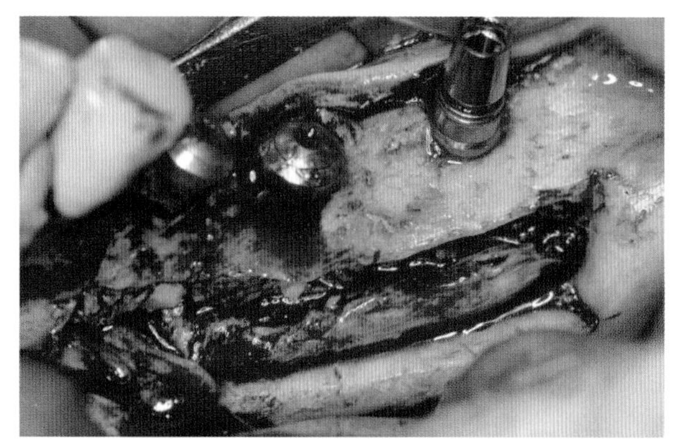

图4-115e 神经侧移并同时减压后，在第二磨牙区域植入第三颗种植体。骨屑和骨颗粒放置在种植体与神经之间。

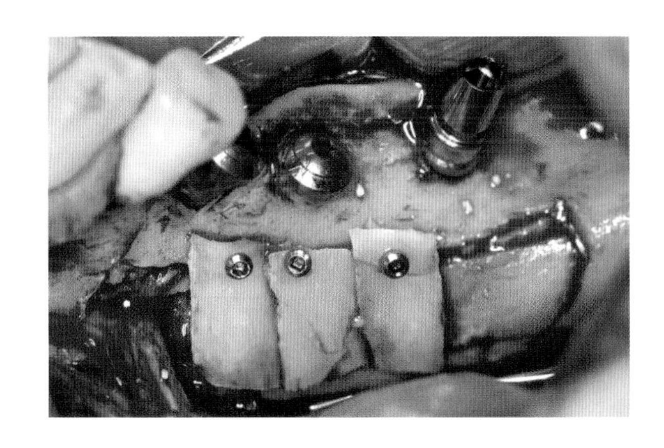

图4-115f 骨盖被分成几个薄块覆盖下颌管。

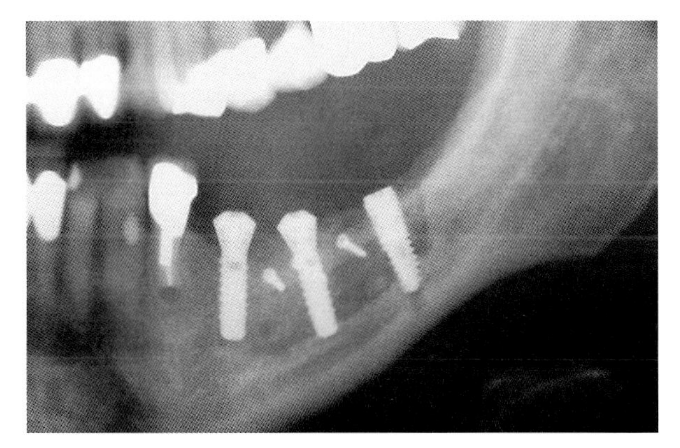

图4-115g 术后的X线片。

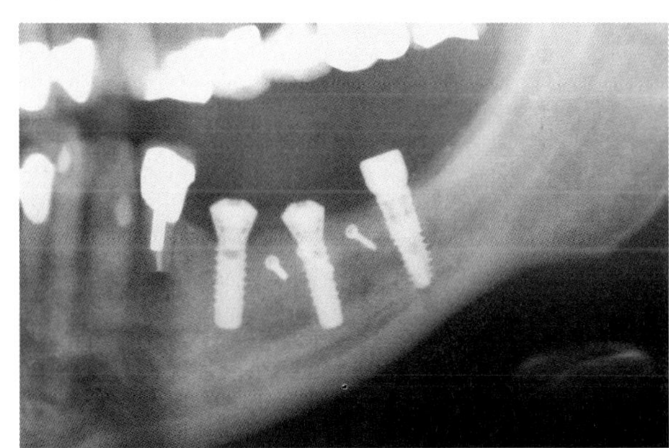

图4-115h 种植体暴露后的X线片。

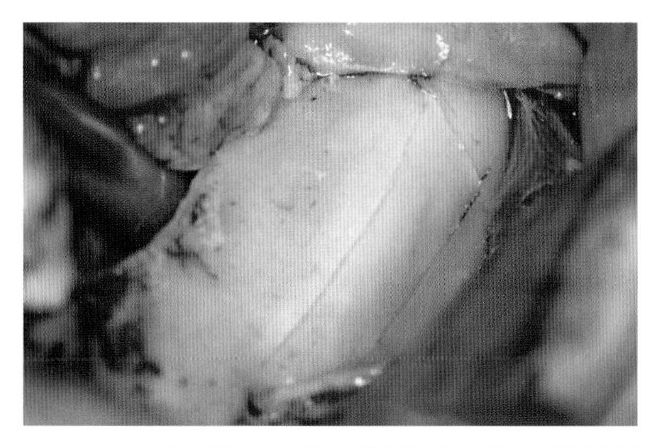

图4-116a　制备骨盖，暴露下牙槽神经。神经侧移的适应证是下颌管位于嵴顶位置，并且较小颌间间隙不允许进行下颌骨垂直向骨增量。

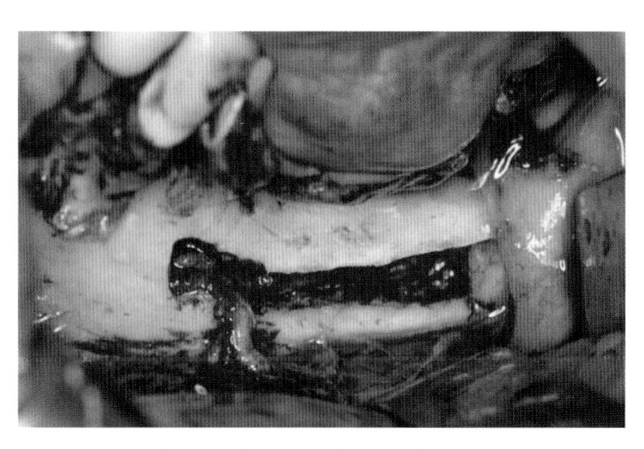

图4-116b　骨盖去除后显露的下牙槽神经及其近中部分（颏前神经）。

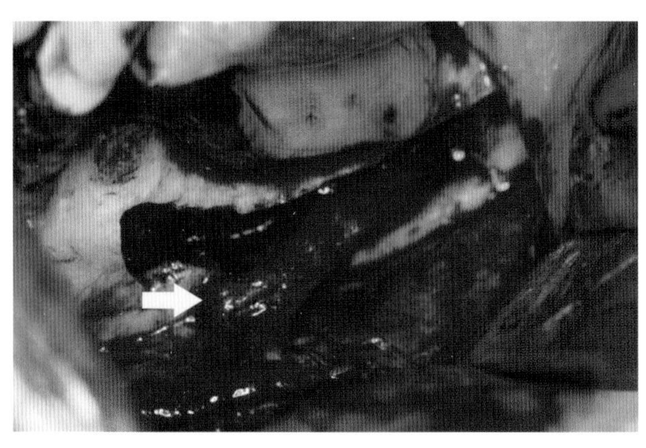

图4-116c　下牙槽神经的近中分支与主神经分开，以便进行无张力的侧移神经。

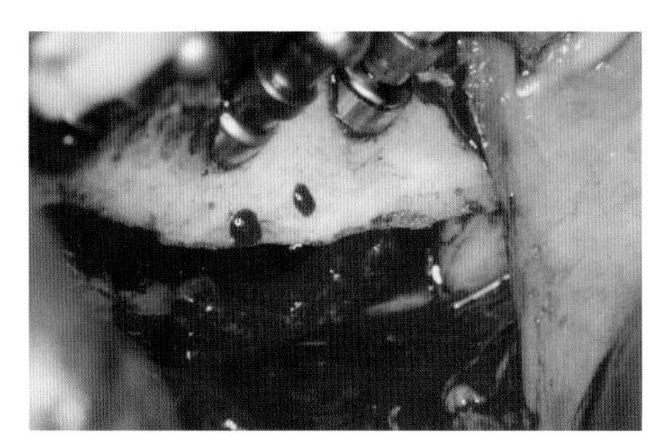

图4-116d　下牙槽神经和颏神经后移后植入3颗种植体。

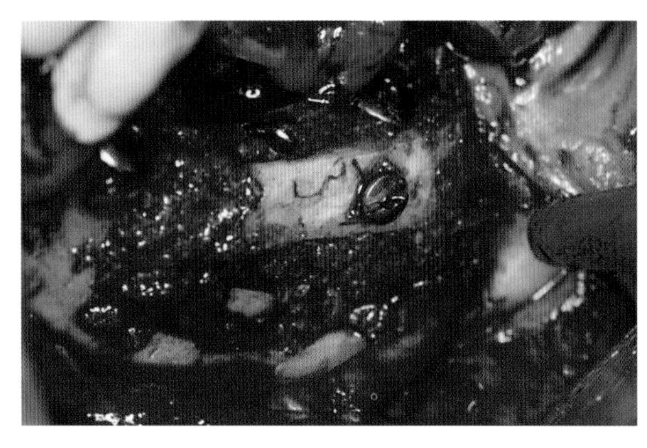

图4-116e　在种植体的远中形成一个新的骨孔，空的下颌管由从骨盖和种植床制备过程中获得的骨充填。剩余的骨盖用于改善种植体周围骨量。

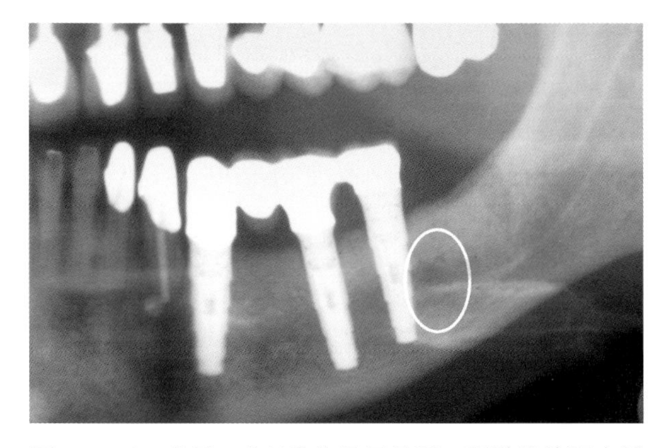

图4-116f　术后10年X线片显示最后一颗种植体远中新形成的骨孔。

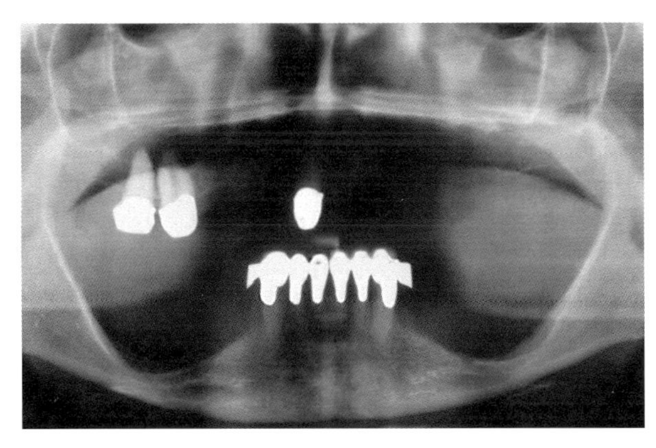

图4-117a 42岁女性患者，双侧下颌后牙区严重骨萎缩。

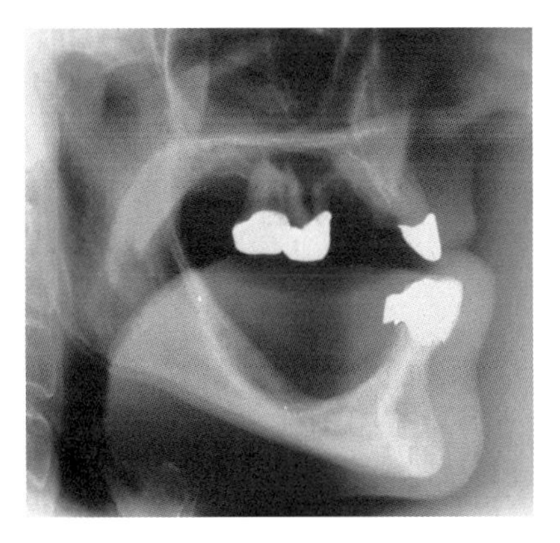

图4-117b 头影测量显示骨缺损的程度。

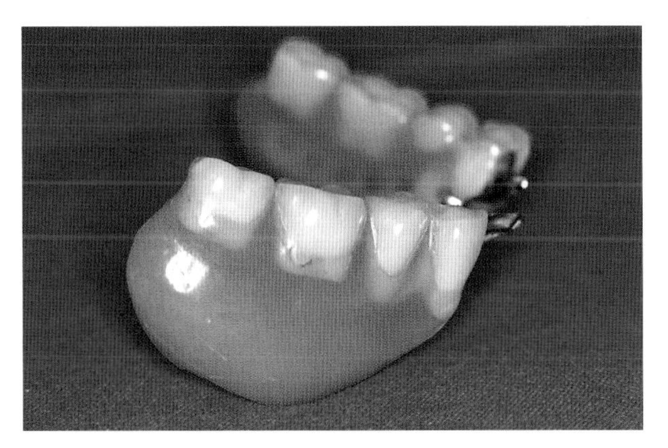

图4-117c 修复体显示垂直向骨丧失程度。

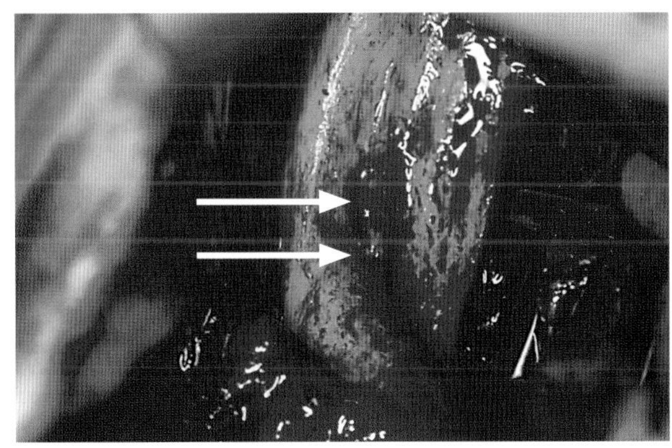

图4-117d 手术部位制备后，部分血管神经束已显露。

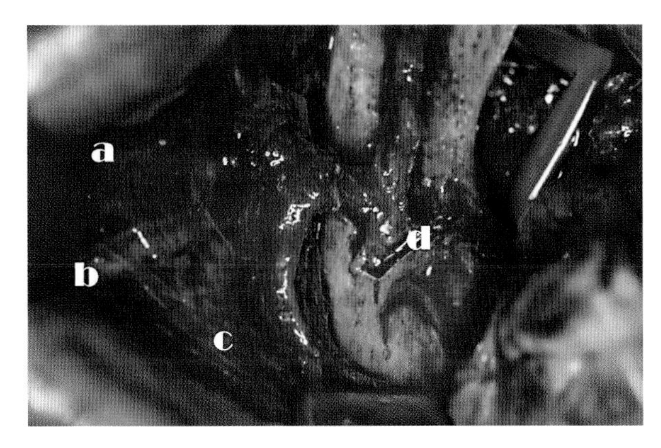

图4-117e 进一步分离，下牙槽神经及其所有分支（a~d）显露并清晰可见。

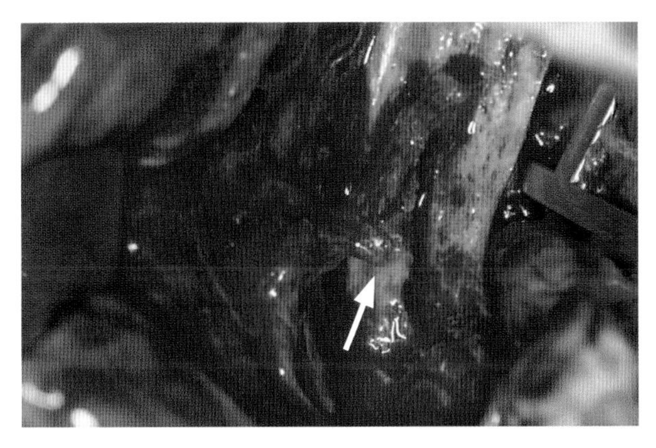

图4-117f 近中骨内分支与主神经分离后，便可以侧移神经束。

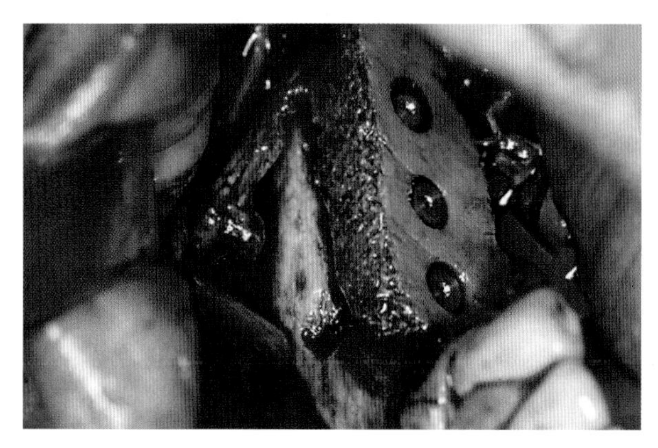

图4-117g 垂直向骨增量（髂骨骨块移植）同期植入3颗种植体。神经束在块状骨移植物（磨牙后孔）的远中形成一个新的骨孔。

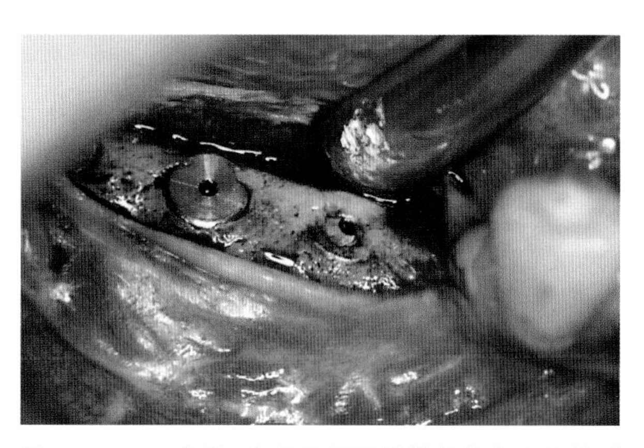

图4-117h 术后3个月显示覆盖螺丝上有少量骨形成。仅在最初的10周内，患者的嘴唇和颏部出现过感觉障碍。

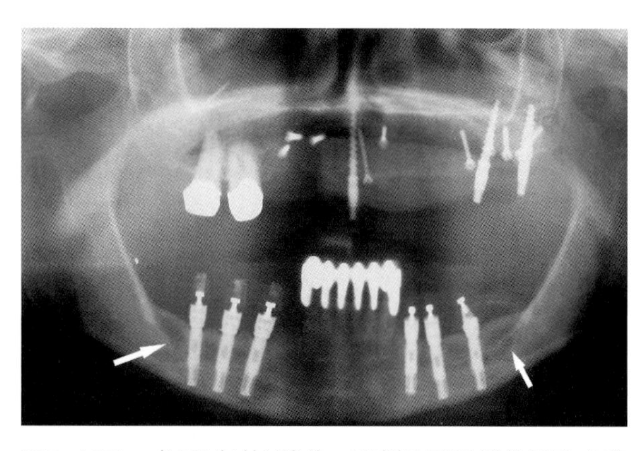

图4-117i 术后9年的X线片。两侧均可见新的骨孔（磨牙后孔）。此时，上颌行骨增量并植入临时种植体。

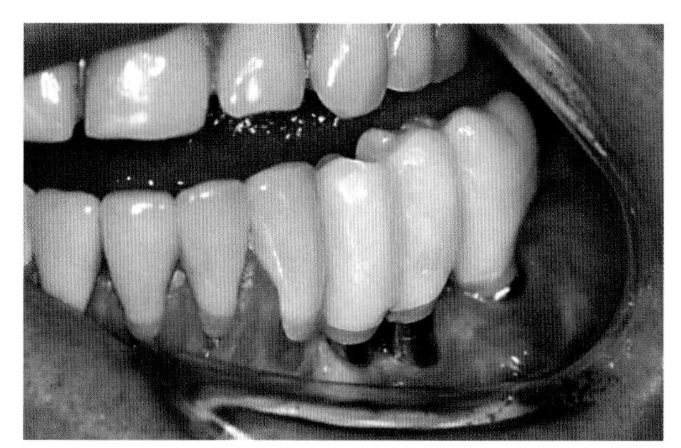

图4-117j 术后9年的临床表现。

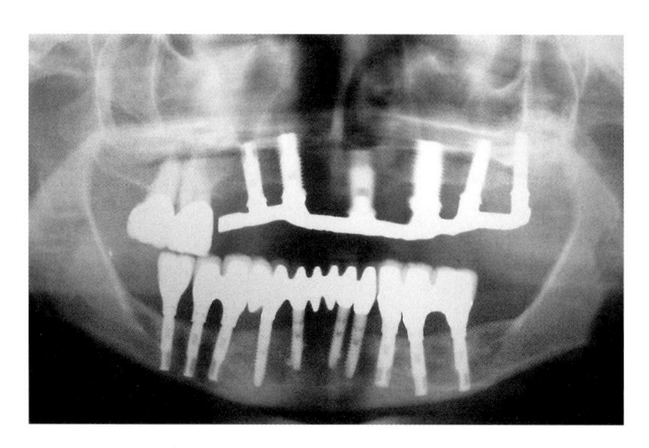

图4-117k 术后14年的X线片。在此期间，患者在上颌和下颌前牙区植入其他种植体。

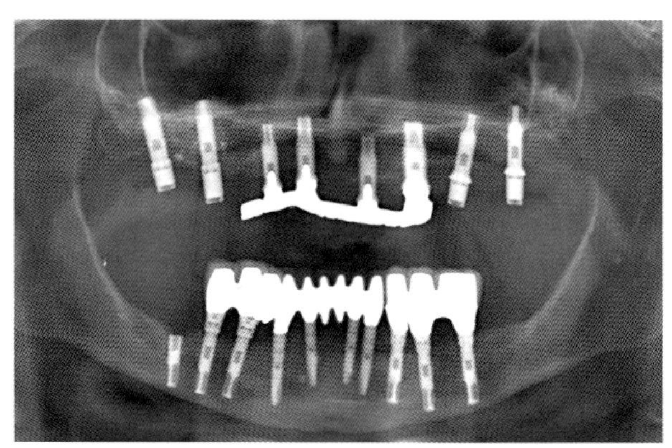

图4-117l 术后24年的X线片。右下颌后牙单冠修复的种植体折断，但移植骨仍然稳定。

的患者中，没有一人在侧移后的神经所支配的软组织区域出现了永久性的感觉异常，除了3名患者在手术前由于种植体压迫已发生神经损伤。然而，19名患者表示，他们在植入后的6个月内出现一些感觉减退或感觉异常，但随着时间的推移，这种感觉已经消失（习惯化可能是原因之一）。其余72名患者在术前或术后3个月内均未抱怨感觉障碍。尽管取得了这些良好的效果，但在过去的15年里，由于技术改进及垂直向三维骨增量的良好效果，并且垂直向三维骨增量创伤和风险更小，此类手术的数量大大减少。

4.5 植骨后的骨改建和体积变化

在移植骨愈合（包括血运重建和成熟）的同时，手术后的前几个月移植区域的体积也在发生变化。破骨细胞导致不同形式和强度的骨吸收，这是游离骨移植（无血管蒂，无显微血管吻合）后的典型生理现象[81]。尽管大量的骨细胞在没有足够的血供的情况下无法在手术创伤中存活，但细胞的死亡诱导了破骨细胞的剧烈活动。破骨细胞具有清除死亡和陈旧细胞的功能，这意味着自体骨移植物总是会失去原有的一部分体积。

很多因素都影响骨吸收的强度，特别是肌肉活动，但也包括骨移植的技术、手术类型、位点（上颌或下颌，前牙区或后牙区）、软组织压力、骨质量和移植物的来源、受区的质量及其血运重建的能力、血运重建和恢复的程度，以及一些遗传因素的影响[46,48]。由于存在如此多的因素与移植物骨吸收有关，因此很难预测移植物区域未来体积的确切预后情况。此外，在封闭区域进行移植时，在上颌窦底提升后，由于呼吸影响，出于上颌窦黏膜的压力，移植骨也可能会发生吸收。

在1985—1996年，本书的作者及其团队在一些临床研究[45-46]中调查了不同类型的手术，如扩展成形术和水平向骨增量时移植骨的吸收与体积的变化。术前先减去用探针[77]测量的黏膜厚度，然后在石膏上测量骨厚度（图4-118a）。随后还在手术期间、骨移植前后、种植体植入期间，暴露种植体的二期手术期间进行了骨厚度的测量。在修复后及后续每次随访中，采用与术前相似的方式在模型上进行骨厚度测量。一些患者的临床测量数据在手术后长达10年的时间里被记录下来。

对445名患者的数据进行了分析，如图4-118b～e所示。

移植骨的吸收受以下因素的影响：

■ 骨移植是在牙槽嵴/骨的轮廓内还是轮廓外。用于重建缺失骨壁的骨块位于牙槽嵴轮廓内

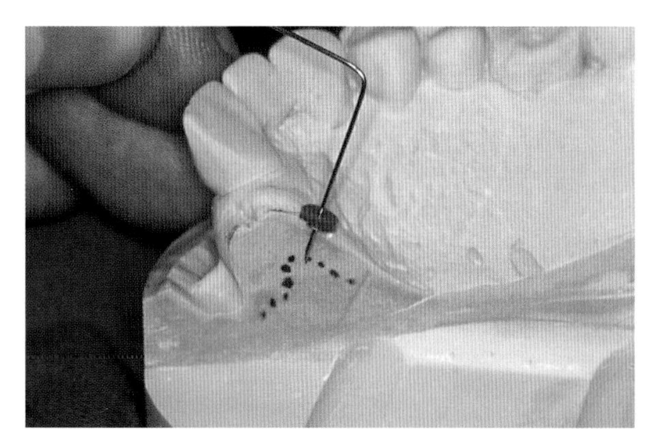

图4-118a 利用带止动片的针在几个位置测量软组织厚度，并在石膏上标记。

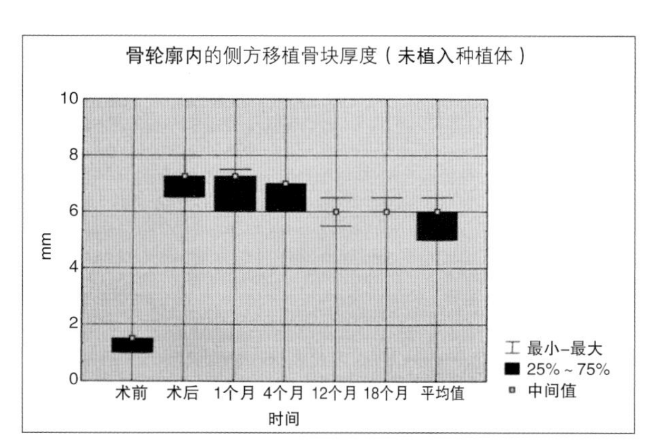

图4-118b 表中显示骨轮廓内的侧方骨块移植前后的骨厚度（未植入种植体），以及术后不同时期的变化。

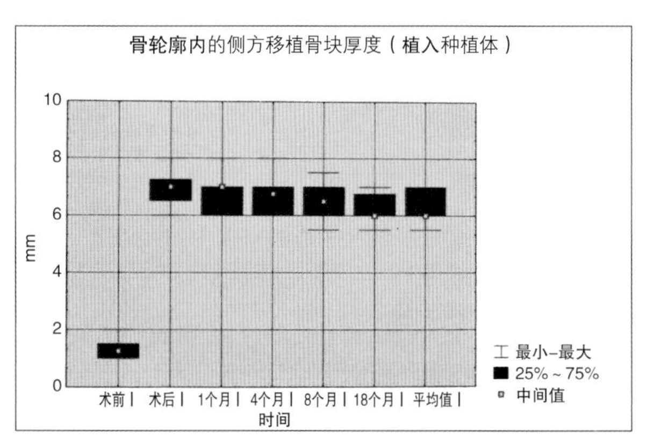

图4-118c 骨轮廓内的侧方骨块移植前后的骨厚度变化（在骨移植后4个月植入种植体）。种植体植入后4个月进行修复。

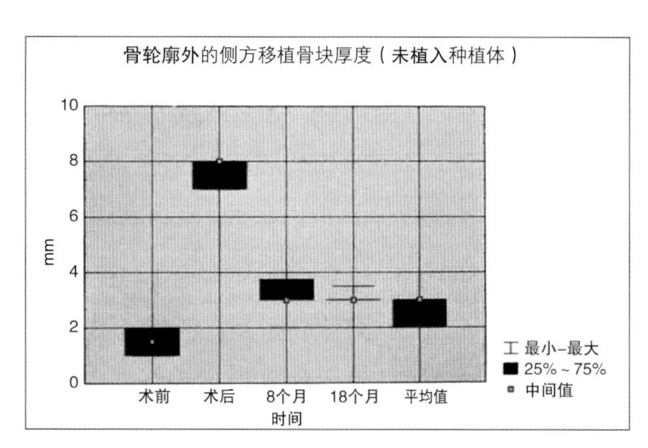

图4-118d 骨轮廓外的侧方骨块移植前后的骨厚度变化（未植入种植体）。注意8个月及之后的明显骨吸收。

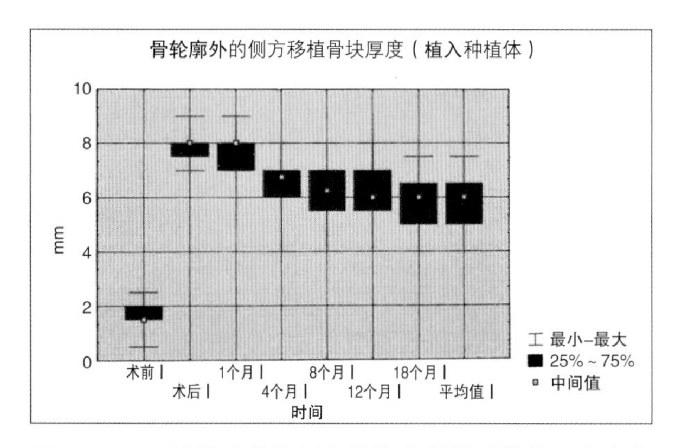

图4-118e 骨轮廓外的侧方骨块移植前后的骨厚度变化（在骨移植术后4个月植入种植体）。种植体植入后4个月修复。种植及功能修复后骨状况稳定，无明显变化。

时显示出较低的吸收率，与植骨后种植体的植入及植入时机无关（图4-119a～d，图4-120a～d和图4-121a～d）。

- 骨块在骨轮廓外比骨轮廓内显示出更多及更快的吸收（图4-122a～g）。移植骨块在骨轮廓外的吸收，在最初的4个月内骨吸收可达20%，在种植体植入后骨吸收变慢，最终修复完成后骨吸收基本停止。通过种植体和移

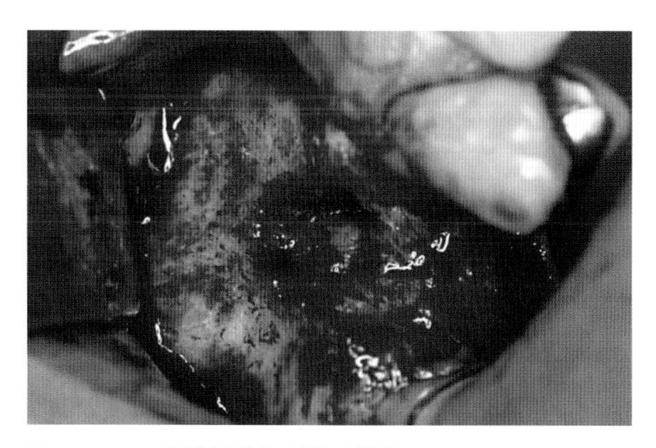

图4-119a 骨缺损伴颊侧骨壁缺损。

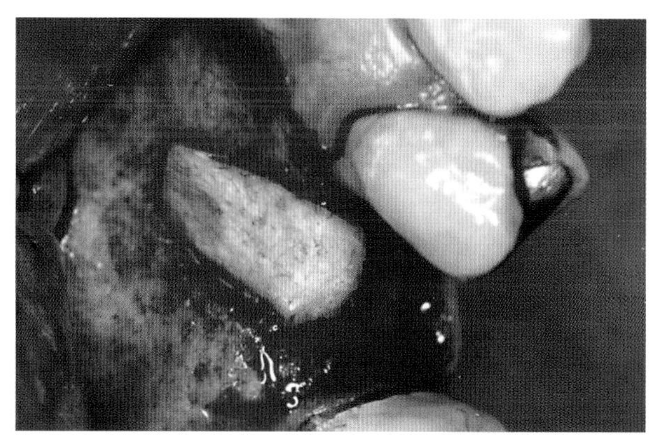

图4-119b 下颌骨块移植重建骨壁，修整使其适合并稳定于骨轮廓内，无须螺钉。

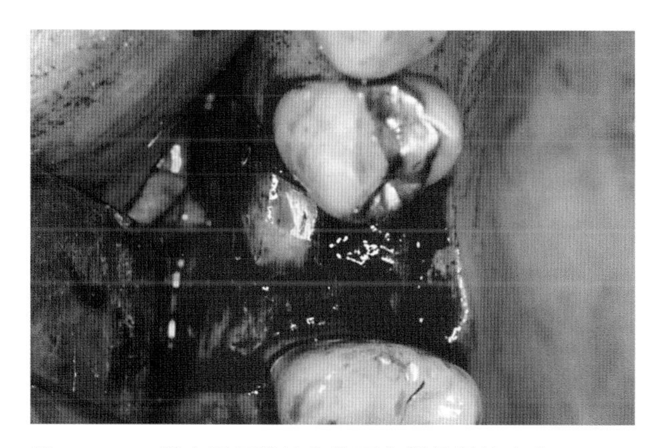

图4-119c 骀方显示移植物位于上颌骨骨轮廓内。

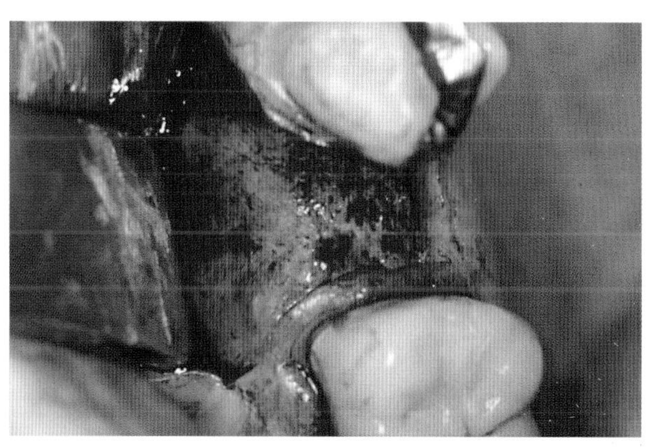

图4-119d 术后2年无任何移植物吸收。由于患者的一些个人原因，4个月后并未植入种植体。

植区域的功能性负荷，移植骨达到体积的稳定（图4-123a～e）。

- 种植体对移植骨的功能性负荷减少了骨吸收的量。术后10多年，骨厚度保持稳定，种植体功能负荷后几乎没有变化。如果种植体没有被植入于骨轮廓外的移植骨中，8个月后获得的大部分骨体积已经被吸收。
- 过度延伸移植骨范围并不是防止骨吸收的预防措施，过度延伸往往意味着更多地伸展于骨轮廓外：移植区域过度伸展的范围越大，发生的吸收范围就越大（图4-122a～g）。
- 受区位点似乎对吸收强度有影响。术后4个月移植骨吸收最大的是下颌前牙区，经过相同的时间，吸收最小的是上颌后牙区。这些现象可能的原因是肌肉活动的强度不同，下颌前部的肌肉活动是骨吸收的重要因素，但在上颌骨后牙区这并不是一个重要影响因素。

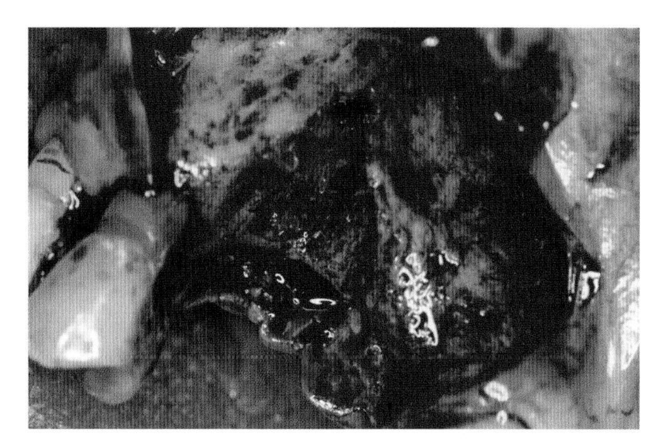

图4-120a 尖牙区的骨缺损，唇侧骨壁完全丧失。

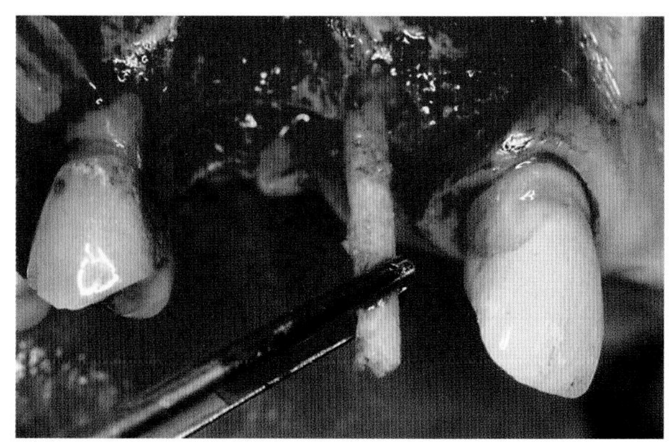

图4-120b 通过上颌其他区域的多个种植床制备，利用环钻获取骨移植物（骨柱）。

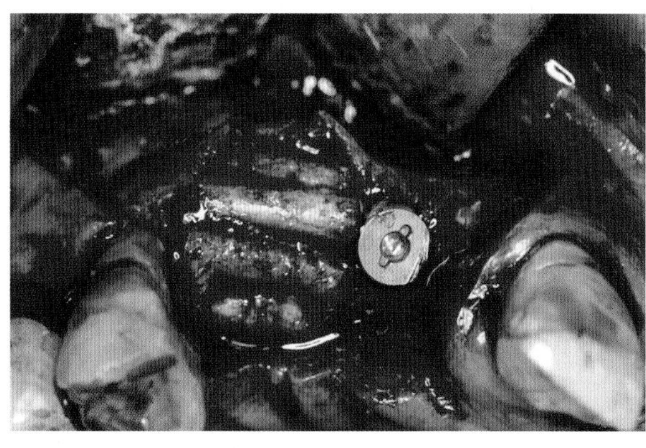

图4-120c 用小骨芯在牙槽窝轮廓内重建骨缺损。1颗种植体已经植入受植区近中处。

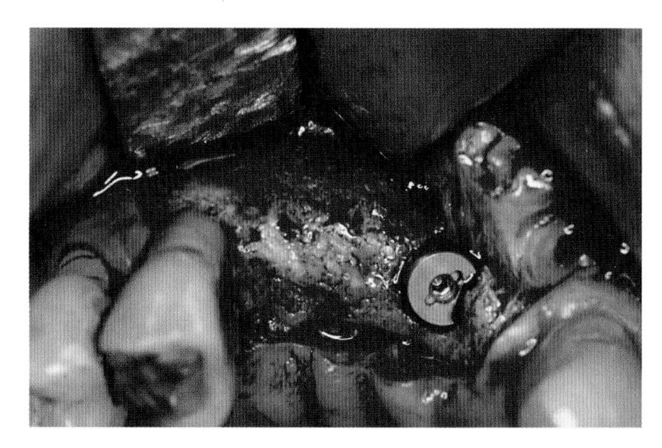

图4-120d 骨移植术后1年，骨再生良好，无骨吸收。

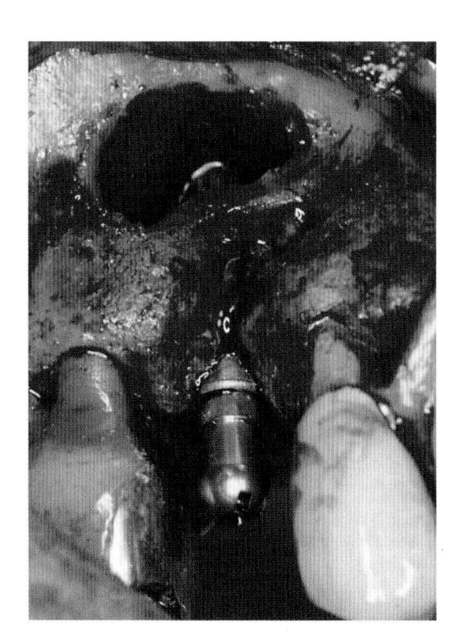

图4-121a 在上颌右侧第二前磨牙区植入Frialit-2种植体，并结合上颌窦底提升术。注意颊侧骨缺损。

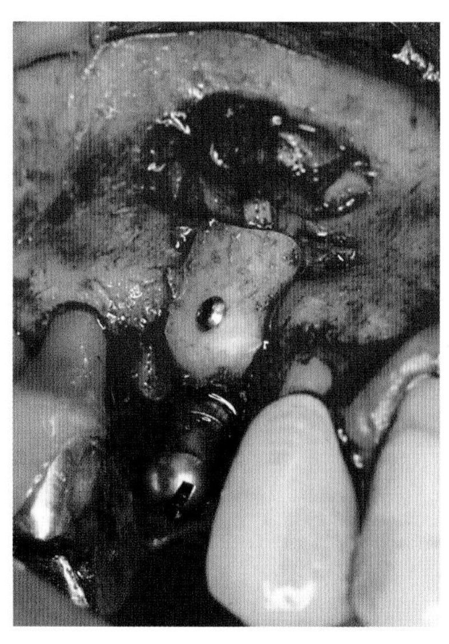

图4-121b 于上颌骨骨轮廓内及颊侧骨缺损区植入骨块。

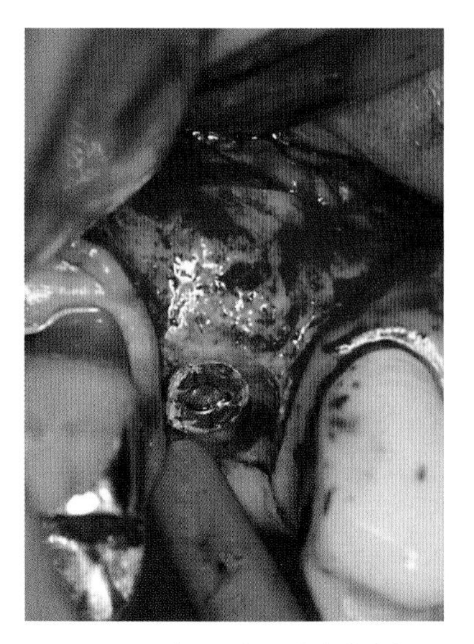

图4-121c 术后4个月骨愈合良好，取出螺丝后无骨吸收。

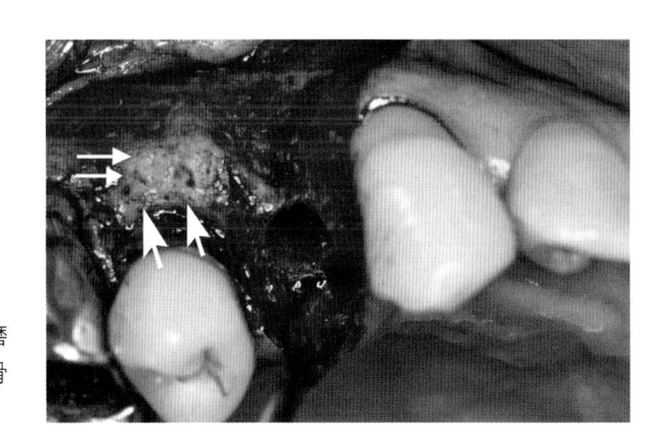

图4-121d　术后12年，种植修复邻牙（右侧第一前磨牙）的缺失。注意第二前磨牙种植体颊侧区域的移植骨骨量与12年前相比没有变化（图4-121c）。

- 在植骨过程中使用隧道技术[36,48,53,63]似乎可以减少骨吸收的量。这可以通过保留骨膜完整性对破骨细胞活性的影响来解释。隧道技术是通过一个小切口进行的，并不会影响或损伤移植骨上方的骨膜。
- 利用覆盖膜来防止骨吸收，涉及许多风险和并发症。如果骨块移植物被膜覆盖，如本章开头所述，软组织和骨膜产生的任何形式的血运重建都会被阻断。不可吸收膜减少了移植物可能发生的骨吸收，对骨块最初的体积稳定性也有积极的作用；但是，移植物表面没有重塑，血运重建较差。这一缺点在去除膜后很明显：由于血管减少，移植物表面呈现白色而不是红色（图4-1r～t）。未进行血运重建的移植物表面，即坏死的移植物表面会被破骨细胞降解，所以在膜去除后移植物可能会发生强烈的吸收。因此，一些学者建议骨移植应该用一种不可吸收Gore-Tex膜覆盖长达12个月或更长时间以改善源于受区的血运重建[12]。然而，这不仅增加了感染和早期暴露的已知风险，而且显著延长治疗时间。

在1996—1997年进行的一项自身对照研究中，对覆盖和不覆盖不可吸收膜的骨块移植物进行了比较。共有10例下颌双侧游离端牙槽骨狭窄的患者接受了同一名外科医生的自体骨块骨增量手术（图4-124a）。双侧游离端在同一次治疗中采用相同的治疗方案；唯一的区别是，所有患者左侧都覆盖着Gore-Tex膜，而右侧没有膜覆盖移植物（图4-124b～f）。术后伤口愈合并发症仅发生在左侧移植骨用膜覆盖的两名患者。由于膜暴露，无法控制感染（图4-125a～c）。最后，大部分移植骨丧失，这些区域不得不重新移植，但第二次没有覆盖任何膜。相比之下，所有患者的右侧（未覆盖膜）术后均未见任何并发症。

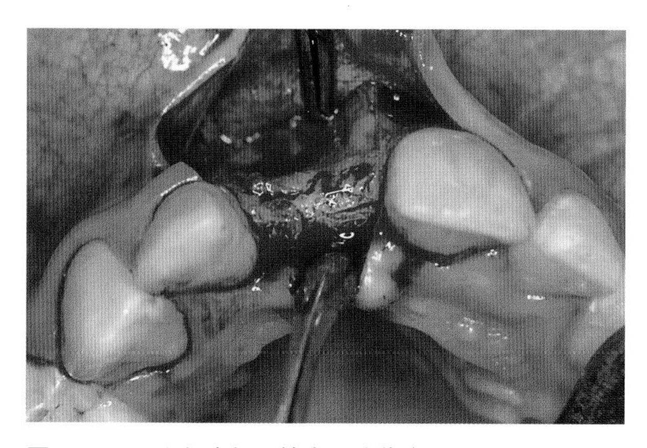

图4-122a 上颌中切牙缺失区域萎缩的牙槽嵴。

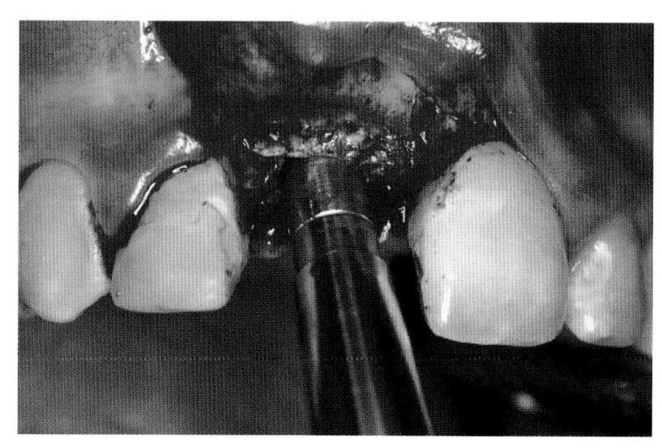

图4-122b 萎缩区的骨扩张。

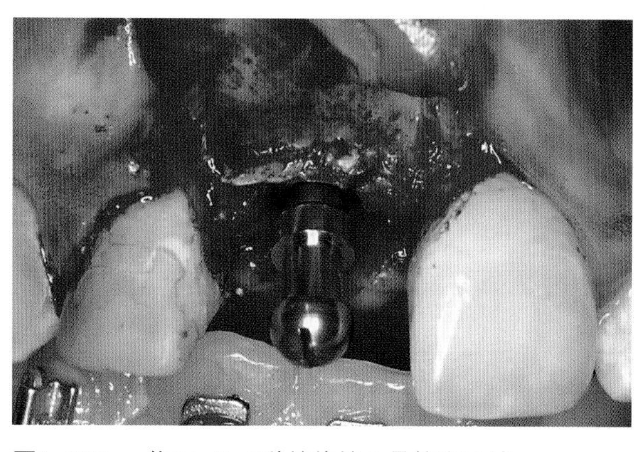

图4-122c 将Frialit-2种植体植入骨扩张区域。

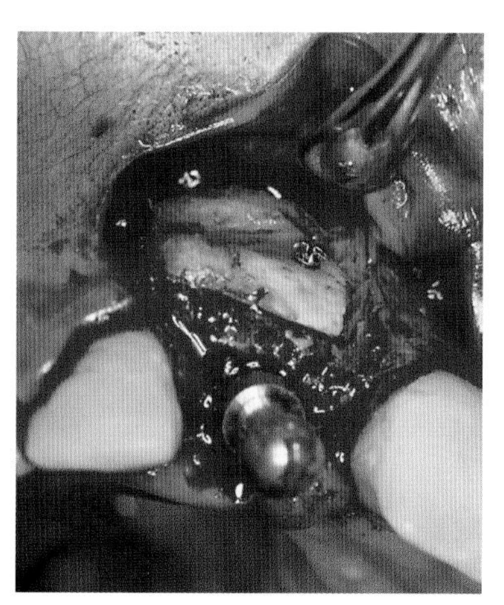

图4-122d 下颌骨块移植物固定活动的颊侧骨壁。注意有很大一部分移植物位于上颌骨骨轮廓外。

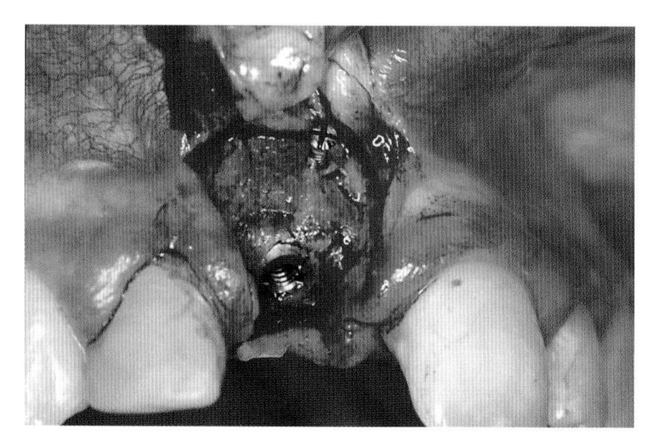

图4-122e 术后3个月显示骨轮廓外的大部分移植骨吸收。然而，剩余的移植骨仍然有良好的体积支撑颊侧骨壁。

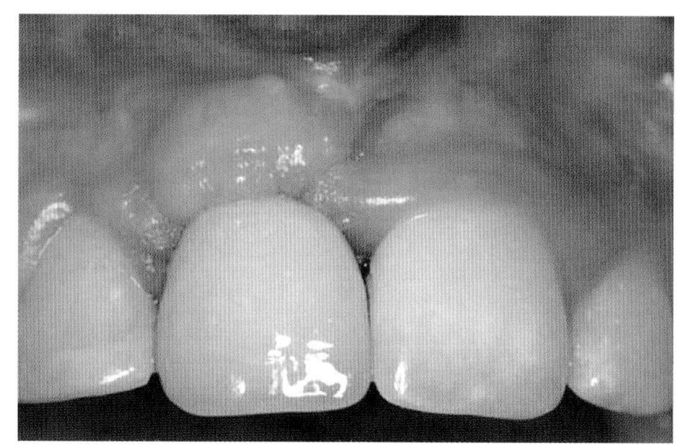

图4-122f 术后2年的临床表现。

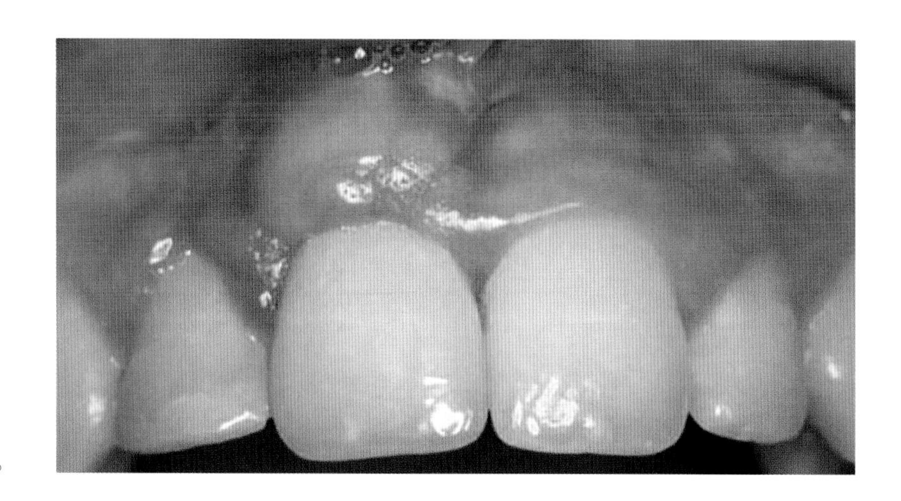

图4-122g 术后22年的临床表现。

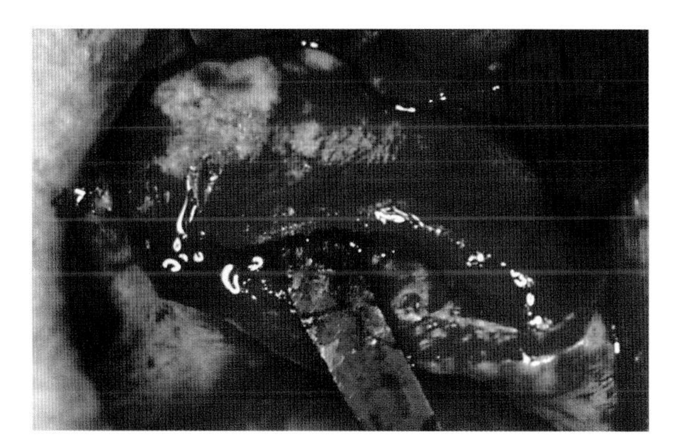

图4-123a 上颌前牙区菲薄的牙槽嵴。

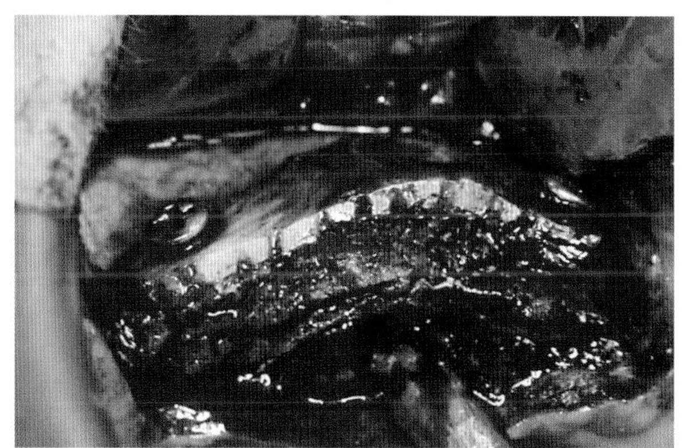

图4-123b 下颌骨块移植修复萎缩区。

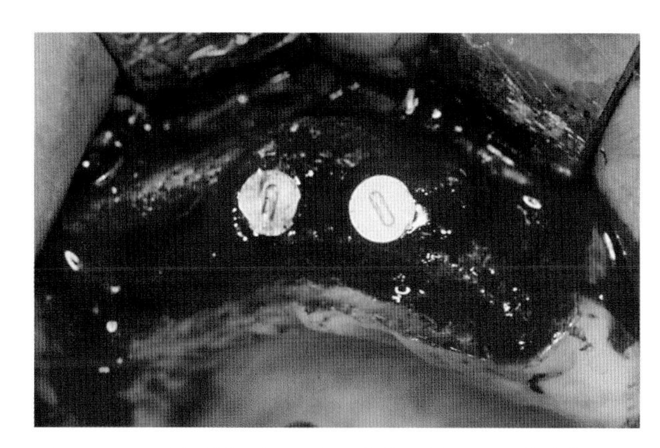

图4-123c 骨移植4个月后，受植区植入2颗种植体。

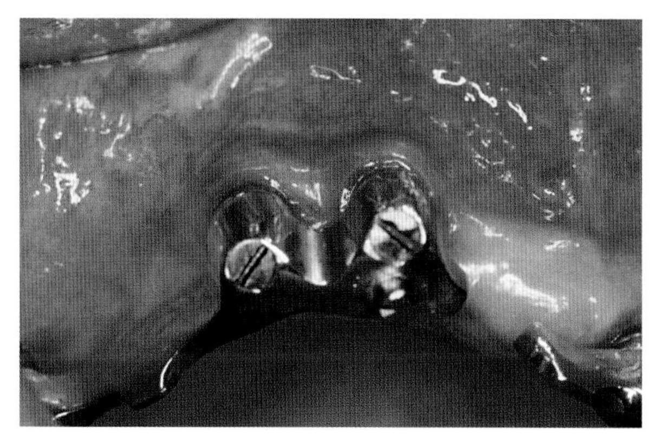

图4-123d 术后10年植骨区的临床表现：仅种植体周围的移植骨存在。没有种植体功能负重的骨移植区（上颌骨骨轮廓外）被完全吸收。

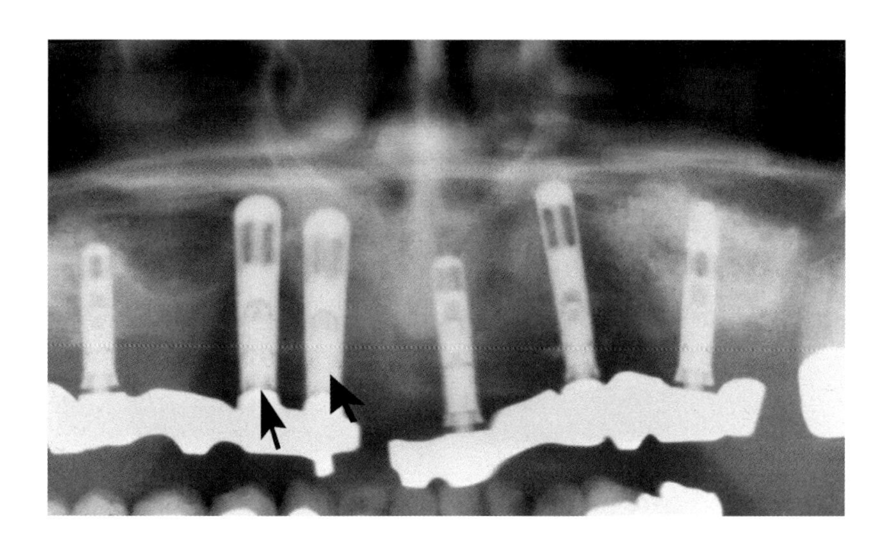

图4-123e 治疗10年后的X线片。箭头显示2颗种植体的骨水平稳定。

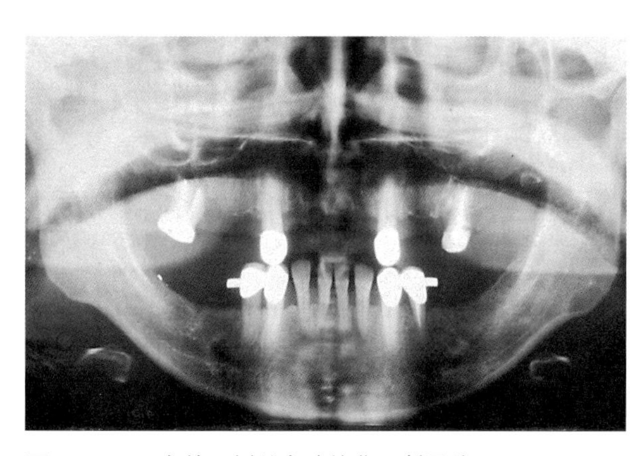

图4-124a 术前双侧游离端的曲面断层片。

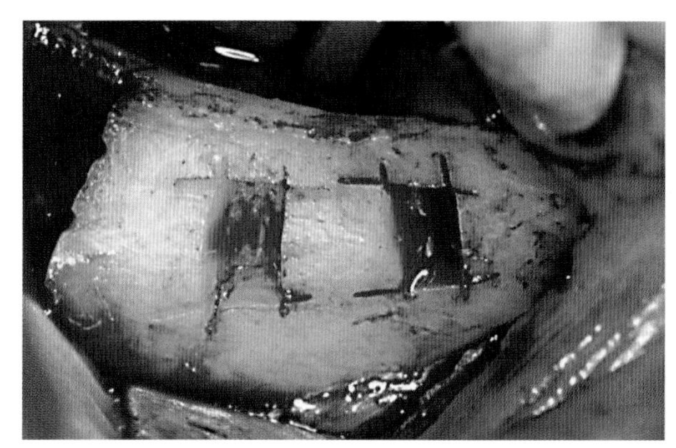

图4-124b 从磨牙后区和受区取骨后，右下颌后牙区骨宽度＜1.5mm的菲薄牙槽嵴。

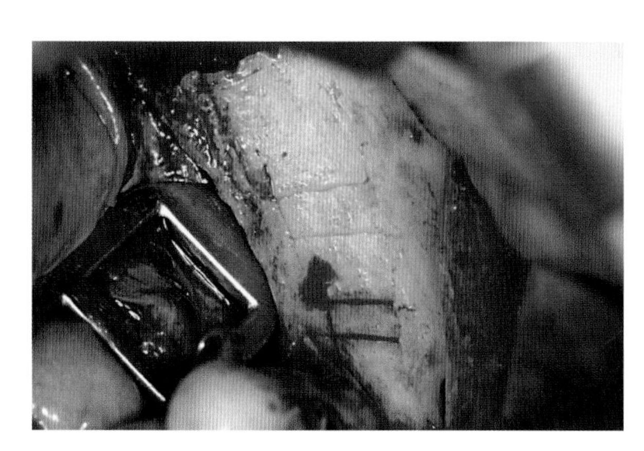

图4-124c 左下颌骨后牙区骨嵴情况相似。移植手术的移植骨也取自左侧磨牙后区和受体部位。

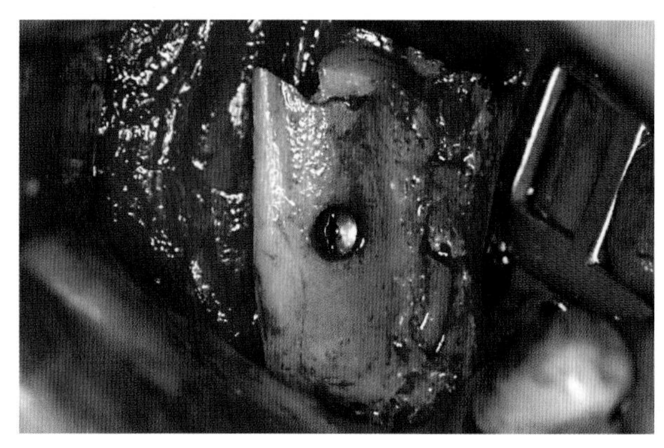

图4-124d 按照上述原则固定颊侧移植骨块。

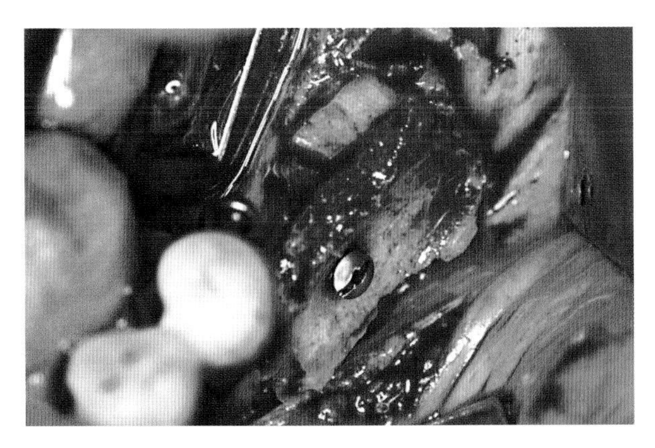

图4-124e 左下颌骨也是类似的手术程序。

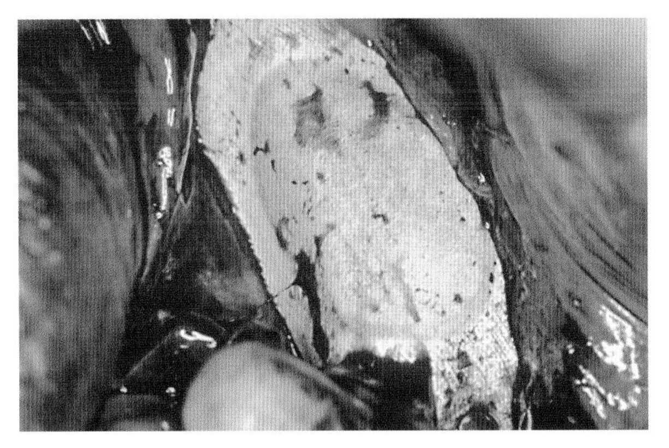

图4-124f 不可吸收膜（Gore-Tex）仅覆盖左下颌后牙区的骨移植区域。

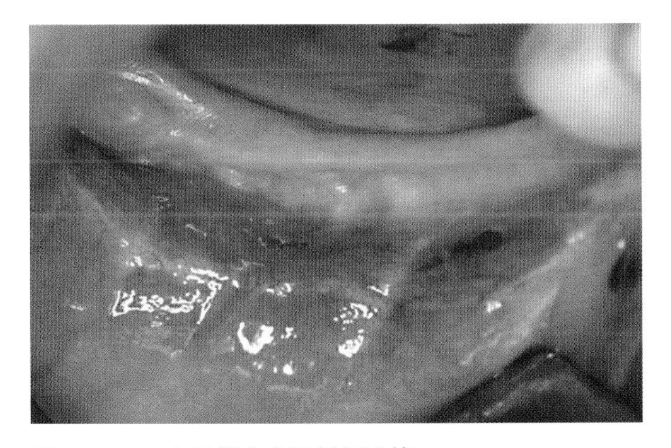

图4-124g 右下颌愈合无任何干扰。

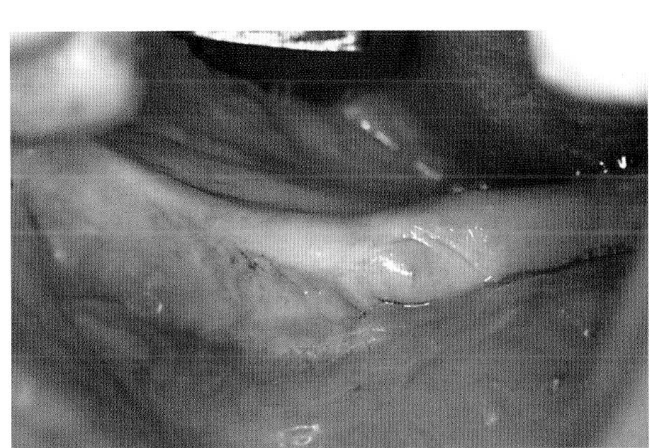

图4-124h 左下颌也是类似情况。

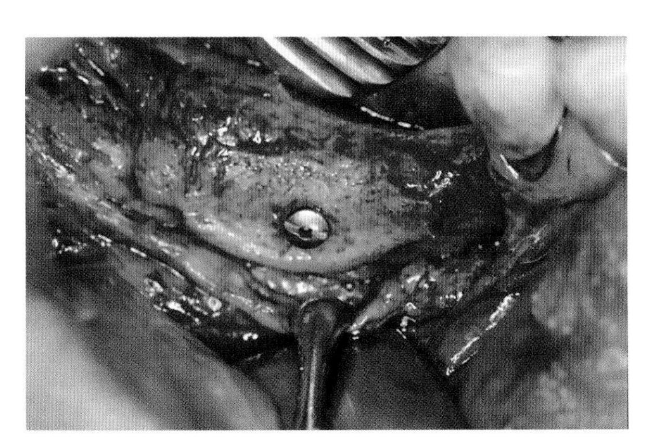

图4-124i 术后4个月，右下颌骨骨移植物愈合稳定。

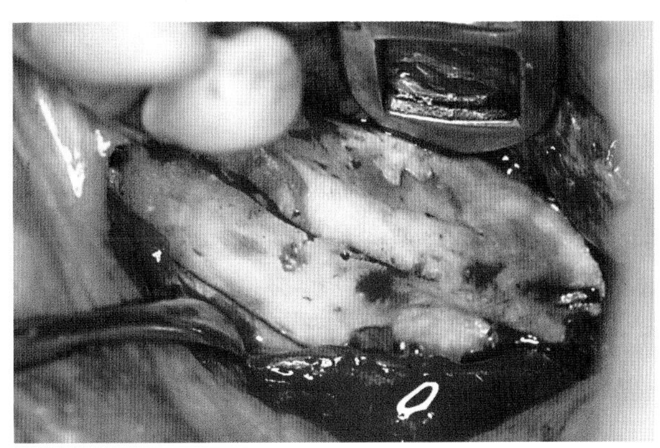

图4-124j 去除屏障膜后左下颌骨也是类似情况。一层胶原层仍覆盖着移植骨。

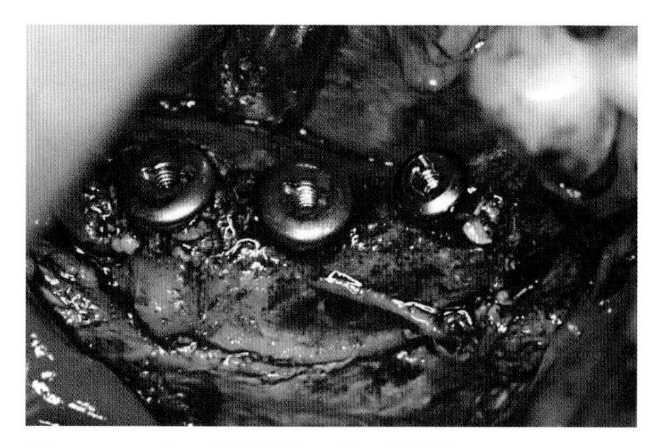
图4-124k 右下颌骨受植区植入种植体。

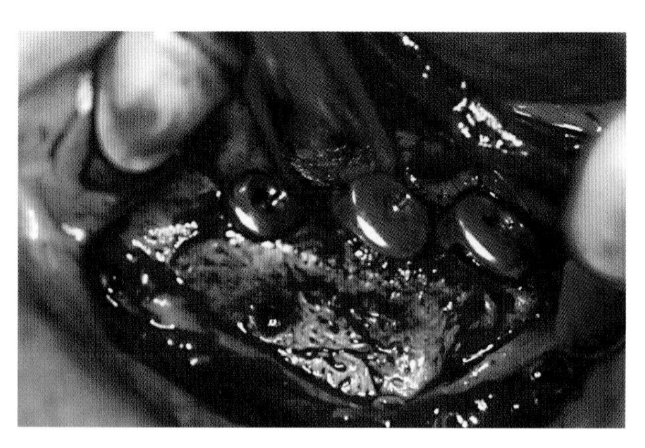
图4-124l 在左下颌植入相同数量和直径的种植体。

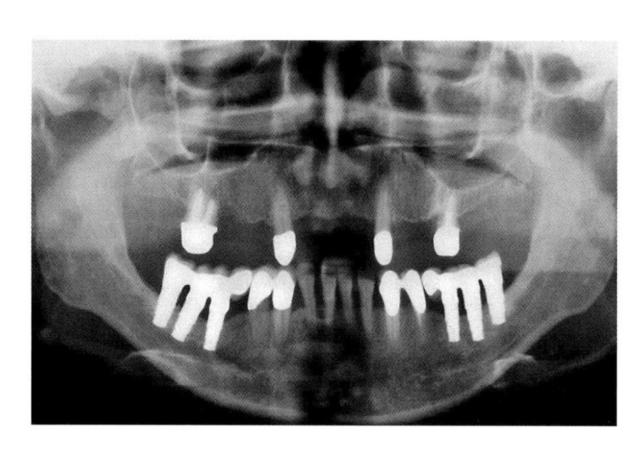
图4-124m 术后6年的X线片显示左右下颌骨无差异。

骨增量术后4个月植入种植体，两侧（非感染）的骨块体积无明显差异（图4-124g～j）。在骨移植区共植入56颗种植体（图4-124k和l）。在48～72个月的对照期间，左右两侧的结果没有观察到差异（图4-124m）。随访期间，总共失去了4颗种植体，3颗位于左侧、1颗位于右侧。

因为膜吸收也会增加骨移植物的吸收，故可吸收膜对自体骨移植也有负面影响（图4-1u～w）。具体地说，在所描述的使用骨块和小颗粒骨组合的方法中，骨屑与膜同时发生吸收。因此，许多学者建议通过添加一种不可吸收的异种牛源性材料来抵消自体骨的吸收[109]。由于其来源，这种材料被许多患者排斥。此外，膜的使用不仅减少了血管化，而且增加了感染的风险以及治疗的复杂性和难度。

这些发现得到了其他研究的证实，Herberer等[30]学者发现，与仅骨膜覆盖移植物相比，额外使用可吸收胶原膜并没有显示出特别的优势。移植物的早期吸收可以证明，使用可吸收生物膜对维持移植物体积没有任何益处。在Cordaro等[14]的另一项研究中，发现在下颌

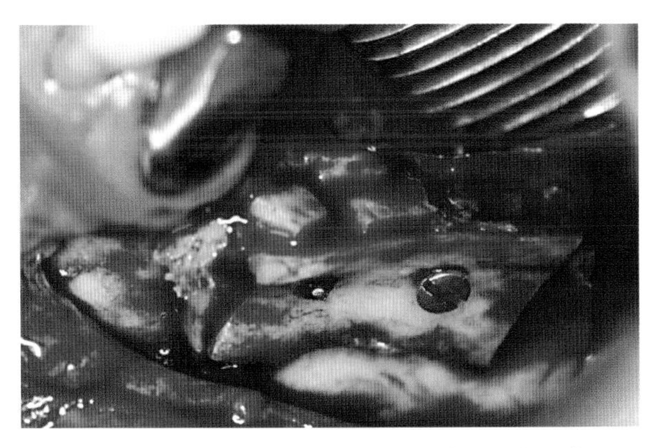

图4-125a 按照上述原则在左下颌骨进行骨块移植。

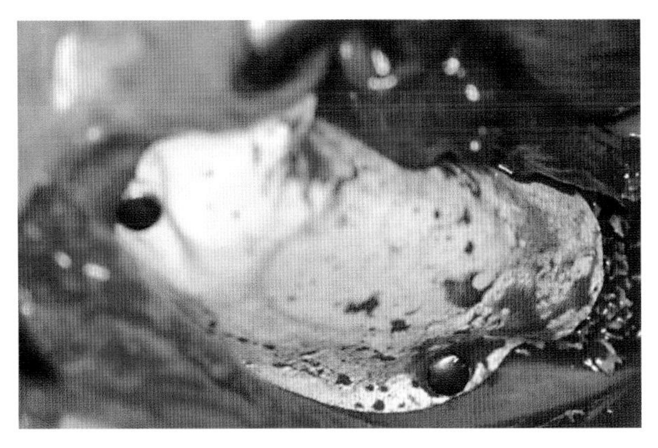

图4-125b 受植区覆盖一层不可吸收膜。

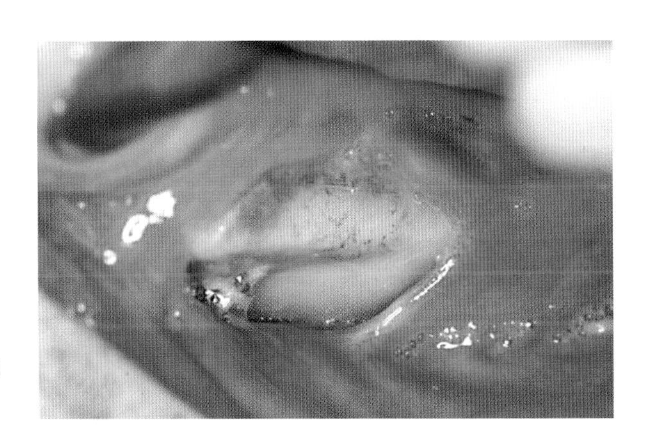

图4-125c 软组织坏死，屏障膜和移植物外露导致大部分移植骨丧失。

骨块移植物周围和表面添加牛骨矿物质和胶原膜可以最大限度地减少愈合过程中移植物的吸收。另外，骨替代物和屏障膜结合骨块移植的联合使用增加了并发症的发生率与处理难度。

4.6 小结

自体骨移植仍是骨重建手术的金标准。结果几乎是可预测和可重复性的。具有骨传导性能的生物材料仅用来维持空间。从下颌骨获取的自体骨块对于重建复杂的骨缺损是非常有效的。上文所描述的用微锯从下颌骨，特别是磨牙后区域取出骨块的手术方案，为我们提供了一种可靠、安全、并发症发生率低的技术。使用本章描述的添加生物材料进行骨增量的方案（SBB或骨壳技术），可以获得可预测的长期效果（图4-126a～s）。垂直向骨缺损的三维重建似乎比厚皮质骨的外置式植骨效果更好（图4-127a～i）。术后3～4个月，植入骨移植区的种植体与植入非骨移植区域的种植体，预后效果相同（图4-128a～g和图4-129a～u）。“三明治”植骨技术作为三维

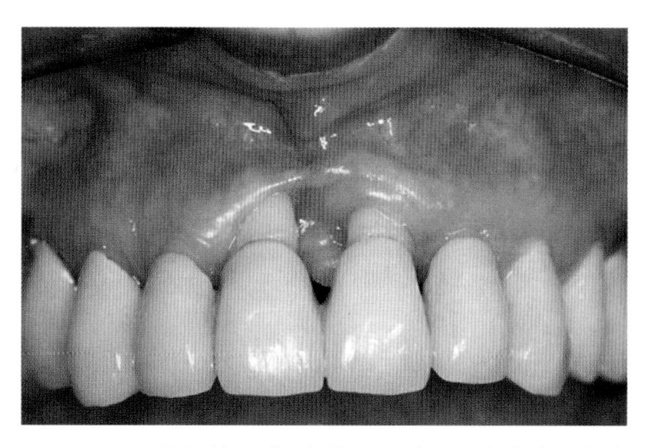

图4-126a　上颌前牙引导组织再生（GTR）失败后的临床表现。计划首先拔除右上中切牙。

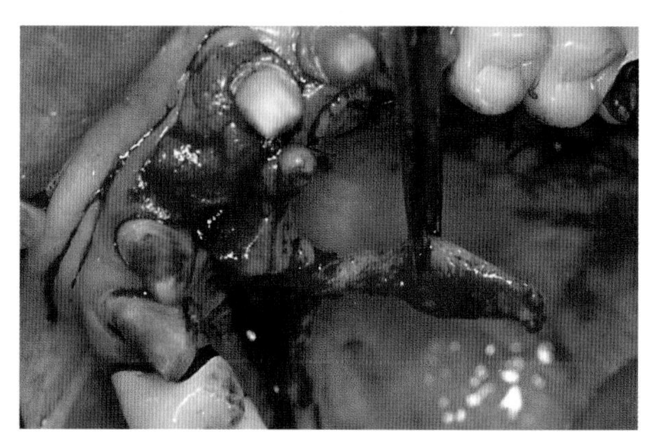

图4-126b　制备腭部带蒂结缔组织瓣。

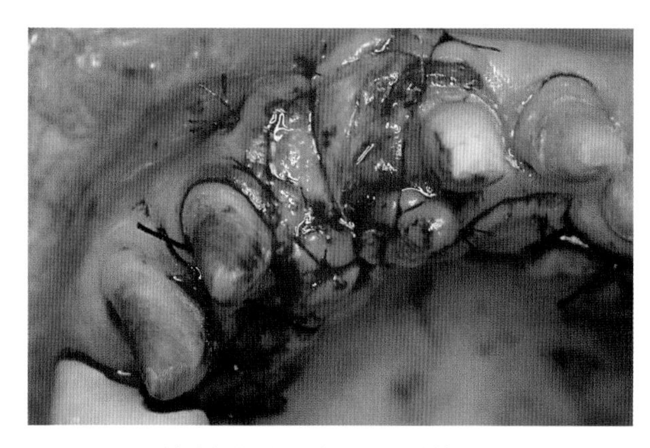

图4-126c　结缔组织瓣覆盖11牙处的缺损和21牙部分暴露的牙根。

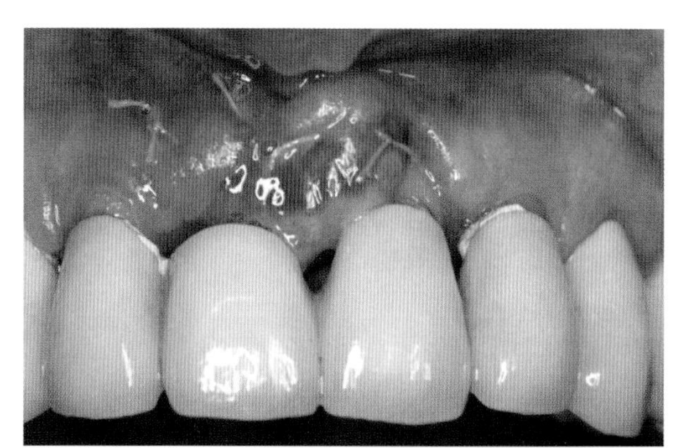

图4-126d　术后3周重建区愈合效果良好。

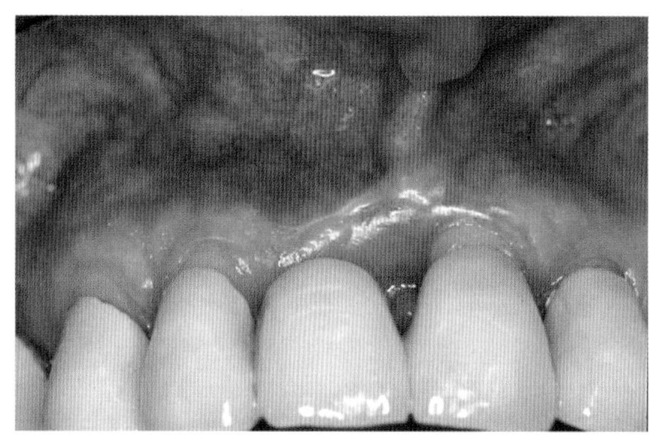

图4-126e　在骨重建前，软组织重建术后2个月的临床表现。

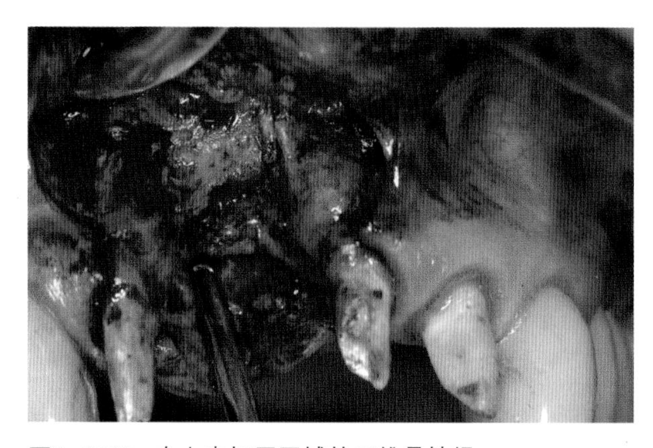

图4-126f　右上中切牙区域的三维骨缺损。

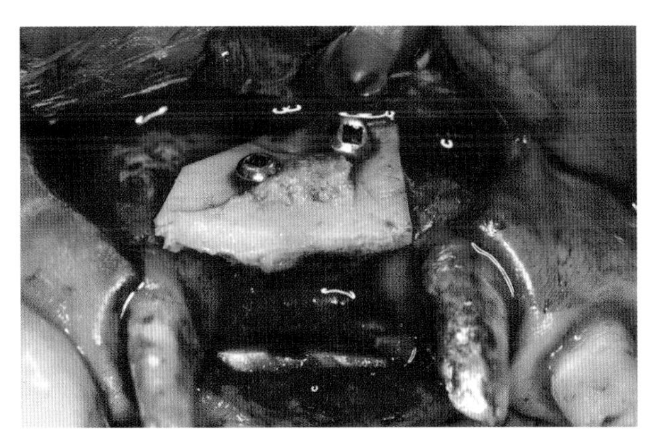

图4-126g 按照上述原则以三维的形式重建骨缺损：2个薄骨块用于重建唇侧和腭侧骨壁。

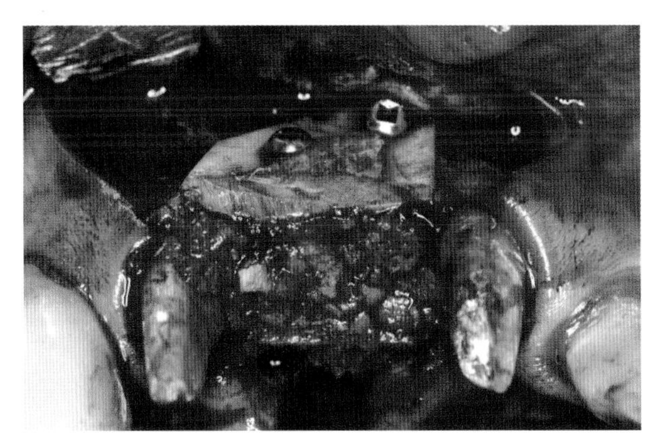

图4-126h 骨块之间的空隙充填颗粒状和海绵状骨。

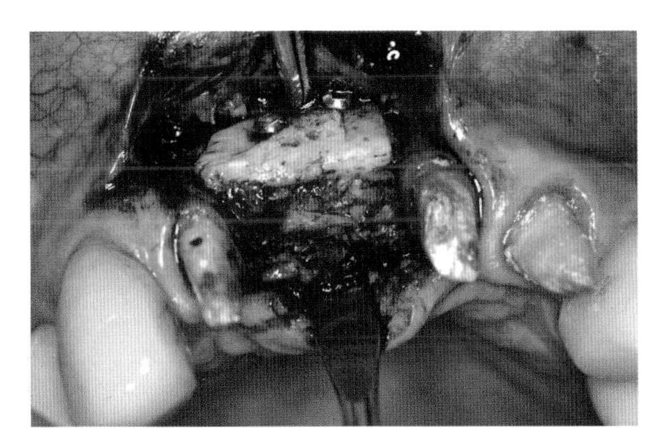

图4-126i 术后4个月的临床表现。

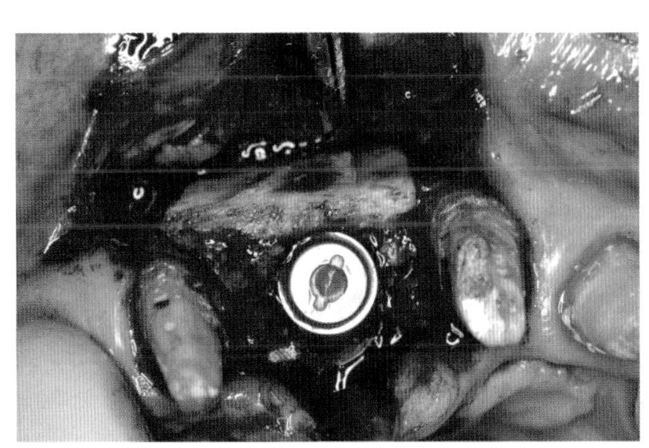

图4-126j 在移植/再生区植入XiVE种植体（4.5/15mm）。

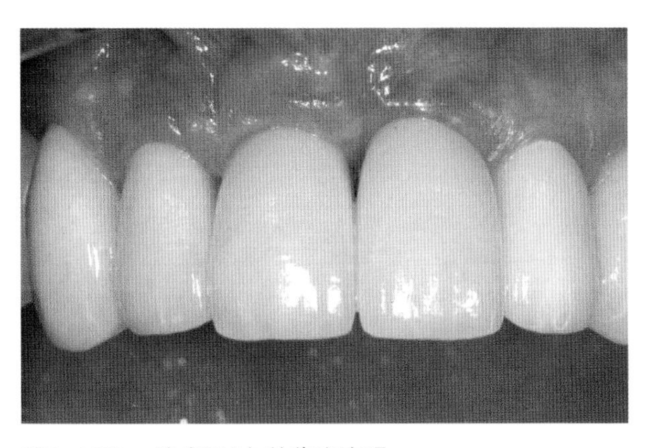

图4-126k 治疗后3年的临床表现。

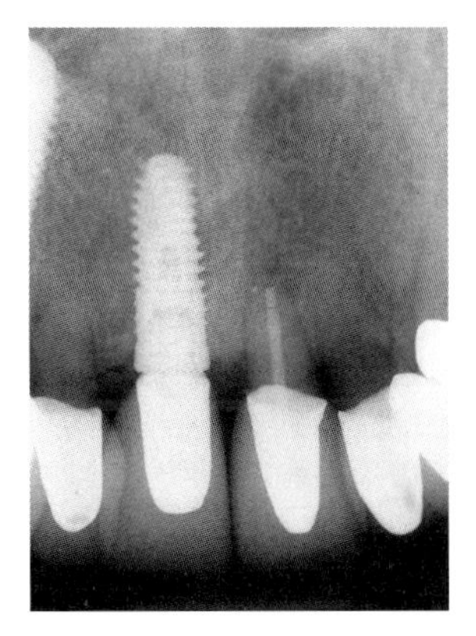

图4-126l 治疗后3年的X线片。

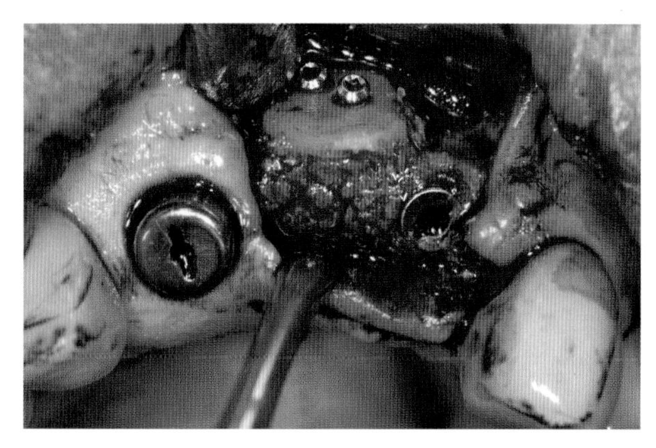

图4-126m 第一次治疗6年后，拔除邻近中切牙和左侧切牙后进行骨移植并植入种植体。

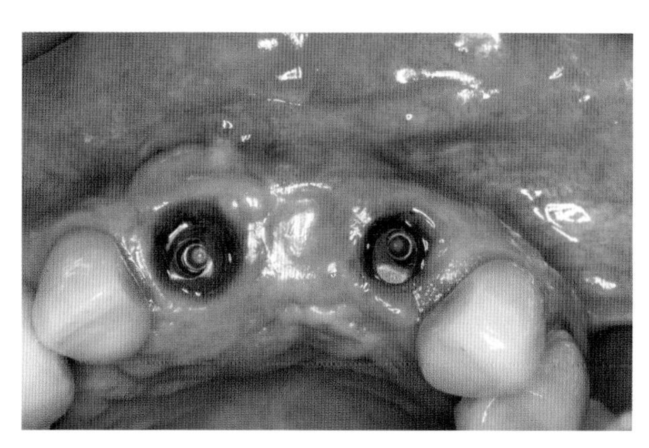

图4-126n 第一次修复7年后移植区域的殆面观，可见垂直向骨移植的稳定性，特别是在右中切牙区域。

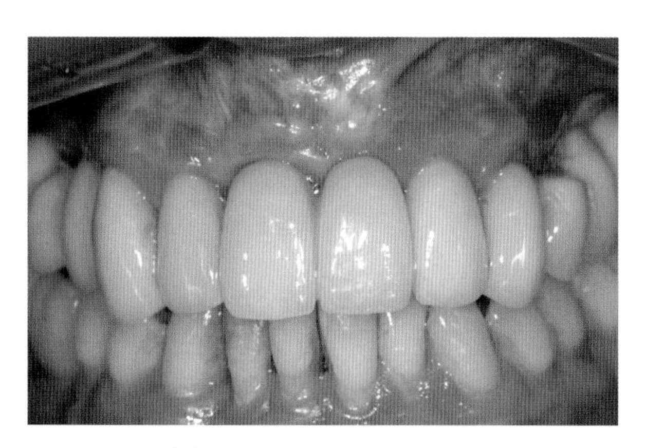

图4-126o 首次移植术后11年。

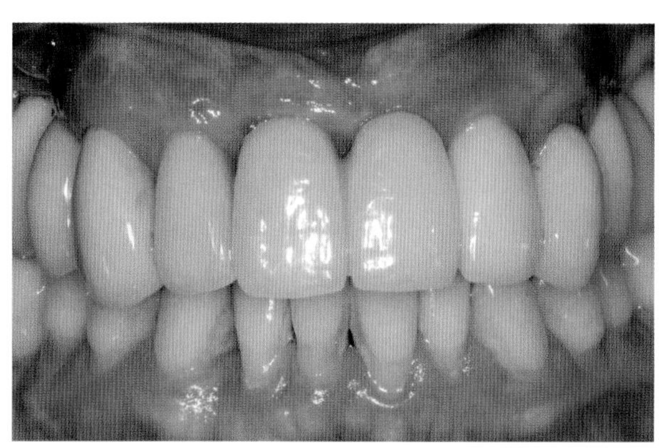

图4-126p 首次移植术后15年。

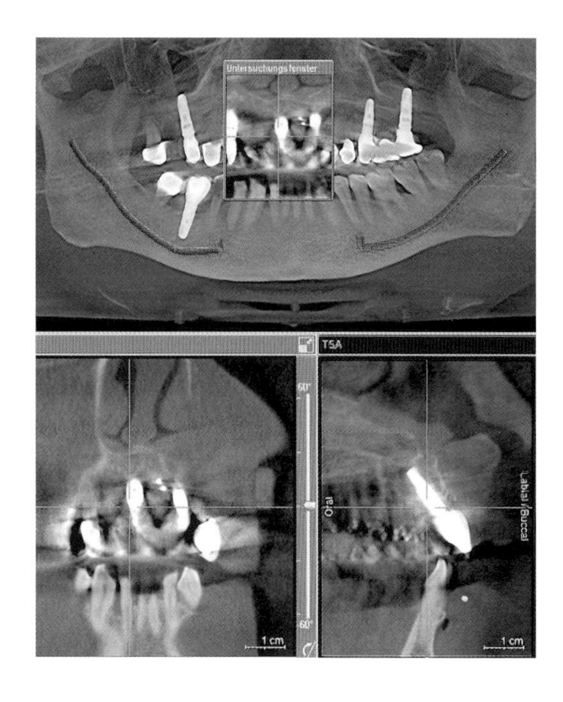

图4-126q 术后15年受植区CBCT扫描的结果。这张X线片显示在上颌与下颌后部进行了种植体植入和另一次骨增量的结果。

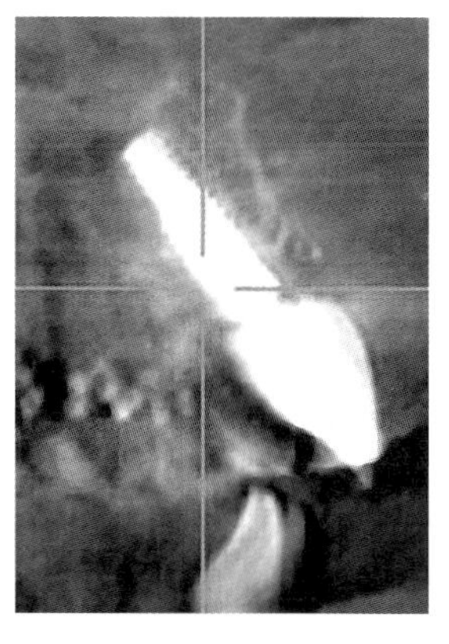

图4-126r 首次植骨术后15年的细节，证实了骨的稳定性。

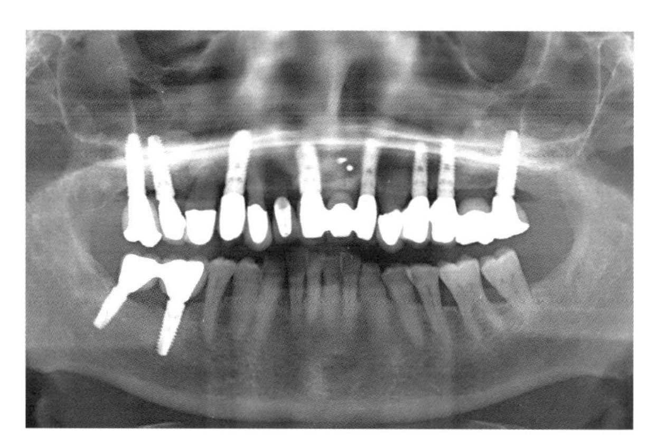

图4-126s 第一次治疗后15年的曲面断层片。

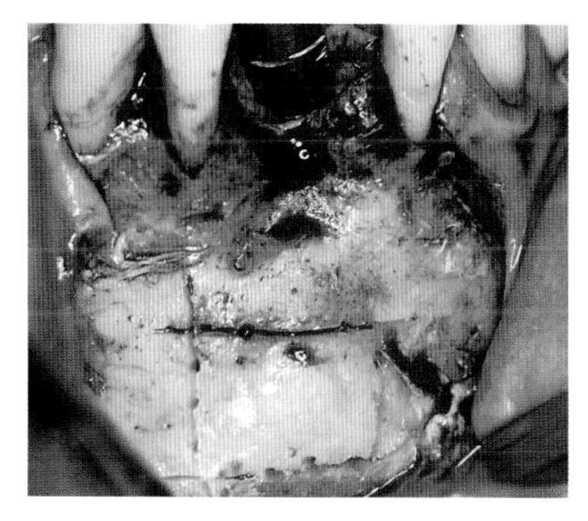

图4-127a 下颌前部的三维骨缺损。从颏部取出1个骨块。

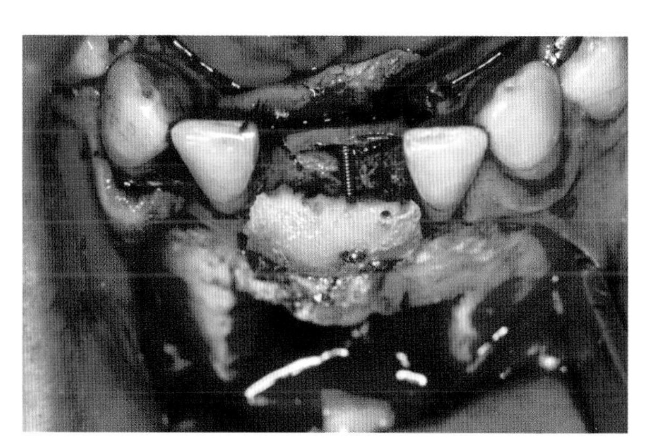

图4-127b 用薄骨块创造了一个盒状空间。

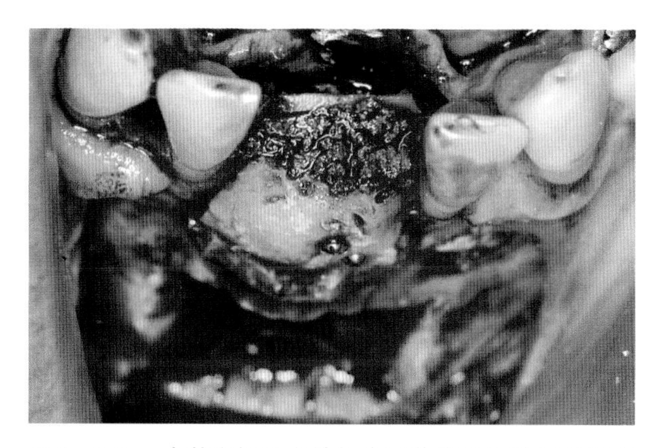

图4-127c 盒状空间里充填根尖区收集的海绵状骨和皮质骨屑。

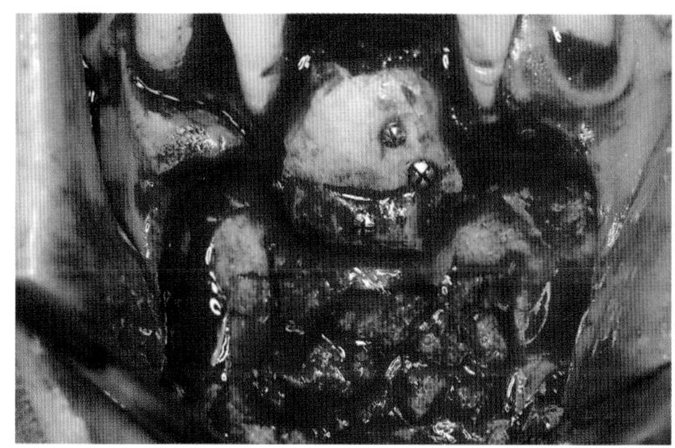

图4-127d 供体部位首先充填胶原蛋白，然后用剩余的骨屑覆盖，不使用任何膜。

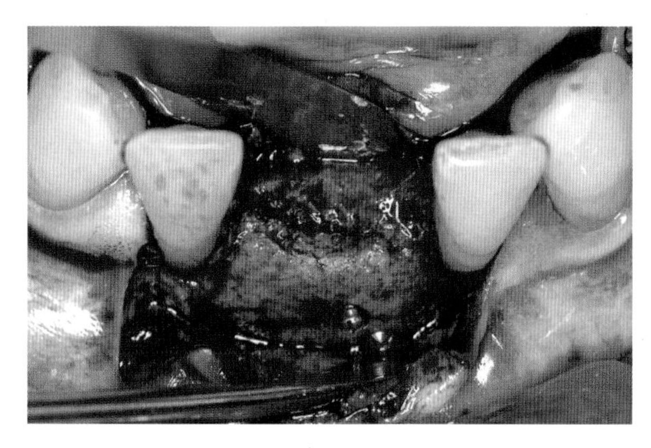

图4-127e　术后3个月的临床表现。

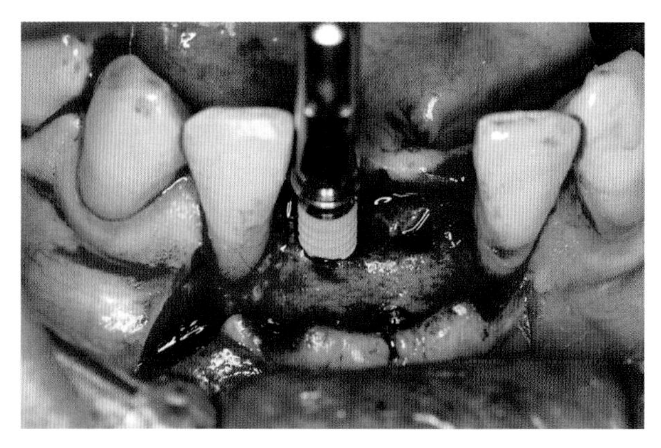

图4-127f　XiVE种植体（直径3mm）植入骨移植区。

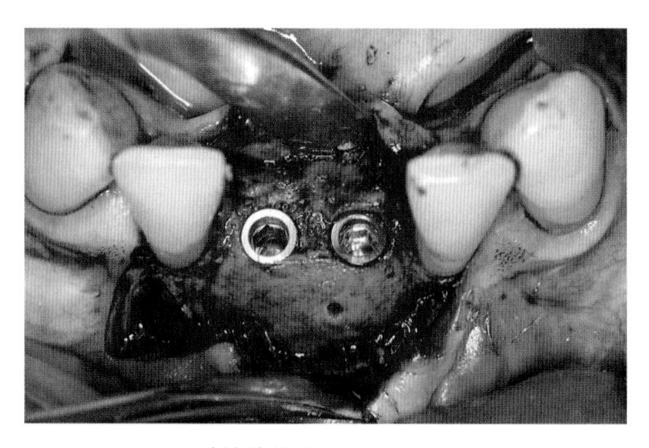

图4-127g　2颗种植体的殆面观。

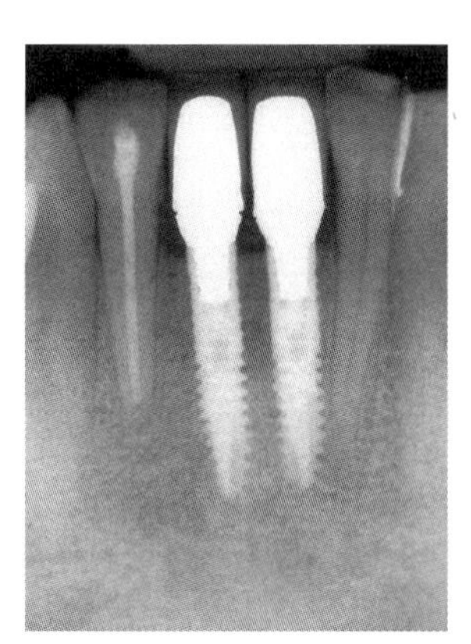

图4-127h　术后5年的X线片。

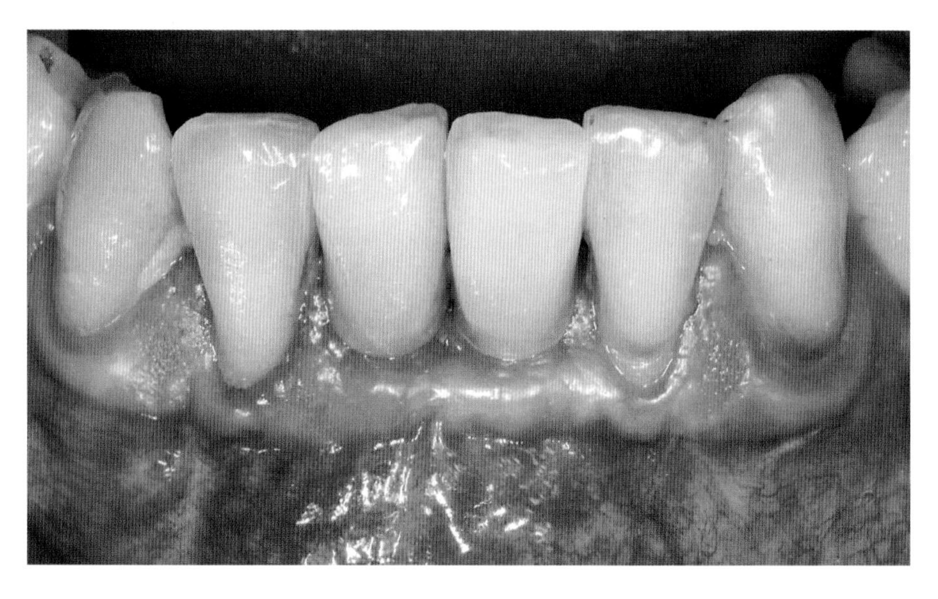

图4-127i　术后5年的临床情况显示，尽管口腔卫生状况不佳，但牙龈状况稳定。

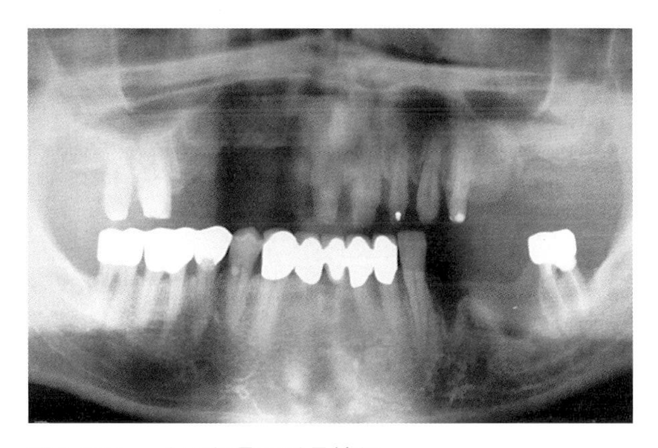

图4-128a 上下颌骨严重骨缺损。

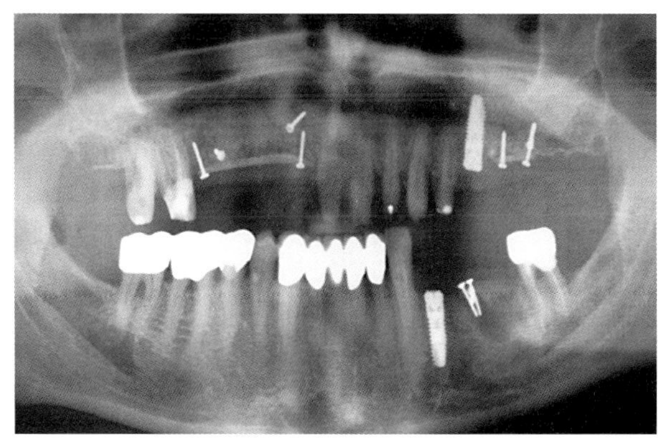

图4-128b 利用左右下颌骨的骨块进行上颌骨和下颌骨的多重三维骨重建。

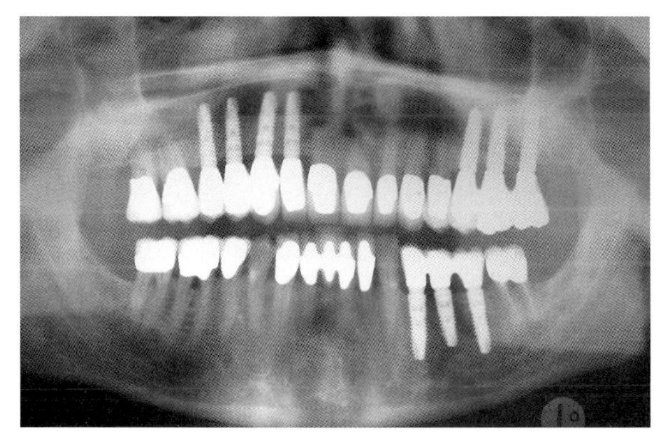

图4-128c 口腔重建后3年的曲面断层片。

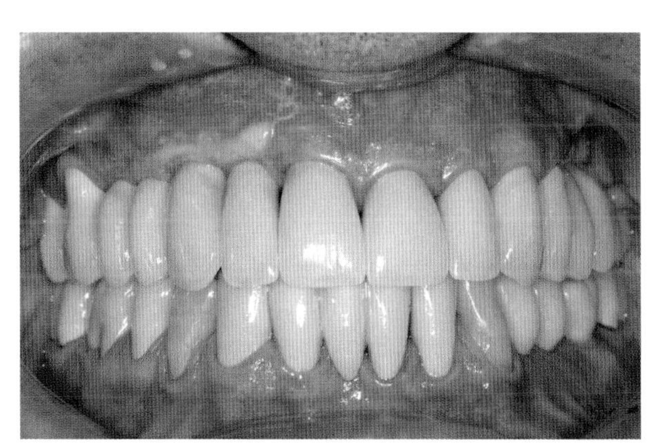

图4-128d 术后3年的临床表现。

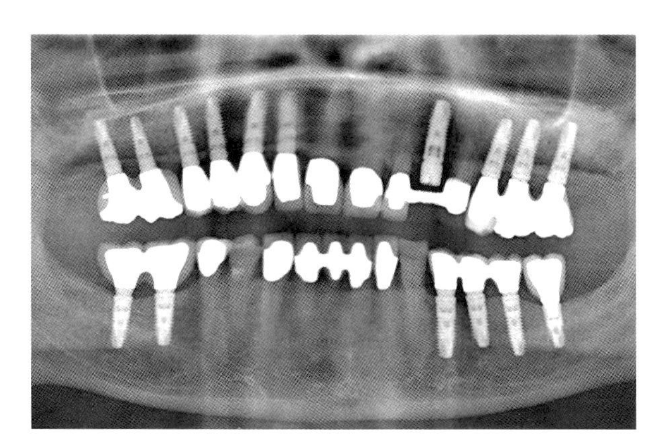

图4-128e 术后15年的曲面断层片。在此期间植入了其他种植体。

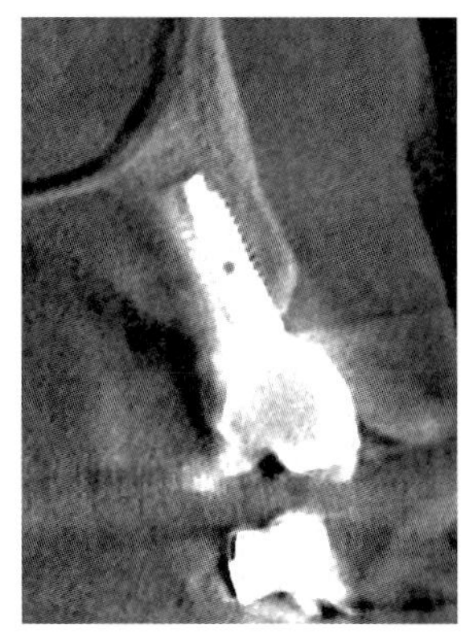

图4-128f 右上颌骨垂直向骨增量区的CBCT细节记录了骨增量的稳定性。

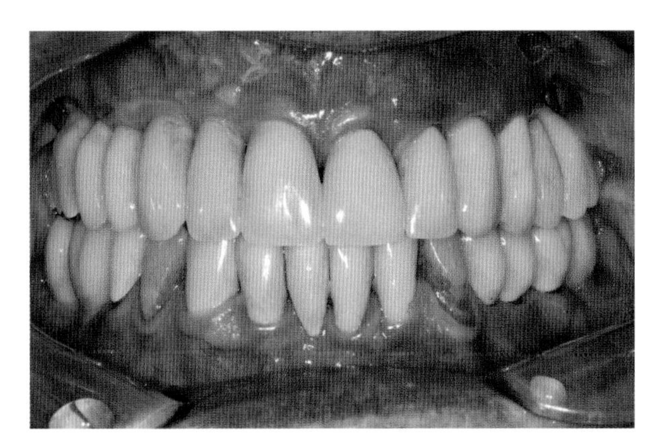

图4-128g 全口重建15年后的临床表现。

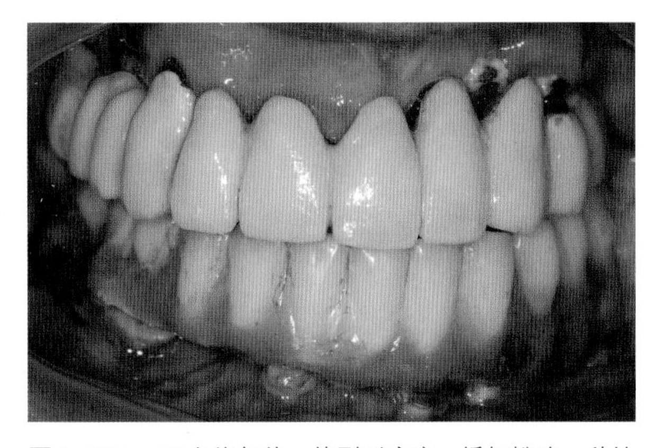

图4-129a 不良修复体，伴剧烈疼痛，桥架松动，种植体周围龈袋内化脓。

垂直向骨增量的另一种方案，在截骨后，牙槽嵴顶的骨仍以舌/腭侧骨膜及其血管为蒂，故建议采用“三明治”植骨技术以增加嵴顶区的稳定性。这种手术与牵引成骨相似，不同之处在于截骨后直接在两个节段之间植入骨移植物，而非采用牵引器。从外科角度来看，这项技术的适应证非常有限，而且复杂、耗时。由于各种垂直向骨缺损都可以进行三维垂直向骨增量手术，“三明治”植骨技术通常需要一个宽阔的平台，在重要的解剖结构上最少需要8mm的骨高度，如在下颌管、鼻底或上颌窦底等。对于上颌窦底而言，在相关的解剖结构上保留足够大小的牙槽嵴顶骨量及至少3mm的骨对于手术安全和良好愈合是非常重要的。该技术也可考虑应用于下颌前牙区（图4-130a～o），与此同时也是牵引成骨的主要适应证之一。

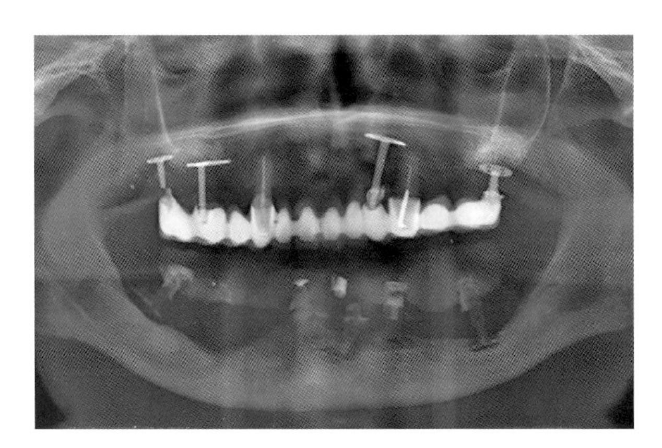

图4-129b 曲面断层片记录了上颌（钛）和下颌［聚醚醚酮（PEEK）］中仍然留存的盘状种植体周围明显的骨丧失。其中一些种植体在这期间丢失，造成三维骨缺损。

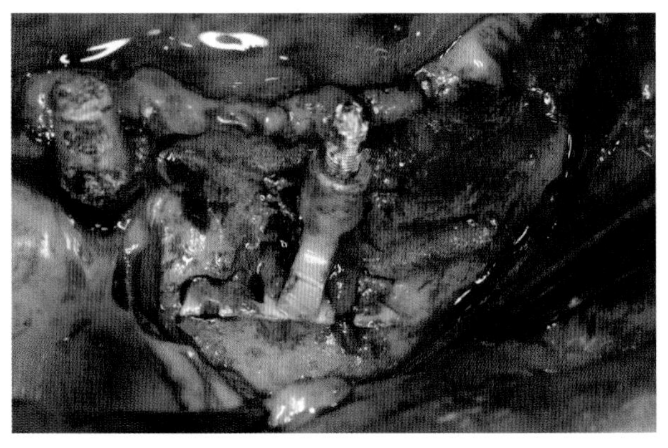

图4-129c PEEK种植体周围骨丧失。

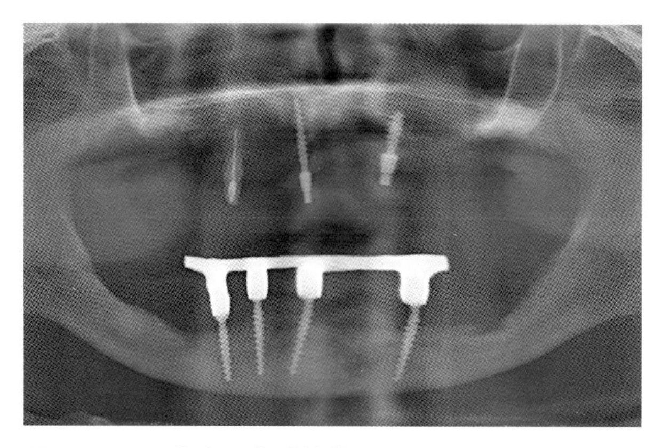

图4-129d 拔除所有种植体和牙齿后拍摄的曲面断层片，上颌只剩下1颗牙齿。为了固位上下颌骨的临时修复体，临时种植体艰难地植入剩余骨内。

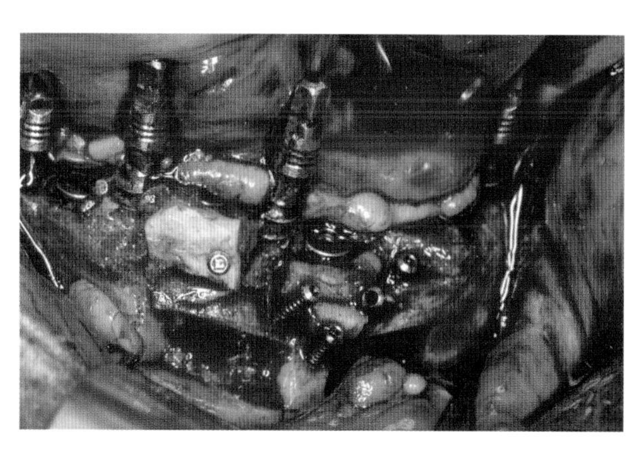

图4-129e 在下颌骨多处取骨，用于临时种植体附近的多处植骨。

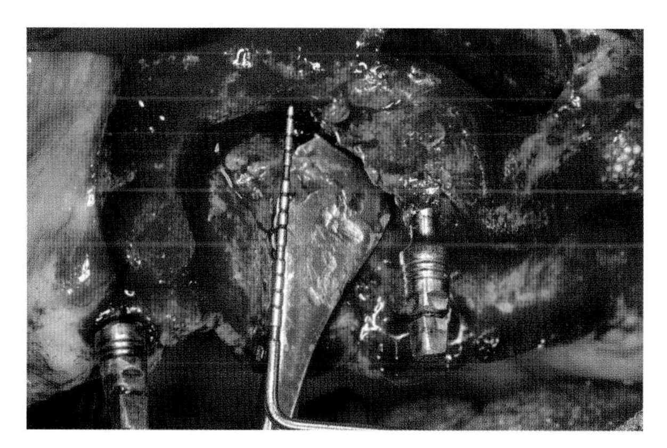

图4-129f 左上颌骨前部严重的三维骨缺损。

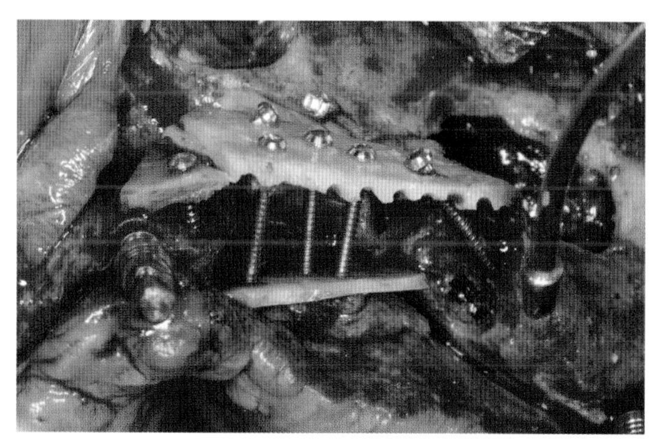

图4-129g 下颌骨块制备盒状空间用于三维骨重建。

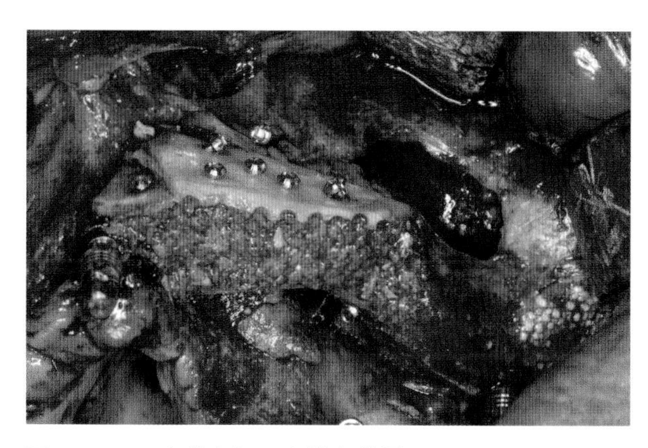

图4-129h 盒状空间里充填自体骨屑。

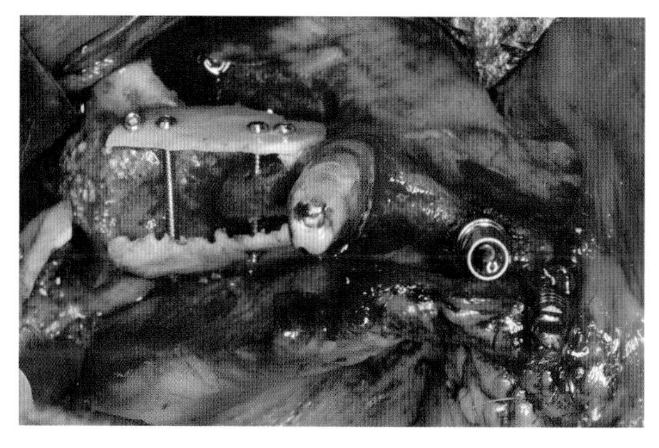

图4-129i 右上后牙区的三维骨重建。

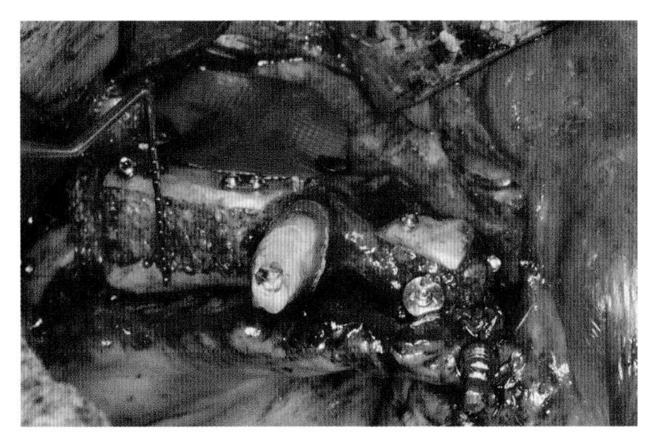

图4-129j 盒状空间里充填骨屑同时进行上颌窦内植骨。

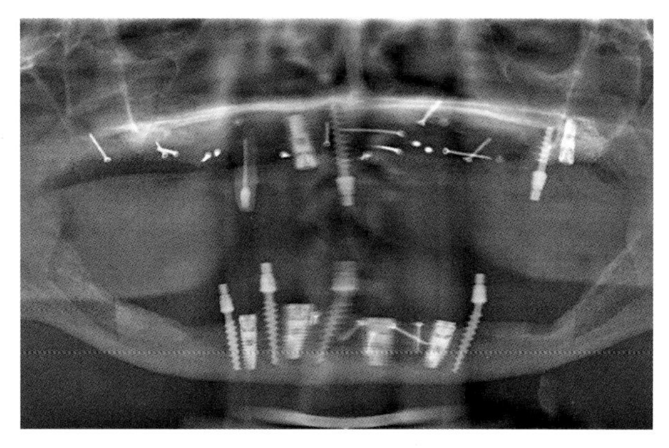

图4-129k 记录上下颌骨多处骨增量术后的曲面断层片。

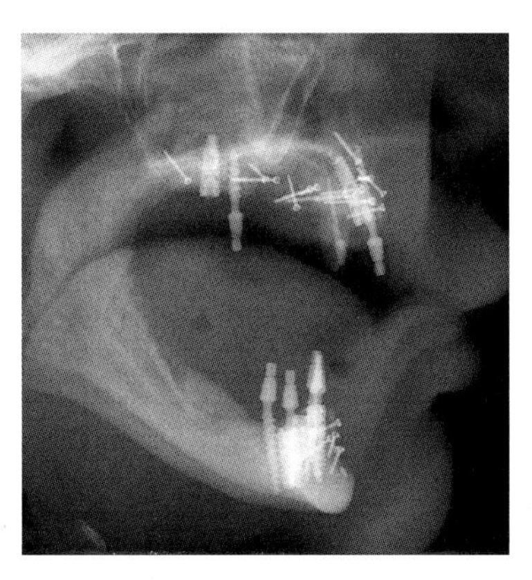

图4-129l 术后侧位片。

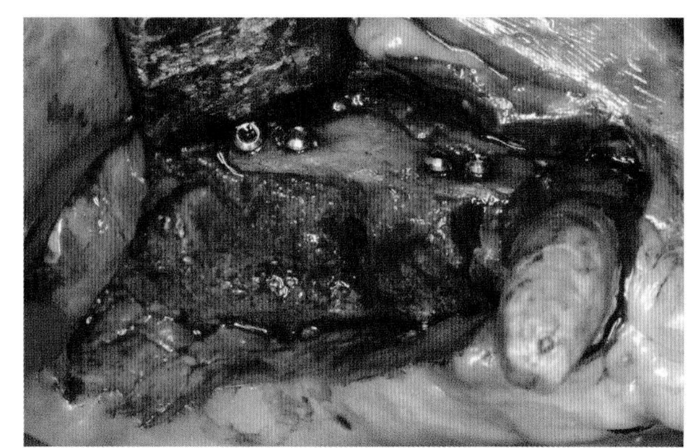

图4-129m 右上颌术后3个月。

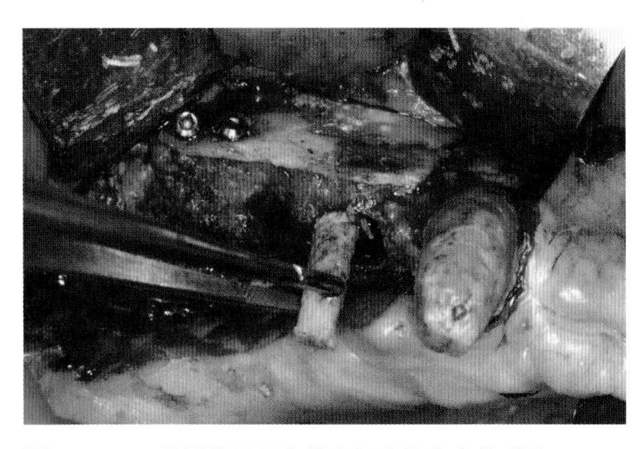

图4-129n 骨活检显示盒状空间内骨愈合的质量。

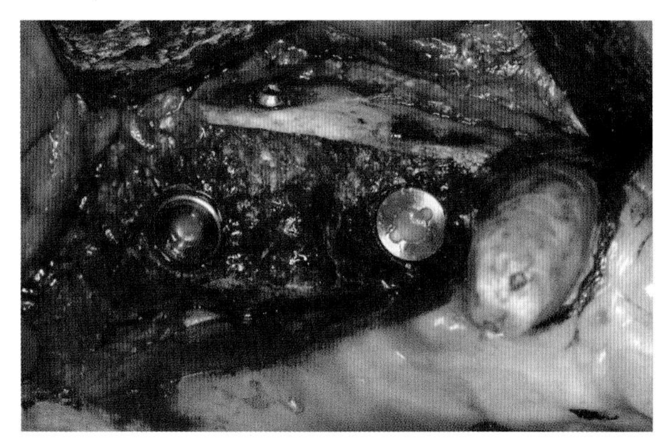

图4-129o 在再生区植入2颗种植体。

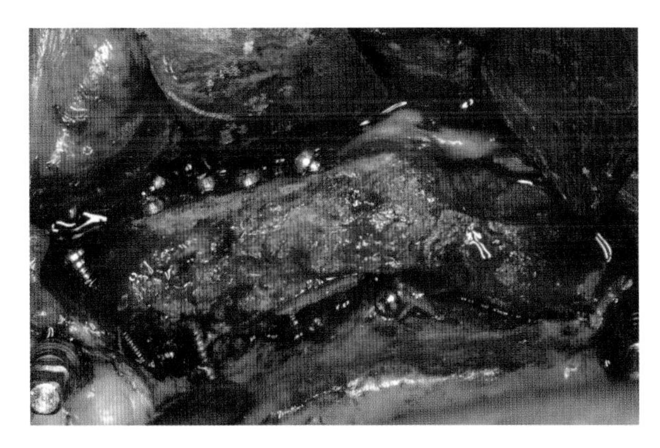

图4-129p 左上颌术后3个月。

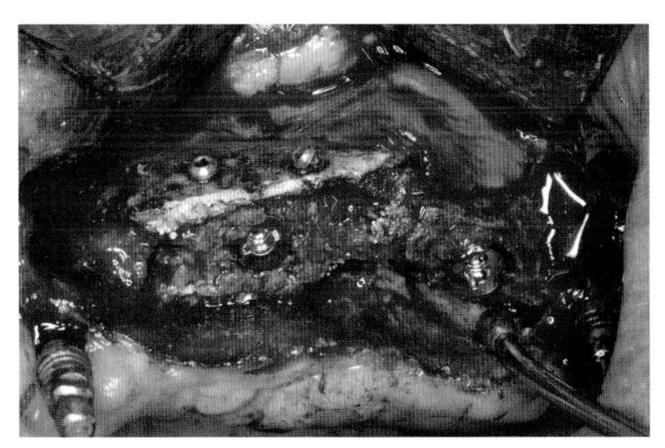

图4-129q 在再生区植入2颗种植体。

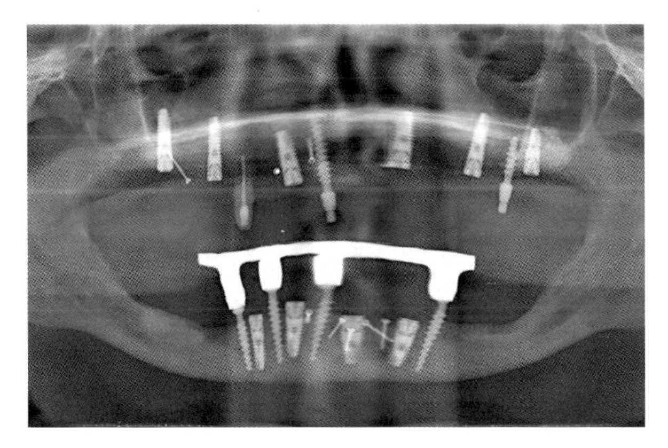

图4-129r 种植体植入术后的X线片。

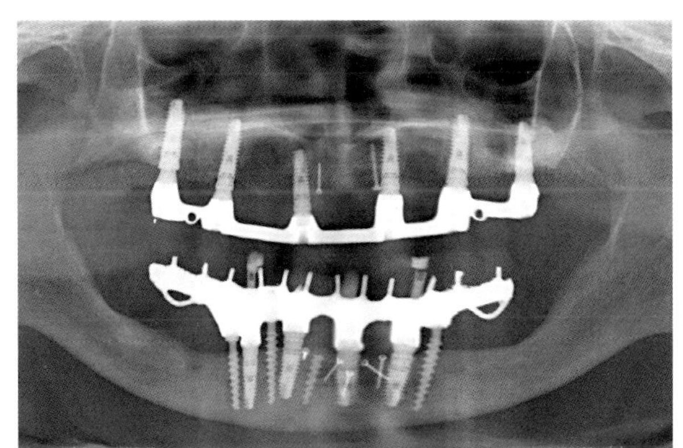

图4-129s 术后5年的X线片。

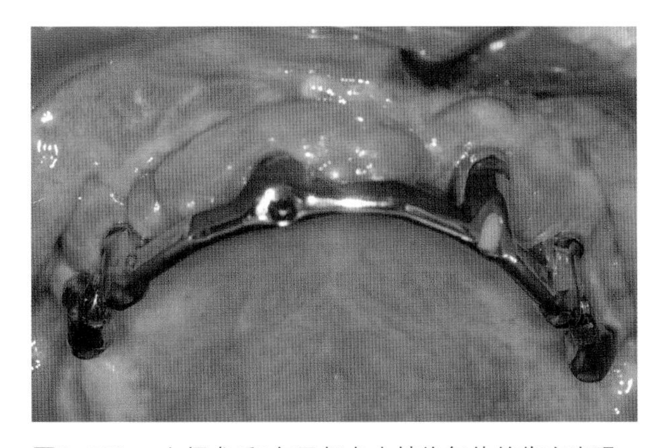

图4-129t 上颌术后5年及杆卡支持修复体的临床表现。

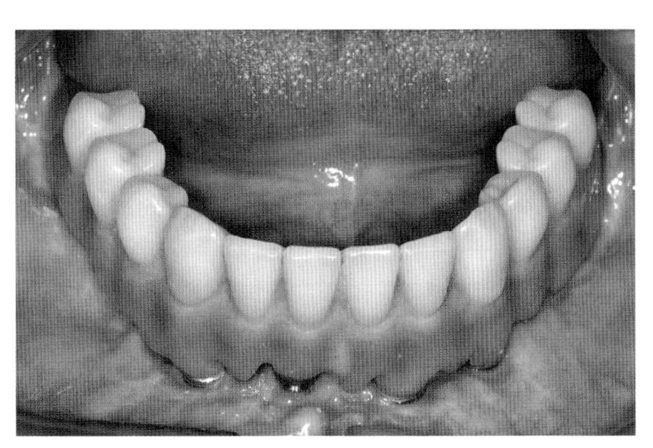

图4-129u 下颌术后5年的临床表现。

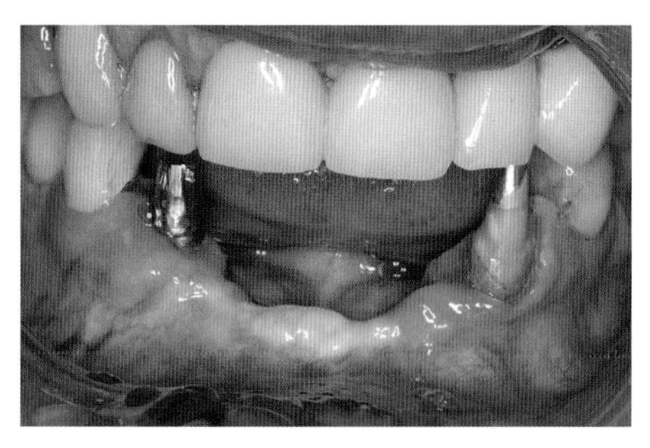

图4-130a 吸烟患者种植和骨增量失败后下颌前牙的临床表现。

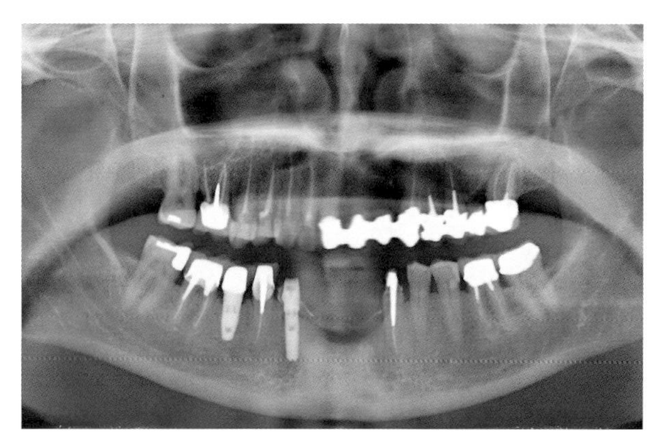

图4-130b 下颌骨前牙区垂直向骨缺损的曲面断层片。

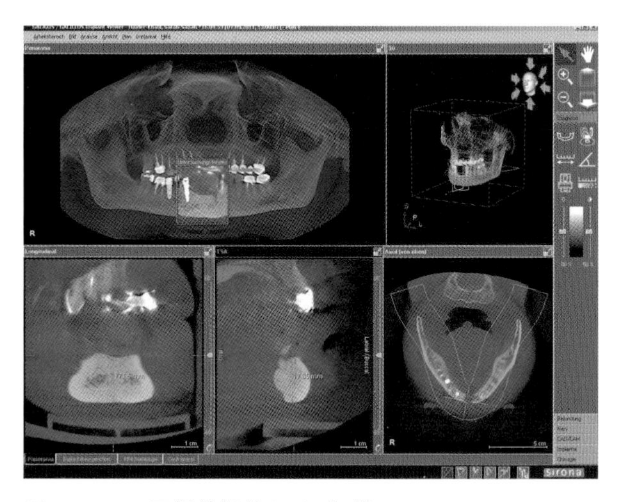

图4-130c 下颌前部的CBCT扫描。

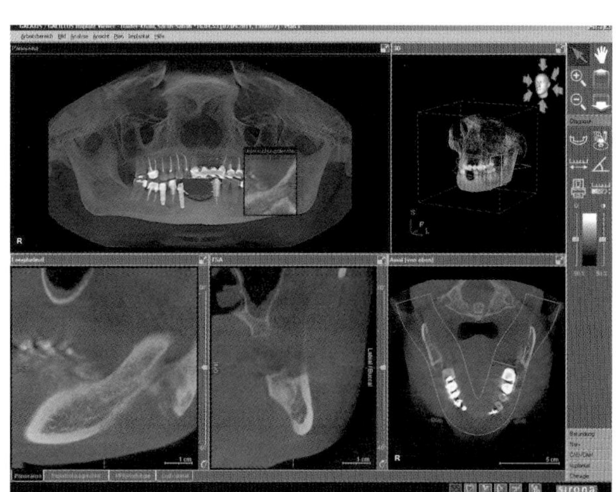

图4-130d 磨牙后区的CBCT扫描，为取骨块做准备。

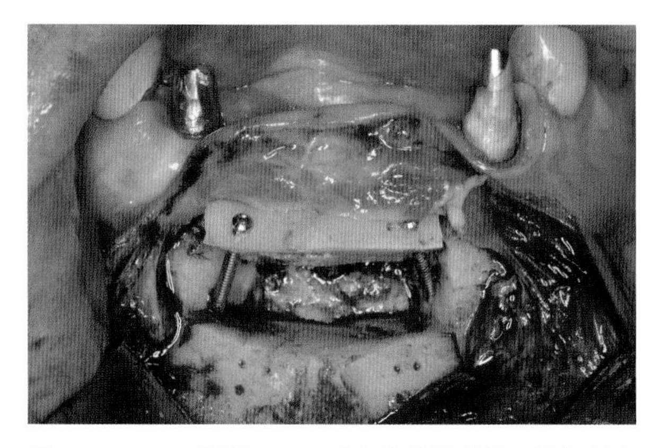

图4-130e 牙槽嵴下3mm进行节段性截骨，沿颅侧方向移动嵴顶骨部分。利用螺钉固定在新的位置。

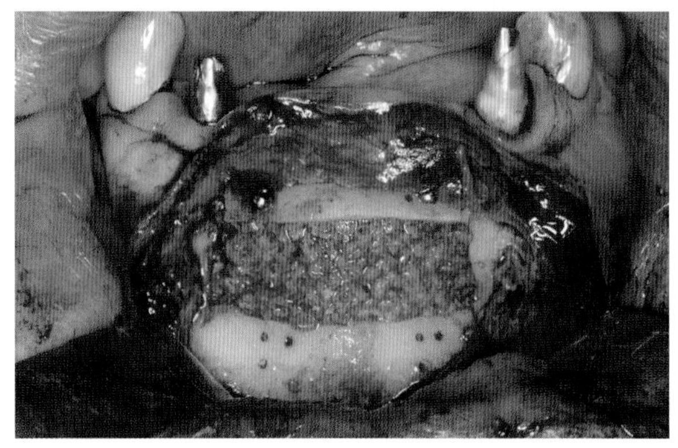

图4-130f 来自磨牙后骨块的骨屑充填颅侧段和基骨之间的空隙。

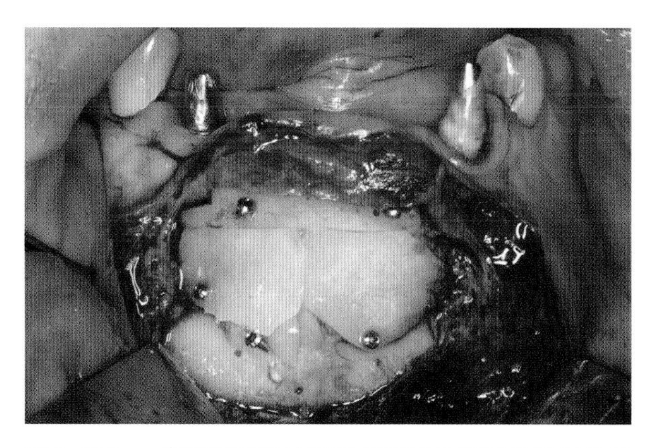

图4-130g 磨牙后区骨块劈开后形成的薄骨块用以保护骨屑。

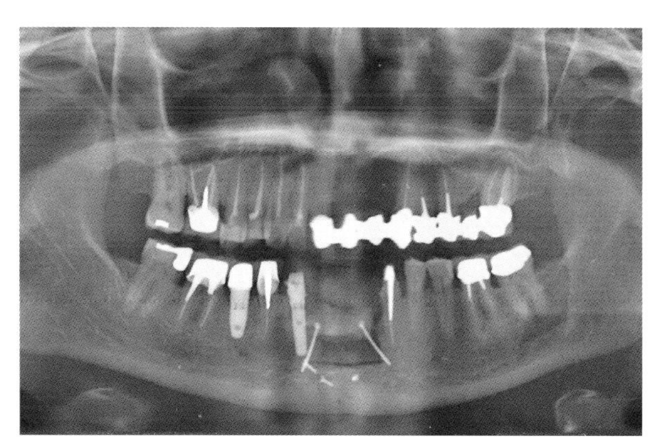

图4-130h “三明治”植骨术后的曲面断层片。

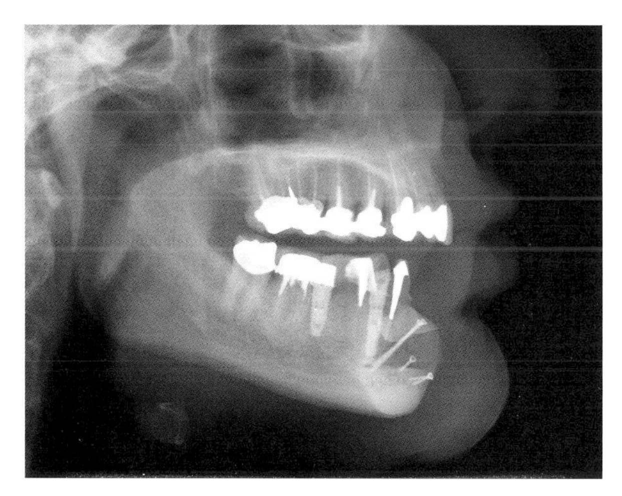

图4-130i 术后侧位片。

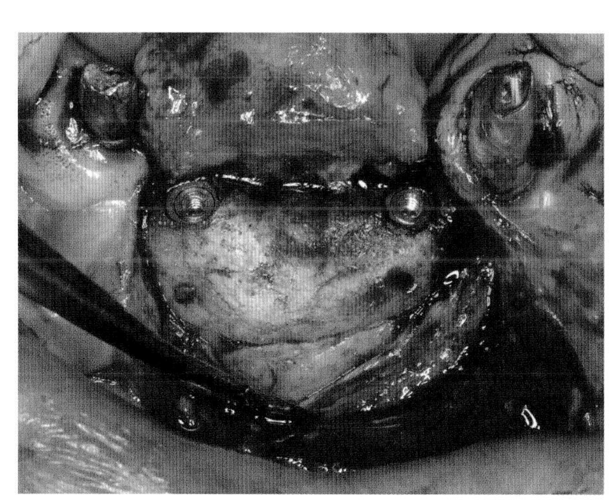

图4-130j 骨增量区植入2颗种植体术后3个月。

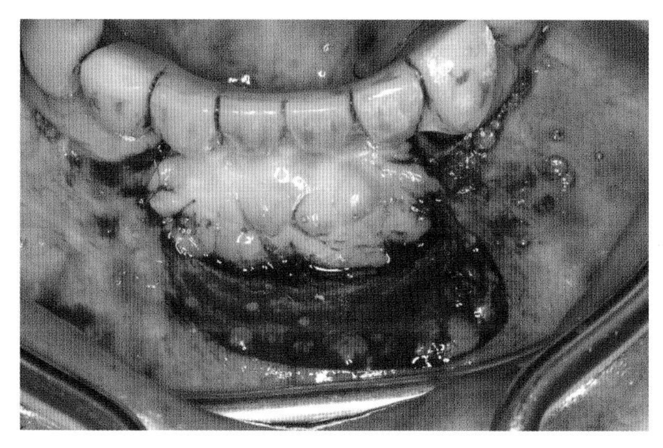

图4-130k Kazanjian前庭沟加深术后关闭创口。

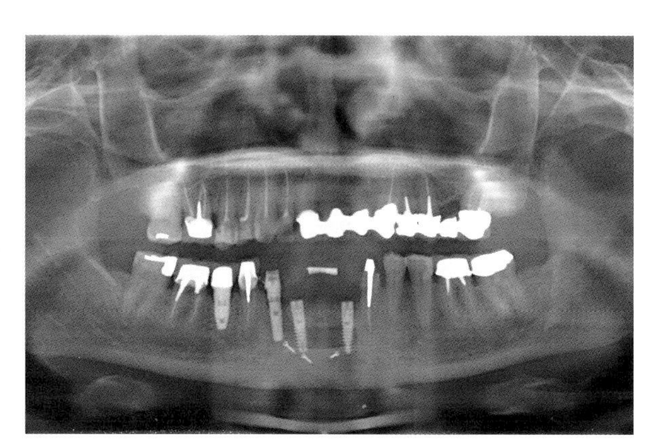

图4-130l 术后的X线片。

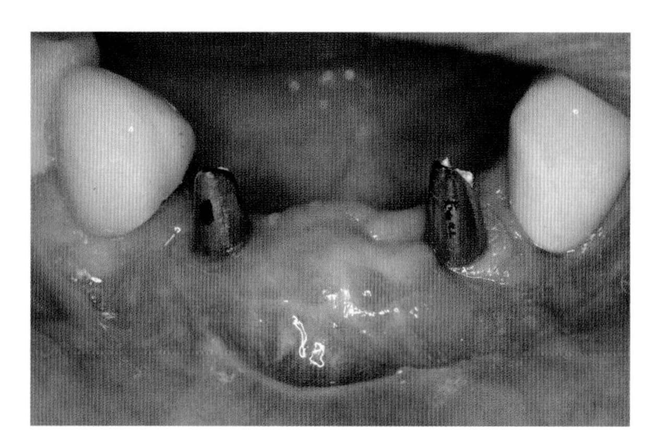

图4-130m 种植体暴露后的临床表现。

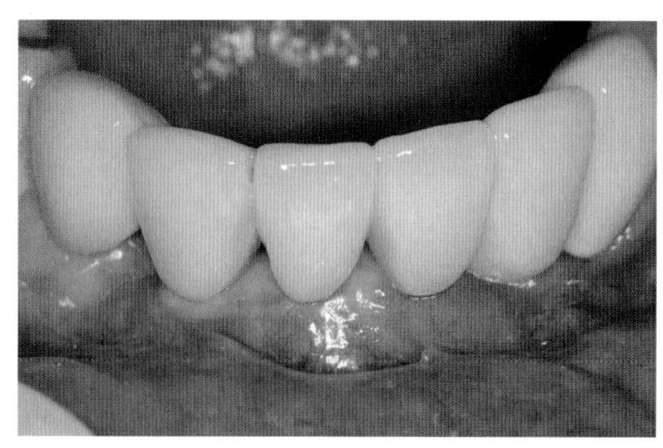

图4-130n 最终修复。

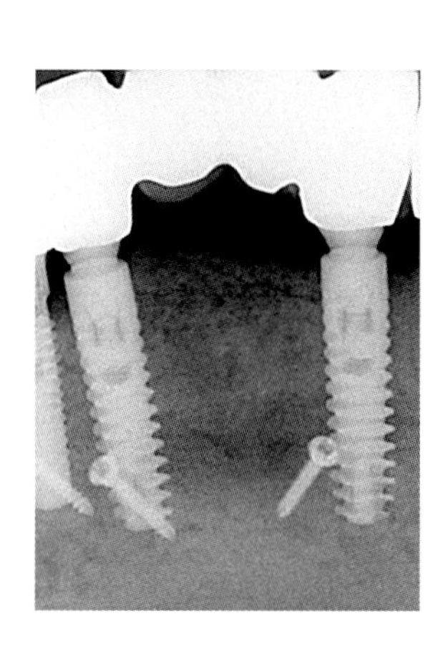

图4-130o 术后3年的X线片。

特别附录

Special Appendix

本部分介绍了两种从上颌骨采集的骨块来治疗牙槽骨缺损的方法。

第一种方法是由巴西的José Carlos Martins Da Rosa博士（josecarlos@rosaodontologia.com.br）提出使用结节区的自体组织，通过微创治疗同时恢复牙槽骨和软组织缺损。

第二种方法是来自南非开普敦的Howard Gluckman博士（docg@mweb.co.za），他提出使用从髆部收获的骨块来重建牙槽骨缺损。

附录的其余部分介绍了校友（Privatklinik Schloss Schellenstein，Olsberg，Germany）和前研究生进行的复杂垂直向骨增量手术的案例。

A 上颌结节（MT）在即刻牙槽嵴修复（IDR）技术中的应用

José Carlos Martins Da Rosa, DDS, MSc, PhD

上颌结节（MT）包含硬组织和软组织，可用于自体移植手术。作为一种移植物来源，MT为临床医生修复骨和软组织缺损提供了更多具有显著临床效果的选择，且不需要付出更昂贵的费用和更复杂的手术程序。对于骨移植物，与其他口腔内供体部位相比，使用MT的一个明显的优势是MT采集更容易，且并发症小。

MT作供体组织呈现出的特性为：

- 一层薄的皮质骨和骨小梁密度较低的松质骨：MT的皮质骨板非常薄，而内部基本上是小梁，具有类似支架的高度多孔结构。定量分析表明，MT总孔隙率约70%可作为细胞和血管生长的支架结构[1]。
- 易于重塑：由于其厚度和密度低，MT移植物很容易成形。此外，其皮质结构起到生物屏障的作用，以稳定植入物周围的软组织和颗粒状骨移植。
- 较高的再血管化能力：在MT自体骨移植中，骨髓占据的总孔隙的面积表明存在大量的骨髓。因此，MT自体骨移植具有显著的血管生成潜力。与皮质骨相比，松质骨移植物具有更高的成骨活性，可以发生更快速和完整的血运重建，并在移植手术后3周至3个月内最终被活骨取代。
- 活细胞的维持：与非自体骨移植相比，自体骨移植的一个优点是大量的细胞存活，这些细胞对受体床的新生过程有显著作用。
- 生长因子的释放：MT因提供了一种充满成骨细胞和生长因子的天然支架，为骨再生提供了理想的结构。

凭借这些特点，MT非常适合作为各种类型移植物的供体部位，包括结缔组织移植物、皮质–松质骨移植物、皮质松质块移植物及三重移植物（如皮质骨和松质骨与结缔组织连成一体）[2]。

即刻牙槽嵴修复

IDR属于一段式手术，可以在一次治疗中进行拔牙、种植和临时修复。目前，MT是IDR技术的唯一移植来源，因为来自MT的皮质-松质骨移植物可以被塑造成缺损区的大小，并插入受区内以恢复骨丧失。除了较低的总成本和较短的治疗时间外，临床和影像学表明IDR技术恢复软组织和骨组织缺损的稳定性是有效的[3]。如通过使用从MT采集的皮质骨移植物，在受损的牙槽骨上进行不翻瓣骨重建手术。IDR技术的另一优点是，MT的获取过程简单易行，而且骨碎片良好的延展性能够充分适应受体区域。

根据IDR对组织缺失的处理方案，从MT采集的皮质移植物被塑造成缺损的大小，然后以不翻瓣的方式插入种植体和余留软组织之间。此外，无论是否缺少一个或多个骨壁，都可以使用来自MT的移植物。然后将颗粒状骨压实，直到完全填满皮质骨和种植体表面之间的空隙。利用MT获得的移植物骨重建后，种植体周围的组织仍然保持稳定。因此，IDR方案已经在前瞻性的病例研究中获得了令人满意和可预测的美学结果[3]。通过三重移植（皮质骨和松质骨与结缔组织一体），外部（如结缔组织移植）和内部（如小梁骨）分别与黏膜和剩余的骨接触。因此，移植物在受区的血运重建得到加强。此外，三重移植物结构可能有助于更快、更有效地促进移植物的骨愈合，以及维持移植物体积（图4-A1～11）[4]。

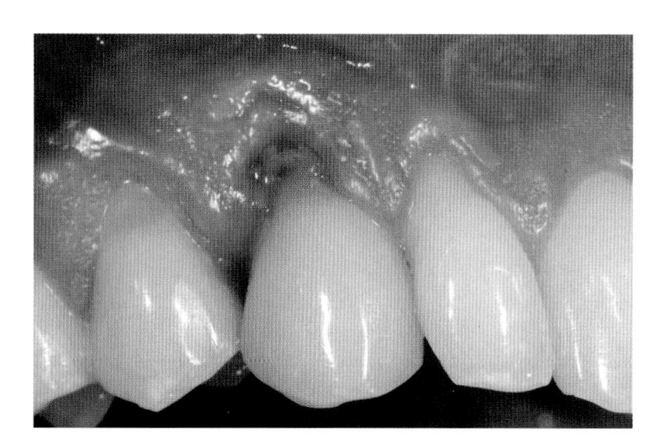

图4-A1 上颌右尖牙拔除前的临床表现。

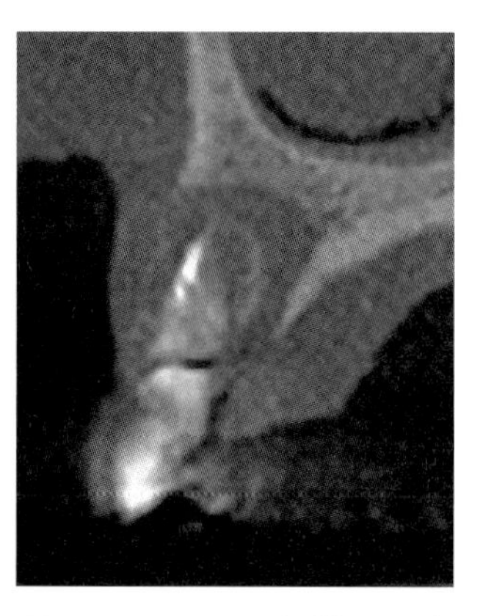

图4-A2 CBCT扫描显示存在明显的骨缺损。

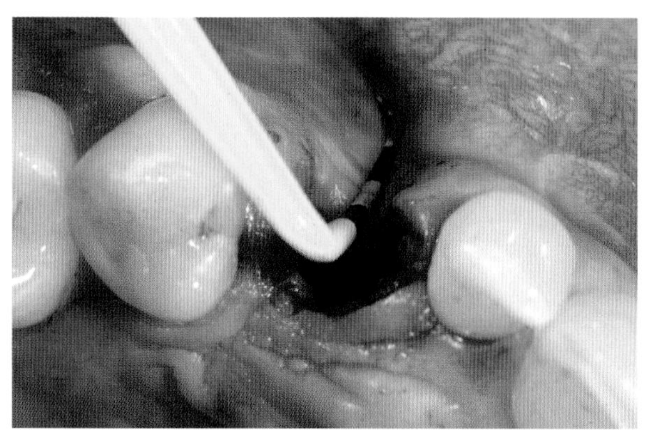

图4-A3 微创拔牙和仔细搔刮牙槽窝，以去除肉芽组织。由于颊骨壁缺失导致软组织发生塌陷。

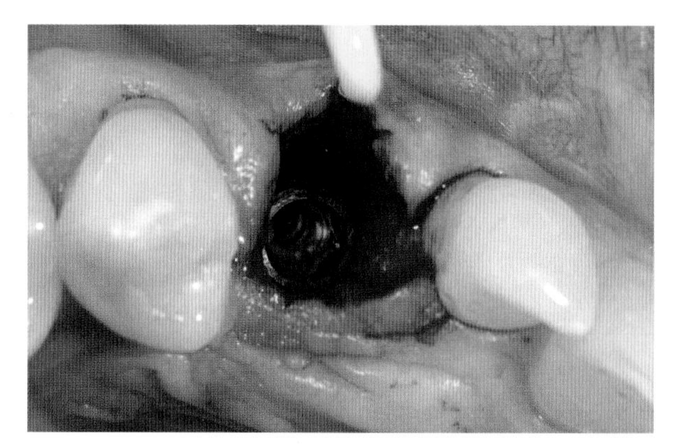

图4-A4 在骨性轮廓内的腭侧植入种植体。种植体的三维定位会使颊侧出现合适间隙，用于重建受损的硬组织和软组织。

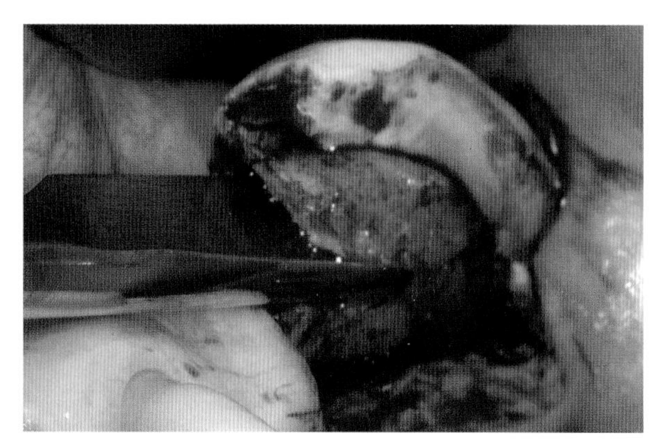

图4-A5 使用IDR骨凿从结节获取带蒂结缔组织的骨块。

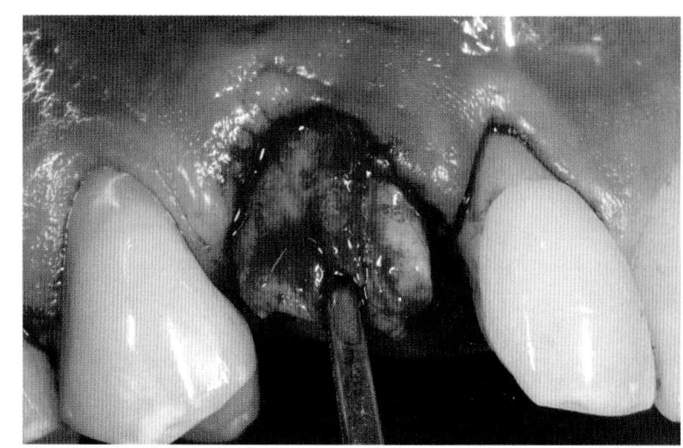

图4-A6 根据缺损形态将三重移植物重塑并插入受植区。

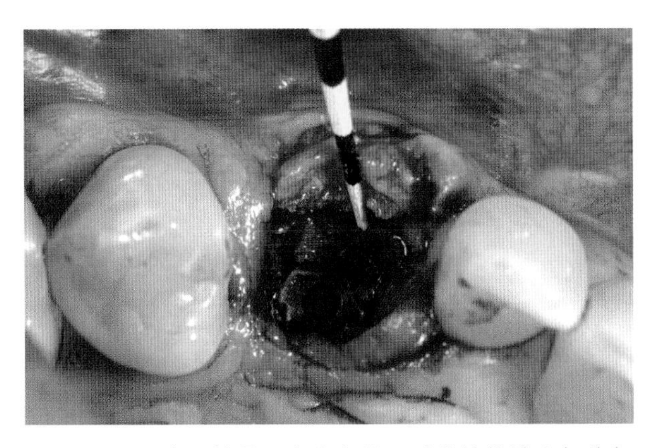

图4-A7　压实颗粒骨以完全充填三重移植物狭窄部分与种植体之间的间隙。

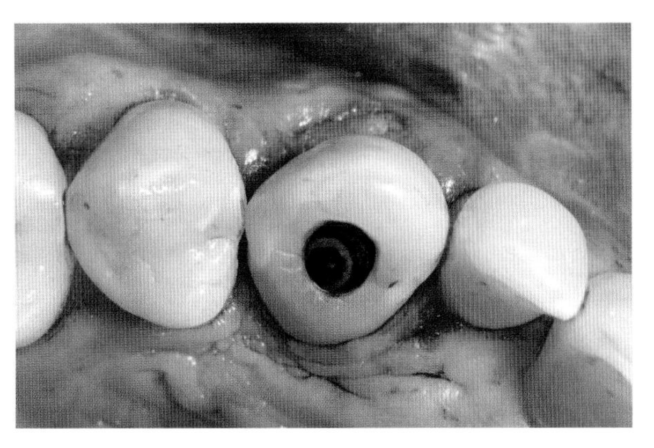

图4-A8　安装失合的螺丝固位临时修复体。穿龈轮廓可使缝合固定的三重移植物中的结缔组织准确调整。

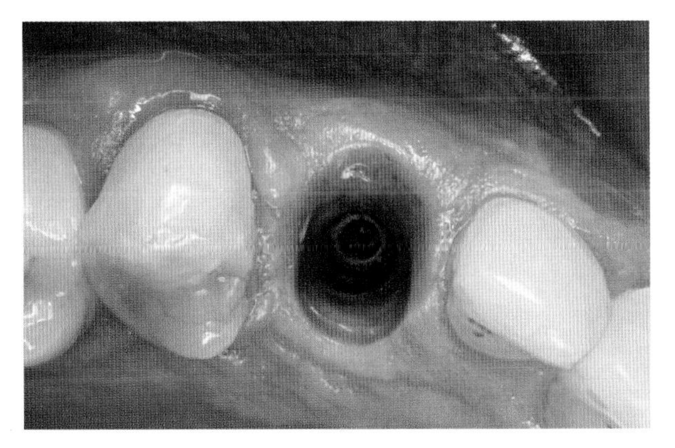

图4-A9　术后4个月，软组织已经愈合，并以相应厚度保持在合适位置。

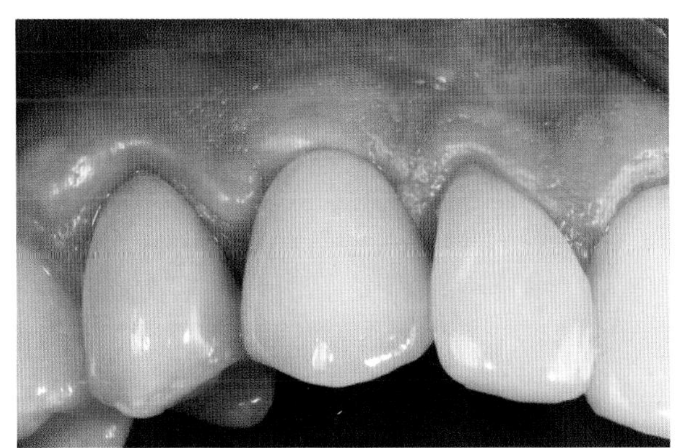

图4-A10　术后6年的临床随访显示软组织轮廓稳定。

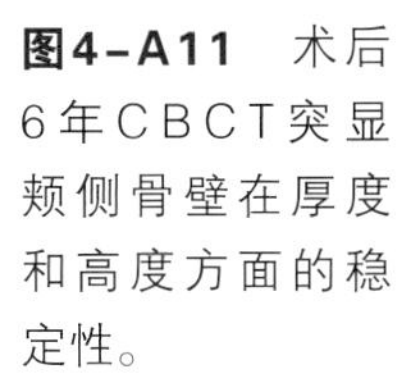

图4-A11　术后6年CBCT突显颊侧骨壁在厚度和高度方面的稳定性。

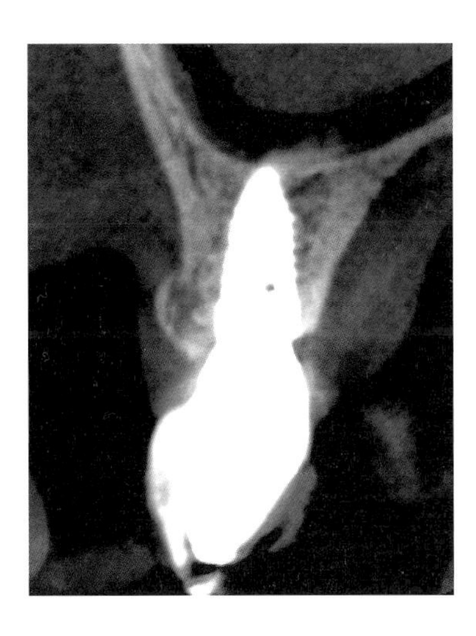

B 腭骨块状移植物（PBBG）

Howard Gluckman, BDS MChD, PhD

尽管自体骨移植仍然是黄金标准，但许多医生更倾向于采用创伤更小的引导骨再生技术（GBR）。避免使用自体骨的原因包含可能增加第二术区并发症的风险、延长手术时间，以及需要术者更高的手术技术水平。明确的数据表明在利用自体骨块进行骨移植时，自体骨块远比GBR中使用的合成材料表现得更加成功。自体骨移植物成骨更多且并发症较少，而且由于患者的自体骨是免费的，所以减少很多手术费用。自体骨移植在薄龈生物型中也是安全的，这是因为骨块的快速再血管化有助于滋养覆盖的软组织。

骨块已被证明由于缺乏骨细胞（控制骨改建的平衡）会随着时间的推移而吸收，因为并未按照预期发生血管的爬行替代。

Khoury的骨片技术使我们又上了一个台阶，因为它创造了一个骨空间能够在3～4个月内迅速形成新的骨髓质[2]。自体骨片迅速被新的有活力的髓质骨取代，其陷窝充满骨细胞。这意味着预期的骨改建正常进行，种植体负载后发生骨重塑和重组，从而长久维持骨体积。

开辟第二术区增加了治疗时间，并增加手术位点。然而，第二术区并发症的发生率非常低，若术者经验丰富，则发生率更低[3]。为了减少第二术区的需要，理想的做法是尝试从与受区获取骨块。这在上颌前牙区确实是可行的，上颌骨前部往往只需要小块骨进行单牙位点的骨增量手术，且腭侧是采集自体骨的理想部位[1]。首先，如前所述，从同一个位点取骨，这意味着更少的治疗时间和降低并发症。其次，从腭部获取骨几乎是无痛的，因为此处骨没有神经支配。来自取骨区域的大部分疼痛是由于剥离切割肌肉暴露骨面所产生，而在此之后的任何运动如咀嚼或说话都会导致肌肉的不适。腭部无肌肉，仅被全层角化的黏骨膜瓣覆盖，从而保护了取骨位点。舌头充当压迫绷带，减少术后腭部的任何肿胀。

只要腭部的解剖结构允许，便可以获得充足的骨量。腭部的形状也决定了术者是否可以将骨分成Khoury骨片。当腭部取骨区域相对平坦时，可以很容易地收获一个实心块，将其分割成两块。但有时，腭侧骨是弯曲的，很难将弯曲的骨板分割。这些骨板可以利用骨刮器（Safescraper）削薄后使用，并制作为根面突起的形状，而不是平坦的表面（图4-B1～10）。

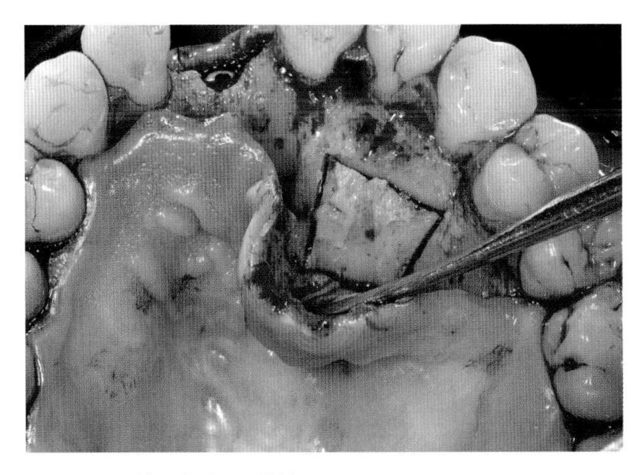

图4-B1　前腭部切取骨块。

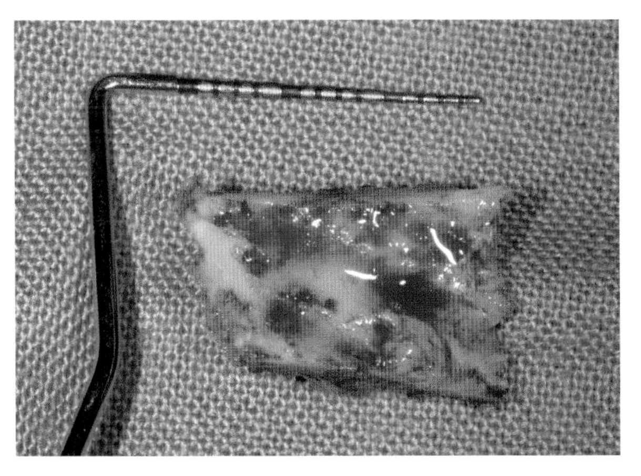

图4-B2　从腭部取出的骨块厚度可达3mm。

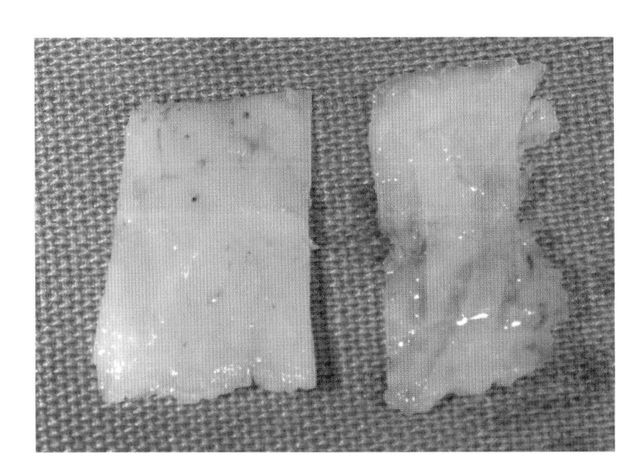

图4-B3　将腭侧获取的骨块分为2个骨块。

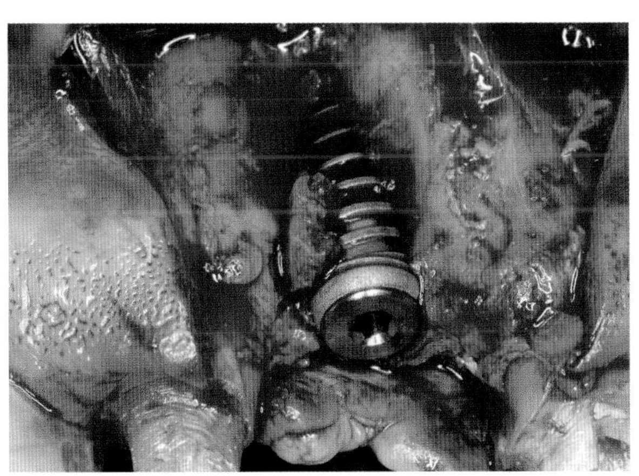

图4-B4　种植体植入后颊骨板缺如。

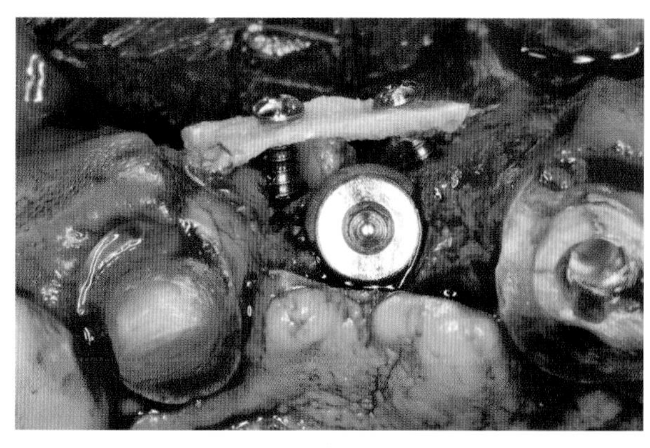

图4-B5 在距离剩余牙槽嵴一定距离处用2个微型螺丝钉固定薄的腭侧骨块。

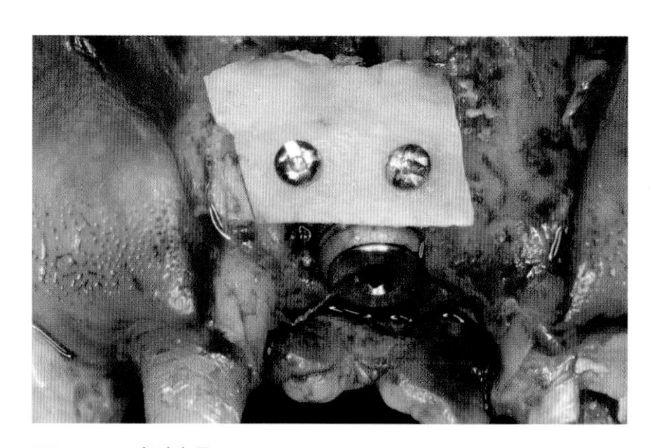

图4-B6 颊侧观。

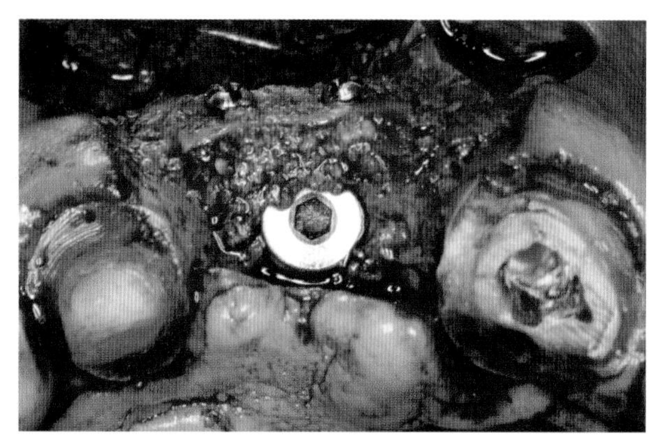

图4-B7 空隙内填满了自体骨碎片。

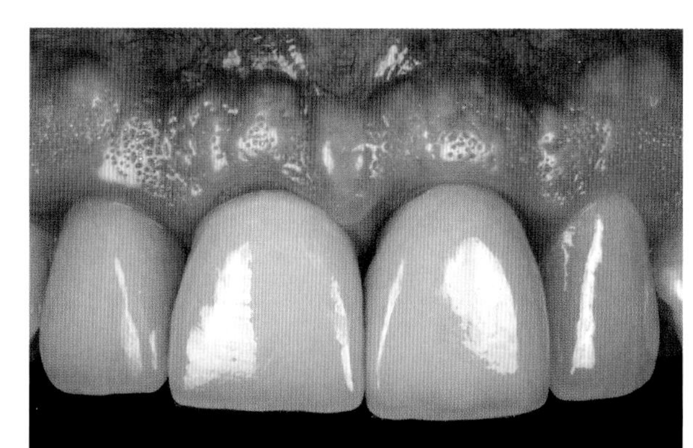

图4-B8 修复7年后的临床表现。

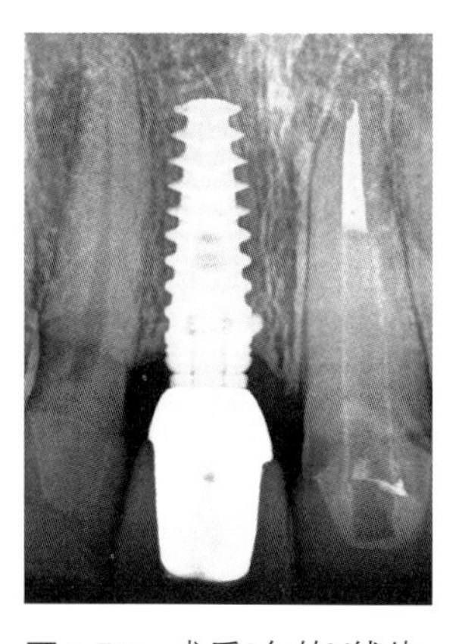

图4-B9 术后8年的X线片。

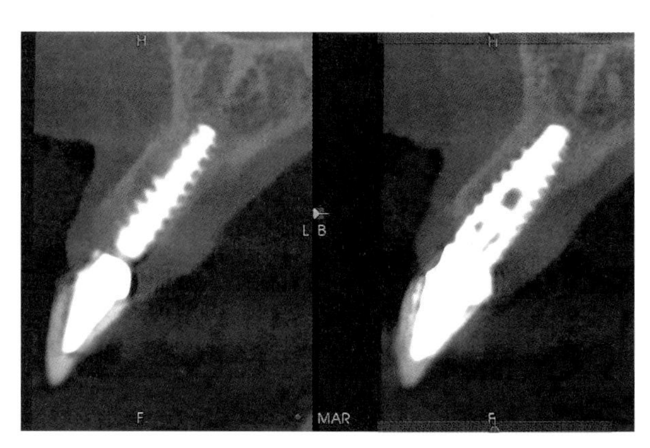

图4-B10 术后8年CBCT证实移植骨的稳定性。

C 校友病例报道

C.1 严重牙周病患者的上颌前牙区垂直向骨增量

Stefano Trasarti, DDS, MSc, Italy

Stefano Trasarti博士是一名口腔外科和种植学医生，在德国奥尔斯伯格的Privatklinik Schloss Schellenstein医院从事5年的住院医师工作。

52岁男性患者，因上颌前牙区患有严重牙周病，2颗中切牙松动明显，深牙周袋伴严重骨丧失就诊。拔除中切牙，同时行软组织增量。8周后，利用微锯在下颌磨牙后区切取骨块，按照骨块劈开技术（SBB）将骨块移植于上前牙区。愈合3个月后在移植区植入2颗种植体。3个月后以根尖复位瓣结合结缔组织移植物的形式进行种植体暴露。8周后完成最终修复。修复后3年，临床和放射学表现稳定，美学效果良好（图4-C1a～h）。

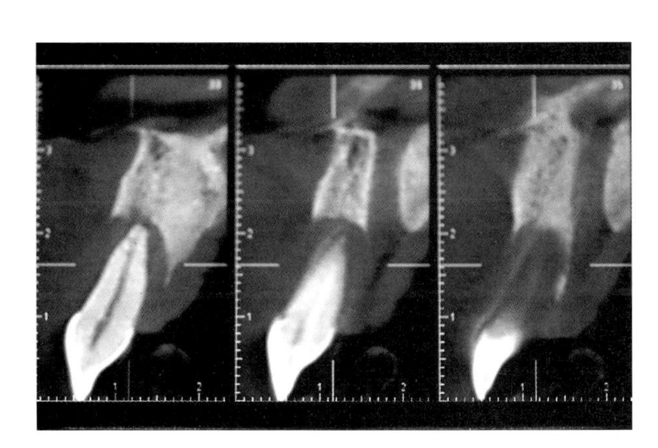

图4-C1a 对照CBCT扫描显示上颌前牙区有明显的骨丧失。

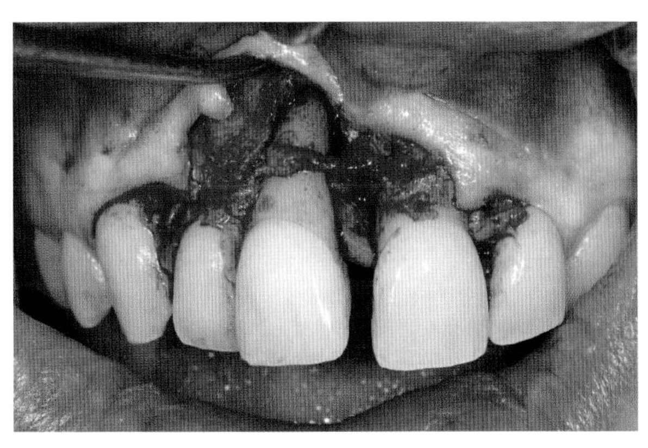

图4-C1b 拔除双中切牙及软组织增量术前的临床表现。

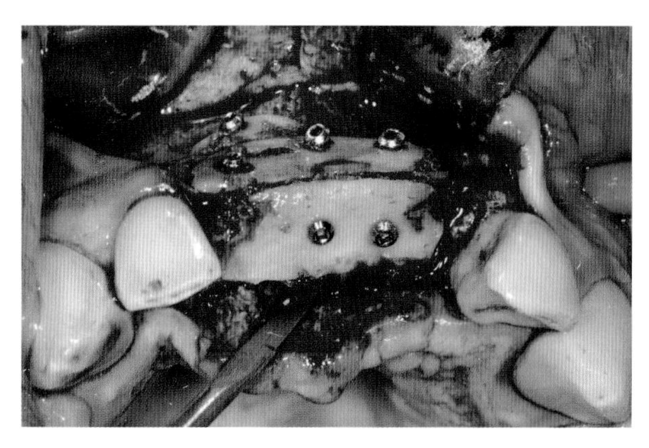

图4-C1c 软组织扩张术后2个月垂直向骨缺损的三维重建。

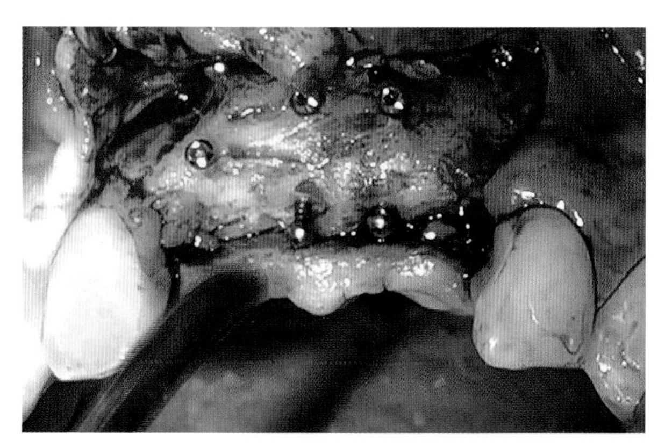

图4-C1d 植骨术后3个月的临床表现：植骨部位植入2颗植入物。

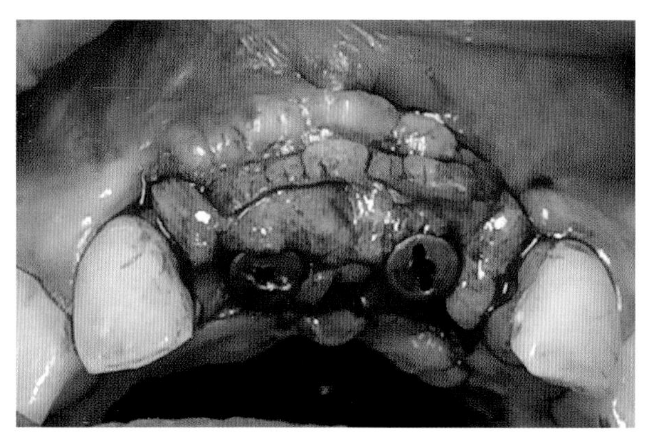

图4-C1e 种植体植入3个月后暴露种植体，同时结缔组织移植。

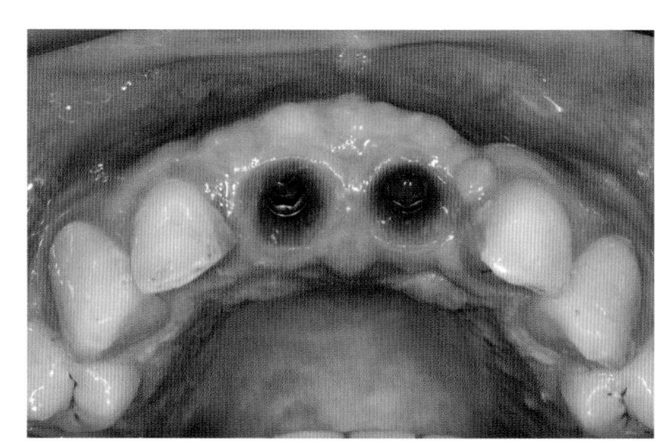

图4-C1f 临时修复8周后的临床表现：现在可以安装最终的修复体。

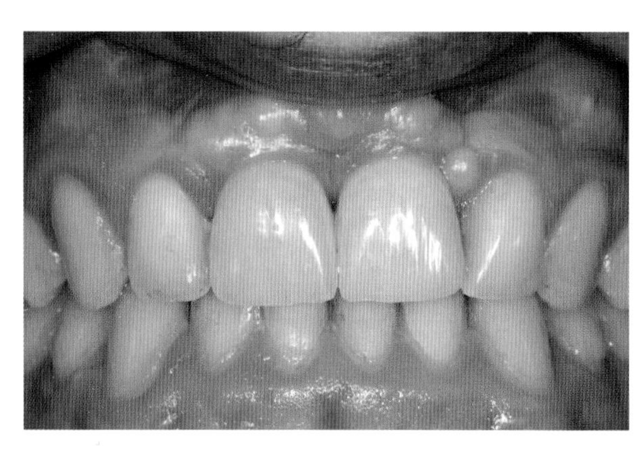

图4-C1g 修复3年后的临床表现。

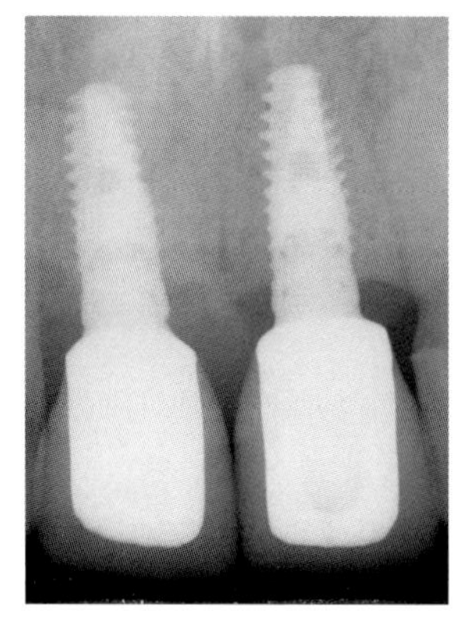

图4-C1h 术后3年的X线片对照。

C.2 上前牙外伤后的三维骨增量手术

Romain Doliveux, DDS, MSc, France

Romain Doliveux博士是一名口腔外科和种植学医生，在德国奥尔斯伯格的Privatklinik Schloss Schellenstein医院从事5年的住院医师工作。

24岁女性患者，因左侧中切牙区即刻种植体自行脱落及移植生物材料感染而就诊。患者表现为明显的骨量丧失，左右邻牙因感染已失去大部分附着。在第一次手术中，将剩余的感染生物材料和邻牙（右中切牙和左侧切牙）取出，结合带蒂结缔组织瓣进行软组织重建。8周后，利用微锯在左下颌骨外斜线处获取骨块。根据Khoury' s SBB，通过外侧入路进行约15mm的垂直向自体骨移植术。愈合3个月后，在右侧中切牙和左侧切牙位置分别植入2颗种植体，同时行Kazanjian前庭沟加深术。3个月后暴露种植体，临时修复几个月后进行最终修复（图4-C2a～h）。

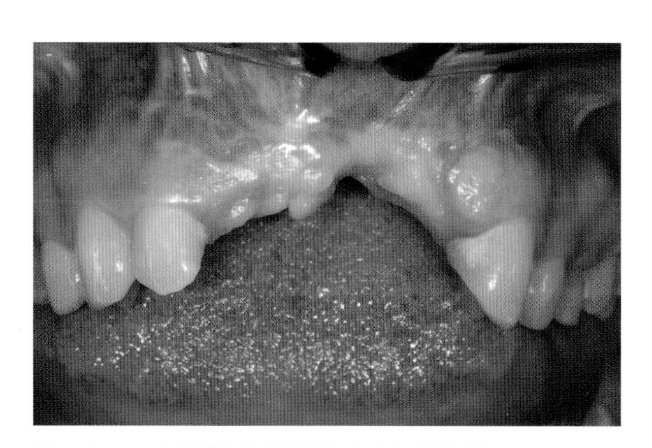

图4-C2a 上颌前牙区严重的垂直向骨缺损。

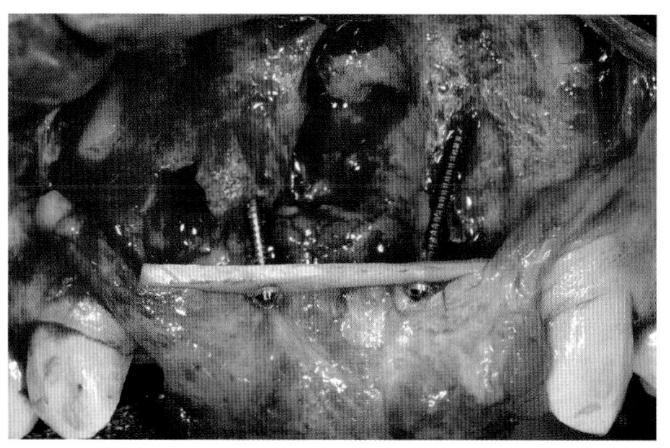

图4-C2b 利用微型螺丝钉将下颌磨牙后区的薄骨片固定在垂直向骨缺损处。

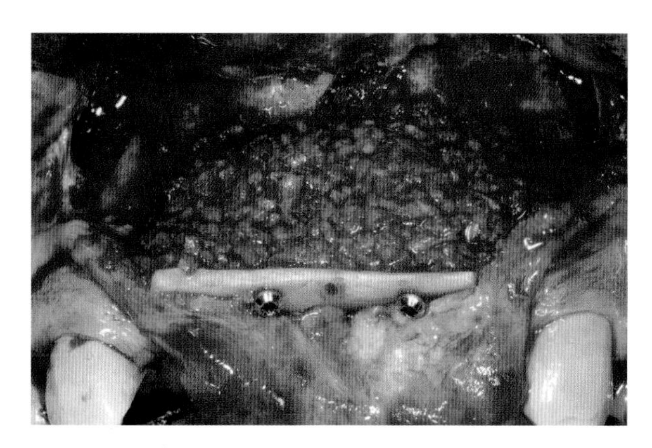

图4-C2c 殆方骨板下骨缺损处充填自体骨碎片。

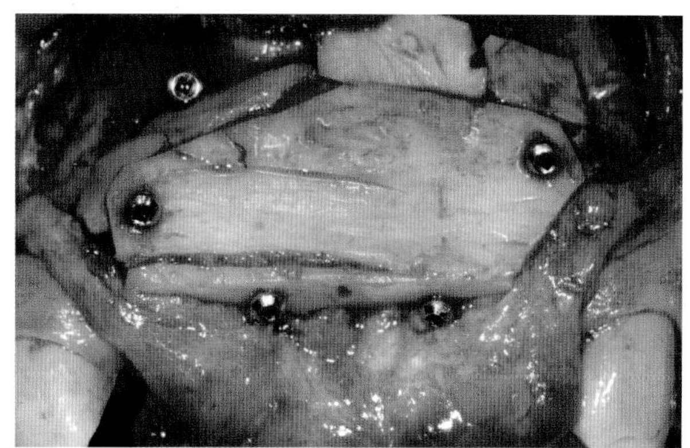

图4-C2d 骨片上覆盖着其他薄的骨片。

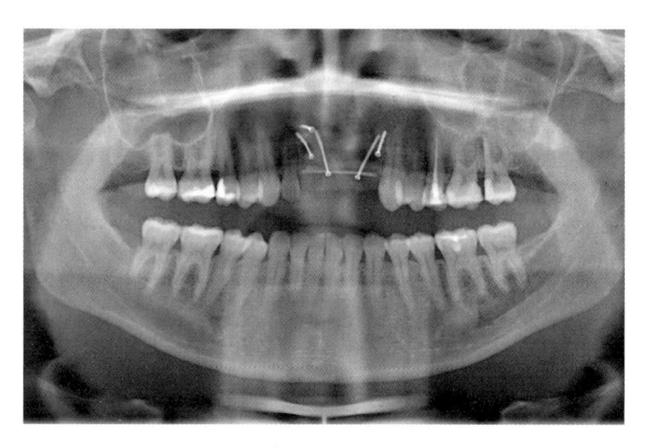

图4-C2e 术后的曲面断层片显示下颌骨供区。

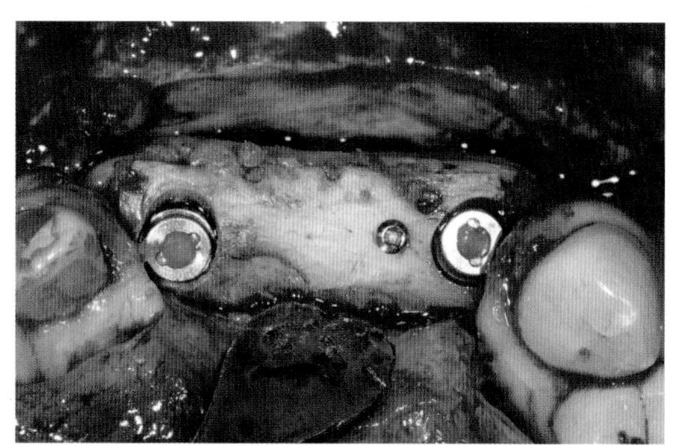

图4-C2f 术后3个月在植入2颗种植体。

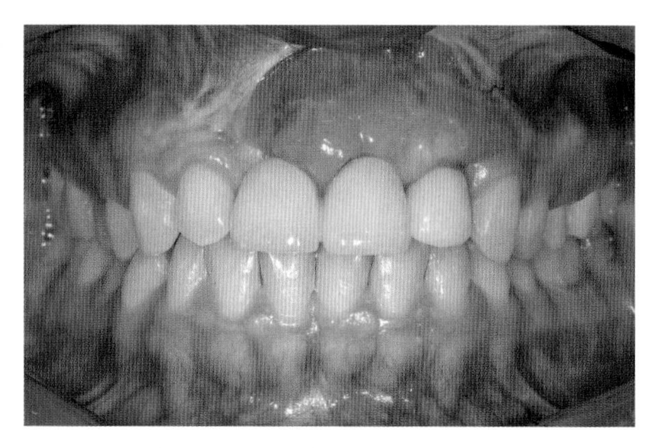

图4-C2g 术后2年最终修复。

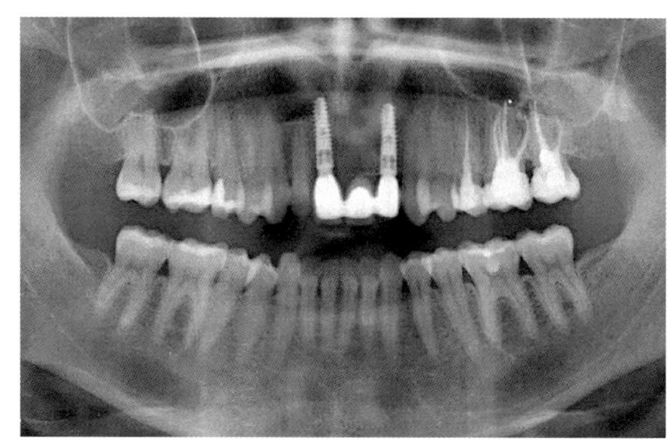

图4-C2h 术后2年的X线片对照。

C.3　下颌后段双侧三维骨增强术

Pierre Keller，DDS，理学硕士，法国

Pierre Keller博士是一名口腔外科和种植学医生，在德国奥尔斯伯格的Privatklinik Schloss Schellenstein医院工作了5年多。

58岁男性患者被转诊行下颌骨后部的种植修复。曲面断层片记录了双侧下颌骨后部严重的垂直向骨吸收，下颌管位置非常浅表并且对颌牙伸长。随后按照微锯方案从下颌右侧和左侧的磨牙后区域采集骨块。手术是在局部麻醉和镇静下进行的。将生物移植概念中的纯自体骨利用SBB，通过侧向入路进行双侧三维垂直向骨增量。3个月后，将5颗种植体植入愈合良好的移植区域，结合应用Kazanjian前庭沟加深术。又过了3个月，在上颌伸长牙齿适应新情况后暴露并修复种植体。术后6年通过临床和放射片，对照记录了种植体周围具有良好骨结合的垂直向移植区域（图4-C3a～m）。

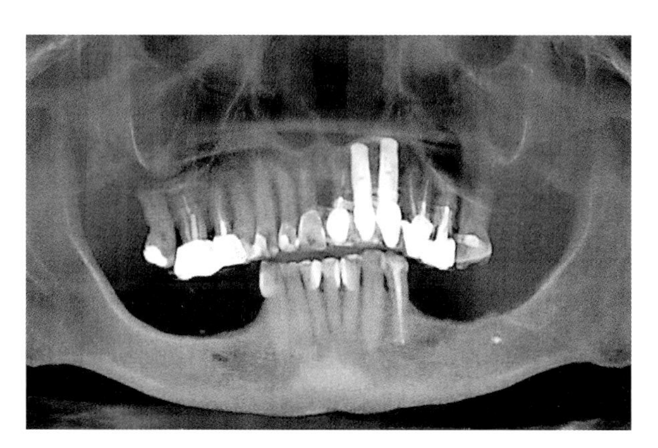

图4-C3a　下颌骨后部的双侧垂直向骨缺损。

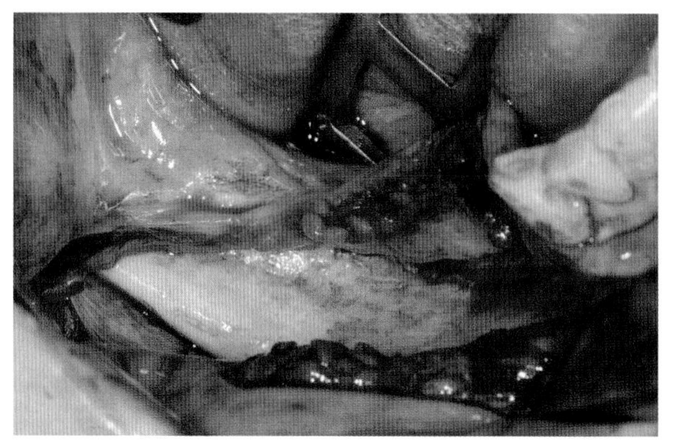

图4-C3b　暴露供体和受体部位的侧向方法。

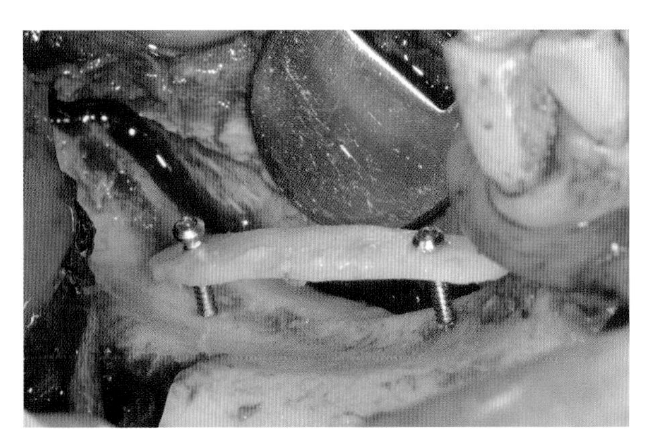

图4-C3c 咬合面骨片用微型螺钉固定在离残留骨一定距离处。

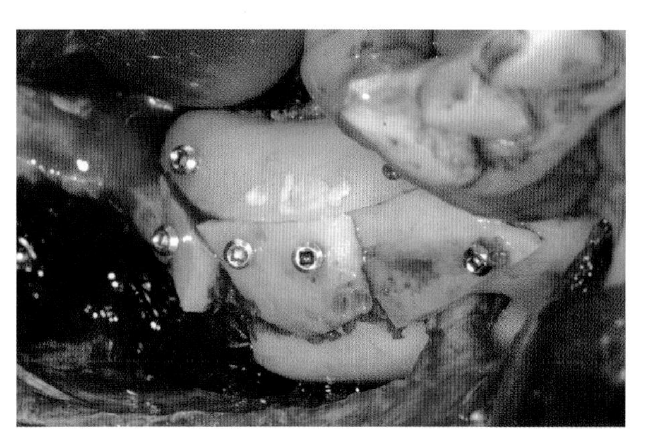

图4-C3d 在用颗粒骨充填间隙后，用螺丝固定3个骨块，并创建新的牙槽嵴曲线（三维重建）。

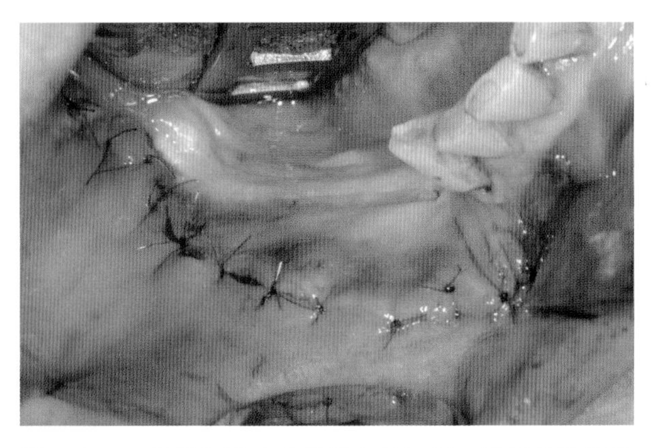

图4-C3e 骨膜和肌肉（分层）封闭后，用简单缝线缝合前庭皮瓣。

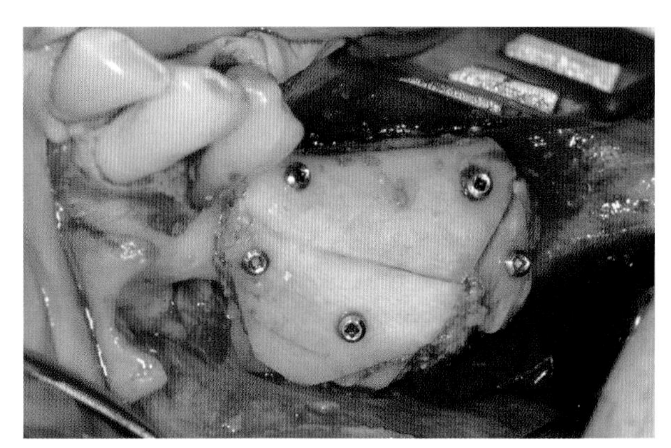

图4-C3f 左侧采用类似方法和三维骨骼重建。

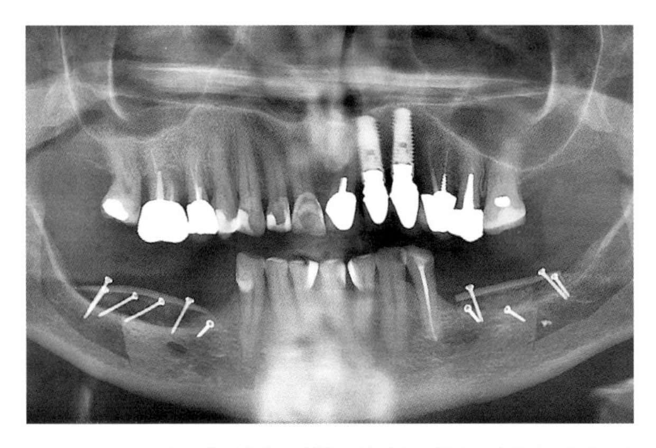

图4-C3g 术后通过曲面断层片记录供骨以及垂直向骨增量部位。

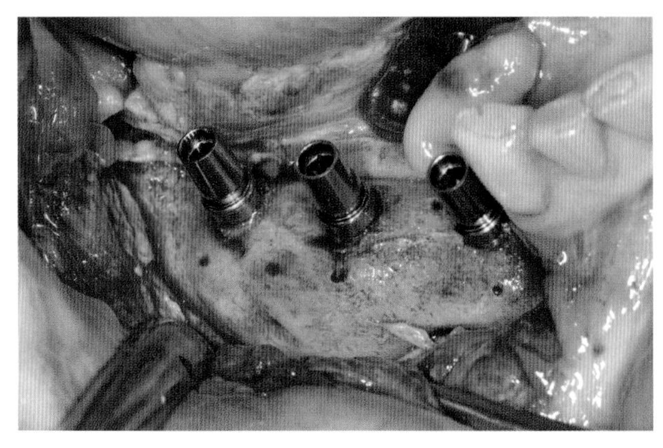

图4-C3h 术后3个月，在右下颌再生良好的骨中植入3颗XiVE种植体。

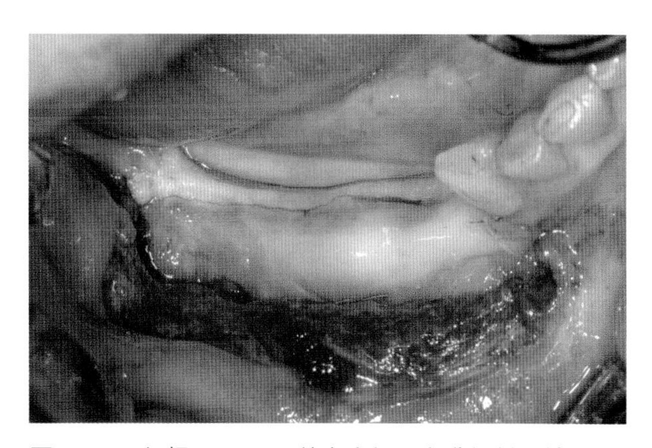

图4-C3i　根据Kazanjian前庭沟加深术进行创口封闭。

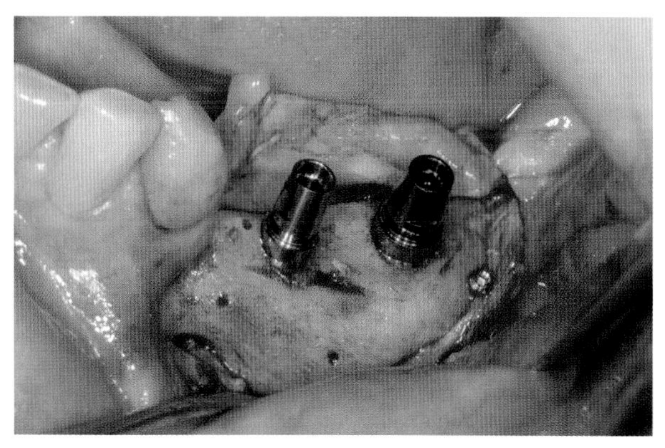

图4-C3j　在左下颌骨再生区域植入2颗XiVE种植体。

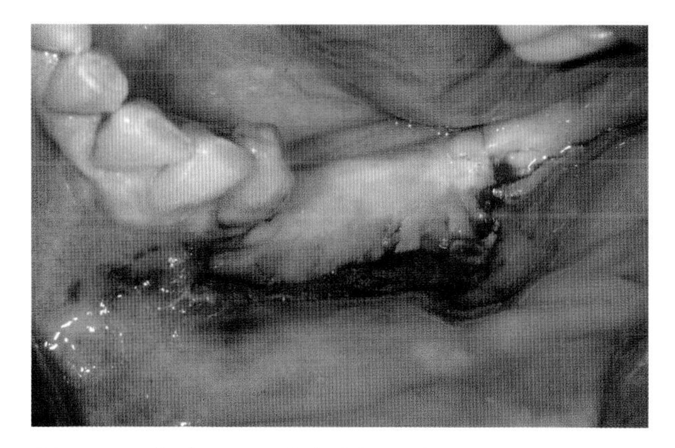

图4-C3k　与右下颌骨类似的创口封闭。

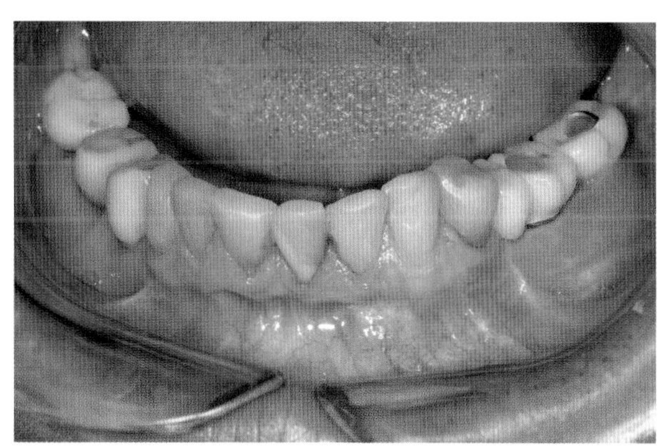

图4-C3l　术后6年的临床表现，显示了最终的修复体和种植体周围的附着龈。

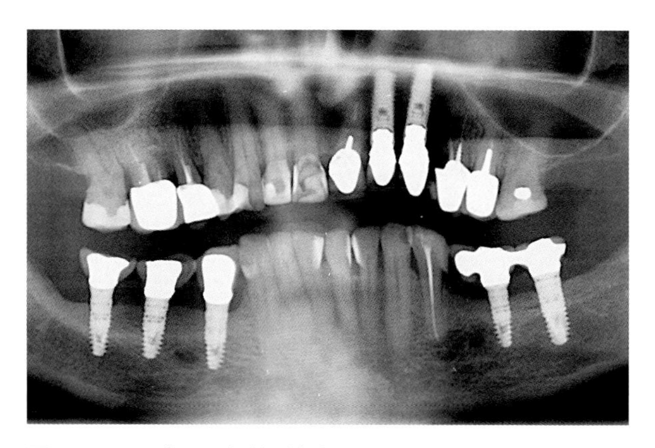

图4-C3m　术后6年的X线片对照。

C.4 上颌骨后部垂直向骨增量术

Jochen Tunkel，DDS，理学硕士，德国

明斯特大学牙周病学专家Jochen Tunkel博士在德国奥尔斯伯格的Privaklinik Schloss Schellenstein医院从事3年的口腔外科和种植学的住院医师工作。

39岁女性患者因严重的牙周病影响了几颗牙齿而被转诊。通过宣教对患者进行了增强牙周治疗，包括保守治疗和手术治疗，并拔除一些无法保留的牙齿。在定期随访治疗中，患者的口腔表现出良好的卫生状况，牙周状况得到改善和稳定。在这个阶段，决定在种植体植入区域重建上颌前磨牙和磨牙区域的显著骨缺损。根据微锯方案从下颌后磨牙区域获取骨块，并根据SBB以三维形式重建右上颌第一磨牙和第一前磨牙至左上颌第一磨牙区域的垂直向骨缺损。种植体在术后4个月植入移植区。过了4个月，种植体就可以采用顶部再定位的方法直接暴露，几周后完全恢复。

通过术后8年的临床照片和X线片对照，证实了在重建区域非常稳定的骨和软组织状况（图4-C4a～k）。

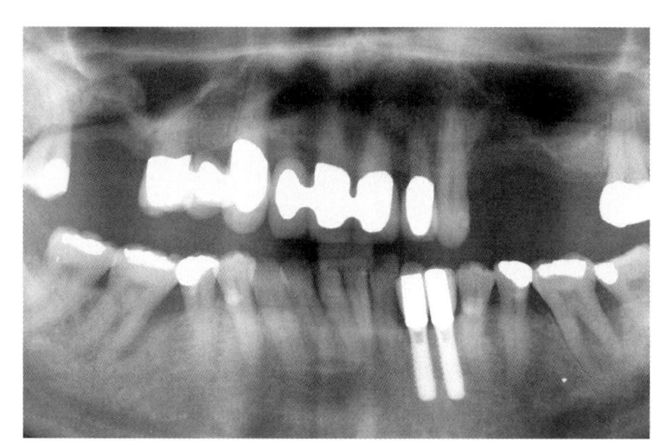

图4-C4a 双侧上颌骨后部的重度骨缺损。

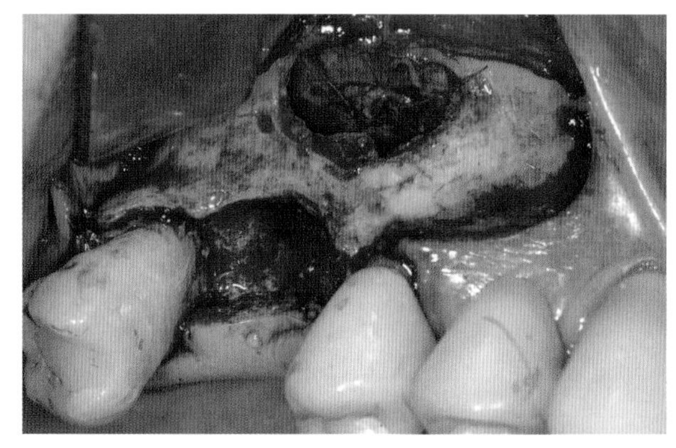

图4-C4b 右上颌窦底抬高后的临床表现。

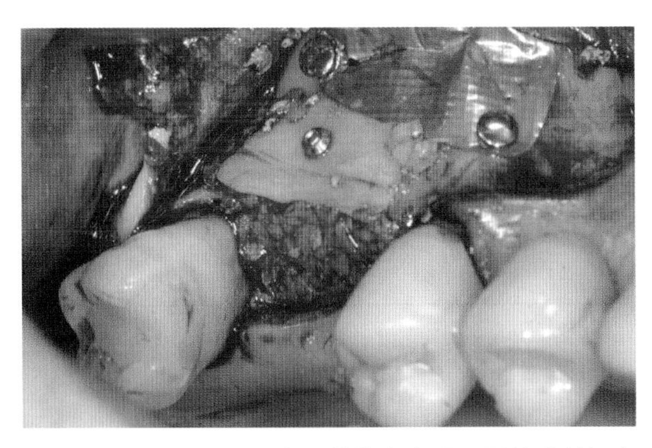

图4-C4c　上颌窦移植术后的临床表现：用钛膜封闭窦窗，并对垂直向骨缺损进行三维骨移植。

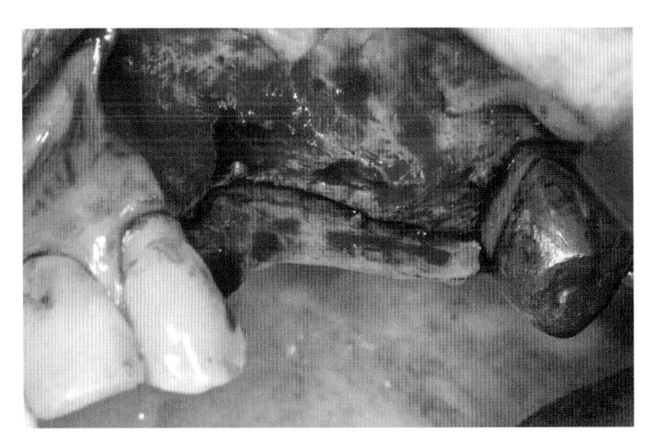

图4-C4d　左上颌骨的骨缺损。

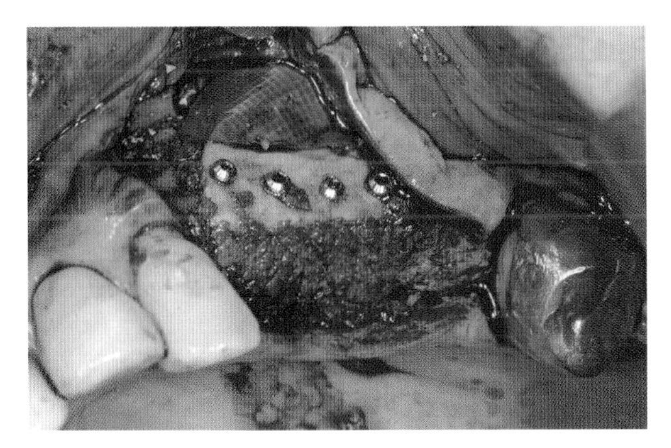

图4-C4e　与右上颌骨的手术过程相似。

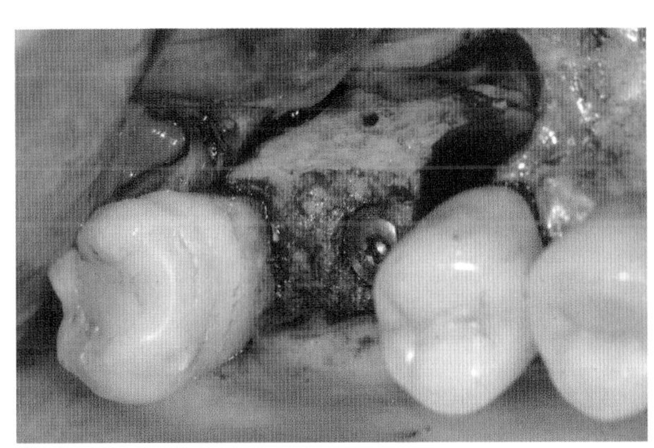

图4-C4f　术后3个月在再生的右上颌骨中植入种植体。

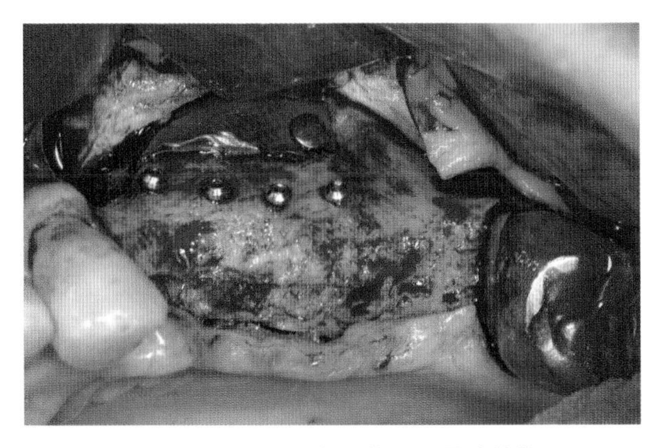

图4-C4g　左上颌骨术后3个月的再生骨移植物。

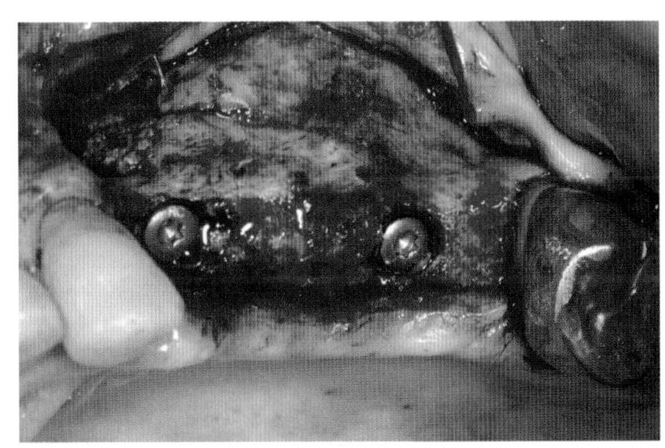

图4-C4h　在再生区域植入2颗种植体。

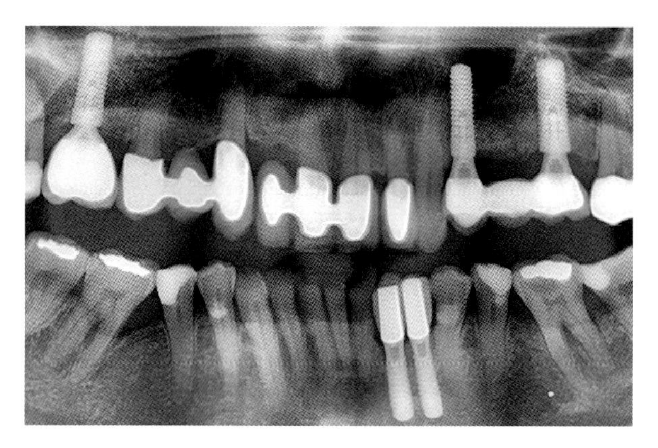

图4-C4i　术后8年的X线片对照。

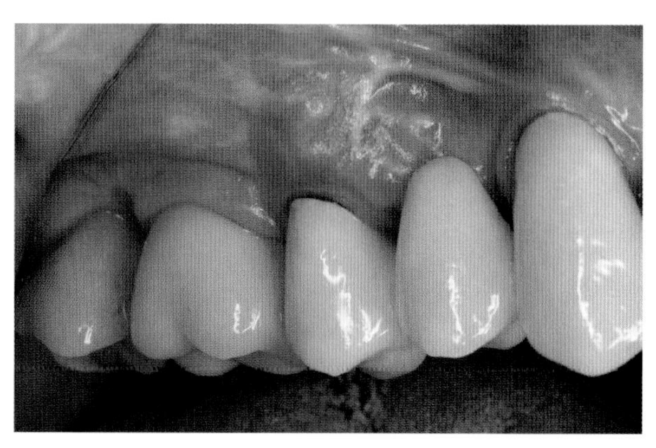

图4-C4j　右上颌骨术后8年的临床表现。

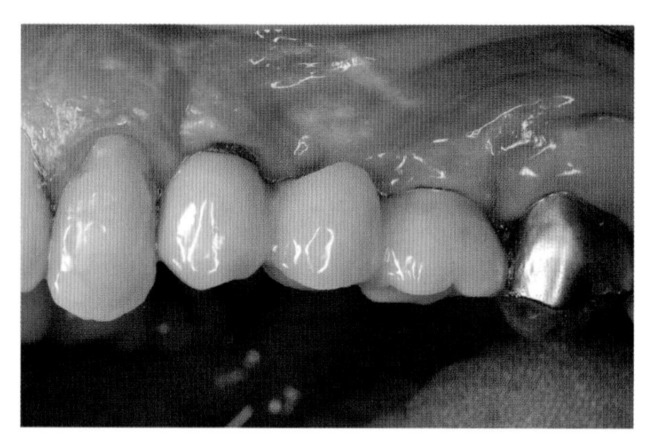

图4-C4k　左上颌骨的类似情况。

C.5　上颌骨后部三维骨增强术

Frank Zastrow，DDS，理学硕士，德国

Frank Zastrow博士是海德堡大学口腔外科专家，他在德国奥尔斯伯格的Privaklinik Schloss Schellenstein医院从事3年的住院医师工作。

62岁女性患者被转诊接受左右上颌前磨牙区域的种植修复治疗。患者在这些部位有垂直向骨缺损。用作者Zastrow博士开发的一种新设备，从下颌后磨牙区域进行骨收集，可以直接去除小的薄骨块。然后，根据移植程序的生物学概念，将块体以三维形式移植到右上颌骨和左上颌骨后部。术后3～4个月，共有4颗种植体植入移植和再生区域。再过4个月，使用CAD/CAM技术暴露并修复种植体（图4-C5a～h）。

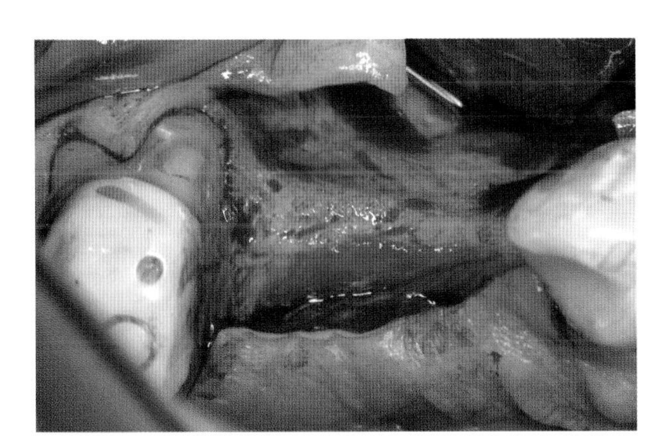

图4-C5a　右上颌骨缺损。

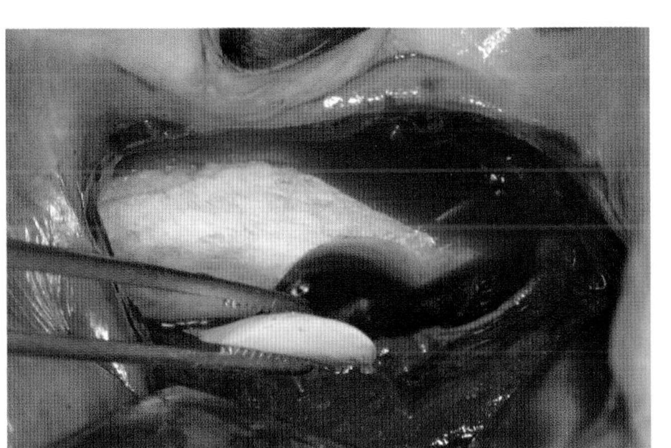

图4-C5b　使用Zastrow博士开发的新设备从下颌后磨牙区域进行骨收集。

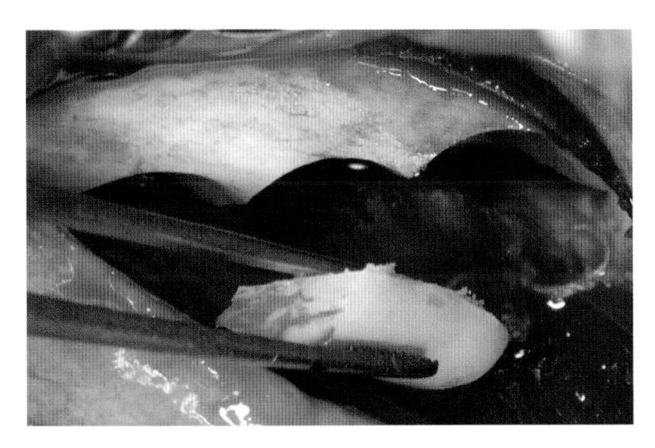

图4-C5c　使用新设备可以收集多个薄骨块。

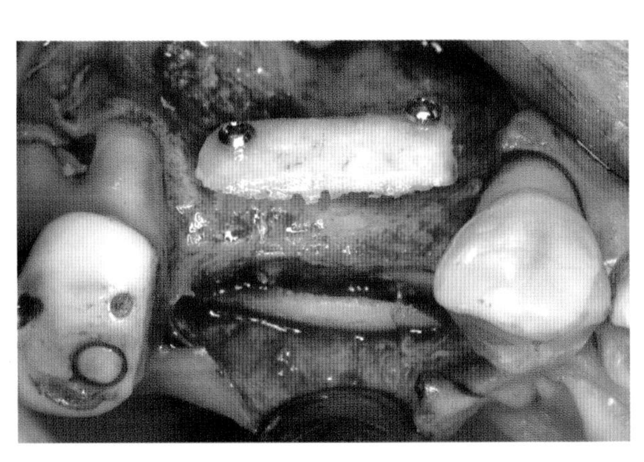

图4-C5d　使用新设备将收集的薄骨块进行三维骨重建。

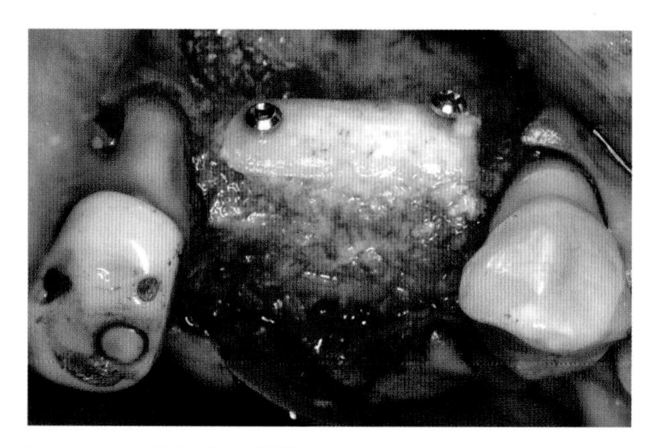

图4-C5e 空间内充满骨屑。

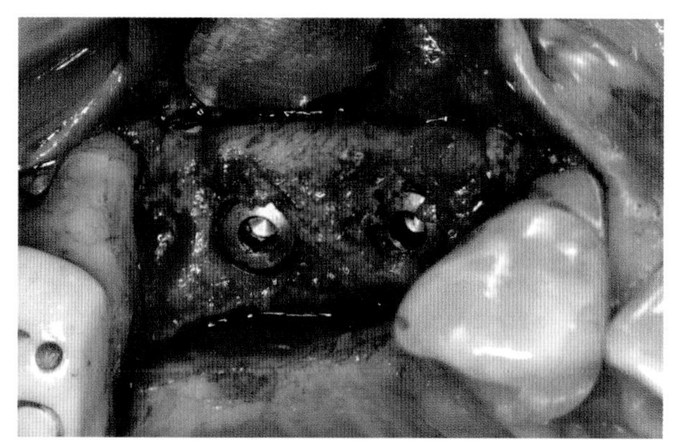

图4-C5f 术后3个月在移植和再生区域植入2颗种植体。

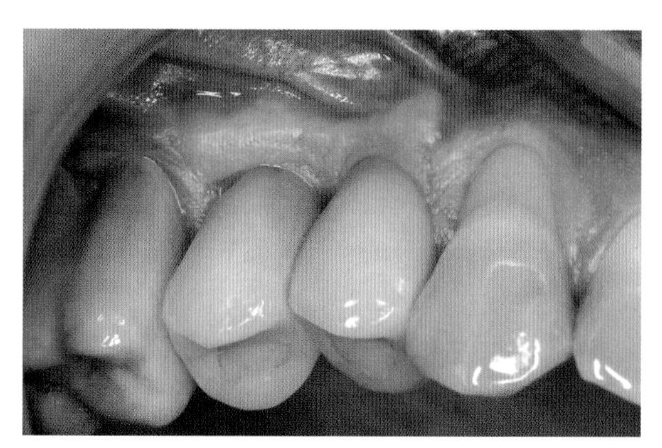

图4-C5g 最终修复后的临床表现。

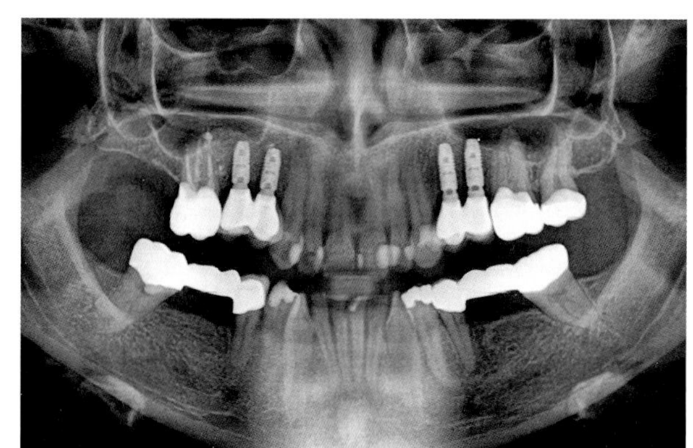

图4-C5h 右上颌骨和左上颌骨最终修复后的曲面断层片。

C.6　上颌骨前部的三维骨隆突和下颌骨前部的微创隆突

Valentin Loriod，DDS，理学硕士，法国

Valentin Loriod博士是一名口腔外科和种植学医生，在德国奥尔斯伯格的Privatklinik Schloss Schellenstein医院工作5年。

58岁男性患者因右上颌尖牙折裂而被转诊（图4-C6a）。此外，患者患有严重的牙周病。首先，进行完整的牙周治疗，并将其尖牙拔出，同时用腭侧带蒂结缔组织瓣进行软组织增强。8周后，用微锯从右下颌后磨牙区域收集骨块，并采用SBB以三维形式移植到上颌骨前部（图4-C6b和c）。在3个月的愈合期后，在移植区域插入2颗种植体（图4-C6d和e）。再过3个月，通过顶部再定位的皮瓣暴露植入物，并在2个月的临时修复后进行终恢复（图4-C6f和g）。与此同时，由于患有严重的牙周病，患者失去了前牙。在该区域植入种植体，同时采用骨柱技术局部收获的骨柱来进行骨增量（图4-C6h～j）。

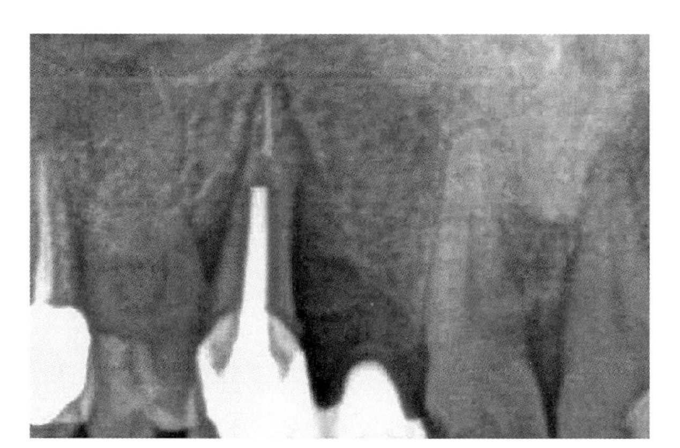

图4-C6a　右上颌尖牙的术前根尖片。

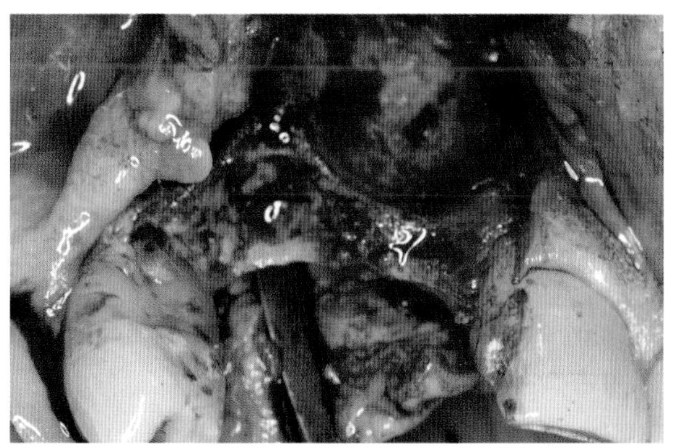

图4-C6b　拔牙后2个月出现严重骨缺损。

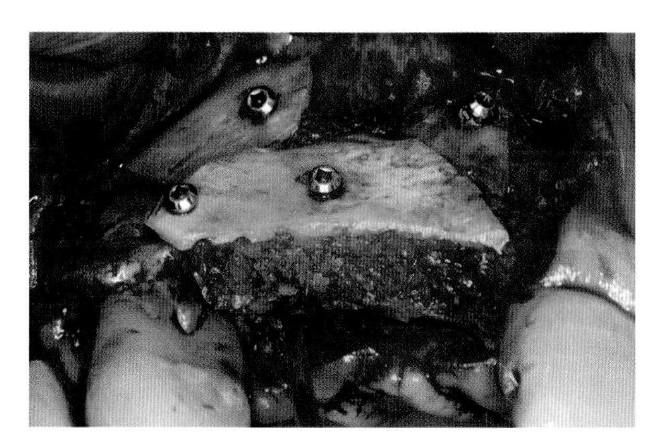

图4-C6c　通过SBB进行三维骨移植。

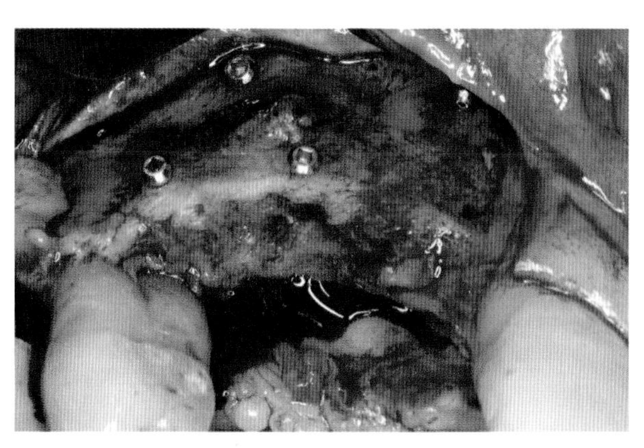

图4-C6d　术后3个月的临床表现。

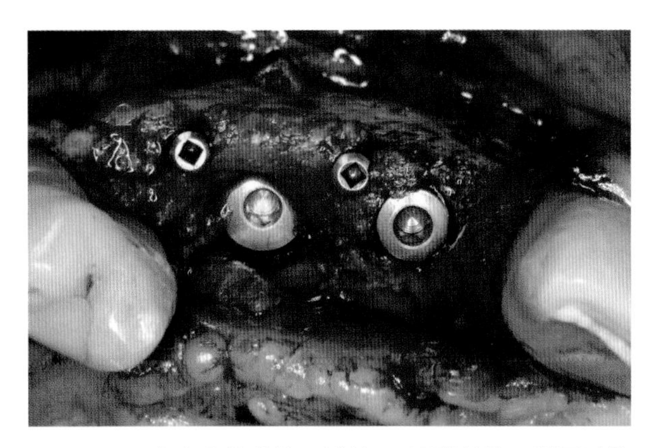

图4-C6e 在愈合的移植区域植入2颗种植体，并通过从植入区采集的骨柱进行额外的骨增量。

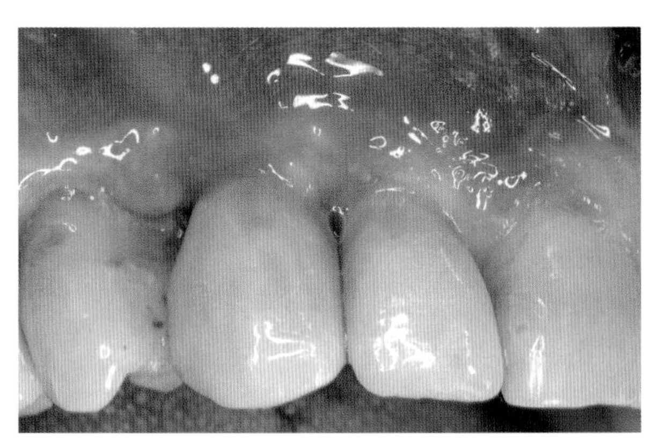

图4-C6f 最终修复后的临床表现。

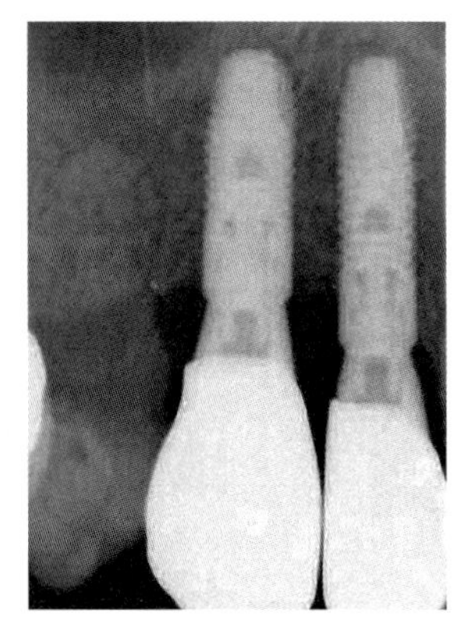

图4-C6g 术后2年的X线片对照。

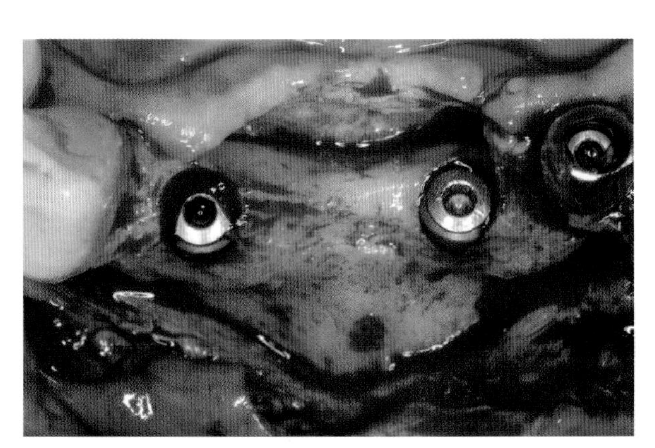

图4-C6h 在萎缩的前下颌骨中植入2颗种植体。

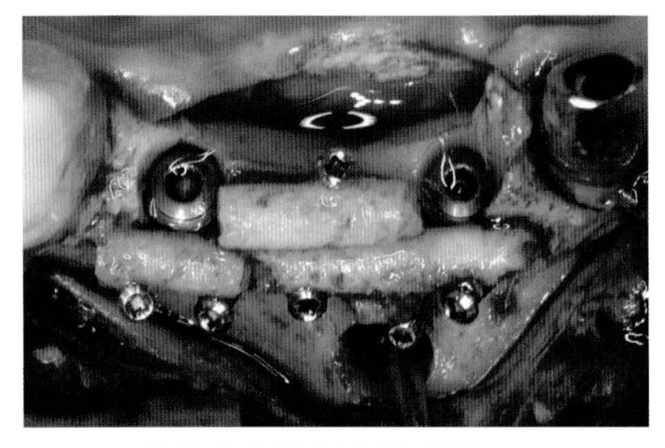

图4-C6i 通过局部收集的骨柱进行骨增量。

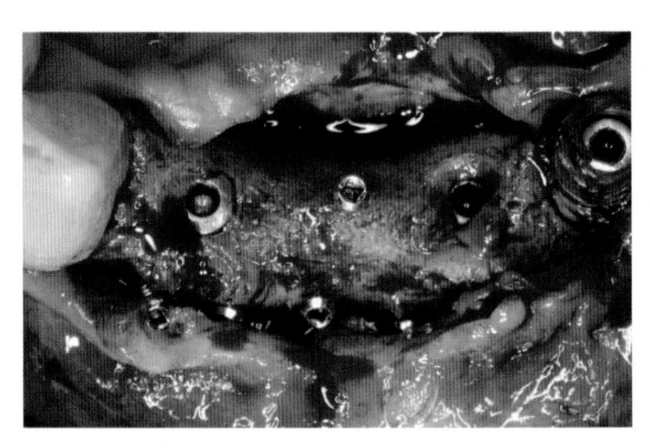

图4-C6j 术后3个月的临床表现，展示了良好的骨愈合。

5

口外区域取骨

Bone grafts from extraoral sites

5.1 引言

随着口腔种植技术的飞速发展，患者对种植治疗的功能和美观期望越来越高，甚至在存在严重垂直向和水平向骨缺损的条件下也一样。因此，选择最合适的骨增量方法尤为重要（计划行赝复体修复的病例除外）。尤其是在严重骨萎缩的病例中，建议选择安全性和可预期性高的治疗方案，实现成功的骨增量效果，避免将来发生并发症累及解剖结构的风险。

未经治疗或未经有效治疗的牙周疾病会导致严重的牙槽骨萎缩。长期的慢性炎症有时会导致牙槽骨吸收至根尖区。严重的骨萎缩，特别是上颌骨萎缩，也可能是由对颌余留牙对缺牙区总义齿产生的非生理性负载所致[29]。口腔中大范围的骨缺损可能是由创伤或恶性肿瘤的扩大切除导致的。失败的种植体，无论是否实施过骨增量，通常都会导致严重的软硬组织缺损，有时也会导致邻牙的缺失[14]。由于瘢痕组织的形成和受植区组织再生的能力减退，这种情况很难处理。

在这些情况下，重建牙槽嵴需要大量的骨，在不损伤相关解剖结构的情况下无法仅从口内获取足量自体骨。在这些情况中，可以考虑从口外供区取骨来进行骨增量。

可用于口腔植骨的口外供区有胫骨[21]、颅骨[50]和髂骨，其中髂骨最为常用[35]。取自颅骨的骨移植物具有类似下颌磨牙后区来源移植物的明显的皮质结构，取骨方式也与下颌磨牙后区类似。如果操作得当，该供骨区的并发症发生率低。术前应对患者进行详细的解释，以消除他们对取骨过程的恐惧。胫骨[21]能够提供大量的松质骨；然而，从该区域获取大量皮质–松质骨会增加并发症的发病率。对于需要较大范围三维重建的垂直向和水平向骨缺损，髂骨移植仍然是最常用的治疗方案[12,47]。

本章将详细讨论从颅骨、胫骨和髂骨取骨进行口腔内骨增量的相关问题。

5.2 颅骨取骨

Dandy于1929年首次报道了从颅骨中制取皮质骨骨板来重建眼眶骨壁[7]。这项技术至今仍被用于治疗复杂的眶底骨折[22]。由于取骨区靠近受植区，这种方法特别适用于颌面部手术[50]（图5–1）。1982年，Tessier对颅面部重建中获取和移植顶骨的方法进行了系统的描述[48]。从那以后，学者进行了许多相关研究，报道了这种方法的优势[6,17,50]。Tulasne曾报道了使用颅骨骨块和骨屑来提升上颌窦底和重建牙槽嵴[16–17,30,33–34,42,45–46,50–52]。如今很多医疗中心都使用从颅骨区取骨这种治疗方法，许多学者推荐将其作为髂骨移植的替代方法[3,17,45]。

在颅骨区域的取骨应该在有头发覆盖的部位进行。从颅骨顶骨处取骨后，应当只获取外层皮质骨，以保留内层皮质结构对大脑的充分保护[49]。这种方法也减少了硬脑膜损伤的风险。

接下来将展示Vinci所描述的一个从颅骨取骨的临床病例。

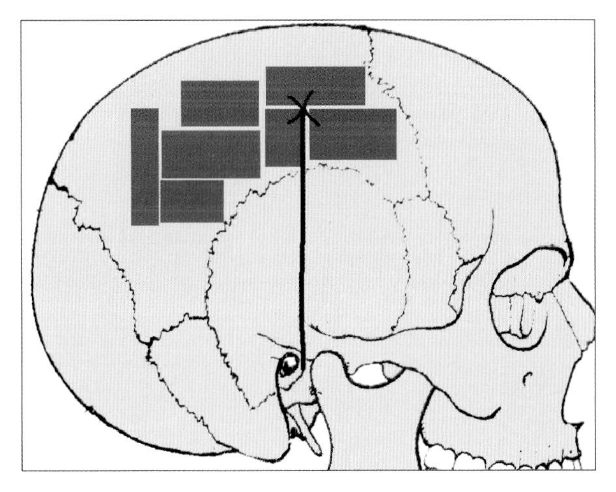

图5-1 最有利的取骨区域距离正中线至少2cm，位于颞肌附着点外侧、冠状缝的后方。这个区域大约位于双侧外耳道连线的垂直线上。（图5-1至图5-3a～e由Rafaele Vinci教授提供，Milano）

5.2.1 患者准备

围术期患者预防性使用抗生素（阿莫西林克拉维酸钾，2g/d，连续10天）。手术在全身麻醉下进行。

用消毒液（Cutasept；Bode Chemie，Hamburg，Germany）反复清洗头发和头皮3次，每次用无菌纱布擦干，以达到尽可能最好的除菌效果。针对不同长度的头发，要选择不同的头皮切口：如果头发很长（≥10cm），应该用毡尖笔描出假设的切口线，并将接近切口的头发扎成两股。对于短发（＜10cm），可在手术区域直接勾画切口线，切口中间的头发用已消毒的梳子分开，并用凡士林或抗菌凝胶固定（图5-2a）。在特殊情况下，该区域可沿着切口线剃平至5mm宽。由于胶带不能固定在头发上，所以必须彻底清洁和消毒周围区域，以防止感染。颅骨的供体区要严格预备为一个单独的术区，以避免与口腔术区发生交叉污染。

5.2.2 手术程序

用冷藏的生理溶液浸润切开线的区域，可以提供良好的局部止血，不需要任何血管收缩药物，同时有助于将头皮与骨面分离。切口应始终用手术刀，而非电刀，以避免损伤毛囊和防止术后脱发。切口的最小长度应为10cm（图5-2b），以便提供适当的术野。对于头发很少或没有头发的患者，切口应沿着现有的皮纹。然后，将头皮与下方的顶骨骨膜分离，广泛暴露骨表面。

根据取骨量的不同，暴露部位必须距正中线至少2cm，且不能超出颞肌附着点。暴露区

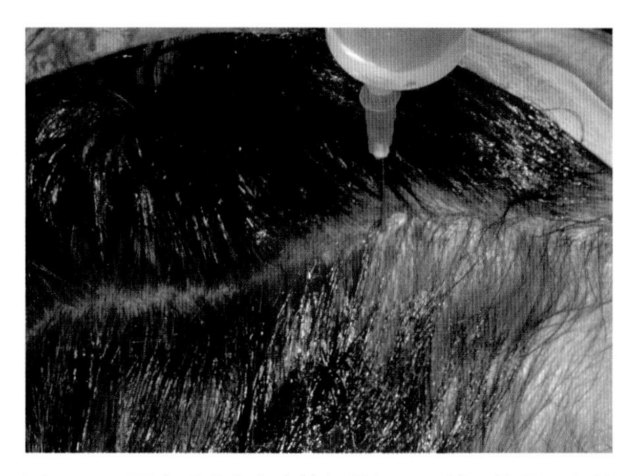

图5-2a 可在手术台上直接勾画切口区域，并用凡士林固定头发；使用冷冻生理溶液渗透周围区域。

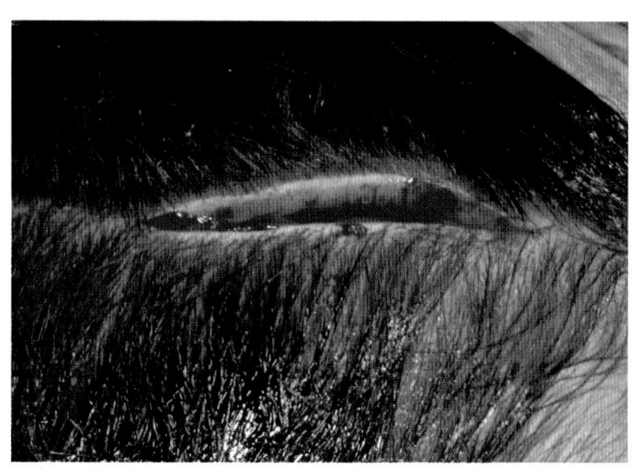

图5-2b 做矢状向切口，切口长度至少为10cm。

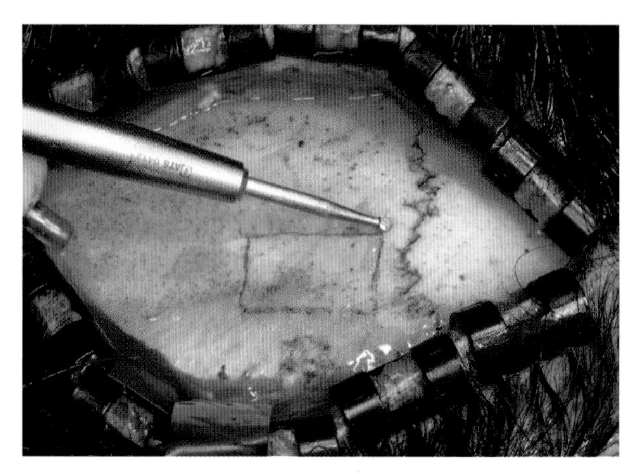

图5-2c 使用Raney头皮夹（B. Braun）进行止血，在冠状缝后确定第一个骨条的边界。

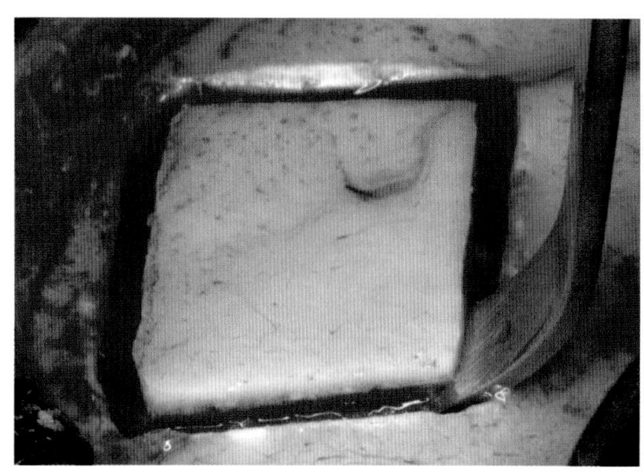

图5-2d 使用球钻（或超声骨刀）在皮质内制备骨块后，使用一个120° 的凿使骨块脱位。

域的前端边缘必须位于冠状缝后，因为缝合区域的两块骨融合在一起，融合处中间没有松质骨，这使得取骨极为困难。重要的是，这种方法能够避免暴露硬脑膜带来后续的风险[53]。

使用2mm直径的球钻来确定第一个骨块的边界（图5-2c）。为了确定描线的底部，必须要注意在钻孔过程中一旦出现向前推进的阻力，并伴有轻微的出血，就必须停止钻孔。这种截骨术也可以用超声骨刀来完成，但要花费更多时间。在完成第一个骨块的截骨后，使用锤子和有棱角的凿子小心地翘起单皮质骨板。如果骨移植物不能立即移动，应继续预

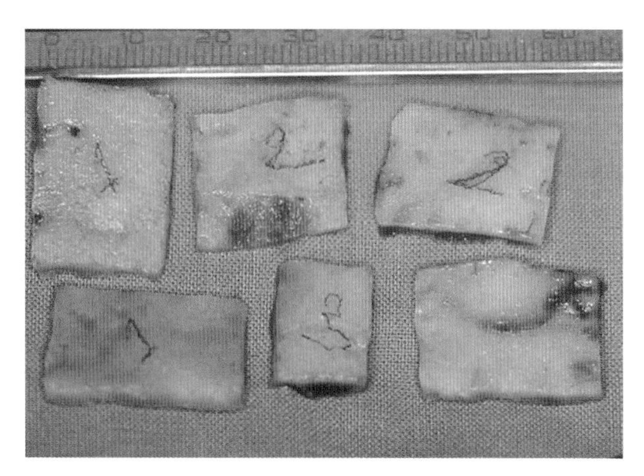

图5-2e 所取到的成形骨块。

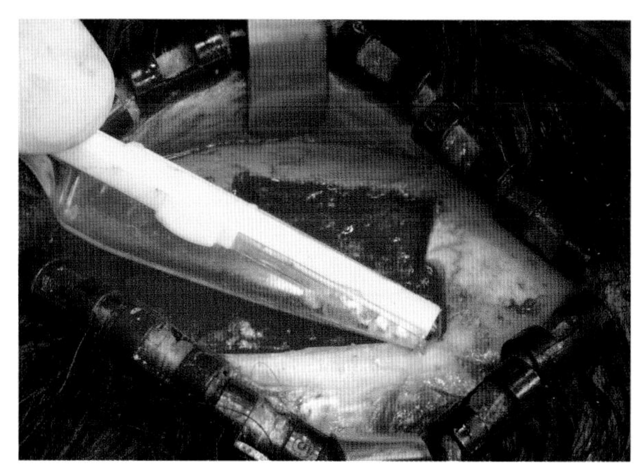

图5-2f 使用骨挠将骨边缘打磨圆滑。

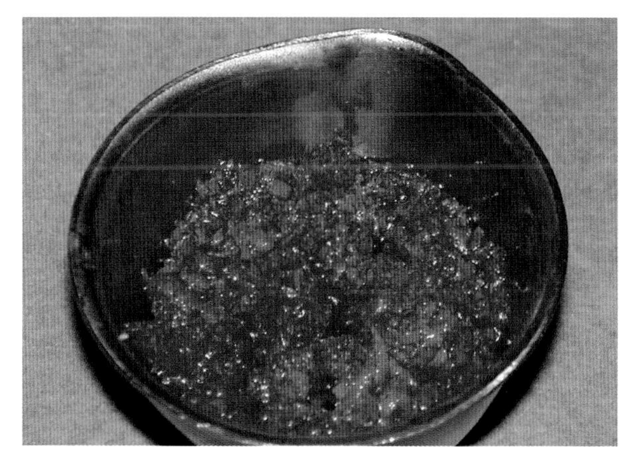

图5-2g 使用骨挠收集骨屑。

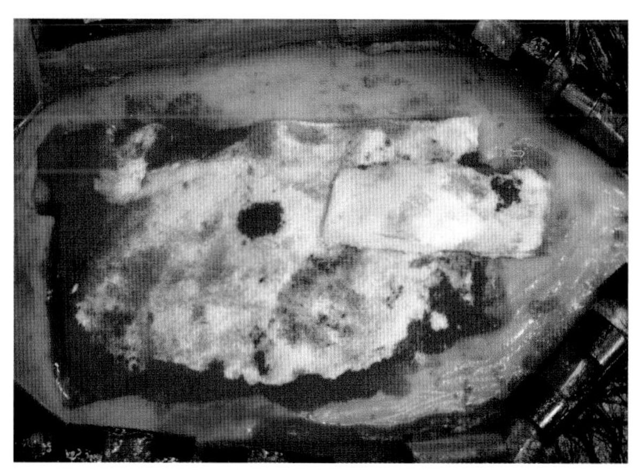

图5-2h 使用胶原充填供骨区域，止血和稳定血凝块。

备，以避免过度的移动破坏内部解剖结构（图5-2d）。取到第一个骨块后，获取其他骨块的过程就变得容易了。根据计划扩增的范围，可以从颅骨中分离并取出多个骨块（图5-2e）。

获取皮质骨后，可以收集松质骨作为充填材料充填在骨块间隙中[23]。建议用骨挠将现有的尖锐骨边缘磨除（图5-2f和g）。由于会发生严重出血，建议用胶原充填供骨部位。

采用头皮结缔组织皮下多层缝合进行创口关闭，以实现无张力和严密的伤口闭合（图5-2h和i）。为避免血肿，应佩戴弹性绷带24小时[56]（图5-2j）。

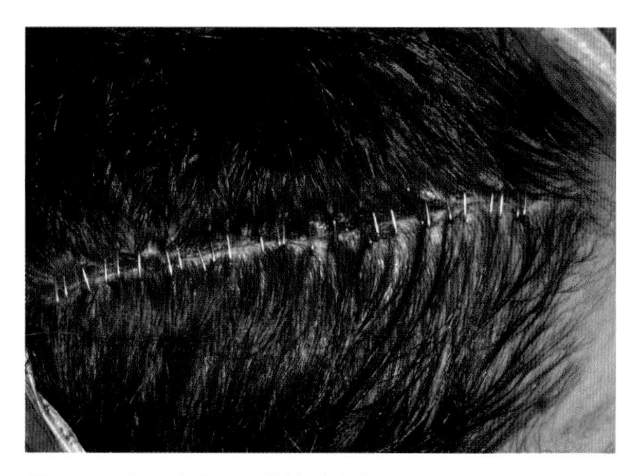

图5-2i 金属夹或4-0缝线缝合伤口。

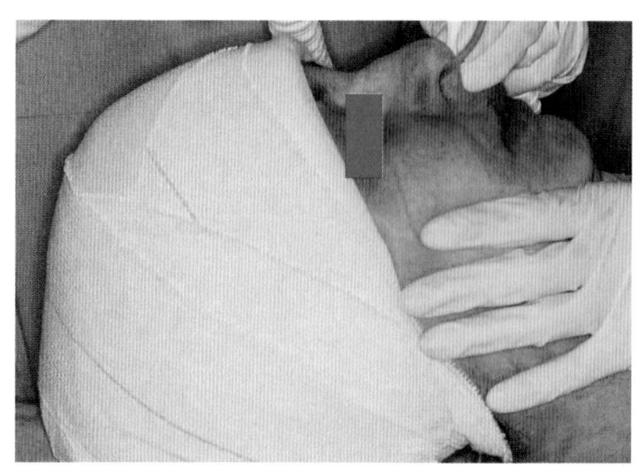

图5-2j 为避免血肿，应佩戴弹性绷带24小时。

5.2.3 可能出现的并发症

一些学者报道了从颅骨中取骨后发生的极其罕见的并发症[8,10,17,49]。除了典型的血肿形成并发症和非常罕见的术野局部感染外，大约10%的病例在摘取过程中虽然暴露了硬脑膜但没有任何损伤[20,27]。头皮下的硬脑膜暴露部位应再次用现有骨材料覆盖，以保护头皮下的硬脑膜。如果发生硬脑膜损伤并伴有脑脊液漏，就需要通过神经外科干预来阻断脑脊液漏。

为避免脱发，电凝时应避免直接接触毛囊。

硬膜外、硬膜下和颅内血肿是一种非常罕见的并发症（发生率＜0.02%）。然而，这些并发症的发生率取决于外科医生的操作，因此可以认为颅骨取骨是一件有益且安全的治疗方式[27]。移植骨显示良好的长期效果（图5-3a～e）[17]。

5.3 胫骨取骨

早在1914年，人们就描述了在牙槽裂患者中，应用从胫骨取骨移植物进行植骨的病例[9]。然而，这种方法与今天使用的口腔种植体骨增量技术有很大的不同[21,26]。

从胫骨近端摘取松质骨的优点是，手术操作相对简单。特别是对于肥胖患者，摘取髂骨比较困难，而且胫骨取骨可以获得足量的口外骨移植物而不会有很大的不适且不需住院，患者可以快速恢复行动能力[26,32]。

胫骨近端也是获得大量松质骨的理想供体。解剖学研究表明，从这个部位可以取出多达15mL的松质骨，并发症的发生率非常低，发生的并发症主要是轻微的伤口感染或血肿[18,32]。

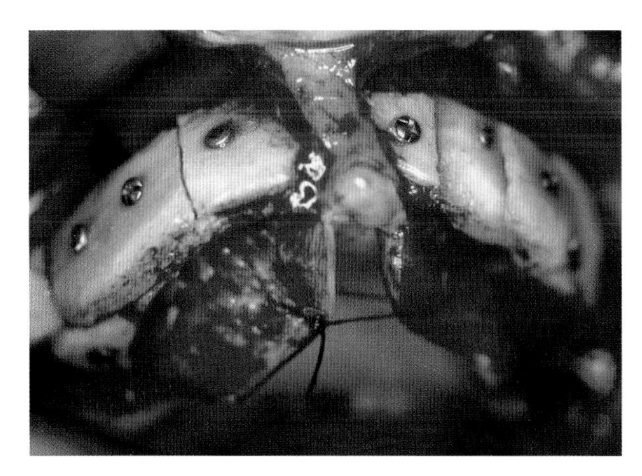

图5-3a 使用螺钉固定颅骨移植物以增宽牙槽嵴。

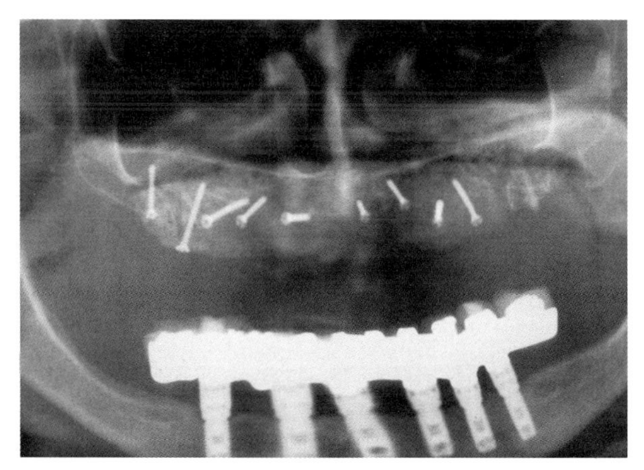

图5-3b 术后4个月的X线片。

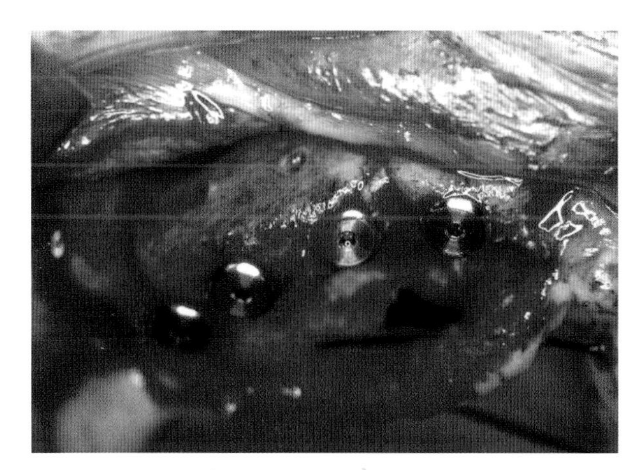

图5-3c 右上颌植骨区植入4颗种植体。

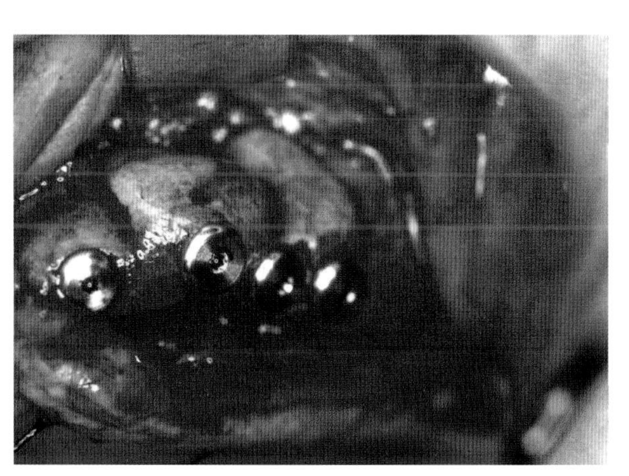

图5-3d 左上颌植骨区做同样处理。

手术中，胫骨可通过外侧、内侧或尾侧入路进入，内侧入路是最合适的，因为在胫骨粗隆高度或稍偏颅侧的内侧髁处没有肌肉附着或原点（图5-4）。与外侧入路相比，这种方法不需要改变韧带或运动肌肉的起始部位。因此，就在皮肤的下面，内侧髁的前表面可以以极其简单的方式获取骨[5,21]。从这个部位可以获得单皮质块和足够的松质骨。在内侧，缝匠肌、股薄肌和半腱肌附着于此骨表面，形成共

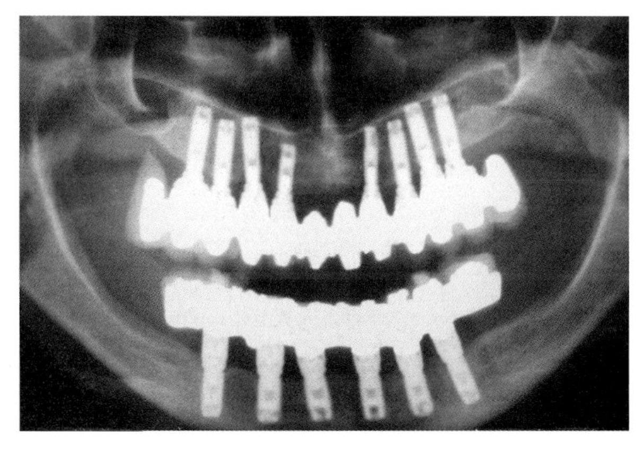

图5-3e 修复后5年骨水平稳定。

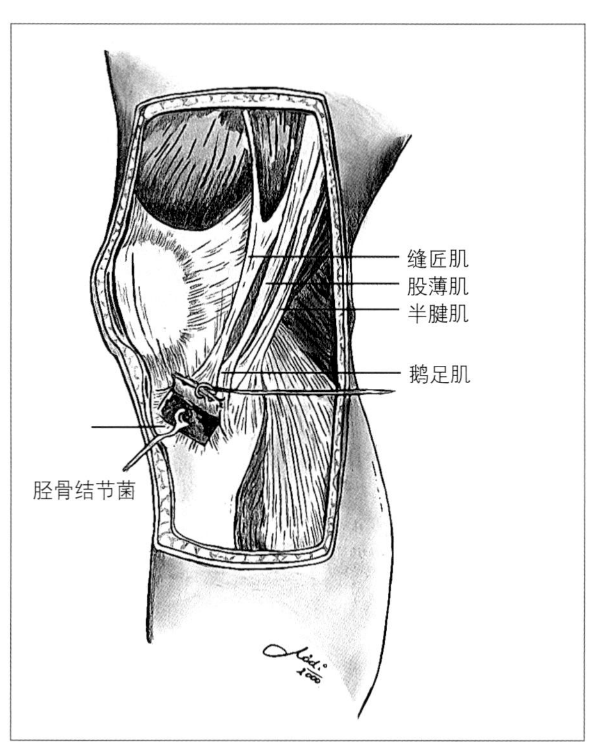

图5-4 胫骨取骨内侧成骨入路示意图：皮质盖被鹅足腱像“活板门”一样保留。可以采集足量的松质骨。（插图由Volker Mödritscher博士提供，School of Dentistry，Graz，Austria；图5-4和图5-5a～k由Norbert Jakse教授提供，Graz，Austria）

同腱板（鹅足）。

在采用骨成形术的情况下，鹅足的一部分可作为骨盖的近端蒂（图5-4）。

在接下来的段落中，将介绍由Jakse描述的从胫骨中取骨的技术[21]。

5.3.1 适应证

与皮质-松质骨块移植一样，松质骨自身不具有稳定性，因此特别适合于多壁骨缺损的增强。由于从胫骨头部所取的骨多为松质骨，胫骨取骨也是有效治疗腭裂的主要方法。

从胫骨中获取的松质骨非常适合于高度气化的上颌窦，在上颌窦中，可以使用异种材料与胫骨区域的松质骨混合进行植骨[19,28,39]。由于单皮质骨的可用性减少，从胫骨处所取的骨不适于严重的垂直向和水平向骨缺损的增量。

5.3.2 患者准备

患者围术期接受阿莫西林克拉维酸钾抗生素治疗（1.2g/d，持续10天）。手术通常在局部麻醉下进行。绝对无菌是胫骨采集的先决条件。患者平躺，要取骨的腿应略微仰卧，膝关节处略微弯曲。手术部位必须消毒，并铺上手术孔巾。

用无菌亚甲蓝对术区的解剖标志和计划切口做标记。关节腔、胫骨粗隆和胫骨内侧缘是位于皮肤下的解剖结构，很容易触摸到膨胀的骨表面，是重要的解剖标志。

在这个表面上，切口是根据从颅内侧向尾侧方向的皮肤斜张力线标记的。手术入路应在膝关节腔下至少20mm处。切口长20～30mm。远端终点位于胫骨粗隆的下缘水平（图5-5a）。

使用1～2支3%的甲哌卡因进行局部麻醉，不使用血管收缩剂（如3%的Scandonest；Septodont，Saint-Maur-des-Fosses Cedex，France）。第一针局部麻醉药注射在胫骨髁中部区域（图5-5b）。通过这种方法，可以在隐神经髌下支的分布区实现阻滞麻醉，在等待一段时间后，可以相对无痛地对手术介入区皮肤和骨膜实施浸润麻醉。

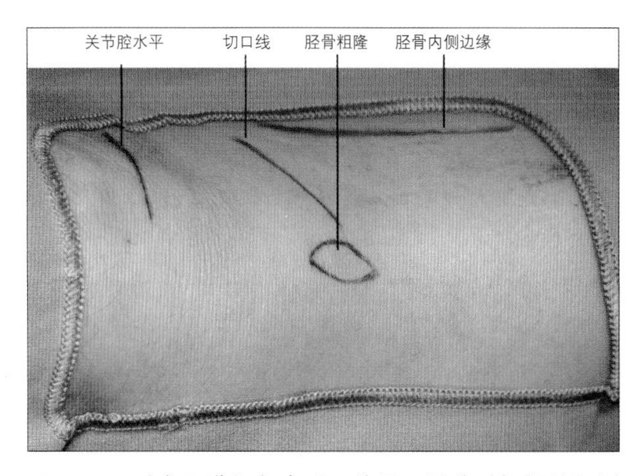

图5-5a 对术区进行备皮后，使用亚甲蓝对相邻的解剖标志和计划切口做标记。最重要的解剖标志是关节腔、胫骨粗隆和胫骨内侧缘。这些结构在皮肤下和皮下组织的正下方延伸成一个骨平面，很容易看到并触及。切口线要平行于皮肤张力线绘制，同时也要与隐神经髌下支的走行一致。切口是按照从颅内侧向尾侧方向的皮肤斜张力线标记的。手术入路应在膝关节腔下至少20mm处，以避免暴露膝关节。切口长20～30mm。远端终点位于胫骨粗隆的下缘水平。

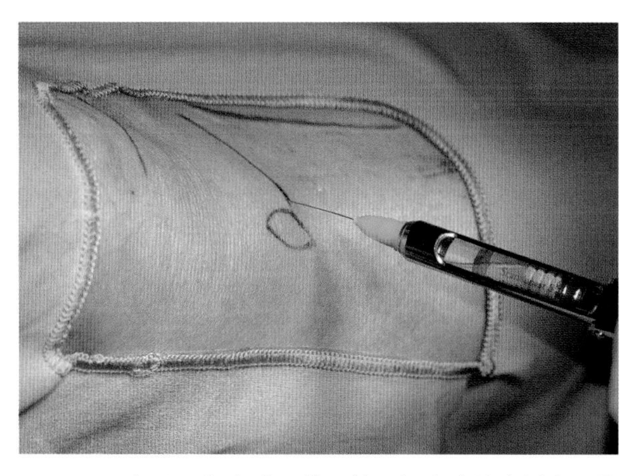

图5-5b 应用局部麻醉，第一针局部麻醉药注射在胫骨髁中部区域，对隐神经髌下支的分布区实现阻滞麻醉，大约2分钟后沿着切口对皮下组织和骨膜进行局部麻醉。

5.3.3 手术程序

根据设计好的切口方向及长度进行切开，切口预备一直延伸到鹅足。使用伤口牵开器将皮肤和皮下组织牵开，以便清楚地暴露供区（图5-5c）。

为了获得清晰可见的取骨区域，制备骨盖并使之保持在鹅足的内侧（图5-5d～g）。

在鹅足上按照计划的骨盖形状和尺寸制备第一个切口。在鹅足上通过绘制，与计划的骨盖的形状和尺寸相对应。鹅足不能沿着计划的骨盖的内侧被切断，这样骨盖就像“活板门”一样附着在鹅足上。骨盖的最尾端转折点在胫骨粗隆水平处，而最靠近颅侧的转折点应在膝关节面以下至少20mm处。使用小球钻在骨盖的转折点做标记。当刺穿皮质骨时，外科医生可以评估它的厚度。在两侧，最好使用微型骨锯斜向骨髓做切割，以使骨盖能够实现稳定的复位。在骨盖的侧面使用骨凿进行撬动，并略深于切割口。小心地使用杠杆力，使骨盖从中间提起（像一个“活板门”），并用一个小钩子固定在打开的位置。

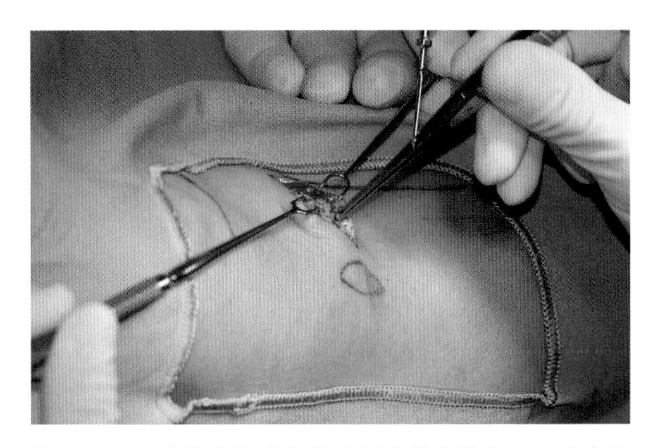

图5-5c 在标记好的方向和范围内做皮肤切口，术中使用电凝进行精确止血，以避免术后血肿。

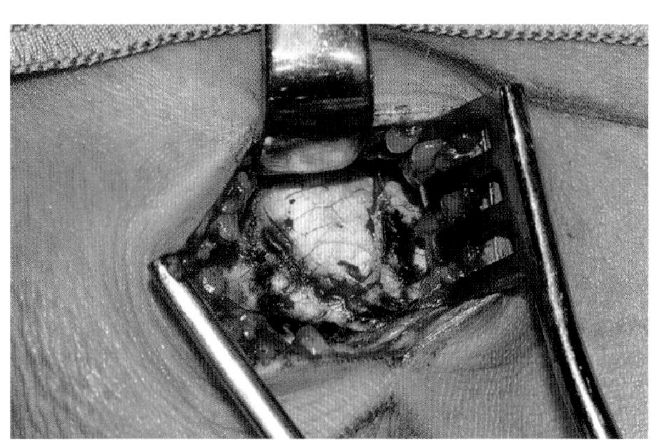

图5-5d 使用伤口牵开器，牵开皮肤和皮下组织，以获得足够的通道进入鹅足。使用无菌的亚甲蓝对计划制取的骨盖进行标记。

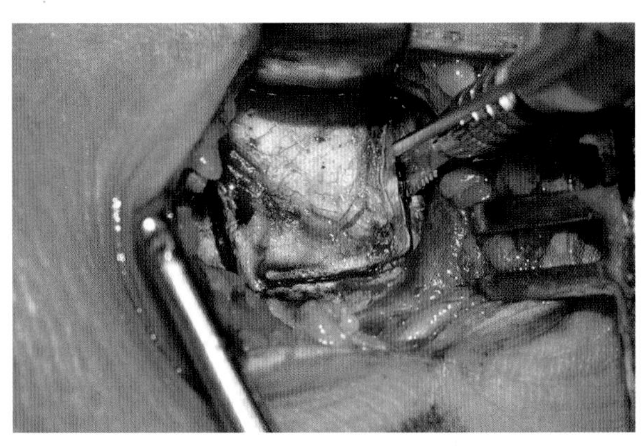

图5-5e 根据计划制取的骨盖大小及范围，使用手术刀在鹅足部位做切口（颅侧和尾侧的切口与鹅足纤维的走向平行，侧面切口垂直于鹅足纤维，每个切口约10mm长）。使用微型骨锯制备出3条边的皮质骨天窗，锯齿斜向骨髓腔，以便于骨盖能够被稳定地重新定位。

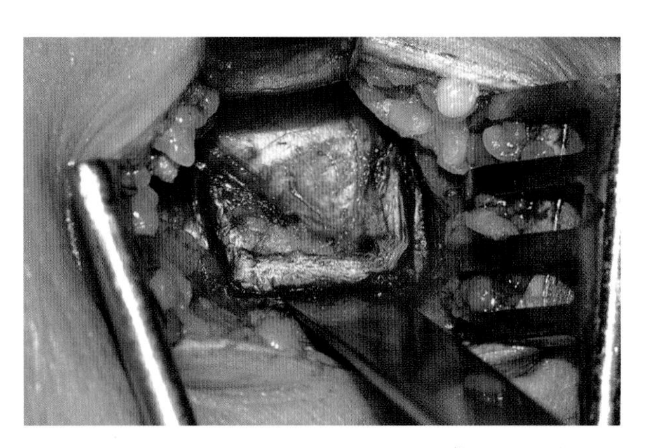

图5-5f 在骨盖的侧面，插入骨凿，将皮质骨盖像天窗一样小心地抬高到内侧。骨盖要稳定地与鹅足相连。

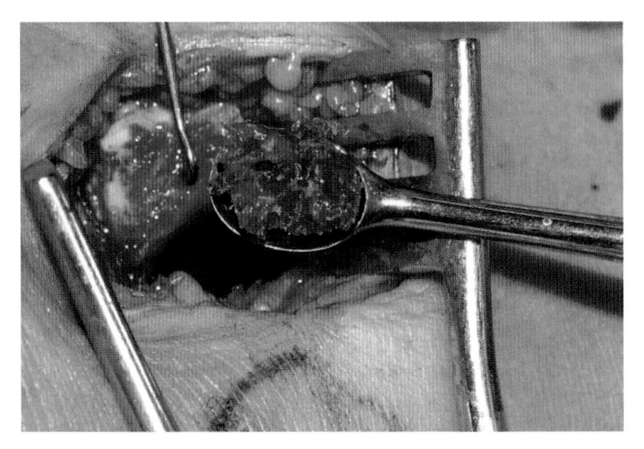

图5-5g 用大挖匙从胫骨头部区域获取松质骨。

皮质骨窗口能够充分暴露术区，使用大挖匙可以从胫骨头部获取足量的松质骨（图5-5h）。在获取松质骨时，为了保持胫骨头的机械稳定性，骨与关节面之间应保留至少20mm的骨。对于双侧上颌窦底提升，需收集压缩后约10mL的松质骨。获取的松质骨应在常温下用生理盐水或无菌林格氏溶液保存不超过2小时。获取松质骨后，将骨盖复位，并通过可吸收缝

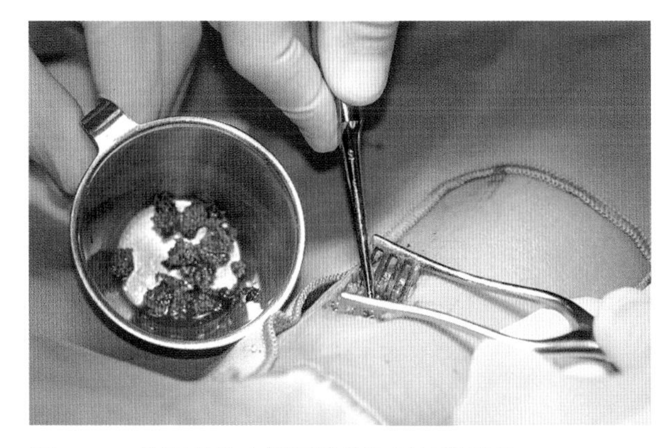

图5-5h 从胫骨头内侧区域获取足够松质骨。

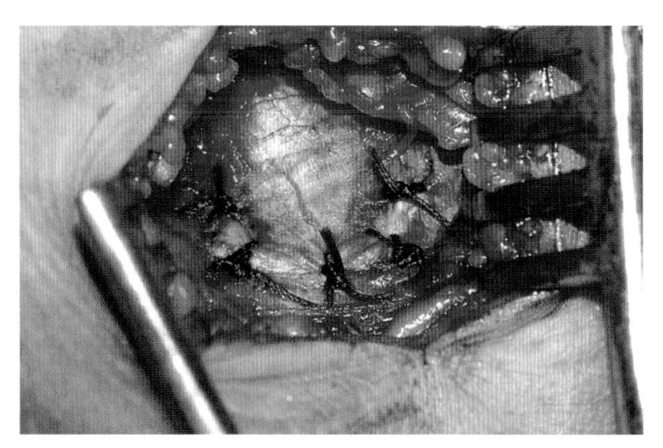

图5-5i 取到足够的松质骨后，将皮质骨天窗重新定位，并用可吸收缝线固定在鹅足上。

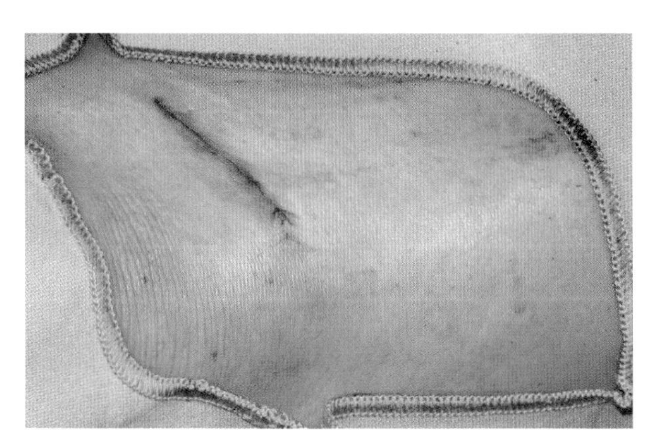

图5-5j 使用皮内缝线缝合伤口。

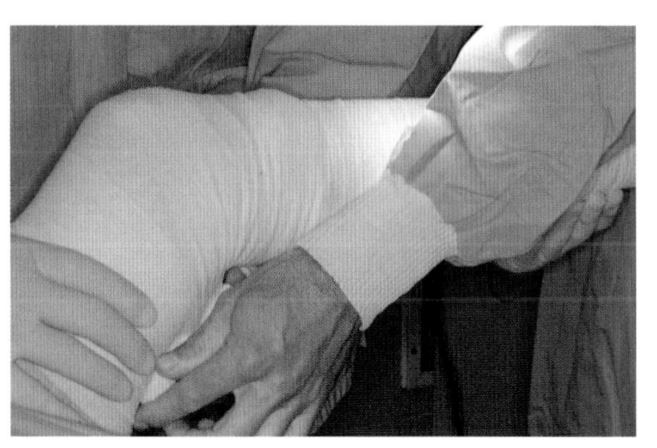

图5-5k 供体部位用加压绷带包扎，以减少术后血肿和肿胀。

线将其稳定在骨膜上（图5-5i）。

随后进行两层创面缝合，皮下缝合皮肤（图5-5j）。在取骨后，立即在口内进行骨增量手术。

5.3.4 术后护理

术后，应用加压绷带（图5-5k）。这种处理通常在门诊进行。制取松质骨术后不需要住院治疗。

患者必须继续口服抗生素。另外，建议使用消炎镇痛药（双氯芬酸50mg，3次/天）。术后立即服用消炎镇痛药，建议至少持续3天，3天后如有必要可按需服用。

做过手术的腿术后可以立即负重。从术后第二周开始，患者可以像往常一样活动，甚至可以进行运动。但在术后3个月内应避免严重拉伸膝关节的运动和活动。

术后第一天应去除压力绷带，对创口进行首次检查。清洁创口，并用黏性绷带简单包扎。患者可能需要穿紧身衣持续2周时间，以防止血栓形成。

因为通常使用可吸收缝线进行皮下缝合，所以没有必要对供区进行拆线操作。

术后7天进行最后一次常规检查，并拆除口内缝线。

5.3.5 并发症和术后不良反应

预期不良反应和并发症的发生率是比较低的。并发症的发生率＜2%[1,26]，而且基本上都是轻微并发症（如出血、水肿、血肿或暂时性麻木等）。

胫骨取骨后出现骨折的情况比较罕见，通常是由于侵入性操作[18]。为了避免发生骨折，取骨线应当圆钝，避免出现直角。值得注意的是，在制取骨块时有可能会贯穿对侧的皮质骨，尤其是在使用环钻进行取骨时。在完成胫骨近端取骨的手术后，患者可立刻进行运动，而不会有任何骨折的风险。术后3个月内不建议进行运动锻炼以及做会对膝盖产生额外应力的动作。影像学随访表明，患者如果能够遵守这些建议，供骨区会实现完全的骨再生。

一项研究[26]表明，患者出现了长达10天的下肢感觉丧失和活动能力下降。然而，这些症状也与患者身体素质相关。一项随访研究[26]显示，在术后恢复行走超过2周后，只有5%的患者有轻微的活动限制和不适感。

特别是在内侧入路的情况下，有多达10%的患者在隐神经髌下支供血区远端出现暂时的感觉异常；然而经过一段时间后，所有病例的感觉异常都完全消失了[26]。

5.3.6 结论

总之，从胫骨取骨的预期不良反应和并发症发生率较低。本节所描述的轻度并发症主要是指术后出血、水肿、血肿，以及创口裂开和一过性的麻木。

极少数的罕见情况下，在体重较大的老年患者中，会出现超过2周的步态障碍和疼痛。个别病例会出现骨折，但这种情况是可以通过适当的术式和技术来避免的。

然而，如今人们很少会选择胫骨取骨这种技术来进行口内的骨增量，因为越来越多的植骨术可以通过从口内取骨而实现，尤其是从下颌磨牙后垫区域取骨，能够避免额外的口外手术。

5.4 髂骨嵴部骨的采集

第一次描述游离髂骨移植可追溯到第一次世界大战后的颅面缺损的治疗[31]。为了修复下颌骨的连续性缺损，医生会使用钢丝将髂骨双皮质骨块移植并固定在颌骨上。如今，从髂骨嵴顶部获取的皮质骨块基本用于下颌骨肿瘤切除后的骨重建，且仅用于肿瘤术后超过1年未复发的病例。由于髂骨嵴形态的不连续，取双皮质或三皮质骨块的并发症发生率较高[15,38]。由于这种手术中肌肉的不同附着部位的运动，患者因疼痛和活动能力下降而产生的不适感会延长数周。此外，应避免由于体型的单侧差异所导致的不对称性而最终造成髂骨嵴的轮廓缺陷。

从髂骨前嵴或后嵴内侧切除单皮质骨块可降低术后并发症发病率，因为该区域的大部分肌肉不会因需要同时保留髂骨嵴的形态而受到干扰。从髂后嵴内侧收集单皮质骨块术后并发症发病率低的优点，与术区较大且耗时的缺点相比，二者是相抵消的。通常无法采用并行手术的方法来获取骨并同时在口腔术区预备。因为，从髂骨后嵴获取骨块时，患者必须先处于俯卧位，在手术完成后再在背面重新定位，这意味着所有消毒程序都需要重新进行，并且必须铺上新的无菌单。

前入路（图5-6a）可以很好地观察髂嵴前部，从而获得足够数量的骨移植物（图5-6b），同时提供了进行口腔内手术的机会。从髂骨内侧收集单皮质条（图5-6c）适合用于以植入为目的的三维植骨。移除双侧皮质骨块（图5-6d）——可以通过开窗完成，保持髂骨嵴的外部连续性——用于大范围的颌骨重建。

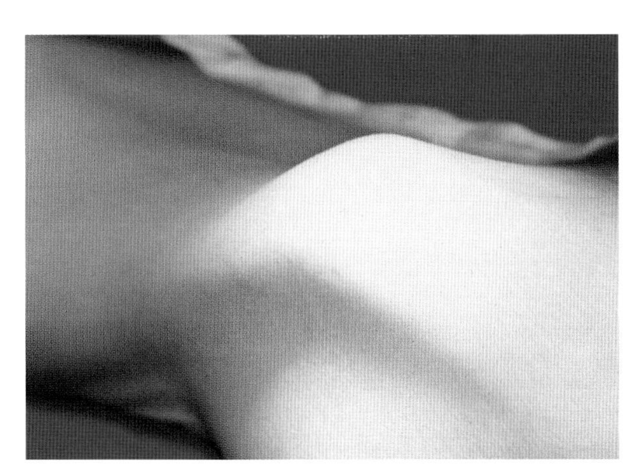

图5-6a 髂前上段的区域是骨盆典型的骨采集区域。

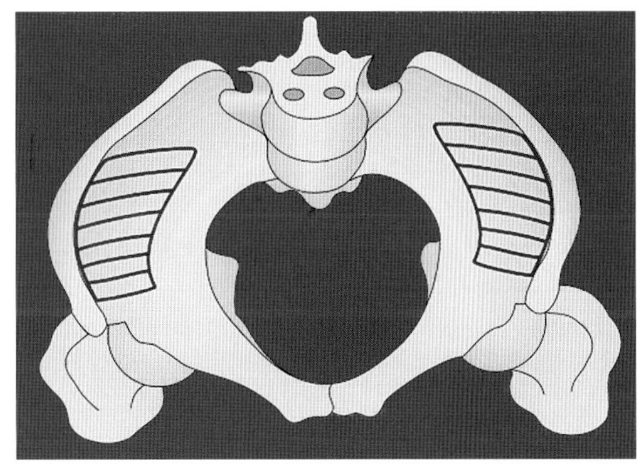

图5-6b 从髂骨内侧区域获取单皮质或垂直骨块。

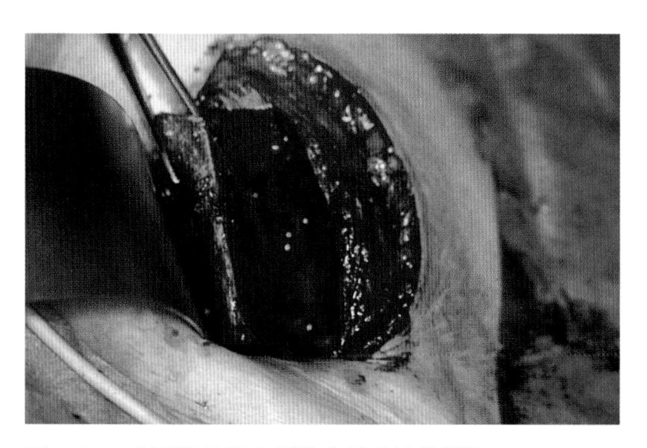

图5-6c 典型髂骨嵴内侧单皮质骨块的截取。

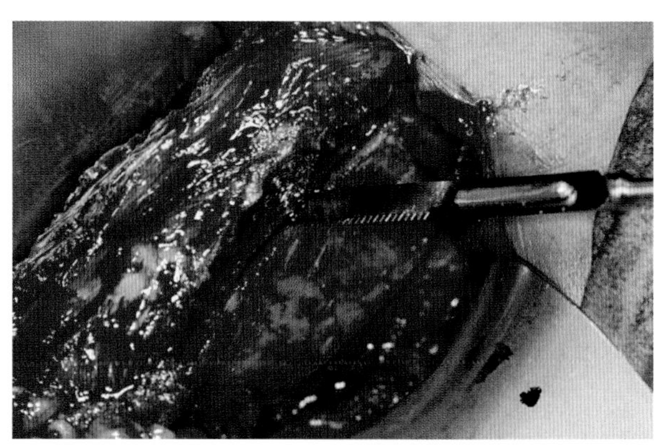

图5-6d 用开窗技术截取较大的双皮质骨块（如重建连续性缺损），保持髂骨嵴的连续性。

5.4.1 适应证

需要使用髂骨嵴移植骨的情况有，严重创伤后出现的严重骨缺损、肿瘤手术，以及由骨的非生理负荷和不良修复体造成的颌骨重度萎缩[25]。此外，还可以应用在种植和植骨术失败后（图5-7a～q），特别是在使用异种移植物或同种异体移植物后，这些往往是由于严重的骨缺损和较差的骨再生潜能。因为一些实质性骨缺损可以通过口内取骨成功治疗（见第4章），使用口外骨移植的适应证目前仅限于下颌骨无法满足植骨术中所需骨量的情况。

5.4.2 患者准备

术前必须对髂骨嵴进行诊断性触诊。与体型较大或肥胖的患者相比，苗条和运动型患者更容易进行触诊。

患者围术期预防性使用抗生素阿莫西林克拉维酸钾（1.2g，2次/天，共10天）。手术通常在全身麻醉下进行，根据患者的年龄和一般健康状况，住院时间为3～10天。

患者平躺，在右臀下放置一个枕头。这样髂骨嵴更明显。绝对无菌环境是获取髂骨的先决条件。手术部位消毒铺巾。计划切口长4～8cm（取决于取骨量），在髂嵴外侧约1cm处，用无菌亚甲基蓝标记。

5.4.3 外科技术

局部浸润麻醉下用血管收缩剂进行局部止血，通过对腹壁施加压力，皮肤向腹侧方向运动。沿着标记线（图5-8a），切口直接向下延伸至骨膜。皮肤的制备是在局部电凝止血下进行的（图5-8b）。然后放置一个大的牵引器，以便在掀开骨膜后更好地暴露供区。在极少数情况下，股外侧皮神经可以直接暴露在手术区[36]。骨膜在嵴内侧约8cm的深度处切开，并放置霍曼牵引器。

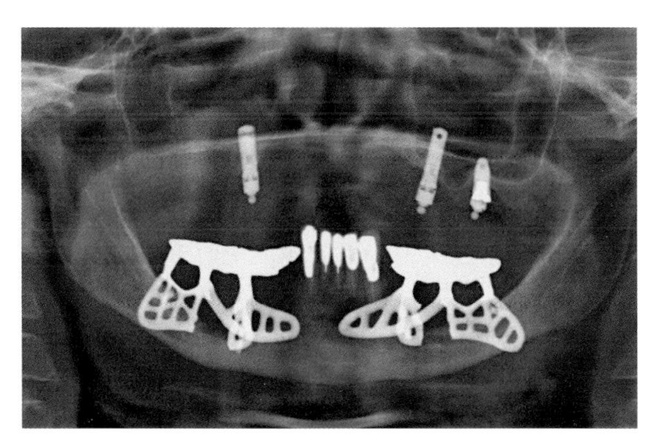

图5-7a 68岁女性糖尿病患者的曲面断层片显示下颌双侧后牙区的骨膜下种植体。

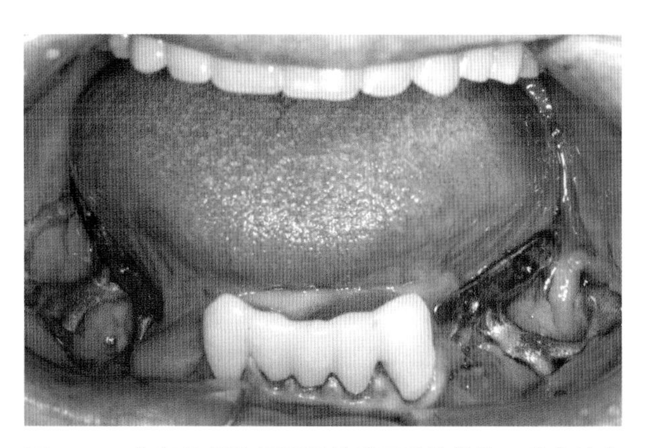

图5-7b 修复体拆除后裸露骨膜下种植体的口腔内的临床表现。

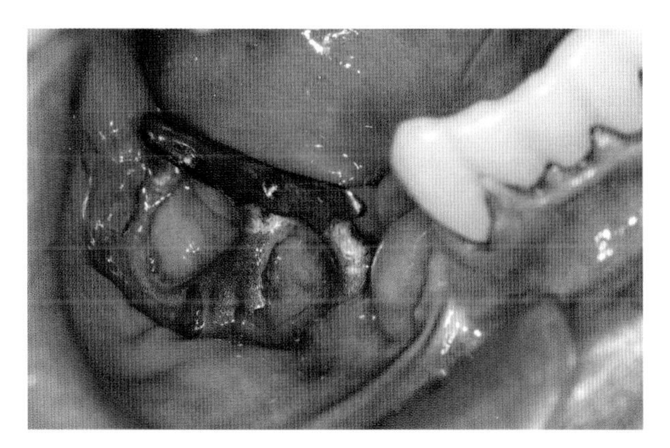

图5-7c 右下颌骨裸露和活动种植义齿的细节。

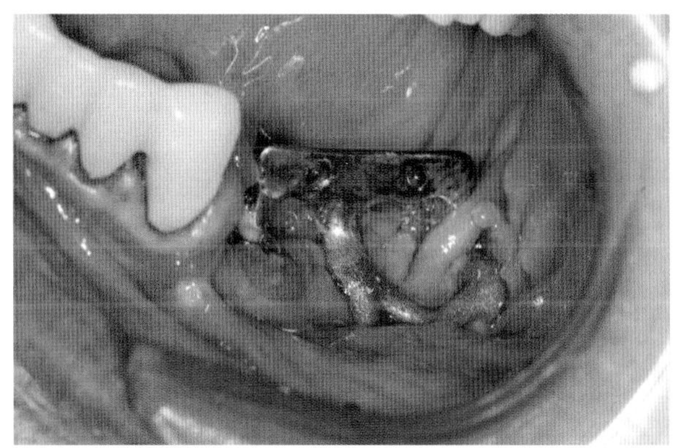

图5-7d 左下颌也有类似情况。

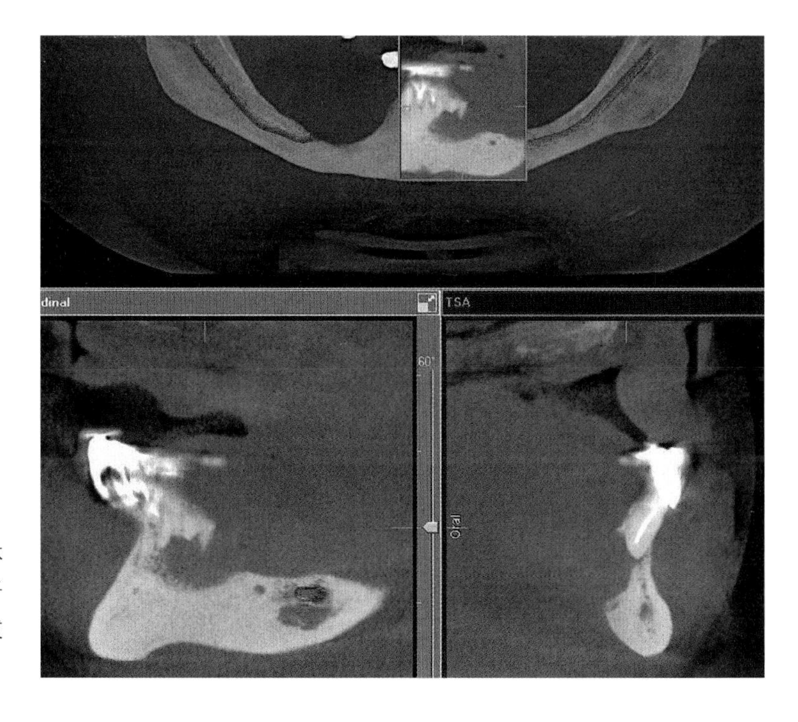

图5-7e CBCT显示移除骨膜下种植体后，剩余牙齿出现严重的骨丧失。由于缺乏骨支持，所有剩余的下颌牙都被拔除了。

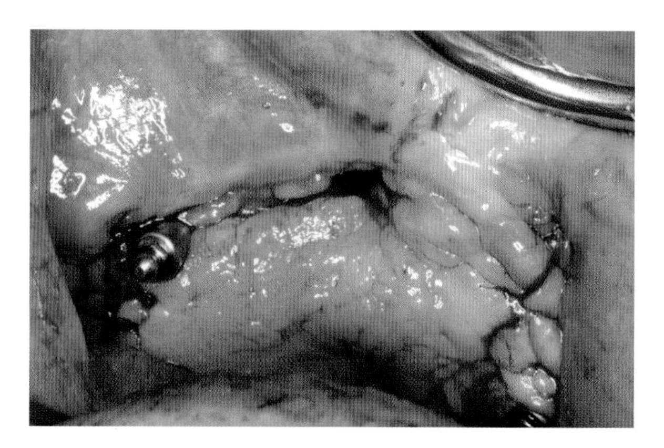

图5-7f 在使用生物材料进行失败的植骨术后，上颌出现了鼻瘘。

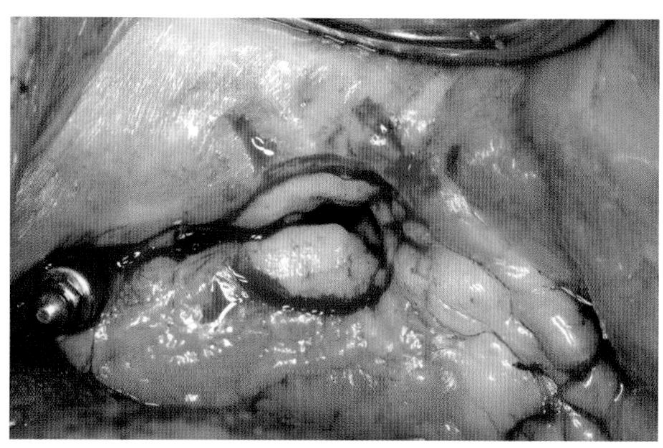

图5-7g 在瘘管周围做环形切口，制成2mm厚的上皮瓣。

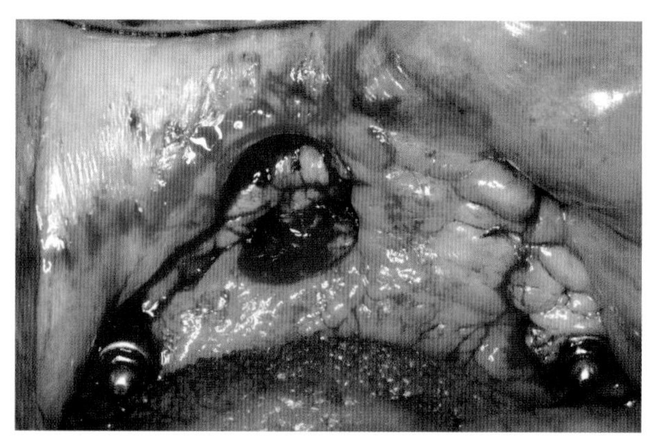

图5-7h 两个上皮瓣被反折到瘘管的内侧，并用6-0可吸收的缝线缝合在一起，形成鼻部上皮基底。

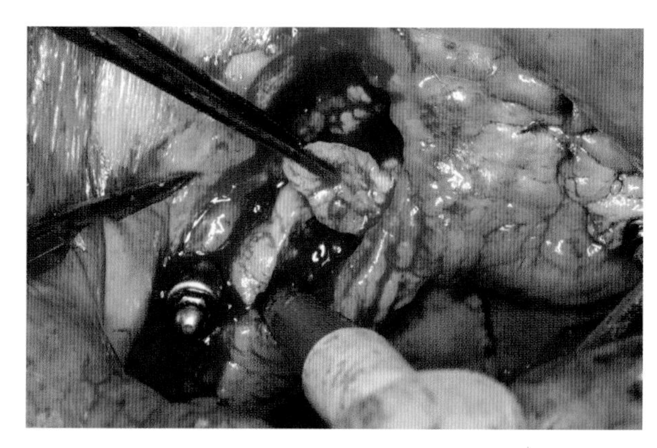

图5-7i 腭部的结缔组织瓣起到加强该区域软组织厚度的作用，作为第二层闭合。

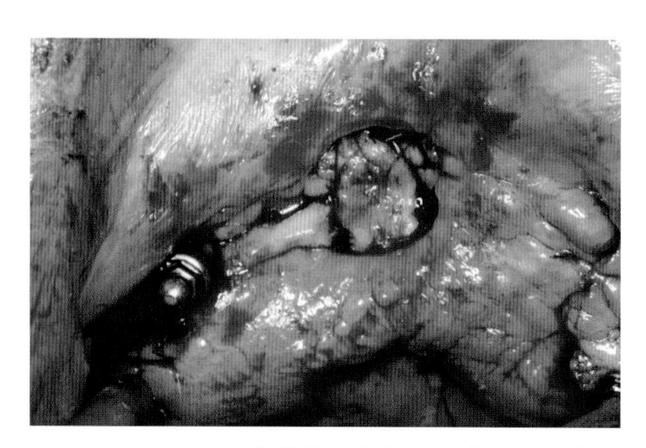

图5-7j 6-0可吸收缝线缝合第二层皮瓣后的临床表现。

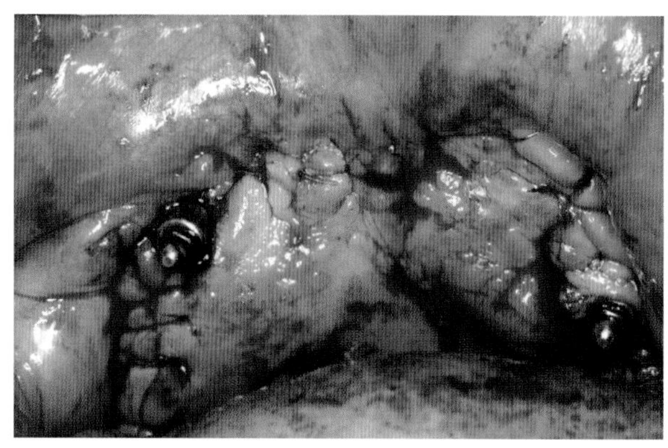

图5-7k 黏膜瓣第三层封闭治疗瘘管。

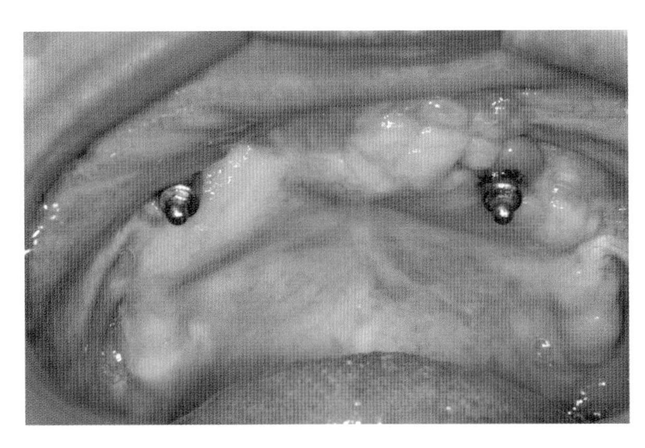

图5-7l 术后4周软组织愈合良好，无瘘孔。

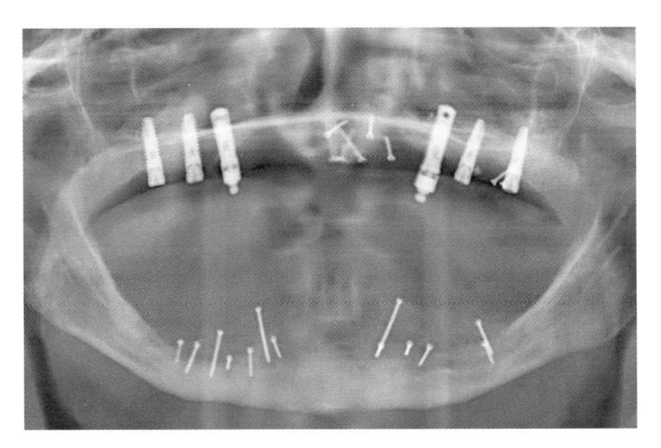

图5-7m 男性患者髂骨骨移植垂直向植骨后的曲面断层片。在植入新种植体的同时，对前口鼻瘘区和上颌后区进行了植骨治疗。

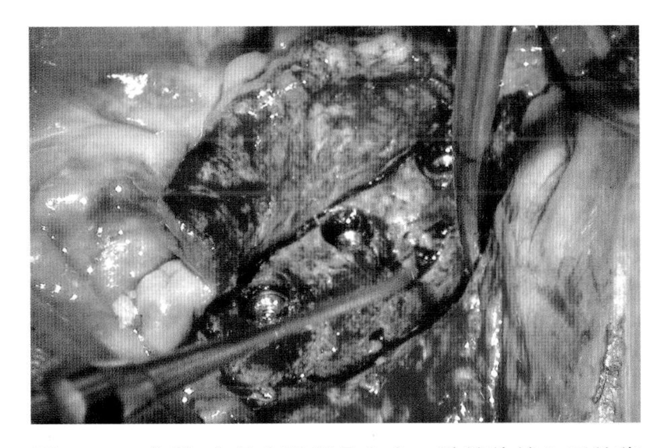

图5-7n 术后3个月左下颌骨愈合，种植体植入后的临床表现。

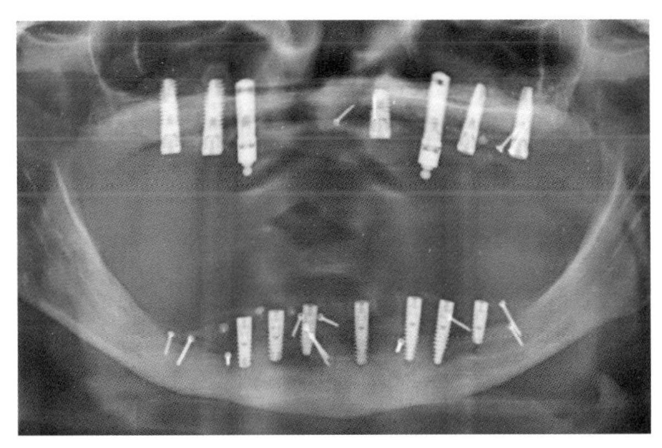

图5-7o 种植体植入后的X线片对照。注意髂骨的缓慢矿化，与移植手术后直接拍摄的X线片相比较（图5-7m）。

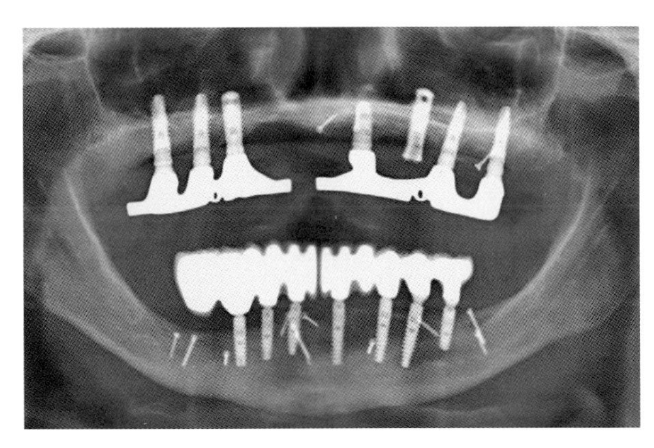

图5-7p 术后8年的X线片对照，口腔完全康复后骨情况稳定。注意移植骨的矿化情况。

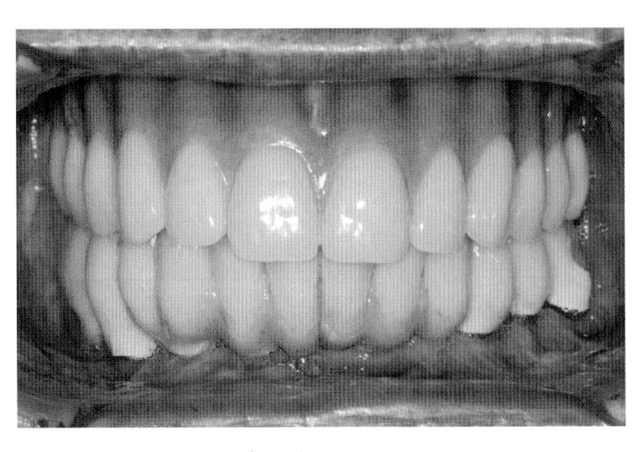

图5-7q 术后8年的临床表现。

牵引器有一个固定钩，该钩插入内侧皮质骨的最低点，保护股外侧皮神经和髂腹下神经。应避免臀大肌中段和阔筋膜张肌止点分离，以减轻患者术后疼痛和活动受限。在矢状面上，剥离骨膜至髂骨嵴前缘约0.5cm处。在对该区域进行骨采集评估后，使用摆动锯获取深度为5mm的多个垂直单层皮质骨片。第一个切口长5～6cm，在髂嵴前缘后方末端至少1.5cm处切开。接下来在第一节后方大约15mm的距离处切开，以获得大小约为5cm×1.5cm的单皮质条带。这样制备的骨块可方便地应用于牙槽嵴的三维重建。根据缺损区的形态，可以获取其他尺寸的骨块（图5-8c～g）。水平切口通常在6cm深处，使用水平摆动锯并在顶部连接所有垂直切口。

最初使用宽骨凿从髂骨嵴内侧分离骨块。然后，使用宽度约为12mm的较小骨凿进行单皮质骨块的游离。将凿子谨慎地插入，限定深度为5～6cm，然后旋转凿子来移动骨条，而无须使用水平摆动锯。在获得预期的骨块后，用大挖勺取出外皮质板下额外的松质骨（图5-8h和i）。

取骨完成后，取骨区域的裸露表面用骨蜡封闭，以防止术后出血（图5-8j和k）。此外，也可使用含有凝血酶的胶原海绵（TachoSil；Takeda，Tokyo，Japan）（图5-8l）[2,40]。如果由于双皮质骨块脱位导致内侧肌肉出血，则在创面上放置额外的止血片。在这种情况下，可以在术后2～3天再放置一个负压吸引引流管。

伤口关闭分多层进行。首先，使用可吸收缝线（Vicryl 2-0；Ethicon，Hamburg，Germany）重新定位隆起的骨膜，并将未隆起的骨膜固定在髂骨顶部，以实现软组织的无张力缝合。内侧肌肉也被重新定位并固定在它们的主要附着处（图5-8m）。然后皮下组织与精细的可吸收缝合材料（4-0）一起对位（图5-8n）。最后，皮肤伤口用美容丝线（5-0）连续缝合（图5-8o）。曲线缝合，以获得良好的创面愈合并减少瘢痕形成。伤口边缘最终由精细的手术绷带（Steri-Strips）包扎（图5-8p）。伤口覆盖着一层透气的硅胶石膏，直到拆线才会拆除（图5-8q）。通常术后10天拆线，然后用绷带重新覆盖伤口大约7天。

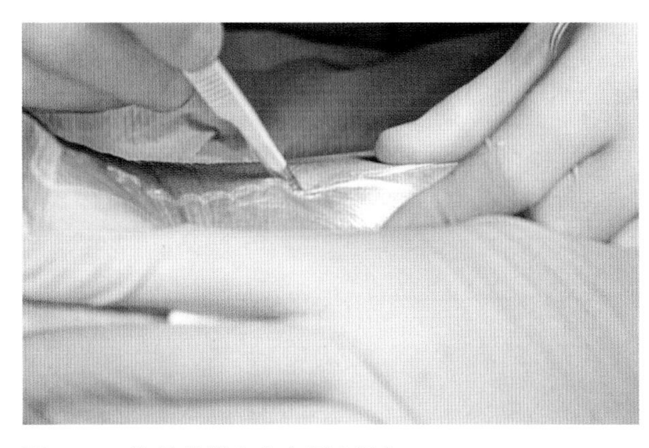

图5-8a 髂骨前嵴上方内侧皮肤切口。

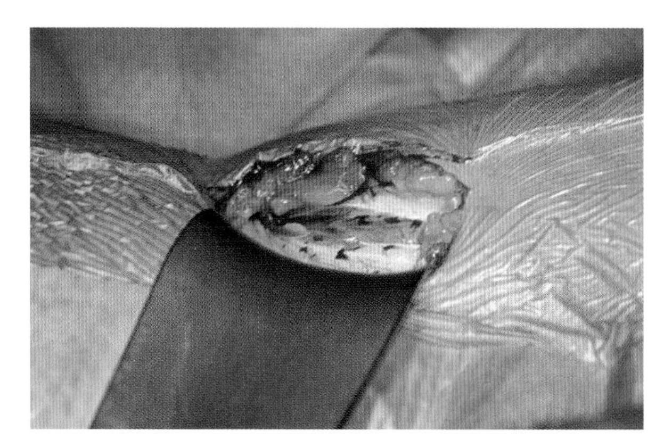

图5-8b 供体部位皮下组织的多层制备。

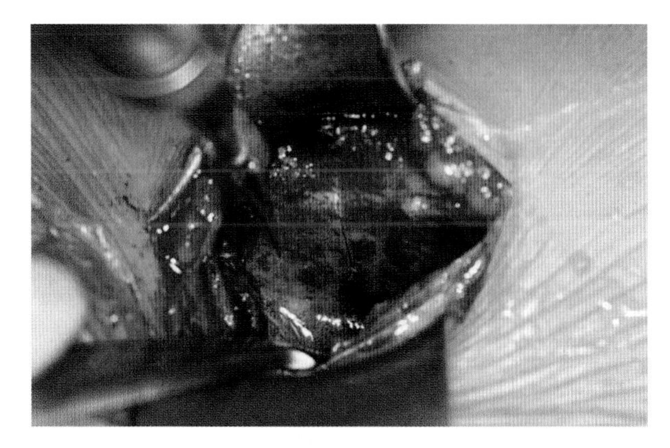

图5-8c 用摆动锯在髂骨嵴内侧进行垂直截骨。

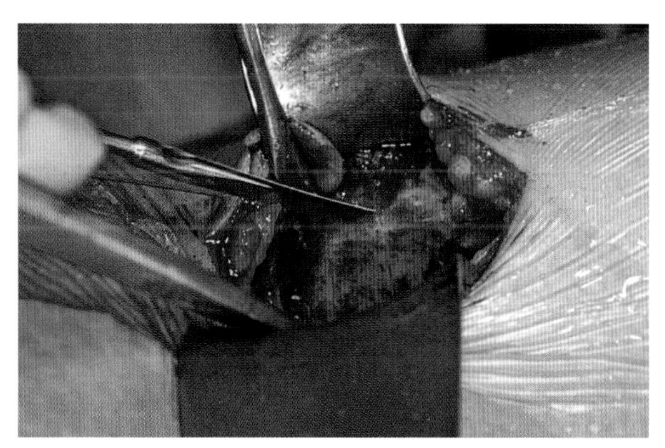

图5-8d 髂骨嵴内侧截骨术，用于获取单皮质骨块。

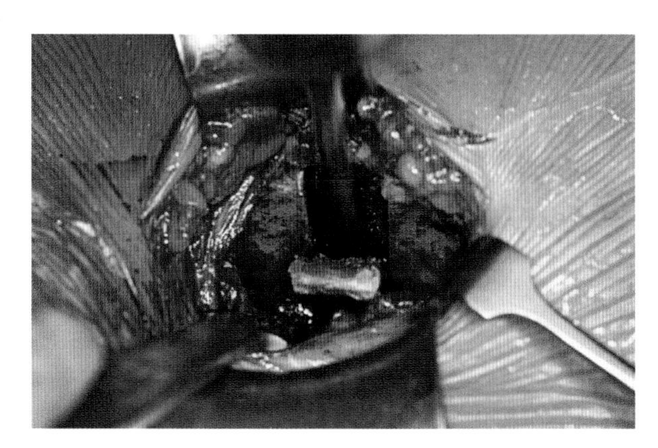

图5-8e 用凿子温和地撬动单皮质骨块。

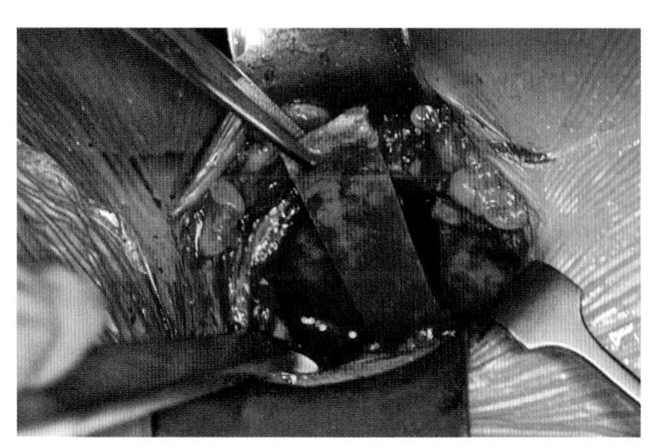

图5-8f 髂骨前缘单皮质骨块。

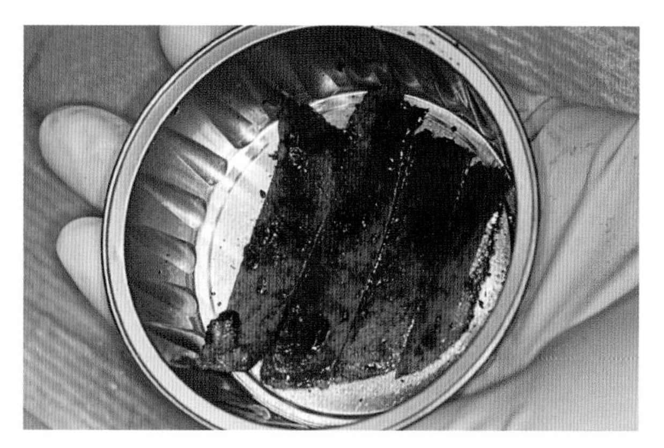

图5-8g 切除4个单皮质骨条重建下颌骨缺损。

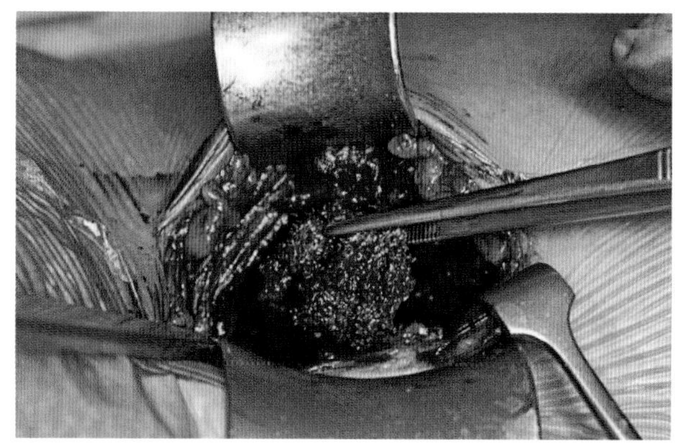

图5-8h 骨块摘除后松质骨的采集。

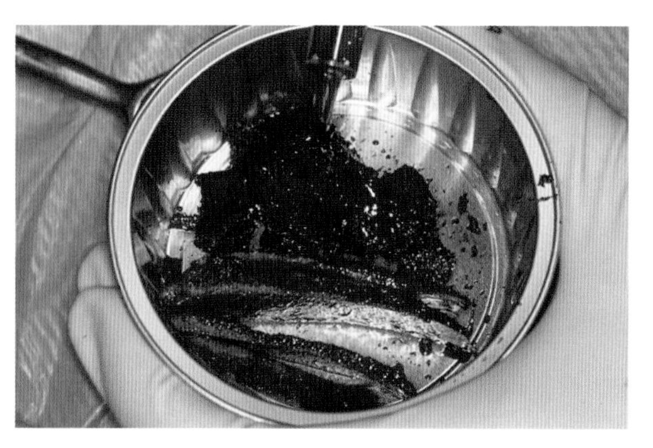

图5-8i 获取到满意的骨块数量和足够的松质骨。

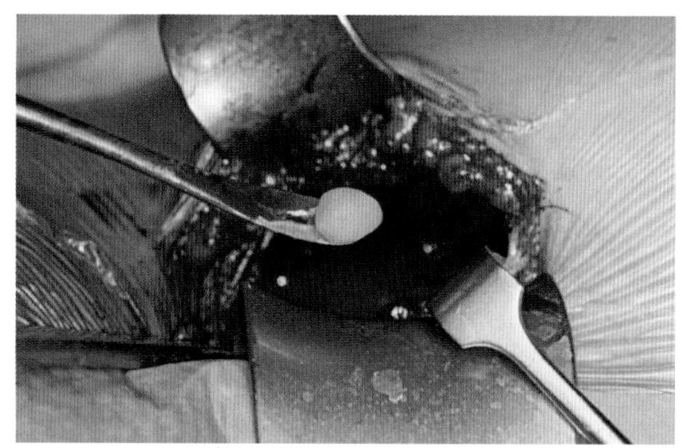

图5-8j 放置骨蜡以封闭开放的骨髓区。

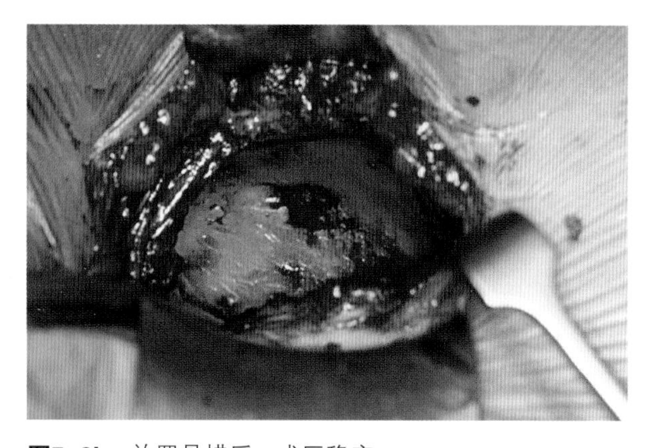

图5-8k 放置骨蜡后，术区稳定。

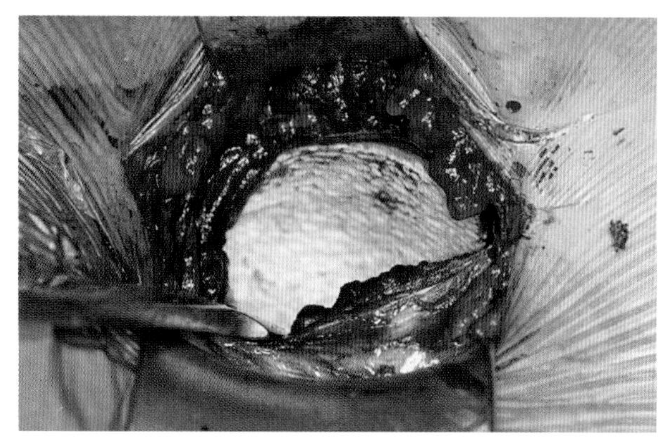

图5-8l 放置含有凝血酶的胶原海绵，以确保止血完全。

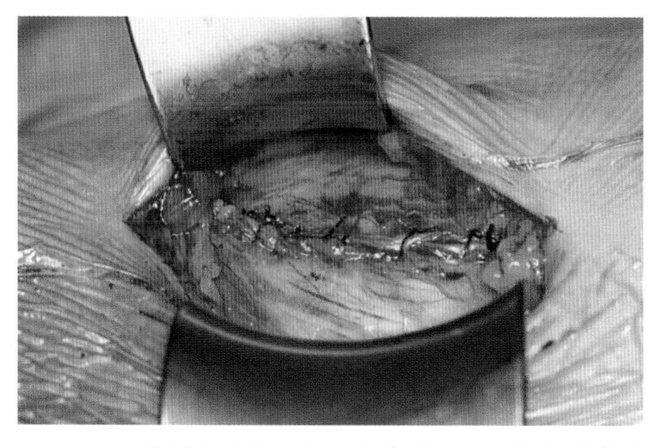

图5-8m 通过多层伤口闭合使腹壁肌肉与髂骨嵴准确对位。

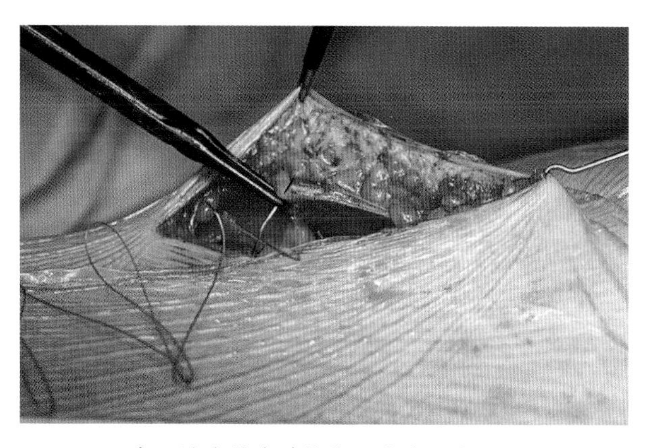

图5-8n 皮下缝合使皮肤的伤口边缘对位。

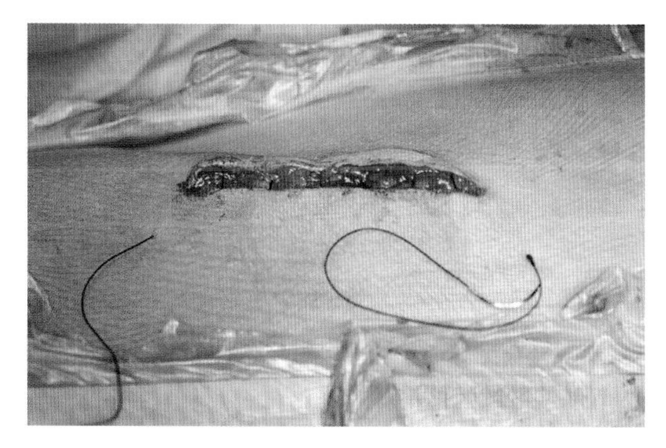

图5-8o 最终皮内连续缝合。

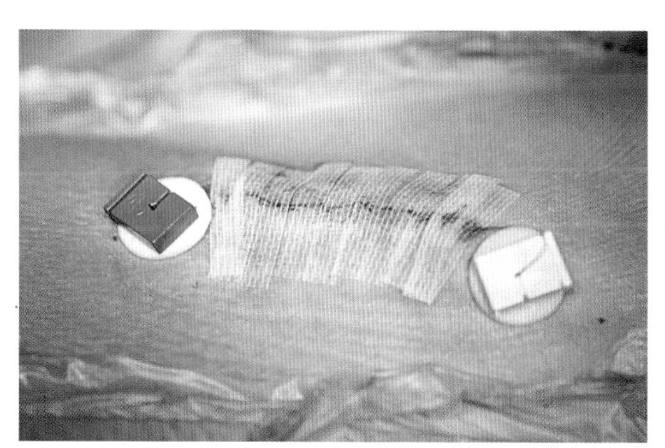

图5-8p 连续缝合双层夹板固定及皮缘绷带包扎。

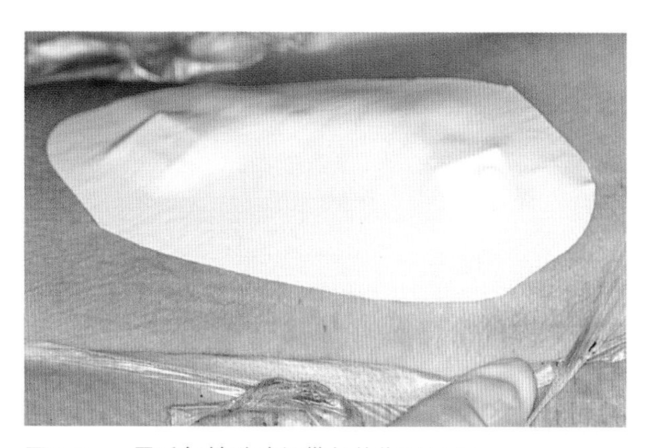

图5-8q 用透气性硅胶绷带包扎伤口10天。

5.4.4 临床病例

一方面，从髂骨获取骨块移植物的术式用于创伤或肿瘤手术后重建极度萎缩的颌骨或严重的骨缺损。另一方面，它是个较大且复杂的手术，涉及相关病症，需要患者住院治疗。由于这些原因，应该考虑重症监护，以避免任何干扰愈合的因素，从而给患者带来所期望的结果。

这类手术最大的困难和风险之一是骨增量后的软组织关闭问题，手术要求创口严密闭合，并避免任何移植物因脱位或软组织坏死而暴露。软组织的质与量差，常见于高度萎缩或严重骨缺损并有大量瘢痕组织的病例，是此类并发症的风险因素。因此，在植骨前，通常建议通过软组织移植来改善软组织的质与量（见第3章）。除改善软组织质量外，手术入路还应考虑使用不干扰移植物附近组织血管化的非创伤性技术。移植物上方的切口，是移植物暴露、组织裂开或坏死的风险来源。侧入路或隧道入路可以降低此类并发症的风险（见第3章）[4,24]。

5.4.4.1 侧方入路

在侧方入路中，暴露手术部位的切口不是在冠部，而是平行于唇部嵴顶部位的缺损和后部的面颊部缺损。切口的位置取决于计划的垂直向骨增量，其计算公式如下：如果计划进行10mm、宽度为7mm的植骨术，则植骨处良好的软组织闭合需要距骨嵴中部至少17mm的皮瓣宽度。半厚切口的长度以这样的方式制备，即它延伸到骨缺损的近端和远端约15mm。为避免对重要解剖结构的损伤，在颌骨上切开时应考虑到颧神经的位置，在上颌后侧应考虑到腮腺导管。在牙槽嵴方向切开半厚瓣，直至膜龈联合处。在这个位置，切开骨膜、翻黏骨膜瓣、暴露受区。此外，在前庭沟处，剥离骨膜与肌肉，完全暴露骨缺损。在完成颌骨三维重建后，使用可吸收缝线将前庭骨膜和腭部骨膜拉拢缝合。由于骨体积的增加，骨膜无法严密地覆盖移植物区域。第二层缝合可以使用5-0可吸收缝线将前庭肌肉严密缝合在腭侧骨膜上。在下颌骨后部，可以用咬肌后缘的一部分来完成缝合就可以避开神经。最后第三层缝合可以使用尼龙线，重新调整切口的初始边界来进行创口闭合（图5-9a～i）。

在重建上颌前部（图5-10a～r）和下颌后部严重骨缺损时，尤其需要这种入路，以替代隧道入路。

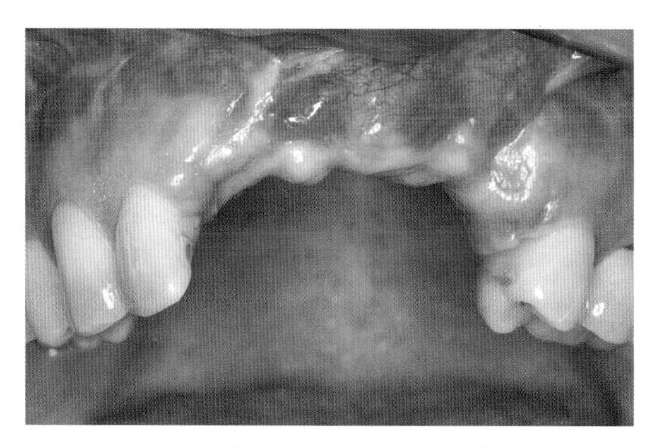

图5-9a 自行车事故造成上颌骨严重骨缺损。

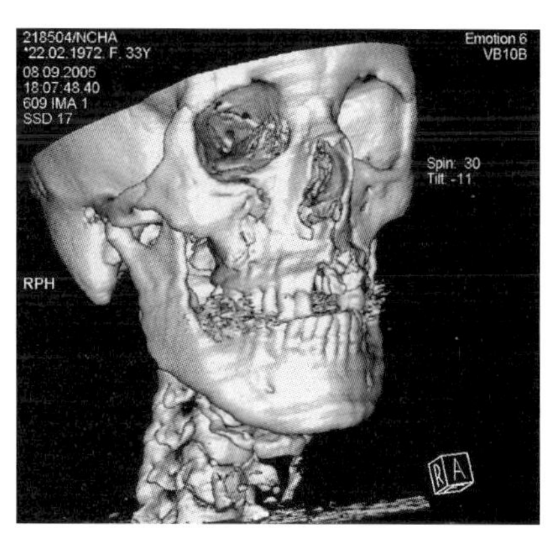

图5-9b 颅骨重建CT扫描显示上颌骨前部骨丧失。

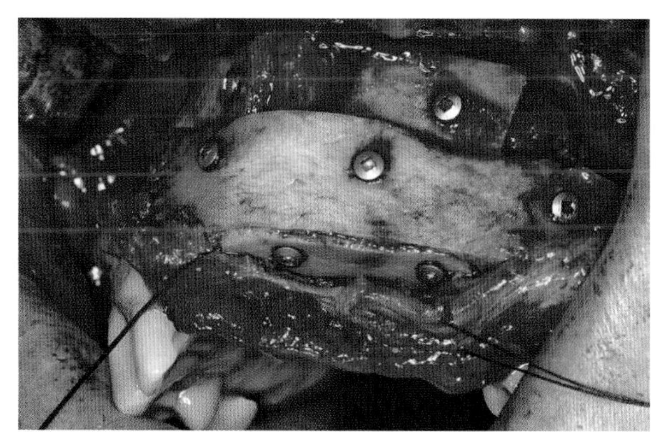

图5-9c 多层切口侧入路的游离髂骨移植来完成唇侧的三维重建。

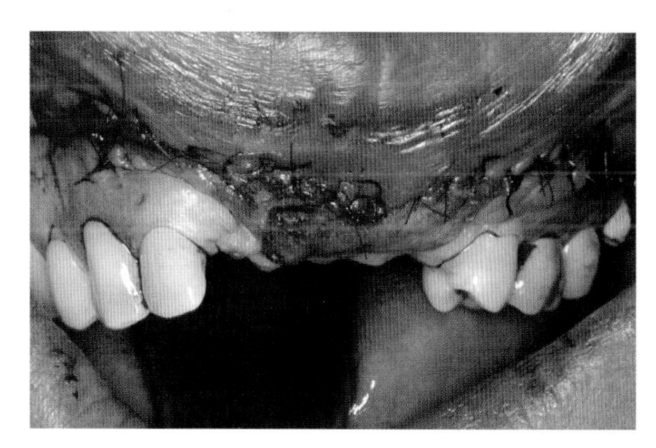

图5-9d 创口多层缝合后的临床表现。

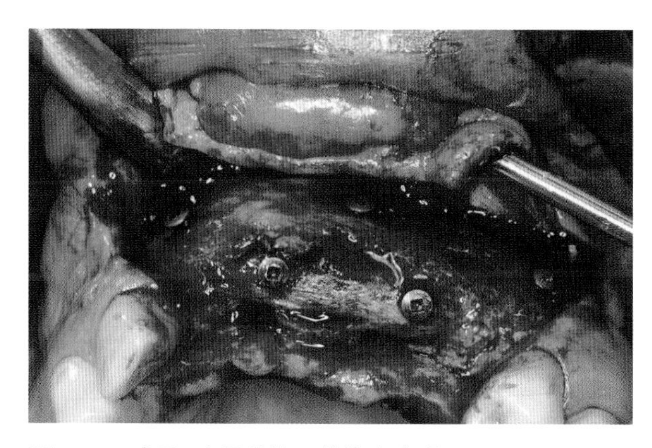

图5-9e 术后3个月移植区的临床表现。

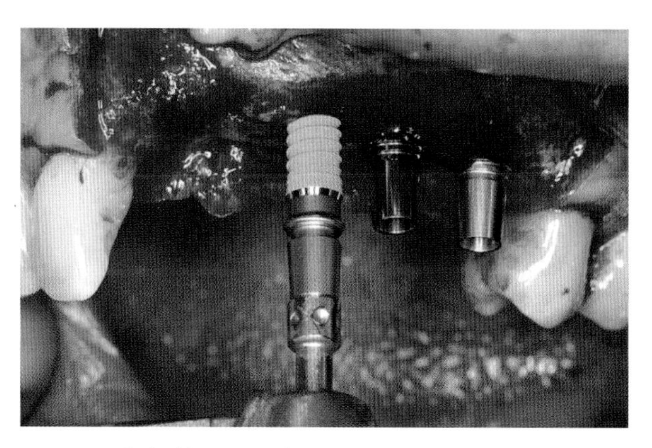

图5-9f 根据前牙骨量植入不同直径的XiVE种植体。

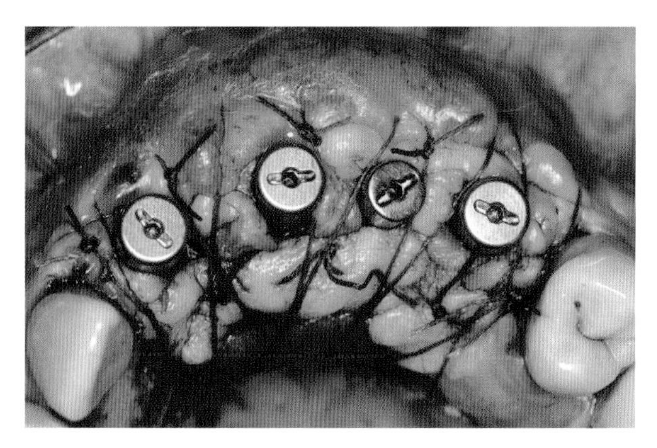

图5-9g 3个月后种植体二期手术用根向复位瓣关闭创口。

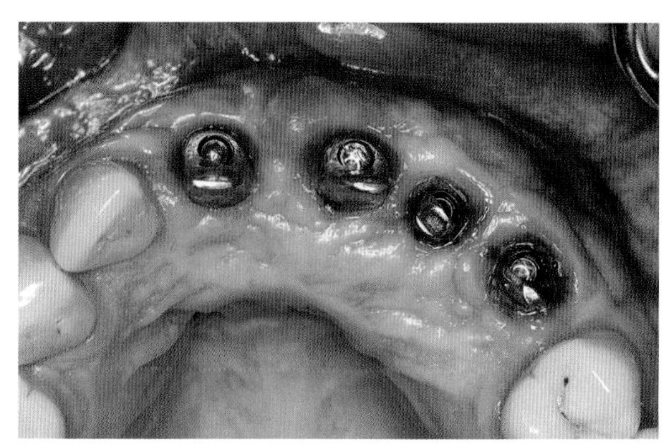

图5-9h 修复时软组织的愈合情况。

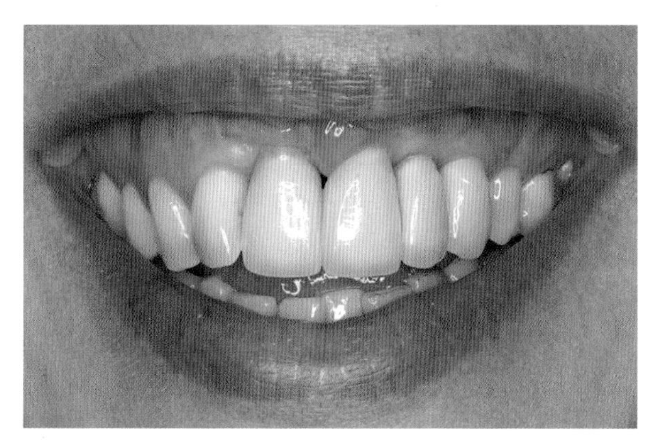

图5-9i 单冠修复2年后的口内情况。

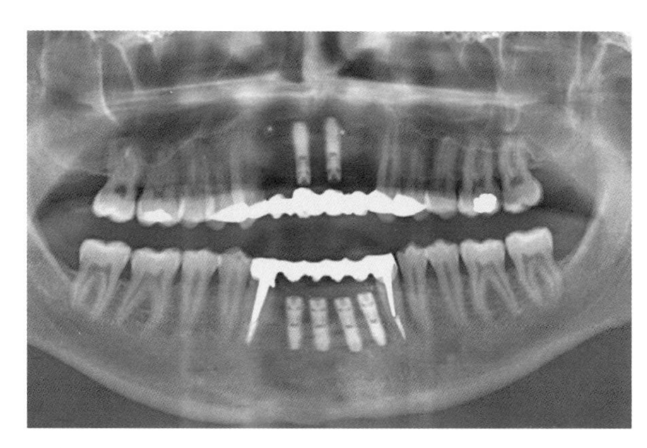

图5-10a 29岁男性患者在上颌前牙数次植骨术失败后的曲面断层片。植入物被放置在腭骨中。

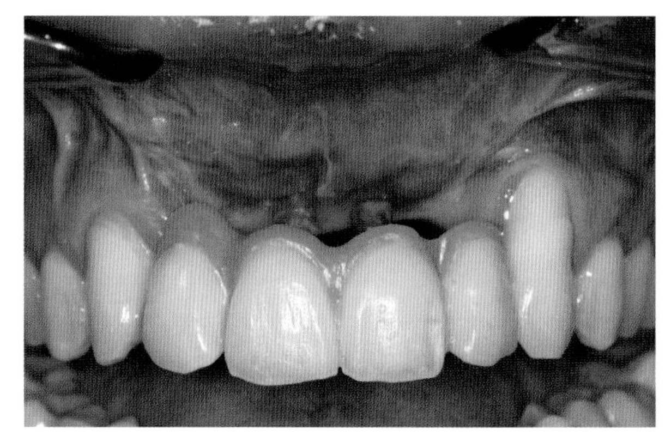

图5-10b 上颌前牙严重的骨与软组织缺损的临床表现。

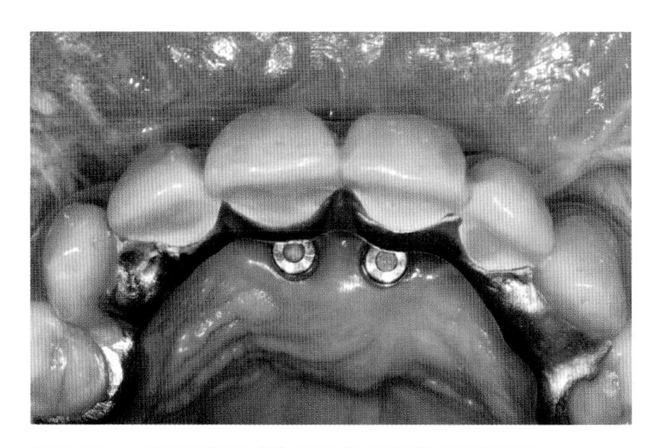

图5-10c　殆面观显示种植体的腭部位置不正确。

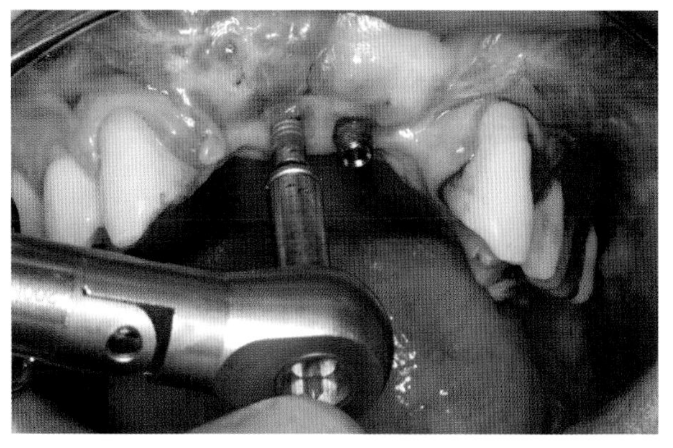

图5-10d　使用BTI器械（BTI，Vitoria，Spain）取出窄径种植体。

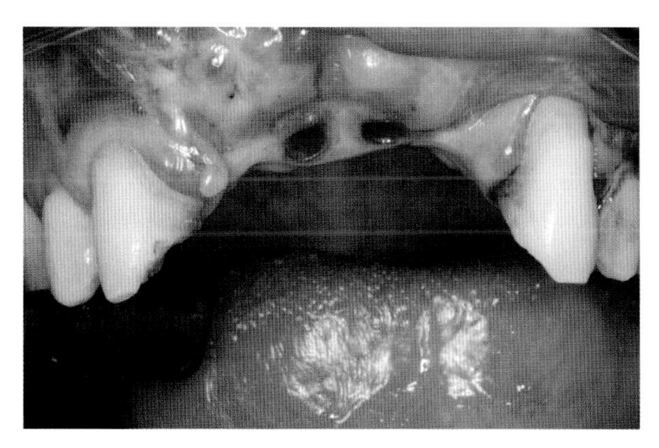

图5-10e　BTI器械无创性取出种植体后的临床表现。

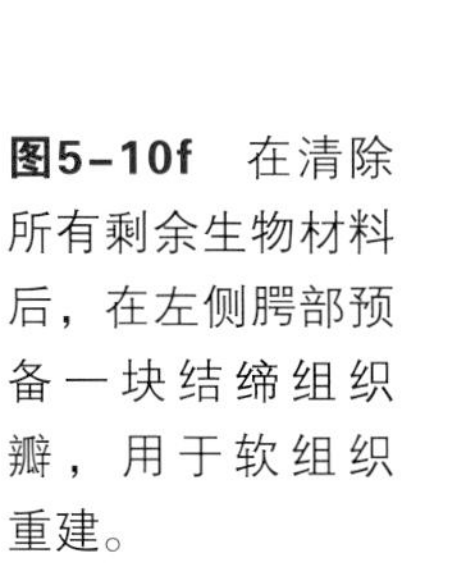

图5-10f　在清除所有剩余生物材料后，在左侧腭部预备一块结缔组织瓣，用于软组织重建。

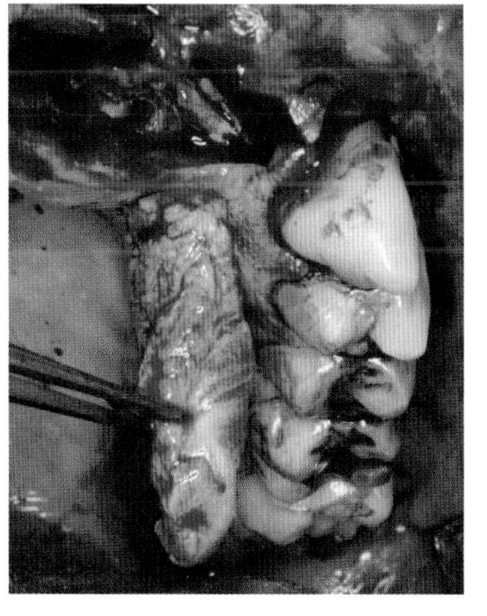

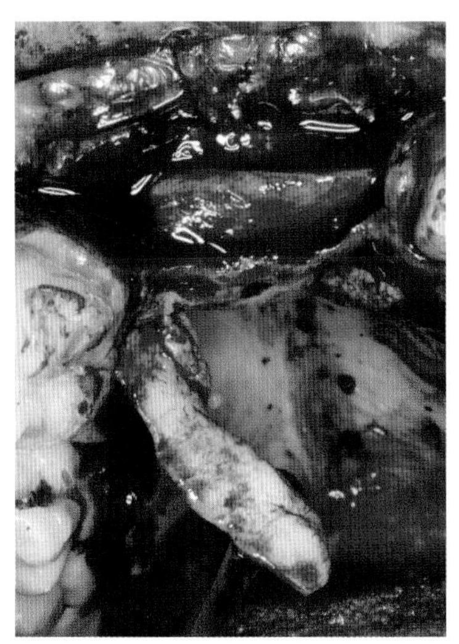

图5-10g　右腭部类似皮瓣的制备。

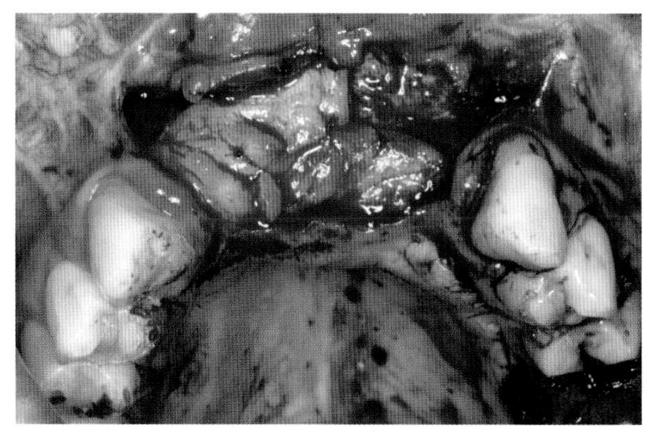

图5-10h　两个结缔组织瓣用6-0可吸收缝线连接。

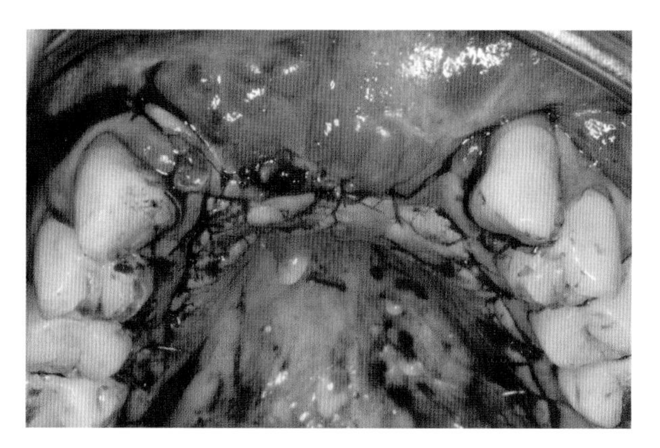

图5-10i 结缔组织上的皮瓣闭合。

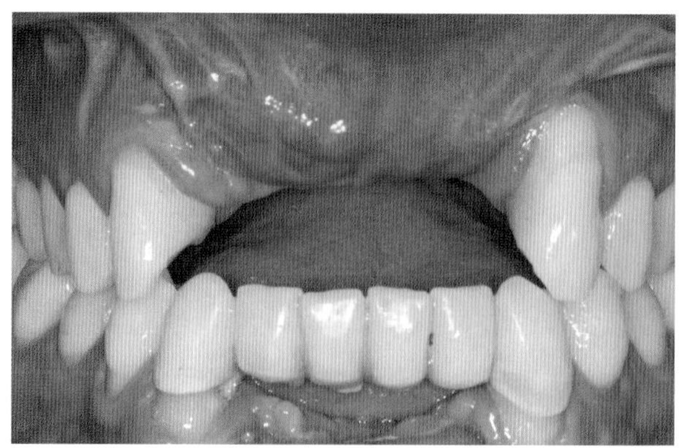

图5-10j 术后8周的临床表现显示软组织的质与量均有改善。

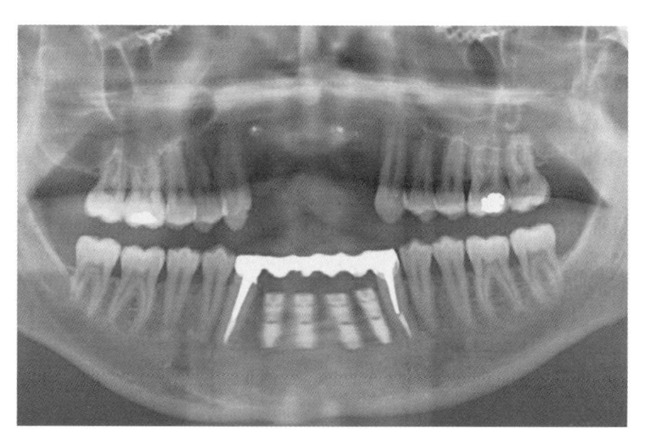

图5-10k 种植体取出后的曲面断层片记录了前牙区严重的垂直骨丧失。

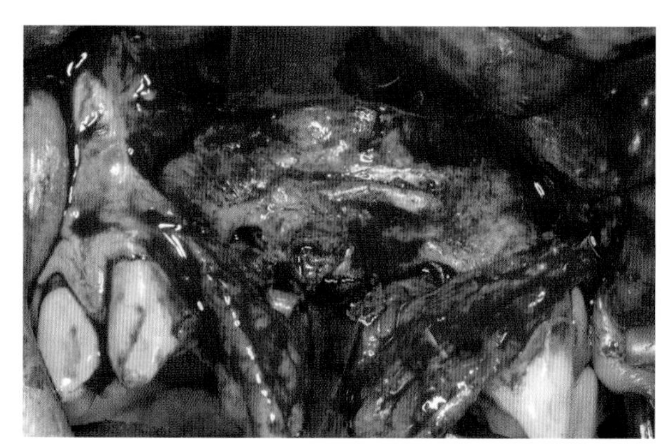

图5-10l 通过侧向入路暴露数次失败后再生潜能受损的严重骨缺损区。

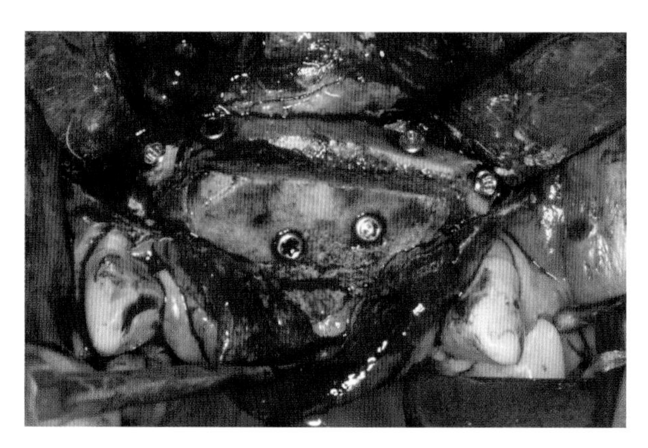

图5-10m 髂骨单皮质骨块的三维重建。

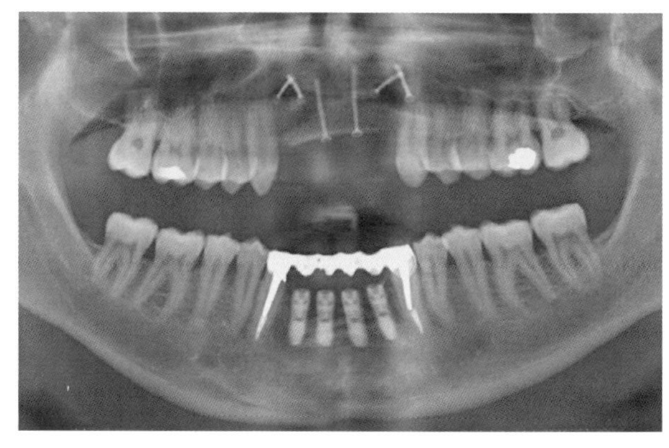

图5-10n 术后的曲面断层片。

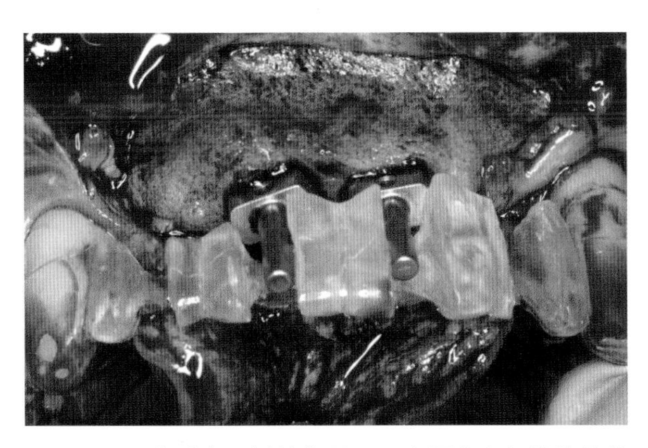

图5-10o 在手术导板的指导下，在再生良好的髂骨移植物中进行植入区准备。

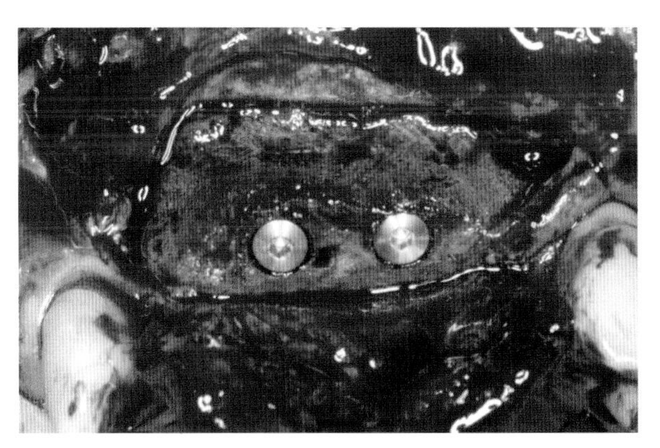

图5-10p 2颗Astra种植体植入骨再生区。

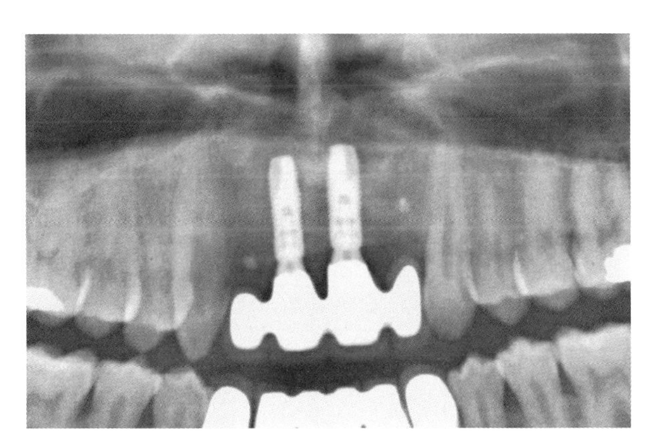

图5-10q 术后5年的X线片对照。

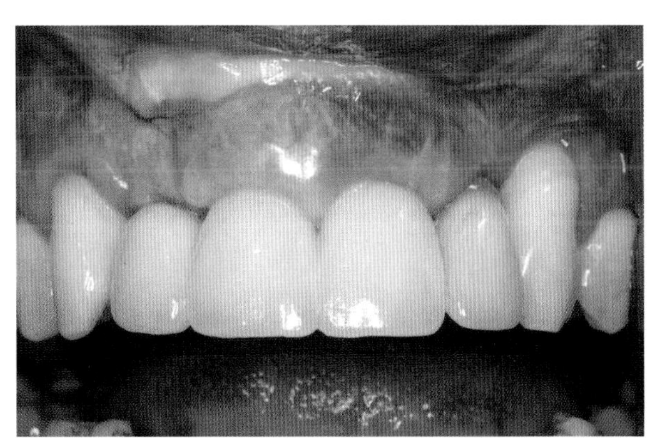

图5-10r 术后5年的临床表现。

5.4.4.2 隧道入路

隧道入路是垂直向骨增量最安全的技术，因为皮瓣的主要血供保持完好。另一方面，从实用的角度来看，这项技术是困难的，因为术野有限。

隧道入路适用于全身性或局部愈合风险较高的患者，如吸烟患者或免疫系统低下的患者。此入路在有瘢痕组织和软组织质量差的情况下也适用，通常用于上下颌骨后部。

在这种情况下，只需在靠近受区部位做一个垂直切口。然后，向后、向外侧翻黏骨膜瓣，通过近中切口暴露整个受区。由于外科医生的视野有限，所以翻瓣高度的控制是通过手指的感觉来实现的。最大限度翻起黏骨膜瓣是非常重要的，因为垂直向骨增量需要一定的空间（图5-11a～k）。有时，为了更好地放置和稳定骨块，可在远中增加附加切口。在手指控制下植骨稳定后，用6-0缝线缝合垂直切口。3个月后，植入种植体。

在严重萎缩的无牙颌上颌骨中，为了使术野清晰，可以选择在前磨牙区的前庭上方做一个长约2cm的水平切口（图5-12a～i）。通过这个隧道入路，既可以进行整个颌骨的垂直向骨增量，也可以进行窦底提升。在这种情况下，重要的是抬高上颌的整个软组织，包括腭部，以创造足够的空间进行垂直向骨增量。然后，种植体会在术后3个月植入。

5.4.5 并发症

为了评估髂骨移植的效果，必须考虑供区可能出现的并发症，包括愈合过程中患者的活动能力是否受限和移植区域的骨再生效果[43]。在随访研究中发现，最常见的术后并发症表现

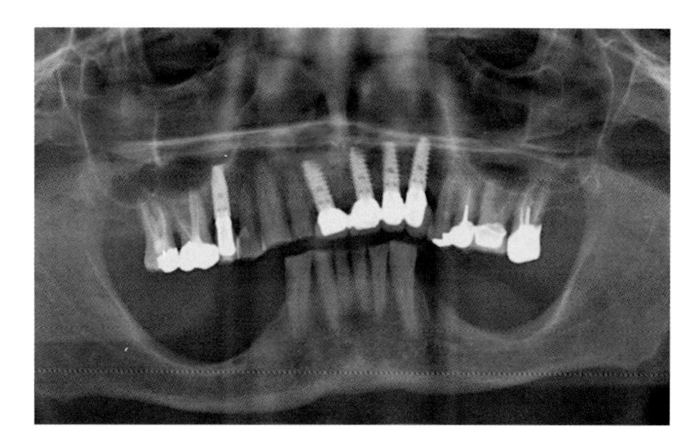

图5-11a 左右下颌骨后部严重的垂直向骨缺损。

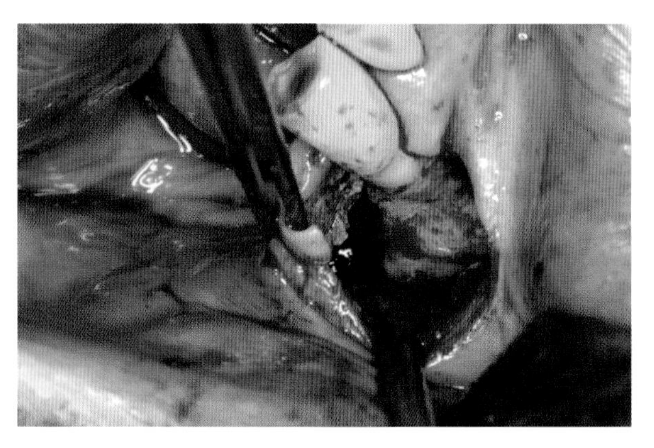

图5-11b 右下颌后牙隧道预备。

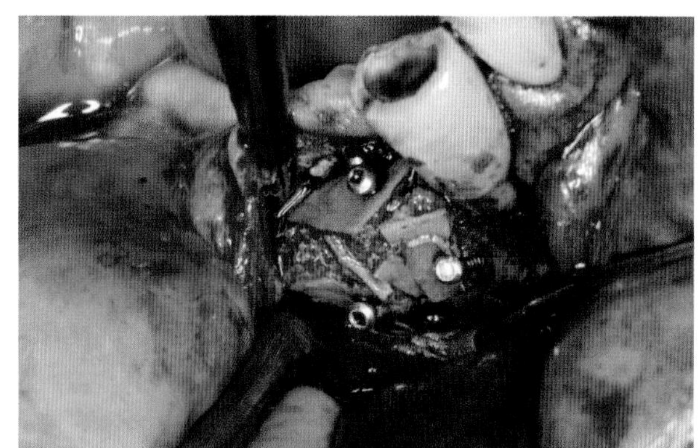

图5-11c 经近中垂直切口行髂骨单皮质骨块三维重建。

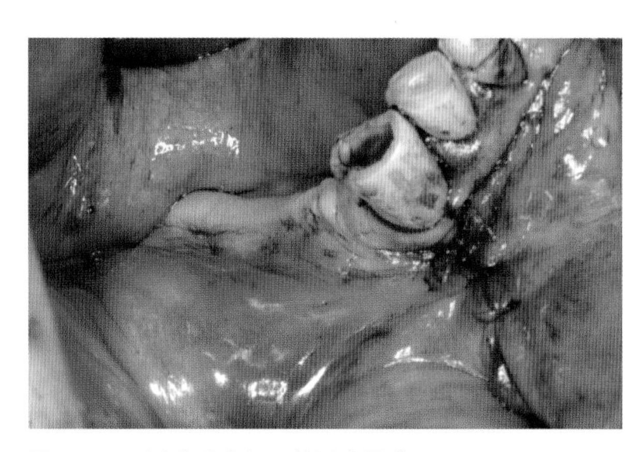

图5-11d 近中垂直切口的严密缝合。

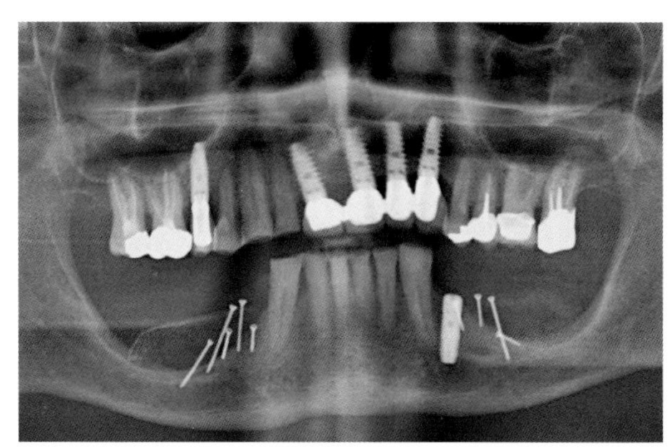

图5-11e 左右下颌骨双侧三维重建术后的X线片对照。

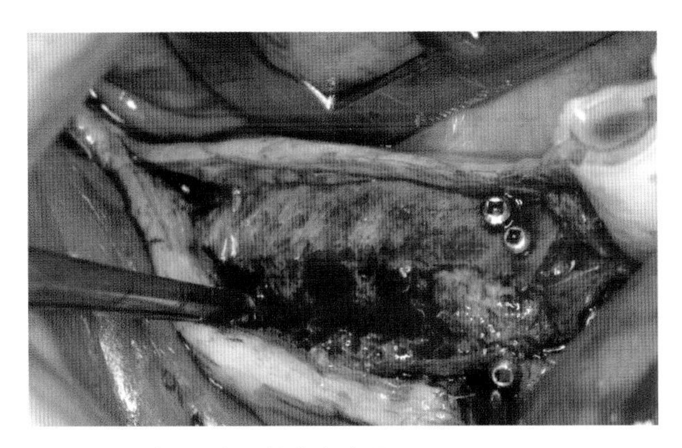

图5-11f 术后2个月的临床表现。

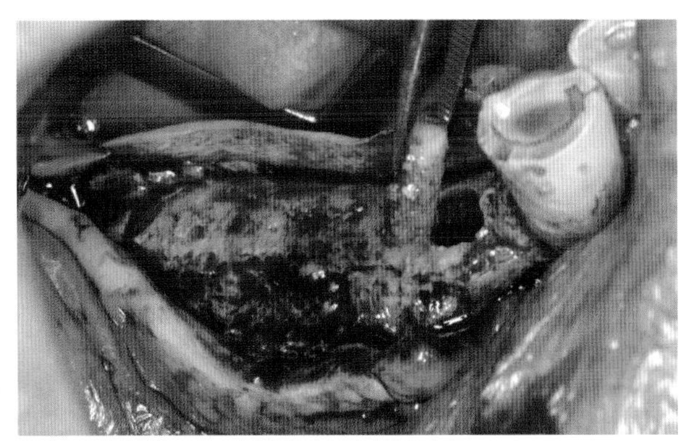

图5-11g 取骨块组织学确认再生骨的质量。

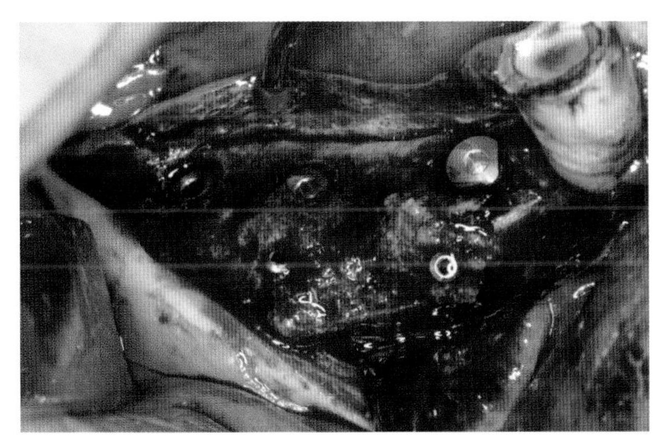

图5-11h 在骨增量区植入3颗种植体。

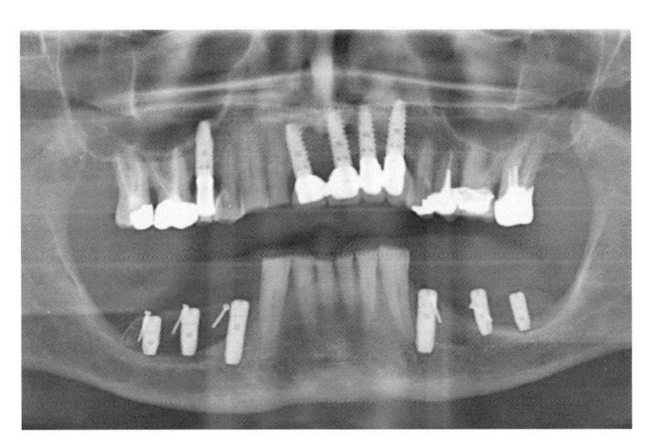

图5-11i 术后的X线片。注意移植骨中的植入物的位置。

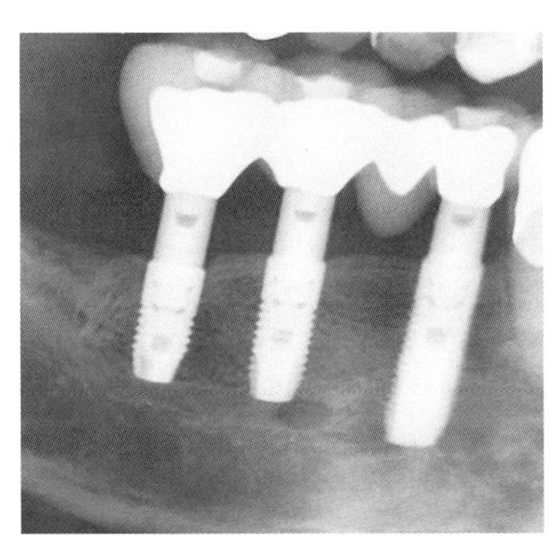

图5-11j 术后3年的右下颌后侧位X线片对照，证实移植骨矿化增加。

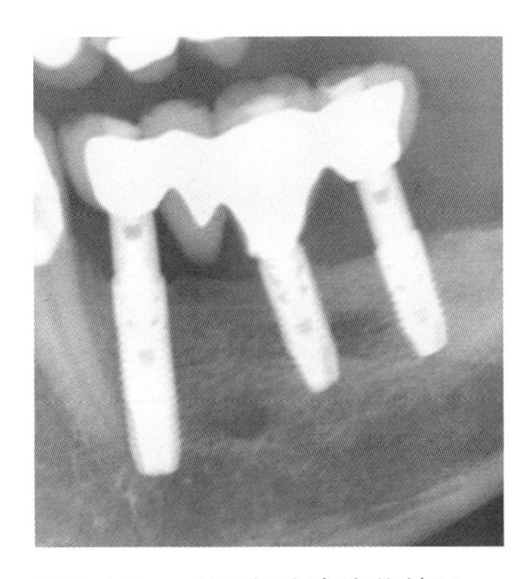

图5-11k 左下颌也有类似情况。

为患者活动受限[36]。这是由于血肿或在剥离肌肉时发生的损伤。

在极少数情况下，可能导致髂骨骨折。在移植区域，可能会发生伤口感染或移植物外露等愈合并发症。也能观察到严重的骨吸收或种植体丢失等晚期并发症。

5.4.5.1 术后血肿和伤口愈合障碍

髂骨移植术最常见的并发症是术后肌肉区域的血肿，这会导致活动受限。因此患者需要使用拐杖1～2周。从术后第二天开始进行早期物理治疗可以减少活动受限的时间，这也取决于患者的年龄和受损的骨量[37]。一般患者在4周后就能痊愈。

由于术中止血不充分，特别是在骨髓广泛暴露的年轻患者中，术后可能会发生大量出血，导致严重的腹腔内血肿。在这种情况下，一般建议在术后第一周每日监测血红蛋白（Hb）水平。

当保证无菌原则且手术程序（如上所述）规范时，供区部位的伤口愈合障碍（如伤口裂开或伤口感染）较少见。

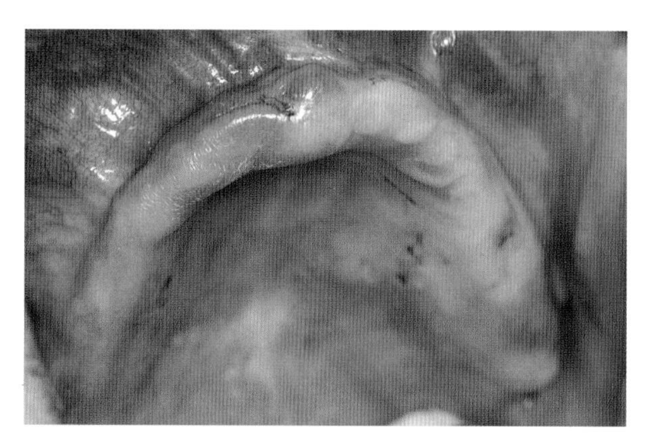

图5-12a 上颌骨严重萎缩。

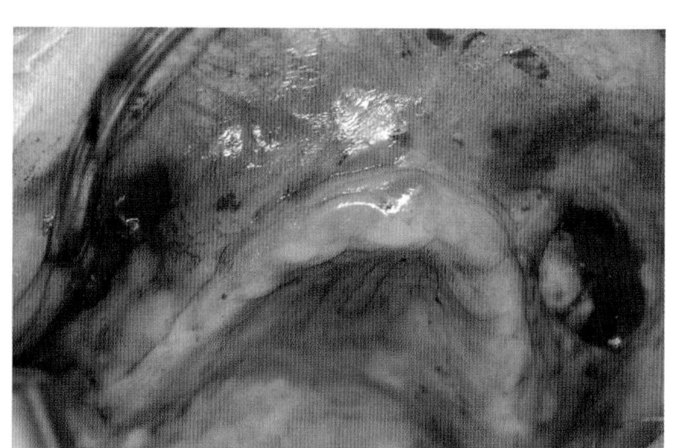

图5-12b 前磨牙区的两个水平切口是窦底提升和上颌后牙区垂直向骨增量的通道。

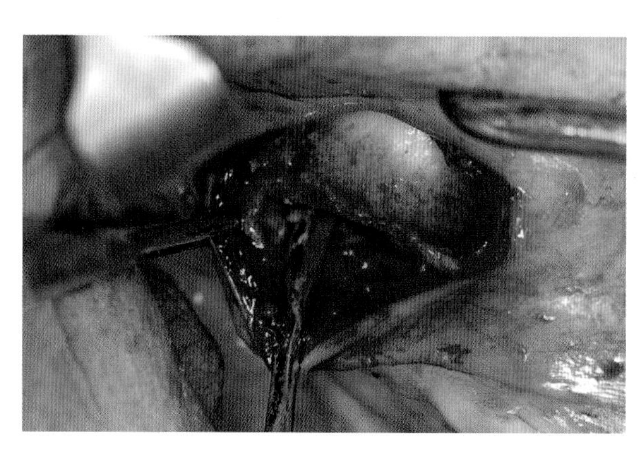

图5-12c 暴露萎缩的上颌骨。

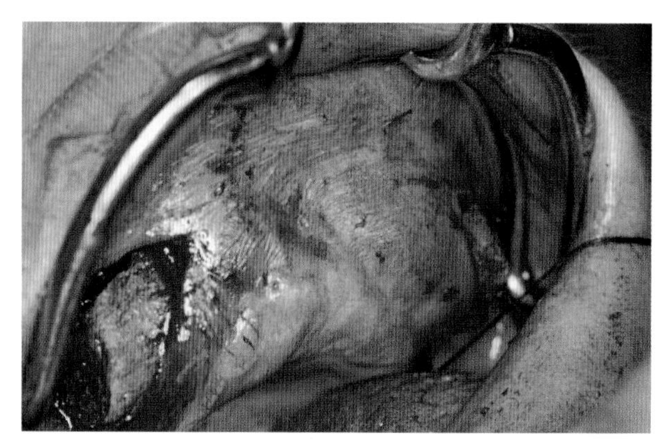

图5-12d 单皮质骨块移植于完整软组织下，用钛钉固定。

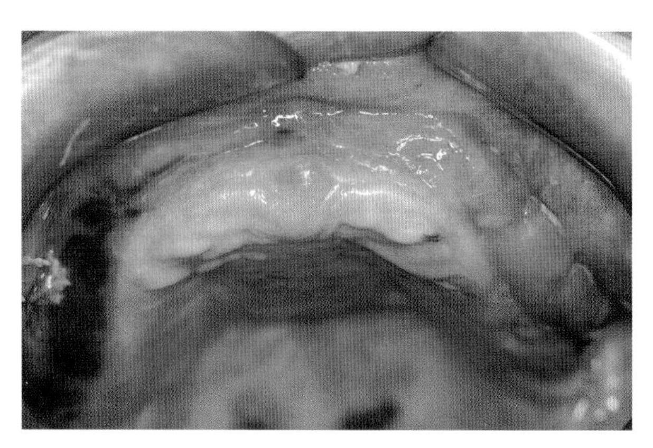

图5-12e　术后2周，上颌骨垂直向骨量增加，伤口愈合顺利，软组织状况稳定。软组织增量到软腭水平。

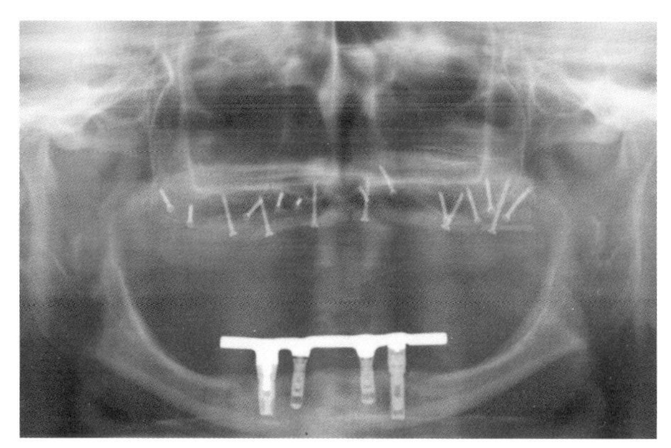

图5-12f　术后的X线片对照。

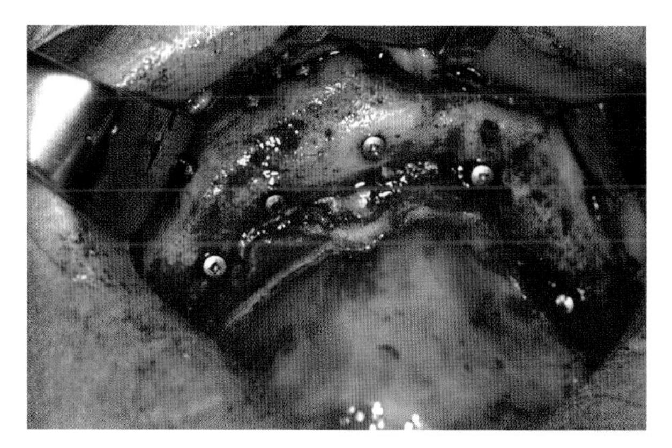

图5-12g　术后3个月的临床表现。

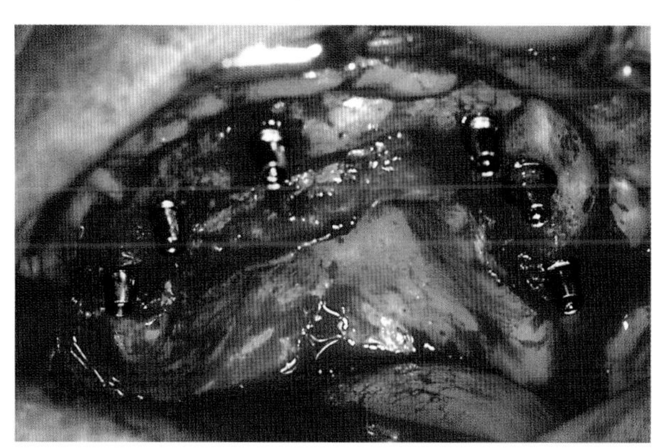

图5-12h　植骨区植入6颗种植体。

5.4.5.2　髂骨骨折

如果取出大量骨块，特别是双皮质骨，髂骨就会变得薄弱[55]。这通常出现在颌骨不连续的肿瘤术后骨重建病例中。为了预防此并发症，应指导患者在术后至少6周内减少骨盆区域的机械应力；包括伴有直接身体接触的冲突和团队运动。特别是肥胖患者，由于血肿扩大和由此导致的活动受限，跌倒的风险增加，并伴有髂骨骨折。病例报道，323例髂骨取骨中有3例骨折，在4个月内进行保守治疗而没有任何手术干预，结果良好，患者未有不满诉求[36]（图5-13a和b）。

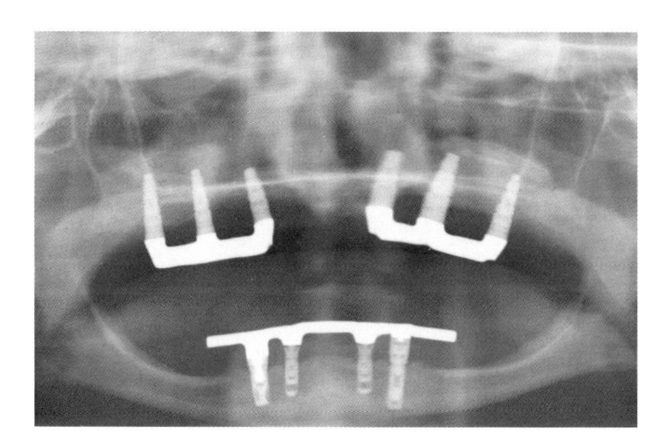

图5-12i　术后3年的X线片对照。

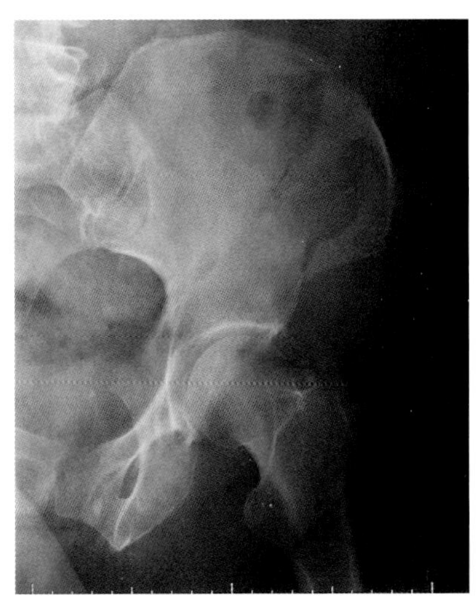

图5-13a 跌倒导致的骨盆前部骨折的矢状向X线片。

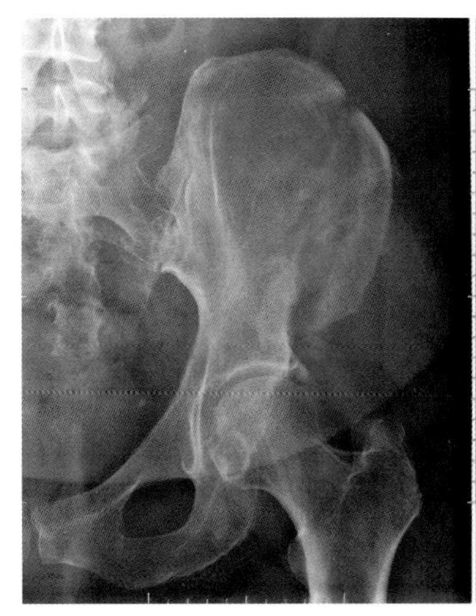

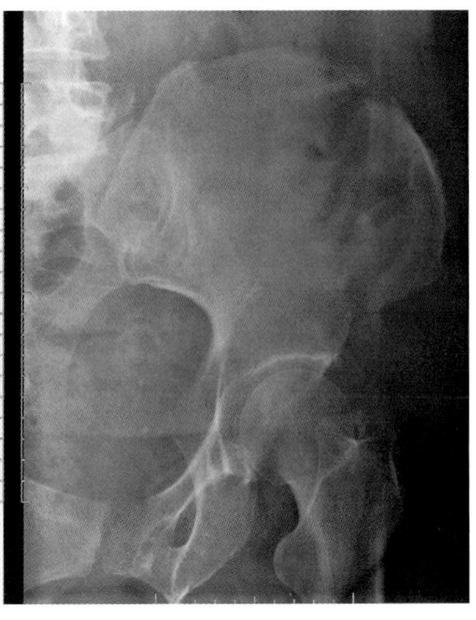

图5-13b 非手术治疗后3个月的骨折线再生X线片对照。

5.4.5.3 骨再生

髂骨移植因其形态而具有较好的再生潜力，皮质骨薄，骨髓腔宽大，富含生长因子和蛋白质，利于早期血运重建。然而，由于较强的代谢和伴随破骨细胞活性增加的重建，这种密集的血运重建也会带来一些不利因素。它会导致更多的骨吸收，尤其是术区较大时，因为移植部位大多远离骨轮廓，再生潜力差（见第4章）。术后4个月植入种植体时，随体积变化，移植物强度为0～30%，其中最高达53%，平均为（15.4±11.6）%。吸烟患者的骨量损失较高，但差异不显著（P=0.056）[11]。为了避免过度的骨重建，建议在术后2～3个月尽早植入种植体，因为早期的功能性负荷可以减少移植骨的吸收。

5.4.6 结论

髂骨自体骨移植是修复严重骨缺损的金标准，尤其是在受区再生能力差的情况下[13,43]。该技术可以增宽牙槽嵴，缩短在受损区域植入种植体的治疗时间。

本章介绍的取骨技术可以在不剥离或损伤大量肌肉的情况下进入供区。因此，它降低了并发症发病率，特别是患者的疼痛和活动受限，这是髂骨移植最常见的并发症[38,41]。

目前，根据取骨量，患者的平均住院时间通常不超过10天[44,54]。单皮质骨块的应用减少了在口外对骨块的操作，也减少了手术总时长。在牙槽嵴上应用单皮质骨块和皮质骨降低了骨吸收的速度[11]。使用这项技术，单皮质骨块的功能类似于膜，并在植骨过程后保护先前压缩的松质骨以防潜在吸收（见第4章）[4]。通过不同的条形骨块修复牙槽嵴，可以根据种植体的个体化要求形成牙槽嵴。使用松质骨屑严密充填剩余的间隙，以便在2～3个月的重建周期后改善新形成的牙槽嵴的质量。由于可以从髂骨内获取大量的骨，不需要也不推荐使用异种或同种异体材料，因为在手术中添加的每一种异物都会增加短期和长期并发症的发生率[37]。

6

骨痂牵引法组织再生的临床和科学背景

Clinical and scientific background of tissue regeneration via alveolar callus distraction

6.1 引言

骨增量手术需要经验丰富的医生才能够实现成功的骨再生，尤其是在有垂直向骨缺损的情况下[6,35,37]。严重垂直向骨缺损患者一般可分为两种情况：高度萎缩的无牙颌患者[10,36]，以及余留牙列周围严重垂直向骨缺损患者。无牙颌患者出现垂直向骨缺损的原因包括可摘义齿长期的负荷以及肿瘤切除术后等[5,39]。使用自体骨移植物重建这些大范围的骨缺损并不简单，而且常伴有软组织的质与量较差的情况[34]，受区的再生潜能、血管化能力，以及愈合期间移植物是否受压等因素，都会影响手术的成功率[21]。由于邻牙深牙周袋的存在是一个开放的窗口，可能造成感染，所以在存在严重附着丧失的剩余牙列附近进行垂直向骨增量手术也十分困难且风险较高。另一个问题是为了在骨移植术中获得充足的骨量，需要开辟第二术区，主要是口外术区（如髂骨）[36]。一些学者报道了供区存在较高的并发症发病率，可能会导致患者住院时间延长，或移植物的吸收率增加[14,30-31]，最终结果取决于从髂骨获取骨块的技术和方案。

6.2 骨痂牵引成骨的历史

在过去的25年里，口腔内牵引装置在颅颌面外科手术中一直被应用[7,29]。为了垂直牵引牙槽骨以进行垂直向骨增量和改善种植位点高度，TRACK牵引器（由Köln发明的牙槽骨痂牵引的组织再生技术）于1997年被开发出来。此后，该技术已经成为一种不需要患者住院的简便治疗方案[15]。

20世纪初就开始有通过手术干预骨增量技术的讨论和评估。然而，一期挤压截骨间隙和夹板固定技术的并发症发生率很高，没有截骨再骨化和股骨假关节现象形成。Abbott在1920年[1]描述了骨痂挤压的连续过程，但由于机械稳定不佳、缺乏生物学原理知识以及手术卫生条件差而导致较高的并发症发生率，最终放弃该术式。

俄罗斯外科医生Gavriil Abramovich Iliazarov被誉为“现代牵引成骨之父”，这种成骨方法是基于与复杂骨折外部固定器相反的原理。不同于对骨折处施加压力，而是将移植骨块分离开[17]。由于缓慢的移动，组织得到重组。通过在选定的部位进行皮质切除术，Iliazarov能够将末端骨及其周围组织的长度增加40cm，而不需要植入松质骨。骨块由每天移动1mm的外部装置稳定。骨痂在3～7天的潜伏期内形成，沿着张力方向以相同的速度增长。“牵引”区域在整合阶段进行了改建，这需要大约1个月的时间[17-19]。Iliazarov的研究和临床报告表明，这种技术可用于修复大型缺损以增加或重建骨量，使该手术在国际上得到广泛认可。

20世纪末，这项技术的适应证是在颅颌面重建先天性缺损[20,27-28]，如对于下颌骨髁状突发育不良的下颌升支延长，具有良好的功能和美观效果。该技术进一步的发展引入了口腔内牵引器，这种牵引器具有不同的功能，放置在牙龈黏膜瓣下，用于治疗和纠正各种疾病[23,33]。

基于这一认识，在1996年左右，各中心开始使用牵引装置，这些装置被设计用来治疗牙槽嵴缺损病例中扩张下颌升支[15]或将剩余的牙齿移到正确的位置。与整形外科手术中使用的口外装置不同，口内牵引装置的设计为植入软组织内，没有同期穿孔[16]。1996年，Chin和Toth[7]发表了一篇关于用一根方形弓丝对一个种植支抗钉加力成功完成下颌前部无牙颌骨块牵引的报道[7]。一项个性化定制的种植体支持式牵引器的动物实验研究进一步证实了这项技术的有效性，其中牙槽嵴的硬组织和软组织在一次手术中重建，具有较低的并发症发生率[8]。软组织体积随着骨牵引增加，而不需要进行额外的手术[4]。

6.3 骨痂牵引成骨的原理

骨痂牵引的基本原理与牙槽骨垂直牵引的原理相同。临床和实验研究已经证实，通过截骨面，再生部位的长度和宽度仍将保持稳定，与牵引路径无关。牵引过程中，骨痂组织形成的每个阶段以及随后的固定阶段都得到了组织学上的证实，就像垂直牵引时一样[3]。关于软骨痂在牵引过程中是否会矿化，是否有中间软骨仍存在争议。在3个月的固定期后，组织通过成骨细胞的活动转化为硬骨痂。改建阶段发生在牵引程序结束后的10~12周。

截骨后，伤口愈合遵循与骨折愈合相同的原则[11-13]。出现接触愈合还是距离愈合（也称为骨痂愈合）取决于两块骨板之间的距离。为了实现骨痂愈合，骨块之间产生的血凝块在最初的3天内显示出炎症状态。在血凝块内，发生间充质细胞募集，与内分泌和旁分泌反应[9]。巨噬细胞吸收血凝块，成纤维细胞随着血管向内生长形成肉芽组织。肉芽组织的进一步分化导致骨痂的形成。成骨细胞和成纤维细胞聚集起来，转化生长因子（TGFs）被释放，血管在密集的毛细血管网结构扩散[2]。随后成纤维细胞发育成骨样组织。6天后，随着骨痂的稳定，发生血管成熟，基质钙化。在最初的钙化之后，胶原纤维和次级骨单位向指定的方向改建。只有骨折段固定，骨痂才能矿化和稳定。骨折愈合过程中的移动，如果发生大幅度的运动会导致骨痂的分离或者在持续运动的情况下会缺乏矿化，从而出现假关节现象。

牵引成骨的原理是骨痂在完全矿化之前进行移动，这样血管网就可以随着运动而进一步生长。移动必须持续进行，以延长矿化期。在达到最终骨高度后，需要一段稳定期来实现骨痂的充分矿化和改建（图6-1）。

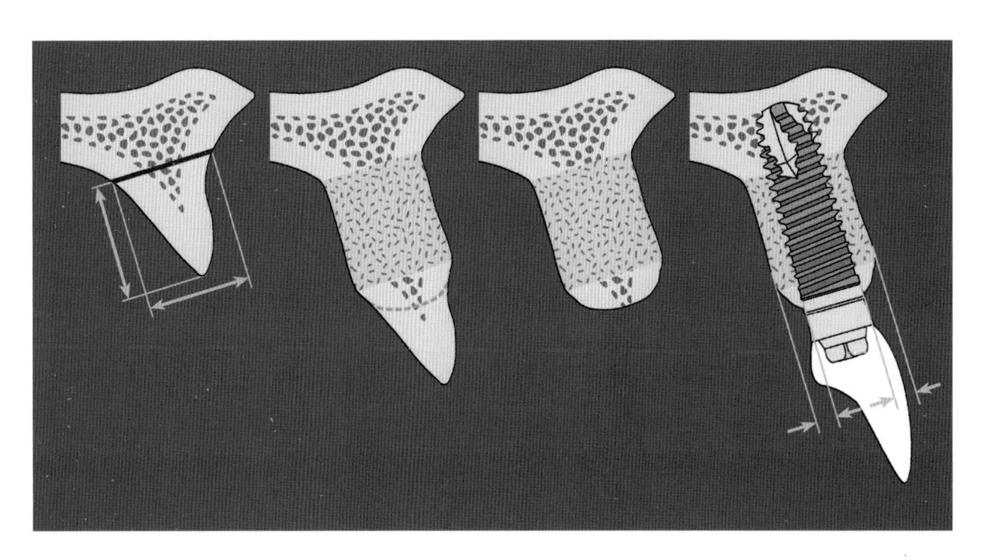

图6-1 牙槽骨牵引成骨示意图。最佳截骨线骨宽为8mm，截骨段长度至少为4mm。

牵引移动的方向，就是新生成的骨骼的轴向方向。据报道，血管向内长入的速度是常规骨折愈合的10倍[32]。在截骨线上，两个柱状定向的初级骨被成骨细胞覆盖，为进一步的骨生长奠定了基础。骨化的第一个放射影像可见于截骨线的边缘。截骨线之间的间隙在3个月后可观察到大面积的再骨化。Iliazarov及其同事做了多项研究后对参数进行修改，移植骨块和软组织愈合的最佳移动速度为每天1mm。新生骨的质与量取决于固定期的稳定性、牵引期的局部血供和运动的动力学。

这项技术目前主要用于颌骨手术，以矫正先天畸形，并用于创伤或肿瘤治疗后的重建。

6.4 装置

市场上有不同类型的牵引成骨装置，最受欢迎的是轨道牵引器（KLS Martin，Tuttlingen，Germany），有不同长度，可以在6～15mm之间进行牵引成骨（图6-2）。所有这些装置的设计原则都是相同的，接骨板被激光焊接到一个坚固的万向系统上。低位板被称为基板，用来将该装置固定在不活动的基骨上。被称为传送板的高位板安装在移植骨段上。位于万向系统中心的一个螺钉负责移动。在系统的顶部，一个六边形用来传递旋转力，从而移动高位板。所有部件都是用钛制造的。

6.5 外科技术

所有患者的手术入路都遵循相同的治疗理念[15-16,24]。根据所涉及的解剖区域和萎缩程度，在局部或全身麻醉下进行手术。围术期预防性使用抗生素（阿莫西林1g）。对于局部止

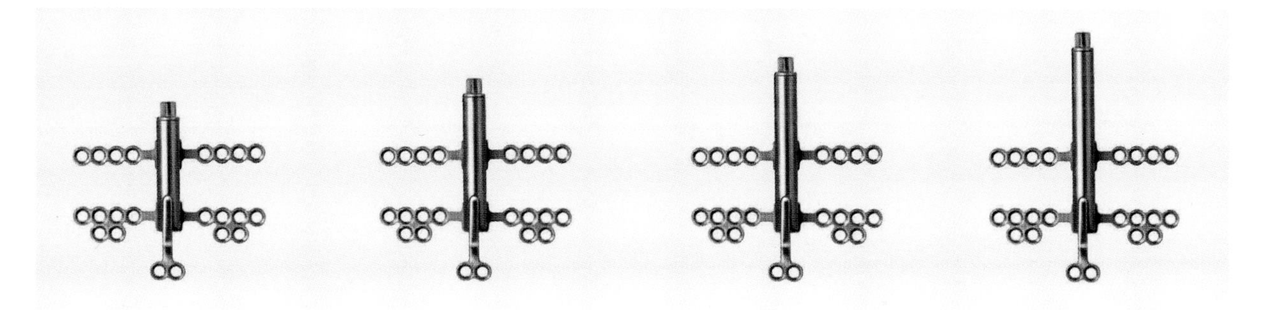

图6-2 市面上不同长度的TRACK牵引器。

血，局部麻醉使用4%阿替卡因和1：100000肾上腺素。为了获得合适的入路，便于装置的放置以及截骨线的隐藏，在前庭深部做切口，翻黏骨膜瓣。

这种软组织预备方式保护了解剖结构，并且该入路为装置的安装提供了视野（图6-3a～d）。为了保证移植段的良好营养，应避免皮瓣垂直切口。只能移除在移植骨块皮质骨上放置牵引器区域的骨膜。大部分骨膜应该留在骨上，以支持移植骨块的营养供应。软组织准备完成后，将牵引器调整到骨骼上，每个骨板至少用4个螺钉固定（图6-3d）。初始螺钉长度不应超过4mm，以避免前导器侧面出现较大开口。

截骨线用小的圆头车针进行标记，以便后续骨的分离。移植骨块的高度应至少为4mm。然后取出牵引器，使用微锯（图6-3e和f）或Lindemann钻进行最后的截骨，同时保护支持组织以保证后续营养。截骨必须以上述方式进行，从而允许梯形或圆形的截骨块进行开放式的移动。截骨线不应太过锋利，否则可能会导致骨折。最后，在稳定组织的保护下，用凿子将被牵引的部分移动，造成青枝骨折（图6-3g）。如果用摆动锯穿过完整的颌骨进行截骨手术，舌侧软组织应该通过数字化技术进行控制保护。根据软组织瓣的厚度，特别是在上颌骨，为了骨块的自由移动，应松解腭部骨膜（图6-3h）。进行初次调整后通过额外螺钉固定牵引器（图6-3i）。可以使用更长的螺钉来稳定骨块尤其是移植骨块。在伤口关闭之前（图6-3j），要反复检查装置的移动过程，以确保最终牵引不会因为截骨不充分或牵引方向不理想而过早停止或造成任何限制。激活牵引器直到达到所需的长度后，随后检查移动情况。然后将移植骨块固定在最初位置，骨痂发育的初始血凝块形成需要大约2mm的间隙。

在装置没有激活的8～9天的潜伏期之后，检查伤口愈合，拆除缝线。在潜伏期末期软组织充分愈合后情况，通过每天2次、每次0.5mm的移动进行牵引（图6-3k～m）。根据扩增的需要，牵引的时间最短为5天，最长为15天。

在得到指导后，患者可以在家里自己进行牵引的操作。为了防止在牵引方向上出现错误，建议患者在计划牵引时间满1/3的阶段进行复诊，以检查进度。在牵引期结束时，为了增加患者的舒适度，切断牵引器主杆。

骨痂固定额外3个月后，移除牵引器，然后植入种植体（图6-3n～s）。由于新形成的骨具有很高的再生潜力，愈合4个月后可以进行修复（图6-3t～w）。应注意要将种植体稳

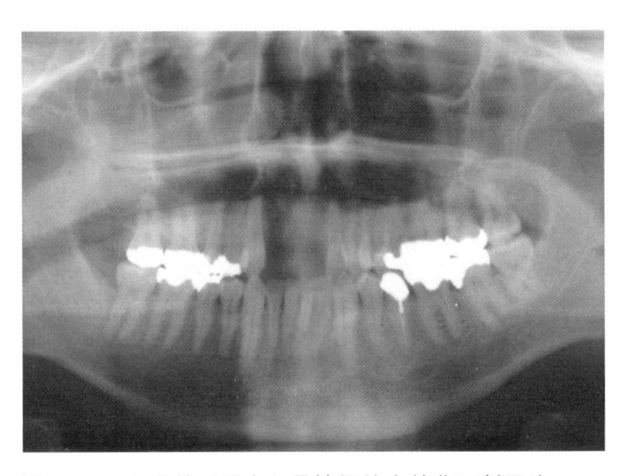

图6-3a 上颌前牙垂直向骨缺损的术前曲面断层片。

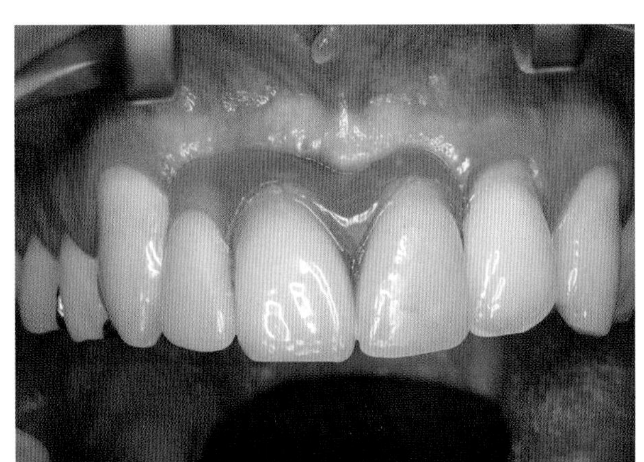

图6-3b 可摘局部义齿的临床表现。

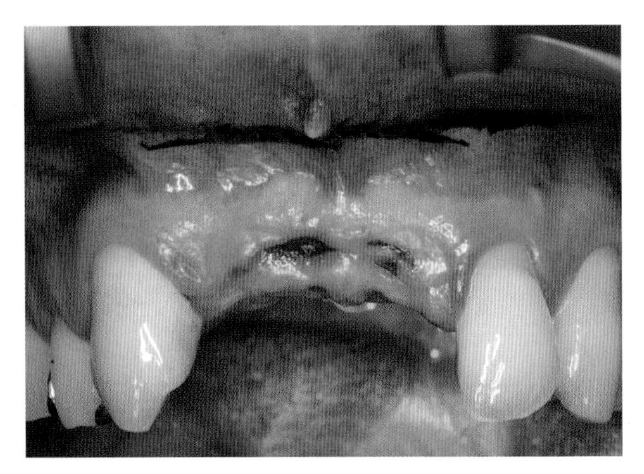

图6-3c 为了更好的创口愈合，在游离龈设计切口线。

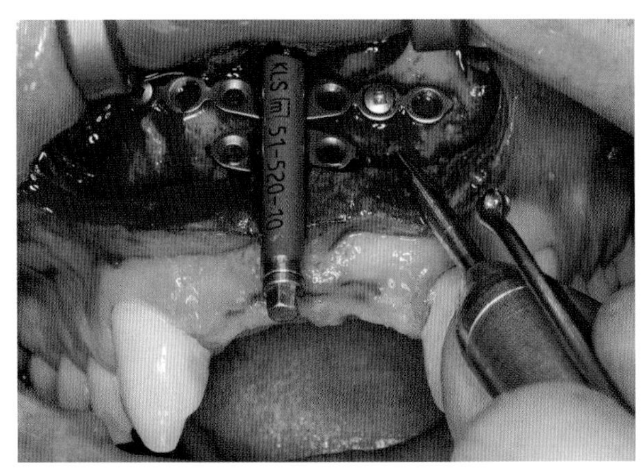

图6-3d 牵引器的初始放置。

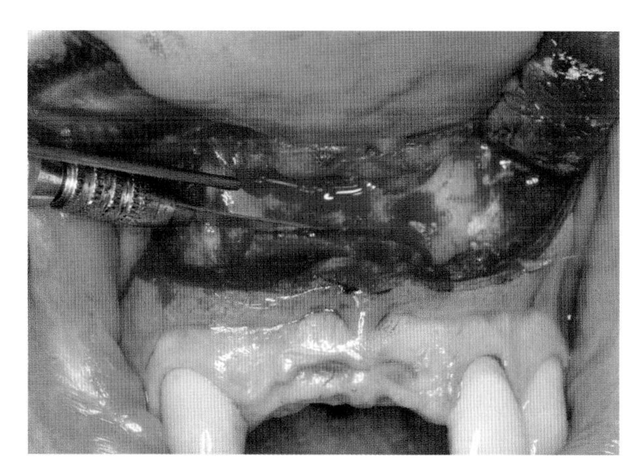

图6-3e 摆锯水平截骨。

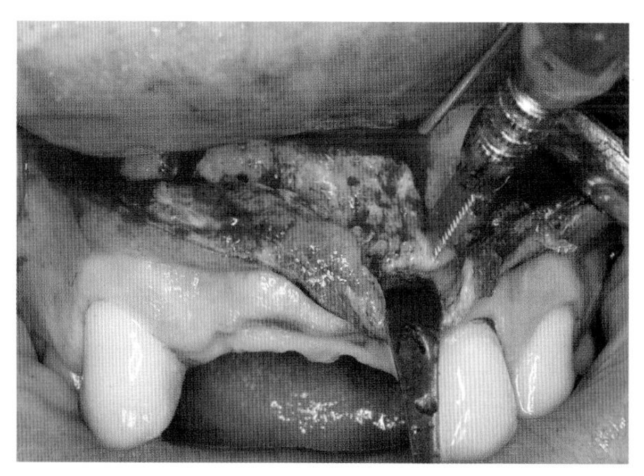

图6-3f 皮质分离器垂直截骨。

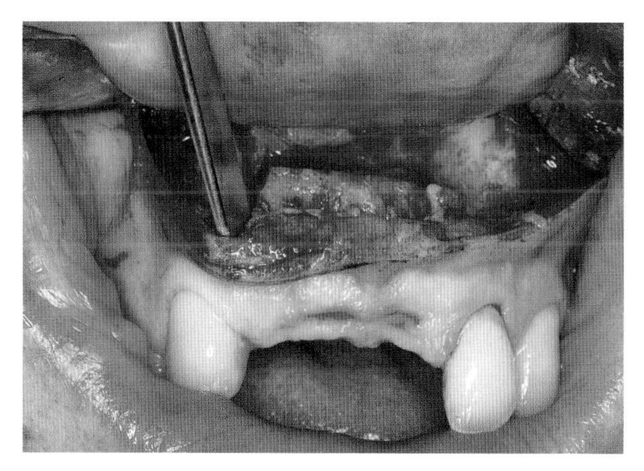

图6-3g 用骨凿水平移动骨块。

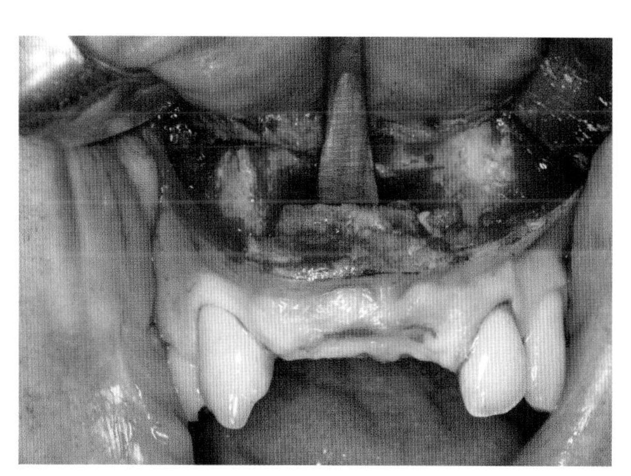

图6-3h 骨块移动。

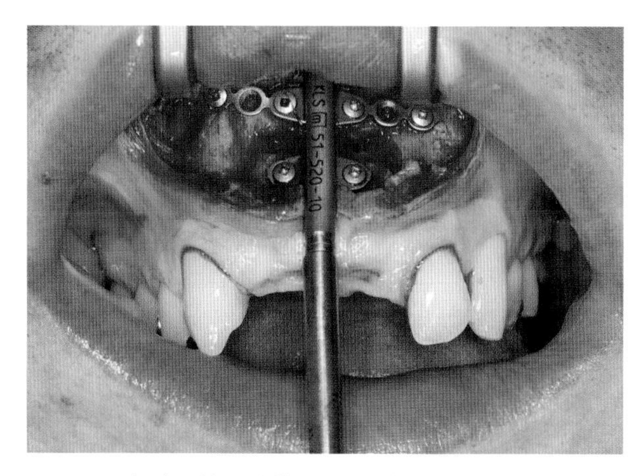

图6-3i 牵引器的最终放置和功能控制。

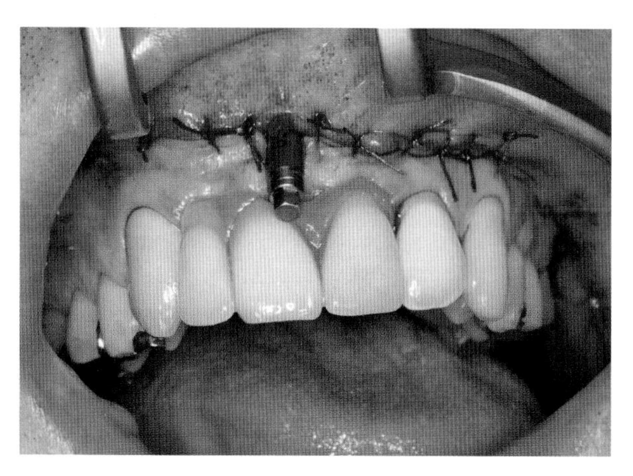

图6-3j 创口关闭和进行矢状向支持的修复体的调整。

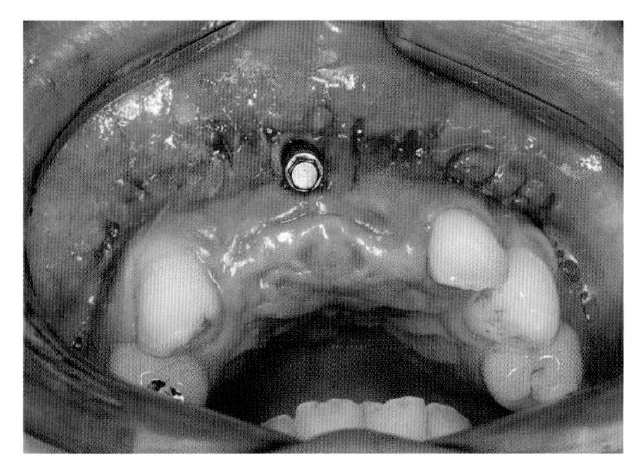

图6-3k 术后8天，牵引器加力当天的临床表现。

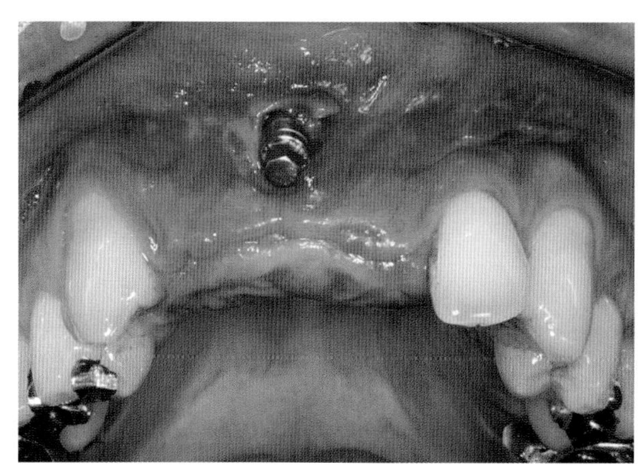

图6-3l 加力1周后牵引器方向的控制。

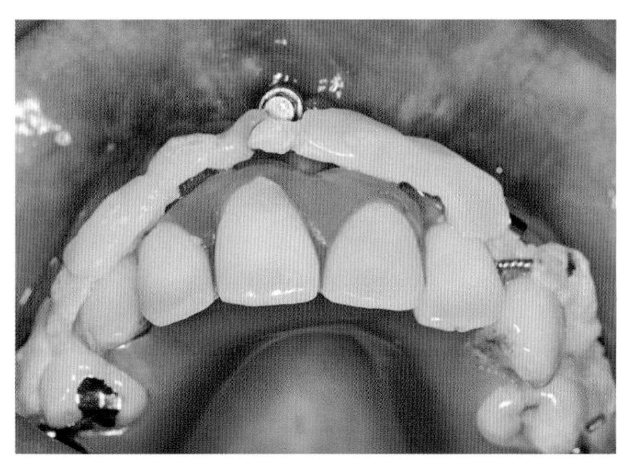

图6-3m 骨块的重新定位和纠正，通过弓丝加强的树脂结构进行矢状向稳定。

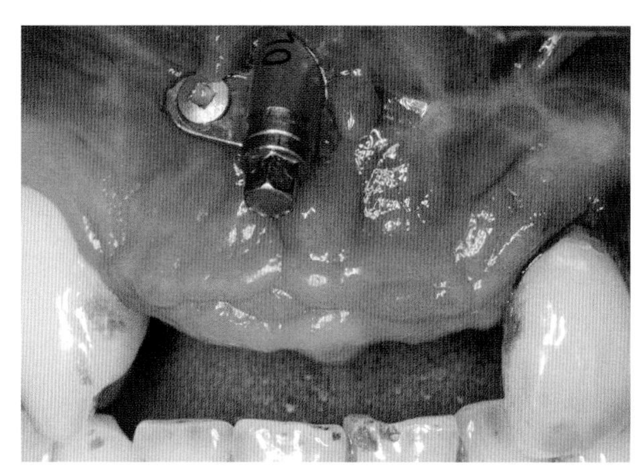

图6-3n 移除牵引器时螺丝暴露。

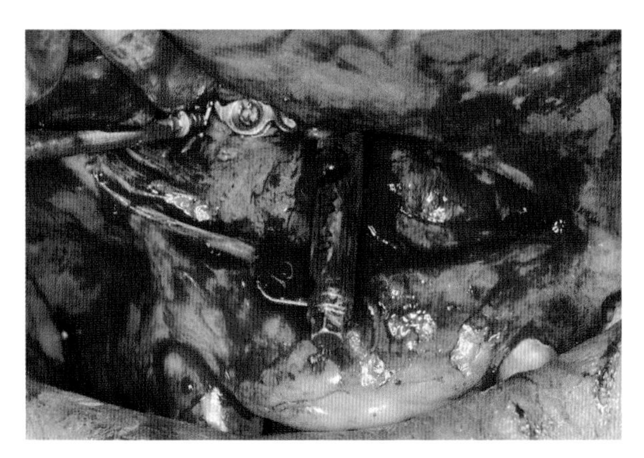

图6-3o 移除牵引器，观察到垂直向骨量增加。

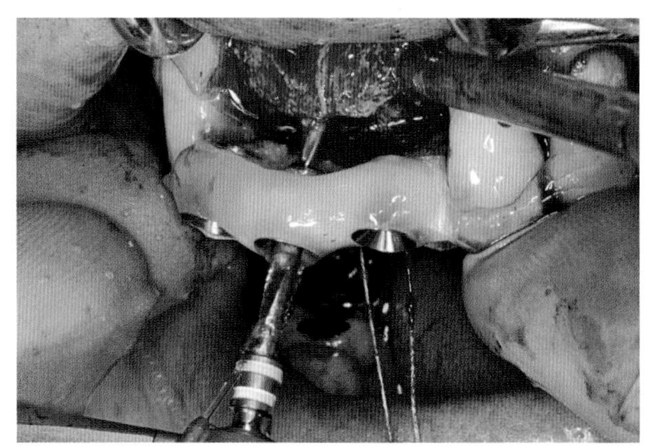

图6-3p 基于CBCT外科引导下预备种植床。

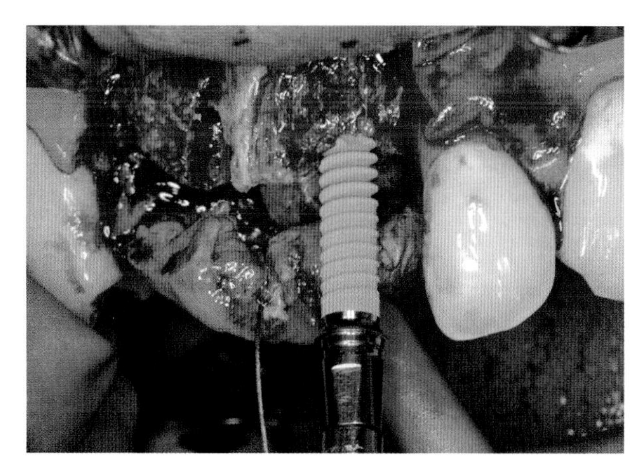

图6-3q 有稳定基骨的骨增量区域的长XiVE种植体植入。

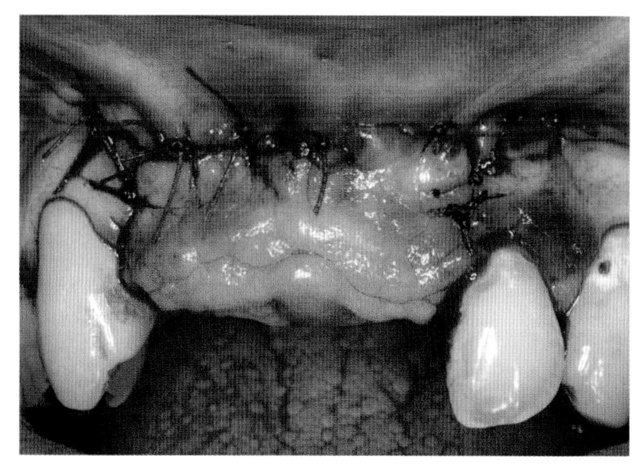

图6-3r 创口关闭。

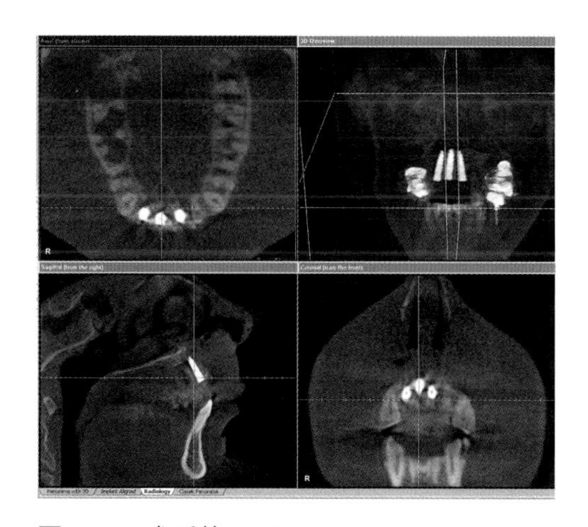

图6-3s 术后的CBCT。

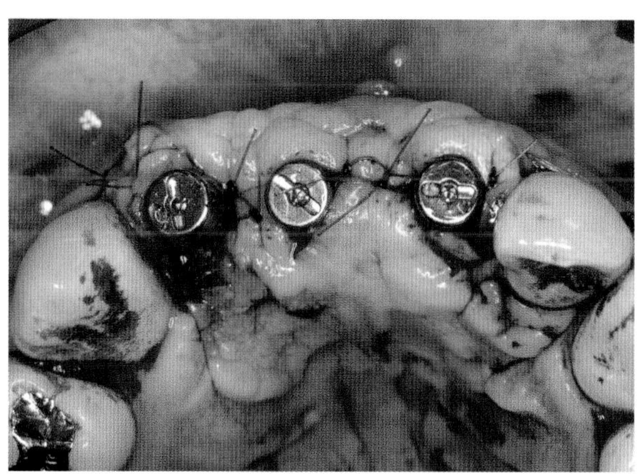

图6-3t 术后4个月暴露种植体。

定在基骨内，以避免日后的骨吸收。因此，根据再生骨的体积，在牵引成骨后通常需要窄径长种植体，因为在垂直牵引约15%后，骨宽度有时会受到影响。如果牵引前的初始骨宽度＜8mm，建议在种植期间再设计一次水平植骨。

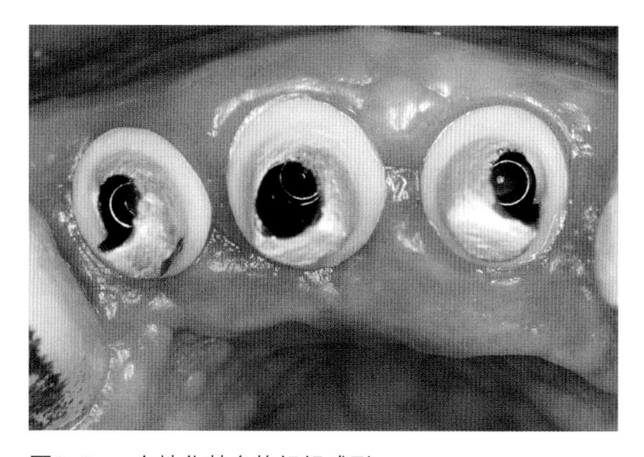

图6-3u 个性化基台软组织成形。

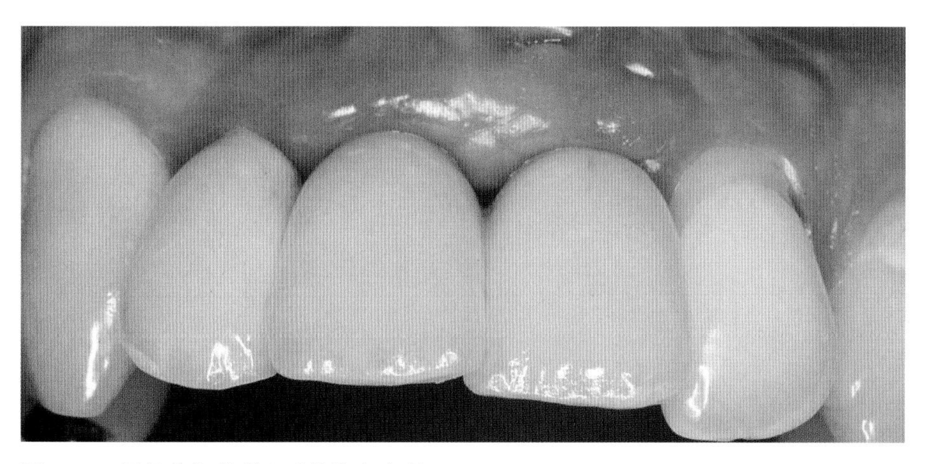

图6-3v 最终修复体戴入后的临床表现。

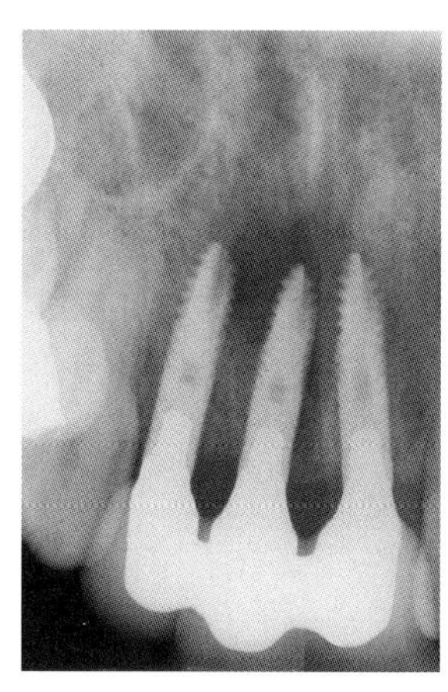

图6-3w 修复体的X线片。

6.6 不同区域的牵引

不同的牵引器的适应证取决于移植骨块的牵引、移植方向上的稳定性和计划的牵引量。因此，装置的长度和材料抗力各不相同。

6.6.1 单牙牵引

TRACK牵引器用于较小牙槽骨区段的牵引（图6-4a）。手术通常在局部麻醉下进行。由于空间有限，软组织的无创性预备非常重要。截骨手术可以用微锯（Dentsply Sirona，Bensheim，Germany）或微动锯来完成。使用超声骨刀是非常耗时的，需要在截骨深处进行良好的冷却。牵引器必须正确适配，并在牵引过程中固定防止移位（图6-4b和c）。邻近牙齿的垂直截骨线必须沿嵴顶方向向下，止于龈沟。临时修复体前庭位置应避开牵引器的腭侧。由于骨量的增加，临时修复体底部空间将会减少。软组织沿着骨同时生长，不需要额外的手术（图6-4d～h）。

6.6.2 下颌后牙区的牵引

手术的预备与小骨块的牵引方法相似。手术可以在局部麻醉下进行。在左右下颌双侧后牙区的手术，可采用全身麻醉。

只有当下颌管上方剩余骨高度＞6mm时，才能进行下颌后牙区段截骨术，以便保留移植骨块至少3mm的骨高度（图6-5a～f）。牙槽嵴的最小宽度应≥8mm，以避免种植体植入时的额外植骨。切口在前庭10～12mm处进行，为移植骨块提供足够的血液。为了避免颏神经的损伤，翻瓣的准备应考虑到该神经在第二前磨牙近中浅表软组织的存在。手术入路通常在下颌后部更困难，但提供了比单颗牙齿牵引更

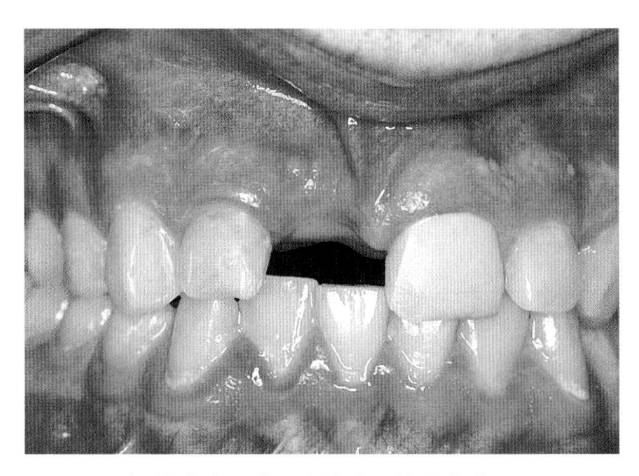

图6-4a　慢性感染导致牙齿拔除后的骨萎缩。

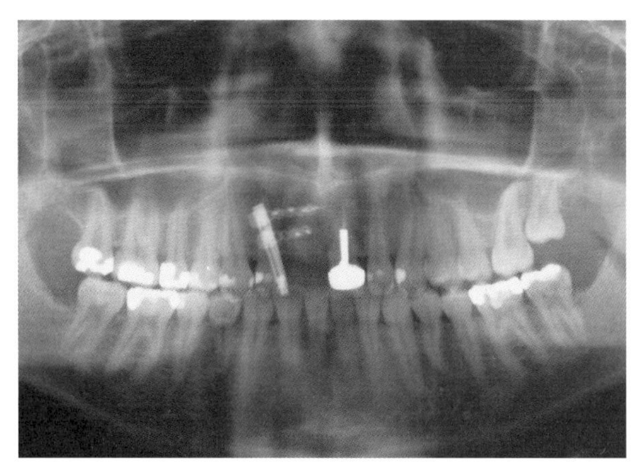

图6-4b　一个小型牵引器放置后的曲面断层片。

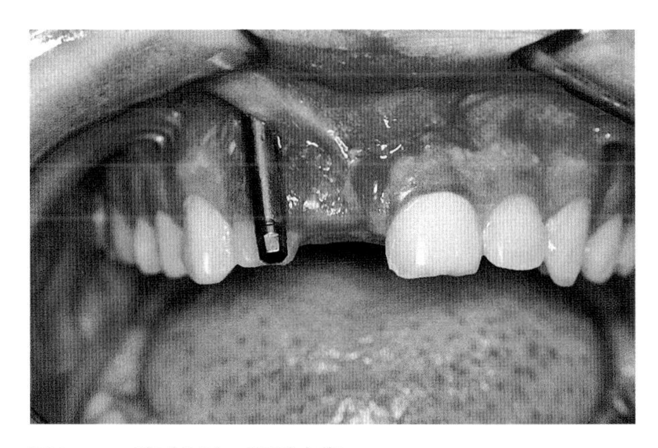

图6-4c　移动8天，牵引末期。

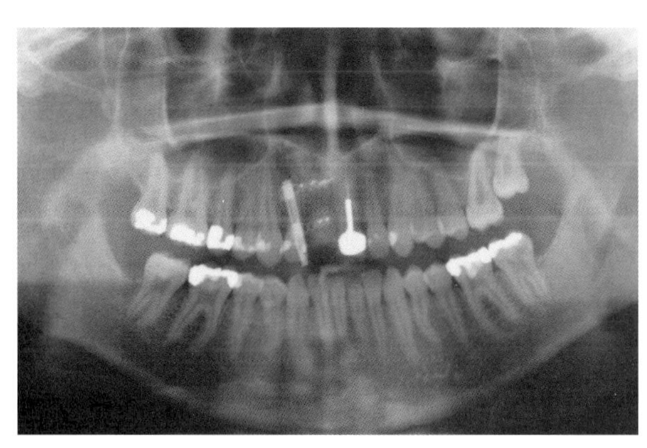

图6-4d　牵引结束时的曲面断层片显示移动的骨痂没有矿化的结构。

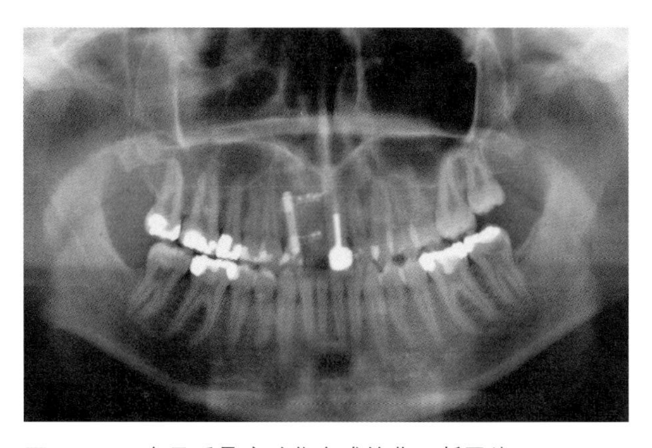

图6-4e　3个月后骨痂矿化合成的曲面断层片。

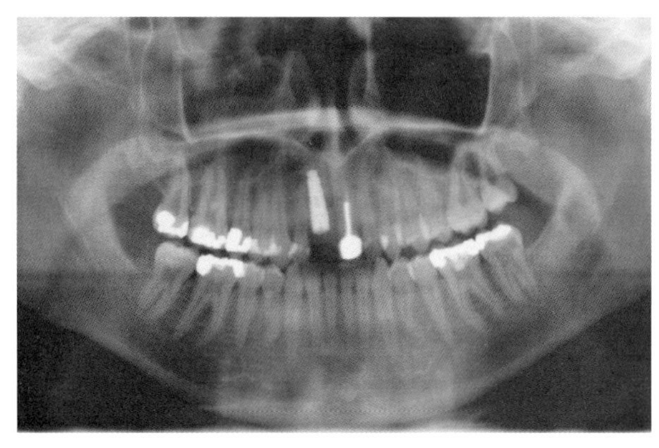

图6-4f　植入1颗Frialit种植体（直径4.5mm、长15mm）之后的曲面断层片。

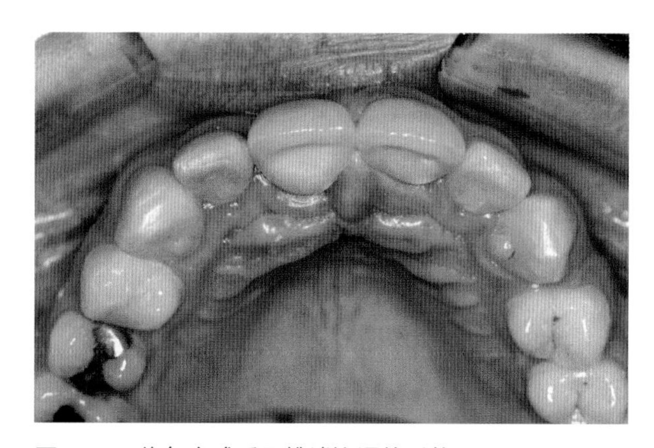

图6-4g 修复完成后牙槽嵴协调的形状。

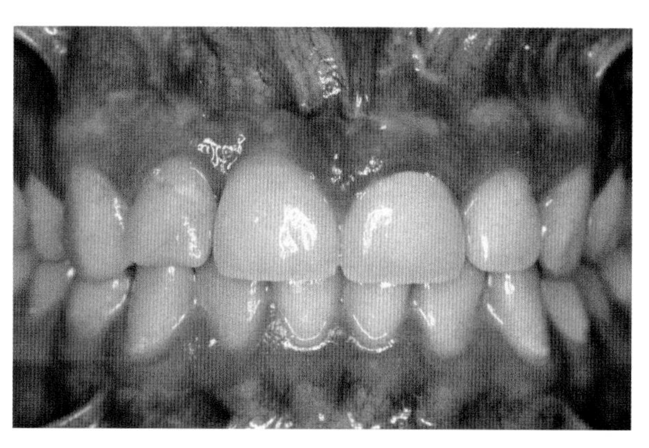

图6-4h 软硬组织美学重建的单冠修复。

大的空间。牵引器的适配和截骨术的实施方式与单颗牙齿修复相似，不同之处在于下颌后牙区有更多的空间，因此可以使用更强大的牵引器。

6.6.3 有牙齿或种植体的骨块牵引

错位的牙齿或种植体也可以通过牵引成骨来矫正。在这种情况下，为了避免失活，重要的是保持牙根尖以上至少5mm的距离。如果种植体位置不正确，距离可以减少到3mm（图6-6a~i）。应使用短小的单皮质螺钉，以避免损伤牵引区牙齿或种植体。所有其他手术因素都与已经描述的手术过程相似。

6.7 小结

牵引成骨是一项已被证实的牙槽骨垂直向骨增量技术[22]。骨痂的形成会导致不成熟的骨愈合。这种骨骼只显示有限的矿化，但具有很高的生物活性。在种植位点的预备过程中，即使在骨密度较高或骨质不佳的区域（如放射治疗后），也总是能观察到窝洞中有较多的出血。当进行＞7mm的牵引时，骨痂的宽度有时会变小。为了降低这种“沙漏”效应的风险，可以进行骨块的反向移动。这种所谓的骨痂按摩同样可以通过压力来加固新形成的骨[26]。

软组织很好地随着新骨生长。此外，即使在重度骨萎缩后，也可以获得角化龈[25]。

牵引成骨需要较宽的初始牙槽嵴宽度（≥8mm）。这限制了骨痂牵引技术的适应证，因为大多数垂直向骨缺损是由三维方向的骨缺损引起的，骨的高度和宽度都有缺失。外伤性骨丧失或肿瘤箱状切除后的骨丧失则是例外。

外科手术需要一些标准化的技术来避免失败。可能发生的主要并发症是牵引成骨过程中移植骨块移位不正确，这将导致不适宜的牙槽嵴生成[38]。在手术和装置安装过程中，重要的是要计划好最佳方向。上颌牙槽嵴的形状通常会导致装置放置过于偏腭侧，而下颌的牙槽嵴

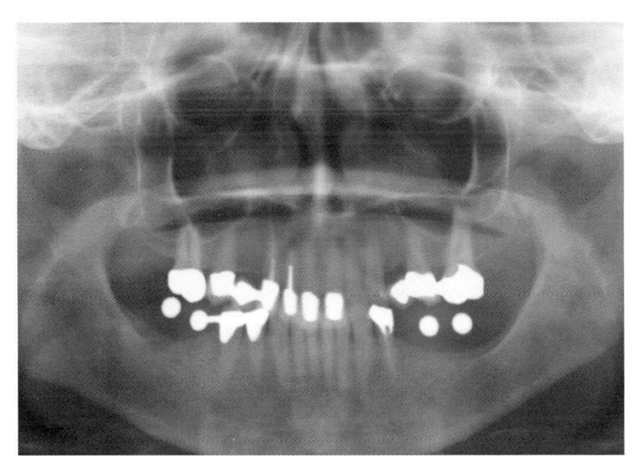

图6-5a 左右下颌后牙垂直向骨缺损的曲面断层片。

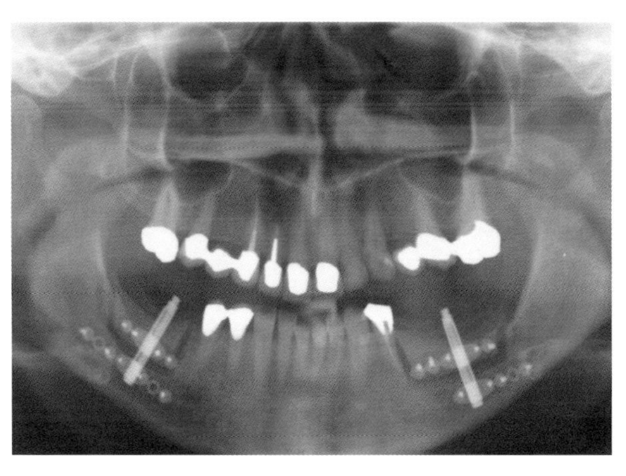

图6-5b 左右下颌后牙骨痂牵引后的曲面断层片。

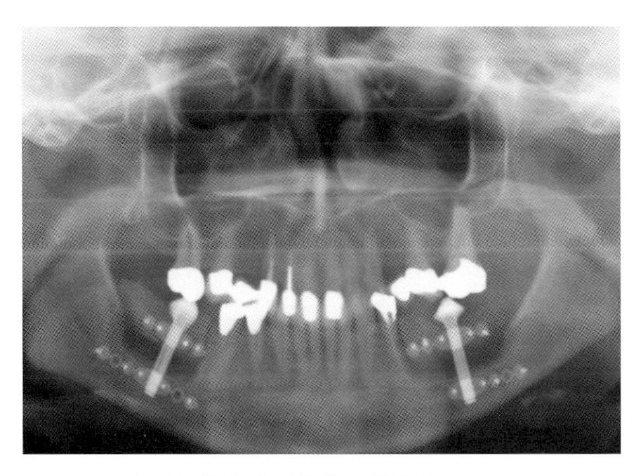

图6-5c 牵引过程完成后的曲面断层片。

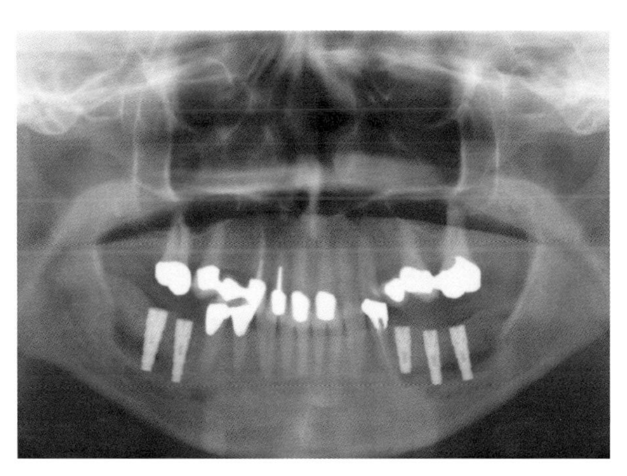

图6-5d 种植体植入后4个月，骨痂矿化不完全。

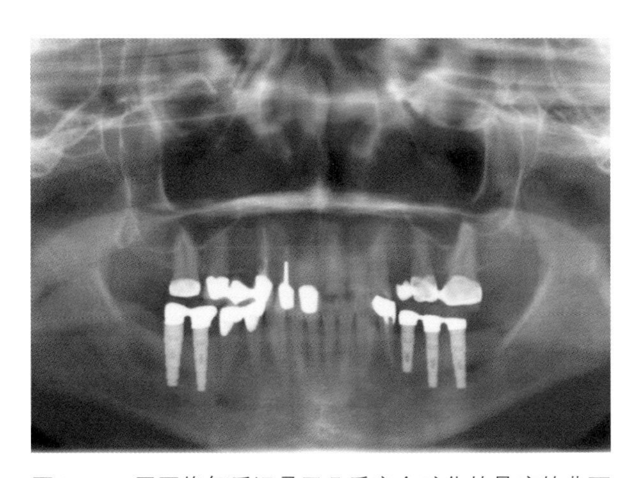

图6-5e 牙冠修复后记录了几乎完全矿化的骨痂的曲面断层片。

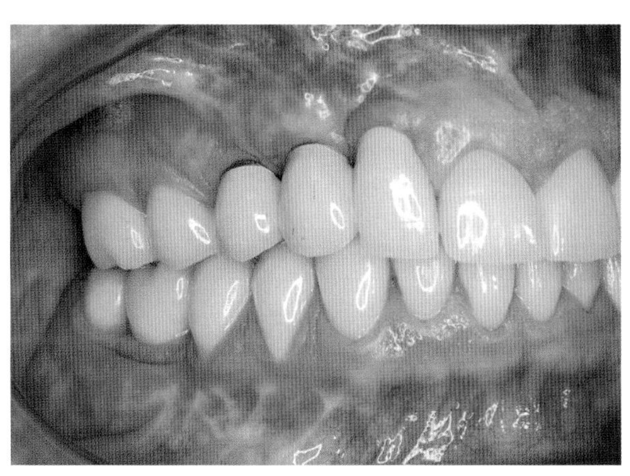

图6-5f 右侧最终修复后的临床表现。垂直向增加近3mm。

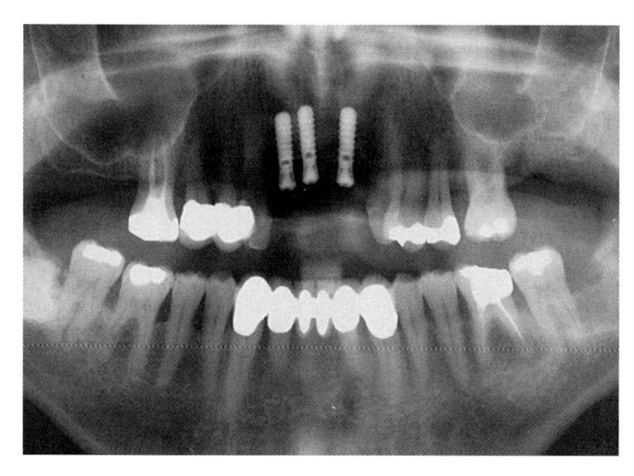

图6-6a 前牙种植体位置不正确的曲面断层片。

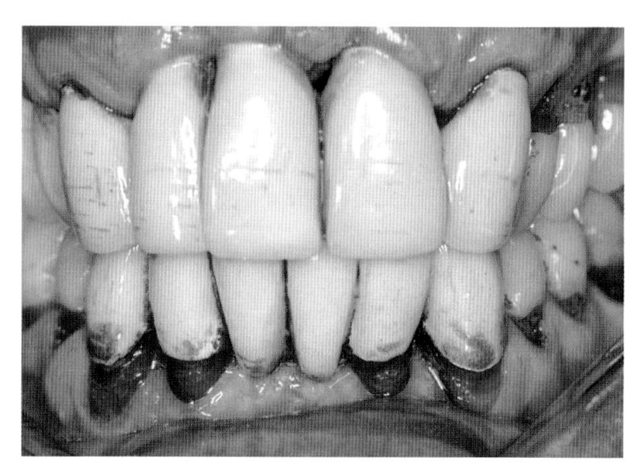

图6-6b 临床显示美学效果较差。

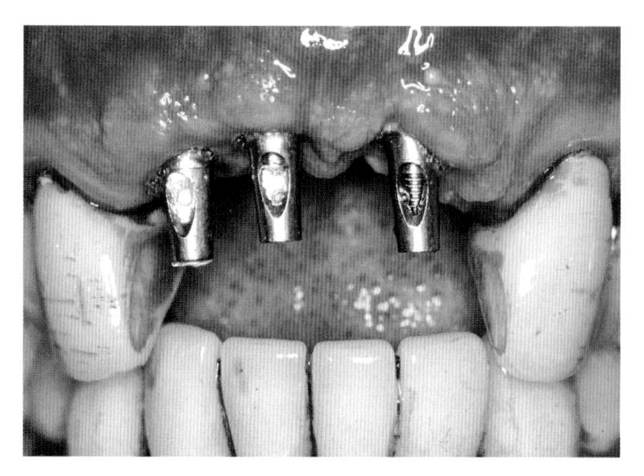

图6-6c 种植体的植入水平与邻牙相比过深。

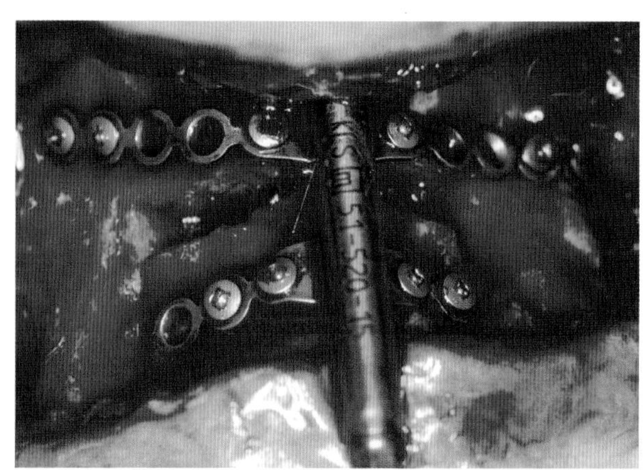

图6-6d 通过牵引装置进行种植体根方约3mm的移植骨块移动。

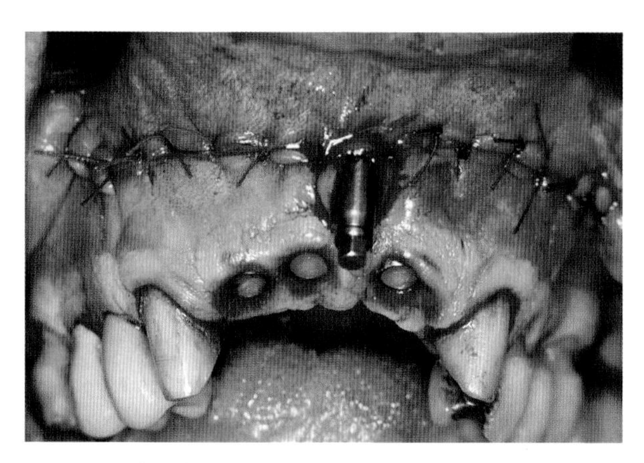

图6-6e 术后创口关闭。

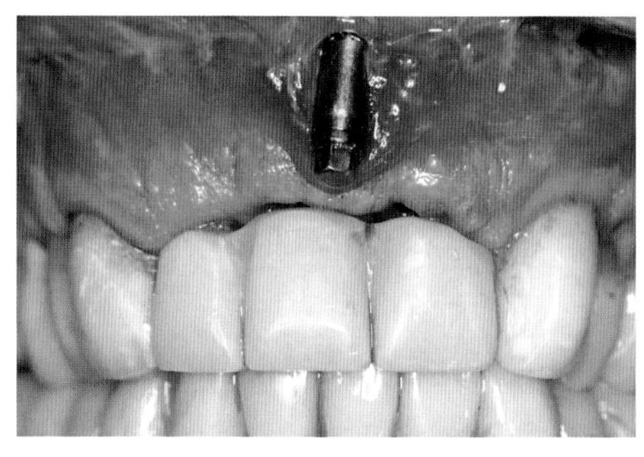

图6-6f 随着牵引加力，临时修复体逐渐被磨短。

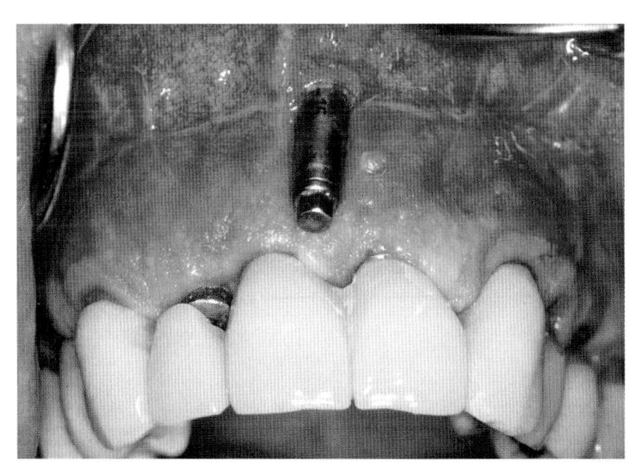

图6-6g　牵引末期，种植体和牙支持的临时修复保持骨块稳定。

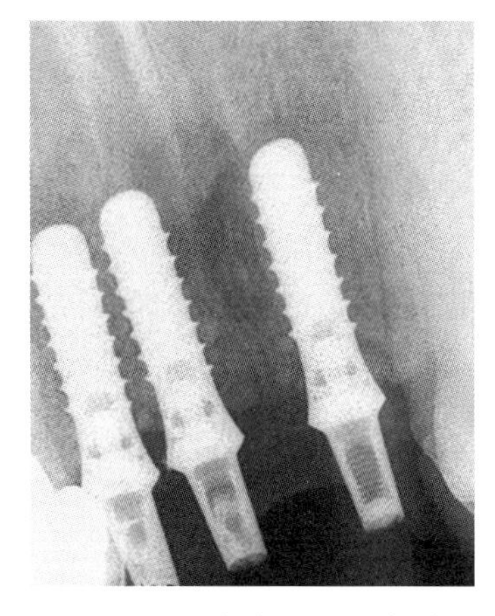

图6-6h　X线片记录了牵引装置移除后与邻牙在同一水平的种植体的正确位置。

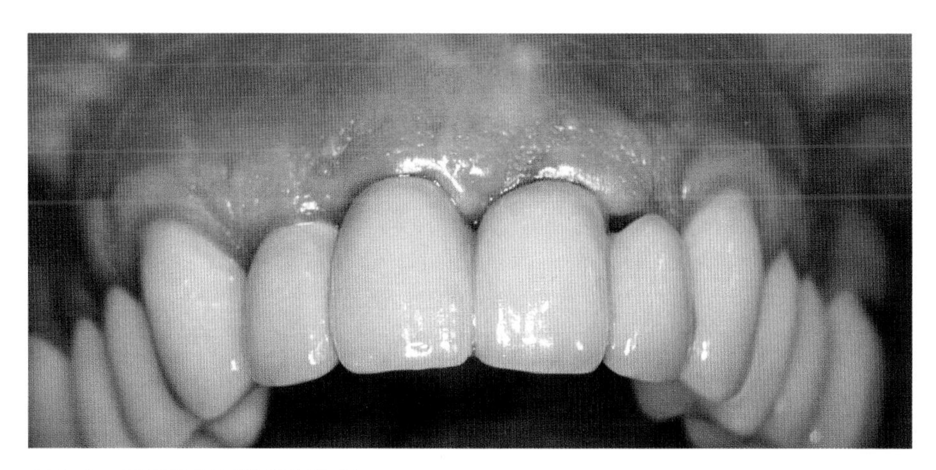

图6-6i　最终修复后的临床效果。

形状可能会导致装置放置过于偏舌侧。由于腭部组织张力或位于下颌的肌肉起点，在激活或加固期间，有可能会观察到骨块向口内倾斜。为了避免这种情况，开发了倾斜式TRACK牵引器1.0 plus系统；该装置有一个附加的垂直板，通过额外的固位力来抵消倾斜。然而，应控制移植骨块以稳定方向。可以将杆稳定在修复体上，或者可以使用附加的正畸装置来保证杆在正确的方向上。如果在初始阶段已经发生倾斜，可以通过正畸装置加力或采用一步法在局部麻醉下重新定位该骨块。

由于牙槽嵴的预备来自骨折，截骨的方向决定了后续修复结果。这项技术利用了机体的自然愈合能力，这需要很高的患者依从性和严格的复诊方案[38]。新骨的生物学再生显示了一系列可以忽略的感染和创口愈合障碍，不会影响种植体的成功率。

7

种植体支持的复杂上部修复：从临时修复到永久修复

Complex implant-supported rehabilitation from the temporary to the definitive restoration

7.1 引言

40多年以来，无论是治疗牙列缺失还是牙列缺损患者，不同设计理念的骨结合种植体上部的口腔修复体都被证实具有较高的成功率[1-2]。然而，除了骨结合之外仍有很多因素影响着种植的成败，如种植体植入过程，外科医生的技术、手术方式、种植体设计、表面处理、直径与长度、修复医生的技术、修复设计和患者因素等[39]。如当遇到软组织或硬组织缺损这种复杂情况时，仅通过单纯的种植体植入来获得良好且可接受的效果，是具有挑战性的。种植位点的牙槽嵴缺损可能是由拔牙、感染性疾病、根尖周炎、重度牙周炎、种植体周围炎、上颌窦底的膨胀气化、可摘修复体的慢性过载、创伤、错位种植体的移除、系统性疾病[27]或植骨失败后的感染造成，尤其是在使用生物材料时。这种骨缺损区域的功能和美学重建依赖充足的移植物来源和移植技术的发展。不过，作为可选的方式，为了避免骨增量或者牙龈移植，应用特定的程序植入窄径或短种植体也获得了短期的成功[17]，尤其是在下颌后牙区。但是，在上前牙区，为了美学需求需要进行硬组织和软组织重建时，这些技术便失去了优势[11]。而且当使用短种植体时，有时牙冠的颈部几乎与口底或上腭在同一水平，这会导致咀嚼时的食物滞留而且影响卫生维护。至于使用窄径种植体，与常规直径种植体相比总会增加由于应力疲劳而导致折断的风险，尤其是在磨牙区[78]。因此，窄径种植体推荐用于大跨度牙槽嵴缺损重建的愈合期间支撑临时修复体。

不同的技术和材料应用于牙槽嵴轮廓的重建，如窄牙槽嵴扩张技术[26]、应用生物材料和屏障膜的引导骨再生技术（GBR）[30,75]、上颌窦底提升窦内植骨技术[52]、牙槽嵴牵引成骨技术[69]、水平向或垂直向自体骨块移植[20]技术，以及应用生物导向自体骨移植概念的骨块劈开技术（SBB）或自体贝壳技术，该技术已在第4章进行详细讲述。

在整个复杂缺损重建的治疗过程中，需注重与之平行的不同临床步骤，这开始于临时修复[22,46]，一直到最终修复，无论是固定修复还是可摘修复，种植体植入和二期暴露的时间点应该得到重视[21,77]。

7.2 骨增量时的临时修复

遵循生物理念的自体骨移植Khoury技术经常需要在种植体植入前愈合3～4个月，再等待3～4个月骨结合时间才能进行负重[34-35]。在美学区，二期手术暴露种植体后需要再等待3～4个月再行最终修复。这个治疗周期是为了获得充足稳定成熟的软组织、恰当的美学龈乳头处理、种植体颈部龈缘的塑形以及桥体区域的塑形。这种美学效果是在最终修复前通过种植体支持的临时修复体实现的[37]。

对于大量骨增量区域，整个骨改建和骨结合期可能需要1年以上，在此期间需要为患者进行临时修复，恢复其美学效果以及提升患者的舒适度。如今，即便是很短时间的缺牙，在职场或生活中都是难以接受的。事实上，尤其是在美学区，具有缺牙期可能会成为很多患者拒绝种植治疗的理由，尤其这个缺牙期间还比较长，这些患者会因此拒绝整个口颌系统重建。

在软硬组织重建的愈合期间佩戴可摘临时修复体不是一个好的选择。实际上，骨增量成功的重要因素就是在愈合期间避免任何形式的干扰，如压力或软组织上的负载，这可能会传递到下面的新骨上。愈合期间的早期压力可能会导致组织瓣开裂或坏死、移植物暴露、细菌污染，从而导致后续感染、疼痛，移植物的吸收或丢失。这在骨结合愈合期间也是同样的道理，压力可能干扰种植体在新骨中的稳定性。因此，在骨移植后的3个月内以及在种植体植入后的3个月内，应该避免任何形式的负重。所以，在复杂的增量和种植过程中，任何黏膜支持的临时修复，即便是使用软衬，都是禁止的[38]。

基于以上原因，临时修复体应该固定在增量的牙槽嵴上方并保持较小的距离，避免任何干扰和压力。短跨度的缺牙区邻近有天然牙时，固定的临时修复体可以通过全冠或树脂粘接临时马里兰桥（图 7-1a～l）的方式固定在天然牙上[47]，这项工作对于医生有一定的难度。

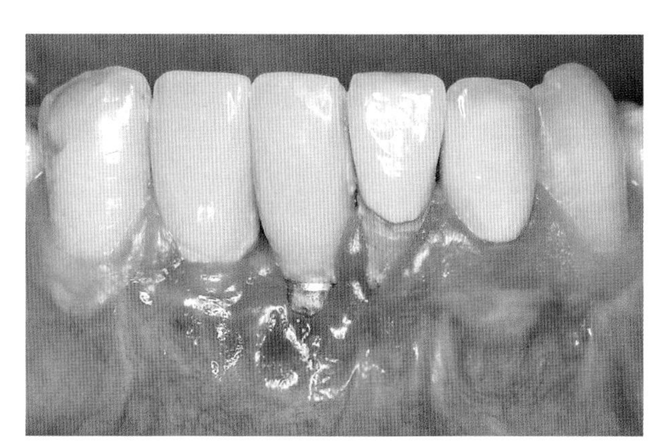

图7-1a　45岁女性患者，下前牙区种植失败，不美观。

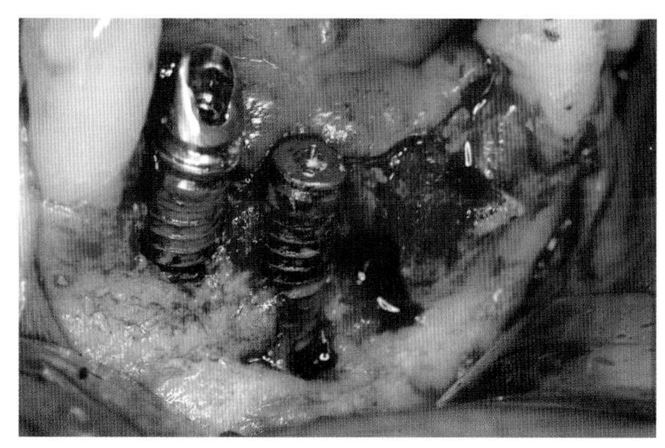

图7-1b　拔除2颗左侧切牙翻瓣后的临床表现。当前种植体周围大量的骨丧失。

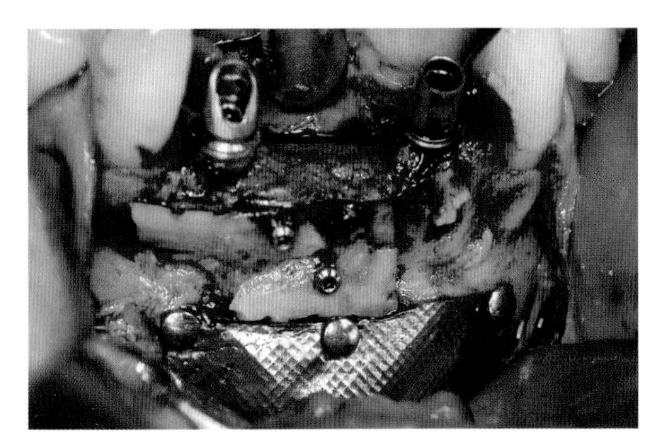

图7-1c 取出右侧中切牙位置的种植体，在左侧侧切牙的位置植入新种植体。剩余右侧的种植体表面去污并且用取自颏部的骨块重建颊侧骨。用钛膜覆盖移植物的供区。

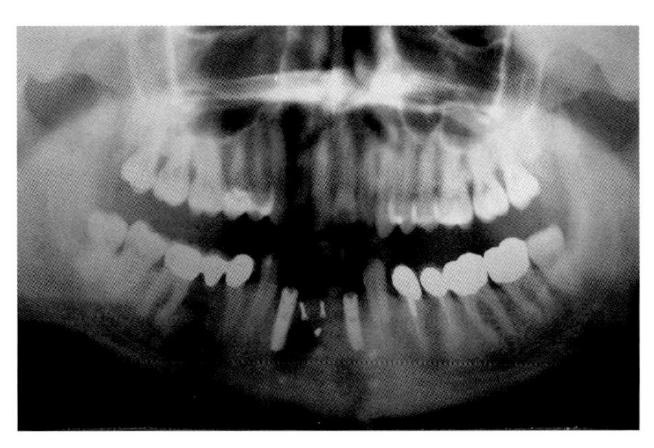

图7-1d 骨增量区术后的曲面断层片。

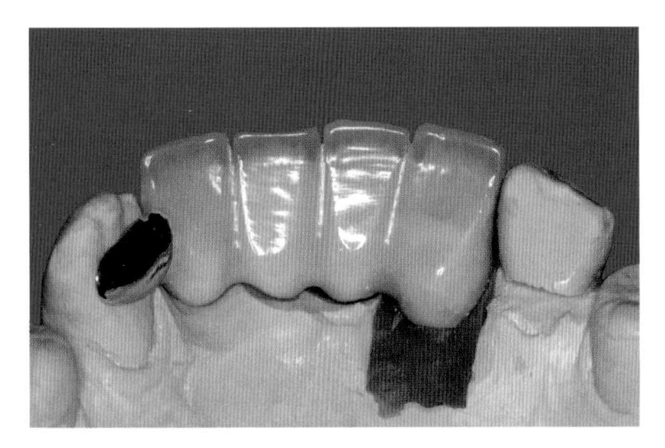

图7-1e 临时桥由右侧的种植体和左侧尖牙舌侧的粘接来支撑。

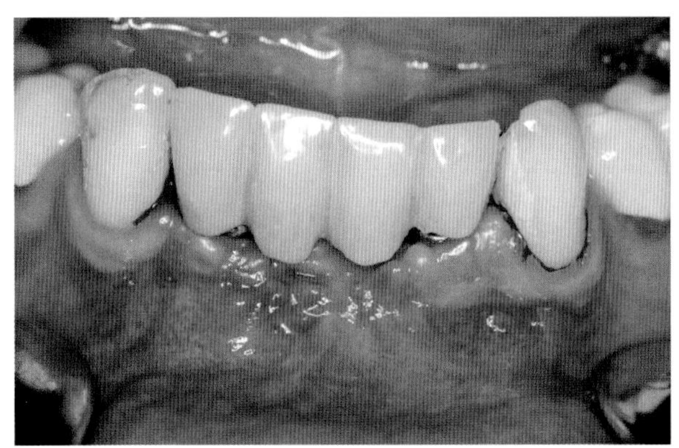

图7-1f 临时修复体的颊侧美学表现。

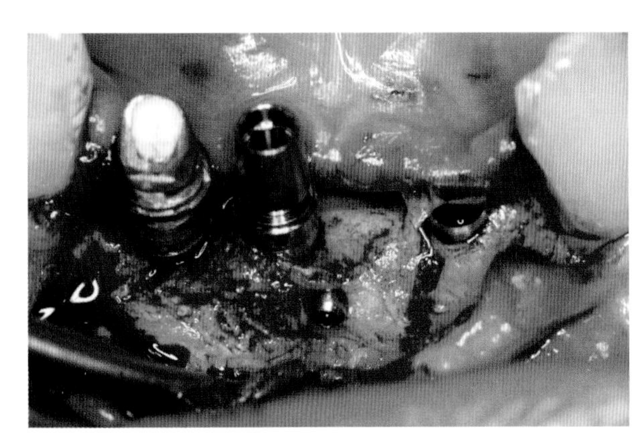

图7-1g 术后3个月在42位点植入新种植体。

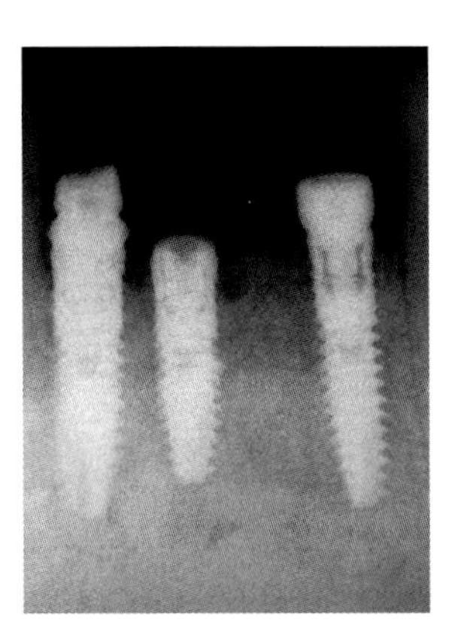

图7-1h 术后的X线片。

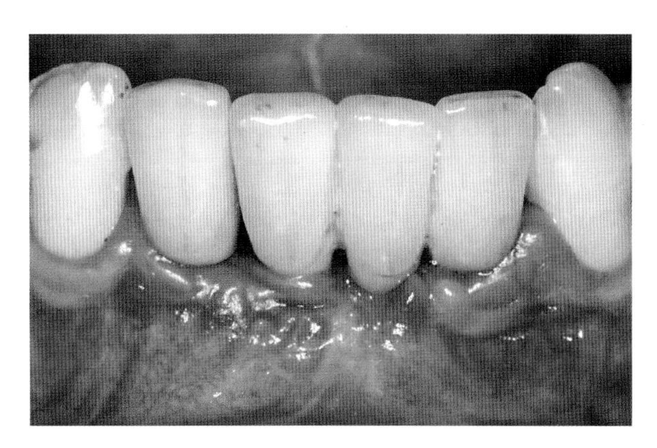

图7-1i 最终的全瓷固定修复体的颊侧观。

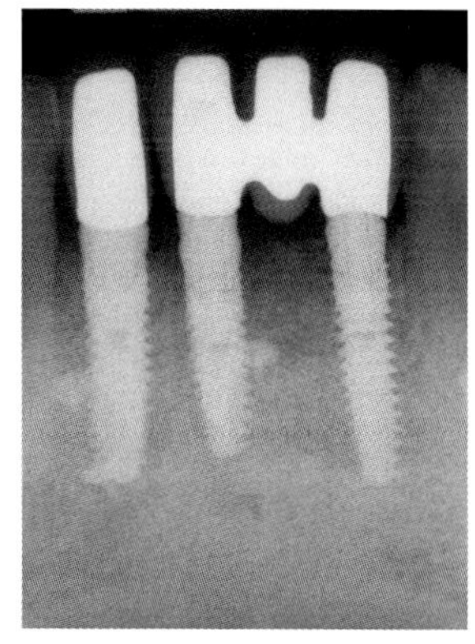

图7-1j 术后1年随访的X线片对照。

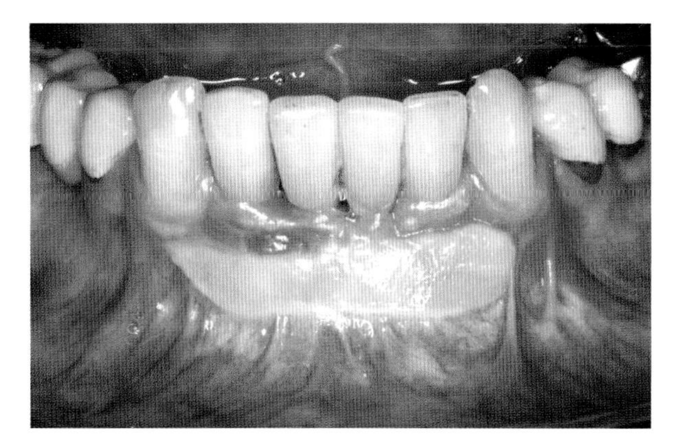

图7-1k 6年后，用从上腭获取的带上皮移植物进行软组织增量以减小肌肉动度增加颊侧附着龈，确保长期稳定。

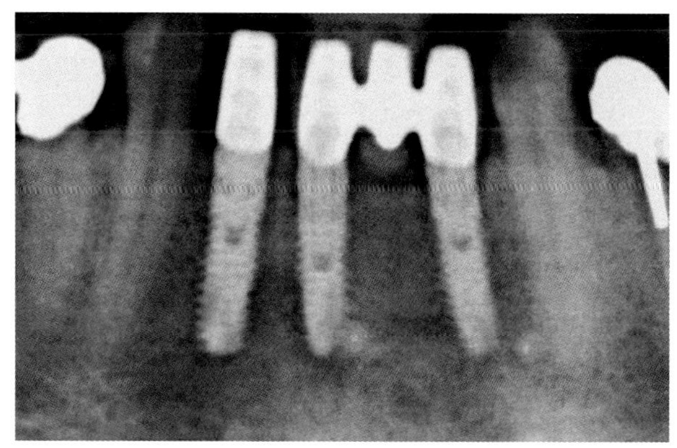

图7-1l 6年后的X线片对照。

7.2.1 大量骨增量后的固定临时修复理念和方法

在全口牙槽嵴重建种植修复过程中，固定的临时修复应该在每个象限有至少2个坚固的支撑，可通过以下3种方法：

- 借助3～4颗两侧均匀分布的余留天然牙进行永久或临时修复，即便其预后不佳，只要能坚持到最终修复之前便可将其拔除（图7-2a）。
- 借助3～4颗非植骨位点植入的最终种植体进行即刻负载，可以与剩余的天然基牙联合或者不联合（图7-2b和c）。
- 如果剩余骨宽度不足以植入常规直径种植体，借助远离拟种植位点的3～4颗临时或

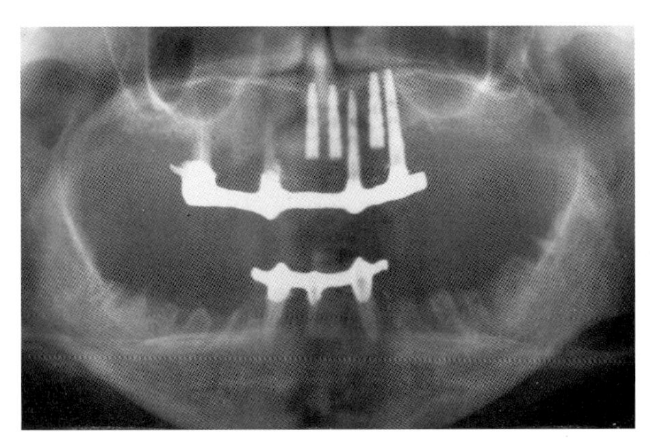

图7-2a 下颌天然牙（预后不佳）支持的长期固定临时修复。上颌，联合天然牙和即刻负载种植体进行临时修复。

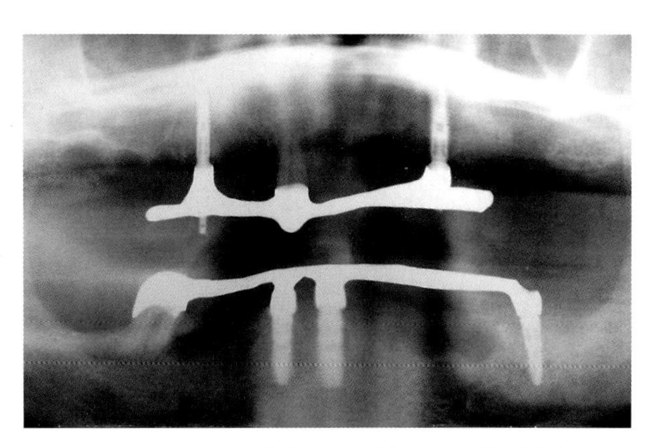

图7-2b 天然牙和种植体共同支持的固定临时修复。

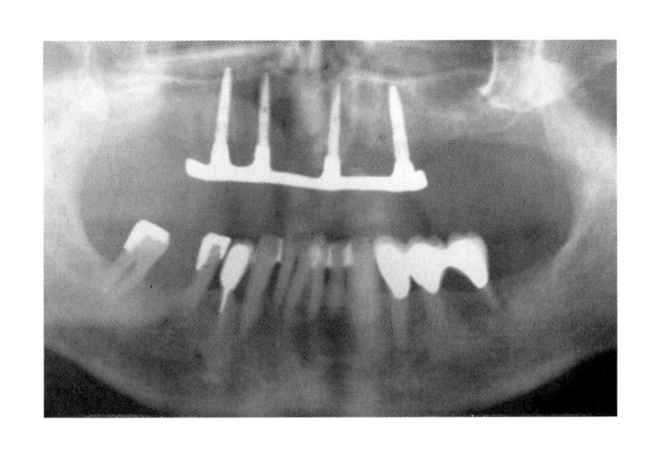

图7-2c 种植体支持的固定临时修复。

过渡窄径种植体（直径2.0~2.5mm）进行即刻负载。由于直径较小，这些种植体折断的风险较高，不能长期使用。只能在骨质较好的位点使用，骨高度至少10mm且远离拟种植位点。在永久修复前必须将其移除（图7-3a~h）。

可以联合应用以上3种方法[14]。此外，种植体的初期稳定性至少需要满足35Ncm以上才能用于即刻负载；向患者建议进食软食；利用技工室制作的铸造金属加强的临时修复体；将所有的即刻负载种植体相连，如果有剩余基牙也将其相连。这些操作对于即刻负载临时修复体能够成功地持续使用整个治疗过程，减少机械并发症的发生尤为重要[8]。

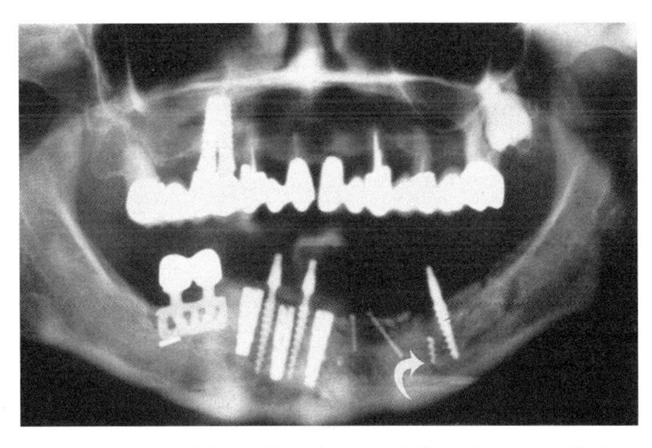

图7-3a　术后的曲面断层片，同时进行磨牙后取骨（左侧），植入3颗永久的骨水平种植体、3颗过渡窄径穿龈种植体，同期骨增量和下颌神经侧方移位。10年前植入的叶片状种植体（右侧）和剩余的折断的窄径种植体（左侧，箭头）。

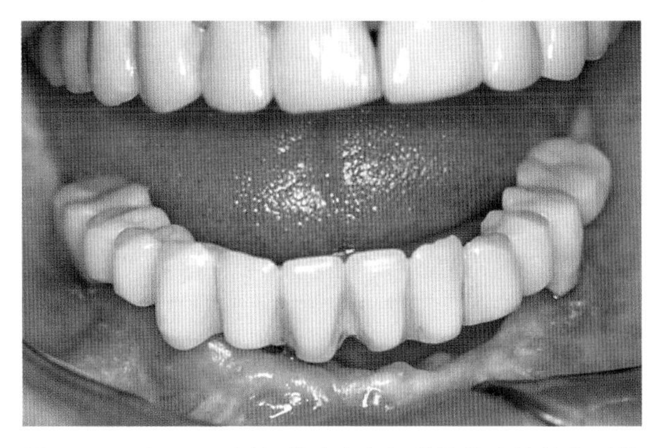

图7-3b　由3颗即刻负载过渡窄径种植体支持的临时修复体。

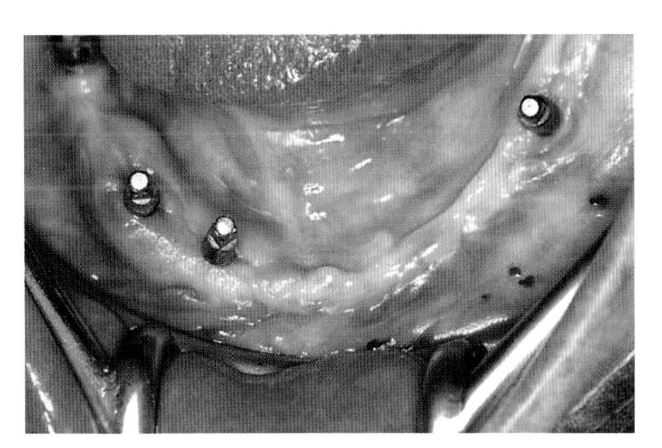

图7-3c　3个月后最终修复时健康的牙龈。

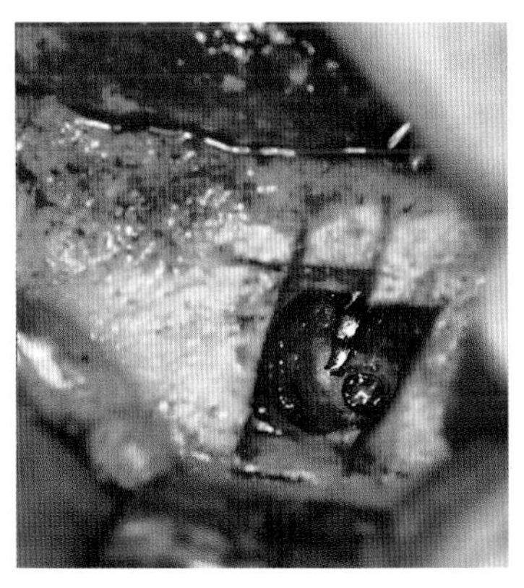

图7-3d　骨开窗暴露折断的种植体，将其移除。

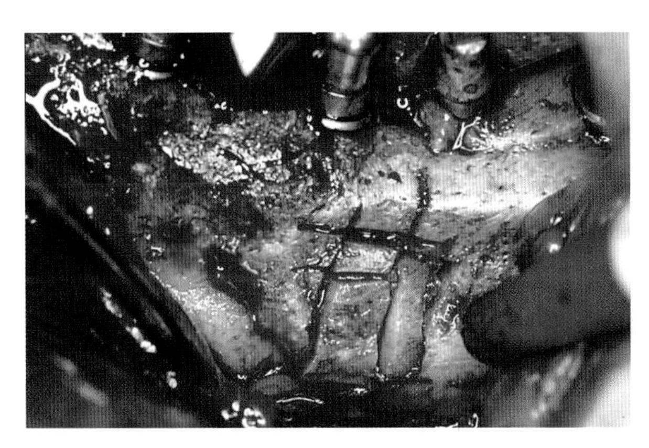

图7-3e　将骨窗复位到原来的位置。

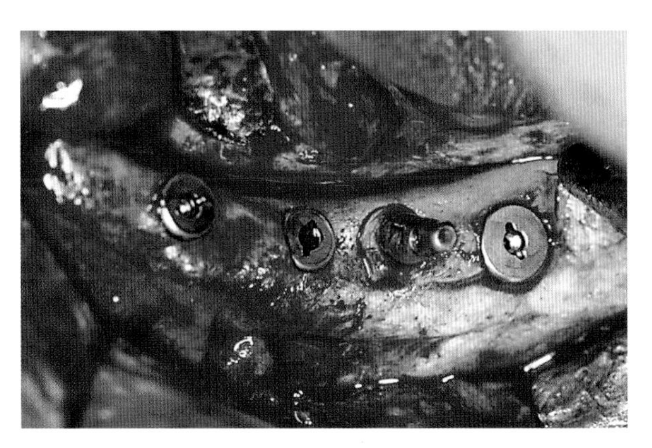

图7-3f　在骨增量区植入3颗永久种植体。

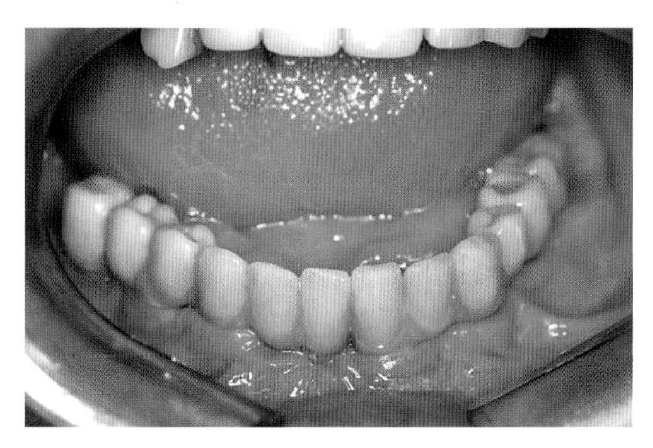

图7-3g 种植体植入4个月后，进行二期手术、印模制取和最终修复。

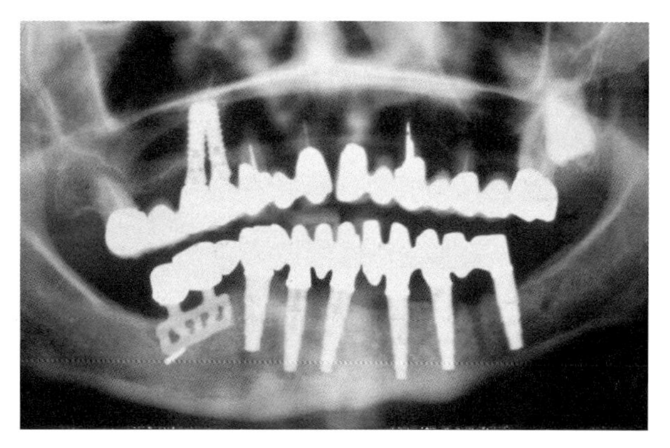

图7-3h 移除过渡种植体后最终修复的曲面断层片。

7.2.2 复杂骨增量后临时修复的时机

临时修复体可以只借助天然牙固定，也可以由天然牙和种植体联合固定，或者仅借助种植体固定。在这3种情况中，临时过渡修复体都应该有类似于四边形的支撑，全牙弓需要有至少3个均匀分布的支撑或者每侧2个支撑。为了满足最小的美观和功能需求，临时修复体需要至少延伸至第二前磨牙[4,6]。可以在3个时间段进行修复体的制作和戴入：牙槽嵴增量之前、牙槽嵴增量手术过程中或种植体骨结合完成二期手术之后。

骨增量前临时修复体戴入

临时修复体的戴入可以在患者初次就诊时进行，也可以在广泛型牙周炎的系统治疗过程中进行，还可以在龋齿、牙冠折断、根管治疗或修复治疗的过程中进行，这都是需要在软硬组织增量前完成的治疗。所有的牙齿需要被仔细评估。预后不佳的患牙应该拔除，剩余的牙齿应该分为预后良好或欠佳（图7-2a）。预后良好的牙齿可以纳入长期临时修复和后期的最终修复中。预后欠佳的患牙可以在临时修复阶段充当过渡基牙，后期在进行最终修复时需要拔除。预后良好的天然牙都应该保留，为患者提供一定的本体感受，并且保留其周围的软硬组织，这也可以为邻近区域的软硬组织再生提供一定的组织来源（图7-4a～d）。如果有必要，剩余牙齿（即使是预后不佳的、作为临时基牙的牙齿）需要经过牙周清洁、刮治和根管再治疗，这对于消除细菌迁移至植骨区的风险很重要[32,50,63]。在拔除预后不佳的牙齿后，用硅胶材料取印模。患者可以得到椅旁制作的短期临时修复体，利用余留牙来固位。一天后，记录制作长期临时修复体所需的功能参数，制作美学蜡型。技工室制作的金属加强树脂修复体可以在24～48小时完成。

主要的植骨和种植术通常在第一步之后6～8周进行。对于余留牙分布不均匀或不足

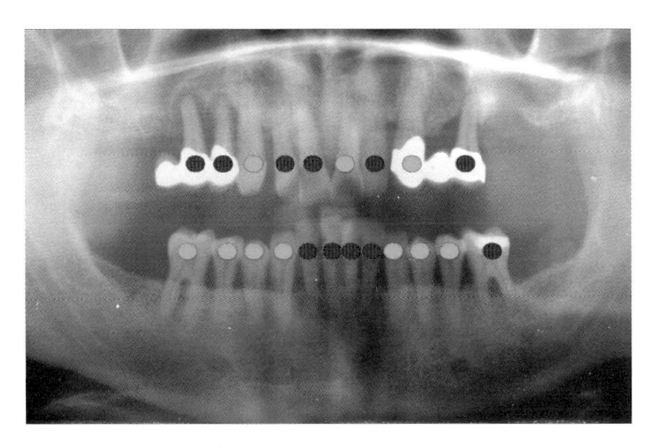

图7-4a　仔细评估剩余牙齿的去留。

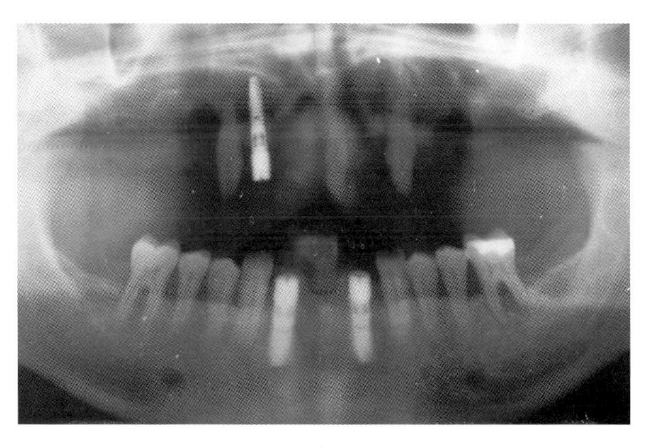

图7-4b　在余留天然牙的基础上植入另一颗窄径永久种植体来确保临时修复体的稳定性。

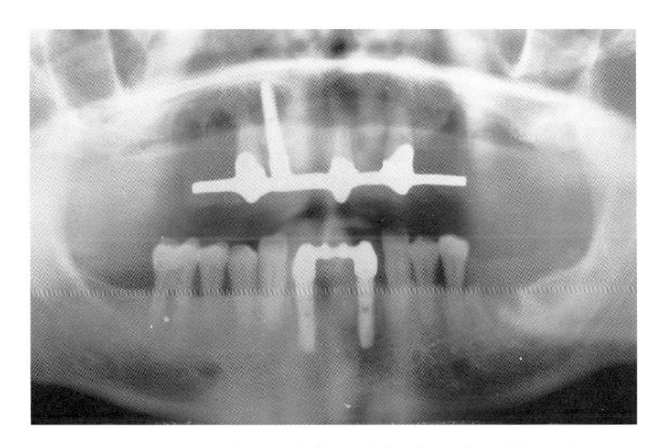

图7-4c　铸造金属加强的临时修复体的曲面断层片。

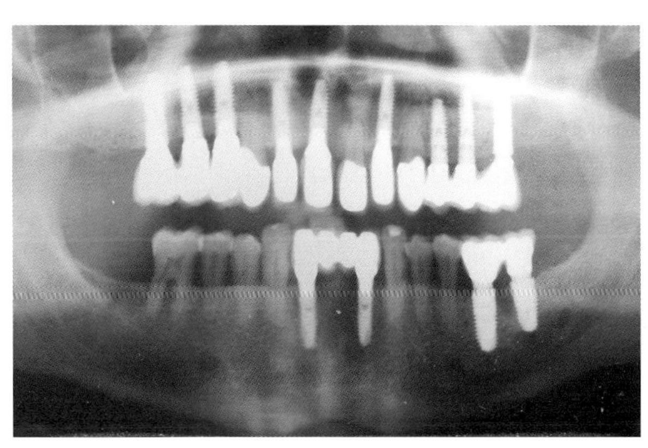

图7-4d　最终修复后的曲面断层片，包含了先前即刻负载的种植体。

支持稳定、美观且具有功能的临时修复体时，可以增加1~2颗即刻负载的常规直径或窄径永久种植体。为了完成这项工作，需要患者在可以接受的位置拥有足够的骨宽度和高度。如果剩余牙槽嵴太窄，可能需要植入超细（直径1.5~2.5mm）的即刻负载临时修复体。

在植骨时安装临时修复体

在全牙弓外侧实施植骨后，缺牙患者不允许在移植区佩戴旧的可摘义齿，即使是有软硅胶衬里的也不能佩戴，否则会不可避免地干扰和影响软组织愈合和骨重建。如果最初的骨嵴很薄，大多数情况下，唯一的选择是水平向骨增量的同时植入4颗窄径临时种植体（直径

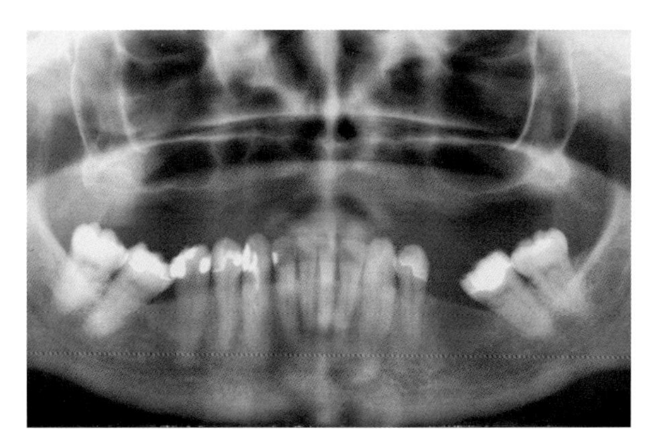

图7-5a 长期使用可摘修复体后的曲面断层片显示上颌牙槽嵴明显吸收。

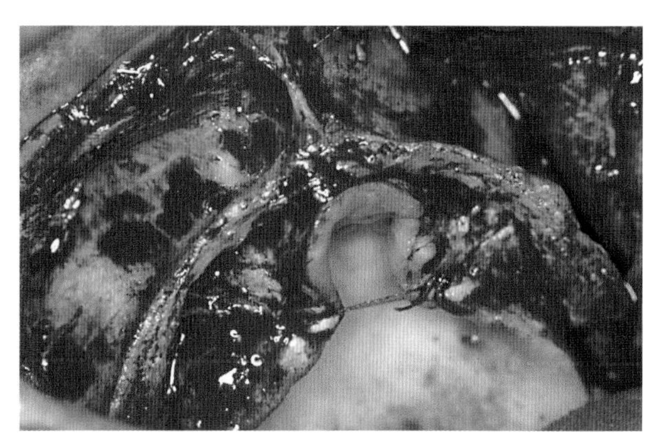

图7-5b 翻瓣后可见牙槽骨呈薄刃状嵴。

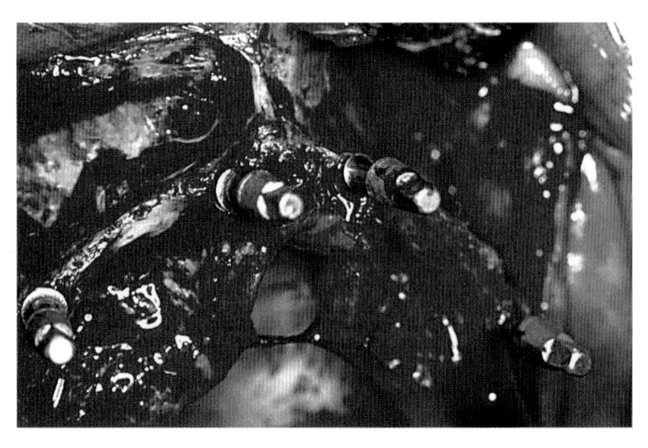

图7-5c 在骨增量前植入4颗对称分布的、窄径临时种植体。

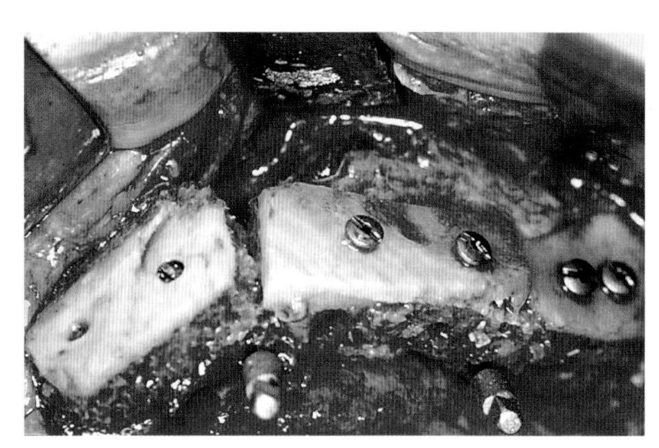

图7-5d 用接骨螺钉固定几个骨块，重建牙槽嵴。

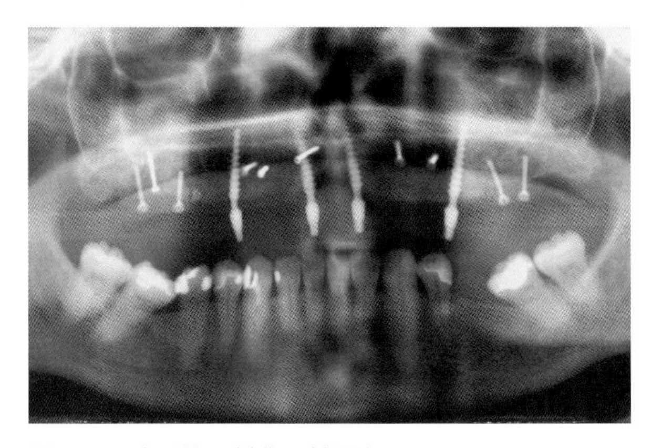

图7-5e 术后的即刻曲面断层片。

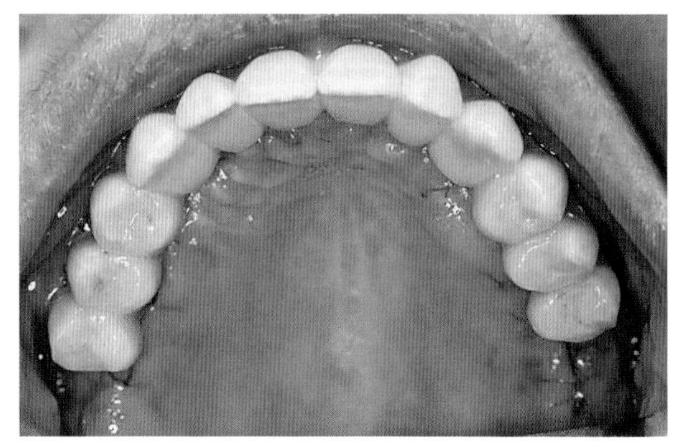

图7-5f 临时种植体支持的临时修复体即刻负载。

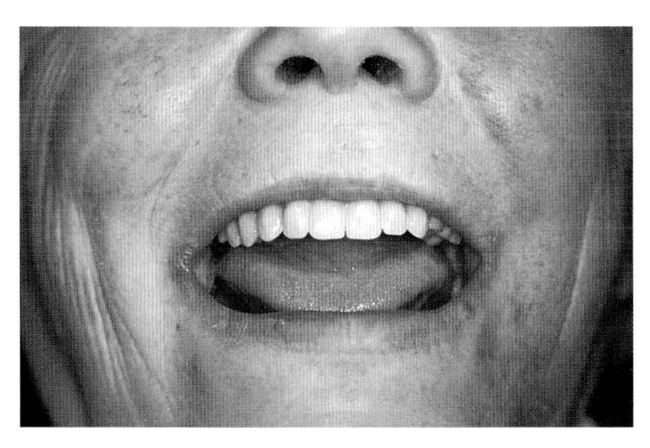

图7-5g　技工室制作的固定铸造金属加固长期临时修复体的美学效果，患者在离开诊所前表示满意。

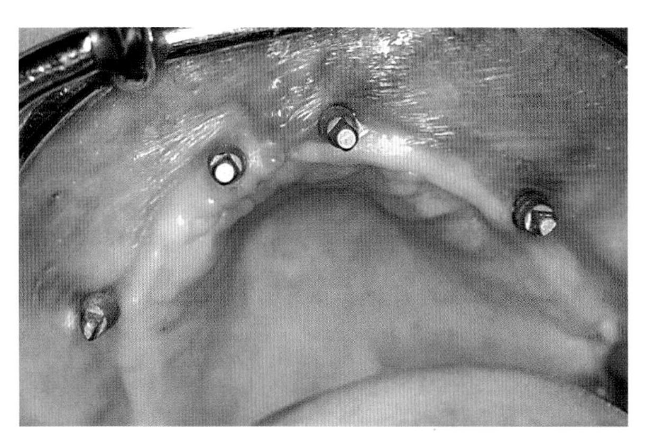

图7-5h　术后4个月的口内情况。左侧后牙区过渡种植体显示出可察觉的活动性，应将其移除。

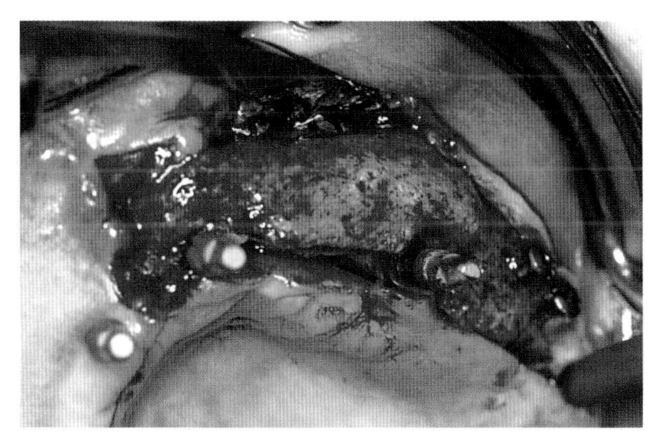

图7-5i　翻瓣后可见骨移植区域成功再生。注意失败的临时远端种植体周围的相对骨缺损。

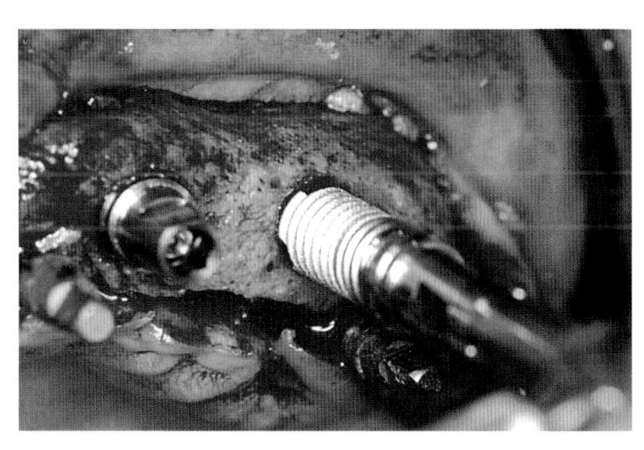

图7-5j　在骨改建的区域进行修复导向的种植体植入（XiVE；Dentsply Sirona）。

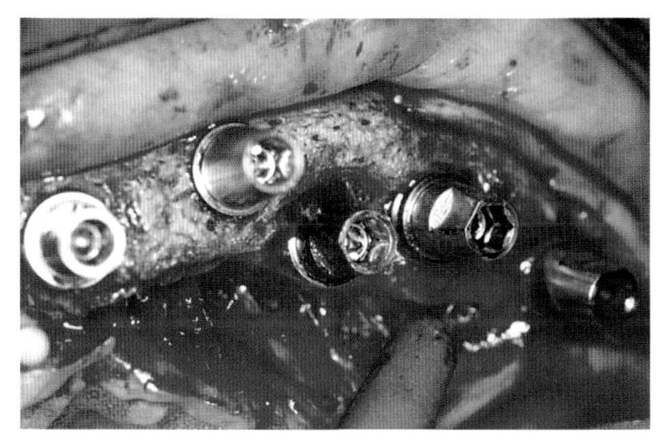

图7-5k　失败的临时种植体被替换为窄径最终种植体。

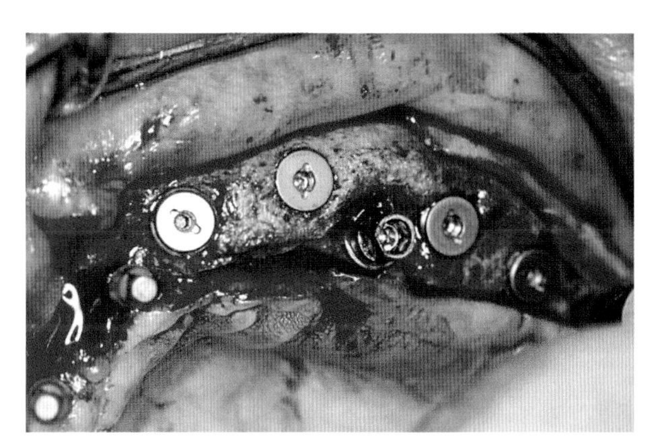

图7-5l　带有种植体携带体（TempBase；Dentsply Sirona）的窄径永久性种植体将作为对预先存在的临时修复体的新支撑。

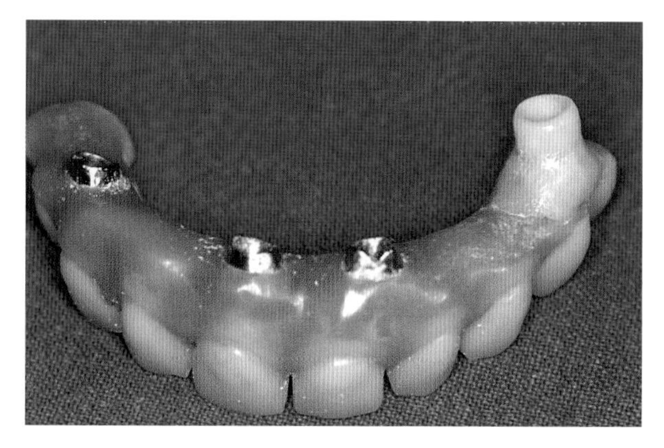

图7–5m 使用带有自固化树脂的TempBase盖对预先存在的临时修复体进行椅旁重衬。

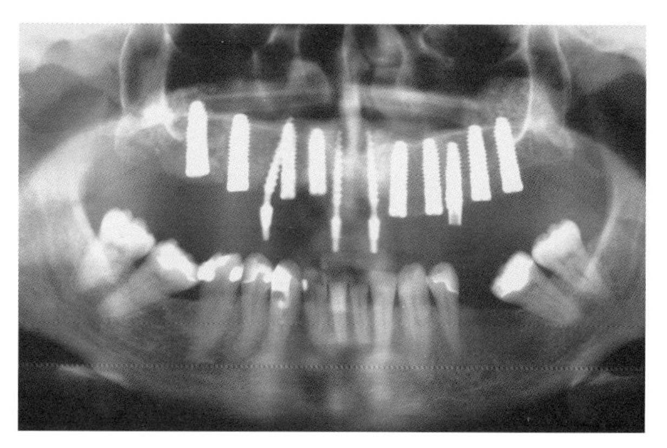

图7–5n 术后的曲面断层片显示移植骨中植入的种植体。

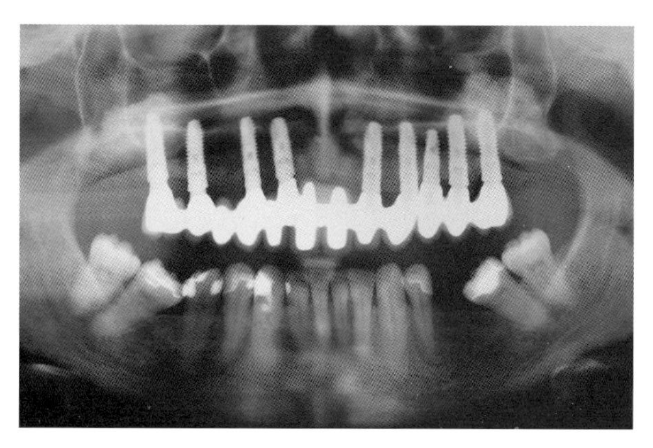

图7–5o 金属陶瓷固定修复体4年后随访的曲面断层片。

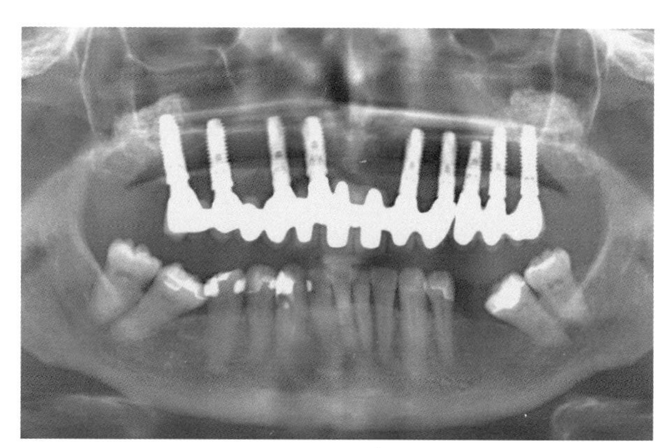

图7–5p 18年后的曲面断层片。

1.5～2.0mm），即刻负载（图7–5a～p）。这些一段或两段式组织水平种植体是植入到远离未来明确的种植位点的位置（最小植入扭矩为35Ncm）。通常，这些过渡种植体在无牙颌的最佳位置是侧切牙和第一前磨牙的位置。在这种情况下，可以准备一个临时修复体来填补从第二前磨牙往前区域的美学空白。这样的设计可以在以后重要的种植位点植入最终种植体，尤其是在尖牙区域，这也是最终修复的一个关键[36,66]。

在关闭植骨区域的创口并缝合暴露的临时种植体周围的软组织瓣后，通过将相应的转移配件插入一段式或两段式种植体上来取模。技工室制作铸造金属粘接或螺丝固位的临时修复体，术后24～48小时即可戴入。

临时种植体即刻负载的配置和使用

过渡种植体的设计因系统而异。一般来说，是粗糙的圆锥形种植体主体和光滑的冠方。植入物是商用纯钛或钛合金。由于过渡种植体冠部直径较窄（平均2.5mm）和骨挤压特性，将其植入薄的牙槽骨时可以达到合适的初期稳定性，得以即刻负载。此外，穿黏膜锥形头部可用作固位元件，可以轻松快速地制作临时修复体。

在拔除具有严重骨丧失的患牙期间，通常很难找到足够的骨质将临时种植体植入到理想位置。因此，必须做出一些妥协，以便在愈合期间为患者提供固定修复体。由于直径较窄，临时种植体可以植入牙槽间隔或牙槽骨的舌侧/腭侧骨板中。此外，可以对这些种植体进行一些修改，如根据可用的骨高度，通过用薄圆盘钻切割末端尖端来减少种植体长度，或者将较窄的、可弯曲的颈部弯曲到更好的头部位置，以便与其他种植体更加平行，或缩短基台以适应修复空间。

临时种植体有一段式或两段式。两段式种植体（如Tempion临时种植体；GZG，Cologne，Germany）的一个优点是可以进行螺丝固位临时修复，尤其是在取模、最终修复体的咬合记录、准备和试戴的过程中，但在出于手术或修复原因需要移除基台的情况下，这种优势便无法体现出来（图7-6a～g）。

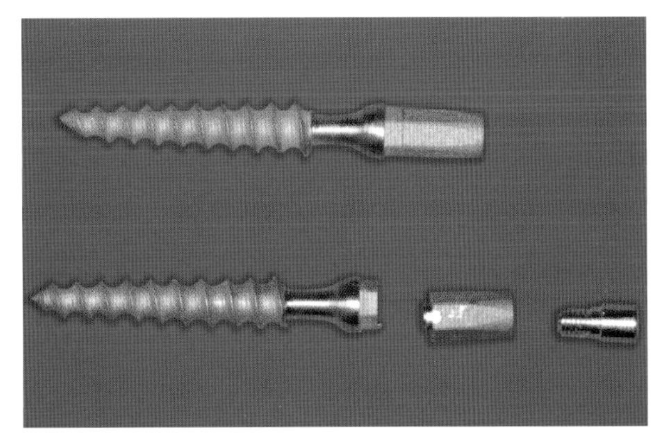

图7-6a 带螺丝固位基台的临时两段式种植体（Tempion）。

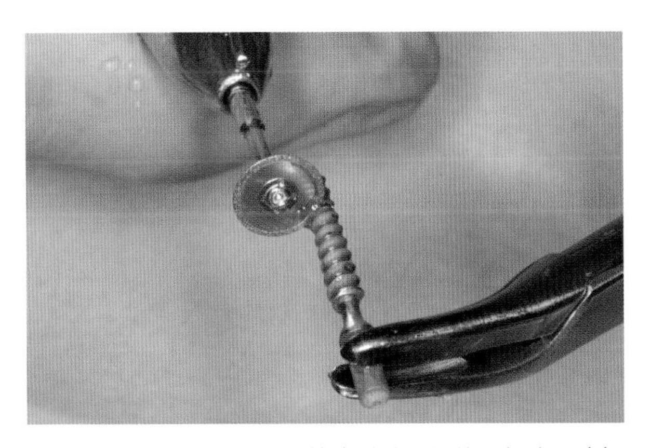

图7-6b 用金刚砂圆盘切掉临时植入物的一部分以缩短其长度。

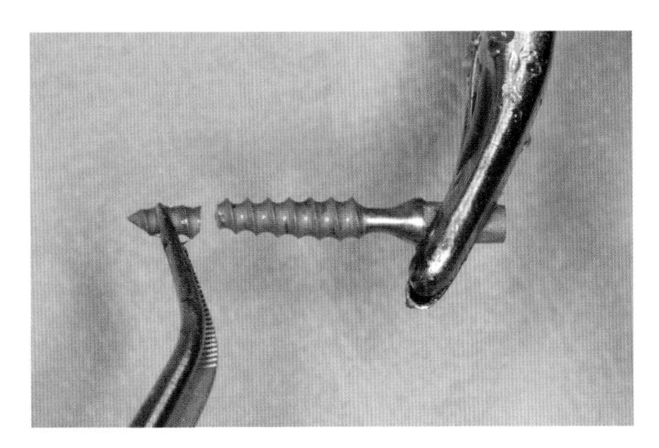

图7-6c 临时种植体的缩短长度取决于可用的骨高度。

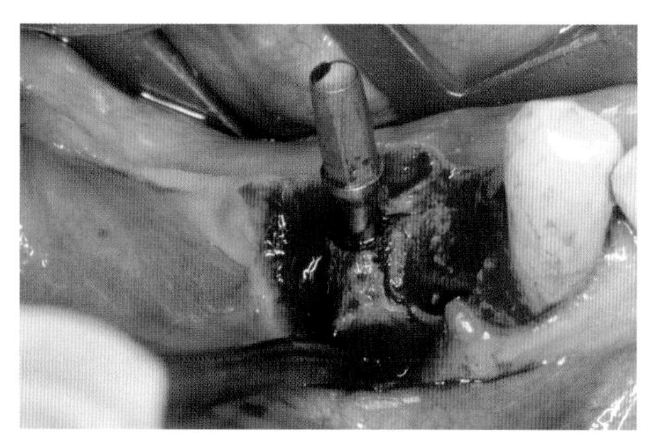

图7-6d 将临时种植体插入2颗拔除的前磨牙之间的牙间隔。

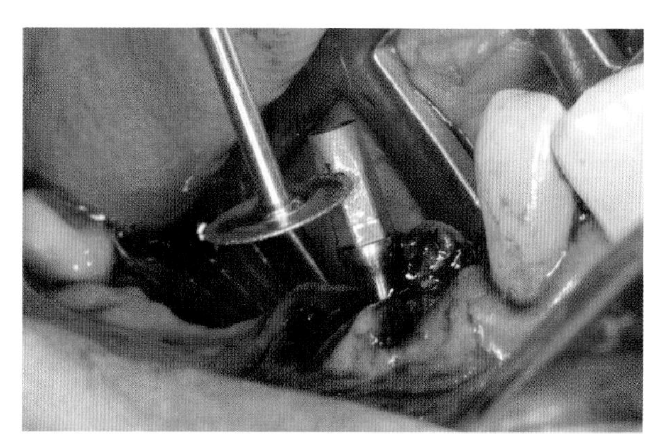

图7-6e 从基台高度截断取决于可用的修复体空间。

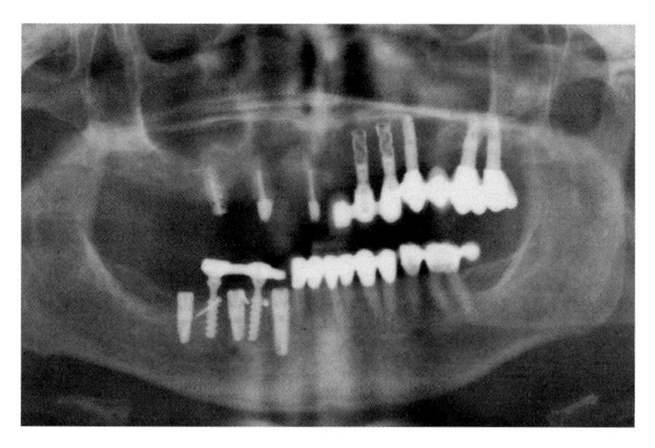

图7-6f 曲面断层片显示右下颌后区有2颗临时种植体，临时牙桥保护下方的骨移植物，同时植入最终确定的种植体。

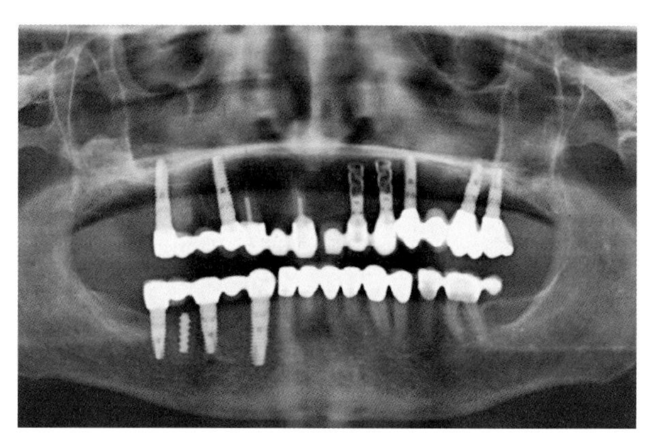

图7-6g 最终修复体戴入的曲面断层片。注意临时种植体的剩余断裂部分，在移除过程中断裂。折裂部分留在下颌骨中，以避免对这名75岁的患者进行额外的手术。

在治疗的最后一天，也就是在最终修复体戴入之前，应从牙槽骨上取出过渡种植体。由于它们在反旋后很快就会失去种植体稳定性，因此这些种植体很容易取出（图7-7a～t）。如果在拧松过程中，这些种植体表现出高扭力，尤其是在皮质骨处发生骨结合后7～8个月而变得致密的下颌骨中，可能会在取出过程中断裂，此时可使用薄的金刚砂盘钻切割至平齐骨面，最终以不会干扰最终修复体戴入的方式保留（图7-6g）。

然而，这些Tempion临时种植体不再可用，因为该公司已停止生产。作为替代方案，过去5年开发了一种新的临时种植体（Medical Instinct，Bovenden，Germany），目的是满足支持功能和美学临时修复体的需要，尤其是在非常复杂情况下。这种新的两段式种植体系

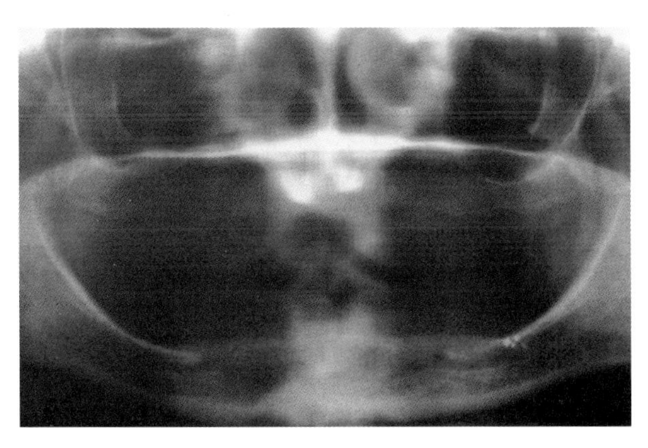

图7–7a 65岁患者的曲面断层片显示上颌骨和下颌骨的牙槽嵴明显吸收。

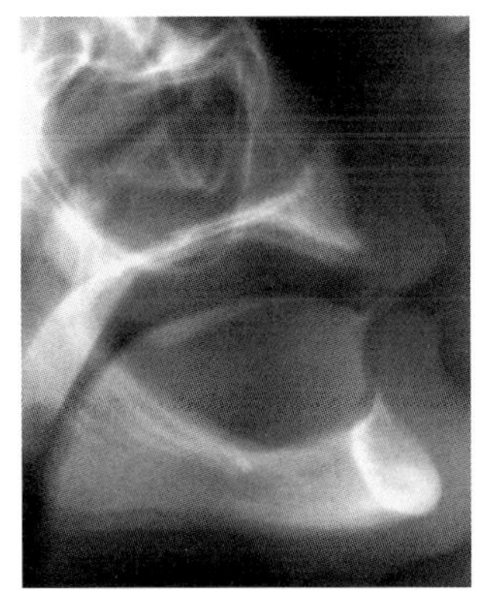

图7–7b 侧位头颅描记器有助于在取骨前评估颏部的厚度。

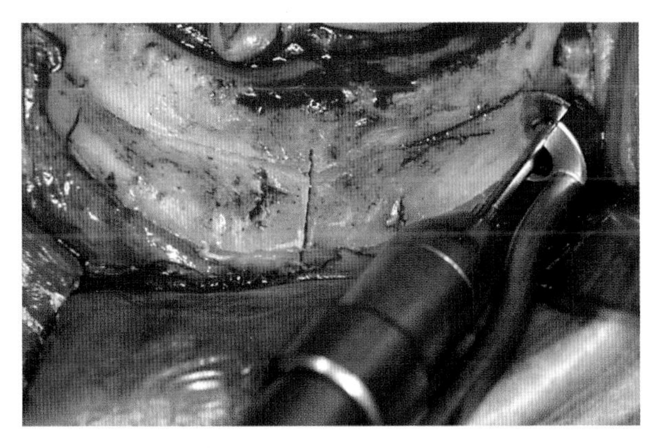

图7–7c 使用微锯从颏部取骨。

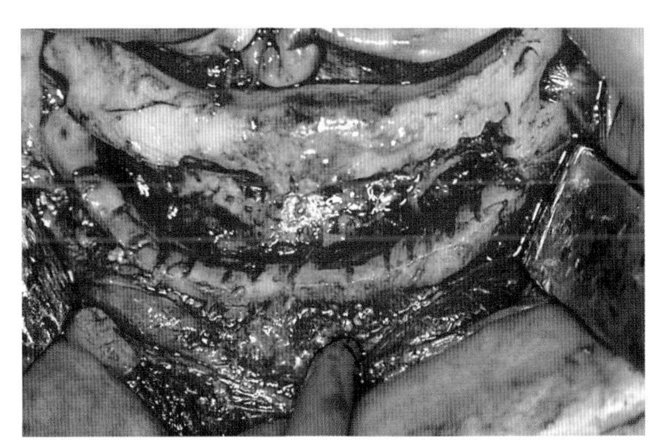

图7–7d 取骨后颏部的外观。可以在此部位取所有松质骨，直至到达舌皮质骨。

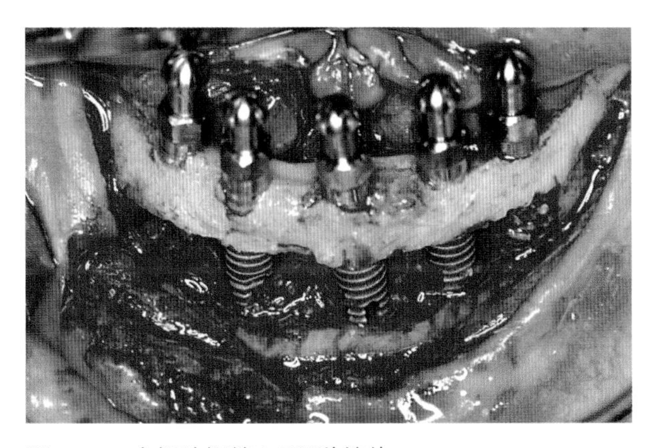

图7–7e 在颏孔间植入5颗种植体。

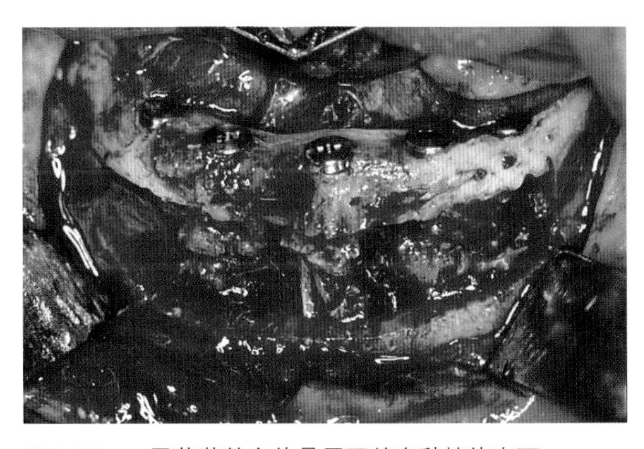

图7–7f 一层薄薄的自体骨屑覆盖在种植体表面。

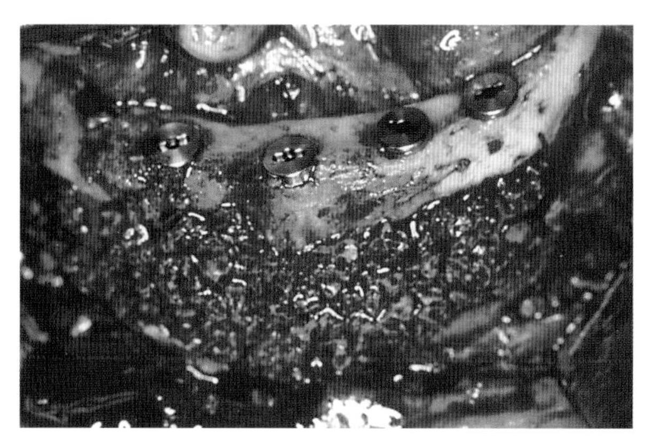

图7-7g　用胶原纤维充填供体部位的剩余间隙，然后是骨替代材料，最后用钛膜覆盖。

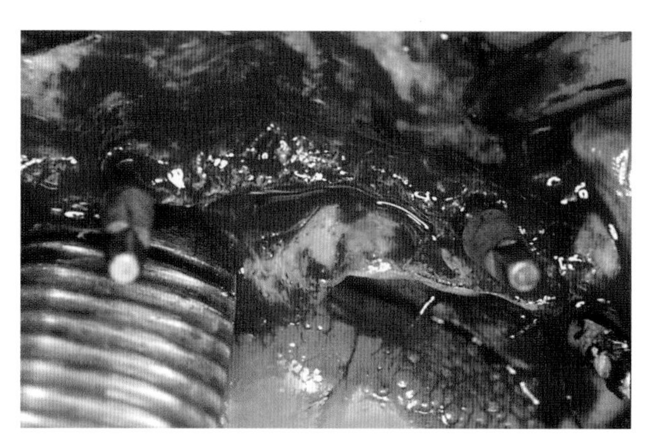

图7-7h　在上颌骨的薄牙槽嵴中植入4颗过渡一体式种植体，以支持即刻固定的临时修复体。

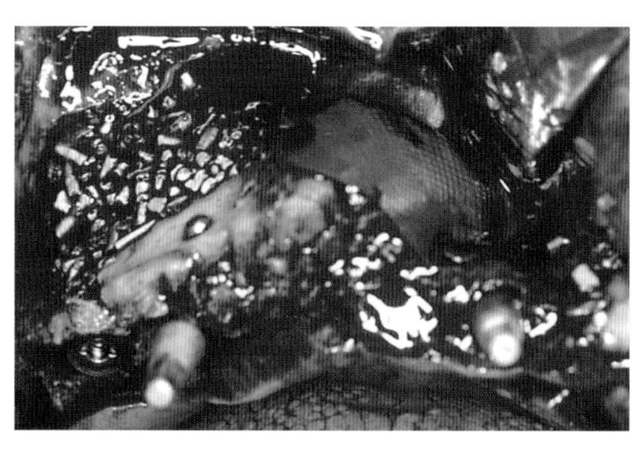

图7-7i　侧向骨增量（骨块劈开技术）和窦底提升，同时植入4颗永久性种植体。

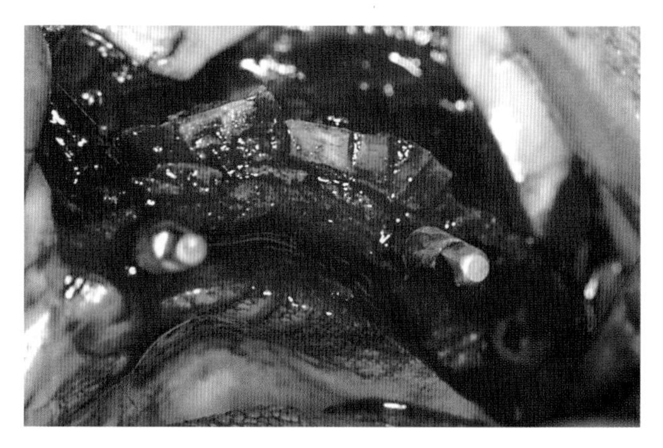

图7-7j　带有移植骨块以及临时和永久种植体的左上颌骨。

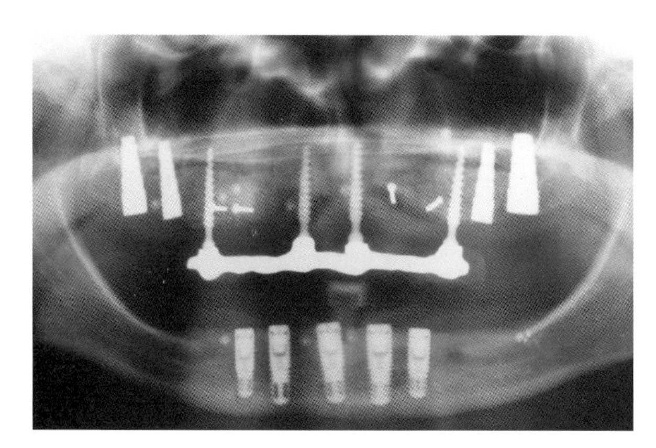

图7-7k　术后的曲面断层片。

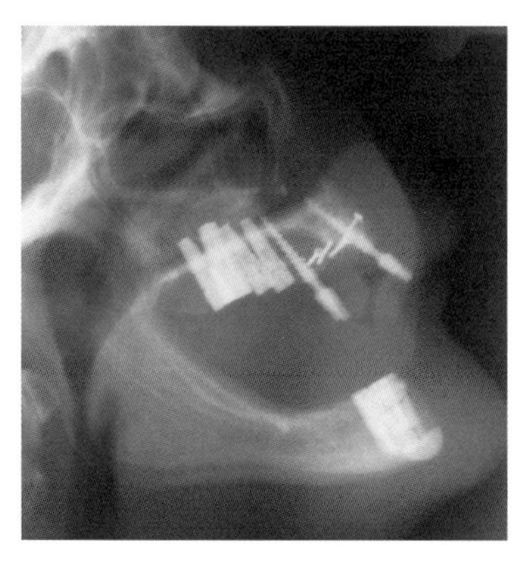

图7-7l　颏部截取区的术后侧位头颅X线片。

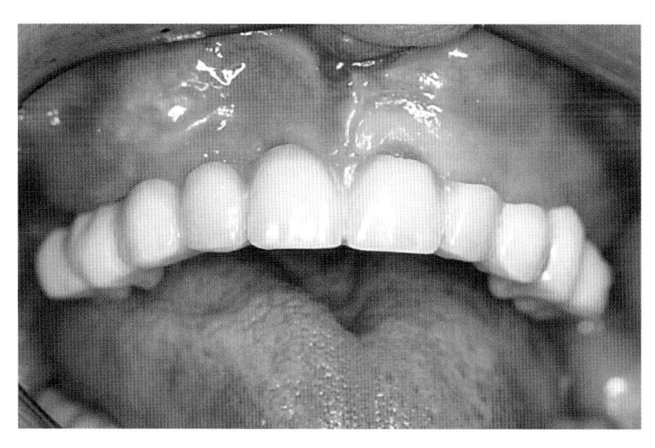

图7–7m 在植入更多种植体之前，长期固定临时体的美学和临床外观。

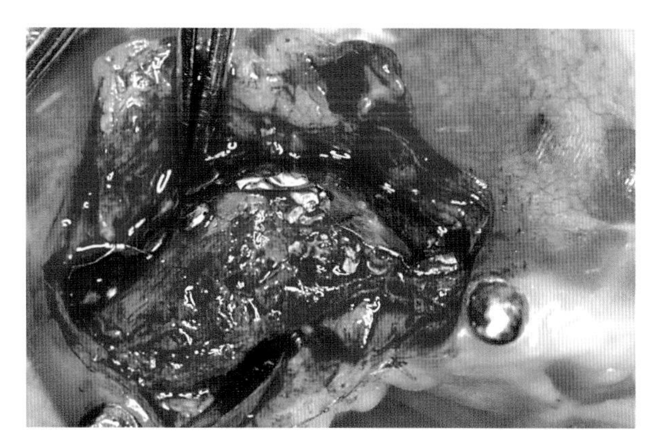

图7–7n 骨移植4个月后、种植体植入前的再生情况。

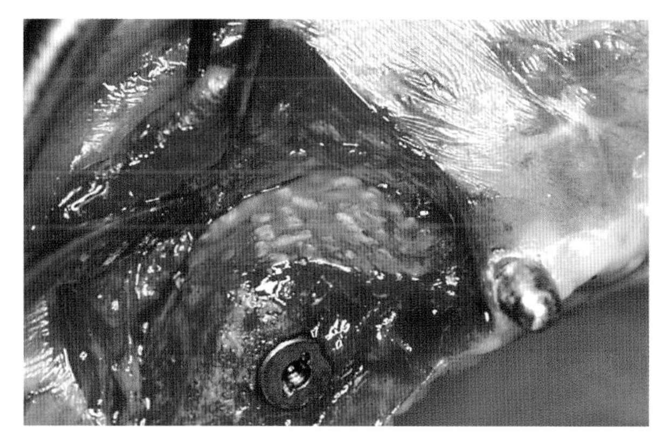

图7–7o 移除覆盖窦颊窗的钛膜后，在尖牙区域植入直径4.5mm的种植体。

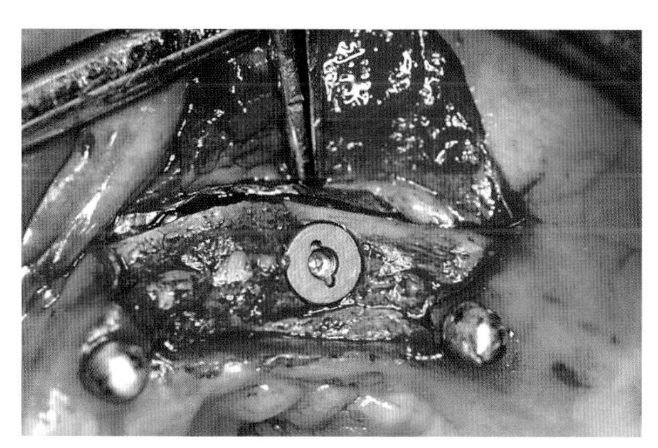

图7–7p 左上颌显示相似的结果。

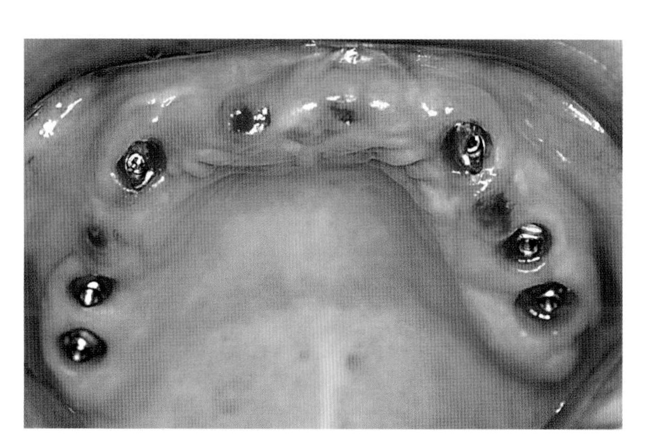

图7–7q 种植体暴露3个月后置入最终基台，并在固定最终修复体之前移除过渡种植体。

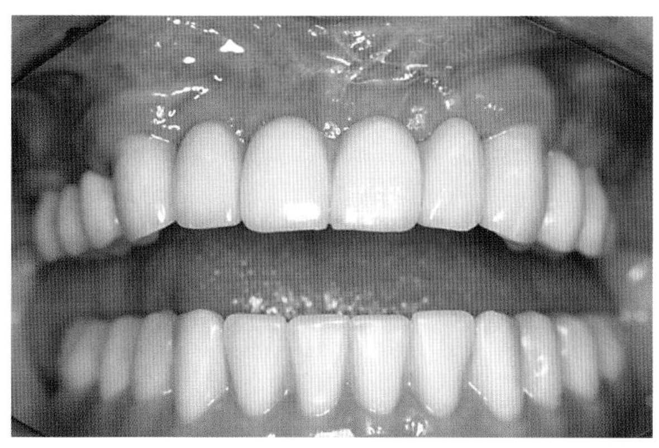

图7–7r 最终上下颌固定重建的临床表现。

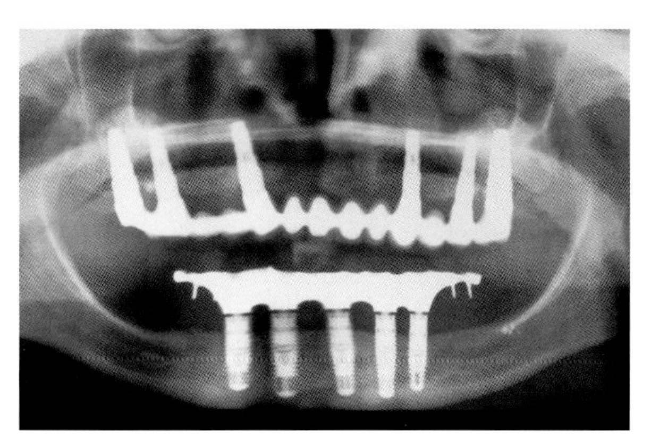

图7-7s 曲面断层片显示8年后种植体周围稳定的边缘骨水平。

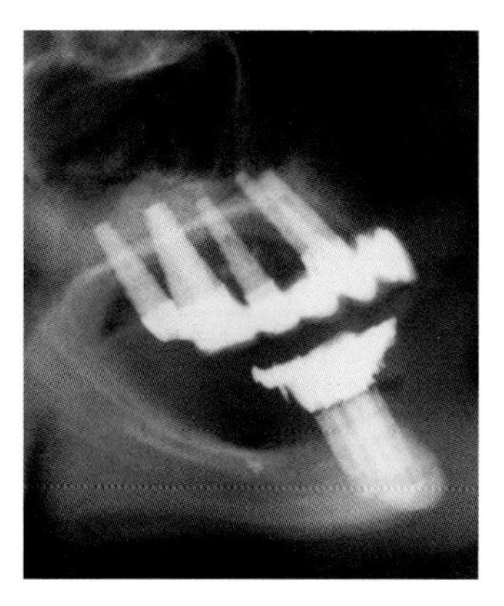

图7-7t 侧位头颅X线片显示颏部骨轮廓的再矿化。

统有两种长度（10mm和12mm），并额外提供直基台或斜基台，以适应所有类型的修复体设计，包括螺丝固位修复体（图7-8a和b）。种植体直径分别有2.3mm和2.5mm，由4级纯钛制成，有多种长度可供选择。由于大量的预制上层结构，该系统提供了广泛的修复体选择。除了直基台和斜基台以及扫描与印模组件外，替代体和聚合帽也可用于快速轻松地生产临时冠桥。义齿通过相应的螺丝卡扣附着体固定，其工作流程是基于经典种植体系统的。

在复杂骨萎缩的无牙颌患者的治疗过程中，如果软组织健康成熟，最好在植骨术时植入临时种植体。全厚翻瓣暴露后，临时种植体以高扭矩植入局部萎缩的骨中。一旦所有的临时种植体都植入，就可以通过将骨块螺钉固定在适当的位置来进行植骨术。有时，当某些部位的骨宽度允许时，可以在骨移植术的同时植入最终种植体[36]（图7-8c～h）。关闭并缝合软组织瓣后，在手术结束时使用相应的转移印模帽对临时种植体位置进行转移。在患者离开之前，通过复制已有的牙齿或最初的可摘修复体，在临时种植体上进行椅旁临时短期过渡修复（图7-8i）。一天后，记录上下颌关系并进行美学试戴。通常来说，术后2～3天更换椅旁制作的临时修复体，固定的铸造金属加强的长期临时修复体用粘接剂或螺丝固定在临时种植体上（图7-8j～u）。

使用穿龈临时种植体的另一个优点是在主要骨增量术后的伤口关闭时，对覆盖骨增量区的软组织瓣提供更高的稳定性。

事实上，在临时种植体上方同时靠近创口两侧的前庭软组织瓣穿孔，并通过临时种植体的基台锚住组织瓣，可以最大限度地减少缝线上的张力，并使皮瓣更牢固地固定在移植区域[36]（图7-9a～f）。在下颌骨中，当结合基于Kazanjian方法[31]的前庭切口进行骨增量或植入

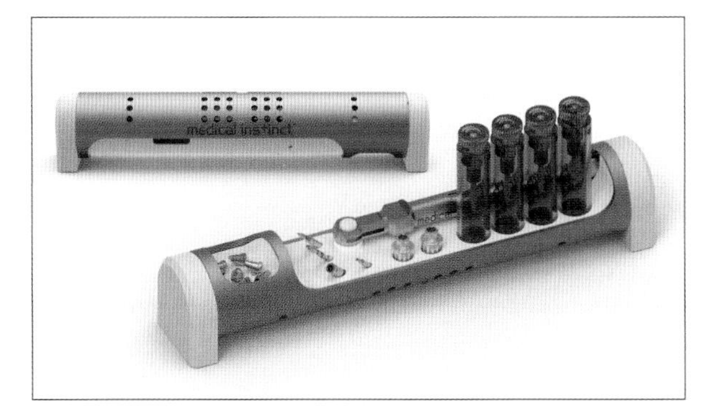

图7-8a 新开发的紧凑型现代套装（Medical Instinct，型号Olsberg）用于植入临时窄径种植体并立即加载临时修复体。

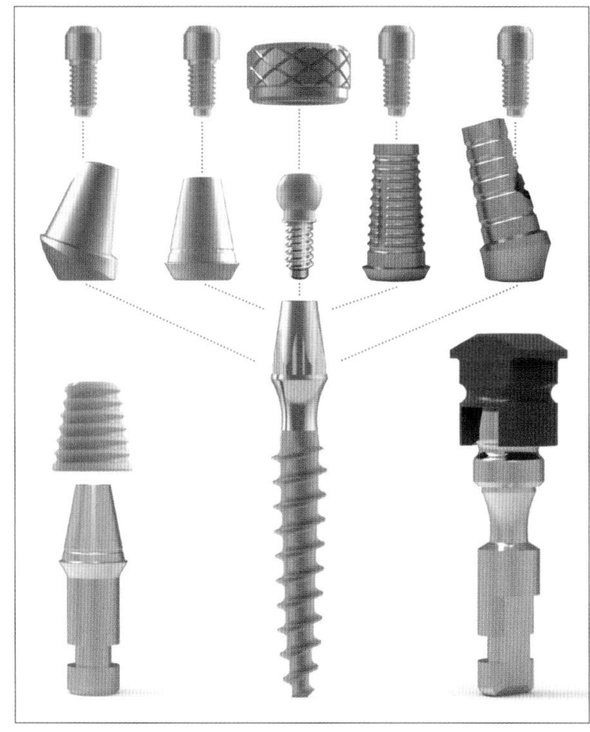

图7-8b 新系统包括最少的器械、种类繁多的基台和两种长度的种植体。

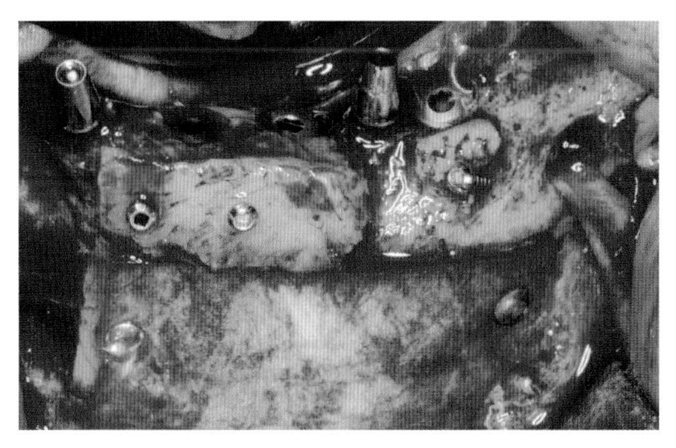

图7-8c 将临时种植体（Medical Instinct）植入非常靠近左下颌骨中移植骨的位置。

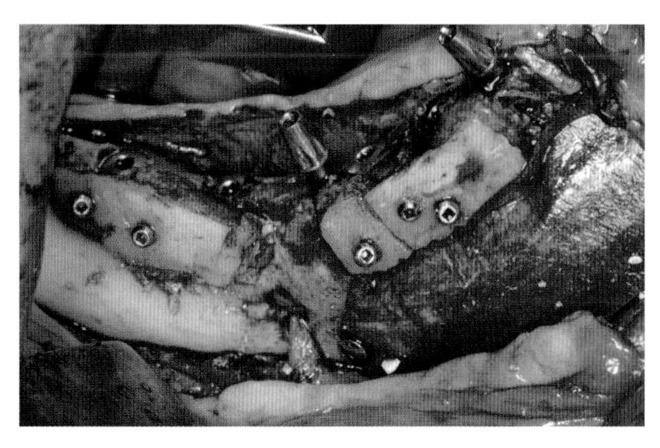

图7-8d 右下颌骨类似情况。

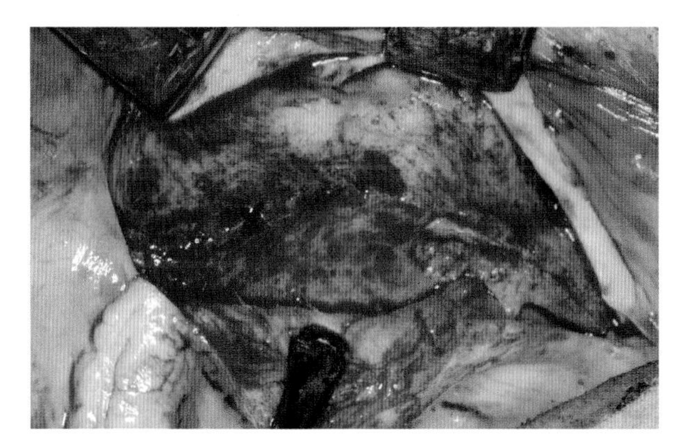

图7-8e 右上颌骨极度骨萎缩。

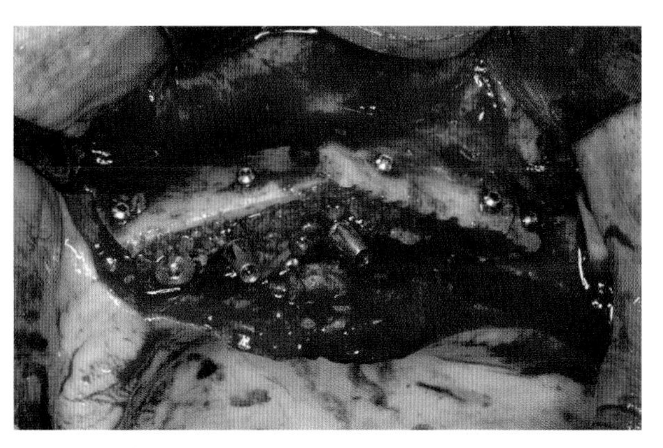

图7-8f 插入2个临时植入物的骨移植。

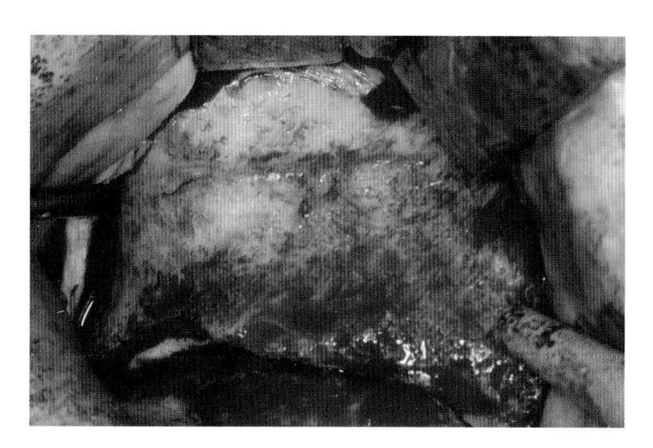

图7-8g 右上颌骨类似骨萎缩。

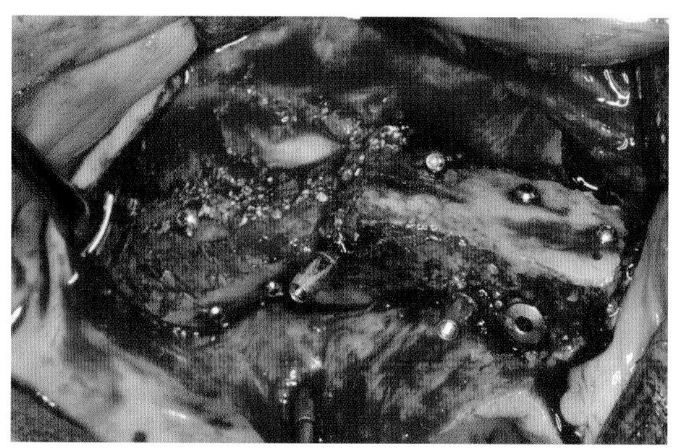

图7-8h 右上颌骨植骨临时植入和最终植入。

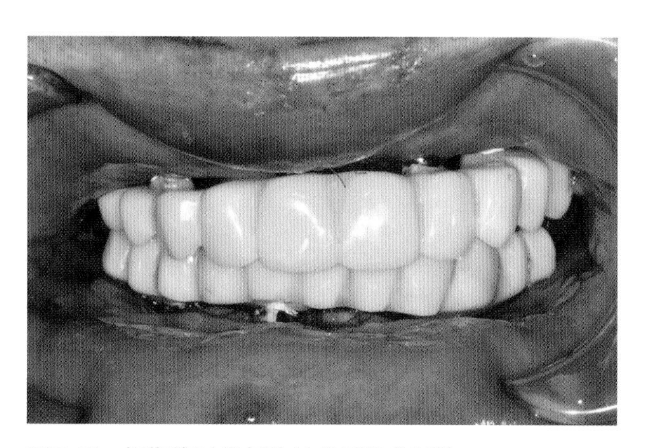

图7-8i 短期临时修复体的术后椅旁制作。

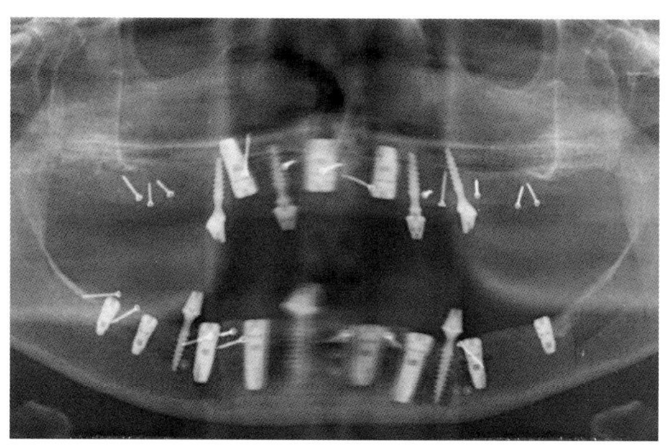

图7-8j 显示移植骨和具有不同角度基台的临时种植体的曲面断层片。

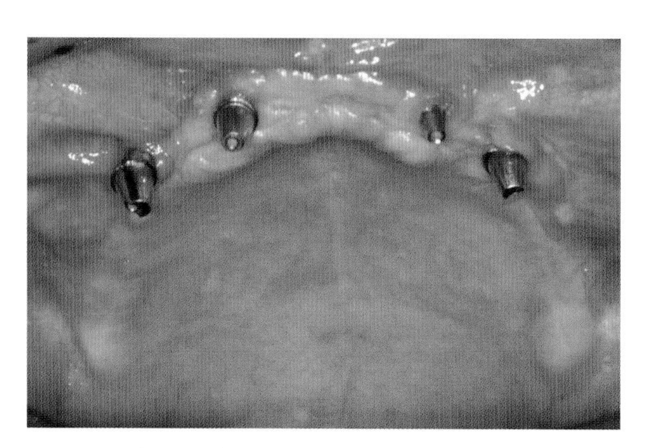

图7-8k 术后3周拆线时上颌骨的临床表现。

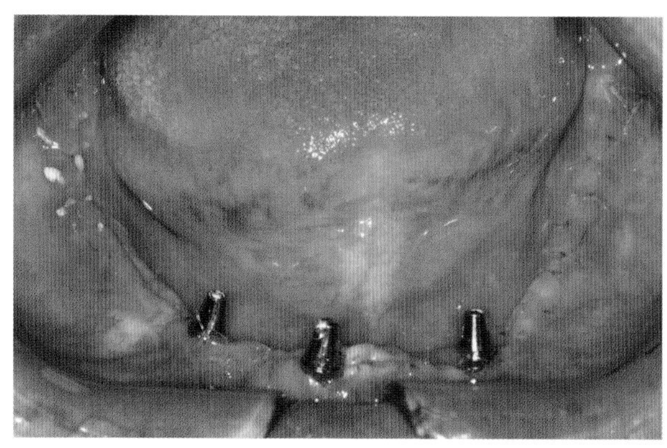

图7-8l 下颌骨类似情况。

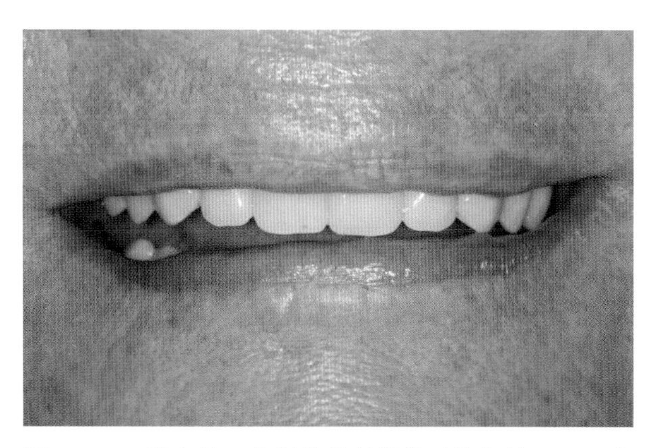

图7-8m　戴入技工室制作的长期临时修复体，显示出良好的唇部支撑。

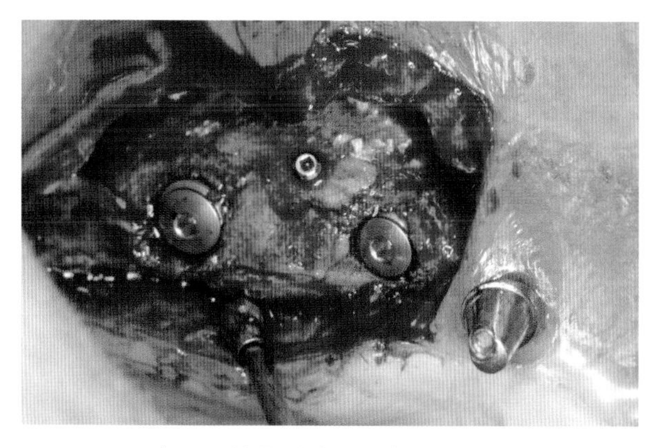

图7-8n　3个月后的骨重建显示临时种植体附近的移植区愈合良好的，植入最终种植体。

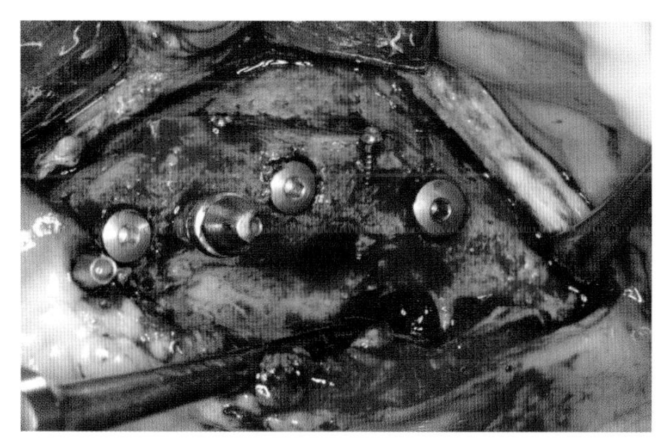

图7-8o　显示相似结果的左上颌骨。

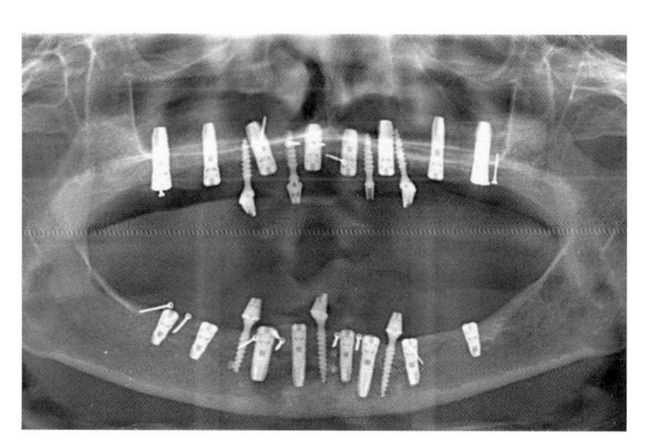

图7-8p　植入移植区的附加种植体的曲面断层片。

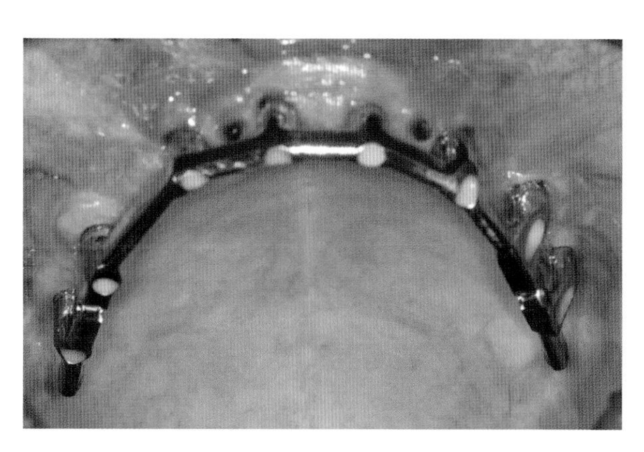

图7-8q　临时种植体在最终修复体植入前被移除。在这种情况下，上颌骨是用杆固位可摘修复体修复的。

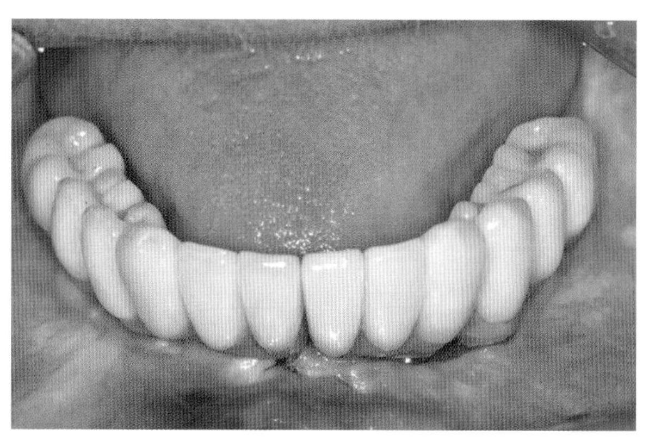

图7-8r　使用固定螺丝固位修复体修复下颌骨。

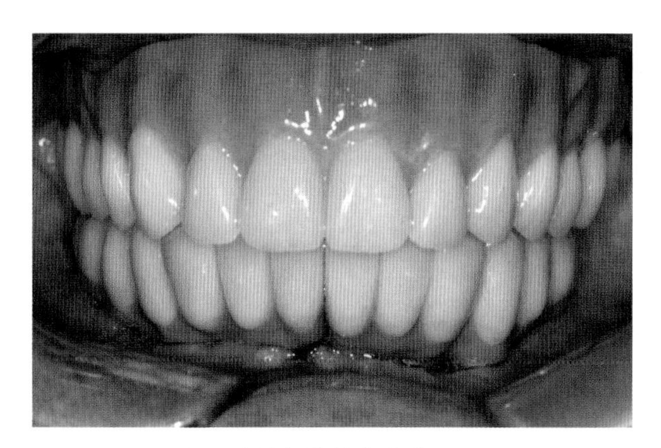

图7-8s 上下颌最终修复体的美学外观。

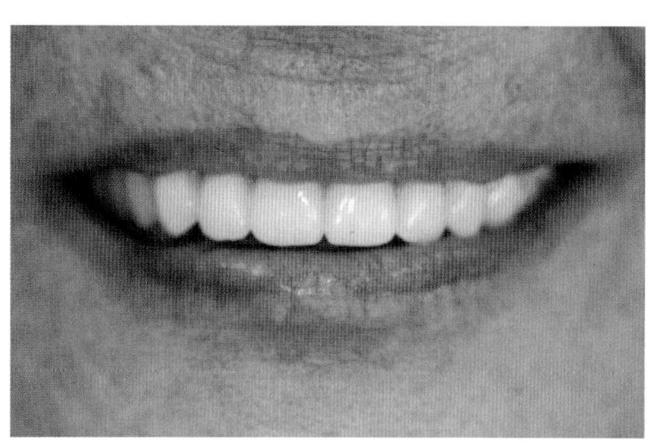

图7-8t 患者微笑显示上唇得到适当支撑，提供了令人满意的美学效果。

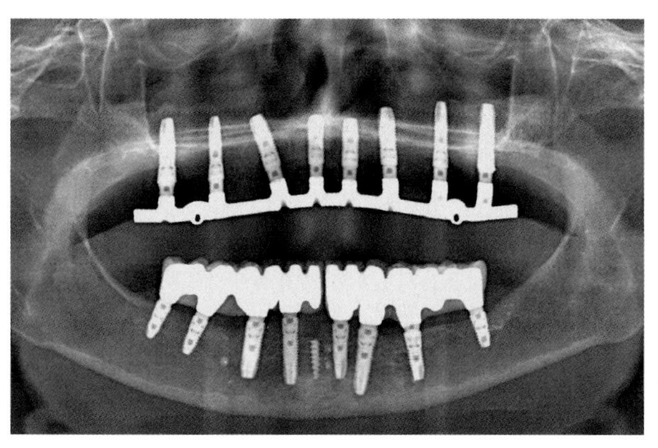

图7-8u 最终口腔修复的曲面断层片。注意在颏部的移除过程中临时植入物的断裂部分。

手术时，皮瓣也可以通过穿孔套入临时种植体获得更好的稳定性。

种植体骨结合后二期手术时戴入临时修复体

成功的种植修复治疗必须在功能和美学上都产生可接受的结果。种植体美学的重要因素包括牙槽嵴重建后种植位点的解剖结构、种植体在颌骨中的位置，以及种植体植入和修复各个阶段的软组织处理[66]。软组织给修复体提供框架，对其整体外观有很大贡献[12]。

在牙槽骨和黏膜水平，种植体与牙齿的显著不同在于其具有较小的直径和圆周设计，而不是要替换的牙齿的实际直径和形状横截面。为了优化美学治疗效果，建议使用充足轮廓外形的临时修复体，以便在最终修复体之前为种植体周围组织提供适当的形态。因此，最好在二期手术和软组织处理后直接在种植体上放置临时修复体[5]。目的通常是在软组织上施加受控压力并引导其重塑，从而优化修复体形态。必须考虑与牙龈移植手术相关的炎症过程，这与临时修复体产生的不良压力相结合，可能导致种植体周围软组织缺血，从而导致软组织退缩或愈合不良[7]。

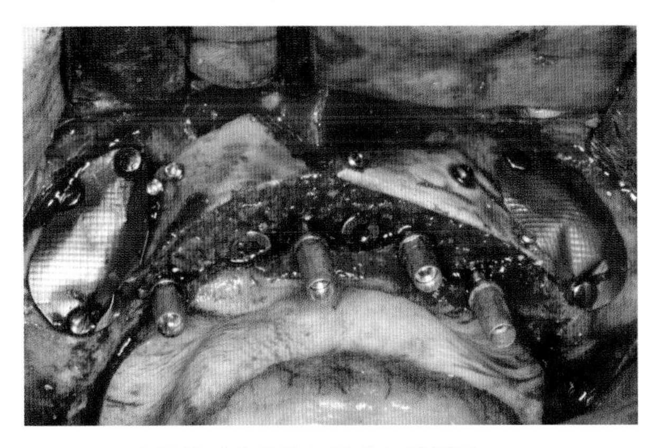

图7-9a 上颌临时种植体周围进行骨增量。

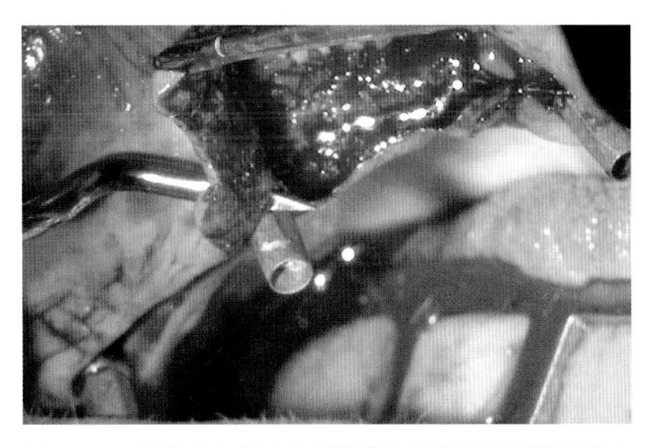

图7-9b 暴露式愈合的临时种植体的头部可以用来稳定软组织瓣，通过在基台对应的软组织上进行小的开孔来实现。

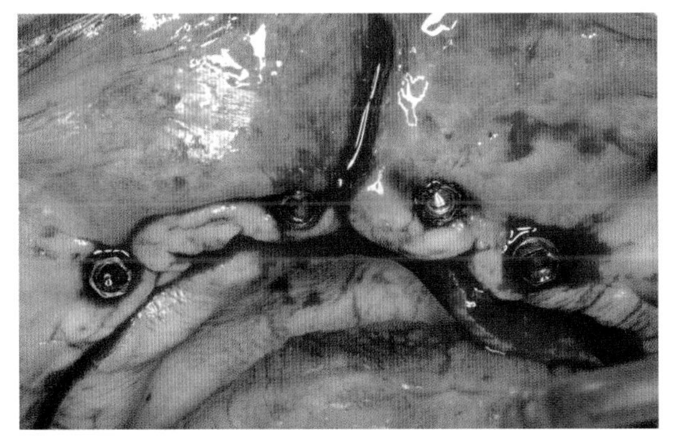

图7-9c 通过将开孔后的软组织瓣套在临时基台上实现软组织的对位。

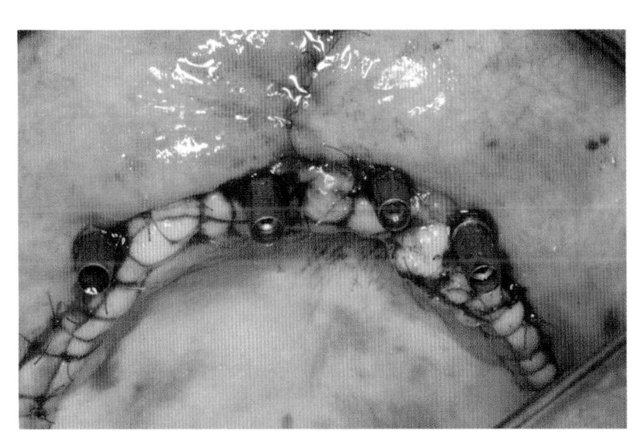

图7-9d 临时基台穿过组织瓣可以减少创口缝线的张力。

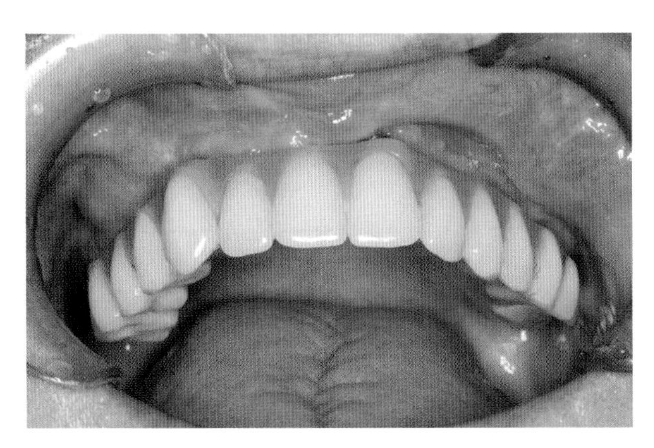

图7-9e 戴入长期临时修复体。

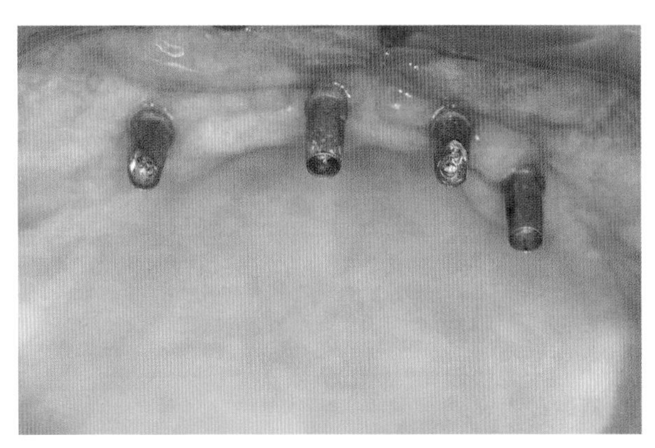

图7-9f 3个月后的临床表现。

可能需要进行连续多次调整以达到临时牙冠的最终形状；因此，建议使用易于加减修改的材料。在最终取模之前，提倡使用临时牙冠进行3～4个月的修复，以促进软组织成熟和稳定。这段时间可能取决于软组织的质量和所需调节的程度[25]。所产生的自然和美观的软组织形态将决定技工室制作出符合解剖的软组织模型。

7.2.3 复杂牙槽骨重建中固定临时修复体的作用

- 通过正确的治疗方式获得患者的信任，通过改善美观、功能、咬合平衡和咬合稳定性为治疗开个好头。
- 在整个治疗期间提高患者的舒适度（一直有牙齿）和治疗的可接受性，可以延长到1年以上。
- 作为该方法的第一步，为患者提供最终重建的预期。
- 固定临时修复体中的远端桥体有助于保护下方的移植区域在愈合和重塑阶段免受咀嚼。
- 帮助同行和患者更好地理解硬组织和软组织调整的必要性以及牙槽嵴重建指南，以获得更好的美学效果和功能。
- 用于通过复制临时修复体来制作透明树脂的外科导板。
- 向患者提供关于需要使用粉红色树脂颊侧凸缘以获得更好的唇部支撑信息，有助于患者在固定或可拆卸种植体支持的最终修复体之间做出选择。
- 让患者参与到调整和修改牙齿排列，代表了整个治疗的重要信息基础。
- 逐步改善美学和功能重建［咬合的垂直距离（VDO）、牙齿位置、唇部支撑、咀嚼、语音等］。
- 作为设计和制造最终牙齿尺寸、宽度、长度、轮廓、中线和颜色的指南。
- 监测患者的口腔卫生和二期手术后种植体周围软组织穿龈轮廓的改建。

7.3 植骨后的大跨度种植体支持式修复体

7.3.1 固定的或可摘的大跨度种植体支持式修复体的决策

对于植骨患者的大跨度种植体支持式修复体，无论是固定的还是可摘的，都应在会诊阶段就终修复体的选择与患者进行讨论和决定，会诊阶段可以延至治疗开始前的几次就诊。为此，需要收集一些数据，如曲面断层片和远程X线片；拍摄CBCT；患者微笑露齿照、口内照、口外正侧面照；安装在带面弓殆架上的初级印模；在适当的垂直咬合高度制作蜡型和排牙，根据唇侧丰满度需要或笑线的范围选择是否使用人工牙龈。这些信息全都有助于协助进行口腔诊断，并能建立一个有组织的、对医生团队与患者均友好的治疗计划，还有助于患者宣教，使患者更好地了解自己的口腔情况，并能促进包括可用治疗方案在内的轻松的医患沟通。

对于复杂的种植体固位的修复体，无牙颌患者可以用可摘或固定的修复体进行恢复，并

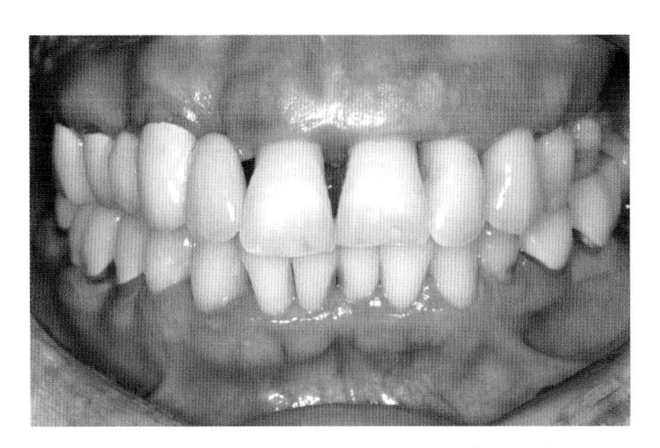

图7-10a 严重的全口牙周病伴随明显的附着丧失。

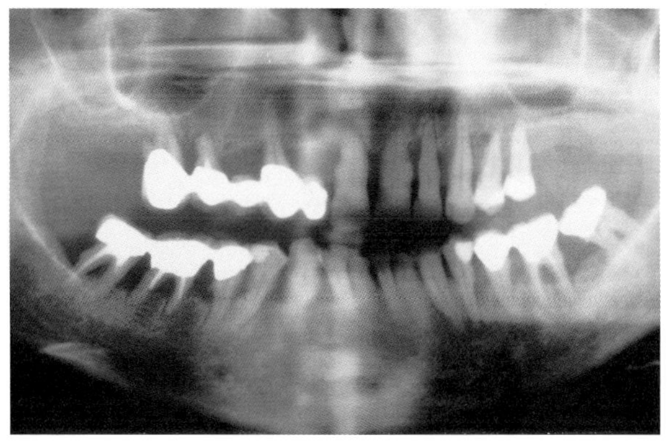

图7-10b 曲面断层片显示几颗预后不佳的牙周围有严重的水平向骨吸收同时伴有垂直向骨吸收。

且两种方法间存在连续的过渡[13,33,60,62,71]。

通常来说，患者更喜欢固定义齿，因为可摘义齿会让他们觉得自己变老了。这些患者中许多都曾用过可摘全口义齿，而固定义齿能在修复治疗中提供最真实的感觉，不必应对义齿带来的异物感。

固定义齿的心理优势很容易理解，固定义齿对于一些无牙颌患者来说是极佳的。然而，它并不适用于所有的临床表现，必须要向考虑这种修复方式的患者解释其缺点[9,28]。

7.3.2 无牙颌患者的种植体支持式修复体设计的影响因素

常因牙周病、外伤、GBR手术失败等导致缺牙，并伴随明显的硬软组织丧失。这些缺损通常不能通过骨增量手术完全弥补。

美学效果

对于笑线较低且上颌前牙区中度骨缺损的患者，通常首选固定修复（图7-10a～j）。但是，要告知患者可能的预后结果，可能会使用粉色牙龈瓷，因为骨移植术无法提前保证垂直向骨体积的获得量。重度萎缩的上颌无牙颌进行植骨的目的是建立一个供种植体植入的平台，而不是重建所有的骨缺损。事实上，牙槽骨已经吸收到一定程度的无牙颌患者，特别是上颌，使用固定种植体支持式义齿时会出现面部凹陷、上唇存在垂直向皱纹和原有面部丰满度不足的情况，笑容也干瘪扭曲。这是固定义齿修复的一个常见问题[9]。为了能在固定义齿

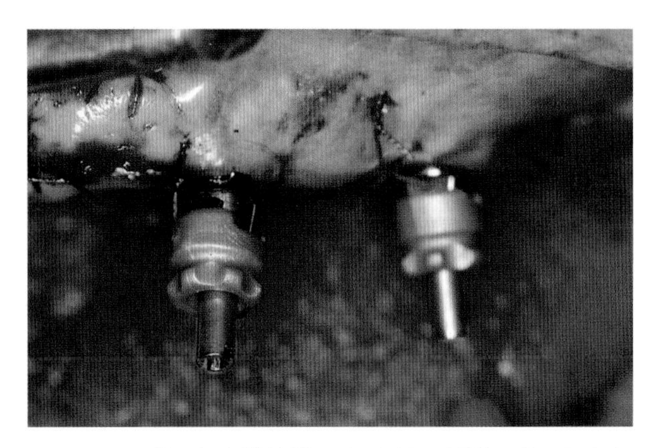

图7-10c 将2个印模柱旋入左上颌即刻植入的2颗直径3mm的XiVE种植体上，在拔除所有预后不佳的牙齿后用于额外支持临时修复体。

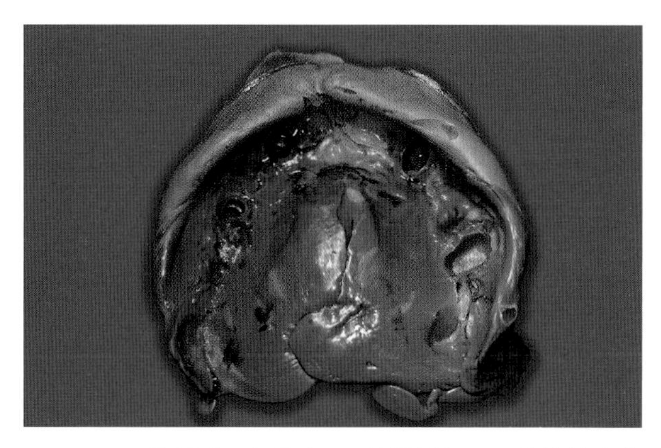

图7-10d 使用成品托盘和聚醚材料制取2颗种植体和余留牙的印模。

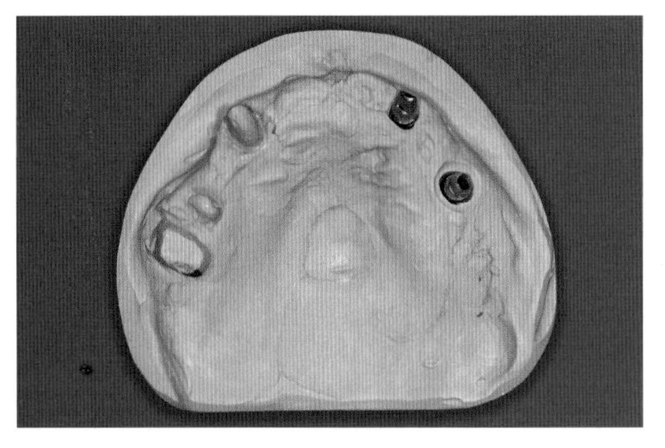

图7-10e 灌筑石膏模型，右侧2颗余留牙和左侧2颗种植体（TempBase基台）为长期临时修复提供足够的双侧支持。

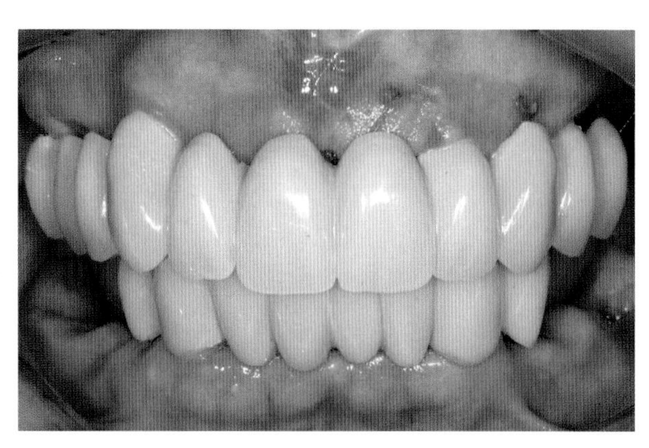

图7-10f 术后24～72小时，戴入长期临时修复体以达到更好的美观、功能和患者舒适度。

修复时适当地支撑上唇，在唇颊侧增加牙龈瓷或假牙龈是必要的。增加的粉红边缘的厚度取决于唇部支撑的需要量。

固定义齿很少能完全替代拔牙前的面部轮廓。粉红色的软组织替代材料——目前主要是聚甲基丙烯酸甲酯或氧化锆——必须缩小轮廓并且足够开放从而允许义齿清洁。义齿的根方部分必须是凸面形，因为凸面形的设计允许义齿底部可以用牙间隙刷、Waterpik水牙线、牙线或其他口腔卫生辅助工具进行清洁。

为无牙颌患者制作的由种植体支持固位的可摘义齿，可以再现任何所需的美观要求。覆盖义齿提供了有利的树脂或陶瓷材料的软组织重建，为唇部提供最佳的支撑，并形成龈乳头形态，尤其适用于高笑线的患者[28-29]。义齿基托边缘可以重现由于拔牙和软硬组织萎缩而失去的面部丰满度。由上述原因可见，在某些情况下可摘义齿的美观效果会更好。

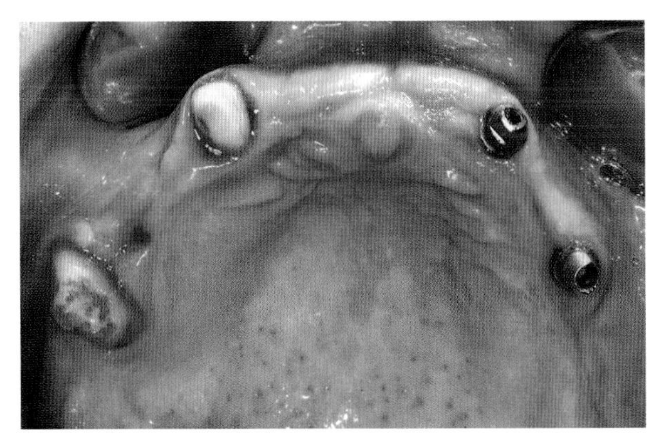

图7-10g 术后2周拆线时软组织临床表现健康。

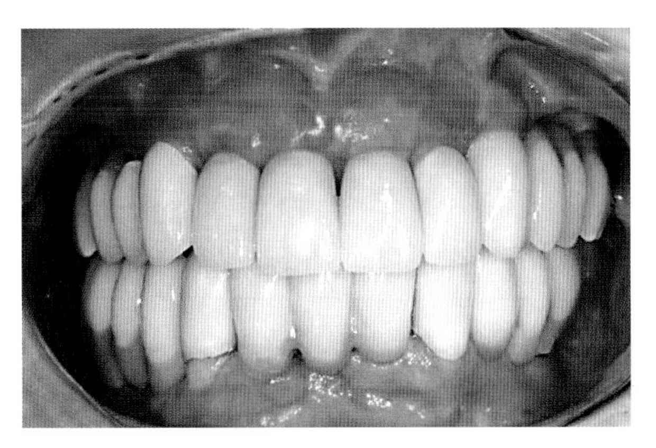

图7-10h 最终的固定金属陶瓷全口修复体。（由F. Pape博士提供）

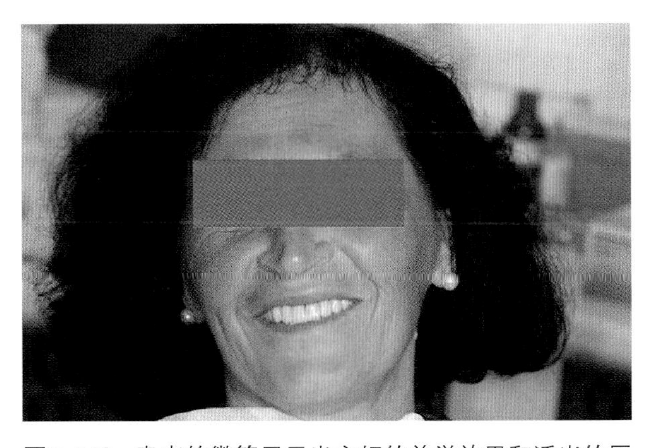

图7-10i 患者的微笑显示出良好的美学效果和适当的唇侧饱满度。

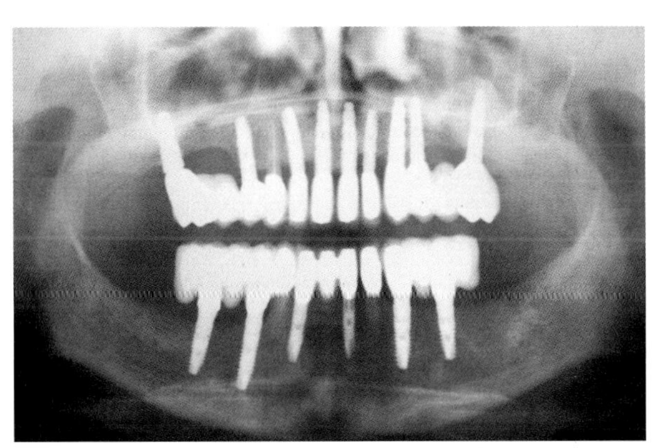

图7-10j 曲面断层片显示4年后即刻负载种植体的边缘骨水平稳定。

口腔卫生

佩戴可摘义齿进食后，当食物残渣残留在义齿下方时，可以在几秒内将义齿取下并手动清洗。有粉红边缘的固定义齿不能被很好地清洁，清洁需要花费大量的时间和精力，并且通常没有足够的清洁义齿的通道。常会导致软组织红肿炎症，有时还会出现疼痛。如果为了美观需求而使用明显的盖嵴式桥体，可能不仅会导致软组织红肿发炎，还会因修复体下方不能清除的、嵌塞的食物残渣引起口臭[9]。固定义齿的边缘轮廓通常不能伸展到可摘义齿可达到的最佳程度，可摘义齿可以从口内取出进行清洁。与可摘义齿不同的是，固定义齿不能采用盖嵴式设计[10]。

语音障碍

佩戴固定义齿的无牙颌患者经常抱怨口齿不清或产生哨音，因为义齿下方有空隙。这种情况在种植体植入后骨结合未稳定时最为常见，因为随后的愈合过程中会发生软组织萎缩[29]。

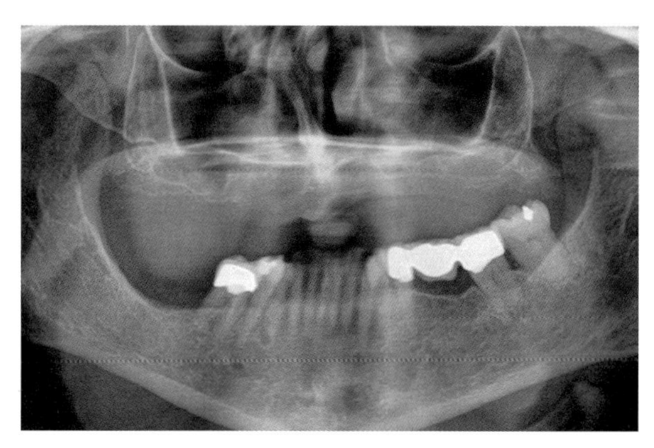

图7-11a 72岁女性患者上颌骨严重萎缩的曲面断层片。（图7-11a～r由Frank Zastrow博士提供）

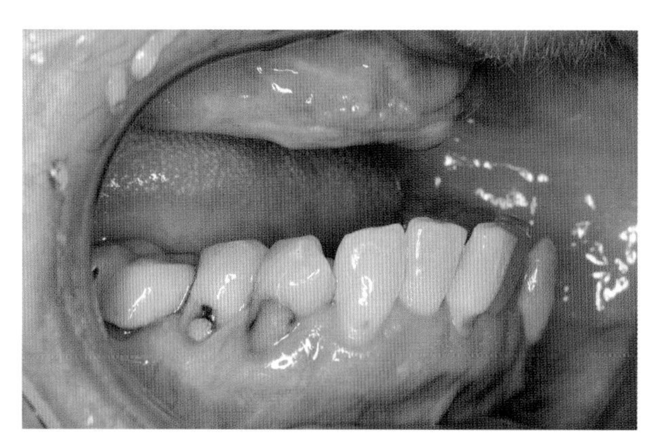

图7-11b 由于上颌重度水平萎缩，临床表现为上颌骨后缩。

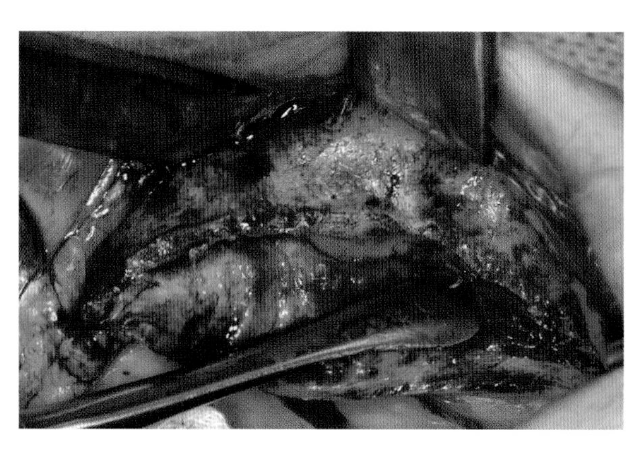

图7-11c 菲薄的上颌骨（＜1mm）。

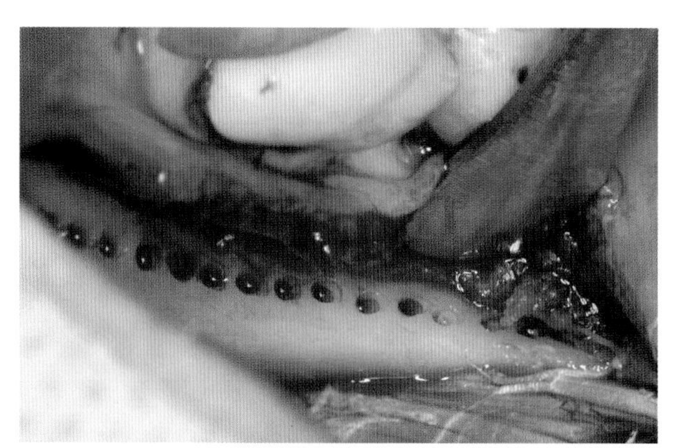

图7-11d 使用微锯从外斜线获取骨块。

种植体的数量和位置

与固定义齿相比，可摘覆盖义齿的优点包括所需种植体的数量少，这大大减少了手术工作量与成本[16,18]。事实上，在大型植骨术后将固定义齿的种植体植入最佳位置并不总是可行的。另外，在相对早期的负载阶段，种植体的骨种植体接触率（BIC）较低，用夹板式的杆附着体支持的可摘义齿可以最大限度地降低超负载导致的早期骨结合丧失的风险。在已提出的概念中，在上颌无牙颌牙槽骨中至少需要植入6颗种植体以保证修复的长期安全性。目前，有学者记录了在上颌无牙颌骨移植后植入6～8颗种植体的情况下，无腭侧基托的杆附着体支持的修复体的高存留率（超25年的经验）。个体最佳的口腔卫生状态更容易通过可摘义齿实现，最后，此类修复在语音方面有优势[59,76]（图7-11a～r）。

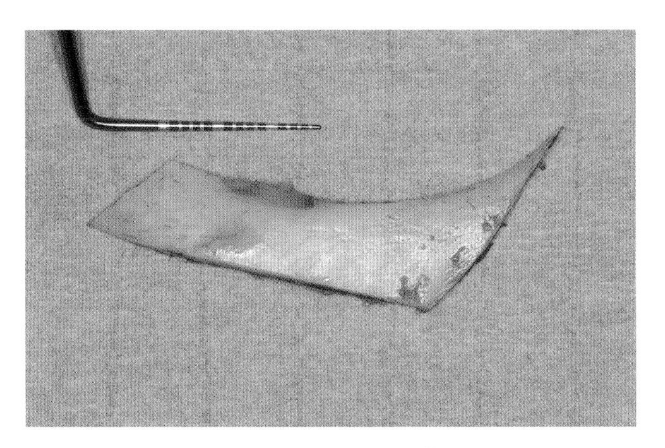

图7-11e 从一侧磨牙后区获取的纯皮质骨块。

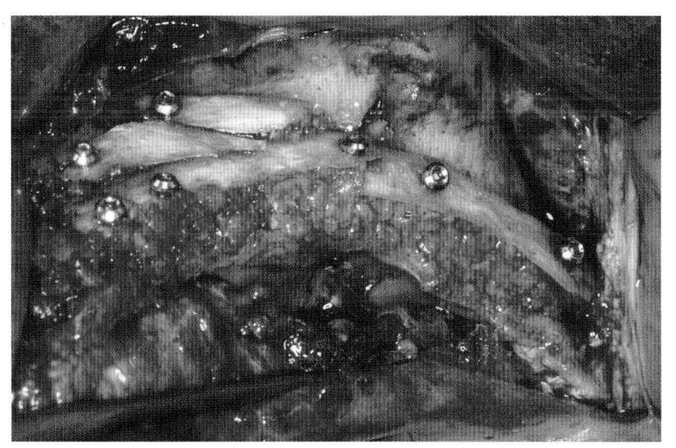

图7-11f 根据Khoury的贝壳技术进行上颌骨全牙弓侧向骨移植。

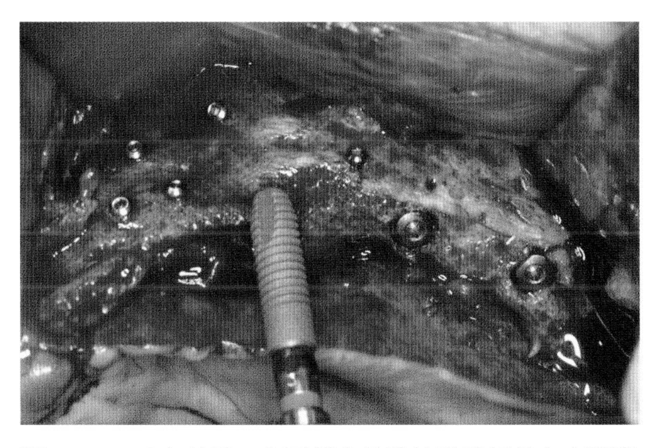

图7-11g 3个月后，有可能在骨移植改建区植入多颗种植体。

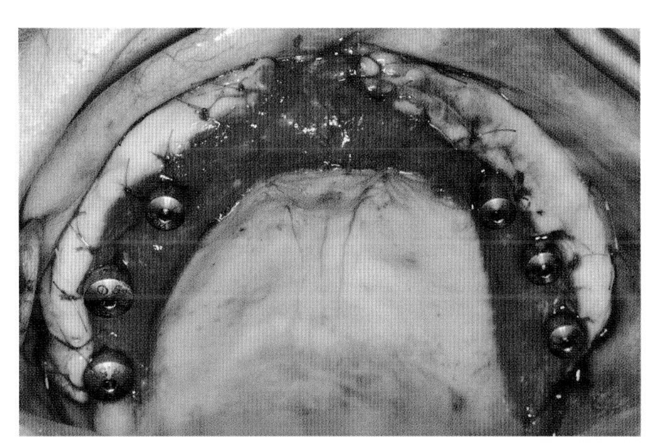

图7-11h 种植体暴露期间的软组织管理，在种植体植入3个月后使用根向复位瓣技术增加颊侧角化龈。

种植体支持式全牙弓修复设计相关的随访并发症发生率

如前所述，可摘覆盖义齿与全种植体支持式固定义齿相比成本更低。然而，传统的杆附着体覆盖义齿修复有许多问题，需要进行多次就诊，长远来看，往往比固定义齿更昂贵[24,68]。

事实上，最近的一项回顾性研究表明，下颌覆盖义齿在使用2颗种植体时比使用4颗种植体时发生并发症的概率更高，且与另一项系统综述的结果一致，认为增加种植体/附着体数量有助于分散咀嚼负荷，减少功能运动期间义齿的潜在运动，从而减少附着体系统阴阳部件的磨损[15,53,57,70]。

为此，使用成品浇铸的Dolder棒型附件（如Preci Bar System；Preat Corporation，Santa Ynez，CA，USA）与浇铸的成品栓体拴道附件［如MK1/MK1 Plus（MK1牙科附着体；

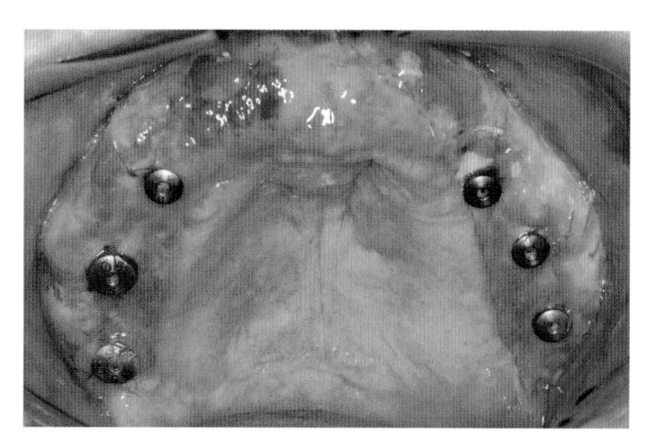

图7-11i 种植体暴露3周后软组织愈合情况。

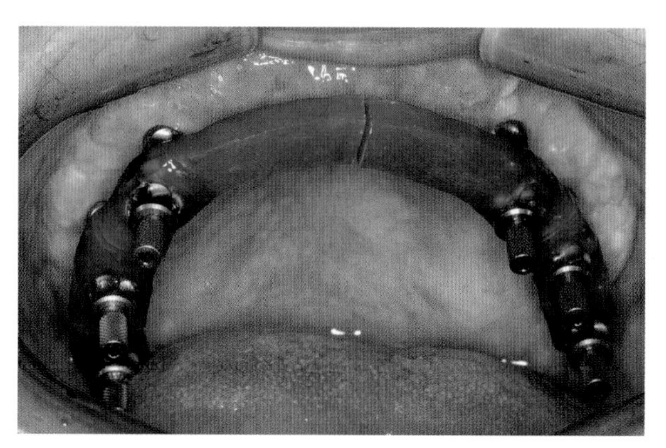

图7-11j 分离夹板式印模柱口内就位。

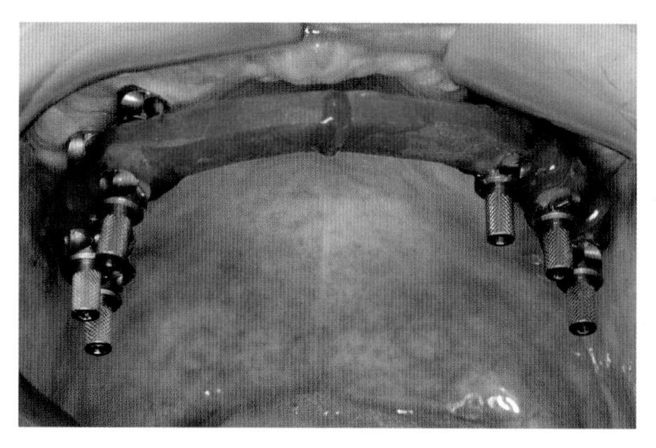

图7-11k 添加少量自凝树脂将被分割的夹板各部分重新连接。

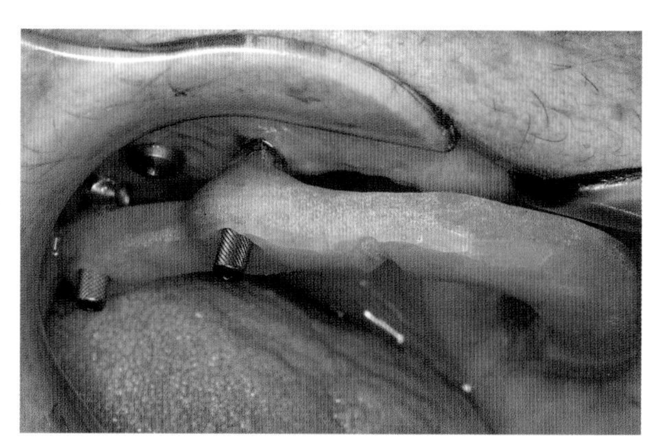

图7-11l 螺丝固位的种植体支持式咬合记录板在口内就位。

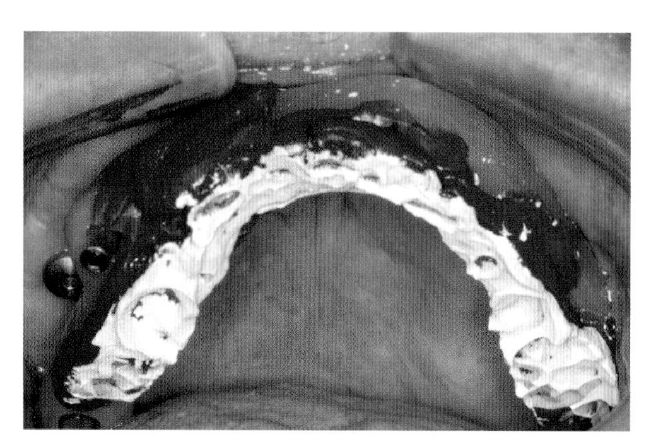

图7-11m 口内咬合记录板。

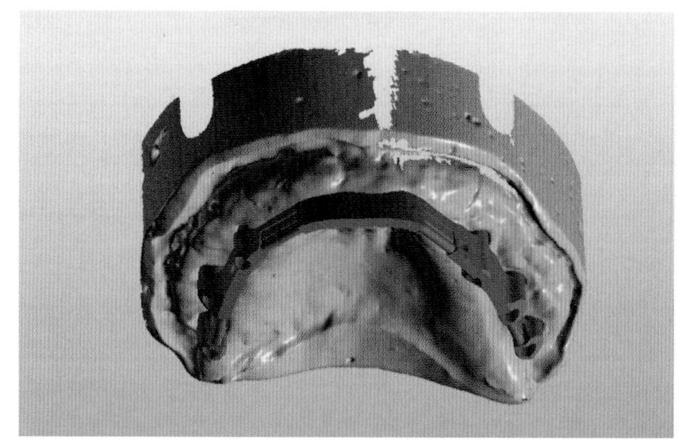

图7-11n CAD/CAM-切削和种植体支持的上部杆卡结构的数字化设计。

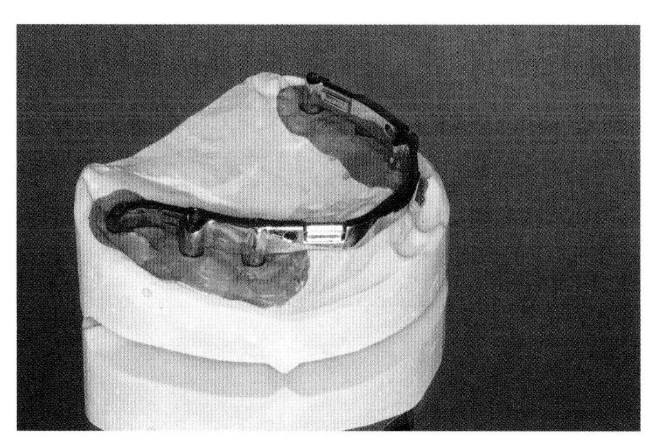

图7-11o 工作模型上的CAD/CAM切削的种植体支持的杆卡上部结构。

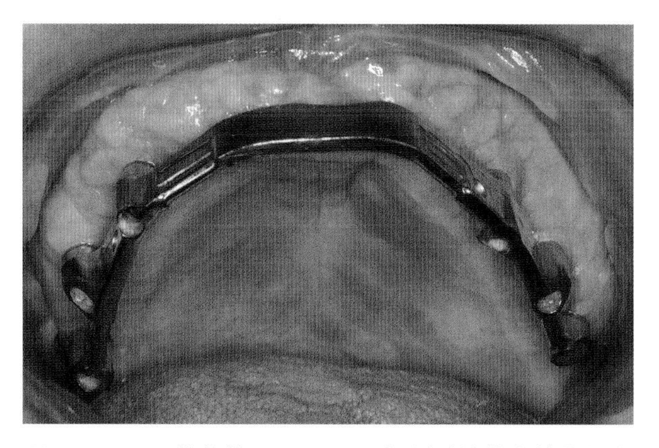

图7-11p 一体化的CAD/CAM-切削种植体支持的杆卡修复体的临床表现。

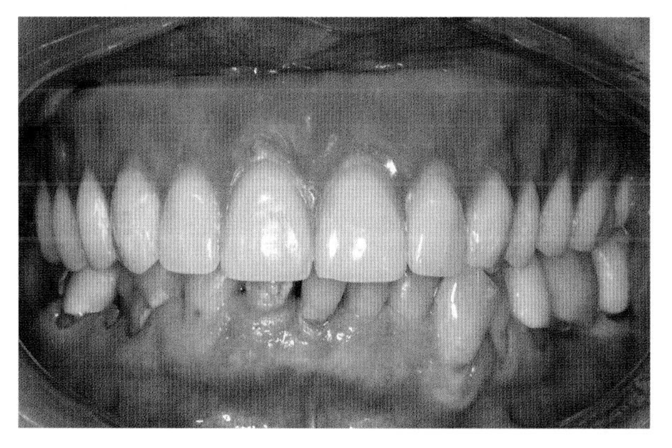

图7-11q 可摘全口覆盖义齿固定在切削杆上。

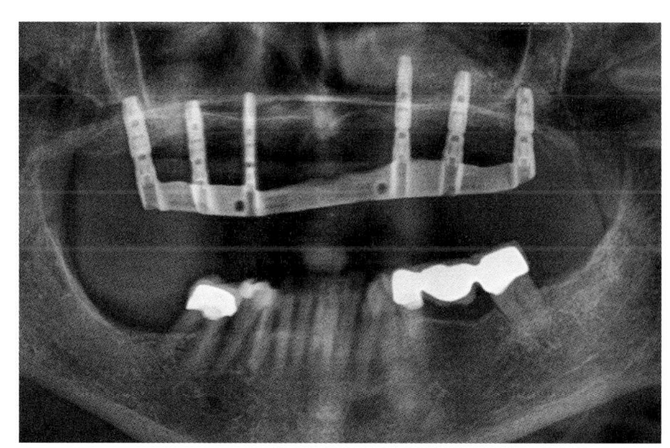

图7-11r 最终修复后的曲面断层片。

Sande，Germany）]，上颌无牙颌由至少6颗种植体支持，可以得到稳定性高的半可摘覆盖义齿，类似种植体支持的固定义齿。这种义齿的优点是通过消除传统覆盖义齿因无腭部基托而引起的微动，最大限度地减少机械并发症的发生率。可以消除患者对非半可摘传统义齿的心理障碍，这对大多数患者来说很重要。患者可以用一个简单的开关装置来摘戴附着体，也就是说患者可以保持对修复体结构的控制[41-42,56]（图7-12a~s）。

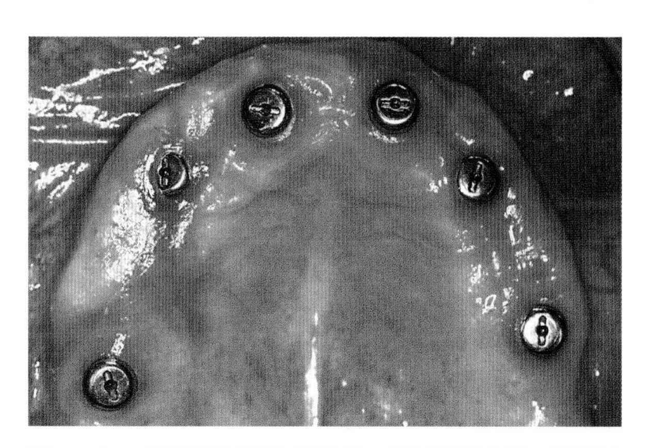

图7-12a 双侧通过根向复位瓣二期暴露种植体4周后的软组织愈合情况。6个月前通过移植骨块实现了全上颌骨增量。

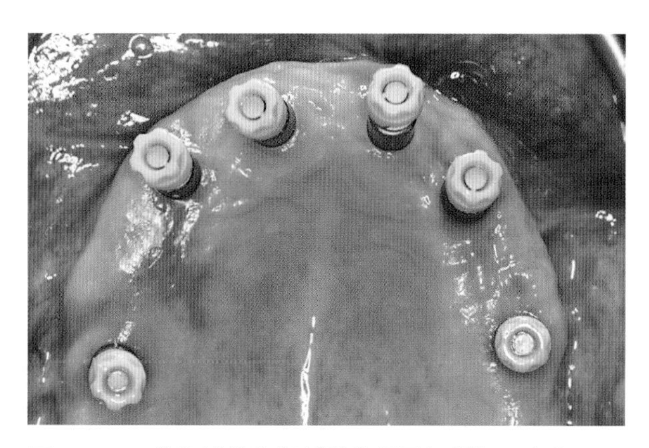

图7-12b 将印模柱和塑料转移帽用短螺钉固定在XiVE种植体上，用于初步咬合记录和再定位印模技术。

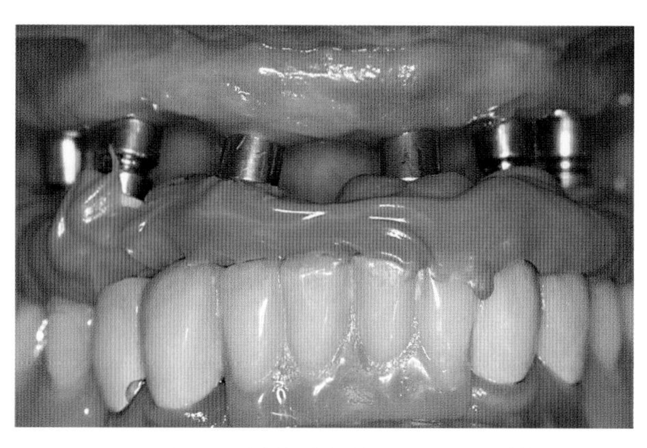

图7-12c 用超硬乙烯基硅氧烷咬合记录材料在转移帽上进行初步咬合关系记录。

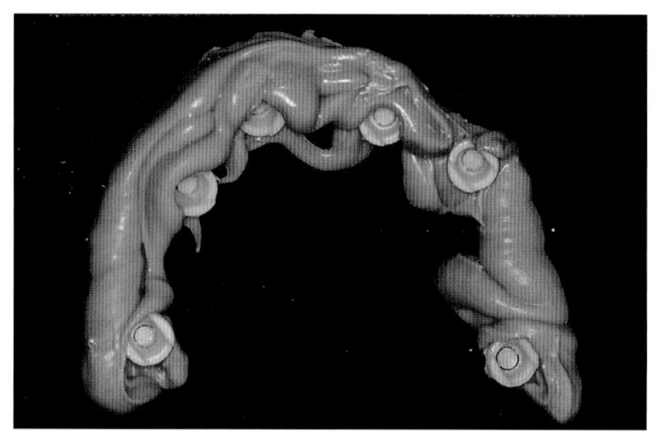

图7-12d 初步记录颌间咬合关系，转移帽留在咬合记录材料中。

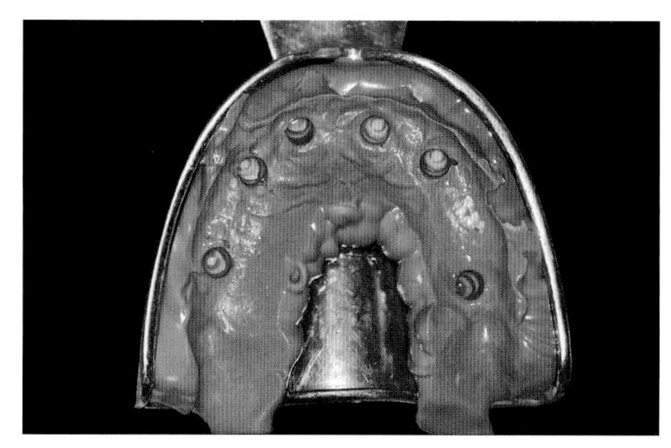

图7-12e 初印模使用成品托盘（再定位技术），印模内有新的转移帽。

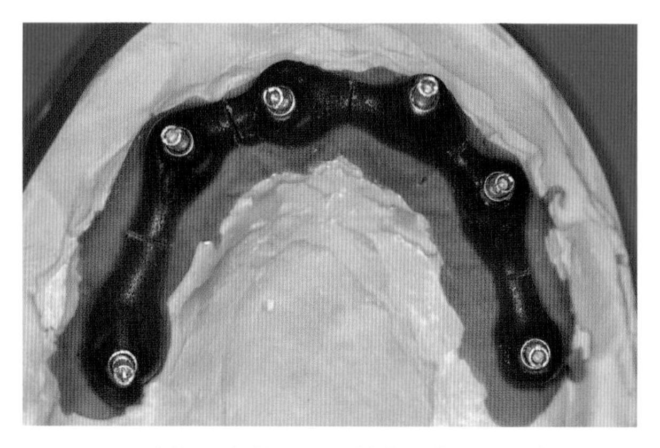

图7-12f 在初石膏模型上用树脂连接全部长螺丝印模柱，随后再用薄的盘钻分开树脂。

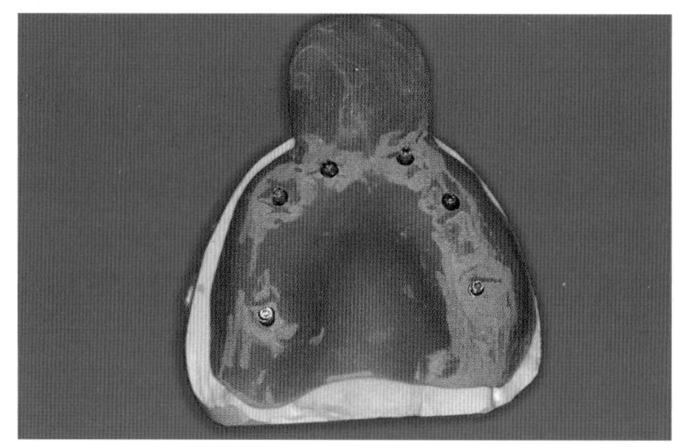

图7-12g 在个性化托盘殆面开小孔，为夹板取模技术中长的印模柱导向螺丝留出通道。

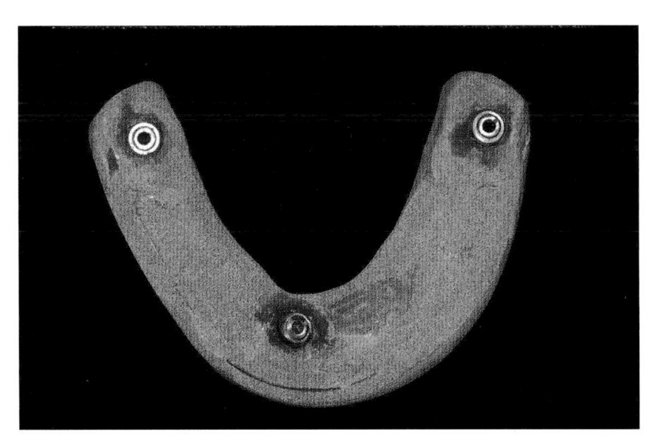

图7-12h 螺丝固位的咬合记录板。为了不受干扰地拔插，应将咬合板内临时基台的内部六边形结构移除，特别是当种植体方向不平行时。

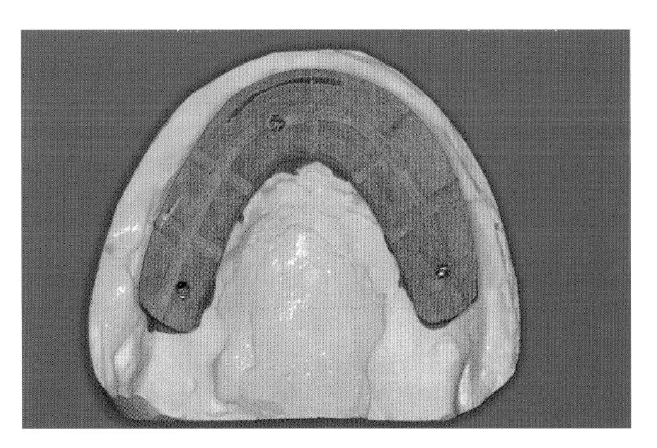

图7-12i 最终螺丝固位的咬合记录板的殆面观。

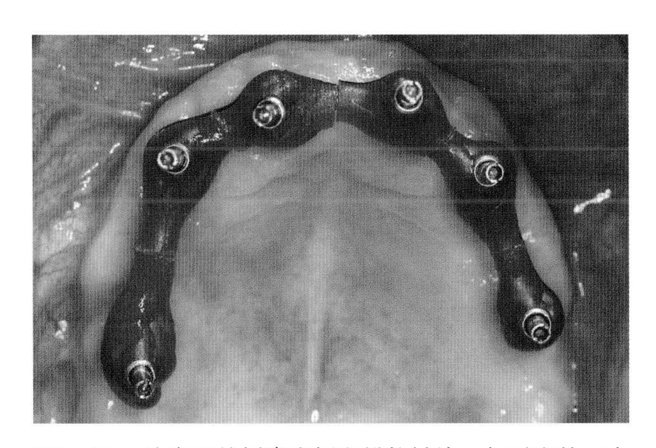

图7-12j 分离开的树脂夹板印模柱被旋入相对应的口内种植体位点。

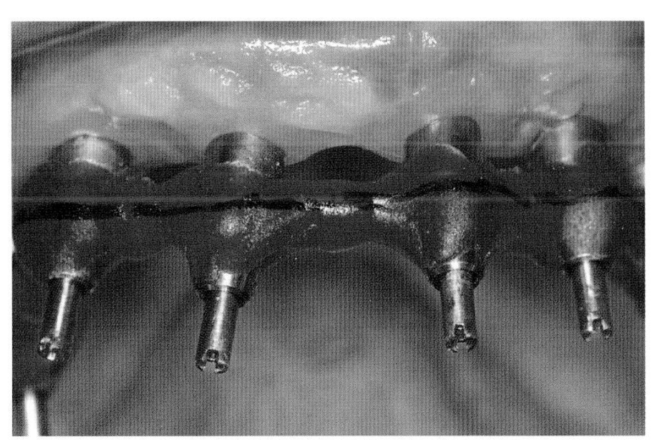

图7-12k 用黑色记号笔标记树脂以检查夹板是否正确就位。将小的分离间隙用少量的自凝树脂重新连接。

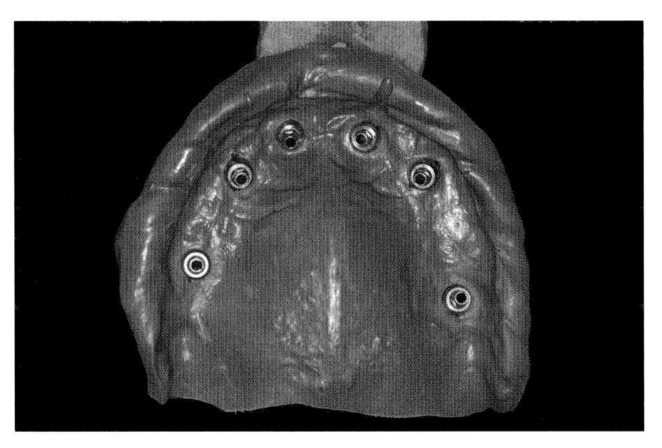

图7-12l 使用个性化托盘和聚醚材料Pick-up印模。

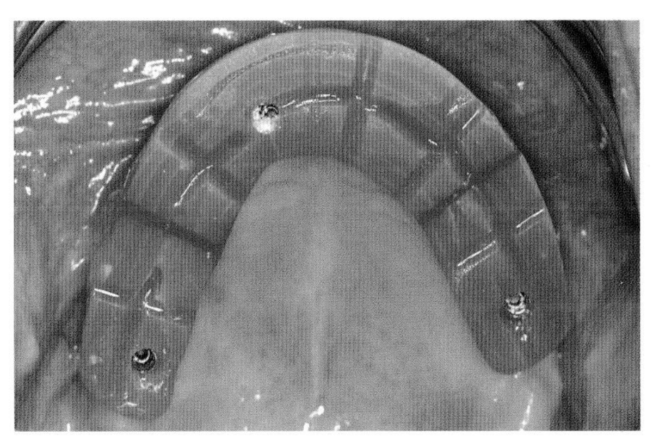

图7-12m 咬合记录板口内拧紧就位。

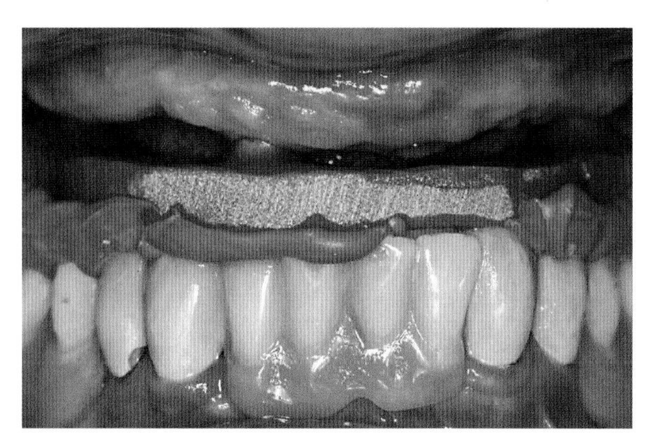

图7-12n 使用超硬硅胶材料记录最终的正中咬合和适当的垂直咬合高度。

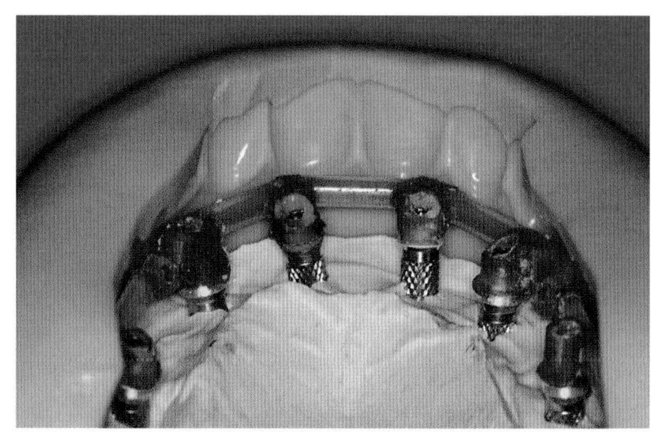

图7-12o 在美学排牙试戴后，预制浇铸的U形杆就位于未来的可摘修复体中，由硅胶钥匙引导。

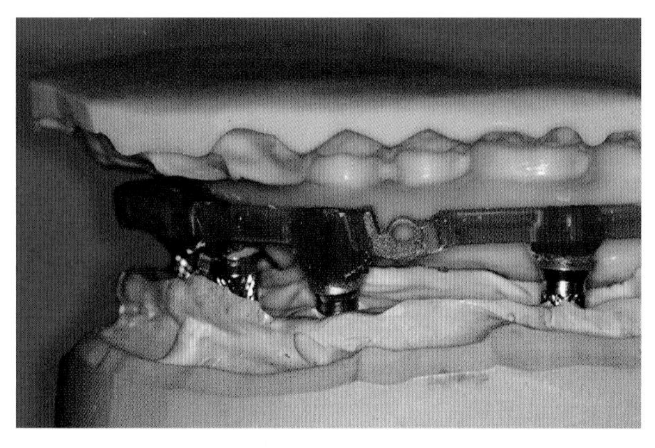

图7-12p MK1附着体的可浇铸阴部件融入可铸杆内。附着体通道孔位于2颗前磨牙之间的牙槽间隔处。

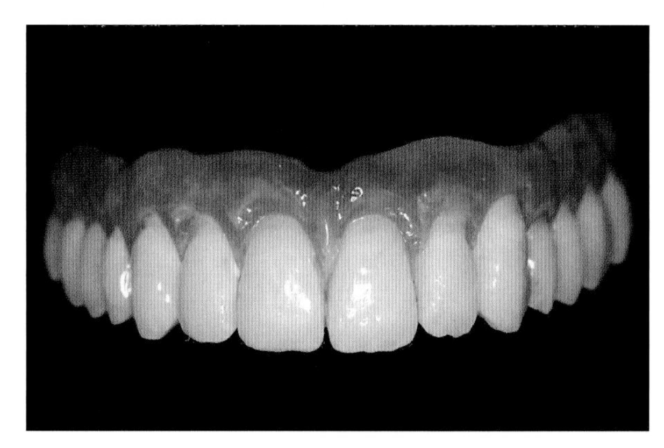

图7-12q 个性化的最终修复体正面观。

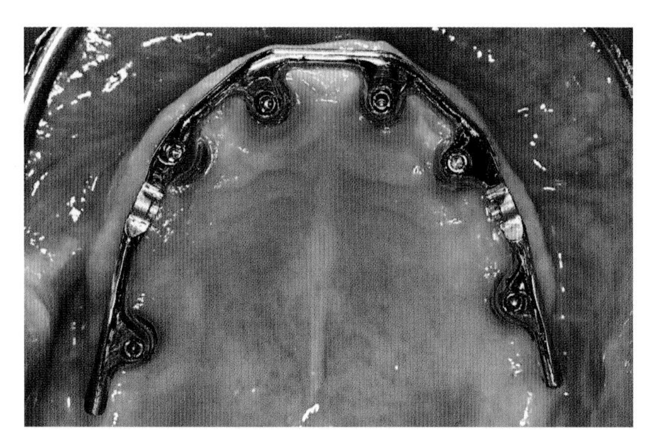

图7-12r U形Dolder棒与MK1栓道附着体口内就位，旋入种植体上部。

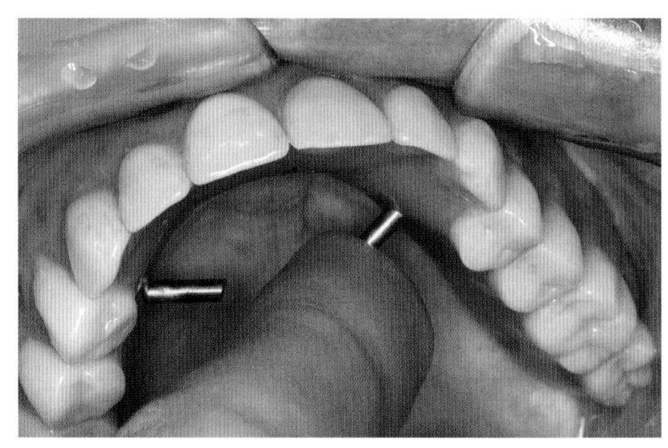

图7-12s 无腭基托的修复体两侧都有MK1栓道附着体。

在极少数情况下，并且只有一小部分解剖条件和种植位置非常不利的患者，才会需要更复杂、更昂贵的定制杆附着体。CAD/CAM切削杆可以与精密附着体结合使用，是另一种越来越多地被用于日常实践的杆附着体[56]（图7-13a～f）。

7.3.3 联合植骨的大跨度种植体支持式修复体的序列治疗阶段

7.3.3.1 患者检查

在第一阶段，应注意上述影响治疗方案的局部因素，如骨吸收或骨缺损的程度、既往种植和/或植骨失败史、拔牙后颌骨分类、是否需要唇面部支撑、预测植骨前后的颌间间隙、微笑时暴露的义齿与黏膜过渡区、上下牙弓的差异等。大部分信息会在第一次临时修复完成后得到，可以使患者与医生更好地了解、沟通所有内容[14]。此外，关于修复体设计的选择，应该考虑患者相关因素，这些因素可能包括财务状况评估、发病率、治疗时间、戴入终修复体后的卫生清洁通道[22]、语音、美观和术后维护负担[60]。

7.3.3.2 准备阶段

制取初始研究印模

首先，应制取初始研究印模并灌制模型，然后通过面弓转移将模型固定到半可调𬌗架上（图7-14a～f）。技工室技师将制作一个合适的蜡型或进行排牙，来调整垂直距离、笑线、牙齿大小与形态，这将指导初始治疗计划的制订，以及帮助实现接下来的临时固定修复。

拔牙、洁治和微生物筛选

接下来的治疗包括牙齿的预备、预后良好的牙齿以及仅需在最终修复前拔除的预后不佳的牙齿将暂时支撑长期临时修复，无法保留的牙齿进行拔除。与此同时，通常需要牙周治疗。在进行手术之前，要进行微生物筛选。根据检验结果，开具推荐的抗生素。此外，术前要应用足够的止痛剂。

7.3.3.3 种植体植入并即刻负载用作临时基台

为了实现长期临时修复适当的双侧支持，可能需要根据最初的检查结果和剩余牙齿的数量与分布，额外植入1～4颗过渡种植体。当在合适的位置有足够骨量时，可以植入窄径永久性种植体并即刻负载，用以支撑临时修复体。否则，可使用非常窄的临时种植体，目的是在治疗结束时将其取出。如果最终修复为固定修复体，用作临时支撑的即刻负载种植体应在手术导板引导下植入。如果最终修复为种植体支持的可摘覆盖义齿，作为临时支撑的即刻负载种植体可放置在任何可能的位置。但是，这些种植体的轴向必须与余留牙一致，以实现所有基台的置入方向一致。这可以使用特定的植入

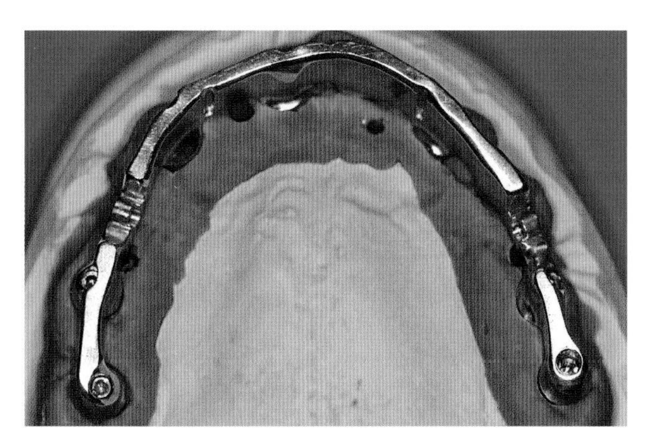

图7-13a 在其他情况下也可以使用个性化研磨杆卡。

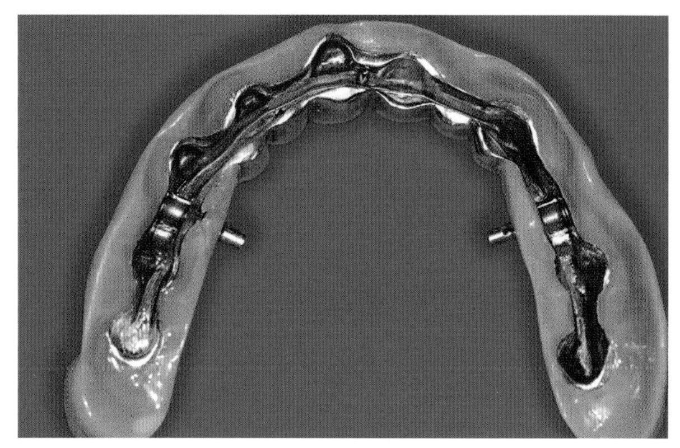

图7-13b 使用栓道附着体，摩擦力可连续地进行调节。

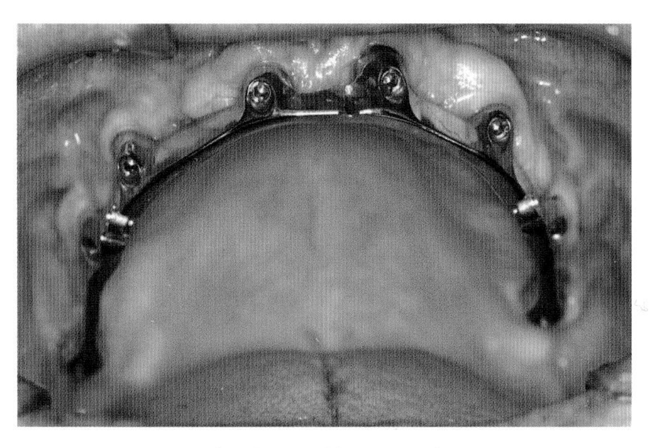

图7-13c 最终修复2年后，软组织稳定。

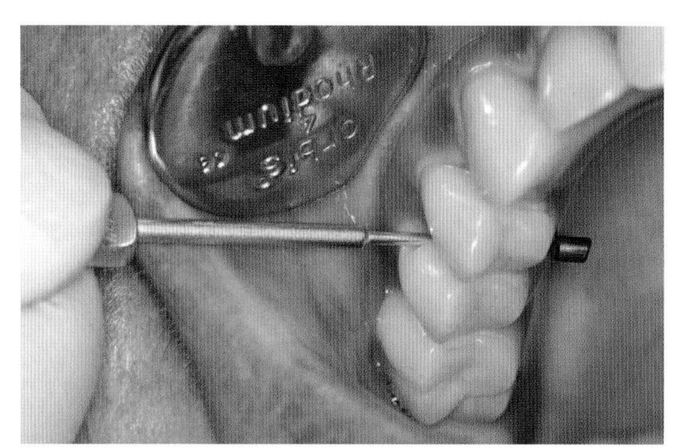

图7-13d 可以用特殊的钥匙打开栓道。

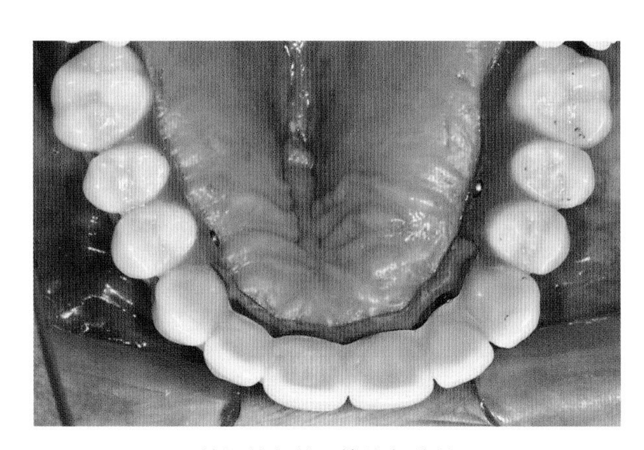

图7-13e 无腭基托的条件可摘修复体的𬌗面观。

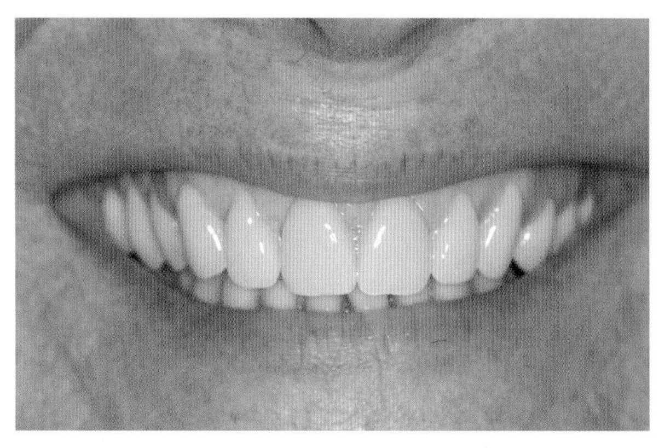

图7-13f 最终种植体支持式可摘修复体的临床表现。

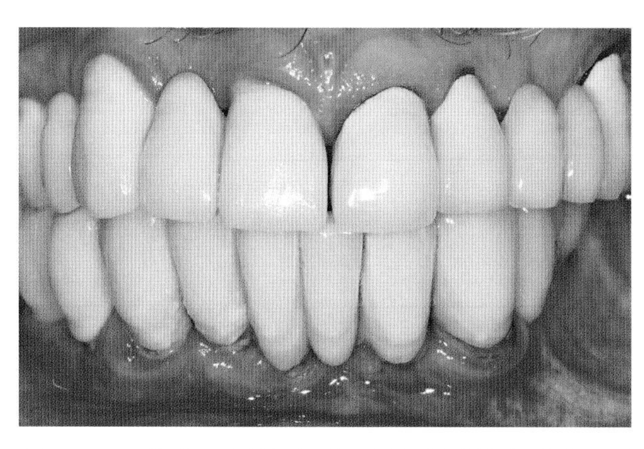

图7-14a 临床口内情况示由严重牙周病引起的全口牙龈炎症和颜色发红。

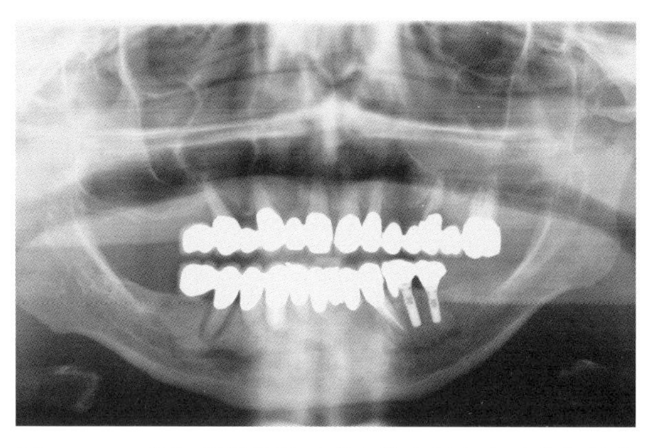

图7-14b 曲面断层片显示明显的水平向和垂直向骨丧失及继发龋。

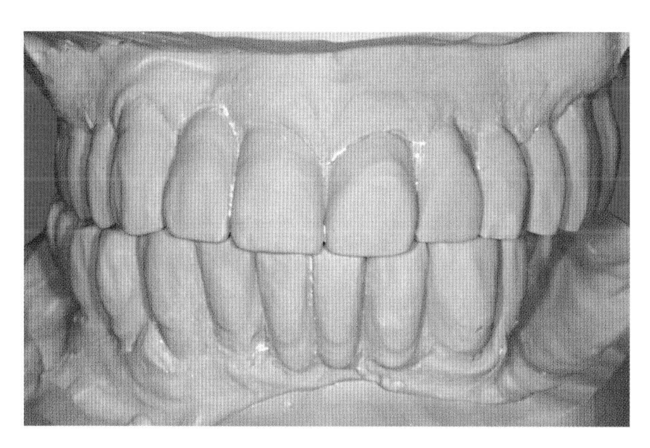

图7-14c 研究模型以正中咬合位置固定在殆架上。

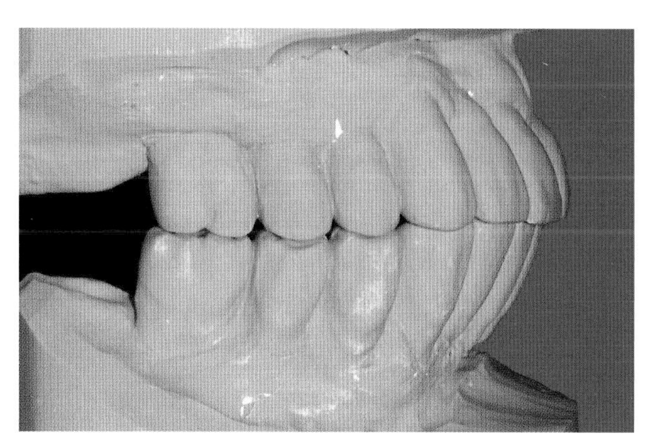

图7-14d 右侧面观显示前牙位置前突，提示修复体初始位置不佳。

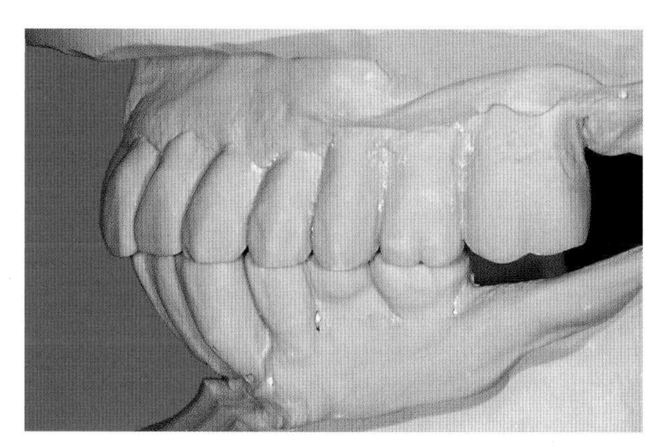

图7-14e 左侧面观显示左下颌骨有明显的组织萎缩和一颗支抗牙缺失。

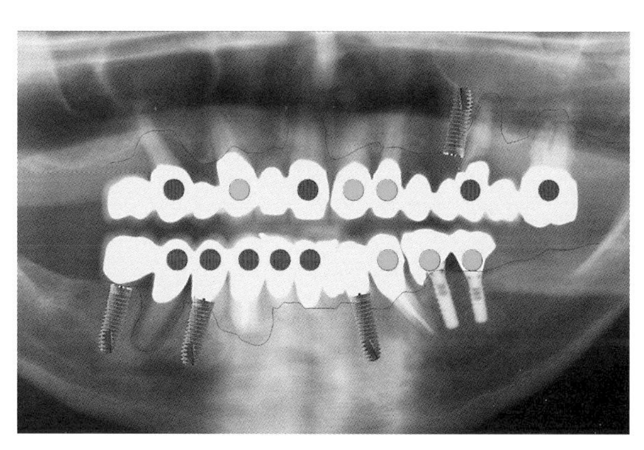

图7-14f 计划拔除预后不佳的牙齿，保留预后良好的牙齿，并植入额外的窄径种植体以支持临时修复体。

工具来完成。种植体即刻负载的先决条件是初期稳定性至少为35Ncm。在大多数情况下，这可以通过预备较小的种植床来实现（图7-14g和h）。

制作固定的临时修复体

临时修复体的制作可以在植骨术前进行，也可以在即刻负载的种植体植入后的准备阶段进行，或者在植骨后进行，特别是对于具有健康成熟软组织的无牙颌患者。在此阶段，对牙齿和种植体制取聚醚印模来制作长期临时修复体。初步的正中咬合可以为技师提供一些上下颌骨之间水平和垂直关系的信息。戴入长期临时修复体前，在蜡型基础上可制作空壳临时修复体或热成型压膜义齿作为即刻短期临时修复体。用复合树脂充填压膜义齿，将其放置在预备好的余留牙和临时种植体的基台上，然后调𬌗。在复合树脂完全聚合后，取下义齿送至技工室进行最后的调整抛光。由技工室制作的咬合记录𬌗托可以用于记录最终的咬合关系。用解剖式面弓获取颞下颌关节的位置。美学参数（如中线、笑线）可以标记在𬌗托上。在复杂病例中，为制作长期临时修复体，用诊断蜡型或试排牙进行美学试戴并与患者进行讨论。短期临时修复体可在椅旁用临时粘接剂进行粘接。

技工将制作长期的铸造金属加强的临时修复体。对于植入即刻负载的永久种植体作为临时基台，种植体支架或临时基台（如TempBase；Dentsply Sirona，Bensheim，Germany）将作为螺钉固位的临时基台。当使用临时种植体时，过渡种植体的锥形头帽将用于粘接临时修复体。切削非贵金属合金桥架，并用选定颜色的复合材料进行瓷饰。在前牙区，出于功能和美观方面的考虑，建议进行临时粘接固位。在前磨牙区，垂直螺钉可以防止意外松动。桥架的形状应该为后续的饰面瓷留出足够的空间。

长期临时修复体的试戴通常在印模制取后的24～48小时进行。短期椅旁临时修复体将被取下，并戴入长期临时修复体。应通过临床和X线片检查临时修复体的固位准确性和稳定性。必须仔细调整静态和动态咬合，这对修复体的成功至关重要。在静态咬合状态下，触点应位于由支撑的基台所定义的多边形范围内。远端悬臂应避免负重。建议采用组牙功能合，以减少施加在包括前牙在内的单个基台上的应力。最后，在长期临时修复体粘接后，对上述调整进行重新检查。患者离院前，应接受口腔卫生和进食软食相关的宣教（图7-14i～k）。

在10～14天后拆线时，需要询问患者临时修复体的美学和功能满意度。根据上述结果，

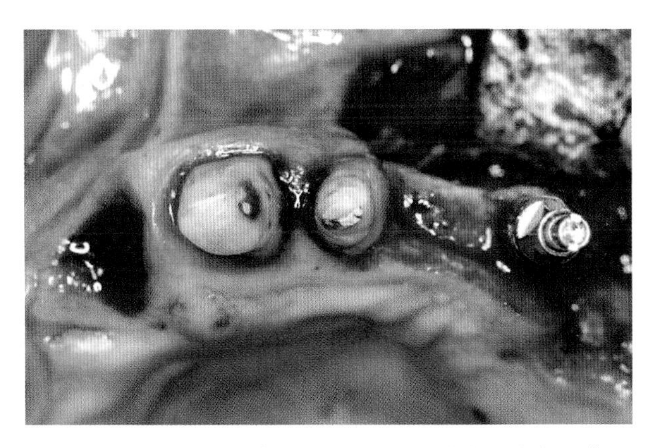

图7-14g 拔牙后的临床表现，在左侧第一前磨牙位置植入窄径种植体，对剩余牙齿进行牙周治疗。

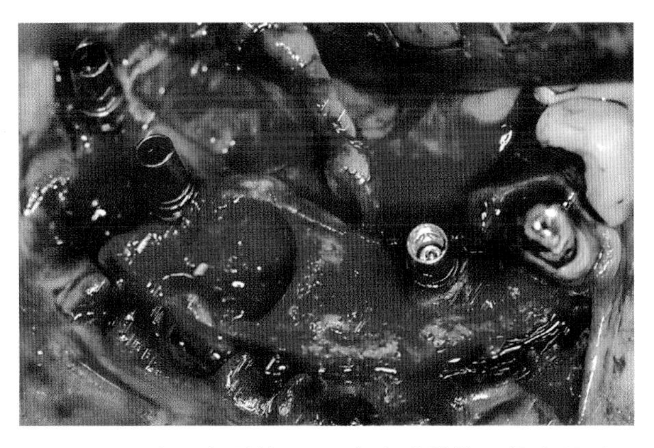

图7-14h 在下颌骨植入3颗永久种植体。拔除预后不佳的牙齿并清理肉芽组织后，显现出明显的牙周组织缺损。

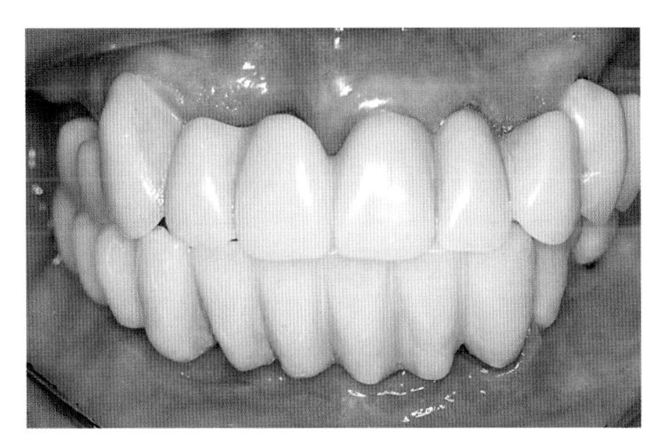

图7-14i 长期临时修复体固定修复4周后的健康无炎症的软组织。

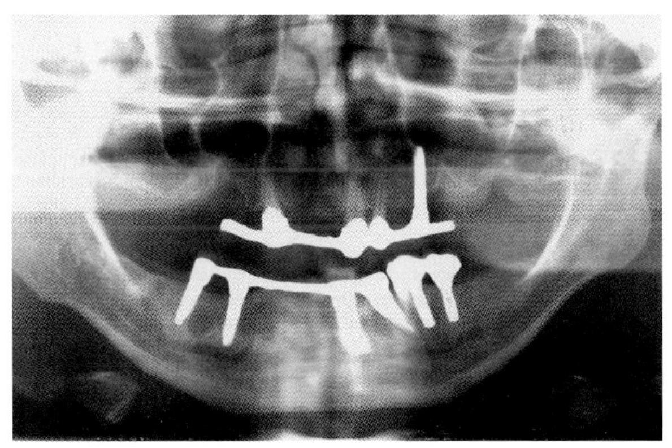

图7-14j 曲面断层片显示天然牙及即刻负载的种植体支持的铸造金属加强的长期临时修复体。

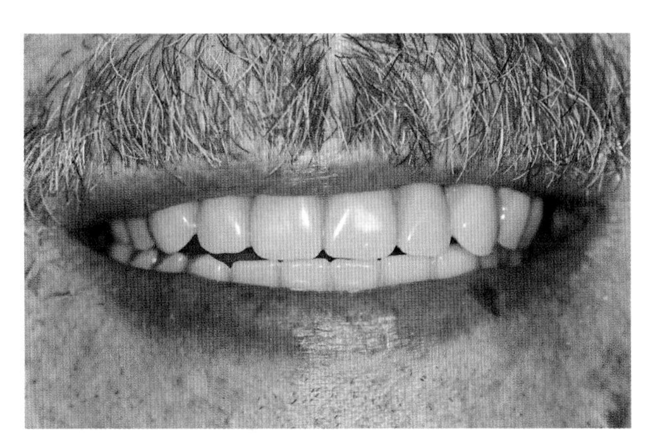

图7-14k 临时固定修复体的美学效果。

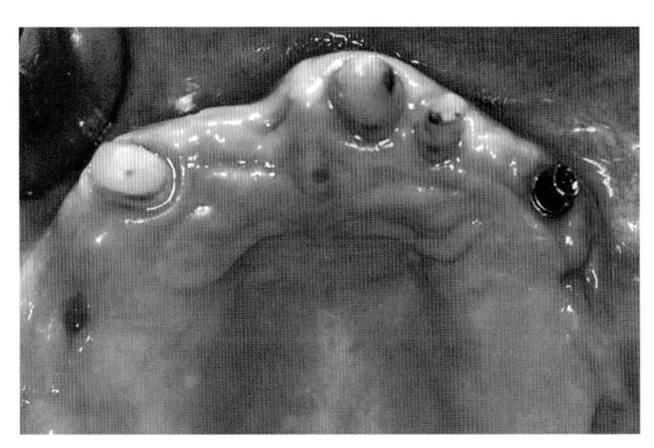

图7-14l 临床照片显示，上颌的初步治疗阶段完成8周后，软组织已愈合，可进行骨移植术。

应讨论患者的美观和语音偏好，并进行相应的调改。使得患者在这个阶段就能对最终修复的美学效果有所预期。

7.3.3.4 骨移植，永久种植体植入，二期手术种植体暴露愈合阶段

通常，主要的骨移植术在上述修复阶段后6～8周进行。此时，拔牙后的软组织应该没有炎症，呈现良好的上皮化，且卫生状况良好。复制长期临时修复体用以制作透明的树脂手术导板，该导板由过渡基台（牙齿和种植体）支持。这将有助于手术医生以修复学为导向在计划的修复空间内进行骨移植，并植入永久性种植体（如果决定同期植入）。一旦取下临时修复体，就能够评估即刻负载的种植体周围的骨吸收程度，并决定这些种植体是否可以用于支持最终修复体，或者是否应该在最后被取出。

术后应注意从牙龈侧修整临时桥体，以避免其与黏膜的接触或压力，并防止术后软组织肿胀。此步骤是用轻体硅橡胶完成的。最后，临时修复体的组织面应仔细抛光，以方便患者清洁这些区域。

通常，肿胀会在术后4周后逐渐消失，在桥体龈方留下一个额外的空间，可能会影响患者的功能、语言和美学。因此，需要在这些区域进行临时软衬，通过在桥体下面涂上粘接剂，用中等黏度的聚醚印模材料充填不需要的空间，并交给技工来完成。临时修复体边缘的重塑通常需要几个小时才能完成并重新戴入（图7-14l～o）。

长期临时修复应持续7～9个月，分为两个阶段：骨移植物重塑阶段，可持续3～4个月；另3～4个月为在移植骨内植入种植体后的骨结合愈合阶段。在此期间，如果暂时保留的天然牙或作为临时修复体基台的种植体丢失，可以用已经植入的、已发生骨结合的永久种植体或植入新种植体来代替。将临时修复体与新种植体在椅旁或口内连接，方法是将种植体携带体或临时基台与其相应的临时帽与自凝树脂结合（图7-5m）。出于这个目的，临时修复体应该在新种植体基台的内侧部位留出足够的空间。

二期手术和软组织处理阶段

在种植体暴露愈合期间，如果只需要进行较小的软组织手术进行软组织改善，则术后愈合期为4～6周，之后即可开始修复重建。当计划进行更多的软组织移植手术，需要延长软组织愈合时间时，等待期可延长至8周，在此阶段，愈合、重塑和软组织成熟将基本完成。在前牙区，这段时间可能更长，特别是当需要对新暴露的永久种植体进行进一步临时修复以进行牙龈整塑和龈乳头成形时。如果在此临时阶段使用窄径基台，则应在整个过程中保持平台转移，直到戴入最终修复体。

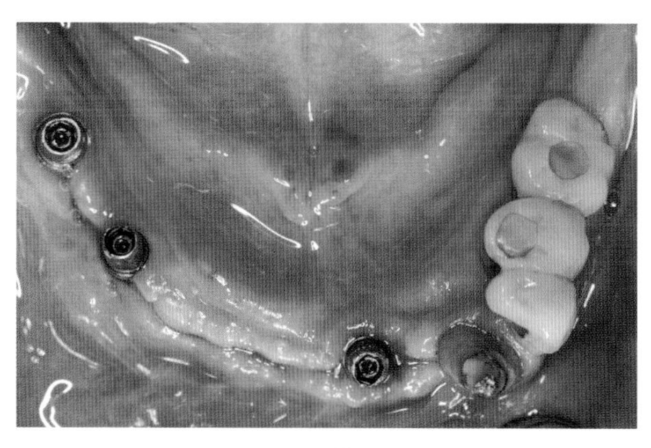

图7-14m 下颌呈现相似的情况，由临时的TempBase基台支持。

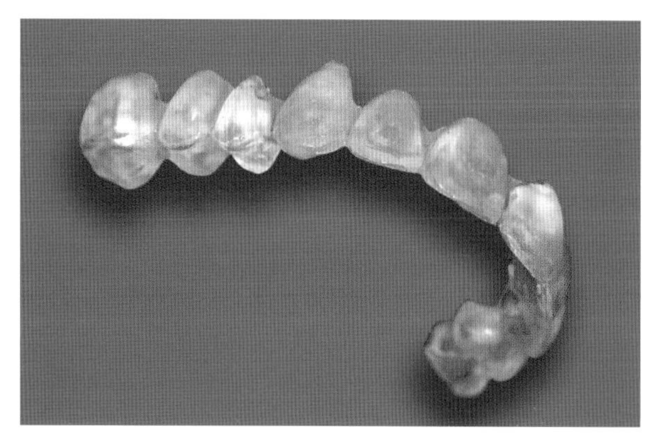

图7-14n 复制临时修复体以制作透明树脂钻孔导板。

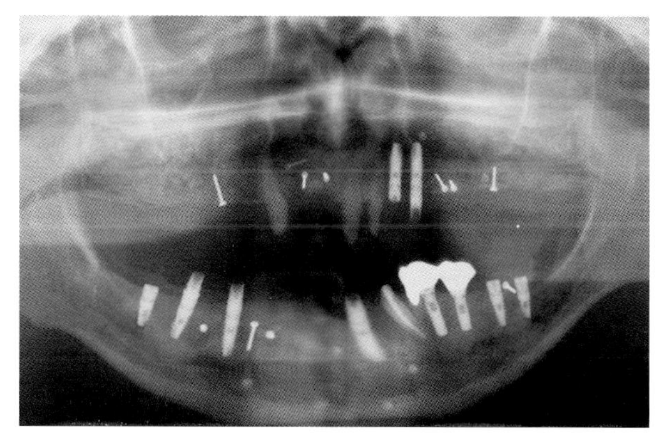

图7-14o 术后的X线片显示双侧上颌窦底提升及多块自体骨移植（取自双侧磨牙后区）。

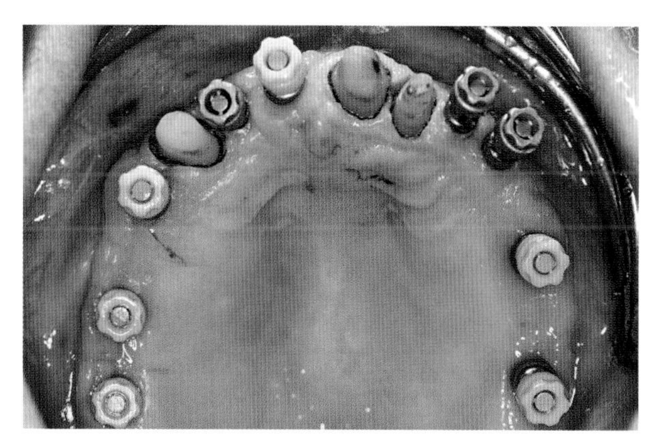

图7-14p 上颌种植体二期暴露4周后，更换短螺丝固位的转移帽进行闭口托盘取印模（再定位法）。

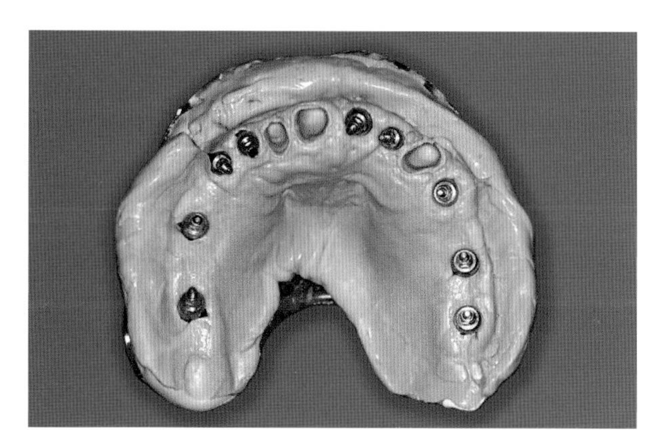

图7-14q 用成品托盘进行牙齿和转移基台取印的内侧面。

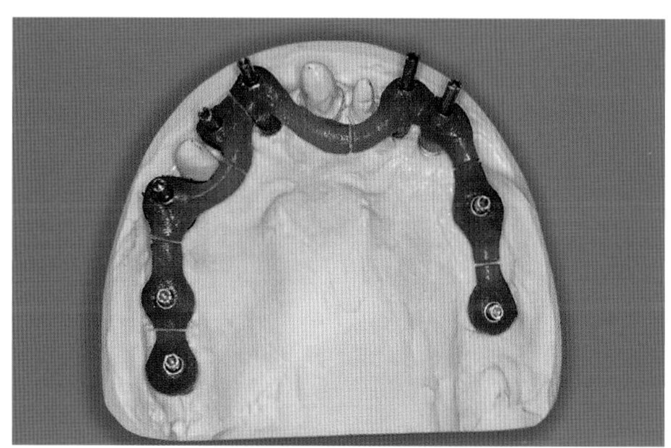

图7-14r 在初模型上，为Pick-up印模准备了带长转移杆螺丝的转移基台和分段树脂夹板的印模柱。

7.3.3.5 种植体支持的最终修复阶段

在复杂的修复过程中，当涉及大量种植体和余留牙齿时，应考虑以下几个因素。首先，从印模制取到最终修复体戴入的整个过程，应交叉结合不同的治疗环节，在更短的治疗周期内完成。这对于那些就诊路途遥远的患者是非常重要的。其次，使用可靠、可重复、高度精确的印模技术和咬合调整，以及获得正确的垂直与水平关系，将最大限度地减少并发症和治疗失败率，从而减少患者重复就诊的需要。这些由并发症引起的额外就诊会影响治疗质量，造成时间和成本消耗。再次，基于良好的治疗技术理念，根据患者的不同情况，制订一个个性化、适当的修复重建设计，这将有助于治疗的成功和增加患者的满意度。此外，修复科医生必须在传统修复领域拥有广泛的专业知识。

印模制取和咬合设计阶段

对于技工而言，通过可靠的咬合关系，结合口内垂直向及水平向关系来实现正确的颌位转移，对修复体的加工制作是至关重要的。这对于实现上部结构的被动就位，获得适当的美观和功能结果以及种植体支持的修复体的长期成功非常重要[43,54]。

将口内情况精确地转移到的工作模型上，可以通过Pick-up技术实现。无论是否将种植体夹板式相连或采用再定位技术，前提是在其适用范围内[3,72,74]。传统印模技术已在短跨度种植体支持的上部修复体制作中证明其有效性。然而，从科学和临床的角度看，逐渐出现结合使用不同印模技术方法进行大跨度复杂种植体重建[56]。作者的方法由Pape及其同事于2003年首次发表，该方法已经被Khoury团队使用了25年以上。根据这一理念，在大多数情况下，仅在4次就诊后就可以完成复杂病例的修复。根据修复体的类型和复杂程度，对于种植体支持的活动修复体，终印模需要在6周后移除愈合基台或种植体周围软组织通过种植体支持的临时修复体塑形后进行，如果是种植体支持的固定修复体，这一时间间隔可以延长至4个月。这一理念将在后文中介绍。

第一次就诊——初步咬合记录及印模转移

在取印模的第一步，移除临时牙及相应的临时基台或愈合基台，将它们系统地分类到一个合适的收纳盒中。由于存在不同的穿龈高度（GH3或GH5），不同型号的转移基台用短（标准）基台螺丝（如用于转移技术的Dentsply Sirona转移帽，XiVE系统）与种植体相连，对应着相应的临时基台及愈合基台的颜色编码及直径。将转移帽放置在与之颜色匹配的基台上。在这一阶段，将超硬硅橡胶咬合记录材料（如Futar D；Kettenbach，Eschenburg，Germany）注射在覆盖印模帽的转移基台周围，进行最初的咬合关系记录（图7-12b～d）。操作者引导患者咬合至合适的位置及VDO。材料凝固取出后，转移帽仍保留在硅胶材料内部，从而形成刚性的咬合记录板（夹板相连）。

完成后，放置第二套转移帽与转移基台相连后，使用封闭的成品托盘的再定位技术取印模（图7-14p和q，图7-12e）。通常，聚醚是首选的印模材料。如果在终印模制取中涉及天然牙，也可以使用双线排龈法进行传统的一步法取印模。在置入印模材料、移除托盘后，将转移基台从种植体上拧下，再拧至种植体替代体上，与印模材料中的转移帽相连接。将印模转移至技师，灌制第一副模型（图7-14q）。在初步的直接咬合记录板的辅助下，可以简单地将上下颌的石膏模型安装到半可调𬌗架上。根据软组织厚度的不同，穿龈高度较短（3mm）的转移基台可替换为牙龈高度较高（5mm）的转移基台。长基台螺丝（Pick-up导向钉；Dentsply Sirona）也将替换短的基台螺丝。然后用自凝树脂（如Pattern Resin；GC America，Alsip，Illinois，USA）将单独的转移基台进行夹板连接。

余留牙和临时种植体不包括在夹板中（图7-14r），在戴入最终修复体之前将被移除。树脂聚合后，需要验证夹板是否能被整段取出。当种植体的轴向之间有很大的角度时，可能无法整段取出。在这种情况下，对于那些轴向角度相差较大的种植体，技师可以采用圆锥形、旋转对称、多用途的MP（Dentsply Sirona）基台，这些基台配有特定的Pick-up转移基台，与整体树脂夹板相连，而不是使用普通的转移基台。完成以后，可以使用薄盘钻将夹板分成数段，并对各段进行编号，重新就位于原来的位置。在这一阶段，用厚蜡片覆盖被分成几段的夹板，用以制作个性化的光固化树脂托盘（Palatray XL；Heraeus-Kulzer，Hanau，Germany），在𬌗方预留转移杆引导螺丝的开孔。此外，托盘必须具有一定强度防止变形，并制备用于印模材料固位的沟槽。

在这一阶段，在相同的模型上，当对𬌗使用光固化树脂完成设计时，制作与基台相连的螺丝固位咬合记录板（图7-14s）。树脂咬合板中至少需要3个转移或临时基台，使用模型上最远端的植体制作稳定的带有三点支撑的螺丝固位咬合记录。为了实现口内的被动就位，需要消除这些咬合支撑基牙间的相互连接（图7-14t）。通过这种方式，咬合板只通过螺丝与种植体相连。在𬌗架上根据临床表现对咬合记录板进行个性化调整。使用经验性咬合记录的中间值，技师将对上下颌的垂直和水平关系进行标记，以便修复医生在临床上进行一些微小修改后用于记录正中关系（图7-14u～w）。

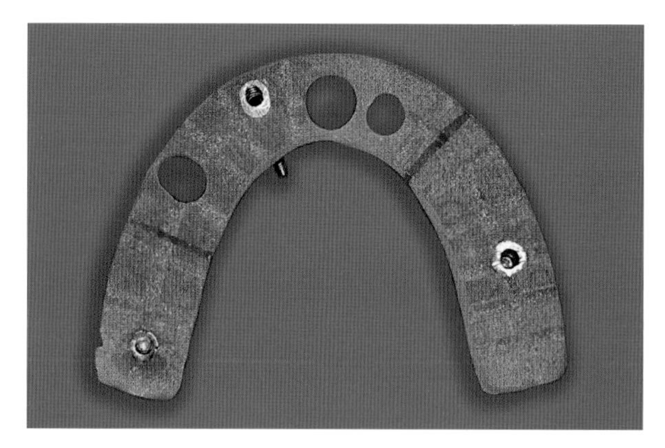

图7-14s 与种植体相连的螺丝固位咬合板，用临时基台三点支撑，在余留牙对应部位开孔，避免就位时的干扰。

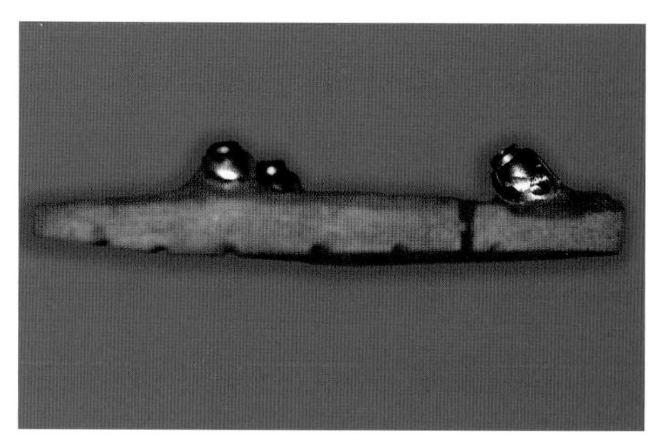

图7-14t 移除转移基台的内六边形，以便插入及移出咬合板。

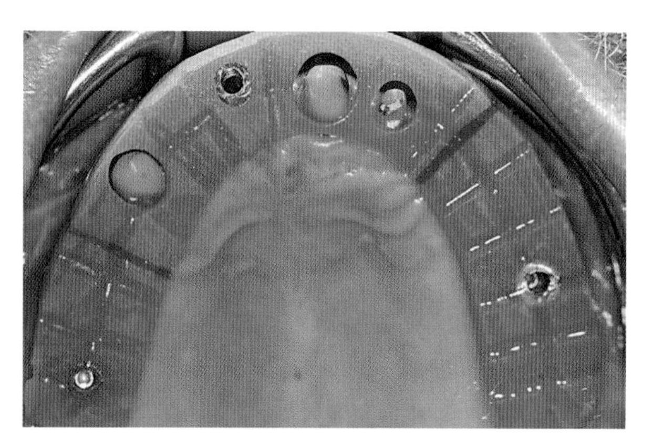

图7-14u 将带孔的咬合板就位，露出天然牙。

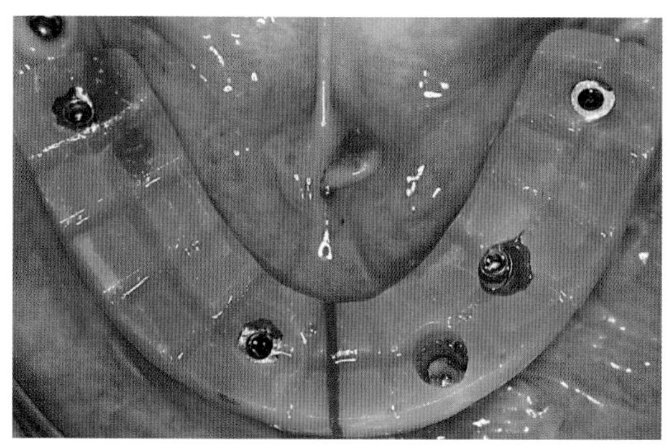

图7-14v 螺丝固位的下颌咬合板。

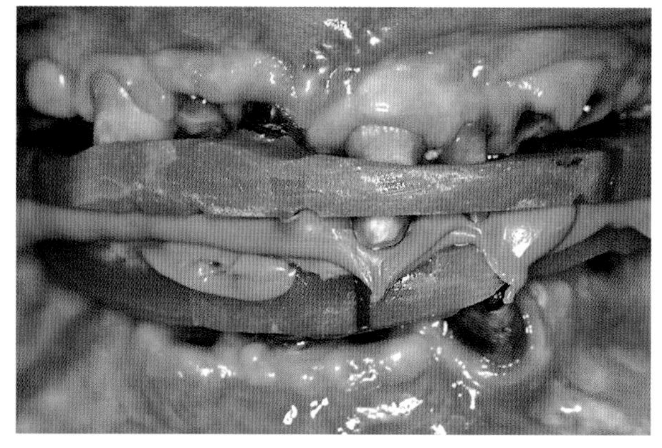

图7-14w 用超硬硅橡胶材料记录在中性关系位上的咬合关系。

对于有肌功能异常的患者，将会增加手法记录殆位关系的难度，技师可以在本程序中准备的一个螺丝固位的哥特式弓进行咬合关系记录。特别是在复杂的全口修复中，这一方法为修复医生和技师提供了额外的精确度、安全性和可预期性。

通常，在技工室准备分离的夹板式转移杆，个性化托盘及咬合记录板不会超过几个小时。在同一天内可以将整个工作返还给医生，以便等待的患者进行第二次终印模制取及咬合记录。如果由于某些原因无法实现，患者必须再次预约进行终印模和咬合记录的制取。

第二次就诊——终印模及咬合关系记录

将相互分离并编码的夹板式转移基台，使用长转移杆螺丝固定在种植体上，用螺丝刀控制扭矩（图7-15a和b）。曲面断层片检查转移杆是否完全就位（图7-15c）。检查后，用少量的自凝树脂充填各节段间的间隙，将所有的转移基台重新夹板相连。口内试戴个别托盘，所有的长转移杆螺丝能从预留的孔中穿出。在托盘内侧涂上托盘粘接剂后，用聚醚或硅橡胶进行印模的制取（图7-15d～g）。拧松长转移杆螺丝取出托盘。

在咬合记录之前，将上颌通过面弓转移与关节之间的位置关系上半可调𬌗架。如果需要修复上颌，用自固化黏蜡将面弓固定在咬合板上。上颌上完𬌗架后，用相同的咬合记录板辅助上下颌中性关系及VDO的记录。在这个步骤里，通常需要在上颌咬合板的中切牙区域放置融化的绿棒或树脂，并引导下颌于合适的VDO至中性关系位。在树脂固化或绿棒冷却后，添加超硬咬合记录硅橡胶以充填后牙区剩余颌间间隙。在整个过程中，应当注意常规修复体重建过程中应用的水平和垂直关系相关的参数，如：笑线、中线、Frankfort平面、Camper平面、瞳孔连线、𬌗平面、唇部支撑、双侧后牙区对称性。

第三次就诊——口内试戴，检查美观，咬合及相应的调整

将模型安装到𬌗架上，在硬质树脂基托上排列人工牙并用蜡固定。使用TempBase基台将该基托固定在2颗种植体上，或通过摩擦力将其固定在备好的天然牙上。这将简化在口内验证正确咬合关系的操作。诊断排牙需要将患者的审美偏好考虑在内。

这次治疗对于永久修复的成功至关重要。将螺丝固位的诊断排牙在口内试戴，调整功能和美学参数。患者（如果需要的话，还有家人和朋友）可以评估修复体的美学效果，技师仍然可以很容易地调整和修改。根据上下颌关系、种植体的位置、软组织的形状与体积以及排牙，修复团队和患者讨论是否可以实现满意的固定修复，是否需要增加粉红色的义龈，还是由于需要增加软组织支撑而更适合采用无腭托的可摘修复体。

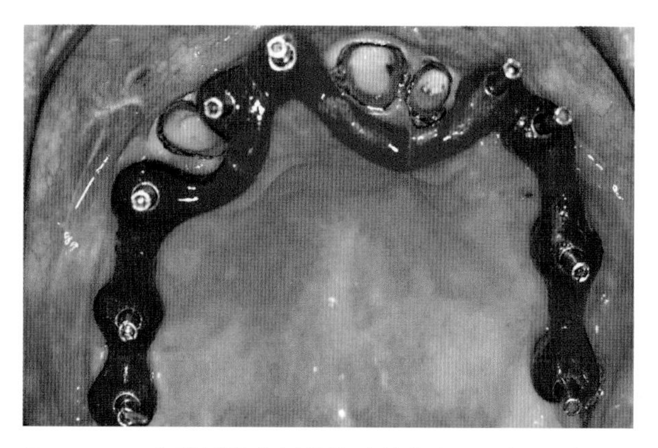

图7-15a 将带树脂夹板的转移基台在口内拧入并重新相连，制取印模，余留牙用双线法排龈取模。

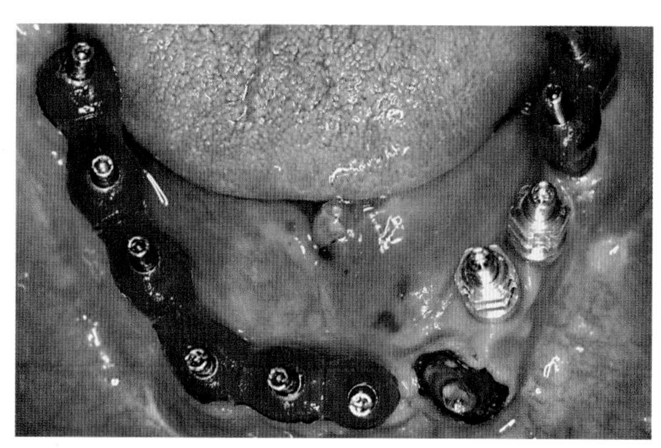

图7-15b 下颌用同样的方法。

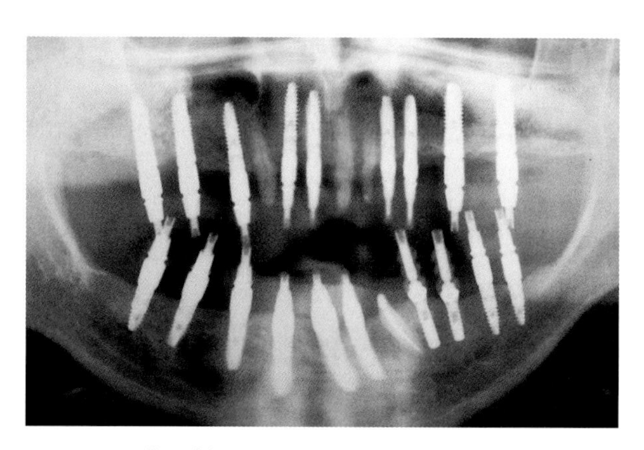

图7-15c 曲面断层片，检查转移杆是否完全就位。

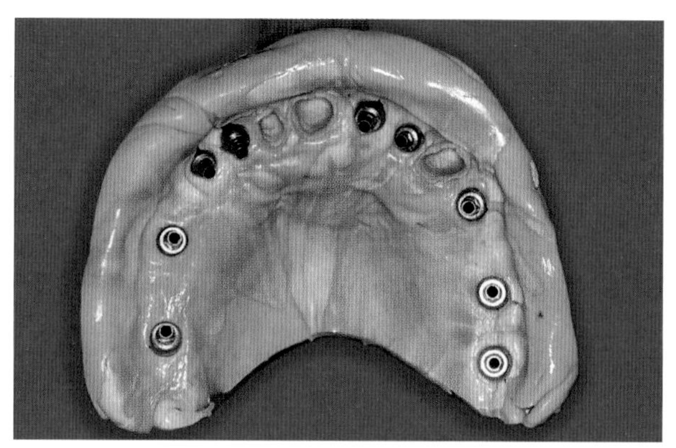

图7-15d 上颌使用个性化托盘制取Pick-up印模：由于夹板固定的作用，转移杆的位置关系非常精确。

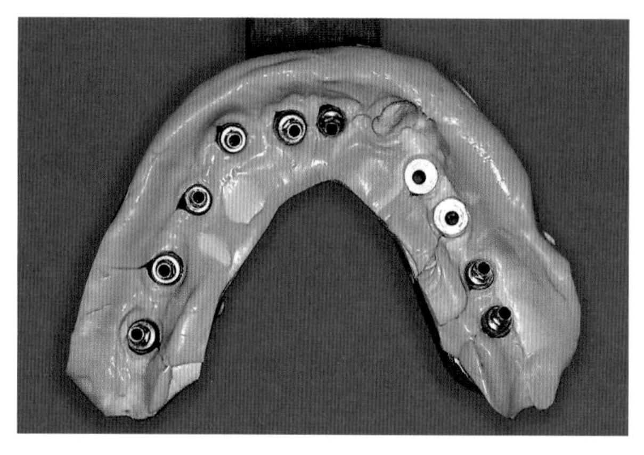

图7-15e 下颌种植体和一颗预留牙的印模。

根据试戴的结果，技师制作出最终修复体。根据解剖情况、种植体的数量和患者的倾向，提供多种方案供患者选择，包括预成的杆卡附着体到螺丝固位或粘接固位全瓷桥（图7-15g～j）。即使在这一最终的技工室阶段，仍应再次全面考虑与选择固定修复体或可摘修复体相关的功能和美学参数。

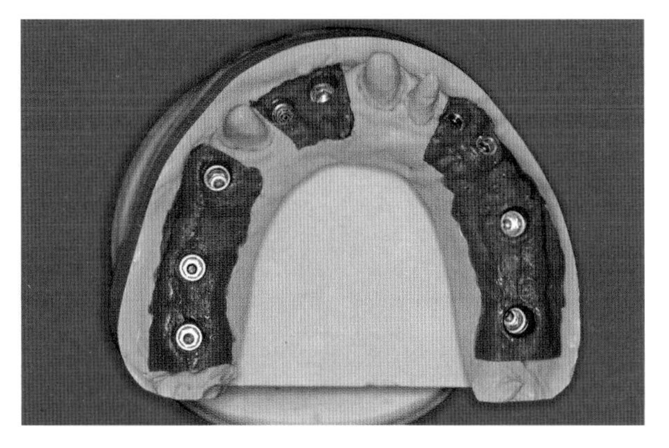

图7-15f　灌注带有种植体替代体的上颌工作模型。

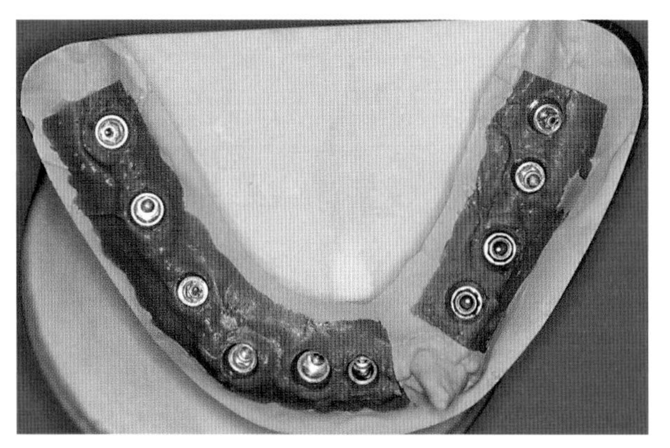

图7-15g　下颌工作模型。

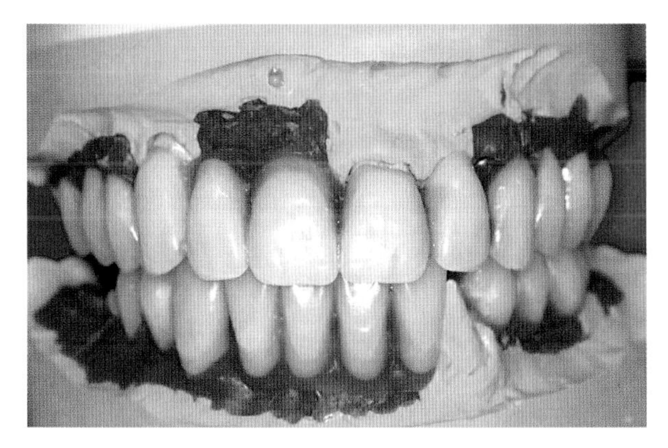

图7-15h　在螺丝固位树脂基托上制作义齿蜡型进行美学试戴。

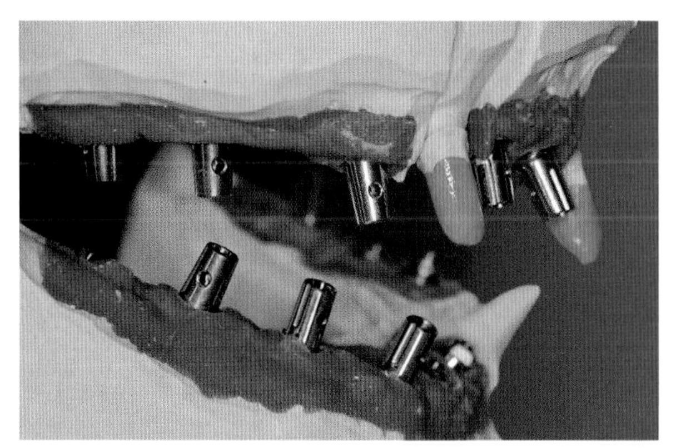

图7-15i　选择基台进行最终修复。

第四次就诊——戴入最终修复体

在这次治疗过程中戴入最终修复体。支持临时修复体的过渡种植体和天然牙需要拔除，否则会影响最终修复体的戴入。对于杆卡固位覆盖义齿，可以应用Sheffield试验检查杆卡是否被动就位。对于在水平向螺丝固位的修复体，螺丝是否能顺畅地拧入是验证精确就位的另一个指标。也可借助曲面断层片验证是否完全就位，同时记录戴入最终修复体时的骨水平。对静态和动态咬合的精细调磨是保证修复体的长期成功必不可少的因素[40]。如果需要进行修改，如加瓷或调改颜色，技师可以立即进行。在本次治疗结束时，需对患者进行关于口腔清洁和合适的清洁工具的深入指导（图7-15h～o）。

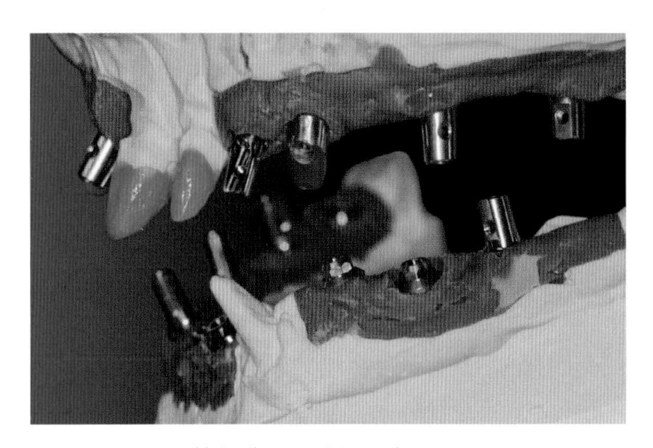

图7-15j 最终基台进行个性化调改。

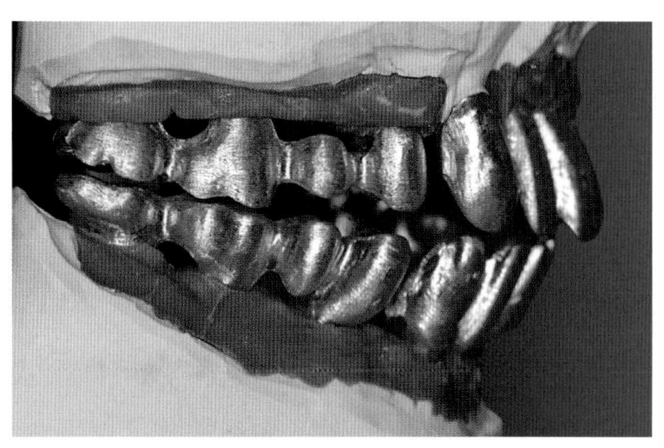

图7-15k 固定桥的桥架已准备好制作饰面（右侧视图）。

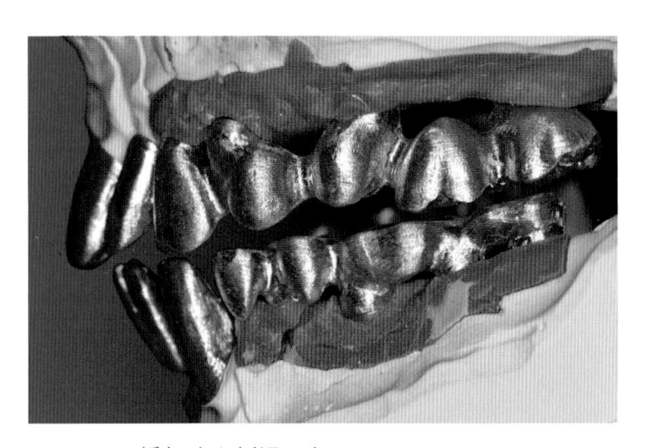

图7-15l 桥架（左侧视图）。

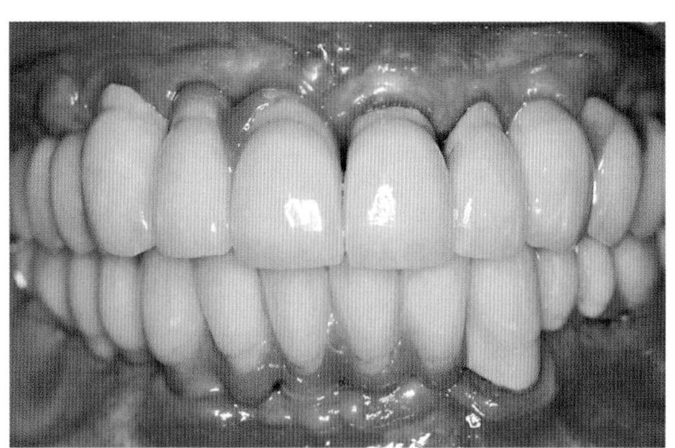

图7-15m 最终修复4年后，软硬组织稳定。

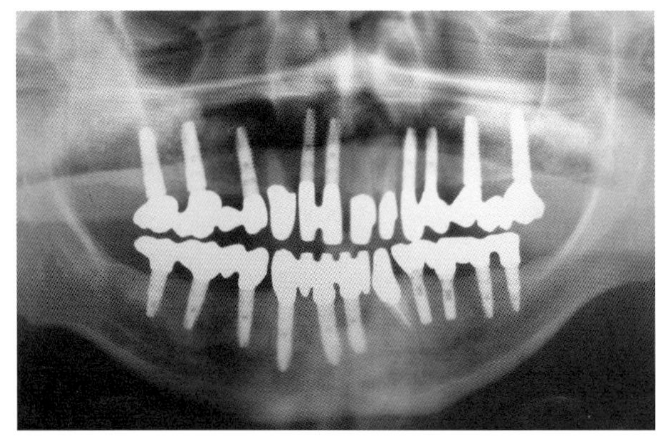

图7-15n 戴入最终修复体桥架4年后的曲面断层片。所有即刻负载的种植体均已包括在内。

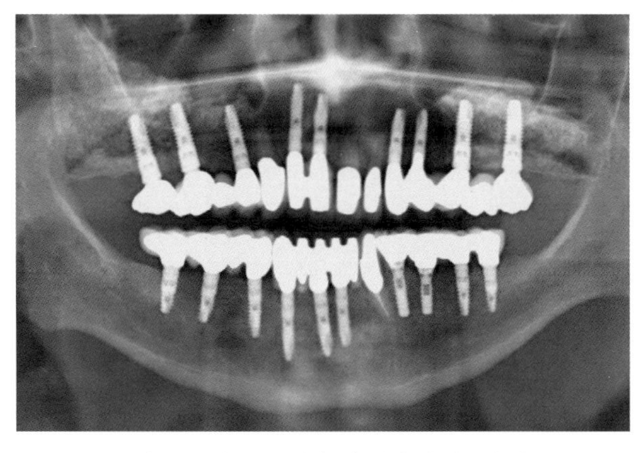

图7-15o 术后15年显示修复体稳定性的X线片对照。

随访和维护——咬合检查及进一步少量调𬌗

戴入终修复体后的第一次随访复查非常重要。事实上，患者咬合的突然变化，从无𬌗至全口重建的咬合，或从临时修复体的软性饮食恢复至更硬、更稳定的饮食，将不可避免地造成患者静态和动态的咬合变化[48-49,79]。

第一次随访应安排在最终修复体戴入和初步适应约4周之后。可以进行轻微的调整，并再次检查咬合。此外，口腔卫生士应检查患者的口腔卫生质量，如有必要，应重复进行个性化的口腔卫生指导。

此外，在最终修复6个月后必须检查修复体。特别是对于复杂的种植固定修复体的病例，每年的X线片随访与种植体周围维护应同步进行。对于这类患者的随访，还应进行牙周检查和洁治。根据牙周检查结果，维护的随访频率为3~12个月。这些定期检查确保在早期阶段就能发现种植体周围的感染。因此，螺丝固位的修复体相对于粘接固位的修复体更受欢迎，因为更容易卸下进行维护或修改。

7.4 小结

终修复的数字化流程

在复杂的修复病例中，本章阐述了一种修复治疗的理念，即在整个治疗过程中在过渡种植体上制作一副兼具功能和美观的临时修复体。通过这种方式，可以使许多因工作或个人情况而放弃治疗的患者受益于系统全面的种植体支持的修复治疗方案。此外，这种最佳的修复程序允许医生在最少的复诊次数中为患者提供最佳的修复效果。除了用电解沉积技术制作套筒冠之外[55]，如今，许多种植体支持的修复体都可以用CAD/CAM系统制作（图7-16a~n）。

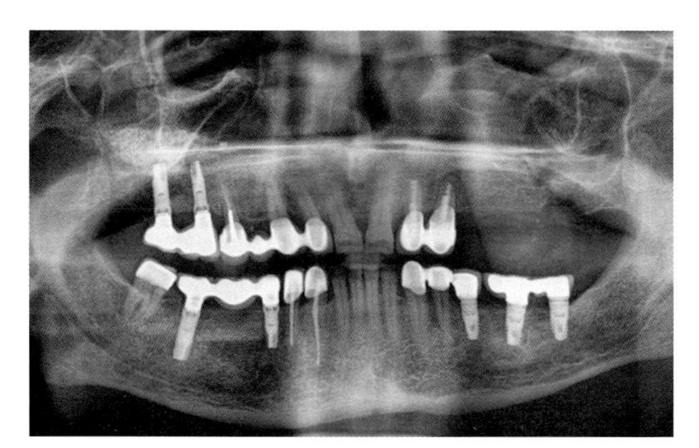

图7-16a 59岁男性患者上颌左侧游离端缺失的曲面断层片。（图7-16a~n由Frank Zastrow博士提供）

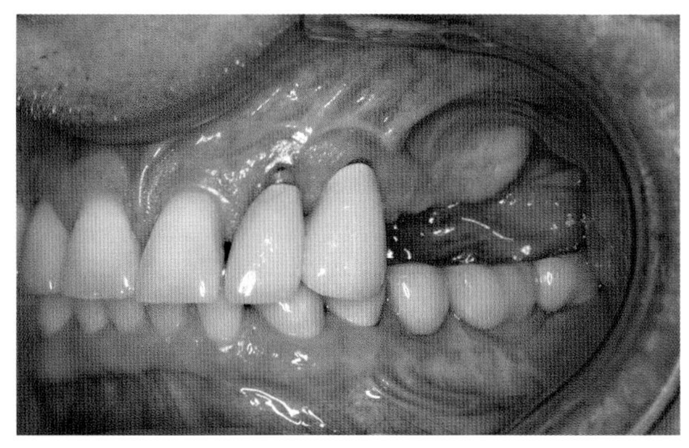

图7-16b 单侧游离端缺失的临床表现。

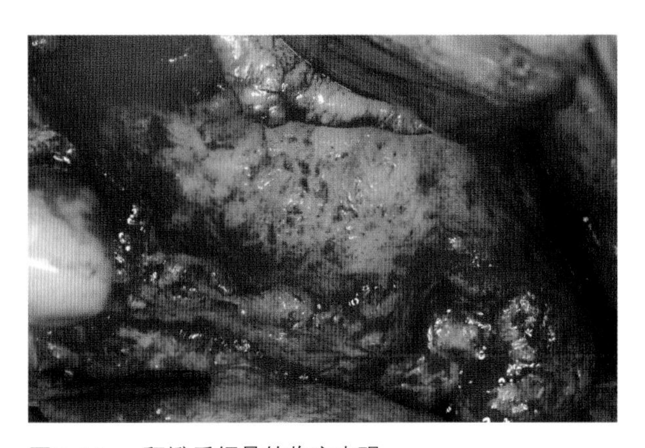

图7-16c 翻瓣后颌骨的临床表现。

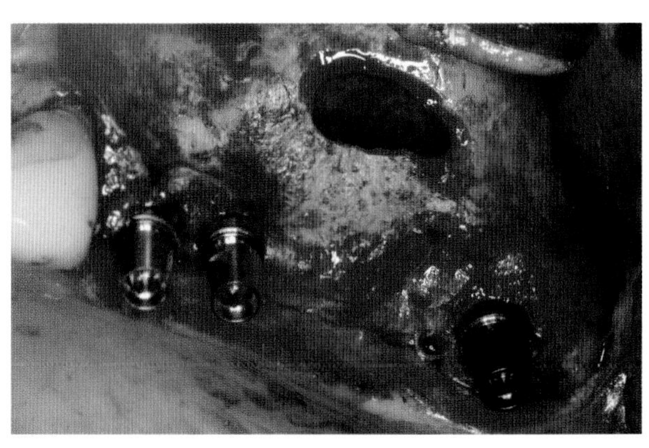

图7-16d 前磨牙区骨劈开和上颌窦底提升术后同期植入3颗种植体。

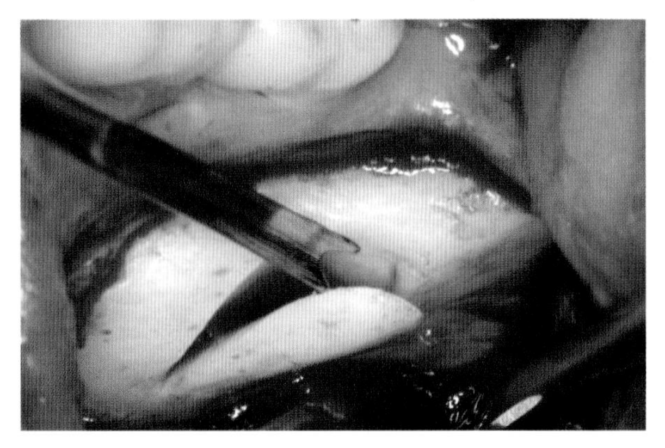

图7-16e 使用自主研发的专利设备从磨牙后区获取骨壳。（由Zastrow博士提供）

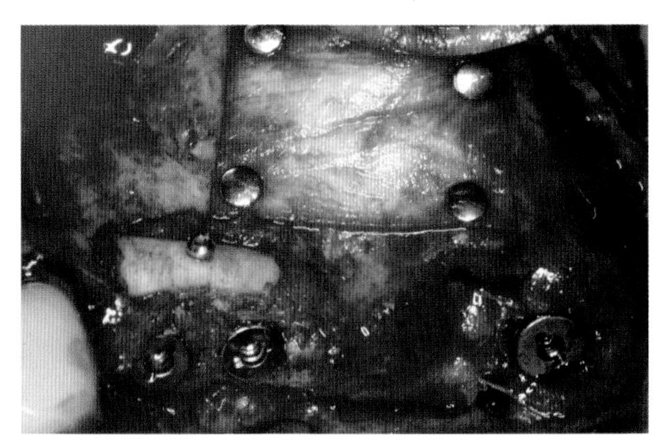

图7-16f 上颌窦底提升术后，在前磨牙区应用生物学概念进行水平向骨增量。

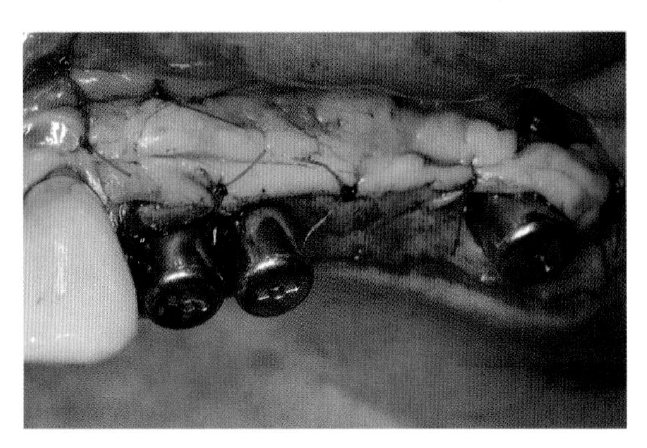

图7-16g 术后3个月应用根向复位瓣技术二期暴露种植体。

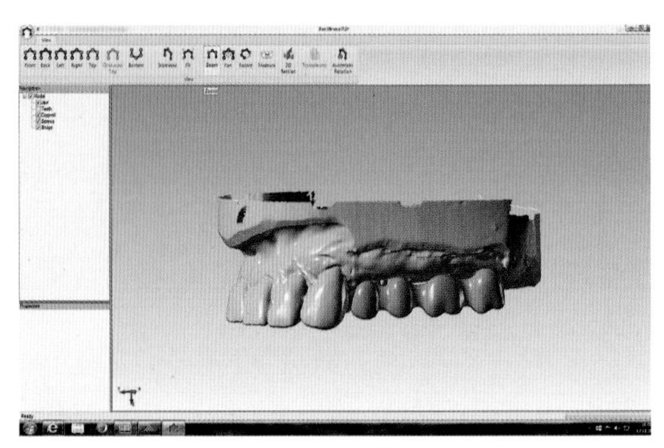

图7-16h 使用Atlantis软件进行数字化设计。

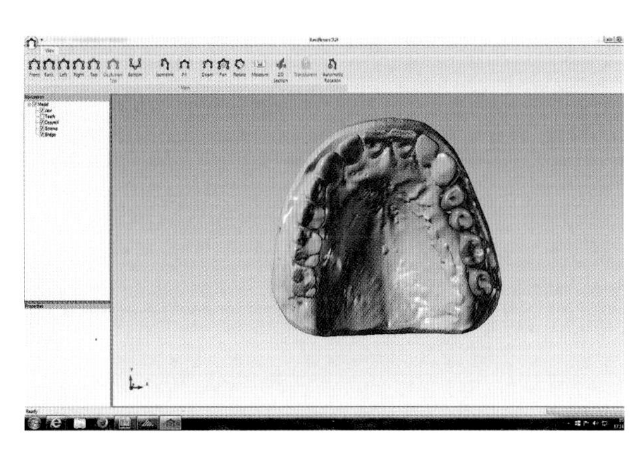

图7-16i　使用Atlantis软件进行数字化设计：殆面观。

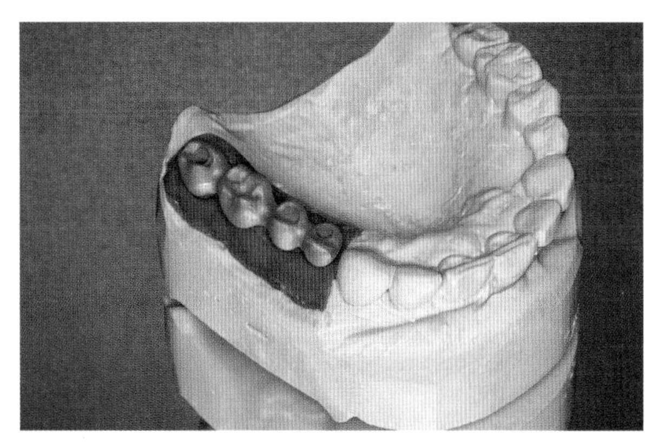

图7-16j　工作模型上CAD/CAM切削的上部结构。

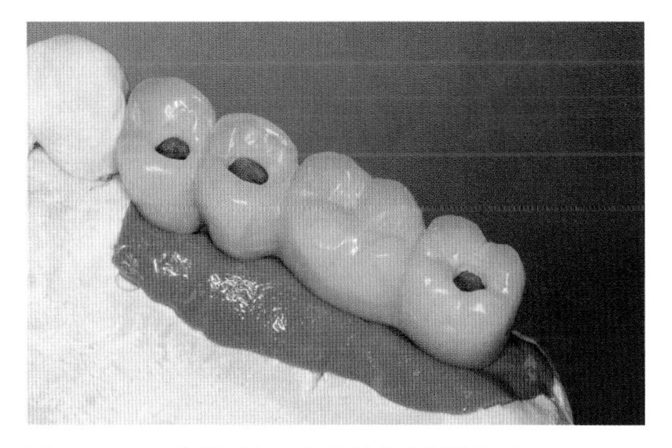

图7-16k　工作模型上，金属基底上制作瓷饰面。

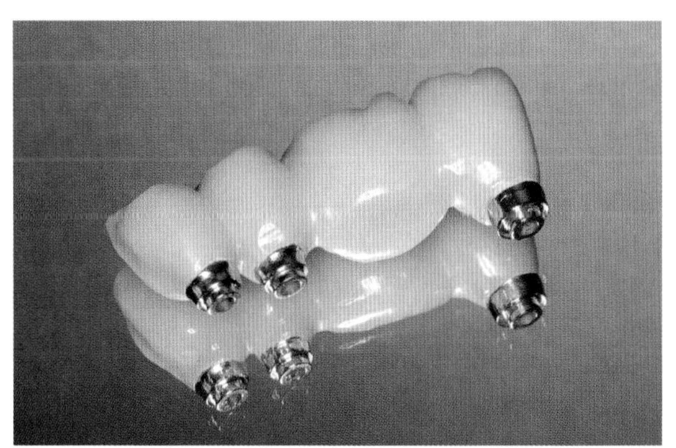

图7-16l　螺丝固位的瓷饰面桥。

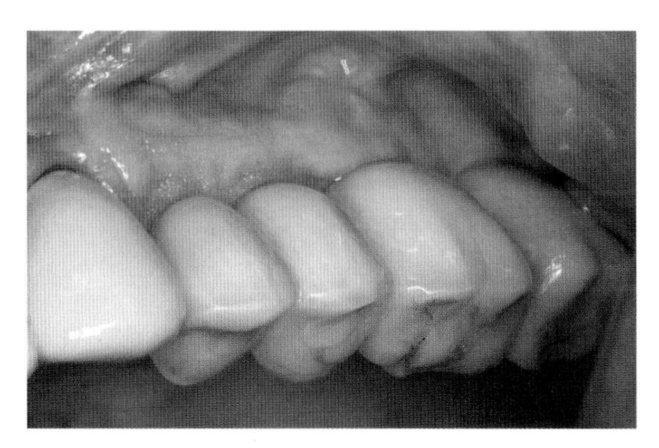

图7-16m　CAD/CAM-切削桥的临床表现（Atlantis软件）。

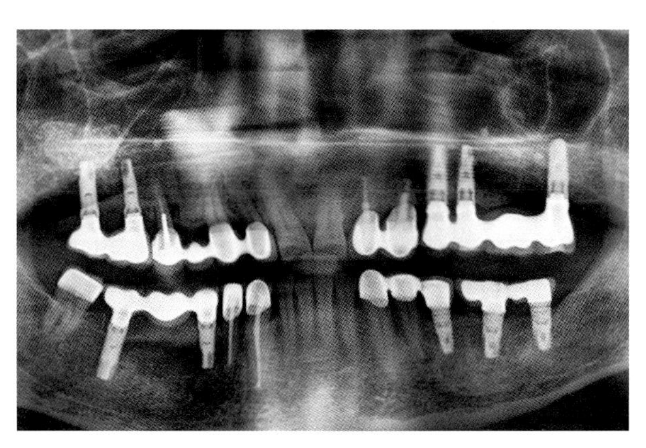

图7-16n　修复后的曲面断层片。

这对材料的选择有很重要的影响，如所有支架的制作选择非贵金属或氧化锆材料。由于生物机械性能和费用的原因，金合金材料不再被使用——再次强调，除了金沉积技术制作的套筒冠外。个性化的套筒冠基台可以用钛或氧化锆通过CAD/CAM技术制作而成。电铸法制作的外冠仍然需要传统的手工程序。除此之外，传统的固位部件如预成的栓附着体等也可以很容易地应用到CAD/CAM方式制作的支架和杆上[58]。

粘接固位或水平向螺丝固位的终修复体

对于部分或全颌种植修复来讲，希望能够制作螺丝固位的修复体，因其具有可拆卸的优势，有利于长期的维护并且能够减少机械和生物并发症的发生[61]。与粘接固位修复相比，螺丝固位的方式可以用更少的时间和费用完成修复部件的调改、螺丝的再紧固、折断部件的修理等操作[64,51]。但是位于咬合面上螺丝通道会影响美观，破坏咬合面和瓷层结构的完整性，并且会在螺丝孔处产生无支持的瓷层，增加崩瓷的风险。此外，用易磨损的树脂材料充填螺丝通道占据了咬合面的很大部分，这会影响理想的咬合接触的建立及其长期稳定性，尤其是对颌是瓷修复体时。这也会影响前伸和侧方运动，从而影响前导[19,73]。此外，咬合面螺丝固位的修复体需要精确的种植体植入以获得最佳的螺丝通道位置。然而，不佳的螺丝通道穿出位置还是可能会出现，尤其是在向唇侧倾斜的种植体上[67]。

为了保留螺丝固位修复体可拆卸的优势，并且消除上文所提及的殆面螺丝通道的不良影响，在一些特殊病例中，可以应用侧向或者水平向螺丝固位的种植修复体，在修复体的腭侧或舌侧开螺丝通道。类似于生理形态的全瓷咬合面形态改善了种植修复体的美学性能，而且从本质上消除了可能存在的不良咬合影响[23]。

水平向螺丝固位的种植修复体是在技工室制作完成的高度精密的系统，需要水平向螺丝装置的额外花费，但是并不会增加椅旁操作的时间和步骤。这个过程需要用到直基台或殆面螺丝固位的角度基台（预成的或个性化制作的），并且该基台上在舌侧或者腭侧有一水平向的螺丝孔（图7-17a和b）。在这种基台上制作的牙冠与粘接固位的牙冠形态一致，但是有一水平向的螺丝孔与基台上的螺丝孔相对应（图7-17c）。修复体和基台依靠锥形的金属对金属界面实现精确就位，这就不再额外需要很强的固位力了。小的水平向螺丝仅仅需要防止牙冠在基台上的垂直向移动，不会受到很高的应力（图7-17d）。在旋入的过程中，螺丝帮助临床医生确认了牙冠在旋转和切龈方向的就位位置。横向螺丝旋入时将牙冠和基台啮合在一起，确保了基台上修复结构的准确就位（图7-17e和f）。横向螺丝要么可以顺利旋入，要么就根本无法就位（图7-17g）。如果螺丝固位的修复体中牙冠和基台没有精准就位，可能会在修复体、种植体或周围的骨上导致应力集中。

为了在前牙区实现螺丝固位，种植体的植入方向需要更向腭侧倾斜，以便在舌隆突区

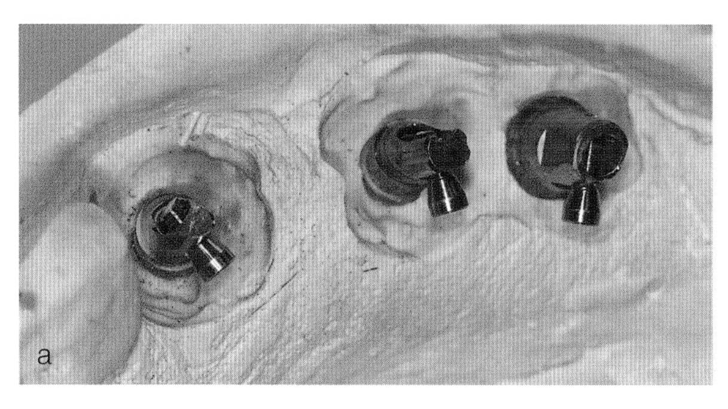

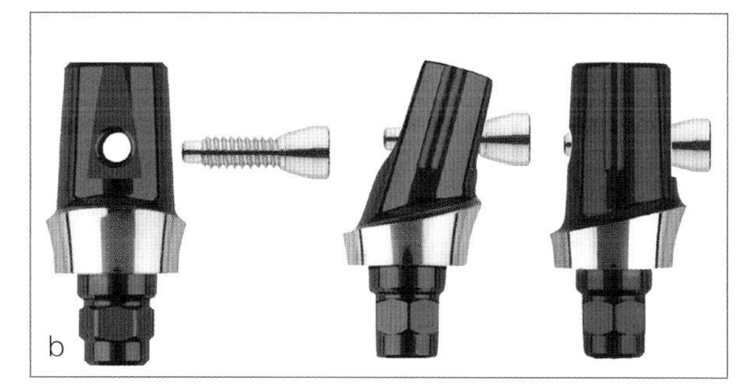

图7-17a和b　制作种植体侧向螺丝固位的固定局部义齿，研磨预制基台以获得更好的平行度，并调整侧向固位螺丝长度。

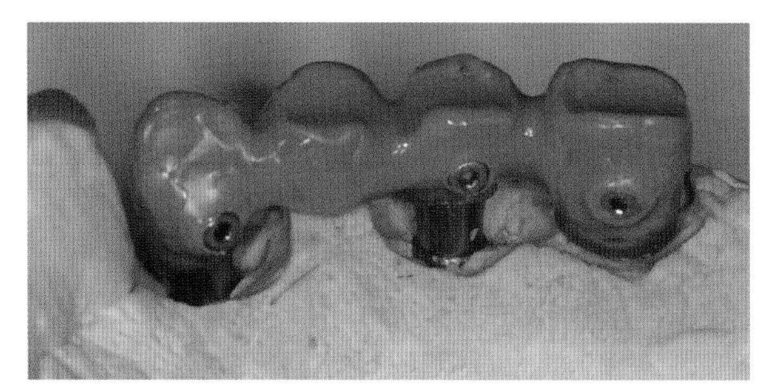

图7-17c　桥体蜡型制作。

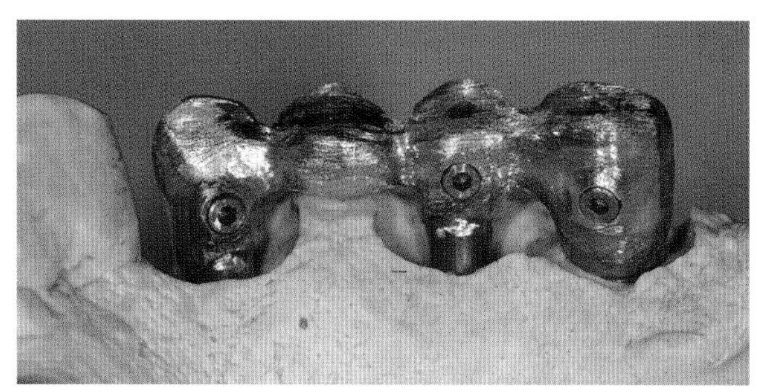

图7-17d　桥体铸件。

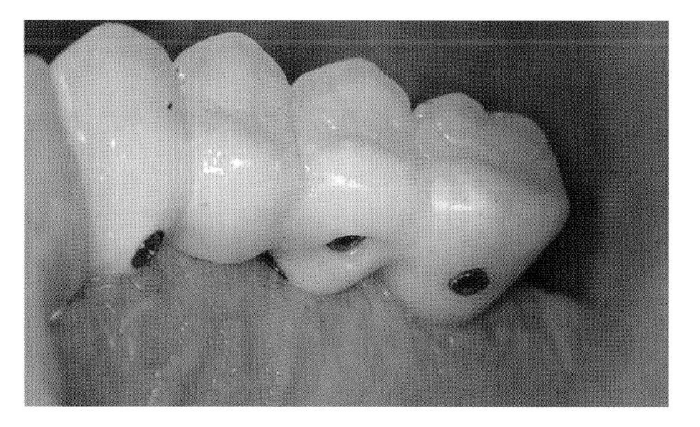

图7-17e　瓷层堆积保证咬合面的完整性以及侧向固位螺丝与周围瓷面的连续性。

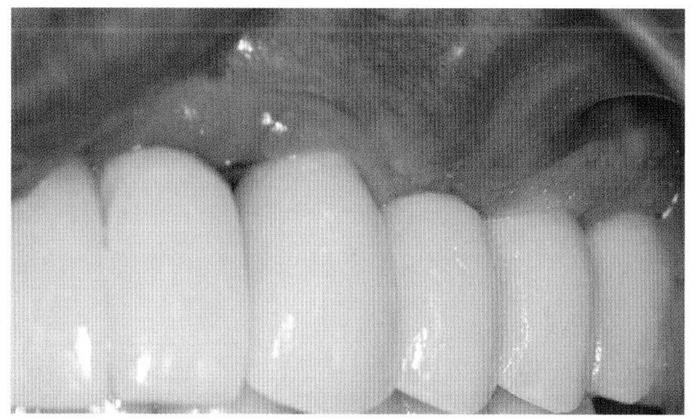

图7-17f　桥体唇面观。

为修复螺丝设置螺丝通道（图7-17h和i）。因此，唇侧瓷修复体需要设计成盖嵴形态以获得合适的穿龈轮廓。这会导致种植牙冠颈部的龈沟区域难以清洁。但是，前牙横向螺丝固位的牙冠（图7-17j～l）不需要唇侧盖嵴设计，因为种植体方向在切端下方而不是在舌隆突[51,65]。

唯一需要预先设计的是要确保水平向螺丝通道不影响患者的美观，而且螺丝通道方向能够使安装在反角手机上的螺丝刀在患者口内安

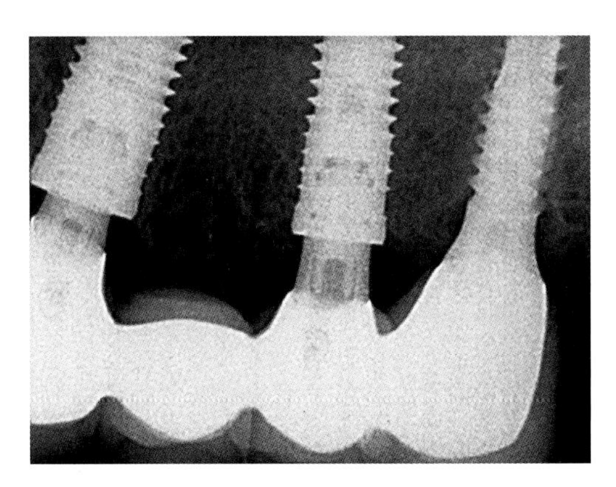

图7-17g X线片对照并不是必要的，因为侧向螺丝要么能够顺利就位，要么根本无法就位。

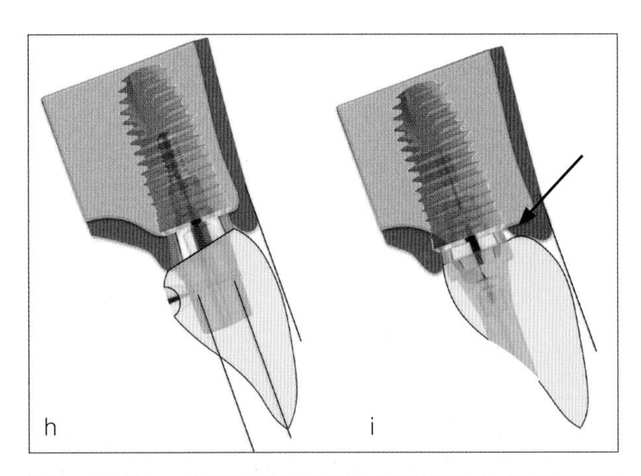

图7-17h和i 前牙区采用的侧向螺丝固位方式可以使种植方向朝向修复体切端以实现更好的龈沟清洁（h）。如果采用殆面开孔的方式，种植体的位置将更偏腭侧，修复体颈部袖口难以清洁（箭头）（i）。

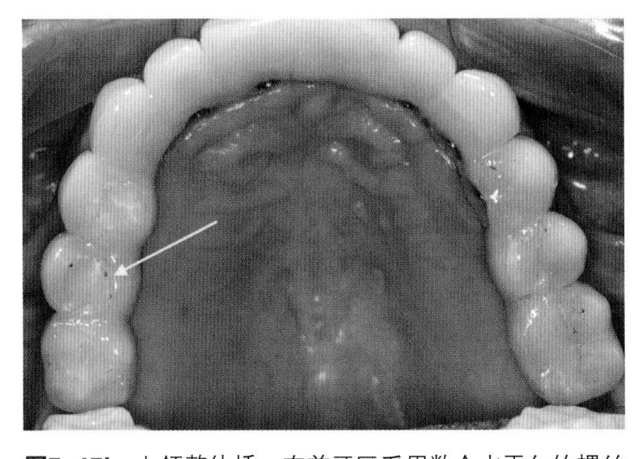

图7-17j 上颌整体桥，在前牙区采用数个水平向的螺丝开孔，考虑到生物力学原因，在后牙区的基台采用数个殆面螺丝开孔（使用复合材料充填殆面开孔，箭头）。

装螺丝时有足够的空间（图7-17m～o）。如果成品基台上的螺丝口位置在不合适的切龈向或近远中向位置，技师可以用特殊的工具在更合适的位置制作新的螺丝孔。

全瓷修复体制作好之后，可以修整抛光横向螺丝的头部以匹配周围的瓷材料。舌侧或者腭侧穿出的螺丝头表面可能会很浅，此时便无须覆盖额外的修复材料。

这种水平向的螺丝常用于前牙区，而对于后牙区螺丝固位的修复体，考虑到生物力学因素，更倾向于使用传统的殆面螺丝（图7-17j）。

水平向螺丝固位固定种植修复的最大优势是其可拆卸性能，而且利于口腔卫生维护、修理以及任何的外科干预。这些优势对于多单位的修复、全牙弓的修复或悬臂梁式修复尤为重要。

在随访时如果发现轻微的横向螺丝松动，可以用安装在反角手机上的螺丝刀进行紧固（图7-17p）。咬合接触也需要重新检查和调整。

应用横向螺丝固位进行固定修复具有很高的技术挑战性，可能会出现一系列的潜在并发症，尤其在磨牙区，不恰当的基台设计由于其固位力不足，会使螺丝头受到破坏性的剪切力；修复体膨大的腭侧会对美观和发音造成不利影响。此外，螺丝刀的使用可能会受到周围解剖结构的影响。因此，预先设计水平向螺丝的位置和方向以及支架的稳定性很重要。由于横向螺丝比殆面螺丝更细，如果不小心处理，螺纹破坏的风险更大，在旋入的时一定要避免用力过度[45]。

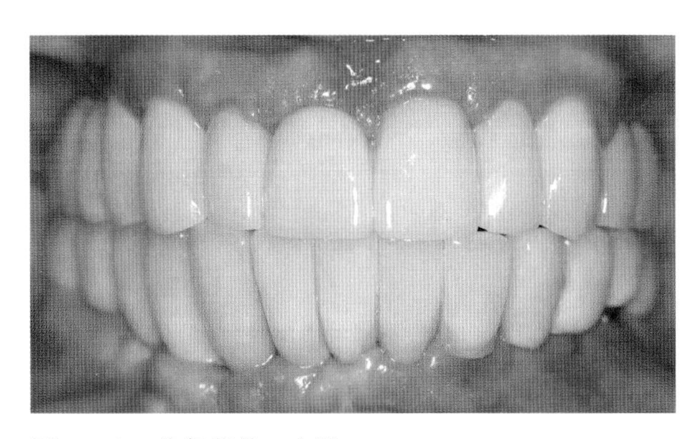

图7-17k 修复后的口内照。

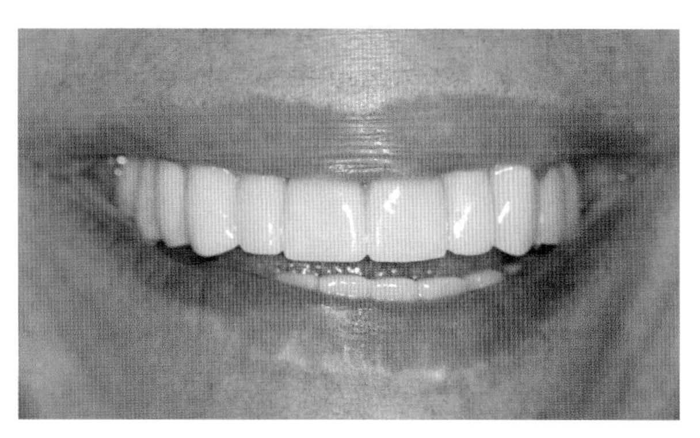

图7-17l 自然的笑线。

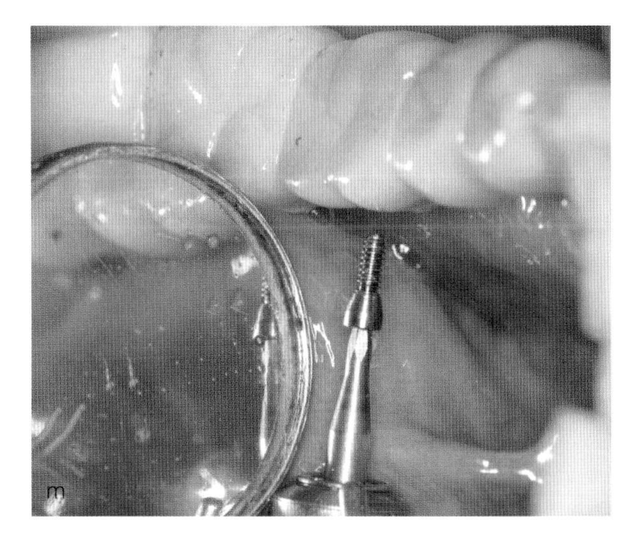

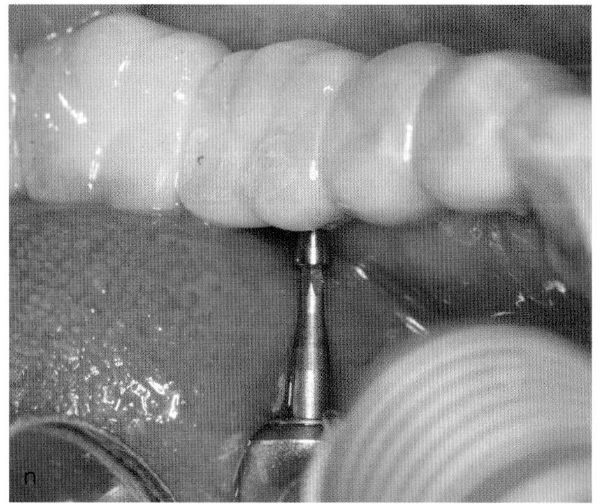

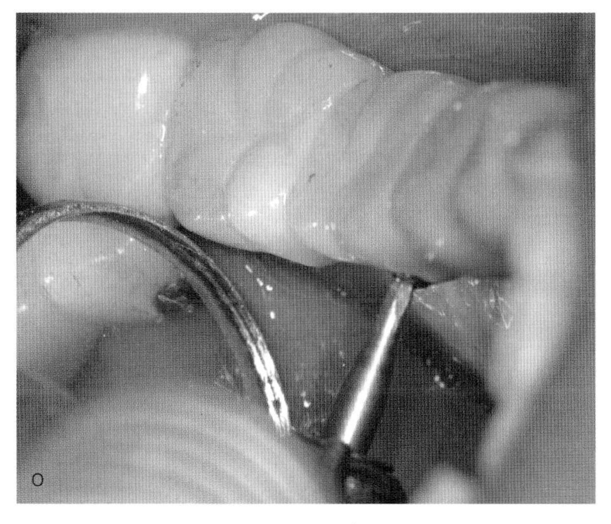

图7-17m～o 降低反角机头速度（20：1），使用机用螺丝刀水平拧入螺丝。

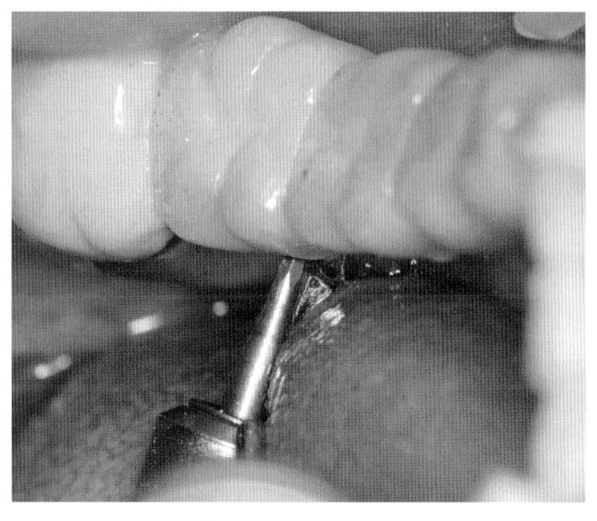

图7-17p 将机用螺丝刀安装在反角机头上，可以拧入靠后的下颌后牙区（第二磨牙）舌侧的水平向螺丝。

8

骨移植过程中的风险因素及并发症

Risk factors and complications in bone grafting procedures

8.1 引言

尽管现代种植术和植骨术的成功率很高，但并发症尚不能完全避免。因此，在进行治疗决策和随访时，应考虑潜在的风险和并发症，从而避免或及时发现。这些可能出现的并发症必须与患者讨论后，获得书面手术知情同意。

围术期和术后并发症通常与其他手术的并发症相似，如出血、肿胀、疼痛或局部感染[81,146,148,150,157,173,178,209]。此外，由于骨移植术是在受污染的区域进行的，有时会使血管化和再生潜力受损，因此可能会发生与骨移植术相关的其他并发症。其他晚期并发症可能与移植骨和周围软组织的体积稳定性有关。

并发症可能会使愈合延迟，甚至导致手术的彻底失败，此时的情况可能比治疗开始时更糟。

8.2 风险因素

必须事先确定风险因素，以预防或减少可能出现的并发症。文献中包含了种植和骨移植术的绝对和相对禁忌证的详细清单[25,133,143]，然而，这些禁忌证在过去几年中显著减少[36,218]。图8-1也描述了骨增量手术的局部和全身风险因素。

8.2.1 全身风险因素

除了主要与骨和软组织相关的解剖条件外，患者的选择也起着至关重要的作用。充分的口腔卫生维护可能因大面积的修复体结构而变得复杂，并且特别需要患者的积极性。此外，由于钛具有较高的表面自由能，它似乎比天然牙更容易积聚菌斑[171]。患者在口腔卫生方面缺乏依从性，甚至滥用尼古丁和药物，都是严重威胁种植体修复成功的风险因素[33]。

妥协性患者

全身风险
- 糖尿病
- 免疫抑制
- 双膦酸盐
- 辐射
- 全身性骨病
- 抗凝
- 皮质类固醇治疗（长期）
- 多发病
- 青霉素过敏
- ……

局部风险
- 吸烟
- 瘢痕组织
- 薄龈生物型
- 三维骨缺损
- 移植后的并发症，特别是生物材料
- 牙周病
- 深牙周袋/邻牙缺少牙槽骨
- 可摘式临时修复体
- ……

个人风险状况

视患者情况而定

图8-1 骨增量手术的局部和全身风险分类。任何治疗的决定都将取决于患者的个人风险状况。

8.2.1.1　吸烟的影响

吸烟是众所周知的口腔种植体的风险因素[5]，也是植骨术的重要风险因素。吸烟会减少血管形成，且对组织微循环有负面影响，从而导致组织瓣坏死和开裂，骨移植物暴露。来自64个外置式骨移植的数据显示，吸烟增加了骨移植术中并发症的风险[46]。吸烟组50%的患者出现了轻度并发症，如血肿、过度肿胀、炎症或暂时性感觉异常，而非吸烟组23.1%的患者出现上述症状。吸烟组1/3的患者观察到重度并发症，如移植物暴露或移植物移位，而在非吸烟组中仅有7.7%[46]。目前作者的经验也强调了这些结果（图8–2a～c）。

虽然吸烟是种植术和骨移植的风险因素，但它似乎对上颌窦植骨术没有显著的负面影响。一项涉及79例上颌窦手术的研究表明，上颌窦手术的术后并发症与吸烟或过去的吸烟习惯无关[46]。

然而，吸烟对于上颌窦骨增量中种植失败的长期结果存在显著差异。一项关于上颌窦底提升和骨增量的文献综述显示，吸烟患者在3～5年后的成功率为46%～82.9%，同一时期非吸烟患者的成功率为93%～100%[86]。

建议采用不同的手术技术以尽量减少吸烟患者中组织坏死和移植骨暴露的风险。为此，在第3章中分别介绍了使用带蒂结缔组织瓣和隧道技术的双层缝合技术。

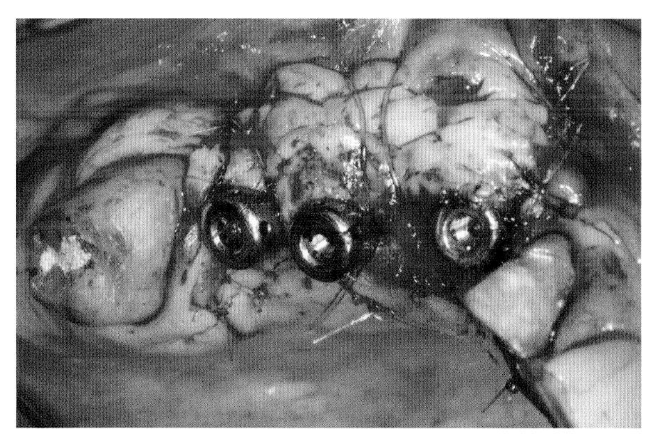

图8–2a　重度吸烟患者水平向骨增量后，应用根向复位瓣进行种植体暴露。

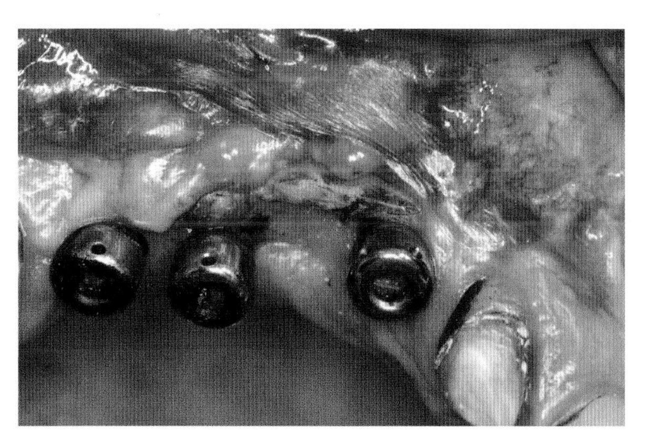

图8–2b　组织瓣坏死，植骨外露。注意移植骨上的尼古丁着色。

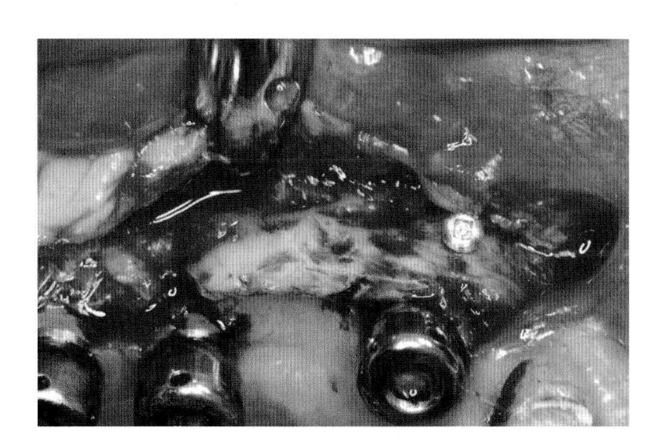

图8–2c　血管化失败的骨移植物。

8.2.1.2 糖尿病

众所周知，在糖尿病患者中植入种植体，尤其是与骨增量同时进行，会增加风险。糖尿病患者种植术后发生严重出血、血肿、感染等并发症的概率增加，尤其是其伴随的血管缺陷可能引起早期伤口的并发症，这会直接导致骨增量手术的失败。种植修复后，预计会出现种植体周围炎倾向[152]。未经控制的糖尿病可能会在种植术和骨增量手术的适应证把控中成为限制因素，并将其作为相对禁忌证进行讨论。糖尿病患者的主要问题是血管病理性变性导致组织血管化不良。这会使组织对口腔菌群的抵抗力降低，从而导致在前5年内种植体周围出现更多的骨吸收[18]。

在一项对糖尿病患者和骨增量手术进行的为期5年的对照研究中，糖尿病患者的并发症数量是其他患者的2倍。尤其是初期的软组织愈合并发症，如伤口裂开和增生性改变。两组患者的长期成功率和临床参数（如探诊深度和附着水平）均无显著差异[18]。最近的研究表明，种植体的5年存留率为94.4%～97.3%。没有发现种植体失败与血糖水平之间的相关性[165]。糖尿病可能会对骨移植物愈合有影响，但尚不能完全明确。

8.2.1.3 皮质类固醇药物

医生面对越来越多患有全身系统性疾病的患者要求种植修复。然而，仍然没有明确的治疗指南，因此许多关于操作优势和术后护理的问题仍然没有答案[19]。众所周知，长期使用糖皮质激素会导致骨质疏松症，并通过降低骨密度增加骨折风险。因此，推荐使用双膦酸盐作为糖皮质激素的替代药物[131,144]。显然，类固醇引起的骨质疏松症主要影响骨骼系统，对颌骨影响较小。使用类固醇药物时与未使用类固醇药物时，下颌骨骨结合种植体的移除扭矩并无显著差异；然而，躯干骨却不是这样[66]。

由于手术后免疫反应降低和愈合级联反应，长期使用皮质类固醇药物的处方已经改变；因此，此类患者被归类为高危人群[45,194]。然而，与类固醇治疗相关的种植体失败的显著增加在几项研究中没有得到证实[63,153,192]。虽然愈合反应也取决于药物的浓度，但由于免疫反应降低和相关的感染风险增加，建议这些患者在停用皮质类固醇后最初3个月进行骨移植。大剂量皮质类固醇药物（250mg）作为大面积骨移植围术期肿胀的“一次性”预防药物，似乎对伤口愈合没有负面影响。一些学者建议系统使用抗生素和糖皮质激素作为上颌窦底提升的部分药物[149]。

8.2.1.4 双膦酸盐治疗

如今，双膦酸盐是治疗骨质疏松症、骨转移、佩吉特氏病和高钙血症的重要药物[181]。然而，特别是在预防或治疗骨转移时，静脉注射大剂量双膦酸盐可能引起复杂的骨面暴露，导致颌骨大面积坏死，非常难以治疗（图8-3a）[72,187]。

双膦酸盐诱导的骨坏死的机制主要是通过抑制破骨细胞的活性来实现的。因此，它扰乱了成骨细胞和破骨细胞之间的骨改建的自然平衡，因为前者（成骨细胞）并没有真正受到治疗的影响[71,145]。新骨的形成继续通过成骨细胞的活动进行，但旧骨没有被受抑制的破骨细胞移除。随着时间的推移，骨骼将变得非常致密，血管化显著减少，这将使骨骼非常容易感染。由于口腔的外科治疗是在口腔菌群存在的情况下进行的，伤口的污染可能导致严重的骨感染，由于缺乏血管形成，可导致骨坏死和骨暴露。

在一项涵盖1966—2006年的文献研究中，试图证明口服双膦酸盐、阿仑膦酸盐、伊班膦酸盐、依屈膦酸盐、氯膦酸盐或帕米膦酸盐治疗骨质疏松症与骨坏死之间的关系。大约70%非常罕见的骨坏死（＜2%）与下颌骨有关，明显多于上颌骨。近80%的患者年龄在60岁以上，其中只有13%是男性。80%的骨坏死病例发生在口腔手术后。尚不能确定用药时间与颌骨骨坏死发生之间的明确相关性。在作者看来，考虑到数百万使用双膦酸盐治疗骨质疏松症的患者，骨坏死的相对患病率相对有限。在预防或治疗骨转移时，如果给予大剂量的双膦酸盐，情况会有所不同，在这种情况下，骨坏死的风险要大得多[206]。

根据适应证及其与双膦酸盐给药剂量的关系，在对患者进行个体风险评估后，可以对种植治疗（及是否进行骨增量）做出不同的决定。虽然静脉注射双膦酸盐用于治疗和预防乳腺癌、前列腺癌或其他严重疾病（如浆细胞瘤）的骨转移是任何种植治疗的绝对禁忌证，但低剂量或口服双膦酸盐治疗被认为是相对禁忌证。因此，在进行个体风险评估后——包括患者的一般健康状况、口腔组织的愈合能力（如拔牙后没有任何干扰的正常愈合，患者是否吸烟，患者是否在服用影响骨骼或软组织愈合的常规药物），可以讨论是否进行种植治疗，即使需要大面积的骨增量（图8-3b～k），特别是在没有替代方案的情况下[120]。

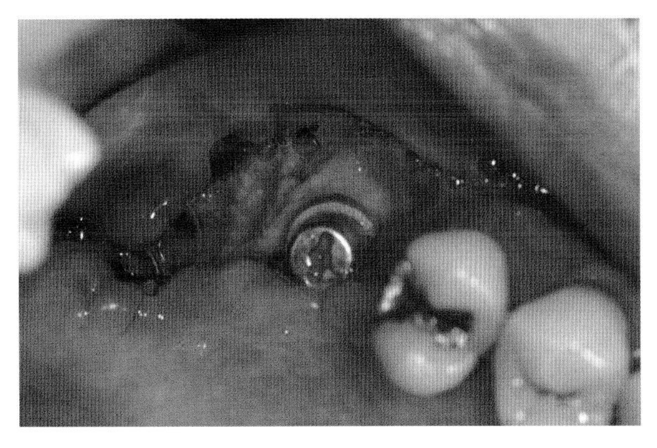

图8-3a 双膦酸盐相关性颌骨坏死（BP-ONJ）显示前列腺癌患者静脉注射双膦酸盐治疗后出现暴露的白色坏死骨。

双膦酸盐相关性骨坏死在静脉注射和口服用药时都有发生；其他相关问题包括双膦酸盐

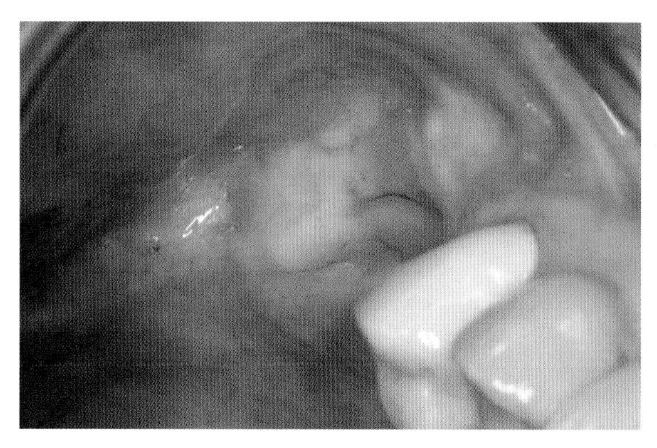

图8-3b 接受氯膦酸盐治疗5年的患者上颌后牙的重度骨缺损（Bonefos；Bayer Oy，Turku，Finland；每周口服800mg）。

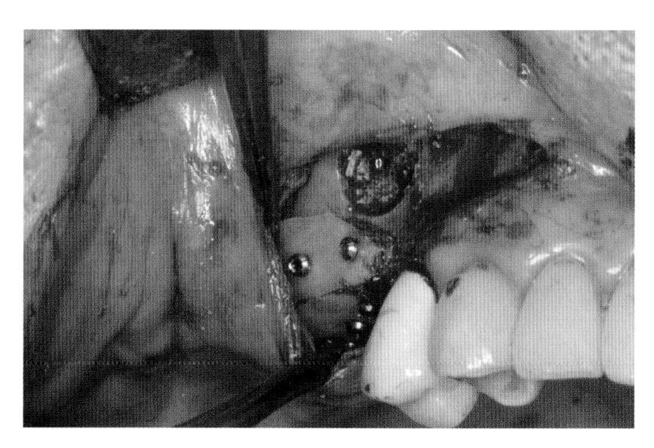

图8-3c 经隧道技术行三维骨增量联合上颌窦植骨。

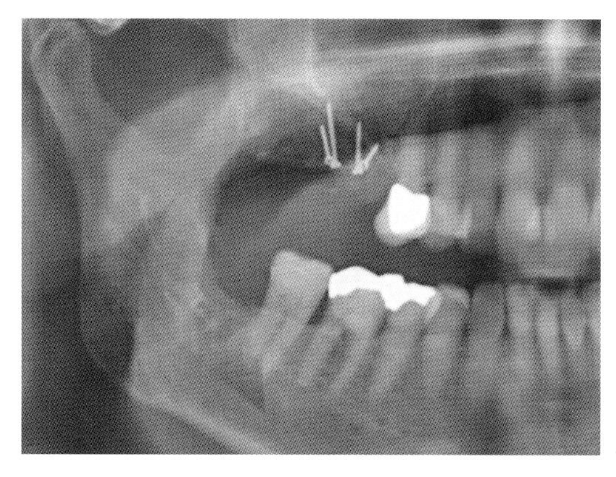

图8-3d 术后的X线片，显示右上颌骨垂直向骨增量的体积和右下颌骨取骨区。

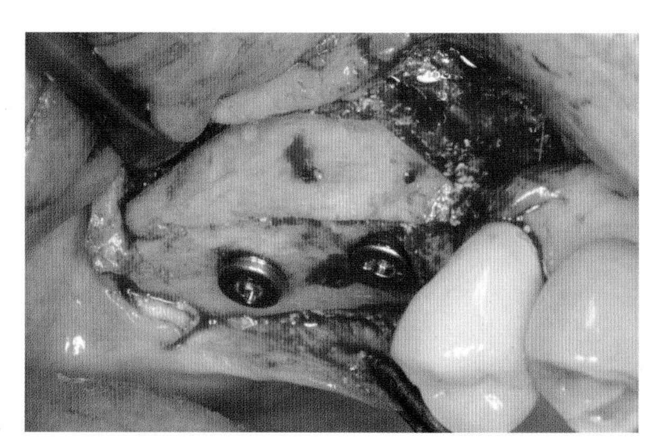

图8-3e 术后4个月植骨区种植体植入情况：很低的骨改建，移植骨无吸收，仍呈白色。

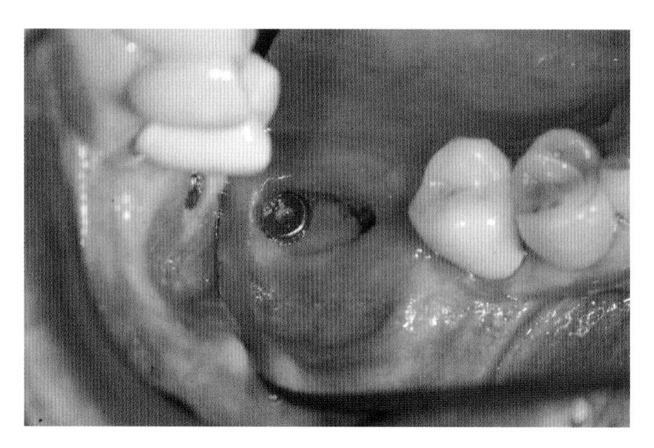

图8-3f 种植体植入后2个月种植体和骨面暴露。

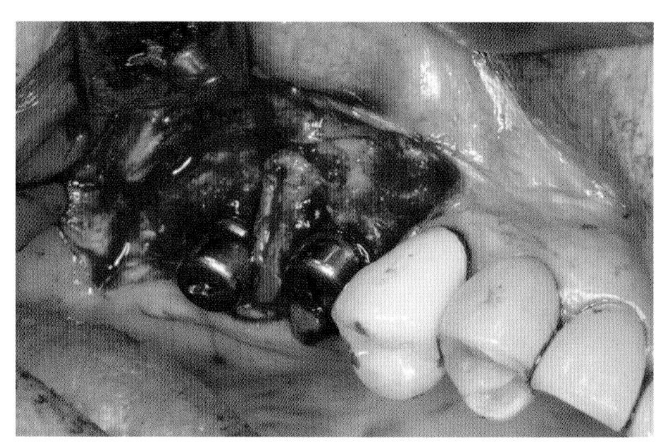

图8-3g 去除暴露的薄层皮质层，安装愈合基台，并用腭侧带蒂结缔组织瓣进行软组织增量。

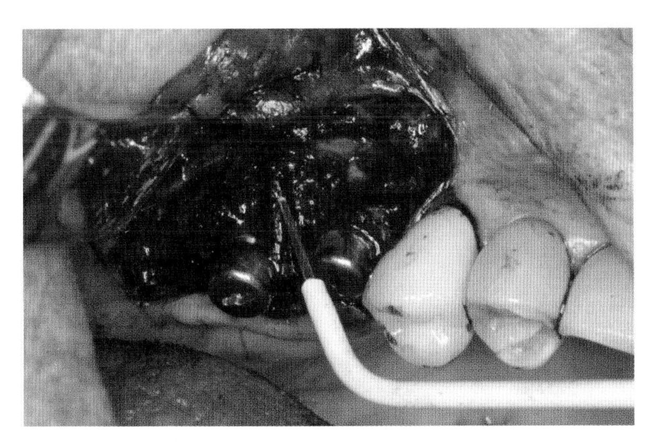

图8-3h 用Helbo系统进行光动力去污。

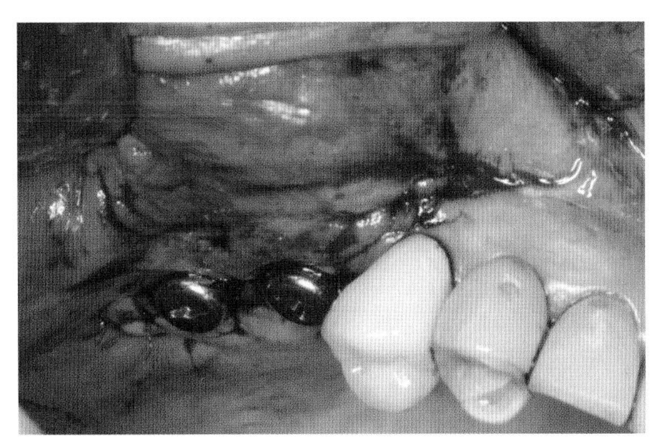

图8-3i 伤口缝合。

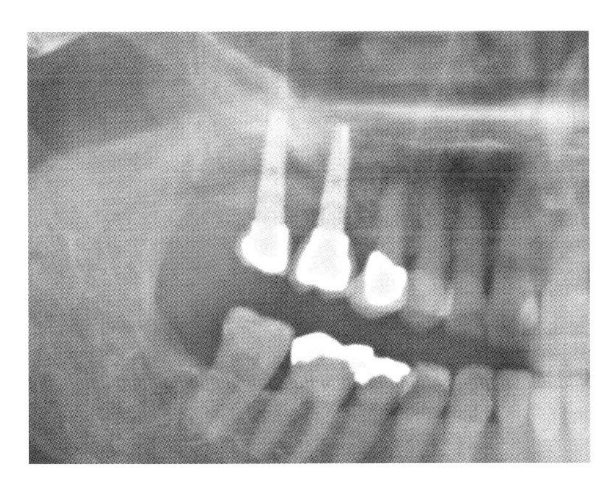

图8-3j 术后3年的X线片对照，证实植骨的稳定性。

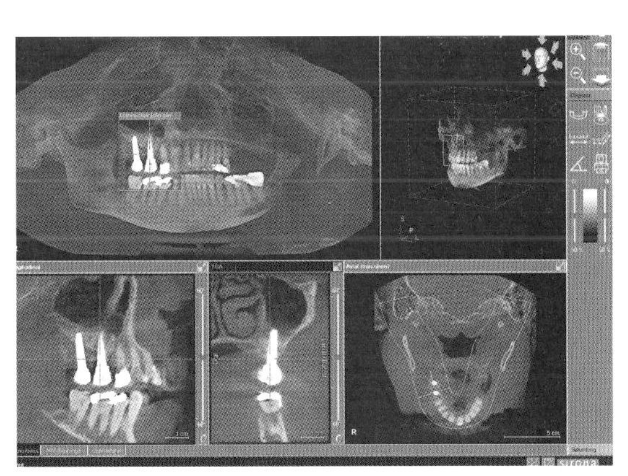

图8-3k 骨增量区CBCT，显示术后10年植骨的稳定性。

的类型、剂量和浓度，以及治疗时间。然而，大多数骨坏死病例发生在静脉注射[72]。根据Grant等的一项研究[72]，即使口服双膦酸盐药物对种植成功没有显著影响，仍有报道称种植治疗后发生骨坏死[206]。通常，55岁以上健康状况欠佳的患者会受到影响[38]。

一般来说，患者应该被告知并意识到口腔外科手术后可能出现的并发症。目前，在双膦酸盐相关性颌骨坏死（BP-ONJ）的情况下，尚无有效、可预期的治疗方案。骨暴露可能会持续数年，患者由于进食困难，体重显著减轻[38]。在一项个案报道中，种植体植入后发生伤口愈合不良，经过全身应用抗生素、局部抗菌药物冲洗、局部应用四环素进行积极的缺损处理等手段成功治愈。最后，在这一病例报告中对口服双膦酸盐的患者进行了块状骨移植术[206]。

8.2.1.5 骨系统疾病

骨系统疾病会对骨内种植体的骨结合及其

预后产生负面影响。到目前为止，尚无长期研究明确定义在骨质疏松症的情况下，种植的不良预后甚至是种植的禁忌证[65,140]。最近的一项研究表明，在骨质疏松的情况下，移植物吸收、移植物愈合不良以及植骨区内种植体失败率增加等并发症不断增加。尽管如此，骨质疏松症并不被视为种植治疗的绝对禁忌证[57]。相反，皮质类固醇或双膦酸盐治疗的副作用似乎是导致并发症发生的原因[63,187,206]。其他研究认为骨质疏松症会影响躯干骨骼，但不会影响颌骨[41,63]。然而Albers-Schönberg病和Paget病等导致骨骼循环障碍和灌注不足的骨骼系统疾病仍然是骨增量和种植的绝对禁忌证[20,89,210]。

8.2.1.6 出血倾向

出血性疾病可以是遗传性的，也可以是获得性的。由于严重遗传性疾病的患者大多可以在术前通过替代缺失因子进行治疗，因此获得性出血性疾病通常是由抗血栓药物引起的。在各种外科手术中，抗凝治疗总是伴随着出血倾向增加的风险。传统的方法要求停止服用这些药物；然而，威胁生命的血栓栓塞的风险越来越大。停止、改变或减少抗凝治疗会增加血栓栓塞的潜在致命风险。最新的结论认为，当使用香豆素、阿司匹林或肝素时，最好不要中断抗凝药物的使用，而应使用局部止血方法[1,47,186]。

一般来说，口腔手术出现危险大出血的风险很低[85]。然而，重要的是要确定是否有可能进行足够的创口处理，如在骨出血的情况下，通过缝合处理或螺钉固定以及填塞进行压迫止血。此外，术中应避免阻滞麻醉，防止重要血管损伤引起组织大出血。

核心问题是创口的可压迫性，除了口底、上颌窦和上颌骨后间隙外，通常在颌骨的不同区域都有可压迫性。此外，在感染创口或脓肿的情况下，不寻求一期创口闭合，因此出血的风险可能增加。

对于有较大出血风险和大范围植骨的病例，建议由经验丰富的专科医生进行手术治疗，尤其是水平向和垂直向骨增量中需要进行多个骨膜减张切口以达到无张力创口关闭的病例，包括有可能需要住院进行术后观察的病例。推荐使用局部稳定创口的方法，如（双极）电凝止血、胶原纤维、纤维蛋白胶和加压夹板（特别是上颌和腭部）[81]。

抑制血小板聚集

血小板聚集抑制剂主要用于心脏病发作和脑卒中的一级（阿司匹林）和二级预防，因为它们的作用主要延伸到血管系统的动脉部分[14,69]。在普通外科手术期间服用小剂量阿司匹林（75～100mg），出血并发症的风险增加1.5倍[30]；30项与口腔手术相关的研究表明，即使出血并发症与服药有关联，也只是微弱的关联[69]。此外，所有出血都没有危及生命，通过使用局部措施可以很容易止血。相比之下，当停用阿司匹林时，心血管意外的风险增加3倍[199]。因此，口腔手术前不必也不应该停用阿司匹林[184]。

噻吩吡啶（氯吡格雷、波立维、普拉格、艾菲特）

噻吩吡啶的机制基于对血小板ADP-P2Y12受体的不可逆抑制。适应证为缺血性损伤、心肌梗死后的二级预防，外周动脉疾病、心血管疾病的二级预防以及支架植入后的二级预防。血浆半衰期为6～15小时[54,69,163,199]。

在不影响发病率和死亡率的情况下[199]，服用氯吡格雷的患者口腔手术后长期再出血的相对风险增加了2倍[69]。与氯吡格雷相比，普拉格对血小板的抑制作用更明显，个体间波动更小[69,163]。停止这种药物治疗，特别是在高危患者中，可能会导致严重且危险的心血管疾病。

对于可压迫区域的简单口腔手术，应继续使用氯吡格雷和普拉格进行单药治疗。对于单药治疗下出血风险较高的口腔干预，应考虑专科治疗或住院治疗。如果在咨询了心内科医生后可以短期停药，最好在口腔手术前停止早晨的用药[14,69,184]。

替格瑞洛（倍林达）

这种药物的作用是可逆地抑制ADP-P2Y12溶栓受体。建议联合阿司匹林进行双重治疗，以预防动脉粥样硬化血栓形成，如心肌梗死或脑卒中。血浆半衰期为7～12小时[54,69,163,199]。

与双重抗血小板治疗不同，单用血小板聚集抑制剂治疗与口腔手术后长时间出血的相关性不大。对于较小的手术，如多次拔牙、组织瓣瘢痕、牙槽骨修整术和活检，未发现服用药物类型与再出血之间的相关性[69]。

通常，支架植入后的患者使用双重血小板聚集抑制剂：主要是阿司匹林和噻吩吡啶（氯吡格雷、普拉格雷或替格瑞洛）。这些患者通常需要终身服用阿司匹林。对于植入金属支架的患者也建议使用硫代吡啶4周，植入药物涂层支架的患者建议使用至少6个月[74]。在急性冠脉综合征患者中，使用替卡瑞尔抑制血小板聚集至少12个月。一般而言，对于个别病例，甚至会延长用药时间[74]。这可能导致严重的术后出血并发症，即使在口腔手术之后也是如此[69]。支架血栓形成（危险比：89.9）的主要风险与停用双重血小板聚集抑制剂有关，在高达75%的病例中会导致致命性心肌梗死[91,184]。在新植入支架的患者中，血小板聚集中止会使死亡率增加20%～40%[105]。因此，在双重血小板聚集抑制剂治疗完成之前，不应进行选择性口腔手术[74]。即使在紧急情况下，抗聚集药物也不能更换。使用缝合、氨甲环酸和局部压迫等止血措施在预防出血并发症方面已经显示出良好的效果[180]。

口服抗凝剂

根据最近的一项系统综述表明，在持续使用苯丙香豆素（Marcumar）或华法林（Coumadin）的治疗下进行口腔手术是可能的[104]。然而，即使有严格的限制——国际标准化比率（INR）＜4以及使用止血措施——出血量仍有可能增加，但没有致命风险，与停用抗凝药物时的情况一样[60,104]。新型口服抗凝剂（NOAC）的推出为简化此类患者治疗方案提供了新的可能性[54,100,184,220]。

达比加群酯

这种药物的作用机制是基于与凝血酶竞争性与可逆性的结合，凝血酶阻止纤维蛋白原向纤维蛋白转化。适应证包括预防非瓣膜性心房颤动的脑卒中和全身性栓塞，治疗与预防深静脉血栓形成和肺栓塞，以及对择期髋关节或膝关节置换手术后静脉血栓栓塞的一级预防。这种口服NOAC的血浆半衰期为12～17小时，其最大抗凝作用出现在摄入后2小时[83,126]。

对于可压迫区域的简单口腔外科手术，达比加群酯治疗可以停止1天或继续进行。根据普外科的数据，建议在有高出血风险的治疗前停用达比加群酯约2天。但是，对于所有类型的口腔手术，这一停药时间不应超过1天。就个别术后观察期内发生的出血而言，所有NOAC应在术后立即重新启用[83,184]。

利伐沙班（拜瑞妥）、阿哌沙班（艾乐妥）、依度沙班

这组药物的作用是对因子Xa直接、可逆和选择性地抑制。适应证包括预防非瓣膜性心房颤动的脑卒中和全身性栓塞，以及治疗、预防深静脉血栓形成和肺栓塞。这些NOAC的血浆半衰期为7～14小时。

对于可压迫区域的简单口腔手术，应继续使用Xa因子直接抑制剂进行治疗。根据通常使用的药物种类，在使用Xa因子直接抑制剂的情况下，出血风险较高的择期口腔手术不应在最后一次服药后12～24小时进行。最后一次服药后12～24小时出血风险较高的紧急口腔手术应推迟，或应将患者送往专科门诊。一般来说，建议在实施创伤性手术前1～2天暂停用药[83,182,184]。

在一项单盲、前瞻性、病例对照研究中，对于种植体植入后的出血，利伐沙班治疗患者组与没有血液学特征的患者组进行了比较。两组之间的差异不显著[70]。当与利伐沙班（拜瑞妥）和抗血小板药物联合使用时，出血的风险大大增加，因此在这种情况下需要特别小心[104]。如果在术后观察期内没有出血，下一次服用Xa因子直接抑制剂，与所有NOAC一样，应该在术后立即服用[83,182,184]。

在一项研究中，接受抗凝剂治疗的患者在手术当天早上的INR值＜5.5，并实施了无创手术技术，只有1.96%的患者出现了严重出血并发症[61]。在另一项口服抗凝治疗的研究中，INR值为1.5～1.99的一组患者与INR值高达3.5的另一组患者之间没有显著差异[24]。这些病例都采取了局部止血措施。

桥接

对于桥接，维生素K拮抗剂应该在术前2～4天停用。当未达到治疗范围的INR时，应皮下注射低分子肝素（LMWH）或静脉注射普通肝素；而LMWH显示出更好的效果[203]。如果术后出血风险可控，通常会在术后第一天恢复使用维生素K拮抗剂的口服治疗，只有当INR＞2.13时才停止使用肝素。用肝素桥接可能对维生素K拮抗剂和NOAC有用，但对抗血小板药物无效。

然而，由于血栓形成的风险增加，桥接的应用目前很有争议，在作者看来，不应该再应用。

8.2.1.7 维生素D对骨愈合和骨结合的影响

维生素D在调节磷酸钙和很多其他种类物质的代谢过程中起着重要作用。维生素D缺乏症在人群中的患病率很高，并与种植体周围骨再生受损有关[53]。

骨移植或种植体植入失败后，很少将生物异常归为可能的原因。维生素D是连接先天免疫和获得性免疫的关键因素。在维生素D缺乏的情况下，这两个因素都会受到影响。因此，维生素D缺乏会减缓种植体的骨结合，增加移植物感染的风险。维生素D也参与免疫功能，因此也参与过敏反应[40]。由于骨结合依赖于骨代谢，血液中低水平的维生素D可能会对种植体周围的骨形成产生负面影响。

补充维生素D对骨结合的重要性仍不清楚，但其对种植体周围骨再生的影响已被研究。在大鼠的动物研究中，虽然维生素D的缺失可以导致皮质骨–种植体接触的减少，但种植体周围骨的沉积率保持不变。结论是维生素D缺乏对皮质骨中种植体周围的骨形成有负面影响，尽管可以通过适当补充维生素D来弥补[53]。

维生素D缺乏和口腔种植体早期失败之间的联系还没有得到证实，但是它在骨免疫学中的作用已被讨论。两个关于维生素D缺乏和种植早期失败的病例报告显示，补充维生素D后种植成功[64]。然而，补充维生素D对种植体骨结合的效果仍然存在争议，需要进一步研究。

8.2.1.8 胆固醇（血脂异常）对骨生长和愈合的影响

在植骨或种植体骨结合失败后，很少将生物异常假说归为可能的原因。

高脂饮食导致的高脂血症与动脉粥样硬化及骨质疏松症等重大疾病的病理生理学有关。高脂饮食对骨骼有显著的不利影响，包括降低骨密度、体积和强度。他汀类药物（降低血清胆固醇水平的药物）对骨代谢有益。由于机体的骨量、骨质和愈合潜力在种植体骨结合中起着至关重要的作用，因此假设高脂血症可能会对种植体骨结合产生负面影响[110]。据报道，高脂血症影响骨骼的质量和密度，并对伤口愈合产生不利影响。研究发现，高脂血症可能会对种植体的稳定性产生负面影响，从而减少种植体周围骨的再生[197]。过多的低密度脂蛋白胆固醇（血脂异常）是导致骨代谢减慢和种植体骨结合降低的原因[40]。动物研究的结果显示，高脂饮食导致种植体失败率显著增加；降低骨–种植体界面的形成与强度。研究结果支持了这样一种假设，即高脂饮食会显著影响骨结合，导致种植治疗效果不佳[110]。在另一项旨在验证高胆固醇血症对种植体和骨增量失败影响的研究中，结果显示血清总胆固醇水平高往往会增加移植物失败率，但不会影响种植体失败率[198]。

8.2.1.9 感染预防与青霉素过敏

在简单且常规的种植体植入而不进行骨增量的情况下，最近的方案建议以围术期预防的形式进行短期抗生素预防，在术前直接使用一次抗生素，有时在6小时后再使用一次。这似乎有利于减少种植体的失败。然而，如果需要额外的植骨，情况就不同了：由于植骨术是在受污染的口腔中使用自体游离骨移植、同种异体骨移植和/或不同的生物材料进行的，为了防止感染和伤口并发症，在伤口完全愈合前7～10天预防性使用抗生素是必不可少的。对比研究表明，与使用抗生素的植骨术相比，未预防性使用抗生素的植骨术的感染率更高[81,134]。

几十年来，青霉素族的抗生素（β-内酰胺类抗生素）通常是预防和治疗口腔感染最好且应用最广泛的抗生素。尤其是作为窄谱抗生素的青霉素，如青霉素V（口服）或青霉素G（静脉应用），对口腔致病菌非常有效。与其他抗生素相比，它们的毒性也是最低的。广谱青霉素，如阿莫西林，通常用于外科手术，不仅作用于口腔，还作用于邻近区域，如上颌窦（上颌窦底提升术）。它也被应用于治疗严重的感染。然而，这类抗生素的主要问题是过敏。目前，约15%的患者对这个家族的抗生素过敏。克林霉素多年来一直被用作青霉素过敏的替代抗生素，但从未达到青霉素的效果。青霉素过敏患者的种植失败率是非过敏患者的3.1倍[62]。对于即刻种植，青霉素过敏患者的失败率是非过敏患者的10倍[62]。这在很大程度上是由于对克林霉素耐药性的增加：使用克林霉素治疗的青霉素过敏患者的种植失败风险几乎是对照组的4倍[179]。上颌窦底提升术后预防性克林霉素治疗似乎也是这些手术后感染和移植物失败的一个风险因素。最近发表的一篇文章报道，在接受预防性克林霉素治疗的上颌窦底提升术患者中，约30%的患者发生了窦底内移植材料的感染，并在术后4～6周出现脓肿，术后5～8周出现瘘瘘并引流脓液。本研究中所有患者的一个共同过程是由于自述青霉素过敏而服用克林霉素（1.2g/d，持续10天）[121]。

然而，在青霉素过敏的情况下，目前还没有克林霉素的有效替代品。氟喹诺酮家族的新型抗生素，如环丙沙星或莫西沙星，已经作为可能的替代品进行了讨论，但建议至少限制其使用，因为其存在严重的副作用（如跟腱断裂）和不良反应。因此，青霉素过敏患者现在被归类为骨增量手术的高危患者。

术前用0.2%的氯己定葡萄糖酸盐溶液消毒漱口，可显著减少植骨前的微生物数量[215]。在使用屏障膜术后2～3周抑制菌斑形成的关键作用是众所周知的，在植骨后也强烈推荐[31-32,46]。

8.2.2 局部风险因素

8.2.2.1 放射治疗

涉及颌骨的放射治疗通常被视为种植治疗的禁忌证[42]，因为它破坏了所有有丝分裂率高的细胞。而且，这不仅涉及肿瘤细胞，还涉及其他健康区域，如骨髓。此外，辐射导致的血管退化减少了骨骼的血管化，使骨骼更容易受到感染和骨坏死（放射性骨坏死）的影响。尤其是肿瘤手术以及骨和软组织广泛切除后的患者，大多需要种植体来恢复口腔的功能和美观，因此提出了一些建议和条件，以便在这些情况下进行种植体支持的修复。这些建议侧重于降低种植治疗中并发症和放射性骨坏死的风险。颌骨放疗的决定性因素是总剂量，必须低于60Gy，以小剂量（4～5Gy）持续几周。另外，建议在放疗后至少等待1年，并在术前至少24小时开始预防性使用抗生素的情况下进行种植术。高压氧治疗似乎对预后有积极影响[9]。因此，在某些条件下，即使在这种极具挑战的情况下，也有可能取得好的结果[7,9,96]。如果骨增量是必要的，建议从未受照射的区域取骨，也可以从髂骨取骨。

8.2.2.2 牙周炎

大量研究表明，受种植体周围炎影响的种植体周围组织与受牙周病影响的天然牙列具有相似的临床和细菌学特征[17,124]。文献中也描述了快速进展性牙周炎与种植失败的关系[139]。种植体失败时能检测到典型的牙周细菌，如类杆菌、梭杆菌、革兰阴性杆菌、伴生放线菌和嗜二氧化碳噬细胞菌[86,151]。

就长期成功率而言，除了对患者的指导和患者的自觉性外，在种植和骨增量手术之前，必须完成所有牙周治疗，以降低口腔内细菌的浓度。此外，在完成治疗后，这些牙周受损的患者必须继续接受定期的牙周维持治疗。如果遵循这些标准，即便在需要大范围骨增量的病例中，这类患者也有可能获得与牙周健康患者相似的长期效果[108]。

严重的牙周病通常与明显的骨吸收有关。在牙周病引起牙齿脱落后进行垂直向骨增量的情况下，植骨区的邻近牙齿也可能受到骨吸收的影响。由于牙周病引起牙根暴露，无论有无深牙周袋，植骨总是存在很高的风险，因为没有骨组织能够在污染和无活性的牙骨质上生长。此外，移植骨可以通过牙周袋感染。无论何时必须在植骨前拔除牙根暴露的牙齿，或者选择另一种不涉及植骨的治疗方法。只有当

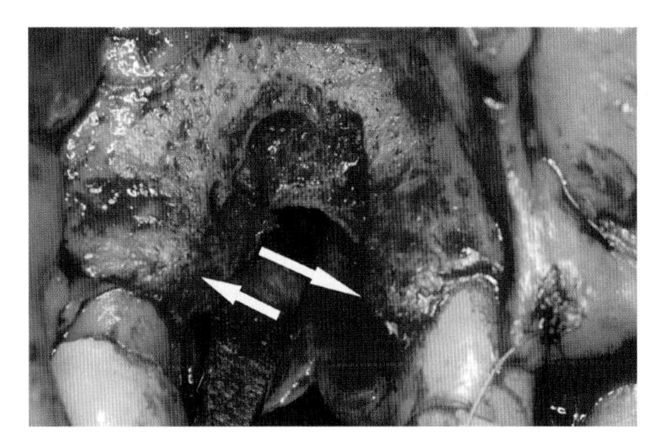

图8-4a 垂直向骨缺损＞8mm，但邻牙的根部有较厚的骨质覆盖。

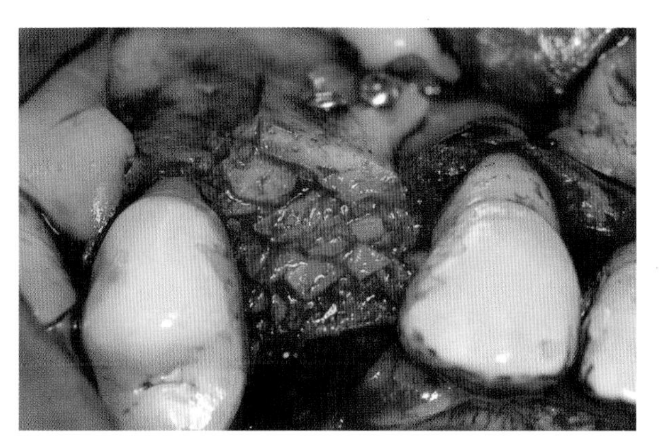

图8-4b 应用下颌骨骨移植物进行三维骨重建。

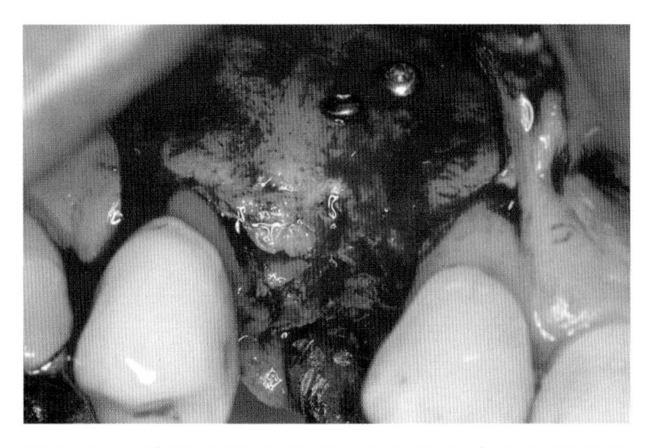

图8-4c 临床表现显示术后3个月骨缺损几乎完全再生。

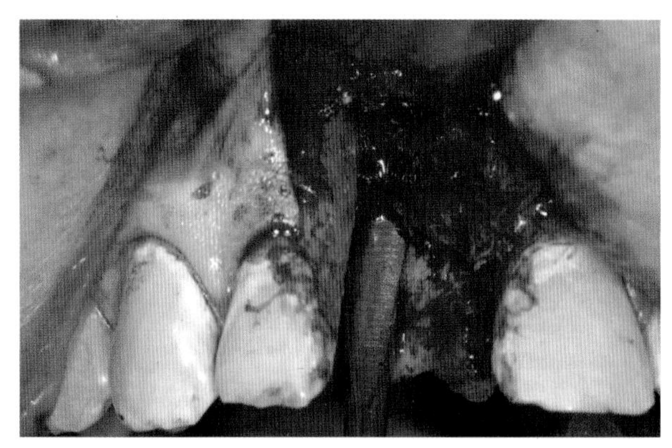

图8-4d 垂直向骨缺损，相邻侧切牙的牙根几乎完全暴露。牙缺失和骨缺损都是由创伤造成的。临床上，侧切牙上没有病理性牙周袋，其牙周附着完好无损。

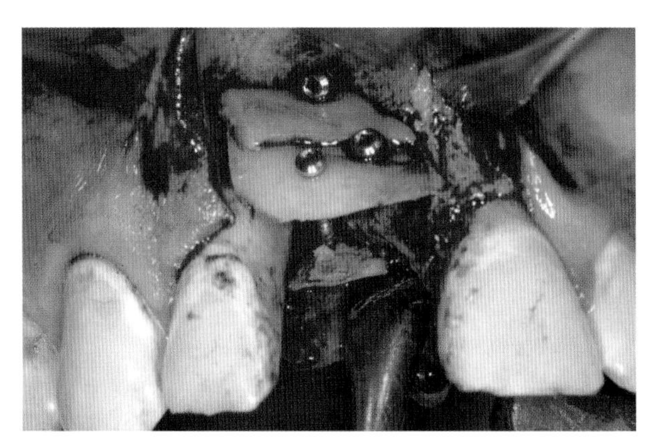

图8-4e 应用下颌骨块重建颊侧、腭侧骨壁。

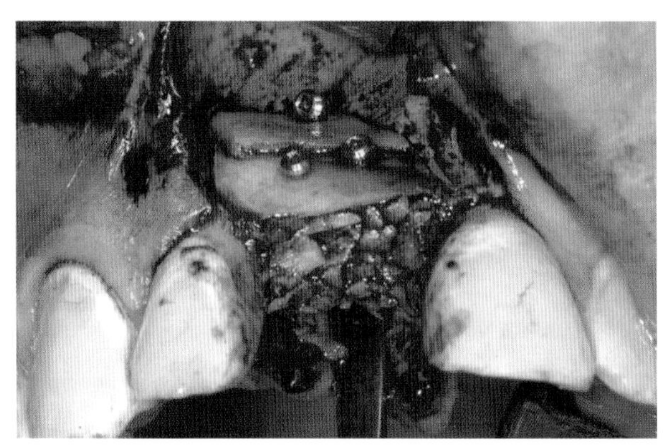

图8-4f 颊侧、腭侧骨壁之间填满了自体骨碎片。

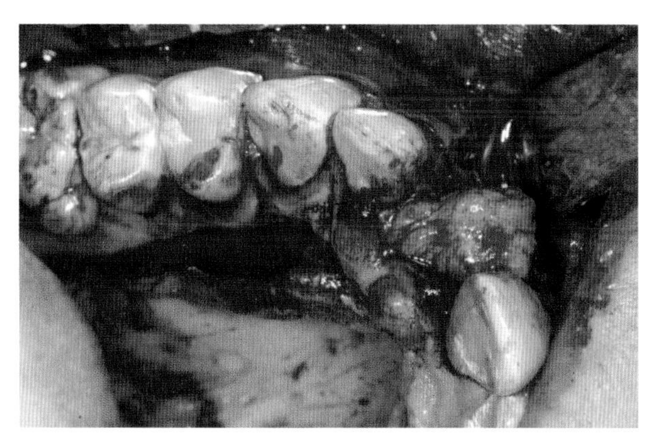

图8-4g 腭部结缔组织瓣双层缝合，改善软组织量。

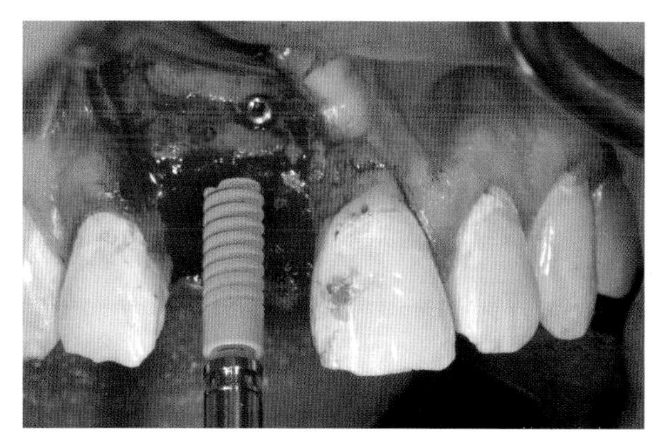

图8-4h 术后3个月在再生良好的骨内植入种植体。侧切牙的根部由于存在牙周附着，现在已经被骨很好地覆盖。

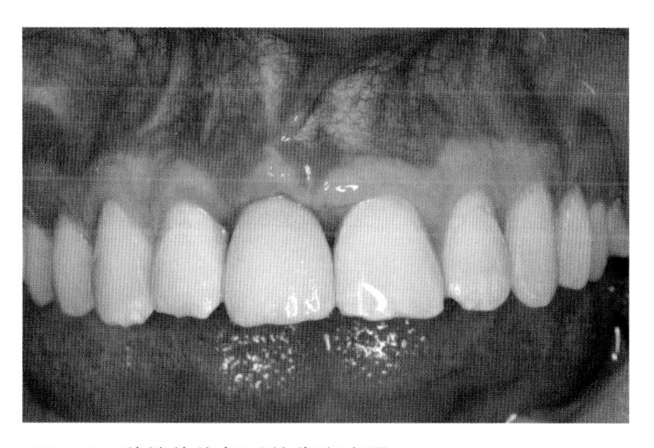

图8-4i 种植体修复后的临床表现。

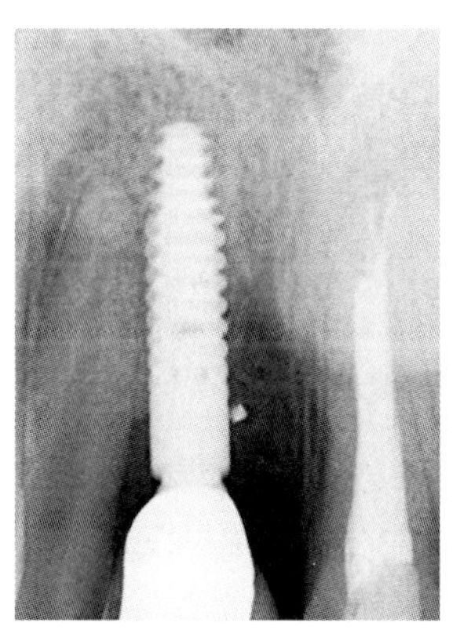

图8-4j 术后4年的X线片对照，显示植骨区的稳定性。

邻近的牙根被骨覆盖时，骨增量才有良好的预后（图8-4a～c）。一种例外情况是，相邻牙齿由于创伤失去了覆盖牙根的骨：在这种情况下，牙周附着通常仍然存在，没有任何病理性牙周袋，因此植骨术可以成功进行（图8-4d～j）。

8.2.2.3 骨质和骨量

种植修复的可能性主要取决于牙槽骨。骨内种植体骨结合的前提是种植体的初期稳定性[28]，这取决于种植体部位的骨量和骨质[3]。

骨质分为4类[129]：

- D1类：均质的密质骨。
- D2类：密质骨包绕骨小梁密集排列的松质骨。
- D3类：薄层的皮质骨包绕骨小梁密集排列的松质骨。
- D4类：薄层的皮质骨包绕骨小梁疏松排列的松质骨。

除了不同的骨质外，临床上还观察到不同的颌骨形状。因此，颌骨萎缩（吸收）分为5类[130]：

- A类：几乎完全保存的牙槽嵴。
- B类：牙槽嵴轻度吸收。
- C类：牙槽嵴向基骨进一步吸收。
- D类：早期基骨吸收。
- E类：基骨极度吸收。

通过将骨质分类与颌骨萎缩分类相结合，可以规划出合适的种植体-修复体治疗概念[130]。对于上下颌骨，骨质分类D2和D3，再加上吸收分类B和C，被认为在治疗上是没有问题的，因为在这些情况下，很容易获得种植体初期稳定性。相反，骨质分类D4和吸收分类A的组合，会在种植体的初期稳定性方面造成问题，除非采取额外的措施来改善骨质，如用骨凿进行骨挤压技术。下颌骨的吸收分类D和E以及骨质分类D1和D2被认为是问题严重的，因为涉及穿透极其坚硬的皮质骨以进行种植床的预备和种植体植入扭力过大，这可能引起颌骨过热，从而导致所谓的骨灼伤[114]。此外，在这些情况下，通常只植入较短的种植体，结果导致不利的种植体冠根比。

在上颌骨中，吸收分类D和E是尤其存在问题的，由于垂直向骨吸收，往往更难满足患者的审美和发音要求。在这些情况下，种植修复要复杂得多，因为经常需要大面积骨增量[115]。同样的道理也适用于牙槽骨宽度：种植体植入后周围至少包绕1～2mm厚的种植体周围骨板。否则，由于不可避免的术后骨吸收，种植体表面在短时间内就会暴露出来。如果在种植床预备之前不满足这一条件，则必须使用适当的骨增量程序，如水平向骨增量、骨劈开、骨撑开或扩张成形术[118]。

在骨增量措施下，骨移植的成功取决于移植物的血运重建。骨移植的预后总是由血运重建的质量与程度决定的[141,158]。移植物血管化的速度越快，移植物的再生越好、存活率越高。受植区的再生潜能起着至关重要的作用[56]。

多壁骨缺损的愈后较好，因为它们促进了与移植物的最密切和最广泛的接触。单壁受植区骨再生更加困难。此外，生物材料骨增量失败可能会大大限制受植区的再生潜力。再生潜力降低是由于部分骨结合的、未被吸收的生物材料残留在受植区的骨表面，阻碍了血运重建，从而阻碍了骨移植物的再生（图8-5a）。这些情况必须通过充分地移除生物材料来处理（图8-5b）。

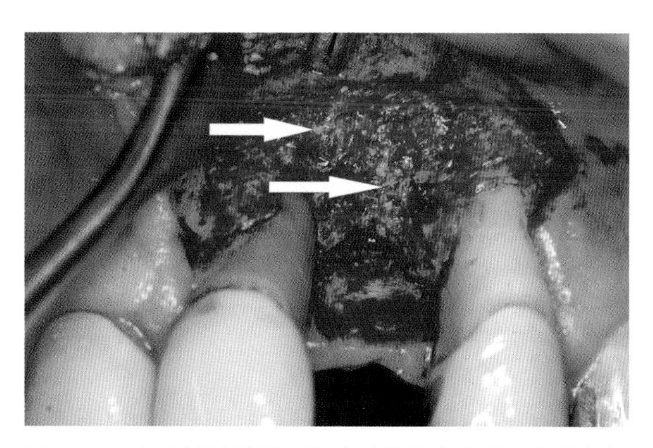

图8-5a 牛骨材料骨增量失败后的临床表现。在进行新的骨增量之前，应移除材料的剩余部分（箭头）。

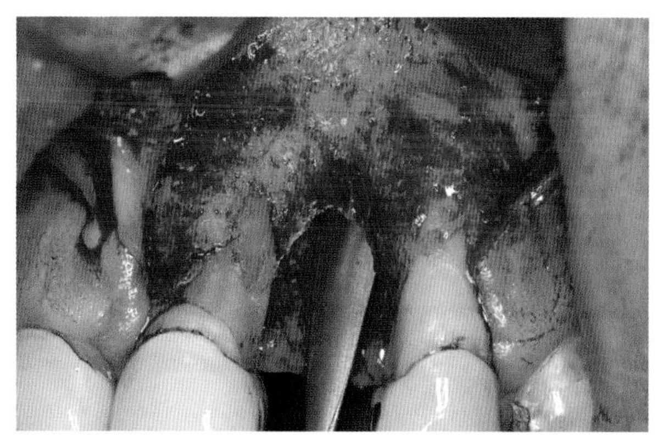

图8-5b 邻牙牙根暴露是由骨增量材料的慢性感染引起的。在这种情况下，新骨无法在邻牙坏死的牙骨质上生长。因此，实现垂直向骨增量的可能性降低，只有在达到邻牙骨高度时才有可能实现垂直向骨增量。

8.2.2.4 软组织质量

软组织质量在种植治疗中起着核心作用。因此，术前应检查手术区域，必须获得足够量的软组织以覆盖种植和植骨区域。之后，种植体周围软组织必须进行增量，主要是在二期暴露种植体时，以保证美观和功能所需的长期稳定性[21,143]。创伤、严重的牙周病变以及多次手术有时会导致软组织缺损，并伴有明显的瘢痕组织（图8-6a～c）。同样，由于肿瘤切除和相关的经皮肤移植的软组织重建，软组织状况可能会显著变差[84,162]。因此，覆盖种植体或骨移植的无张力缝合可能是有问题的。此外，组织瓣血供减少和骨膜瘢痕形成会导致骨膜细胞骨再生不良（图8-7a）。特别是在生物材料骨增量失败后，软组织留下了极其严重的瘢痕，血液循环非常差（图8-7b）。不建议使用膜，尤其是在这种适应证中，因为更多的异物会进一步增加裂开风险，继而发生感染[129]。

美学区软组织是种植医生面临的主要挑战。早在计划阶段，就必须考虑患者的期望，以及待治疗区域的解剖形态，如微笑线、龈乳头和软组织生物型。牙龈厚度具有重要作用，因为某些外科技术只有在牙龈足够厚的情况下才能获得令人满意的结果[4,143]。

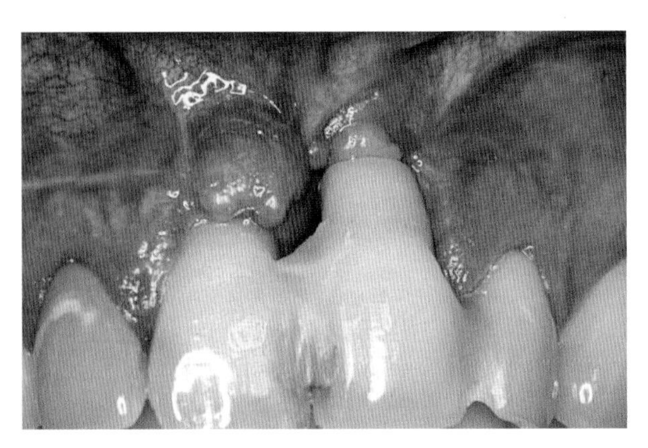

图8-6a 前牙区引导组织再生（GTR）失败后，组织的质与量较差。

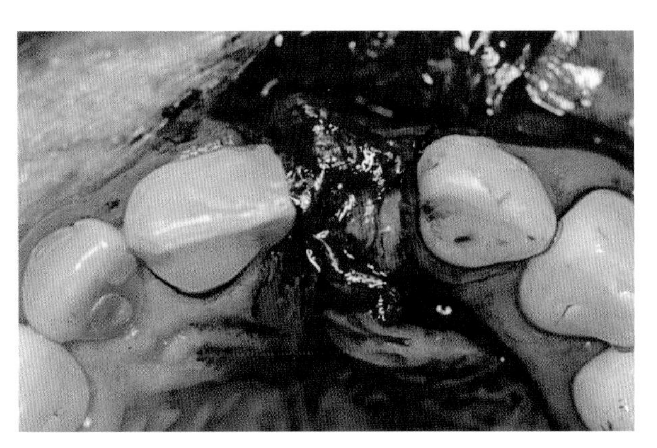

图8-6b 应用腭侧带蒂结缔组织瓣进行软组织增量。

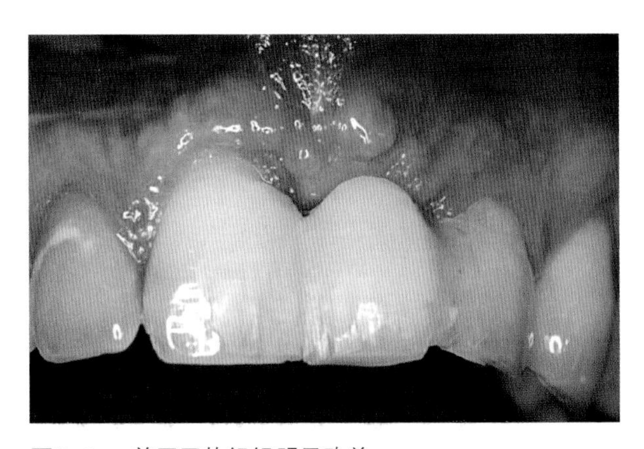

图8-6c 前牙区软组织明显改善。

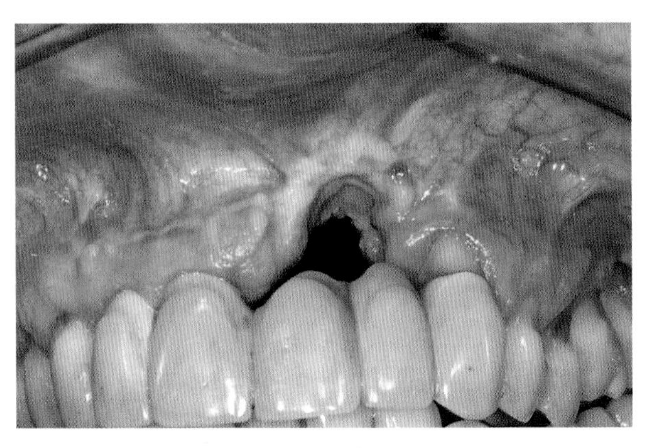

图8-7a 在几次尝试用牛骨材料进行引导骨再生（GBR）后，软组织的质与量差：瘢痕组织和血管化不良会增加软组织坏死的风险。

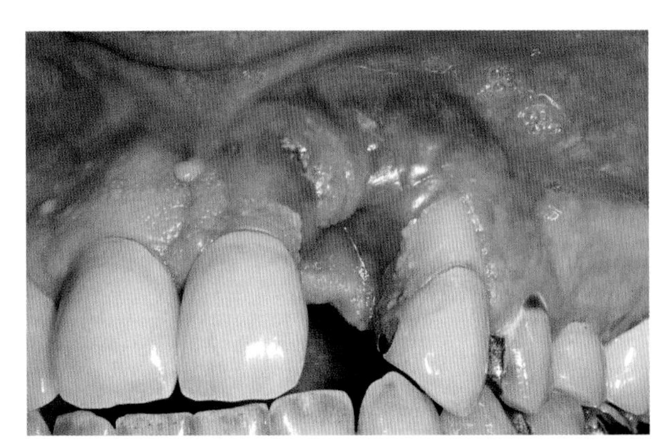

图8-7b 与图8-7a中描述的情况类似，但邻牙有额外的牙根暴露。

8.3 术中并发症

手术过程中可能会出现各种并发症，包括每次手术都可能出现的一般并发症，如麻醉失败引起的疼痛、大出血，以及与手术类型直接相关的特殊并发症。

术前诊断是预防并发症的关键。触诊骨性结构是获取潜在供区形态信息的常规方法[80,119]。同样，必须检查软组织比例。瘢痕组织会使暴露术区和关闭伤口变得更加困难，这也会对伤口愈合产生负面影响[84,162]。

标准的影像诊断程序从准备曲面断层片开始，以获得神经、颏孔和牙根的位置。此外，如有必要，还可以进行牙科X线片、头颅侧位X线片、计算机断层扫描（CT）或锥形束计算机断层扫描（CBCT）。此外，放射阻射性还可以得到有关骨质量的信息。

8.3.1 骨灼伤

在骨上钻孔预备种植床必须在非常充分的冷却条件下进行，特别是在皮质骨特别硬和干燥的情况下。钻的外部和内部冷却可以防止骨过热，这种过热在大约56℃时就已经发生。在钻孔过程中对骨施加较大压力应该非常小心，这可能会造成骨过热的风险，因为钻与骨壁有很大的表面接触，而冷却通道非常狭窄。狭窄的冷却通道很容易被骨粉堵塞，导致温度升高。骨过热会灼伤骨，并可能导致骨灼伤[114]。这种综合征包括几种症状，这些症状可以归因于钻孔或种植体植入过程中对骨的热损伤。观察表明，在皮质骨和致密骨中应用长螺纹（长度为15mm和18mm）种植体时，易发生这种综合征。临床症状包括手术后术区长达1个月以上的持续不适。此外，还可观察到反复的肿胀和压痛。

放射学上，种植体植入后8周，就可以发现类似于天然牙根尖肉芽肿的种植体周围骨吸收（图8-8）。

骨灼伤最初的治疗为使用广谱抗生素阿莫西林2g/d和甲硝唑750mg/d，疗程1周。如果症状没有缓解或症状加重，应进行根尖清创手术，去除肉芽组织，去污，在可能的条件下进行受损区域的植骨。在颊侧骨仍然存在的情况下，建议采用骨盖技术来保护骨壁并促进愈合

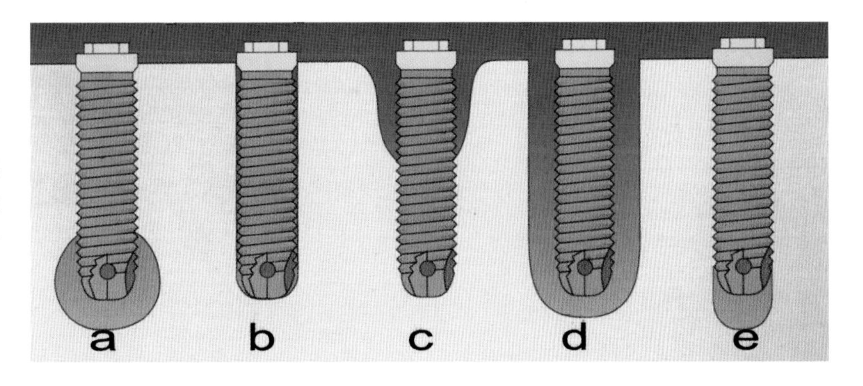

图8-8 骨灼伤（BBS）的X线表现与其他骨密度改变（从左至右）的比较：（a）骨灼伤；（b）骨结合不良；（c）种植体周围炎；（d）种植体周围炎伴完全骨吸收；（e）种植床非病理性过度预备。

（图8-9a～j）。在不治疗或治疗不及时的情况下，症状加重可能从复发脓肿发展到自发性口内或口外瘘。在这种情况下，建议取出种植体（图8-10a～f）。除环钻外，常规麻花钻在种植床准备过程中也可获得自体骨，无须低速冷却。同样，必须考虑到可能的热性骨损伤。在种植床预备过程中，应特别注意牙根、神经等邻近结构，以免损伤和穿通牙槽嵴倒凹区或上颌窦。如果在种植床预备过程中出现问题，如牙槽嵴穿孔，可以改变种植方向，从修复体的角度来看，这也是可以接受的。此外，可以使用较短的种植体。

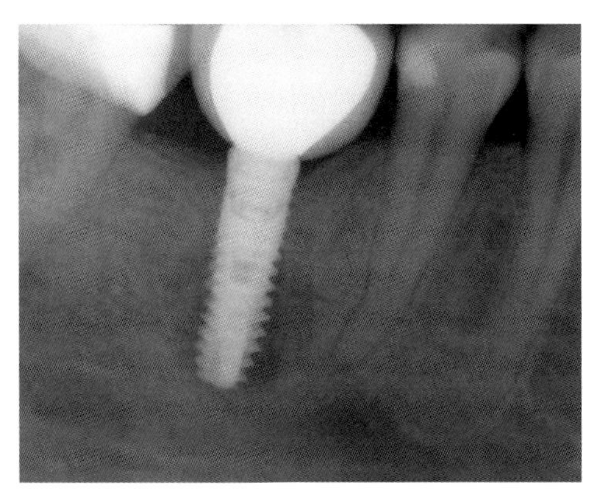

图8-9a BBS的典型X线表现：种植体周围影像学骨脱矿。临床症状还表现为种植体冠修复后负载时不适。

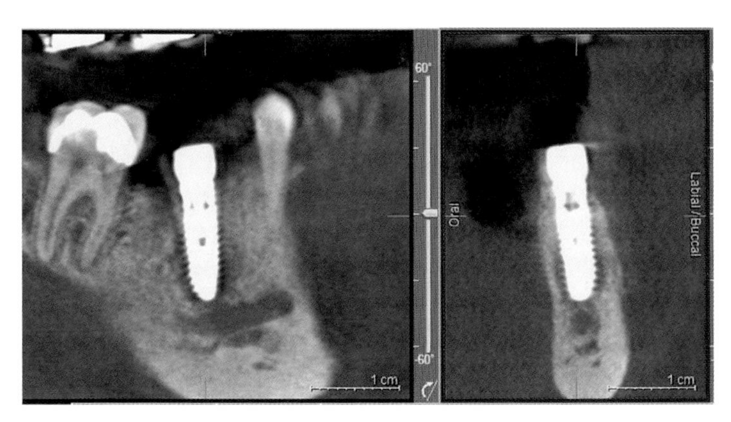

图8-9b CBCT检查证实种植体根尖周围有脱矿。

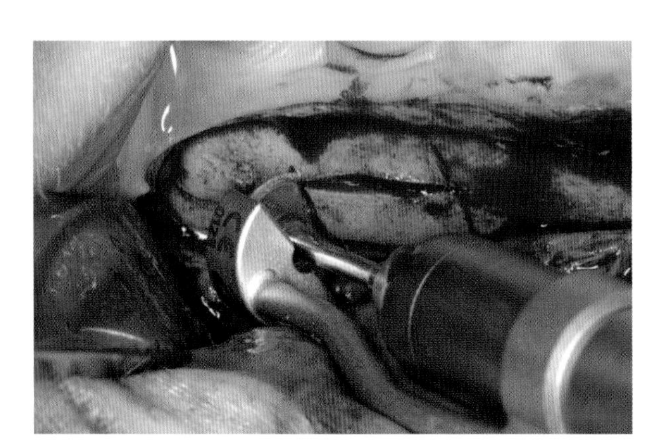

图8-9c 用微锯制备骨盖。

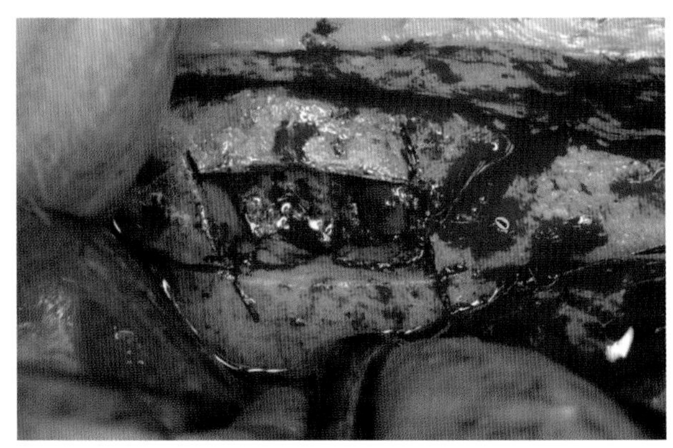

图8-9d 骨盖取下后露出的种植体根尖肉芽肿。

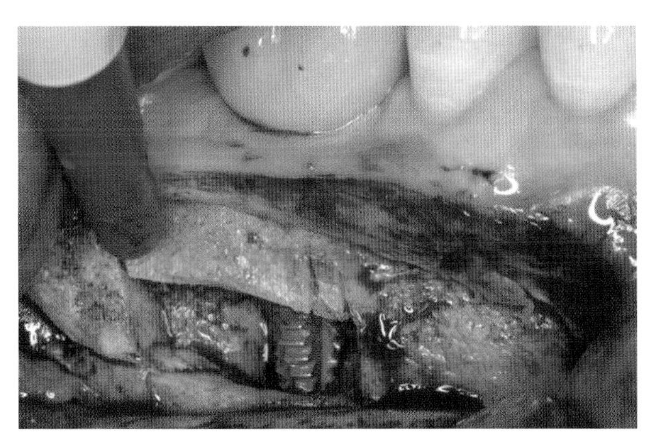

图8-9e 种植体表面和骨腔内的肉芽组织全部切除后的临床表现。

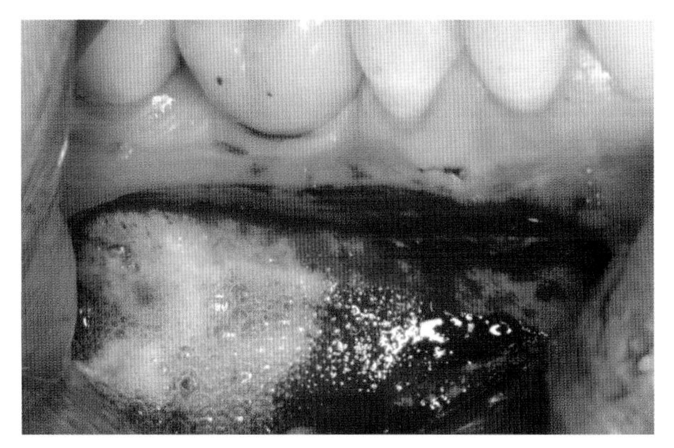

图8-9f 用3%的H_2O_2清洗种植体表面2分钟。

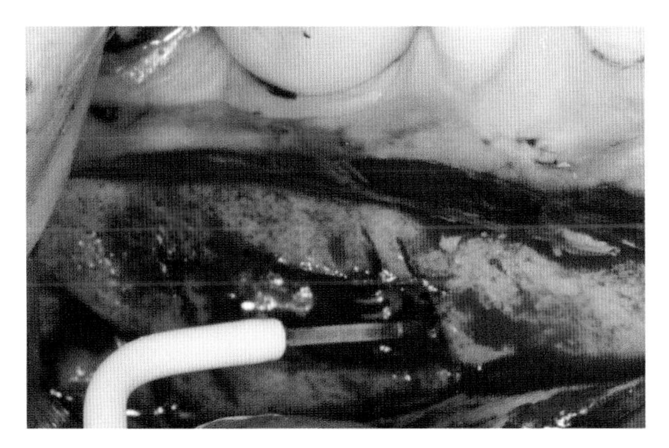

图8-9g 用Helbo系统进行光动力去污。

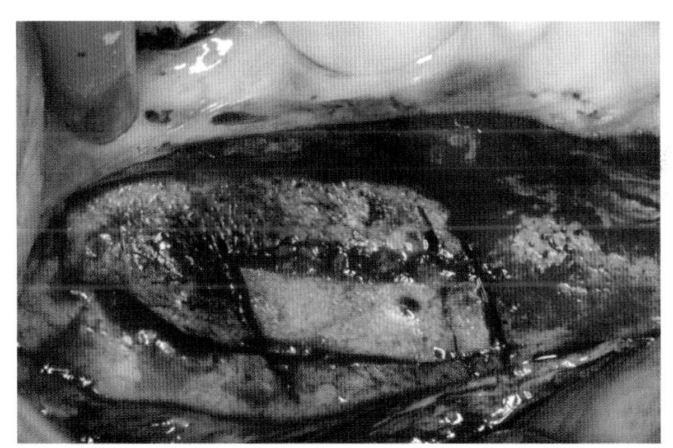

图8-9h 手术结束时重新覆盖骨盖。

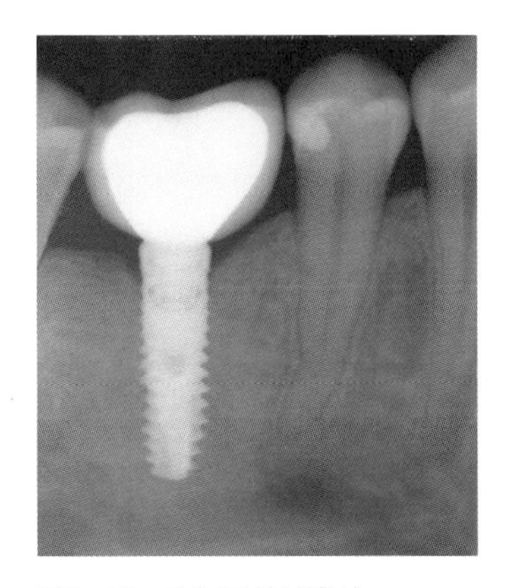

图8-9i 7个月的X线片。

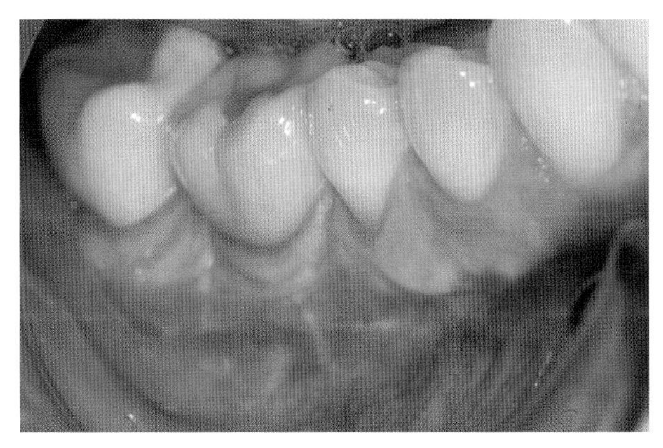

图8-9j 术后7个月的临床表现，术后2周所有临床症状均已消失。

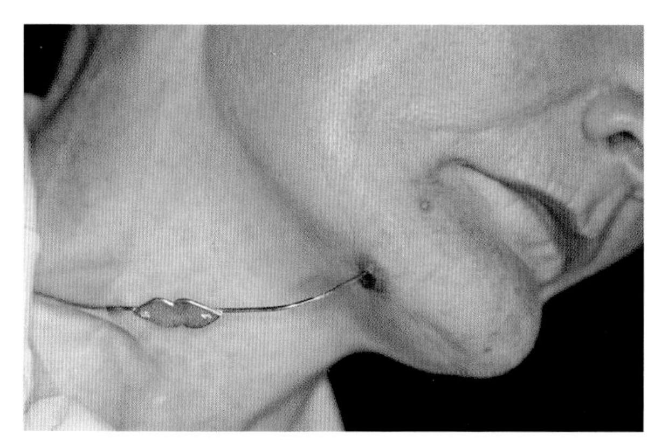

图8-10a 种植体植入骨质非常硬的颌骨后约4个月发生口外瘘。将一光滑的器械插入瘘管中，用于影像学诊断。手术后，患者该区域感到不适，并伴有慢性疼痛。

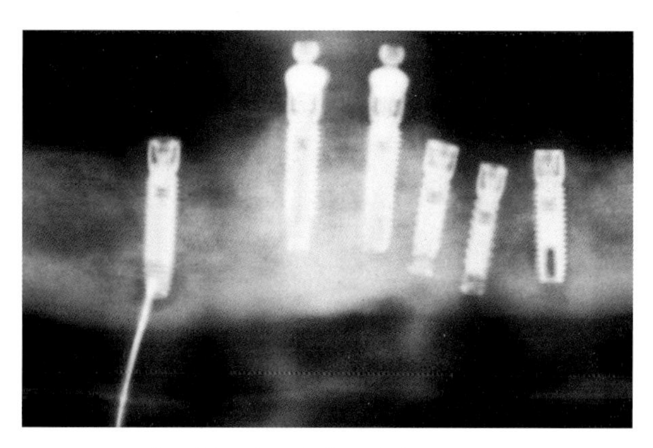

图8-10b 曲面断层片确认临床诊断。

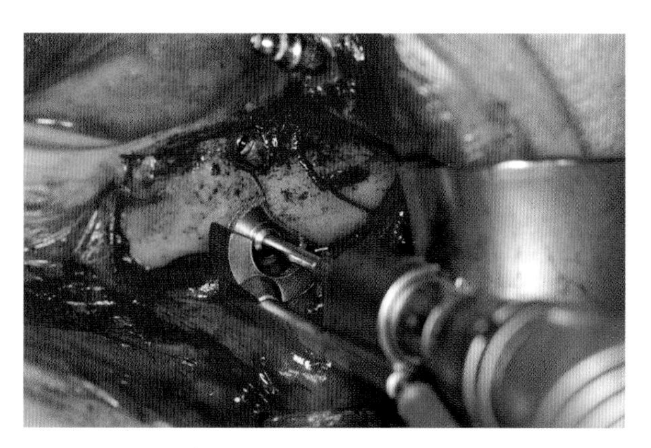

图8-10c 用微锯制备骨盖。

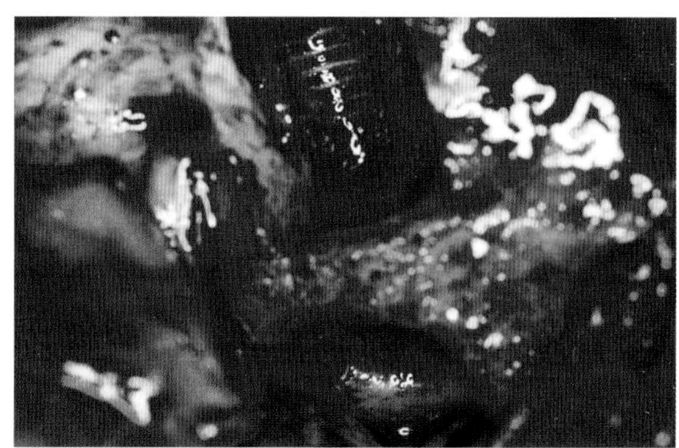

图8-10d 在去除骨盖和种植体后，证实了种植体根尖部分与瘘管相连。

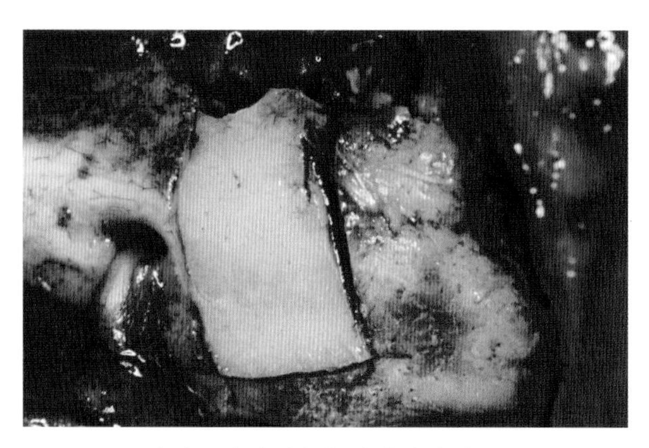

图8-10e 去除所有肉芽组织并清洁种植床后重新覆盖骨盖。

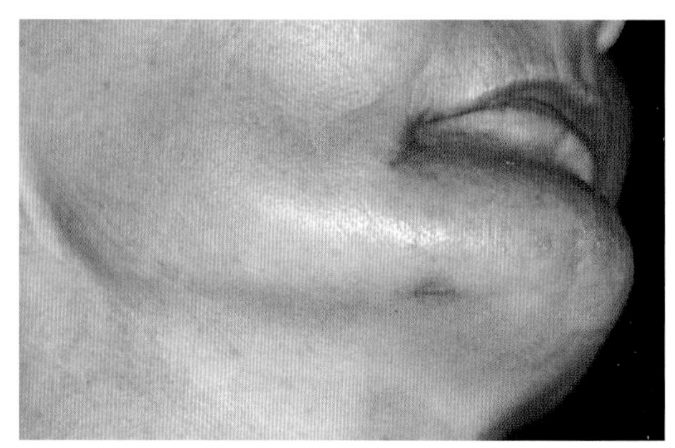

图8-10f 3周后完全愈合。

8.3.2 取骨过程中的并发症

与口外取骨相比，口内取骨引起的不适较少，并且具有一些优点[107,171-172,181]。口内取骨可以用微创方法，大多数情况下在局部麻醉下进行，无须住院。上颌骨和下颌骨的不同供区可以用于口内自体骨的采集；每个位置都必须考虑到重要的邻近解剖结构，如牙根、血管和神经[75]。块状骨移植，适用于牙槽嵴缺损的二维和三维重建[112,115]，可以在口内取骨，通常只在下颌[102,103,148,150]，即磨牙后区、颏部或无牙区（如桥体下区域）取骨[111,142,148,208]。这些移植物主要是皮质和皮质-松质移植物。潜在的风险和并发症取决于供区的解剖变异[41,150]。

8.3.2.1 磨牙后区取骨的并发症

在口内采集下颌骨块之前，术前常规进行骨性结构的触诊。这提供了有关潜在供区部位形态的信息。可以用这种方式确定外斜线和下颌体的延伸。影像标准诊断程序从曲面断层片开始，应用曲面断层片可以确定下颌神经、颏孔和牙根的位置。临床上可以感觉到一个明显的外斜线，在曲面断层片上可以看到一条不透光的皮质线（lamina dura）。

此外，当在曲面断层片上检测到的牙槽神经位于靠近切割区的顶端位置，或者当计划切取到达下颌垂直部分的大量骨块时，CBCT扫描可能是有用的。在这种情况下，CBCT扫描可提供有关神经位置及其与骨颊侧表面距离的精确信息[6,119,160,214,216-217]。

建议使用具有血管收缩作用的局部麻醉药物，以减少术中出血，使手术部位有良好的视野。

根据微锯使用方法，从磨牙后区获取骨块是一种快速安全的手术技术。安装在直手机和角度手机上的保护装置可防止软组织受伤（图8-11）。第4章中描述的方法显著降低了下颌神经损伤的风险[73,113]。下颌管到下颌骨颊面的距离在第一磨牙和第二磨牙区域平均为5.4mm，在智齿和磨牙后区最大可达4.6mm[68,106]。通常，磨牙区的神经更靠近舌侧皮质骨（图8-12）。在近中，截骨线通常限制在外斜线的近中边缘，通常终止于第一磨牙和第二磨牙之间。在这个区域，微锯的圆盘不会造成神经损伤，因为它的最大切割深度是3.2mm，不会到达下颌管。只有在更远的升支区，下颌管才更浅（图8-13a～d）。

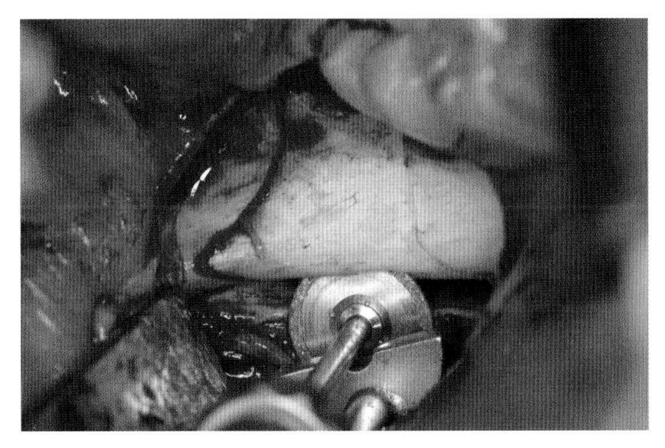

图8-11 微锯的组织保护装置可以安全地取骨，视野好，不会损伤软组织。

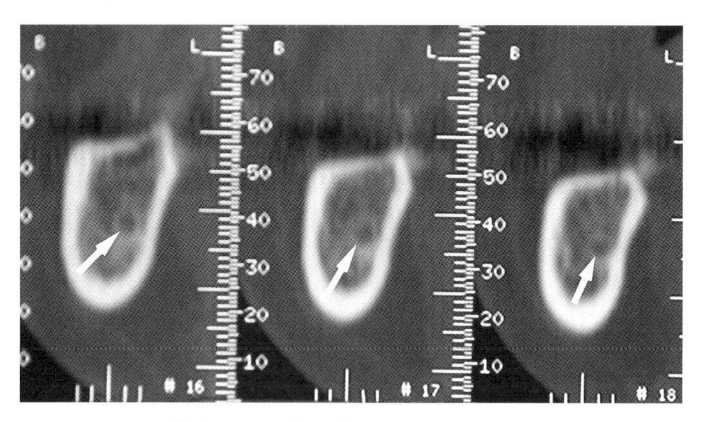

图8-12 下牙槽神经主要位于磨牙和磨牙后区的舌侧。

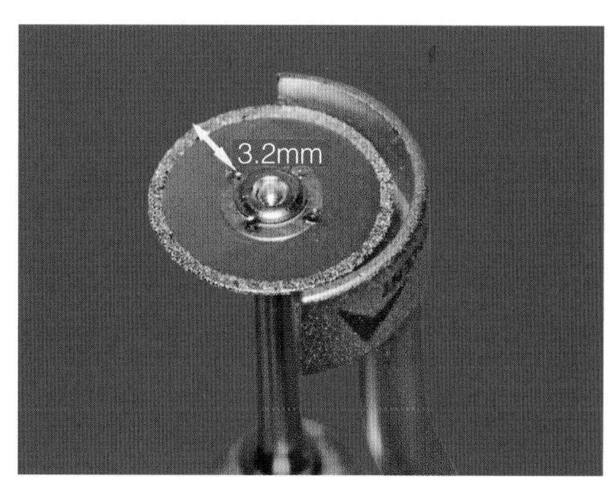

图8-13a 微锯的最大切割深度是3.2mm。

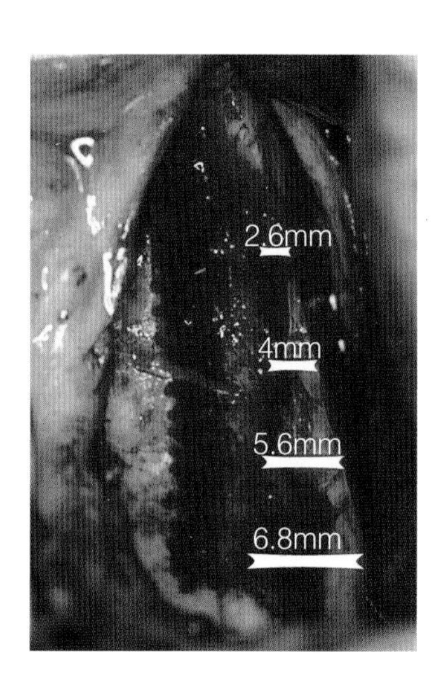

图8-13b 从磨牙后区获取大量骨块后暴露下牙槽神经。神经后部（颊侧深度2.6mm）比前部（颊侧深度6.8mm）偏颊。

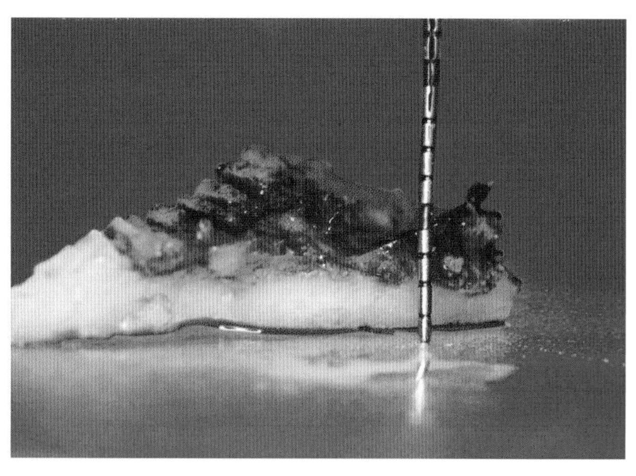

图8-13c 下颌神经上方颊侧皮质骨的厚度约为3.4mm。

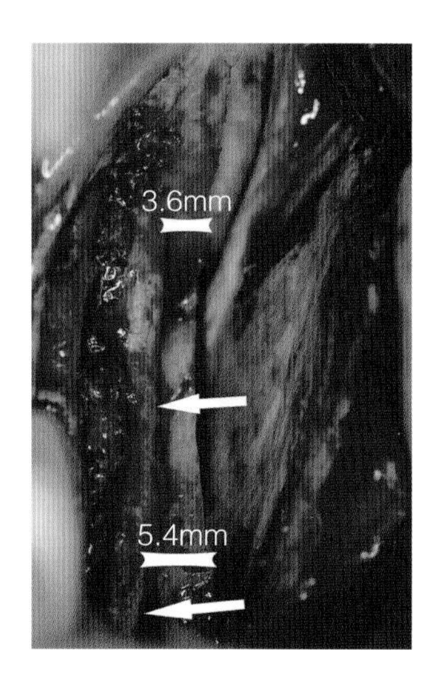

图8-13d 磨牙后区取骨后暴露的下牙槽神经的具体位置。

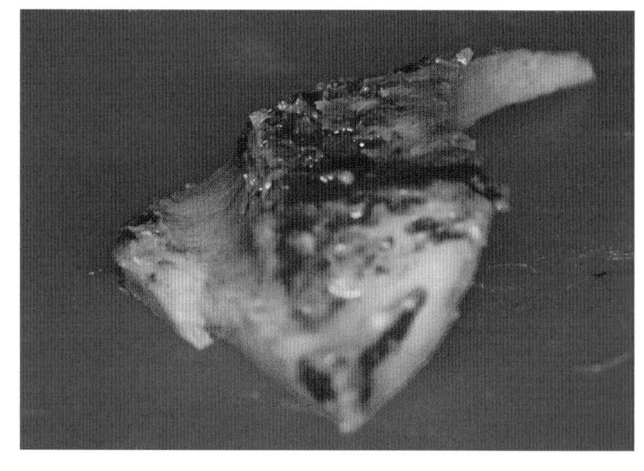

图8-13e 取下的带部分下颌管骨壁的骨块。

当外斜线较薄弱，且基底截骨术在神经走行的下方进行时，会发生神经外露（图8–13e）。如果移除骨块导致神经外露，必须非常小心，不要用锋利的骨颗粒损伤或压迫外露的神经。

当远端垂直截骨术在升支区进行时，神经损伤的风险明显增加，因为该后部区域的下牙槽神经在向近中方向走行到更深、更向舌侧的位置之前，通常靠近颊侧皮质骨（图8–14a～d）。在这些情况下，最好不要在远端垂直和远端水平截骨术中将圆盘进入到其全部切割深度。相反，圆盘进入的最大深度为2mm（金刚砂尖端宽为1mm），或者使用直径为6mm、最大切割深度2.1mm的金刚砂圆盘（图8–14e）进行切割。或者，可以在神经管上方取第一个骨块，以获得骨结构的信息，特别是前庭皮质骨的宽度。如有必要，可在直视下取第二个更靠近顶端的骨块。在极少数情况下，下颌管非常致密，并直接紧贴在颊侧皮质骨上，因此，骨块即使在脱位后，似乎仍然附着在有弹性的结构上。在这种情况下，应该缓慢而小心地取出骨块，以便神经可以从骨块中轻轻分离（图8–15）。神经暴露后是否会引起永久性神经损伤尚不清楚，但可能会导致暂时性感觉障碍[99,146]。在磨牙后区的取骨手术中，神经损伤也可由其他器械造成，如不正确地使用骨凿。

因此，应该遵循微锯的取骨方法（见第4章），通过产生张力使骨块脱位。这样可以避免骨凿不受控制的下沉和潜在的神经损伤。如果在3～4次有控制的锤击后骨块没有脱位，应该先检查截骨线。尤为重要的是要弄清截骨线是否完全交叉（图8–16a）。特别是在截骨术的远端，垂直和水平截骨线往往不完全交叉。切口应该是平行或锥形的。

磨牙后区的微锯取骨方法是基于颊侧具有约3mm的皮质骨区域（用微锯切割），以及皮质部分脱位后不会产生阻力的松质骨区域。但是仅存非常致密的皮质骨而没有任何松质骨的区域，按照目前的方案取骨会变得非常困难。

然而，致密的骨性结构，如硬化症，通常可以在术前X线片中发现（图8–16b）。在这种情况下，建议先取一个小骨块，这样更容易再取第二个较大的骨块（图8–16c）。此外，顶部钻孔应位于剩余松质骨的上方，而不应位于颊侧皮质骨内。凿子的角度应该平行于下颌骨颊侧壁且刚好位于钻孔点上方，为了避免神经损伤，骨凿不能进入下颌骨过深。

在一项研究中，3328名患者在10年内用微锯取骨方法从下颌外斜线获取了3874个骨块。在研究期间，419名患者（12.59%）接受了双侧取骨，127名患者（3.82%）在同一区域进行了一次以上的取骨。在2285个供区中，截骨线

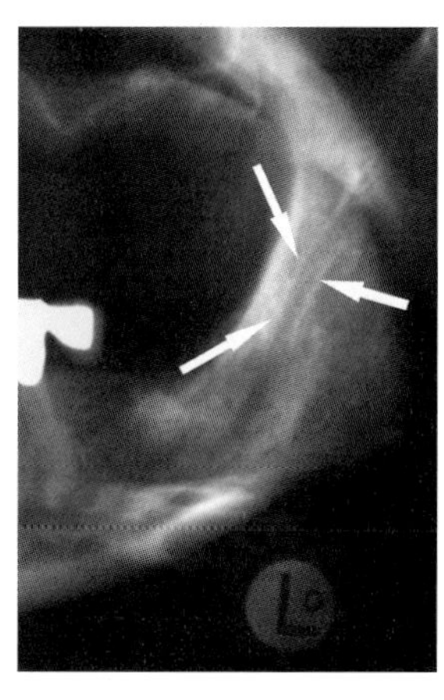

图8-14a 正颌手术（下颌前移）后磨牙后区下颌管的冠状位：无外斜线存在。

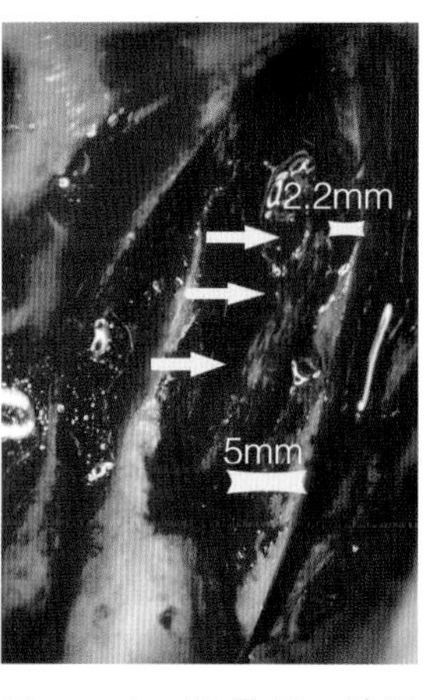

图8-14b 取骨后，神经完全显露至下颌升支区。

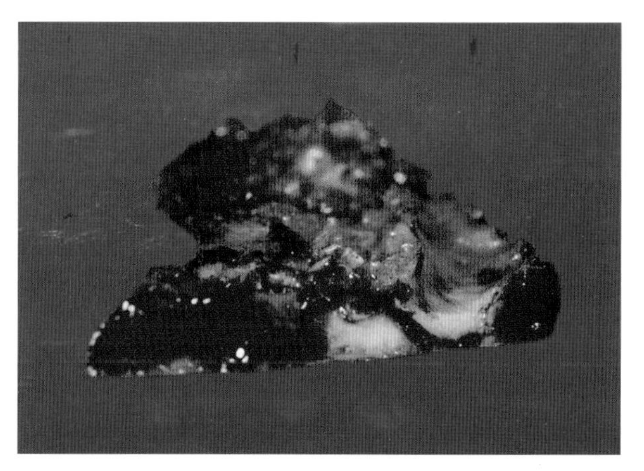

图8-14c 取下的骨块显示神经位置极其浅表。

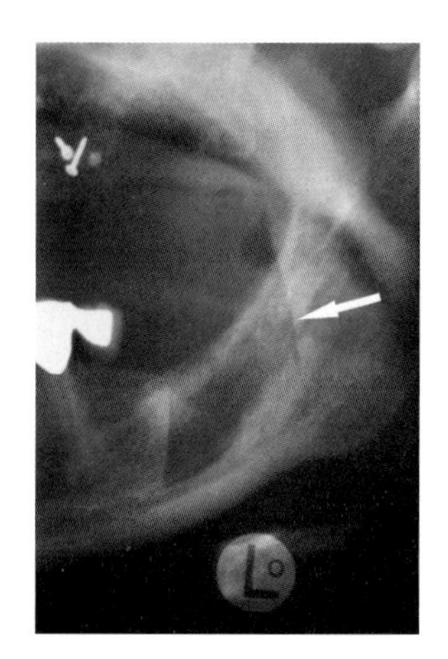

图8-14d 从下颌升支区取骨块时，必须考虑远端切口神经损伤的风险。

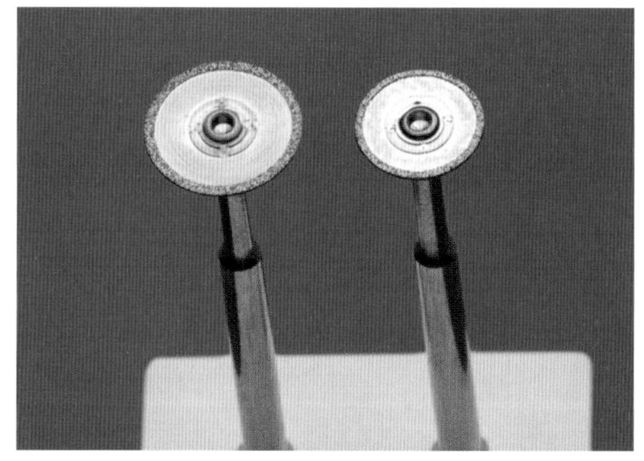

图8-14e 两个直径分别为8mm（左）和6mm（右）的金刚砂圆盘可用于取骨。当切取下牙槽神经附近的骨块时，可以使用较小（直径6mm）的圆盘。

位于下牙槽神经的下方。其中168例（7.35%）发生下牙槽神经外露，一般发生在供区远中，导致一过性感觉障碍，最长持续6个月。20例（0.5%）发生轻微神经损伤，8例（0.2%）感觉减退，12例（0.31%）感觉异常时间持续1年，4例（0.1%）感觉异常时间超过1年。在任何情况下都没有观察到下颌神经永久性麻木。56例（1.44%）供区大出血，采用胶原纤维和/或骨屑压迫止血。1624例（48.8%）术后轻度疼痛，1589例（47.74%）中度疼痛，115例

（3.45%）重度疼痛。

61例（1.58%）供区出现一期愈合并发症，其中大部分（46例：1.19%）出现轻微并发症，伤口裂开，供区浅表感染。本组吸烟患者37例（80.4%），非吸烟患者9例。局部冲洗1周后，创面二期愈合。15例（0.39%）发生严重感染，均为吸烟患者。治疗方法为局部冲洗引流，持续时间长达3周。在431个受区中，一半的骨块被重新植入，没有发生感染。在任何情况下都没有发生金刚砂圆盘对邻近牙齿的损伤[119]。

CBCT是诊断前解剖学评估的有效工具，降低了潜在并发症的风险[161]。根据作者的经验，这种额外的评估对于使用微锯安全取骨并不是必不可少的；但是，它提供了更多的信息，如皮质骨壁的厚度和下颌神经的位置[101]；提供了有用的术前信息，特别是当截骨线位于下颌神经下方时。远中截骨区皮质厚度为1.5～3.5mm，平均为2.2mm。近中截骨区皮质骨较厚，最小厚度为2.5～5.5mm，平均为3.3mm。远中截骨区似乎更关键，需要特别注意切割深度[119]。在另一项对968例磨牙后区截骨的研究中，观察到一例涉及舌侧骨壁骨折。骨折用接骨螺钉固定，顺利愈合（图8-17a和b）。

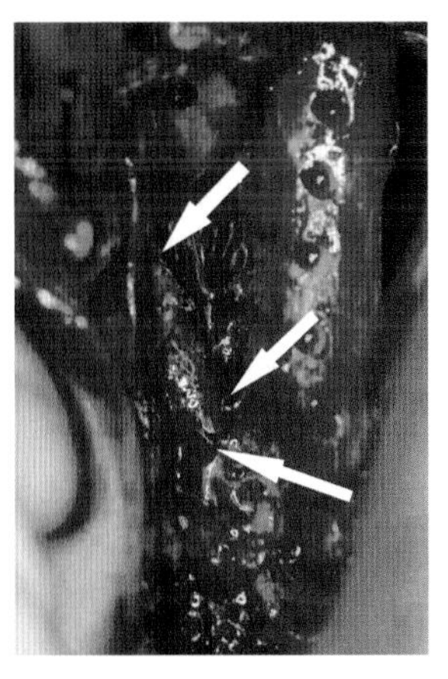

图8-15 在非常罕见的情况下，下牙槽神经可以随切取的骨块移动到下颌体外侧：应注意及时发现这种情况，以避免神经损伤。（由J.Tunkel博士提供）

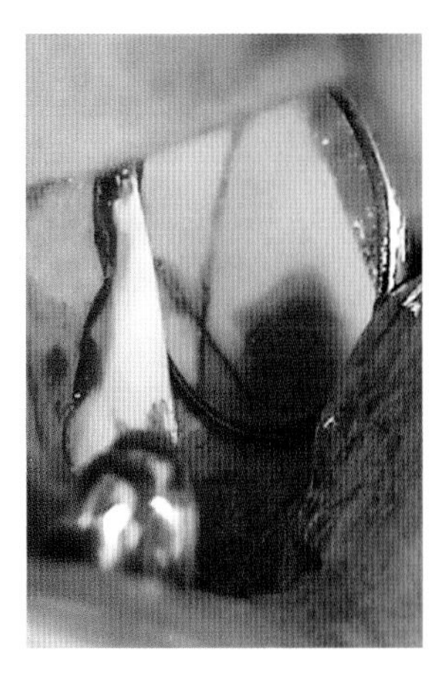

图8-16a 水平截骨线应与垂直截骨线交叉。

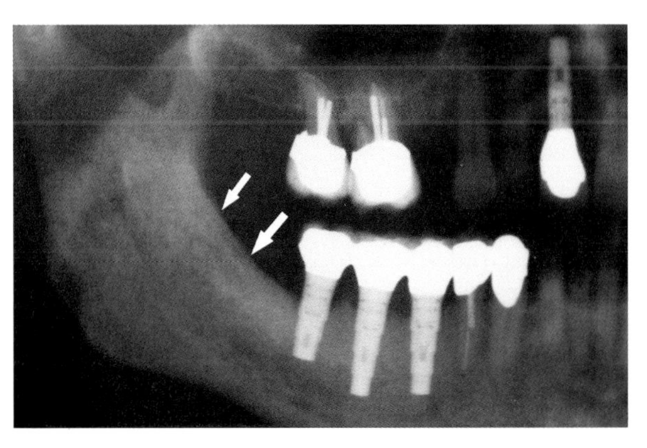

图8-16b 磨牙后区的致密硬化骨，没有典型的外斜线，使按所述方案取骨变得困难。

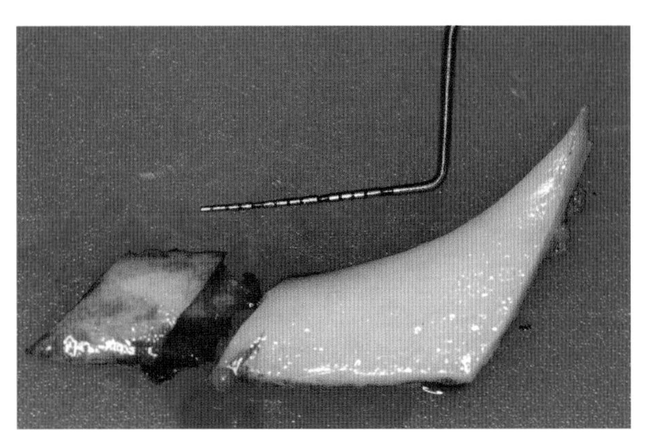

图8-16c 在骨质硬化的情况下，首先取出一个小骨块将简化剩余骨块的获取。

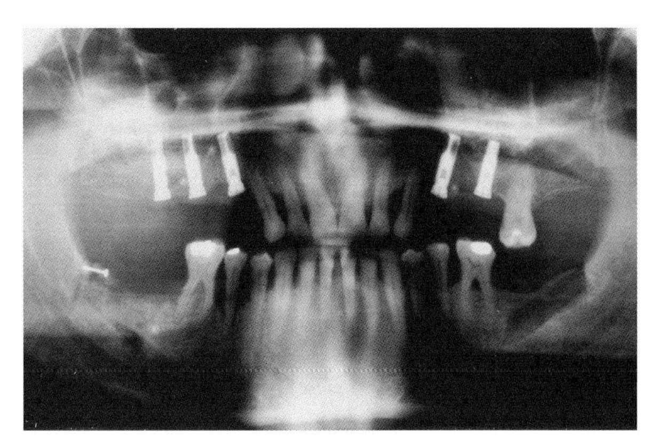

图8-17a 磨牙后区意外获取双皮质骨块。在骨块完全脱位前，将颊侧骨从舌侧骨分离，舌侧骨复位，螺钉固定。

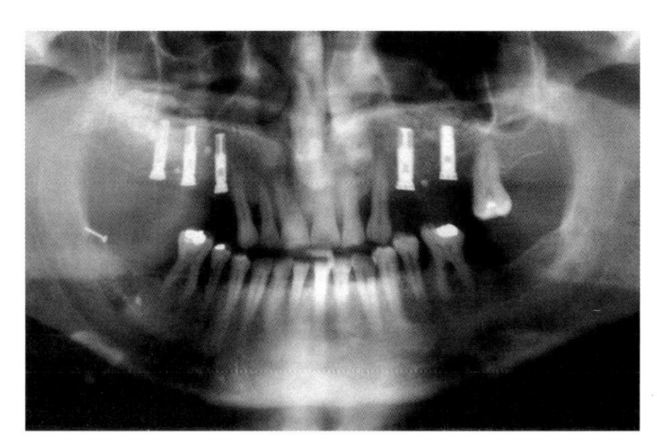

图8-17b 术后5个月愈合良好。

据报道，下颌骨骨折可能不是在取骨过程中发生的，而是在术后2～3周发生的，这与拔除阻生智齿后的情况类似[107]。因此，从磨牙后区取骨后，需着重向患者宣教术后6周内进食软质食物。下颌骨骨折的最大风险是在术后2～3周，在此之前，由于疼痛和肿胀，患者根本不能吃固体食物，此时患者可以恢复正常进食（图8-18a～c）。

磨牙后区取骨的并发症发生率很低。虽然可以观察到供骨区感染（0.5%）[43]或血肿，但很少发生神经损伤和感觉异常[41,113,150,157]。取下骨块后，松质骨暴露。这增加了术后出血或血肿的可能性。为了消除出血或血肿等并发症并稳定血凝块，供区充填冻干同种异体胶原基质（Resorba，Nürnberg，Germany）。

由于磨牙后区取骨术的手术范围相当于阻生第三磨牙拔除术，因此两种病例的术后并发症发生率具有可比性。在一项临床研究中，患者在供区的术后疼痛分级明显低于受区[157]。

综上所述，磨牙后区是获取中等大小的骨块的合适区域，花费的时间少，对患者的压力不大，并发症的风险最小。

8.3.2.2 从颏部取骨的并发症

作为口内取骨术前诊断的一部分，对颏部进行常规触诊，以获得有关骨性隆突的信息。下颌神经、颏孔和牙根的位置可以在曲面断层片上确定。此外，还可以拍摄头颅侧位X线片，用于评估骨质与骨量、前部皮质的厚度，以及确定现有下颌前牙牙根的位置和倾斜角度[80]。

按照第4章所述的方案，在使用微锯获取骨块之前，先暴露两侧的颏神经。切开单皮质骨块，同时保持与根尖的最小距离为3～5mm，无牙颌患者的最小距离为距牙槽嵴8～10mm，距下颌下缘3～5mm[3,146]。

另一项基于CBCT的研究建议种植术和取骨手术的安全区在颏孔前4mm，下颌下缘以上10mm。根据这项研究，颏部取骨应该在牙根下至少10mm处，深度限制在4mm[214]。然而，这一建议导致取骨受限制，至少导致只能获取

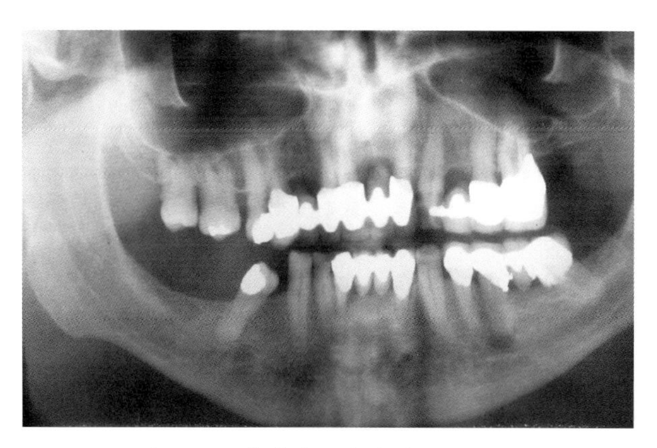

图8-18a 右下颌骨萎缩的游离端情况。

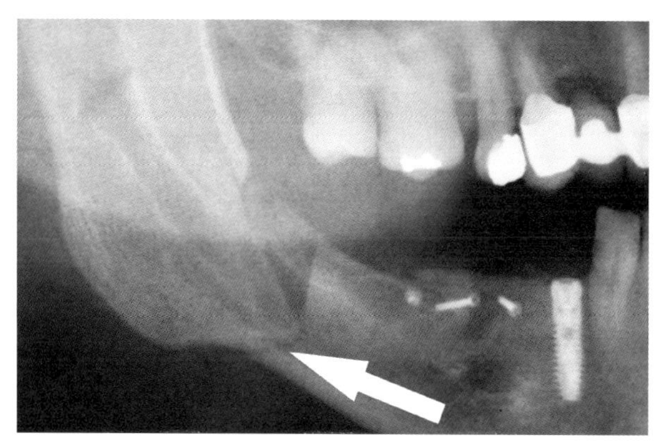

图8-18b 右下颌骨取骨后3周骨折。

小骨块。

术中最重要的风险是下牙槽神经切牙支损伤，导致下颌前牙感觉障碍。在一项研究中，7%的患者这种感觉障碍持续了6个月以上（图8-19a和b）[113]。此外，尽管非常罕见，但也报道了黏膜、颏部或唇部表面的敏感性变化[37,41,98,157,160,216]。另一项研究报道，在从颏部取骨19个月后，29名患者中有仍有15名颏部感觉障碍减轻，但仍存在[41]。因此，建议只在下颌前部缺牙的情况下进行颏部取骨。

颏部供区可能的术后并发症是伤口裂开，伴或不伴伤口感染，文献报道其发生率为2.5%~10%[10-11,41,43,98,113,150,157]，这是由该部位较强的肌肉活动以及上方较薄的牙龈生物型所致。充分的软组织覆盖是无刺激性伤口愈合的关键因素。因此，强烈建议使用双层缝合。对于下颌前牙存在的病例，局部浸润麻醉后，软组织上的切口应该在膜龈联合以下斜行切入，以便获得较宽的创口边缘从而能够达到多层的

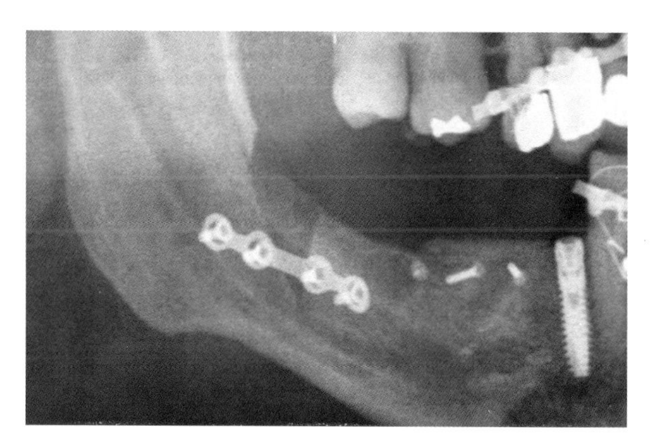

图8-18c 用接骨板固定骨折。

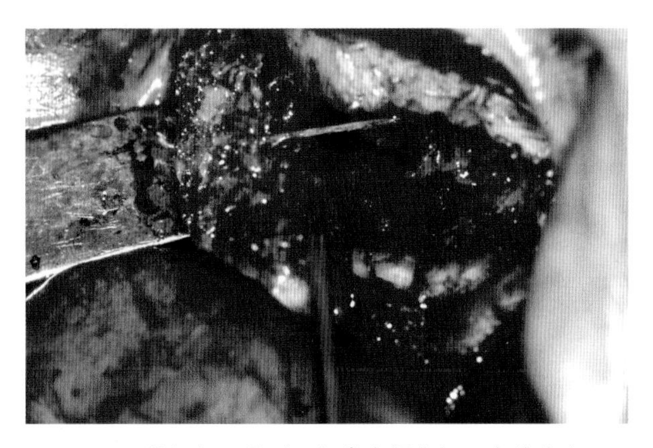

图8-19a 从颏部取骨时，经常会损伤切牙支的分支。

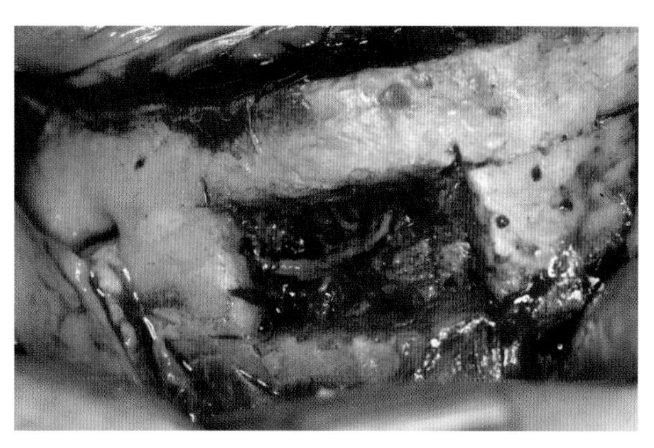

图8-19b 下牙槽神经及其分支在从颏部取骨后暴露。

创口关闭和血运。黏膜下缝合应用可吸收缝合材料是必不可少的。

对于无牙颌患者，在下颌前部（植骨）同时植入种植体时，切口在牙槽嵴上。切开黏骨膜瓣后，暴露供区。当使用膜和生物材料对缺损进行骨增量时，裂开的风险增加。不可吸收膜的早期裂开需要用氯己定溶液或凝胶冲洗，患者每天使用，持续3～4周，直至膜最终被取出。在后期暴露或感染时，膜应立即取出。感染可能导致化脓且骨再生效果较差。

接近下颌尖牙根尖取骨可能会导致这些牙齿的牙髓坏死。因此，强烈建议取骨区应与牙根、颏孔和下颌下缘等解剖结构保持至少5mm的距离。下颌下缘为骨再生提供了框架[113]。遵循这些建议后，无论是口外侧貌还是颏部突度都没有观察到任何变化[146]。

8.3.2.3 脱离的骨块/骨块脱落

在劈开取骨的过程中，特别是术者的手指没有足够的稳定支撑时，如果金刚砂圆盘被骨块卡住，骨块可能会脱离并落到地上。在这种情况下，重要的是不要扔掉骨块。而是应该将骨块收集起来，用3%的H_2O_2清洗，并在1g阿莫西林的抗生素溶液中浸泡10分钟。在植骨术后缝合伤口之前，光动力去污是有效的（图8-20a～f）。如果骨块落在地上，不要忘记破伤风的预防措施。作者所在医院25年来记录的14例脱离的骨块，均顺利愈合，无并发症发生。

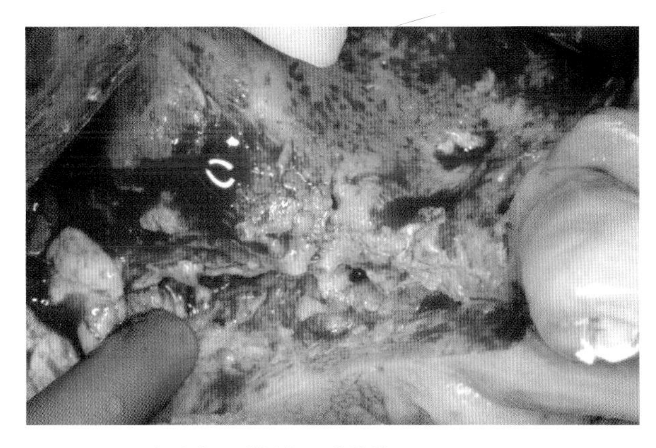

图8-20a 右上颌牙槽嵴严重萎缩。

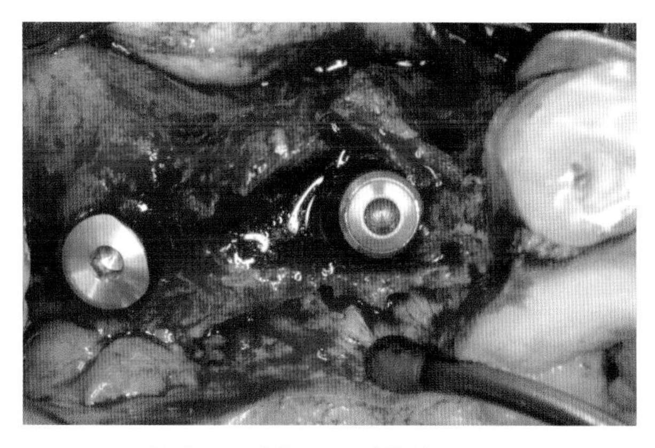

图8-20b 骨劈开同时植入2颗种植体。

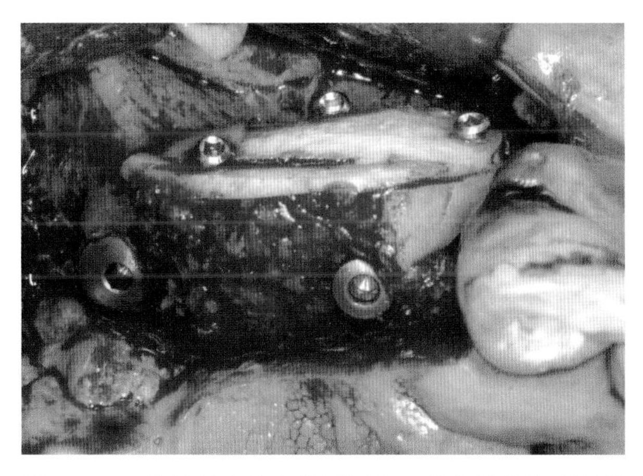

图8-20c 块状骨移植支撑唇侧骨：脱离的骨块落到地上，按所述方案处理。

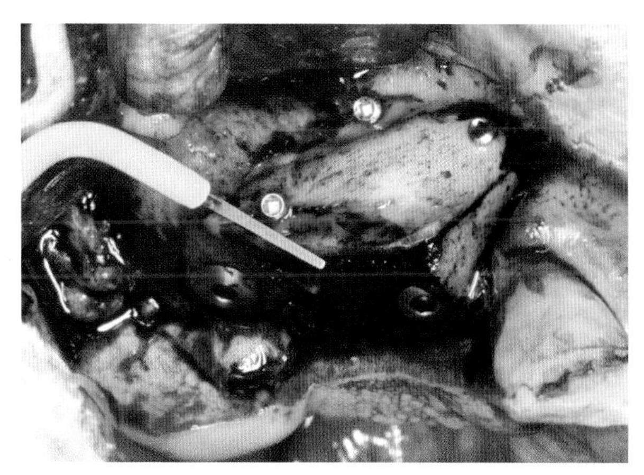

图8-20d 伤口缝合前的光动力治疗。

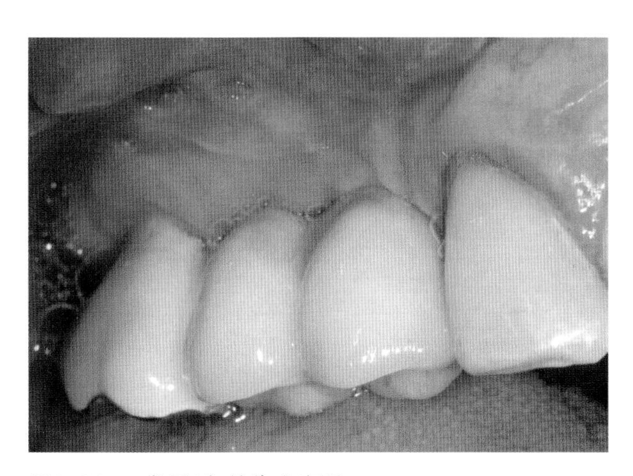

图8-20e 术后2年的临床表现。

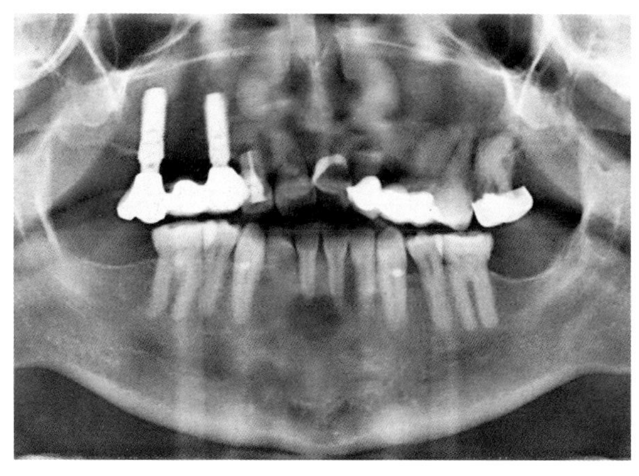

图8-20f 术后2年的X线片对照，显示种植体骨结合良好。

8.3.3 牙槽骨骨劈开技术和扩张技术中的并发症

扩张技术，如骨扩张或骨劈开，即使在相对狭窄的牙槽嵴上也可以植入种植体。这种技术在应用过程中可能会出现并发症。最常见的并发症是颊侧骨板或舌侧骨板骨折，并伴有全脱位或次全脱位（图8-21a～c）。如果出现这种情况，则需要进行块状植骨，因为骨折片必须用接骨螺钉固定（图8-22a和b）。

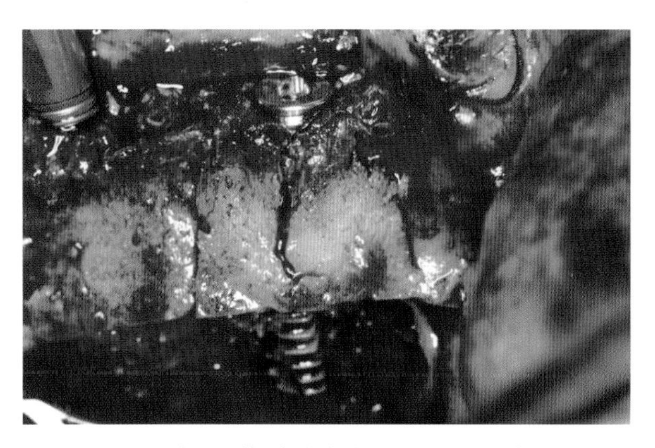

图8-21a 骨劈开同期种植体植入后颊侧骨骨折。

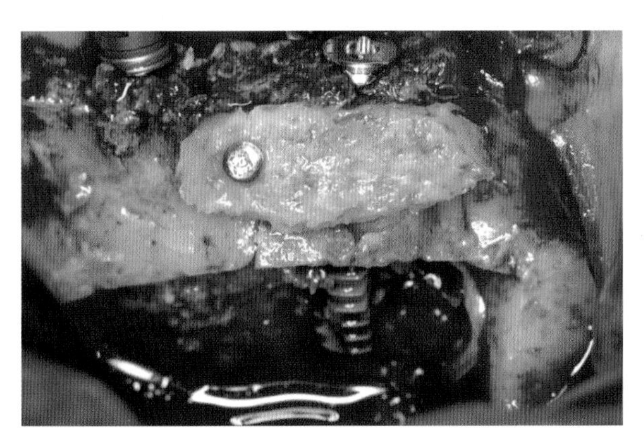

图8-21b 用块状骨固定骨折的颊侧骨。

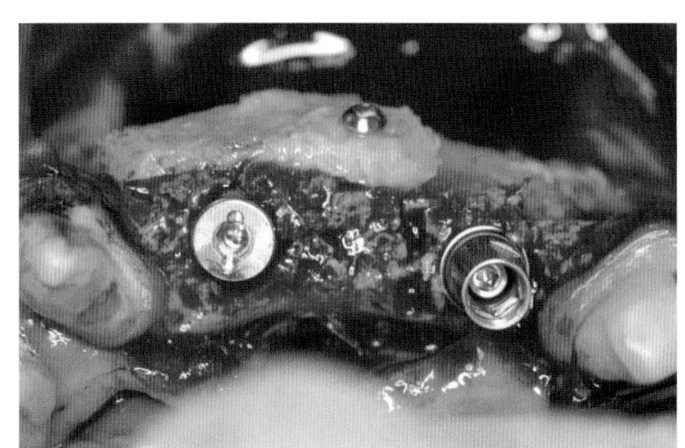

图8-21c 植骨区的殆面观。

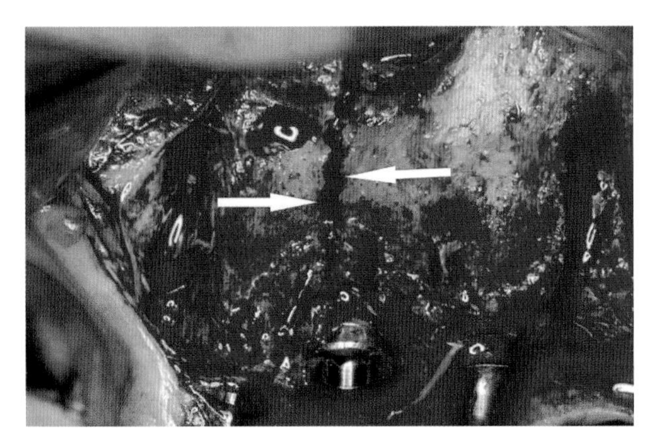

图8-22a 种植体植入过程中过度撑开造成的上颌骨垂直向骨折。

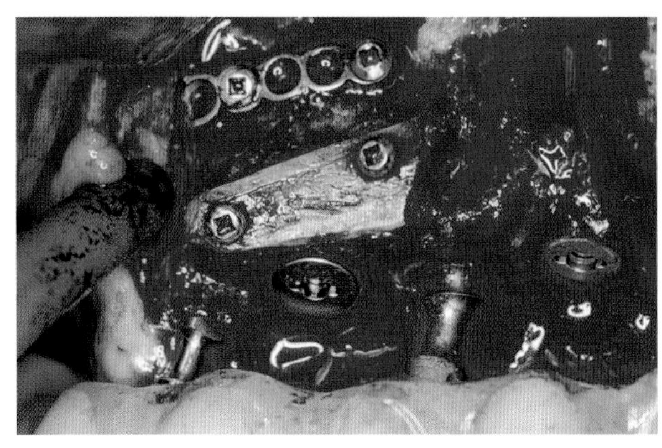

图8-22b 骨折在牙槽嵴顶用骨块固定，在根尖区用接骨板固定。

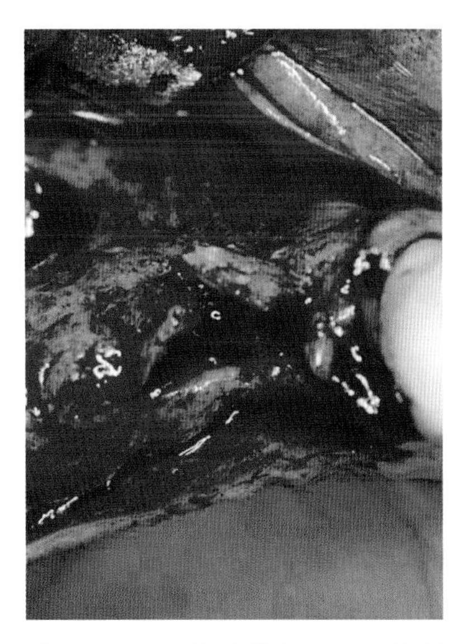

图8-23a 牙槽嵴顶上方5mm的颊侧骨骨折。

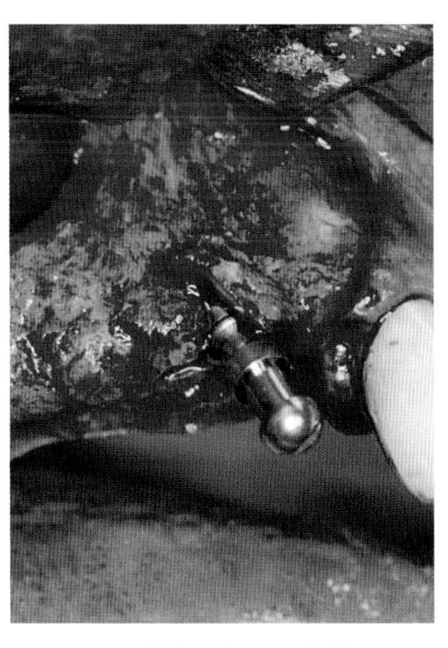

图8-23b 种植体植入骨轮廓内。

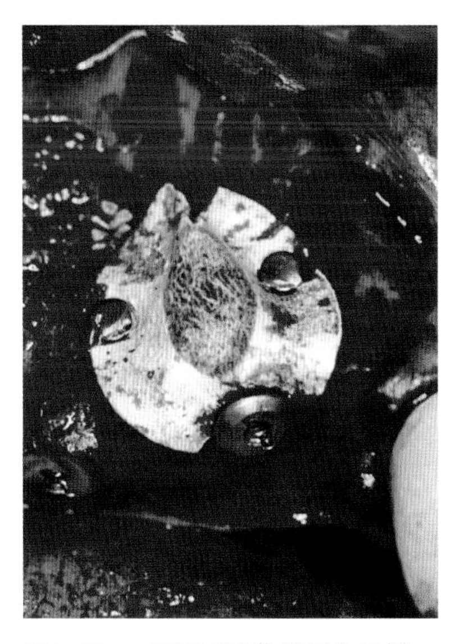

图8-23c 用不可吸收膜固定骨折。

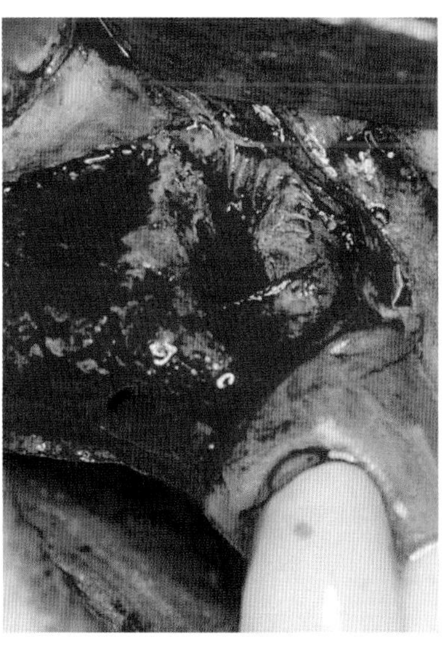

图8-23d 膜去除后3个月的临床表现。

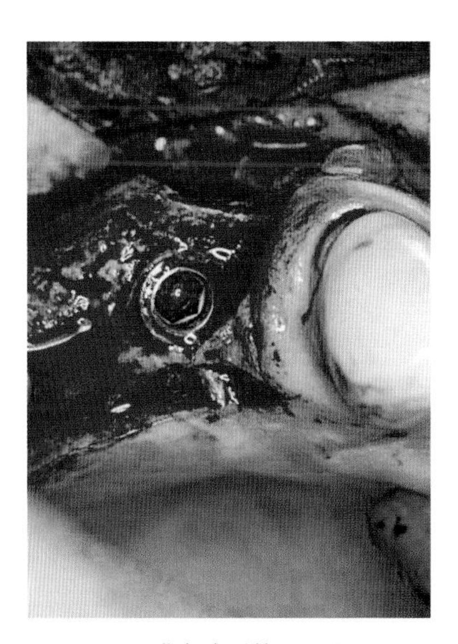

图8-23e 膜去除后的殆面观。

在骨折较小的情况下，也可以通过膜来稳定骨折片（图8-23a～e）。骨膜仍然覆盖在骨表面的情况下，愈合的机会更大。这意味着折断的颊侧或腭侧的脱位骨壁仍以骨膜为蒂。此外，在这种情况下，松动的颊侧骨壁可以简单地通过骨膜缝合固定到舌侧（图8-24a～c）。骨凿可能会损伤邻牙的牙根、神经或上颌窦[113,150]。

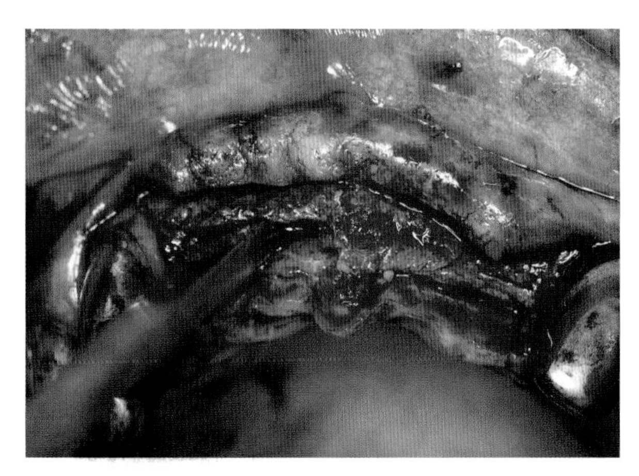

图8-24a 上颌骨前部骨劈开。

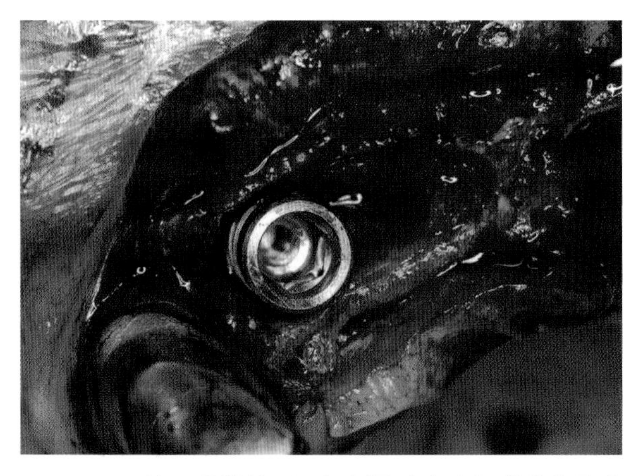

图8-24b 植入种植体后，颊侧骨游离（仍附着在骨膜上）。

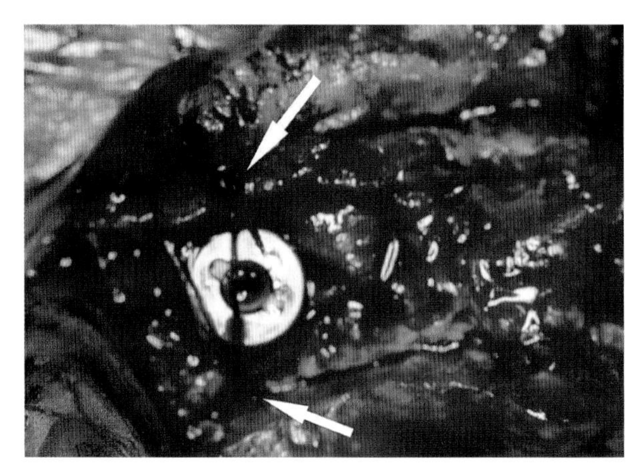

图8-24c 用可吸收的6-0缝线缝合颊侧和腭侧的骨膜固定游离的颊侧骨。

在上颌骨中过度使用骨挤压或骨扩张器械会引起患者极度不适，并可能导致头痛，并且力被直接传递到大脑会导致前庭性眩晕（轻微脑震荡）。

8.3.4 上颌窦底提升术并发症

了解上颌窦区的解剖学和生理学知识对于预防窦底提升过程中的并发症非常重要。上颌窦有一层膜——施耐德膜，是所谓的黏骨膜，即被覆着呼吸道上皮的骨膜。上颌窦的通气是通过上颌窦口进行的。骨间隔将上颌窦分为几个隔室。间隔的数量和分布具有很大差异。它们可在曲面断层片、CT和CBCT上显示（图8-25a）。窦黏膜和上颌窦壁一样，血运丰富，由上牙槽后动脉和眶下动脉分支血流供应。术前可通过CBCT发现窦壁的重要血管（图8-25b和c）。

因此，必须根据精确的术前诊断来确定风险，以便能够适当地预防或治疗可能对治疗结果产生负面影响的并发症[97,137,195,196,211]。

8.3.4.1 严重出血

上颌窦和牙槽嵴的血流供应，特别是颊侧窦壁，由上牙槽后动脉和眶下动脉供应。这两条血管通过骨内动脉吻合支连接[193]。44%的病例发现骨外前庭血管吻合。通常，中等直径的血管，主要是动脉，可以在上颌窦侧壁提升的骨窗中观察到（图8-25d）。暴露和分离这些动脉，使得外科医生可以在不影响窦底提升的情况下继续手术，这非常耗时，并可能因血管破裂而导致严重出血。建议改变开窗的位置，并在动脉下开窗。否则，需要用一个小的金刚砂球钻仔细暴露出整个骨窗内的动脉（图

8-25e）。在充分暴露血管后，建议结扎或电凝动脉（图8-25f～h），以便继续进行手术。

上颌窦黏膜有丰富的血流供应，损伤后易大量出血。通过压迫止血是相当困难的，但通常情况下，在放置骨增量材料后会轻柔地压迫上颌窦黏膜的出血区域，出血一般会慢慢自行停止。另一方面，施耐德膜内良好的血液循环确保了手术伤口的快速愈合[22]。

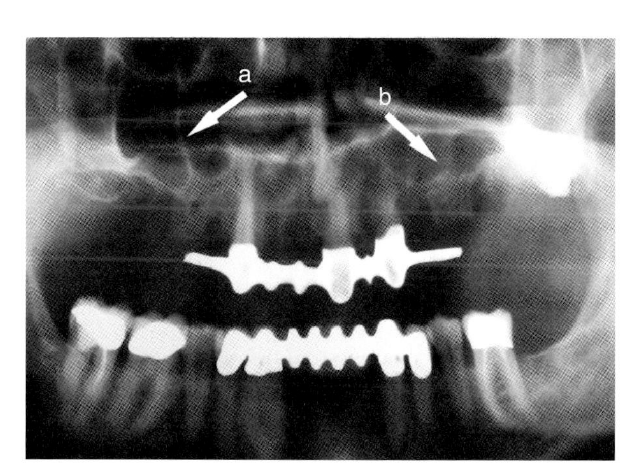

图8-25a 双侧上颌窦内多个间隔。

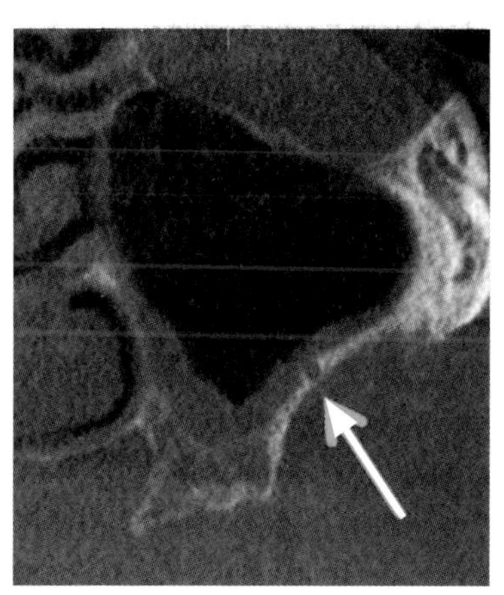

图8-25b CBCT扫描显示上颌窦侧壁内的血管。

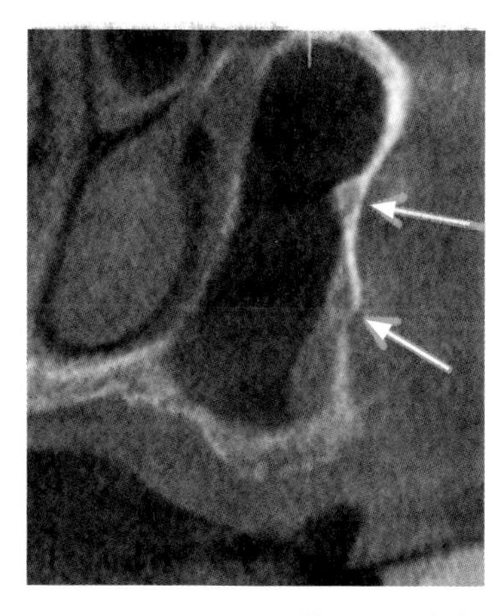

图8-25c CBCT扫描显示两条粗大血管。

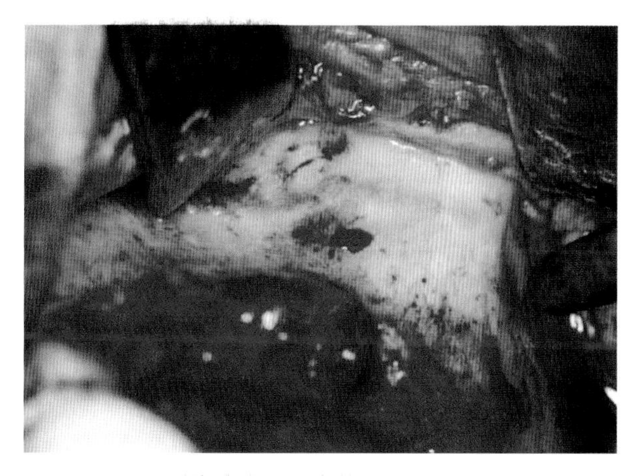

图8-25d 上颌窦侧壁内的血管。

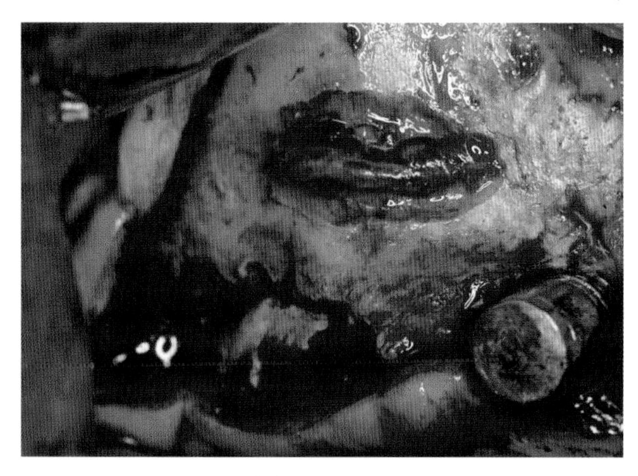

图8–25e 在上颌窦底提升术中经金刚砂球钻磨除后暴露一条粗大动脉。

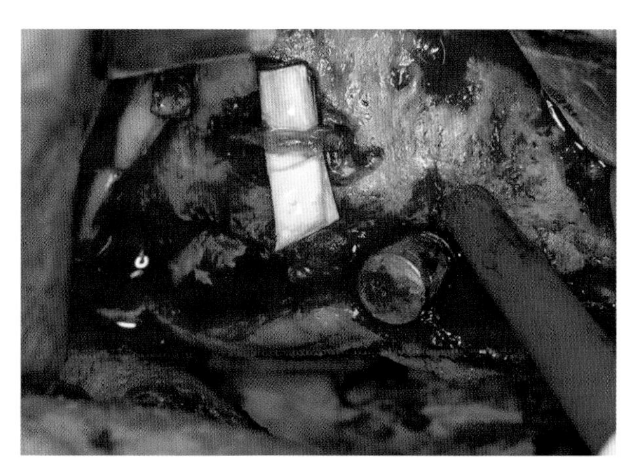

图8–25f 暴露出动脉。

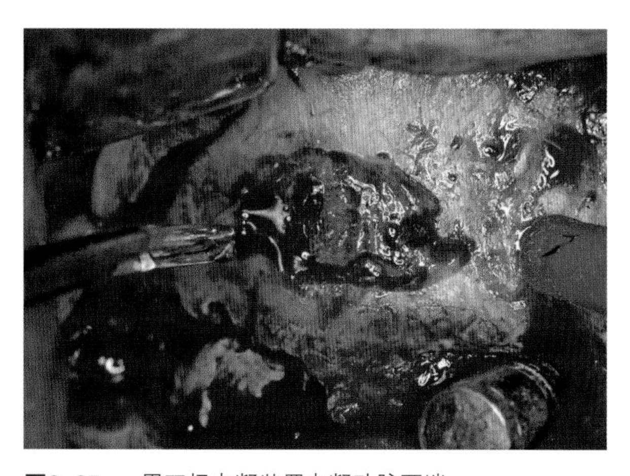

图8–25g 用双极电凝装置电凝动脉两端。

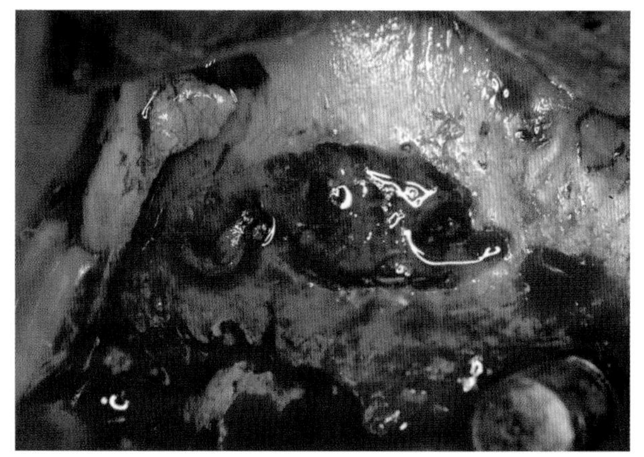

图8–25h 电凝后，上颌窦黏膜提升可按计划进行。

8.3.4.2 上颌窦黏膜穿孔

有时上颌窦黏膜极薄且脆弱[22]，在上颌窦底提升期间，黏膜的穿孔率为10%～35%[15,95,167,172,175,195,207,212]。炎症和大范围骨缺损引起的瘢痕组织会增加解剖学上的困难和风险，特别当薄的黏膜与下方骨面过度粘连时。然而，慢性上颌窦炎会导致鼻窦黏膜增厚，从而更容易开窗和提升窦黏膜[95]。

在发生穿孔的情况下，有必要继续将剩余的上颌窦黏膜从骨性窦底剥离，释放膜上的张力，同时获得更多的组织和材料来关闭穿孔。为了避免穿孔的进一步扩大，需要极其小心和敏感。因此，为了更好地暴露穿孔区域，通常需要进一步扩大已经开好的骨窗。无论穿孔的大小如何，其边缘都必须进行缝合，关闭穿孔，以防止移植材料进入上颌窦，这可能会导致感染和上颌窦炎。这一过程也降低了移植物被上颌窦菌群污染的风险。穿孔边缘的缝合是用小圆针（如PGA；Resorba）和可吸收7-0线固定的（图8-26a～c）。在某些情况下，根据穿孔范围，需要进行多次缝合以封闭穿孔（图8-26d～h）。在穿孔非常靠近骨的情况下，穿孔边缘的充分缝合是非常困难的。在这种情况下，建议在周围的骨壁上制备一个小孔，并将穿孔黏膜的一侧直接通过小孔缝合到骨壁上（图8-26i～k）。

如果上颌窦穿孔时窦黏膜较薄，建议在缝合的同时使用纤维蛋白胶。在非常薄的窦黏膜上仅做缝合是不够稳定的，在窦内呼吸压力上升时或在应用骨增量材料时可能会发生断裂。在这些情况下，纤维蛋白胶将为薄弱的缝线提供更多的稳定性，并保护它们免受不可控的张力（图8-27a～f）。在很难进行缝合的区域，纤维蛋白胶也被用来封闭窦穿孔，如在上颌窦的远端区域。在这种情况下，进行缝合之前，尽量将穿孔两侧的边缘拉拢靠近（Beriplast；Behring，Marburg，Germany）。纤维蛋白胶在这种治疗中显示出良好的效果[39,112]。离心血液，如富血小板纤维蛋白（PRF）或富生长因子血浆（PRGF），可以作为纤维蛋白胶的替代品，但必须正确固定；当然，这里的优势是使用含有一些生长因子的自体材料。

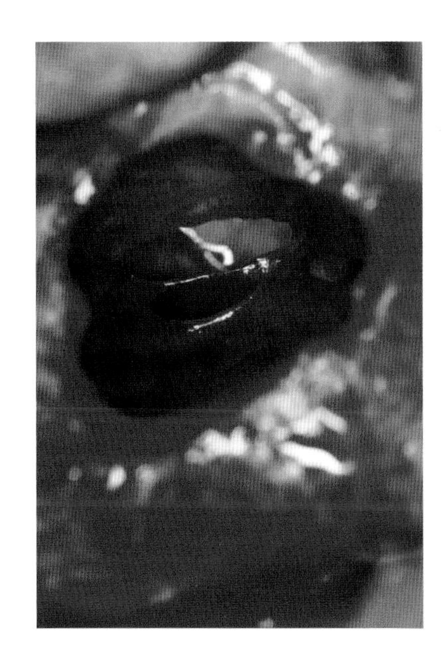

图8-26a 在上颌窦底提升术中上颌窦黏膜穿孔。

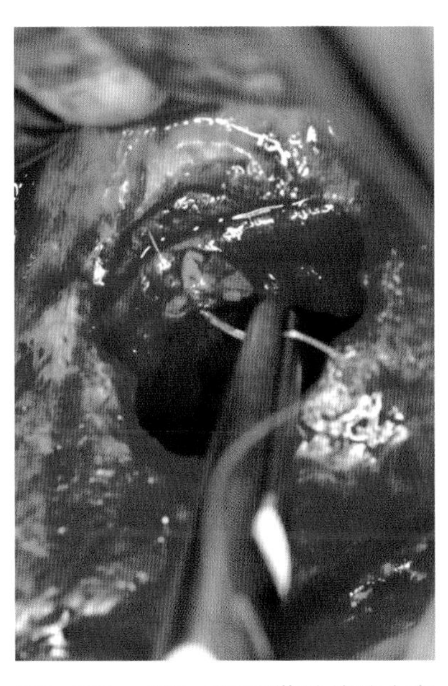

图8-26b 用7-0可吸收缝线缝合穿孔两侧。

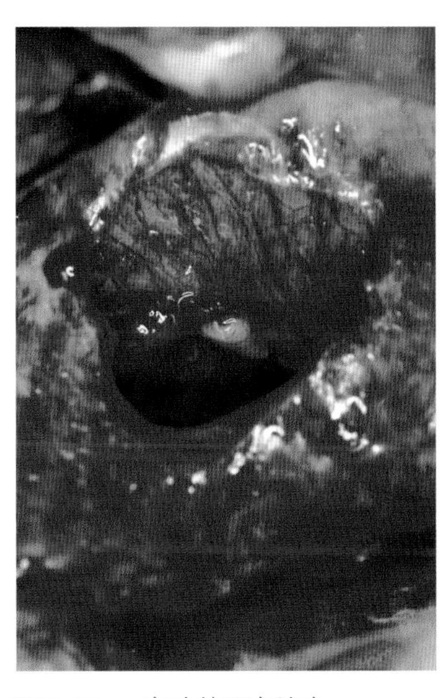

图8-26c 穿孔的严密缝合。

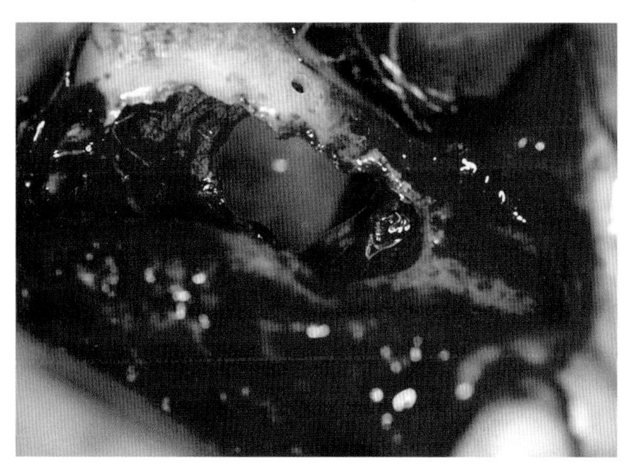

图8–26d　在上颌窦底提升术中上颌窦黏膜穿孔。

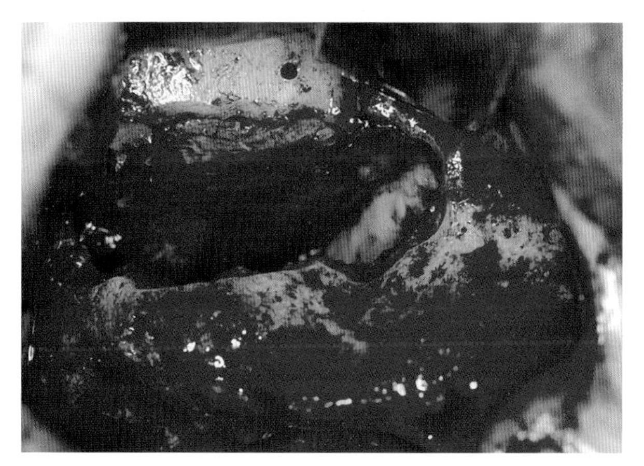

图8–26e　改良式缝合关闭穿孔后的临床表现。

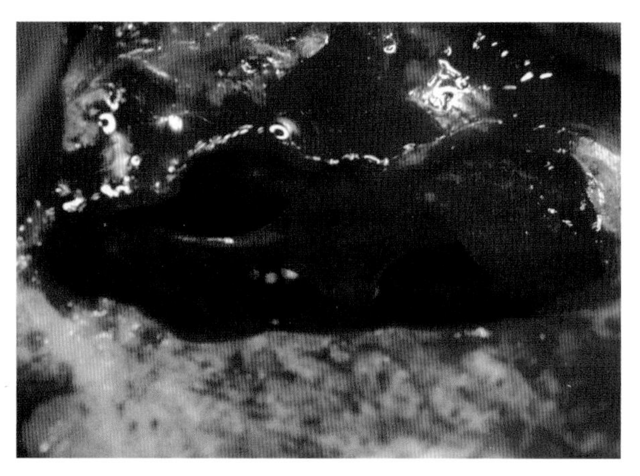

图8–26f　施耐德膜多个大的穿孔。

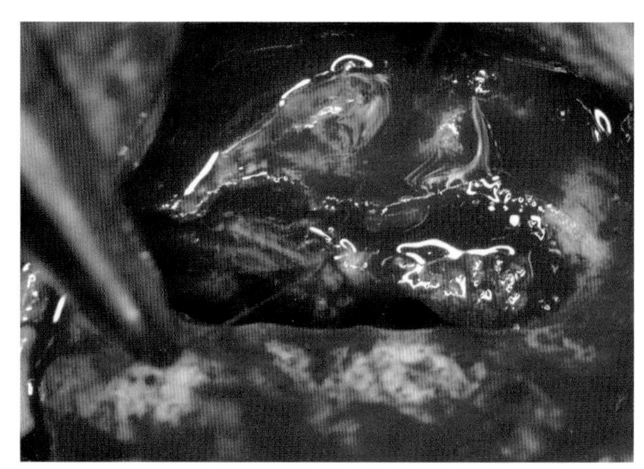

图8–26g　用7–0线缝合穿孔。

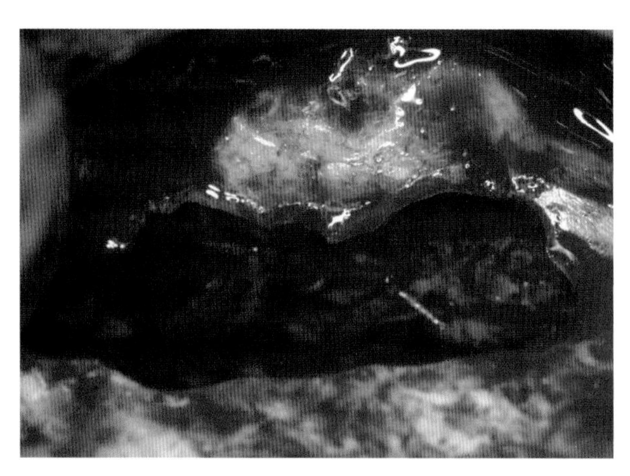

图8–26h　所有穿孔缝合后的临床表现。

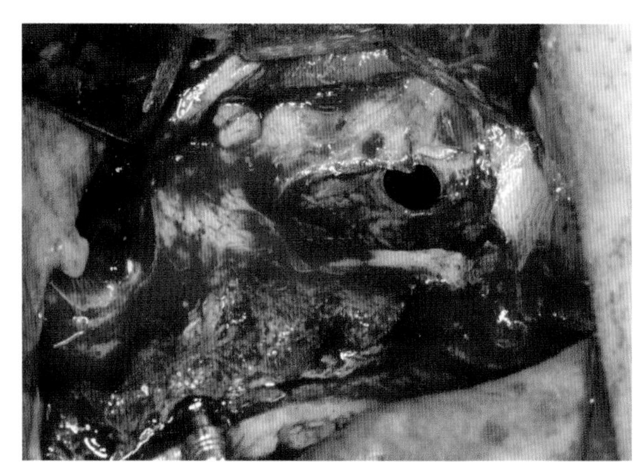

图8–26i　靠近骨壁的上颌窦黏膜穿孔。

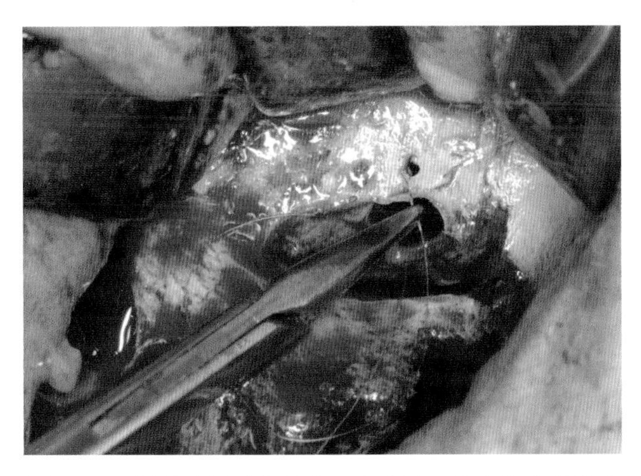

图8-26j 通过在骨壁上钻穿一个小孔，将上颌窦黏膜穿孔的边缘与颊侧骨相缝合。

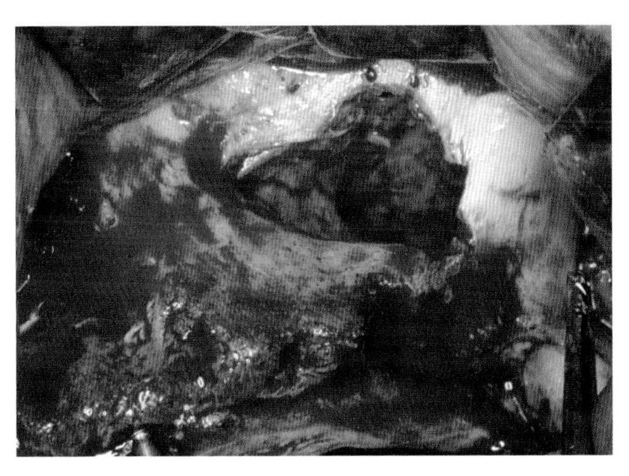

图8-26k 穿孔缝合后的临床表现。

试图用可吸收胶原膜封闭窦黏膜穿孔是危险的，并且无生理学支持。一方面，胶原膜不够稳定，不足以防止骨增量材料移位进入上颌窦；另一方面，上颌窦菌群污染暴露的胶原膜，进而进入上颌窦内部的风险很高，这也可能导致骨增量材料的感染，最终导致上颌窦炎和骨增量失败。在Choi等[39]进行的一项关于上颌窦手术中窦黏膜穿孔治疗的研究中，学者发现用自体纤维蛋白胶修复的伤口在之前的穿孔部位显示出新形成的连续上皮。然而，在使用胶原膜的伤口中观察到广泛的纤维化、炎性浸润和无上皮（对照组）[39]。另一项长期回顾性研究表明，在上颌窦底提升术中用可吸收胶原膜关闭穿孔的窦黏膜是非常危险的，尽管上颌窦最初没有症状，但晚期并发症的发生率很高，包括移植物和种植体的失败以及上颌窦的慢性感染[170]。

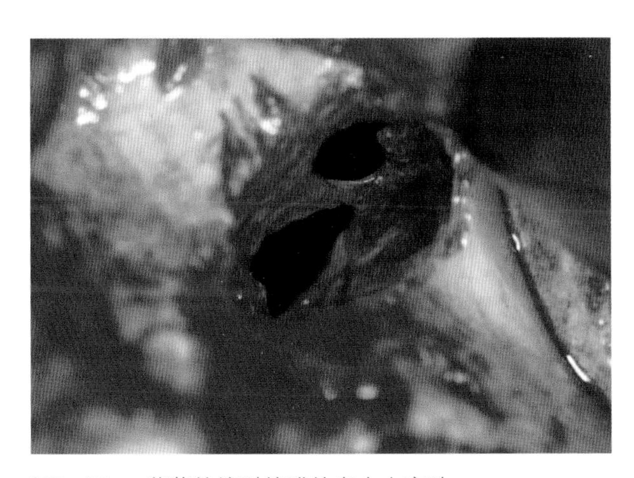

图8-27a 菲薄的施耐德膜的多个大穿孔。

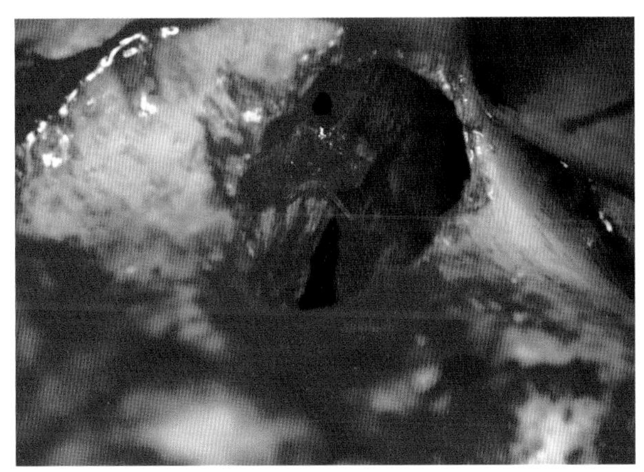

图8-27b 一个接一个地缝合穿孔。

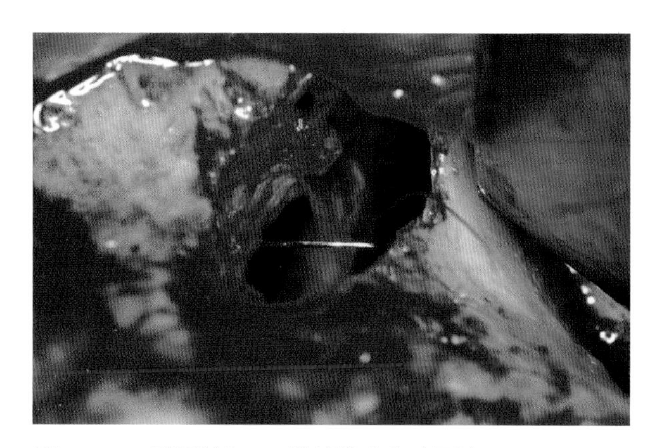

图8-27c　用圆针和7-0缝线缝合穿孔两边。

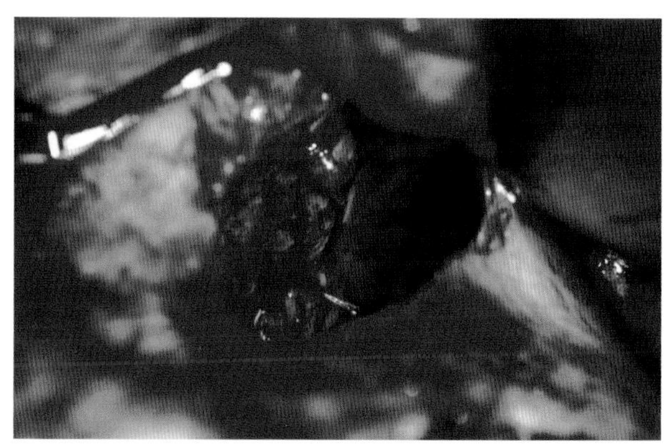

图8-27d　完全缝合所有穿孔。

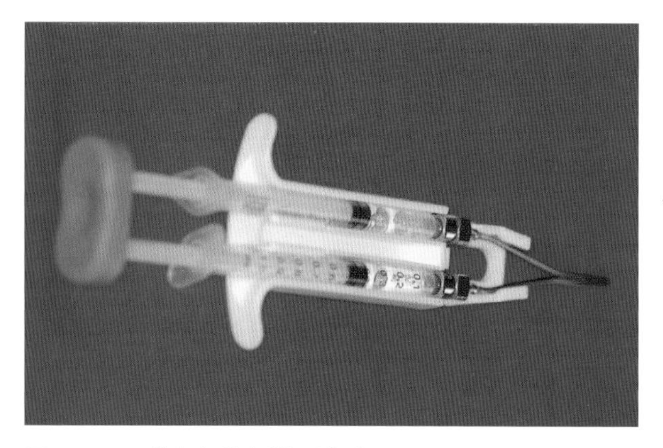

图8-27e　准备好的纤维蛋白胶。

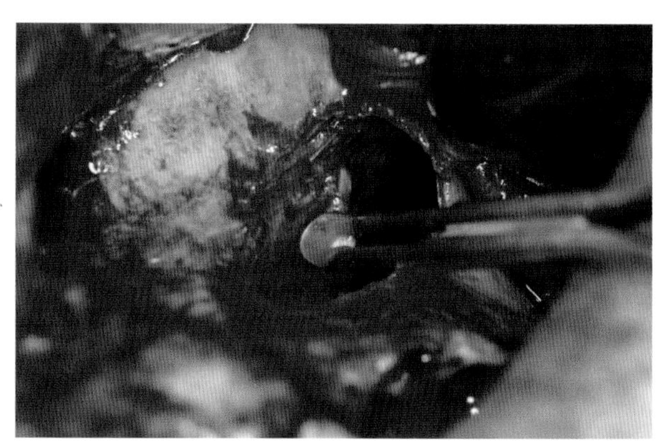

图8-27f　纤维蛋白胶作为安全层，用于封闭所有微穿孔，同时增加上颌窦黏膜对任何疲劳或压力的抵抗力。

在由于窦黏膜极薄且粘连而不能以所述方式治疗大穿孔的情况下，最好终止骨增量计划，不使用任何膜去密闭伤口。在这种情况下，骨膜会生长到上颌窦区并直接连接到窦黏膜，窦黏膜会很快修复并通过骨膜变厚。3个月后，可以再次尝试窦底提升术。在翻瓣过程中，应注意不要造成新的穿孔，因为黏骨膜瓣与窦黏膜已融合（图8-28a～m）。

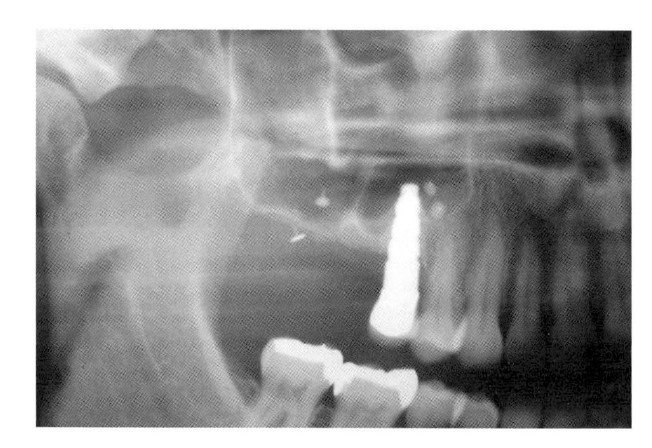

图8-28a　上颌窦骨增量3年后的X线片。由于不可控制的大穿孔（由于间隔高且锋利），手术停止，并使用可吸收膜关闭窦窗。

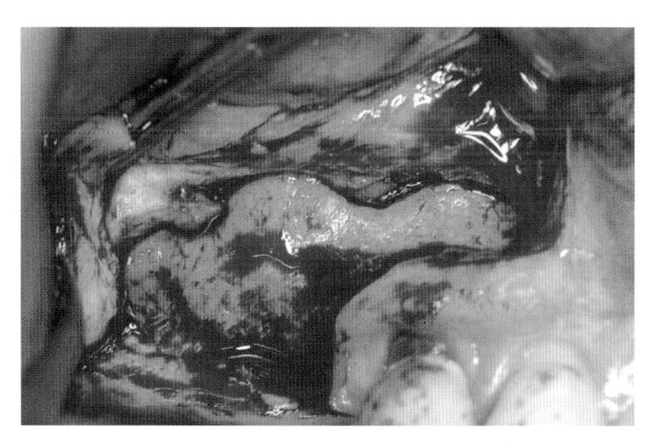

图8-28b 仔细翻瓣后骨膜与窦黏膜粘连的情况。

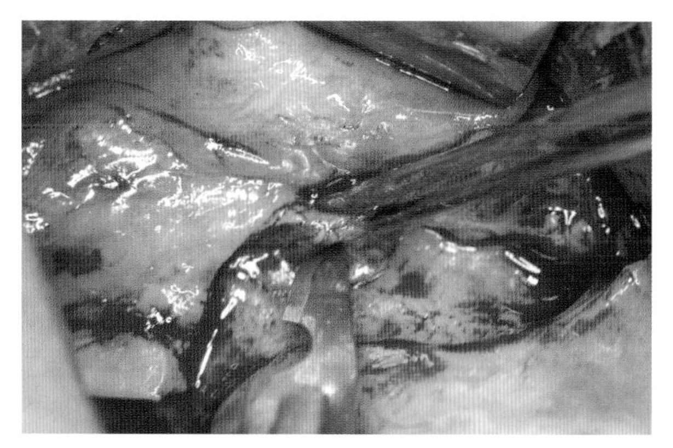

图8-28c 将颊侧瓣与上颌窦黏膜锐性分离，避免发生新的黏膜破裂。

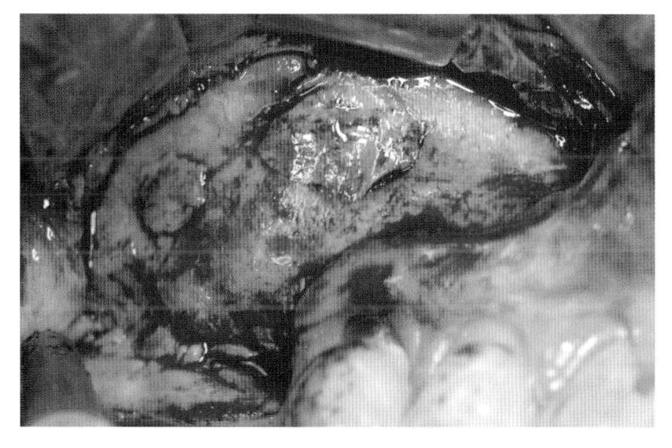

图8-28d 颊侧瓣完全翻开后，两处暴露的上颌窦黏膜清晰可见。

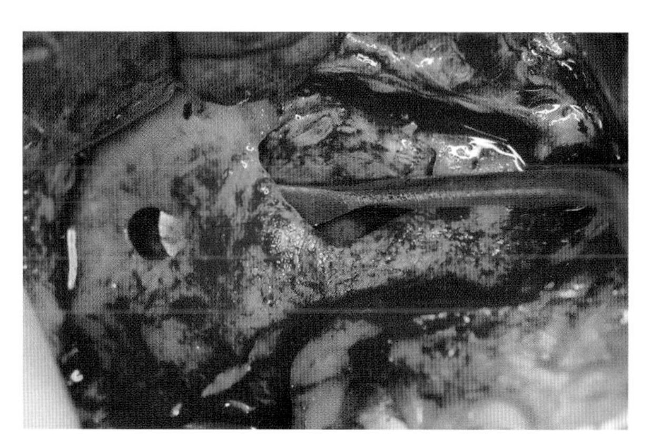

图8-28e 仔细抬升骨膜强化的施耐德膜。

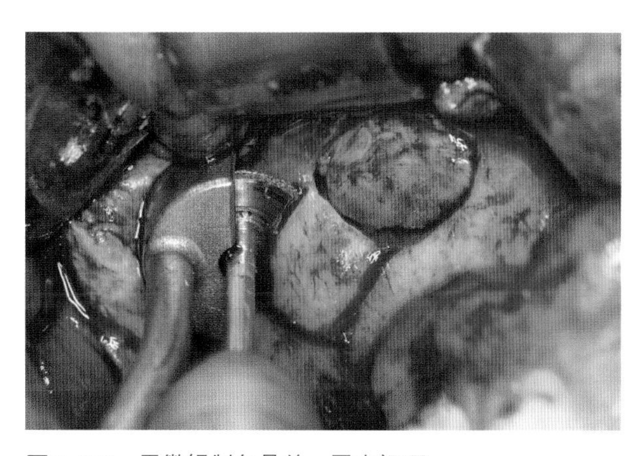

图8-28f 用微锯制备骨盖，露出间隔。

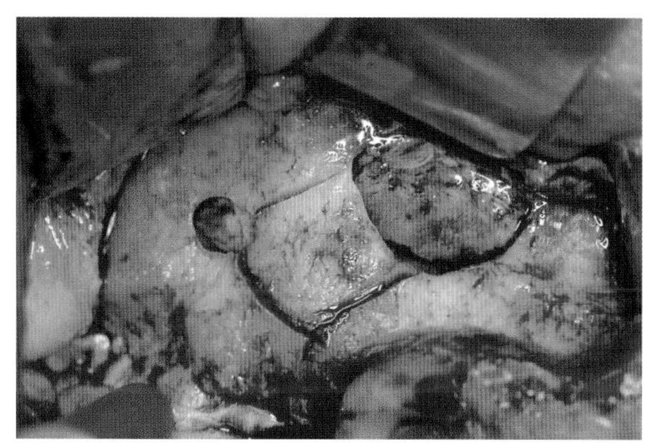

图8-28g 制备好的骨盖。

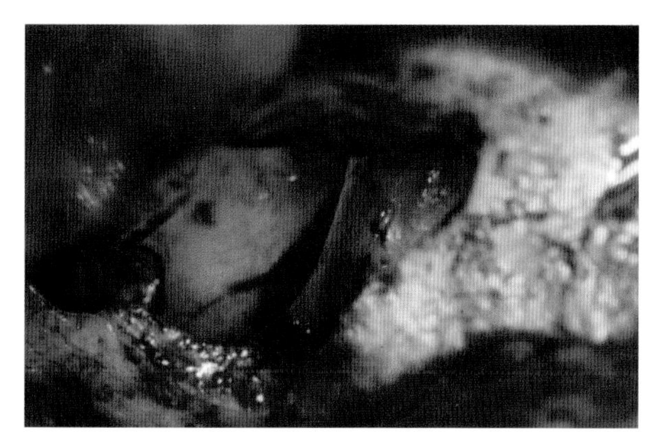

图8-28h 去除骨盖并抬升剩余上颌窦黏膜后暴露间隔。

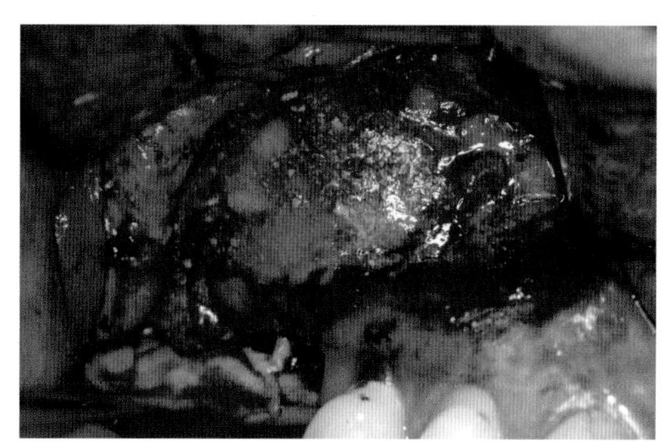

图8-28i 按照所述方案进行上颌窦骨增量。

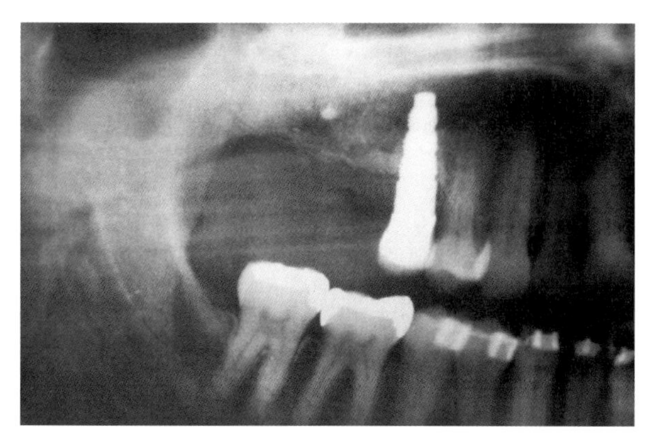

图8-28j 术后的X线片。

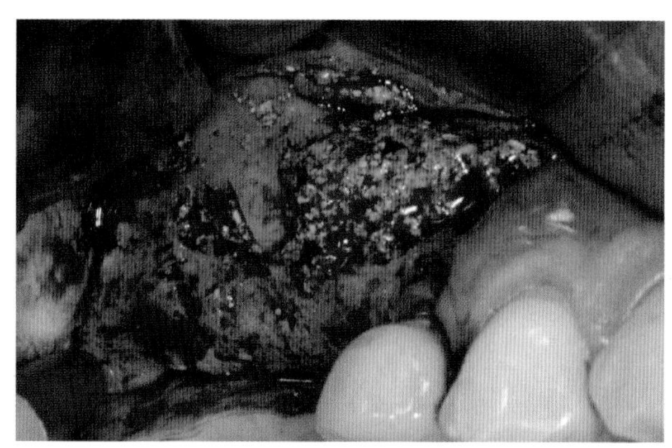

图8-28k 术后3个月的临床表现。

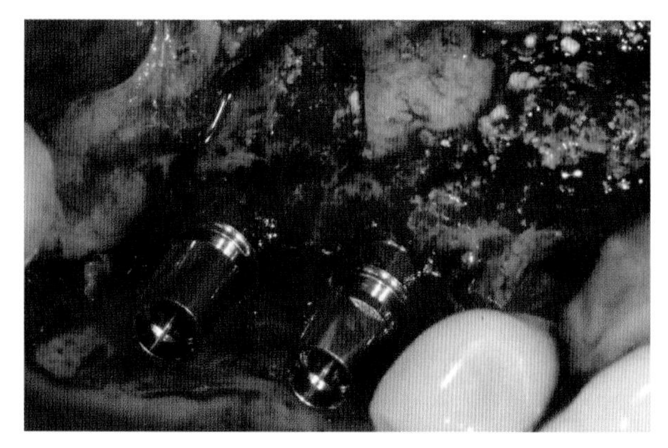

图8-28l 在植骨区植入2颗种植体。

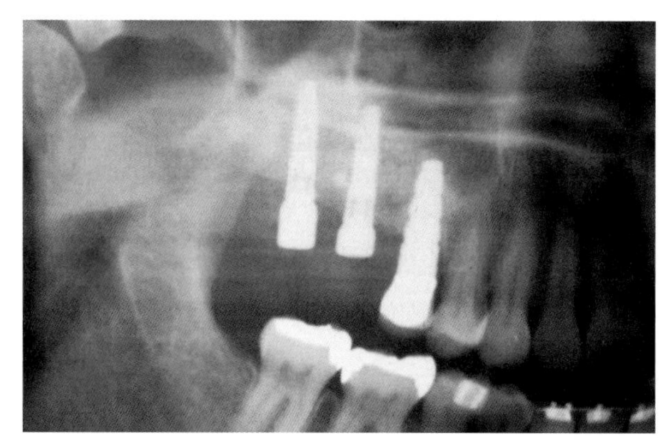

图8-28m 曲面断层片显示种植体（二期手术）暴露后植骨区愈合良好。

8.3.4.3 间隔

由于解剖结构的差异，上颌窦内的骨间隔有许多变异（图8–29a～d），如有多个窦腔的上颌窦（图8–29e），上颌前磨牙和磨牙突入上颌窦的牙根的皮质边界，创伤，以及之前手术造成的瘢痕。这种骨性间隔的存在不仅导致间隔倒凹区的上颌窦底黏膜提升耗时增加，而且在手术中增加了上颌窦黏膜穿孔的风险，因为通常情况下，这种黏膜会牢固地附着在尖锐的间隔上，使得提升非常困难[113,196]。在间隔的前面和后面开两个骨窗，可以简化手术过程，使暴露的间隔两侧的窦黏膜可以被抬起（图8–29f和g）。

降低穿孔风险的另一种可能是将间隔基底骨折断并去除间隔。暴露间隔的近中部分，用直径3.8mm或4.5mm的骨刀在间隔底部造成骨折，类似于上颌窦内提升。在间隔可移动后，像往常一样用剥离工具将窦黏膜向远中抬起。在此过程中，通常需要扩大骨窗以获得更好的可操作性。在剩余骨高度降低的情况下，间隔可能是有利的，因为在施耐德膜剥离后，可以在间隔内植入种植体。这种额外获得的稳定性使种植体同期植入成为可能（图8–29h）。

8.3.4.4 窦黏膜提升困难

在某些情况下，尽管与窦底骨面分离良好，但窦黏膜很难抬高。这可能是由几个因素造成的。首先，上颌窦有呼吸压力，呼气时会压迫黏膜，这可能会干扰手术的下一步操作。可以通过将黏膜剥离范围沿颅骨方向延伸剥离至结节区，以及通过在结节区放置移植材料来支撑黏膜来对抗这种现象。

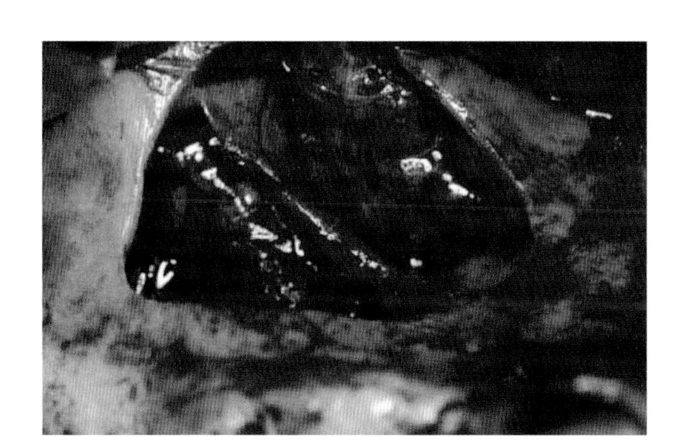

图8–29a 上颌窦底提升术中暴露长的间隔。

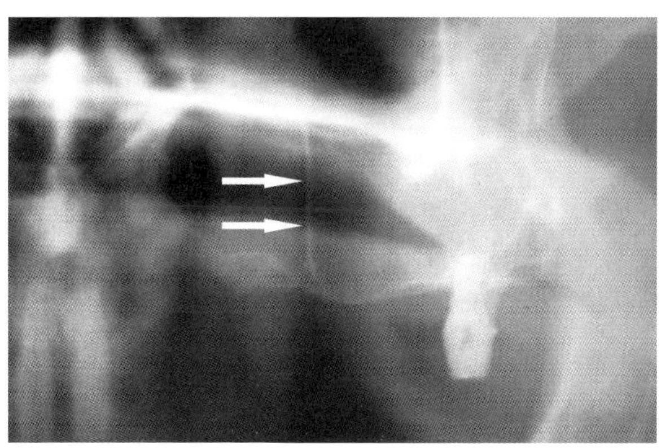

图8–29b 长间隔直至眶下缘。

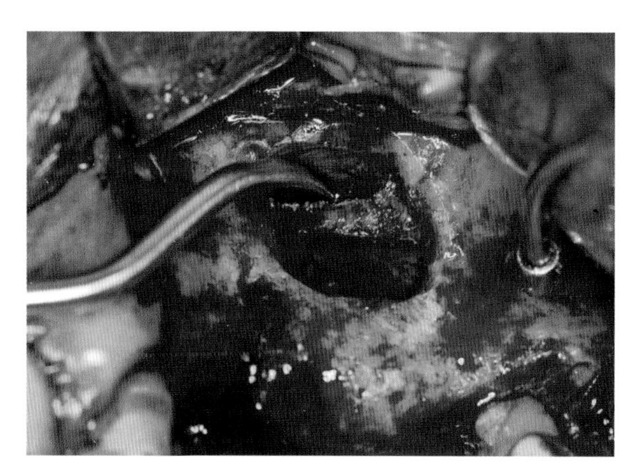

图8-29c 罕见的水平间隔。

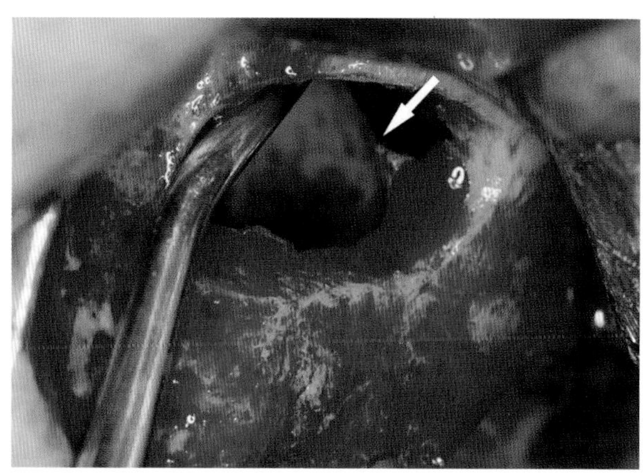

图8-29d 超薄的间隔。

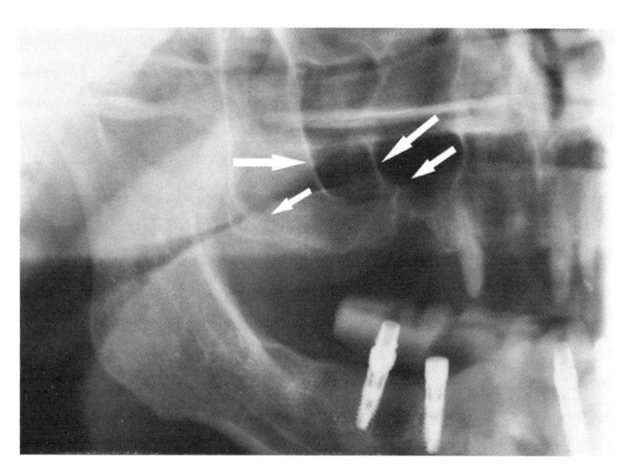

图8-29e 两个长间隔直达眶下缘。

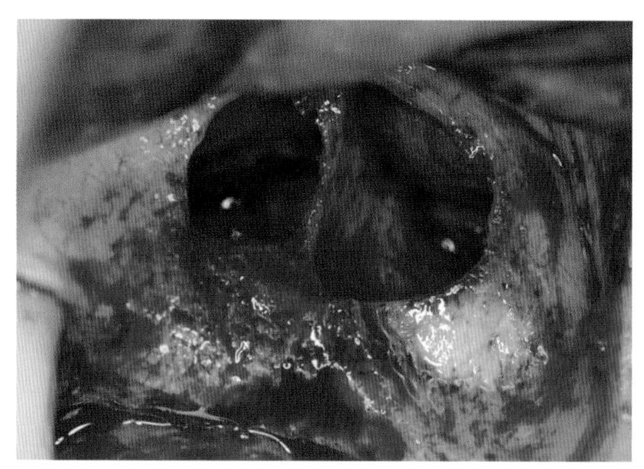

图8-29f 间隔的近中和远中制备两个开窗。

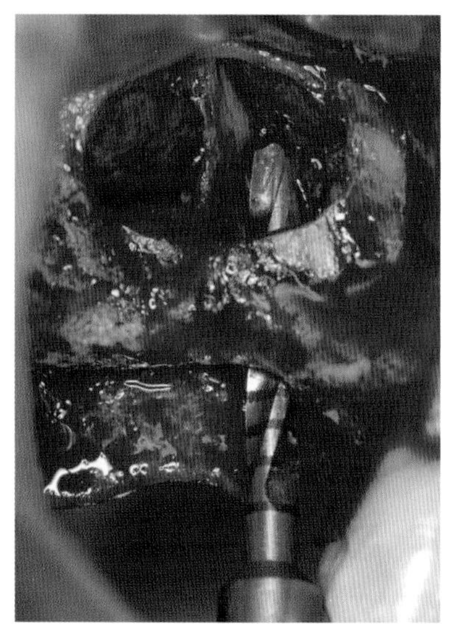

图8-29g 间隔用于在上颌窦底提升过程中更好地固定种植体。

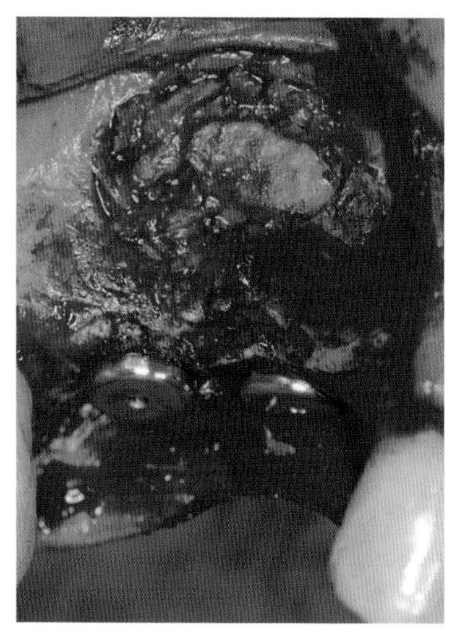

图8-29h 在间隔近中和远中植入种植体后的临床表现。

其次，可能存在一个大的上颌窦囊肿（黏液囊肿），当上颌窦黏膜被抬起时，会具有很强的抵抗力。在这种情况下，建议用小针穿刺黏液囊肿，并抽吸囊肿或摘除整个囊肿（图8-30a～m）。

在全身麻醉下的手术中，上颌窦口也可能被导管堵塞，因为窦内的气压可能增加并使施耐德膜的剥离更加复杂。这又会增加穿孔的风险并影响骨移植材料的植入。因此，在全身麻醉下进行治疗时，建议将鼻导管放置在手术侧的对侧，以防止医源性窦口关闭。上颌窦口堵塞也是术后上颌窦感染的风险因素。任何窦口

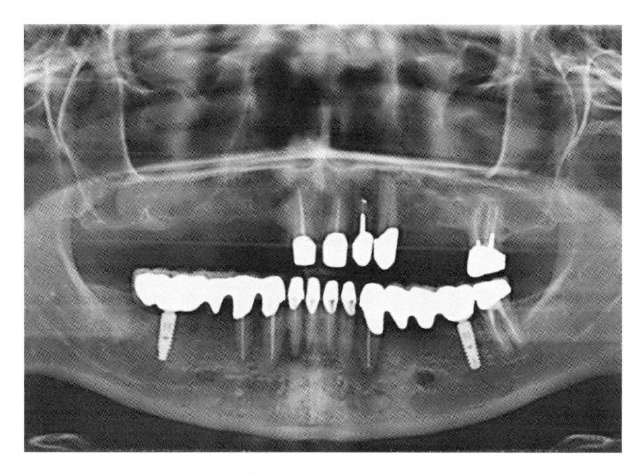

图8-30a 右上颌窦底提升前的曲面断层片。

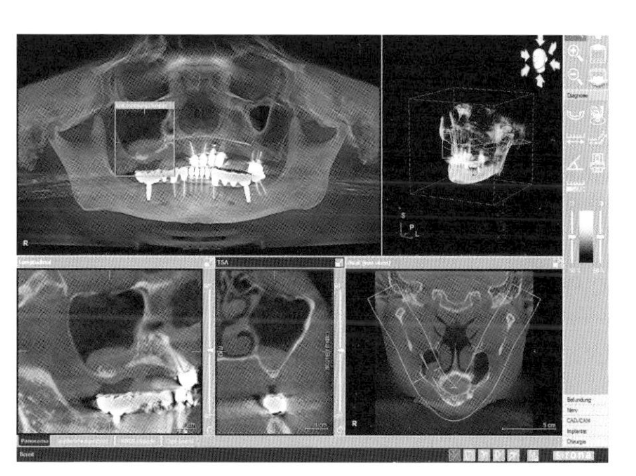

图8-30b CBCT扫描显示右上颌窦有黏液囊肿。

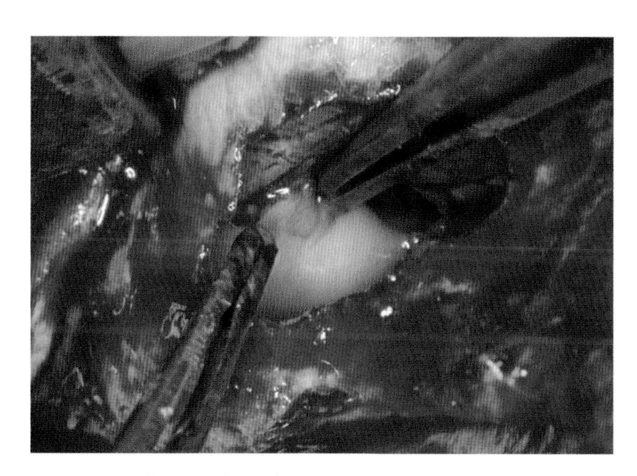

图8-30c 提升时囊壁破裂：部分囊液排空。

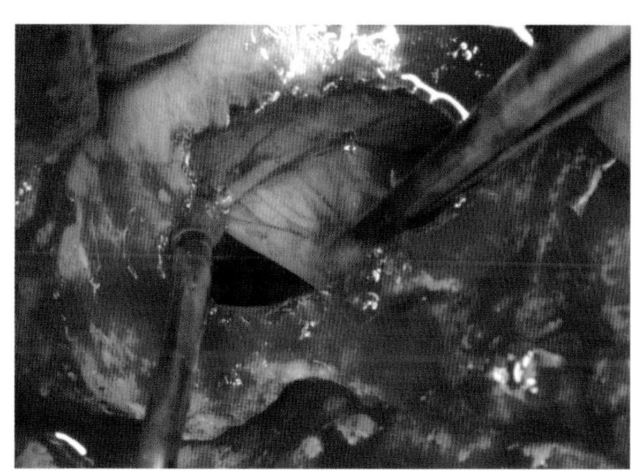

图8-30d 通过上颌窦穿孔摘除整个囊肿。

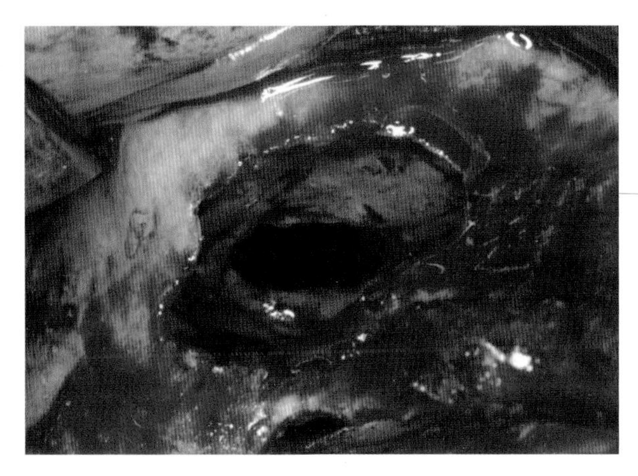

图8-30e 上颌窦穿孔直径约8mm。

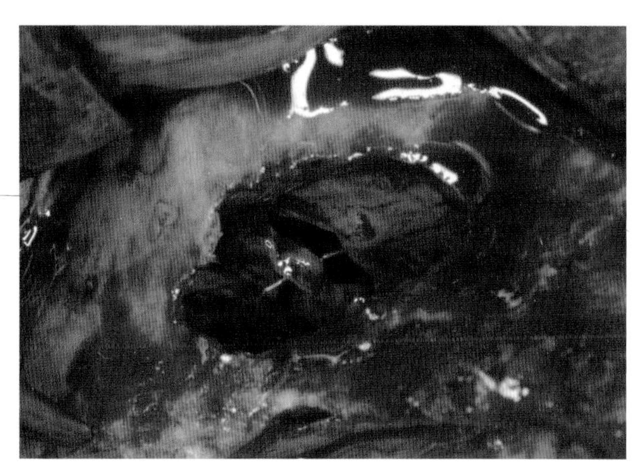

图8-30f 用7-0可吸收缝线缝合穿孔。

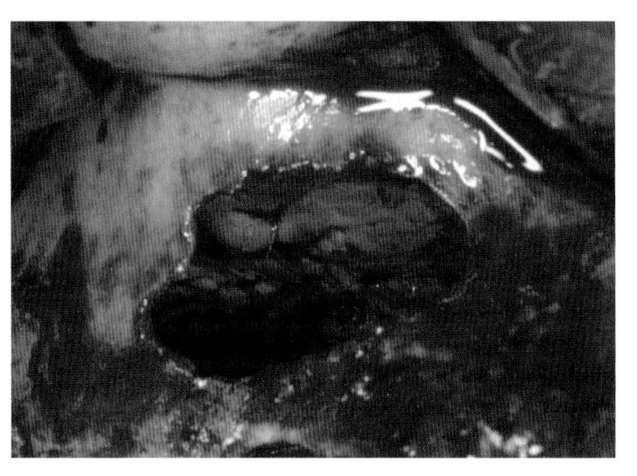

图8-30g 严密缝合穿孔。

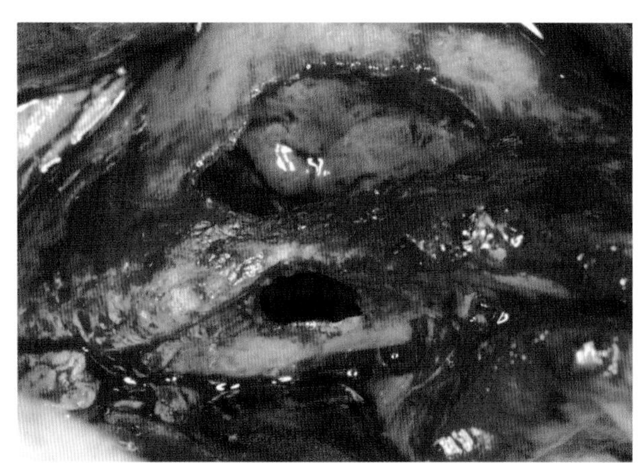

图8-30h 牙槽嵴顶骨缺损部位的临床表现。

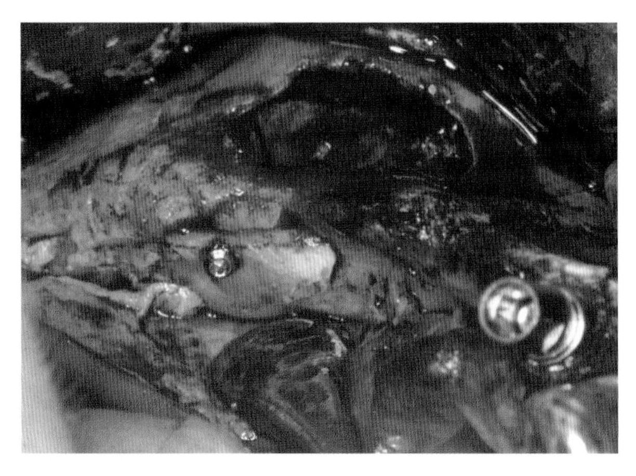

图8-30i 牙槽嵴顶的骨穿孔用骨块封闭。

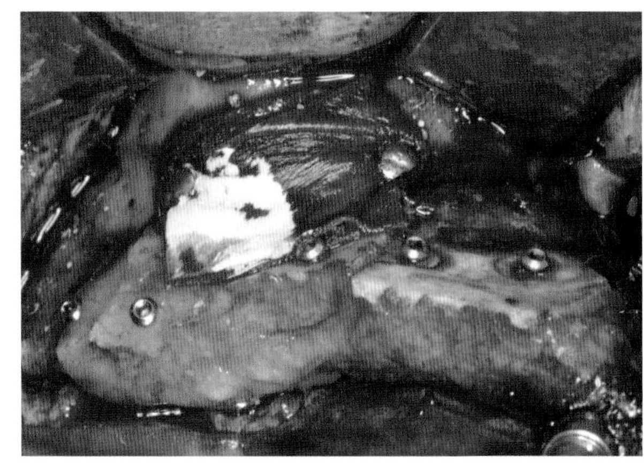

图8-30j 右上颌骨整个牙槽嵴顶骨增量。窦窗被一层可吸收膜覆盖。

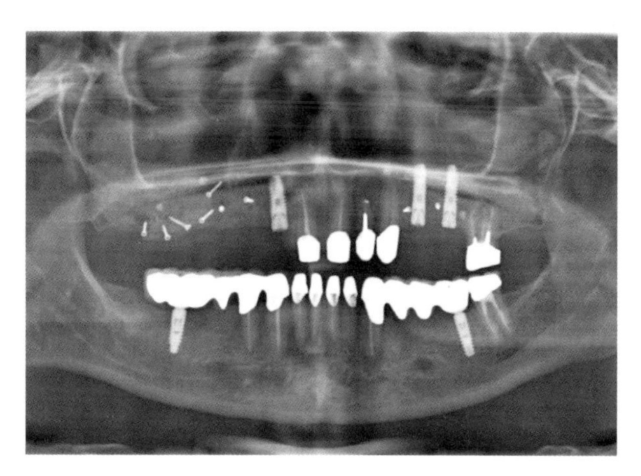

图8-30k 术后的X线片。

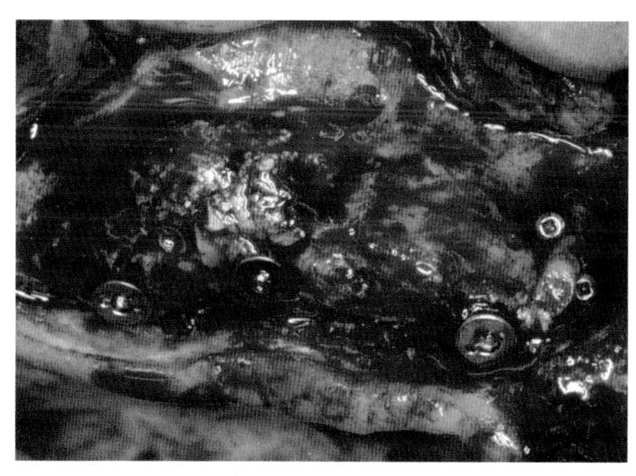

图8-30l 种植体于术后3个月植入植骨区。

的堵塞和黏液纤毛活动障碍都会阻碍上颌窦分泌物和血肿的清除，并可能导致感染。建议有上颌窦问题的患者在术前治疗该疾病，直到获得一个通畅的窦口（图8-31a～p）[221]。上颌窦手术后应用滴鼻液有助于降低因肿胀而堵塞的风险。

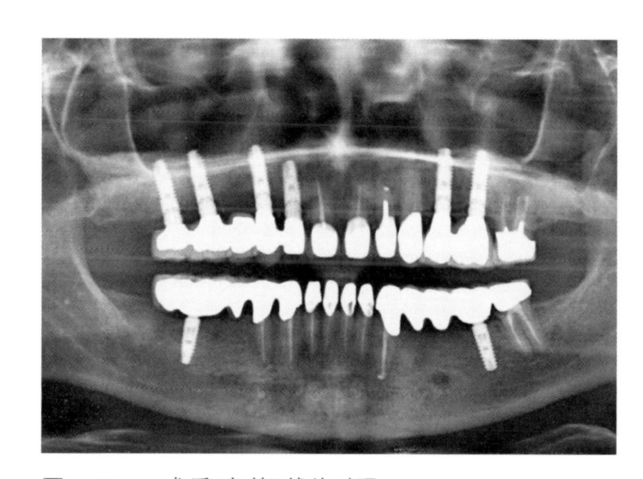

图8-30m 术后8年的X线片对照。

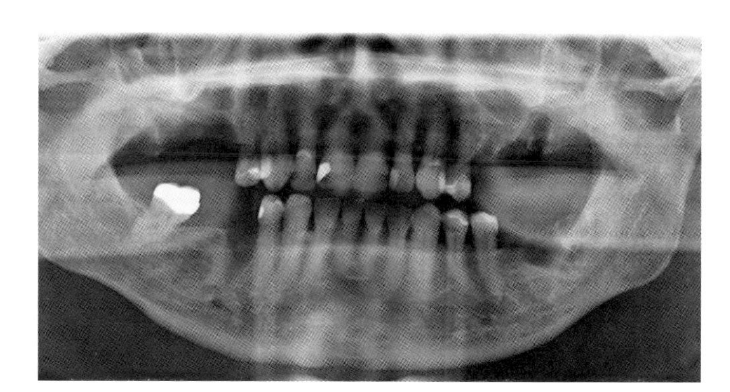

图8-31a 左右上颌骨后部游离端严重骨吸收。

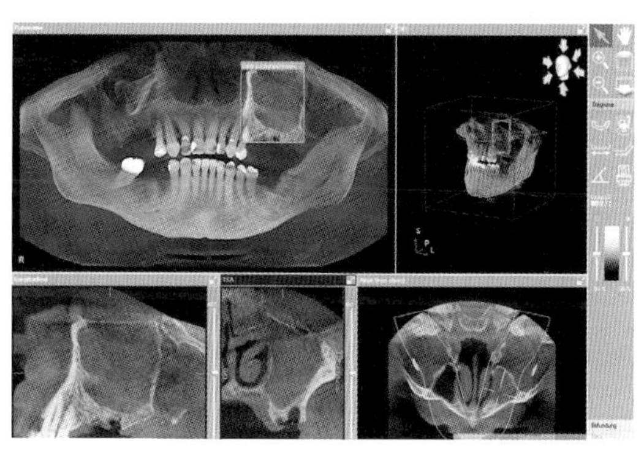

图8-31b CBCT扫描显示不透射线的内容物完全填满左上颌窦。

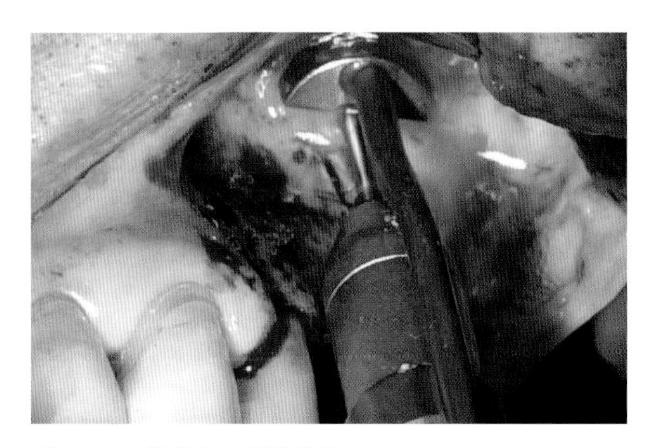

图8-31c 制备左上颌窦骨盖。

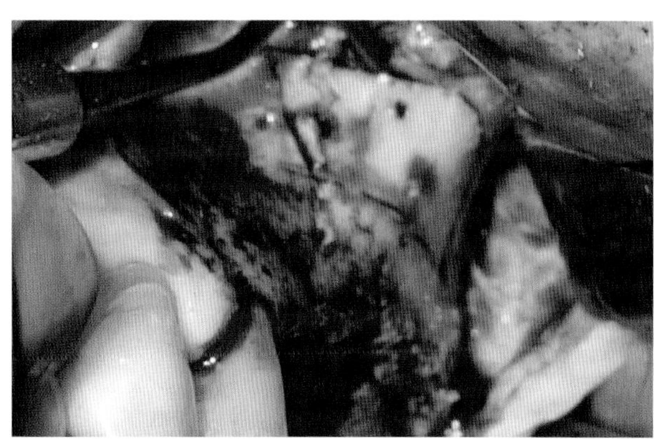

图8-31d 制备左上颌窦骨窗。

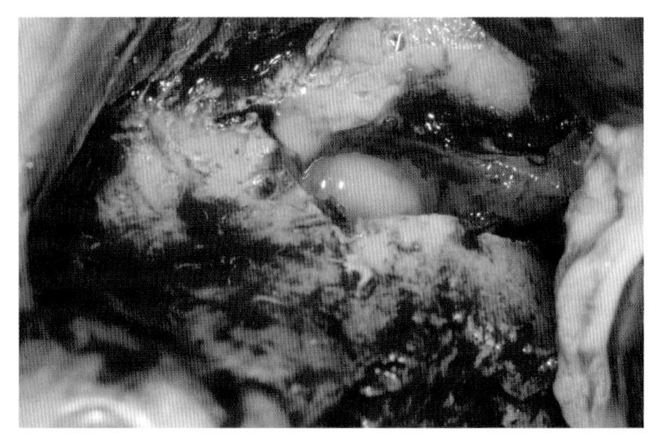

图8-31e 去除骨盖后暴露出病理性组织和分泌物。

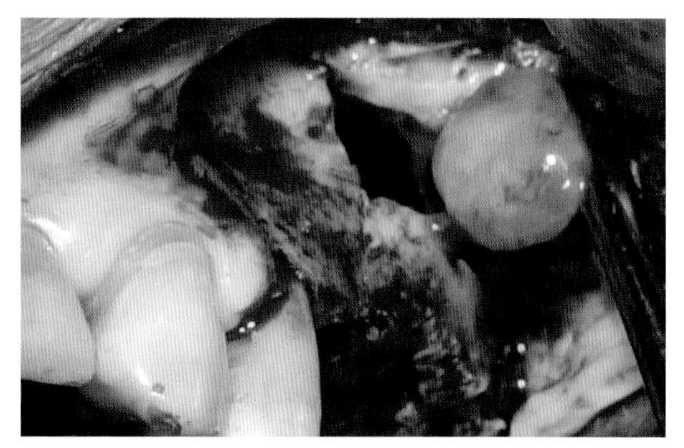

图8-31f 去除左上颌窦病变组织（息肉）。

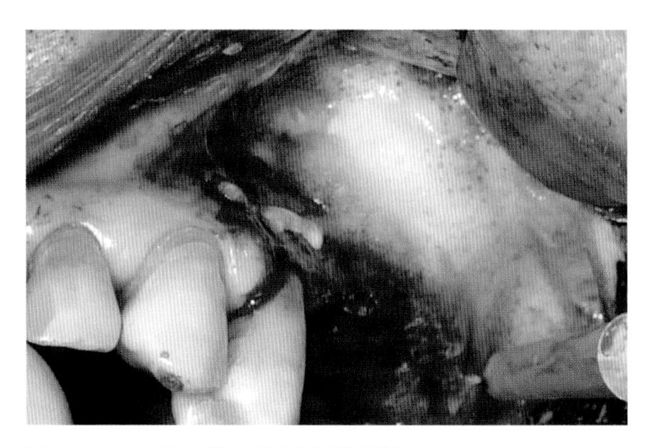

图8-31g 用3%的H_2O_2冲洗该区域。

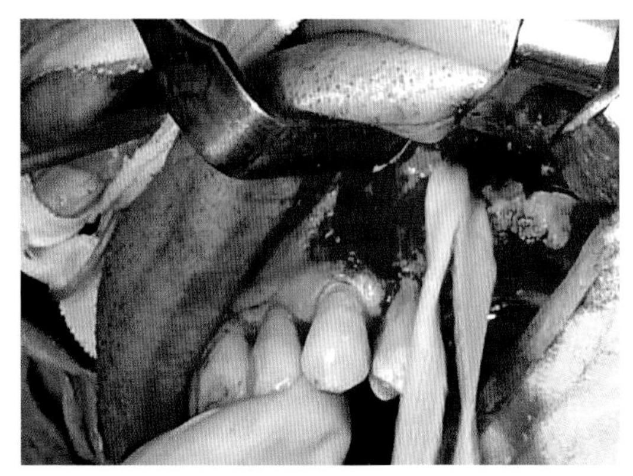

图8-31h 上颌窦和下鼻腔之间新制备的窗口引流。

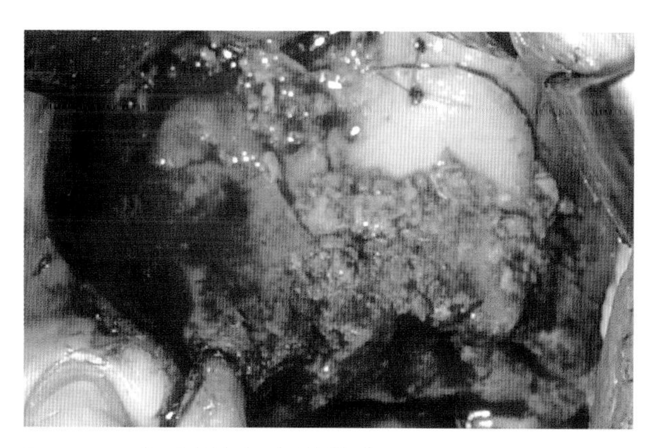

图8-31i　在手术结束时重新复位骨盖。

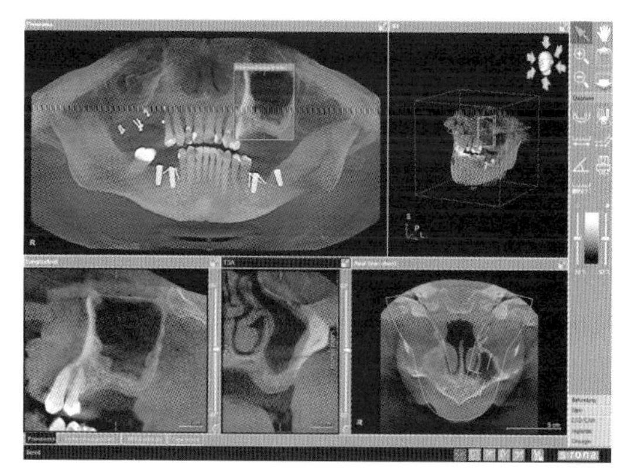

图8-31j　术后3个月的X线片对照，显示一个干净的上颌窦。

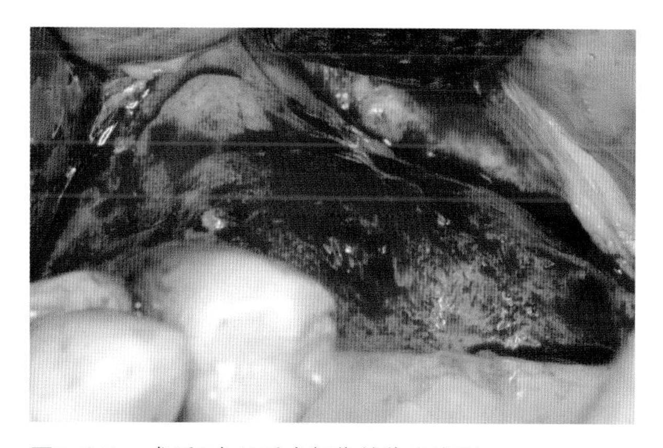

图8-31k　术后3个月手术部位的临床表现。

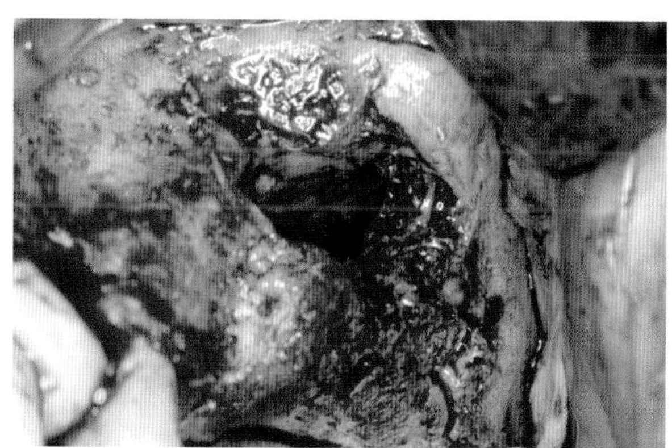

图8-31l　用经典方法进行上颌窦底提升。

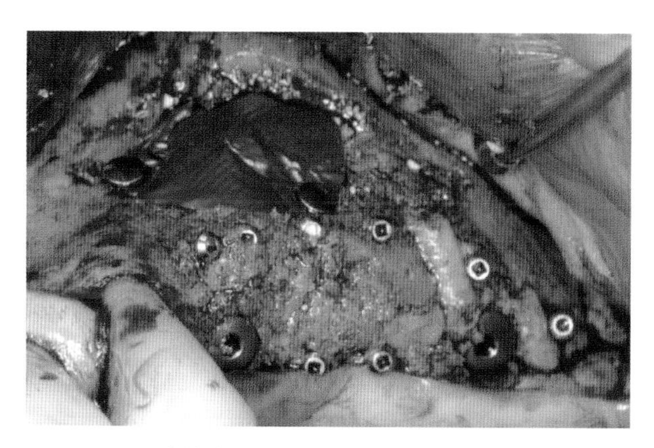

图8-31m　种植体植入、植骨、钛膜封闭窦窗后的临床表现。

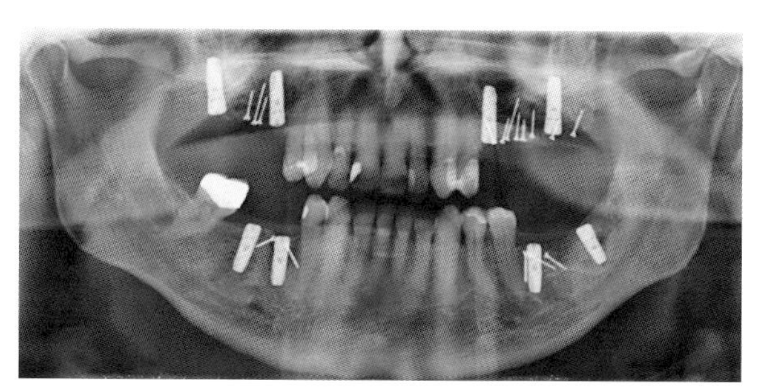

图8-31n　术后的X线片。

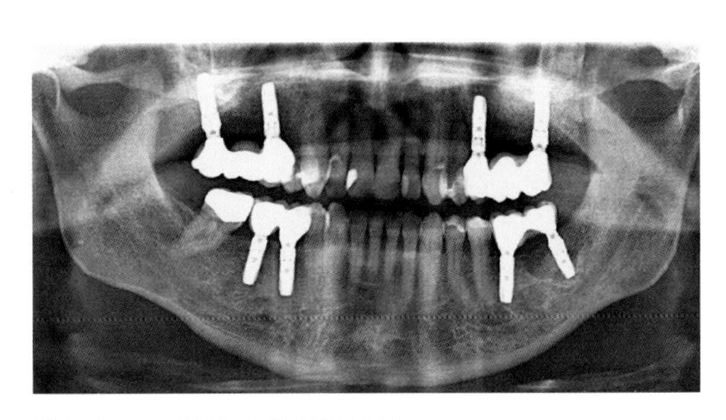

图8-31o 术后2年的X线片对照。

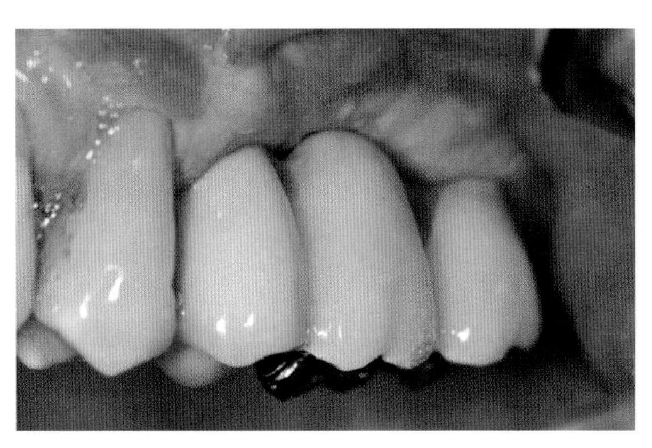

图8-31p 修复后的临床表现。

8.3.4.5 上颌窦底提升术后种植床预备过程中的窦黏膜穿孔

在上颌窦底提升手术过程中，广泛暴露受植区周围的骨壁以促进移植区域的骨再生是很重要的。上颌窦底提升和植骨范围延伸直至腭侧骨壁将防止手术区残留空隙的出现。否则，在抬起的区域和未完全剥离的腭侧骨壁之间会出现空隙。这些空隙不会在曲面断层片上被发现，因为它们位于植骨区的后方（图8-32）。这些空隙会在分阶段手术中导致种植床制备过程中窦黏膜的穿孔以及植入的种植体稳定性不足[99]。

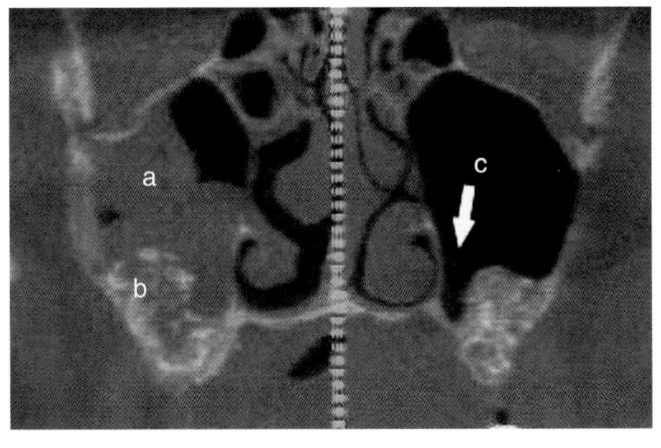

图8-32 CT扫描显示右上颌窦底提升后感染，窦底黏膜穿孔用可吸收胶原膜封闭。左上颌窦移植物未达到腭侧骨壁，增加了种植体植入过程中窦腔穿孔的风险。

8.3.5 块状骨移植的并发症

虽然供区的并发症不会影响牙槽嵴骨增量的成功，但增量区的并发症可能很严重，并可能导致治疗的彻底失败。

块状骨移植的主要目标是通过骨块和骨屑的组合来增宽牙槽嵴或三维重建骨缺损（见第4章）。为此，用螺钉将骨块稳定地固定在离受植区一定距离处，并且用自体骨碎片充填在骨块和剩余牙槽嵴之间的间隙内，使移植物和受植区之间紧密、稳定接触。足够数量和合理分布的接骨螺钉保证了骨块达到绝对无动度的愈合。

在骨增量过程中，有时很难用钳子牢牢地夹住骨块[138]，当骨质较软或使用临时种植体时，术中用接骨螺钉固定骨块会变得更加复杂[117]。因此，需要一种能提供多个长度和直径的螺钉系统，尤其是如果较窄径的螺钉不能固定住骨块，或者如果不适当的引导钻扩大了钻孔，不能保证骨块在愈合阶段有足够的稳定性。在这种情况下，可以使用直径稍大或长度稍长的备用螺钉。

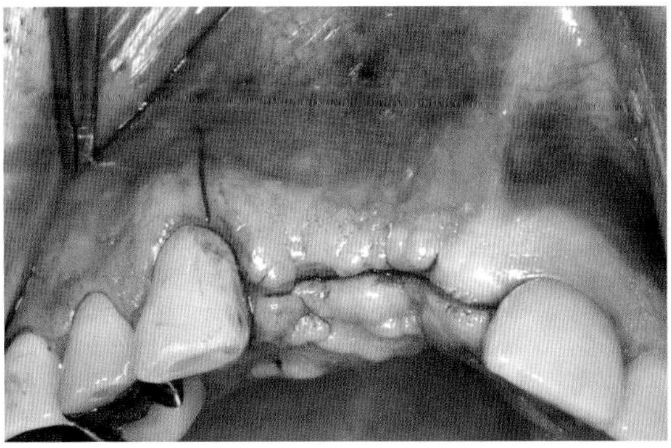

8.3.6 植骨区缝合的并发症

每次骨增量手术后都需要严密和无张力缝合，以确保移植物愈合良好（见第4章）。然而，在进行大面积骨增量的情况下，特别是在垂直向骨增量的情况下，这将成为一个挑战。如果做一个垂直松弛切口不能严密关闭创口，则需要做第二个垂直松弛切口。切断骨膜必须在黏骨膜瓣的根尖1/3处进行，而且从近中到远中连续切断整个骨膜。如果这种切断不连续，即使是非常小的不连续，都会大大降低黏骨膜瓣的弹性和延伸程度，使移植物的完全覆盖变得非常困难。骨膜呈白色，厚度通常＜1mm，因此骨膜切断应非常浅，以防止大出血和术后因损伤骨膜下血管而出现血肿。当存在厚的瘢痕组织时会降低黏骨膜瓣的弹性，需要对组织进行深层次的切断。

手术结束时切断骨膜的另一种替代方法是在植骨前的翻瓣时切断骨膜（图8-33a～i）。

图8-33a 上颌骨前部骨增量的典型切口。

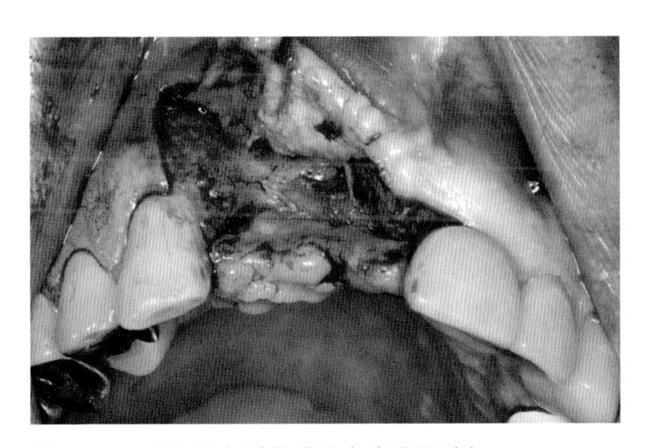

图8-33b 仔细翻起黏骨膜瓣直达膜龈联合。

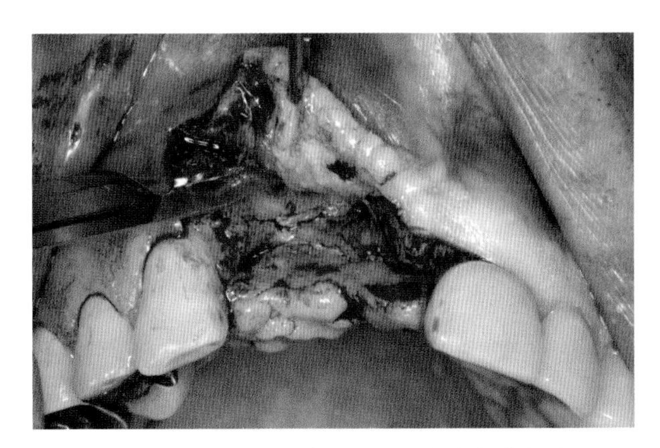

图8-33c 在膜龈联合边缘从骨膜上方分离黏膜瓣。

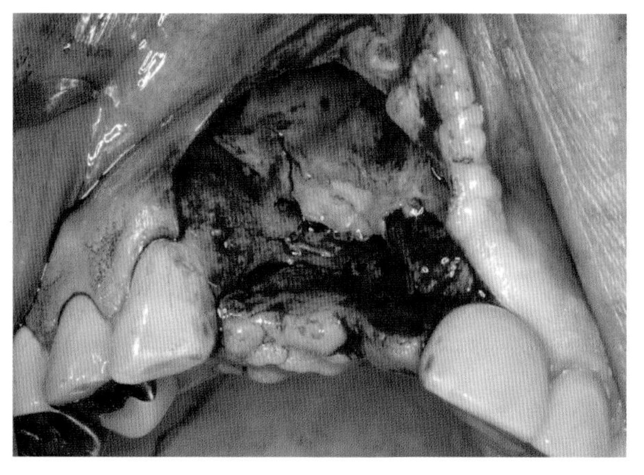

图8-33d 黏膜瓣变得更有弹性，骨膜留在骨面上。

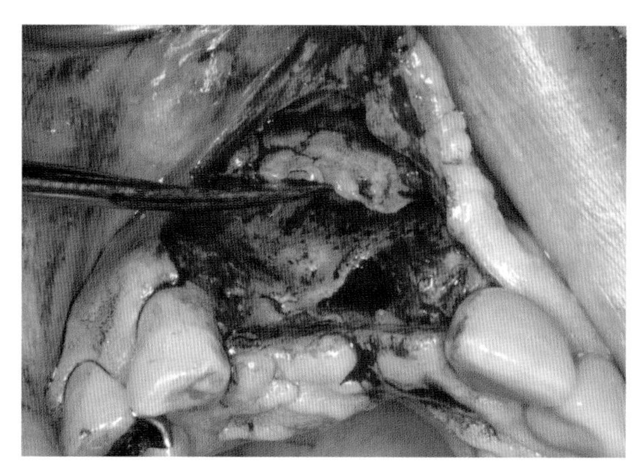

图8-33e 翻起骨膜瓣以完全暴露骨面。

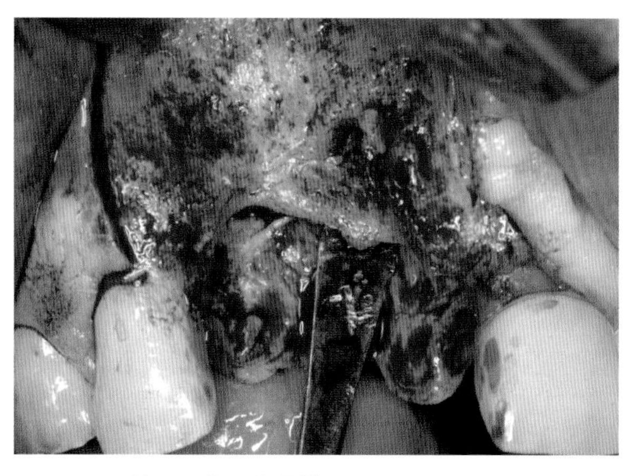

图8-33f 前牙区的三维骨缺损。

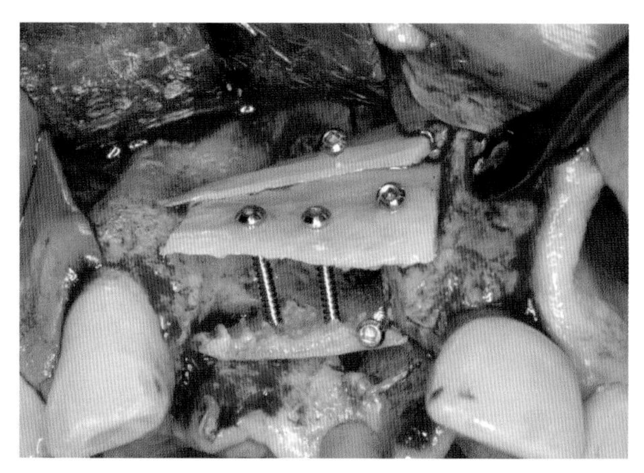

图8-33g 用下颌骨块进行三维骨重建。

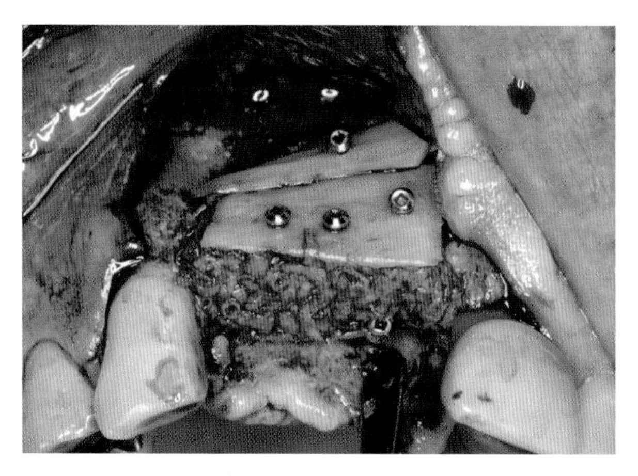

图8-33h 间隙内填满自体骨碎片。

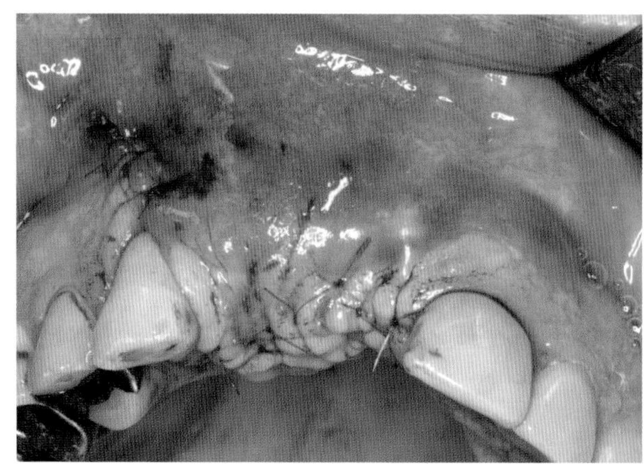

图8-33i 无张力创口关闭。

8.4 术后并发症

8.4.1 疼痛

骨增量术后的疼痛处理类似于其他口腔手术后干预措施。长效麻醉剂，如含1：100000肾上腺素的4%阿替卡因（Ultracain DS Forte）可以在术后3小时内预防疼痛。短期和长期预防疼痛的常用方法是在术前、术中或术后立即服用镇痛药，最好在疼痛发生前服用镇痛药。可以在术前服用止痛药和抗炎药，如布洛芬（400~800mg）。这些非甾体类抗炎药能够抑制前列腺素的形成，而前列腺素正是刺激其他传递痛觉物质释放的一种介质。同样，在围术期镇静的情况下，可以使用苯吡酮（Novaminsulfon-ratiopharm，每次输注2.5g），通过这种方式，可以防止疼痛或明显缩短疼痛时间[82,92]。由于术后疼痛主要发生在术后当晚和第二天，患者可以继续服用止痛药直至术后第二天，如有必要，可继续服用至术后第三天。位于磨牙后区的供骨区比受骨区的疼痛感更加强烈。

8.4.2 出血

术后出血很少见，但对患者来说，这是一种严重且令人担忧的并发症。出血主要发生在前庭沟断开骨膜后、制备腭部带蒂上皮下结缔组织瓣后、从腭部获取结缔组织移植物后以及Kazanjian前庭沟加深术后暴露的伤口表面。对于鲜红的搏动性动脉出血，如果加压20分钟后出血仍未停止则需要外科干预，电凝或结扎动脉。对于暗红的非搏动性静脉出血，大多数情况下可以通过用纱布加压1个小时来止血。此外，为了防止腭部出血，建议放置加压腭板（图8-34a和b），同时也可以预防该区域肿胀和血肿。术后应给予患者口头和纸质医嘱，并指导患者不要饮用活血类饮品（如咖啡或酒精）。当然，紧密缝合伤口是防止术后出血的先决条件，此外，过早拆除缝线也会引起出血。

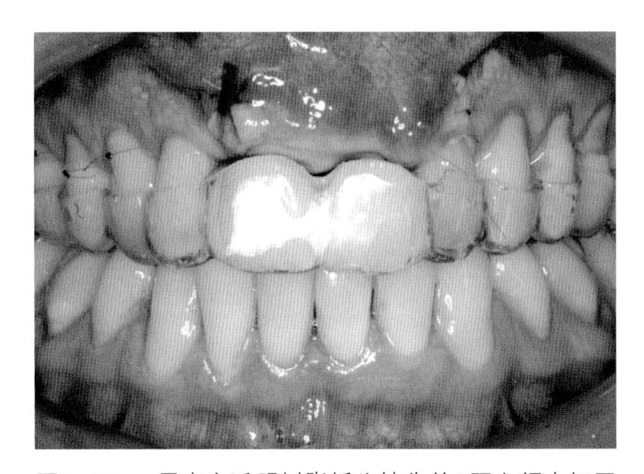

图8-34a 用真空透明树脂板为缺失的2颗上颌中切牙制作临时修复体，同时用作上腭软组织供区部位的加压板。

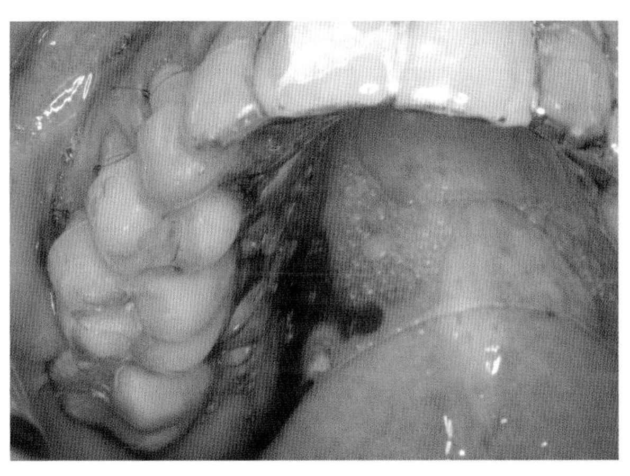

图8-34b 腭侧观可见树脂板覆盖软组织供区，可防止术后出血并与伤口边缘匹配良好。

8.4.3 肿胀

手术后肿胀是正常的，但是，由于口腔和周围面部组织的血管非常丰富，明显的肿胀和血肿会给患者留下瘢痕。术后肿胀是手术创伤后身体免疫反应的一部分，原因是血清（通过其高渗透性从血管中渗出）和含有不同防御细胞的淋巴液在术区积聚。通常，渗出比血肿的触诊更加柔软。肿胀的程度与手术的成败无关。为了预防肿胀，建议在手术前1天和手术当天口服甲强龙（Urbason 40mg），剂量为每千克体重1.5mg。或者，在一些可能涉及或改变口底状态的下颌骨复杂骨增量手术病例，可以在围术期一次性静脉注射泼尼松龙（250mg）。在口底极度肿胀的情况下，可以重复此剂量，以确保呼吸道通畅。术后淋巴引流有助于减轻肿胀程度。

8.4.4 血肿

由于口腔硬组织和软组织的血管非常丰富，每次手术都会伴有术后血肿。血肿可发生在不同的组织表面，其程度因结缔组织的弹性而异。在具有出血倾向患者中，尤其是接受抗凝治疗的患者，可以观察到严重血肿，并伴有邻近组织的深部扩散，如扩散至胸部。严重的血肿可使伤口愈合困难并延长愈合时间。血肿在皮肤表现为不可移动，色蓝且质地偏硬。瘀斑带来的主要是一个美学问题。面部和口腔软组织的红蓝色是由血液渗入皮下组织引起的（图8-35a～c）。瘀斑在皮肤白皙和毛细血管脆弱的老年患者中更为明显。这种间隙中沉积的血液会被逐渐吸收变为黄绿色（图8-35d）。肝素凝胶（60000IU）有助于加速吸收过程。

8.4.5 念珠菌病

念珠菌病（白色念珠菌感染）是一种罕见的术后并发症，发生在口腔的某些部位，通常发生在颊部和舌的血肿表面。在组织（口腔鹅口疮）上呈现白色可擦拭斑膜，擦拭时可能出血（图8-36a和b）。白色念珠菌是一种腐生菌，是自然菌群的一部分，但如果过度生长则会引起感染。这种真菌感染通常由持续数周的抗生素治疗造成，尤其是改变了肠道的生理菌群，使念珠菌以及其他耐药细菌得以过度生长。治疗方式包括以含漱剂或含片的形式局部应用抗真菌药物，如制霉菌素或两性霉素B。通常，感染在1周内消失（图8-36c）。长期的抗生素治疗应在饮食中添加的酸奶制品和多种维生素药物，以预防肠道菌群失调。

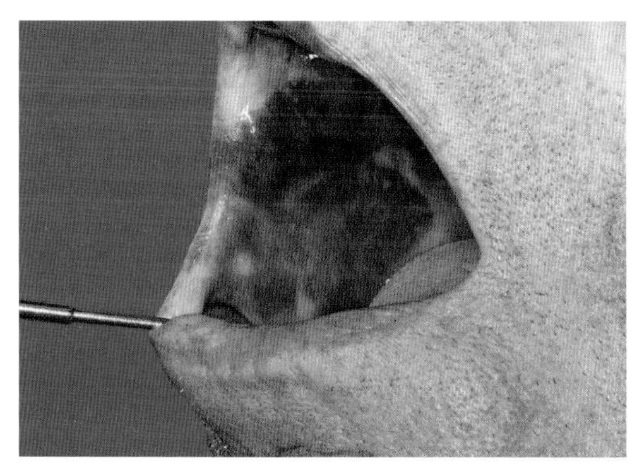

图8-35a 术后血肿严重。

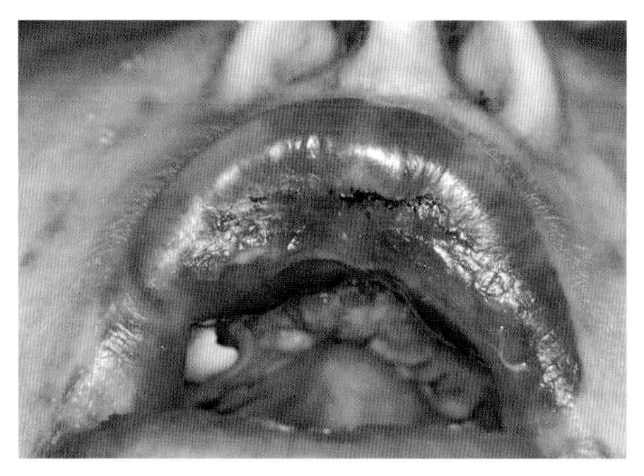

图8-35b 上颌前牙区骨增量术后上唇严重血肿。

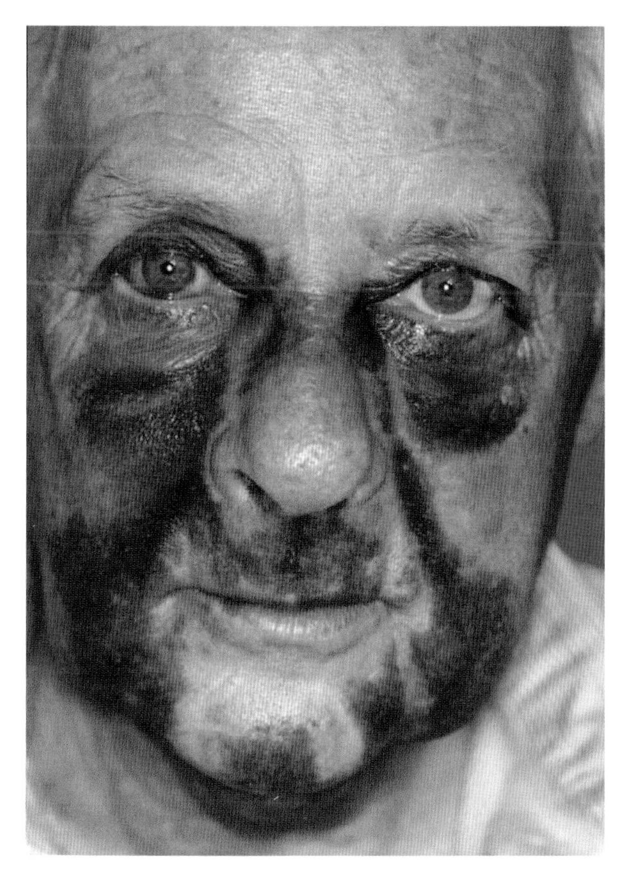

图8-35c 接受抗凝治疗的患者，骨增量术后形成广泛的血肿。

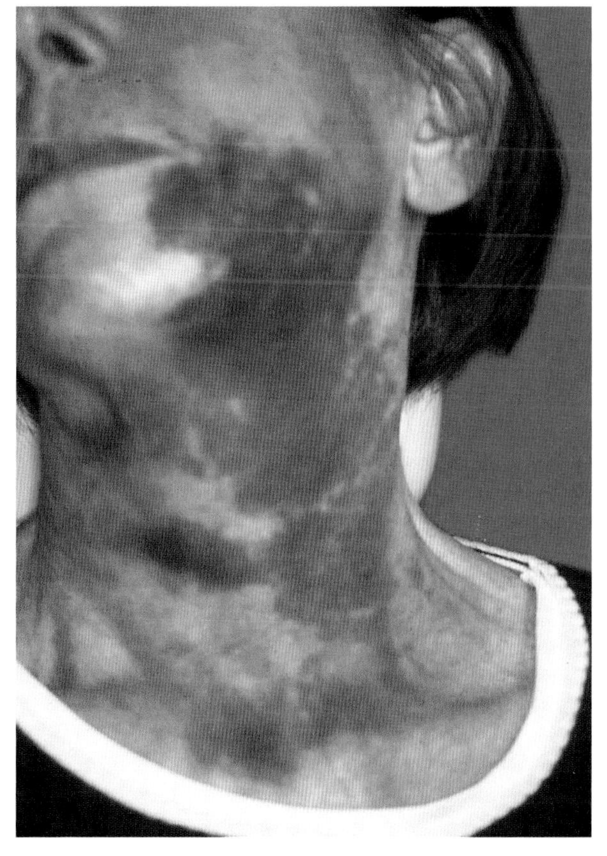

图8-35d 正在接受抗凝治疗的患者，骨增量术后血肿范围到达颈部。

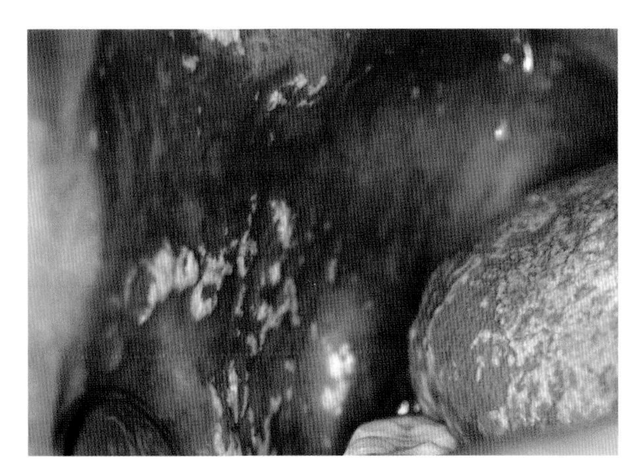

图8-36a　术后2周血肿表面白色念珠菌感染。

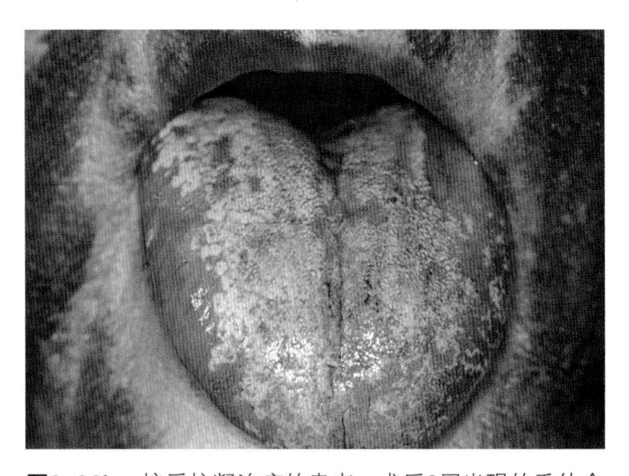

图8-36b　接受抗凝治疗的患者，术后2周出现的舌体念珠菌病。

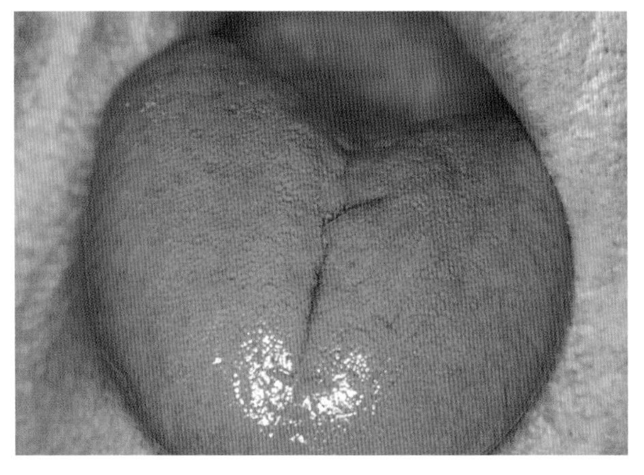

图8-36c　两性霉素B混悬液给药1周后的临床表现。

8.4.6　愈合并发症

移植区域愈合的并发症可能在不同阶段出现不同的情况，从轻微的组织开裂或晚期钛钉暴露等不太严重的问题到严重的移植物暴露和感染，如果处理不当，可能会导致手术完全失败。

第3章和第4章描述了遵循解剖学原则的无创组织瓣预备标准，以及遵循生物学规则的骨移植方法和无张力的创口缝合技术。上颌腭侧切口暴露牙槽嵴常导致组织瓣坏死，然而只要它不覆盖骨移植材料，就能很好地愈合（图8-37a和b）。一个严重的愈合并发症是骨移植材料的暴露，这可能是由覆盖的组织瓣发生开裂或坏死造成的。而组织瓣裂开通常是由术中的错误操作导致的，组织瓣的肌张力过大，没有任何弹性。有时组织瓣的一部分发生坏死，这是组织血供不良所致。

骨移植材料的暴露分为早期暴露和晚期暴露。早期骨暴露发生在术后4周内，由于无血管移植物被口腔菌群污染，因此比晚期暴露严重得多。在创口边缘去上皮化后用非常细的缝线拉拢两个组织瓣边缘可以很容易关闭裂开的组织瓣，而组织瓣坏死时，由于软组织量不足，骨移植材料的覆盖要困难得多。当软组织坏死时，通过新的组织瓣来试图重新覆盖暴露的骨移植材料有很高的风险。这种尝试通常会导致软组织发生进一步坏死，从而导致骨移植材料暴露的范围更广，甚至手术的完全失败（图8-37c）。晚期骨移植材料的暴露通常是由骨块的锋利边缘引起的，处理起来较为容易。

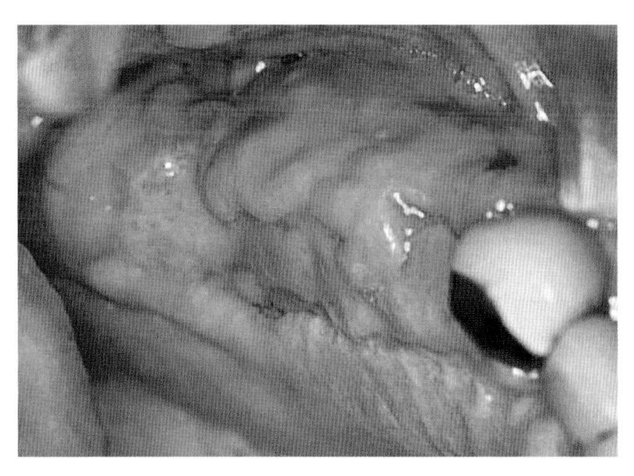

图8-37a 术后2周因切口不当导致腭部浅表软组织坏死。

8.4.6.1 早期移植物暴露

移植物暴露是骨移植术后的严重并发症，主要是由于软组织处理不当导致。除了种植术中对组织瓣的基本要求（良好的血供、良好的手术库存、重要解剖结构的保护）外，有时还提出特殊的组织瓣设计以减少骨移植术中的这类并发症［如垂直向骨增量的隧道技术、带蒂结缔组织瓣的双层缝合技术[75]（见第3章和第4章）］。并发症通常由软组织关闭不充分、组织瓣坏死和裂开引起[10-11,118]。然而，大量吸烟和糖尿病等全身性疾病也会导致伤口愈合不佳[132]。

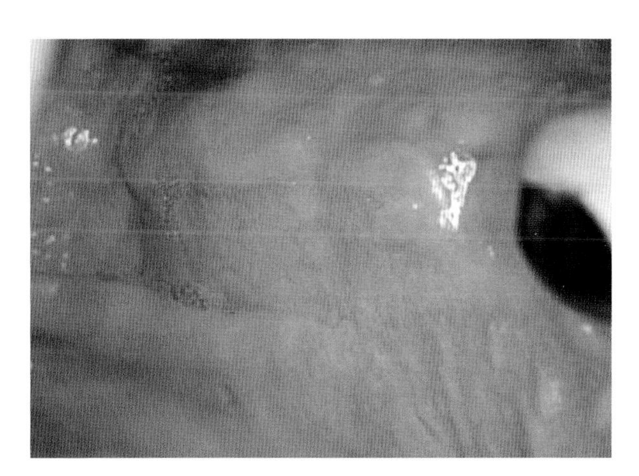

图8-37b 由于腭侧黏膜血供充足，3周后软组织愈合良好。

薄的黏膜和瘢痕组织使骨移植材料的软组织覆盖变得更为复杂。骨移植材料增加的体积通常需要附加切口及对骨膜进行离断。组织瓣回缩导致的裂开或组织瓣坏死以及随后的移植物感染是块状骨移植最常见的并发症。无张力关闭伤口是骨移植术成功的关键因素。骨膜的离断是延长组织瓣的常用技术。然而，过量地切割骨膜和其下方的组织，包括血管，可能会导致软组织变薄、血管化受到干扰，进而导致组织瓣坏死[10-11,118]。

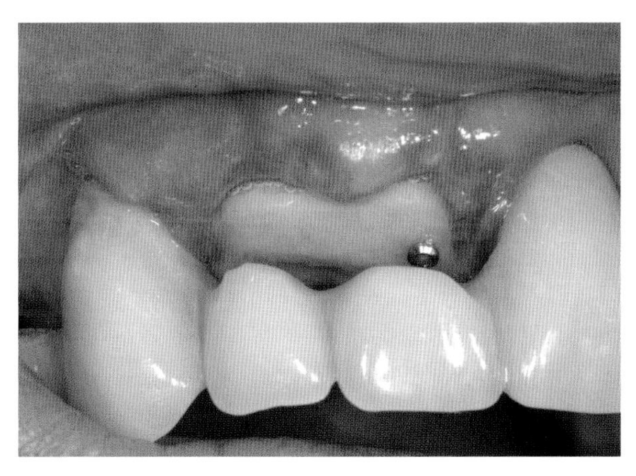

图8-37c 由于切口不当导致移植骨块大面积暴露，组织瓣坏死。

组织瓣坏死伴发严重的移植物暴露也可能是由临时修复体调整不充分、对颌牙咬合（图8-38a和b）或可摘义齿（图8-38c）下方过度肿胀引起的。组织瓣坏死和移植物暴露的另一个高危因素是移植区附近的穿孔（图8-38d～m）。组织瓣坏死导致移植区的微生物入侵，从而导致骨移植物的感染。移植物的早期暴露治疗难度大、预后差。无论治疗目标是什么，在这种情况下，应尽可能多地保存部分骨移植物。采用皮质骨片技术可增加早期暴露后骨移植物重要部分的保存机会（见第4章）。

只有新的组织瓣能够覆盖坏死区域，才有可能尝试立即进行再次缝合关闭暴露区域，但

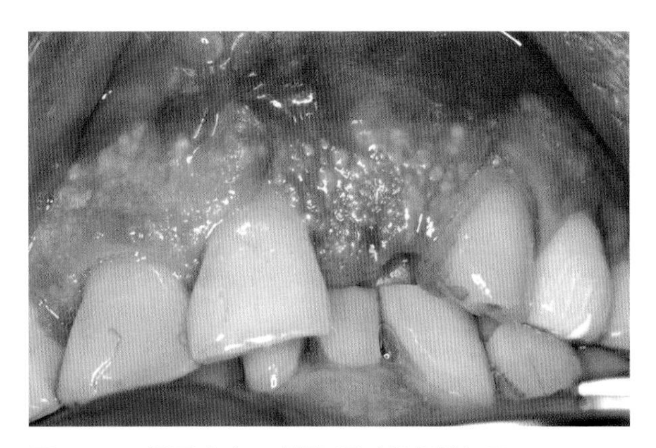

图8-38a 深覆殆时，对颌牙导致组织瓣坏死。

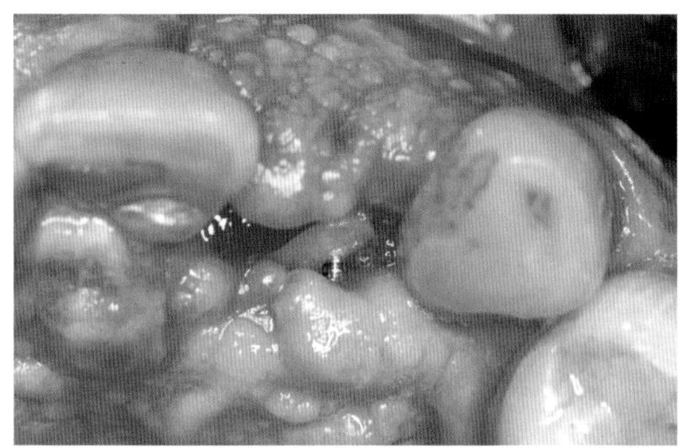

图8-38b 咬合创伤导致的组织瓣坏死后，移植骨块暴露。

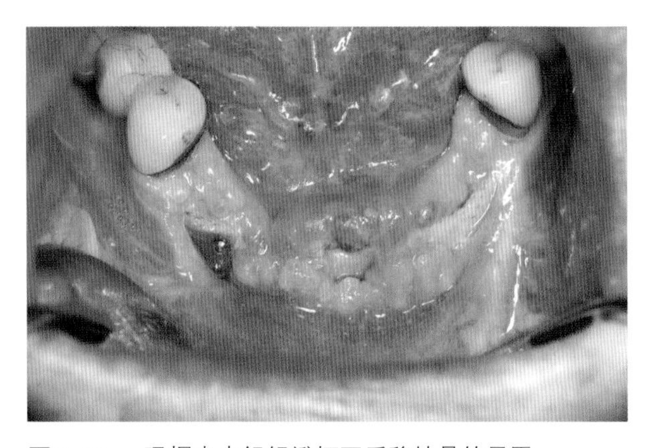

图8-38c 吸烟患者组织瓣坏死后移植骨的暴露。

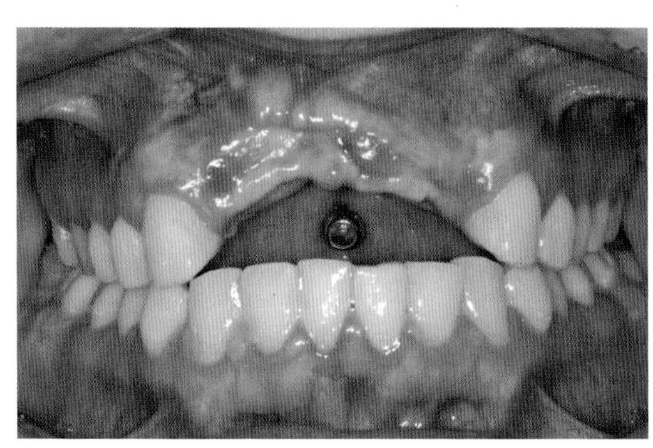

图8-38d 吸烟患者舌侧穿孔为骨移植增加了额外风险。

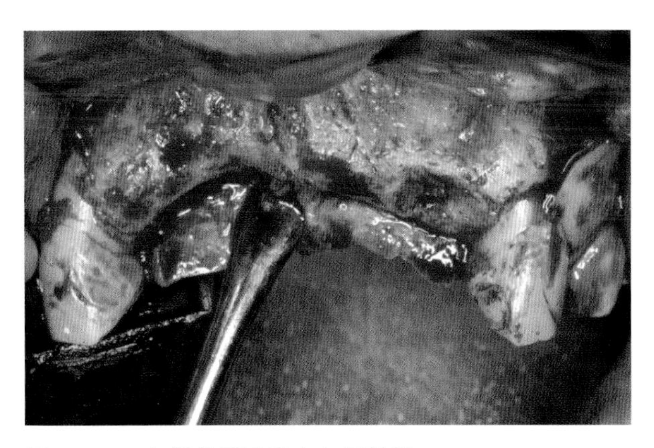

图8-38e 上颌前牙区垂直向骨缺损。

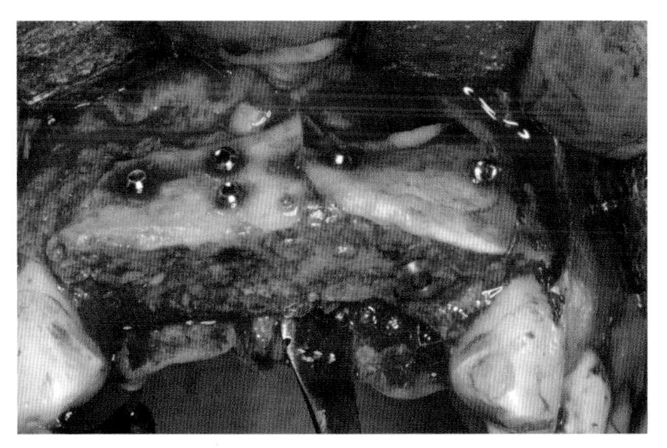

图8-38f 下颌骨块用于三维骨增量。

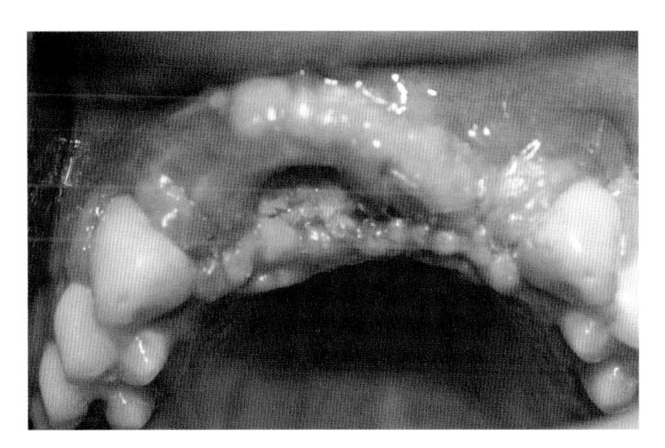

图8-38g 术后2周舌侧穿孔造成植骨外露和组织坏死。

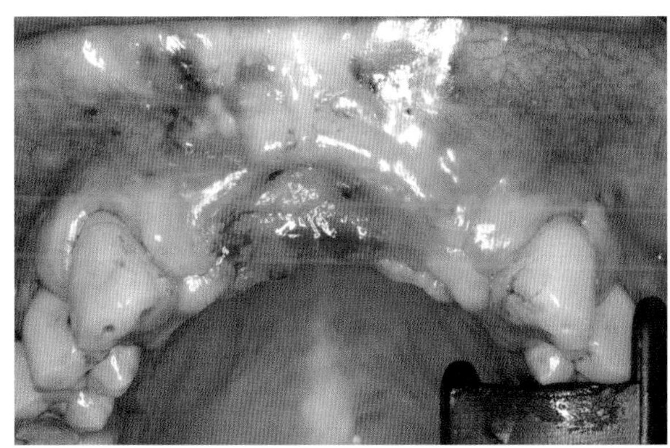

图8-38h 去除舌侧穿孔并用H_2O_2多次冲洗后，暴露6周后骨表面重新发生上皮化。

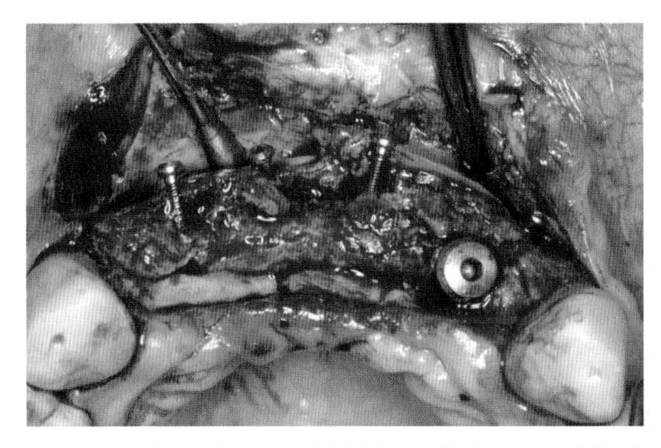

图8-38i 术后3个月暴露的移植区。仅在暴露区有部分移植骨丧失。其余移植骨呈现良好的血管化和愈合。

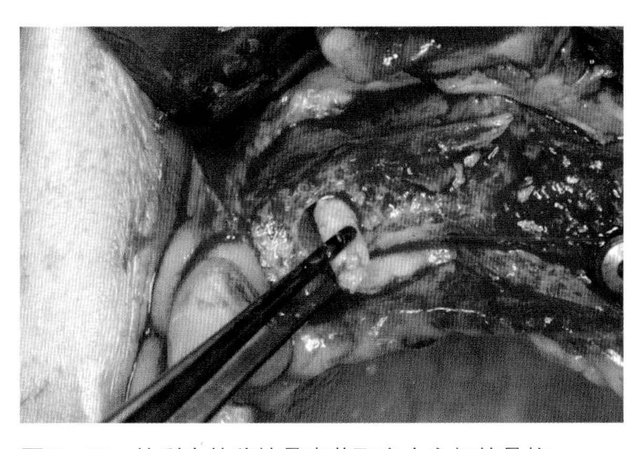

图8-38j 从剩余的移植骨中获取愈合良好的骨柱。

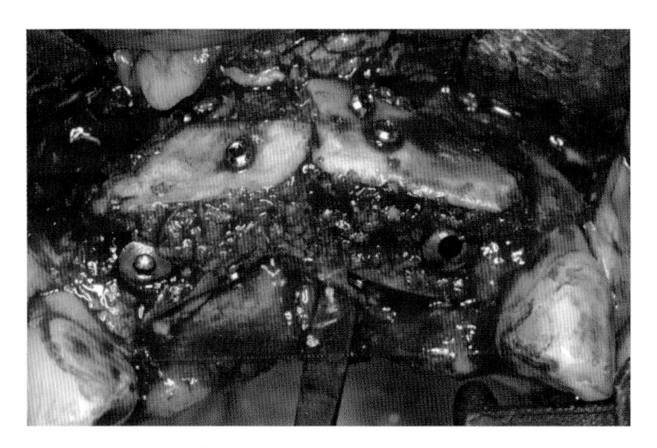

图8-38k 种植体植入后，再次进行植骨的临床表现。

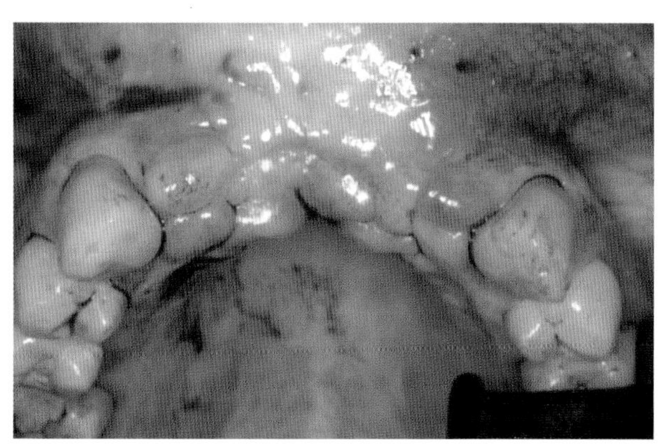

图8-38l 种植体植入3个月后软组织愈合良好。患者停止吸烟并且在愈合期间没有把舌环放回原位。

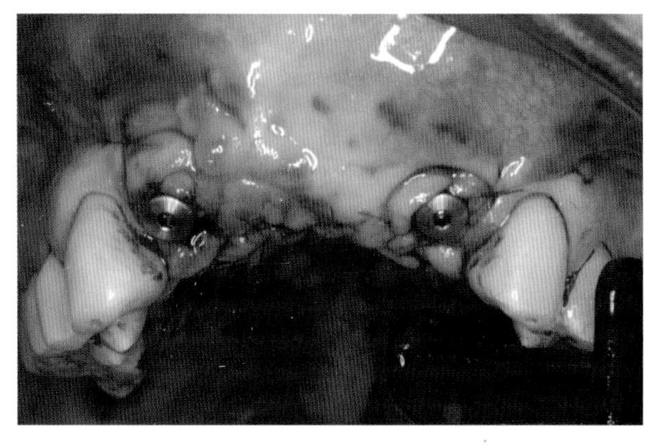

图8-38m 最终修复前，暴露种植体。

这是非常危险的，因为覆盖坏死区域的软组织血供不良，因此，附加切口将进一步减少血管化，导致更大的软组织坏死，移植物暴露更多（图8-38n和o）。

作者推荐的早期骨移植材料暴露的治疗方案是从保守的方法开始，即仅通过患者每天含漱3%的H_2O_2对暴露的区域进行清洁。此外，每周使用2～3次光动力去污，或者每天

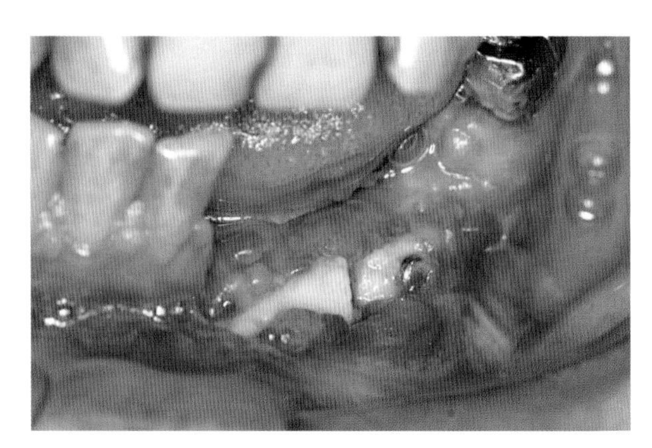

图8-38n 早期骨移植物暴露，缝合关闭失败造成进一步的移植物暴露。

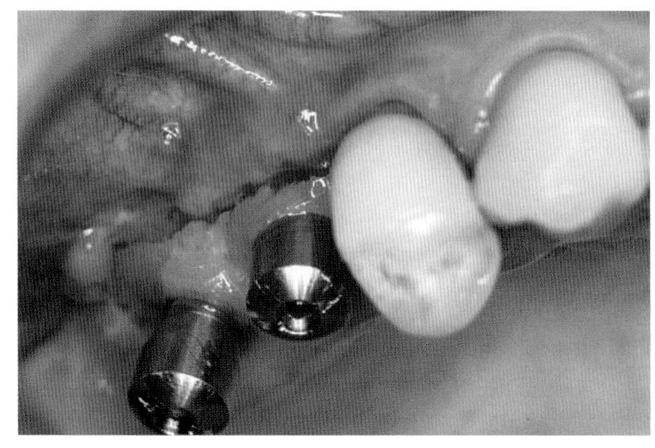

图8-38o 垂直向骨增量即刻植入种植体后移植骨的完全坏死。

使用几次氯己定凝胶同样可减少细菌浸润（图8-39a～f）。有时，在小的暴露情况下，伤口会在一段时间后自行闭合。骨移植材料在暴露区域会丢失一部分，但重要的部分可以保存。

在冲洗和清洁4～5周后可以观察到软组织逐渐修复。在这种情况下，如果移植区域仍然有部分暴露在外，则通过移除骨移植材料的暴露部分进行软组织关闭，这种操作的风险较小（图8-40a～f）。暴露的移植物区域被认定为已受到污染，必须用旋转器械进行清创。移除暴露和/或可移动的骨碎片。此外，暴露的和因此受到污染的固位螺钉应取出或更换新的无菌螺钉。

在伤口关闭之前采用光动力去污（Helbo激光；Bredent，Senden，Germany）具有一些优势，因为通过关闭组织瓣可以避免再污

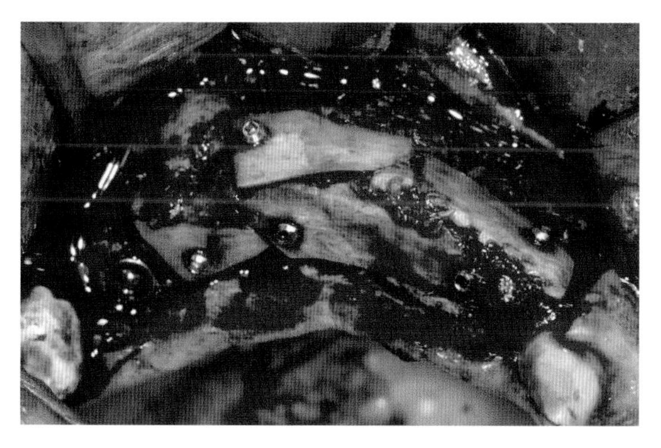

图8-39a 右上颌广泛骨缺损的三维骨增量。

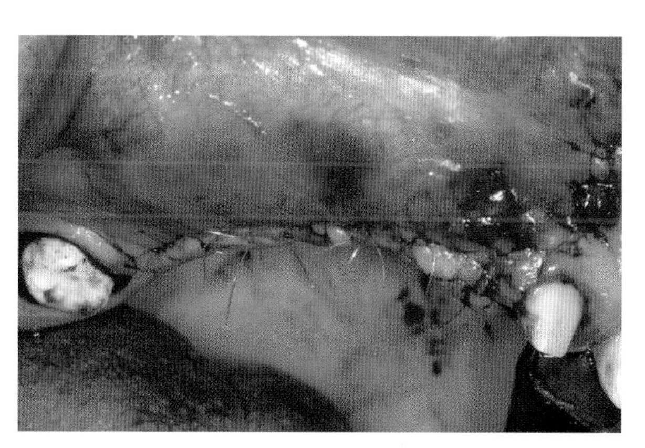

图8-39b 无张力关闭伤口。

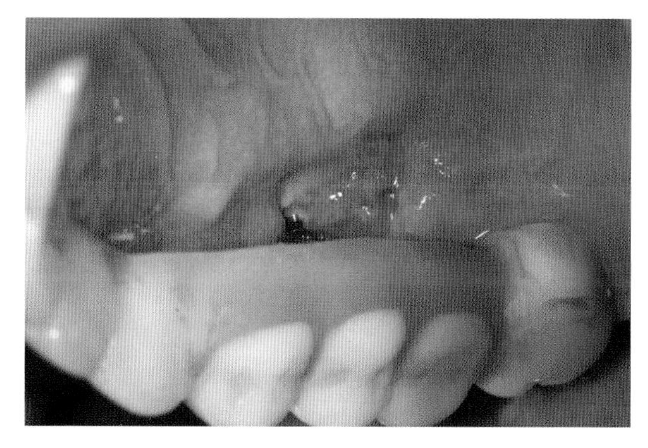

图8-39c 腭侧组织坏死伴骨外露。

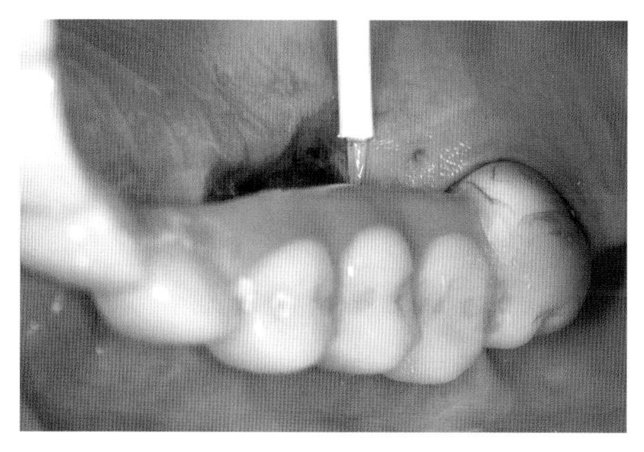

图8-39d 用H_2O_2冲洗暴露区域以及光动力去污。

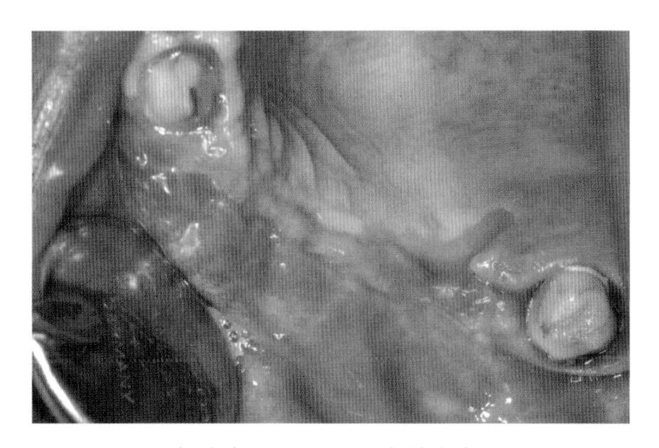

图8-39e 局部治疗2周后暴露区自然愈合。

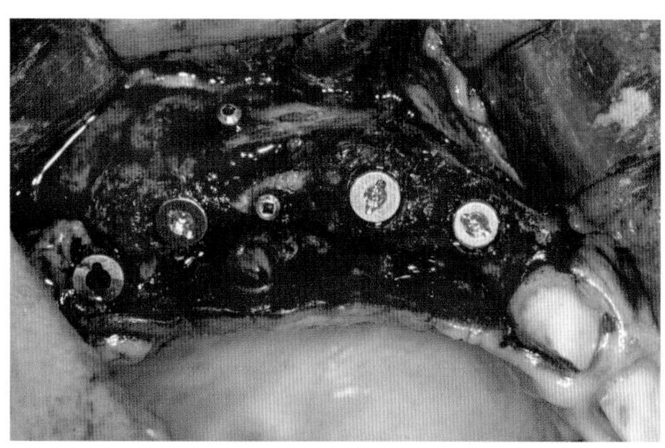

图8-39f 术后3个月的临床表现。暴露部位只有一小部分移植物丢失，而不影响种植体的植入。余下的一个小缺损用局部切取的骨柱再次进行增量。

染。建议进行双层缝合，以确保移植物得到充分保护。在下颌骨后部，可将部分咬肌作为第一层（图8-40g～i）。缝合前，应去除伤口边缘区域的上皮。此外，抗生素的应用是必要的，且必须在术前开始，持续服用1周。种植体植入可在软组织愈合6～8周后进行。当去除暴露的移植物后，通常会丢失部分的移植骨，但采用皮质骨片技术进行骨移植术时，是可以保留移植骨的主要部分。在这种情况下，可以用在种植床预备期间重新获得的一些骨去重建丧失的骨（图8-40j～o）。

在上颌骨，可以应用前庭沟以及不同形式的腭部软组织制备组织瓣封闭暴露区域。可以使用上皮旋转组织瓣和结缔组织瓣（图

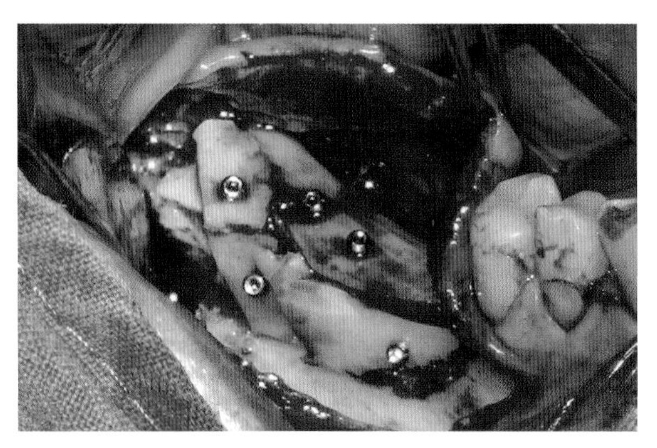

图8-40a 侧方入路对下颌后牙区进行三维骨增量。

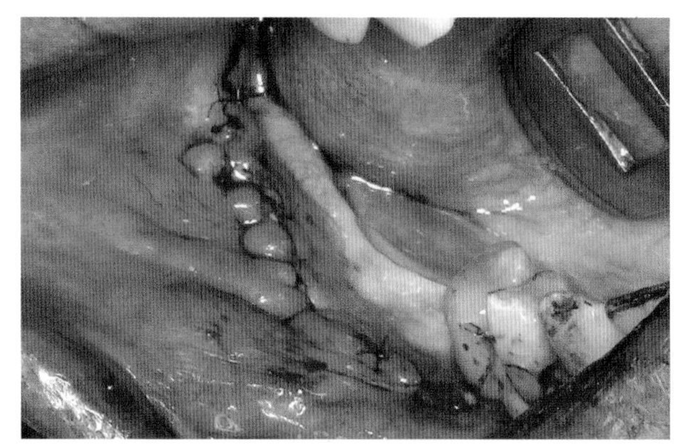

图8-40b 以部分咬肌为第一层进行双层缝合。

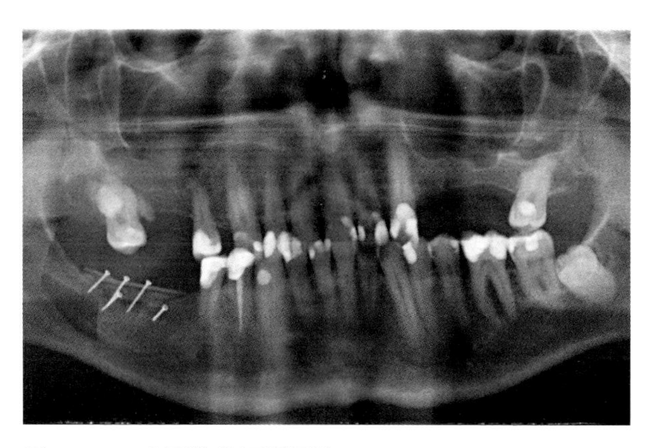

图8-40c 术后的曲面断层片。

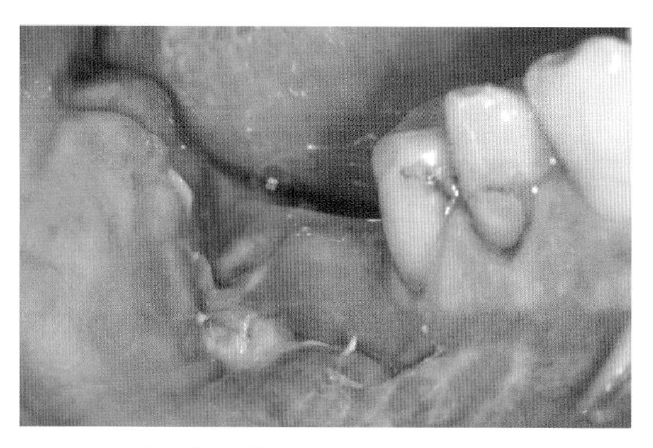

图8-40d 组织坏死伴部分移植骨外露。

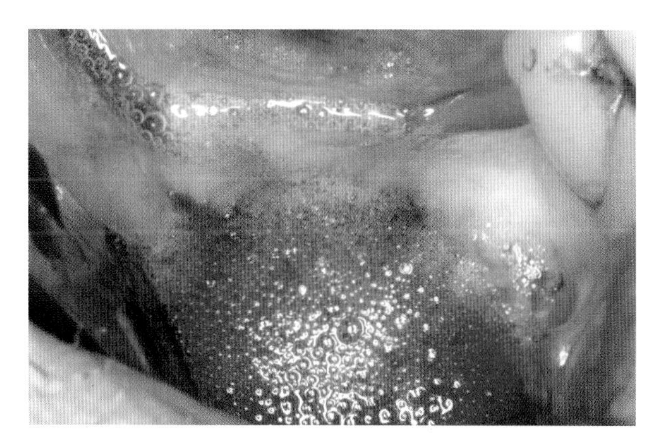

图8-40e 用H_2O_2冲洗暴露部位。

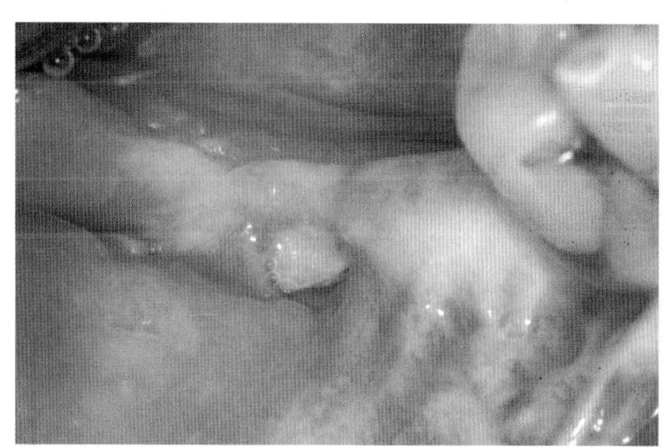

图8-40f 移植物暴露3周后的临床表现。软组织已经恢复，可以进行手术修复。

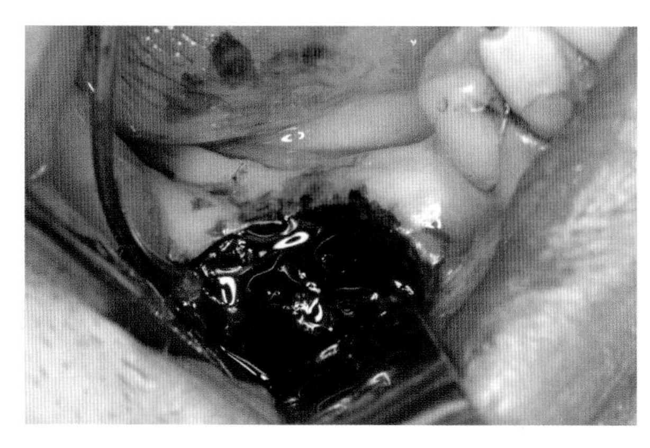

图8-40g 术后暴露相关区域，去除暴露的骨和光动力去污。

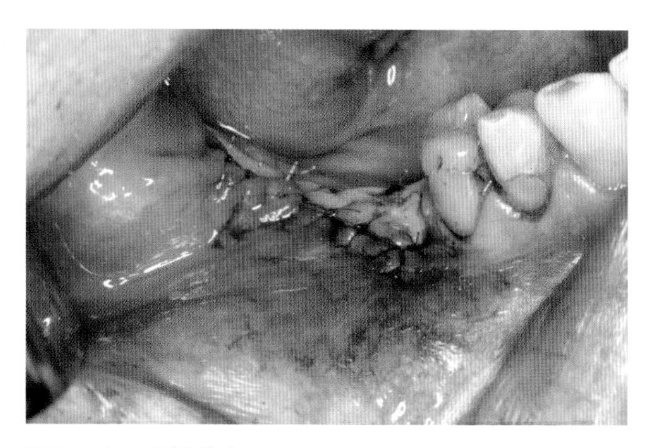

图8-40h 双层缝合。

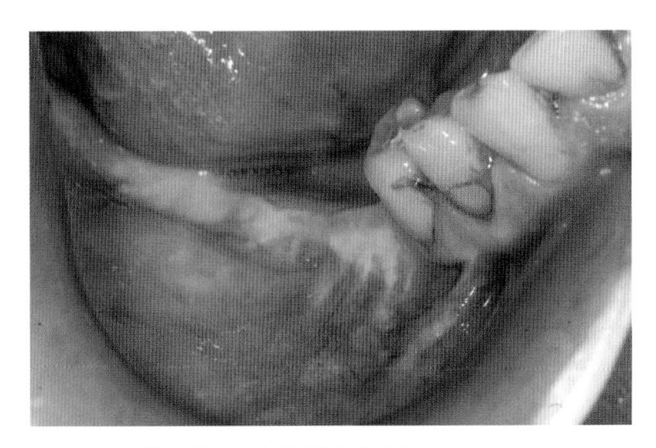

图8-40i 伤口关闭2个月后愈合良好。

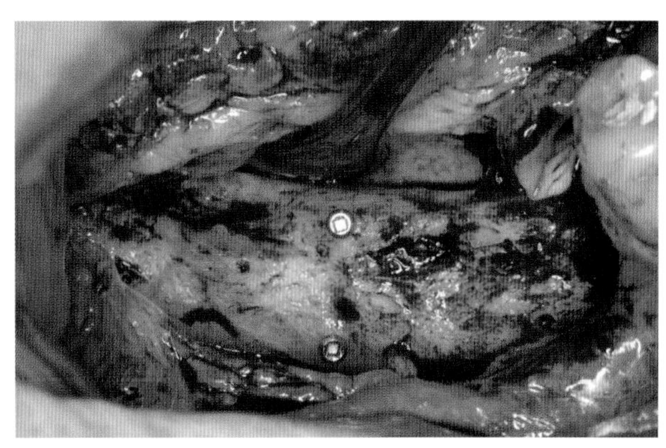

图8-40j 术后3个月暴露移植区。只有一小部分移植物在早期移植物暴露部位丢失，其余移植物保存完好。

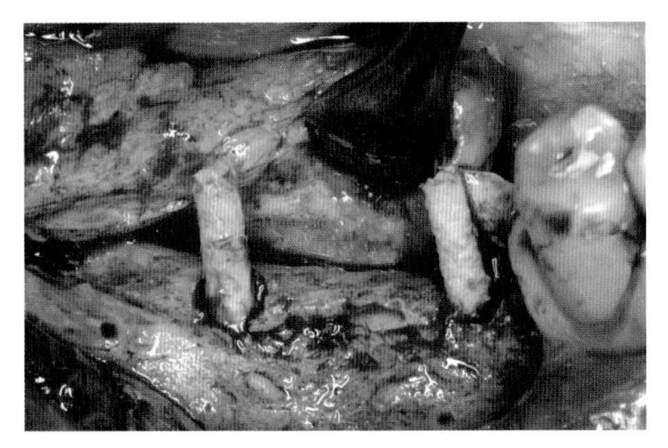

图8-40k 从植入部位取出2个骨柱。

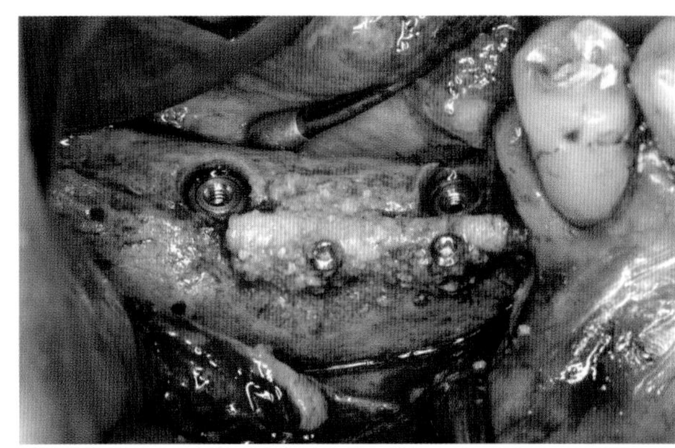

图8-40l 种植体植入后，对缺失骨的区域用骨柱再次进行骨移植。

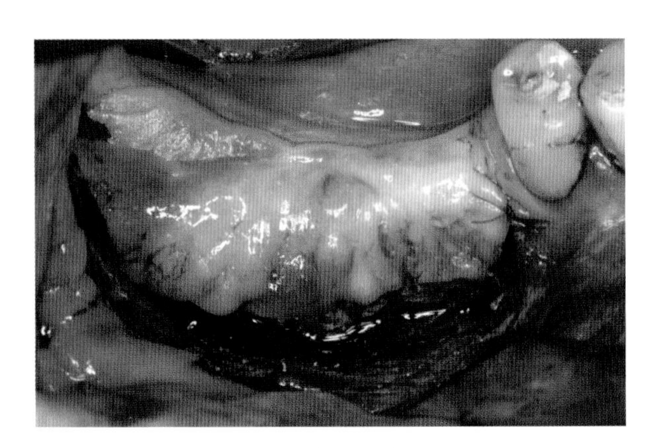

图8-40m 采用Kazanjian前庭沟加深术关闭伤口。

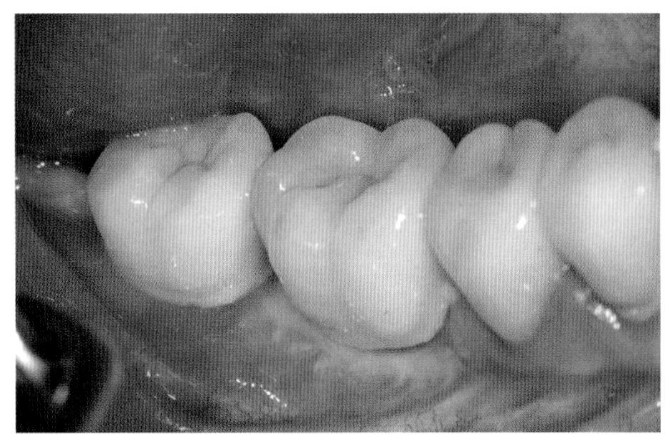

图8-40n 修复后2年的临床表现。

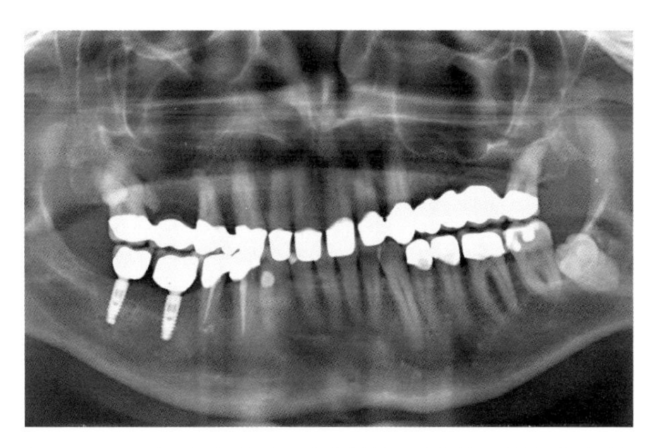

图8-40o　术后3年的曲面断层片显示移植区域的稳定性。

8-41a～m）。如果软组织二次愈合后，由于骨量不足而无法植入种植体，建议首先重建缺失的骨。这可以用受区已经愈合的骨块来完成。再经过2个月的愈合，种植体可以正确植入（图8-41n～w）。

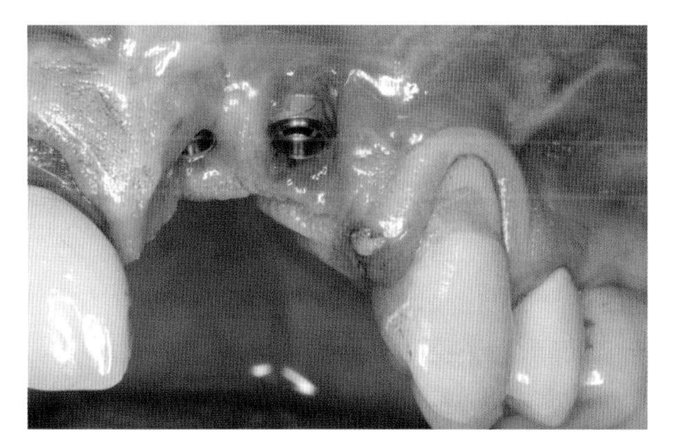

图8-41a　上颌前牙区软硬组织缺失的失败种植体。

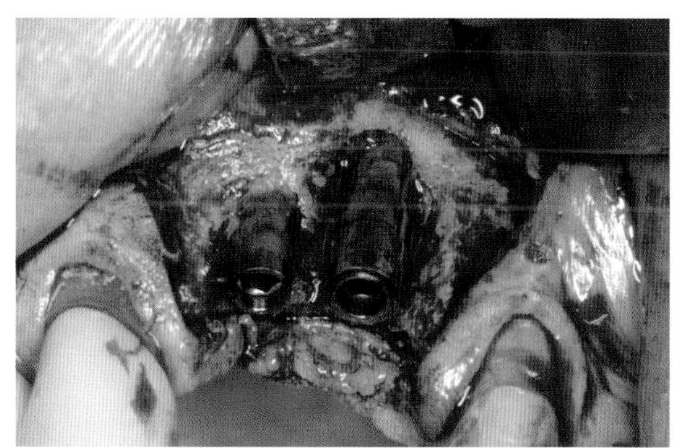

图8-41b　暴露的种植体，显示大量的骨丧失。

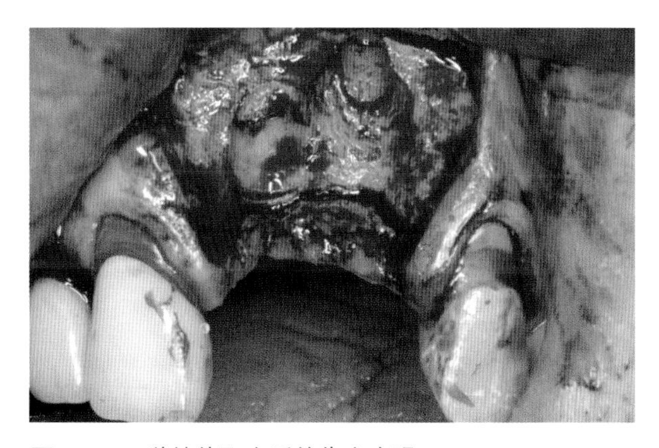

图8-41c　种植体取出后的临床表现。

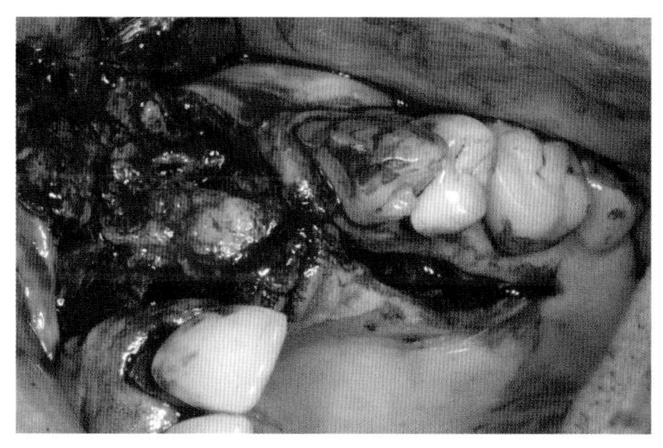

图8-41d　左腭带蒂结缔组织瓣行软组织重建。

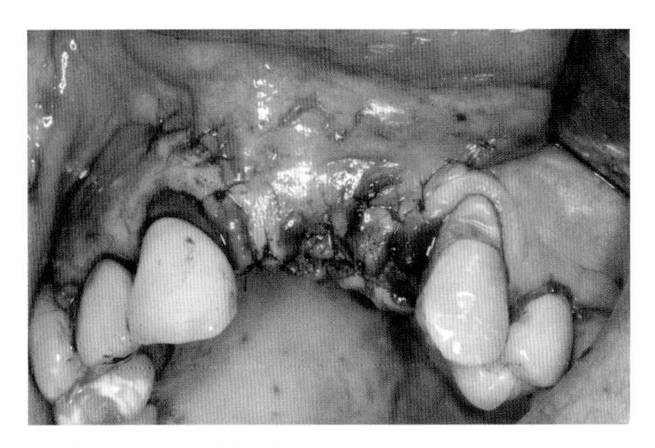

图8-41e 结缔组织关闭伤口。

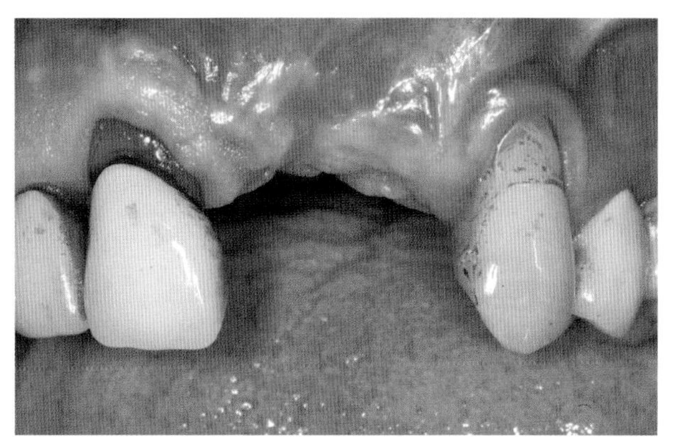

图8-41f 术后2个月的临床表现。

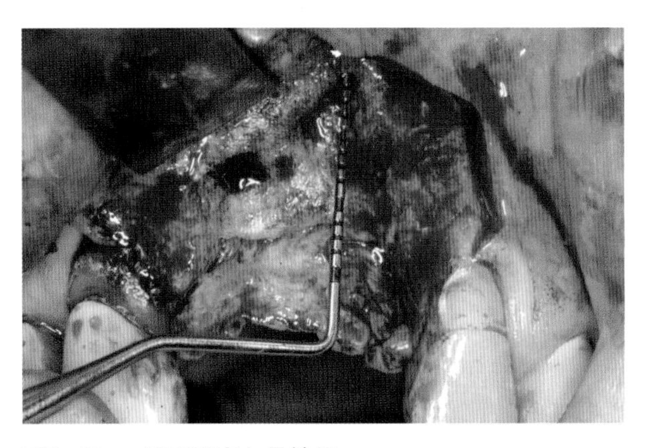

图8-41g 暴露垂直向骨缺损。

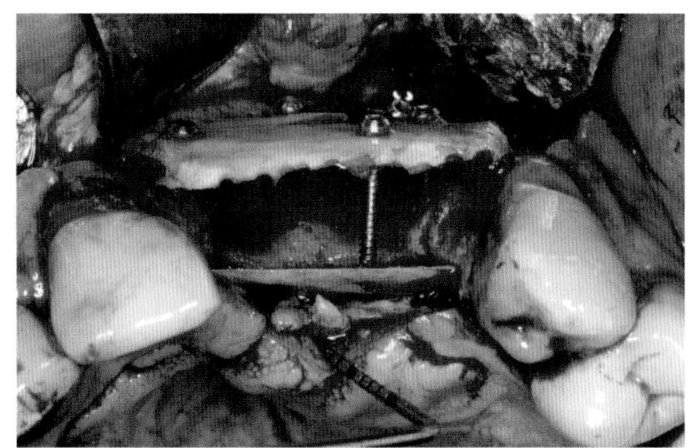

图8-41h 下颌骨块行三维骨增量。

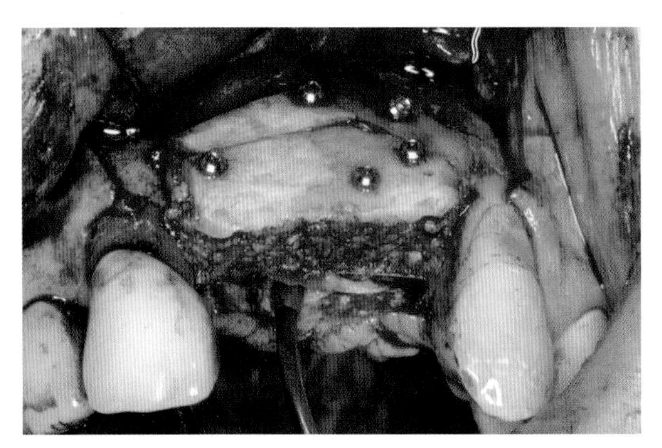

图8-41i 空隙里充填自体骨屑。

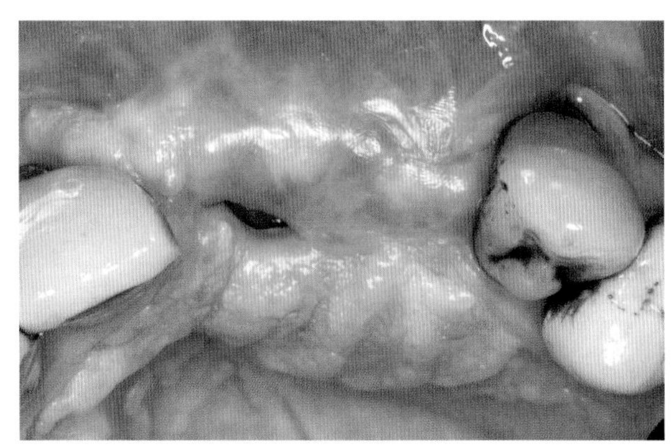

图8-41j 术后3周软组织坏死伴骨暴露。

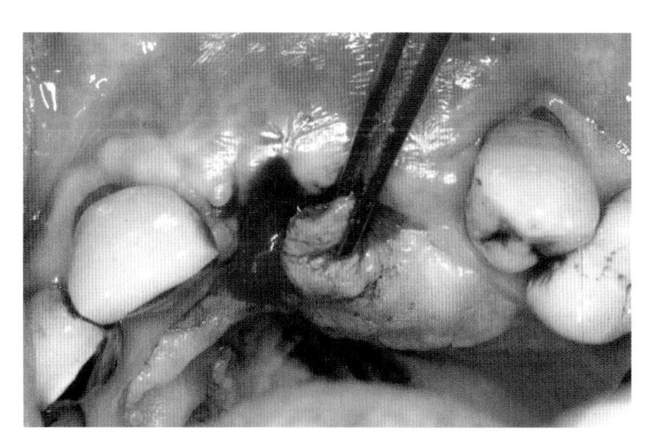

图8-41k 用H_2O_2冲洗数天后，从上腭用旋转组织瓣封闭暴露区域。

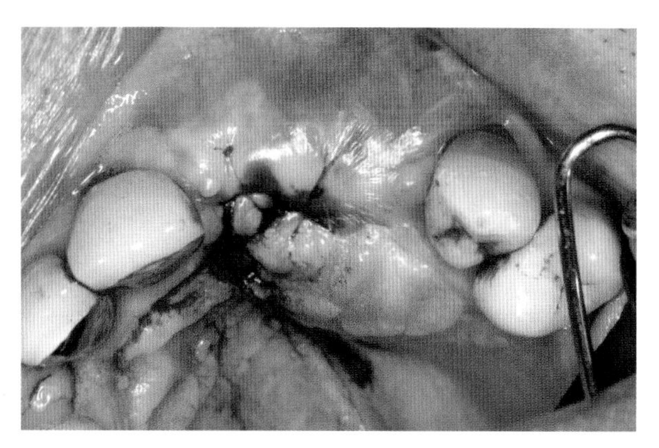

图8-41l 伤口关闭后的临床表现。

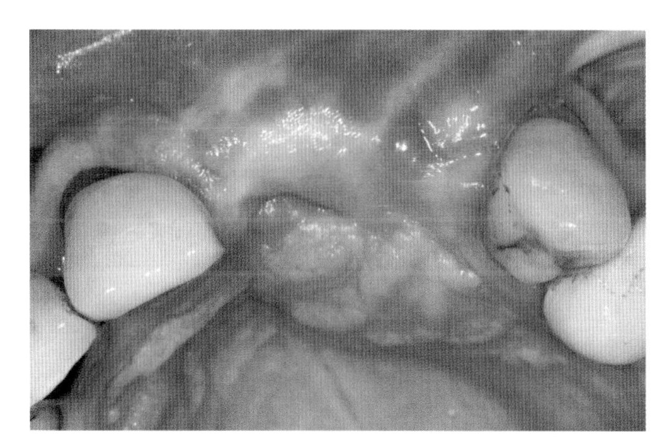

图8-41m 术后3个月的临床表现。

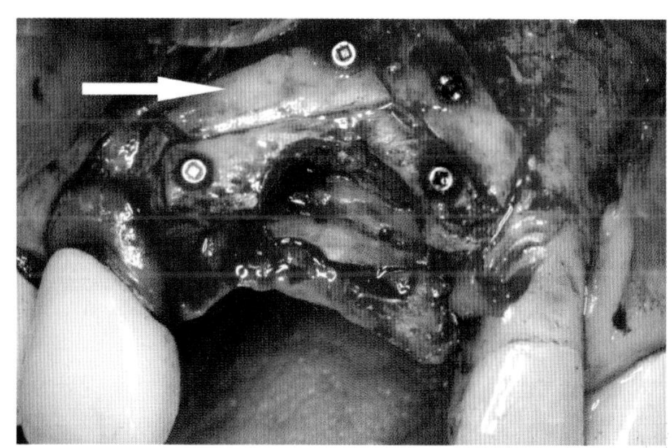

图8-41n 术后3个月暴露骨移植区的临床表现。部分移植骨因早期暴露而丢失；然而，另一部分骨块显示出良好的愈合（箭头），可用以补偿缺失的骨。

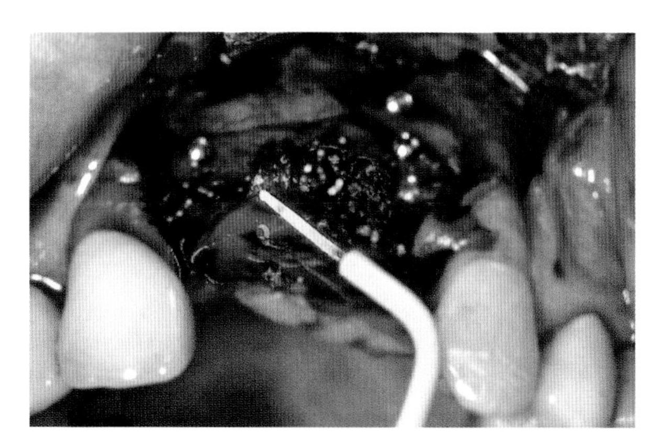

图8-41o 光动力去污。

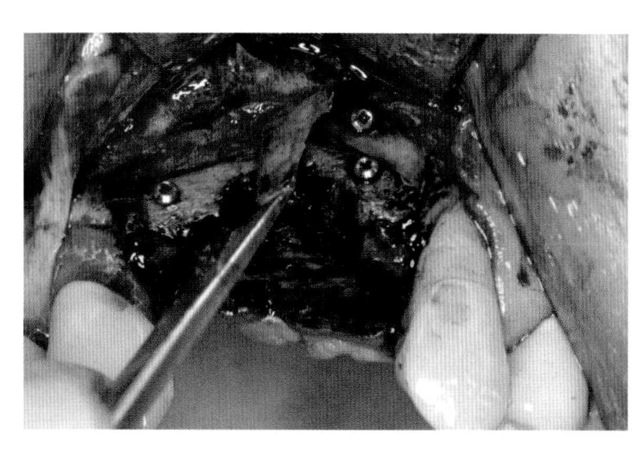

图8-41p 从移植区根尖方移除一块已经愈合的薄骨块。

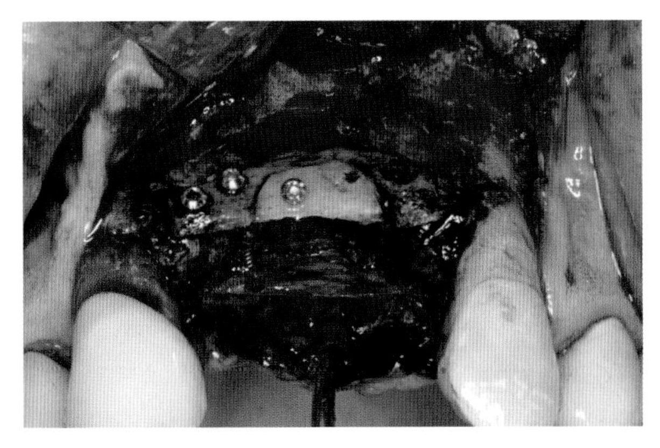

图8-41q 用薄骨块再次恢复重建区轮廓丢失的部分。

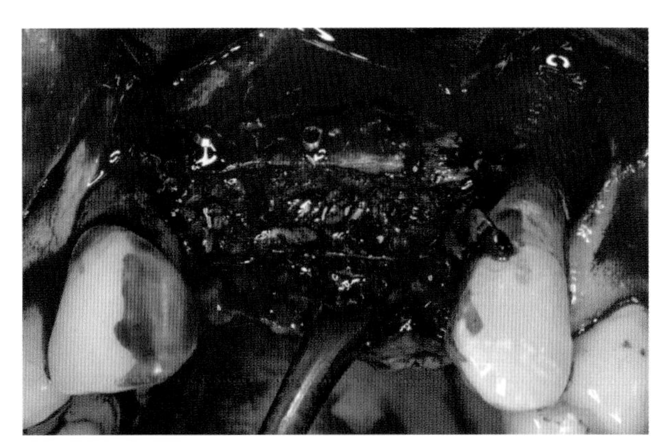

图8-41r 剩余空腔充填局部采集的骨屑。

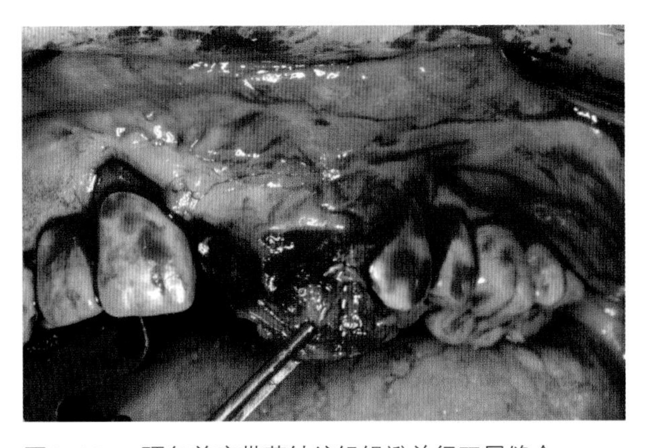

图8-41s 预备前庭带蒂结缔组织瓣并行双层缝合。

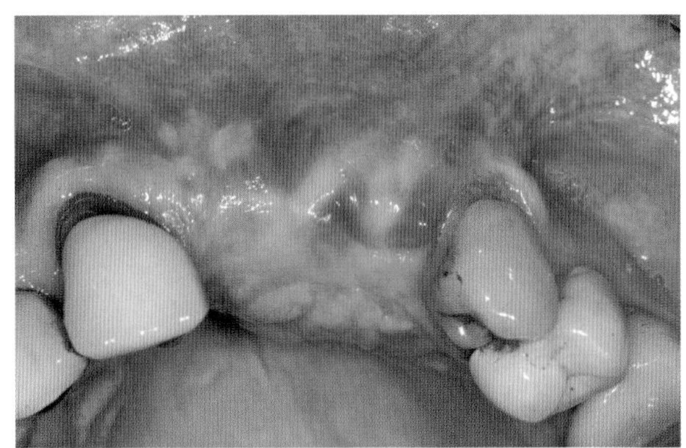

图8-41t 术后2个月移植区软组织愈合良好。

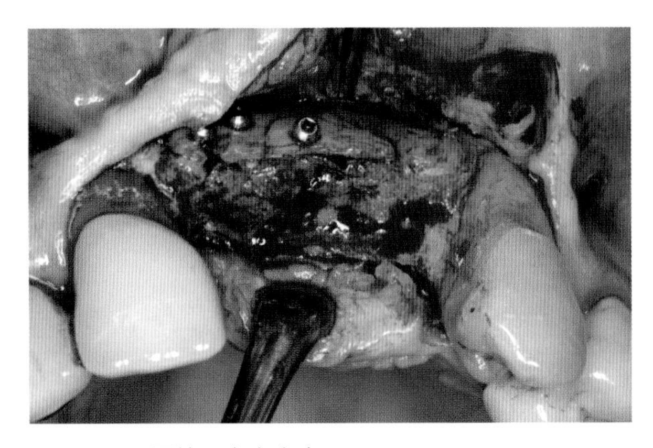

图8-41u 再植区完全愈合。

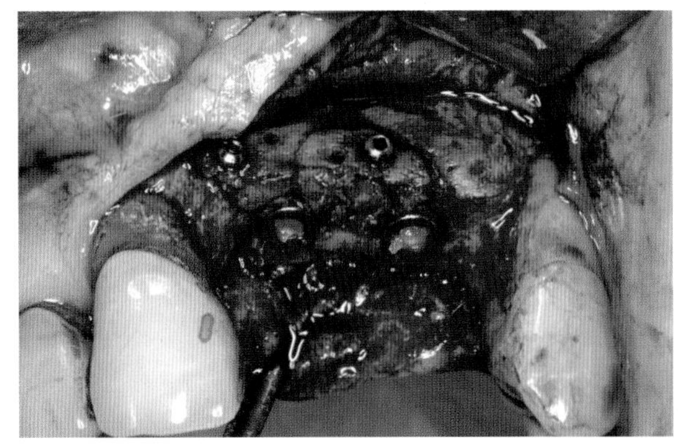

图8-41v 在再植区植入2颗种植体。

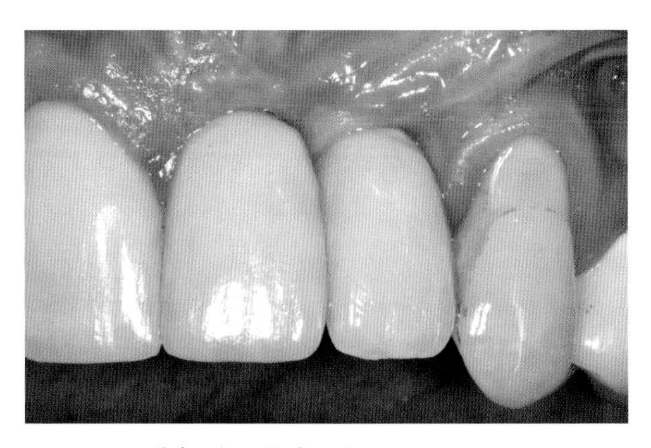

图8-41w　修复3年后的临床表现。

光动力疗法以光化学过程净化为基础

在医学上，光动力疗法（PDT）最初仅用于消除肿瘤细胞[122,166]。健康细胞对自由基和单线态氧的敏感性低于肿瘤细胞，使肿瘤细胞修复能力减弱[159]。原因可能与对光化学反应敏感的细胞结构有关。PDT被证实在细胞水平上有许多攻击靶点[188]，包括细胞膜、细胞器（线粒体和溶酶体）、微管和细胞核。细胞膜损伤导致微管器坏死和缺陷，在有丝分裂期阻止细胞分裂[51]。总之，迄今为止的可用数据表明，组织中的健康细胞对自由基作用相对不敏感，而细菌和肿瘤细胞则明显敏感。健康的内源性细胞能够抵御自由基的攻击，即所谓的过氧化氢酶或超氧化物歧化酶[159]。

除细胞敏感性外，另一个重要的影响因素是光敏剂的选择，以确保临床效果。已知可作为光敏剂使用的各种物质，如卟啉、5-氨基乙酰丙酸和甲苯胺蓝[188]。多项体外研究表明，PDT也可对细菌细胞产生特定的毒性作用[78,185,188]。PDT是治疗牙周炎、种植体周围炎及处理暴露表面的一种选择，因为它显示出良好的抗菌、抗病毒和抗真菌效果，即使对耐药菌也能发挥作用[125]。所谓的抗菌PDT的效果是通过破坏细菌膜中存在的不饱和脂肪酸产生的，并通过膜崩解致细菌死亡[87]。然而，也有迹象表明，特别是革兰阴性细菌由于其膜的性质，对抗菌PDT并不敏感。因此，人们试图通过影响细菌外膜屏障功能的特殊物质来增加革兰阴性菌膜对光敏剂的渗透性[8]。

抗菌PDT作为一种局部处理方法，在治疗微生物感染方面得到了越来越广泛的应用，也可与亚甲基蓝在口内联合使用[78,155-156]。

8.4.6.2　晚期移植物暴露

移植物暴露发生在术后4周，在没有任何急性（脓肿）或慢性（瘘管）感染的症状的情况下，主要考虑还是由术区的机械刺激所致。可能是由黏膜支持的可摘义齿，对颌牙对术区的咬合或锐利的移植物边缘和薄龈生物型引起的。这些病例的预后略好于早期暴露，因为最终只有部分锐利的皮质骨会逐渐丧失，而此时下方的自体骨屑已经形成丰富的血管，并且呈现出良好的稳定性和血运重建（图8-42a～f）。这也是先前描述的利用骨块进行增量的生物学原理，它的优点是通常只需

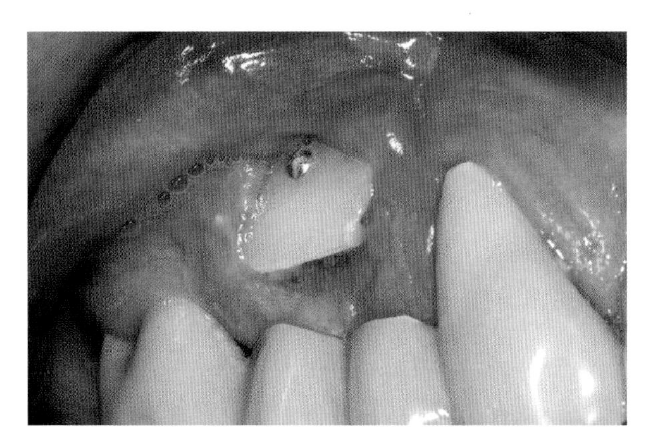

图8-42a 骨移植术后6周，锐利的骨块暴露。

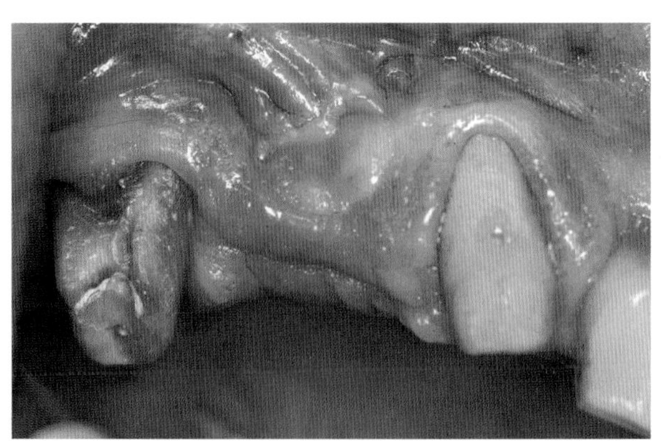

图8-42b 切除外露骨后愈合良好，远端旋转组织瓣封闭伤口。

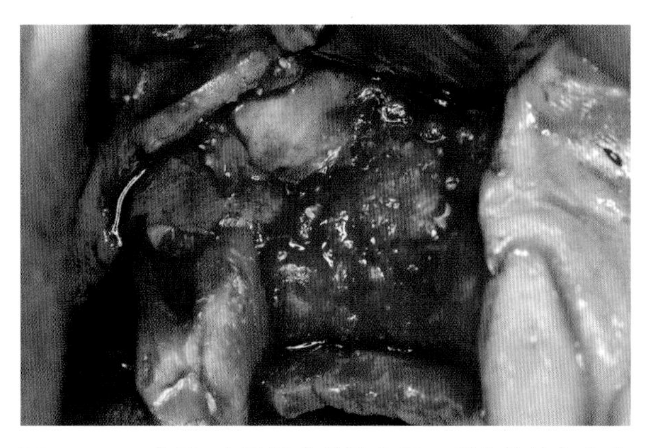

图8-42c 术后4个月再次暴露术区，剩余移植物愈合良好。

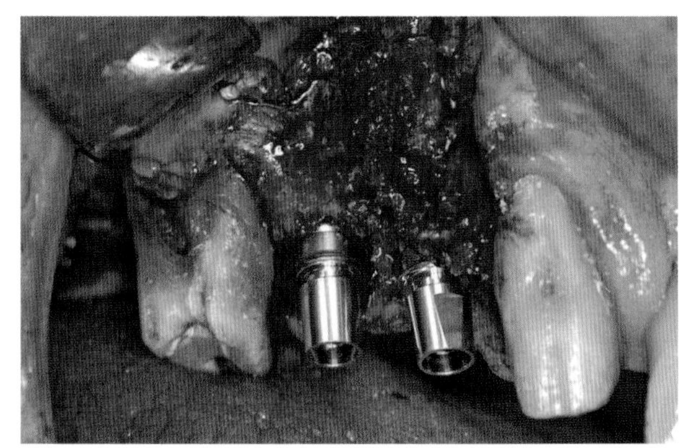

图8-42d 在移植区植入2颗种植体。

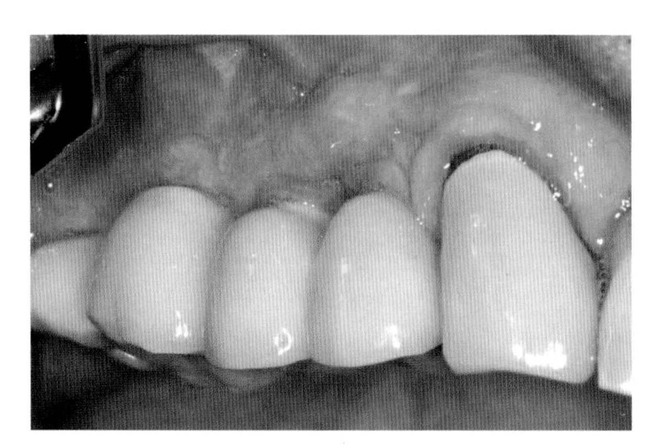

图8-42e 术后12年的临床表现。

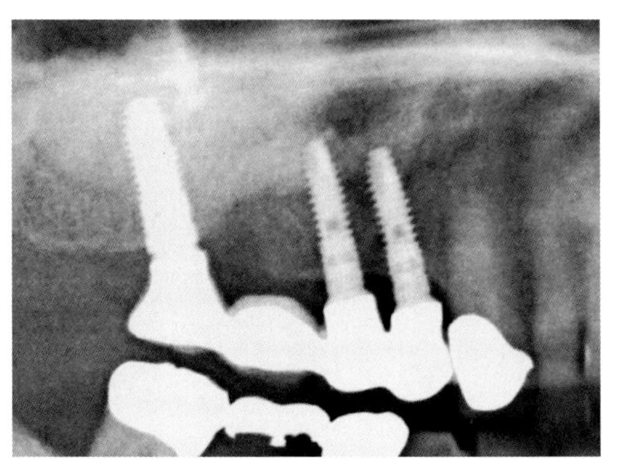

图8-42f 术后12年的X线片。

移除部分暴露的锐利皮质骨。此时，移植物的松质骨部分通常已经血运重建。由于有更好的血运供应，软组织关闭也容易得多（图8-43a～z）。

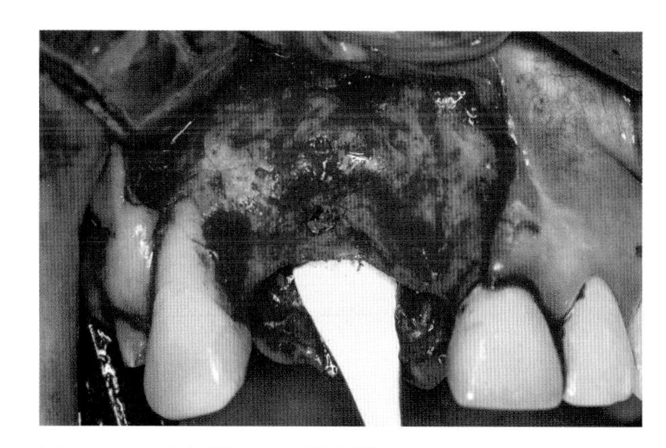

图8-43a 上颌前牙区三维骨缺损。

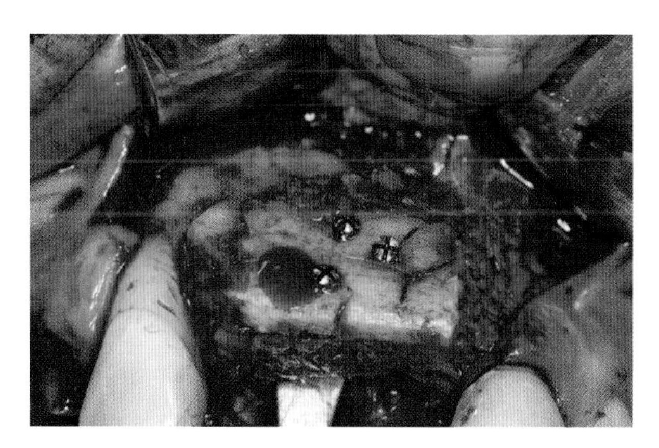

图8-43b 下颌骨块行三维骨重建。

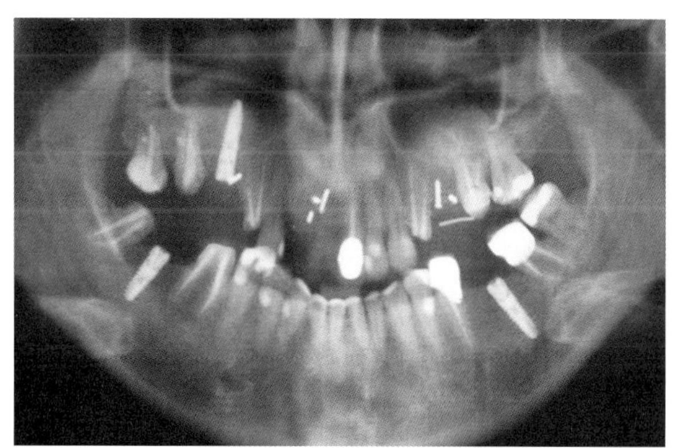

图8-43c 术后的X线片。

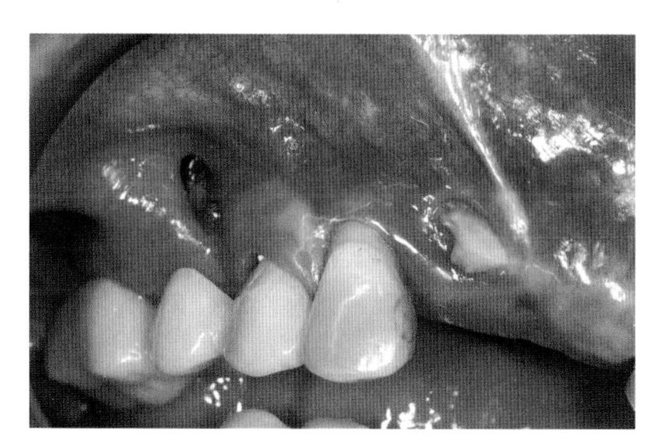

图8-43d 术后6周前牙区和磨牙区部分移植物暴露。

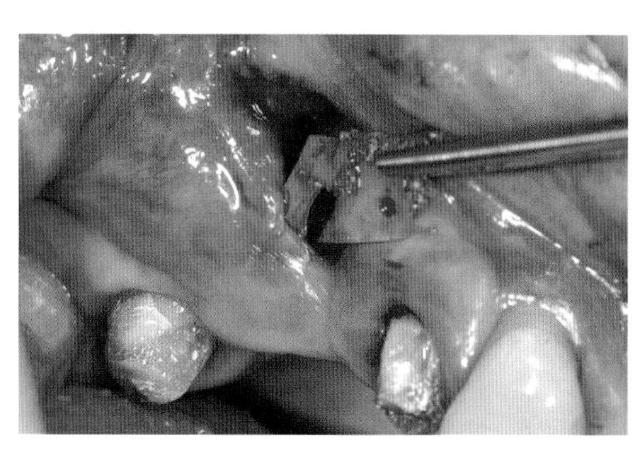

图8-43e 取出上颌后牙区暴露的皮质骨块。

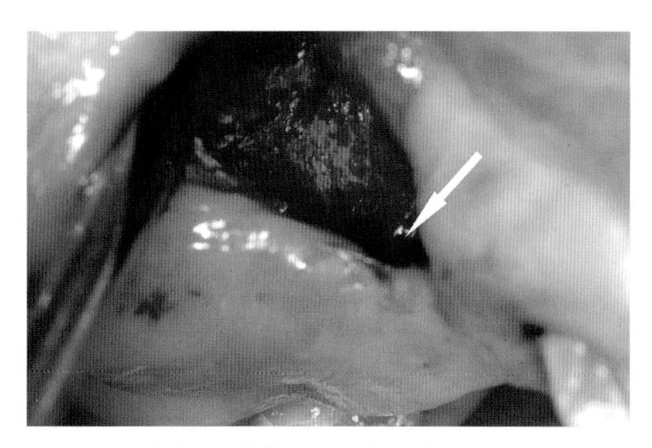

图8-43f 移除皮质骨块后愈合良好的骨屑。

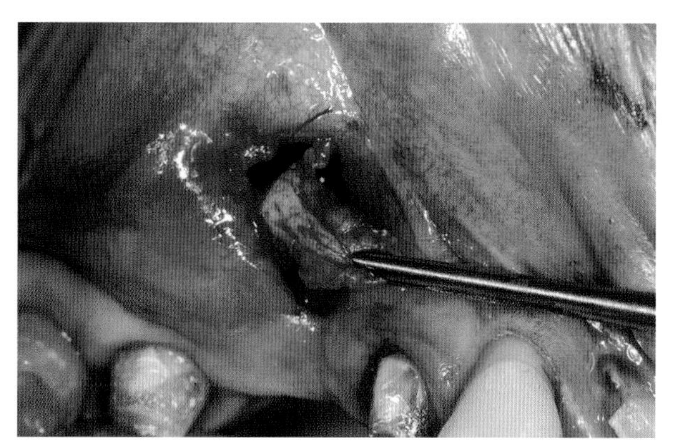

图8-43g 从远中骨膜制备带蒂组织瓣覆盖暴露的骨。

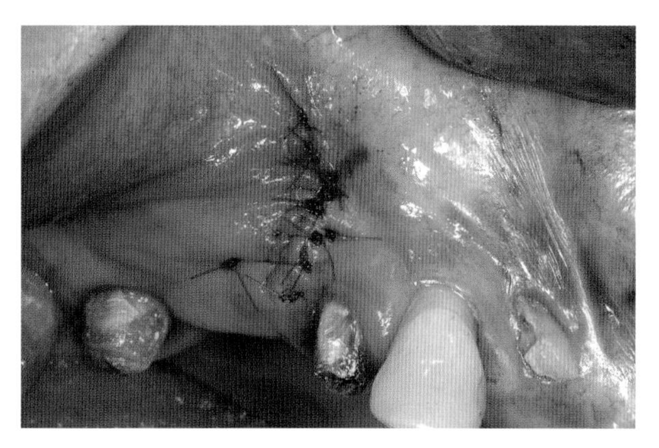

图8-43h 双层缝合。

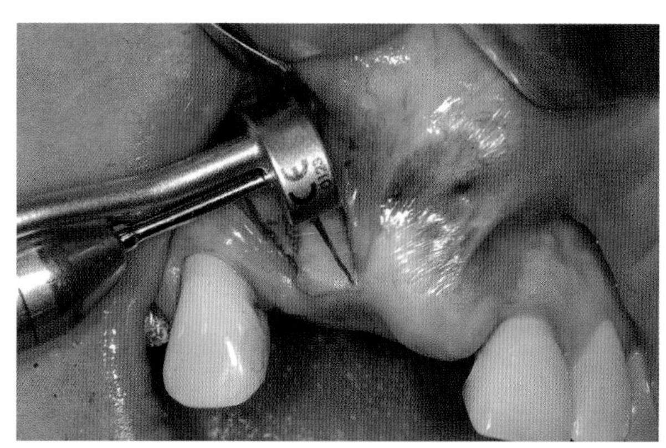

图8-43i 用微锯切除前牙区暴露的骨。

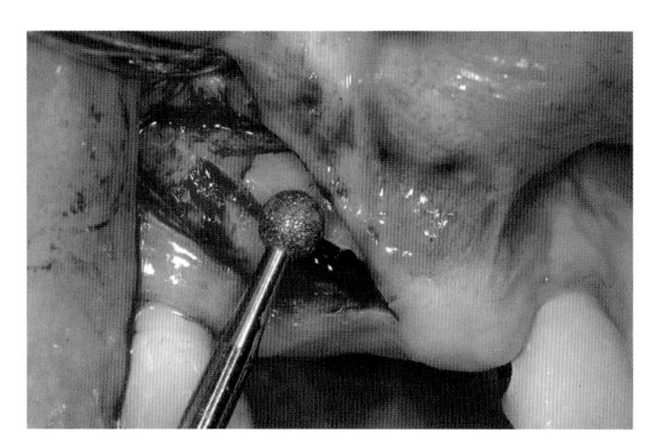

图8-43j 用金刚砂钻头磨平锐边。

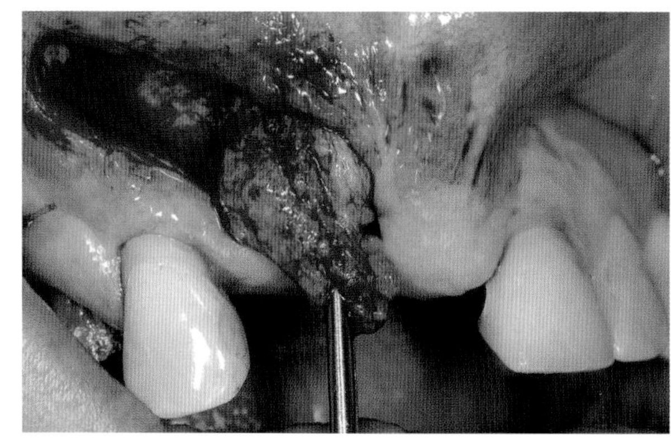

图8-43k 从根尖方预备带蒂组织瓣进行第一层缝合。

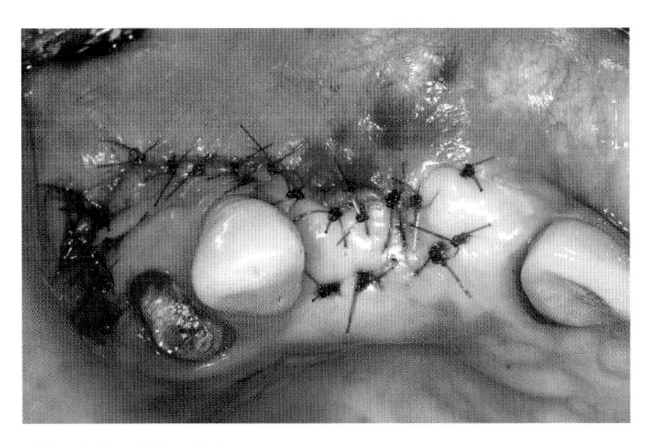

图8-43l 双层缝合。

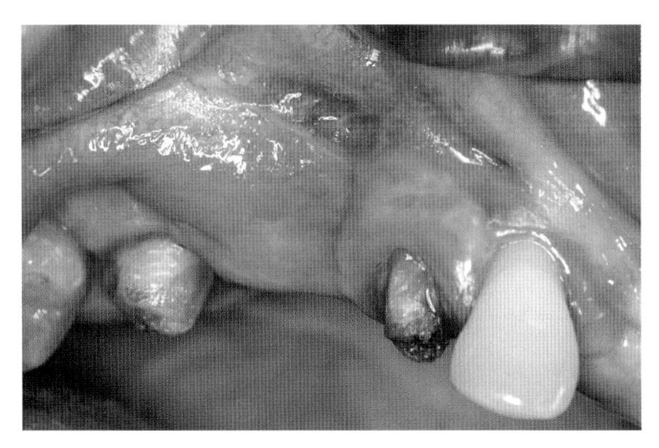

图8-43m 上颌后牙区愈合良好。

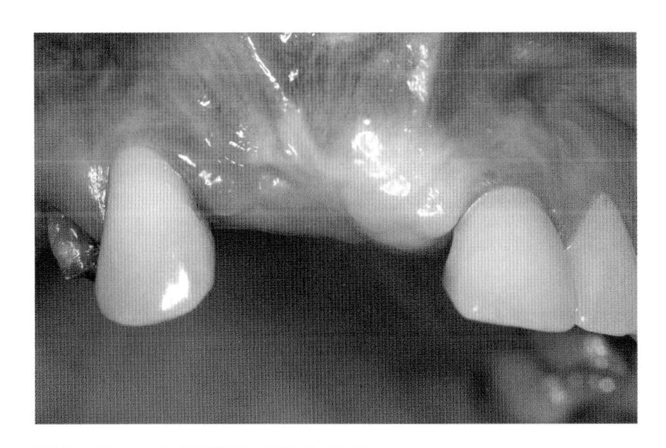

图8-43n 上颌前牙区愈合良好。

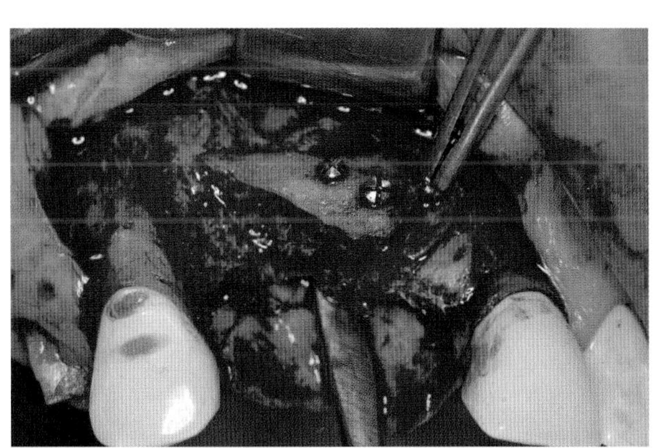

图8-43o 第一次移植骨的剩余部分。

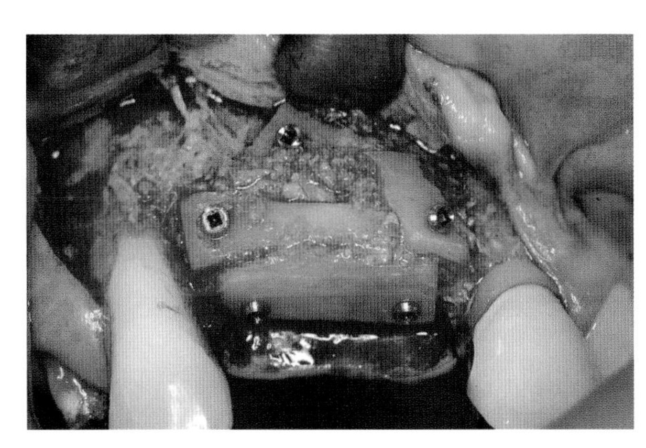

图8-43p 下颌骨块再次进行骨移植。

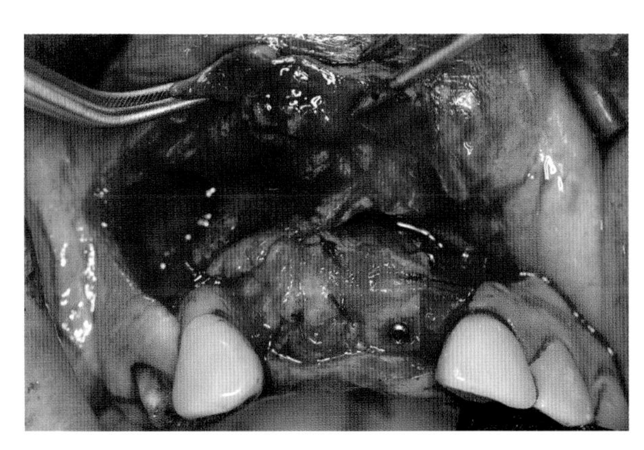

图8-43q 前牙带蒂骨膜瓣行第一层缝合。

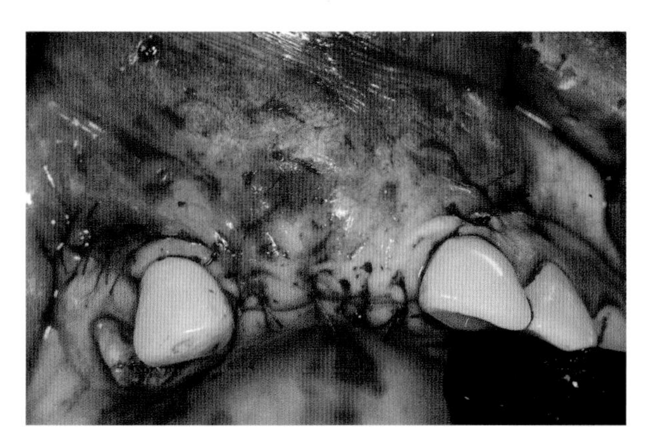

图8-43r 第二层缝合关闭伤口。

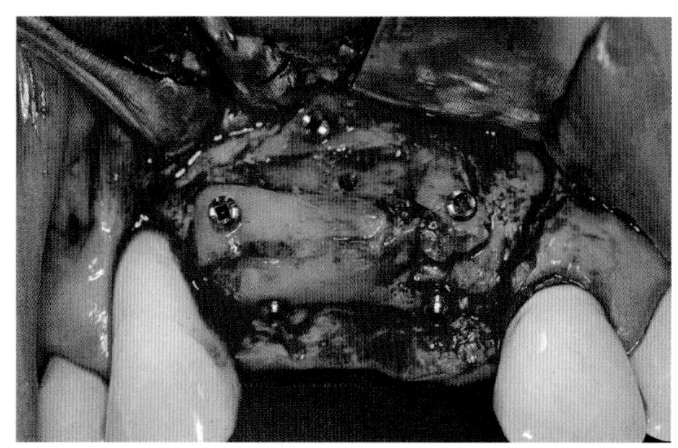

图8-43s 术后3个月的临床表现：移植物愈合良好，但近中侧有部分吸收。

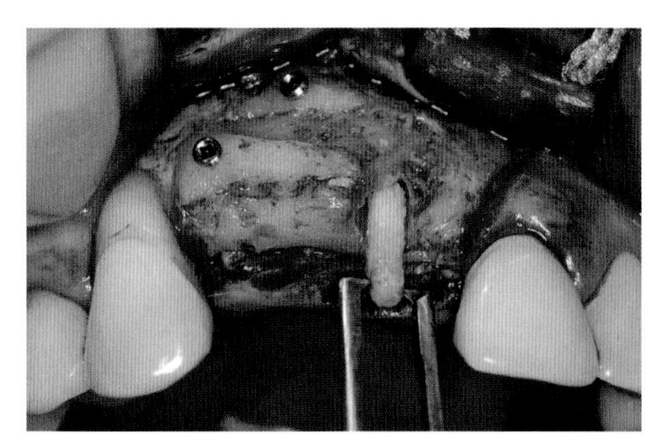

图8-43t 从移植骨中取出骨柱。

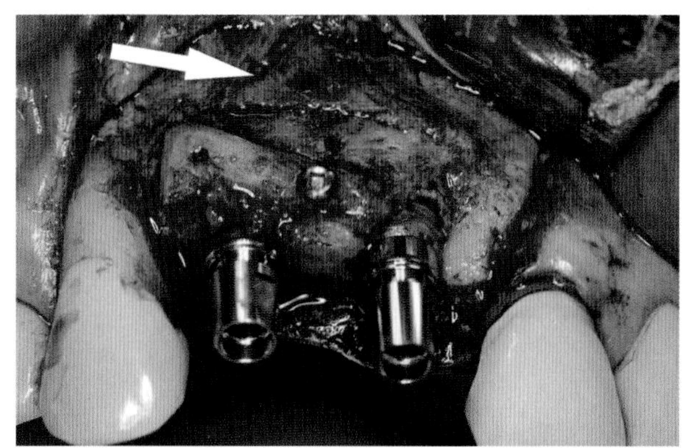

图8-43u 在移植区植入2颗种植体。愈合良好的薄骨块（箭头）。

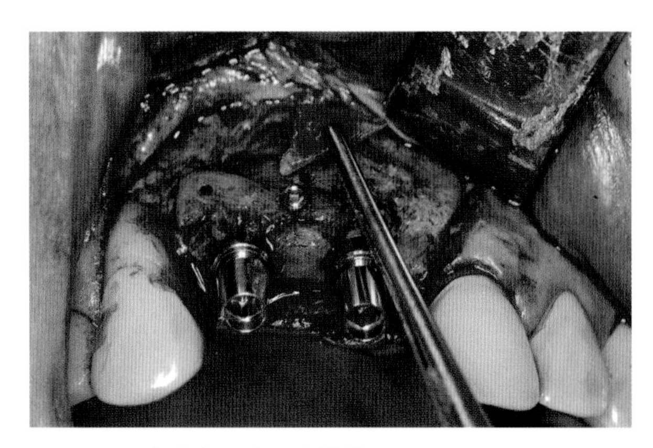

图8-43v 根尖部取出一小块骨。

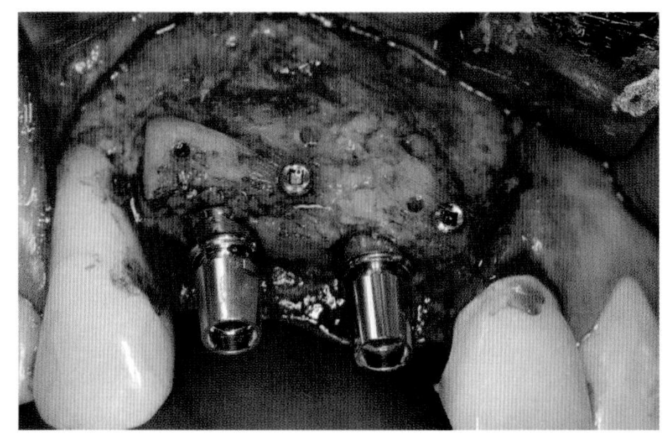

图8-43w 用获取的骨块对第一颗种植体周围进行再次骨移植。

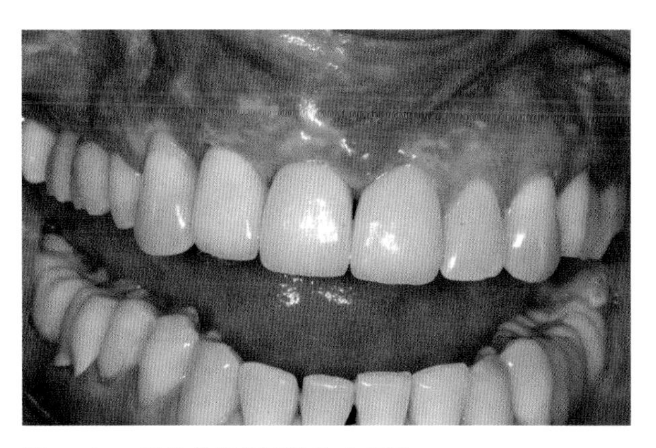

图8-43x 种植体修复后的临床表现。

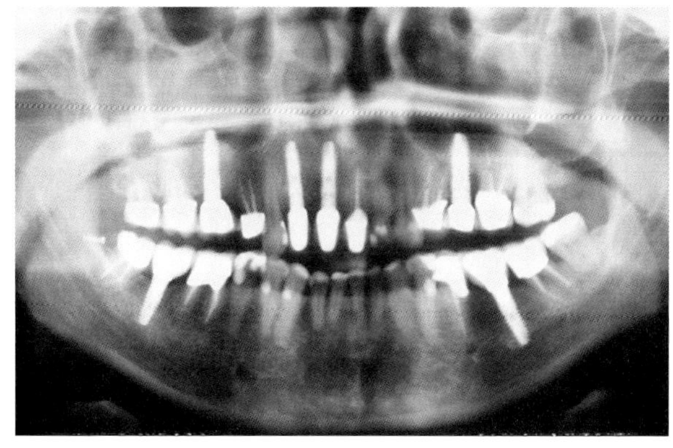

图8-43y 曲面断层片。

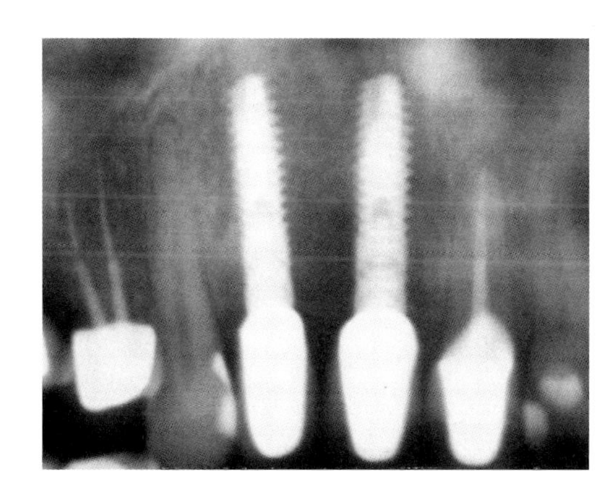

图8-43z 前牙区种植体的X线片。

8.4.6.3 种植体植入后移植物暴露

种植体植入后移植骨的暴露仍然是一个严重的风险因素。此时，尤其是皮质骨血运仍未完全重建，其暴露可能导致难以控制的感染，最终会累及并移除整个移植骨。在这种情况下，前述的骨块移植的生物学原则是一个明显的优点。通常只有约1mm的皮质骨丧失，而不是危害整个骨移植区。余下的骨已经稳定并且血管化良好，可以支持植入的种植体（图8-44a～h）。用前庭侧或腭侧的旋转组织瓣覆盖血管化良好的外露骨（图8-44g）。来自腭侧的带蒂结缔组织瓣足以覆盖这种暴露（图8-45a～j）。

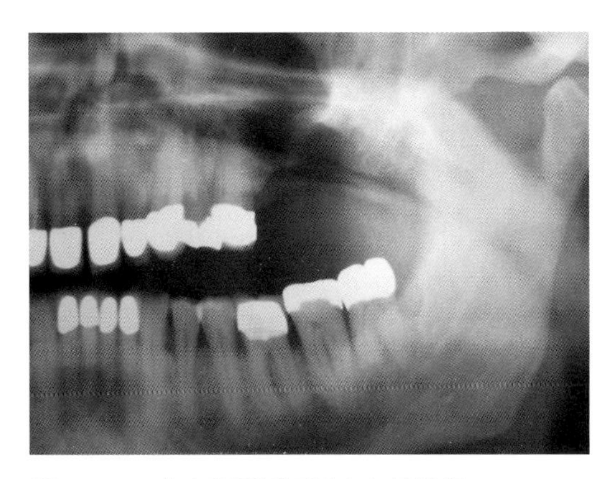

图8-44a 左上颌后牙区垂直向骨缺损。

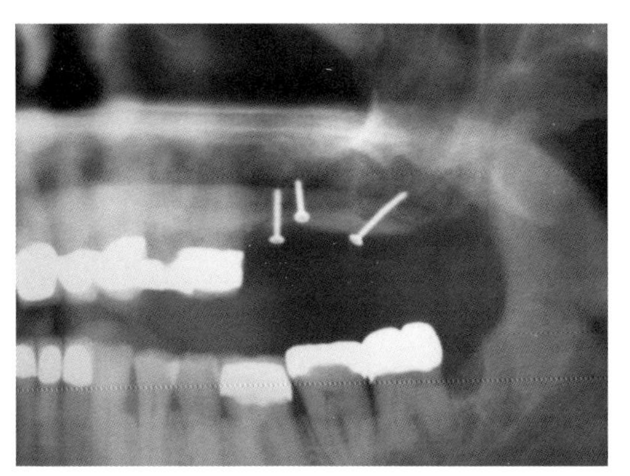

图8-44b 左上颌后牙区三维骨重建后的X线片。

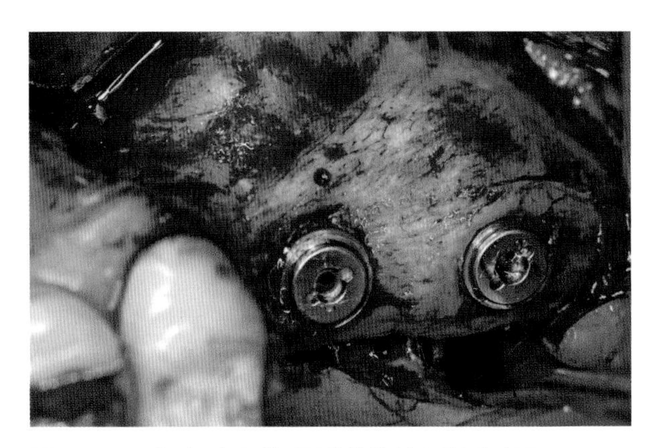

图8-44c 术后4个月将2颗种植体植入到重建区。

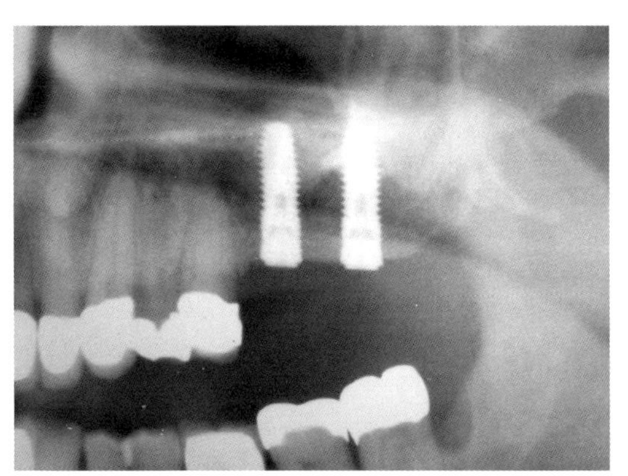

图8-44d X线片显示种植体在重建区的位置。

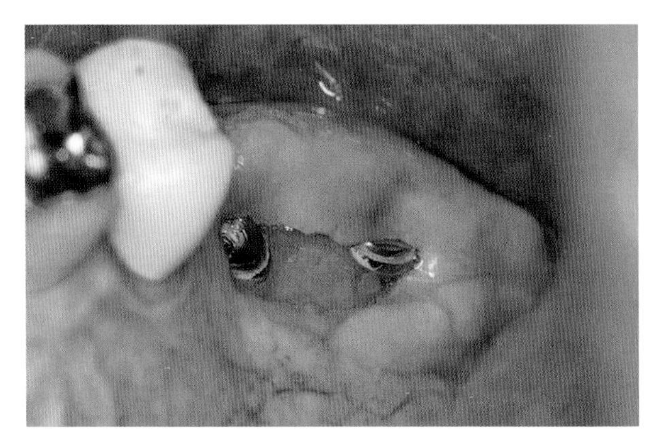

图8-44e 由于组织瓣损伤和错误的缝合技术，术后10天组织瓣坏死，移植骨和种植体暴露。

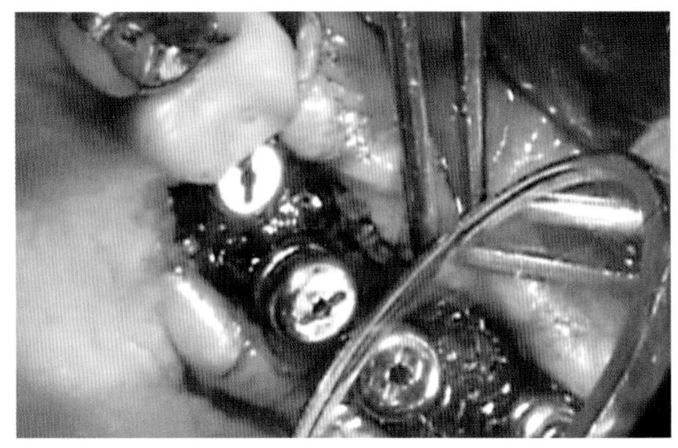

图8-44f 用H_2O_2冲洗以及应用氯己定凝胶4周后，软组织恢复，在骨块下方的骨屑完成良好的血管化后，去除殆方薄的暴露骨块。

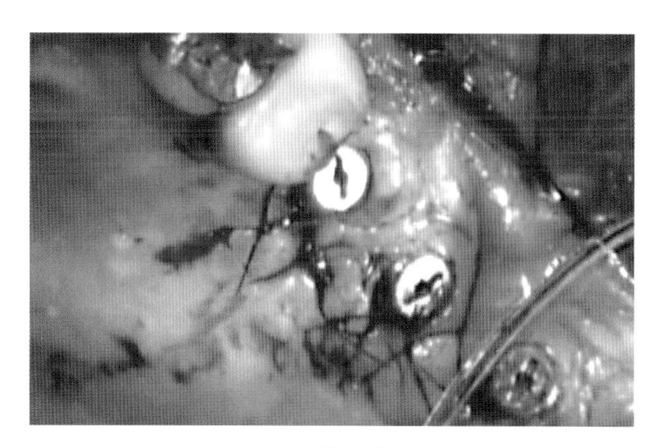

图8-44g 安装愈合基台后缝合伤口。

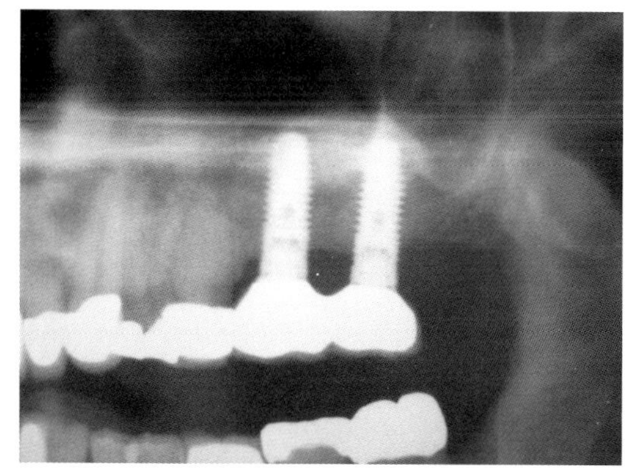

图8-44h 术后3年的X线片，显示了骨的稳定性。

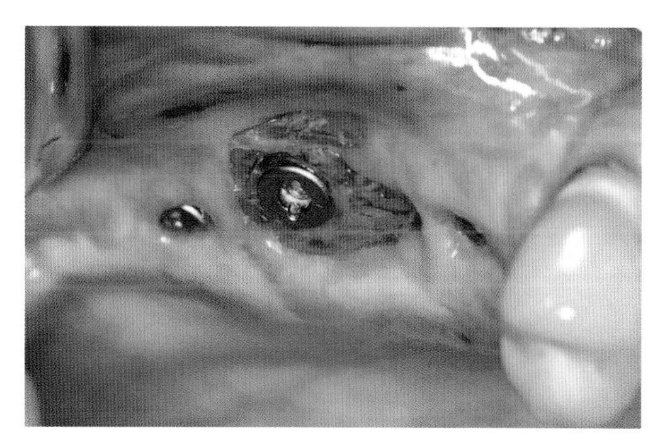

图8-45a 术后4周，由于活动义齿的负重，组织瓣坏死造成种植体和移植骨的暴露。4个月前曾行垂直向骨增量手术。

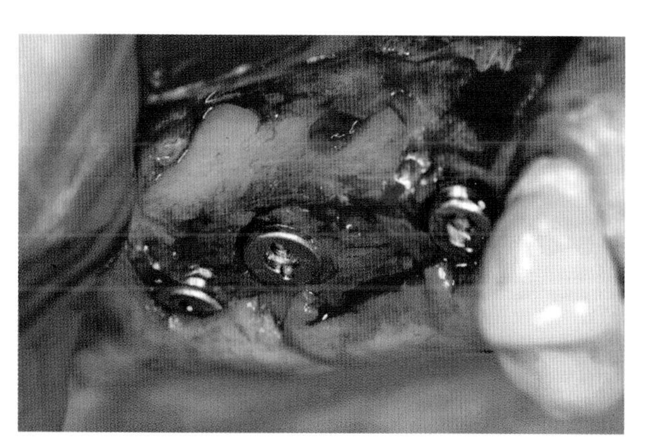

图8-45b 翻开组织瓣显示血管化不足的皮质骨片。

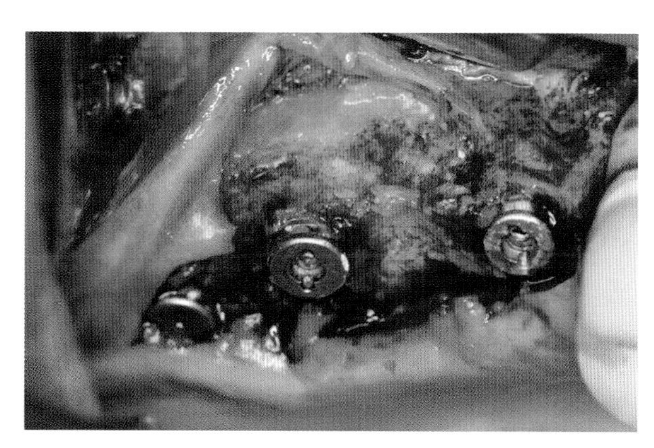

图8-45c 直到下方骨屑血管化良好，去除薄的皮质骨片。

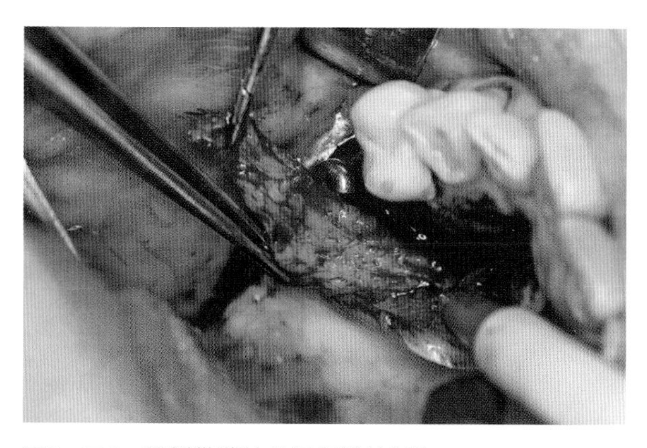

图8-45d 腭侧带蒂结缔组织瓣的制备。

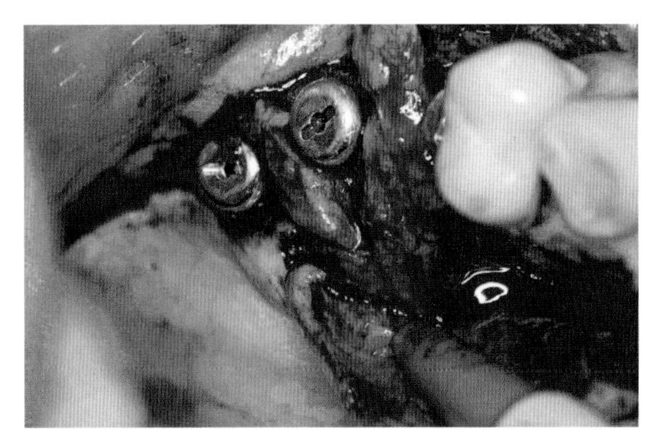

图8-45e 将带蒂组织瓣分为两部分，用以覆盖所有暴露的骨。

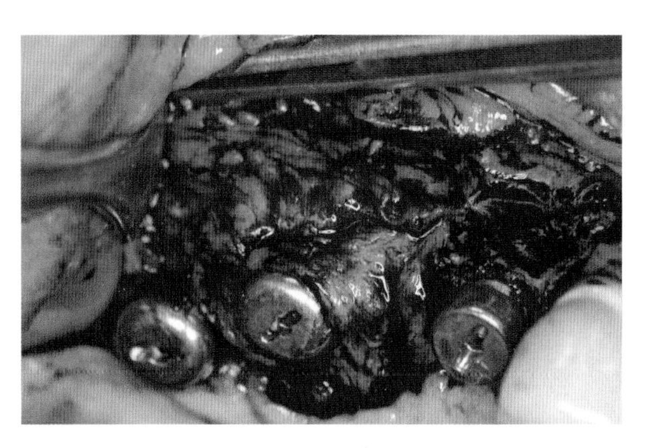

图8-45f 带蒂组织瓣固定后的临床表现。

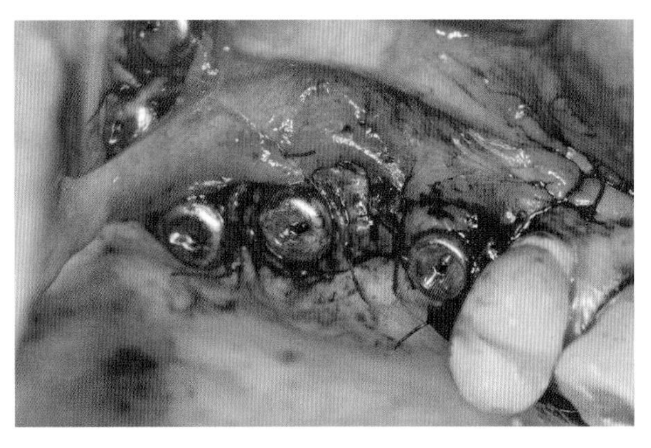

图8-45g 安装愈合基台后缝合伤口，闭合的伤口部分覆盖结缔组织。

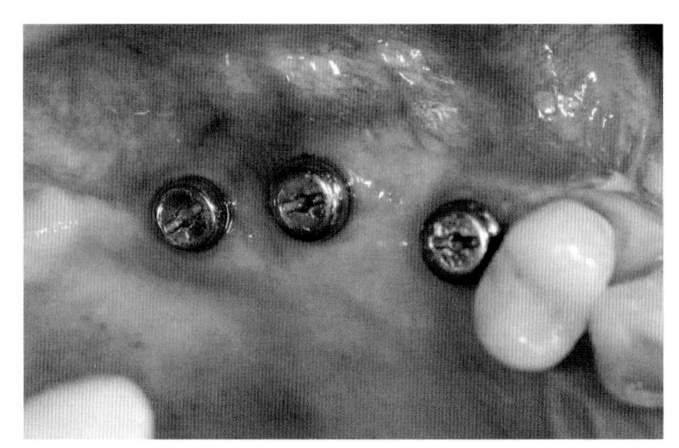

图8-45h 术后2周的临床表现。

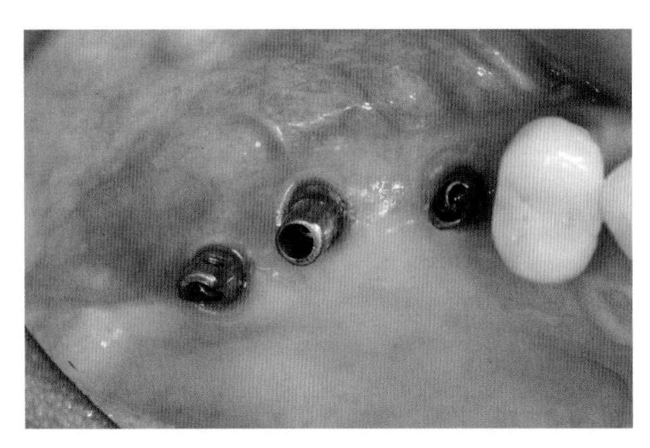

图8-45i 术后12年的临床表现，取下修复体来修补崩瓷。

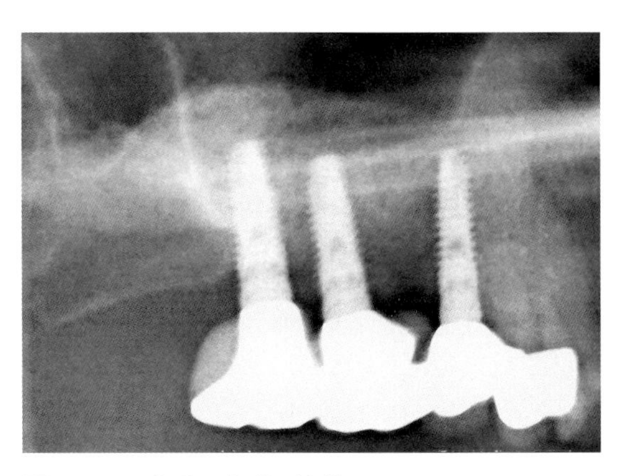

图8-45j 术后12年的X线片。

即使在临时或永久修复后，移植物暴露后移除的风险仍然存在。修复体的压迫增加了暴露的风险。因此，在骨块移植术后，应为患者提供无黏膜接触的种植体支持的修复体。这是避免可能导致完全失败危险压力点的唯一方法。在固定修复情况下，骨暴露也可能发生，但非常罕见。这种并发症可能是由桥体悬臂或牙冠边缘对种植体周围薄弱黏膜的过度压力引起的（图8-46a～c）。

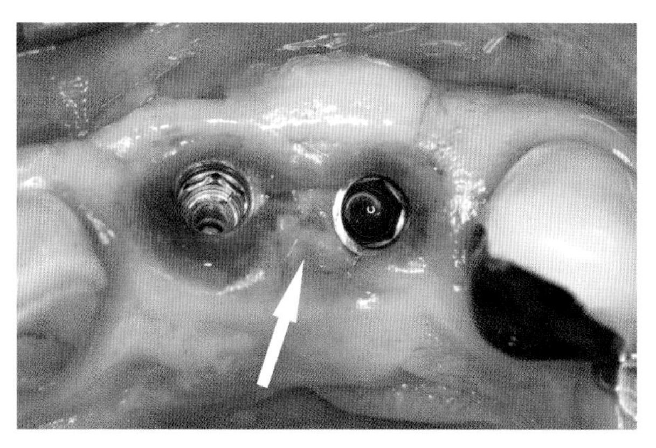

图8-46a　垂直向骨增量术后1年2颗种植体之间骨暴露（箭头），可能是由于制作不良的牙冠压迫。

8.4.6.4　螺钉外露

在伤口愈合过程中，由于移植物的重塑，移植物的体积可能减少达25%[201]。由骨支撑的软组织朝着骨吸收的方向移动。当骨和软组织体积缩小时，固定螺钉仍保持在原来的位置，导致其穿透软组织覆盖层（图8-47a和b）。通常，软组织对螺钉的耐受性良好，不会引起炎症。这种螺钉暴露通常发生在术后2～3个月，此时螺钉不再起到稳定骨块的重要作用（图8-47c和d）；因此，可以移除螺钉。几天后软组织穿孔愈合良好，无须缝合。

在伤口愈合的早期阶段，螺钉暴露的原因通常是具有薄龈生物型或软组织愈合不完全。如果移植物覆盖良好，定期在暴露的螺钉头上涂抹氯己定凝胶就足够了，螺钉可以在原位并保持移植物的稳定性。愈合期过后，通常可见轻微的骨吸收或外露螺钉周围形成少量的肉芽组织。

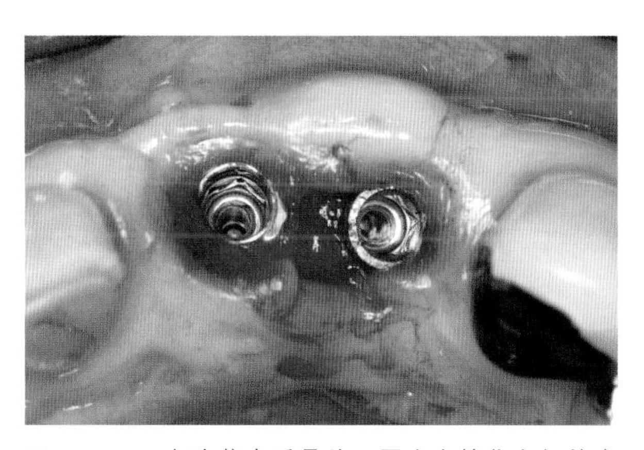

图8-46b　去除薄皮质骨片，露出血管化良好的底层骨。

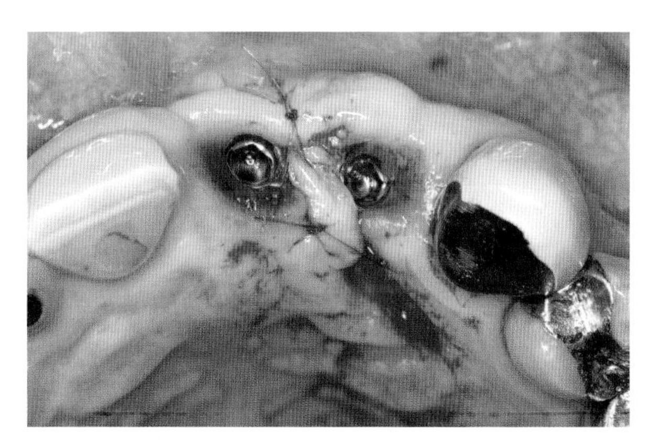

图8-46c　腭侧旋转组织瓣关闭伤口。

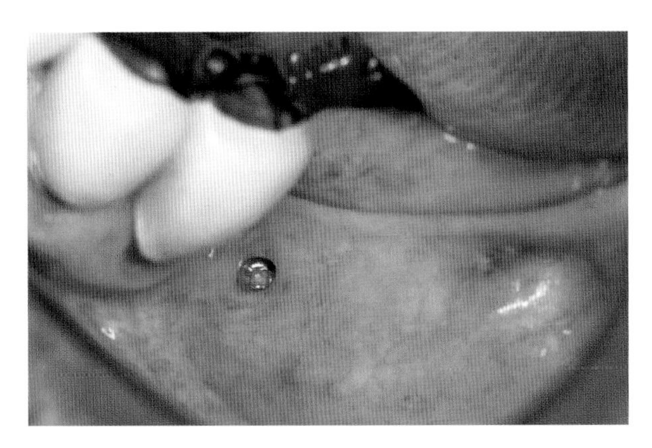

图8-47a 暴露的微型螺钉没有任何炎症。

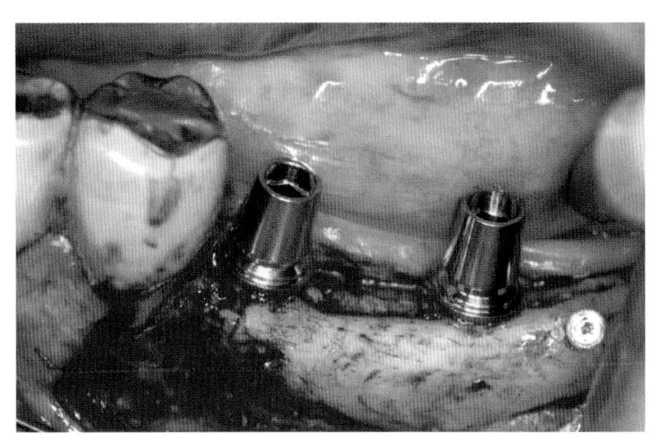

图8-47b 外露螺钉对移植骨愈合无影响。在移植骨中植入2颗种植体。

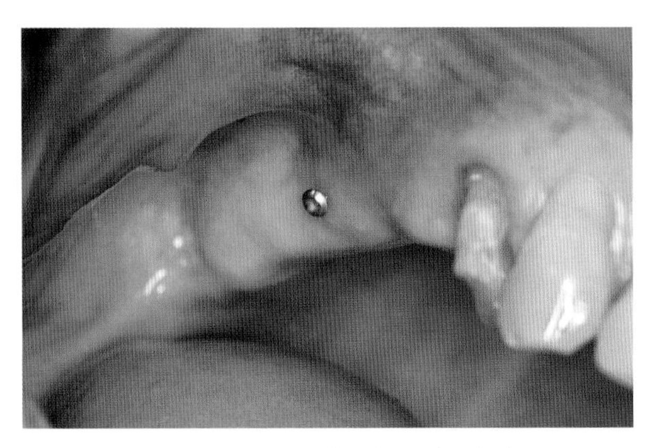

图8-47c 上颌骨垂直向骨增量术后3个月螺钉暴露。

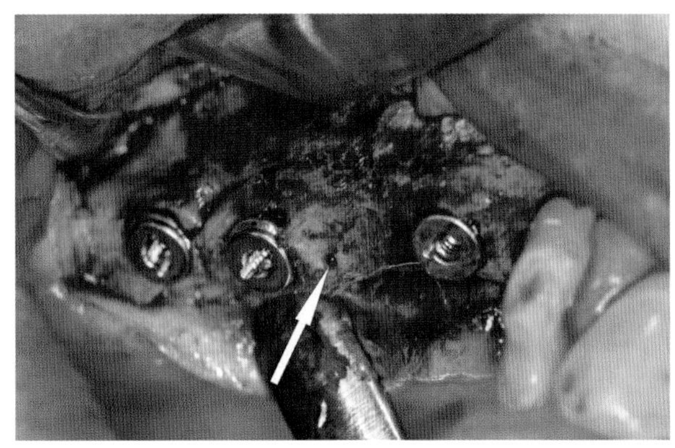

图8-47d 在垂直向移植骨上植入3颗种植体。外露螺钉区域（箭头）呈现小的骨吸收。

8.4.6.5 屏障膜并发症

根据所用的屏障膜，在某些情况下，可能会发生移植材料的完全丢失。屏障膜技术也受到较高的并发症率的影响[178,189]。尤其是膨化聚四氟乙烯（e-PTFE）膜被唾液和微生物浸润，这些微生物迅速地在伤口区域定植，常导致在抗生素停止后脓肿、瘘管形成或膜暴露。但由于特殊的组织瓣关闭切口技术，如双层瓣技术，通常可以避免屏障膜的暴露（图8-48a）。一旦屏障膜发生暴露，最终需要进行外科手术去干预，去除屏障膜和感染的移植材料，以保证治疗效果及避免副作用（图8-48b～d）。

与其他不可吸收膜相比，钛膜的开裂风险

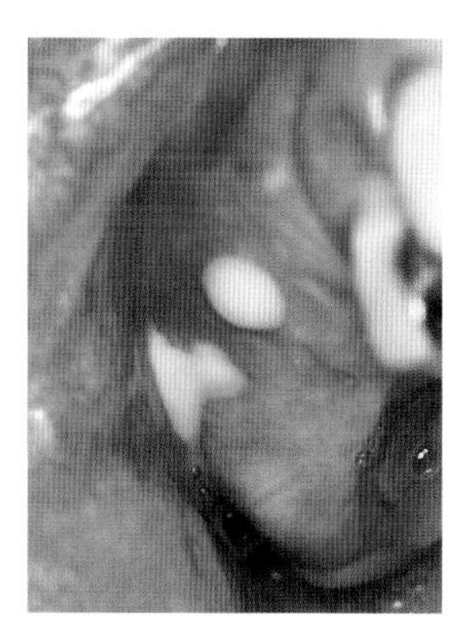

图8-48a 不可吸收聚四氟乙烯（e-PTFE）膜（Gore-Tex）发生感染后出现多发性瘘管伴脓液分泌。

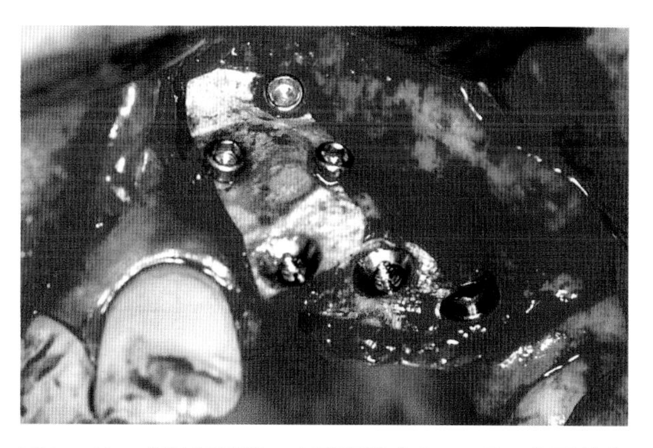

图8-48b 用不可吸收e-PTFE膜（Gore-Tex）覆盖上颌骨前部骨移植材料。

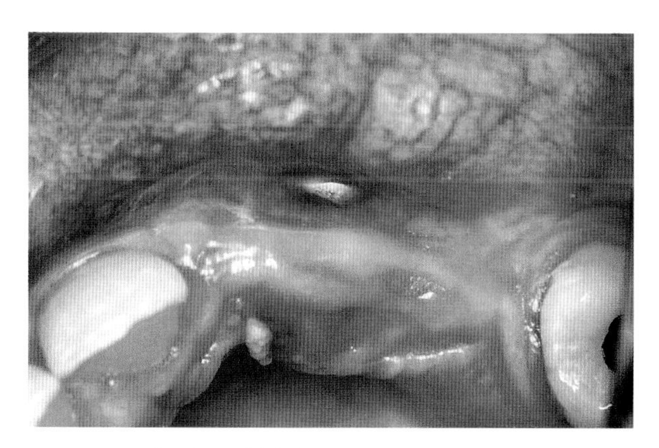

图8-48c 术后8周膜暴露。

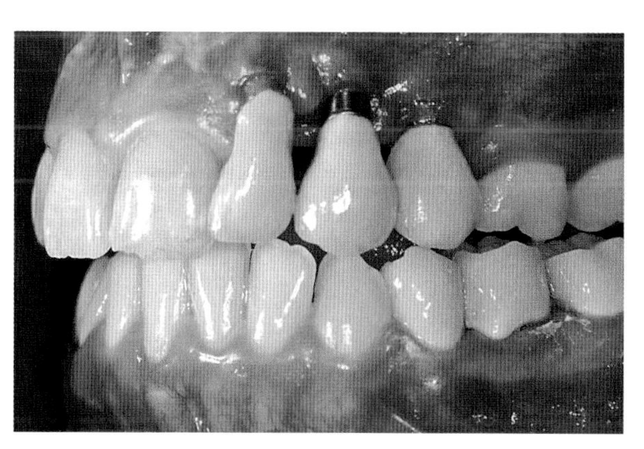

图8-48d 大部分移植骨材料发生感染，并因膜暴露而丢失，修复后美学效果较差。

较小。钛膜早期暴露，如无分泌物，可用氯己定凝胶治疗[168,176,202]。患者每天使用该凝胶，直到3～4周后钛膜可以被移除。如果移除及时，后期暴露的钛膜不会导致或很少导致移植材料的丧失（图8-49a和b）。

然而，可吸收屏障膜通常引起较少的并发症。在胶原膜暴露的情况下，用氯己定凝胶简单治疗后软组织伤口通常能够自发地愈合。然而，这种伤口的自愈并不意味着可以避免移植物的失败：在大多数情况下，暴露在可吸收屏障膜下的移植物将会丢失（图8-50a～i）。总之，尽管可吸收屏障膜的主要并发症减少了，但其效果不如不可吸收屏障膜，尤其是在垂直向骨增量方面。因为机体活跃的吸收是非选择

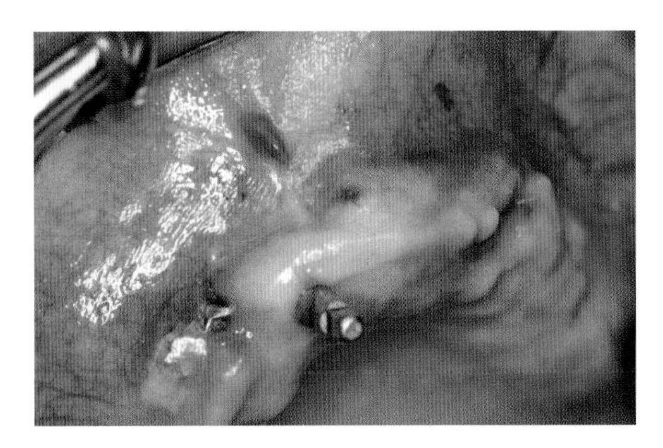

图8-49a 术后3个月钛膜暴露。

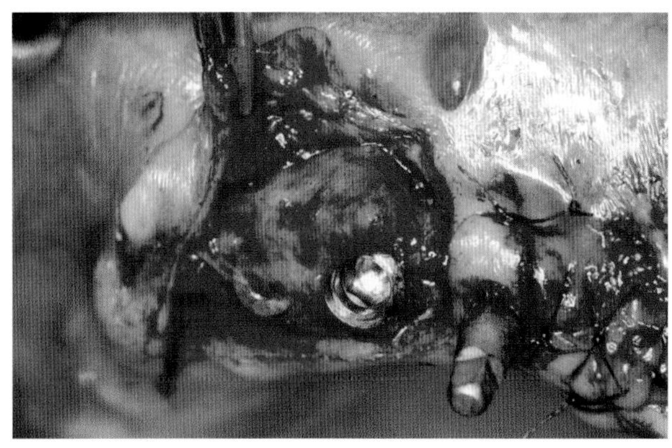

图8-49b 取出钛膜后露出血管化良好的骨。

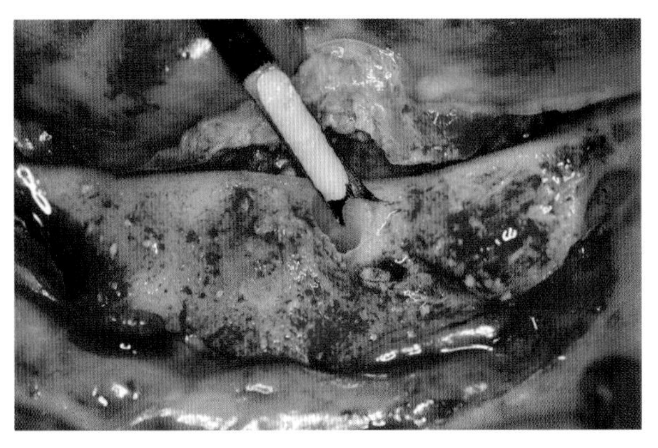

图8-50a 从萎缩的下颌骨前部获取骨柱。

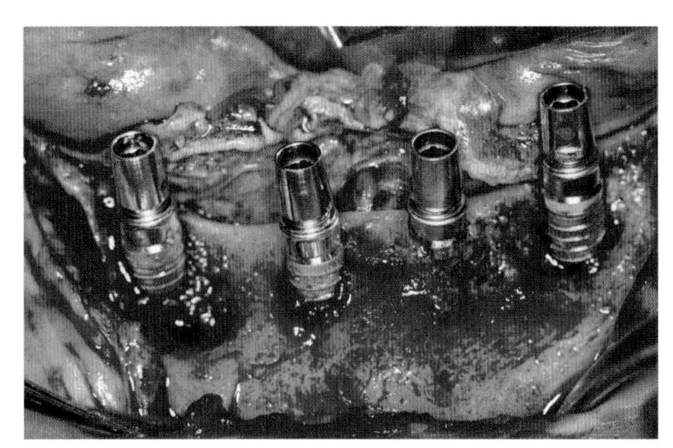

图8-50b 前庭骨丧失的萎缩下颌骨前牙区植入4颗种植体。

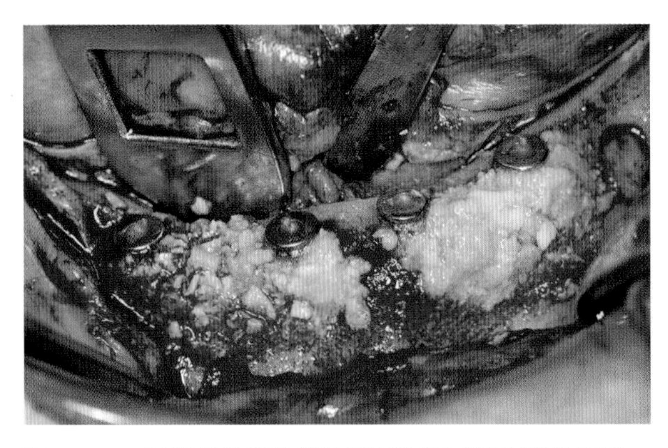

图8-50c 暴露的种植体螺纹表面覆盖局部收获的骨屑。

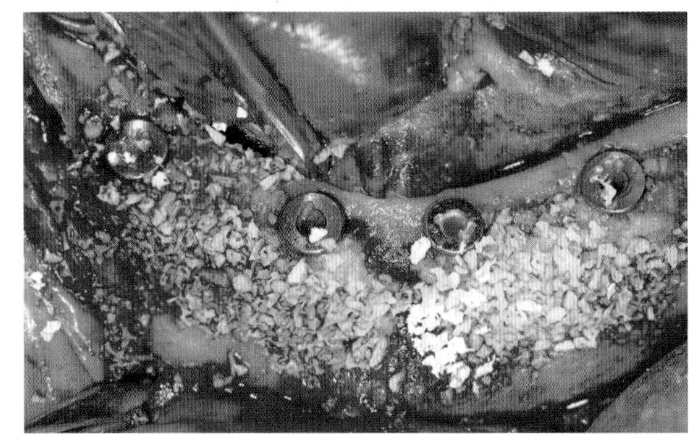

图8-50d 自体骨屑上覆盖一层牛骨生物材料。

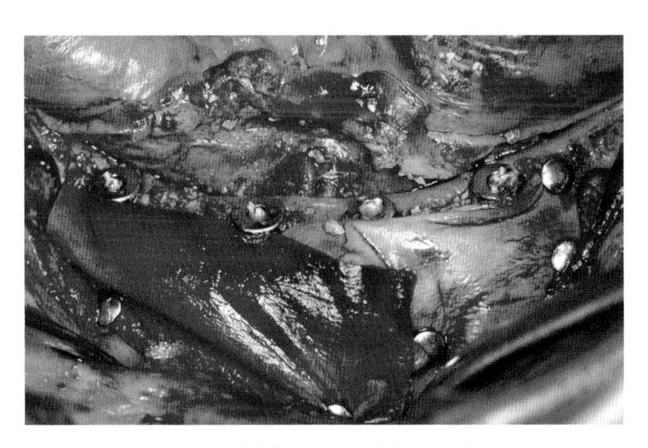

图8-50e 移植的材料表面覆盖猪胶原蛋白膜。

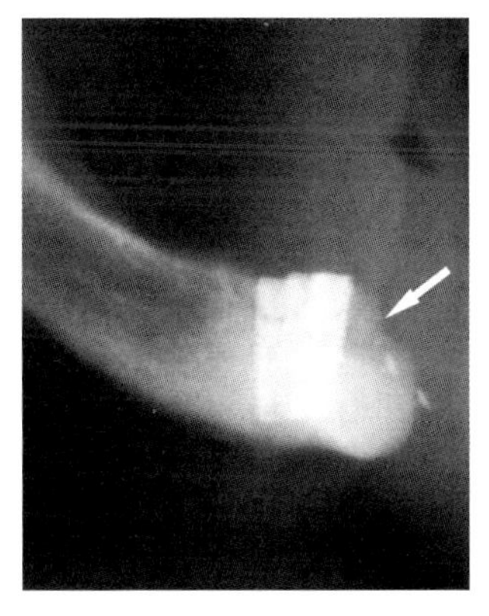

图8-50f 术后的X线片显示了移植骨量。

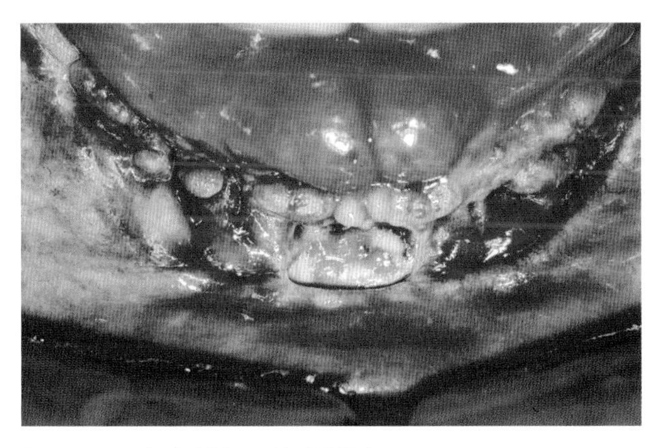

图8-50g 组织瓣坏死伴膜暴露。

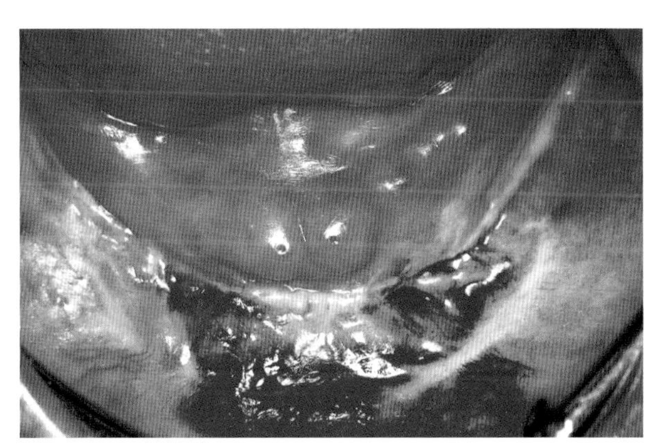

图8-50h 术后4周膜暴露自然闭合。

性的，其不仅发在屏障膜，同时也发生在其他可吸收的结构，如局部松质骨或自体骨移植物（图8-51a~d）。因此，大多数学者建议在胶原膜下的自体骨颗粒中加入不可吸收的骨增量材料，如异种移植物。

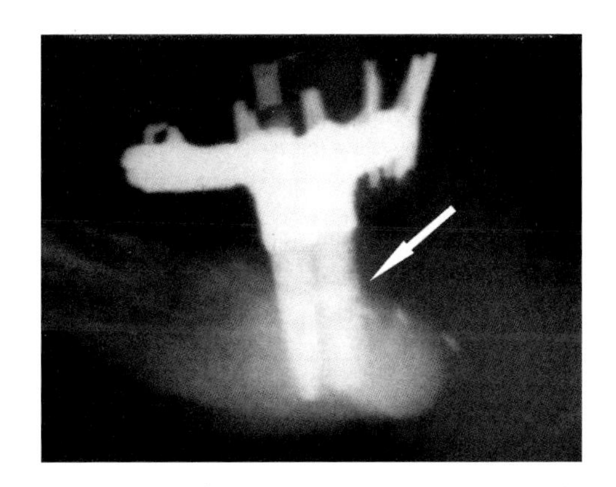

图8-50i 修复后的X线片显示大部分移植骨已被吸收（箭头）。

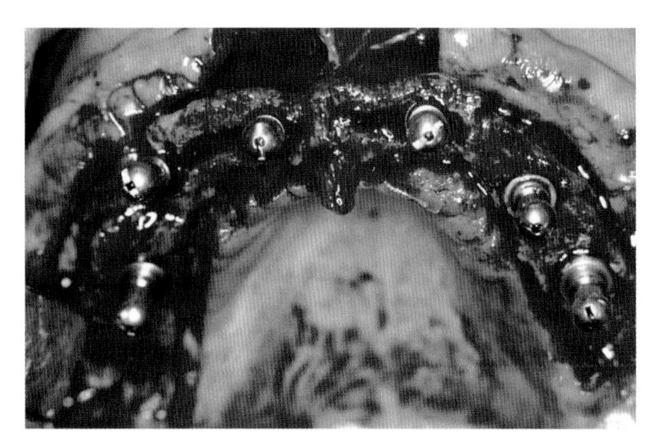

图8-51a 结合骨劈开技术，在上颌骨植入6颗种植体。

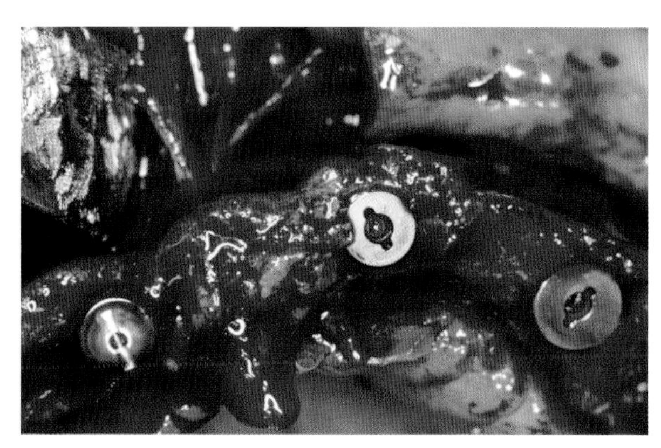

图8-51b 在种植体周围植入自体骨屑。

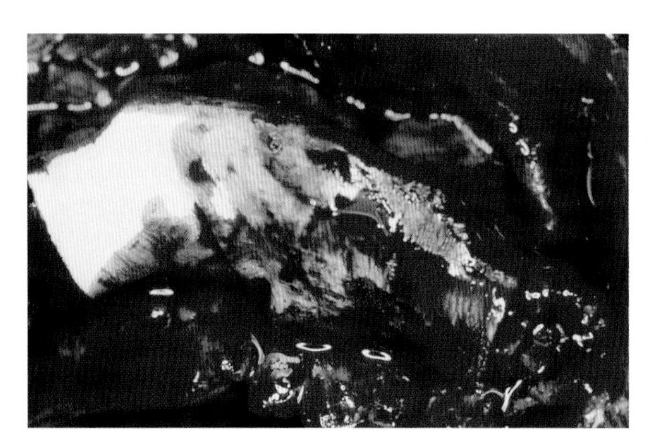

图8-51c 植骨区域覆盖可吸收胶原膜。

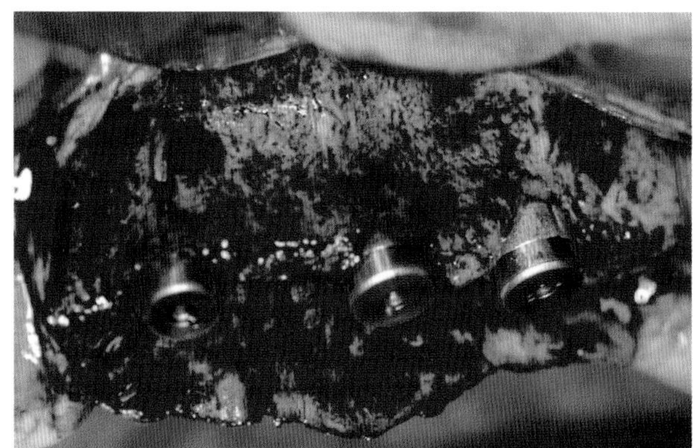

图8-51d 术后4个月的临床表现：移植骨全部吸收，局部骨部分吸收。

8.4.6.6 骨块增量术后脓肿或瘘管

单纯应用自体骨进行骨移植术后出现脓肿是一种非常罕见的术后并发症。当出现脓肿时，其原因可能与抗生素治疗的耐药性有关。脓肿的治疗包括切开，用生理盐水和3%的H_2O_2冲洗，光动力去污，引流直到急性炎症消失。急性症状消失后，炎症区域的修复通常需要切除部分移植物。愈合后还可以再次进行骨增量手术，通常与种植体植入同时进行（图8-52a～l）。

瘘管的病因与急性脓肿相似。此外，瘘管可能是由邻牙的感染引起的，尤其是在外伤后。外伤不仅影响到缺失牙，也可以影响到邻牙，即使它们当时没有任何症状（图8-53a～m）。这种急性或慢性感染总是伴随着部分移植物的丧失。

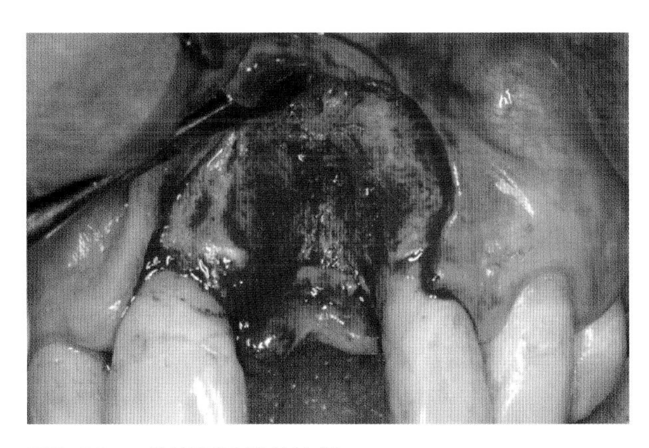

图8-52a 前牙区三维骨缺损。

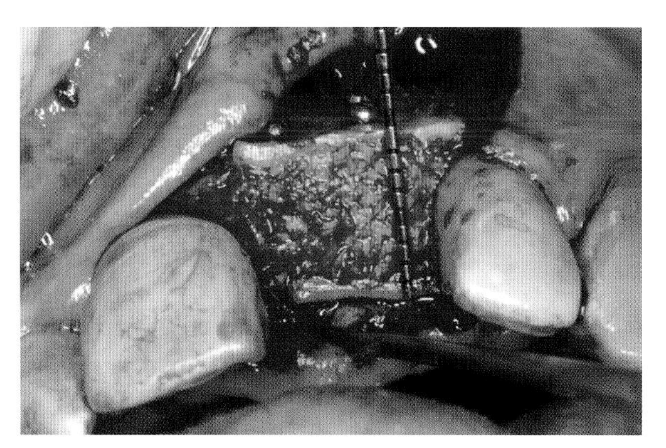

图8-52b 三维骨移植。

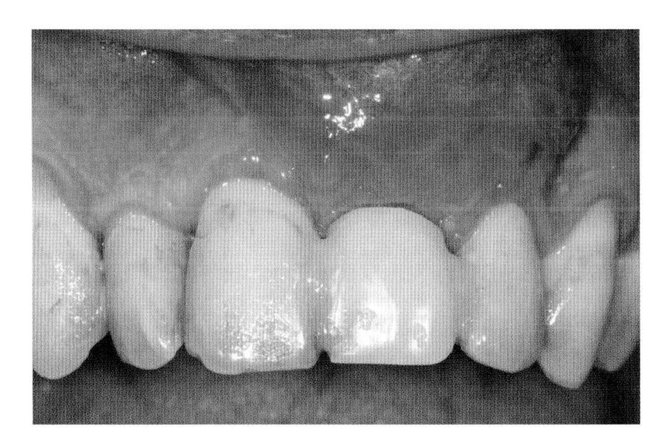

图8-52c 骨移植术5周后术区发生脓肿。

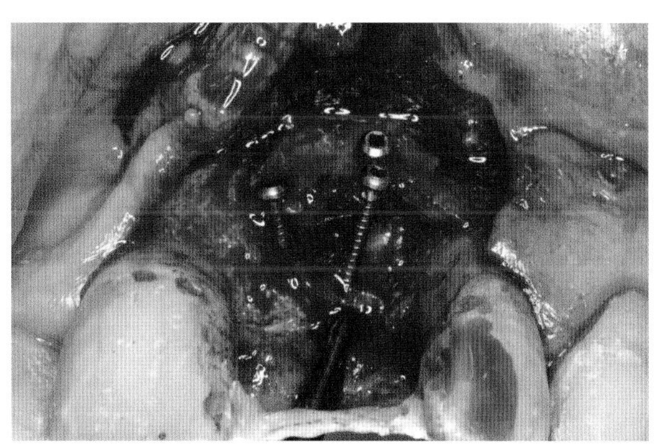

图8-52d 脓肿切开、冲洗、引流10天后的临床表现：部分骨移植材料已丢失。

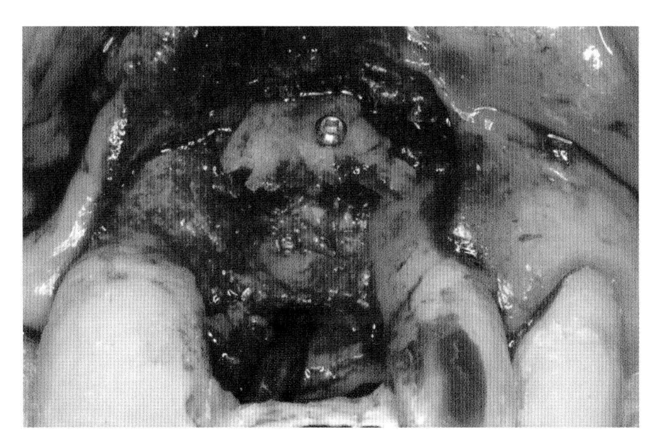

图8-52e 清理及去除受污染的螺钉和松散的移植骨材料：部分骨移植材料愈合良好且稳定。

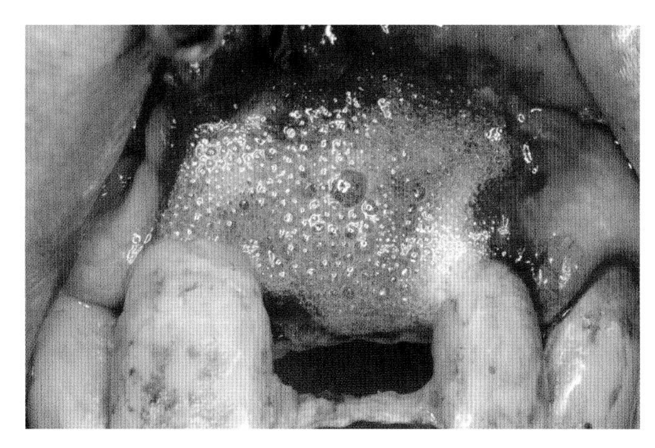

图8-52f 用H_2O_2冲洗。

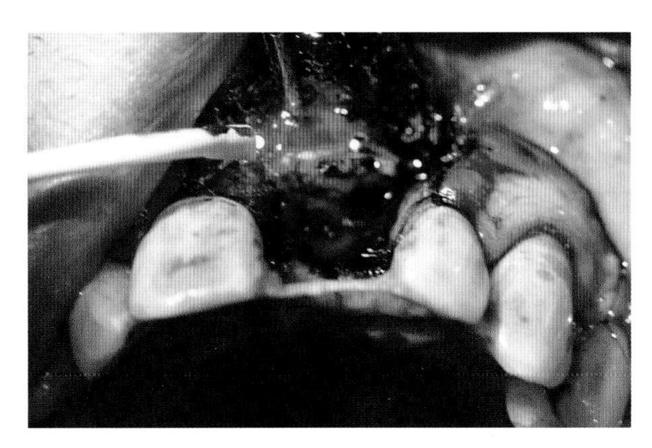

图8-52g 采用Helbo系统光动力去污。

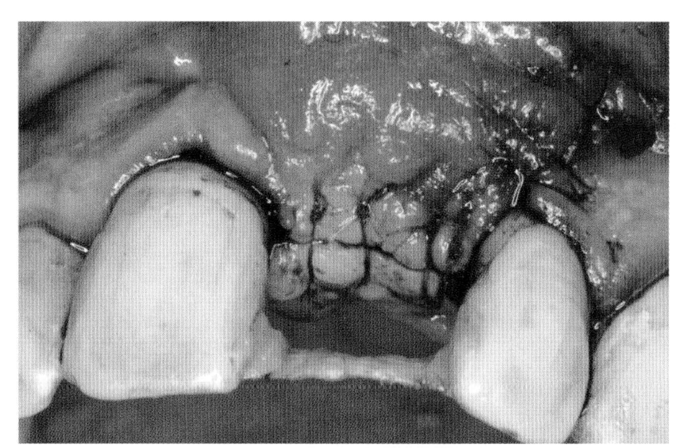

图8-52h 关闭伤口。

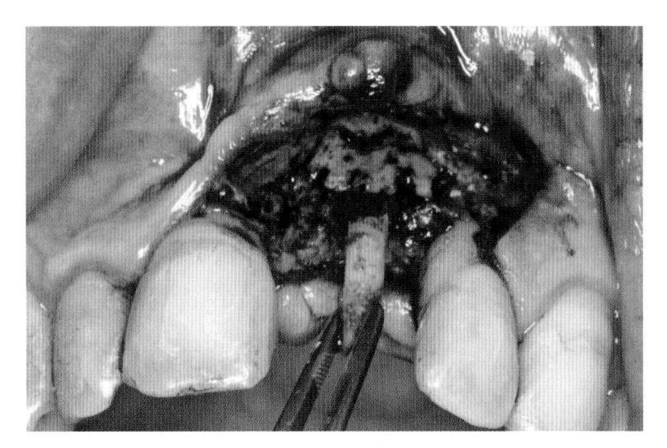

图8-52i 清洁手术后6周的临床表现：再次光动力去污后，再生良好的骨允许从种植床获取一个骨柱。

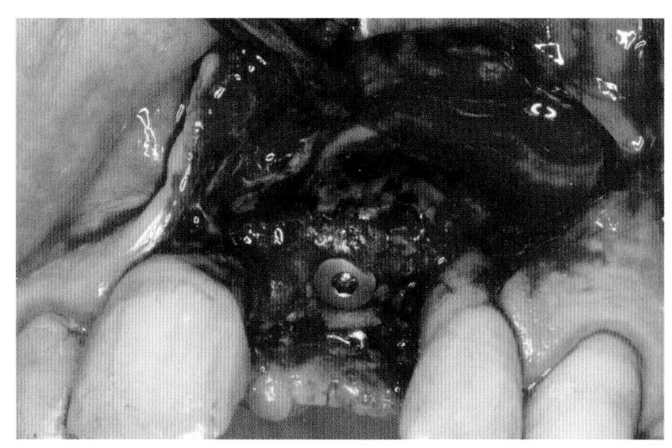

图8-52j 种植体植入，同期使用局部获取的骨进行再次植骨。

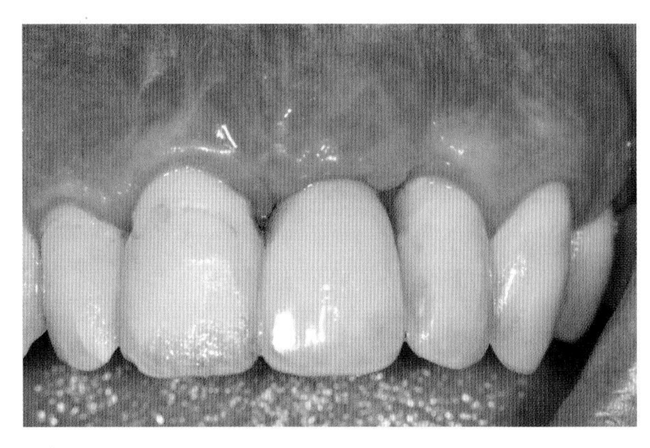

图8-52k 术后3年的临床表现：种植体周围软组织（左中切牙）稳定，口腔卫生差。

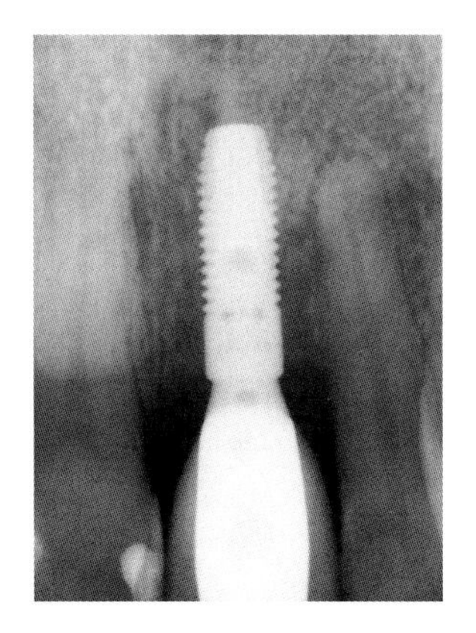

图8-52l 术后3年的X线片显示骨再生良好。

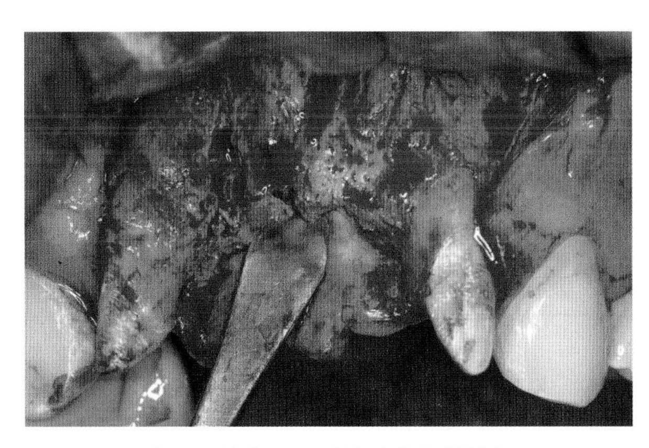

图8-53a 前牙区外伤后严重的垂直向骨缺损。

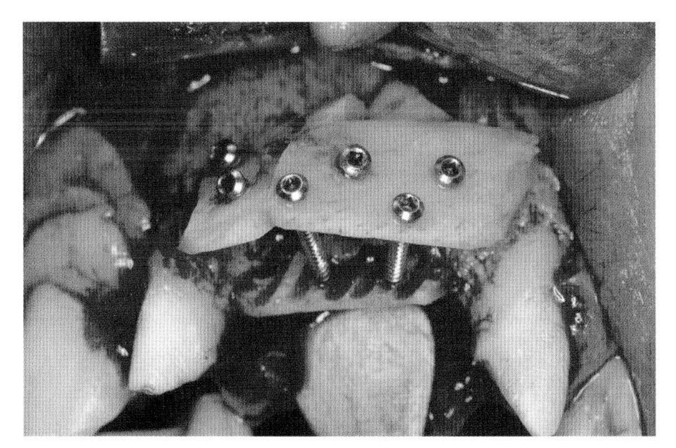

图8-53b 下颌骨块行三维骨重建。

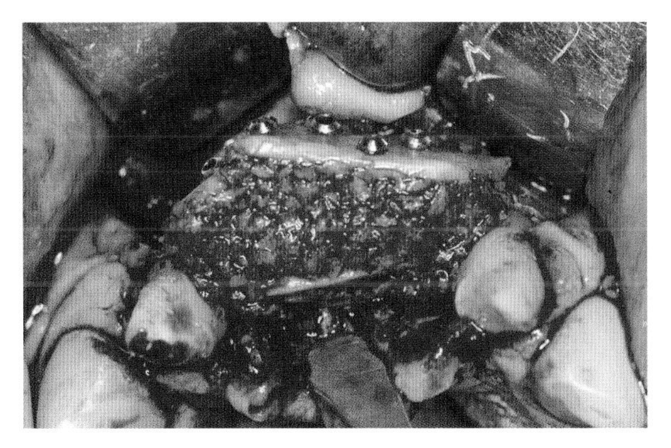

图8-53c 盒状空间里装满了骨屑。

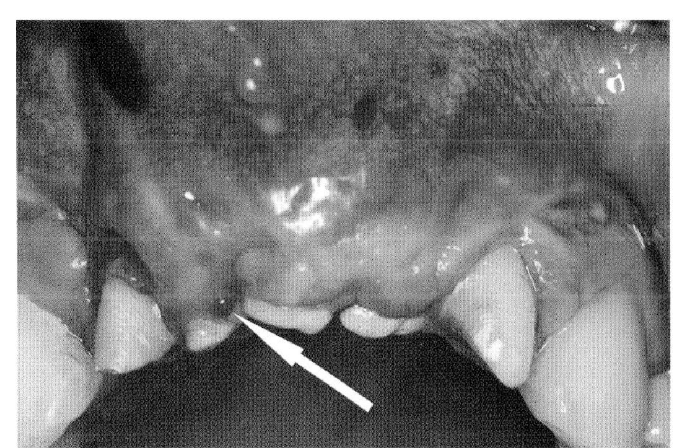

图8-53d 术后3个月的临床表现。一期愈合良好，无任何不适，右侧牙槽嵴发现有分泌物的瘘管（箭头）。

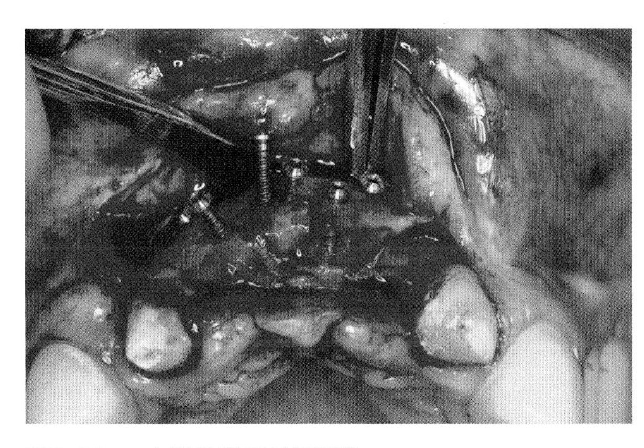

图8-53e 大部分移植骨被吸收。

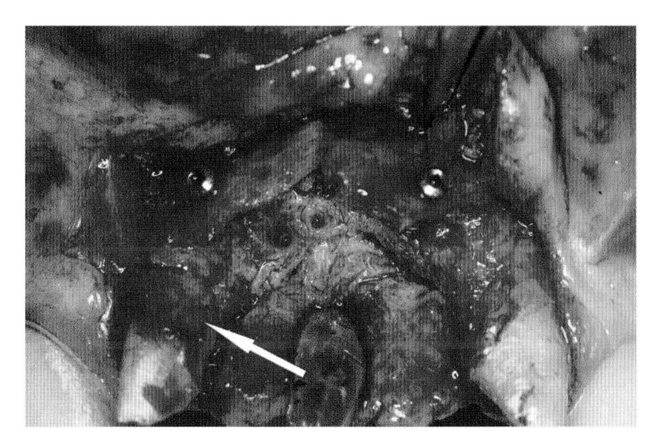

图8-53f 覆盖在邻近牙齿表面的一些肉芽组织（箭头）。

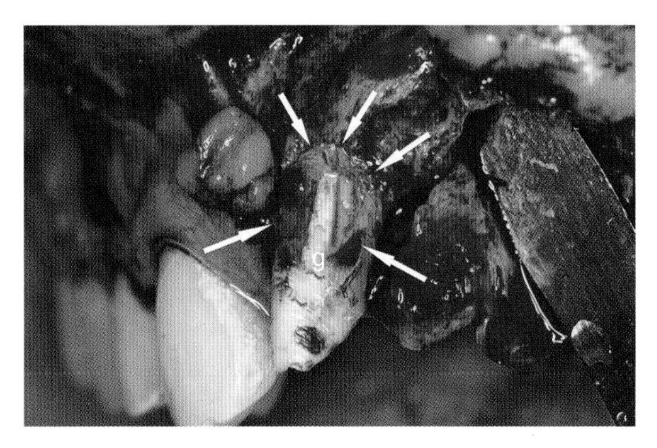

图8-53g　去除肉芽组织（外部吸收）后，暴露根管充填的牙髓区域。

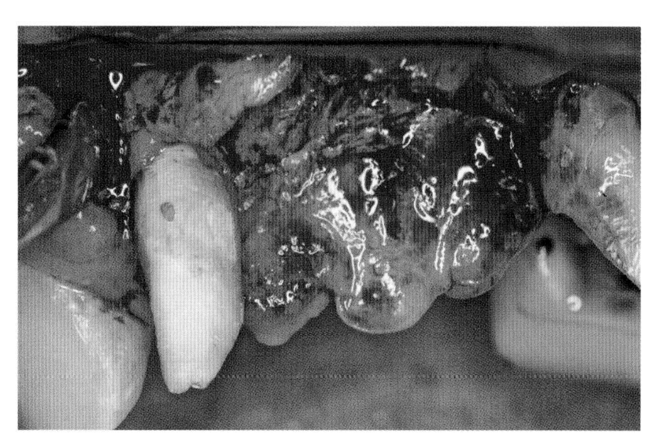

图8-53h　清洁吸收区后，用玻璃离子水门汀覆盖邻近牙根。

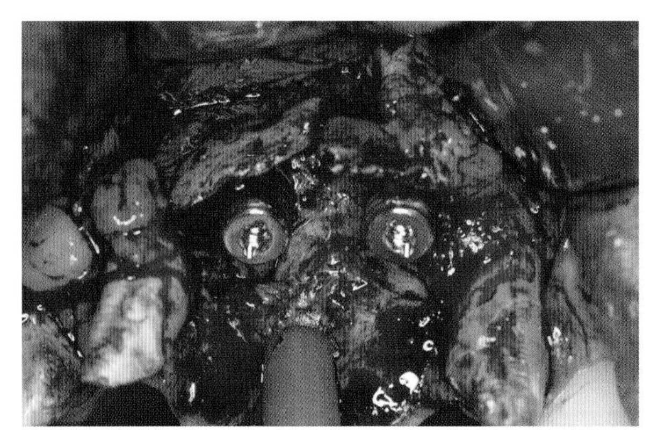

图8-53i　在收集局部骨组织后，将2颗种植体植入到剩余的移植骨中。

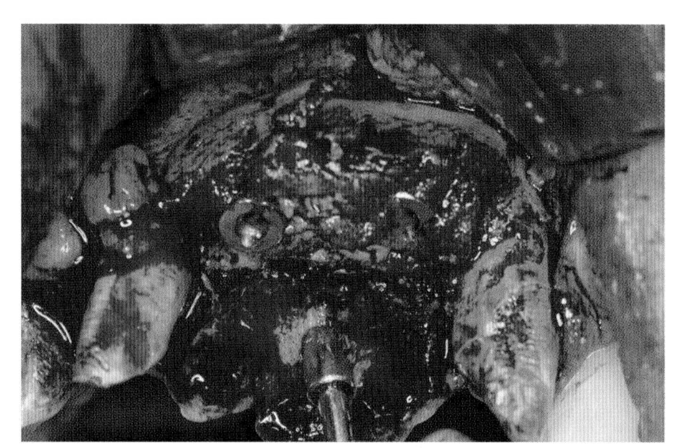

图8-53j　种植体周围区域充填局部收集的骨屑。

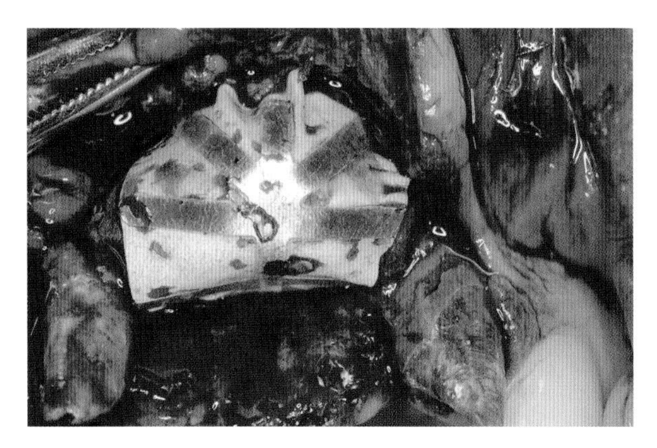

图8-53k　移植区和种植体表面覆盖不可吸收膜（Gore-Tex）。

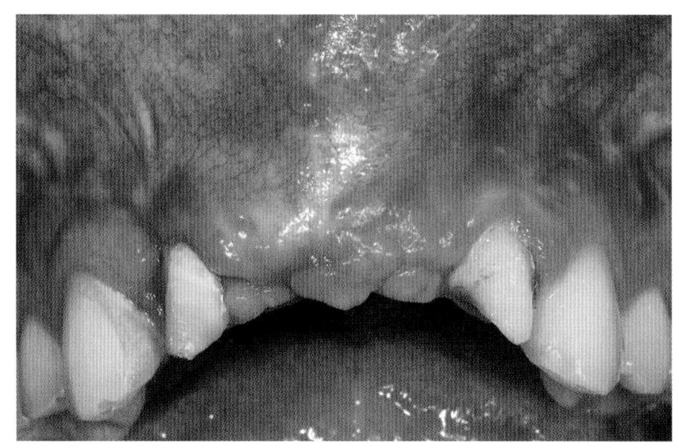

图8-53l　术后3个月的临床表现。

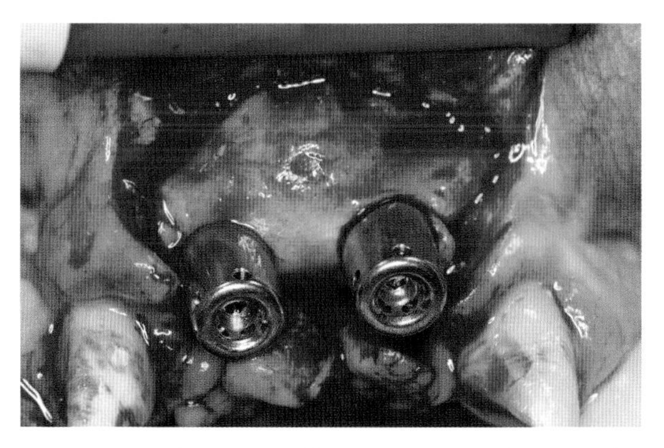

图8-53m 去除不可吸收膜，安装愈合基台后的临床表现。

8.4.6.7 上颌窦底提升术后脓肿或瘘管

通过侧壁开窗行上颌窦底提升时，由于呼吸压力，骨移植材料可能从上颌窦窗压出并刺激软组织。这种轻微并发症可以通过用屏障膜或骨覆盖上颌窦窗来预防。

如果上颌窦黏膜有未发现的穿孔或窦膜穿孔闭合不充分，移植物突破窦膜进入上颌窦，则可发生严重的急性或慢性上颌窦感染。此外，当窦内发生明显血肿，如果窦膜的严重肿胀导致自然开口变得很狭窄或闭合而无法充分引流时，也可导致这类并发症的发生。在这种情况下，血肿和分泌物无法排出，这为细菌的滋生提供了一个很好的环境，致使上颌窦底提升后形成感染和脓肿。因此，每次上颌窦手术后建议使用减充血滴鼻剂。吸烟患者接受上颌窦底提升术联合垂直骨块移植术后，脓肿更常见[15]。

上颌窦内骨移植是在口腔内进行的，这是一个高度污染区域。这种手术的成功与良好的抗生素预防直接相关，它可以防止手术部位的感染。愈合过程中的并发症和随后的感染通常发生在抗生素预防不彻底的情况下，这种不彻底可能是由于不耐受、过敏或患者疏忽而中断抗生素治疗，但也可能是由于抗生素的耐药性（图8-54a～l）。近年来，对抗生素的耐药性越来越常见，尤其是对青霉素过敏，在这种情况下，可以使用克林霉素作为替

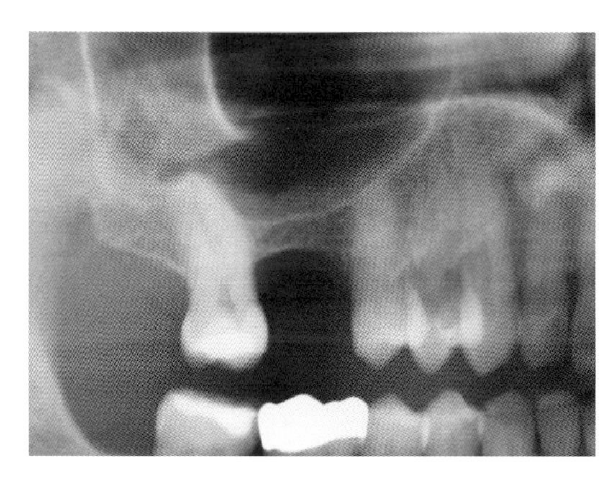

图8-54a 上颌第一磨牙区骨萎缩的术前X线片。

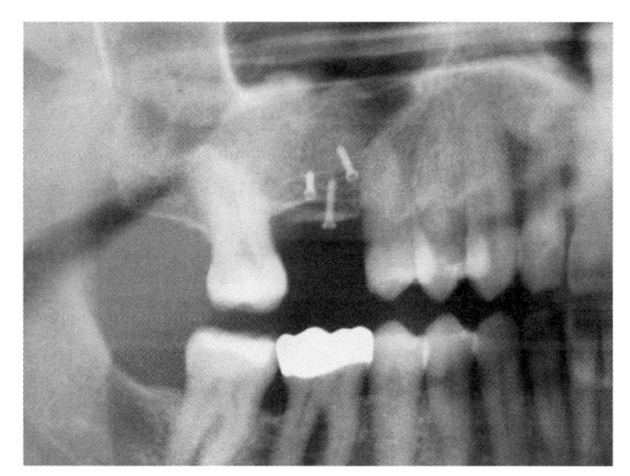

图8-54b 经隧道入路的三维骨增量联合上颌窦底提升术后的X线片。

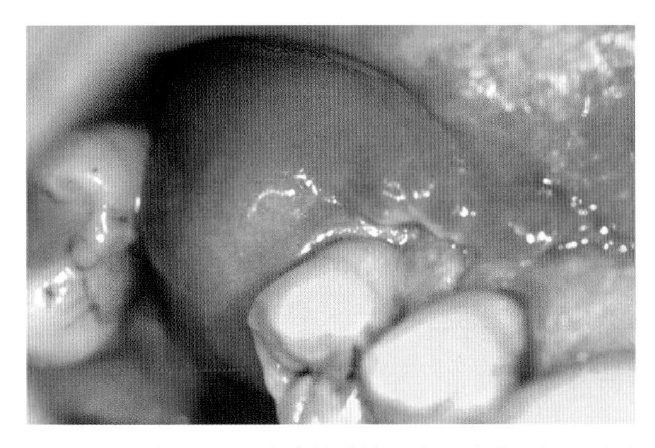

图8-54c 术后4周，患者的移植区出现脓肿。切开后引流10天。

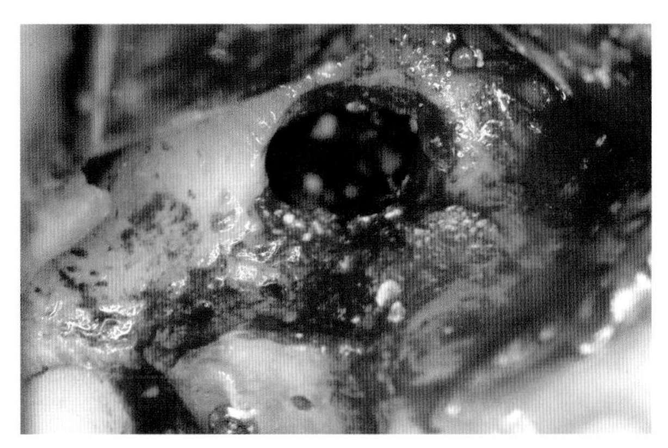

图8-54d 切口区一期愈合后，再次进行手术，确认上颌窦内移植物是感染源。

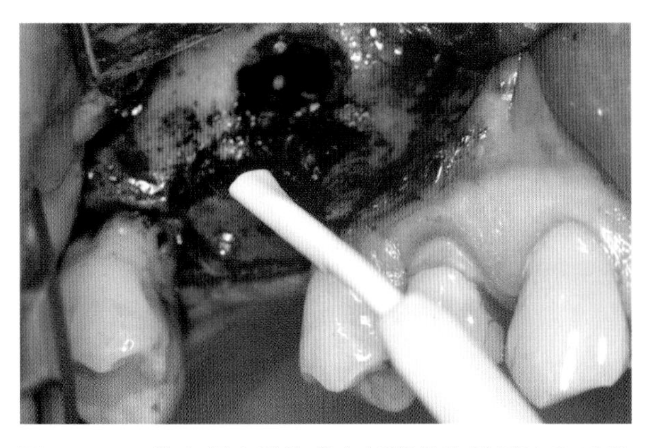

图8-54e 从上颌窦腔取出全部移植物并用H_2O_2冲洗后，对该区域进行光动力去污。

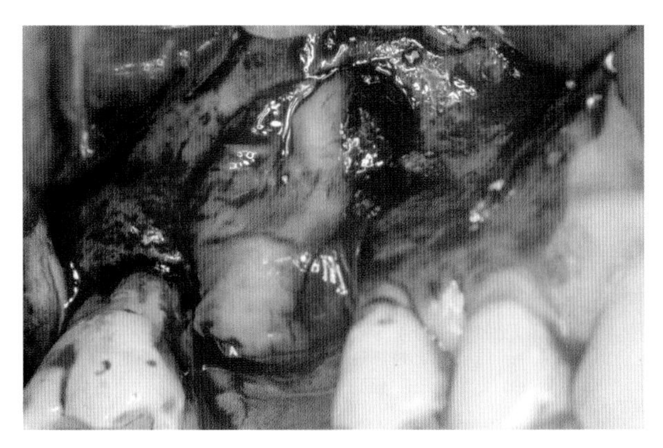

图8-54f 用富含血小板的纤维蛋白（PRF）充填窦腔。

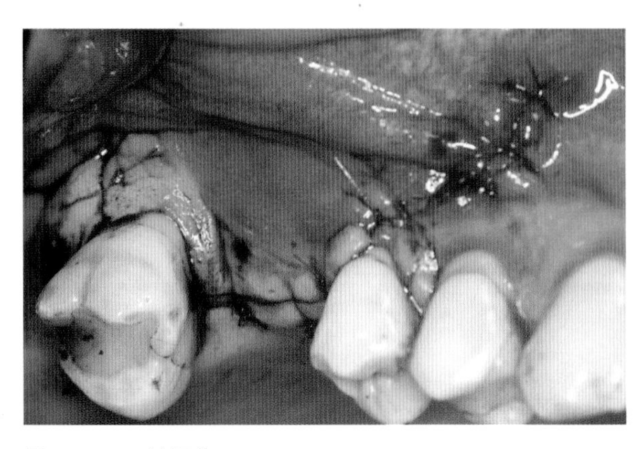

图8-54g 关闭伤口。

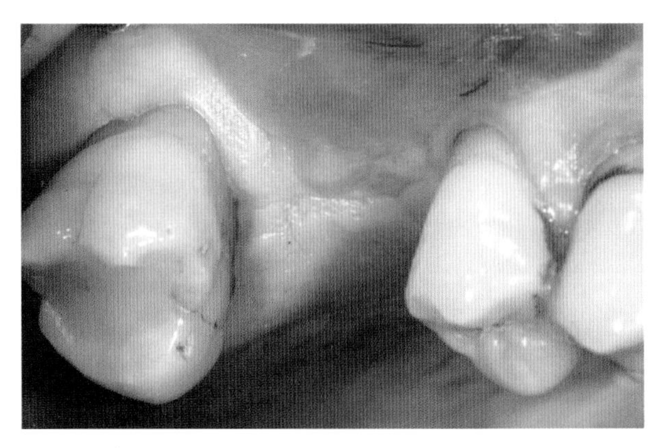

图8-54h 术后2个月的临床愈合情况。

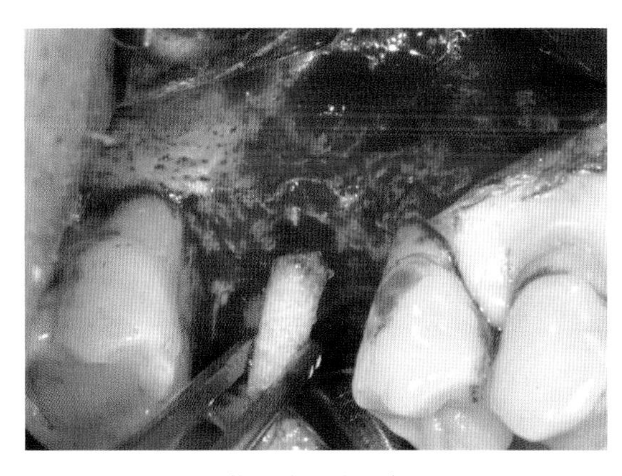

图8-54i 从受区获取的活检证实再生骨质量良好。

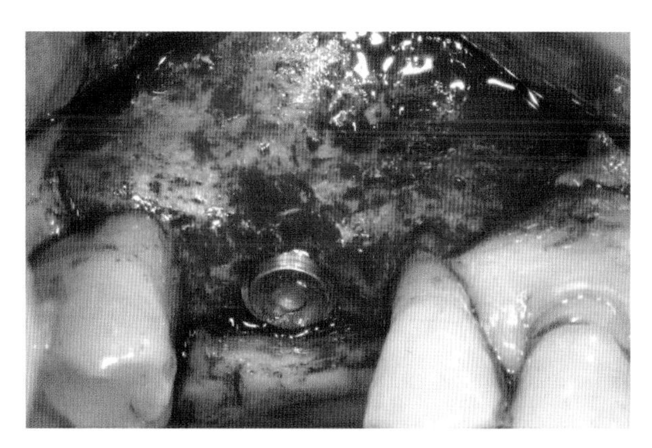

图8-54j 在再生区域植入种植体。

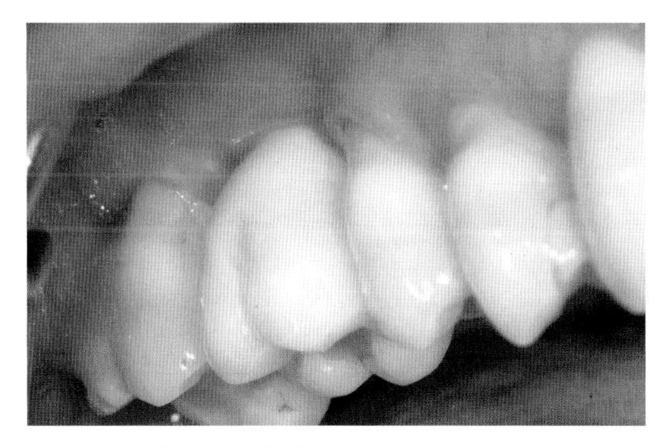

图8-54k 术后9年的临床表现。

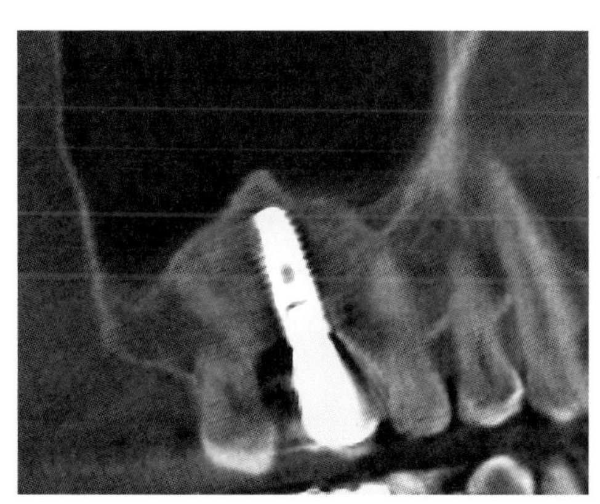

图8-54l 术后9年的CBCT显示提升的上颌窦内良好的种植体骨结合。

代治疗[121]。上颌窦提升术后预防性应用克林霉素似乎是预防感染和术后移植材料丢失的有效手段（图8-55a～i）。治疗方案是针对感染部位的外科干预，去除所有移植材料和感染的骨组织，用H_2O_2和甲硝唑溶液冲洗，光动力去污，并用PRF或PRGF膜充填上颌窦区（图8-56a～g）。

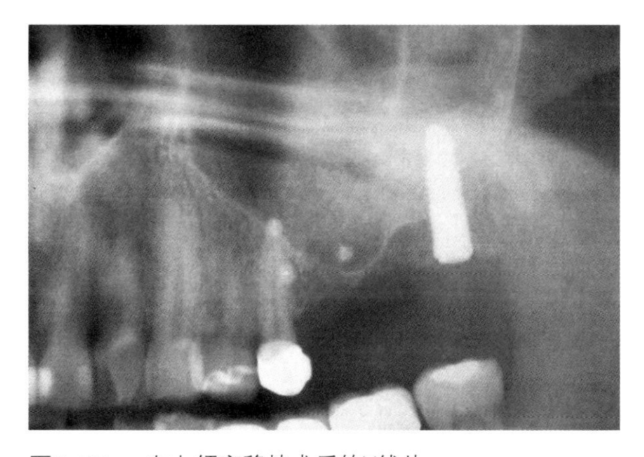

图8-55a 左上颌窦移植术后的X线片。

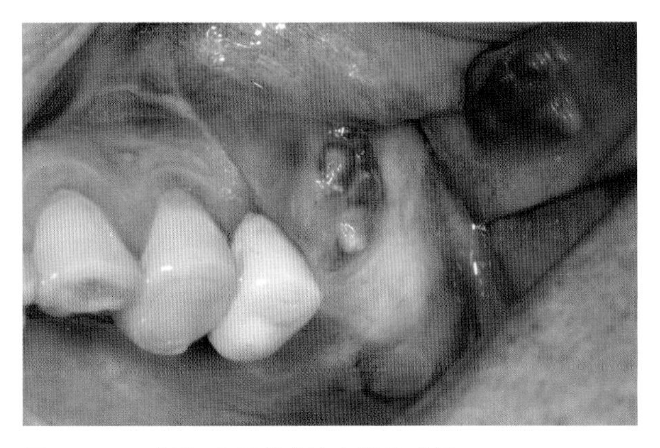

图8-55b 术后3个月前庭沟多发性瘘管。

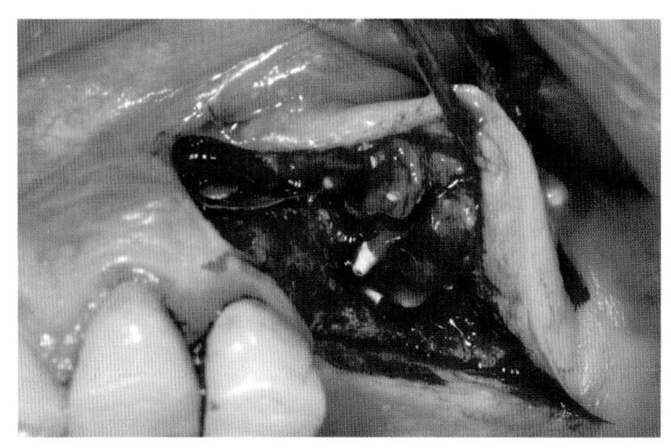

图8-55c 瘘管的肉芽组织与上颌窦腔有关。

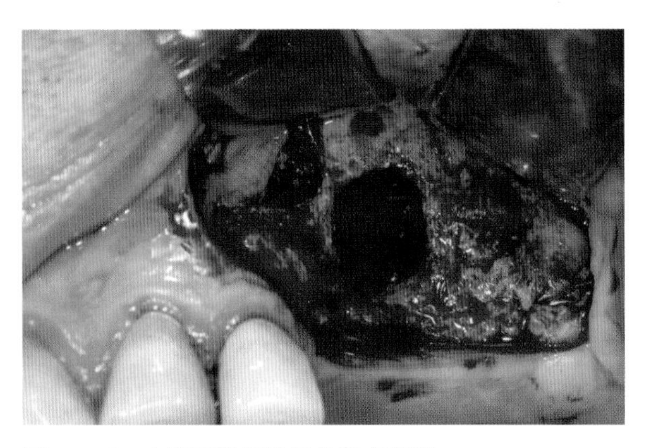

图8-55d 上颌窦腔清洗后的临床表现。

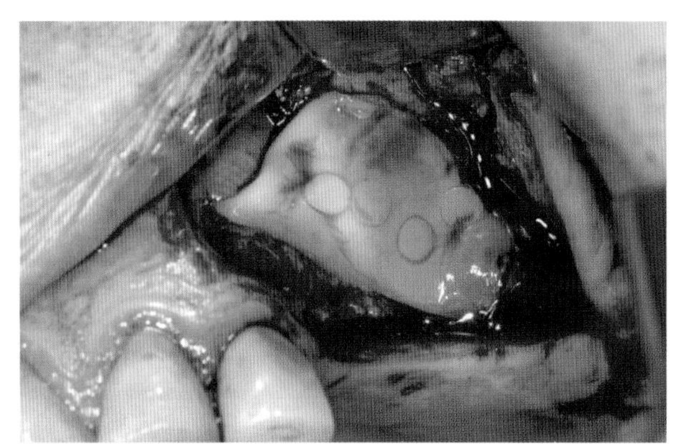

图8-55e 光动力去污后，上颌窦腔填满PRF。

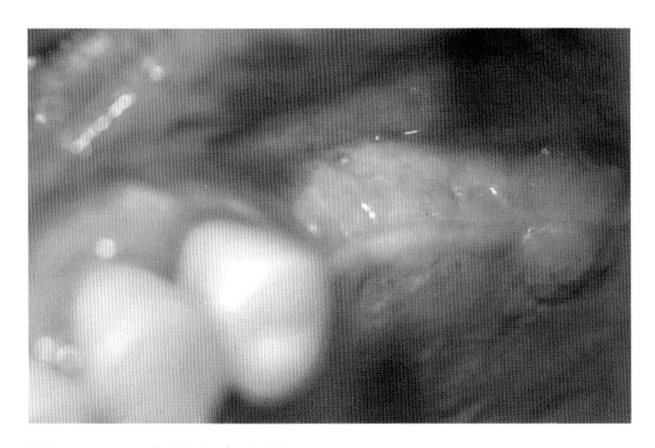

图8-55f 术区愈合良好。

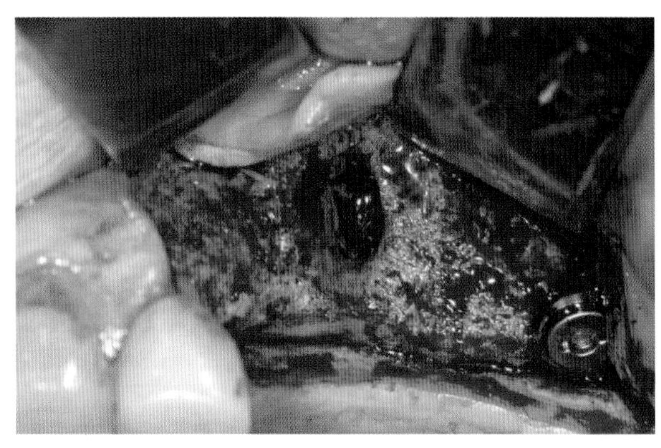

图8-55g 2个月后术区再入的临床表现。

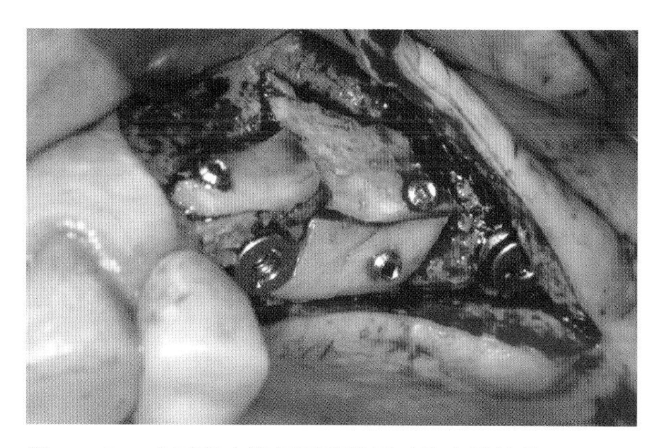

图8-55h 术区再次进行骨移植同时植入种植体。

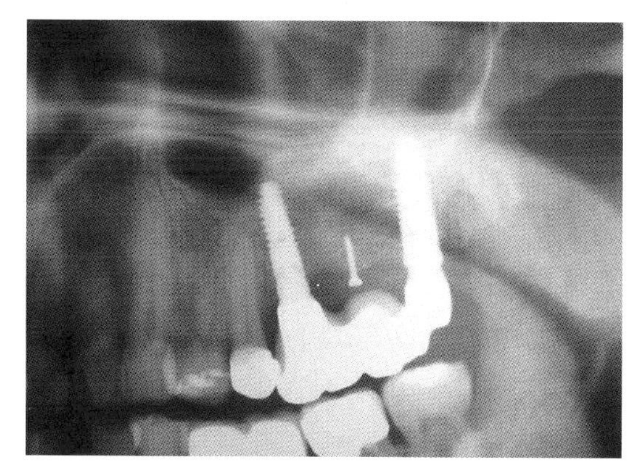

图8-55i 术后6年的X线片。

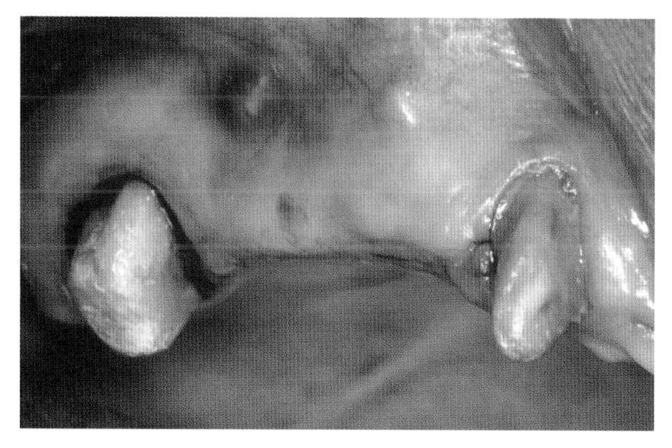

图8-56a 上颌窦底提升同期种植体植入3个月后出现瘘管。

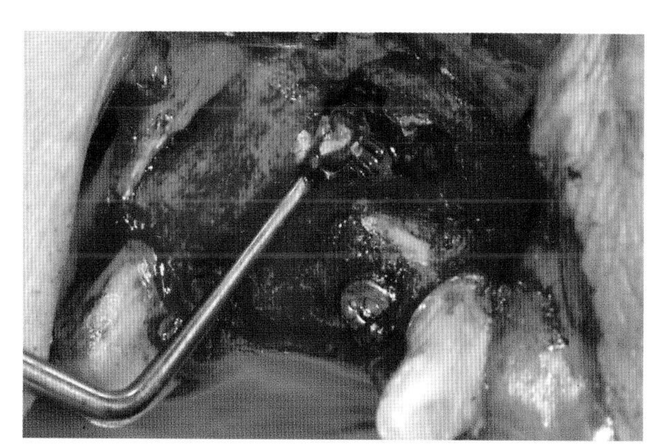

图8-56b 移除上颌窦内所有植骨材料。

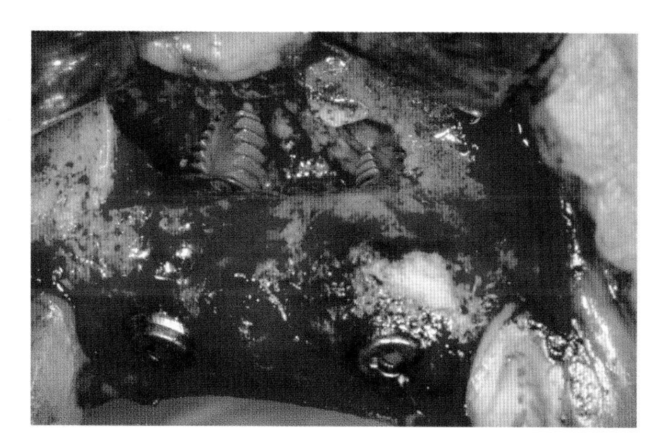

图8-56c 2颗种植体的牙槽嵴侧已经骨结合。

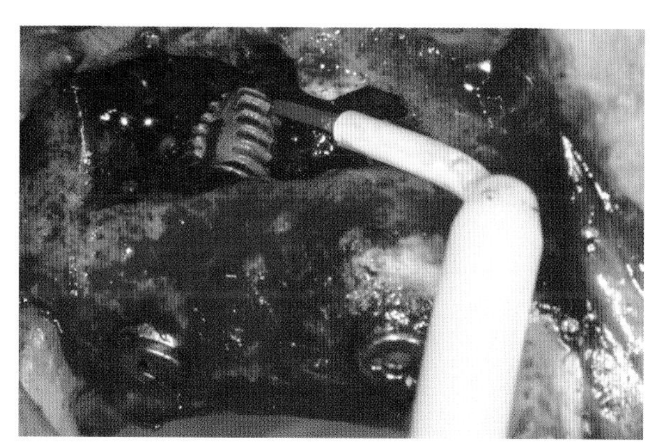

图8-56d 采用Helbo技术行光动力去污。

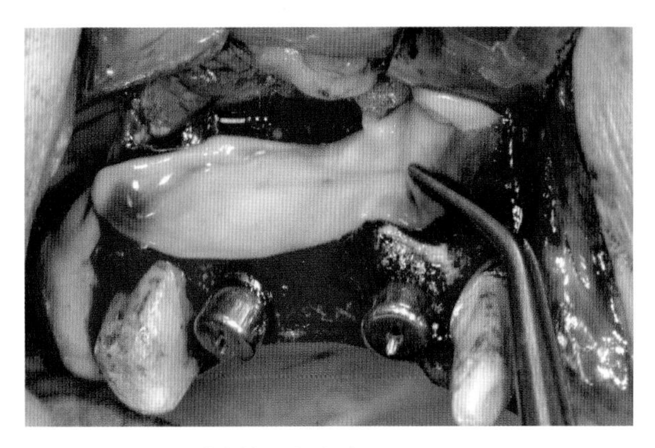

图8-56e PRF膜充填上颌窦腔。

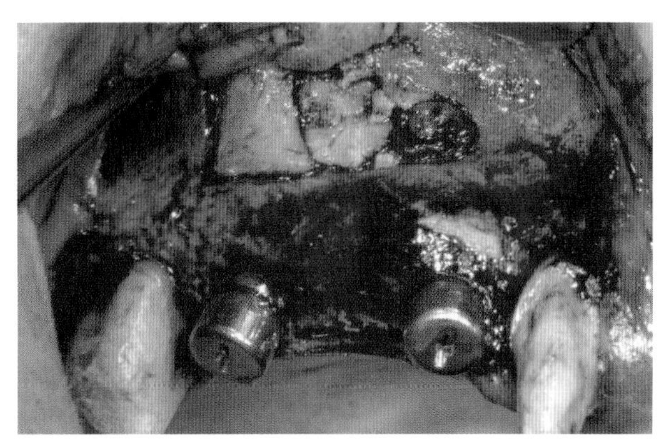

图8-56f 用准备过程中获得的一些骨进行移植，以关闭窦窗。

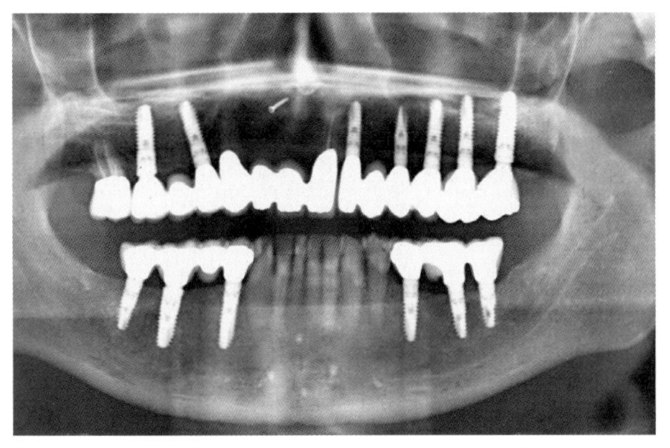

图8-56g 术后10年的X线片证实种植体骨结合良好。

8.5 植骨术后种植体植入时的并发症

一般在植骨术后3～4个月进行种植体植入术。由于遵循自体骨移植治疗方案，因此可以缩短治疗时间。但吸烟患者除外，在这种情况下，建议种植体植入前至少等4个月。移植区域再生骨质量并不总是相同的，这取决于受植区的再生能力。因此，在种植体植入过程中可以观察到一些并发症。

8.5.1 移植物愈合不完全

采用劈裂式骨块技术的移植手术是成功的，当移植物血供良好时，在3～4个月的愈合期后，移植物就已经略带红色了。移植物血运重建的速度越快、强度越强，其整合和再生就越好，通常可以在较短时间后进行种植体植入术。现阶段，再生过程仍然是一个很长的过程。即使在移植后几个月，非自体骨比例有时仍然很高[213]。

影响再生骨质量的因素有很多。移植物的血运重建是其营养和再生的先决条件。在松质骨中血运重建速度是皮质骨移植物中的10倍。血管穿透0.5cm^{3}大小的松质骨在1周内可以完成[27]。

另一个关键因素是受体部位的再生潜力。严重萎缩的牙槽嵴主要由皮质骨组成，皮质骨血管化不好，细胞很少[127]。此外，以往的种植体周围的慢性感染以及生物材料和同种异体移植物移植后的并发症都会对受体部位的再生潜力产生负面影响。这些因素都会影响移植物转化所需要的时间。骨再生不良的临床症状是少量的血管化和移植物呈白色，这有时导致移植物和受体部位之间的边界清晰可见。此外，较多周围的软组织长入到骨再生不良的区域（图8–57a～f）。在这种情况下，种植术时需要去除骨再生不良区域的所有软组织和肉芽组织，并在邻近区域收集骨充填至该区域（图8–58a～o）。

然而，对于严重感染的移植生物材料，要从骨和软组织中去除种植体、瘢痕组织以及所有生物材料。感染区域清理干净之后，用腭部结缔组织进行软组织增量。应告知患者，由于

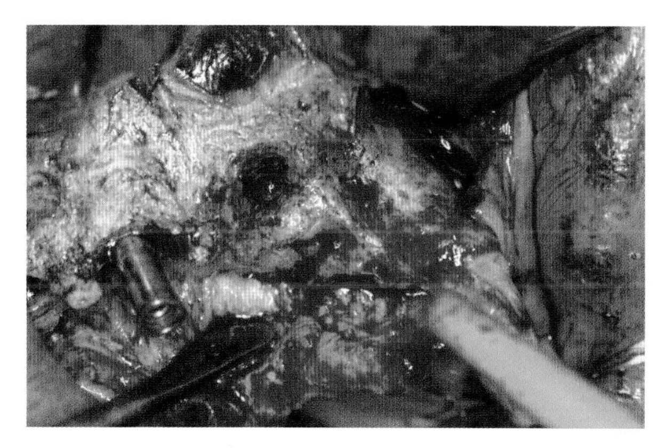

图8–57a　直到鼻腔的上颌前牙区极度萎缩。

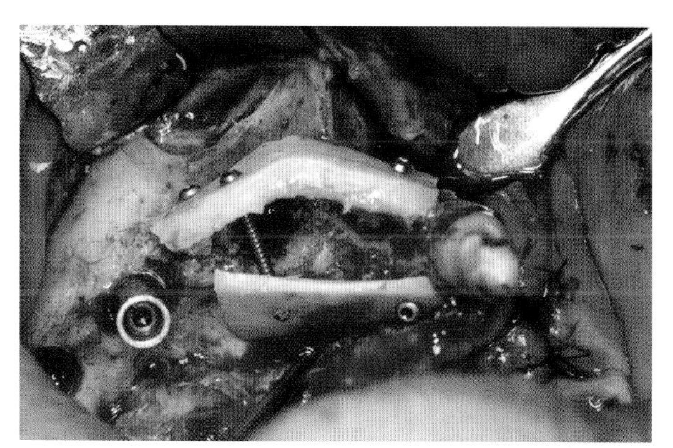

图8–57b　用两个下颌骨块进行垂直向骨增量。种植体成形术后，保留增量区附近的旧种植体，以支撑临时修复体。

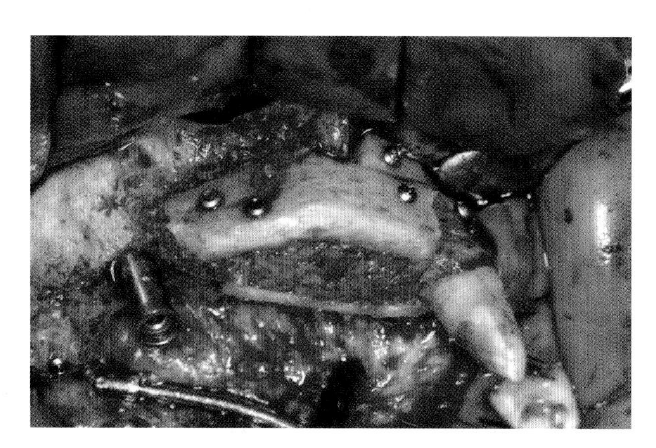

图8–57c　两个骨块之间装满了自体骨屑。

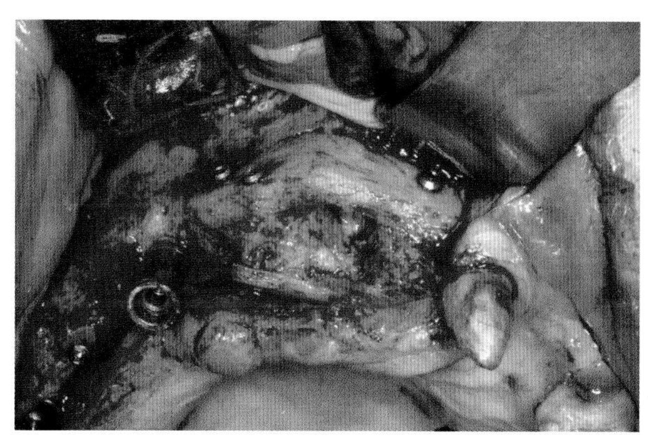

图8–57d　术后3个月移植区中间部位骨再生不全。

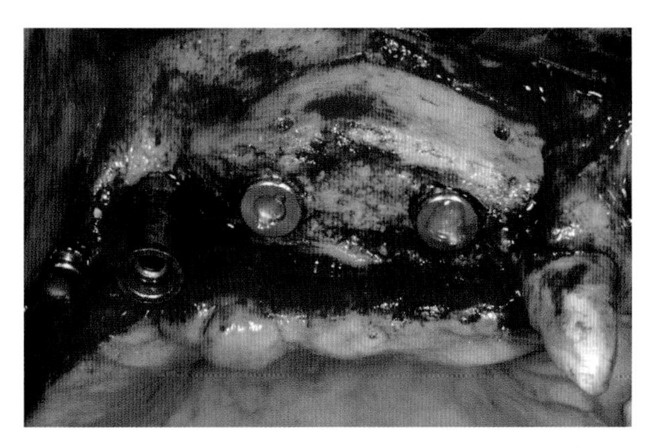

图8-57e 从移植区去除软组织并植入种植体后，从种植原位收集骨充填剩余的缺损区。

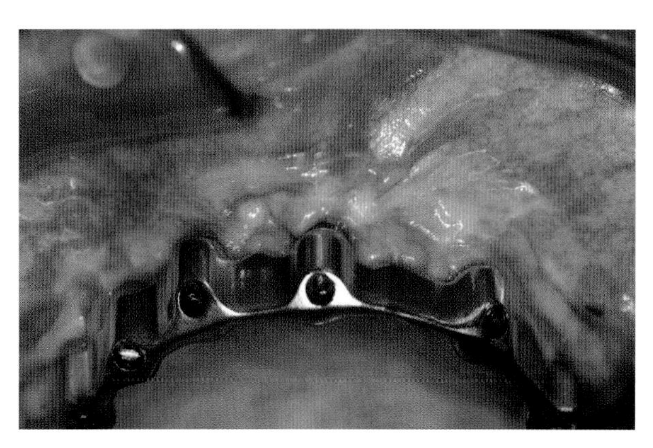

图8-57f 术后4年的临床表现。

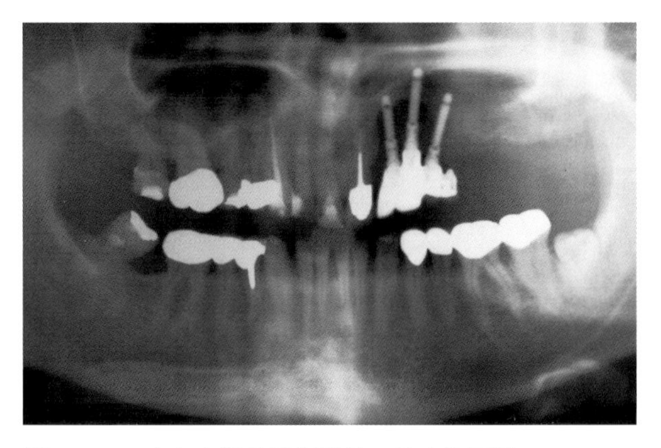

图8-58a 在左上颌骨进行种植，骨丧失严重。

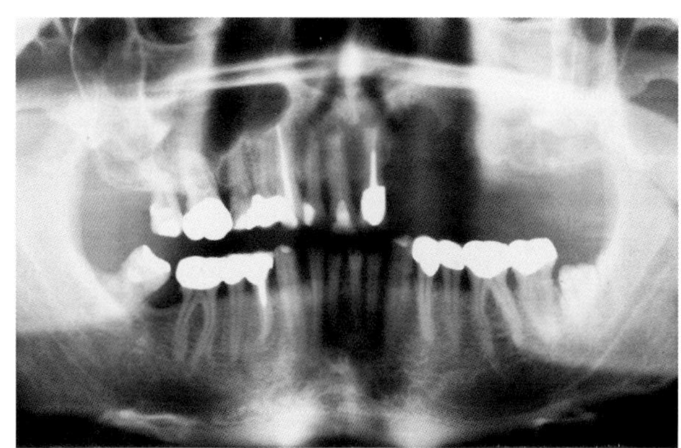

图8-58b 种植体去除后的X线片，记录左上颌骨的骨丧失量。

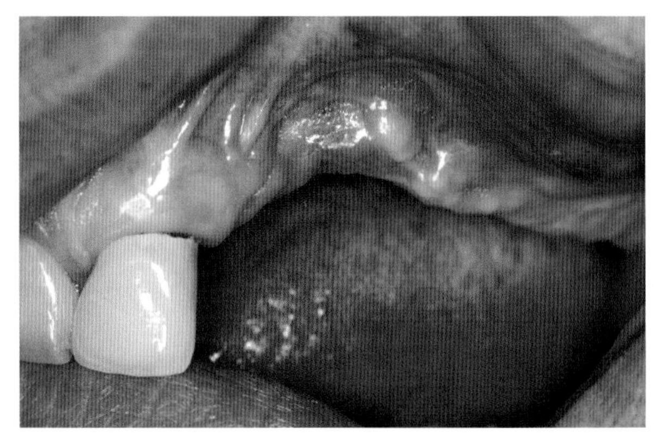

图8-58c 临床表现。

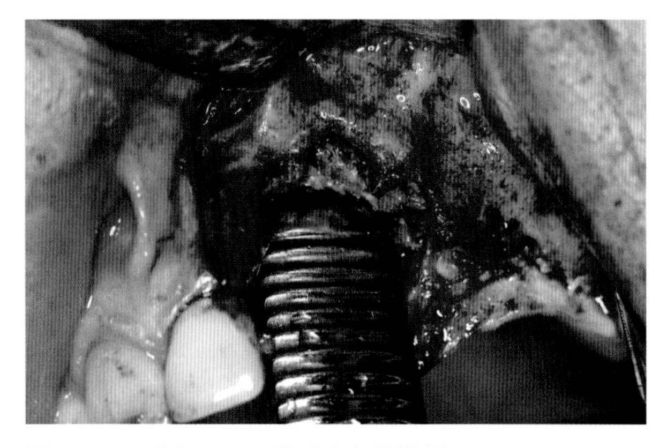

图8-58d 大于12mm的垂直向骨缺损。

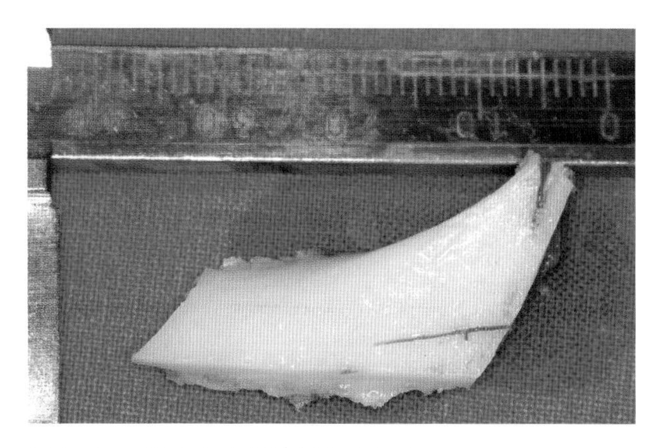

图8-58e 取自左下颌外斜角的骨块。

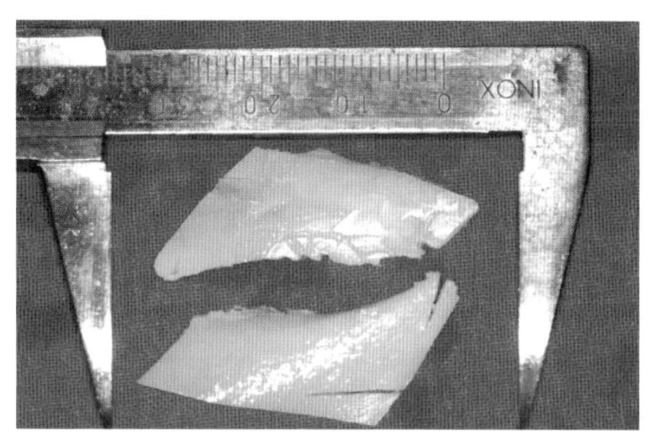

图8-58f 骨块纵向分成两块。

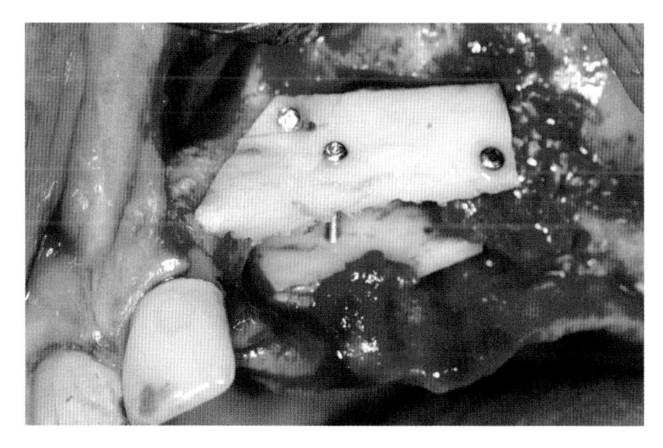

图8-58g 三维骨重建。

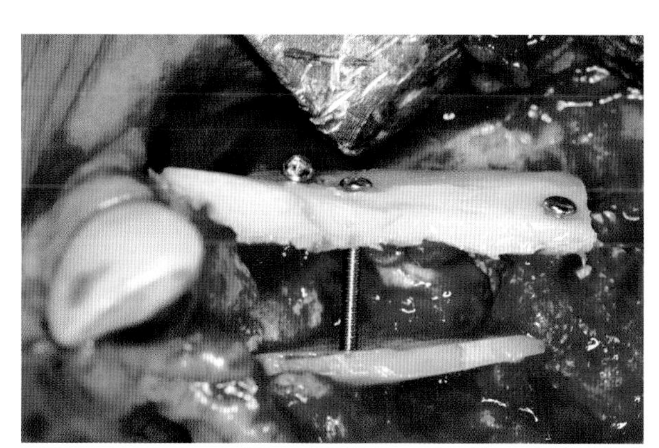

图8-58h 长方形的咬合面视图。

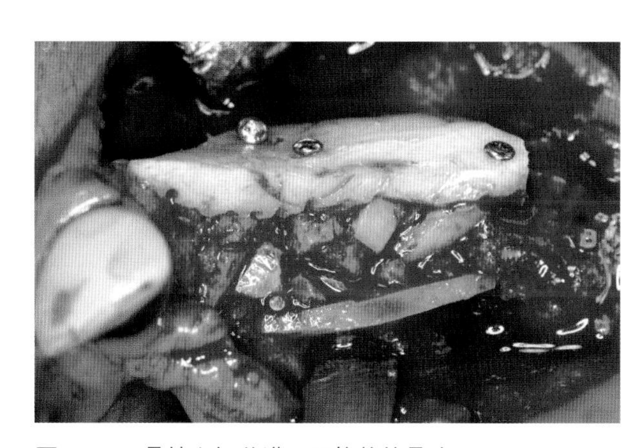

图8-58i 骨块之间装满了颗粒状的骨头。

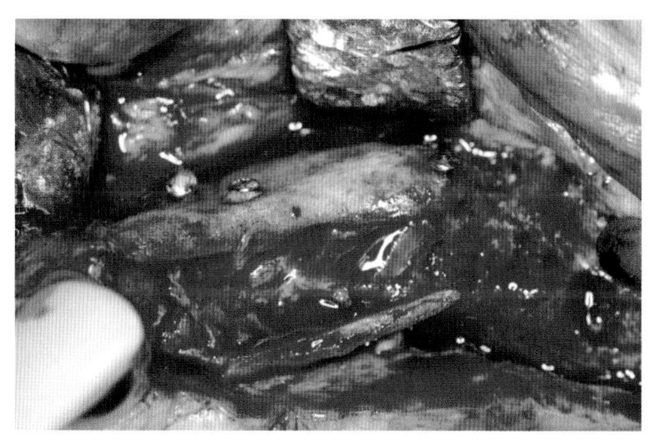

图8-58j 术后3个月的临床表现：骨块里发现了大量软组织。

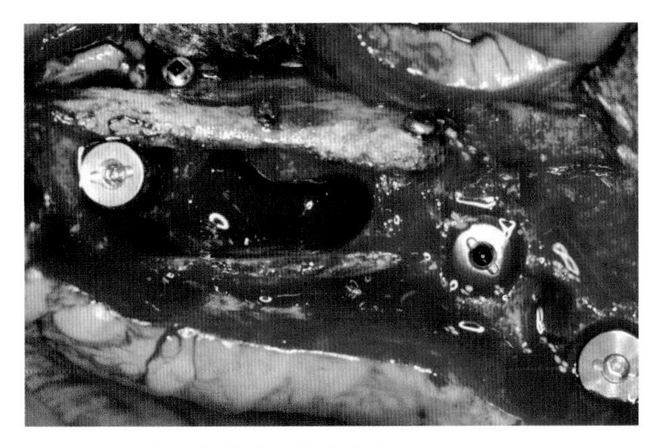

图8-58k 软组织去除后的临床表现。

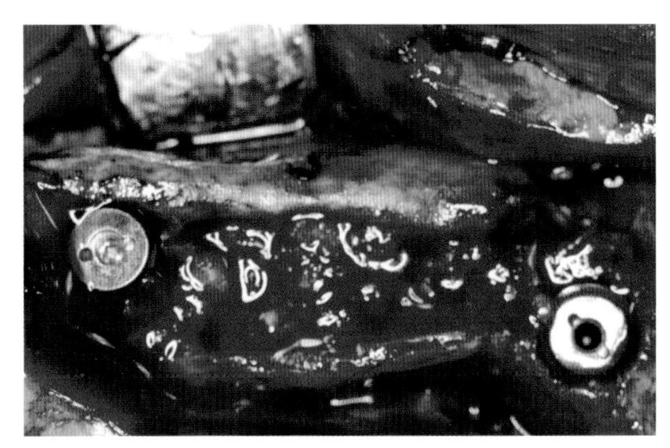

图8-58l 缺损区充满了原位点收集的骨屑。

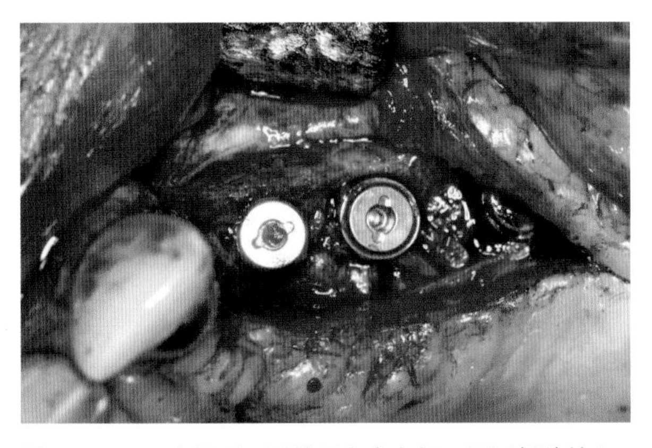

图8-58m 3个月后，再植区愈合良好，可以额外植入1颗种植体。

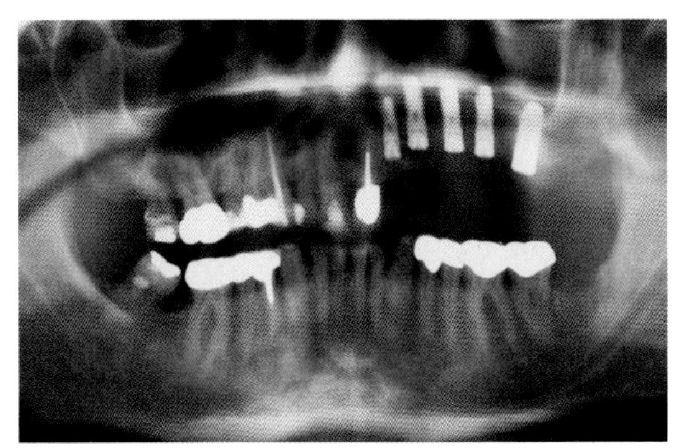

图8-58n 术后的曲面断层片。

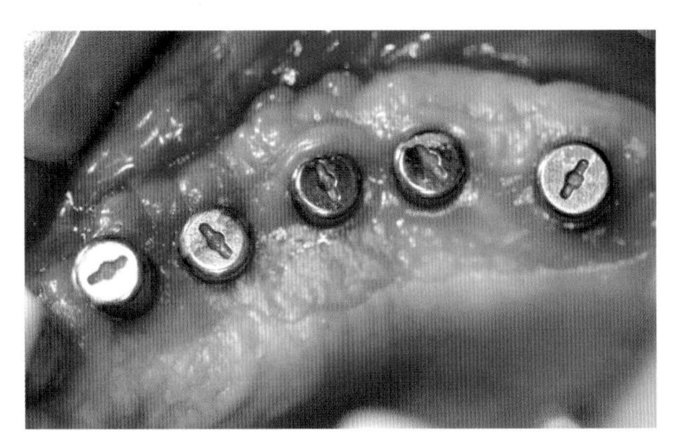

图8-58o 种植体暴露4周后的临床表现，进行义齿修复。

以前的手术部位骨再生效果较差，加上感染，可能还需要进行几次植骨和软组织移植手术，治疗时间长达2年，直到获得令人满意的长期效果（图8-59a～p）。

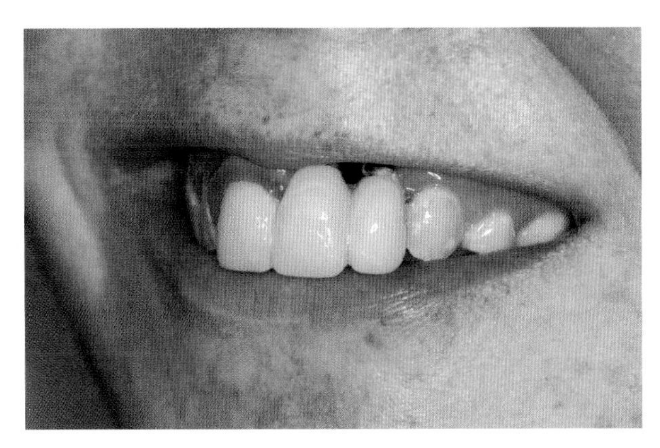

图8-59a　26岁女性患者，上颌前牙区用牛骨材料骨增量失败后的临床表现。

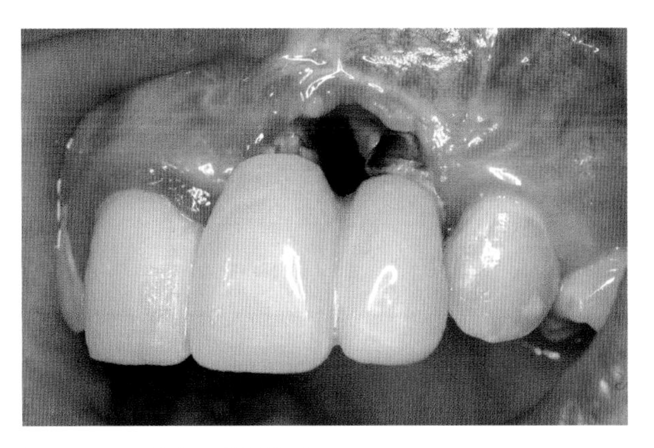

图8-59b　前庭一侧的细节。

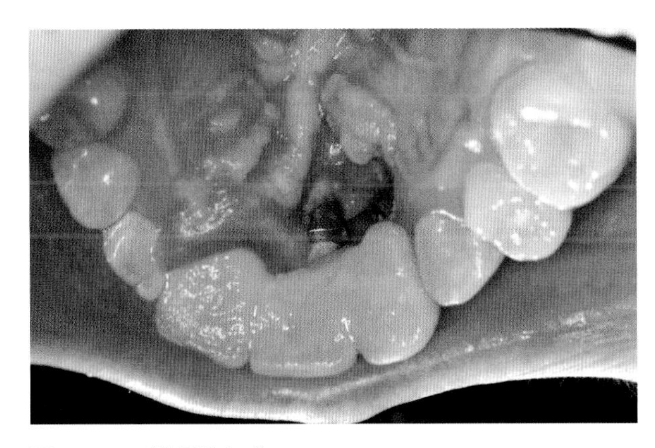

图8-59c　腭侧的细节。

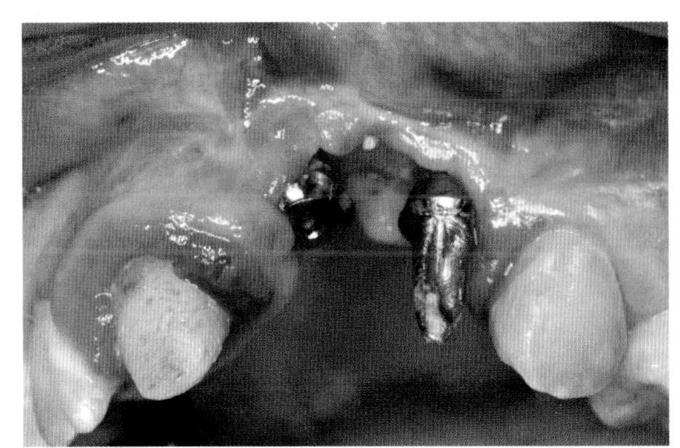

图8-59d　牙冠去除后的临床表现。

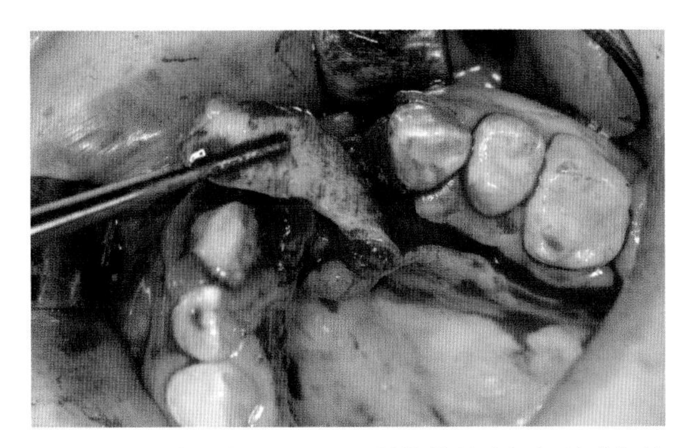

图8-59e　种植体取出后用腭侧带蒂结缔组织瓣进行软组织增量。

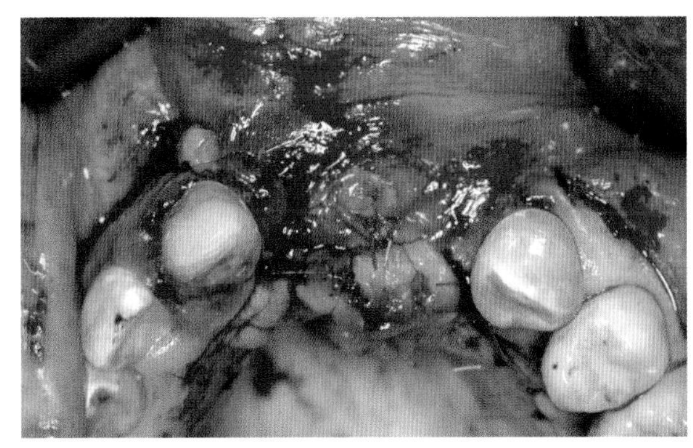

图8-59f　结缔组织上的伤口封闭。

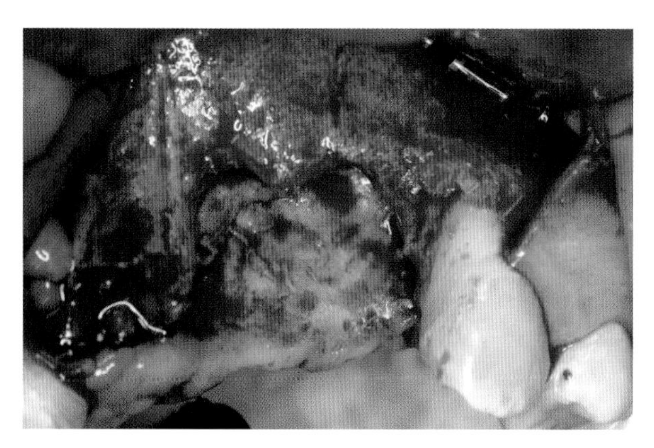

图8-59g 种植体取出及软组织重建2个月后暴露骨缺损。由于感染导致严重的骨丧失，邻近的牙齿也被拔掉。

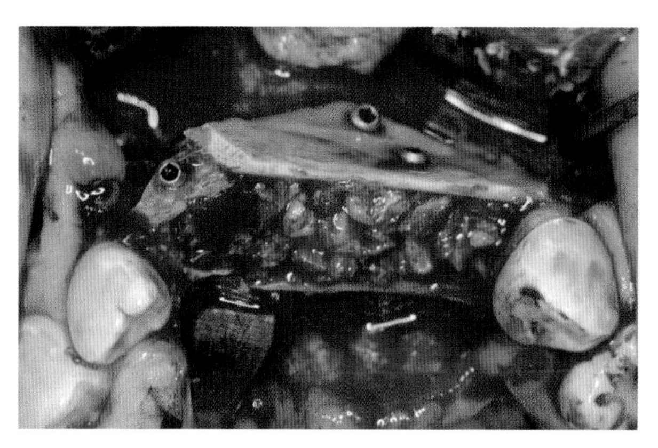

图8-59h 应用下颌骨块进行三维骨重建。

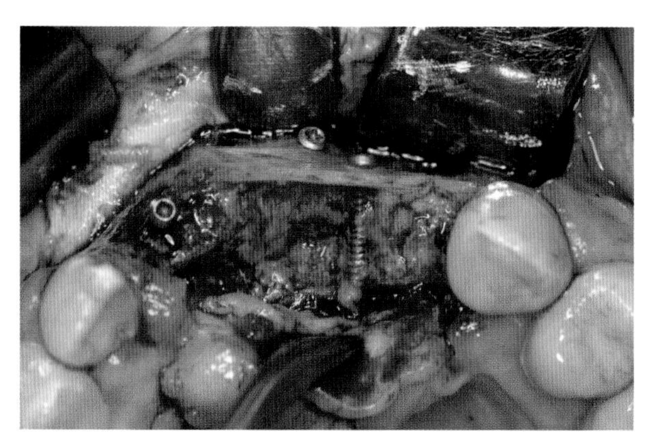

图8-59i 术后3个月骨再生不全。

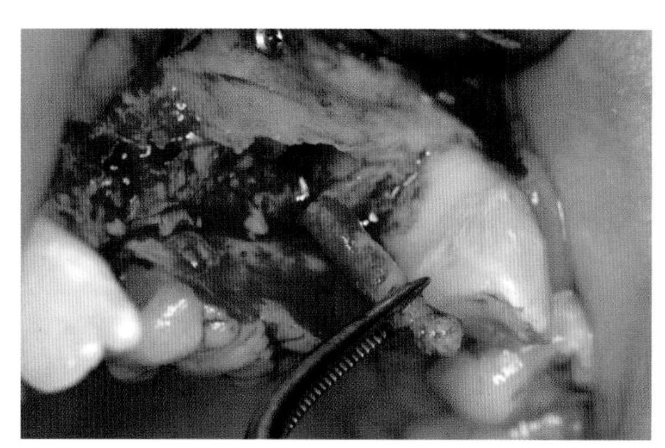

图8-59j 用环钻从种植部位获取的骨再移植。

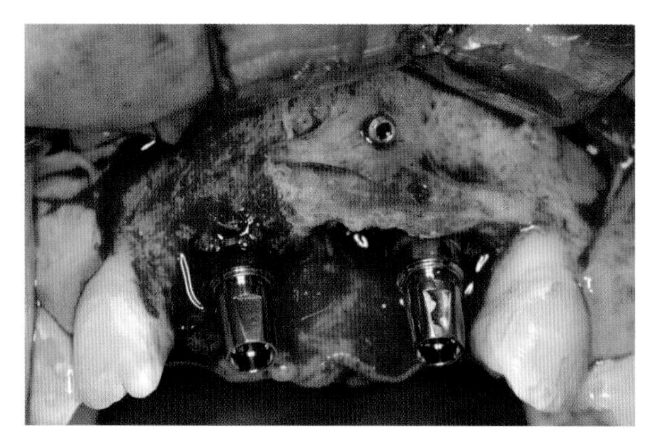

图8-59k 在骨移植区植入2颗种植体，剩余的空隙是用局部收获的骨充填的。

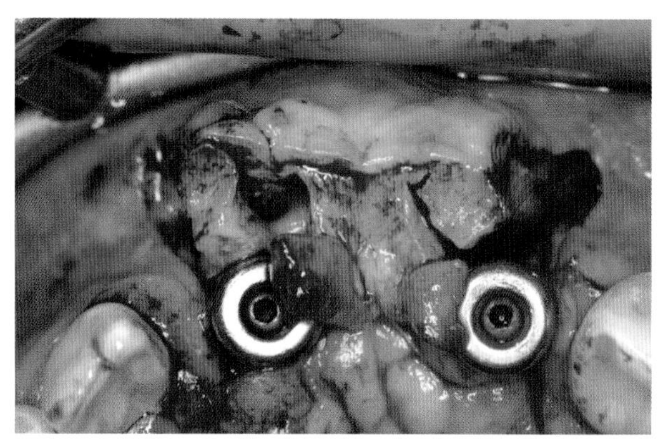

图8-59l 3个月后暴露种植体。

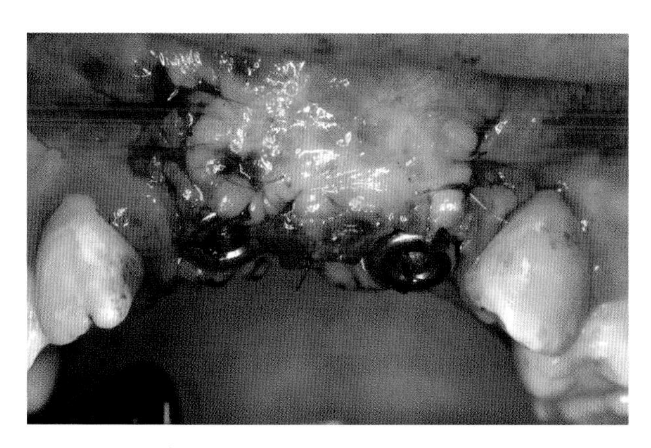

图8-59m　皮瓣采用6-0缝线缝合，同时增加了桥体处的牙龈体积。

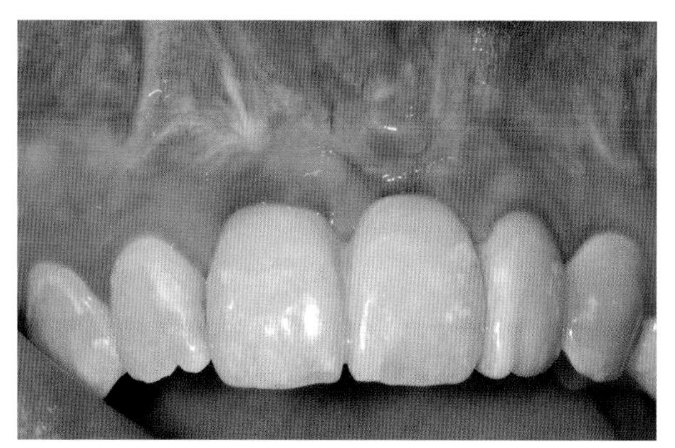

图8-59n　术后12年的临床表现。

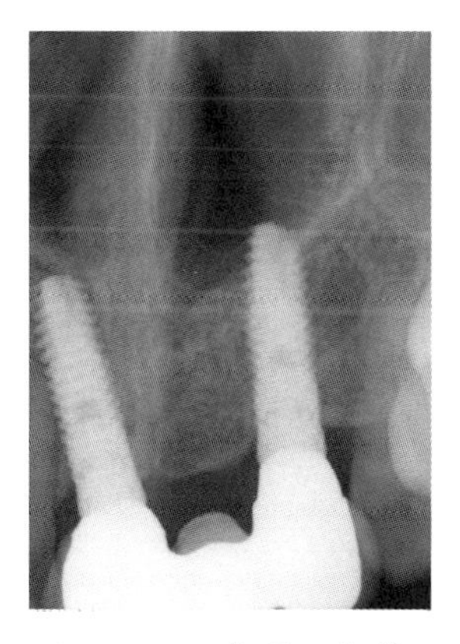

图8-59o　术后12年的X线片。

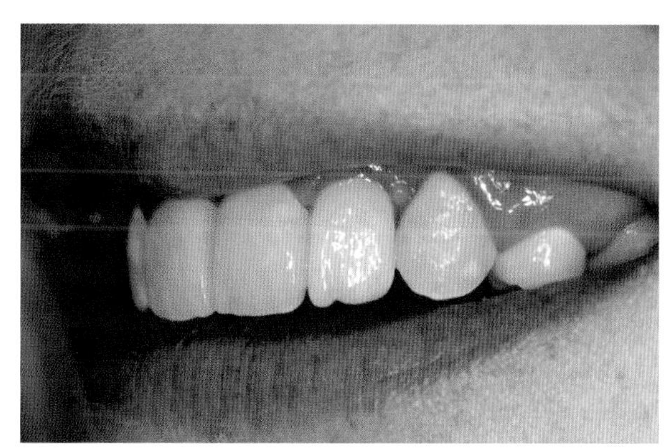

图8-59p　术后14年的自然微笑。

8.5.2　移植物的吸收

吸收可以通过移植骨块上的螺钉顶端经牙龈透出的颜色来识别。骨吸收主要见于骨块移植物[44,142,205]，吸收量可达总体积的25%[201]。融合良好且未感染的骨移植物的吸收通常是由不同因素引起的重要重塑所致（见第4章）。

在需要重要移植物重塑的情况下，骨吸收区域的再增量主要是在种植过程中用局部获取的骨来完成的（图8-60a～i）。从种植部位获取的骨柱可以通过微型螺钉的加压来稳定。局部获取的骨片可以用膜固定（图8-61a～k）。

根据研究，不可吸收膜和骨块的结合最初会导致骨改建和吸收减少[5,31]。然而，膜对骨膜的遮挡也阻碍了移植物的血运重建，从而增加

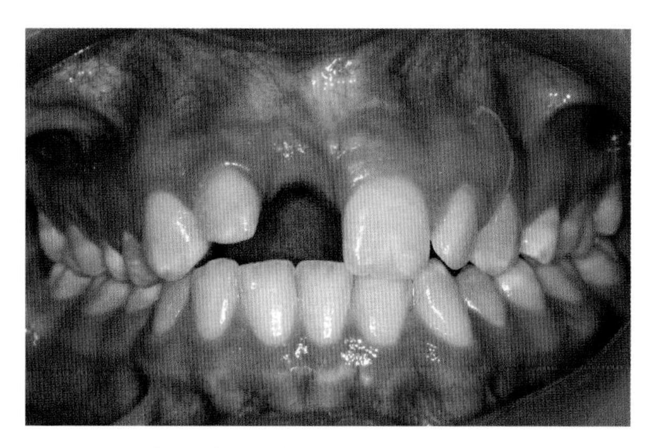

图8-60a 创伤性右侧中切牙丧失和右侧侧切牙嵌入型脱位未经治疗的临床表现。

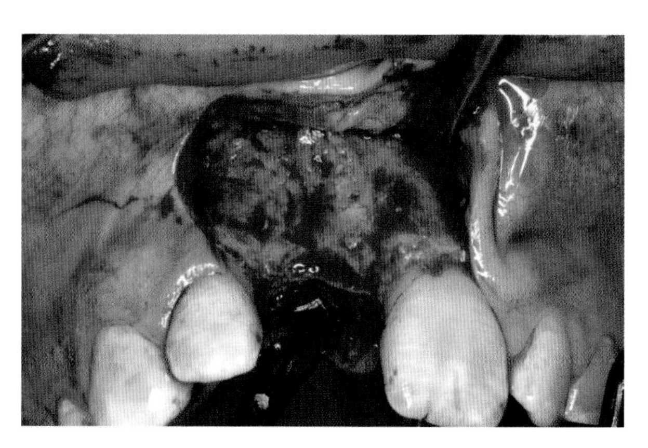

图8-60b 右侧中切牙区域有三维骨缺损。

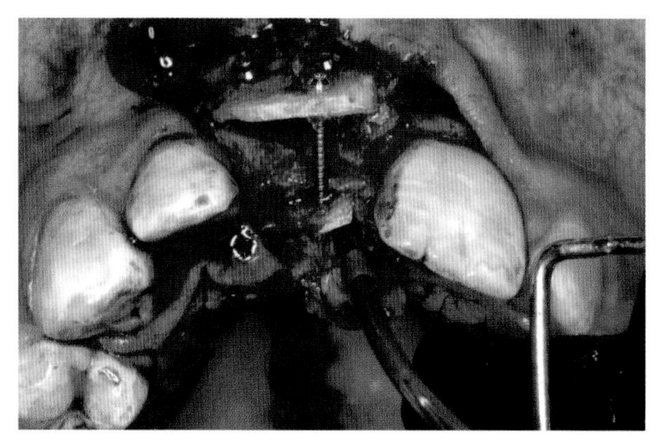

图8-60c 下颌骨移植重建前庭腭侧骨。

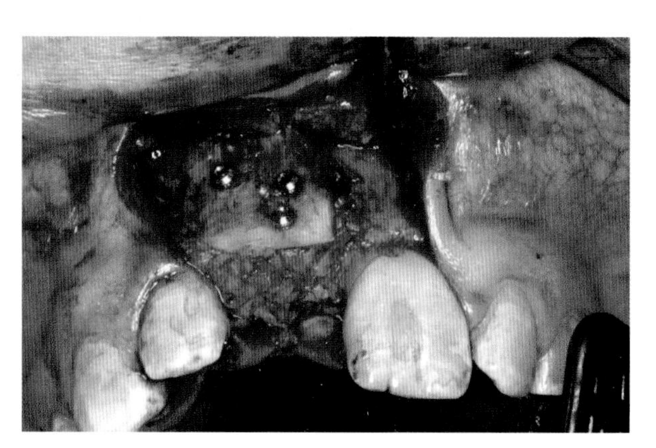

图8-60d 两个骨块之间装满了自体骨屑。

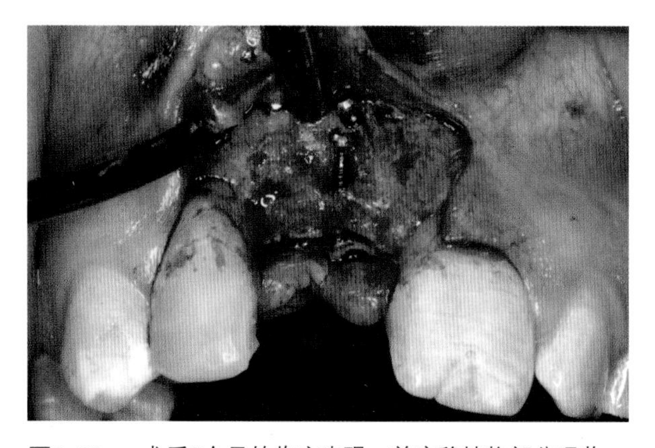

图8-60e 术后3个月的临床表现：前庭移植物部分吸收。

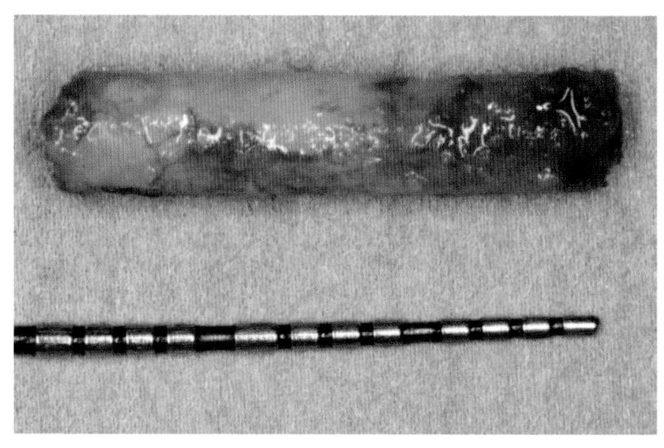

图8-60f 从植入部位采集骨柱。

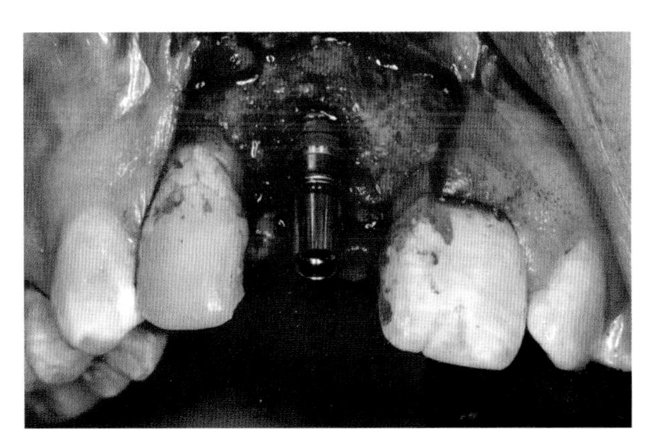

图8-60g 种植体植入骨轮廓内。

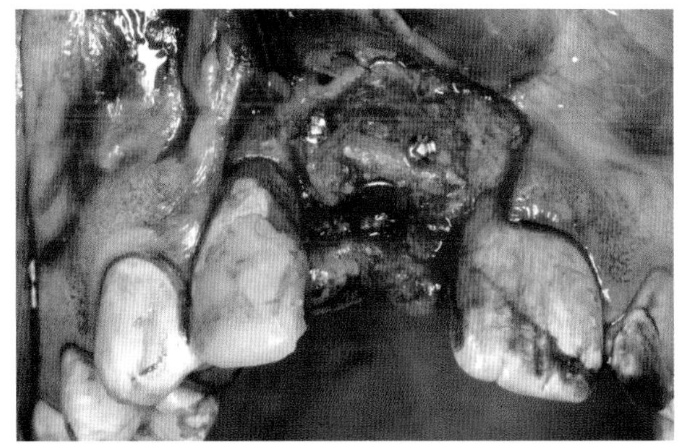

图8-60h 用2个螺钉固定骨柱，覆盖前庭侧的吸收区域。

了移植物在去除膜后的长期吸收。此外，应考虑到以e-PTFE为基础的不可吸收膜存在较高的并发症发生率，如感染和膜暴露，从而导致骨增量手术的彻底失败。

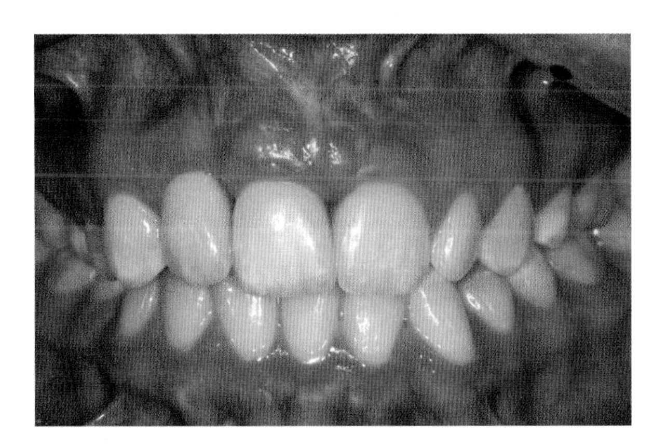

图8-60i 术后2年确定最终义齿修复，用复合材料修复侧切牙。

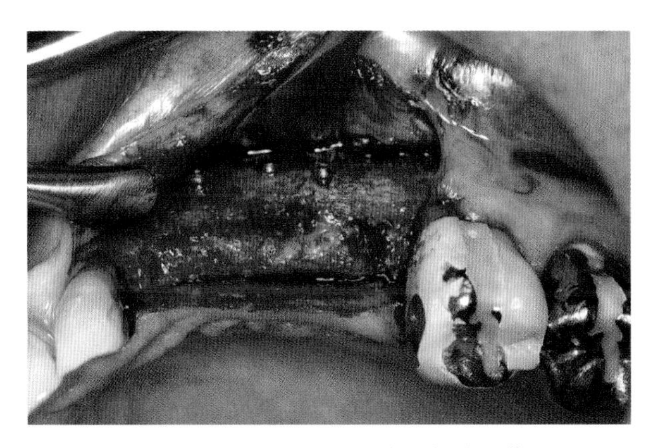

图8-61a 左上颌骨三维移植后3个月部分吸收。

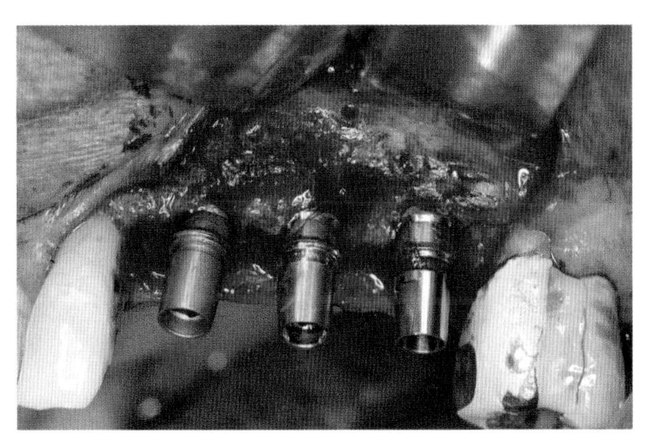

图8-61b 从植入物部位收集骨移植物后，将种植体植入正确的位置。

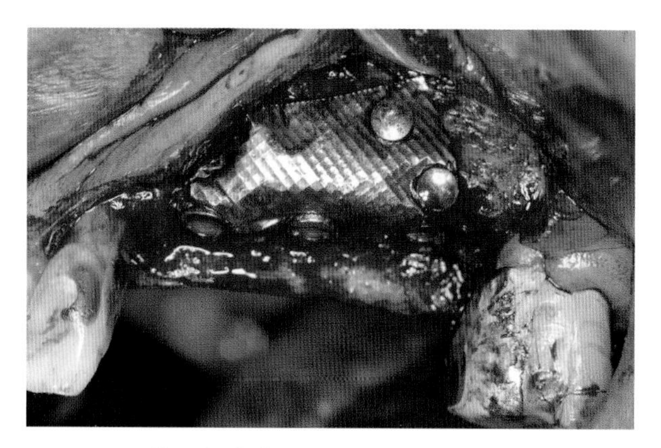

图8-61c 将局部收获的骨移植物植入缺损区，并覆盖钛膜。

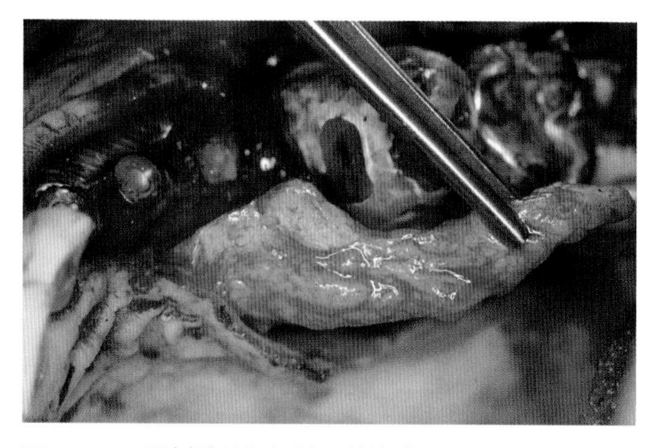

图8-61d 腭侧结缔组织瓣覆盖钛膜上。

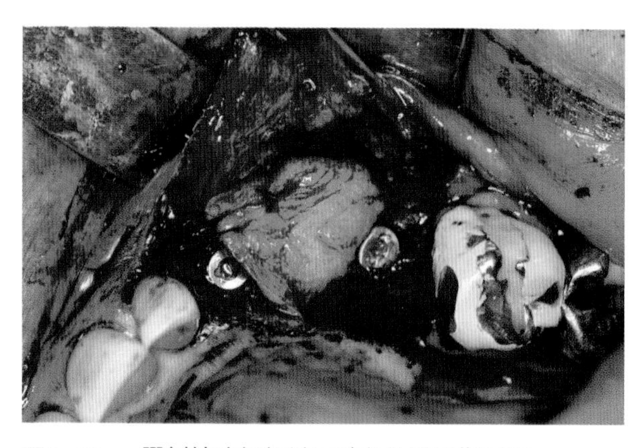

图8-61e 腭侧结缔组织瓣可避免钛膜早期暴露。

钛网也可以减少骨吸收，与不可吸收膜相比裂开的风险似乎更小[168,176,202]。在临床条件下暴露可吸收胶原膜通常是无关紧要的；通常会有再上皮化，不需要去除胶原膜。然而，聚乳酸或聚乙二醇的可吸收膜对骨再生和移植物吸收有负面影响，因为它们的吸收会释放出酸性代谢物（见第4章）。最后，随着交联度的增加，这些膜的屏障功能增强，但移植物的血管化和营养减少，从而导致移植物吸收的增加[29,73,90,135]。

8.5.3 移植物的动度

移植物的机械稳定性是充分骨再生和整合的前提。众所周知，成骨细胞在机械载荷作用下分化为成纤维细胞[127]。因此，重要的是要始终实现良好的植骨稳定，并避免植骨区域的任何负载，如可摘的临时修复体。

在增量的骨上进行种植床准备过程中，建议不要使用任何扩张技术，如劈开或撑开术，因为会刺激尚未完全整合的骨块的动度。因此，为确保植骨稳定性，最好只取下影响种植体植入所需位置的螺钉，而将其余螺钉留在原位。这些螺钉可以在种植体植入后或在种植二期手术时取出，以防植骨稳定性不足。

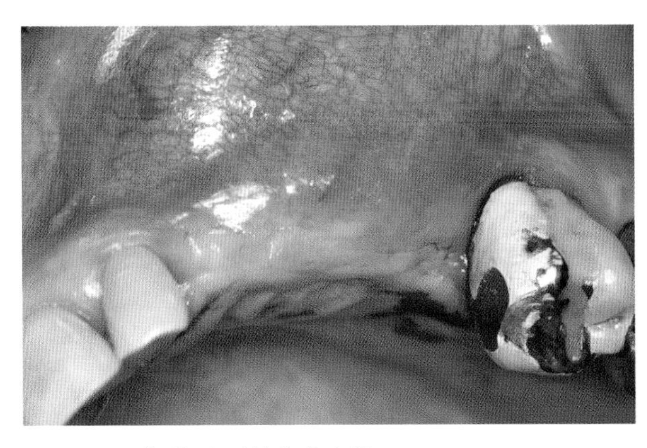

图8-61f　术后3个月的临床表现。

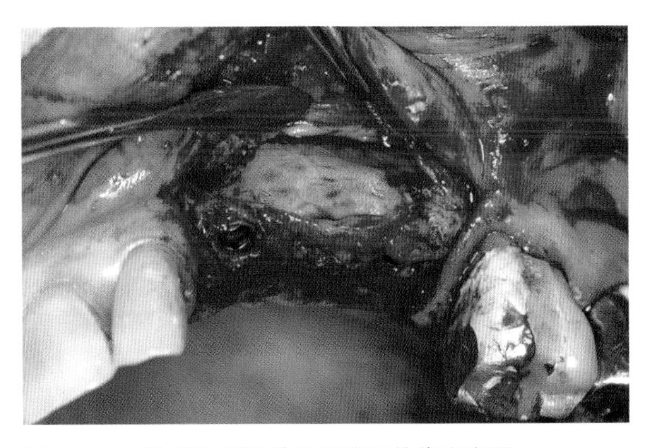

图8-61g　种植体暴露并取出膜后的临床表现。

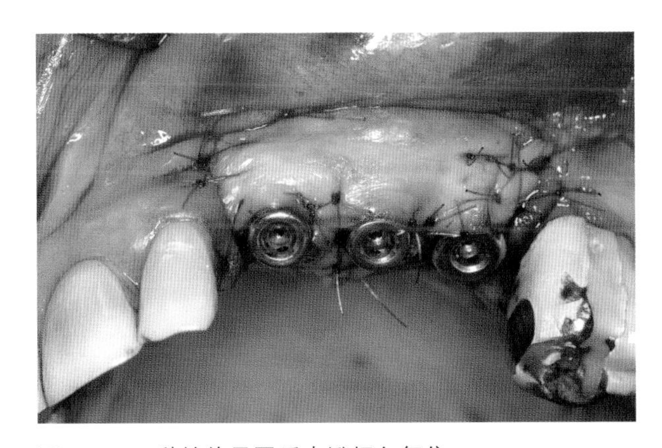

图8-61h　种植体暴露后皮瓣根向复位。

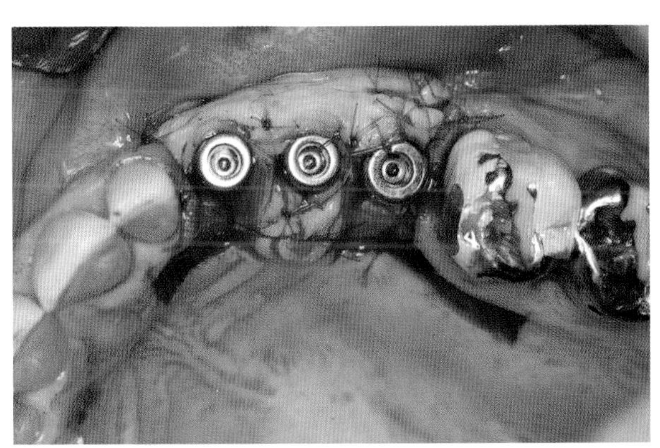

图8-61i　记录使用两个腭侧带蒂瓣重建龈乳头的咬合面照。

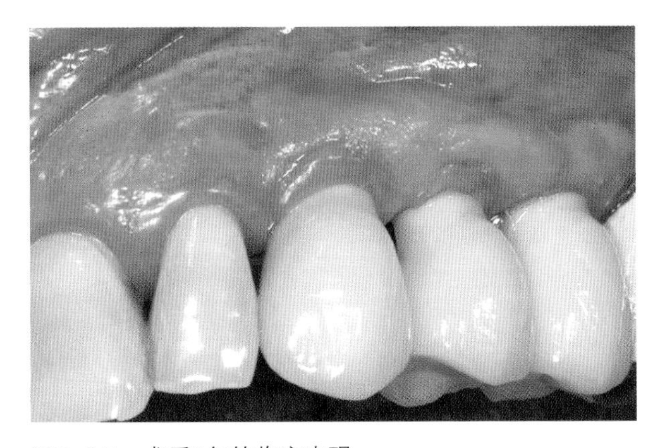

图8-61j　术后2年的临床表现。

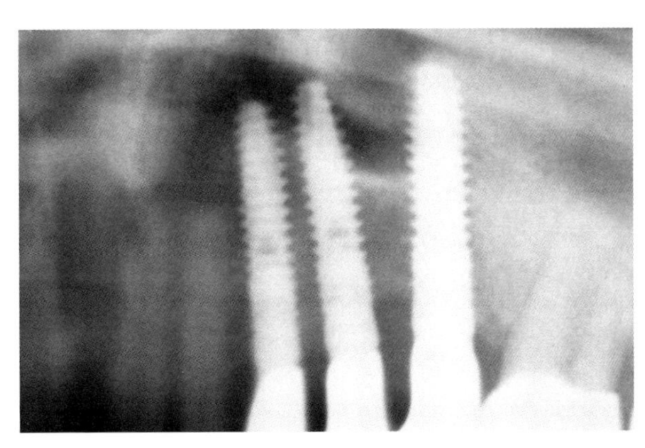

图8-61k　术后2年的X线片。

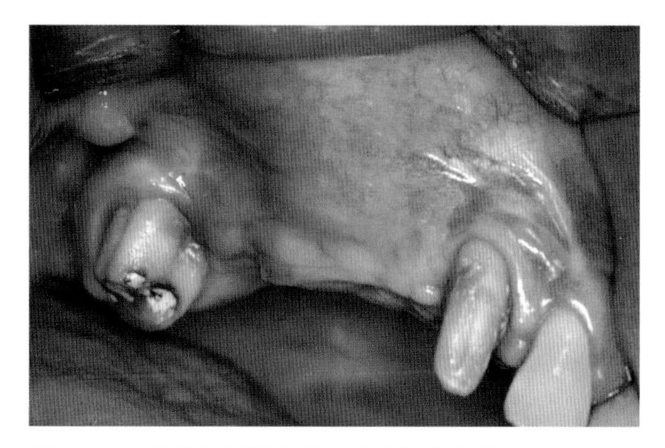

图8-62a　植骨及种植体植入后的临床表现。

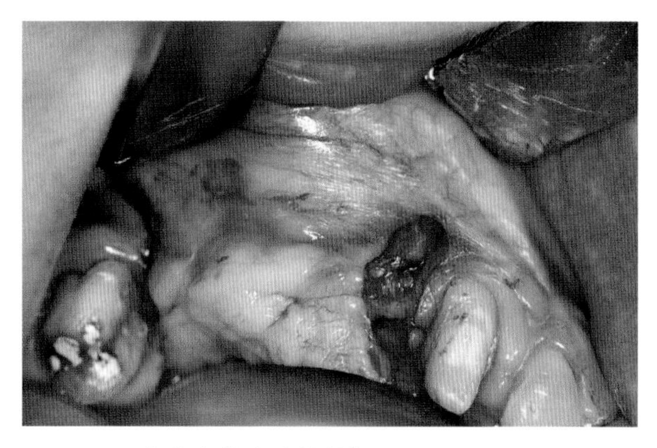

图8-62b　根向复位皮瓣的制备。

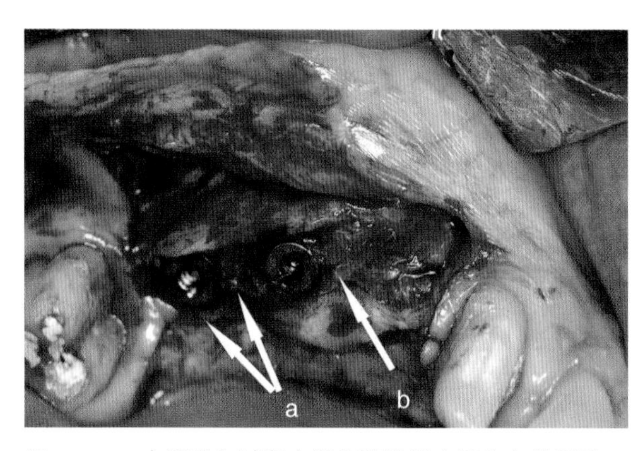

图8-62c　皮瓣准备过程中部分移植骨（箭头）的暴露。

8.6　种植体暴露（种植二期手术）期间的并发症

种植体暴露（种植二期手术）通常与软组织处理相结合。这包括不同的技术，如顶端重新定位的皮瓣、滚动皮瓣或结缔组织移植（见第3章）。接下来将介绍和讨论在这类手术中可能出现的并发症。

8.6.1　移植物暴露

根据受体部位的骨质不同，移植的骨需要一定的时间才能形成良好的血管化。在种植二期手术时，良好的血管化大多不能实现；即使在移植手术几个月后，还可以发现非自体骨区域[219]。因此，种植体暴露（种植二期手术）后，应注意不要留下任何暴露的移植骨，因为这可能导致部分愈合的骨继发感染，严重的并发症以及部分骨丧失。虽然建议根据骨膜上软组织处理的不同技术进行皮瓣准备（如半厚瓣），但移植骨也可能意外暴露。在这种情况下，应在不改变暴露（二期）手术方案的情况下，立即用腭部或前庭旋转皮瓣覆盖暴露的骨（图8-62a～i）。对于覆盖部位，是使用腭侧结缔组织瓣还是上皮旋转瓣取决于腭部黏膜的厚度：如果厚度较厚，建议准备结缔组织瓣；如果厚度较薄，建议使用腭侧骨膜上皮旋转瓣（图8-63a～h）。

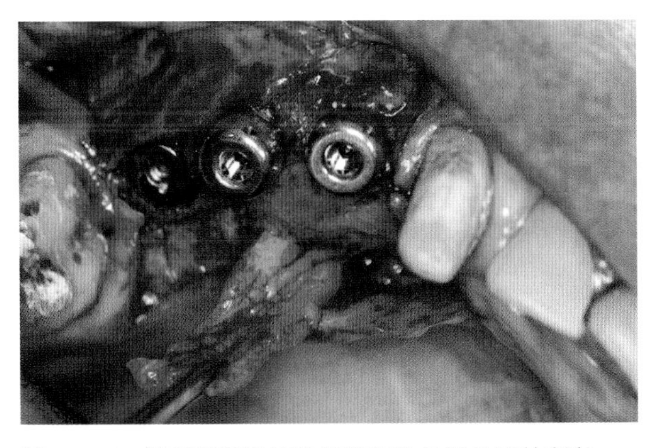

图8-62d 腭侧带蒂结缔组织瓣覆盖暴露骨面的制备。

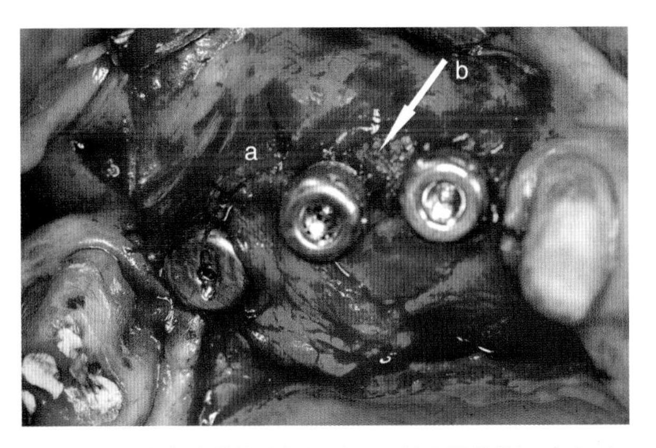

图8-62e 前庭旋转结缔组织瓣以覆盖暴露骨的远端（a）。

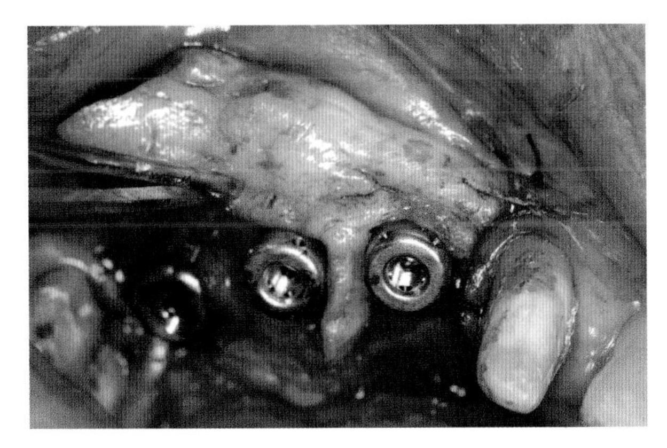

图8-62f 前庭组织瓣制作小皮瓣覆盖暴露骨的近端。

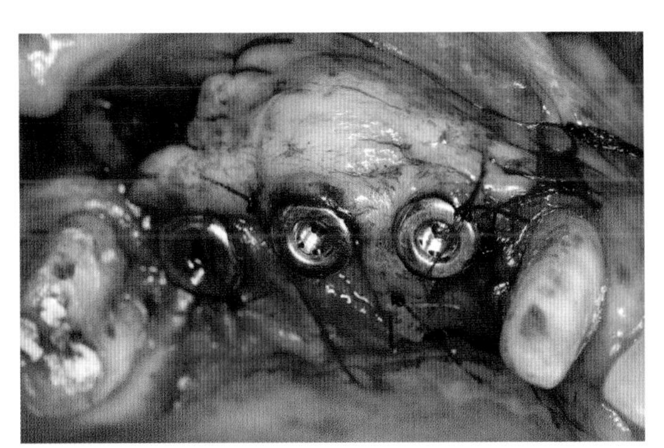

图8-62g 创面修整后的临床表现。

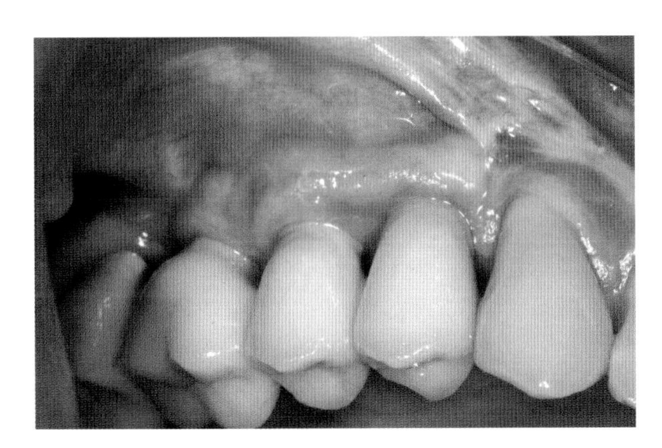

图8-62h 术后14年的临床表现。

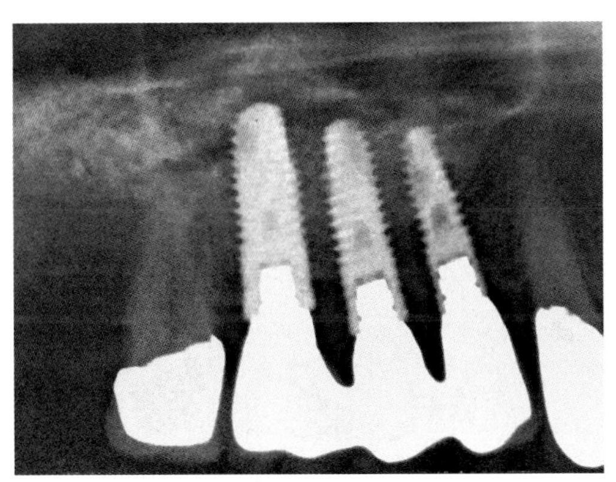

图8-62i 术后14年的X线片。

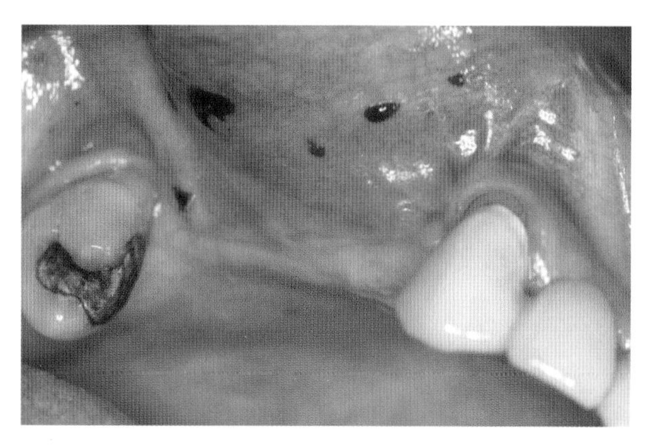

图8-63a 右上颌骨植骨及种植体植入后的临床表现，注意前庭角化龈丢失。

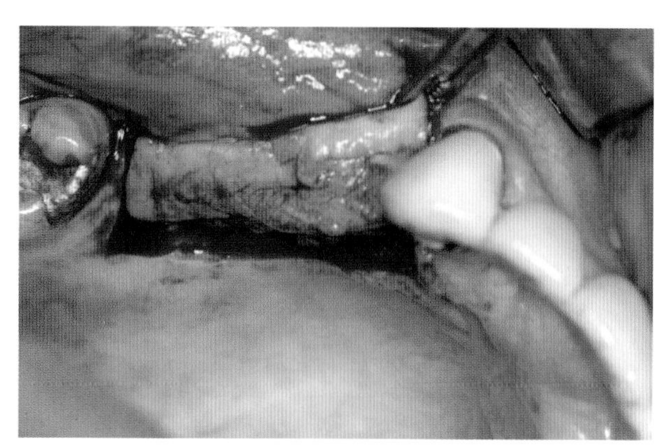

图8-63b 根向复位皮瓣。

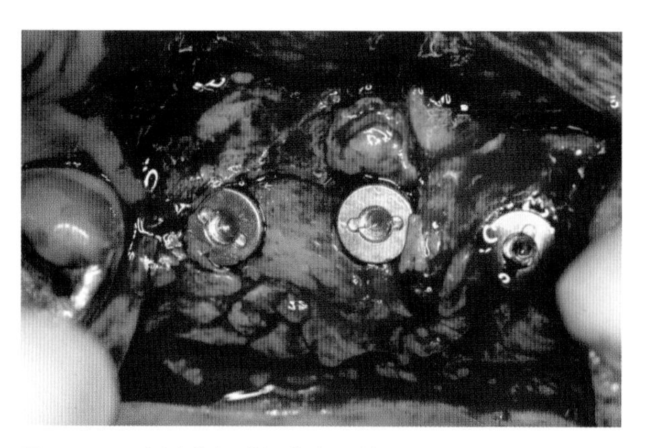

图8-63c 皮瓣准备过程中广泛的骨暴露。

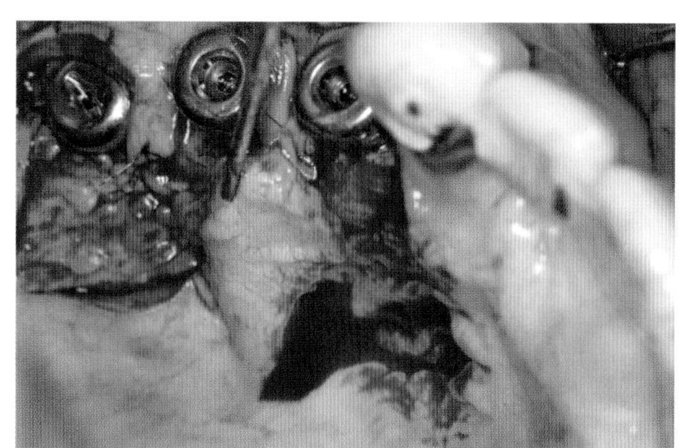

图8-63d 腭后部带蒂皮瓣的制备，以覆盖暴露的骨。

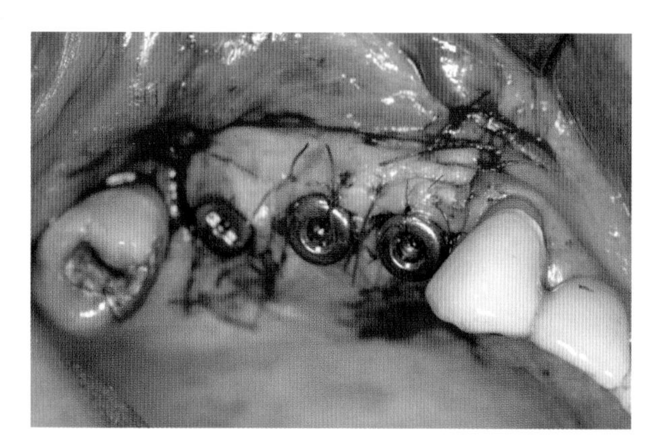

图8-63e 皮瓣修复后的临床表现。

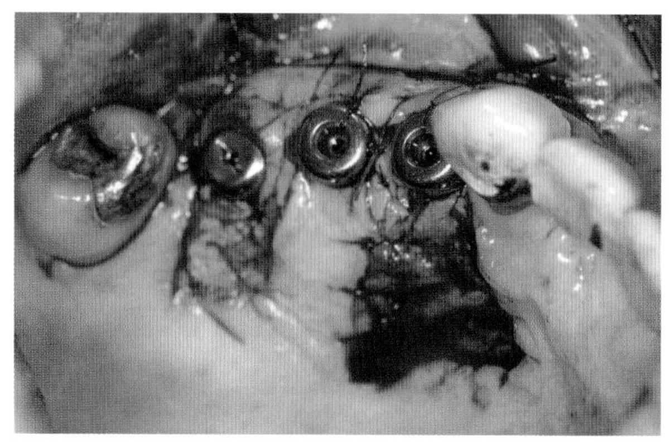

图8-63f 覆盖的暴露骨面的腭面观。

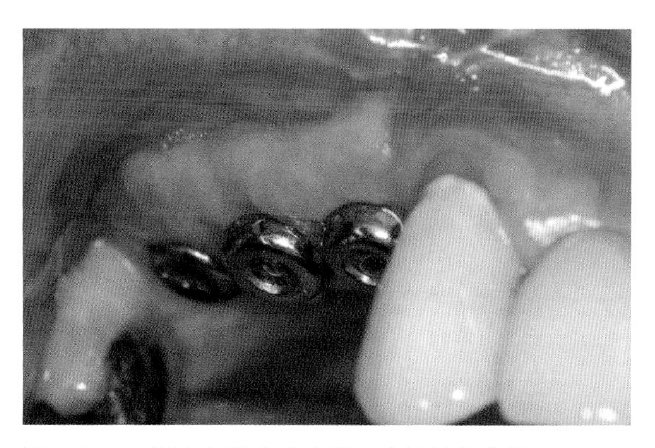

图8-63g 术后4周的临床表现：广泛的角化龈。

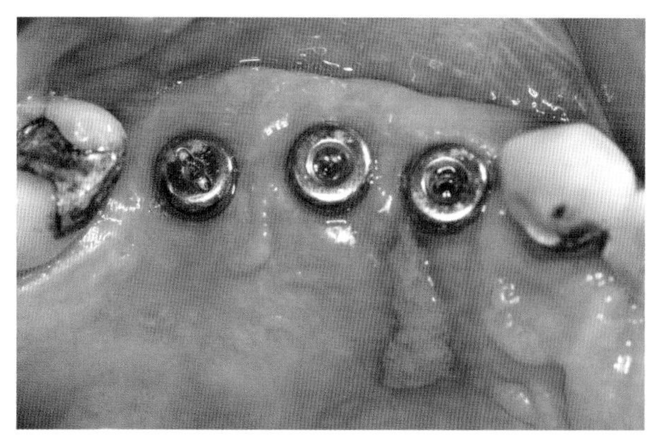

图8-63h 术后4周腭侧软组织的临床表现：供区有纤维蛋白层覆盖。

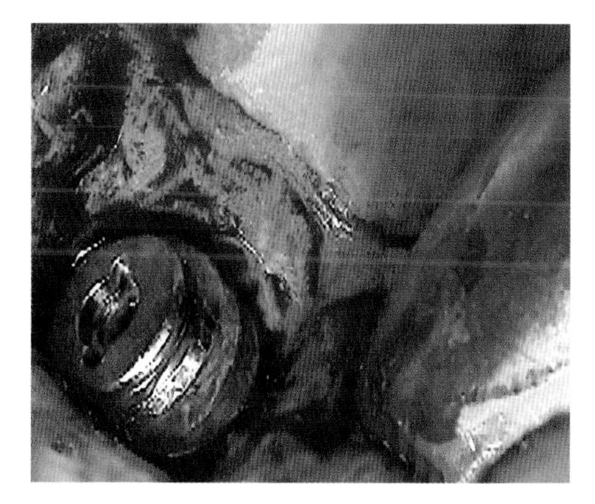

图8-64a 种植体暴露时的临床表现：前庭部分骨吸收。

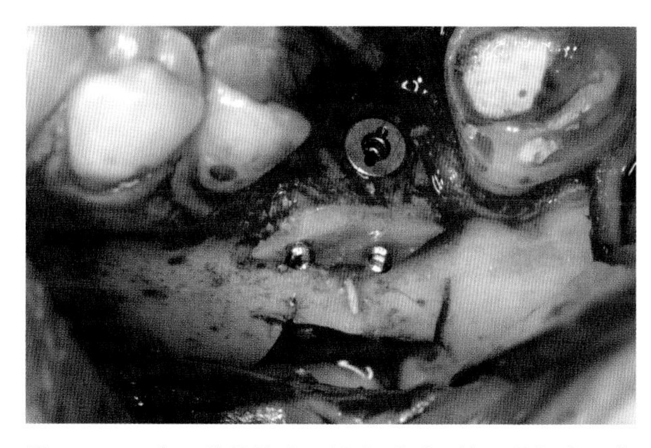

图8-64b 由于种植体表面没有受到污染，从根尖区收集骨块重建前庭骨缺损区。

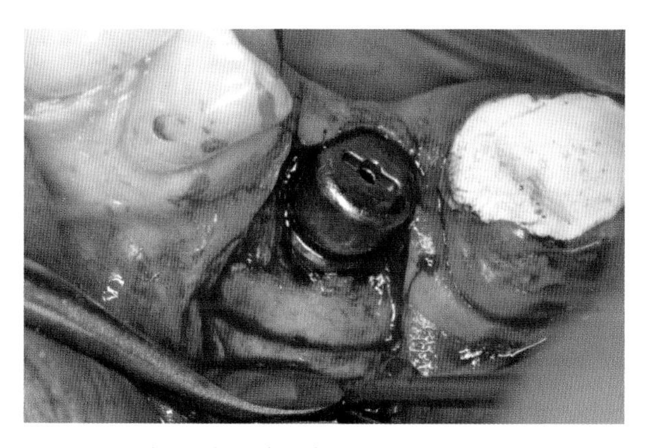

图8-64c 术后2个月种植体暴露，植骨愈合良好。

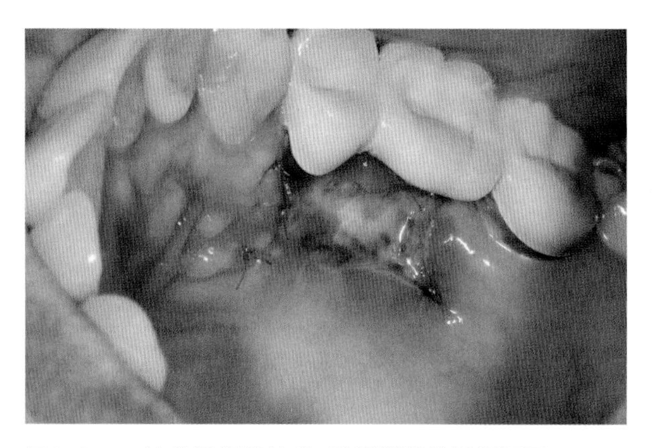

图8-65a 结缔组织移植术1周后腭部软组织坏死。

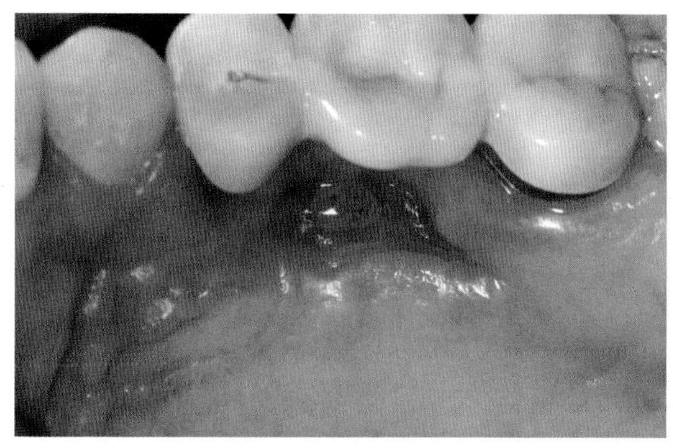

图8-65b 2周后自然愈合。

8.6.2 出血

种植体暴露手术（种植二期手术），结合软组织处理和软组织增量，会影响到高度血管化的腭黏膜[143]。这会导致大量出血，因为腭动脉的许多分支可能会被损伤。这种出血的主要控制方法是指压出血区域的硬腭。在腭部黏膜缝合后，准备一种牙支持式树脂腭护板，对出血区域进行二次加压（见第3章）。

8.6.3 种植体周围骨吸收

如果在种植体暴露（种植二期手术）过程中观察到种植体周围骨的一些吸收，建议重新骨移植这一区域并完全关闭伤口，使种植体埋入式愈合。由于种植体表面未受污染，采用埋入式愈合手术的预后良好，并将改善种植体周围骨的体积（图8-64a~c）。

8.6.4 皮瓣坏死

创伤手术、感染或血供不足都可能导致皮瓣坏死。如果下面的骨活性好并且灌注良好，就可以进行二次愈合（图8-65a和b）。如果这种坏死影响到前庭一侧的种植体周围组织，可能会对最终的美学效果产生严重的负面影响。在这种情况下，建议去除愈合基台，让软组织在种植体上生长，然后在4周后再次用结缔组织重新移植覆盖该区域。再过6周，可以使用适当的技术再次暴露种植体。

8.7 义齿修复后的远期并发症

8.7.1 种植体周围软组织退缩

稳定的种植体周围骨和黏膜状况是种植义齿长期成功的重要前提[21,118]。种植体暴露后种植体周围软组织的厚度因为生物学宽度的原因会影响种植体周围骨量[23]。只有更多的骨丧失才令人担忧，因为这可能是机械负荷过重或种植体周围软组织慢性炎症的结果。在这方面，在增量区保持义齿修复体周围的口腔卫生就显得尤为重要。

美学区的骨和软组织增量后，重要的是开始修复过程，临时冠的牙龈成形，改善龈乳头和种植体的外露轮廓。应避免过宽的基台向根方挤压和推动软组织（图8-66a～g）。在最终修复体中，基台应该尽可能薄；最终的形式将由陶瓷冠呈现。

由于恢复性牙龈创伤而导致的软组织退缩可以通过移除基台和牙冠来纠正，从而允许在种植体上形成软组织封闭。大约4周后，可以进行埋入式结缔组织移植，使种植体周围的软组织向所需方向增加。在8周的愈合期后，可以使用适当的技术暴露种植体，增加种植体唇颊侧的软组织体积。义齿修复后应进行矫正，以避免对修复的软组织造成新的损伤（图8-67a～m）。

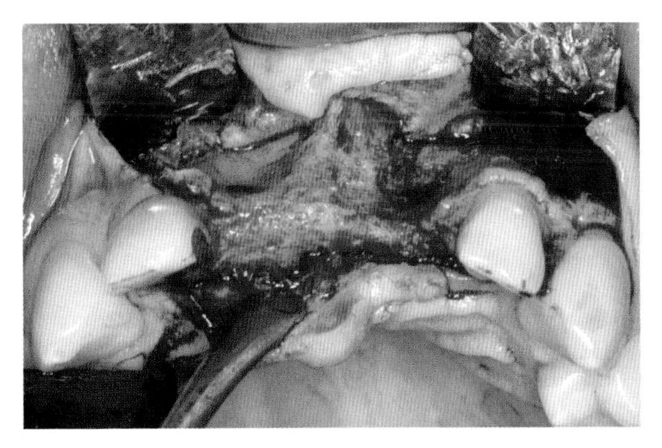

图8-66a 上颌前牙区的三维骨缺损。

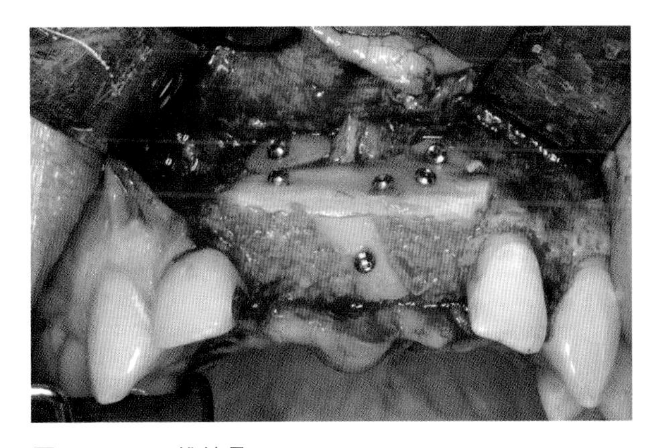

图8-66b 三维植骨。

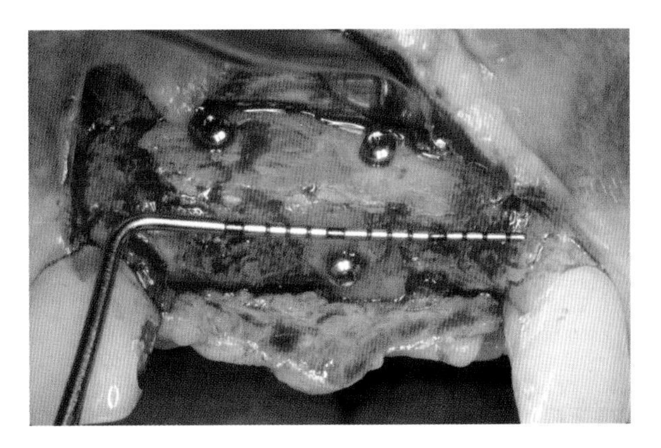

图8-66c 术后3个月的临床愈合情况。

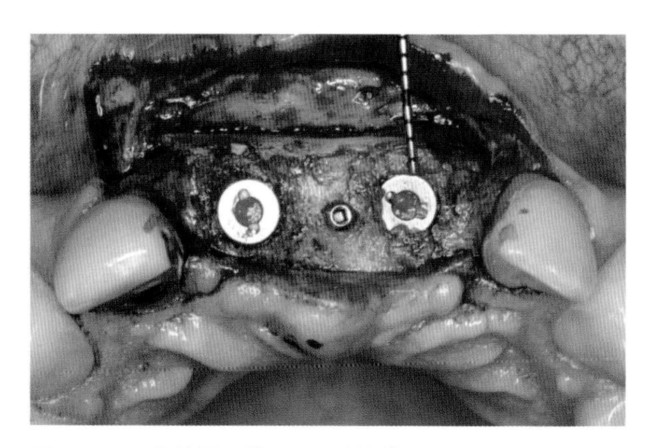

图8-66d 在植骨区植入2颗种植体。

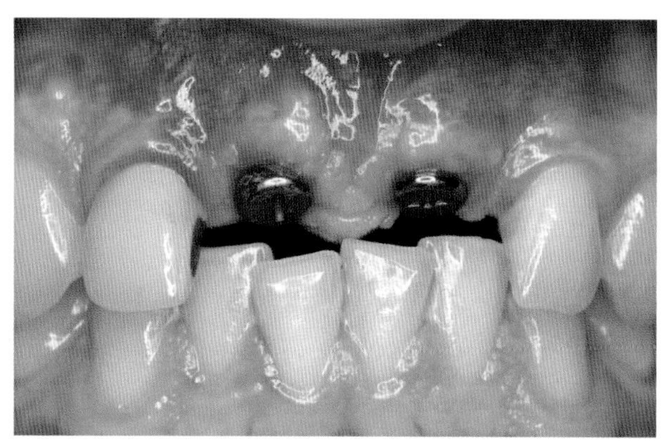

图8-66e 种植体暴露结合软组织处理后的临床效果。

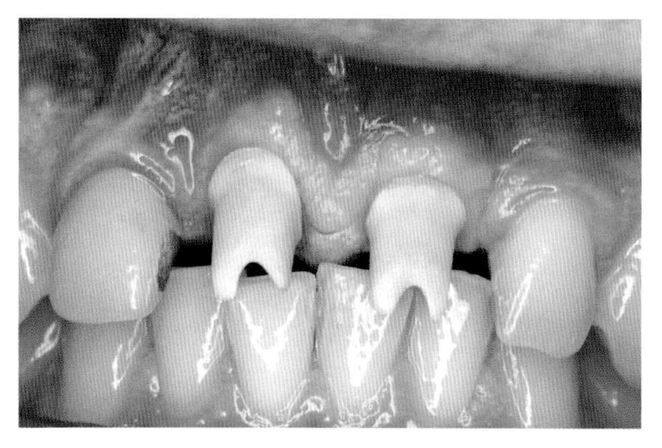

图8-66f 瓷基台很大，会将牙龈推向头颅侧（根方）和不美观的方向。

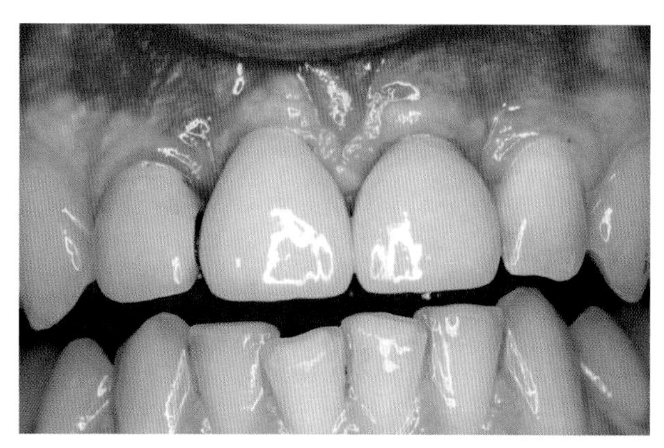

图8-66g 由于修复过程不正确而造成的不美观的三角冠。

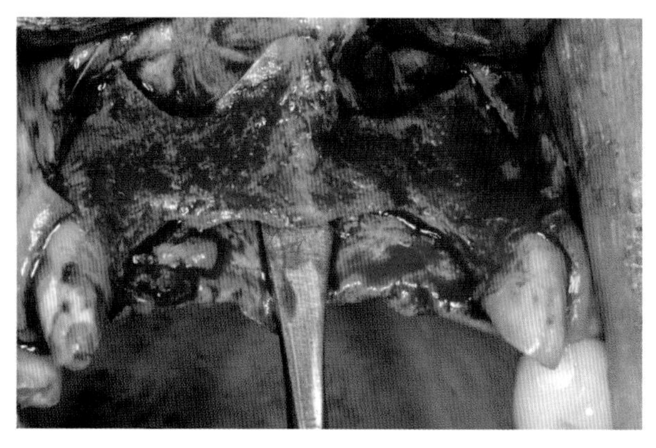

图8-67a 直到鼻底的牙槽嵴极度萎缩。

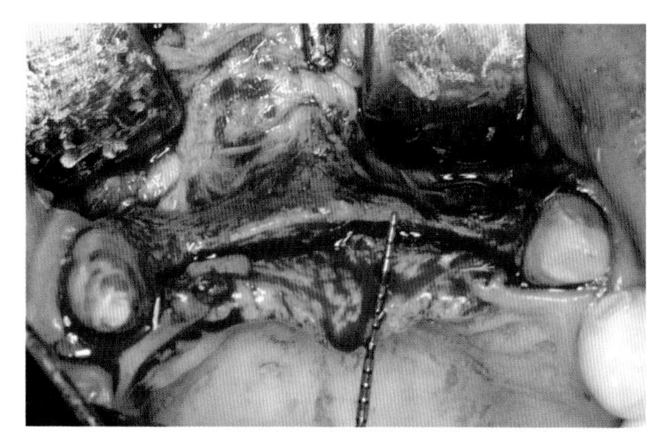

图8-67b 薄牙槽嵴的殆面观。

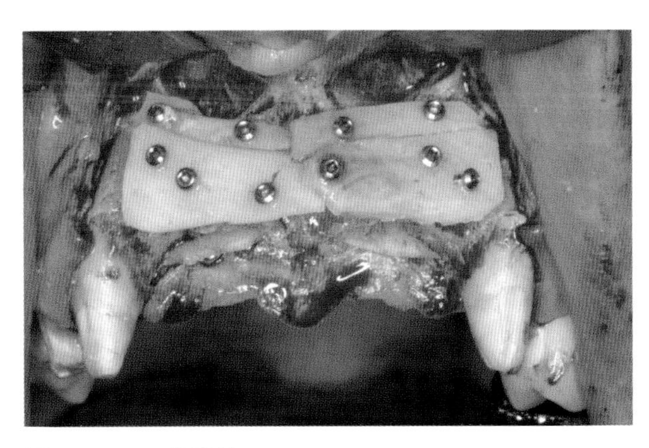

图8-67c　三维植骨。

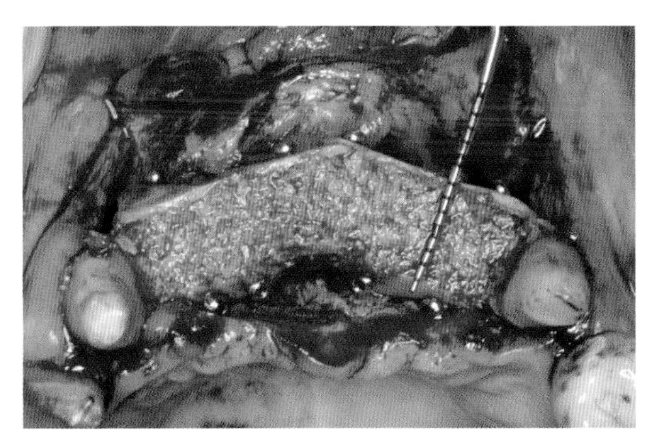

图8-67d　骨块之间充满了自体骨屑。

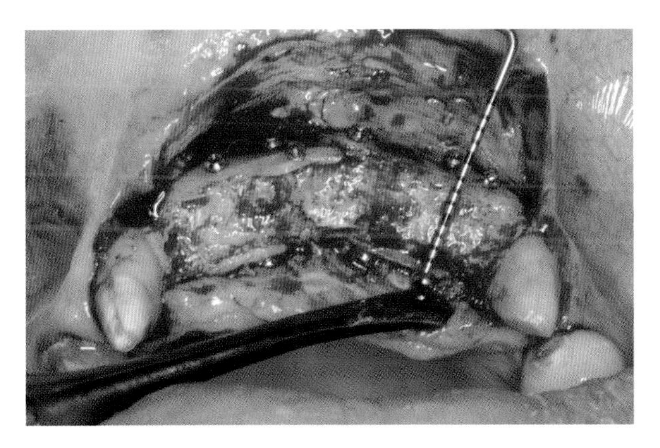

图8-67e　术后3个月的临床表现。

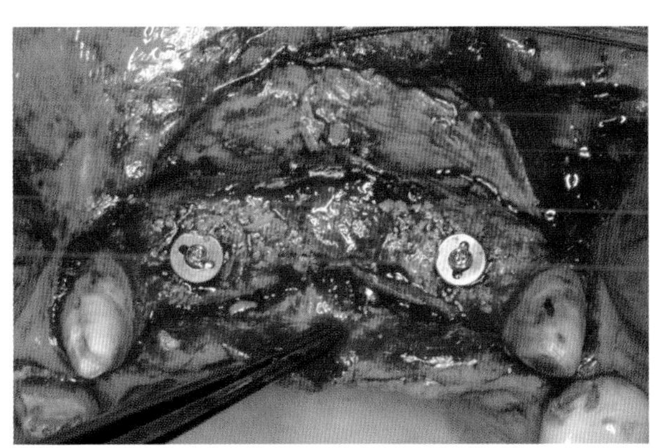

图8-67f　植骨区植入2颗种植体。

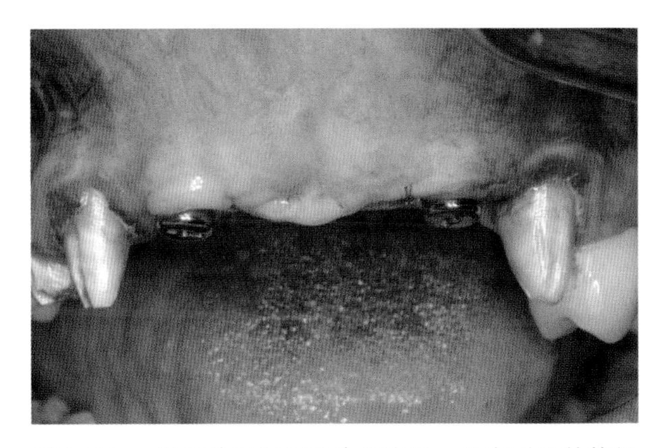

图8-67g　种植体暴露后的临床表现，注意重要的软组织体积。

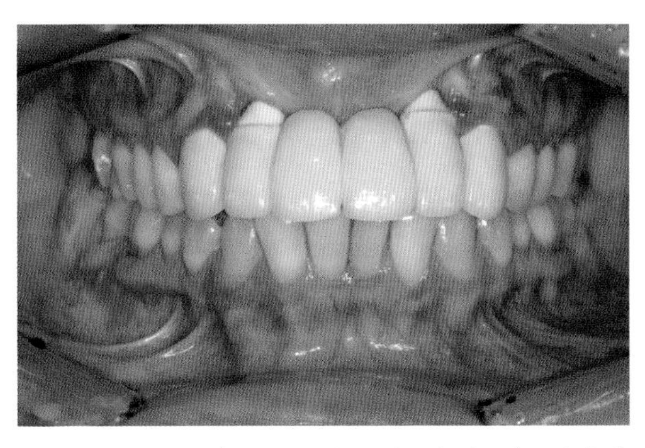

图8-67h　义齿修复2年后牙龈退缩。这种退缩是由多种因素造成的，包括错误大基台和多次改变修复体。

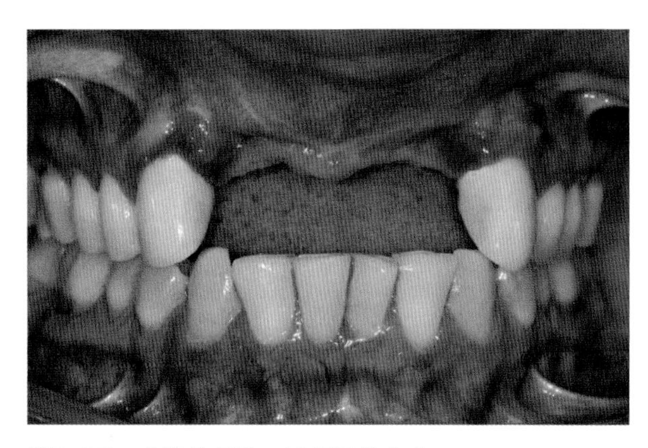

图8-67i 去除修复体，牙龈正常愈合。

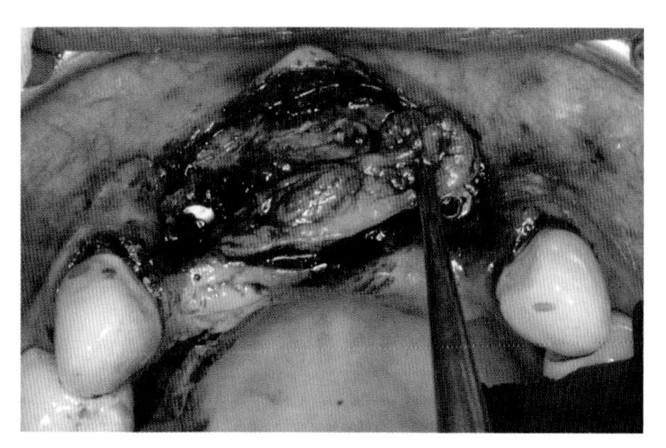

图8-67j 腭侧带蒂结缔组织瓣移植软组织重建。

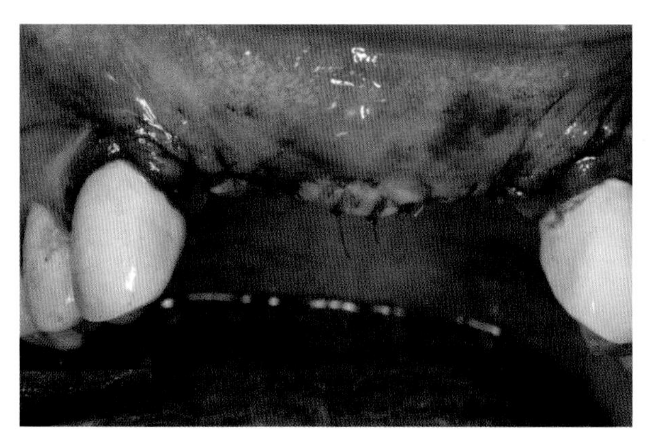

图8-67k 伤口封闭记录增加的软组织体积。

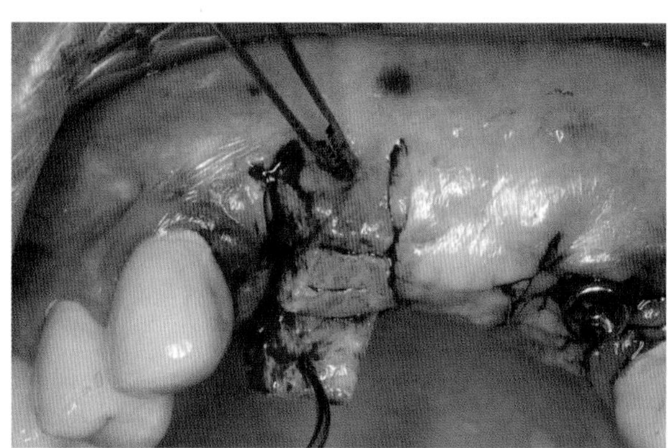

图8-67l 卷瓣技术在种植体暴露时应用。

文献中的一些科学数据表明，在单颗种植体义齿修复中，种植体周围龈乳头有体积丢失[75,93-94,169]。龈乳头的丢失也可能发生在2颗相邻种植体之间，这是生物宽度的形成导致骨吸收的结果[23,75]。这种现象在种植义齿修复中很常见，并不一定是骨增量的结果。

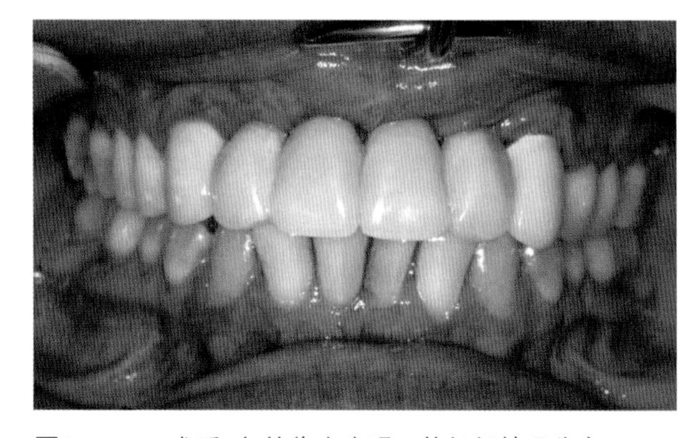

图8-67m 术后4年的临床表现：软组织情况稳定。

8.7.2 软组织增生

结缔组织移植用于改善软组织的生物型和体积。当遵循各种技术的手术方案时，通常可以获得可重复性的结果。然而，在极少数情况下，结缔组织移植区域会发展为种植体周围软组织的显著增生，因此有必要进行手术干预以减少软组织体积（图8-68a～k）。

8.7.3 缺乏角化龈导致种植体周围黏膜炎

当角化或附着牙龈在上颌后牙或下颌缺失时，由于肌肉的强烈活动，可能会发生一些炎症。这可能是导致黏膜炎的主要原因，其治疗主要包括使用腭侧软组织移植进行前庭成形术。但是，在下颌后牙舌侧缺少角化龈的情况下，这可能会变得困难。在这种情况下，需要

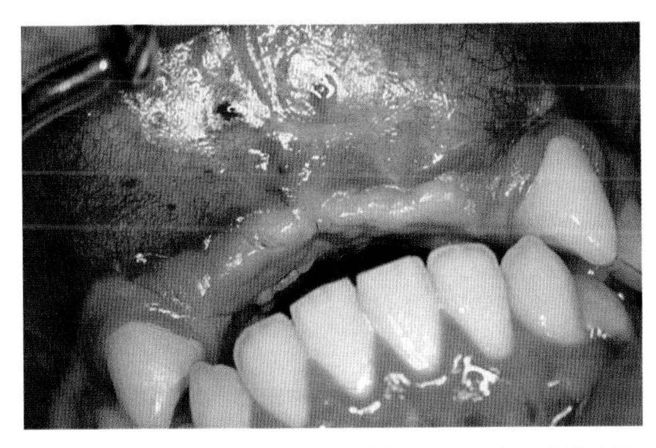

图8-68a 前庭侧植骨和种植体植入后，软组织体积和角化龈不足。

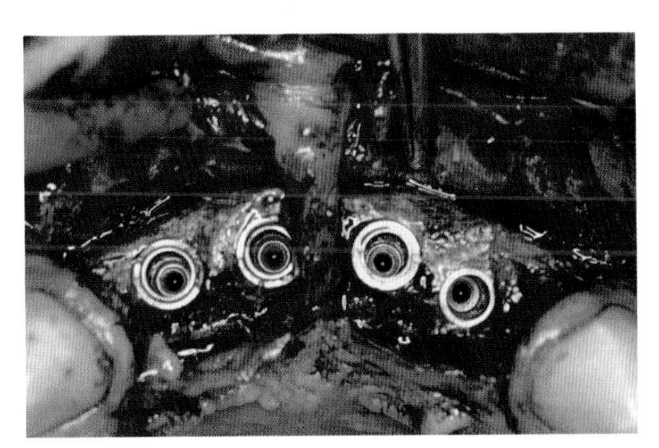

图8-68b 种植体暴露时带骨膜的根向复位瓣。

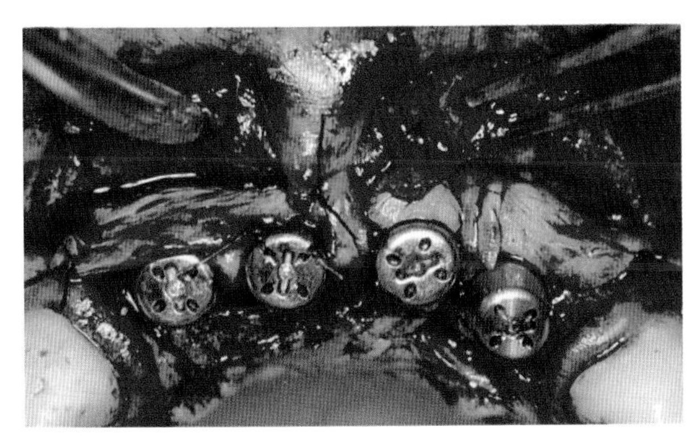

图8-68c 在暴露的骨膜上固定结缔组织。

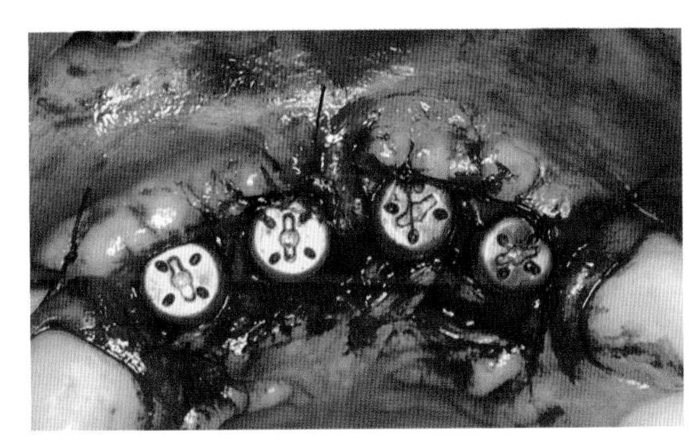

图8-68d 腭侧瓣用愈合基台固定在前庭侧。

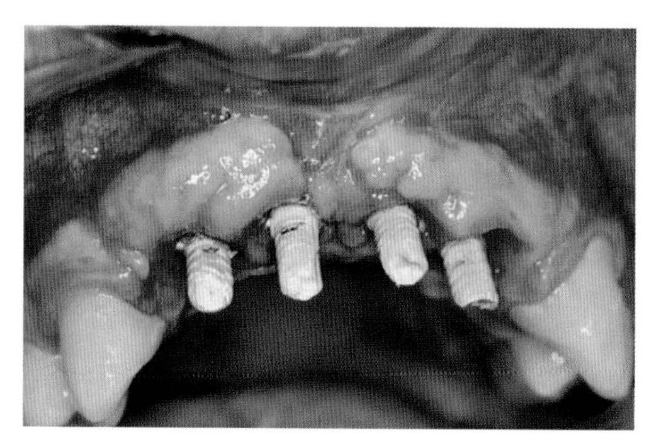

图8-68e 临时基台用于种植体暴露4周后的临时修复，注意中间龈乳头区域的软组织缺损。

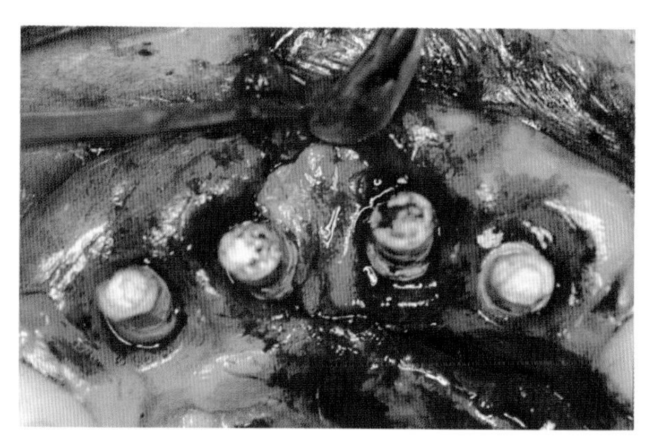

图8-68f 腭侧带蒂瓣移植增量中间龈乳头区。

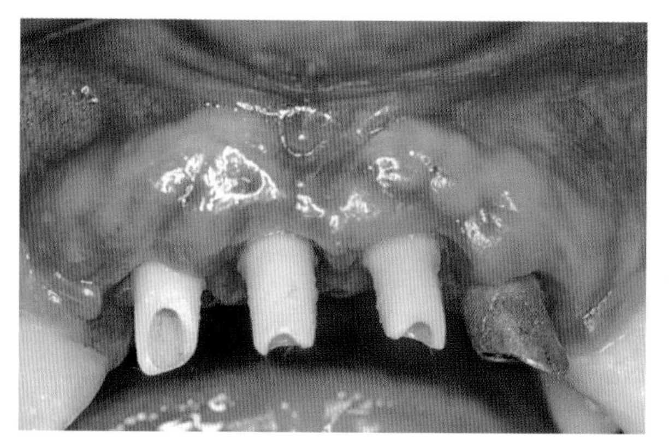

图8-68g 术后3个月的临床表现显示中间龈乳头得到改善。

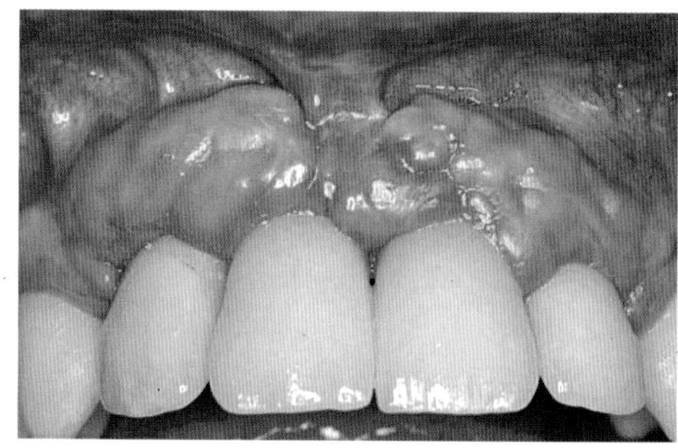

图8-68h 最终修复体修复。

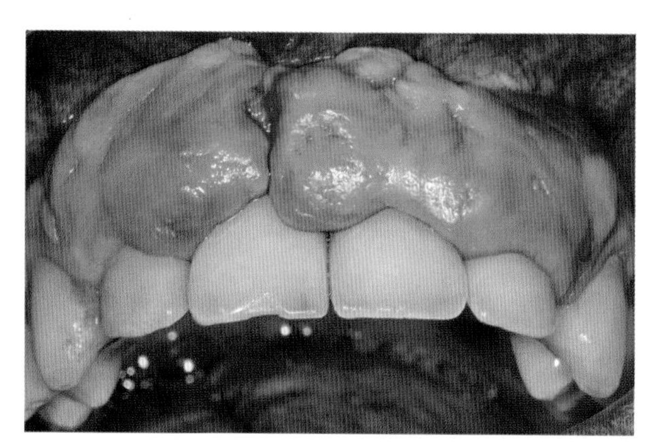

图8-68i 10年后牙龈增生的临床表现。

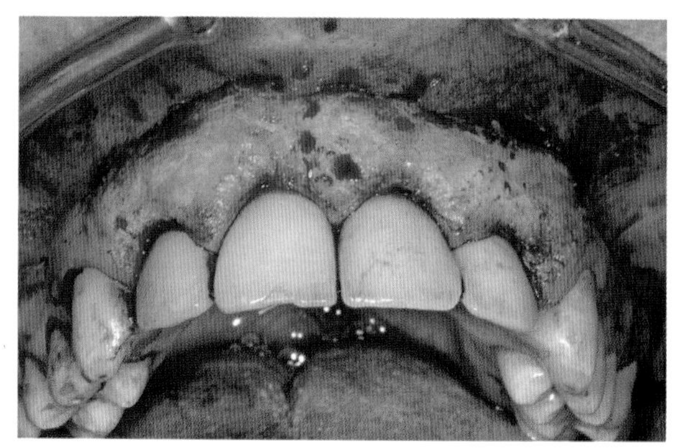

图8-68j 牙龈切除术和用金刚砂车针表面塑形。

一种特殊的治疗方法，将根向复位瓣与游离软组织移植相结合（图8-68l～w）。

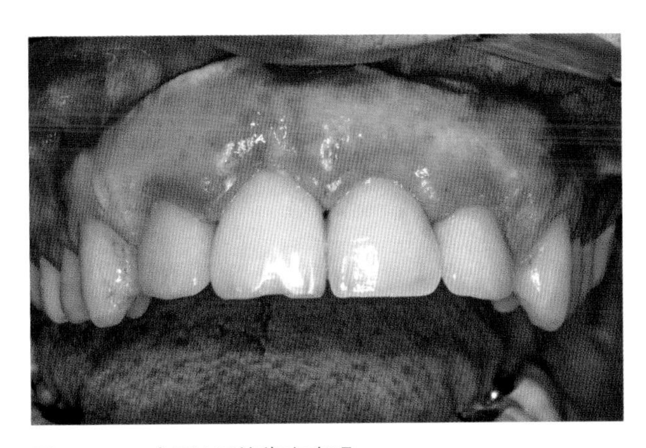

图8-68k 术后4周的临床表现。

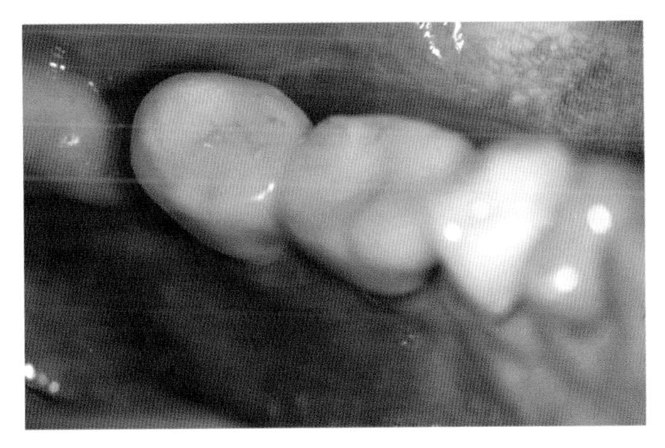

图8-68l 由于舌侧缺少附着龈导致浅表黏膜炎的临床表现。

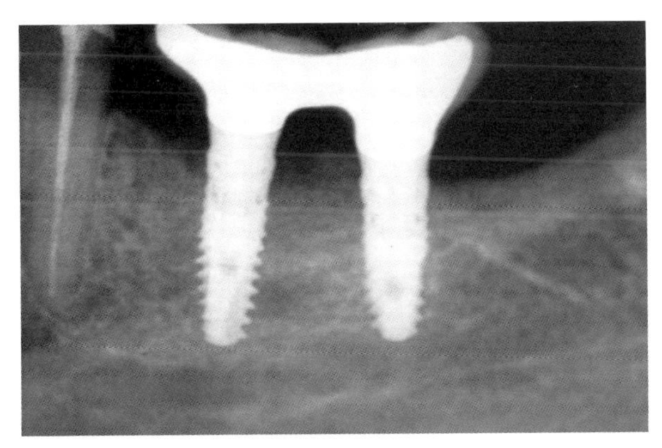

图8-68m X线片显示垂直向骨增量后种植体周围无骨丧失。

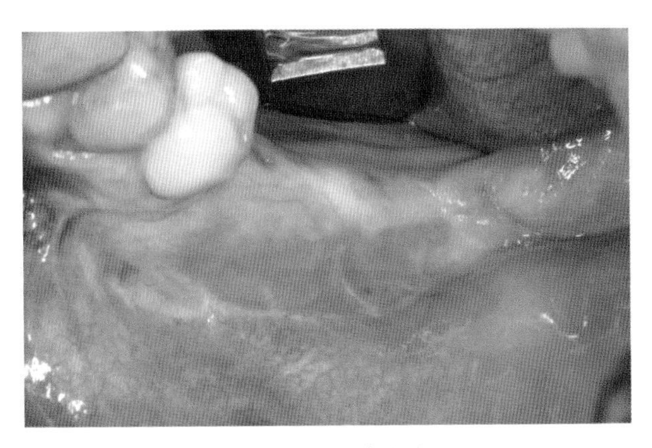

图8-68n 修复体去除4周后的临床表现。

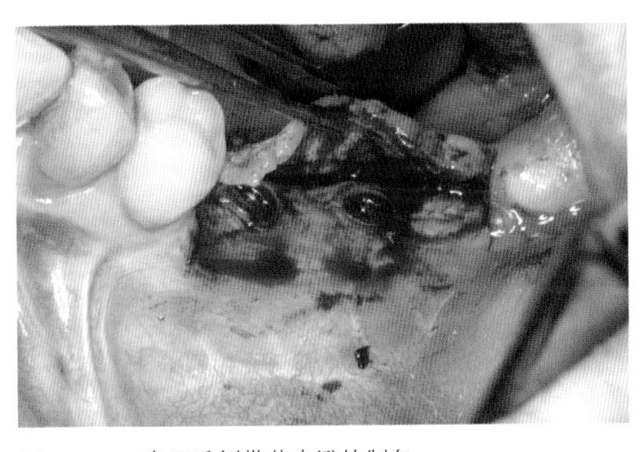

图8-68o 半厚舌侧带蒂皮瓣的制备。

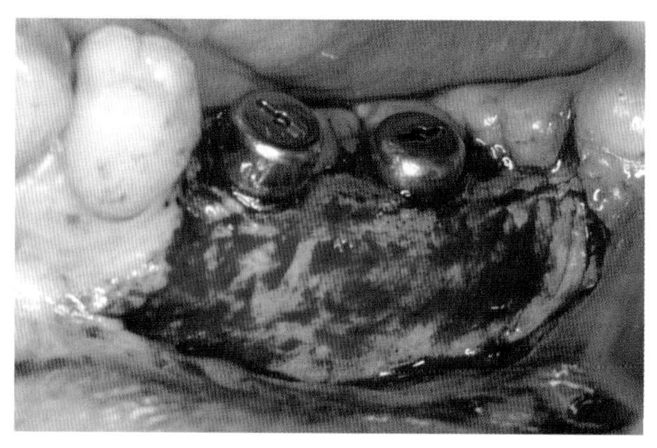

图8-68p 舌侧根向复位皮瓣稳定在愈合基台舌侧，颊侧行前庭沟加深术。

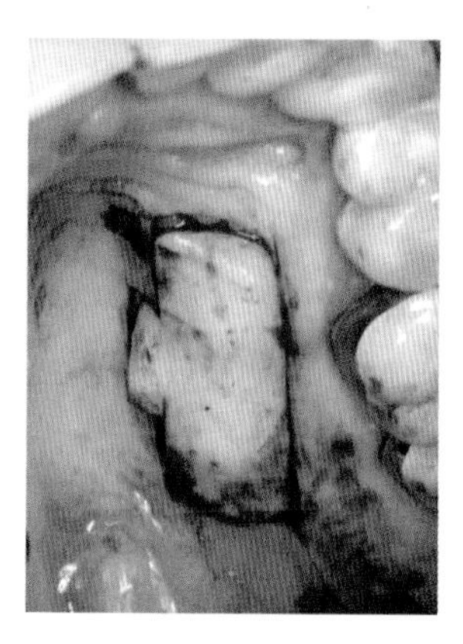

图8-68q 从腭部取软组织移植物。

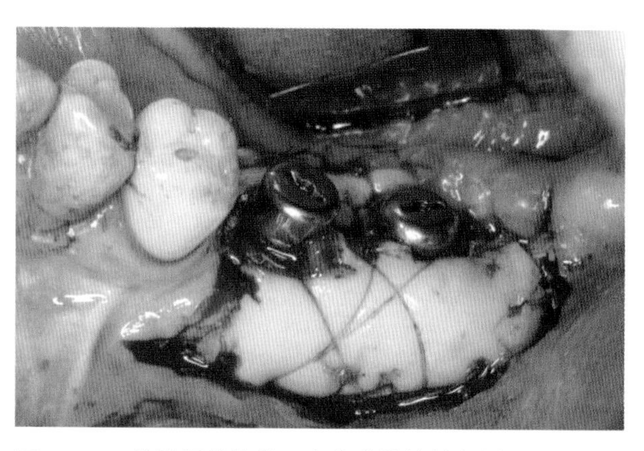

图8-68r 软组织移植物固定在种植体前庭侧。

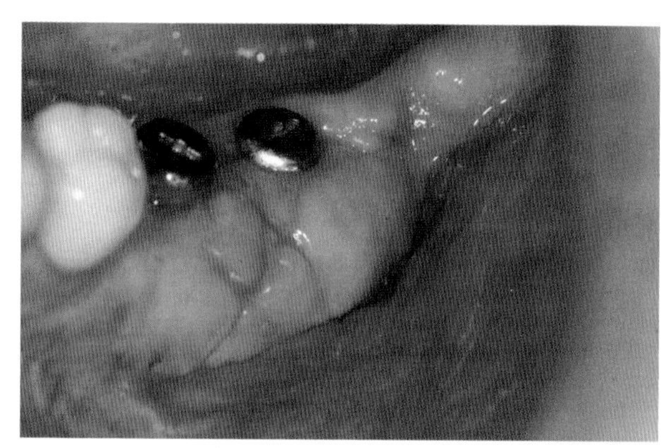

图8-68s 术后4周的临床表现。

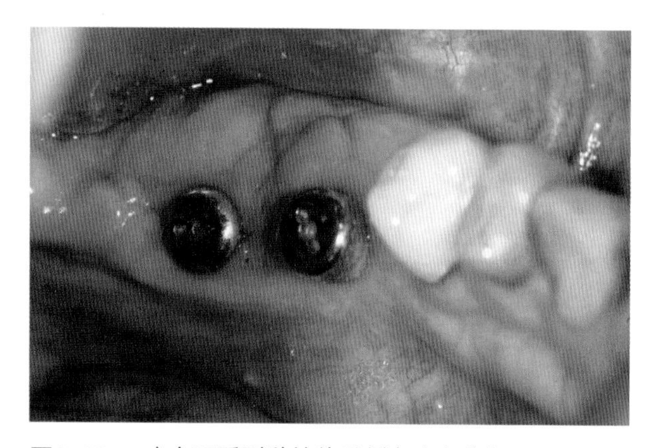

图8-68t 咬合面看到种植体舌侧存在角化龈。

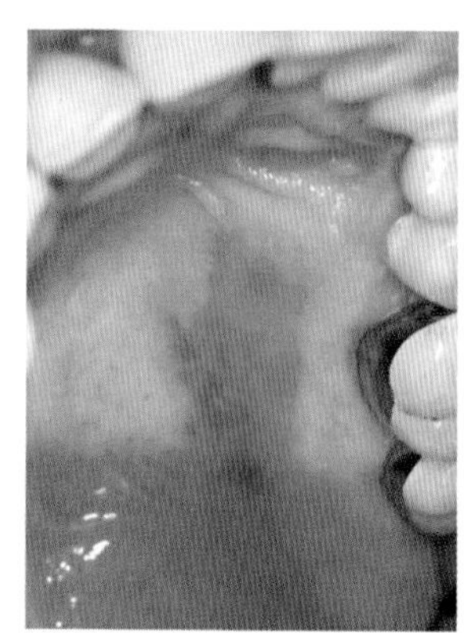

图8-68u 术后4周软组织供区的临床表现。

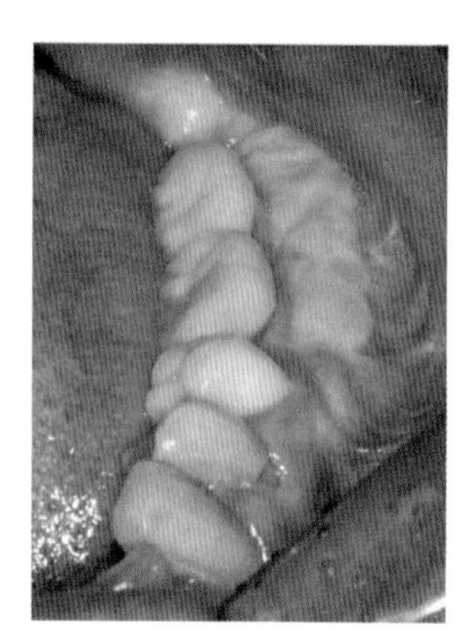

图8-68v 术后3年的临床表现。

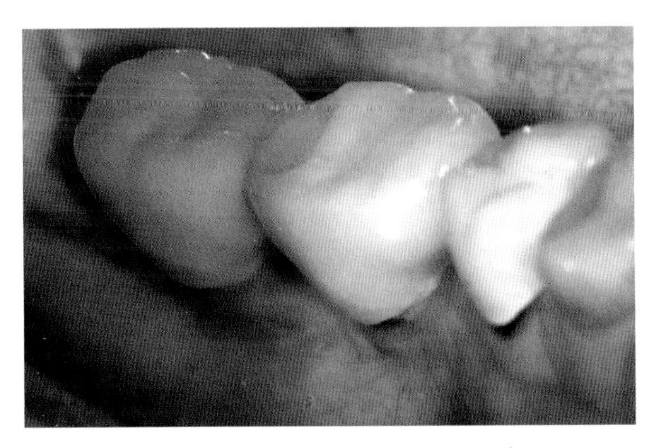

图8-68w 术后3年舌软组织无任何炎症反应。

8.7.4 种植体周围炎

种植体周围炎是种植体治疗后的严重疾病，对种植体周围的硬组织和软组织都有影响。种植体周围炎的患病率高达56%，如果不重视多级预防和治疗，可能会导致种植体丢失。评估和消除风险因素（如吸烟、系统性疾病和牙周炎）的特定持续检查是有效的预防措施。种植体周围炎可影响所有种植体，并不是特定于骨增量手术。然而，种植体周围炎的严重程度取决于种植体周围再生骨的活力和血供的质量。必须考虑到，在种植体周围骨血管化较差的情况下（就像用不可吸收的生物材料增量后的情况一样），当血管化较差的区域被感染后很难得到有效的治疗。在这种情况下，目前治疗的预后很差，种植体周围炎主要导致种植体松动，留下明显的骨缺损（图8-69a和b）。根据Khoury和Buchmann的方案，在受体部位有良好的血供且没有任何异物的情况下，即使在复杂的种植体周围骨质的情况下，增量后的种植体周围炎治疗也可以成功，并具有稳定的长期效果（图8-70a～h）[116]。

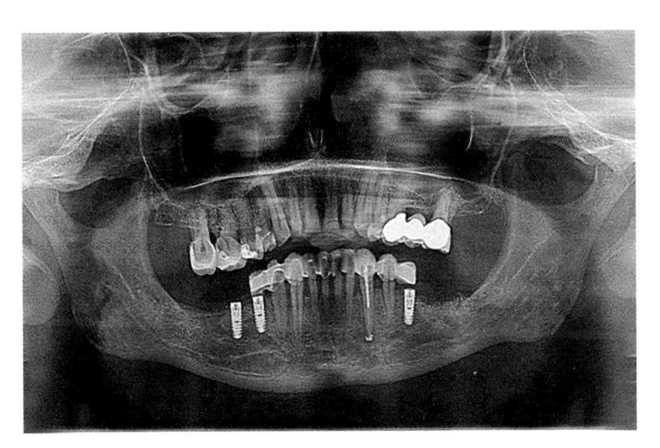

图8-69a 重度吸烟患者植入种植体同期联合左右下颌后牙牛骨移植后的曲面断层片。

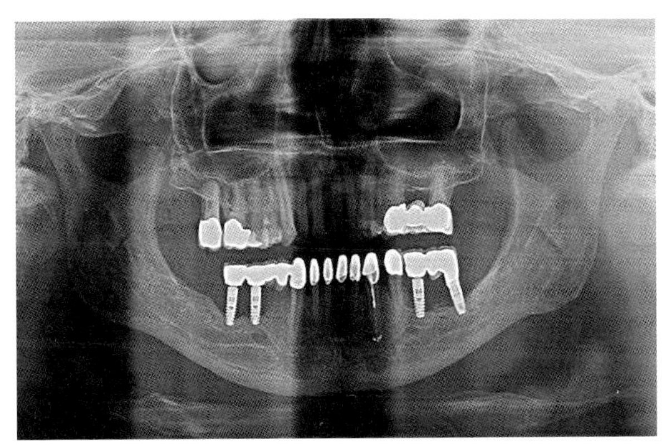

图8-69b 由于严重的种植周炎，几乎所有移植的牛骨和局部自体骨都丧失了。由于移植的牛骨血管化差，感染无法控制。

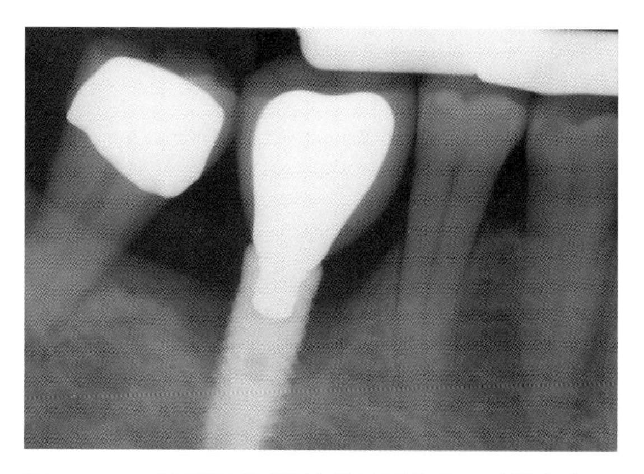

图8-70a 右下颌后牙种植体周围炎伴严重骨丧失。

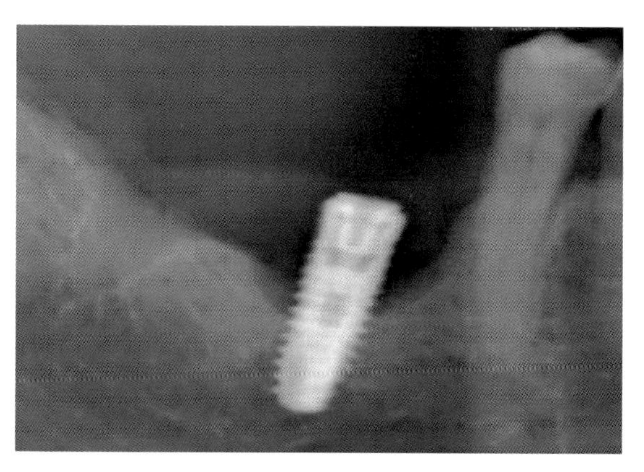

图8-70b 去除牙冠、拔除邻牙和刮治植体周围炎症组织的X线片。

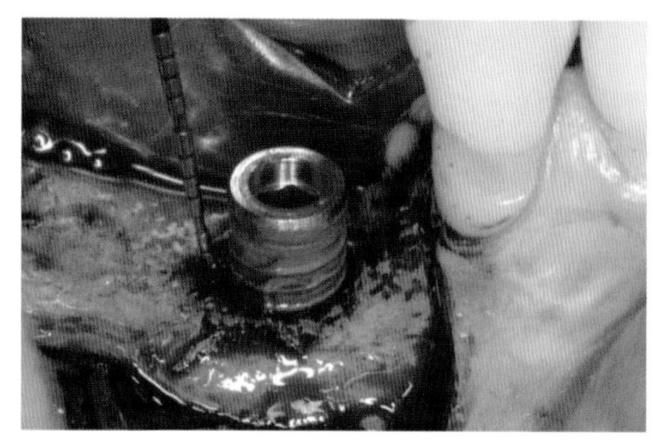

图8-70c 外科暴露种植体周围骨丧失量。

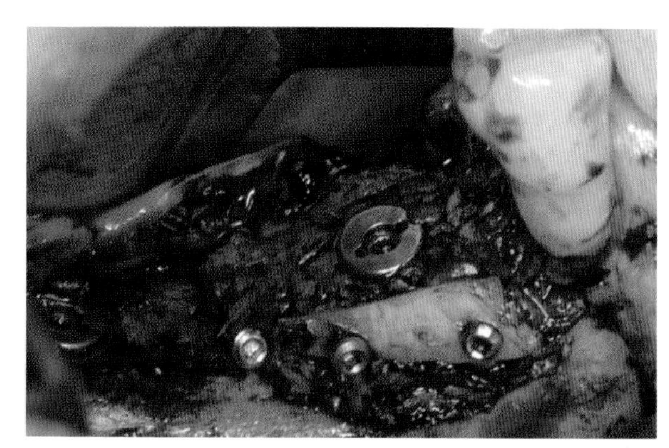

图8-70d 采用机械清洗、H_2O_2冲洗、种植体表面光动力去污等方法处理种植体表面后，从原位点取骨进行三维骨移植。在第二磨牙区植入种植体。

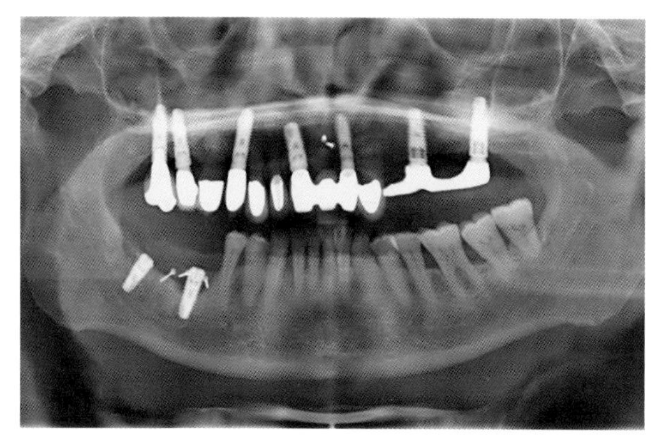

图8-70e 术后的X线片。

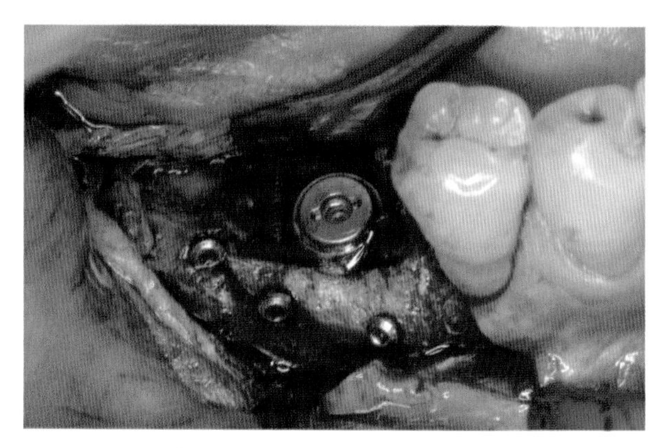

图8-70f 再次入路后观察到植骨区域愈合良好。

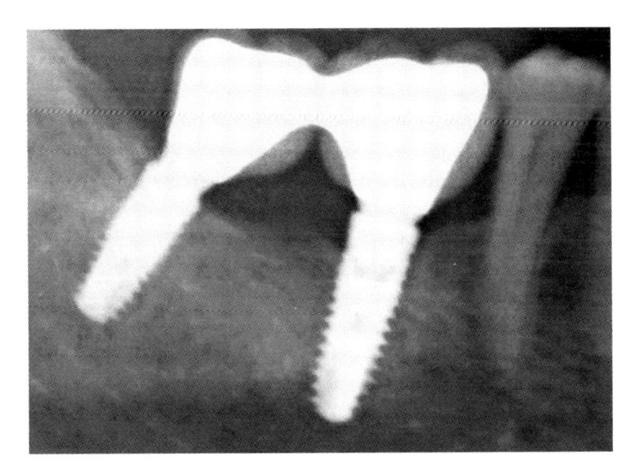

图8-70g　术后5年的X线片。

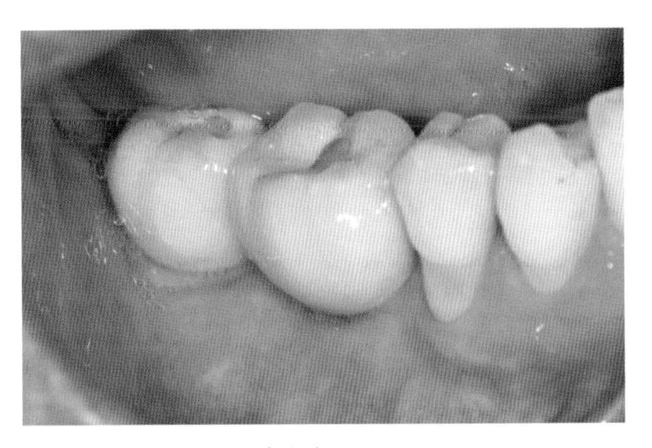

图8-70h　术后5年的临床表现。

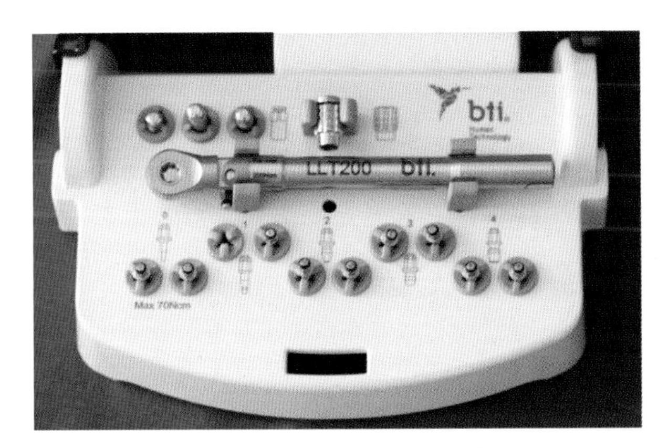

图8-71a　用于无创取出种植体的BTI器械。

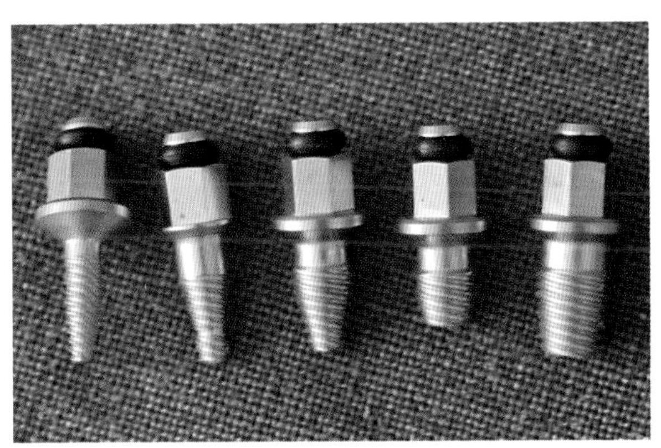

图8-71b　有不同直径的设备供选择。

然而，在某些情况下，最好取出种植体并重新种植，如在受影响的种植体尚未恢复、种植体位置不佳且影响美观和严重骨丧失的情况下。Anitua教授开发的反扭矩装置（BTI器械）用于取出骨结合的种植体，对减少手术创伤非常有帮助（图8-71a和b）。种植体取出后，在植骨前约8周进行伤口清理和软组织重建（图8-72a～w）。

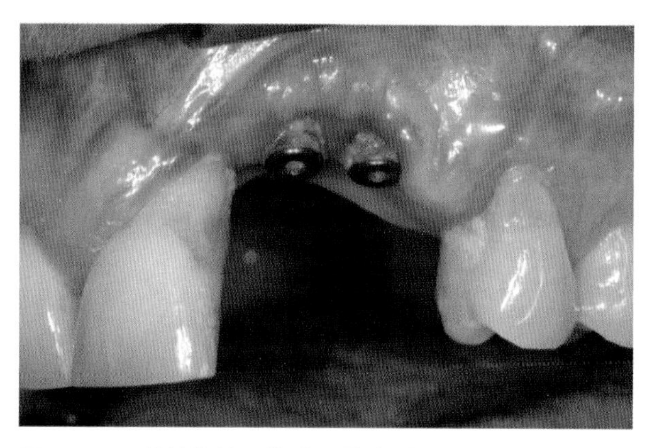

图8-72a 种植体植入失败，影响到邻近的中切牙。

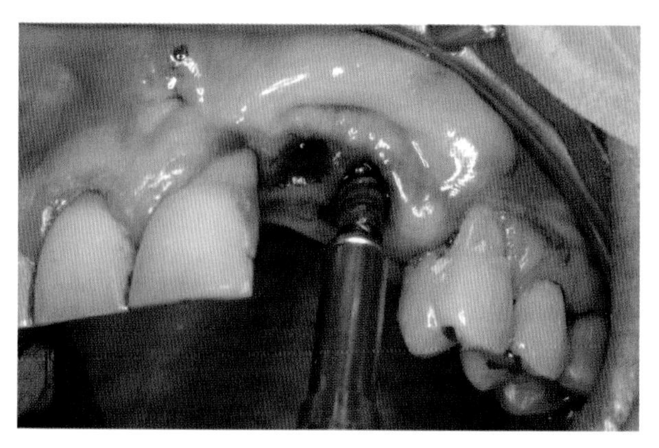

图8-72b 使用BTI器械无创取出植入物（反扭矩）。

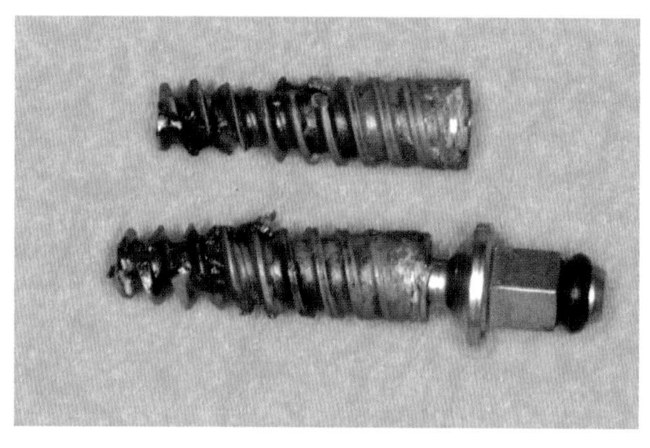

图8-72c 使用BTI器械取出种植体。

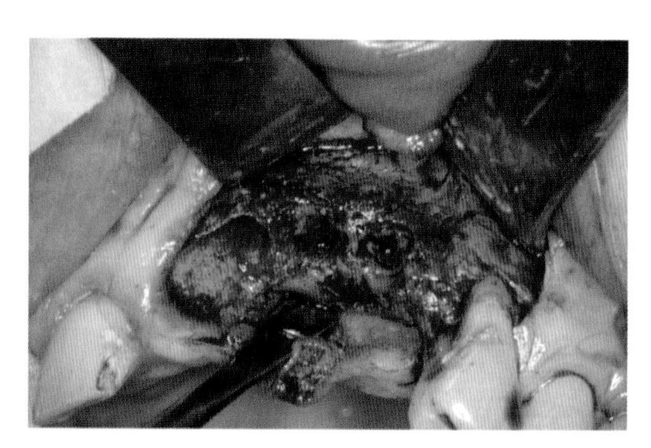

图8-72d 在取出种植体和拔除中切牙后，暴露手术部位进行清洁去污。

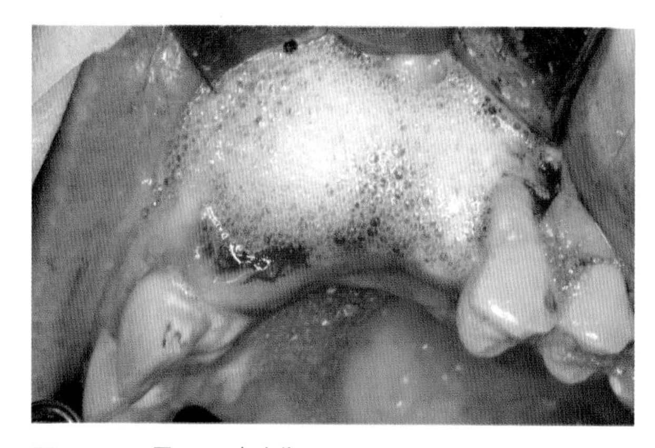

图8-72e 用H_2O_2冲洗伤口。

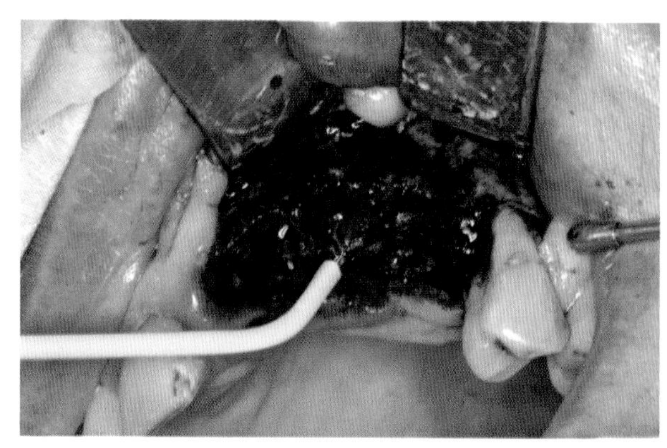

图8-72f 光动力去污。

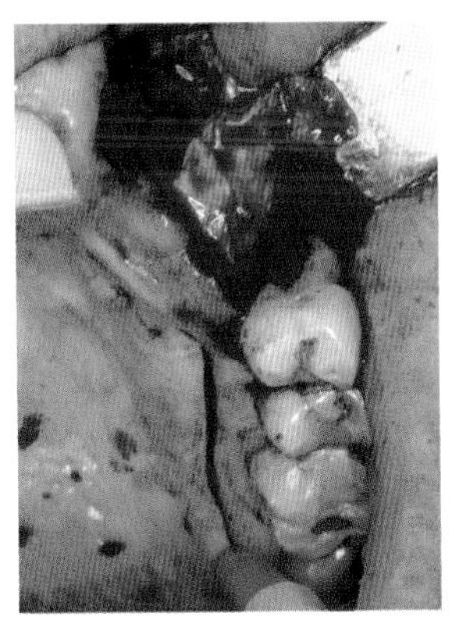

图8-72g 腭侧结缔组织瓣软组织增量。

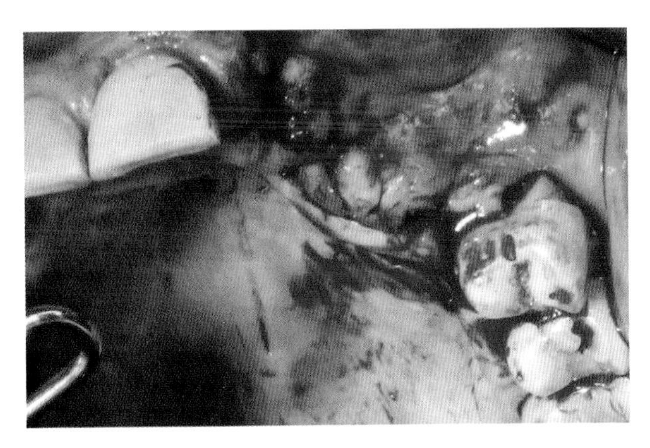

图8-72h 缝合伤口。

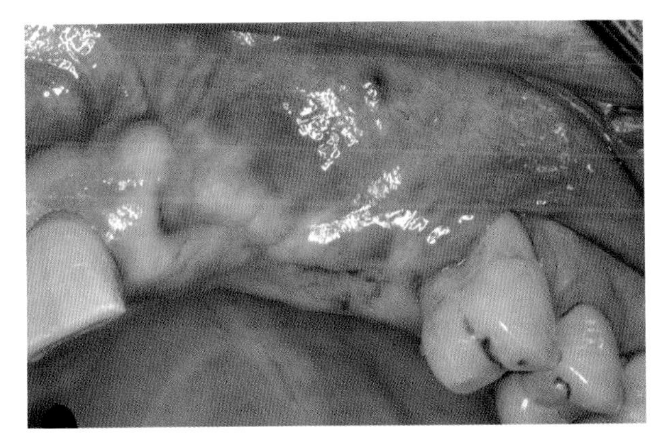

图8-72i 术后2个月的临床表现显示软组织体积良好。

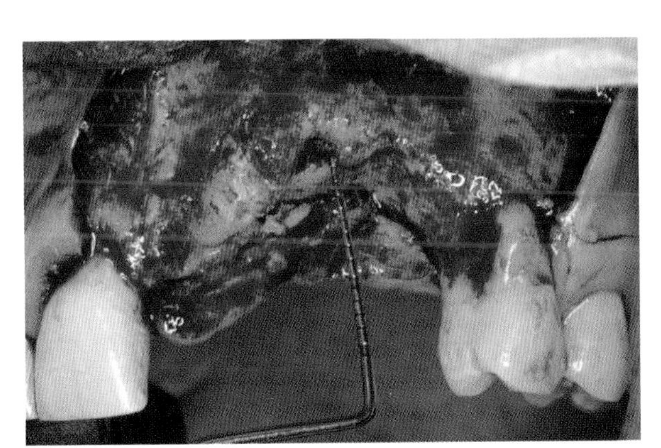

图8-72j 垂直向骨丧失约12mm。

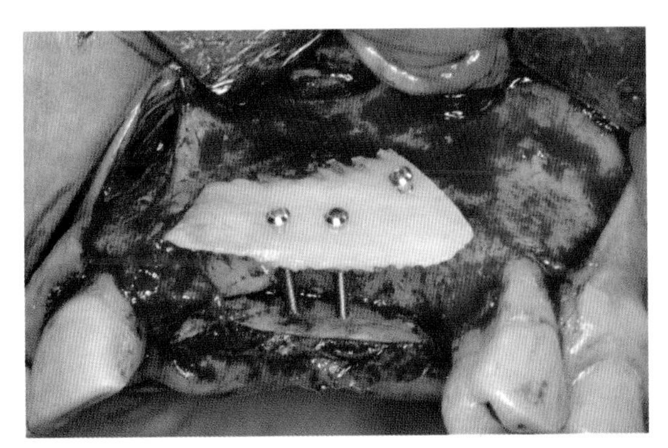

图8-72k 根据SBB制备受区。

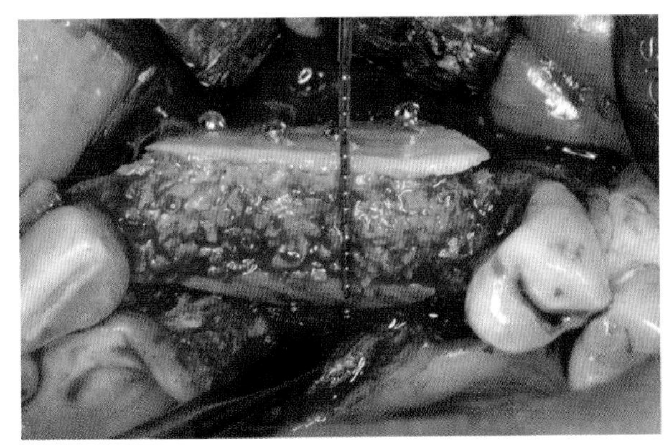

图8-72l 受区充满了自体骨屑。

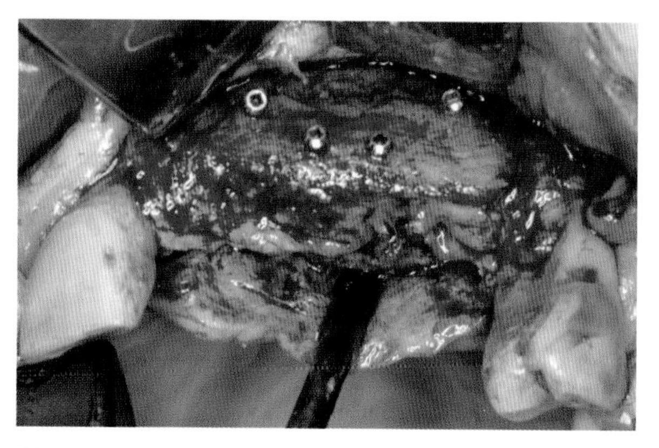

图8-72m 术后3个月的临床表现：移植物愈合良好。

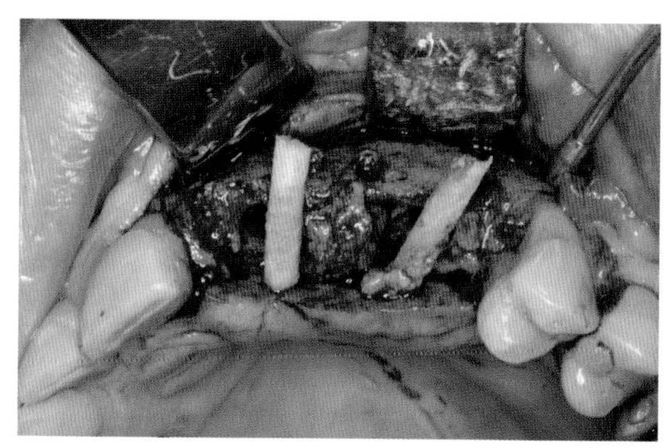

图8-72n 收集骨柱证实了移植骨的质量。

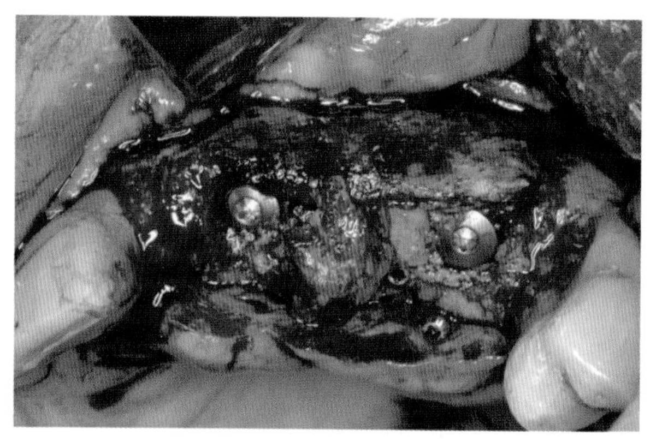

图8-72o 骨再生良好的区域植入2颗种植体。

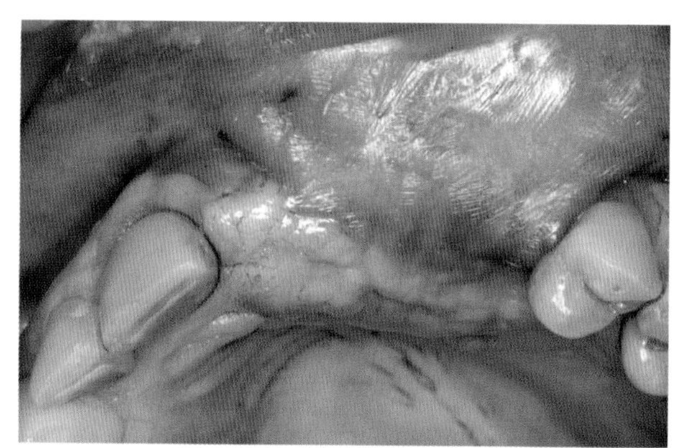

图8-72p 术后3个月前庭侧角化龈缺失的临床表现。

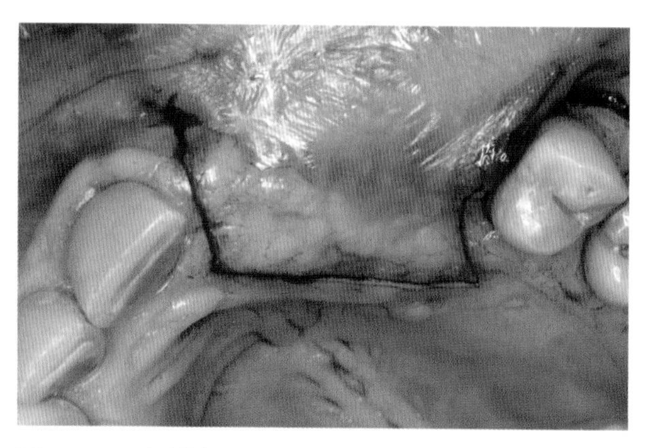

图8-72q 腭侧软组织根向复位皮瓣的制备。

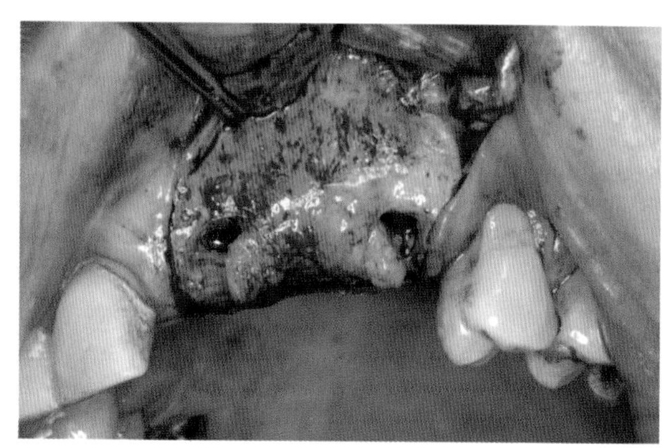

图8-72r 用种植体上方软组织进行龈乳头重建。

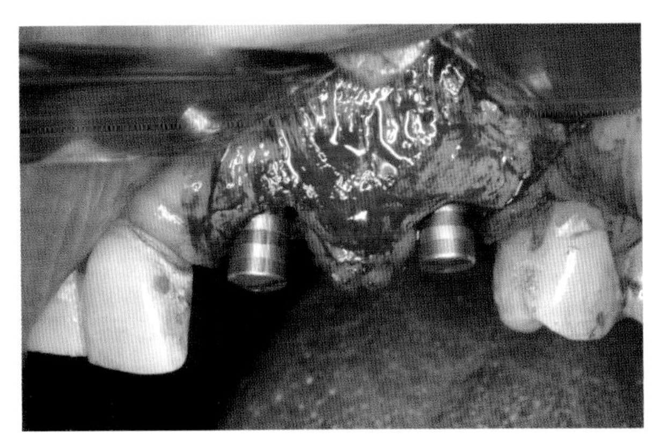

图8-72s 安装愈合基台后，中间的软组织隆起（凸起）。

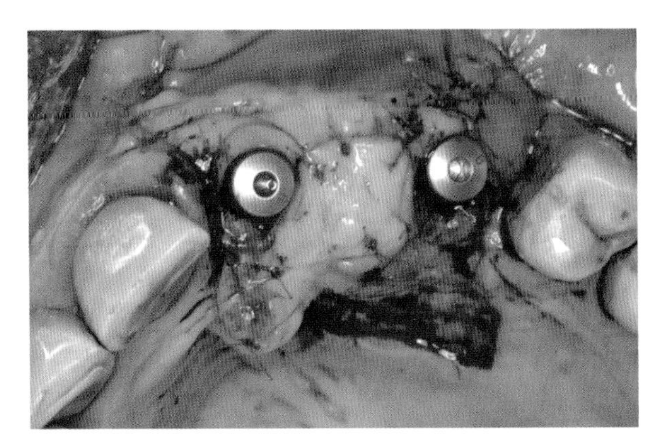

图8-72t 腭侧转瓣用于种植体间软组织的增量。

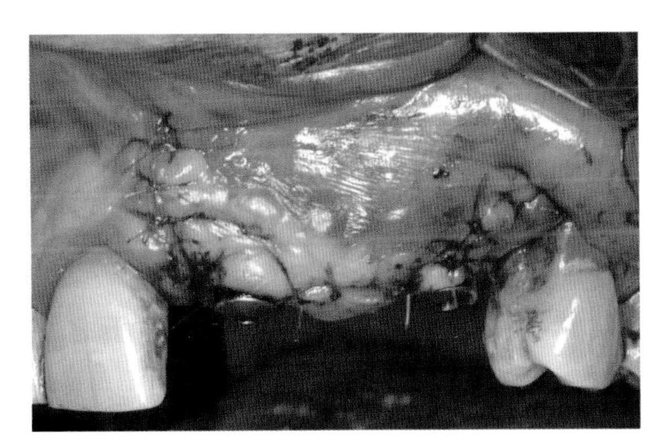

图8-72u 重建软组织的前庭侧观。

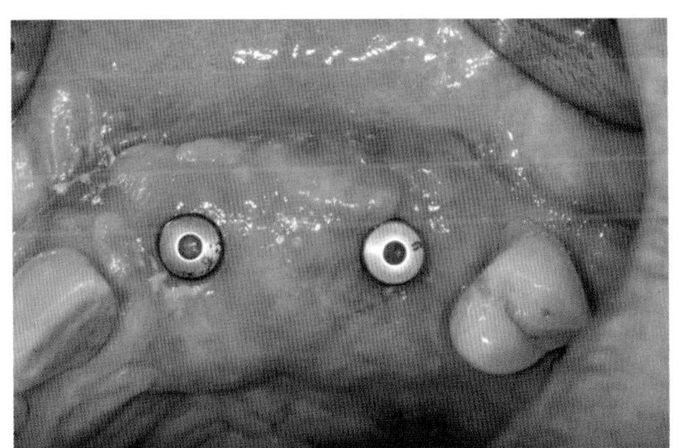

图8-72v 术后4周的临床表现。

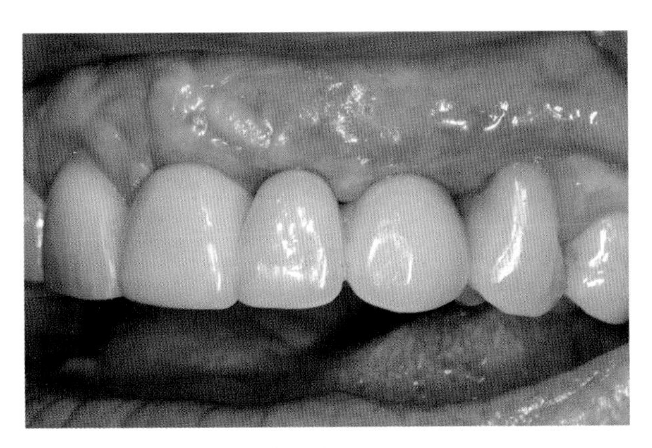

图8-72w 术后2年的临床表现。